主编 邢新 杨超

眼睑美容与重建外科

Aesthetic and Reconstructive Surgery of the Eyelid

浙江出版联合集团　浙江科学技术出版社

INDICATIVE ABSTRACT 内容提要

本书包括上、下两篇。上篇旨在叙述眼睑外科的发展历史，下篇重在讲解如何应用现有的技术方法解决临床实际问题。

上篇共分九章，主要以文字配合示意图的形式叙述各种眼睑手术的发展史。第一章简述眼睑外科的古代记录与发展概况；第二章至第九章分别介绍睑成形术（包括重睑成形术、上睑成形术和下睑成形术）、先天性内眦赘皮矫正术、外眦成形与外眦固定术、眼睑外翻矫正术、眼睑内翻矫正术、上睑下垂矫正术、眼睑缺损重建术和眉提升术的发展与演变，时间跨度从公元前到公元2016年，既谈古又论今。目的是使读者了解这些手术的来龙去脉，以便更好地理解和掌握现在的技术，同时为今后的技术改良和创新奠定坚实基础。

下篇共分十五章，分别介绍眼睑美容整形外科相关解剖、眼的美学标准和衰老体征、眼睑手术的术前评估、重睑成形术、内眦赘皮矫正术、上睑成形术、下睑成形术、睑成形术并发症及处理、上睑下垂矫正术、先天性小眼症矫正术、眼睑退缩矫正术、眼睑外翻矫正术、眼睑内翻矫正术、眉部整形美容手术和眼睑缺损的修复重建。使用大量解剖标本和临床病例照片，形象直观地讲述眼睑解剖和常见眼睑手术（包括一些新术式）的操作步骤、展示术后长期随访结果，是本篇的重点和特色。

本书内容新颖，图文并茂（共有示意图1600余幅、彩色照片1600余张），重点突出，技术含量高，实用性强，是眼睑美容重建外科医生值得一看的一本高质量的参考书。

《眼睑美容与重建外科》
编委会

主　编

邢　新　中国人民解放军第二军医大学第一附属医院
杨　超　中国人民解放军第二军医大学第一附属医院

副主编

郭伶俐　中国人民解放军总医院
李　丹　中国人民解放军第411医院分院

编　者（按姓氏笔画排序）

马少林　新疆医科大学第一附属医院
王文津　航天中心医院
王明刚　安徽省立医院
方　硕　中国人民解放军第二军医大学第一附属医院
毕宏达　中国人民解放军第二军医大学第一附属医院
朱　吉　中国人民解放军第二军医大学第一附属医院
庄　纬　中国人民解放军第二军医大学第一附属医院
孙肇晟　中国人民解放军第174医院
李　鸣　中国人民解放军海军机关门诊部

李　蠡　中国人民解放军陆军总医院
李小静　安徽医科大学第一附属医院
李军辉　中国人民解放军第二军医大学第一附属医院
杨志勇　中国人民解放军空军总医院
杨玲玲　中国人民解放军沈阳军区总医院
肖　斌　中国人民解放军兰州军区总医院
沈　頔　中国人民解放军第二军医大学第一附属医院
张　舵　吉林大学第一医院
张元政　中国人民解放军第二军医大学第一附属医院
张培培　中国人民解放军第455医院
范　浩　中国人民解放军第117医院
祝玮烨　中国人民解放军第二军医大学第一附属医院
栗颖利　中国人民解放军第二军医大学第一附属医院
徐　苗　上海交通大学医学院附属新华医院
徐建国　中国人民解放军第二军医大学第一附属医院
唐炜雅　中国人民解放军第二军医大学第一附属医院
黄　勇　烟台毓璜顶医院
樊　星　中国人民解放军第四军医大学第一附属医院
薛春雨　中国人民解放军第二军医大学第一附属医院
戴海英　中国人民解放军第二军医大学第一附属医院

绘图编辑（按姓氏笔画排序）

付育文　付晓宇　庄　纬　孙义方　李　丹
杨　超　肖　垚　沈　頔　张培培　范逸群
胡天驰　姚乃心　栗颖利　徐　苗　唐炜雅

主编简介

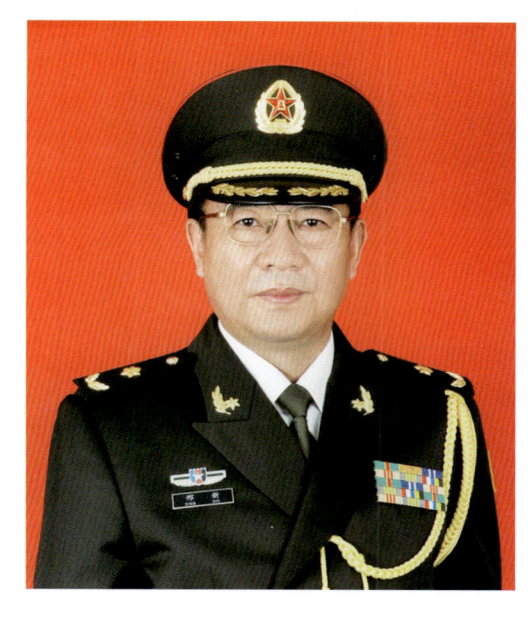

邢新，男，医学博士，师从于我国著名整形外科专家郭恩覃教授。现任中国人民解放军第二军医大学第一附属医院（上海长海医院）整形外科主任医师、教授、博士研究生导师，曾任科主任16年。

从事整形外科医教研工作32年，擅长瘢痕畸形矫正、难治性创面修复、体表肿瘤手术治疗、两性畸形诊治及面部年轻化手术，尤其是在组织缺损的皮瓣修复和眼睑美容重建外科方面有独到之处。曾获国家科技进步二等奖1项、"十一五"军队医学科技重大成果奖1项、军队医疗成果一等奖和二等奖各1项、军队科技进步二等奖和教育部科技进步二等奖各1项、军队科技进步三等奖3项、上海市医疗成果三等奖1项、第二军医大学医疗成果二等奖1项、国家发明专利2项、实用新型专利2项。共获国家自然科学基金5项、军队和上海市等科研基金10余项。发表学术论文300余篇，其中SCI收录论文30篇、眼睑美容整形相关论文50余篇。主编《皮瓣移植实例彩色图谱》等专著4部，主译《眼睑成形术——美容皮肤科实用技术》和《脂肪抽吸——实用整形外科技术》专著2部，副主编专著6部，参编专著10余部。先后培养1名博士后、6名留学生及50余名博士和硕士研究生。2008年荣立三等功1次，2009年获军队院校育才奖"银奖"。2007年与2012年先后2次被评为上海长海医院优秀科主任。多次被评为上海长海医院优秀共产党员或优秀党务工作者。

在军内和国内整形美容外科学界具有一定的知名度。现任中华医学会整形外科学分会副主任委员兼眼部整形美容专业学组组长、中国康复医学会常务理事及修复重建外科专业委员会副主任委员、全军整形外科学会副主任委员、中国研究型医院学会整形外科学专业委员会名誉主任委员、中国医疗保健国际交流促进会整形美容分会副主任委员、中国研究型医院学会烧创伤修复重建与康复专业委员会常务委员、国际美容整形外科学会（ISAPS）高级会员、《中华整形外科杂志》副主编、*Plastic and Reconstructive Surgery*杂志中文版副主编、《中华医学美学美容杂志》副主编、《中国美容整形外科杂志》副主编、《中国美容医学》杂志副主编、《中国修复重建外科杂志》常务编委、《第二军医大学学报》编委、《医学研究生学报》特邀编委等学术职务。曾任全军整形外科学会主任委员、上海市医学会整形外科专科分会副主任委员、中国医师协会美容与整形医师分会常务委员、中国整形美容协会常务理事、《中国外科年鉴》副主编、中华医学科技奖评委等学术职务。

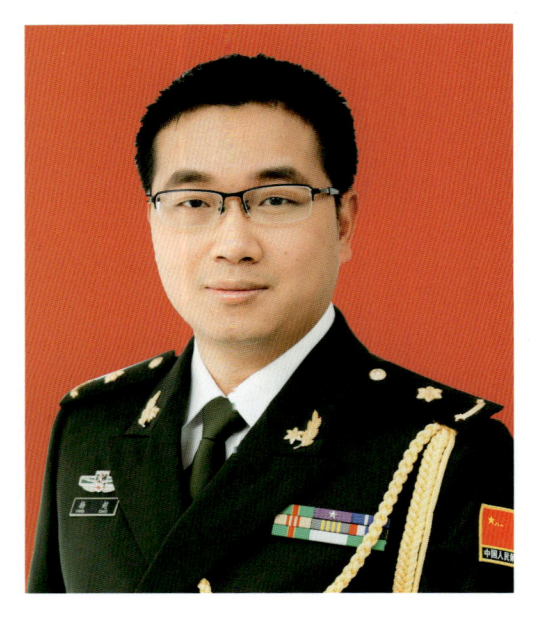

杨超，男，医学博士（导师：邢新教授），2003年毕业于中国人民解放军第二军医大学（临床医学七年制）。现任第二军医大学第一附属医院（上海长海医院）整形外科主治医师、讲师、科主任助理。

从事整形美容外科临床工作14年，擅长体表复杂性创面修复、颜面部先天性畸形治疗、颅颌面创伤的重建及面部美容手术，尤其是在眼睑美容和修复重建等方面有着丰富的临床经验。先后开展了头面部、眼睑及眶内容物逐层解剖、断层解剖、血管造影和生物力学等一系列解剖学研究，在头面部的精细化解剖方面积累了丰富的实践和教学经验，并多次应邀在国际性会议和继续教育学习班上作头面部解剖演示。

先后负责国家自然科学基金研究项目1项、军队科研基金项目1项，参与国家级和省部级科研基金项目4项，合作开展脂肪干细胞临床前研究项目1项，研究成果获军队医疗成果二等奖1项（项目名称：眼睑重建与下睑成形临床研究），获得国家发明专利2项、实用新型专利2项。发表学术论文40余篇，其中SCI收录论文7篇、眼睑美容整形相关论文20余篇。参编、参译《皮瓣移植实例彩色图谱》、《美容与再造整形手术实例彩色图谱：头颈分册》、《美容与再造整形手术实例彩色图谱：躯干、会阴及四肢分册》、《临床病例会诊与点评——整形外科分册》和《脂肪抽吸——实用整形外科技术》专著5部。先后协助导师培养20余名博士和硕士研究生，并负责7名留学生的临床带教工作。2011年被评为第二军医大学"A级优秀教员"，2016年荣立个人三等功1次。现任中华医学会整形外科学分会眼部整形美容专业学组委员、中华医学会整形外科学分会创面修复重建学组委员、中国整形美容协会眼整形美容分会青年理事、上海市中西医结合学会医学整形与美容专业委员会青年委员、《中国美容整形外科杂志》编委等学术职务。

PREFACE 前言

眼睑（Eyelid）作为眼的一种附属结构，不仅具有保护眼球的生理功能，还具有传神达意的情感交流作用。眼睑的形态在决定眼睛美观度，甚至颜值方面有着举足轻重的地位。同时，眼睑也是体表组织最早出现衰老征象、最易透露年龄信息的部位之一。因此，自古以来眼睑就是美容的热点区域。

爱美是人类的天性，永葆青春是人类永恒的追求。虽然在不同的时代、不同的民族和不同的文化背景下，人们的审美观不尽相同，但欣赏或希望自己拥有一双年轻、美丽的眼睛则是人类的共识和向往。

然而，在现实生活中，总有一些先天性或后天性眼睑疾病会降临到一些不幸的人身上，给这些患者的眼睛造成不同程度的形态破坏和功能障碍，严重者甚至导致视力丧失。此外，眼睑美学缺憾常使一些爱美人士烦恼不堪，不能自拔；衰老也会潜移默化地改变着原本年轻美丽的眼睛，使一位"眉目如画"的美少女变成"焦眉皱眼"的"黄脸婆"。

眼睑外科（Eyelid Surgery）是在人类长期与各种眼睑疾病作斗争的实践中逐渐产生和发展起来的。在古代，眼睑外科的主要任务是用外科手段去除眼睑病变、修复眼睑缺损、矫正眼睑畸形，以改善眼睑形态和恢复眼睑功能。因此，古代的眼睑外科属于重建整形外科（Reconstructive Plastic Surgery）的范畴，针对的是眼睑病变或畸形。功能恢复是其强调的核心，形态正常是其追求的终极目标。自19世纪以来，一些美容性眼睑手术（如上睑松弛矫正、睑袋整复和双眼皮成形术等）逐渐发展起来。这类手术属于美容外科（Aesthetic Surgery）的范畴，针对的是眼睑衰老或不属于畸形（"畸形"的狭义定义是生物体某部分发育不正常）的美学缺憾。其主要目的是应用外科技术改善衰老体征以实现眼睑年轻化，或对正常的眼睑进行形态重塑以增加其美观度，同时增强受术者的自信心。在不影响正常功能的前提下，形态是其关注的重点，超越正常、至善至美是其努力方向。

眼睑美容外科的兴起，丰富了眼睑外科的内容，促进了眼睑外科的发展，使眼睑外科的业务范围由"重建"扩展到"美容"，从而形成了"眼睑美容与重建外科"（Aesthetic and Reconstructive Surgery of the Eyelid）。

眼睑美容与重建外科是眼科学和整形外科学相互交叉而形成的一门新兴边缘学科（Interdisciplinary subject）——"眼整形外科学"（Ophthalmic Plastic Surgery）的一个重要组成部分，为两个学科共同的业务范围。长期以来，在眼科和整形外科医生的共同努力下，这一专业在不断发展与壮大。

目前，在眼整形外科领域，国内外已有不少专著出版，有的出自眼科医生之手，有的为整形外科医生编著，有的则由两个学科的医生共同撰写。这些专著各有侧重，各有所长，其中不乏上乘之作。这些专著的出版，无疑对眼整形外科专业人才的培养和学科发展起到了积极的推动作用。然而，由于诸多原因，既往出版的一些专著还存在一些不尽如人意之处。有鉴于此，本着拾遗补缺和抛砖引玉的初心，我们在参考大量国内外相关文献的基础上，结合平时收集的大量临床病例和解剖研究照片，编写了这本《眼睑美容与重建外科》，以供读者参考。

本书包括上、下两篇。上篇旨在通过文献复习叙述眼睑外科的发展历史；下篇重在根据我们自己的病例资料讲解如何应用现有的技术方法解决临床实际问题。

上篇共分九章，主要以文字配合示意图的形式叙述各种眼睑手术的发展史。第一章简述眼睑外科的古代记录与发展概况；第二章至第九章分别介绍睑成形术（包括重睑成形术、上睑成形术和下睑成形术）、先天性内眦赘皮矫正术、外眦成形与外眦固定术、眼睑外翻矫正术、眼睑内翻矫正术、上睑下垂矫正术、眼睑缺损重建术和眉提升术的发展与演变，时间跨度从公元前到公元 2016 年，既谈古又论今。目的是使读者了解这些手术的来龙去脉，以便更好地理解和掌握现在的技术，同时为今后的技术改良和创新奠定坚实基础。"温故而知新"、"读史可明智"、"向后看得越长，往前看得越远"，这些话都是至理名言。

下篇共分十五章，分别介绍眼睑美容整形外科相关解剖、眼的美学标准和衰老体征、眼睑手术的术前评估、重睑成形术、内眦赘皮矫正术、上睑成形术、下睑成形

前言

术、睑成形术并发症及处理、上睑下垂矫正术、先天性小眼症矫正术、眼睑退缩矫正术、眼睑外翻矫正术、眼睑内翻矫正术、眉部整形美容手术和眼睑缺损的修复重建。使用大量解剖标本和临床病例照片，形象直观地讲述眼睑解剖和常见眼睑手术（包括一些新术式）的操作步骤、展示术后长期随访结果，是本篇的重点和特色。

本书的编写工作，从筹划到完稿，历时6年有余，有30余名医生参与其中，承担了不同的任务。本书的编写工作之所以能够顺利完成，离不开所有参编人员的辛勤付出、老师的指导和关怀、家人的理解和帮助、学界朋友们的鼓励和支持，尤其离不开我们的研究生徐苗、庄纬、唐炜雅、方硕、张培培、沈顿、栗颖利、徐建国等医生的无私奉献，他们在文献检索、示意图绘制、照片资料收集与整理、临床病例随访、眼睑解剖研究、受术者的围手术期处理等方面，做了大量烦琐的工作。可以说，没有他们的努力，本书的出版将会遥遥无期。在此，我们向所有关心、支持与帮助该书出版的老师、同事、家人、朋友和学生们表示衷心的感谢！

虽然我们已尽了最大努力，但因理论功底不深、实践经验有限，书中缺点、错误在所难免，敬请读者批评指正！

邢新　杨超

2017年5月于上海

CONTENTS 目 录

上篇 眼睑外科的历史回顾
Historical review of eyelid surgery — 1

第一章 眼睑外科的古代记录与发展概况
Ancient records and development overview of eyelid surgery — 3

第二章 睑成形术历史回顾
Historical review of eyelid blepharoplasty — 8

第一节 重睑成形术的发展与演变
Development and evolution of double eyelid blepharoplasty — 9

一、缝线法重睑成形术 …………10
Double eyelid blepharoplasty with suture techniques

二、切开法重睑成形术 …………23
Double eyelid blepharoplasty with incision techniques

第二节 上睑成形术的发展与演变
Development and evolution of upper blepharoplasty — 33

第三节 下睑成形术的发展与演变
Development and evolution of lower blepharoplasty — 46

一、皮肤入路下睑成形术 …………47
Transcutaneous lower blepharoplasty

（一）单纯皮肤切除法下睑成形术 — 47
Lower blepharoplasty with simple skin resection

（二）皮瓣法下睑成形术 — 48
Skin flap lower blepharoplasty

（三）肌皮瓣法下睑成形术 — 49
Skin-muscle flap lower blepharoplasty

（四）保留与重置眶脂肪的肌皮瓣法下睑成形术 — 52
Skin-muscle flap lower blepharoplasty with orbital fat preservation and repositioning

二、结膜入路下睑成形术 …………59
Transconjunctival lower blepharoplasty

（一）结膜入路眶脂肪切除法下睑成形术 — 59
Transconjunctival lower blepharoplasty with fat excision

（二）结膜入路眶脂肪保留与重置法下睑成形术 — 62
Transconjunctival lower blepharoplasty with orbital fat preservation and repositioning

三、皮肤与结膜联合入路下睑成形术 …………69
Lower blepharoplasty by combination of transconjunctival and transcutaneous approaches

四、口腔入路下睑成形术 ………………………………………… 70
Transoral lower blepharoplasty

第三章　先天性内眦赘皮矫正术历史回顾　　81
Historical review of correction of congenital epicanthus

第一节　内眦赘皮的分型　　82
Types of epicanthus

第二节　内眦赘皮矫正术式的发展与演变　　84
Development and evolution of epicanthoplasty

一、单纯皮肤切除法 ………………………………………………84
Simple skin resection

二、Z-成形及其改良法 ……………………………………………86
Z-plasty and its modifications

三、Y-V成形法及其改良法 ………………………………………95
Y-V plasty and its modifications

四、Z-成形结合Y-V成形法 ………………………………………99
Z-plasty combined with Y-V plasty

五、W-成形及其改良法 …………………………………………100
W-plasty and its modifications

六、赘皮下深部组织切除法 ……………………………………104
Resection of the deep tissues underlying epicanthal fold

七、其他方法 ……………………………………………………105
Other methods

第三节　不同类型内眦赘皮矫正术式的流行趋势　　111
Popular trends of different epicanthoplasty methods

第四章　外眦成形与外眦固定术历史回顾　　118
Historical review of lateral canthoplasty and lateral canthopexy

第一节　用于延长外侧睑裂的外眦成形术　　119
Lateral canthoplasty used for lengthening of the lateral palpebral fissure

第二节　用于预防或矫正下睑异位、改善睑裂形状的外眦成形与外眦固定术　　128
Lateral canthoplasty and lateral canthopexy used for preventing or correcting of lower eyelid malposition, or improving of palpebral fissure shape

第五章　眼睑外翻矫正术历史回顾　　141
Historical review of correction of the ectropion

第一节　瘢痕性睑外翻矫正术的发展与演变　　142
Development and evolution of correction of cicatricial ectropion

目 录

第二节 老年性（退化性）与麻痹性睑外翻矫正术的发展与演变　　147
Development and evolution of senile/involutional and paralytic ectropion

第六章　眼睑内翻矫正术历史回顾　　174
Historical review of correction of the entropion

第一节 瘢痕性睑内翻矫正术的发展与演变　　176
Development and evolution of correction of cicatricial entropion

一、皮肤入路法 …………………………………………………………176
Transcutaneous approaches

二、眼睑劈裂法 …………………………………………………………179
Eyelid split procedures

三、结膜入路法 …………………………………………………………182
Transconjunctival approaches

四、眼睑横向全层切开 + 外翻缝合法 …………………………………188
Horizontal full-thickness lid transection combined with everting sutures

第二节 退化性睑内翻矫正术的发展与演变　　191
Development and evolution of correction of involutional entropion

一、缝合法 ………………………………………………………………191
Suture methods

（一）垂直缝合法　　191
Vertical sutures

（二）水平缝合法　　195
Horizontal sutures

二、皮肤–肌肉切除法 …………………………………………………196
Skin-muscle excision

三、烧灼法 ………………………………………………………………199
Cautery

四、单纯眼轮匝肌切除或功能抑制与眼轮匝肌肌瓣转移法 …………201
Simple excision or functional inhibition of orbicularis and transfer of orbicularis flap

五、部分睑板切除法 ……………………………………………………208
Partial resection of tarsus

（一）三角形或矩形睑板切除法　　208
Triangular or rectangular resection of the tarsus

（二）横向楔形睑板条切除法　　212
Transverse wedge resection of the tarsal strip

六、全厚眼睑水平切开结合外翻缝合法 ………………………………213
Horizontal full-thickness lid transection combined with everting sutures

七、下睑缩肌缩短法 ……………………………………………………214
Shortening of lower eyelid retractor

八、下睑水平缩紧或缩短法 ……………………………………………218
Horizontal tightening or shortening of the lower eyelid

九、综合性手术方法 221
Combined surgical techniques

十、其他方法 228
Other methods

第三节 眼睑赘皮与先天性眼睑内翻的矫正方法的发展简史 230
Development and evolution of correction of epiblepharon and congenital entropion

一、手术疗法 230
Surgical techniques

二、其他疗法 241
Other methods

第七章 上睑下垂矫正术历史回顾 253
Historical review of correction of blepharoptosis

第一节 后路或结膜入路法 254
Posterior approach or transconjunctival approach

第二节 前路或皮肤入路法 265
Anterior approach or transcutaneous approach

第三节 前、后联合入路法 275
Combined anterior and posterior approach

第四节 额肌悬吊法 276
Frontalis slings

一、天然与人工缝合材料悬吊法 276
Frontalis suspension using natural and artificial suture materials

二、自体材料悬吊法 281
Frontalis suspension using autogenous suture materials

第五节 上直肌转位法 299
Superior rectus transposition

第六节 其他术式 303
Other procedures

第八章 眼睑缺损重建术历史回顾 316
Historical review of reconstruction of the eyelid defects

第一节 眼睑前层缺损的重建 317
Anterior lamella reconstruction of the eyelids

一、皮瓣移植法 317
Skin flap transfer

（一）局部皮瓣法 317
Local skin flaps

目录

（二）血管蒂岛状皮瓣法　　331
Vascular pedicle island skin flaps

（三）远位带蒂皮瓣法　　334
Distant pedicle skin flaps

（四）吻合血管的游离皮瓣法　　335
Free skin flaps with vascular anastomosis

二、皮片移植法　　336
Skin grafting

第二节　眼睑后层缺损的重建与支撑结构的替代　　337
Posterior lamella reconstruction and supporting structure replacement of the eyelids

一、游离组织移植物与组织代用品修复法　　337
Reconstruction with free tissue grafts and tissue substitutes

二、血管化组织瓣修复法　　338
Reconstruction with vascularized tissue flaps

第三节　眼睑全层缺损的重建　　341
Reconstruction of full-thickness defect of the eyelid

一、上睑全层缺损的重建　　341
Reconstruction of full-thickness defect of the upper eyelid

二、下睑全层缺损的重建　　350
Reconstruction of full-thickness defect of the lower eyelid

三、上、下睑联合全层缺损的重建　　360
Reconstruction of combined defects of the upper and lower eyelids

第九章　眉提升术历史回顾　　371
Historical review of the brow lift

第一节　概　述　　372
Generalities

第二节　经发际或头皮冠状切口前额提升术　　375
Pretrichial incision or coronal incision for forehead lift

第三节　直接眉提升术　　384
Direct brow lift

第四节　额中部眉提升术　　388
Midforehead brow lift

第五节　经睑眉提升术　　390
Transpalpebral brow lift; Transblepharoplasty brow lift

第六节　内镜眉提升术　　393
Endoscopic brow lift

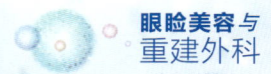

| 第七节 非手术眉提升术 | 395 |
Nonsurgical brow lift

下篇 眼睑外科的解剖基础与临床实践 — 405
Anatomy and clinical practice of eyelid surgery

第一章 眼睑美容整形外科相关解剖 — 407
Anatomy related to aesthetic and plastic surgery of the eyelid

第一节 眼睑及眼周区域的表面解剖结构 — 408
Superficial structures of the eyelid and periocular region

一、眉毛 …… 408
Brow

二、眼睑 …… 409
Eyelid

三、睑裂 …… 409
Palpebral fissure

四、眼睑皱襞 …… 411
Eyelid fold

五、内眦赘皮 …… 412
Epicanthal fold

第二节 眼睑的逐层解剖 — 413
Stratified anatomy of the eyelid

一、眼睑与眶周的皮肤及皮下组织 …… 414
Skin and subcutaneous tissue of the eyelid and periorbital region

二、眼轮匝肌 …… 414
Orbicularis oculi muscle，OOM

（一）睑板前眼轮匝肌 …… 415
Pretarsal orbicularis oculi muscle

（二）眶隔前眼轮匝肌 …… 415
Preseptal orbicularis oculi muscle

（三）眶部眼轮匝肌 …… 415
Orbital orbicularis oculi muscle

三、眼轮匝肌与深部组织的附着 …… 419
Attachments of the orbicularis oculi muscle to the deep tissues

四、眼轮匝肌后脂肪和眼轮匝肌下脂肪 …… 422
Retro-orbicularis oculi fat，ROOF and Sub-orbicularis oculi fat，SOOF

五、眶隔 …… 423
Orbital septum

六、眶隔后脂肪垫 …… 425
Postseptal fat pad

七、Eisler's 囊袋与 Eisler's 脂肪垫 …… 427
Eisler's pocket and Eisler's fat pad

目录

八、睑板 ··· 428
Eyelid tarsus; Tarsal plate

九、上睑提肌 ··· 430
Levator palpebrae superioris

十、睑囊筋膜 ··· 432
Capsulopalpebral fascia

十一、Müller 氏肌和下睑板肌 ·· 432
Müller's muscle and inferior tarsal muscle

十二、结膜 ·· 434
Conjunctiva

第三节 眼睑与眶部的筋膜、韧带系统　　　　　　　　　435
Fascial and ligamentous system of the eyelid and orbital region

一、内眦腱或睑内侧韧带 ·· 436
Medial canthal tendon or medial palpebral ligament

二、外眦腱或睑外侧韧带 ·· 437
Lateral canthal tendon or lateral palpebral ligament

三、Whitnall's 韧带 ··· 439
Whitnall's ligament

四、上穹窿悬韧带 ··· 440
Suspensory ligament of superior fornix

五、Lockwood's 韧带 ··· 442
Lockwood's ligament

六、Tenon's 囊/眼球筋膜鞘 ··· 443
Tenon's capsule/Fascial sheath of eyeball

第四节 眶脂肪　　　　　　　　　　　　　　　　　　　444
Orbital fat

一、周围性脂肪 ··· 444
Peripheral fat

二、中央性脂肪 ··· 444
Central fat

第五节 眼外肌　　　　　　　　　　　　　　　　　　　447
Extraocular muscles

一、上直肌 ··· 447
Superior rectus muscle

二、内直肌 ··· 447
Medial rectus muscle

三、下直肌 ··· 447
Inferior rectus muscle

7

四、外直肌 ……………………………………………… 448
Lateral rectus muscle

五、上斜肌 ……………………………………………… 448
Superior oblique muscle

六、下斜肌 ……………………………………………… 448
Inferior oblique muscle

第六节 泪腺与泪道系统   450
Lacrimal gland and lacrimal drainage system

一、泪腺 ………………………………………………… 450
Lacrimal gland

二、泪道系统 …………………………………………… 450
Lacrimal drainage system

三、泪道系统工作原理 ………………………………… 452
Mechanism of lacrimal drainage

第七节 骨性眼眶   453
Bony orbit

第八节 眼睑及眶周的血管与淋巴回流   455
Vascular system and lymphatic drainage of the eyelid and periorbital region

一、动脉系统 …………………………………………… 455
Arterial system

二、静脉系统 …………………………………………… 459
Venous system

三、淋巴回流系统 ……………………………………… 459
Lymphatic drainage system

第九节 眼睑与眶周的神经   460
Nerve anatomy in eyelids and periorbit

第二章 眼的美学标准和衰老体征   465
Aesthetic standards and aging signs of the eyes

第一节 眼的美学标准   466
Aesthetic standard of the eyes

第二节 眼睑及眶周的衰老体征及其解剖学基础   467
Aging signs of the eyelid and periorbit and their anatomical basis

一、皮肤皱纹 …………………………………………… 467
Skin wrinkles

二、眉下垂 ……………………………………………… 468
Brow ptosis

三、眼睑水肿和眼睑松弛 ·············· 468
Eyelid edema and eyelid relaxation

四、睑袋 ·············· 469
Eyelid bags; Palpebral bags; Eyelid pouches

五、泪槽与睑颊沟 ·············· 470
Tear trough and palpebromalar groove

六、睑-颊轮廓线由单凸型变为双凸型 ·············· 470
Changes of eyelid-cheek contour line from single convex pattern to double convex pattern

七、颧沟与颧袋 ·············· 471
Zygomatic hollow and malar mound

第三章　眼睑手术的术前评估　　474
Preoperative evaluation of the eyelid surgery

第一节　术前谈话　　475
Preoperative conversation

一、了解既往史 ·············· 475
Past history

二、术前沟通 ·············· 476
Preoperative communication

三、术前心理评估与疏导 ·············· 477
Preoperative psychological assessment and counseling

第二节　体格检查　　479
Physical examination

一、眼周检查 ·············· 479
Examination of periocular region

（一）眼周皮肤　　479
Periocular skin

（二）额部及眉部　　479
Forehead and eyebrows

二、眼部检查 ·············· 480
Ophthalmic examination

（一）上睑　　480
Upper eyelid

（二）下睑　　481
Lower eyelid

（三）瞳孔　　482
Pupil

（四）眼外肌　　483
Extraocular muscles

（五）眼球　　483
Eyeball

（六）泪膜 485
Tear film

（七）视力检查 486
Visual activity test

（八）眼压测量 486
Intraocular pressure measurement

三、拍摄记录 487
Photographic documentation

（一）设备与场地 487
Equipment and site

（二）拍摄方法 488
Photography method

（三）协议 492
Agreement

第四章　重睑成形术 495
Double eyelid blepharoplasty

第一节　重睑形成的解剖学基础 496
Anatomical basis of double eyelid

第二节　术前评估与设计 498
Preoperative evaluation and design

第三节　埋线法重睑成形术 500
Buried suture double eyelid blepharoplasty

一、连续埋线法重睑成形术 500
Double eyelid blepharoplasty with continuous buried suture technique

（一）手术步骤 500
Operative steps

（二）典型病例 504
Typical cases

二、间断埋线法重睑成形术 507
Double eyelid blepharoplasty with interrupted buried suture technique

（一）手术步骤 507
Operative steps

（二）典型病例 510
Typical cases

第四节　切开法重睑成形术 512
Double eyelid blepharoplasty with incision method

一、传统切开法重睑成形术 512
Double eyelid blepharoplasty with traditional incision method

（一）手术步骤 512
Operative steps

（二）典型病例　515
Typical cases

二、三处小切口法重睑成形术 ······ 517
Double eyelid blepharoplasty with three mini-incisions

（一）去除切口下眼轮匝肌的三处小切口法重睑成形术　517
Three mini-incision double eyelid blepharoplasty with subincisional orbicularis excision

（二）去除一条睑板前眼轮匝肌的三处小切口法重睑成形术　522
Three mini-incision double eyelid blepharoplasty with pretarsal orbicularis strip excision

三、单小切口结合埋线法重睑成形术 ······ 529
Double eyelid blepharoplasty combined with single small incision and buried suture techniques

（一）手术步骤　529
Operative steps

（二）典型病例　538
Typical cases

四、经睑缘切口重睑成形术 ······ 540
Marginal incision double eyelid blepharoplasty

（一）手术步骤　541
Operative steps

（二）典型病例　544
Typical cases

第五章　内眦赘皮矫正术　549
Epicanthoplasty

第一节　原发性内眦赘皮的解剖学基础与分型　550
Anatomical basis and types of congenital epicanthal fold

一、解剖学基础 ······ 550
Anatomical basis

二、分型 ······ 550
Types

第二节　内眦赘皮矫正的常用术式　553
Common procedures of epicanthoplasty

一、Z-成形法内眦赘皮矫正术 ······ 553
Z-plasty for correction of epicanthal fold

（一）手术步骤　553
Operative steps

（二）典型病例　555
Typical cases

二、Park Z-成形法内眦赘皮矫正+重睑成形术 ······ 557
Park Z-epicanthoplasty with double eyelid blepharoplasty

（一）手术步骤　557
Operative steps

（二）典型病例　560
Typical cases

三、Root Z-成形法内眦赘皮矫正+重睑成形术　562
Root Z-epicanthoplasty with double eyelid blepharoplasty

（一）手术步骤　562
Operative steps

（二）典型病例　565
Typical cases

四、横切口法内眦赘皮矫正术　567
Epicanthoplasty with transverse incision method

（一）手术步骤　567
Operative steps

（二）典型病例　570
Typical cases

五、皮肤松解重置法内眦赘皮矫正+重睑成形术　572
Skin redraping epicanthoplasty with double eyelid blepharoplasty

（一）手术步骤　572
Operative steps

（二）典型病例　575
Typical cases

六、Mustarde法内眦赘皮矫正术　577
Mustarde's epicanthoplasty

（一）手术步骤　577
Operative steps

（二）典型病例　579
Typical cases

第六章　上睑成形术　583
Upper blepharoplasty

第一节　传统上睑成形术　584
Traditional upper blepharoplasty

一、手术步骤　584
Operative steps

二、典型病例　586
Typical cases

第二节　眉下切口法上睑成形术　588
Infraeyebrow excision upper blepharoplasty

一、手术步骤　588
Operative steps

二、典型病例　590
Typical cases

第三节　睑缘切口法上睑成形术
Upper blepharoplasty with eyelid margin incision　593

- 一、手术步骤　593
  Operative steps
- 二、典型病例　596
  Typical cases

第七章　下睑成形术
Lower blepharoplasty　600

第一节　皮肤入路皮瓣法下睑成形术
Transcutaneous skin flap lower eyelid blepharoplasty　602

- 一、手术步骤　602
  Operative steps
- 二、典型病例　605
  Typical cases

第二节　皮肤入路肌皮瓣法下睑成形术
Transcutaneous musculocutaneous flap lower eyelid blepharoplasty　609

- 一、手术步骤　609
  Operative steps
- 二、典型病例　613
  Typical cases

第三节　皮肤入路弓状缘释放眶隔重置法下睑成形术
Transcutaneous lower blepharoplasty with arcus marginalis release and septal reset　619

- 一、手术步骤　619
  Operative steps
- 二、典型病例　625
  Typical cases

第四节　经结膜眶隔前入路眶脂肪切除法下睑成形术
Preseptal approach transconjunctival blepharoplasty with orbital fat excision　632

- 一、手术步骤　632
  Operative steps
- 二、典型病例　636
  Typical cases

第五节　经结膜眶隔前入路弓状缘释放眶脂肪骨膜上重置法下睑成形术
Preseptal approach transconjunctival blepharoplasty with arcus marginalis release and supraperiosteal orbital fat repositioning　640

- 一、手术步骤　640
  Operative steps

二、典型病例 ··645
Typical cases

第八章　睑成形术并发症及处理　　652
Complications of blepharoplasty and their treatments

第一节　早期并发症　　653
Early complications

一、结膜水肿 ··653
Chemosis

二、眼睑出血、瘀斑与血肿 ··654
Hemorrhage, ecchymosis and hematoma of the eyelid

三、角膜擦伤、溃疡 ··655
Corneal abrasion and ulcer

四、感染 ··655
Infection

五、上睑下垂 ··656
Ptosis

六、睑裂闭合不全 ···659
Lagophthalmos

七、视力丧失 ··659
Visual loss

第二节　中期并发症　　661
Mid-term complications

一、干眼症 ··661
Dry eye

二、眼外肌功能障碍 ··662
Extraocular muscle dysfunction

三、缝线反应、缝线外露、囊肿和肉芽肿 ·····································662
Suture reaction, suture exposure, cyst and granuloma

第三节　晚期并发症　　664
Late complications

一、切口瘢痕 ··664
Incision scar

二、上睑手术晚期并发症 ···665
Late complications of upper eyelid surgery

（一）上睑皱襞变浅或消失　　665
Fading or loss of upper lid fold

（二）上睑皱襞过宽或过窄　　665
Excessive wide or narrow upper lid fold

（三）双侧上睑皱襞不对称 666
Bilateral upper lid folds asymmetry

（四）三层或多层上睑皱襞 667
Triple or multiple upper eyelid folds

（五）上睑凹陷 667
Supratarsal depression

（六）上睑退缩 669
Upper eyelid retraction

三、下睑手术晚期并发症 670
Late complications of lower eyelid surgery

（一）下睑退缩 670
Lower eyelid retraction

（二）下睑外翻 670
Lower eyelid ectropion

（三）下睑眶脂肪去除不足或过多 671
Inadequate or excessive orbital fat excision

（四）鱼嘴样综合征 671
Fishmouthing syndrome

第九章 上睑下垂矫正术 674
Correction of blepharoptosis

第一节 病因和分类 675
Etiology and classification

一、先天性上睑下垂 675
Congenital blepharoptosis

二、后天性上睑下垂 676
Acquired blepharoptosis

（一）外伤性上睑下垂 676
Traumatic blepharoptosis

（二）肌源性上睑下垂 676
Myogenic blepharoptosis

（三）神经源性上睑下垂 676
Neurogenic blepharoptosis

（四）老年性上睑下垂 676
Senile blepharoptosis

（五）机械性上睑下垂 676
Mechanical blepharoptosis

第二节 术前评估 677
Preoperative evaluation

一、视力与屈光检查 677
Visual acuity and refractive examination

二、上睑下垂程度测定 677
Measurement of ptosis severity

三、鉴别诊断 677
Differential diagnosis

四、上睑提肌功能测定 678
Assessment of levator muscle function

五、眼球保护机制检查 678
Examination of eyeball protection mechanism

六、缘反射距离 679
Margin reflex distance，MRD

七、睑缘角膜缘距离 681
Margin limbal distance，MLD

第三节 上睑下垂矫正术的手术时机与常用方法 682
Timing and common procedures of blepharoptosis correction

一、上睑提肌腱膜折叠法上睑下垂矫正术 683
Blepharoptosis correction with aponeurosis tucking technique

（一）手术步骤 683
Operative steps

（二）典型病例 685
Typical case

二、上睑提肌腱膜推进法上睑下垂矫正术 685
Levator aponeurosis advancement blepharoptosis correction

（一）手术步骤 685
Operative steps

（二）典型病例 688
Typical cases

三、额肌瓣转移悬吊法上睑下垂矫正术 691
Blepharoptosis correction with frontal muscle flap suspension

（一）手术步骤 691
Operative steps

（二）典型病例 696
Typical cases

四、上睑 Check 韧带悬吊法上睑下垂矫正术 699
Blepharoptosis correction with Check ligament suspension

（一）手术步骤 699
Operative steps

（二）典型病例 702
Typical cases

五、Check 韧带悬吊 + 上睑提肌腱膜缩短法上睑下垂矫正术 703
Blepharoptosis correction with levator aponeurosis advancement and Check ligament suspension

（一）手术步骤 703
Operative steps

（二）典型病例 707
Typical case

第四节 常见并发症及处理   708
Common complications and their treatments

一、双侧上睑皱襞不对称 ·············· 708
Bilateral upper lid folds asymmetry

二、睑裂闭合不全 ·············· 708
Lagophthalmos

三、矫正不足或过度 ·············· 709
Undercorrection or overcorrection

四、上睑内翻 ·············· 709
Upper eyelid entropion

五、上睑外翻或睑球分离 ·············· 710
Upper eyelid ectropion or separation of eyelid from eyeball

六、结膜脱垂 ·············· 710
Conjunctival prolapse

七、假性正-负眼睑综合征 ·············· 711
Pseudo plus-minus lid syndrome

第十章 先天性小眼症矫正术   715
Correction of blepharophimosis-ptosis-epicanthus inverse syndrome

第一节 概 述   716
Generalities

第二节 矫正方法与典型病例   718
Corrective method and typical cases

第十一章 眼睑退缩矫正术   724
Correction of eyelid retraction

第一节 眼睑退缩的定义、病因和分类   725
Definition, etiology and classification of eyelid retraction

一、先天性眼睑退缩 ·············· 725
Congenital eyelid retraction

二、肌源性眼睑退缩 ·············· 725
Myogenic eyelid retraction

三、机械性眼睑退缩 ·············· 726
Mechanical eyelid retraction

四、神经源性眼睑退缩 ·············· 726
Neurogenic eyelid retraction

五、医源性眼睑退缩 ·············· 726
Iatrogenic eyelid retraction

第二节　瘢痕性眼睑退缩的矫正　　728
Correction of cicatricial eyelid retraction

一、局部皮瓣法瘢痕性眼睑退缩矫正术 ………… 728
Local flap for correction of cicatricial eyelid retraction

（一）A-T 皮瓣法矫正瘢痕性上睑退缩　　728
A-T flap for correction of cicatricial upper eyelid retraction

（二）V-Y 推进皮瓣法矫正瘢痕性上睑退缩　　729
V-Y advancement flap for correction of cicatricial upper eyelid retraction

（三）鼻旁皮瓣法矫正瘢痕性下睑退缩　　731
Paranasal flap for correction of cicatricial lower eyelid retraction

二、提肌延长法上睑退缩矫正术 ………………… 736
Correction of cicatricial retraction of upper eyelid with levator lengthening

（一）"弓"形腱膜瓣提肌延长法矫正瘢痕性上睑退缩　　736
Levator lengthening with "弓"-shaped aponeurosis flap for correction of cicatricial upper eyelid retraction

（二）V-Y 腱膜推进瓣提肌延长法矫正上睑下垂修复术后上睑退缩　　739
V-Y levator lengthening for correction of upper eyelid retraction following blepharoptosis repair

第三节　下睑成形术后下睑退缩的矫正　　741
Correction of lower eyelid retraction following lower blepharoplasty

一、轻度下睑退缩的矫正 ………………………… 741
Correction of mild lower eyelid retraction

（一）经外眦角和上睑皱襞切口外眦固定法　　741
Lateral canthopexy through lateral canthal angle and upper eyelid crease incision

（二）经外眦角和原下睑成形切口外眦固定法　　745
Lateral canthopexy through lateral canthal angle and previous lower eyelid blepharoplasty incision

（三）外侧支持带悬吊法　　749
Lateral retinacular suspension

（四）外侧睑板条法外眦成形术　　752
Tarsal strip lateral canthoplasty

二、中度下睑退缩的矫正 ………………………… 755
Correction of moderate lower eyelid retraction

（一）弓状缘释放＋经眦眦固定法　　755
Arcus marginalis release combined with transcanthal-canthopexy

（二）弓状缘释放＋睑板条外眦成形法　　761
Arcus marginalis release combined with tarsal strip lateral canthoplasty

（三）骨钻孔法外眦固定术＋眼轮匝肌悬吊法　　763
Drill hole lateral canthopexy combined with orbicularis muscle suspension

三、重度下睑退缩的矫正 ………………………… 767
Correction of severe lower eyelid retraction

（一）弓状缘释放＋睑板条外眦成形＋经睑颊提升法　　767
Arcus marginalis release combined with tarsal strip lateral canthoplasty and translid cheek lift

（二）弓状缘释放＋骨钻孔外眦固定＋经睑颊提升＋眼轮匝肌悬吊法　771
Arcus marginalis release combined with drill hole lateral canthopexy, translid cheek lift and orbicularis muscle suspension

第四节　先天性下睑退缩的矫正　776
Correction of congenital lower eyelid retraction

眶外缘骨钻孔法外眦成形术矫正先天性下睑退缩伴睑裂下斜　776
Drill hole lateral canthopexy for congenital lower eyelid retraction with down-slanting palpebral fissure

第十二章　眼睑外翻矫正术　781
Correction of ectropion

第一节　眼睑外翻的定义与分类　782
Definition and classification of ectropion

第二节　瘢痕性睑外翻的矫正　783
Correction of cicatricial ectropion

一、局部皮瓣法瘢痕性睑外翻矫正术　783
Local flap for correction of cicatricial ectropion

（一）A-T 皮瓣法　783
A-T flap

（二）V-Y 推进皮瓣法　785
V-Y advancement flap

（三）W-成形法　788
W-plasty

（四）内眦动脉蒂鼻旁皮瓣法　790
Angular artery pedicle paranasal flap

二、皮片移植法瘢痕性睑外翻矫正术　792
Correction of cicatricial ectropion with skin graft

第三节　下睑成形术后下睑外翻的矫正　798
Correction of lower eyelid ectropion following lower blepharoplasty

一、外侧睑板条法外眦成形＋眼轮匝肌悬吊法　798
Tarsal strip lateral canthoplasty combined with orbicularis muscle suspension

（一）手术步骤　799
Operative steps

（二）典型病例　801
Typical case

二、弓状缘释放＋外侧睑板条法外眦成形＋眼轮匝肌悬吊法　801
Arcus marginalis release combined with tarsal strip lateral canthoplasty and orbicularis muscle suspension

（一）手术步骤　801
Operative steps

（二）典型病例　804
Typical cases

三、弓状缘释放＋外侧睑板条法外眦成形＋经睑颊提升法 ·················805
Arcus marginalis release combined with tarsal strip lateral canthoplasty and translid cheek lift

(一) 手术步骤　　805
Operative steps

(二) 典型病例　　807
Typical cases

四、弓状缘释放＋骨钻孔外眦成形法 ·················810
Arcus marginalis release combined with drill hole lateral canthoplasty

(一) 手术步骤　　811
Operative steps

(二) 典型病例　　813
Typical cases

第十三章　眼睑内翻矫正术　　817
Correction of entropion

第一节　眼睑内翻的定义、病因和分类　　818
Definition, etiology and classification of entropion

第二节　先天性与老年性睑内翻矫正术　　820
Correction of congenital and senile entropion

一、下睑皮肤-肌肉条切除、睑缘外翻缝合和Z-成形术联合法矫正先天性下睑赘皮、内翻和内眦赘皮 ·················820
Correction of congenital lower eyelid epiblepharon and entropion with epicanthal fold by combination of removing a strip of lower lid skin and orbicularis muscle, everting suture of eyelid margin and Z-plasty

(一) 手术步骤　　820
Operative steps

(二) 典型病例　　826
Typical cases

二、皮肤-肌肉条切除、下睑缩肌折叠、外眦成形和睑缘外翻缝合联合法矫正先天性下睑内翻 ·················828
Correction of congenital lower eyelid entropion by combination of removing a strip of lower lid skin and orbicularis muscle, retractor plication, lateral canthoplasty and everting suture of eyelid margin

(一) 手术步骤　　828
Operative steps

(二) 典型病例　　831
Typical case

三、皮肤-肌肉条切除、外眦成形和睑缘外翻缝合联合法矫正老年性下睑内翻 ·················832
Correction of senile lower eyelid entropion by combination of removing a strip of lower lid skin and orbicularis muscle, lateral canthoplasty and everting suture of eyelid margin

(一) 手术步骤　　832
Operative steps

(二) 典型病例　　835
Typical case

目录

第十四章 眉部整形美容手术　　837
Plastic and aesthetic surgery of the eyebrow

第一节 眉缺损的修复　　838
Repair of eyebrow defect

一、局部皮瓣修复法 ……………………838
Repair by local flap

（一）A-T 皮瓣修复法　　838
Repair with A-T flap

（二）Burow 楔形皮瓣修复法　　842
Repair with Burow's wedge flap

（三）易位皮瓣结合 V-Y 推进皮瓣修复法　　844
Repair by combination of transposition flap and V-Y advancement flap

二、颞浅动脉蒂岛状头皮瓣移植法眉再造术 ……………846
Reconstruction of brow defect by graft of island scalp flap with superficial temporal artery pedicle

（一）手术步骤　　846
Operative steps

（二）典型病例　　848
Typical case

第二节 眉下垂矫正术　　849
Correction of eyebrow ptosis

一、眉上切口法眉提升术或直接眉提升术 ……………849
Eyebrow lift through suprabrow incision, or direct brow lift

（一）手术步骤　　849
Operative steps

（二）典型病例　　850
Typical cases

二、发际缘切口法眉提升和额部除皱术 ……………853
Pretrichial incision for brow lift and frontal rhytidectomy

典型病例　　853
Typical case

三、冠状切口法眉下垂提升及额部除皱术 ……………854
Coronal incision for brow lift and frontal rhytidectomy

（一）手术步骤　　854
Operative steps

（二）典型病例　　857
Typical cases

第十五章 眼睑缺损的修复重建　　860
Reconstruction of the eyelid defects

第一节 眼睑前层缺损的修复　　862
Repair of anterior lamella defect of the eyelids

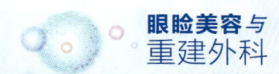

一、上睑前层缺损的局部皮瓣修复 ·································862
Repair of anterior lamella defect of the upper eyelid with local flap

二、下睑前层缺损的局部皮瓣修复 ·································869
Repair of anterior lamella defect of the lower eyelid with local flap

第二节　内眦部缺损的局部皮瓣修复　881
Local flap for repair of medial canthal defect

第三节　涉及眼睑前层、外眦或眶周的多部位皮肤软组织联合缺损的修复　893
Reconstruction of combined defect involving anterior lamella of the eyelid, lateral canthus or periorbital skin

第四节　眼睑全层缺损的修复　900
Reconstruction of full-thickness defect of the eyelids

一、直接缝合法 ·································900
Direct suture

二、交睑瓣修复法 ·································904
Eyelid switch flap procedure

三、睑板结膜瓣结合局部皮瓣修复法 ·································905
Tarsoconjunctival flap combined with local flaps

上 篇

眼睑外科的历史回顾
Historical review of eyelid surgery

第一章

眼睑外科的古代记录与发展概况

Ancient records and development overview of eyelid surgery

据《汉谟拉比法典》(*The Code of Hammurabi*)记载,眼睑外科的历史最早可追溯到公元前18世纪。该法典是古巴比伦国王汉谟拉比(约公元前1792~前1750年在位)颁布的法律汇编,其中详细记录了一位外科医生与一位因泪囊感染而需接受泪囊切除术的患者之间签订的契约。在古埃及医学著作《艾德温·史密斯纸草文稿》(*Edwin Smith Papyrus*,公元前1650年)中,有缝合眉毛伤口的最早记录。在另一部古埃及医学文献《埃伯斯纸莎草书》(*Ebers Papyrus*,公元前1550年)中,可发现关于医学治疗眼睑外翻、眼睑内翻和倒睫的建议。然而,由于古代传统医学在任何文字记录的医学文献出现之前就已存在多年,因此我们很难知道一些手术方法的确切起源时间[1]。

据古印度梵文医学典籍《妙闻集》(*Susruta-Samhita*)记载,眼睑外科早在公元前500年之前就已出现。Susruta是古印度一位著名的外科医生,被誉为印度外科学的鼻祖,音译名为苏斯拉他,妙闻是其在中国古代的译名。Samhita是梵语,意为"百科全书"(Encyclopedia)。妙闻生活于公元前6世纪,他的著作收录在《妙闻集》中。在该医学典籍中,Susruta描述了约20种眼睑疾病,以及眼睑脓肿、眼睑内翻倒睫等疾病的治疗方法。对眼睑脓肿,先做热敷,后行切开引流;对上睑内翻倒睫,在上睑下1/3处切除一条皮肤,用头发缝合伤口,并精辟地说明了为什么切除眼睑上部的皮肤会导致手术失败[2, 3]。

古希腊医学家希波克拉底(Hippocrates,公元前460~前375年)在其著作中详细记载了麦粒肿、溢泪、睑缘炎、眼睑外翻、眼睑下垂等多种眼科疾病,但没有提到手术治疗方法[1]。

源于希腊传统医学的罗马医学取得了明显进步，对很多疾病都有了治疗方法。公元30年，古罗马医学作家塞尔苏斯（Aulus Cornelius Celsus，公元前25～公元50年）编著的《医学》一书问世，书中记载了当时用手术方法治疗的一些眶周疾病，包括睑板腺囊肿（Chalazia）、皮样囊肿（Dermoid cyst）、睑球粘连（Symblepharon）、睑缘粘连（Ankyloblepharon）、兔眼症（Lagophthalmos）、化脓性泪囊炎（Purulent dacryocystitis）、倒睫（Trichiasis）、眼睑外翻（Ectropion）、眼睑内翻（Entropion）和眼睑肿瘤（Tumors of the lid）等。通过切除上睑皮肤治疗上睑下垂，由塞尔苏斯最早描述，推进皮瓣也由其最早介绍[1, 2, 4]（图S1-1）。

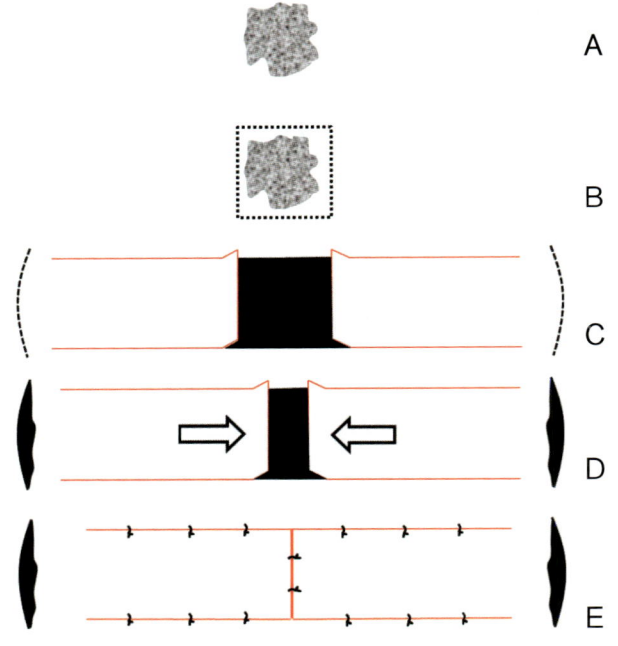

图 S1-1　塞尔苏斯（Celsus）介绍的双侧推进皮瓣设计示意图（1世纪）

3世纪，来自亚历山大城的古罗马著名外科医生安提勒斯（Antyllus，？～250年），是施行眼睑、额、鼻、耳和颊部手术的先驱者。他最早描述了V-Y成形术矫正瘢痕性睑外翻的手术方法[2]（图S1-2）。

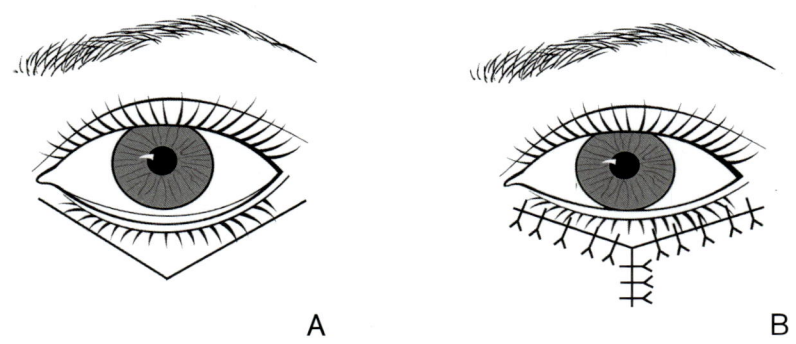

图 S1-2　Antyllus氏V-Y成形法瘢痕性下睑外翻矫正术示意图（3世纪）

6世纪，来自底格里斯河西岸城市阿米达的外科医生阿提纽斯（Aetius，500～550年），描述了一种兔眼症的手术矫正方法，即弧形切开上睑以降低睑缘，并将一条棉絮置入伤口以防继发性挛缩[2]（图S1-3）。

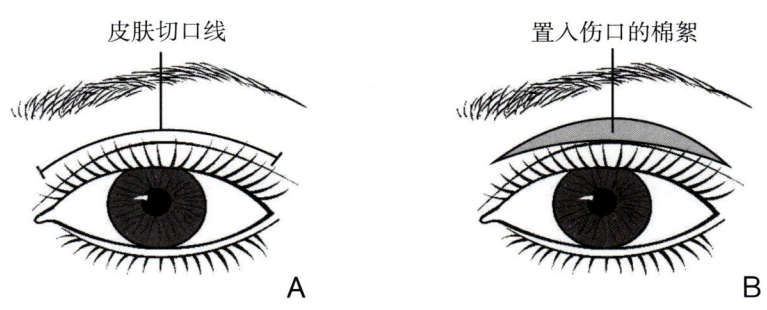

图S1-3　Aetius氏兔眼症矫正术示意图（6世纪）

7世纪，在亚历山大城开业的著名外科医生，希腊人保罗斯·埃吉尼塔（Paulus Aegineta，625～690年），描述了倒睫、眼睑外翻、内眦赘皮、睑粘连、兔眼症、泪瘘等疾病的手术治疗方法。在阿拉伯人征服亚历山大城（643年）之前，保罗斯·埃吉尼塔被认为是该城希腊科学的最后一位代表，也是联系古代印度医学、希腊医学、罗马医学和阿拉伯医学的主要纽带[2]。

在阿拉伯帝国时期（632～1258年），阿拉伯人继承与发展了传统的印度、希腊和罗马医学。此间，先后有30余部用阿拉伯语编写的眼科学著作问世。其中最著名的著作之一是巴格达医生阿里·伊本·伊萨（Ali Ibn Isa，940～1010年）所著的《眼科医师手册》（*Tadhkirat al-Kahhalin*）。该著作大部分内容编译自古罗马医学家盖伦（Galen，130～200年）所著的希腊文书籍，其中包括上睑成形术的最早描述，即用两个木条夹住过剩的皮肤皱襞，使其缺血坏死，10天后脱落，不留瘢痕。该法也可用于治疗倒睫、眼睑下垂和皮肤松垂[1, 2]。扎哈拉维，欧洲人称之为阿尔布卡西斯（Albucasis，936～1013年，出生于西班牙的科尔多瓦城），是与阿里·伊本·伊萨同属一个时期的医学家，他描述了在上睑和眉上烧灼一片新月形皮肤治疗上睑下垂的方法[2]。

有作者认为，在10世纪和11世纪期间，阿拉伯外科医生描述的通过去除过剩的上睑皮肤来改善视力的方法，可视为功能性睑成形术（Functional blepharoplasty）的最早记录。

1460年，巴伐利亚外科军医海因里希·冯·福尔斯普朗特（Heinrich von Pfolsprundt）在德国最早一部外科著作中，描述了用颊部推进皮瓣修复眼睑缺损的手术方法[2]。

16世纪，欧洲处于文艺复兴时期，法国最著名的外科医生Ambroise Pare（1510～1590年）在其著作中详细描述了上睑皮肤过剩的手术治疗方法，并强调要避免过度切除皮肤，以防发生眼睑外翻[2, 5]。

1635年，Johann Schultes Scultetus（德国外科医生，1595～1645年）出版了关于手术设备的专

著，并用精致的木刻版画说明了睑缘粘连、倒睫、眼睑肿瘤、上睑松弛等眼睑疾病的手术治疗方法。

1646年，意大利外科医生Severinus报告，在瘢痕性睑外翻的瘢痕组织上做水平切开，放置软麻布保护伤口，任其二期愈合，以此治疗眼睑外翻[6]。1678年，Guillon-Dolois用类似于Severinus的方法矫正下睑外翻，不同的是，他用缝线牵引下睑以保持伤口开放直至二期愈合。这种方法可能会有较好的即刻效果，但不可能持久，因为后期的瘢痕挛缩会导致外翻复发[6]。

1718年，Lorenz Heister出版了德国第一部外科学教科书，其中介绍了眼睑肿瘤、上睑下垂等多种眼科疾病的手术治疗方法[1]。1739年，Le Dran报告了滑行推进皮瓣法下睑内侧外翻矫正术[1, 6]。

18世纪，带有美容性质的眼睑手术也开始出现。Lorenz Heister（1718年，1743年，1770年）曾报告过皮肤切除法睑成形术，用以改善眼睑衰老体征，但他没有清楚地说明这是一种美容性手术。18世纪末和19世纪初，G. J. Beer（1792年，1817年）也报告过相似的手术方法，用以矫正眼睑袋状畸形。后来，Alibert（1832年）、von Graefe（1836年）、Ammon和Baumgarten（1842年）先后报告了上述手术的一些改良术式[7]。

19世纪，眼睑重建外科有了较快发展，眼睑外翻、眼睑内翻、眼睑下垂、眼睑缺损等眼科疾病都出现了一些新疗法。19世纪末，重睑成形术开始出现[8~10]，美容性睑成形术也有了新进展。

（邢新　庄纬　戴海英）

参考文献

[1] Espinoza G M, Holds J B. Evolution of eyelid surgery[J]. Fac Plast Surg Clin North Am, 2005, 13(4): 505-510.

[2] Rogers B O. History of oculoplastic surgery: the contributions of plastic surgery[J]. Aesth Plast Surg, 1988, 12(3): 129-152.

[3] Rana R E, Arora B S. History of plastic surgery in India[J]. J Postgrad Med, 2002, 48(1): 76-78.

[4] Lazzeri D, Agostini T, Figus M, et al. The contribution of Aulus Cornelius Celsus (25 B.C.-50 A.D.) to eyelid surgery[J]. Orbit, 2012, 31(3): 162-167.

[5] Hoorntje L E, van der Lei B, Stollenwerck G A, et al. Resecting orbicularis oculi muscle in upper eyelid blepharoplasty—a review of the literature[J]. J Plast Reconstr Aesth Surg, 2010, 63(5): 787-792.

[6] Thaller V T, Collin J R. History of ophthalmic plastic surgery in Europe[J]. Adv Ophthal Plast Reconstr Surg, 1986, 5: 223-231.

[7] Santoni-Rugiu P, Sykes P J. A history of plastic surgery[M]. Berlin, Heidelberg: Springer-Verlag, 2007: 321.

[8] Shirakabe Y, Kinugasa T, Kawata M, et al. The double-eyelid operation in Japan: its evolution as related to cultural changes[J]. Ann Plast Surg, 1985, 15(3): 224-241.

[9] Mikamo M, Obata K. Mikamo's double-eyelid operation: the advent of Japanese aesthetic surgery, 1896[J]. Plast Reconstr Surg, 1997, 99(3): 662-669.

[10] Mikamo K. A technique in the double-eyelid operation[J]. J Chugaishinpo, 1896, 17: 1197.

第 二 章

睑成形术历史回顾

Historical review of eyelid blepharoplasty

"睑成形术"（Blepharoplasty）这一术语由 von Graefe 于 1818 年杜撰，用以描述眼睑肿瘤切除后的重建手术。"Blepharoplasty"一词源于希腊词汇"Blepharon"和"Plastos"，前者意为"眼睑"（Eyelid），后者意为"成形"（Formed）[1]。

"睑成形术"一词，在《斯特德曼医学词典》（*Stedman's Medical Dictionary*）中被定义为"修复眼睑缺陷的任何手术"（Any operation for the restoration of a defect in the eyelid）。按照这个定义，各种原因引起的眼睑缺陷的重建，包括眼睑下垂、内翻、外翻、退缩以及倒睫的矫正等，都属于睑成形术的范畴。但在临床上，睑成形术通常是指从眼睑切除多余组织（包括皮肤、肌肉或脂肪）的手术[2]。

随着技术的发展，睑成形术的外延不断扩大，不仅一些为改善视力或衰老体征而切除眼睑多余组织的手术可归类于睑成形术（即切除性睑成形术，Resection blepharoplasty），一些增加眼睑组织容量以消除衰老体征的手术也可归类于睑成形术（即增容性睑成形术，Augmentation blepharoplasty）[3]。甚至为增加美感而对没有解剖生理缺陷的眼睑实施的形态重塑手术也被视为一种睑成形术，如重睑成形术（Double eyelid blepharoplasty）。目前，睑成形术主要用于描述增加眼睑美感或改善眼睑衰老体征的美容性手术。

第一节 · 重睑成形术的发展与演变
Development and evolution of double eyelid blepharoplasty

重睑成形术（Double eyelid blepharoplasty；Double eyelidplasty），又称重睑术（Double eyelid operation），是为单睑个体做出重睑的一种美容性手术[4]，于19世纪末起源于日本[5]；先在日本、中国、新加坡、菲律宾等亚洲国家流行，后来传到欧美国家。

重睑成形术于20世纪30年代传入我国，两位留学于日本的中国医生杨树荫和石光海先生可能是国内开展重睑成形术的先驱者[6]。

重睑成形术属于上睑成形术的范畴，但又不同于传统的上睑成形术，前者的主要目的是形成重睑，以增加眼睛的美感，主要适用于东亚人；后者的主要目的是消除上睑衰老体征，以实现上睑年轻化，适用于所有人种。

一般认为，东亚人群中重睑和单睑者各约占50%。关于这种解剖学差异的形成机制，学界存有不同看法，其中以Sayoc（1956年）的解释接受度最高，即重睑的形成是上睑提肌腱膜插入睑板前皮肤的结果，而单睑的原因则是上睑提肌腱膜没有插入睑板前皮肤（图S2-1-1）。至于为何东亚人上睑提肌腱膜没有插入睑板前皮肤，Doxanas和Anderson通过解剖研究给予了解释：单睑眶隔与上睑提肌腱膜的融合部位不像重睑那样位于睑板上界的上方，而是位于睑板上界的下方，这样腱膜前脂肪（眶脂肪）便悬垂于睑板上部的前方，从而阻止上睑提肌腱膜纤维插入睑板前皮肤[7~10]。

重睑成形术有多种手术方法，大体上分为两类，即缝线法（Suture techniques）和切开法（Incision techniques）。前者的基本原理是通过结扎或埋藏缝线，在上睑睑板前皮肤与上睑提肌腱膜和睑板之间刺激形成瘢痕性粘连。后者的基本原理是通过在适当的位置横行切开上睑睑板前皮肤，酌情切除一条睑板前眼轮匝肌和睑板前脂肪组织及多余的眶脂肪，然后缝合皮肤切口于睑板上缘处的上睑提肌腱膜上的方法，使睑板前皮肤直接与上睑提肌腱膜形成瘢痕性粘连。一般认为，缝线法的优点是无瘢痕遗留，术后水肿轻、恢复快，缺点是重睑易消失、不能处理脂肪过多问题。切开法的优点是效果持久，可处理过多的皮肤、肌肉，以及睑板前和眶脂肪，但创伤较大，水肿较重，恢复时间长，遗留瘢痕。

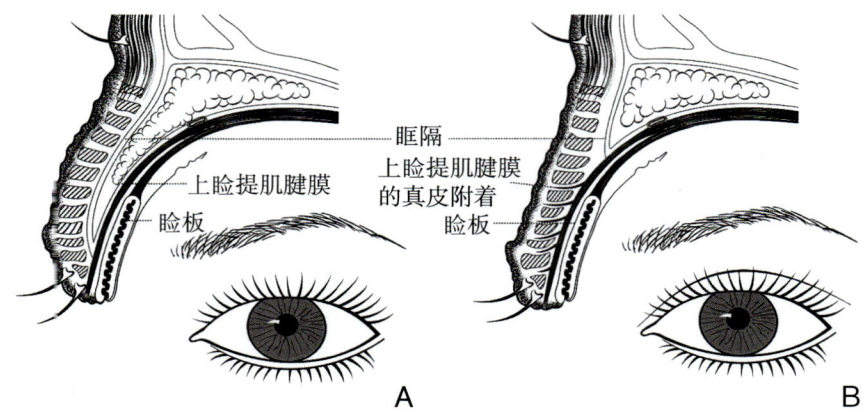

图 S2-1-1　重睑与单睑的形成机制示意图
A. 单睑，上睑提肌腱膜没有插入睑板前皮肤；B. 重睑，上睑提肌腱膜插入睑板前皮肤

一、缝线法重睑成形术（Double eyelid blepharoplasty with suture techniques）

1896 年，日本医生美甘（Mikamo）最早报告缝线结扎法重睑成形术 [5, 11]。他用 3 根双针丝线，在距上睑缘 6~8mm 处行内、中、外 3 处眼睑全层缝合，缝针从结膜面进入，从皮肤穿出，然后在皮肤表面打结（图 S2-1-1-1）。术后 4~6 天去除缝线，上睑皱襞的深度与缝线去除的早晚有关，去除早，皱襞浅，反之则深。

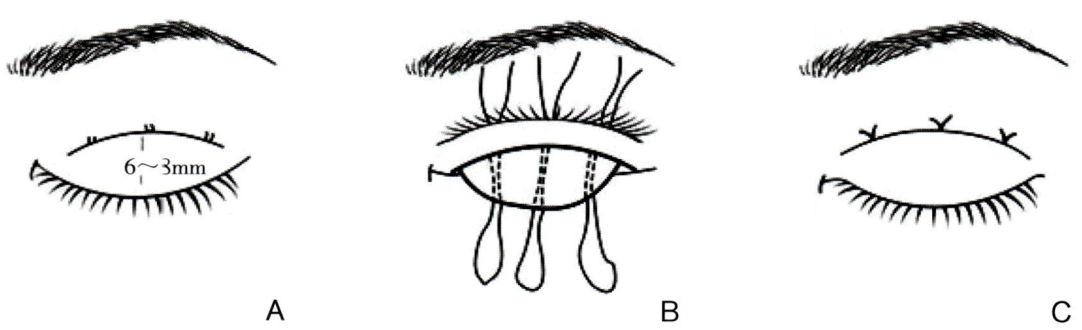

图 S2-1-1-1　美甘氏缝线结扎法重睑成形术示意图（1896 年）

1926 年，内田（Uchida）报告用双针可吸收肠线埋藏缝合法施行重睑成形术 1523 例，获得满意的美容效果 [11, 12]。重睑设计线距睑缘 7~8mm，缝合时由结膜面进针，皮肤面出针，缝线两端打结后线结埋藏于皮下，共缝合 3 处，术后不拆线（图 S2-1-1-2）。内田的报告促进了重睑成形术的流行。

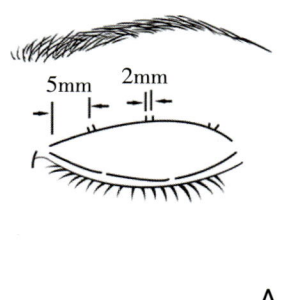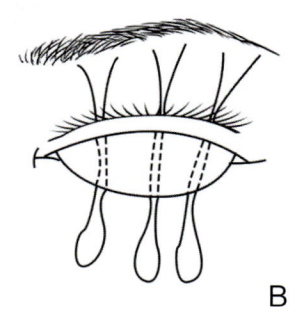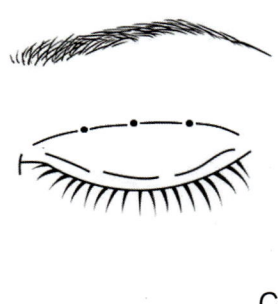

图 S2-1-1-2　内田氏肠线埋藏缝合法重睑成形术示意图（1926 年）

1926 年以后，又有许多作者先后报告了多种缝线法重睑成形术式。这些术式基本上都是对美甘或内田两种手术方法的改良，或在缝合方式上，或在附加小切口上，或在缝合材料上，或在缝线去除与否上。现择其要者，简介如下：

1929 年，Maruo 报告了两路连续埋藏缝合法重睑成形术[11, 13]（图 S2-1-1-3）。

1933 年，Hata 报告了缝线-串珠结扎法重睑成形术[11, 14]（图 S2-1-1-4）。

1961 年，Pang 报告了改良缝线结扎法重睑成形术[15]（图 S2-1-1-5）。

1972 年，Mutou 报告了皮内埋线法重睑成形术[16]（图 S2-1-1-6）。

1975 年，Megumi 报告了一种新的双路连续缝合埋线法重睑成形术[17]（图 S2-1-1-7）。

1980 年，邱武才报告了小切口埋线法重睑成形术[18]（图 S2-1-1-8）。

1985 年，宋儒耀报告了三处小切口皮内埋线法重睑成形术[19]（图 S2-1-1-9）。

1989 年，Baek 等报告了无切口单针缝合埋线法重睑成形术[20]（图 S2-1-1-10）。

1995 年，Shiao 报告用双针缝合器实施埋线法重睑成形术，获得满意效果。该法不需反复外翻眼睑，容易操作，缝合位置准确，适合初学者应用[21]。

1997 年，Megumi 报告了结膜入路埋线法重睑成形术[22]（图 S2-1-1-11）。

2001 年，Kure 和 Minami 报告了双 U 形缝合埋线法重睑成形术[23]（图 S2-1-1-12）。

2005 年，Liao 等报告了连拱形缝合埋线法重睑成形术[24]（图 S2-1-1-13）。

2009 年，Fan 和 Low 报告了双路连续缝合埋线法重睑成形术[25]（图 S2-1-1-14）。

2010 年，Liu 等报告了经皮皮下、睑板内缝合埋线法重睑成形术[26]（图 S2-1-1-15）。同年，Wong 等报告了微创连续睑板缝合埋线法重睑成形术[27]（图 S2-1-1-16），Choi 和 Eo 报告了自体筋膜等组织线无切口缝合法重睑成形术，获得满意效果[28]。

2013 年，Mizuno 报告了埋线结合皮肤小切口睑板前眼轮匝肌去除法重睑成形术[29]（图 S2-1-1-17）。同年，Moon 等报告了改良的无切口单结连续缝合埋线法（Single-knot continuous buried non-incisional technique）重睑成形术[30]（图 S2-1-1-18）。

2014 年，Li 等报告了小切口可吸收线皮下连续缝合埋线法重睑成形术[31]（图 S2-1-1-19）。

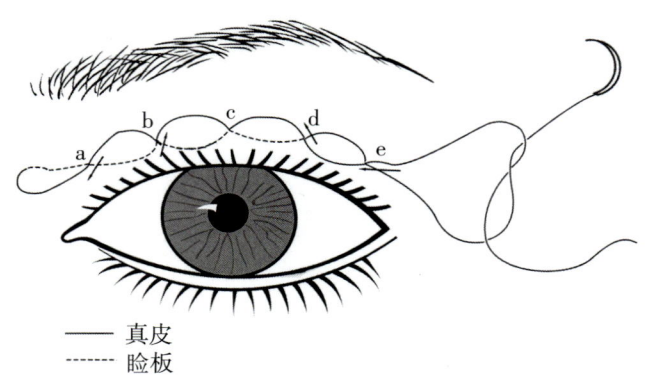

——— 真皮
------ 睑板

图 S2-1-1-3　Maruo 氏两路连续埋藏缝合法重睑成形术示意图（1929 年）
实线表示经过真皮，虚线表示经过睑板

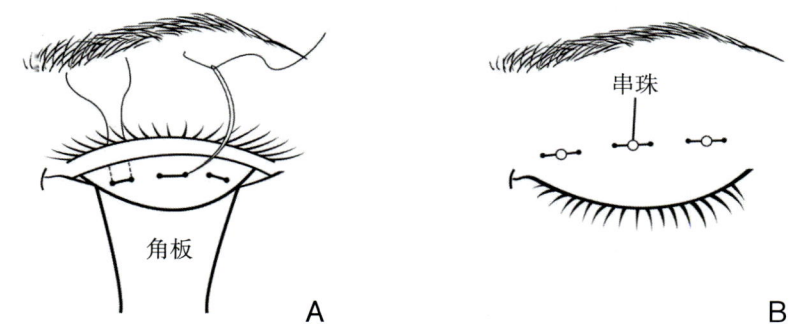

图 S2-1-1-4　Hata 氏缝线-串珠结扎法重睑成形术示意图（1933 年）
距睑缘 8~10mm 设计重睑线，用双针缝线行 3 处全层缝合，缝线穿串珠后打结，术后 8~10 天拆线

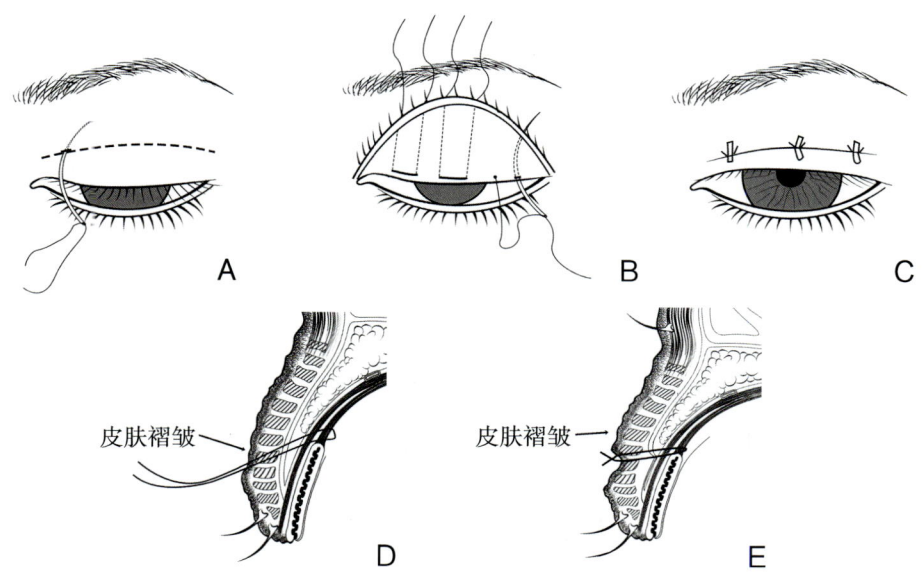

图 S2-1-1-5　Pang 氏改良缝线结扎法重睑成形术示意图（1961 年）
将带 4-0 丝线的缝针从重睑设计线进入，经过皮下组织、肌肉，由睑板上缘上方 2mm 处的结膜穿出，然后在距出针点 3~4mm 处缝针再从同一水平穿入结膜，经过睑板上方的上睑提肌腱膜、肌肉、皮下组织，由重睑设计线穿出皮肤，两端缝线垫以橡胶片打结。共缝合 3 针，术后 10~12 天拆线

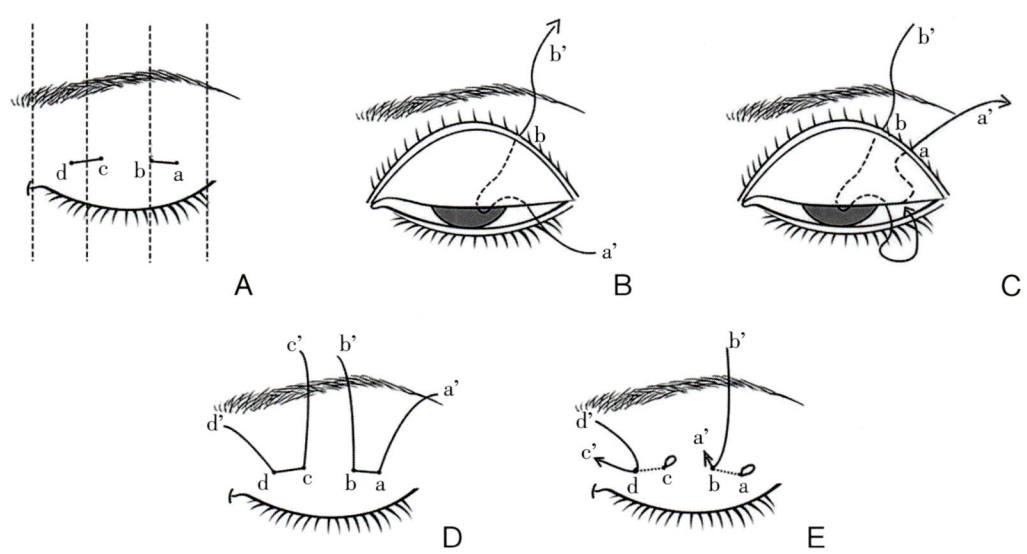

图 S2-1-1-6　Mutou 等皮内埋线法重睑成形术示意图（Intradermal double eyelid operation，1972 年）
A. 沿睑缘将上睑三等分，a、b、c、d 四点位于重睑设计线上，画线连接 ab 和 cd，a 点与 b 点、c 点与 d 点之间的距离约 5mm；B. 翻转上睑，暴露睑结膜，将 6-0 双针肠线或尼龙线的一端（b'）从睑板上 3mm 与 a 点对应的结膜面刺入，缝针于结膜下走行约 5mm 后由与 b 点对应的结膜面穿出，然后缝针从此穿出点内侧 1mm 处的结膜面再次穿入，由皮肤面的 b 点穿出；C. 另一端缝针（a'）从第一进针点外侧约 1mm 处穿入结膜，由 a 点穿出；D. 同法缝合第二针，两端分别从 c 点和 d 点穿出；E. 最后将两根缝线的 a'端和 c'端，从原穿出点再次穿出皮肤，经皮下分别由 b 点和 d 点穿出，打结

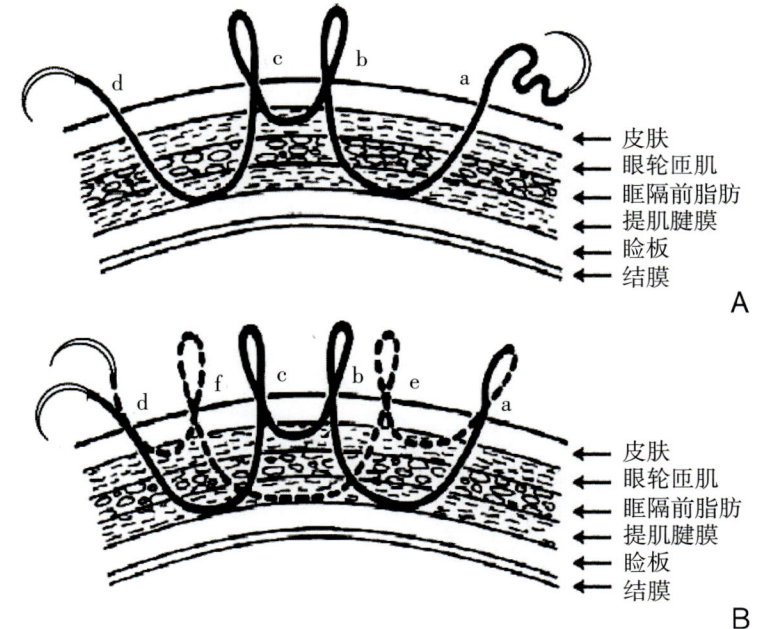

图 S2-1-1-7　Megumi 氏双路连续缝合埋线法重睑成形术示意图（1975 年）
在设计的重睑线上标记 a、b、c、d、e、f 6 个皮肤刺口点，a 点位于重睑线中、内 1/3 交界处，b 点位于重睑线中点内侧 5mm 处，c 点位于重睑线中点外侧 5mm 处，d 点位于重睑线中、外 1/3 交界处，e 点位于 a 点外侧 5mm 处，f 点位于 d 点内侧 5mm 处
A. 双针缝线的一端经睑板前从 a 到 b，经真皮下从 b 到 c，再经睑板前从 c 到 d；B. 双针缝线的另一端经真皮下从 a 到 e，经睑板前从 e 到 f，再经真皮下从 f 到 d，两端缝线在 d 点刺孔内相遇，最后打结埋藏

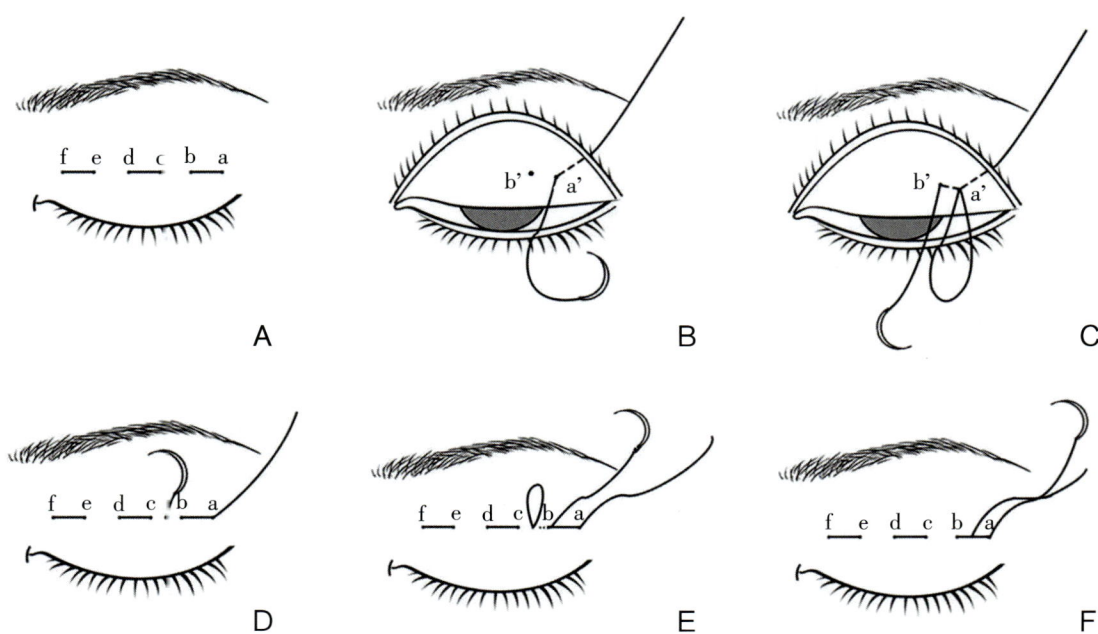

图 S2-1-1-8　邱武才小切口埋线法重睑成形术示意图（1980 年）

A. 术中在拟形成的重睑线上设计 ab、cd 和 ef 3 个皮肤小切口，每个切口长度约 2mm，a、b、c、d、e、f 6 个点在结膜面的对应点（a'、b'、c'、d'、e'、f'）位置稍高，在睑板上缘以上 2～3mm 处，切开皮肤后，剪除切口下方的皮下组织和眼轮匝肌纤维，以使结扎的线结埋入伤口深部；B. 缝针先由皮肤切口 a 点穿入，从结膜对应点 a' 点穿出；C. 缝针反折从 a' 点再进入结膜，于结膜下走向内侧，由 b' 点出针；D. 缝针反折从 b' 点再次进入结膜，经睑板走向皮肤，由 b 点稍内侧出针；E. 缝针反折再从皮肤穿出点进入皮肤，于皮下向外侧走行，由皮肤切口 b 点出针；F. 拉紧缝线两端，打结，线结埋于切口深部，同法完成 cd 和 ef 2 切口处缝合埋线

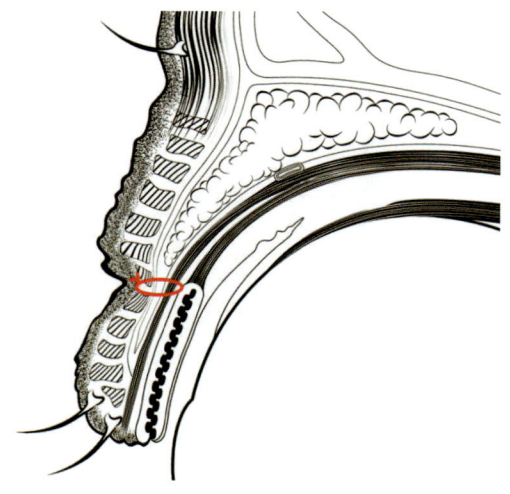

图 S2-1-1-9　宋儒耀三处小切口皮内埋线法重睑成形术示意图（1985 年）

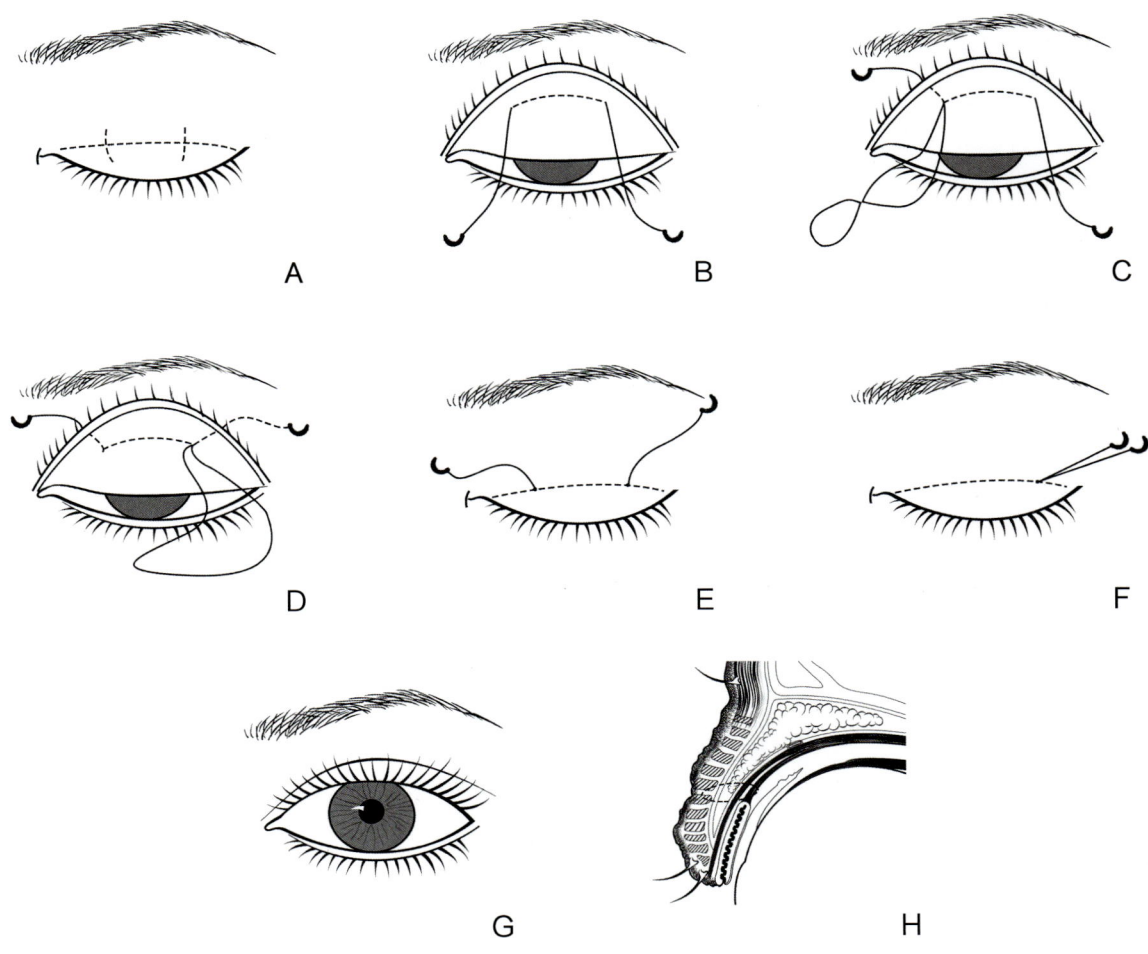

图 S2-1-1-10　Baek 等无切口单针缝合埋线法重睑成形术示意图（1989 年）
A. 在设计的重睑线上标记缝线进入点；B. 翻转眼睑，双针 6-0 普理灵（Prolene）从结膜插入，缝线在结膜下走行；C. 双针缝线的一端从结膜面同一针孔折返，经过眼睑组织由重睑设计线上的皮肤刺孔穿出；D. 同法折返缝合另一端缝线；E. 双针缝线两端已从皮肤刺孔穿出；F. 双针缝线的一端从其穿出的皮肤刺孔再次反折穿入，经皮下组织从另一皮肤刺孔穿出，然后将两端缝线打结，埋入皮下；G. 用 6-0 普理灵线缝合皮肤刺孔；H. 缝合位置矢状观

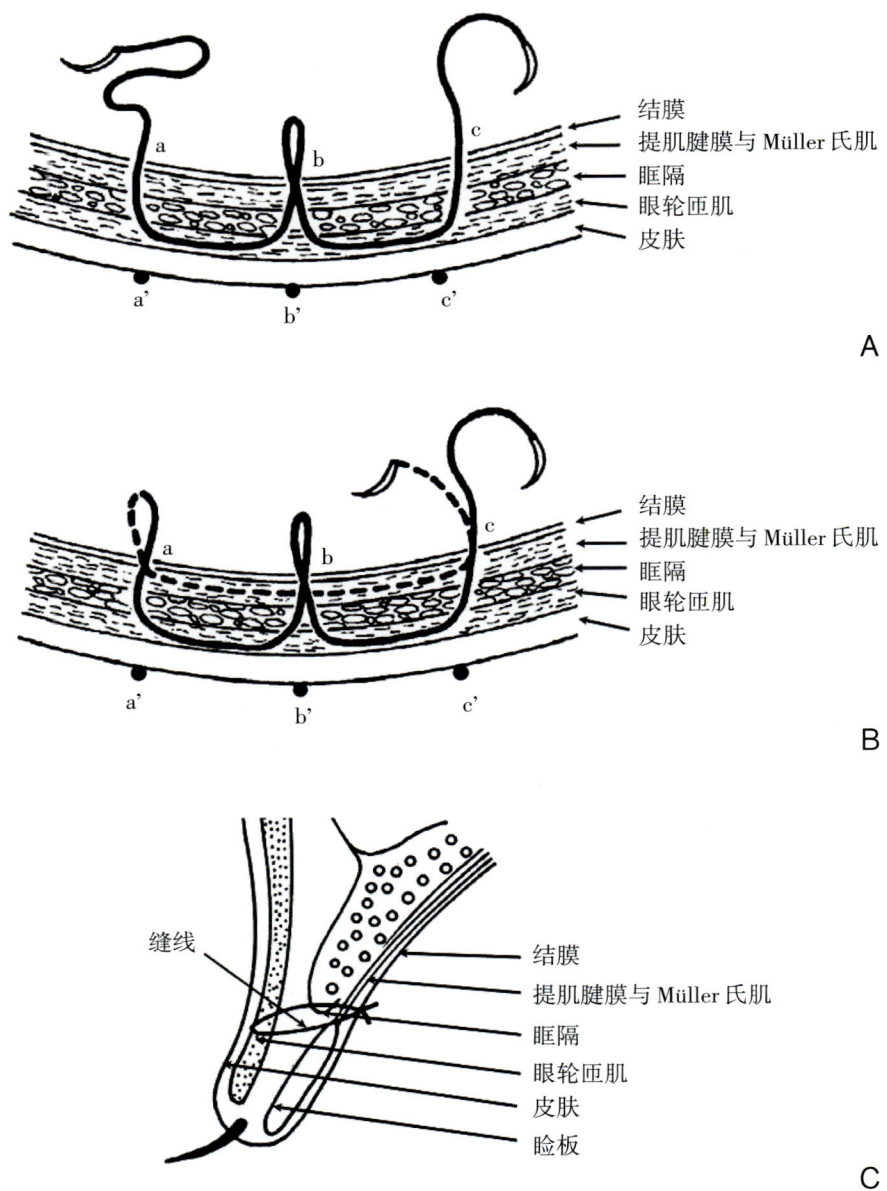

图 S2-1-1-11 Megumi 氏结膜入路埋线法重睑成形术示意图（1997 年）
在设计的重睑线上标记 a'、b' 和 c' 3 个点，a' 点位于重睑线中、内 1/3 交界处，b' 点位于重睑线中点，c' 点位于重睑线中、外 1/3 交界处。a、b、c 3 个点分别为 a'、b' 和 c' 3 个点在睑板上缘上方结膜面的对应点
A. 双针缝线的一端经皮下从 b 到 c，另一端经皮下 b 到 a；B. 从 a 点穿出的双针缝线再从该点折返，经结膜下由 c 点穿出，两端缝线在此处相遇，然后打结埋藏；C. 缝合位置矢状观

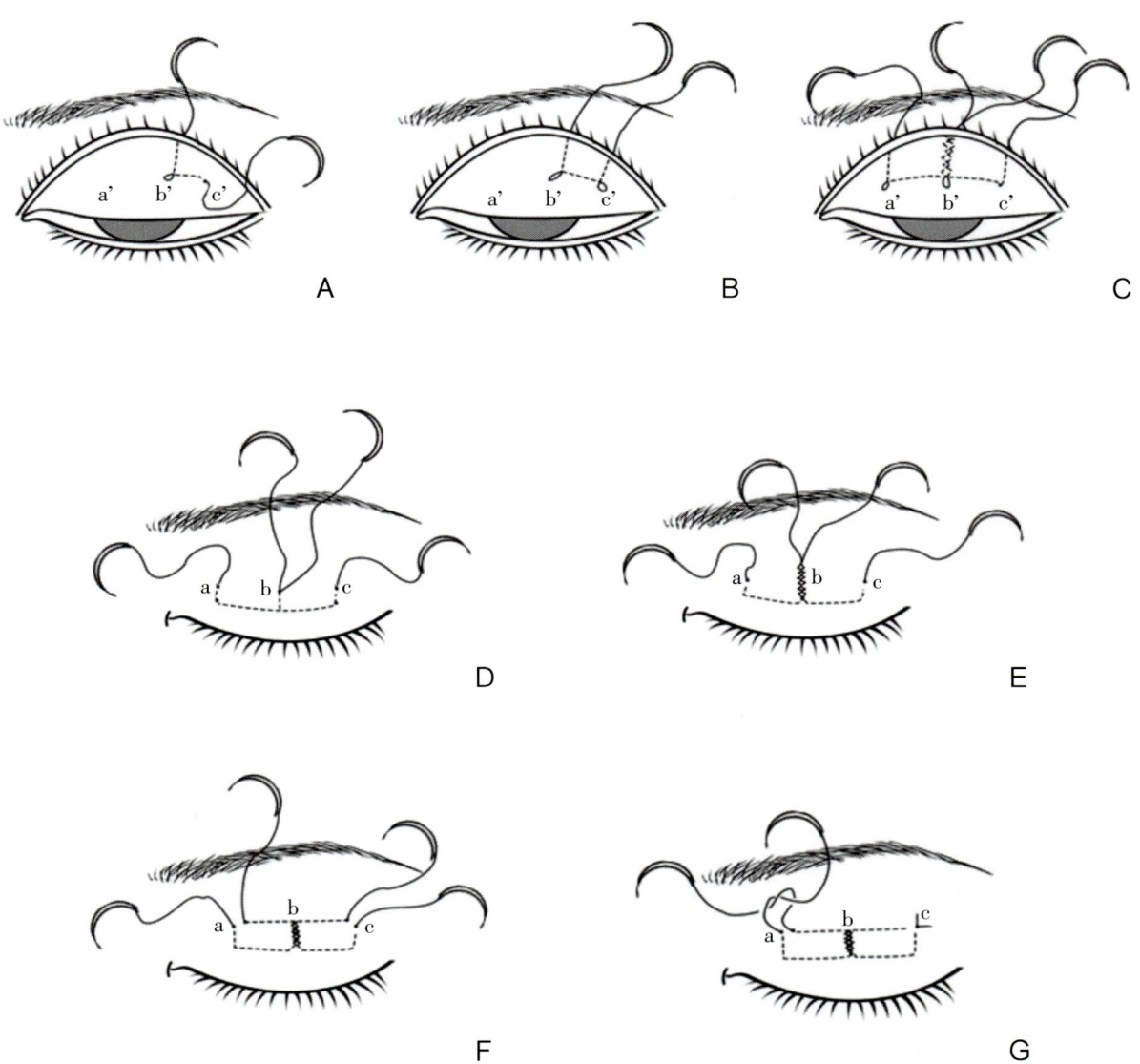

图 S2-1-1-12　Kure 和 Minami 双 U 形缝合埋线法重睑成形术示意图（2001 年）

沿设计的重睑线中部设计 a、b、c 3 个皮肤穿刺点，相邻两点的间距为 5～8mm，此 3 个点对应睑结膜面的投影点分别为 a'、b'、c'

A. 局麻下以 11 号刀片在 3 个标记点作皮肤穿刺，随后翻转上睑，将双针缝线的一端从结膜面的 b' 点穿入经睑板自皮肤面的 b 点穿出，将双针缝线的另一端自 b' 点穿入在结膜下向外侧走行 3～5mm，自 c' 点穿出；B. 将自 c' 点穿出的缝针再由 c' 点穿入，穿过睑板自 c 点穿出；C、D. 同法以另一缝线完成内侧两点之间的缝合，使眼睑复位；E. 将自 b 点穿出的两根缝线作 4～5 圈的螺旋缠绕；F. 将两根自 b 点穿出的缝线再由 b 点穿入皮下，沿重睑设计线方向分别向内侧和外侧穿行并自 a 点和 c 点穿出；G. 将自 a 点和 b 点穿出的缝线打结固定，线结埋于皮下

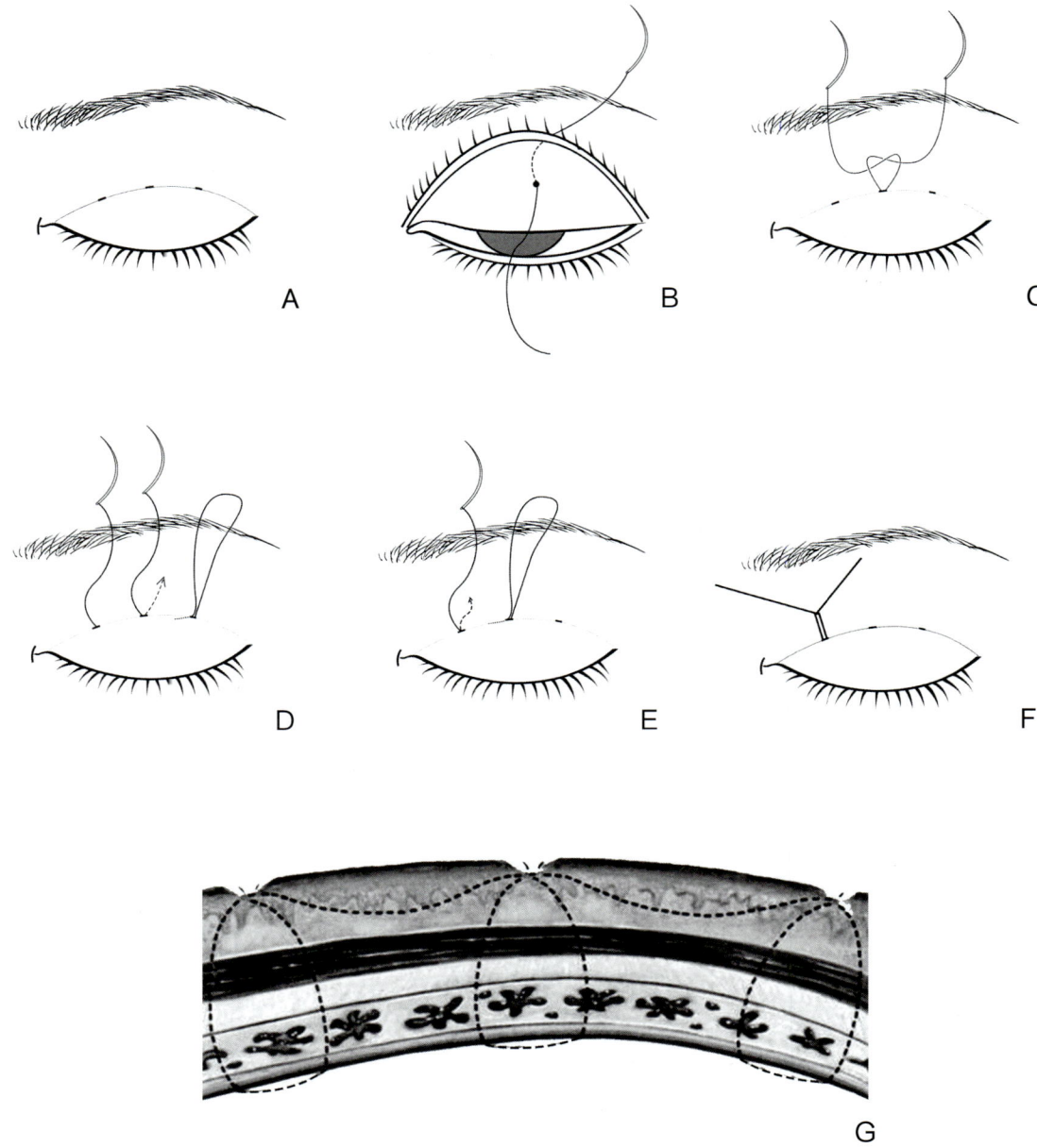

图 S2-1-1-13　Jiao 等连拱形缝合埋线法重睑成形术示意图（2005 年）

A. 距睑缘 6～8mm 设计重睑线，在重睑线上设计内、中、外 3 个长约 2mm 的小切口，切口间距离约 10mm，然后用刀尖戳开皮肤切口；B. 翻转上睑，暴露睑结膜，在中部皮肤戳口对应水平，将 7-0 双针缝线的一端从结膜穿入，经睑板由中部皮肤戳口穿出；C. 中部缝合的另一端缝线，在距前一进针点 2～3mm 处（水平距离）同样穿入结膜，由中部皮肤戳口穿出，然后将翻转的上睑恢复到正常位置，拉紧缝线打结，将睑板固定到眼睑皮肤，保留一端带针缝线，同法完成内、外侧结膜至皮肤戳口的缝合和固定；D. 外侧缝针从外侧皮肤戳口穿入，经皮下由中间皮肤戳口穿出，外侧缝线与中间缝线打结后，保留一端带针缝线；E. 将缝针从中间皮肤戳口穿入，经皮下由内侧皮肤戳口穿出；F. 将内侧皮肤戳口内的两端缝线打结；G. 连拱形缝合后形状

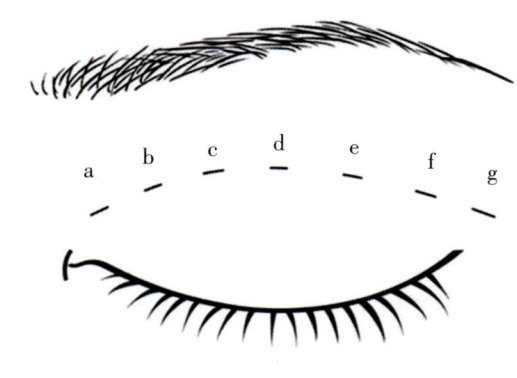
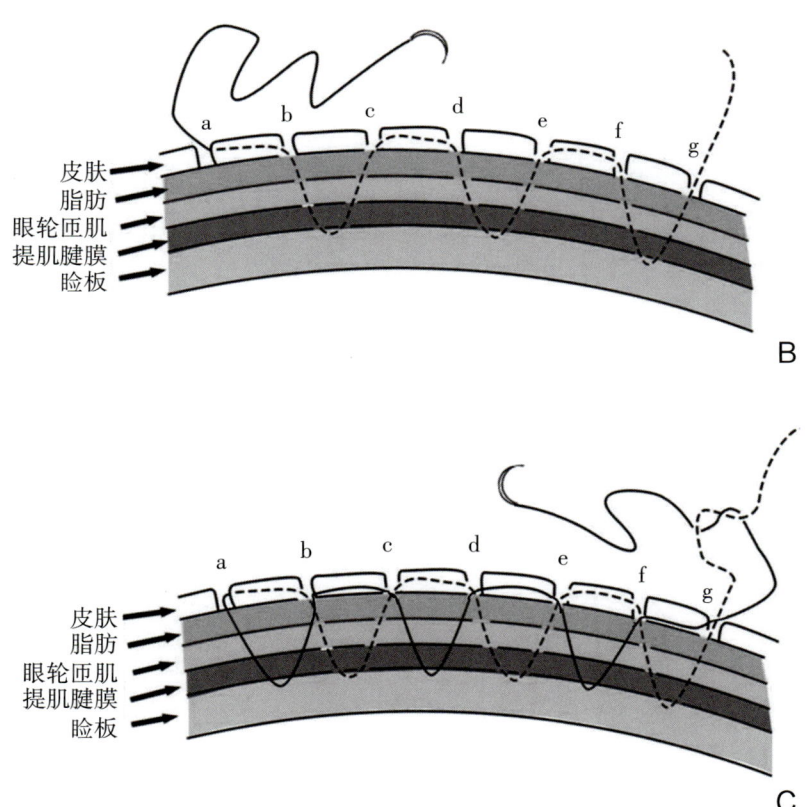

图 S2-1-1-14　Fan 和 Low 双路连续缝合埋线法重睑成形术示意图（2009 年）

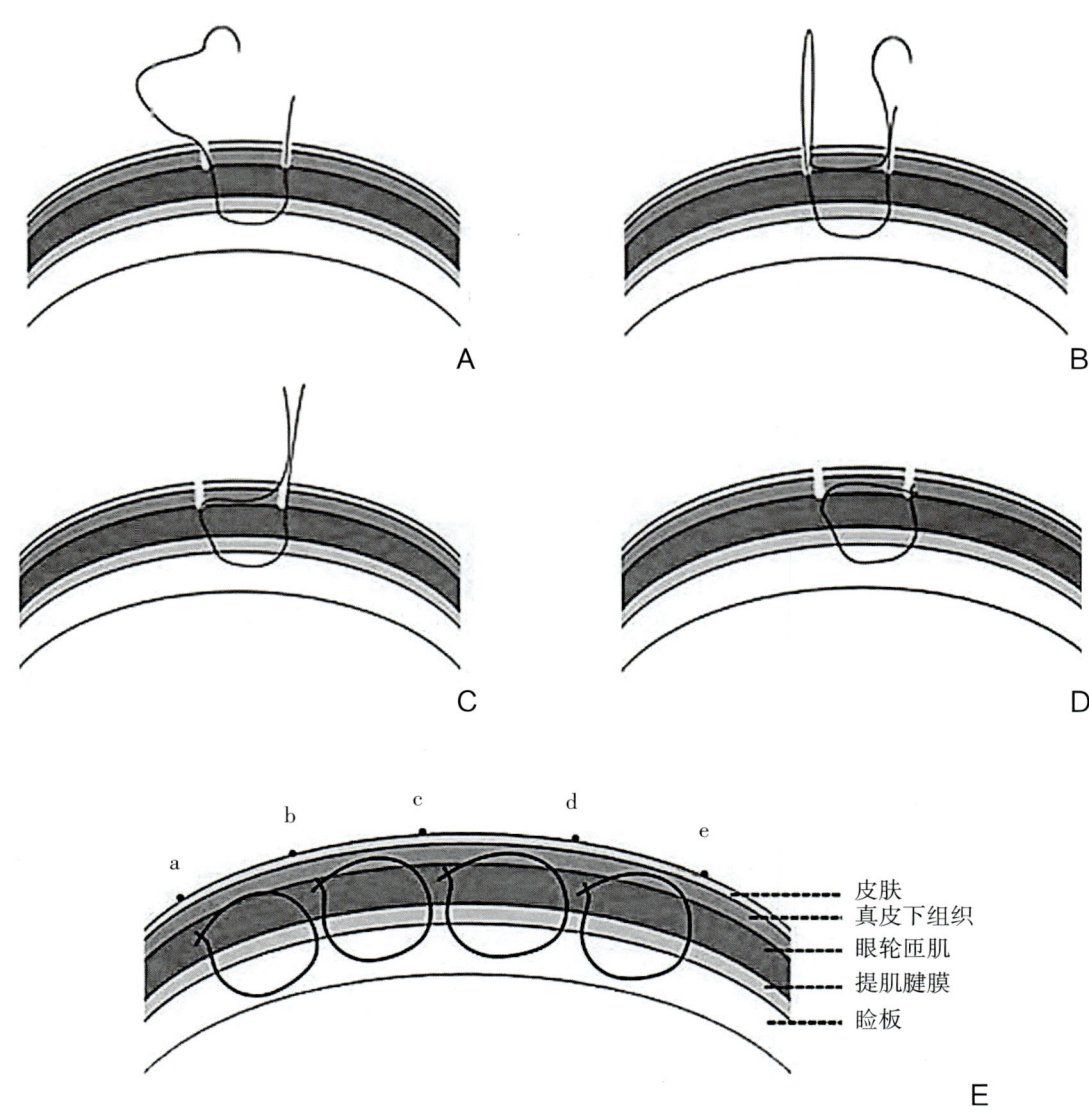

图 S2-1-1-15　Liu 等经皮皮下、睑板内缝合埋线法重睑成形术示意图（2010 年）

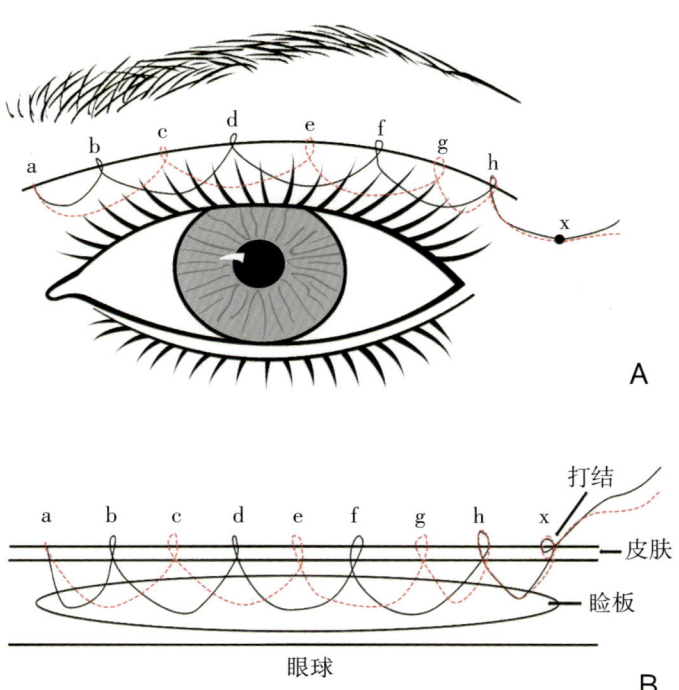

图 S2-1-1-16　Wong 等微创连续睑板缝合埋线法重睑成形术示意图（2010 年）

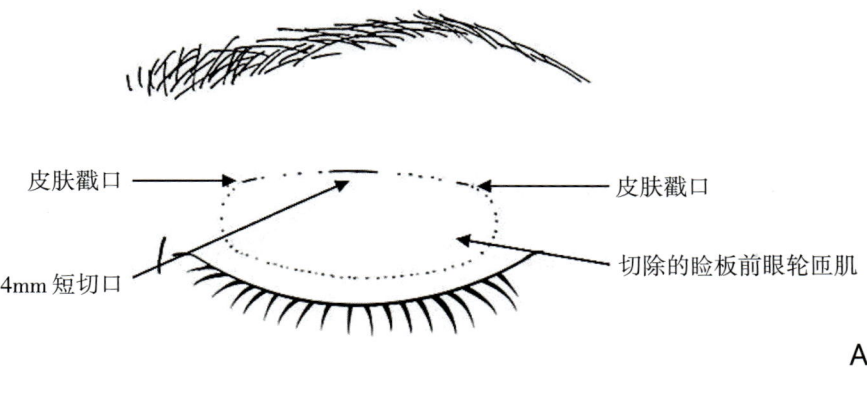

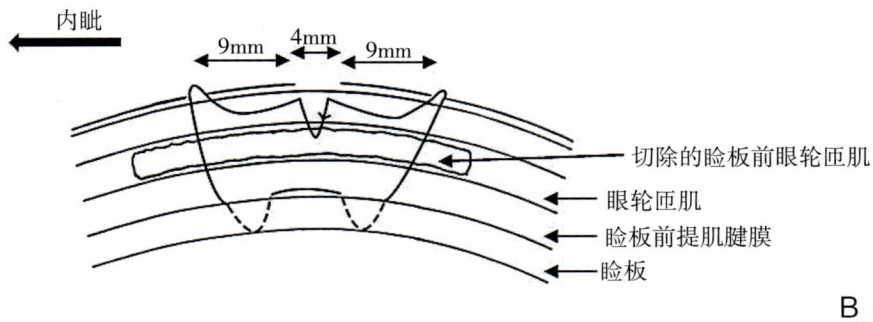

图 S2-1-1-17　Mizuno 氏埋线结合皮肤小切口睑板前眼轮匝肌去除法重睑成形术示意图（2013 年）

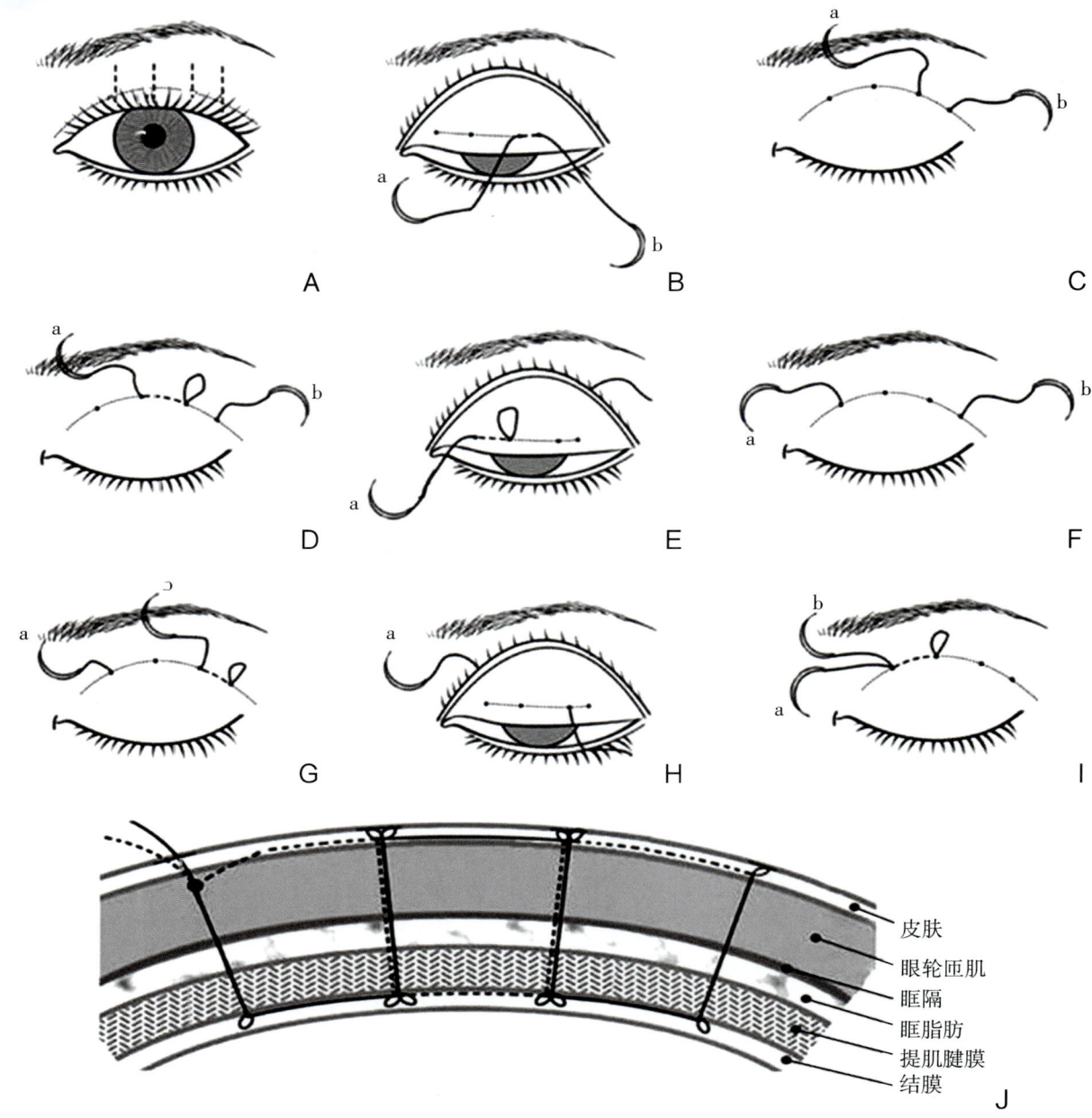

图 S2-1-1-18　Moon 等改良无切口单结连续缝合埋线法重睑成形术示意图（2013 年）
A. 虚线表示经角膜内侧缘、瞳孔中点、角膜外侧缘的垂直线，第四条垂线虚线等距离放在外侧，垂线与设计的重睑线的 4 个交点用亚甲蓝标记，为皮肤戳口部位；B. 翻转眼睑，双针缝线的 a 端缝针在与最外侧皮肤切口的对应部位的睑板上界上方穿入结膜，经结膜下向内走行，然后由外侧第二个皮肤戳口对应部位的结膜面穿出；C. 双针缝线的 a、b 两端缝针各自通过结膜面的同一针孔再次穿入眼睑，由对应的皮肤戳口穿出；D. 由外侧第二个皮肤戳口（位于角膜外侧缘的垂直线上）穿出的 a 端缝针，再从该戳口穿入，经真皮层向内侧走行，从下一个皮肤戳口（内侧第二个，位于瞳孔中线上）穿出；E. 该缝针折返经同一皮肤戳口穿入眼睑，从结膜面的对应点（内侧第二个）穿出，然后再折返穿入同一结膜针孔，于结膜下向内侧走行，由与最内侧皮肤戳口相对应的结膜面穿出；F. 该缝针折返，经同一结膜针孔穿入眼睑，从最内侧的皮肤戳口穿出；G. 将从最外侧皮肤戳口穿出的 b 端缝针折返进入该皮肤戳口，经真皮向内侧走行，由外侧第二个皮肤戳口穿出；H. 该端缝针折返，再从同一皮肤戳口进入眼睑，由结膜面的对应点（外侧第二个，位于角膜外侧缘的垂直线上）穿出，折返进入同一结膜针孔，于结膜下向内侧走行，从与内侧第二个皮肤戳口对应的结膜面穿出，再由该结膜针孔进入眼睑，从内侧第二个皮肤戳口穿出；I. 从皮肤戳口穿出的 b 端缝针折返再次穿入，经真皮走行，由最内侧皮肤戳口穿出，然后两端缝线在此处打结，线结埋于眼轮匝肌内；J. 缝合路径与缝合后缝线的排列形状

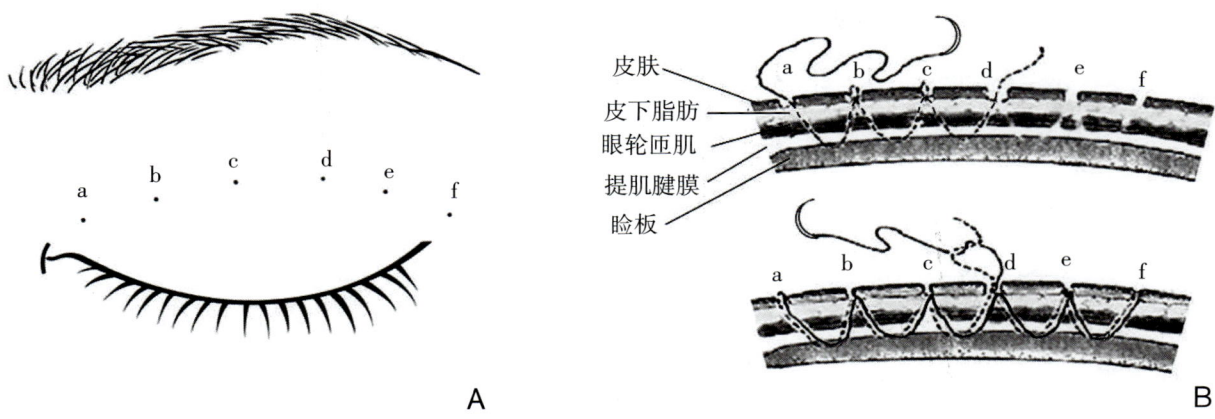

图 S2-1-1-19　Li 等小切口可吸收线皮下连续缝合埋线法重睑成形术示意图（2014 年）

二、切开法重睑成形术（Double eyelid blepharoplasty with incision techniques）

1929 年，日本整形外科医生 Maruo 首次报告了皮肤切开法重睑成形术，皮肤切口距睑缘约 7mm，切口线上下方各行 5mm 范围的皮下剥离，用一根 5-0 双针肠线，以 5～6mm 的间隔行 4 处缝合，同时关闭切口，缝线经过睑板[11, 13]（图 S2-1-2-1）。

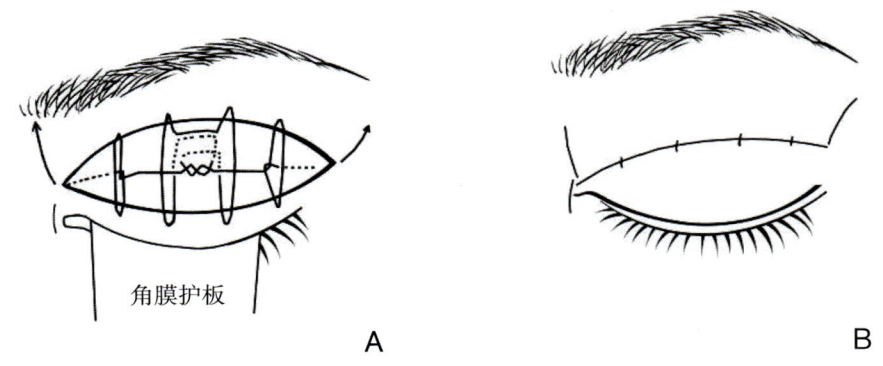

图 S2-1-2-1　Maruo 氏切开缝合法重睑成形术示意图（1929 年）

1939 年，日本整形外科医生 Hayashi 报告了改良 Hotz 法重睑成形术，皮肤切口距睫毛的距离由内向外逐渐增大，在内、中、外 3 处分别为 5mm、6mm 和 7mm；术中切除皮肤切口下方的一条眼轮匝肌，用 4-0 丝线行 4～5 针主要缝合和数针辅助缝合，前者缝线既经过切口上下缘皮肤，也经过睑板，后者缝线仅经过皮肤切口，术后 4 天拆线[11, 32]（图 S2-1-2-2）。

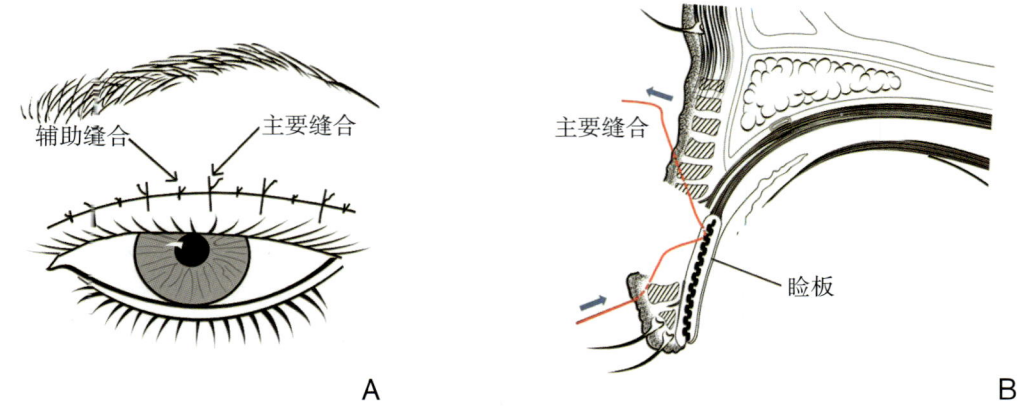

图 S2-1-2-2　Hayashi 氏改良 Hotz 法（切除一条眼轮匝肌）重睑成形术示意图（1939 年）

1947 年，日本整形外科医生 Inoue 报告了一种剥离重睑线与睫毛之间结缔组织的切开法重睑成形术，缝合皮肤切口时缝线经过其下方的睑板，术后 2～3 天拆线[11, 33]（图 S2-1-2-3）。

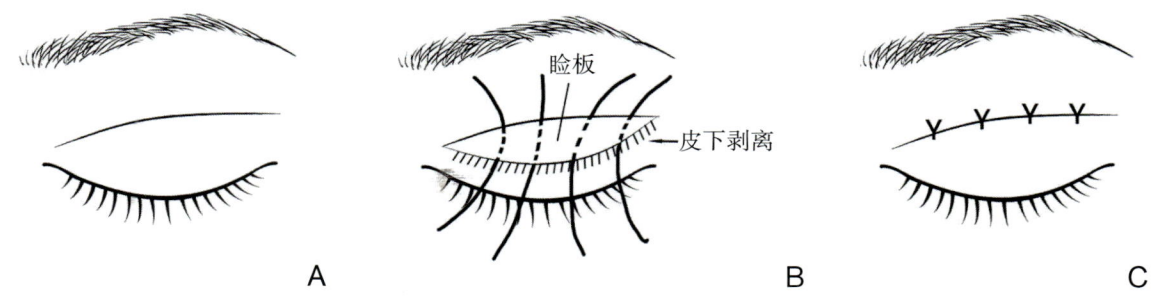

图 S2-1-2-3　Inoue 氏切开法重睑成形术示意图（1947 年）

1950 年，日本整形外科医生 Mitsui 报告了去除睑板前肌肉和脂肪组织的切开法重睑成形术，术中用尼龙线将睑板上缘缝合到切口下方的皮肤上，术后 2～3 天拆线；用 5-0 丝线行连续缝合皮肤切口，术后 7～8 天拆线[11, 34]（图 S2-1-2-4）。

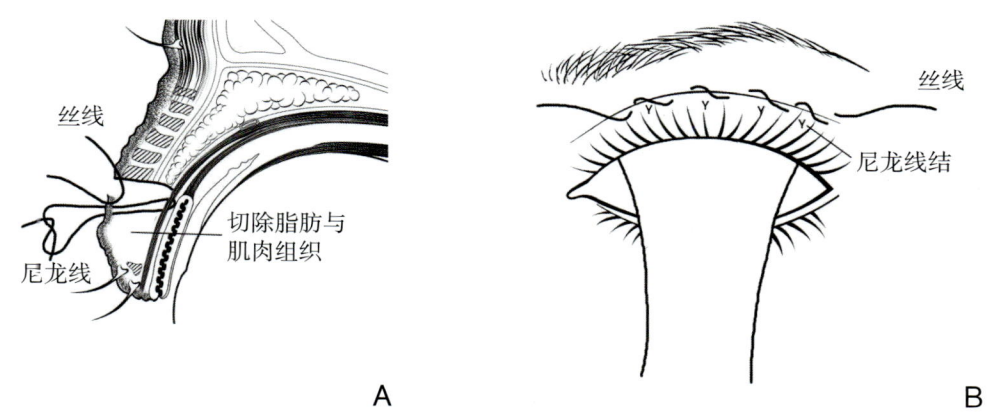

图 S2-1-2-4　Mitsui 氏切开法重睑成形术示意图（1950 年）

1954年，菲律宾整形外科医生Sayoc在《美国眼科杂志》上报道了重睑成形术。该法与Hayashi的方法相似，术中切除一条宽1～2mm的眼轮匝肌，并用6-0肠线将切口下唇的真皮缝合固定到睑板浅面，用6-0丝线缝合皮肤切口，术后5～7天拆线（图S2-1-2-5）。Sayoc被认为是用英文报告重睑成形术的第一人[11, 35]。

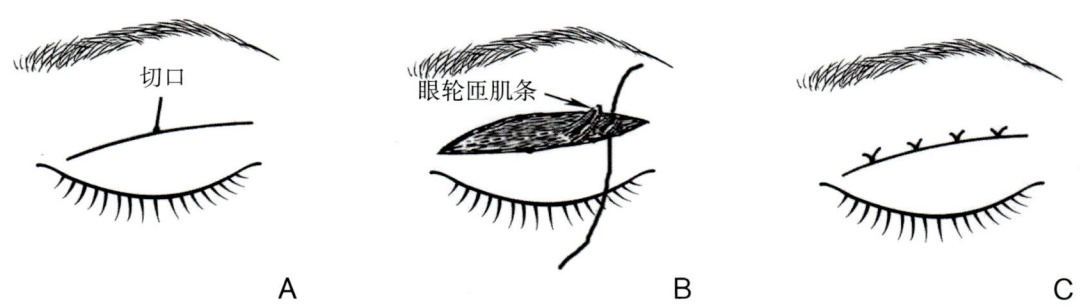

图S2-1-2-5　Sayoc氏切开法重睑成形术示意图（1954年）

1960年，夏威夷整形外科医生Fernandez报告了单纯切除部分上睑皮肤和包括切除部分眼轮匝肌、眶隔和眶脂肪的两种重睑成形术式。前者适用于上睑无脂肪过剩、希望形成窄的重睑且术后恢复较快的患者。术中切除一条椭圆形上睑皮肤，下方切口距睑缘5～7mm，上方切口最宽处距下方切口7～8mm；皮肤切除后，顺肌纤维方向劈开眼轮匝肌和眶隔，显露眶脂肪后方的提肌腱膜远端，并将其与切口下缘的皮肤真皮缝合固定3针，皮肤用6-0尼龙线连续缝合，术后3天拆线。后者适用于上睑脂肪过剩、皮肤松弛、希望形成宽的重睑且不介意术后恢复期较长的老年患者，常与Z-成形法内眦赘皮矫正术一并实施。下方切口距睑缘7～8mm，上方切口最宽处距下方切口8～10mm；术中切除一条宽8～10mm的上睑皮肤和宽3～5mm的眼轮匝肌和眶隔，以及多余的眶脂肪，显露眶脂肪后方的提肌腱膜远端，并将其与切口下缘的皮肤真皮缝合固定3针，皮肤用6-0尼龙线连续缝合，术后3天拆线[11, 36]（图S2-1-2-6）。

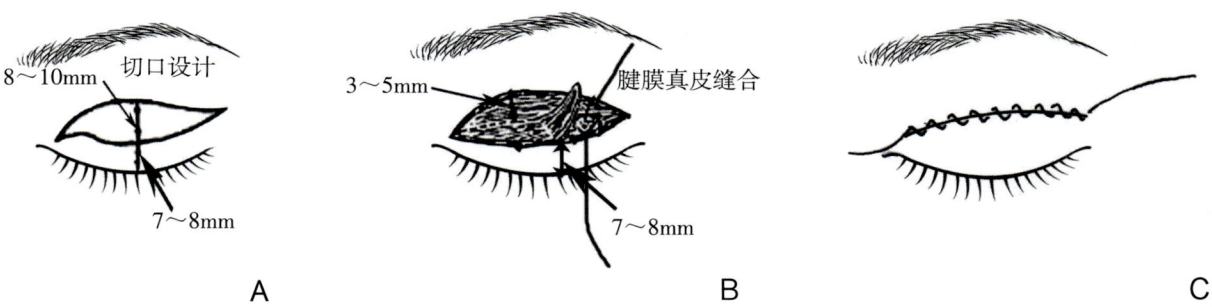

图S2-1-2-6　Fernandez氏皮肤-肌肉-眶隔-眶脂肪切除法重睑成形术示意图（1960年）

1962年，内田（日本）报告了切开减容法重睑成形术，该法适用于上睑脂肪过剩、呈"假性睑下垂"的单睑个体。术中切除一条多余的上睑皮肤和睑板前眼轮匝肌、睑板和眶隔前中央性结缔组织（Central connective tissue）及眶脂肪；用4-0双针肠线经结膜小切口行3～4处贯穿眼睑全层的褥式缝合，缝针由切口下缘皮面穿出打结，皮肤切口用5-0丝线缝合，术后第3天拆除肠线和丝线[37]（图S2-1-2-7）。

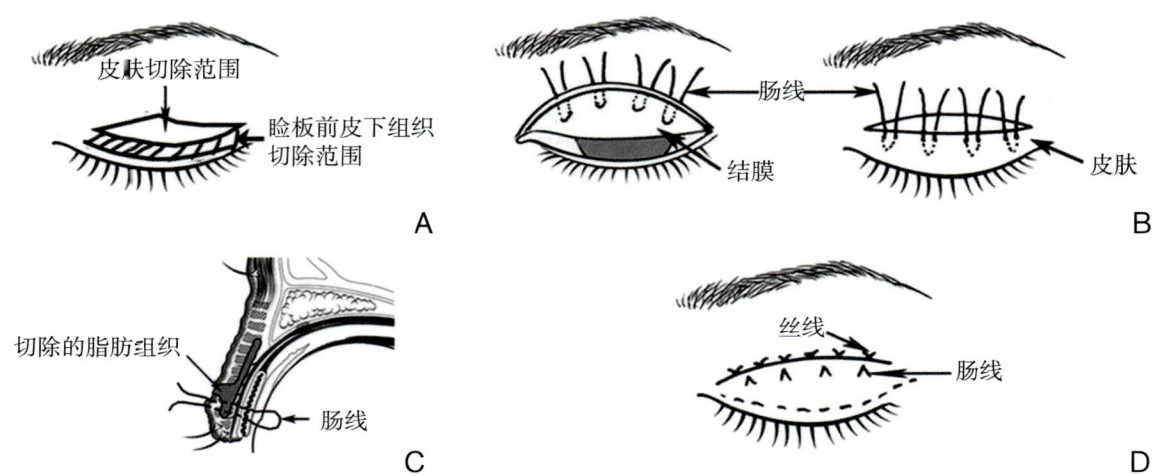

图S2-1-2-7　内田氏切开减容法重睑成形术示意图（1962年）

1963年，邱武才（新加坡）报告了切除多余皮肤和脂肪组织的重睑成形术。切口从内眦到外眦呈半月形，下方切口距睑缘5～8mm，术中切除多余的皮肤、眶脂肪，以及切口下部皮瓣与睑板之间的结缔组织，缝合皮肤切口时缝线经过后方的睑板[38]（图S2-1-2-8）。

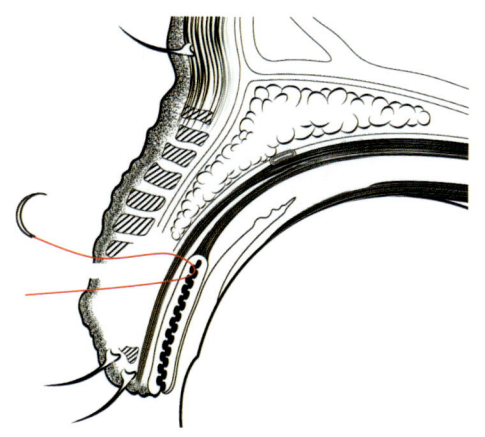

图S2-1-2-8　邱武才切开法重睑成形术示意图（1963年）

1964年，Millard报告了切除一条多余皮肤、修薄切口上下缘5mm范围内皮下组织及肌肉，同时用改良Z-成形法矫正内眦赘皮的重睑成形术[39]（图S2-1-2-9）。

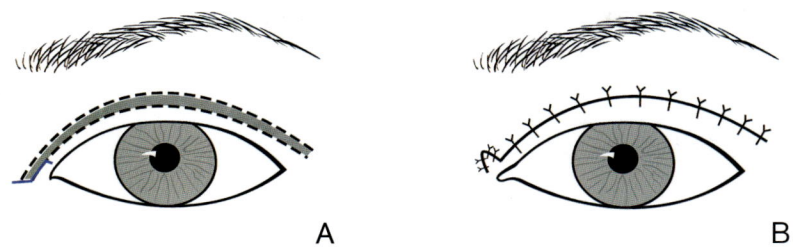

图 S2-1-2-9　Millard 切开法重睑成形联合改良 Z-成形法内眦赘皮矫正术示意图（1964 年）
A. 切口设计，阴影部分为拟切除的皮肤；B. 术后即刻

1977 年，Rogers 报告了切开电灼法重睑成形术，切开皮肤后，沿睑板上界水平电灼睑板浅面的结缔组织和肌肉，皮肤切口缝合后可黏附到电灼部位[40]（图 S2-1-2-10）。

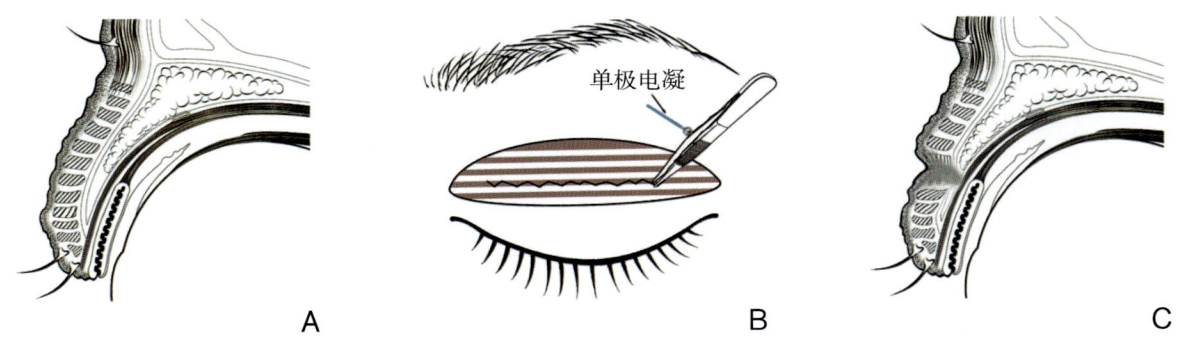

图 S2-1-2-10　Rogers 氏切开电灼法重睑成形术示意图（1977 年）

1986 年，Sachs 和 Bosniak 报告了皮肤切开结合眶脂肪电热熔解法重睑成形术，他们在手术中将 30G 的不锈钢针经眶隔插入眶隔后脂肪垫，用电烙装置使多余的脂肪熔解，以避免或减少手术切除眶脂肪所引起的并发症[41]。

1991 年，Bang 报告了切除一条眼轮匝肌和睑板前脂肪而无上睑板-皮肤固定的重睑成形术（图 S2-1-2-11），并获得了满意效果。他认为，在形成重睑方面，减少睑板前皮肤与提肌腱膜之间的软组织容量比腱膜纤维插入皮肤更重要[42]。

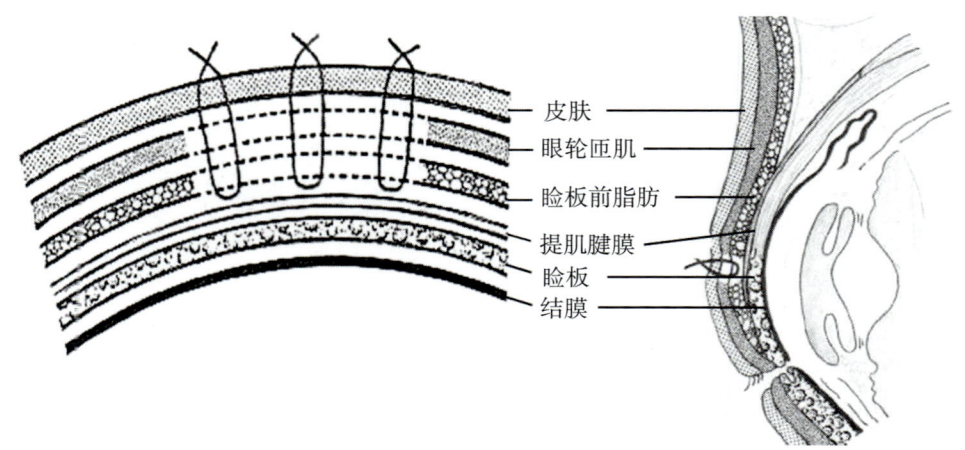

图 S2-1-2-11　Bang 氏切开减容和无上睑板-皮肤固定的重睑成形术示意图（1991年）

1997年，Lee 等报告了眶隔-真皮固定法重睑成形术（图 S2-1-2-12）。他们在 512 例重睑成形术中发现 502 例（98%）单睑个体的眶隔（中部）与提肌腱膜在睑板上方约 3mm 处融合，由于腱膜前脂肪和眶隔本身过多，眶隔悬垂于融合线下方。这些发现与以前的观念不一致。基于这些发现，他们在术中将悬垂于睑板上部前方的眶隔用水平褥式缝合法折叠缝合到切口下方睑板前肌皮瓣的真皮上，这样既可缩紧眶隔，又可减少腱膜前间隙，阻止眶隔前脂肪悬垂于睑板前方。术中通常不切开眶隔和去除眶脂肪，尤其是对年轻人。如眶脂肪严重过剩，可通过眶隔小切口适当去除，并修补眶隔切口。他们共用该法施术 512 例，获得满意效果[43]。

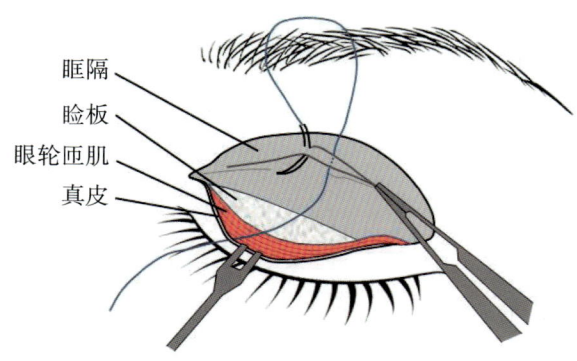

图 S2-1-2-12　Lee 等眶隔-真皮固定法重睑成形术示意图（1997年）

1999年，Park 报告了提肌腱膜-睑板前眼轮匝肌固定法重睑成形术[44]（图 S2-1-2-13），他认为该法形成的重睑效果更稳定、持久。

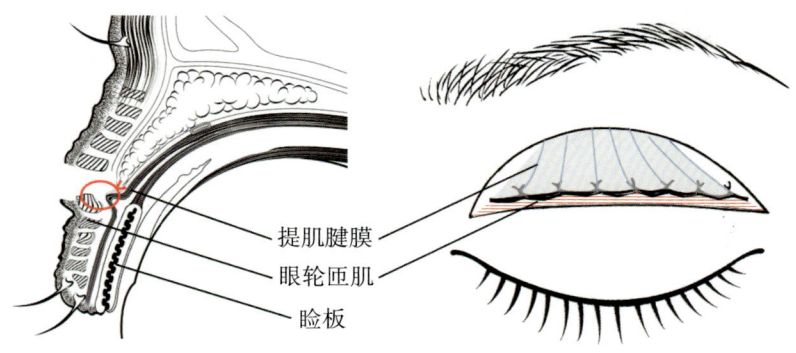

图 S2-1-2-13　Park 氏提肌腱膜-睑板前眼轮匝肌固定法重睑成形术示意图（1999 年）

2001 年，郝平等报告了睑缘切口内固定法重睑成形术[45]。切口位于睑缘上 2mm，重睑线设计在睑缘上 6～8mm 处。术中切开皮肤后向上行皮下剥离，切除睑板前疏松组织，用 5-0 可吸收缝线将标记的重睑线处的皮肤真皮与睑板上 1/3 部行 5 处内部缝合固定，最后缝合睑缘皮肤切口。共施术 6 例，获得满意效果，切口无明显瘢痕形成。同年（2001 年），Yang 报告了小切口单针缝合法重睑成形术，切口 3～4mm 长，提肌腱膜或睑板与切口下缘的肌肉和真皮固定[46]（图 S2-1-2-14）。他认为该法兼具切开法和非切开埋线法的优点，同时避免了两者的缺点。

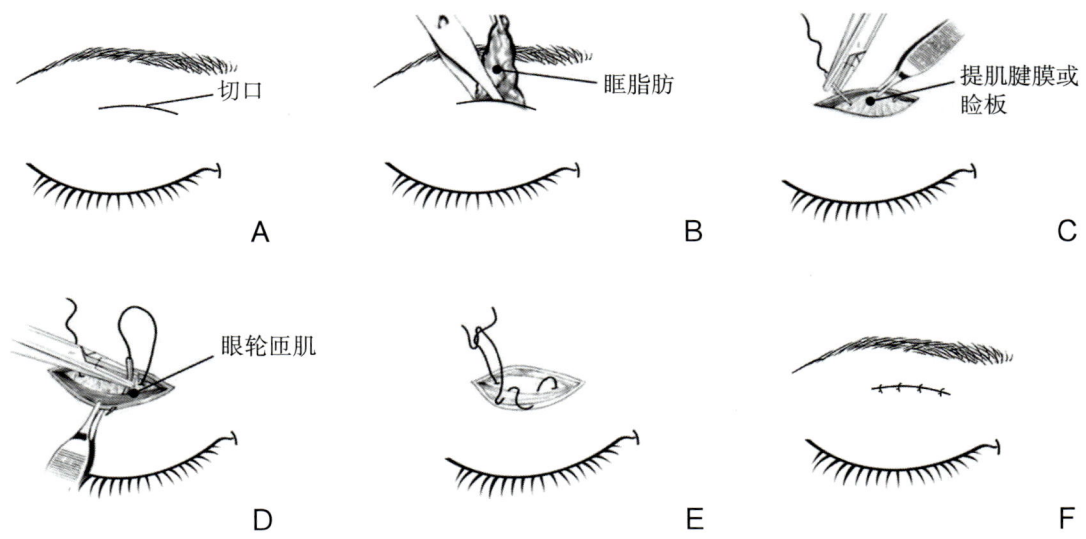

图 S2-1-2-14　Yang 氏小切口单针缝合法重睑成形术示意图（2001 年）

2002 年，Chung 等报告用眶隔-提肌腱膜联合体与睑板前真皮固定的方法实施重睑成形术[47]（图 S2-1-2-15），获得满意效果。他们认为该法形成的重睑更可靠、更美观。

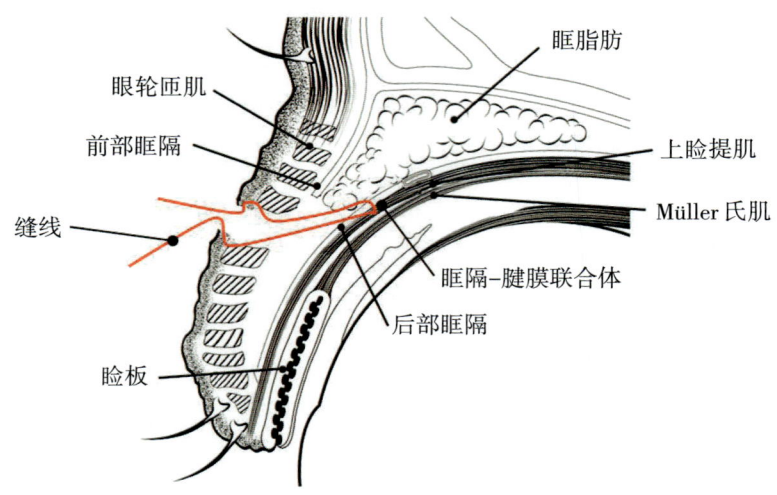

图 S2-1-2-15　Chung 等眶隔-提肌腱膜联合体与睑板前真皮固定法重睑成形术示意图（2002 年）

2004 年，Lee 等报告了用小切口睑板前组织减容结合埋线法实施重睑成形术 327 例，获得满意效果[48]。

2010 年，Cho 和 Byun 报告了小切口结合连续缝合埋线法重睑成形术[49]（图 S2-1-2-16），他们认为该法可形成更为自然的重睑。

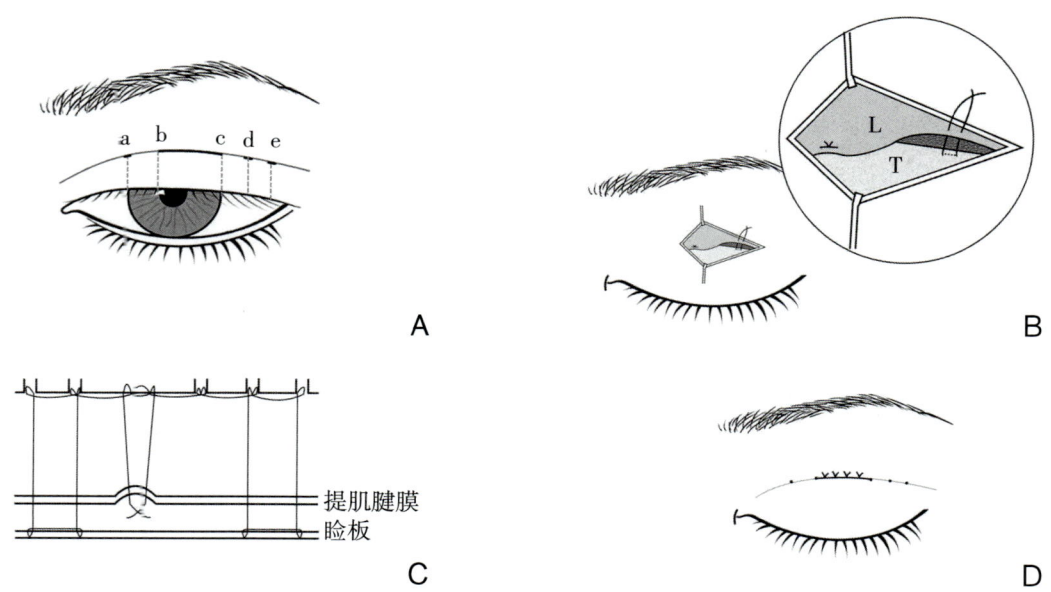

图 S2-1-2-16　Cho 和 Byun 小切口结合连续缝合埋线法重睑成形术示意图（2010 年）
A.切口设计：根据眼睑的具体情况设计重睑线，a、b、c、d、e 五点位于重睑线上，其中 a 点位于角膜内侧缘垂线上，b 点位于瞳孔内侧缘垂线上，c 点位于角膜外侧缘垂线上，bc 为小切口线，a、d、e 为刺口部位；B.去除睑板前结缔组织，暴露睑板上缘，然后切开眶隔，显露提肌腱膜远端，并将其缝合固定到睑板上缘（L=提肌腱膜，T=睑板）；C.实施单结连续缝合，线结留在小切口中部；D.间断缝合皮肤小切口

2010年，Choi和Eo报告了提肌腱膜迷你瓣（Mini-flaps）法重睑成形术[50]（图S2-1-2-17），术中将睑板前提肌腱膜形成若干个小瓣，将其通过眼轮匝肌直接与睑板前皮肤固定。他们认为该法可形成更符合解剖生理、更自然的重睑。

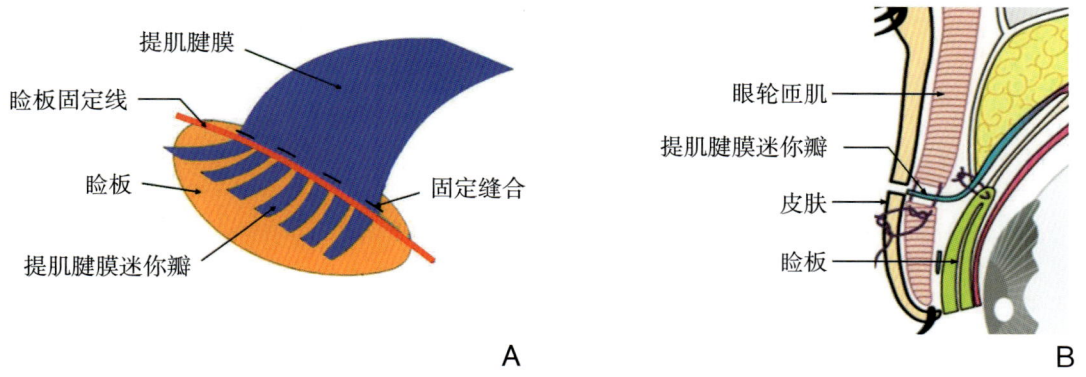

图S2-1-2-17　提肌腱膜迷你瓣（Mini-flaps）法重睑成形术示意图（2010年）

2011年，Bi等报告经三处小切口行提肌腱膜-眼轮匝肌固定[51]（图S2-1-2-18），同时矫正上睑倒睫和形成重睑，获得了满意的形态和功能效果。

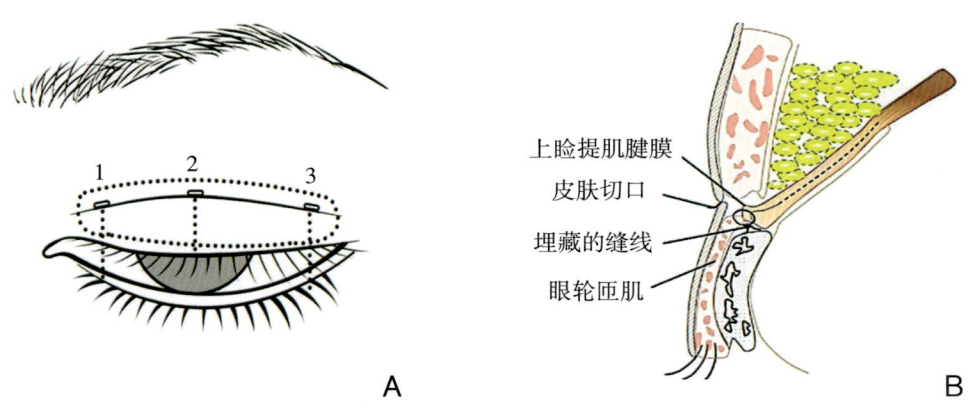

图S2-1-2-18　三处小切口提肌腱膜-眼轮匝肌固定法倒睫矫正与重睑成形术示意图（2011年）
A. 距睑缘5～7mm设计重睑线，皮肤小切口1位于经鼻侧角膜缘-内眦间距中点的垂线上，切口2位于经瞳孔中点的垂线上，切口3位于经颞侧角膜缘外侧2～5mm处的垂线上，实线表示重睑线，虚线标记的是深部眼轮匝肌和脂肪组织的修整范围；B. 提肌腱膜-眼轮匝肌固定的矢状观

2013年，Zhang等报告了经三处小切口去除一条睑板前眼轮匝肌的重睑成形术[52]（图S2-1-2-19）。同年，Zubiri报告了真皮下放置缝线的切开法重睑成形术[53]（图S2-1-2-20），徐斌等报告了同时矫正上睑皮肤松弛的睑缘切口法重睑成形术[54]。

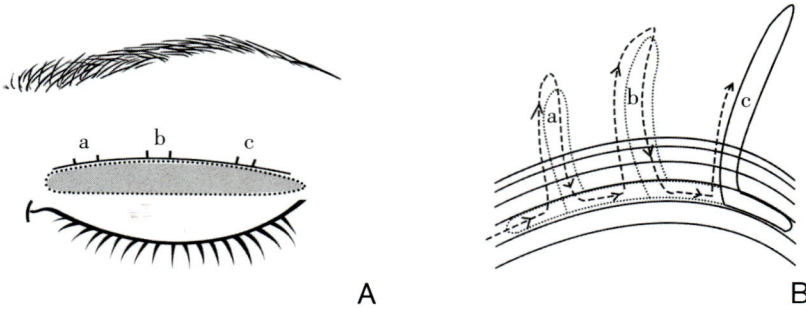

图 S2-1-2-19　Zhang 等三处小切口睑板前眼轮匝肌去除法重睑成形术示意图（2013 年）
A. a、b、c 为三处小切口的位置，阴影部分表示一条眼轮匝肌的切除部位；
B. 带箭头的虚线表示肌条游离端的走行路径

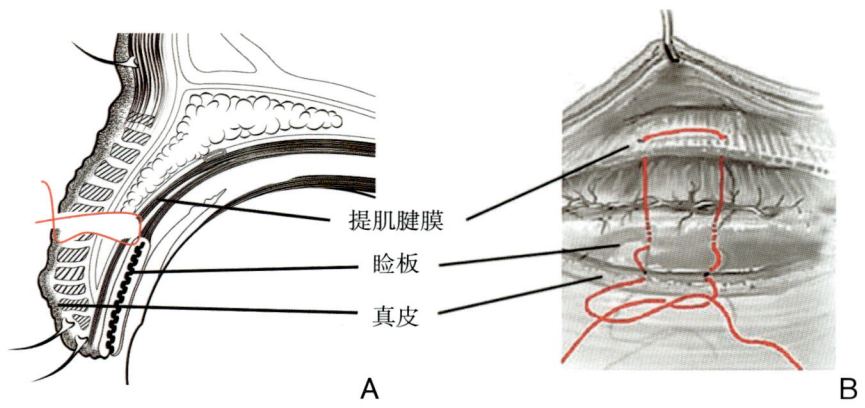

图 S2-1-2-20　Zubiri 氏真皮下放置缝线的切开法重睑成形术示意图（2013 年）
A. 缝线经过的组织结构，矢状观；B. 缝线经过的组织结构，正面观

2015 年，Wu 等报告了眼轮匝肌-上睑提肌-睑板复合缝合法重睑成形术[55]（图 S2-1-2-21）。

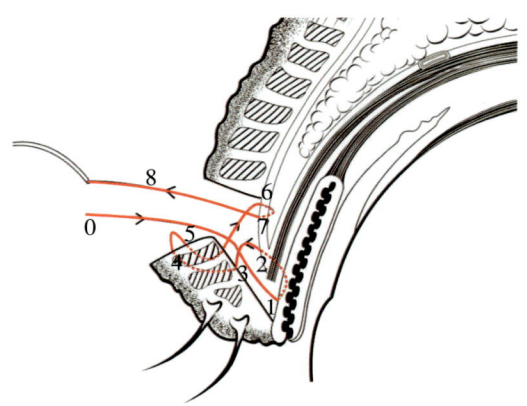

图 S2-1-2-21　Wu 等眼轮匝肌-上睑提肌-睑板复合缝合法重睑成形术示意图（2015 年）
数字 0～8 表示缝线经过每个组织结构的顺序

（邢新　杨超　庄纬　姚乃心）

第二节 · 上睑成形术的发展与演变
Development and evolution of upper blepharoplasty

上睑成形术（Upper blepharoplasty），从广义上讲，应包括重建性上睑成形术和美容性上睑成形术，后者又可进一步分为重睑成形术和上睑年轻化手术。狭义上的上睑成形术，是指消除上睑衰老体征，实现上睑年轻化的美容性手术，具有改善视力的作用。该手术在国内常被称为上睑松弛矫正术，其实，这种说法并不严谨。

上睑松弛（Blepharochalasis of the upper lids），在经典意义上，是指表现为上睑肿胀或水肿反复发作、皮肤皱襞增多、皮肤萎缩、眶脂肪疝出的一种罕见疾病，原因不明，多见于年轻女性。该病由 Beer 于 1807 年首先报告，"Blepharochalasis" 这一术语由 Fuchs 于 1896 年杜撰[56]。1936 年，Panneton 进一步将该术语限制于描述家族性袋状眼睑的最晚期阶段[57]。上睑松弛与衰老所致的上睑皮肤松弛（Dermatochalasis of the upper lids）发病机制不同，临床表现也不尽一致。即使上睑松弛可作为诊断名称用于描述任何程度的眼睑脂肪和皮肤过剩，它也不能涵盖所有的上睑衰老体征，如上睑凹陷、眶-眉间沟（Orbitoglabellar groove）加深、眉下垂等。因此，笔者认为将改善上睑衰老体征、实现上睑年轻化的这类手术统称为上睑成形术较为合适。

据文献记载，上睑成形术的历史最早可追溯到公元前 5 世纪，当时古印度医生 Susruta 曾记述了通过切除上睑过剩皮肤治疗上睑皮肤松弛的手术方法[58]。10～11 世纪，巴格达医生阿里·伊本·伊萨（Ali Ibn Isa，940～1010 年）曾描述了木棒夹挤法上睑皮肤松弛矫正术，即用木棒夹挤上睑过剩皮肤，使其缺血坏死的方法[59]。扎哈拉维（Abul Qasim al'Zahrawi，欧洲人称之为 Abuicasis 或 Albucasis，阿尔布卡西斯，936～1013 年）在其所著的《医学手册》中，曾记述了烧灼法上睑皮肤松弛矫正术。阿文森纳（Avicenna，980～1037 年）施行了第一次有记录的多余皮肤切除法上睑成形术。16 世纪，Ambroise Pare（1510～1590 年）也曾描述过皮肤切除法上睑皮肤松弛矫正术，同时强调不能过度切除，否则会发生眼睑外翻[57, 58]。

19 世纪，上睑皮肤松弛矫正术有了较大发展。Mackenzie（1830 年）、Alibert（1832 年）、Graf（1836 年）、Dupuytren（1939 年）、von Ammon 和 Baumgarten（1842 年）、Hotz（1880 年）等作者都

曾描述过切除过剩皮肤的上睑成形术[57, 60]。1844年，Sichel最早描述了与皮肤过剩同时存在的眶脂肪疝出问题，他用"脂肪增多性下垂"（Ptosis lipomateux）这一术语描述这种状况，认为两者是导致上睑运动受限和睑缘悬垂的主要原因，而且只有手术才能治愈该病[61]。1874年，Merkel认为睑板与眶缘之间反肤的膨隆是眶隔萎缩、张力减弱、不能阻止眶脂肪向前突出的结果。1877年，Arlt将这种状况描述为"脂肪性睑下垂"（Ptosis adiposia），并指出为了获得满意的美容效果，必须切除过剩皮肤和眶脂肪，而且切口必须从泪小管上方延伸到眶外侧[60]。1892年，Fuchs最早认识到重新形成和提升重睑皱褶的美学价值，他认为上睑皮肤过剩是由皮肤与提肌腱膜间的筋膜附着减弱所致，主张在施行上睑成形术时不仅要切除多余的皮肤，还应重新形成皮肤与睑板上缘的附着[62]。1899年，Schmidt-Rimpler最早使用"脂肪疝"（Fat hernia）这一术语描述上睑皮肤皱纹增多伴局部膨隆的状况，他认为这是眶脂肪异常堆积和眶隔萎缩薄弱共同作用的结果。他对这种患者实施了切除部分肌肉和眶脂肪的上睑成形术[60, 61]。

20世纪上半叶，许多作者（Miller，1907年，1924年；Kolle，1911年；Noel，1926年；Hunt，1926年；Bettman，1928年；Kahn，1934年；Barsky，1938年……）仍以单纯切除过剩皮肤的方法矫正上睑皮肤松弛与袋状畸形，其中以Miller和Kolle最具代表性[57, 58, 60]。Miller（1907年）在其出版的第一部美容外科著作 Cosmetic Surgery: The Correction of Featural Imperfections 的睑成形术章节中，描述了多种专门设计的去除过剩皮肤的上、下睑成形技术（图S2-2-1）。Kolle（1911年）在其所著的 Plastic and Cosmetic Surgery 专著中，详细描述了眼睑皮肤皱纹的切除方法，并最早强调术前标记皮肤以准确判断过剩皮肤切除量的重要性[60, 63~65]。

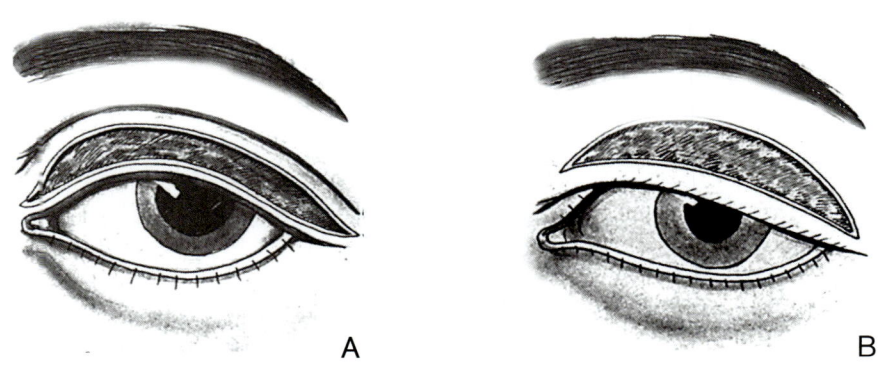

图 S2-2-1　Miller设计的多种上睑成形术皮肤切除方式示意图（1907年）

1951年，Castanares详细报告了他对上、下睑眶脂肪进行解剖研究的成果，并介绍了他在上、下睑成形术中对眶脂肪的处理方法。他发现上睑存在内侧与中部2个脂肪垫，下睑存在内、中、外3个脂肪垫，每个脂肪垫均被薄而坚韧的结缔组织囊包裹。他在上睑或下睑成形术中，在切除一条新月形多余的皮肤之后，顺应肌纤维走行方向将眼轮匝肌撑开，暴露深面的眶隔并切开，然后轻压眼球使多余的眶脂肪自眶隔开口处疝出，并予以切除，但不切除肌肉。他的研究奠定了现代睑成形术的基础[66]。此后，切除眶脂肪逐渐成为上、下睑成形术的一个组成部分。

1954年，Parkes最早报告了眉下切除法上睑成形术[67]。该法曾被长期忽视，直到近10年才逐渐在韩国、日本等国流行。

1972年，Cronin报告了睑缘切口法上睑成形术，并最早主张术中同时切除过剩的皮肤、眼轮匝肌和眶脂肪[68]。他将切口设计在睫毛上1~2mm处，术中切除多余皮肤后，切口上缘行5~8mm范围的皮下剥离，然后酌情劈开或切除部分眼轮匝肌，切除多余的眶脂肪，最后缝合皮肤切口（图S2-2-2）。该术式引起的切口瘢痕非常隐蔽，适用于上睑皮肤上部色浅、下部色暗，或眼睑凹陷伴重睑皱襞高或无皱襞的患者。此后，许多作者报告了切除多余眼轮匝肌的上睑成形术，尽管他们在肌肉切除量方面不尽一致，但几乎都认为衰老的上睑皮肤与肌肉一起松弛、薄弱、过剩，多余的部分应作为一个单位一并切除，如仅切除皮肤不切除肌肉，切口缝合后会发生肌肉重叠，使上睑显得厚重，并影响重睑的形态。此外，这些作者中，还有人认为切除部分眼轮匝肌有利于暴露眶隔与处理眶脂肪。也有一些作者不主张切除肌肉，他们或认为保留肌肉可避免引起泪泵功能不全，或认为维持上睑的丰满度对获得好的美容效果非常重要。还有一些作者主张仅在上睑眼轮匝肌肥厚的病例切除一条肌肉，但他们并没有说明如何判断确定眼轮匝肌是否肥厚[59]。

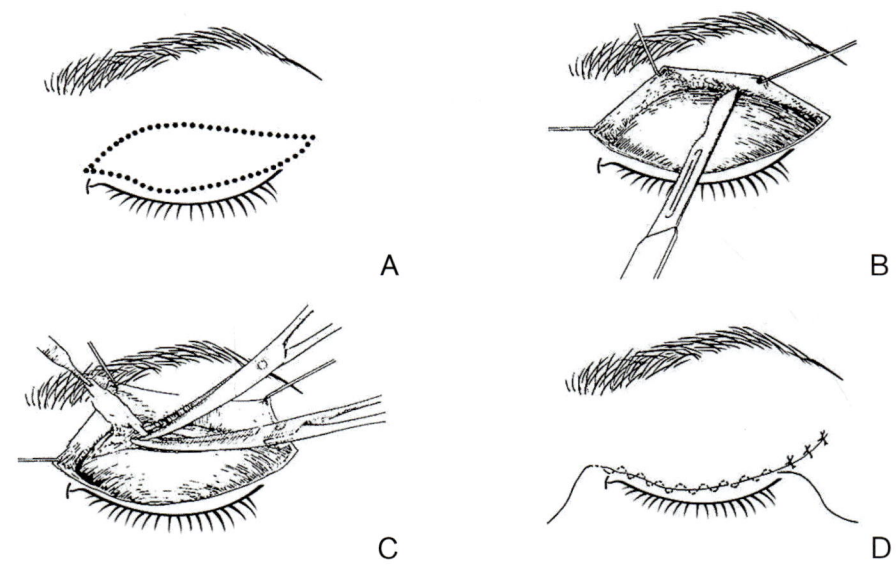

图S2-2-2 Cronin氏睑缘切口法上睑成形术示意图（1972年）
A. 椭圆形切口设计，下部切口距睫毛1~2mm；B. 切除标记范围内的皮肤，在肌肉表面向上剥离皮肤5~8mm，如眼轮匝肌肌肉过剩则切除一条椭圆形肌肉，其下部切缘放置在重睑线水平；C. 顺肌纤维方向劈开肌肉，切除多余的眶脂肪，残端电凝止血；D. 缝合皮肤切口

关于上睑眼轮匝肌切除量对眼睑闭合功能的影响，Craig和Sullivan（1991年）曾以猕猴为实验对象进行研究，结果发现：切除上睑眶隔前眼轮匝肌和部分眶上部眼轮匝肌，或切除眶隔前眼轮匝

肌和全部眶上部眼轮匝肌，或仅切除睑板前眼轮匝肌，均不会导致睑裂闭合不全。完全切除睑板前、眶隔前和眶上部眼轮匝肌，可导致睑裂闭合不全，但不会引起角膜损伤[69]。关于切除与保留眶隔前眼轮匝肌对上睑成形术美容效果的影响，Damasceno 等（2011年）曾进行了随机双盲左右对比研究，比较内容包括两侧眼睑水肿、血肿和痒痛情况，分别在术后 7 天、30 天和 90 天进行评估。结果表明：在术后 7 天，肌肉切除侧眼睑的美容效果比保留侧差，但在术后 30 天和 90 天，两侧无显著差别[79]。

1973 年，Parkes 等首次报告了"夹捏技术"（Pinch technique）在上、下睑成形术（包括眉下切口法上睑成形术）和眉提升术中的应用。他们认为该技术有助于精确判断皮肤切除量[71]。

1974 年，Webster 和 White 将双 W-成形术应用于上睑成形术切口设计，在切除多余皮肤的切口两端各附加设计一个 W-成形术切口，以减少两端的瘢痕形成[72]（图 S2-2-3）。

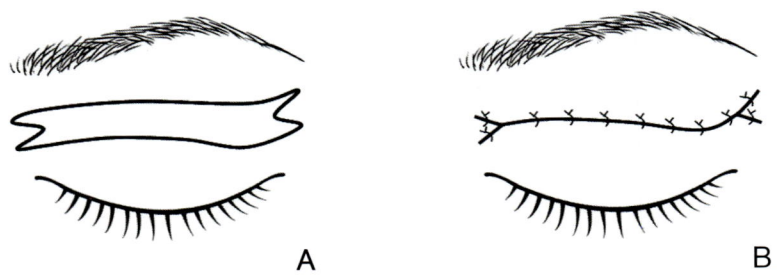

图 S2-2-3　Webster 和 White 双 W-成形切口法上睑成形术示意图（1974 年）
A. 切口设计；B. 皮肤切口缝合后形状

1976 年，Selzer 发明了专门用于切除上睑多余皮肤的带有侧孔的弯钳，在上睑成形术中用弯钳夹住多余的皮肤，然后用手术刀经侧孔将其切除[73]。

1980 年，Owsley 报告了切除外侧脂肪垫的上睑成形术。该手术适用于上睑显著臃肿、松垂，范围超出外眦且与眉下垂无关的患者。他发现，这类患者在眼轮匝肌下存在厚的脂肪垫，从眶外侧延伸到眉梢，该脂肪垫位于眶隔浅面，与纺锤状的中间脂肪垫分离，可覆盖于中间脂肪垫的外侧延伸部之上。他将该脂肪垫称为外侧脂肪垫（Lateral fat pad），并在常规切除多余皮肤、眼轮匝肌、中间和内侧脂肪垫的同时将其切除，获得了更好的美容效果[74]。

1989 年，Paul 用同一切口同时施行上睑成形术和眉提升术，以同时矫正上睑松垂和眉下垂[75]。术中，他在切除多余的上睑皮肤、眼轮匝肌、眼轮匝肌后脂肪和眶脂肪之后，将眉后方的软组织缝合固定到上眶缘适当位置，然后常规缝合皮肤内切口。

1990 年，May 等报告了切除眼轮匝肌后脂肪（Retro-orbicularis oculi fat，ROOF）的上睑成形术，适用于眉毛外侧段厚重、下垂的患者[76]。他们所称的 ROOF（图 S2-2-4）与 Owsley（1980 年）[74] 报告的外侧脂肪垫是同一组织结构，即位于眼轮匝肌深面和眶隔及眶外缘浅面之间，从眶上

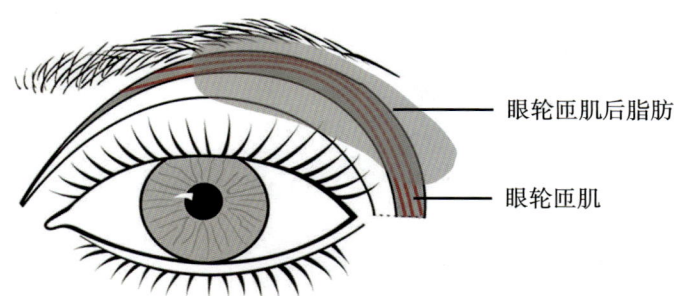

图 S2-2-4 上睑眼轮匝肌后脂肪（ROOF）分布范围示意图
（May 等，1990 年）

神经向外延伸到眶外上部的纤维脂肪组织。

1992 年，Carroll 和 Mahanti 报告了整块切除多余眼睑前层组织（包括皮肤、皮下组织和肌肉）的上睑成形术（图 S2-2-5），术中多余的眶脂肪也予以常规切除。他们认为该技术较先切除多余皮肤，后切除一条眼轮匝肌的手术方法具有出血少、眶隔暴露充分、便于处理多余的眶脂肪及经同一切口同时施行眉固定和眉成形等手术的优势[77]。

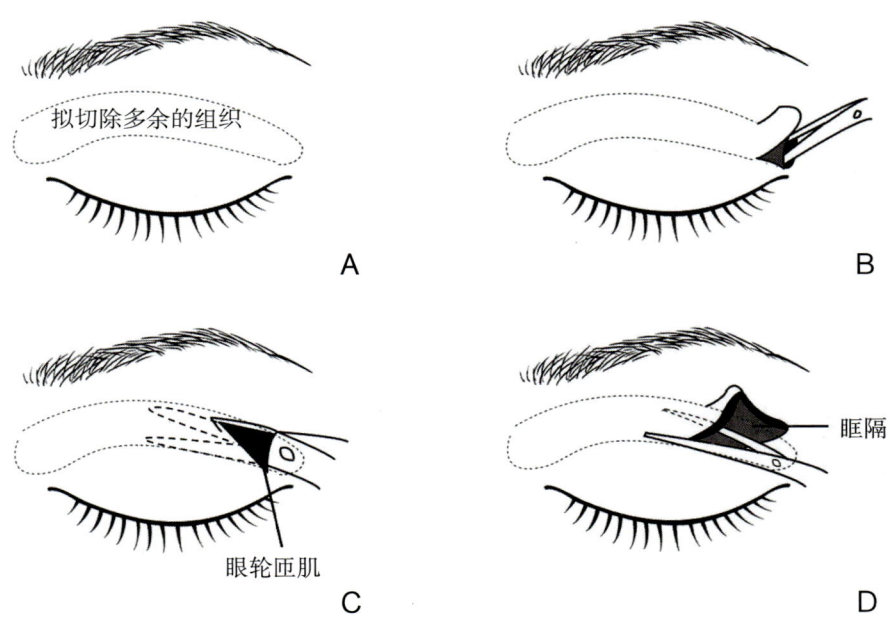

图 S2-2-5 Carroll 和 Mahanti 多余眼睑前层组织整块切除法上睑成形术示意图
（1992 年）
A. 判断多余组织切除量，并画线标记；B. 用锐利弯剪剪开眶外缘前面的皮肤与肌肉，进入肌肉下间隙；C. 用钝头剪刀在肌肉下间隙平面游离眼睑前层组织；D. 整块切除标记范围内的眼睑前层组织

1999 年，Januszkiewicz 和 Nahai 报告了结膜入路上睑成形术，术中通过结膜切口去除过剩的内侧脂肪垫。该法主要适用于上睑内侧脂肪垫过剩而无明显皮肤松弛的年轻人[78]。

2003年，Widgerow报告了扩大切除外侧眼轮匝肌的上睑成形术（图S2-2-6），他认为该法可避免上睑外侧松垂矫正不足的问题[79]。

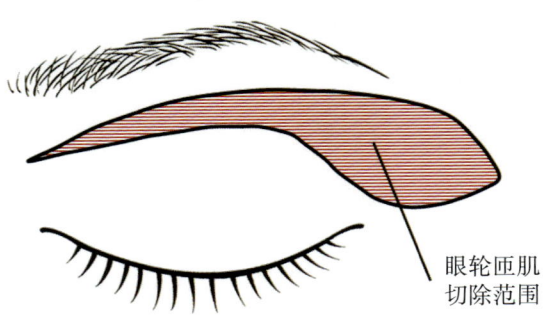

图S2-2-6　Widgerow氏扩大切除外侧眼轮匝肌的上睑成形术示意图（2003年）

总体上看，2000年以前报告的各种上睑成形术式多为切除性手术（Resection blepharoplasty）或减容性手术，从早期单纯切除多余皮肤逐步发展到切除眶脂肪、眼轮匝肌，甚至眼轮匝肌后脂肪。这些手术虽然可有效矫正上睑皮肤松垂体征，但不能改善因组织容量减少所致的上睑外侧丰满度下降、眉-睑结合部空虚或眶-眉间沟（Orbitoglabellar groove）加深等衰老体征，而且常常会因组织切除过度导致上睑凹陷发生。为了克服传统切除性上睑成形术存在的上述缺点，十多年来一些保守切除肌肉和眶脂肪，或保留肌肉完整并使其折叠，或保留眶脂肪完整使其重新分布，或自其他部位抽取自体脂肪补充眶脂肪或眼轮匝肌后脂肪容量不足，以及其他维持或增加组织容量、提升下垂组织使其复位的上睑成形术式先后见诸报道。

2000年，Mühlbauer和Holm报告了仅切除皮肤，不切除肌肉和眶脂肪，但修复上睑眶隔，并使其附着到眶上缘骨膜的上睑成形术（图S2-2-7），并将其称为眶-眶隔缝合术（Orbital septorrhaphy）[80]。

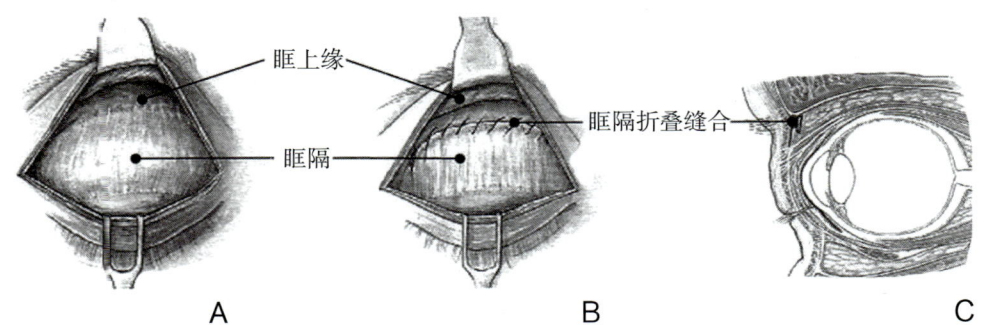

图S2-2-7　Mühlbauer和Holm眶-眶隔缝合法上睑成形术示意图（2000年）
A. 上睑眶脂肪假性疝出；B. 将眶隔折叠缝合固定到眶上缘；C. 眶隔折叠缝合到眶上缘后的矢状观

2002年，Fagien报告了仅切除多余皮肤、不切除眼轮匝肌仅使其折叠、不切或少量切除眶脂肪（当其过剩时）的上睑成形术（图S2-2-8），以维持上睑的丰满[81]。

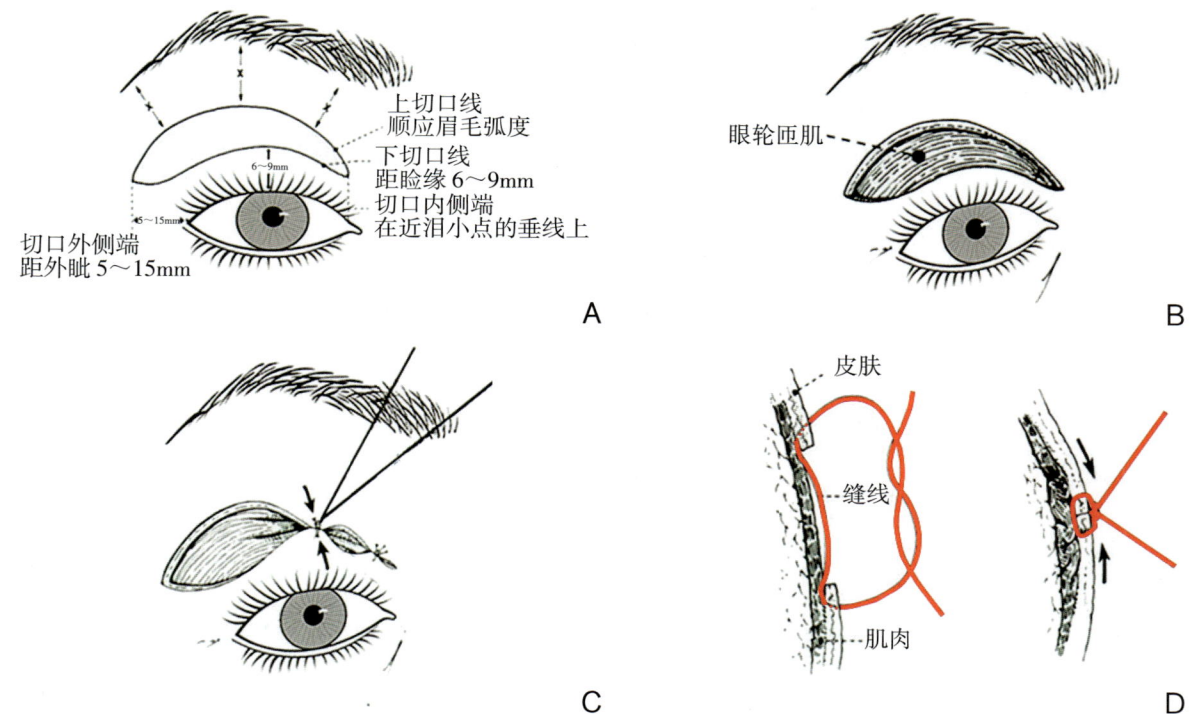

图S2-2-8　Fagien氏多余皮肤切除、眼轮匝肌保留与折叠法上睑成形术示意图（2002年）
A. 切口设计成透镜形，下部切口线距睑缘6～9mm，上部切口线顺应眉毛弧度走行，上、下切口之间皮肤的宽度依上睑松弛程度而定，可通过夹捏技术帮助判断，切口的内侧端一般不超过泪小点，外侧端通常在外眦外侧5～15mm的范围，外侧松垂越严重，切口外侧端越靠向外，反之亦然；B. 切除标记范围内的皮肤，保持眼轮匝肌完整；C. 缝合皮肤切口，折叠眼轮匝肌；D. 皮肤切口缝合和眼轮匝肌折叠矢状观

2006年，Gulyas报告了保留与折叠眼轮匝肌结合脂肪移植改善外侧丰满度的上睑成形术（图S2-2-9），脂肪移植物取自上睑内侧脂肪垫。共施术14例，获得满意效果[82]。同年（2006年），

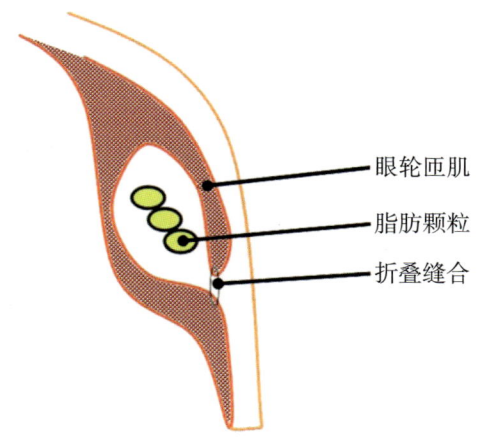

图S2-2-9　Gulyas氏眼轮匝肌折叠结合脂肪移植法上睑成形术示意图（2006年）

Maniglia 等报告了矫正上睑凹陷的上睑成形新技术，他们通过上睑成形术切口，利用眶缘和眶骨骨膜、释放的肌锥外眶脂肪充填上睑沟，矫正上睑凹陷[83]。

2007 年，van der Lei 等报告了双极电凝辅助的上睑眶隔睑成形术（Bipolar coagulation-assisted orbital septoblepharoplasty，BICO septoblepharoplasty），术中切除多余的皮肤及一条宽约 2mm 的肌肉，以便暴露眶隔。然后应用双极电凝对减弱的眶隔实施眶隔成形（Septoplasty），使其紧缩，保留眶脂肪完整以维持上睑自然丰满度和防止眼睑凹陷。共施术 296 例，术后随访 9 周至 2 年，获得满意效果[84]。

2010 年，Sozer 等报告了带蒂脂肪瓣移位增加外侧丰满度的上睑成形术，他用夹捏技术确定多余皮肤切除量，术中在切除多余皮肤和一条眼轮匝肌后，释放上睑中间脂肪垫，将其多余部分转移到上睑外侧眼轮匝肌下，以增加外侧丰满度（图 S2-2-10）。共施术 31 例，术后平均随访 1 年，均获满意效果，上睑外侧增加的容量保持稳定，无并发症发生[85]。

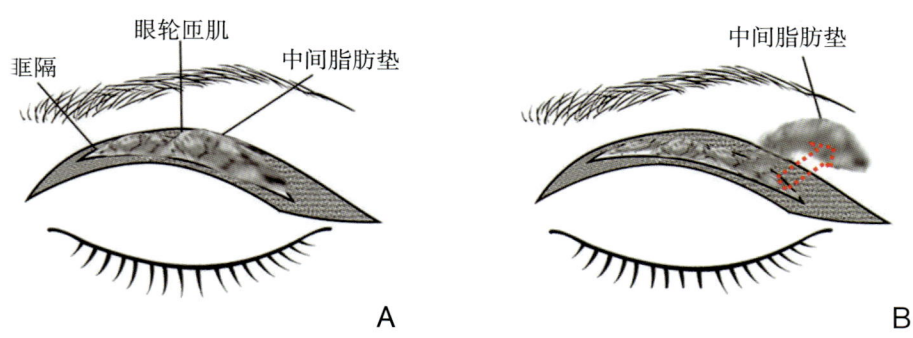

图 S2-2-10　Sozer 等带蒂脂肪瓣移位法增加外侧丰满度的上睑成形术示意图（2010 年）
A. 解剖中间脂肪垫，形成带蒂脂肪瓣；B. 将脂肪瓣于眼轮匝肌下平面向外上转移，并与外上眶缘骨膜固定

2011 年，Massry 报告了保留与重置内侧脂肪垫的上睑成形术[86]。他应用夹捏技术切除上睑多余的皮肤，然后打开内侧眼轮匝肌和眶隔，暴露内侧和中间脂肪垫，并将内侧脂肪垫释放，带蒂转移到上睑中部，以避免或矫正上睑凹陷畸形。同年（2011 年），Park 等报告了眶脂肪复位结合眼轮匝肌后脂肪增容法上睑凹陷矫正术（图 S2-2-11）。术中释放上睑眶脂肪，将其下移到提肌腱膜与切口下瓣眼轮匝肌和皮肤之间并固定，然后自大腿抽取脂肪并将脂肪颗粒经外侧眼轮匝肌切口注射充填于眼轮匝肌后脂肪层，以增加其容量[87]。

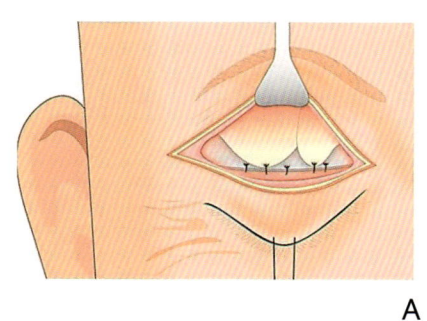 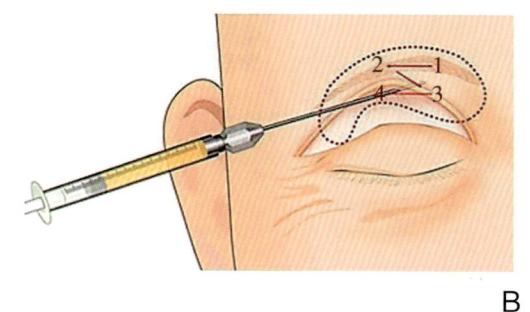

图 S2-2-11　Park 等眶脂肪下移结合眼轮匝肌后脂肪增容法上睑凹陷矫正术示意图（2011年）
A. 打开眶隔，释放中间和内侧脂肪垫，并向上解剖眶脂肪到节制韧带，然后将眶脂肪瓣向下移位，缝合固定到切口下瓣眼轮匝肌与提肌腱膜之间处；B. 将取自大腿的自体脂肪颗粒注射到剥离好的眼轮匝肌与眶隔之间的组织间隙，虚线标记区为注射范围，注射部位的顺序是先内上，后外下（1→2→3→4）

2012 年，Fezza 报告了 S 形上睑成形术（Sigmoid upper blepharoplasty）。他观察到，年轻的上睑内侧部分后凹，外侧部分丰满前凸且皮肤紧致无松垂，在三维空间上呈 S 形（图 S2-2-12），而衰老的上睑则内侧部分凸起，外侧部分松弛、下垂、凹陷，呈","（逗号）形三维曲线。他认为上睑成形术的目的就是恢复年轻的 S 形曲线。为达此目的，他在上睑成形术中，保守地切除一条椭圆形上睑皮肤和上睑内侧部位的一条眼轮匝肌，选择性地切除部分内侧脂肪垫以及延伸到上睑内侧的部分中间脂肪垫，然后在眉弓下方切开眼轮匝肌（切口长约 1cm），在眼轮匝肌下剥离，形成腔隙，将切除的内侧和中间脂肪垫移植到该腔隙后，缝合肌肉切口以防止脂肪移位（图 S2-2-13）。共施术 142 例，全部获得满意效果[88]。Fezza 的 S 形上睑成形术的概念和技术是针对高加索人种提出和设计的，是否适合亚洲人，尤其是东亚人，还有待于进一步探讨。

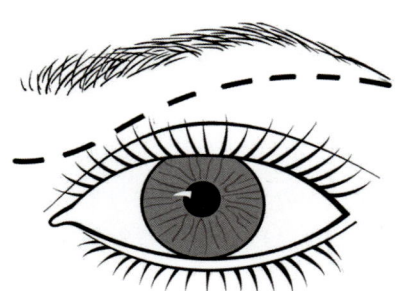

图 S2-2-12　年轻上睑的 S 形三维轮廓线示意图

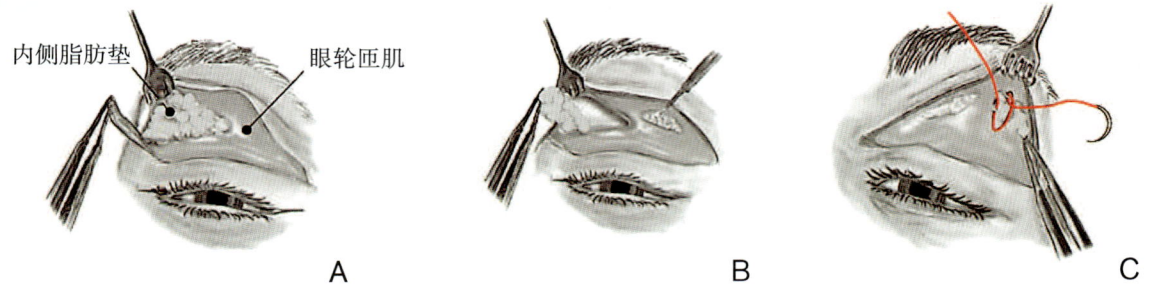

图 S2-2-13　Fezza 氏 S 形上睑成形术示意图（2012 年）
A. 切除上睑多余皮肤后，自内侧切除一条眼轮匝肌，并打开眶隔，释放眶脂肪，保留外侧眼轮匝肌完整；B. 切除部分内侧脂肪垫，以使该处下凹，在外侧眉弓下水平方切开眼轮匝肌，长约 1cm，为脂肪移植物形成一个受床；C. 将取自内侧脂肪垫的游离脂肪植入外侧眉弓下方的眼轮匝肌下间隙之中，以增加外侧组织容量，然后缝合肌肉，将移植的脂肪固定于该处

2013 年，Tonnard 等报告了增容性睑成形术（Augmentation blepharoplasty）的概念和技术，他们将脂肪移植增容技术与上、下睑成形术及眶周年轻化手术结合起来，针对衰老引起的不同层次、不同程度的组织松垂、过剩、容量减少等变化，酌情综合应用切除、提升、带蒂脂肪瓣易位、脂肪注射移植等手段处理相关解剖结构，获得了较为理想的年轻化效果[89]。同年（2013 年），Yoo 等报告了眶脂肪转位矫正眶-眉间沟（Orbitoglabellar groove）的上睑成形术，他们在标准的上睑成形术中释放出上睑内侧脂肪垫，形成带蒂脂肪瓣，然后将其转位到眶内上缘剥离形成的骨膜上间隙中，以矫正眶-眉间沟（图 S2-2-14）。共治疗 17 位患者，均获满意效果[90]。

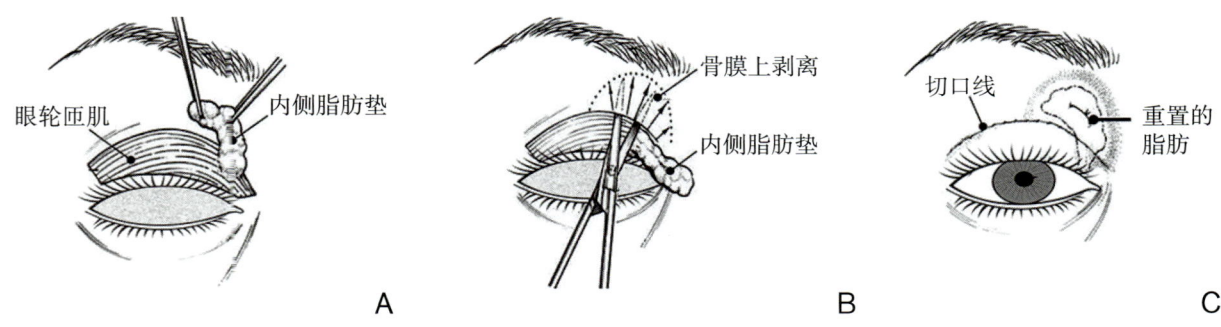

图 S2-2-14　Yoo 等眶脂肪转位矫正眶-眉间沟的上睑成形术示意图（2013 年）
A. 释放内侧脂肪垫，形成带蒂脂肪瓣；B. 在眶内上缘剥离形成骨膜上腔隙，以接受移位的脂肪瓣；C. 用经皮外部缝合法固定转位的脂肪瓣

2015 年，Chen 等报告了小切口眶脂肪移位法上睑凹陷畸形矫正和重睑成形术，他们在上睑中部作一长为 0.5～0.8mm 的小切口，经此切口切开眶隔，释放中间与内侧眶脂肪，形成带蒂脂肪瓣，将其无张力地转移到上睑凹陷处并予以固定，最后完成重睑成形步骤。共施术 250 例，获得了较为满意的效果[91]。同年（2015 年），Jeon 等报告了中间脂肪垫转移到内侧脂肪垫以矫正凹陷畸形

的上睑成形术，他们在上睑成形术中游离中间脂肪垫的外侧部分，形成带蒂脂肪瓣，然后将其向内侧翻转180°，覆盖固定于释放出的内侧脂肪垫表面（图S2-2-15）。共施术54例，获得了满意效果。他们认为该手术既可矫正上睑外侧臃肿，又可矫正内侧凹陷[92]。

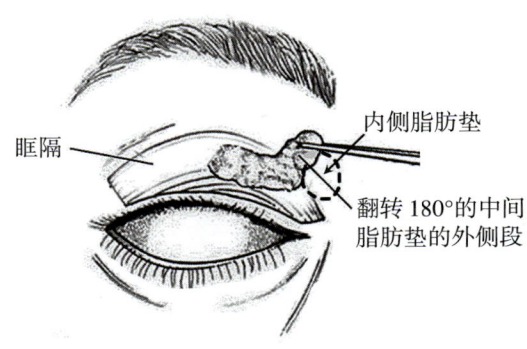

图S2-2-15　Jeon等中间脂肪垫转移到内侧脂肪垫以矫正凹陷畸形的上睑成形术示意图（2015年）

近年来，眉下切除法上睑成形术（Infrabrow excision blepharoplasty；Subbrow blepharoplasty；Infraeyebrow excision blepharoplasty）开始在韩国、日本等国流行。

2008年，Kim等报告用该法矫正亚洲女性上睑皮肤松垂64例，获得满意效果。术中在眉下整块切除一椭圆形皮肤、皮下组织和眶部眼轮匝肌（图S2-2-16），然后分层缝合切口。手术简单方便，平均35分钟完成手术。该技术主要适用于下述情况：①预先存在眉下切口瘢痕；②不愿改变原来的重睑线；③因重睑线不满意，或重睑皱襞过高，或上睑下垂多次做过眼睑手术；④因上睑外

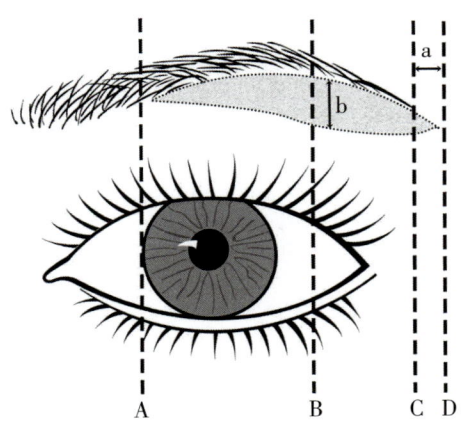

图S2-2-16　Kim等眉下切除法上睑成形术切口设计示意图（2008年）
A线为经过角膜内侧缘的垂线；B线为经过角膜外侧缘与外眦重叠的垂线；C线为经过眉尾的垂线；D线为经过眉尾外侧1cm处的垂线；a为拟切除组织块的最外侧部分；b为拟切除组织块的最大宽度（12～14mm）

侧松垂矫正不足，需重做上睑成形术；⑤打算文眉或原本已存在文眉；⑥年龄在40～55岁之间，没有严重的眼睑皮肤松弛者。Kim等认为，对符合适应证的亚洲女性患者，眉下切除法上睑成形术较传统的上睑成形术能更好地矫正上睑外侧松垂，获得更为自然的年轻化效果[93]。

2009年，Lee报告用眉下切除法为101例亚洲女性实施了上睑成形术，术中仅切除多余的皮肤，也获得满意效果。他提出的该法适应证是：眼睑松弛伴外侧松垂、原有重睑、打算文眉或修改文眉、不愿上睑外侧遗留长瘢者[94]。

2010年，Sugamata和Yoshizawa报告了眉下切除和眶隔折叠法上睑成形术。他认为上睑松弛和袋状畸形是皮肤、肌肉和眶隔共同松弛的结果，尤其是后者，往往起主要作用。因此，仅切除皮肤和肌肉的上睑成形术消除衰老体征并不充分。基于这种认识，他在术中除了切除眉下多余的皮肤、一条宽1～2mm的眼轮匝肌和眶隔前脂肪外，还在缝合肌肉的同时折叠眶隔（图S2-2-17）。共施术35例，获得满意效果[95]。

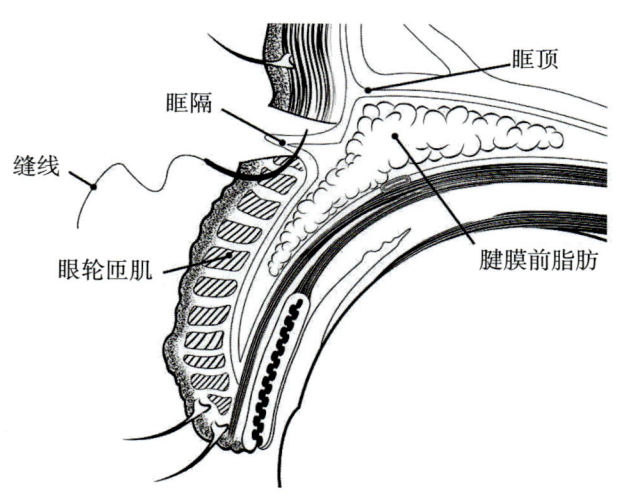

图S2-2-17　Sugamata和Yoshizawa眉下切除与眶隔折叠法上睑成形术示意图（2010年）

2011年，Ichinose等报告了扩大的眉下切除法上睑成形术（Extended infrabrow excision blepharoplasty），皮肤切除范围扩大到眉毛下部（图S2-2-18）。切开眉内皮肤时刀刃顺应毛囊方向，以免损伤；眶脂肪和眼轮匝肌后脂肪过剩时，可适当切除；缝合皮肤切口之前，先将切口下缘处的眼轮匝肌上提，缝合到切口上缘处的眼轮匝肌处来固定。他们为194例患有中重度上睑皮肤松弛的亚洲患者实施了这种手术，切除的椭圆形皮肤最宽处的平均宽度为12.8mm（范围：6～22mm）。术后随访3～24个月，无大的并发症，切口瘢痕不明显，且多为长出的眉毛所遮盖，患者满意度高[96]。

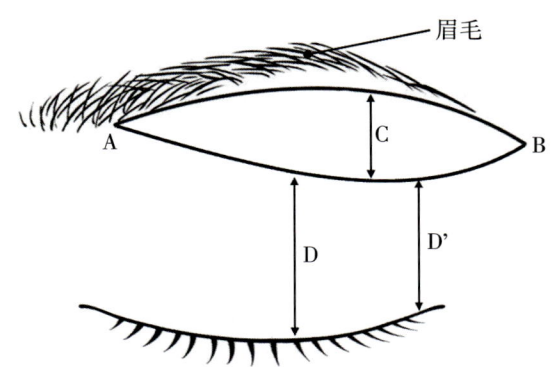

图 S2-2-18　Ichinose 等扩大的眉下切除法上睑成形术切口设计示意图（2011 年）
仰卧位设计皮肤切口，拟切除的皮肤呈泪滴形；A 点为拟切除皮肤块的内侧端，位于眉头外侧，至眉头的距离≥5mm；B 点为拟切除皮肤块的外侧端，位于眉尾外侧 5～10mm 处；C 为拟切除皮肤块的最大宽度，在 10～20mm；D 为上睑缘中点到下部切口的距离（≥25mm）；D'为外眦到下部切口的距离（≥25mm）

2014 年，Kim 报告了附加上眶缘骨膜固定的眉下切除法上睑成形术，术中根据上睑松弛程度在眉下方整块切除一条梭形皮肤、肌肉和肌后筋膜，并在肌肉下平面向上剥离切口上瓣约 1cm，然后将切口下瓣的肌后筋膜上提，固定于上眶缘骨膜和眉下脂肪（图 S2-2-19）。这种肌肉-骨膜固定的目的在于强化对上睑的提升效果，防治松弛复发。操作中注意避免损伤眶上和滑车上神经。共施术 36 例，其中 34 例获得满意效果，2 例在骨膜固定处形成凹陷，经曲安奈德局部注射治疗后凹陷消失。该法主要适用于上睑外侧松弛明显、不希望改变原有重睑线，或想缩窄原有文眉的患者。Kim 认为，黄种人比白人眉毛位置高，上睑宽度大，睑板前和眼轮匝肌后脂肪（ROOF）多，容易发生外侧松弛，而且女性又比较喜欢文眉，因此比较适合接受眉下切除法上睑成形术[97]。

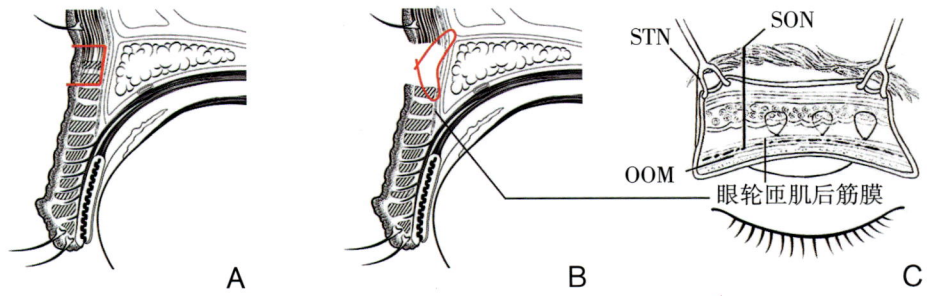

图 S2-2-19　Kim 氏上眶缘骨膜固定眉下切除法上睑成形术示意图（2014 年）
A. 沿眉下缘设计上部切口，用夹捏法判断组织切除量，并画出下部切口线；B. 沿切口设计线切开皮肤、肌肉和肌后筋膜，将切口范围内的皮肤、肌肉和肌后筋膜整块切除，在肌后平面将切口上瓣向上剥离约 1cm 宽，然后将切口下瓣肌后筋膜上提，用 5-0 尼龙线缝合固定到上眶缘骨膜和眶上神经（SON）外侧的眉下脂肪组织；C. 切口下瓣眼轮匝肌后筋膜与眶上缘骨膜和眉下脂肪缝合固定方法正面观：尼龙线横向经过上眶缘骨膜和眉下脂肪（STN＝滑车上神经，SON＝眶上神经，OOM＝眼轮匝肌）

（邢新　杨超　李丹　沈頔）

第三节 · 下睑成形术的发展与演变
Development and evolution of lower blepharoplasty

下睑成形术（Lower eyelid blepharoplasty；Lower blepharoplasty）主要是指消除下睑衰老体征，实现下睑年轻化的一种美容性手术。

下睑衰老体征包括：下睑皮肤与肌肉松弛、下垂，皱纹增多，眶脂肪膨出，眶下缘处出现泪槽（Tear trough）与睑颊沟（Palpebromalar groove），下睑缘至睑-颊结合部的距离增大，睑-颊轮廓线呈双凸型（年轻人多呈单凸型）等，常伴有颧袋（Malar bags）、颊部下垂、鼻唇沟加深等中面部衰老体征。衰老的下睑常呈袋状畸形，故被形象地称为"袋状眼睑"（Baggy eyelids）或"睑袋"（Eyelid bags；Palpebral bags；Eyelid pouches）。因此，下睑年轻化手术在国内常被称为"睑袋去除术"或"睑袋整复术"。需要指出的是，并非所有衰老的下睑都同时存在上述体征，都呈袋状畸形，即便是同时存在，各种体征的严重程度也不尽相同。因此，对这类个体施行的下睑年轻化手术，称为"下睑成形术"较为科学。

关于下睑衰老体征的形成机制，目前尚未完全统一认识。提出的解释有多种，有的甚至相互矛盾，包括：衰老导致的眼轮匝肌松弛或萎缩，渐进性的眶脂肪增多，眼球悬韧带（Lockwood's韧带）松弛致使眼球下降压迫眶脂肪向前疝出，以及由此引起的眶隔薄弱、外眦韧带松弛变长使下睑的悬吊力量减弱，脂肪（包括皮下脂肪、眶脂肪、颧脂肪垫及眼轮匝肌下脂肪）容量减少，中面部下垂，眼轮匝肌限制韧带的束缚，眶下缘骨质吸收，以及先天性眶脂肪过剩（针对年轻睑袋患者）等。

下睑成形术的手术方法多种多样，从早期的单纯下睑皮肤切除，历经结膜入路眶脂肪切除、皮肤和眶脂肪切除、皮肤-肌肉和眶脂肪切除、皮肤或结膜入路眶脂肪保留或重置，逐渐发展到近年来出现的将皮肤肌肉切除、眶脂肪保留或重置、中面部自体脂肪注射充填、下睑缩紧与提升等步骤融为一体的综合性技术，有几十种。

根据手术入路，下睑成形术可分为皮肤入路、结膜入路、皮肤与结膜联合入路及口腔入路等几大类。

一、皮肤入路下睑成形术（Transcutaneous lower blepharoplasty）

（一）单纯皮肤切除法下睑成形术（Lower blepharoplasty with simple skin resection）

据文献记载，10～11世纪，阿拉伯外科医生即已用手术切除多余皮肤的方法治疗下睑膨隆起皱。至20世纪上半叶，矫正下睑皮肤松弛或袋状畸形的下睑成形术仍以单纯切除多余皮肤的方法占主导地位。1907年，Miller描述了适用于不同情况的多种下睑多余皮肤的切除方式（图S2-3-1-1-1）。1926年，Hunt报告了用自己发明的专用皮肤钳施行单纯皮肤切除法下睑成形术的经验。1928年，Noel女士报告了下睑松弛、脂肪膨出和皱纹增多的矫正方法，她用细的有齿银夹来确定皮肤切除量，主张皮肤切口放在睫毛下2mm处。1931年，Joseph在其编著的教科书中所描述的下睑成形术皮肤切口（图S2-3-1-1-2）已与目前所用的切口基本相同[98]。

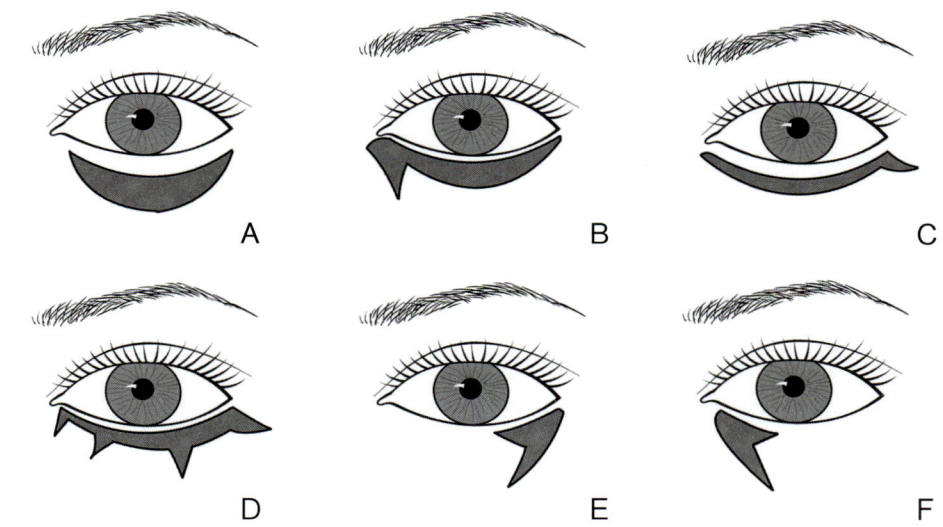

图S2-3-1-1-1　Miller设计的单纯皮肤切除法下睑成形术多种皮肤切除方式示意图（1907年）

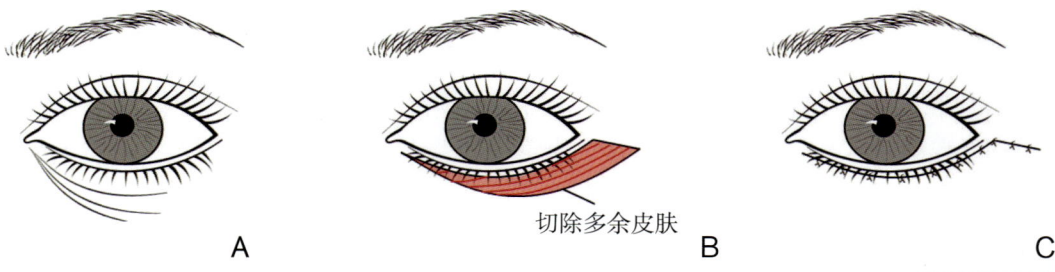

图S2-3-1-1-2　Joseph氏单纯皮肤切除法下睑成形术切口设计示意图（1931年）

为了更精确地判断皮肤切除量，Parkes 等（1973 年）发明了夹捏技术（Pinch technique）。他们用含有肾上腺素和透明质酸酶的局麻药行皮下浸润麻醉，30 分钟后，用镊子夹捏下睑过剩的皮肤，形成平行于睑缘的条状皮肤隆起，在不引起睑缘外翻的前提下尽量多夹捏一些皮肤组织。由于透明质酸酶的作用，隆起的皮肤可持续存在数分钟，在其消失之前，用锐利的剪刀将隆起的皮肤剪除，然后缝合切口，完成手术[99,100]（图 S2-3-1-1-3）。这种皮肤夹捏技术也被称为"无瓣"技术（"No flap" technique）[101]，具有简单、快速、皮肤切除量准确、可避免下睑外翻并发症等优点，目前仍被一些作者使用，或单独或结合激光嫩肤技术用于矫正下睑皮肤松弛，或结合结膜入路眶脂肪切除技术用于矫正下睑袋状畸形，或作为综合性下睑成形术的一个组成部分用于防止由皮肤过度切除引起的下睑异位[102~105]。

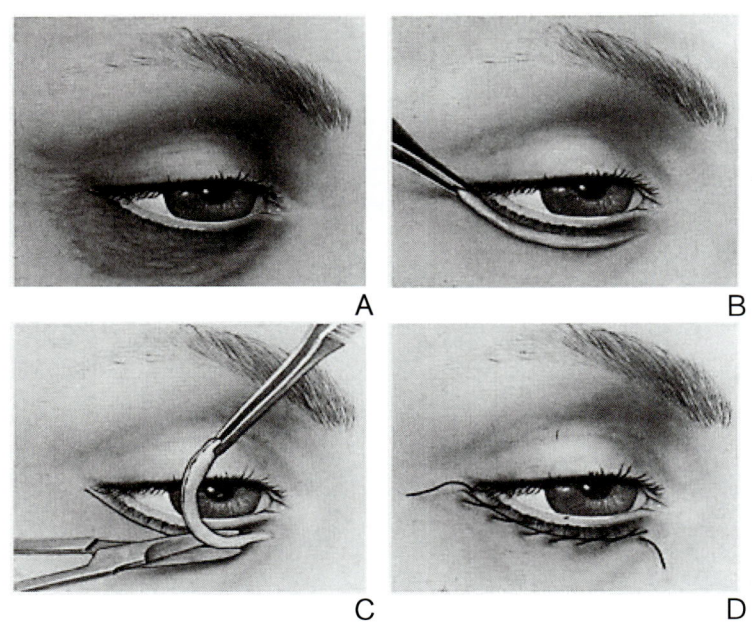

图 S2-3-1-1-3　Parkes 等夹捏法下睑成形术示意图（1973 年）

（二）皮瓣法下睑成形术（Skin flap lower blepharoplasty）

1951 年，Castanares 在前人的工作基础上，最早描述了现代下睑成形技术。他详细介绍了眶脂肪分隔的解剖知识，将"眶袋"（Orbital bags）的病理基础解释为眶脂肪的假性疝出，并描述了经睫毛下切口将皮肤从眼轮匝肌上掀起，切除多余皮肤，经眼轮匝肌水平开口切除眶隔后脂肪的手术矫正方法，即皮瓣法下睑成形术[106]。目前，该法在西方国家已不再流行，但在我国仍被普遍应用。其操作步骤如图 S2-3-1-2-1 所示。其优点是：①维持睑板与眼轮匝肌的正常解剖关系；②对眼轮匝肌及其神经支配无破坏或干扰小；③可减少术后睑板前方变平的倾向；④可通过夹捏试验估计皮肤切除量。其缺点是：①剥离皮瓣比较费时，且出血较多；②不能解决肌肉冗余和松垂问题；③术后皮肤青紫较为广泛，且易发生色素沉着、皮下不规则、下睑异位和外眦角变圆等并发症。该法主要适用于下睑皮肤过剩，或伴有眶脂肪假性疝出的患者，尤其是下睑皮肤呈绉纱样（Crepe like）改变者[107~109]。

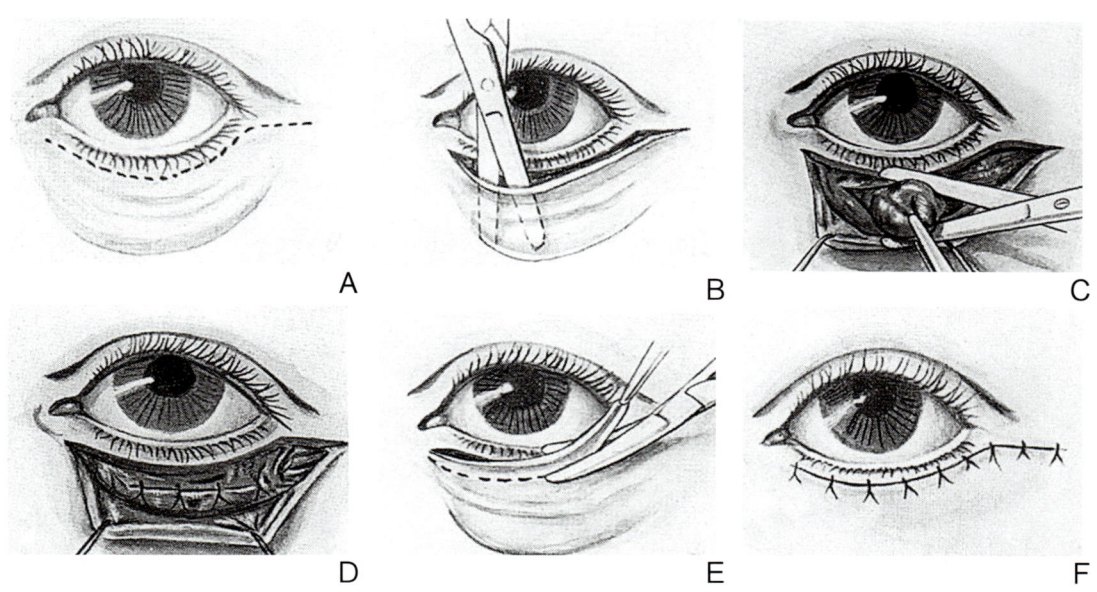

图 S2-3-1-2-1　皮肤入路皮瓣法下睑成形术示意图
A. 切口设计；B. 剥离皮瓣；C. 打开眶隔，切除多余的眶脂肪；D. 缝合眶隔开口；E. 切除多余皮肤；
F. 缝合皮肤切口

（三）肌皮瓣法下睑成形术（Skin-muscle flap lower blepharoplasty）

该法起源于何时，尚无定论。但可以明确的是，在20世纪50年代McIndoe已使用该法，Reidy于1960年在英国整形外科杂志上报告过该法（图S2-3-1-3-1），Beare于1967年在第二届国际眼与附属器整形重建专题研讨会上也报告过该法，称为"McIndoe-Beare技术"。而McIndoe认为该法由Sheehan创用[110~112]。

该法自20世纪70年代开始流行，现被称为"传统的下睑成形术"（Traditional lower blepharoplasty）。其主要优点是：①容易分离，出血少；②可同时解决皮肤、肌肉和眶脂肪过剩问题；③不易发生下睑皮肤色素沉着和皮下血肿。缺点是：①破坏了睑板与眼轮匝肌间的正常解剖关系；②可能导致睑板前正常的隆起（"卧蚕"）消失；③易发生下睑外翻、退缩、凹陷等并发症。主要适用于皮肤、肌肉过剩或伴有眶脂肪增多的患者[107~109, 111~113]。

总体上，早期的肌皮瓣法下睑成形术基本上属于切除性手术，切除的组织包括皮肤、肌肉和眶脂肪，切口设计在睫毛下约2mm处，皮肤与肌肉往往在同一水平切开，肌皮瓣的剥离范围一般不超过眶下缘。以后，随着临床经验的积累，重建睑板前隆起、皮肤与肌肉不在同一水平切开、扩大肌皮瓣剥离范围，以及保留眶脂肪等诸多改良术式先后问世。

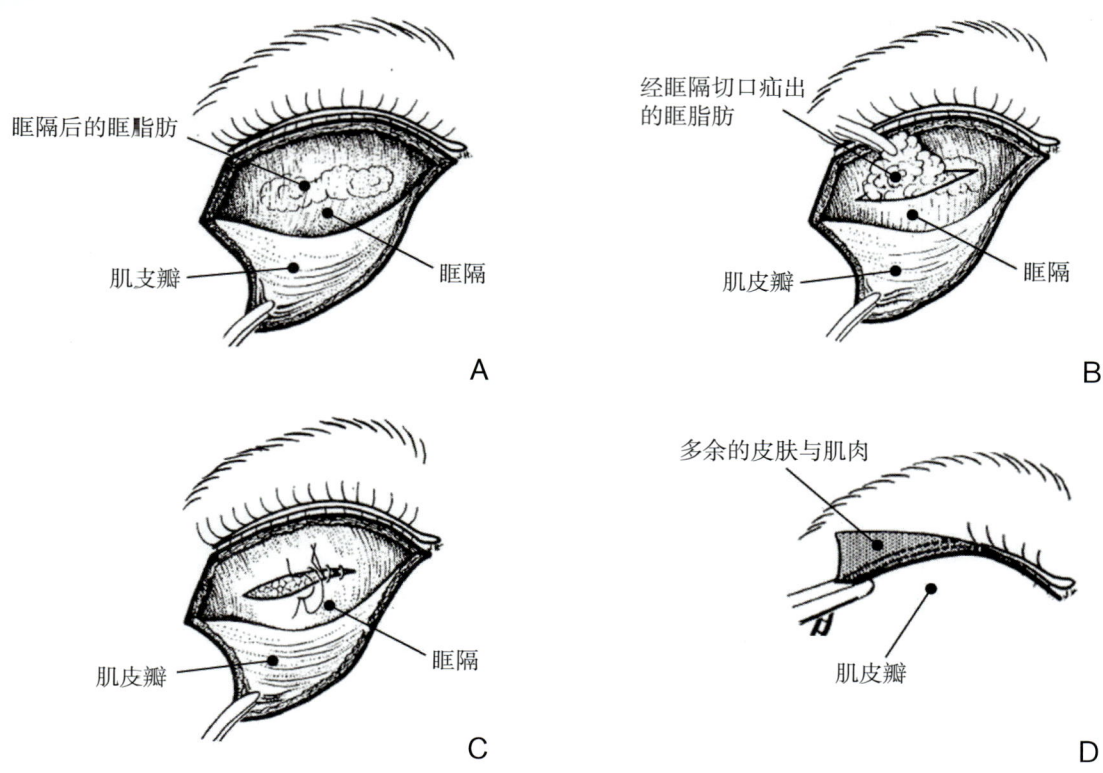

图 S2-3-1-3-1　Reidy 所报道的肌皮瓣法下睑成形术示意图（1960年）

1978 年，Sheen[114] 报告了附加睑板固定以形成睑板前隆起的肌皮瓣法下睑成形术，切口位于睫毛下，肌皮瓣剥离的下界为眶下缘，在切除多余眶脂肪和皮肤肌肉组织后，将皮肤切缘下方约 6mm 处的眼轮匝肌与下睑板下缘缝合固定数针，使睑板前方肌皮瓣的垂直高度大于下睑板宽度（垂直高度），以形成睑板前隆起（Pretarsal fullness，图 S2-3-1-3-2）。

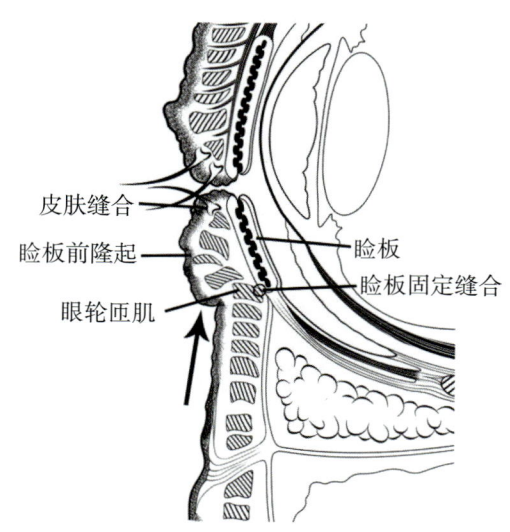

图 S2-3-1-3-2　Sheen 氏附加睑板固定的肌皮瓣法下睑成形术示意图（1978年）

1979年，Kostianovsky[115]报告了改良肌皮瓣法下睑成形术，主要改良之处在于保留睑板前眼轮匝肌的完整性。手术切口仍设计在睫毛下，但并不在同一水平切开皮肤与肌肉，而是切开皮肤后，先于皮下向下剥离3～4mm，不破坏睑板前眼轮匝肌，然后转入眶隔前于眼轮匝肌与眶隔之间进行剥离，形成肌皮瓣，暴露眶隔及处理多余的眶脂肪。共施术18例，获得满意效果。他认为，这种改良法可减少并发症的发生率[115]。

1981年，Small[116]报告了扩大的肌皮瓣法下睑成形术，肌皮瓣的剥离范围超过眶下缘，达到颧颊部。多余的眶脂肪和皮肤肌肉切除后，肌皮瓣的外侧部分缝合固定到眶外缘骨膜上。该法主要用于下睑和上颊部都出现袋状畸形[统称双袋畸形（Double bags）]的患者。

1988年，Lewis[117]报告了增加睑板前隆起（即"卧蚕"）的皮瓣与肌皮瓣结合法下睑成形术，皮肤切口在睫毛下2mm处，切开皮肤后剥离皮瓣至睑板下缘稍下方，然后于睑板下缘水平切开肌肉，进入眶隔前方剥离肌皮瓣，以保持睑板前眼轮匝肌的完整性；打开眶隔，切除多余的眶脂肪，然后将肌皮瓣向上方提拉，使眶隔前眼轮匝肌上部重叠覆盖于睑板前眼轮匝肌前面，并缝合固定，以增加睑板前的隆起度，最后切除多余皮肤，缝合切口（图S2-3-1-3-3）。

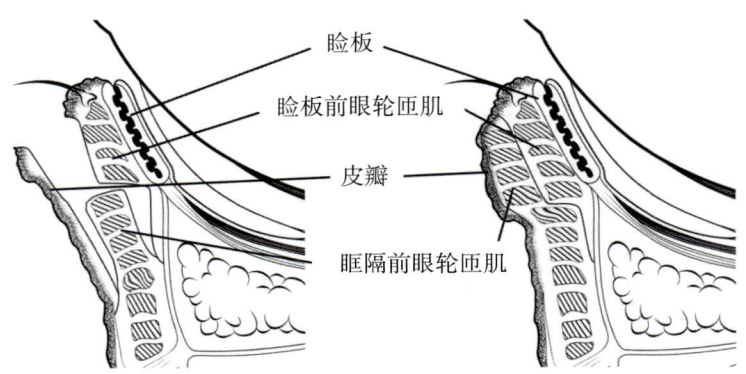

图S2-3-1-3-3　Lewis氏增加睑板前隆起的皮瓣与肌皮瓣结合法下睑成形术示意图（1988年）

1990年，Massiha[118]报告了与Lewis氏法相似的皮瓣与肌皮瓣结合法下睑成形术（图S2-3-1-3-4）。共施术350例，获得满意效果。

2000年，王炜等[119]在解剖研究的基础上，首先报告了眶肌筋膜韧带提紧法下睑成形术，术中切除多余的眶脂肪，松解眶肌筋膜韧带，并将其缝合固定到外眦韧带或眶外缘骨膜上，达到眼轮匝肌提紧、眶筋膜提紧及下眼睑皮肤松弛矫正效果。该法主要适用于40岁以上的睑袋患者。共施术204例，获得满意效果。

2011年，Rousso和Brys[120]报告了扩大的肌皮瓣法下睑成形术，主要用于下睑衰老伴轻度中面部下垂的患者。肌皮瓣剥离范围达眶下缘下方6～7mm（骨膜上平面），如眶脂肪过剩，予以保守切除。多余的皮肤肌肉切除后，将眼轮匝肌外侧部分缝合悬吊到眶外缘，然后缝合皮肤。

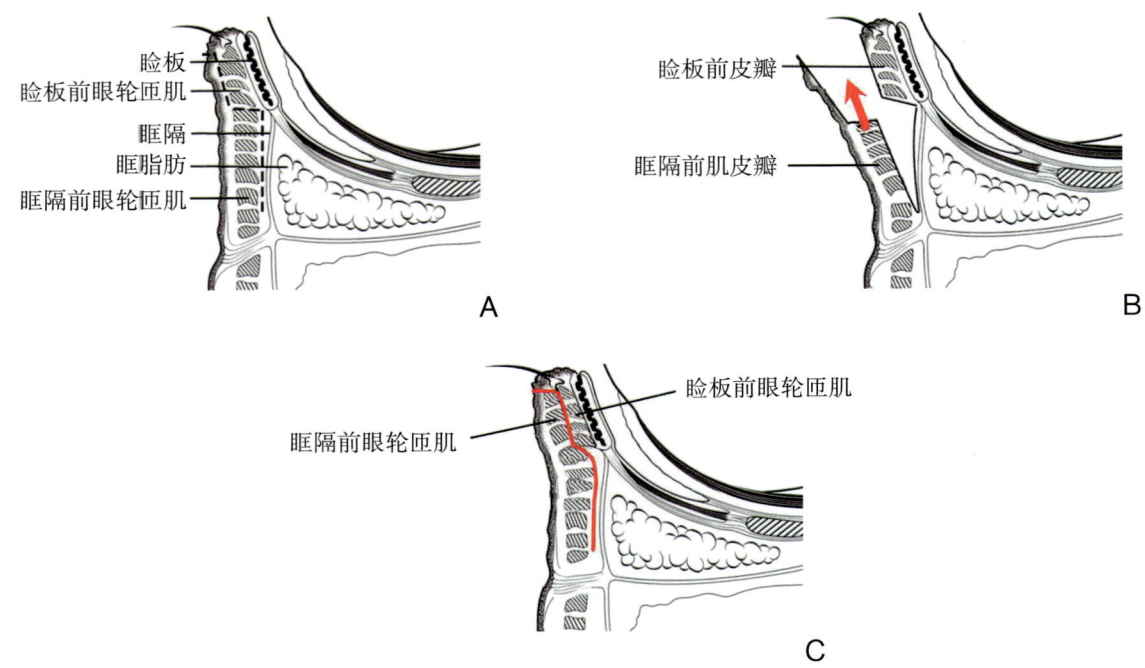

图 S2-3-1-3-4　Massiha 氏皮瓣与肌皮瓣结合法下睑成形术示意图（1990 年）
A. 虚线表示支肤与肌肉切开部位及皮瓣与肌皮瓣剥离平面；B. 形成睑板前皮瓣与眶隔前肌皮瓣，切除睑板前多余皮肤；C. 将眶隔前肌皮瓣重叠于睑板前眼轮匝肌前面以增加其丰满度，缝合皮肤切口

（四）保留与重置眶脂肪的肌皮瓣法下睑成形术（Skin-muscle flap lower blepharoplasty with orbital fat preservation and repositioning）

随着对衰老体征解剖基础认识的不断深化及临床经验的积累，自 20 世纪 80 年代初开始，一些修复或重置眶隔、保留与重置眶脂肪、提升眼轮匝肌下脂肪（Sub-orbicularis oculi fat，SOOF）、悬吊眼轮匝肌、附加外眦支持、松解眼轮匝肌限制韧带、扩大肌皮瓣剥离范围，以及将中面部提升融为一体的综合性肌皮瓣法下睑成形术式先后见诸报道。

1981 年，Loeb[121] 报告了保留眶脂肪并利用内侧脂肪垫覆盖眶下缘以矫正泪槽畸形的下睑成形术，即"滑动脂肪垫技术"（Sliding fat pad technique）。

1986 年，Sachs 和 Bosniak[122] 报告了保留眶脂肪、直接缝合修复撕裂的眶隔到睑囊筋膜的下睑成形术。共施术 35 例，获得满意效果。

1988 年，de la Plaza 和 Arroyo[123] 报告了眶脂肪还纳、睑囊筋膜与眶下缘骨膜缝合法下睑成形术（图 S2-3-1-4-1）。术中打开眶隔，将脂肪还纳入眶底，然后将睑囊筋膜与眶下缘骨膜缝合，以限制眶脂肪向前膨出。共施术 32 例，无并发症发生，美容效果满意。

1995 年，Hamra[124] 报告了弓状缘释放和眶脂肪保留法下睑成形术（图 S2-3-1-4-2），手术要点如下：①肌皮瓣剥离范围达到眼轮匝肌下界，在眶下缘下方 1.5～2.0cm 处；②沿弓状缘切开眶隔，释放眶脂肪；③切除一条眶隔，以防术后下睑退缩；④将释放的眶脂肪覆盖眶下缘并与骨膜固定；⑤设计内窄外宽、蒂在外眦角外下方的下睑三角形眼轮匝肌肌瓣，并将其向内上方牵拉，用 3-0 尼龙线将肌瓣蒂部缝合固定于外上眶缘的骨膜上，以缩紧悬吊松弛下垂的下睑肌肉；⑥切除多余的皮肤与肌肉，缝合切口。共施术 152 例（22 例为单纯下睑成形术，其余 130 例同时实施了面部复合除皱和眉提升术），获得满意效果。Hamra 认为该法可同时矫正下睑皮肤肌肉松弛、眶脂肪膨出及眶下缘凹陷等衰老体征，并有中面部提升效果，可形成平滑自然的睑-颊结合部，使衰老的双凸型睑-颊轮廓线转变为年轻的单凸型睑-颊轮廓线，并可减少术后下睑退缩和外翻的发生率，避免下睑凹陷。

1998 年，Hamra[125] 报告了眶隔重置法下睑成形术（图 S2-3-1-4-3），他将自己 1995 年报告的弓状缘释放和眶脂肪保留下睑成形术中的眶隔切除改进为眶隔重置（Septal reset），即将眶隔瓣的下端连同眶脂肪一起向下推进，覆盖眶下缘，并在适当的张力下与骨膜缝合固定。他认为这样可在眶下缘处产生更平滑自然的睑-颊软组织过渡。

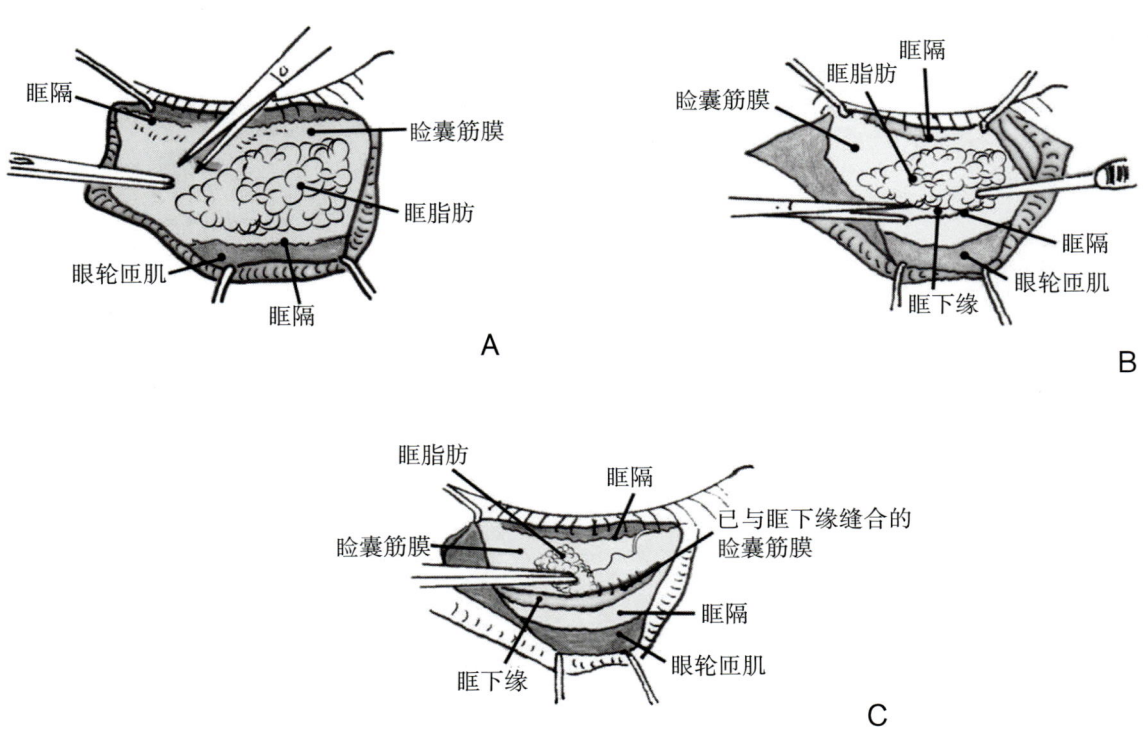

图 S2-3-1-4-1　de la Plaza 和 Arroyo 眶脂肪还纳、睑囊筋膜与眶下缘骨膜缝合法下睑成形术示意图（1988 年）
A. 切开皮肤与眼轮匝肌，剥离肌皮瓣并将其向下牵开，然后切开眶隔，暴露眶脂肪并将其与眶隔上部和睑囊筋膜分离；B. 将眶脂肪与眶隔下部分离至眶下缘，保持眶隔下部与眼轮匝肌后面的黏附；C. 将眶脂肪还纳入眶底，并将睑囊筋膜下部与眶下缘连续缝合，以限制眶脂肪向前凸出

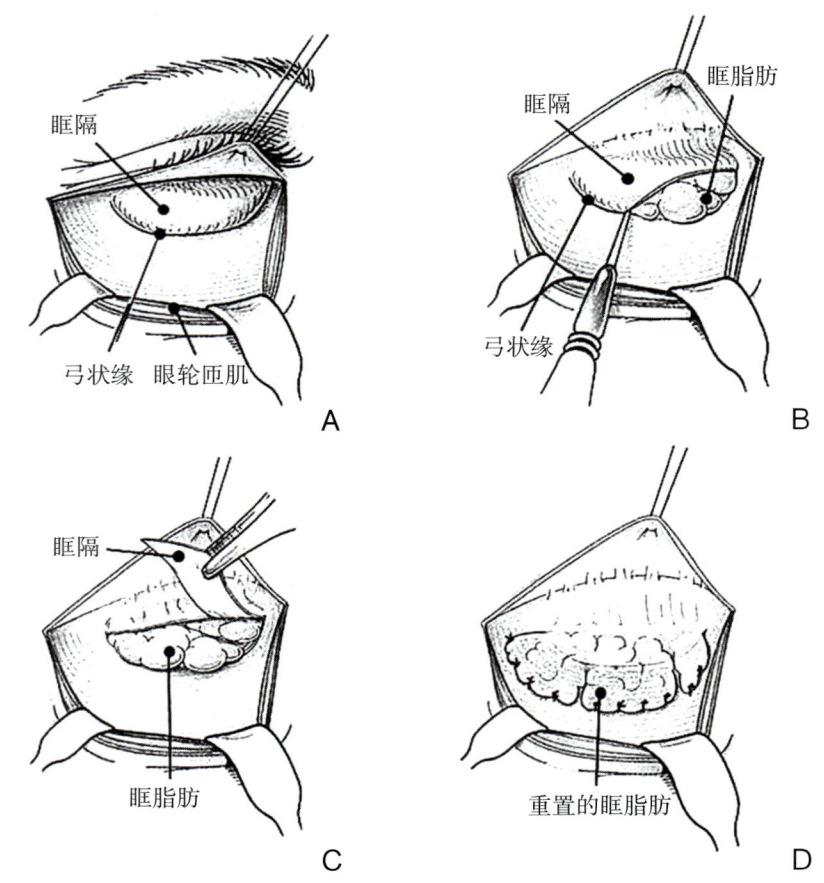

图 S2-3-1-4-2 Hamra 弓状缘释放和眶脂肪保留法下睑成形术示意图（1995 年）

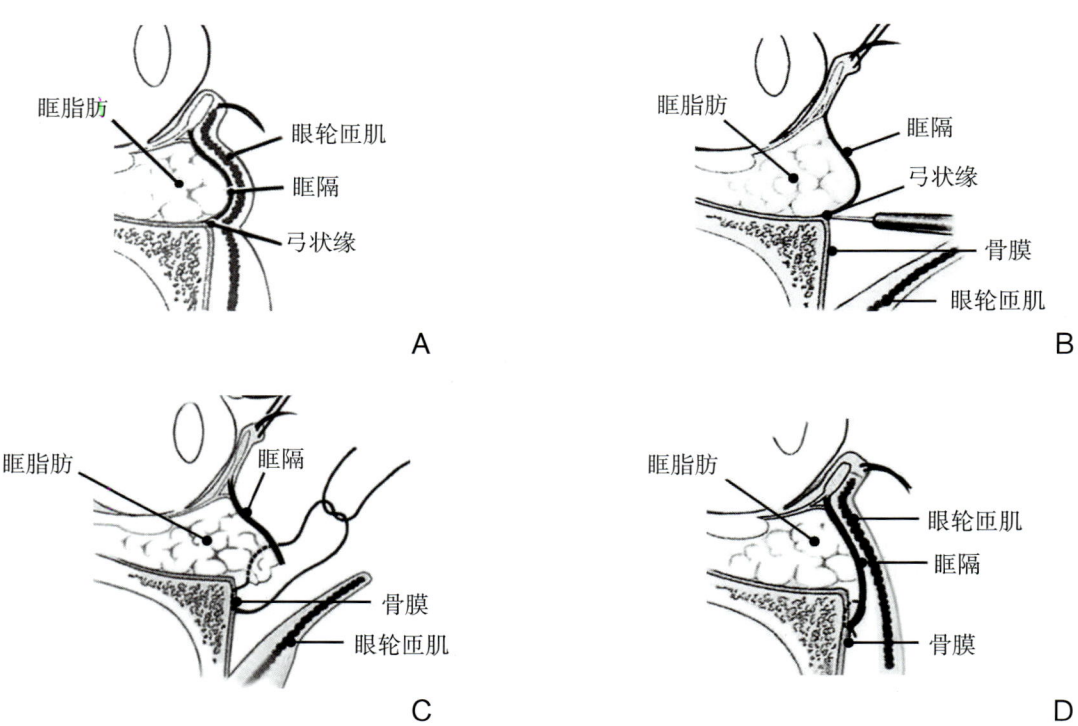

图 S2-3-1-4-3 Hamra 眶隔重置法下睑成形术示意图（1998 年）

2000年，Huang[126]报告了眶脂肪保留、眶隔折叠法下睑成形术（图S2-3-1-4-4）。共施术138例，获得满意效果。同年（2000年），Mühlbauer和Holm[127]报告了皮肤入路、眶脂肪保留、眶隔-眶下缘骨膜折叠缝合缩紧法下睑成形术（图S2-3-1-4-5），术中不切除眶脂肪，而是将松弛的眶隔下部在适当的张力下折叠缝合到眶下缘的骨膜上，以使其缩紧，然后切除多余的皮肤或（和）肌肉，缝合皮肤切口。共施术45例，效果满意。

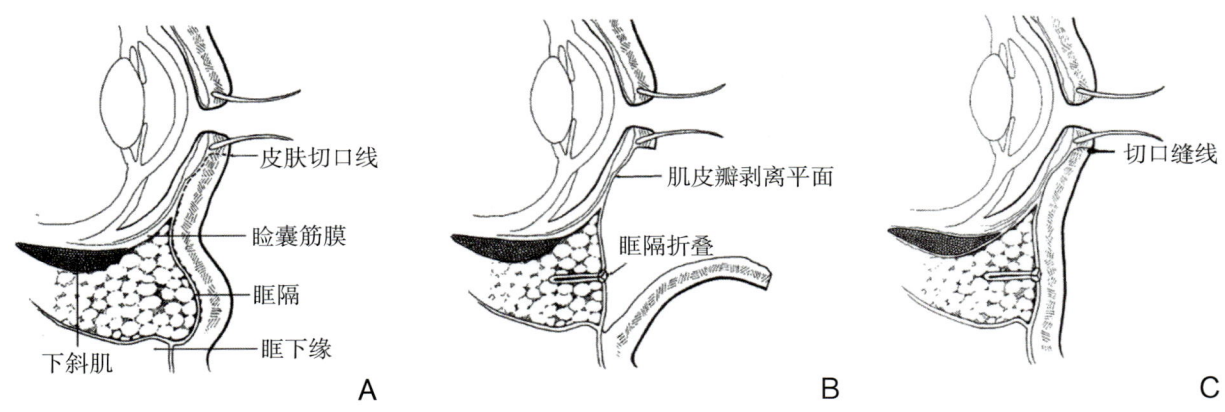

图S2-3-1-4-4　Huang氏眶脂肪保留、眶隔折叠法下睑成形术示意图（2000年）

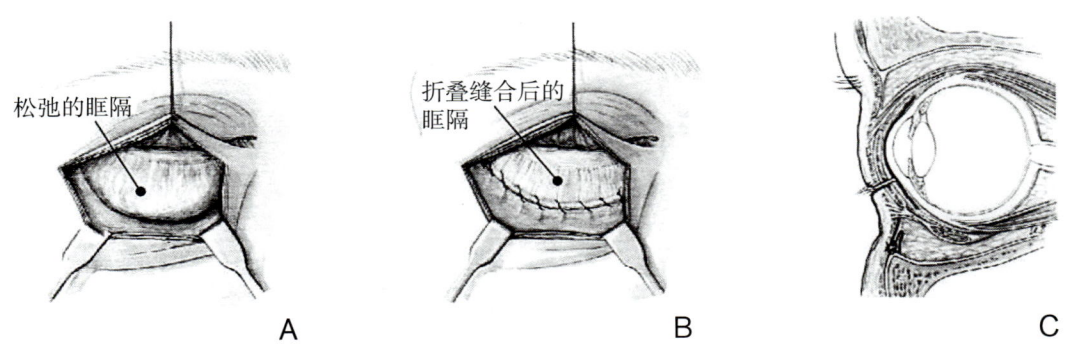

图S2-3-1-4-5　Mühlbauer和Holm皮肤入路、眶脂肪保留、眶隔-眶下缘骨膜折叠缝合缩紧法下睑成形术示意图（2000年）

2004年，Atiyeh和Hayek[128]报告了弓状缘释放、眶脂肪重置、眶隔前眼轮匝肌悬吊和眼轮匝肌下脂肪（SOOF）折叠联合法中面部年轻化手术，手术要点如下：①肌皮瓣的剥离范围超过眶下缘，达到SOOF的前面；②沿眶下缘切开骨膜，并向眶底方向剥离3~5mm形成骨膜瓣；③将SOOF的尾端折叠缝合到骨膜瓣上；④行弓状缘释放，将眶脂肪瓣向下重置于SOOF折叠缝合线表面；⑤切除多余的皮肤与肌肉，将眶隔前眼轮匝肌外侧部分缝合固定到外眦腱上方的眶外缘骨膜上；⑥缝合皮肤切口。

2007年，Stampos[129]报告了保留眶脂肪并用Lockwood's韧带悬吊眼轮匝肌的下睑成形术，主要手术步骤如下：①睫毛下切开皮肤，剥离皮瓣，保留睑板前眼轮匝肌完整性；②睑板下水平切开肌肉，进入眶隔前平面剥离肌皮瓣至眶下缘；③松解眼轮匝肌限制韧带，沿弓状缘切开眶隔，释放眶脂肪，如其容量过剩，予以保守切除；④转移少量脂肪垫覆盖眶下缘内侧段，并予以缝合固定，以矫正泪槽畸形；⑤将其余的脂肪垫还纳入眶底，并在适当位置（约在肌皮瓣中部水平）将眼轮匝肌内侧面与Lockwood's韧带缝合5～6针，以阻止眶脂肪向前膨出；⑥切除多余的皮肤与肌肉，缝合切口。Stampos用该法为216位患者实施了下睑成形术，获得了满意效果。他认为，这种方法几乎能解决与下睑松弛有关的所有问题，且适用于大多数患者。

2008年，Codner等[130]报告了附加外眦支持的肌皮瓣法下睑成形术10年经验，外眦支持方法包括外眦固定、外眦成形（图S2-3-1-4-6）和眼轮匝肌悬吊。眶脂肪予以保留或重置，过剩时予以保守切除。他们认为，为获得理想的美容效果和维持睑裂的自然形状，施行肌皮瓣法下睑成形术时应常规附加外眦支持措施。

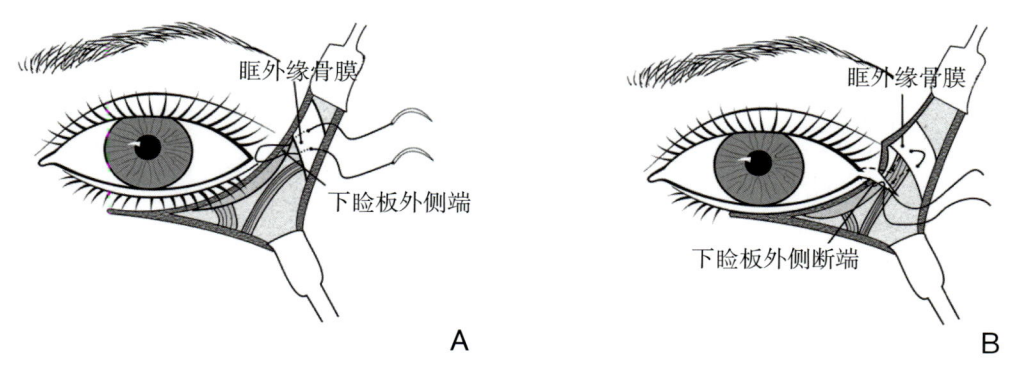

图S2-3-1-4-6　Codner等肌皮瓣法下睑成形术附加的外眦固定和外眦成形示意图（2008年）
A. 外眦固定；B. 外眦成形

2010年，Korn等[131]报告了附加眶颧悬吊的肌皮瓣法下睑成形术，术中一般保留或重置眶脂肪，过剩时予以保守切除，然后松解眶颧韧带（眼轮匝肌限制韧带），悬吊眼轮匝肌下脂肪（SOOF），以提升颧颊部。共施术212例，获得满意效果。

2013年，Core[132]报告了外侧入路法下睑成形术，主要用于下睑皮肤肌肉松弛、眶脂肪过剩和泪槽畸形明显的患者。他在外眦下方作一1.0～1.5cm的水平切口，借助于小型放大镜或内镜，实施肌皮瓣剥离、眼轮匝肌限制韧带松解、眶脂肪的释放与重置等步骤，如存在下睑松弛体征，附加眼轮匝肌和外侧支持韧带悬吊。共施术89例，获得满意效果。

2014年，Stevens等[133]报告了三层法中面部提升术，这是一种同时矫正下睑与中面部衰老体征的综合性技术，手术要点如下（图S2-3-1-4-7）：①经睫毛下切口切开皮肤，向下剥离皮瓣，保留睑板前眼轮匝肌的完整性，然后在睑板下缘切开眼轮匝肌，进入眶隔前平面向下剥离肌皮瓣，至弓状缘后继续在骨膜上平面向下剥离，以便提升SOOF。此平面的剥离要在瞳孔中线以外部位进行,以免损伤眶下神经,剥离的下界达鼻翼缘水平,外界为眶外缘。②处理第一层组织,即沿弓状缘切开眶隔,释放眶脂肪,并将其覆盖于眶下缘上方与骨膜缝合固定。③处理第二层组织,即提升SOOF,并将其与眶外缘骨膜缝合固定。④处理第三层组织,即提升眼轮匝肌瓣并将其与SOOF固定点稍上方的眶外缘骨膜固定。⑤切除多余的皮肤与肌肉,缝合切口。⑥如存在下睑松弛,则附加预防性的睑板折叠术,以防术后发生下睑异位。共施术512例,获得满意效果。

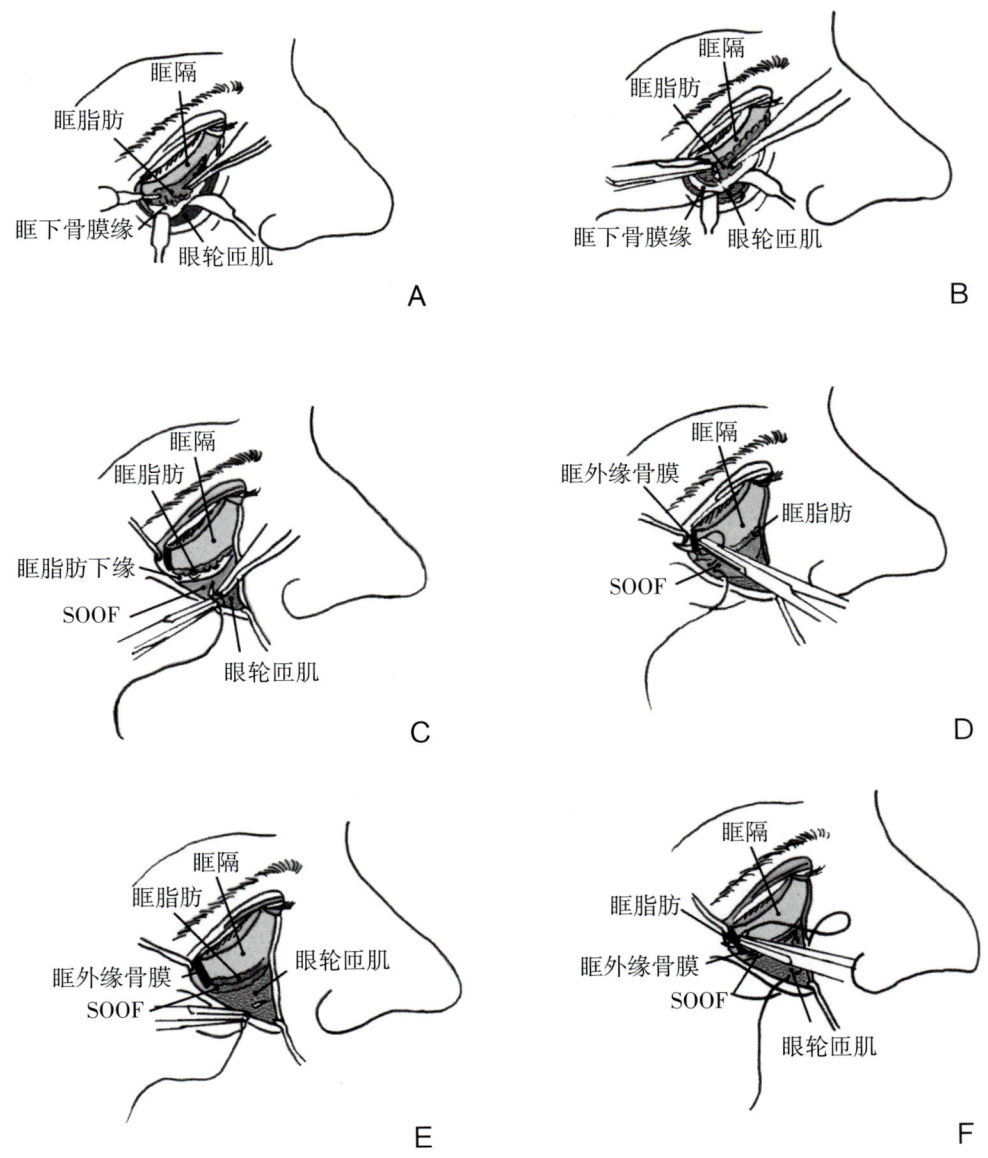

图 S2-3-1-4-7 Stevens 等三层法下睑成形与中面部提升术示意图(2014年)
A、B. 第一层组织处理方法:弓状缘释放+眶脂肪覆盖眶下缘并与骨膜缝合固定;C、D. 第二层组织处理方法:提升SOOF,并将其与眶外缘骨膜缝合固定;E、F. 第三层组织处理方法:提升眼轮匝肌瓣并将其与SOOF固定点稍上方的眶外缘骨膜固定

2016年，Jeon等[134]报告了增大睑板前隆起、保留与重置眶脂肪、提升眼轮匝肌下脂肪（SOOF）及悬吊眶隔前眼轮匝肌的综合性肌皮瓣法下睑成形术，主要步骤包括：①皮肤切口位于睫毛下2mm，向下剥离皮瓣1～1.5cm宽。②在睑板下缘下方3～4mm处顺肌纤维方向切开眶隔前眼轮匝肌（注意不要伤及其内侧部分，以保留神经支配），进入眶隔与眼轮匝肌之间向下剥离，切断眼轮匝肌限制韧带，形成肌皮瓣。③打开眶隔，将内侧脂肪团转移到泪槽处，中央脂肪团还纳眶底，然后将睑囊筋膜的弓状扩张部与眶下缘骨膜缝合；外侧脂肪团如有多余则予以切除，然后缝合眶隔。④骨膜上剥离SOOF，并将其向上垂直提升后，与深部的眶下缘骨膜缝合固定。⑤用5-0双针爱惜康缝线将皮肤切缘下方3～4mm处的眶隔前眼轮匝肌在适当张力下向上悬吊于眶外缘，一般悬吊在眶外侧结节水平，缝针从眶缘的后面进入，前面穿出。⑥在患者睁眼向上凝视和张口的情况下，判断并切除多余的皮肤，最后缝合皮肤切口（图S2-3-1-4-8）。

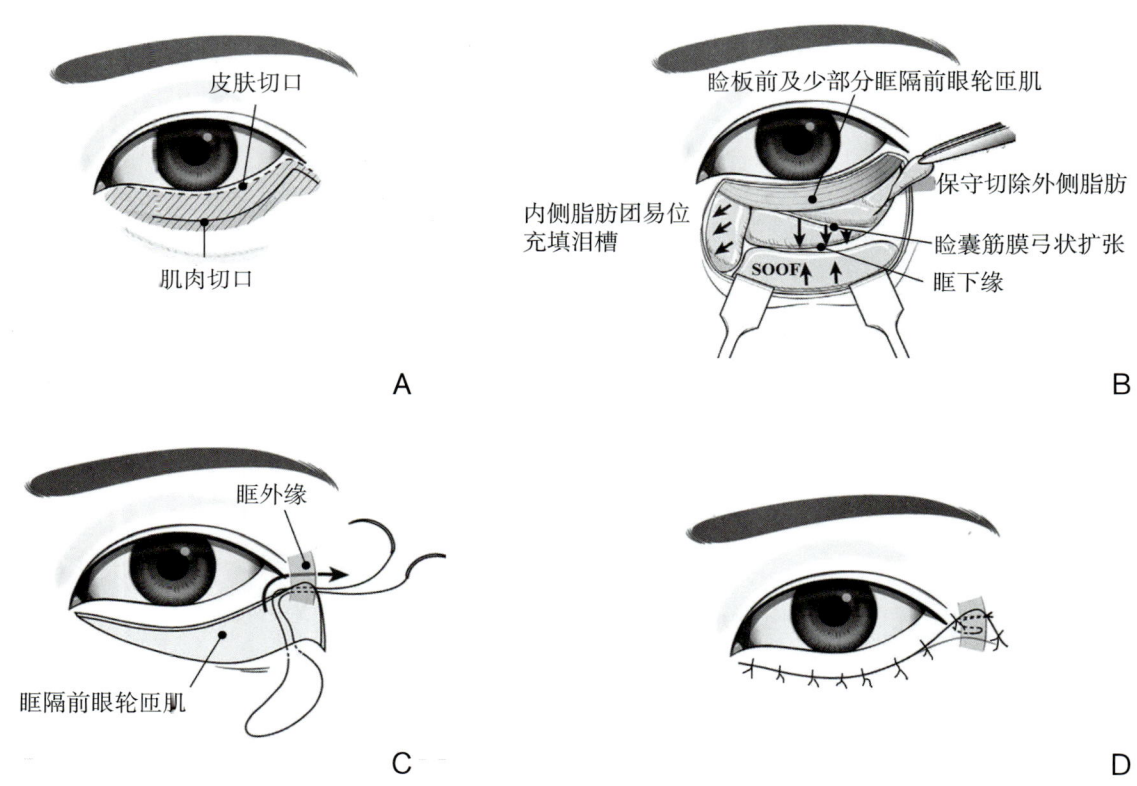

图S2-3-1-4-8　Jeon等增大睑板前隆起的综合性肌皮瓣法下睑成形术示意图（2016年）
A. 皮肤与肌肉切口设计，斜线阴影区域表示皮瓣剥离范围；B. 内侧脂肪团易位至泪槽处，中间脂肪团还纳眶底，睑囊筋膜弓状扩张与眶下缘骨膜缝合，提升SOOF并将其与深面眶缘骨膜固定，必要时保守切除外侧眶脂肪；C. 将皮肤切缘下方3～4mm处的眶隔前眼轮匝肌悬吊于眶外侧结节水平，缝针从眶缘的后面进入，前面穿出；D. 拉紧肌肉悬吊缝线打结，切除多余的皮肤，缝合皮肤切口

二、结膜入路下睑成形术（Transconjunctival lower blepharoplasty）

（一）结膜入路眶脂肪切除法下睑成形术（Transconjunctival lower blepharoplasty with fat excision）

1924年，法国整形外科医生Bourguet最早报告了（在法文杂志上）经结膜眶隔后入路眶脂肪切除法下睑成形术。他在近下穹窿处切开睑结膜和下睑缩肌（睑囊筋膜），直接暴露眶脂肪并切除多余的部分，然后用可吸收肠线缝合结膜切口（图S2-3-2-1-1）。此后，Passot（1931年）和Claoue（1931年）又分别报告了（均在法文杂志上）这种手术方法，但该法没有很快流行[98, 135, 136]。

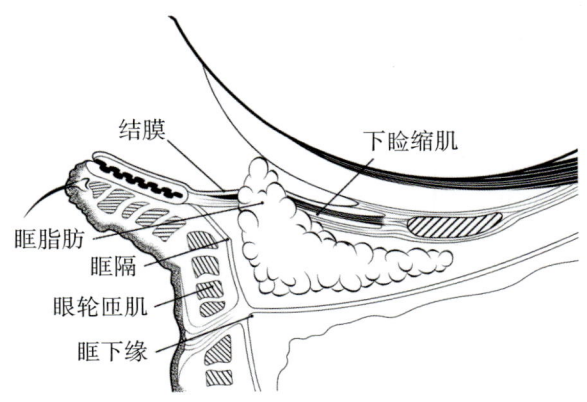

图S2-3-2-1-1　Bourguet经结膜眶隔后入路眶脂肪切除法下睑成形术示意图（1924年）

1973年，Tessier[137]报告了经结膜眶隔前入路去除下睑过剩眶脂肪的18年临床经验，此后结膜入路下睑成形术逐渐在全球范围内得到推广。Tessier在下睑板下缘下方2～3mm处水平切开结膜和眶隔，进而在眶隔与眼轮匝肌之间向下进行钝性剥离，暴露眶隔并从前面将其打开，然后切除过剩的眶脂肪，连续缝合结膜切口[138]（图S2-3-2-1-2）。

1975年，Tomlinson和Hovey[139]报告了经结膜眶隔前入路眶脂肪切除法下睑成形术，他们用锐利的眼科直剪于睑板下2mm处横行剪开结膜和眶隔，进入眶隔前方，并在眶隔与眼轮匝肌之间进行剥离；然后，在眶隔前面打开眶隔，切除多余的眶脂肪；最后用细肠线连续缝合结膜切口。共施术7例，5例为25岁以下的年轻人，另2例年龄分别为45岁和48岁，获得了满意效果。他们认为，该手术尤其适用于眶脂肪过剩但不需要切除皮肤的患者。

1979年，Maniglia[140]报告施行经结膜眶隔前入路眶脂肪切除法下睑成形术15例，适应证包括：①家族性眶脂肪疝出者（6例）；②皮肤入路下睑成形术后眶脂肪膨出体征矫正不足者（3

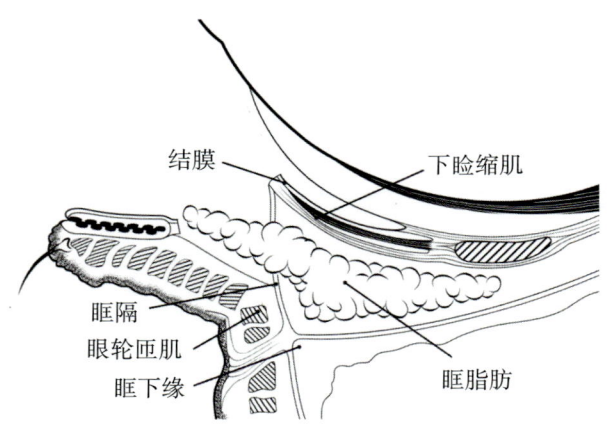

图 S2-3-2-1-2　Tessier 经结膜眶隔前入路法下睑成形术示意图（1973 年）

例）；③没有显著皮肤冗余的深肤色患者（3 例）；④眶脂肪过剩伴巩膜显露和先兆外翻者（2 例）；⑤既往接受过面部（包括下睑）皮肤化学剥脱而有眶脂肪过剩者（1 例）。术后所有患者均获得满意的美容效果，无并发症发生。

1980 年，Schwarz 和 Randall[141] 报告了 10 例经结膜入路下睑成形术的术后效果。所有患者均表现为眶脂肪过剩，但无明显皮肤冗余。其中 8 例经眶隔前途径切除多余的眶脂肪，另 2 例经眶隔后途径切除。术后随访 1~3 年，8 例经眶隔前途径切除眶脂肪者，获得很好的美容效果，无并发症发生；2 例经眶隔后途径切除眶脂肪者，美容效果不尽如人意，主要原因是脂肪切除不足。他们表示，以后不再施行经眶隔后途径切除多余眶脂肪的下睑成形术。

1989 年，Baylis 等[138] 报告了经结膜眶隔后入路眶脂肪切除法下睑成形术的操作方法，并分析了术后并发症的发生情况。他们将结膜切口放置在下睑板下缘与下结膜穹窿之间的中点水平，横行切开结膜和下睑缩肌（睑囊筋膜）后，即可看到黄色的眶脂肪（图 S2-3-2-1-3）。在下睑外侧，下斜肌弓状扩张部将眶脂肪分为外侧脂肪垫与中间脂肪垫，在眶缘处切断弓状扩张部这一筋膜束带可使中间与外侧脂肪垫相连续，便于辨别和暴露外侧脂肪垫。在下睑内侧，下斜肌将中间脂肪垫与内侧脂肪垫分开，后者较难定位，常需先切除部分中间脂肪垫才能找到它。切除多余的眶脂肪之后，结膜-下睑缩肌切口仅在中间部位用肠线缝合一针。共施术 122 例，患者平均年龄 51 岁（29~78 岁），所有患者均接受了上述结膜入路眶脂肪切除术，其中 4 例尚同时接受了夹捏法过剩皮肤切除术（Pinch technique）。术后随访 3~27 个月，主要并发症是眶脂肪切除不足，发生率为 7.4%（9/122）；1 例术后出现伤口出血，但未形成血肿，发生率为 0.8%（1/122）；没有发生下睑退缩、下睑外翻、下睑内翻、下斜肌麻痹或脂肪切除过度情况。他们认为经结膜眶隔后入路下睑成形术的主要优点是可避免皮肤入路下睑成形术的常见并发症，即下睑退缩。

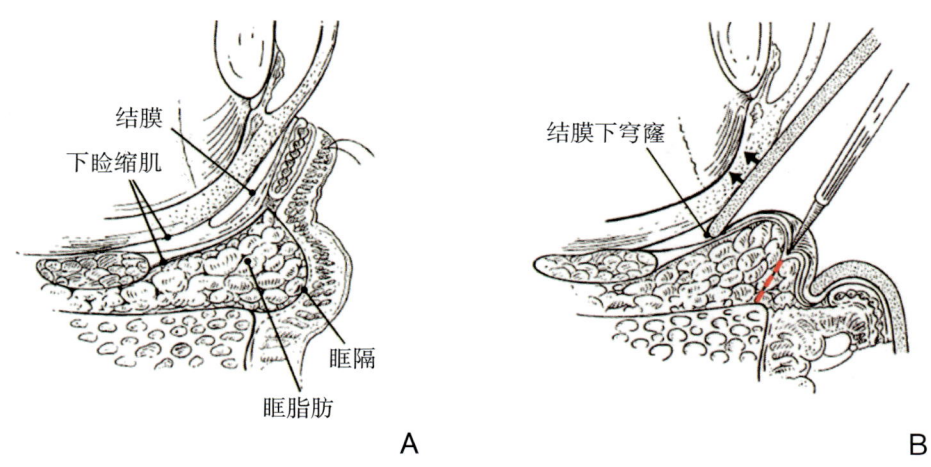

图 S2-3-2-1-3　Baylis 等经结膜眶隔后入路眶脂肪切除法下睑成形术矢状面示意图（1989 年）

A. 显示眶隔、眶脂肪和下睑缩肌之间的关系；B. 用拉钩向下牵引下睑使其外翻，然后将睑板保护器插入下穹窿，并用其轻轻向后推压眼球以使眶脂肪向眶下缘上方凸起，朝向眶下缘后方 1～2mm 处切开结膜和下睑缩肌，即可暴露眶隔后脂肪，进而切除多余部分，完成手术

关于经结膜眶隔前入路与经结膜眶隔后入路切除眶脂肪的优缺点问题，文献上报告的不多。Asken（1992 年）[142] 认为眶隔前入路法容易操作，因为切开结膜和眶隔-睑囊筋膜融合部以后，剥离肌皮瓣和切开眶隔的操作与传统的肌皮瓣法下睑成形术一样，整形外科医生比较熟悉，而且在这个平面剥离，出血很少。但该入路法术后眼睑水肿时间较眶隔后入路法长，结膜切口前方出现的皮肤硬脊可持续数周，而且因需剥离肌皮瓣和切开眶隔，两者之间形成的瘢痕有导致下睑退缩的可能。眶隔后入路法较眶隔前入路法操作难度大，只有精通传统下睑成形术的医生才可实施。Baylis 等（1989 年）[138] 认为，经结膜眶隔后入路切除过剩的眶脂肪，由于切开结膜和下睑缩肌后就可处理眶脂肪，没有干扰到眶隔及其前方的眼轮匝肌，术后因瘢痕挛缩发生下睑退缩的可能性更小；虽然理论上，切断下睑缩肌有导致下睑内翻的可能（因为下睑缩肌断裂被认为是下睑内翻的原因之一），但在临床上几乎见不到这样的患者，即使不缝合结膜-下睑缩肌切口也是如此。

2016 年，Schwarcz 等[143] 对接受经结膜眶隔前和眶隔后入路下睑成形术的两组患者术后下睑退缩发生情况进行了回顾性比较研究，发现两组患者均无下睑退缩发生。据此，他们认为下睑成形术后下睑退缩的发生与单纯眶隔瘢痕形成（即中层瘢痕）没有关系，而是多层瘢痕（Multilamellar scar）导致的结果。

总体上看，20 世纪 70 年代和 80 年代，结膜入路下睑成形术基本上属于切除眶脂肪的一种减容性手术，主要用于眶脂肪过剩而无皮肤冗余的年轻人。该术式的主要优点是术后不易发生下睑退缩、下睑外翻等并发症，且无切口瘢痕暴露；主要缺点是不能解决下睑皮肤肌肉松弛、泪槽畸形等问题，而且如掌握不好，眶脂肪切除过度，可导致下睑凹陷发生。20 世纪 90 年代以后，一些作者将其适应证逐渐扩展到眶脂肪过剩同时伴有皮肤肌肉松弛的中老年患者[135, 144, 145]。他们的理由是：经结膜入路切除眶脂肪，改善下睑眶脂肪膨出体征后，皮肤肌肉过剩问题可通过夹捏法下睑成形术（Pinch lower blepharoplasty）、激光嫩肤（Laser resurfacing）、化学剥脱（Chemical peeling）或外眦缩紧等方法予以解决。

1991年，Zarem和Resnick[144]报告，他们将经结膜眶隔后入路下睑成形术的适应证从仅有眶脂肪过剩而无皮肤冗余的年轻人扩展到同时存在眶脂肪过剩和皮肤冗余的老年人。共施术104例，患者年龄范围27～79岁。104例患者中，2例同时接受了皮肤切除术，3例后期接受了皮肤切除术。术后随访2～24个月，无下睑退缩和外翻发生，美容效果满意。同年（1991年），McKinney等[145]报告了经结膜眶隔后入路眶脂肪切除结合化学剥脱嫩肤的下睑成形新技术。共施术17例，获得非常满意的效果，无并发症发生。他们认为，该法适用于下睑眶脂肪过剩伴皮肤细纹多的患者，是下睑成形三个基本技术（即皮瓣法、肌皮瓣法和结膜入路法）以外的第四种选择。

（二）结膜入路眶脂肪保留与重置法下睑成形术（Transconjunctival lower blepharoplasty with orbital fat preservation and repositioning）

20世纪90年代以来，眶脂肪保留与重置理念和技术开始流行，一些经结膜入路保留眶脂肪、修复眶隔、重置眶脂肪或提升眼轮匝肌下脂肪（SOOF）的下睑成形术式相继见诸报道。

1994年，Camirand等[146, 147]报告了经结膜眶隔后入路眶脂肪保留、切口下部结膜-睑囊筋膜复合瓣与弓状缘缝合固定法下睑成形术，手术引起的结膜缺损不缝合，待其自行愈合（图S2-3-2-2-1）。该法可同时矫正下睑眶脂肪假性疝出、泪槽畸形、眼球内陷，有时也可改善上睑凹陷。

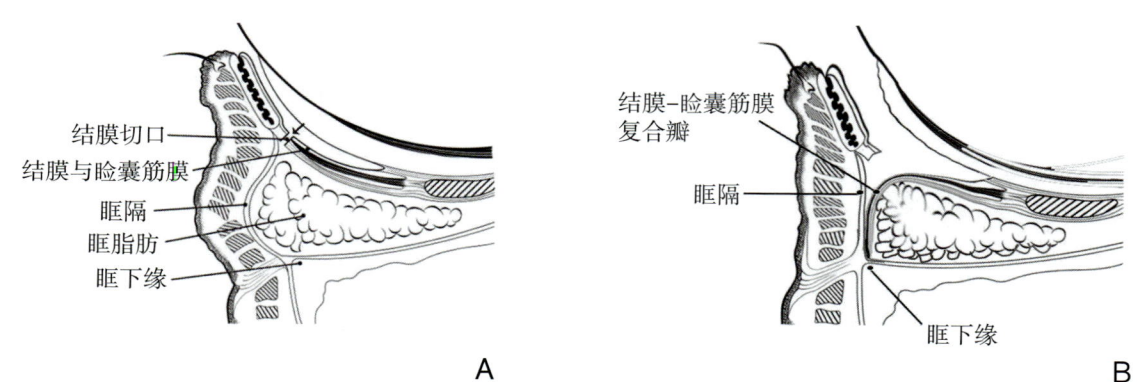

图S2-3-2-2-1　Camirand等经结膜眶隔后入路眶脂肪保留、切口下部结膜-睑囊筋膜复合瓣与弓状缘缝合固定法下睑成形术示意图（1994年）
A. 结膜切口设计；B. 结膜-睑囊筋膜复合瓣与弓状缘缝合固定完毕

1996年，de la Plaza 等[148]报告了经结膜眶隔前入路眶脂肪重置法（图 S2-3-2-2-2）和眶脂肪还纳法的睑囊筋膜-弓状缘骨膜缝合法下睑成形术式（图 S2-3-2-2-3）。前者适用于矫正伴有泪槽畸形的患者，后者适用于眶隔薄弱而无明显脂肪过剩的患者。

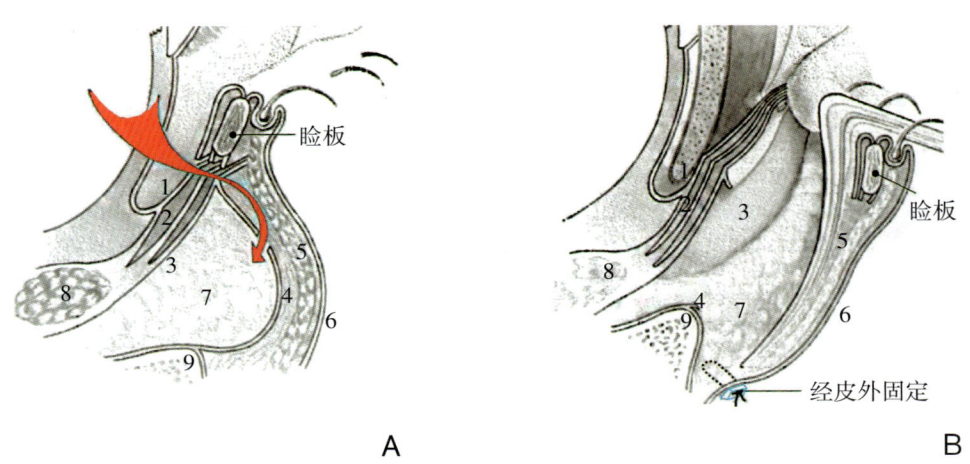

图 S2-3-2-2-2　de la Plaza 等经结膜眶隔前入路眶脂肪重置法下睑成形术示意图（1996 年）
A. 手术入路；B. 打开眶隔后，将眶脂肪同睑囊筋膜、眶隔和骨膜分离，然后将眶脂肪瓣翻转，充填于泪槽底部，并将脂肪瓣经皮缝合固定（1. 结膜；2. Müller 氏肌；3. 睑囊筋膜；4. 眶隔；5. 眼轮匝肌；6. 皮肤；7. 眶脂肪；8. 下斜肌；9. 眶下缘）

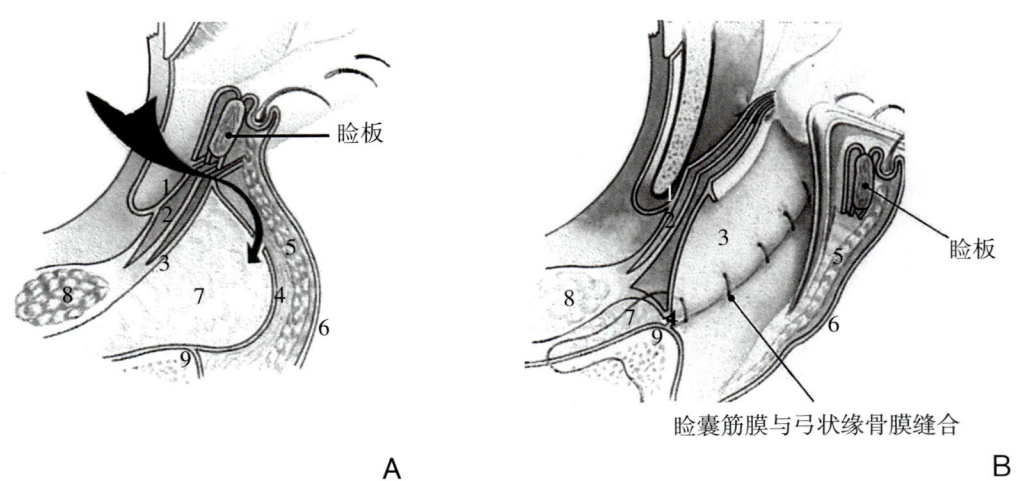

图 S2-3-2-2-3　de la Plaza 等经结膜眶隔前入路眶脂肪还纳法下睑成形术示意图（1996 年）
A. 手术入路；B. 打开眶隔后，将眶脂肪同睑囊筋膜、眶隔和骨膜分离，然后将眶脂肪瓣还纳至眶底，并将睑囊筋膜与弓状缘骨膜缝合，以阻止眶脂肪向前膨出（1. 结膜；2. Müller 氏肌；3. 睑囊筋膜；4. 眶隔；5. 眼轮匝肌；6. 皮肤；7. 眶脂肪；8. 下斜肌；9. 眶下缘）

1999年，Goldberg等[149]在《面部整形外科》杂志（*Facial Plastic Surgery*）上最早报告了经结膜眶隔后入路眶脂肪骨膜下重置法下睑成形术。他们经结膜切口释放眶脂肪，并在眶下缘行骨膜下剥离，形成腔隙，然后将释放出的眶脂肪置入该腔隙，以矫正泪槽和睑颊沟畸形，最后将填入骨膜下腔隙的眶脂肪行经皮固定。他们认为该手术适用于眶脂肪过剩伴泪槽畸形的患者。

2000年，Goldberg[150]又在《整形重建外科》杂志（*Plastic and Reconstructive Surgery*）进一步报告了经结膜眶隔后入路眶脂肪重置法下睑成形术的临床经验和术后效果，并配以精美的插图介绍手术方法（图S2-3-2-2-4）。共施术24例，术后随访6~30个月，无并发症发生，20例患者获得满意的美容效果，4例需要再次手术矫正泪槽畸形。同年（2000年），Freeman[151]报告了经结膜眶隔后入路眼轮匝肌下脂肪（SOOF）提升法下睑成形术，该法主要适用于有泪槽畸形的患者。在下睑板下缘约1mm处切开结膜，劈开部分眶隔纤维，进入眶隔后平面，在眶隔与眶脂肪之间向下剥离到骨性眶下缘，沿眶下缘内侧半切开弓状缘，松解眼轮匝肌限制韧带，继续向下行骨膜上剥离到泪槽的下界之下，暴露SOOF，然后用水平褥式缝合法将SOOF悬吊固定于眶下缘骨膜上（图S2-3-2-2-5）。如没有明显的眶脂肪过剩，一般不切除眶脂肪。共施术64例，效果很好。同年（2000年），Baker[152]在评论该技术时指出，它对泪槽畸形的矫正效果是不充分的，因为SOOF的主体位于骨性眶下缘外侧半的下方，骨性眶下缘内侧半下方的SOOF量往往不足以完全矫正泪槽畸形。

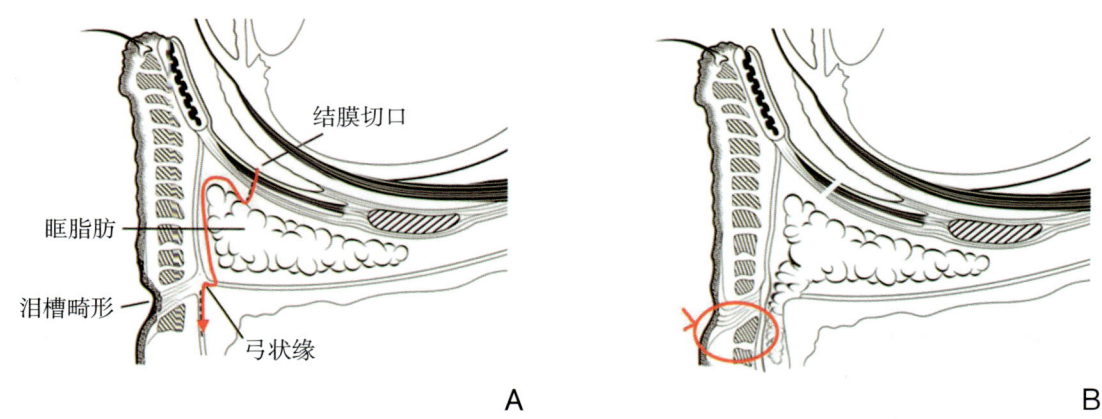

图S2-3-2-2-4　Goldberg经结膜眶隔后入路眶脂肪重置法下睑成形术示意图（2000年）
A. 在近下穹窿处切开结膜与睑囊筋膜（下睑缩肌），经眶隔与眶脂肪之间分离至眶下缘，在弓状缘水平切开下内侧眶缘处的骨膜，用骨膜剥离子向下行骨膜下剥离，形成骨膜下腔隙，下界距眶下孔约1.5cm；B. 将释放的内侧和中间眶脂肪垫充填于骨膜下腔隙，以矫正泪槽畸形，重置的眶脂肪行3~4针经皮外固定

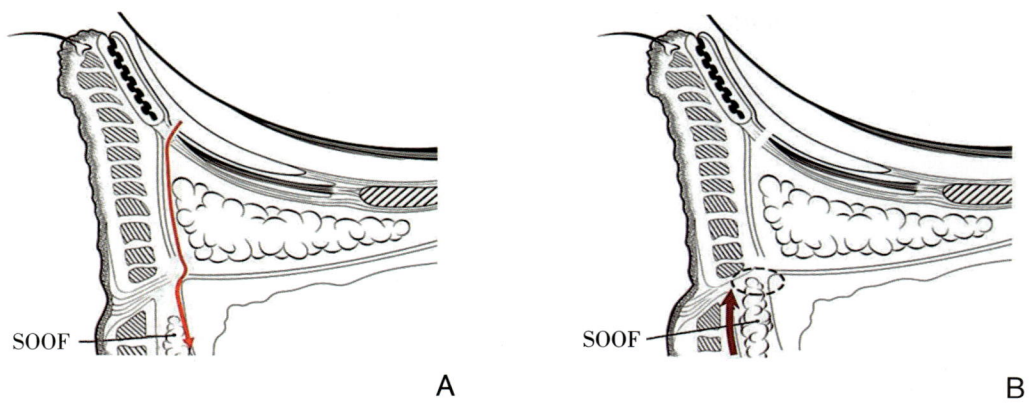

图 S2-3-2-2-5　Freeman 经结膜眶隔后入路眼轮匝肌下脂肪（SOOF）提升法下睑成形术示意图（2000年）

A. 切口、剥离平面及术前 SOOF 位置矢状观；B. 术后 SOOF 位置矢状观

2003年，Kawamoto 等[153]报告了经结膜眶隔后入路带蒂眶脂肪骨膜上重置法泪槽畸形矫正术，他们将该手术称为"TROUF"（Transconjunctival repositioning of orbital unipedicled fat）技术。他们在下睑板下缘与下结膜穹窿之间的中点水平切开结膜和睑囊筋膜，经眶隔后在弓状缘稍上方切开眶隔，然后松解眼轮匝肌限制韧带，在骨膜与眼轮匝肌之间向下剥离腔隙，将内侧和中间脂肪垫充填于剥离的骨膜上腔隙中，并行经皮外固定，以矫正泪槽畸形（图 S2-3-2-2-6）。共施术25例，术后随访17~31个月，效果满意。

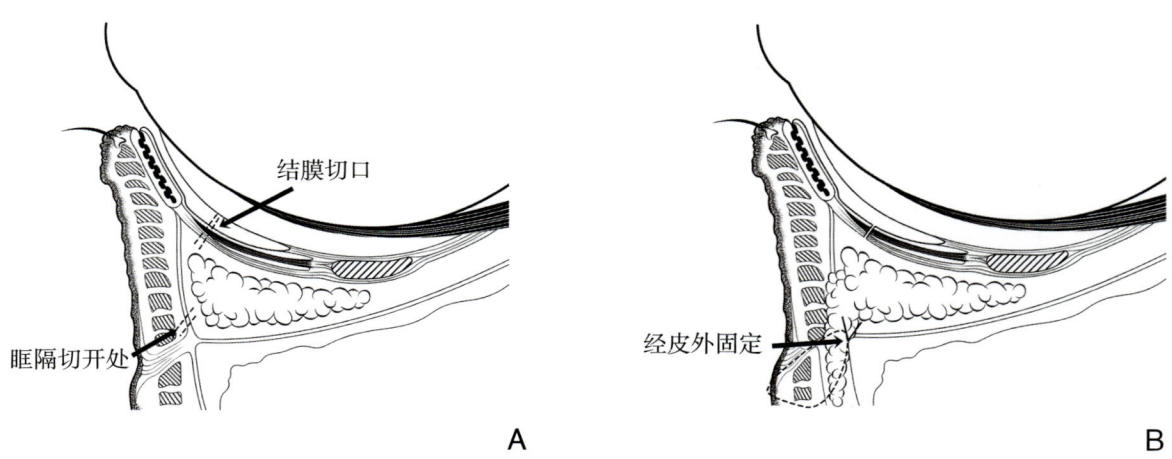

图 S2-3-2-2-6　Kawamoto 等经结膜眶隔后入路带蒂眶脂肪骨膜上重置法（TROUF 技术）泪槽畸形矫正术示意图（2003年）

2005年，Nassif[154]报告了经结膜眶隔前入路眶脂肪骨膜下重置法下睑成形术，重置的眶脂肪行经皮外固定。该法主要用于下睑眶脂肪过剩伴有泪槽畸形的患者，可单独实施，也可结合夹捏技术去除下睑过剩的皮肤，或结合骨膜下中面部提升技术，实现整个睑-颊区年轻化。共施术100余例，获得满意效果。

2006年，Mohadjer等[155]报告了经结膜眶隔前入路眶脂肪SOOF内重置法下睑成形术（图S2-3-2-2-7），主要用于矫正泪槽畸形。施术66例，获得满意效果。

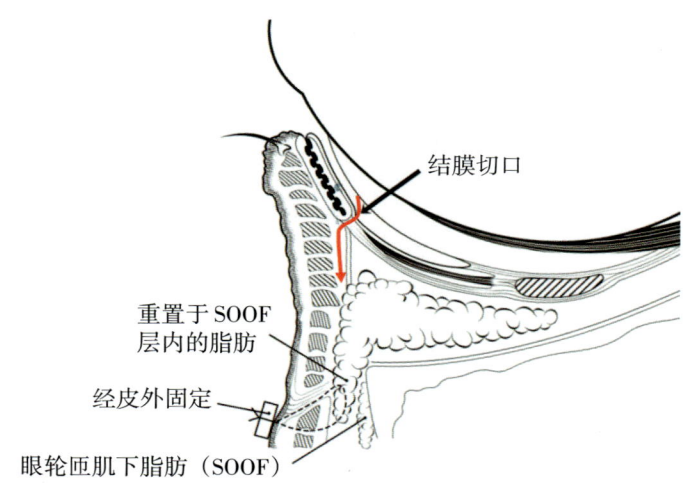

图S2-3-2-2-7　Mohadjer等经结膜眶隔前入路眶脂肪SOOF内重置法下睑成形术示意图（2006年）

2008年，Momosawa等[156]报告了经结膜眶隔前入路骨膜上眶脂肪和眶隔重置法下睑成形术，重置的脂肪行内部固定（图S2-3-2-2-8）。他们为20个有泪槽畸形或袋状眼睑的亚洲年轻人实施了这种手术，获得了满意效果，没有大的并发症。

2009年，Sadove[157]报告了经结膜眶隔前入路眶脂肪保留与眶隔缝合修复法下睑成形术，适应证为下睑中部与内侧膨隆，可单独应用，也可结合化学剥脱技术改善下睑皮肤质量，或结合夹捏技术切除下睑多余皮肤。共施术78例，美容效果满意且持久。

2011年，Liao和Wei[158]报告了经结膜眶隔后入路眶脂肪骨膜上重置和内部固定法下睑成形术（图S2-3-2-2-9），主要用于眶脂肪过剩伴泪槽畸形的患者。共施术142例，获得满意效果。

2013年，Yoo等[159]对结膜入路骨膜上与骨膜下眶脂肪重置法下睑成形术的手术效果进行了回顾性比较研究，发现骨膜下重置法对正常解剖干扰小，出血少，但需要精细操作；而骨膜上重置法速度较快，但创伤较大，术后瘀斑、水肿时间较长。两种方法的最终效果都很满意，两者之间没有统计学意义上的差异。

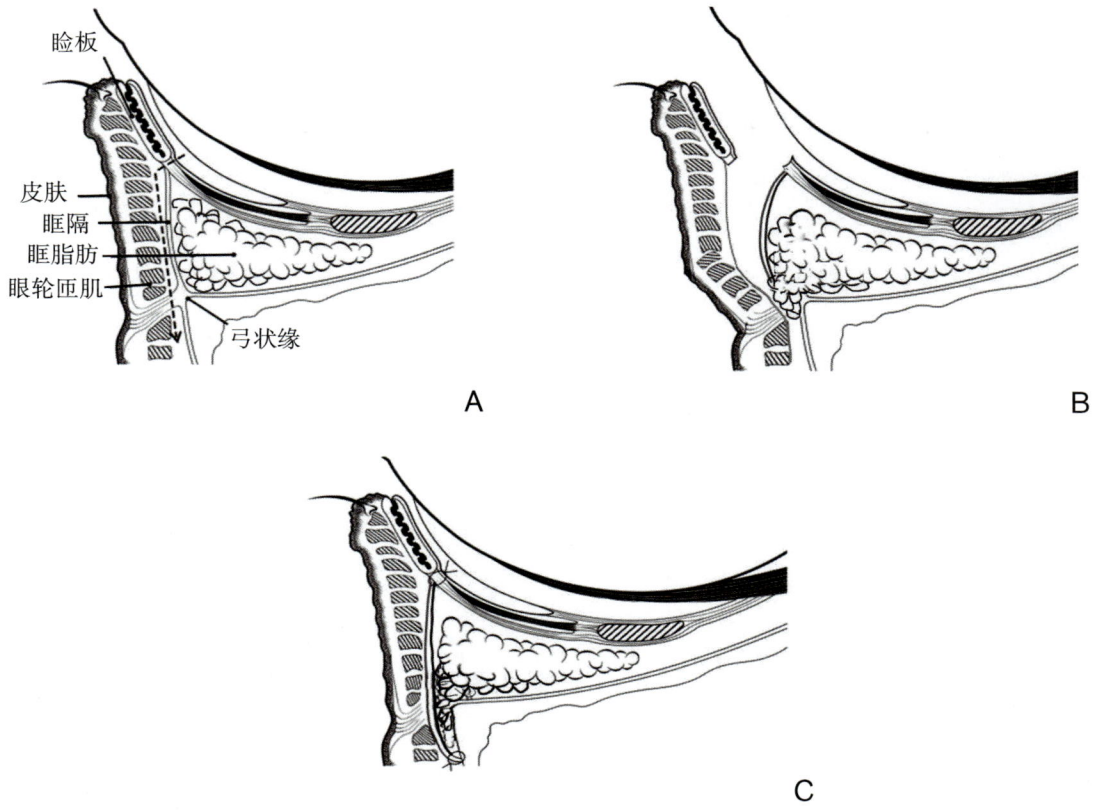

图 S2-3-2-2-8　Momosawa 等经结膜眶隔前入路骨膜上眶脂肪和眶隔重置法下睑成形术示意图（2008 年）
A. 于下睑板下方 2~3mm 处切开结膜，进入眶隔前平面向下剥离，松解眼轮匝肌限制韧带；B. 沿弓状缘切开眶隔；C. 眶隔断端和带蒂眶脂肪瓣向下推进覆盖眶下缘，并与骨膜缝合固定

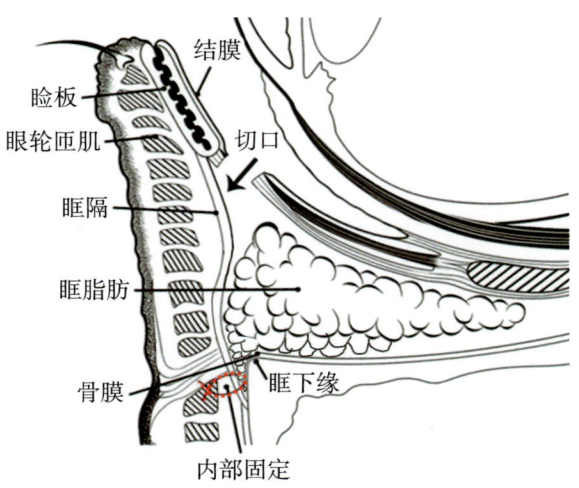

图 S2-3-2-2-9　Liao 和 Wei 经结膜眶隔后入路眶脂肪骨膜上重置和内部固定法下睑成形术示意图（2011 年）

2014年，Medel等[160]报告了经结膜眶隔后入路、内侧与中间眶脂肪垫骨膜下重置、一处真皮下缝合固定法下睑成形术（图S2-3-2-2-10），用于矫正眶脂肪膨出与泪槽畸形体征。术中经结膜下穹窿切口，在眶隔后向下钝性分离至眶下缘，暴露并切开内侧弓状缘，然后于上颌骨内侧面行骨膜下剥离，剥离范围延伸到鼻侧壁，以松解鼻翼提肌部分起点，在眶下神经内侧形成袋状腔隙。骨膜下腔隙形成后，直视下将5-0双针普理灵缝线的两端缝针从腔隙底部的同一点皮肤进入骨膜下腔隙，然后向后上走行，分别从底部穿入内侧与中间脂肪垫，从结膜切口出针，然后拉紧缝线，使脂肪垫进入骨膜下腔隙，在适当的张力下打结。共施术19例，获得满意效果。同年（2014年），Youn等[161]对经结膜眶隔前入路单纯眶脂肪骨膜下重置与眶脂肪骨膜下重置加眶隔重置两种手术方法的效果进行了对比研究，发现后者优于前者。

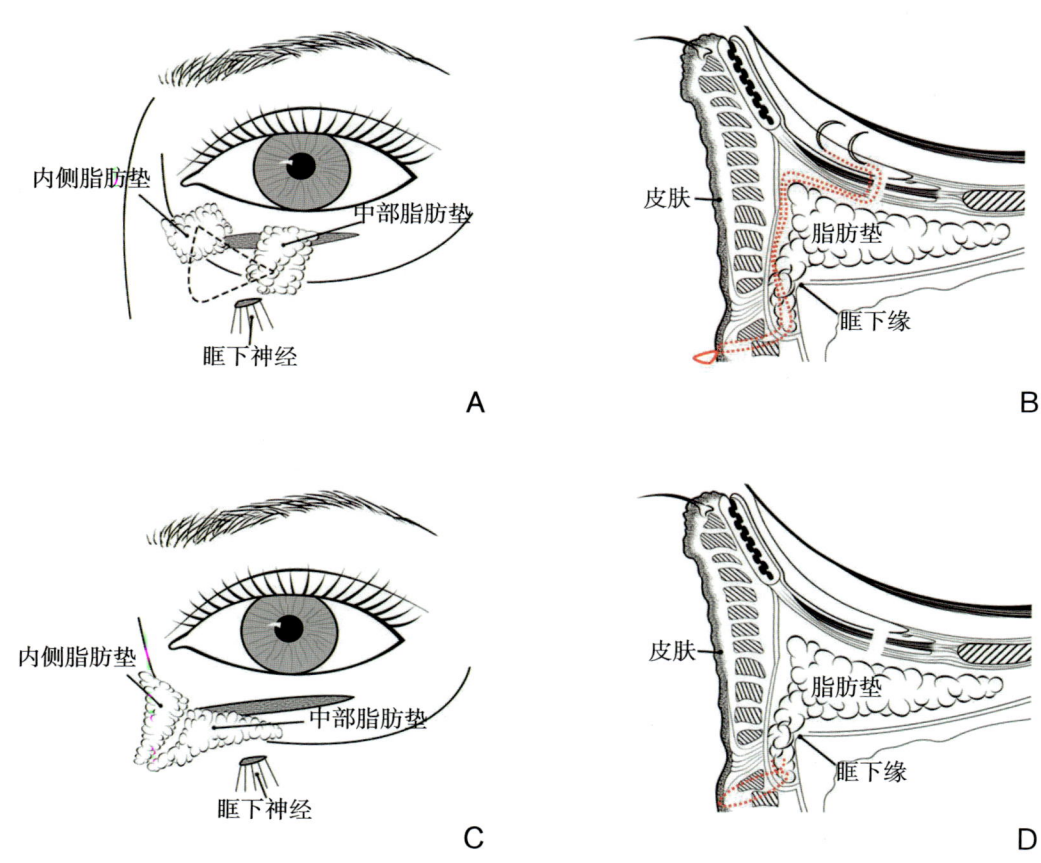

图S2-3-2-2-10　Medel等经结膜眶隔后入路、内侧与中间眶脂肪垫骨膜下重置、一处真皮下缝合固定法下睑成形术示意图（2014年）

A、B. 眶下神经内侧形成的骨膜下腔隙的正面与侧面观：双针缝线的两端缝针经皮肤同一点进入泪槽内下方的骨膜下腔隙，向后上走行，分别从底部穿入内侧与中间脂肪垫，从结膜切口出针，然后拉紧缝线，使脂肪垫进入骨膜下腔隙，在适当的张力下打结；C、D. 被缝线拉入骨膜下腔隙的内侧与中间脂肪垫正面与侧面观

三、皮肤与结膜联合入路下睑成形术（Lower blepharoplasty by combination of transconjunctival and transcutaneous approaches）

1996 年，de la Plaza 等[148]报告了经结膜眶隔前入路切除眶脂肪、经皮肤入路皮瓣法切除多余皮肤、保留眼轮匝肌完整的下睑成形术（图 S2-3-3-1）。该法适用于同时存在下睑眶脂肪过剩和皮肤中重度冗余的患者，可减少下睑外翻的发生率。

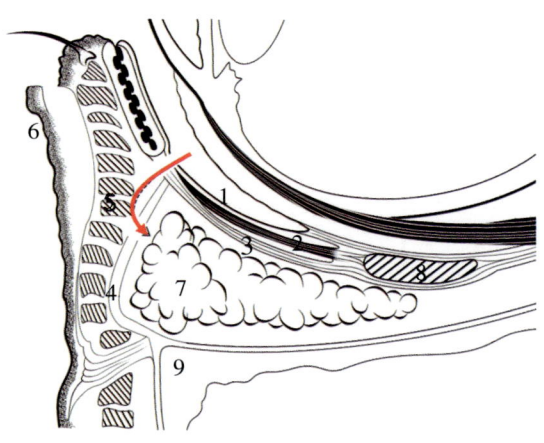

图 S2-3-3-1　de la Plaza 等经结膜眶隔前入路切除眶脂肪、经皮肤入路皮瓣法切除多余皮肤、保留眼轮匝肌完整的下睑成形术示意图（1996 年）
1. 结膜；2. Müller 氏肌；3. 睑囊筋膜；4. 眶隔；5. 眼轮匝肌；6. 皮肤；7. 脂肪袋；8. 下斜肌；9. 眶下缘

1997 年，Millman 等[162]报告了经结膜眶隔后入路眶脂肪切除联合皮肤入路眶隔-肌皮瓣（Septal-myocutaneous flap）提升法下睑成形术，他们认为该法可同时解决眶脂肪过剩、皮肤-肌肉和眶隔松弛问题。共施术 64 例，获得满意效果。

2010 年，Massry[163]报告了经结膜眶隔后入路眶脂肪切除或重置联合皮肤入路过剩皮肤切除法下睑成形术，有下睑松弛存在者，附加外眦固定或成形术。他将这种手术称为"双层手术"（Bilamellar surgery），其主要优点是不破坏眶隔和眼轮匝肌，因此术后并发症少。

2011 年，Hidalgo[164]报告了经结膜眶隔前入路眶脂肪切除或重置联合经皮肤入路过剩皮肤切除、化学剥脱嫩肤或外眦固定等技术的综合性下睑年轻化手术。共施术 248 例，获得满意效果。同年（2011 年），Rohrich 等[165]报告了皮肤与结膜联合入路"五步法下睑成形术"（The five-step lower blepharoplasty），这是一种集过剩皮肤与眶脂肪切除、颧脂肪垫容量补充、眼轮匝肌限制韧带松解和外眦固定等技术为一体的综合性技术（图S2-3-3-2）。共施术100例，获得满意效果。

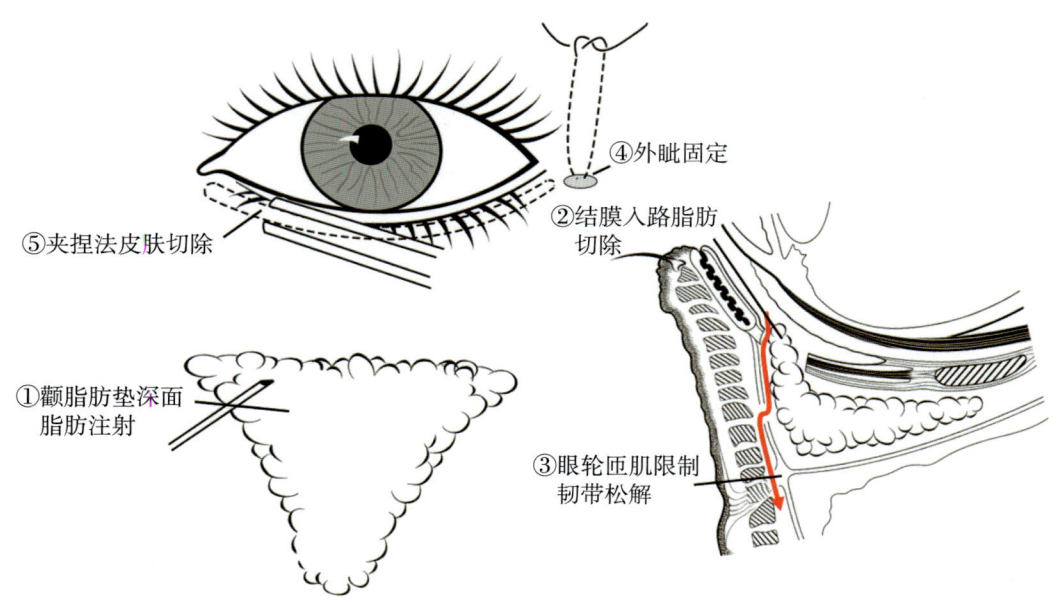

图 S2-3-3-2　Rohrich 等"五步法下睑成形术"示意图（2011年）
①颧脂肪垫上端深面脂肪注射增加容量；②经结膜眶隔后入路去除过剩眶脂肪；③经结膜切口松解眼轮匝肌限制韧带；④外侧支持带悬吊法外眦固定；⑤皮肤夹捏法过剩皮肤切除

四、口腔入路下睑成形术（Transoral lower blepharoplasty）

2009年，Zhang 等[166]报告了口腔入路眶脂肪切除或重置法下睑成形术。他们切开口腔前庭沟处的黏膜，避开眶下神经血管束行上颌骨骨膜下剥离，至眶下缘处切开骨膜，继之分离眶隔，释放眶脂肪，多余部分予以切除，其余部分重置于眶下缘骨膜下或骨膜上，然后缝合固定，口腔黏膜切口缝合封闭。共施术17例，美容效果满意，口腔切口无感染，6例患者术后眶下区麻木，但均在6个月内自行恢复正常。

2011年，Mofid[167]报告了口腔与颞部联合入路眶脂肪重置法下睑成形和中面部提升术。共施术6例，获得满意效果。

（邢新　杨超　张培培　付晓宇）

参考文献

[1] Espinoza G M, Holds J B. Evolution of eyelid surgery[J]. Facial Plast Surg Clin North Am, 2005, 13(4): 505-510.

[2] American Academy of Ophthalmology. Functional indications for upper and lower eyelid blepharoplasty[J]. Ophthalmol, 1995, 102(4): 693-695.

[3] Tonnard P L, Verpaele A M, Zeltzer A A. Augmentation blepharoplasty: a review of 500 consecutive patients[J]. Aesthet Surg J, 2013, 33(3): 341-352.

[4] Wong J K. Aesthetic surgery in Asians[J]. Curr Opin Otolaryngol Head Neck Surg, 2009, 17(4): 279-286.

[5] Sergile S L, Obata K. Mikamo's double-eyelid operation: the advent of Japanese aesthetic surgery[J]. Plast Reconstr Surg, 1997, 99(3): 662-669.

[6] 彭凌燕. 从《申报》美容、化妆品广告看三十年代上海的审美文化与社会生活(1930-1939)[D]. 湖南师范大学硕士研究生论文, 2011: 14-15.

[7] Sayoc B T. Absence of superior palpebral fold in slit eyes: an anatomic and physiologic explanation[J]. Am J Ophthalmol, 1956, 42(2): 298-300.

[8] Doxanas M T, Anderson R L. Oriental eyelids: an anatomic study[J]. Arch Ophthalmol, 1984, 102(8): 1232-1235.

[9] Hwang H S, Spiegel J H. The effect of "single" vs "double" eyelids on the perceived attractiveness of Chinese women[J]. Aesthet Surg J, 2014, 34(3): 374-382.

[10] Liu D, Hsu W M. Oriental eyelids: anatomic difference and surgical consideration[J]. Ophthal Plast Reconstr Surg, 1986, 2(2): 59-64.

[11] Shirakabe Y, Kinugasa T, Kawata M, et al. The double-eyelid operation in Japan: its evolution as related to cultural changes[J]. Ann Plast Surg, 1985, 15(3): 224-241.

[12] Uchida K. The Uchida method for the double-eyelid operation in 1523 cases[J]. Jpn J Ophthalmol, 1926, 30: 593.

[13] Maruo M. Plastic construction of a "double eyelid"[J]. Jpn Rev Clin Ophthalmol, 1929, 24: 393-406.

[14] Hata B. Application of eyelid clamp and beads in "double-eyelid" operation[J]. Jpn Rev Clin Ophthalmol, 1933, 28: 491-494.

[15] Pang H G. Surgical formation of upper lid fold[J]. Arch Ophthalmol, 1961, 65: 783-784.

[16] Mutou Y, Mutou H. Intradermal double eyelid operation and its follow-up results[J]. Br J Plast Surg, 1972, 25(3): 285-291.

[17] Megumi Y. Double eyelid procedure by removal of transconjunctival orbital fat and buried sutures combined with sling technique to avoid wounding the eyelid[J]. Aesth Plast Surg, 1997, 21(4): 254-257.

[18] Barron J N, Saad M N. Operative plastic and reconstructive surgery[M]. Edinburg: Churchill-Livingstone, 1980: 764-768.

[19] Song R Y, Song Y G. Double eyelid operations[J]. Aesth Plast Surg, 1985, 9(3): 173-180.

[20] Baek S M, Kim S S, Tokunaga S, et al. Oriental blepharoplasty: single-stitch, nonincision technique[J]. Plast Reconstr Surg, 1989, 83(2): 236-242.

[21] Shirao I S. Oriental double eyelid: a simplified nonincisional technique using the twin-needle suturer[J]. Plast Reconstr Surg, 1995, 96(1): 179-182.

[22] Megumi Y. Double eyelid procedure by removal of transconjunctival orbital fat and buried sutures combined with sling technique to avoid wounding the eyelid[J]. Aesth Plast Surg, 1997, 21(4): 254-257.

[23] Kure K, Minami A. A simple and durable way to create a supratarsal fold (double eyelid) in Asian patients[J]. Aesthet Surg J, 2001, 21(3): 227-232.

[24] Liao W C, Tung T C, Tsai T R, et al. Celebrity arcade suture blepharoplasty for double eyelid[J]. Aesth Plast Surg, 2005, 29(6): 540-545.

[25] Fan J F, Low D W. A two-way continuous buried-suture approach to the creation of the long-lasting double eyelid: surgical technique and long-term follow-up in 51 patients[J]. Aesth Plast Surg, 2009, 33(3): 421-425.

[26] Liu X W, Fan D L, Guo X, et al. A transcutaneous, subcutaneous, and intratarsal suturing procedure in double eyelid surgery[J]. Plast Reconstr Surg, 2010, 126(6): 2133-2139.

[27] Wong J K, Zhou X L, Ai Y F, et al. A simple, minimally invasive method for creation of the superior palpebral fold in Asians with the modified continuous buried tarsal stitch: a joint assessment from Toronto, Ontario, Canada, and Chengdu, China[J]. Arch Facial Plast Surg, 2010, 12(4): 269-273.

[28] Choi Y, Eo S. Tissue thread grafting: nonincisional double-eyelid operation[J]. Ann Plast Surg, 2010, 64(4): 376-380.

[29] Mizuno T. Two modified techniques to decrease complications of buried suture double-eyelid blepharoplasty[J]. J Plast Reconstr Aesth Surg, 2013, 66(4): e95-e100.

[30] Moon K C, Yoon E S, Lee J M. Modified double-eyelid blepharoplasty using the single-knot continuous buried non-incisional technique[J]. Arch Plast Surg, 2013, 40(4): 409-413.

[31] Li L Q, Ni B T, Pan S S, et al. Creating natural double eyelids with continuous buried suture and mini-

incision technique using subcutaneous absorbable suture for patients with puffy eyelids[J]. JAMA Facial Plast Surg, 2014, 16(3): 188-192.

[32] Hayashi K. The modification of the Hotz method for plastic constructive of a double eyelid[J]. Jpn Rev Clin Ophthalmol, 1939, 34: 369.

[33] Inoue S. The double eyelid operation[J]. Jpn Rev Clin Ophthalmol, 1947, 42: 306.

[34] Mitsui Y. Plastic construction of a "double-eyelid"[J]. Jpn Rev Clin Ophthalmol, 1950, 44: 19.

[35] Sayoc B T. Plastic construction of the superior palpebral fold[J]. Am J Ophthalmol, 1954, 38(4): 556-559.

[36] Fernandez L R. Double eyelid operation in the Oriental in Hawaii[J]. Plast Reconstr Surg Transplt Bull, 1960, 25: 257-264.

[37] Uchida J. A surgical procedure for blepharoptosis vera and for pseudo-blepharoptosis orientalis[J]. Br J Plast Surg, 1962, 15: 271-276.

[38] Boo-Chai K. Plastic construction of the superior palpebral fold[J]. Plast Reconstr Surg, 1963, 31: 74-78.

[39] Millard D R Jr. The oriental eyelid and its surgical revision[J]. Am J Ophthalmol, 1964, 57: 646-649.

[40] Rogers B O. Cosmetic blepharoplasty using an electrocauterization technique[J]. Aesth Plast Surg, 1976, 1(1): 263-269.

[41] Sachs M E, Bosniak S L. Nonsurgical fat removal in cosmetic blepharoplasty: a new technique[J]. Ann Plast Surg, 1986, 16(6): 516-520.

[42] Bang Y H. The double-eyelid operation without supratarsal fixation[J]. Plast Reconstr Surg, 1991, 88(1): 12-17; discussion 18-19.

[43] Lee J S, Park W J, Shin M S, et al. Simplified anatomic method of double-eyelid operation: septodermal fixation technique[J]. Plast Reconstr Surg, 1997, 100(1): 170-178; discussion 179-181.

[44] Park J I. Orbicularis-levator fixation in double-eyelid operation[J]. Arch Facial Plast Surg, 1999, 1(2): 90-95; discussion 96.

[45] 郝平, 张辉, 尚燕, 等. 睑缘切口内固定法重睑成形术6例[J]. 中华医学美学美容杂志, 2001, 7(5): 275.

[46] Yang S Y. Oriental double eyelid: a limited-incision technique[J]. Ann Plast Surg, 2001, 46(4): 364-368.

[47] Chung W C, Kim Y O, Kim Y S, et al. Refinement of double eyelidplasty in Asian patients: attachment of the septoaponeurotic union to the pretarsal dermis[J]. Aesthet Surg J, 2002, 22(2): 154-161.

[48] Lee Y J, Baek R M, Chung W J. Nonincisional blepharoplasty using the debulking method[J]. Aesth Plast Surg, 2003, 27(6): 434-437.

[49] Cho B C, Byun J S. New technique combined with suture and incision method for creating a more physiologically natural double-eyelid[J]. Plast Reconstr Surg, 2010, 125(1): 324-331.

［50］Choi Y, Eo S R. A new crease fixation technique for double eyelidplasty using mini-flaps derived from pretarsal levator tissues［J］. Plast Reconstr Surg, 2010, 126（3）: 1048-1057.

［51］Bi Y L, Zhou Q, Hu X S, et al. Small-incision orbicularis-levator fixation technique: a modified double-eyelid blepharoplasty for treating trichiasis in young Asian patients［J］. J Plast Reconstr Aesth Surg, 2011, 64（9）: 1138-1144.

［52］Zhang M Y, Yang H, Ding S L, et al. Construction of a double eyelid: an uncut strip of orbicularis removed through three mini-incisions［J］. Aesth Plast Surg, 2013, 37（1）: 22-28.

［53］Zubiri J S. Subdermal placement of sutures in double eyelid surgery［J］. Aesth Surg J, 2013, 33（5）: 722-732.

［54］徐斌，曹思佳，朱洙玉，等. 上睑皮肤松弛患者的睑缘切口重睑术［J］. 中国美容医学, 2013, 22（1）: 5-7.

［55］Wu L W, Ye Z R, Xu Y, et al. Orbicularis-levator-tarsus composite suture technique in double-eyelid operation［J］. J Plast Reconstr Aesthet Surg, 2015, 68（8）: 1079-1084.

［56］Bergin D J, McCord C D, Berger T, et al. Blepharochalasis［J］. Br J Ophthalmol, 1988, 72（11）: 863-867.

［57］Dupuis C D, Rees T D. Historical notes on blepharoplasty［J］. Plast Reconstr Surg, 1971, 47（3）: 246-251.

［58］Rogers B O. History of oculoplastic surgery: the contributions of plastic surgery［J］. Aesth Plast Surg, 1988, 12（3）: 129-152.

［59］Hoorntje L E, van der Lei B, Stollenwerck G A, et al. Resecting orbicularis oculi muscle in upper eyelid blepharoplasty—a review of the literature［J］. J Plast Reconstr Aesth Surg, 2010, 63（5）: 787-792.

［60］Stephenson K L. The history of blepharoplasty to correct blepharochalasis［J］. Aesth Plast Surg, 1976, 1（1）: 177-194.

［61］Rees T D, Dupuis C C. Baggy eyelids in young adults［J］. Plast Reconstr Surg, 1969, 43（4）: 381-387.

［62］Espinoza G M, Holds J B. Evolution of eyelid surgery［J］. Facial Plast Surg Clin North Am, 2005, 13（4）: 505-510.

［63］Miller C C. Cosmetic surgery: the correction of featural imperfections［M］. Chicago: Oak Printing Co., 1908.

［64］Miller C C. The excision of bag-like folds of skin from the region about the eyes, by Charles C. Miller, 1906［J］. Aesth Plast Surg, 1988, 12（3）: 155-156.

［65］Kolle F S. Plastic and cosmetic surgery［M］. New York: D. Appleton and Co., 1911.

［66］Castanares S. Blepharoplasty for herniated intraorbital fat: anatomical basis for a new approach［J］. Plast Reconstr Surg（1946）, 1951, 8（1）: 46-58.

［67］Parkes M L. Correction of upper lid blepharochalasis［J］. Eye Ear Nose Throat Mon, 1954, 33（6）: 349-350.

[68] Cronin T D. Marginal incision for upper blepharaplasty[J]. Plast Reconstr Surg, 1972, 49(1): 14-17.

[69] Craig D M, Sullivan P K. The resection of orbicularis oculi muscle from the upper eyelid in experimental surgery on the monkey[J]. Plast Reconstr Surg, 1991, 87(1): 32-36.

[70] Damasceno R W, Cariello A J, Cardoso E B, et al. Upper blepharoplasty with or without resection of the orbicularis oculi muscle: a randomized double-blind left-right study[J]. Ophthal Plast Reconstr Surg, 2011, 27(3): 195-197.

[71] Parkes M, Fein W, Brennan H G. Pinch technique for repair of cosmetic eyelid deformities[J]. Arch Ophthalmol, 1973, 89(4): 324-328.

[72] Courtiss E H, Webster R C, White M F. Use of double W-plasty in upper blepharoplasty[J]. Plast Reconstr Surg, 1974, 53(1): 25-28.

[73] Seltzer A P. A new fenestrated instrument for blepharoplasty for upper eyelid[J]. J Natl Med Assoc, 1976, 68(3): 217-218.

[74] Owsley J Q Jr. Resection of the prominent lateral fat pad during upper lid blepharoplasty[J]. Plast Reconstr Surg, 1980, 65(1): 4-9.

[75] Paul M D. The surgical management of upper eyelid hooding[J]. Aesth Plast Surg, 1989, 13(3): 183-187.

[76] May J W Jr, Fearon J, Zingarelli P. Retro-orbicularis oculus fat (ROOF) resection in aesthetic blepharoplasty: a 6-year study in 63 patients[J]. Plast Reconstr Surg, 1990, 86(4): 682-689.

[77] Carroll R P, Mahanti R L. En bloc resection in upper eyelid blepharoplasty[J]. Ophthal Plast Reconstr Surg, 1992, 8(1): 47-49.

[78] Januszkiewicz J S, Nahai F. Transconjunctival upper blepharoplasty[J]. Plast Reconstr Surg, 1999, 103(3): 1015-1018; discussion 1019.

[79] Widgerow A D. Upper blepharoplasty with lateral segmental orbicularis excision[J]. Ann Plast Surg, 2003, 50(5): 471-474.

[80] Mühlbauer W, Holm C. Orbital septorhaphy for the correction of baggy upper and lower eyelids[J]. Aesthet Plast Surg, 2000, 24(6): 418-423.

[81] Fagien S. Advanced rejuvenative upper blepharoplasty: enhancing aesthetics of the upper periorbita[J]. Plast Reconstr Surg, 2002, 110(1): 278-291; discussion 292.

[82] Gulyas G. Improving the lateral fullness of the upper eyelid[J]. Aesth Plast Surg, 2006, 30(6): 641-648; discussion 649-650.

[83] Maniglia J J, Manglia R F, Jorge dos Santos M C, et al. Surgical treatment of the sunken upper eyelid[J]. Arch Facial Plast Surg, 2006, 8(4): 269-272.

[84] van der Lei B, Timmerman I S, Cromheecke M, et al. Bipolar coagulation-assisted orbital (BICO) septoblepharoplasty: a retrospective analysis of a new fat-saving upper-eyelid blepharoplasty technique[J]. Ann Plast Surg, 2007, 59(3): 263-267.

[85] Sozer S O, Agullo F J, Palladino H, et al. Pedicled fat flap to increase lateral fullness in upper blepharoplasty[J]. Aesth Surg J, 2010, 30(2): 161-165.

[86] Massry G G. Nasal fat preservation in upper eyelid blepharoplasty[J]. Ophthal Plast Reconstr Surg, 2011, 27(5): 352-355.

[87] Park S K, Kim B G, Shin Y H. Correction of superior sulcus deformity with orbital fat anatomic repositioning and fat graft applied to retro-orbicularis oculi fat for Asian eyelids[J]. Aesth Plast Surg, 2011, 35(2): 162-170.

[88] Fezza J P. The sigmoid upper eyelid blepharoplasty: redefining beauty[J]. Ophthal Plast Reconstr Surg, 2012, 28(6): 446-451.

[89] Tonnard P L, Verpaele A M, Zeltzer A A. Augmentation blepharoplasty: a review of 500 consecutive patients[J]. Aesthet Surg J, 2013, 33(3): 341-352.

[90] Yoo D B, Peng G L, Massry G G. Effacing the orbitoglabellar groove with transposed upper eyelid fat[J]. Ophthal Plast Reconstr Surg, 2013, 29(3): 220-224.

[91] Chen C C, Chen S N, Huang C L. Correction of sunken upper-eyelid deformity in young Asians by minimally-invasive double-eyelid procedure and simultaneous orbital fat pad repositioning: a one-year follow-up study of 250 cases[J]. Aesth Surg J, 2015, 35(4): 359-366.

[92] Jeon M S, Jung G Y, Lee D L, et al. Correction of sunken upper eyelids by anchoring the central fat pad to the medial fat pad during upper blepharoplasty[J]. Arch Plast Surg, 2015, 42(4): 469-474.

[93] Kim Y S, Roh T S, Yoo W M, et al. Infrabrow excision blepharoplasty: applications and outcomes in upper blepharoplasty in Asian women[J]. Plast Reconstr Surg, 2008, 122(4): 1199-1205.

[94] Lee D, Law V. Subbrow blepharoplasty for upper eyelid rejuvenation in Asians[J]. Aesthet Surg J, 2009, 29(4): 284-288.

[95] Sugamata A, Yoshizawa N. Infraeyebrow excision blepharoplasty for Japanese blepharochalasis: review of 35 patients over 60 years old[J]. Scand J Plast Reconstr Surg Hand Surg, 2010, 44(1): 17-20.

[96] Ichinose A, Sugimoto T, Sugimoto I, et al. Extended infrabrow excision blepharoplasty for dermatochalasis in Asians[J]. Arch Facial Plast Surg, 2011, 13(5): 327-331.

[97] Kim Y S. Subbrow blepharoplasty using supraorbital rim periosteal fixation[J]. Aesth Plast Surg, 2014, 38(1): 27-31.

[98] Stephenson K L. The history of blepharoplasty to correct blepharochalasis[J]. Aesth Plast Surg, 1976, 1(1): 177.

[99] Parkes M, Fein W, Brennan H G. Pinch technique for repair of cosmetic eyelid deformities[J]. Arch Ophthalmol, 1973, 89(4): 324-328.

[100] Parkes M L, Bassilios M I. "How I do it"—plastic surgery: practical suggestions on facial surgery: experience with the pinch technique in blepharoplasty[J]. Laryngoscope, 1978, 88(2 Pt 1): 364-366.

[101] Dinner M I, Glassman H, Artz J S. The "no flap" technique for lower-lid blepharoplasty[J]. Aesth Plast Surg, 1992, 16(2): 155-158.

[102] Rosenfield L K. The pinch blepharoplasty revisited[J]. Plast Reconstr Surg, 2005, 115(5): 1405-1412; discussion 1413-1414.

[103] Kim E M, Bucky L P. Power of the pinch: pinch lower lid blepharoplasty[J]. Ann Plast Surg, 2008, 60(5): 532-537.

[104] Bellinvia P, Klinger F, Bellinvia G. Lower blepharoplasty with direct excision of skin excess: a five-year experience[J]. Aesthet Surg J, 2010, 30(5): 665-670.

[105] Pepper J P, Baker S R. Transcutaneous lower blepharoplasty with fat transposition[J]. Clin Plast Surg, 2015, 42(1): 57-62.

[106] Castanares S. Blepharoplasty for herniated intraorbital fat; anatomical basis for a new approach[J]. Plast Reconstr Surg, 1951, 8(1): 46-58.

[107] Massiha H. Combined skin and skin-muscle flap technique in lower blepharoplasty: a 10-year experience[J]. Ann Plast Surg, 1990, 25(6): 467-476.

[108] Garcia R E, McCollough E G. Transcutaneous lower eyelid blepharoplasty with fat excision: a shift-resisting paradigm[J]. Arch Fac Plast Surg, 2006, 8(6): 374-380.

[109] Adamson P A, Strecker H D. Transcutaneous lower blepharoplasty[J]. Fac Plast Surg, 1996, 12(2): 171-183.

[110] Reidy J P. Swellings of eyelids[J]. Br J Plast Surg, 1960, 13: 256-267.

[111] Converse J M, Smith B. Plastic and reconstructive surgery of the eye and adnexa[M]. St. Louis: CV Mosby, 1967: 362-366.

[112] Rees T D, Dupuis C C. Baggy eyelids in young adults[J]. Plast Reconstr Surg, 1969, 43(4): 381-387.

[113] Hamra S T. The role of orbital fat preservation in facial aesthetic surgery: a new concept[J]. Clin Plast Surg, 1996, 23(1): 17-28.

[114] Sheen J H. Tarsal fixation in lower blepharoplasty[J]. Plast Reconstr Surg, 1978, 62(1): 24-31.

[115] Kostianovsky A S. Modification of the cutaneous muscular flap approach for lower blepharoplasty[J]. Aesth Plast Surg, 1979, 3(1): 153-159.

[116] Small R G. Extended lower eyelid blepharoplasty[J]. Arch Ophthalmol, 1981, 99(8): 1402-1405.

[117] Lewis J M. Augmentation blepharoplasty[J]. Ann Plast Surg, 1988, 21(5): 434-438.

[118] Massiha H. Combined skin and skin-muscle flap technique in lower blepharoplasty: a 10-year experience[J]. Ann Plast Surg, 1990, 25(6): 467-476.

[119] 王炜, 王卫峻, 林晓曦, 等. 眶肌筋膜韧带提紧——眼袋整形的新思路[J]. 中华医学美容杂志, 2000, 6(6): 284-287.

[120] Rousso D E, Brys A K. Extended lower eyelid skin muscle blepharoplasty[J]. Fac Plast Surg, 2011, 27(1): 67-76.

[121] Loeb R. Fat pad sliding and fat grafting for leveling lid depressions[J]. Clin Plast Surg, 1981, 8(4): 757-776.

[122] Sachs M E, Bosniak S L. Correction of true periorbital fat herniation in cosmetic lower lid blepharoplasty[J]. Aesth Plast Surg, 1986, 10(2): 111-114.

[123] de la Plaza R, Arroyo J M. A new technique for the treatment of palpebral bags[J]. Plast Reconstr Surg, 1988, 81(5): 677-687.

[124] Hamra S T. Arcus marginalis release and orbital fat preservation in midface rejuvenation[J]. Plast Reconstr Surg, 1995, 96(2): 354-362.

[125] Hamra S T. The zygorbicular dissection in composite rhytidectomy: an ideal midface plane[J]. Plast Reconstr Surg, 1998, 102(5): 1646-1657.

[126] Huang T. Reduction of lower palpebral bulge by plicating attenuated orbital septa: a technical modification in cosmetic blepharoplasty[J]. Plast Reconstr Surg, 2000, 105(7): 2552-2558; discussion 2559-2560.

[127] Mühlbauer W, Holm C. Orbital septorhaphy for the correction of baggy upper and lower eyelids[J]. Aesth Plast Surg, 2000, 24(6): 418-423.

[128] Atiyeh B S, Hayek S N. Combined arcus marginalis release, preseptal orbicularis muscle sling, and SOOF plication for midfacial rejuvenation[J]. Aesth Plast Surg, 2004, 28(4): 197-202.

[129] Stampos M. Lower lid blepharoplasty: the use of Lockwood's ligament for orbicularis oculi suspension and orbital fat preservation—a new technique[J]. Aesth Plast Surg, 2007, 31(6): 680-687.

[130] Codner M A, Wolfli J N, Anzarut A. Primary transcutaneous lower blepharoplasty with routine lateral canthal support: a comprehensive 10-year review[J]. Plast Reconstr Surg, 2008, 121(1): 241-250.

[131] Korn B S, Kikkawa D O, Cohen S R. Transcutaneous lower eyelid blepharoplasty with orbitomalar suspension: retrospective review of 212 consecutive cases[J]. Plast Reconstr Surg, 2010, 125(1): 315-323.

[132] Core G B. Lateral access recontouring blepharoplasty for rejuvenation of the lower lids[J]. Plast Reconstr Surg, 2013, 132(4): 835-842.

[133] Stevens H P, Willemsen J C, Durani P, et al. Triple-layer midface lifting: long-term follow-up of an effective approach to aesthetic surgery of the lower eyelid and the midface[J]. Aesth Plast Surg, 2014, 38(4): 632-640.

[134] Jeon Y R, Rah D K, Lew D H, et al. Pretarsal augmented lower blepharoplasty[J]. Plast Reconstr Surg, 2016, 138(1): 74-82.

[135] Mahe E. Lower lid blepharoplasty—the transconjunctival approach: extended indications[J]. Aesth Plast Surg, 1998, 22(1): 1-8.

[136] Dupuis C D, Rees T D. Historical notes on blepharoplasty[J]. Plast Reconstr Surg, 1971, 47(3): 246-251.

[137] Tessier P. The conjunctival approach to the orbital floor and maxilla in congenital malformation and trauma[J]. J Maxillofac Surg, 1973, 1(1): 3-8.

[138] Baylis H I, Long J A, Groth M J. Transconjunctival lower eyelid blepharoplasty: technique and complications[J]. Ophthalmol, 1989, 96(7): 1027-1032.

[139] Tomlinson F B, Hovey L M. Transconjunctival lower lid blepharoplasty for removal of fat[J]. Plast Reconstr Surg, 1975, 56(3): 314-318.

[140] Maniglia A J. Conjunctival approach for lower lid blepharoplasty[J]. Laryngoscope, 1979, 89(11): 1869-1872.

[141] Schwarz F, Randall P. Conjunctival incision for herniated orbital fat[J]. Ophthalmic Surg, 1980, 11(4): 276-279.

[142] Asken S. Transconjunctival lower lid blepharoplasty[J]. Plast Reconstr Surg, 1992, 89(4): 764.

[143] Schwarcz R, Fezza J P, Jacono A, et al. Stop blaming the septum[J]. Ophthal Plast Reconstr Surg, 2016, 32(1): 49-52.

[144] Zarem H A, Resnick J I. Expanded applications for transconjunctival lower lid blepharoplasty[J]. Plast Reconstr Surg, 1991, 88(2): 215-220; discussion 221.

[145] McKinney P, Zukowski M L, Mossie R. The fourth option: a novel approach to lower-lid blepharoplasty[J]. Aesth Plast Surg, 1991, 15(4): 293-296.

[146] Camirand A, Doucet J. Reinforcing the orbital septum of the eye through a transconjunctival approach[J]. Oper Tech Plast Reconstr Surg, 1994, 1(3): 160-171.

[147] Camirand A, Doucet J, Harris J. Eyelid aging: the historical evolution of its management[J]. Aesth Plast Surg, 2005, 29(2): 65-73.

[148] de la Plaza R, de la Cruz L. A new concept in blepharoplasty[J]. Aesth Plast Surg, 1996, 20(3): 221-233.

[149] Goldberg R A, Edelstein C, Shorr N. Fat repositioning in lower blepharoplasty to maintain infraorbital rim contour[J]. Fac Plast Surg, 1999, 15(3): 225-229.

[150] Goldberg R A. Transconjunctival orbital fat repositioning: transposition of orbital fat pedicles into a subperiosteal pocket[J]. Plast Reconstr Surg, 2000, 105(2): 743-748; discussion 749-751.

[151] Freeman M S. Transconjunctival sub-orbicularis oculi fat (SOOF) pad lift blepharoplasty: a new technique for the effacement of nasojugal deformity[J]. Arch Fac Plast Surg, 2000, 2(1): 16-21.

[152] Baker S R. Retrospective review of transconjunctival sub-orbicularis oculi pad lift blepharoplasty[J]. Arch Fac Plast Surg, 2010, 12(5): 349-351.

[153] Kawamoto H K, Bradley J P. The tear "TROUF" procedure: transconjunctival repositioning of orbital unipedicled fat[J]. Plast Reconstr Surg, 2003, 112(7): 1903-1907; discussion 1908-1909.

[154] Nassif P S. Lower blepharoplasty: transconjunctival fat repositioning[J]. Fac Plast Surg Clin North Am, 2005, 13(4): 553-559.

[155] Mohadjer Y, Holds J B. Cosmetic lower eyelid blepharoplasty with fat repositioning via intra-SOOF dissection: surgical technique and initial outcomes[J]. Ophthal Plast Reconstr Surg, 2006, 22(6): 409-413.

[156] Momosawa A, Kurita M, Ozaki M, et al. Transconjunctival orbital fat repositioning for tear trough deformity in young Asians[J]. Aesth Surg J, 2008, 28(3): 265-271.

[157] Sadove R C. Transconjunctival septal suture repair for lower lid blepharoplasty[J]. Plast Reconstr Surg, 2007, 120(2): 521-529.

[158] Liao S L, Wei Y H. Fat repositioning via supraperiosteal dissection with internal fixation for tear trough deformity in an Asian population[J]. Graefe's Arch Clin Exp Ophthalmol, 2011, 249(11): 1735-1741.

[159] Yoo D B, Peng G L, Massry G G. Transconjunctival lower blepharoplasty with fat repositioning: a retrospective comparison of transposing fat to the subperiosteal vs supraperiosteal planes[J]. JAMA Fac Plast Surg, 2013, 15(3): 176-181.

[160] Medel R, Hristodulopulos V, Vasquez L. Fat transposition with a single subdermal stitch for the treatment of deep tear trough[J]. Orbit, 2014, 33(6): 406-411.

[161] Youn S, Shin J I, Kim J T, et al. Transconjunctival subperiosteal fat reposition for tear trough deformity: pedicled fat redraping versus septal reset[J]. Ann Plast Surg, 2014, 73(5): 479-484.

[162] Millman A L, Williams J D, Romo T 3rd, et al. Septal-myocutaneous flap technique for lower lid blepharoplasty[J]. Ophthal Plast Reconstr Surg, 1997, 13(2): 84-89.

[163] Massry G G. Comprehensive lower eyelid rejuvenation[J]. Fac Plast Surg, 2010, 26(3): 209-221.

[164] Hidalgo D A. An integrated approach to lower blepharoplasty[J]. Plast Reconstr Surg, 2011, 127(1): 386-395.

[165] Rohrich R J, Ghavami A, Mojallal A. The five-step lower blepharoplasty: blending the eyelid-cheek junction[J]. Plast Reconstr Surg, 2011, 128(3): 775-783.

[166] Zhang H Z, Liu C M, Peng C, et al. Blending of the eyelid-cheek junction and removal of protruding fat: an intraoral approach to blepharoplasty of the lower eyelid[J]. Br J Oral Maxillofac Surg, 2009, 47(7): 541-544.

[167] Mofid M M. A novel technique for repositioning lower eyelid fat via the transoral approach in association with midface lift[J]. Aesth Plast Surg, 2011, 35(4): 563-568.

第三章

先天性内眦赘皮矫正术历史回顾

Historical review of correction of congenital epicanthus

第一节 · 内眦赘皮的分型
Types of epicanthus

内眦赘皮（Epicanthal fold；Epicanthus）是指位于眼睛内侧、覆盖泪湖、垂直走向、半月形的眼睑皮肤皱襞。1828 年，Schon 首先描述了这一皮肤皱襞。1831 年，von Ammon 首先使用"内眦赘皮"这一名称[1]。内眦赘皮多为先天性，少数由后天性原因引起，如创伤、烧伤等。1841 年，von Ammon 根据内眦赘皮的位置将其分为三种类型，即睑型、睑板型和睫型[2]。1912 年，Axenfield 和 Brons 首次描述了反向型内眦赘皮（Epicanthus inversus）[3]。1952 年，Duke-Elder 将内眦赘皮分为Ⅰ～Ⅳ型：Ⅰ型为眉型（Epicanthus supraciliaris），起于眉部，走向泪囊或鼻孔；Ⅱ型为睑型（Epicanthus palpebralis），起于睑板上方的上睑，向下眶缘延伸；Ⅲ型为睑板型（Epicanthus tarsalis），起于上睑板皱襞，消失于近内眦处的皮肤；Ⅳ型为反向或倒转型（Epicanthus inversus），起于下睑，向上走行，部分遮盖内眦结构[4]（图 S3-1-1）。1963 年，Mustarde 将内眦赘皮分为单纯型、伴有睑下垂型和伴有内眦间距增宽型（内眦间距＞瞳孔间距的 55%，可有或无睑下垂）三种类型[5]。

上述作者提出的内眦赘皮分型方法并不完全适用于亚洲人，因为亚洲人的上睑常常缺少睑板上皱襞，其睑部与睑板部很难区分。1996 年，韩国作者 Park 将亚洲人的内眦分为四种类型：Ⅰ型，没有内眦赘皮，泪湖完全暴露，睑裂的最内侧部分形成半月形凹陷（Recession），该处被泪阜（Caruncle）占据，见于大多数重睑皱襞自然的眼睑；Ⅱ型，有覆盖部分泪湖的内眦赘皮存在，赘皮连接泪湖边缘的皮肤；Ⅲ型，内眦赘皮几乎完全覆盖泪湖和泪阜，当赘皮跨过泪湖到达下睑时，它向外弯曲融入下睑皮肤；Ⅳ型，罕见的反向型内眦赘皮，起源于下睑，融入上睑皮肤[6]（图 S3-1-2）。

内眦赘皮的原因尚未完全阐明。von Ammon 认为，内眦赘皮是伴有皮肤过多的鼻背畸形的表现。1904 年，Rogman 认识到内眦赘皮是内眦部位皮肤垂直方向上短缺的表现，并不是皮肤过多。有作者认为这是一种发育停滞。据报道，所有正常胎儿及蒙古人种的成年人存在内眦赘皮是正常现象。这说明内眦赘皮是胚胎阶段的普通现象向成年期的延伸[4]。然而，Mustarde 在对 20 个白人胎

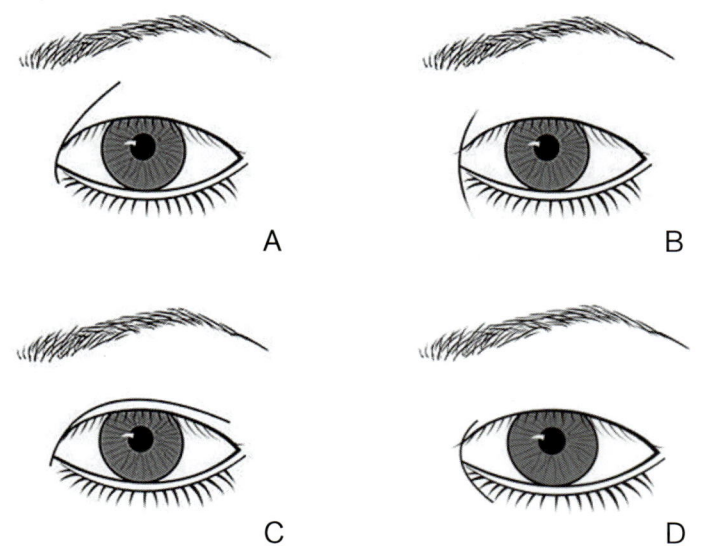

图 S3-1-1　Duke-Elder 提出的内眦赘皮分型示意图（1952 年）
A. Ⅰ型：眉型；B. Ⅱ型：睑型；C. Ⅲ型：睑板型；D. Ⅳ型：反向型

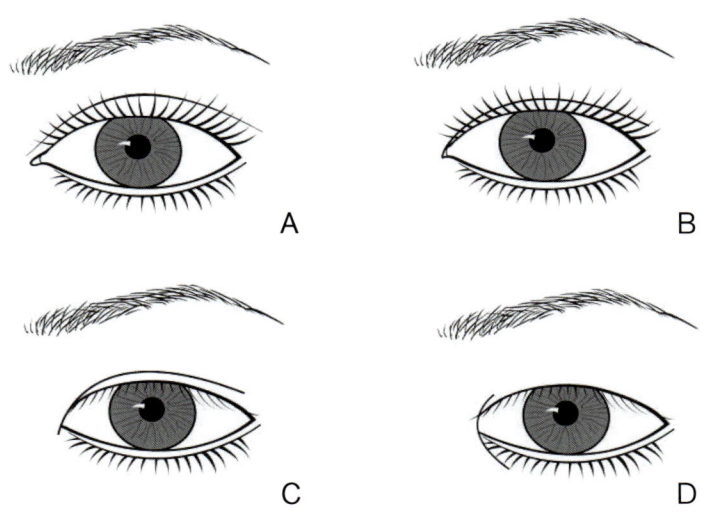

图 S3-1-2　Park 提出的亚洲人内眦分型示意图（1996 年）
A. Ⅰ型：无赘皮；B. Ⅱ型：赘皮覆盖部分泪湖；C. Ⅲ型：赘皮覆盖全部泪湖；D. Ⅳ型：反向型赘皮

儿的检查中，没有发现1例存在内眦赘皮[7]。这种畸形的解剖基础最初被认为是鼻根部皮肤发育过度，以及颅骨和鼻骨发育不良。但是，内眦赘皮可在鼻发育完全正常的个体中存在，另外切除赘皮往往加重而不是矫正这种状况，因此上述观点并不能完全解释内眦赘皮的解剖基础。其他解释包括提肌腱膜内侧脚的异常附着、赘皮下眼轮匝肌和纤维脂肪组织过剩等[8~10]。

第二节 · 内眦赘皮矫正术式的发展与演变
Development and evolution of epicanthoplasty

内眦赘皮的手术治疗始于19世纪上半叶,发展至今日,已有许多手术方法先后见诸报道。从早期的鼻根皮肤或赘皮单纯切除到后来的多种局部皮瓣转移等方法,足有数十种之多,大体上可分为单纯皮肤切除法、Z-成形及其变通法、Y-V成形及其变通法、Z-成形结合Y-V成形法、W-成形及其变通法、深部组织切除法等几大类。最大程度地减少复发率、最小程度地遗留瘢痕是内眦赘皮矫正方法不断发展的驱动因素。

一、单纯皮肤切除法(Simple skin resection)

早期认为,内眦赘皮主要由皮肤过剩和鼻背畸形所致,因此矫正方法是切除多余皮肤,或结合石蜡注射隆鼻。1841年,von Ammon首先报告了眉间-鼻背椭圆形皮肤切除法(图S3-2-1-1),也称鼻正中缝合法[11](Median rhinorrhaphy)。1874年、1926年和1929年,von Arlt、Spaeth和von Blaskovics分别报告了双侧赘皮表面半月形皮肤切除法,即所谓鼻外侧缝合法(Lateral rhinorrhaphy,图S3-2-1-2)[12~14]。1898年和1899年,Berger等和Wicherkiewicz先后报告了飞镖或箭头状赘皮直接切除法[15~17](图S3-2-1-3)。

这些早期的切除类手术方法,或因术后易发生瘢痕扩展与赘皮复发,或因易产生继发性赘皮,未得到普遍应用[18]。

第三章 先天性内眦赘皮矫正术历史回顾

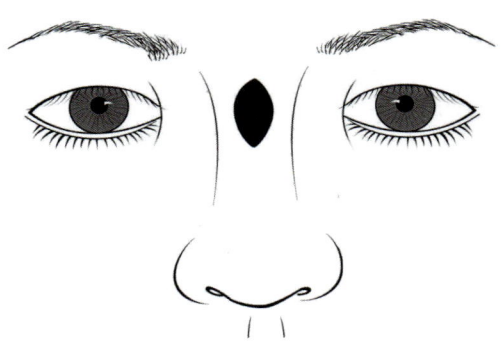

图 S3-2-1-1　von Ammon 氏眉间-鼻背椭圆形皮肤切除法示意图（1841 年）

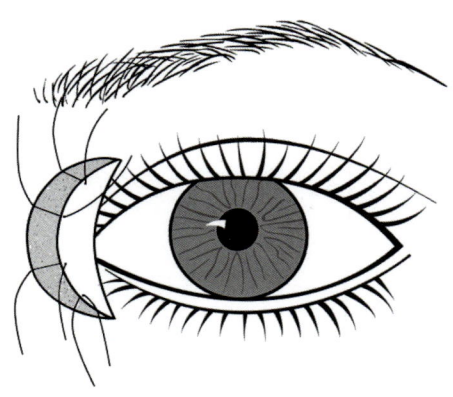

图 S3-2-1-2　von Blaskovics 氏内眦赘皮表面半月形皮肤切除法示意图（1929 年）

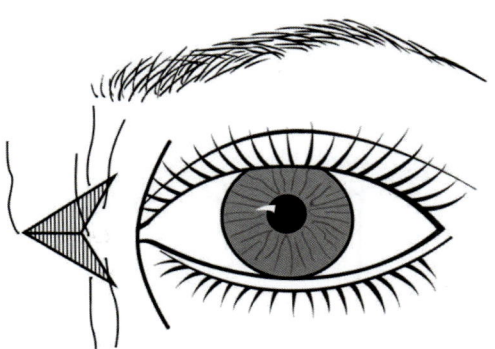

图 S3-2-1-3　Wicherkiewicz 氏箭头状赘皮直接切除法示意图（1899 年）

二、Z-成形及其改良法（Z-plasty and its modifications）

1904年，Rogman基于内眦赘皮的主要原因不是内眦部皮肤水平方向上过剩而是其垂直方向上不足的观点，报告了两反向三角形皮瓣交错缝合法内眦赘皮矫正术[19]。这种方法可视为最早的Z-成形法内眦赘皮矫正术式（图S3-2-2-1），也是多种应用局部易位皮瓣转移法重新分布内眦部皮肤，补充垂直方向上的不足，减少垂直方向的皮肤张力，从而矫正内眦赘皮的手术方法的开端[19]。此后，多种"单Z"、"双Z"及它们的一些变通形式先后问世，成为内眦赘皮矫正术中为数最多的一类方法。1904年以后，报告过这类方法的作者包括：Sheehan（1927年）、Imre（1928年）、Blair等（1932年）、Spaeth（1934年）、Stallard（1950年）、Johnson（1956年、1968年）、Converse和Smith（1966年）、Fox（1971年）、Fuente del Campo（1984年、1997年）、Lessa和Sebastia（1984年）、Park J. I.（1996年、2000年）、Park D. H.等（2000年）、Yoo等（2002年）、张海明等（2003年）、Fujiwara等（2006年）、Yi等（2007年）、Liu等（2011年）、Hu等（2012年）[20~41]（图S3-2-2-2～图S3-2-2-21）。

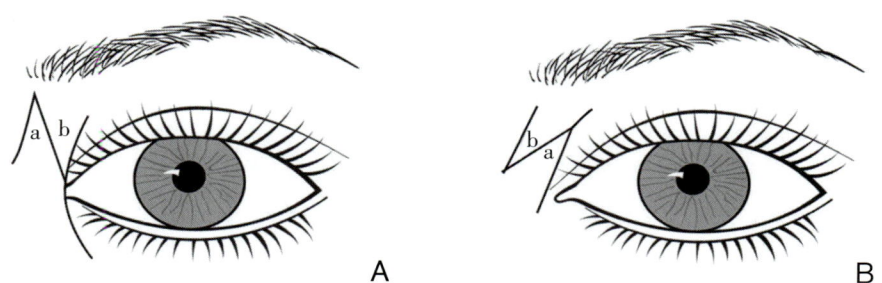

图S3-2-2-1　Rogman氏Z-成形法内眦赘皮矫正术（1904年）
A. 术前设计；B. 术后

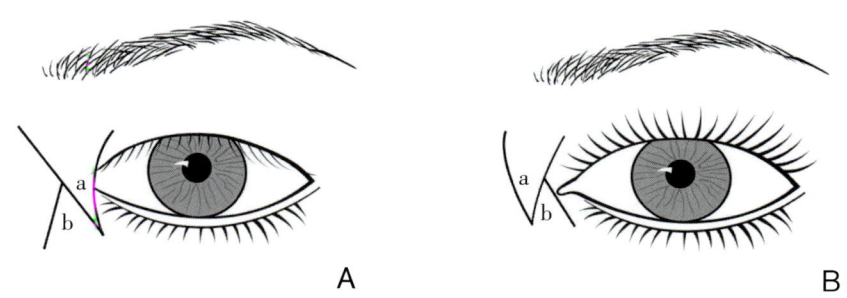

图S3-2-2-2　Sheehan氏Z-成形法内眦赘皮矫正术（1927年）
A. 术前设计；B. 术后

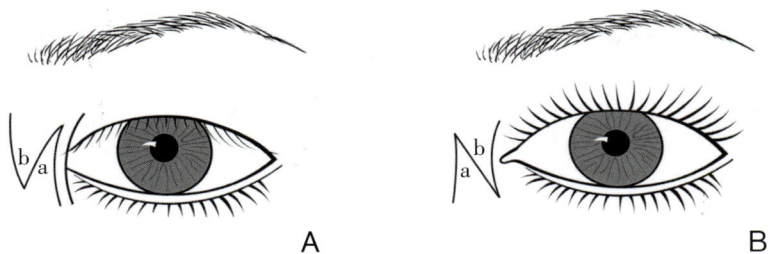

图 S3-2-2-3　Imre 氏 Z-成形法内眦赘皮矫正术（1928 年）
A. 术前设计；B. 术后

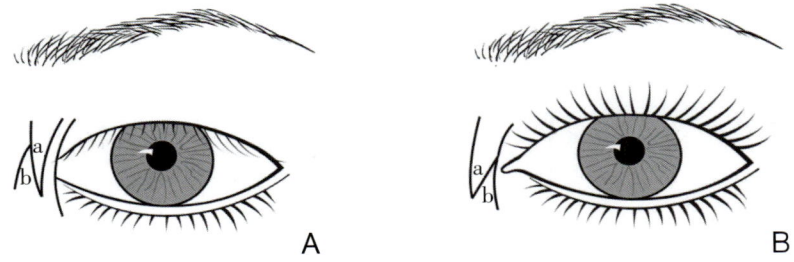

图 S3-2-2-4　Blair 等 Z-成形法内眦赘皮矫正术示意图（1932 年）
A. 术前设计；B. 术后

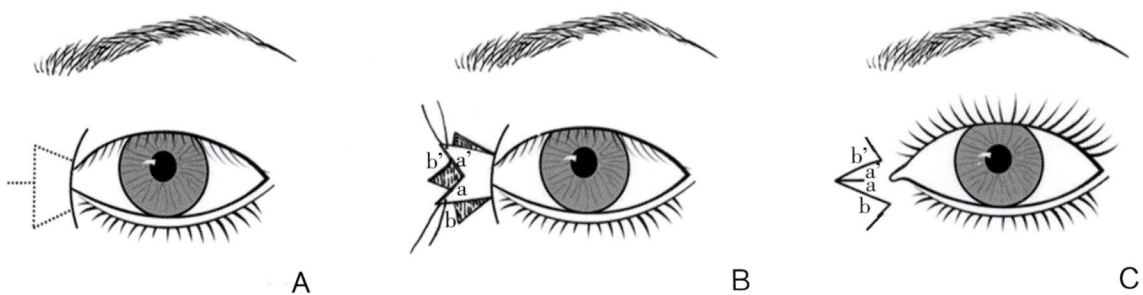

图 S3-2-2-5　Blair 等双 Z-成形法内眦赘皮矫正术示意图（1932 年）
A. 术前设计；B. 术中；C. 术后

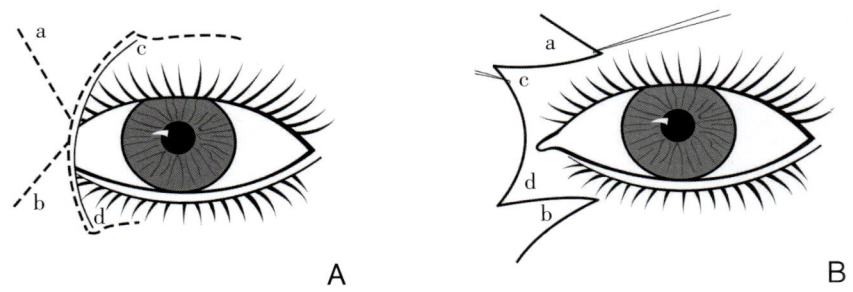

图 S3-2-2-6　Spaeth 氏双 Z-成形法内眦赘皮矫正术示意图（1934 年）
A. 术前设计；B. 术后

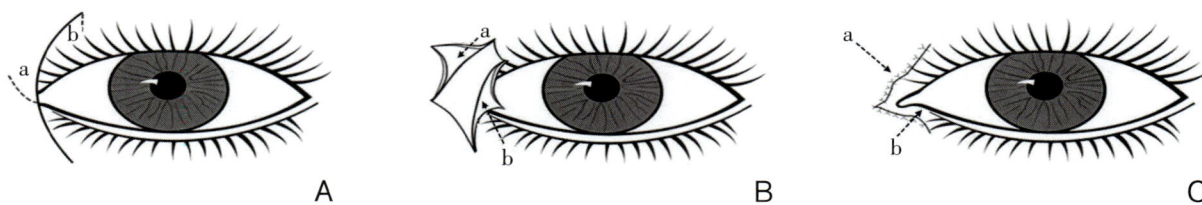

图 S3-2-2-7　Stallard 氏单 Z-成形法内眦赘皮矫正术示意图（1950 年）
A. 术前设计；B. 术中；C. 术后

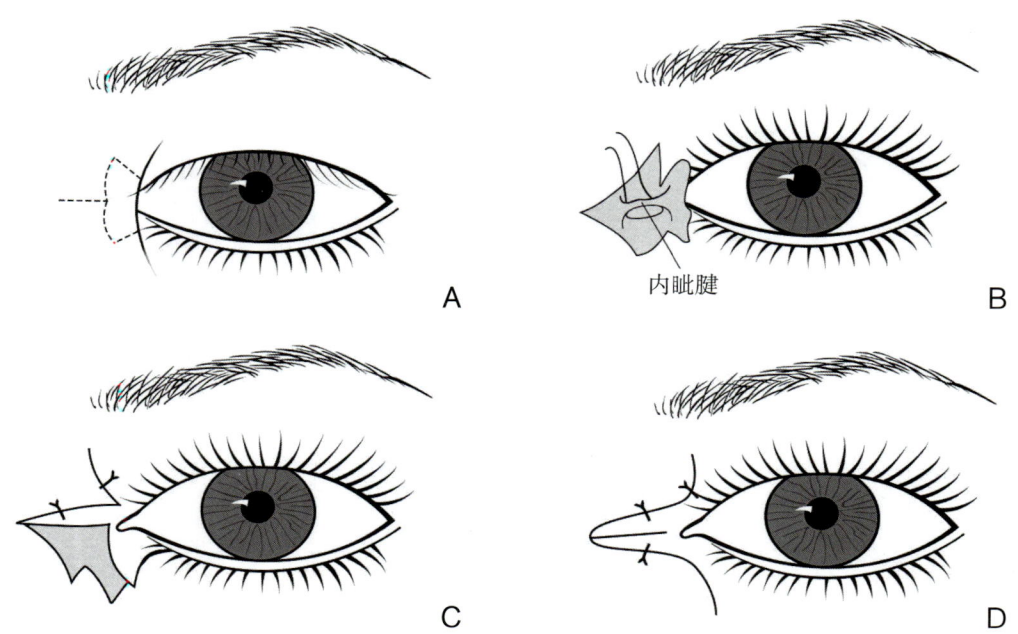

图 S3-2-2-8　Johnson 氏改良 Blair 等内眦赘皮矫正术示意图（1956 年）
A. 术前设计；B. 术中缩短内眦腱；C. 间断缝合切口；D. 术后

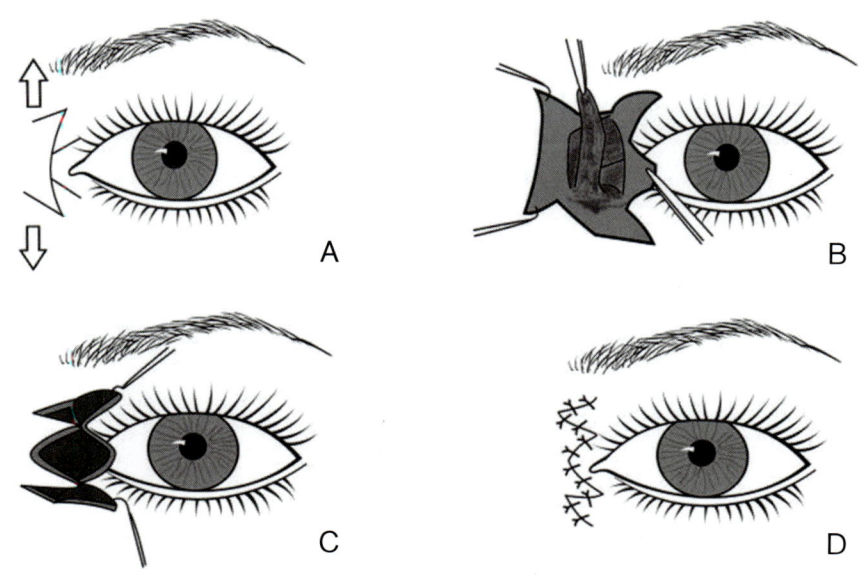

图 S3-2-2-9　Converse-Smith 氏双 Z-成形法内眦赘皮矫正术示意图（1966 年）
A. 术前设计；B. 术中松解并切除部分内眦部眼轮匝肌；C. 间断缝合切口；D. 术后

第三章　先天性内眦赘皮矫正术历史回顾

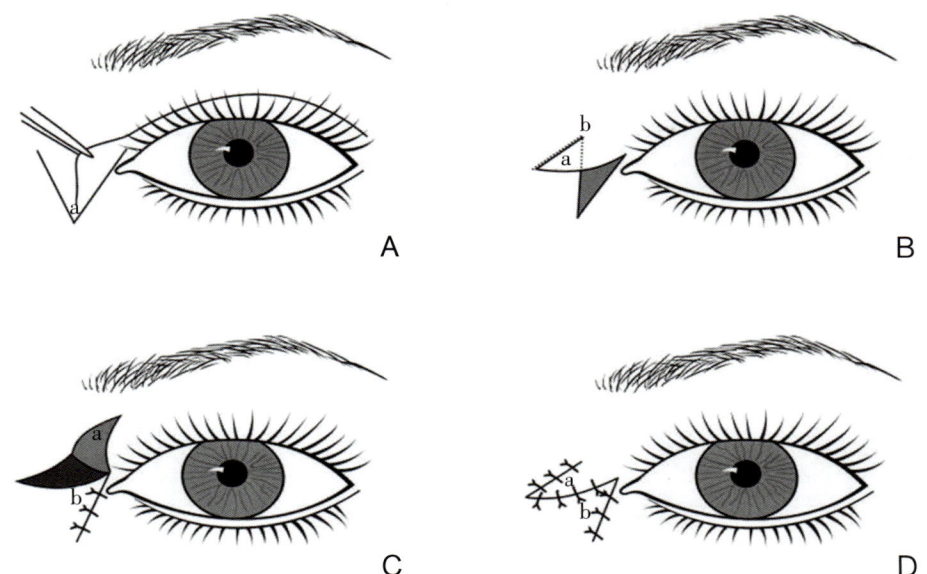

图 S3-2-2-10　Fox 氏 Z-成形法内眦赘皮矫正术示意图（1971 年）
A. 提起赘皮，切开其基底两侧的皮肤，形成三角形皮瓣 a；B. 将皮瓣 a 向内侧旋转，沿皮瓣 a 上缘切开皮肤，形成三角形皮瓣 b；C. 将皮瓣 b 向下旋转，并与内侧创缘缝合；D. 将三角形皮瓣 a 的两边与相应创缘缝合

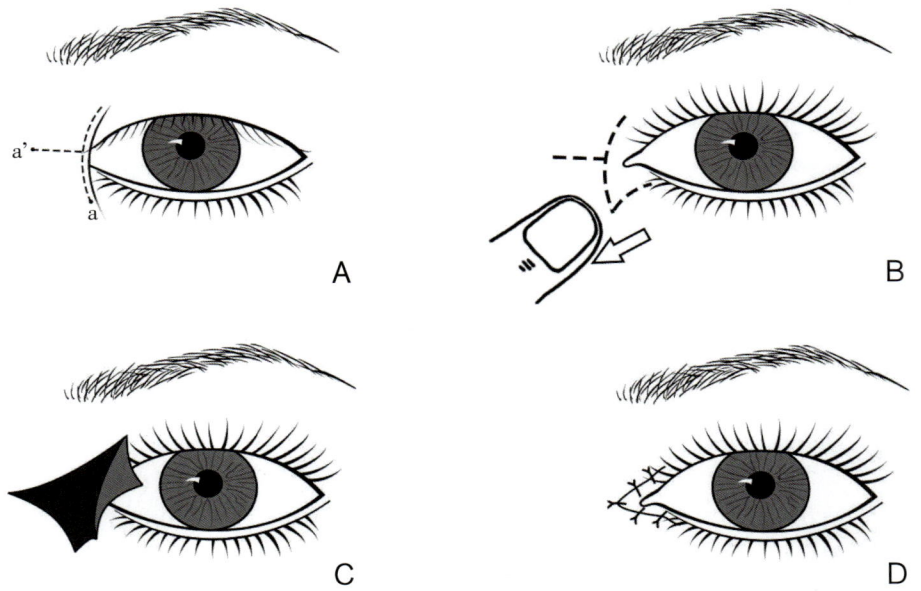

图 S3-2-2-11　Fuente del Campo 氏非对称 Z-成形法内眦赘皮矫正术示意图（1984 年）
A. 沿赘皮边缘画线至 a 点，a 点为赘皮在下睑皮肤上的终点；B. 向鼻侧牵开皮肤，暴露泪湖，自 a 点向下泪点下方 2mm 处画线，这样便在赘皮的后面设计了一个基底在内眦部的三角形皮瓣，然后在内眦水平自赘皮缘开始并与之垂直向中线方向画线至 a' 点，其长度相当于赘皮向内侧移位的距离加皮瓣长度的一半；C. 沿设计线切开皮肤，行皮下剥离，形成皮瓣，如内眦腱过长，可予以折叠缩短；D. 将皮瓣易位，缝合皮肤切口

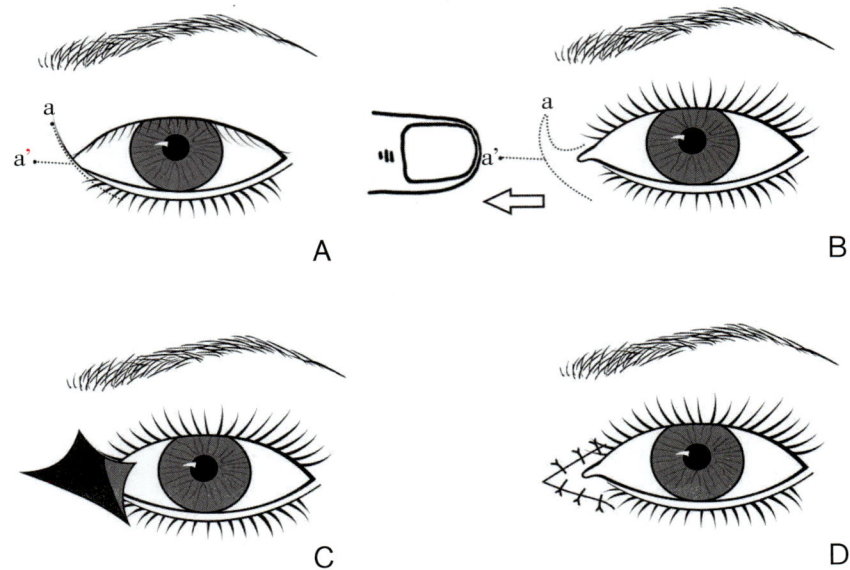

图 S3-2-2-12　Fuente del Campo 氏非对称 Z-成形法反向型内眦赘皮矫正术示意图（1984 年）

A. 沿赘皮边缘画线至 a 点，a 点为赘皮在上睑皮肤上的终点；B. 向鼻侧牵开皮肤，暴露泪湖，自 a 点向上泪点下方 2mm 处画线，这样便在赘皮的后面设计了一个基底在内眦部的三角形皮瓣，然后在内眦水平自赘缘开始并与之垂直向中线方向画线至 a' 点，其长度相当于赘皮向内侧移位的距离加皮瓣长度的一半；C. 沿设计线切开皮肤，行皮下剥离，形成皮瓣，如内眦腱过长，可予以折叠缩短；D. 将皮瓣易位，缝合皮肤切口

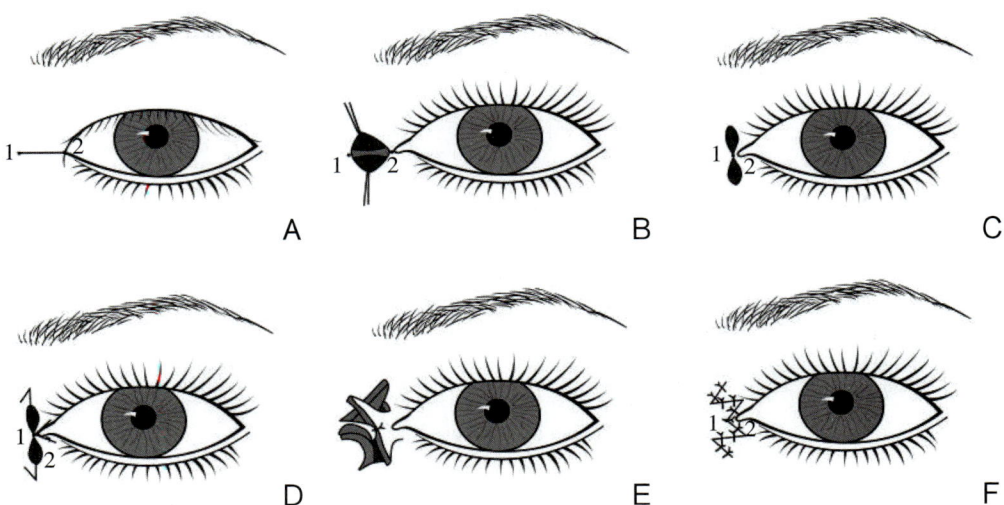

图 S3-2-2-13　Lessa 等 Z-成形法内眦赘皮矫正术示意图（1984 年）

A. 将瞳孔中线与鼻背中线水平连线的中点定为点 1，原内眦点定位为点 2，连接点 1 与点 2；B. 切开点 1 与点 2 连线，去除皮下组织，显露内眦腱；C. 缝合点 1 与点 2，产生两个小"猫耳"；D. 在"猫耳"部位设计两个 Z-成形切口；E. 形成皮瓣，互相易位；F. 缝合切口

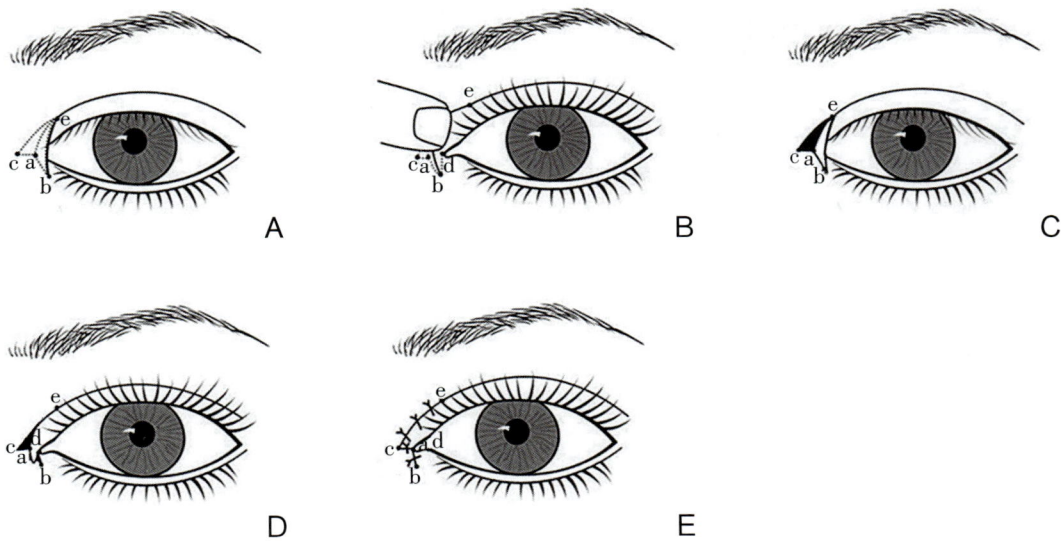

图 S3-2-2-14　Park Z-内眦赘皮矫正术示意图（Park J. I.，1996 年）
A、B. 定点与切口设计（a 点是泪湖最内侧点的，即 d 点的体表投影，不牵开皮肤正面观察时，a 点与 d 点是同一个点。b 点是内眦赘皮与下睑最内侧皮肤融合的部位，即内眦赘皮的终点。c 点是从 a 点向内侧所画出的水平线段的终点，ac 的长度等于 bd。e 点是任意一点，由此点向 c 点画线，可使 ec 与其余睑板前切口形成连续平滑的切口线，不会在 e 点中断。连接各点，完成切口设计。注意：bd 位于赘皮内侧面，且在长度上 $bd=ab=ac$）；C. 切除 eac 范围内的皮肤与肌肉；D. 剥离、形成 eabd 皮瓣（包含其下方的眼轮匝肌）和 cab 皮瓣；E. 分别将 eabd 皮瓣和 cab 皮瓣转移到 eac 三角区和 abd 区，皮瓣 cab 的 a 点缝合到 d 点，然后缝合各个切口

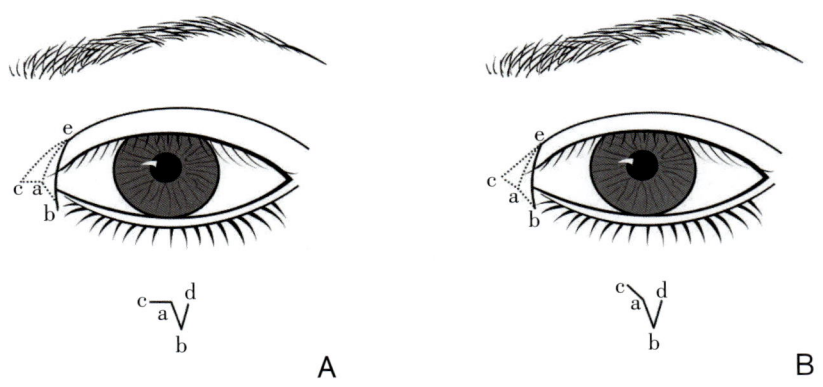

图 S3-2-2-15　Park J. I. 自我改良的 Park Z-内眦赘皮矫正术示意图（2000 年）
A. 最初的设计；B. 改良的设计（ac 线不再是水平方向，而是斜向内上，指向眉间）

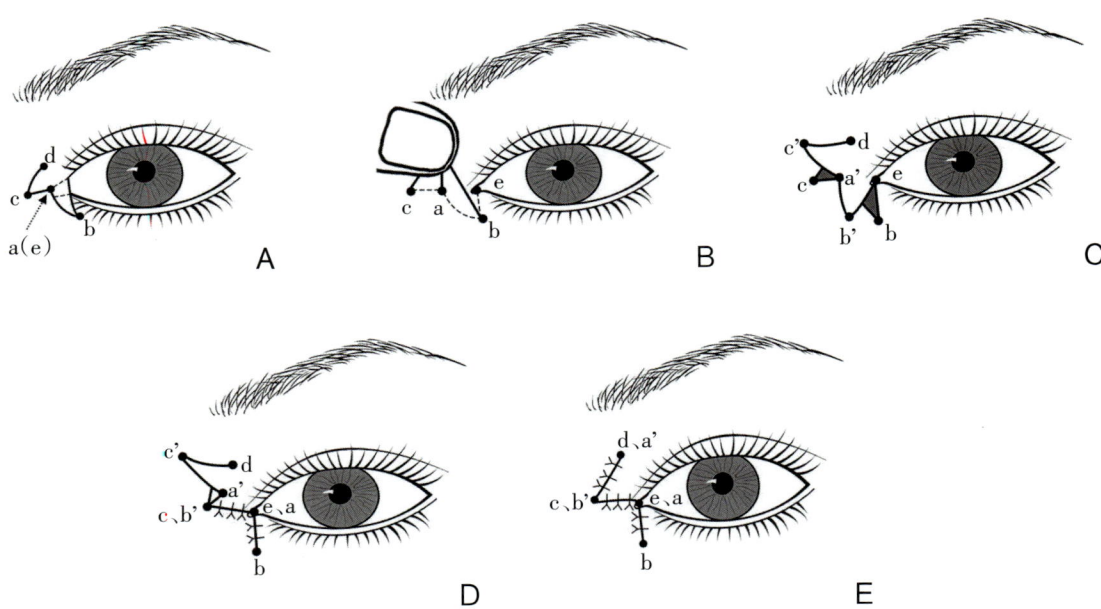

图 S3-2-2-16　Park D. H.等半 Z-成形法内眦赘皮矫正术示意图（2000 年）

A、B. 定点与切口设计（e 点为泪湖最内侧端，a 点为 e 点在赘皮表面的投影点，b 点是赘皮在下睑内侧皮肤处终结点；be 线是位于赘皮下方连接 b 点与 e 点的虚拟线；c 点位于从 a 点画向鼻部的水平线上，$ac=be$；d 点位于从 c 点开始所设计的重睑线方向上，但 cd 线不与重睑线相连续，在长度上 $cd=ac$，这样便形成 4 个长度相等的线段，即 $ab=be=ac=cd$）；C. 沿设计线切开皮肤与肌肉，形成 eba 和 acd 两个三角瓣；D. 将两个三角瓣转位，修剪 acd 瓣处的"猫耳"，线段 ac 与 cd、ab 与 be、be 与 ac 缝合；E. 缝合后的切口形状

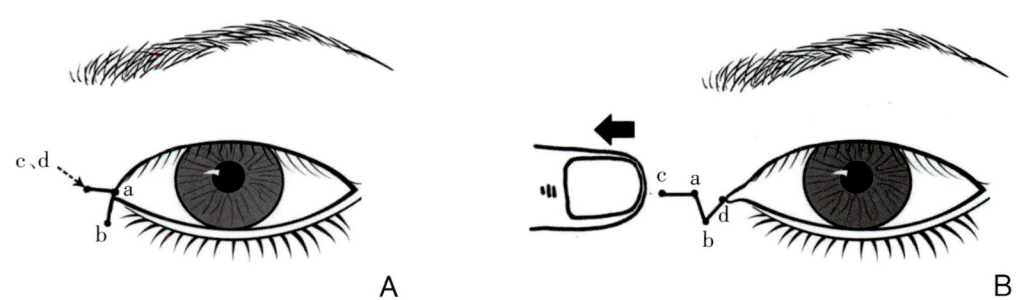

图 S3-2-2-17　Root Z-内眦赘皮矫正术定点与切口设计示意图（2002 年）

c 点为泪湖最内侧点的体表投影点，d 点为泪湖最内侧点，a 点为经 c 点的水平线与赘皮边缘的交点，b 点为内眦赘皮与下睑皮肤的融合处，即赘皮的终点；连接 ac、ab 及 bd，完成切口设计

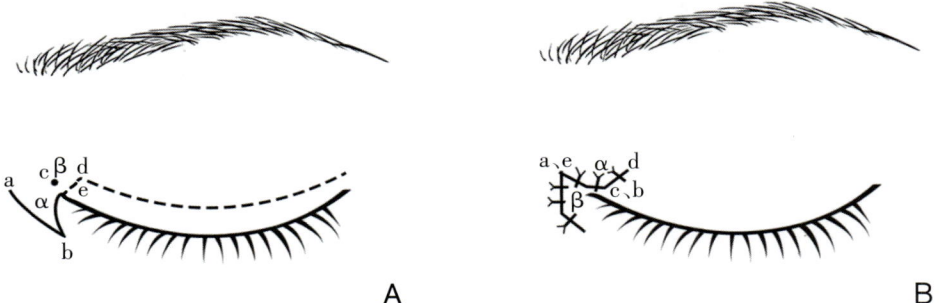

图 S3-2-2-18　张海明等 Z-成形法（反 Stallard 法）内眦赘皮矫正术示意图（2003 年）
A. 定点与切口设计（将内眦赘皮在上睑的起始点定为 d 点、赘皮的下端定为 b 点、泪囊前嵴稍上方接近鼻中线处定为 a 点、位于上睑缘前方的赘皮缘定为 e 点，c 点设计在赘皮内侧面接近泪囊的上睑皮肤的适当位置上。ab 连线略呈弧形，db 连线位于内眦赘皮的游离缘，两条线的长度基本一致。abd 连线形成 α 瓣，ceb 连线形成 β 瓣，α、β 瓣位置独立但紧密相连，两者的分界线是 db 连线。上睑的虚线为设计的重睑切口线）；B. 形成 α、β 两个皮瓣，切除多余的皮肤与肌肉，将 α、β 两瓣易位后缝合切口

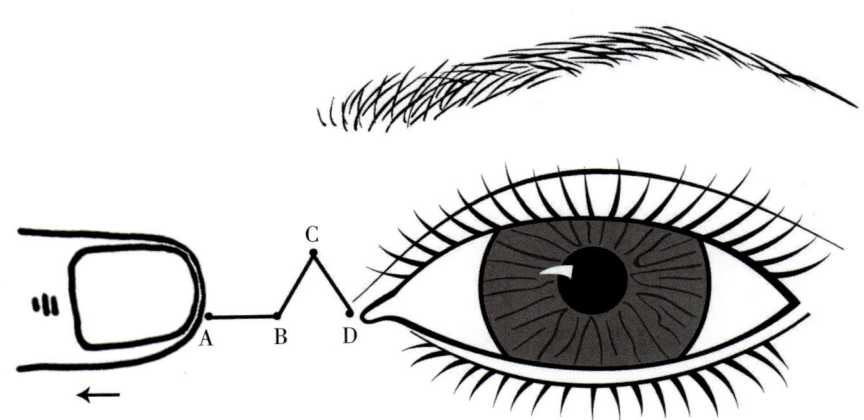

图 S3-2-2-19　Yi 等 Z-成形法简单内眦赘皮矫正术切口设计示意图（2007 年）
A 点为泪湖最内侧端在赘皮表面的投影点；B 点为经 A 点的水平线与赘皮外侧缘的交点；C 点位于赘皮外侧缘上，且 $AB=BC$；D 点为从 C 点画向泪湖内侧端的一点，且 $CD=CB$

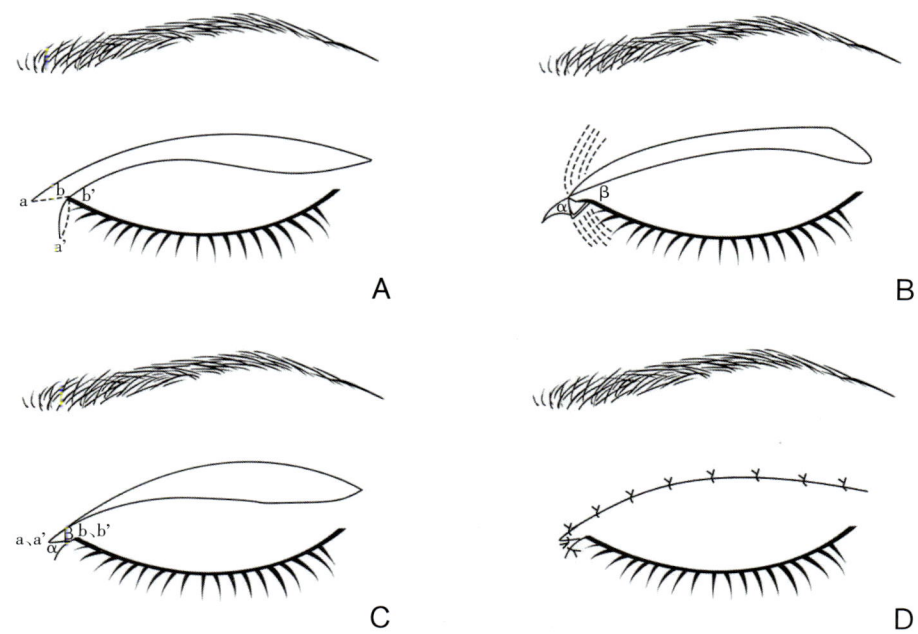

图 S3-2-2-20　Lu 等改良 Z-成形法内眦赘皮矫正联合重睑成形术示意图（2011 年）
A. 重睑成形与改良 Z-成形法内眦赘皮矫正术切口设计（闭眼状态下，于睫毛缘上方 6～8mm 处设计重睑线，上部切口线内侧端起于新内眦点 a，该点位置因人而异，与赘皮的严重程度成比例；下部切口线的内侧端起于内眦赘皮与下睑皮肤交界处，也即赘皮的远侧端 a'点，位于泪湖下方；b'点位于 a'点上方，接近下睑缘；b 点位于赘皮在上睑的起始处，略高于 a 点；线 aba'形成三角瓣 α，该瓣位于赘皮的外面，并包含大部分多余的皮肤；线 ba'b'形成三角瓣 β，该瓣位于赘皮的内侧面）；B. 切除上睑及内眦部位多余的皮肤、肌肉及部分睑板前结缔组织，形成 α 瓣和 β 瓣；C. 将 α 瓣与 β 瓣易位，a 点与 a'点、b 点与 b'点对合；D. 缝合上睑与内眦部切口，完成手术

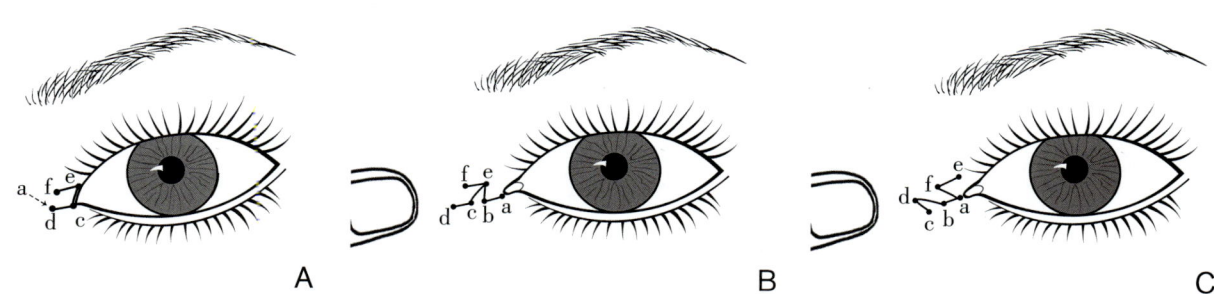

图 S3-2-2-21　Hu 等新双 Z-成形法内眦赘皮矫正术示意图（2012 年）
A、B. 定点与切口设计 [d 点为泪湖最内侧点（a 点）的体表投影；c 点为下睑睫毛下线的水平延长线与赘皮缘的交点；e 点位于 c 点外上方的赘皮缘上，ce＝cd；b 点位于下睑睫毛下线的水平延长线上，ab＝be；f 点位于覆盖内眦区域的皮肤表面，ef＝be，∠cef＝45°；a、b、e 三点均位于赘皮背面，而 c、d、e、f 均位于覆盖泪湖的赘皮表面；三角瓣 bec 设计为插入皮瓣向内转移，而三角瓣 abe 和 cef 设计为易位皮瓣，通过互换位置显露泪湖]；C. 术后切口形状

三、Y-V 成形法及其改良法（Y-V plasty and its modifications）

1909 年，Verwey 最早报告用 Y-V 推进皮瓣法矫正内眦赘皮[42]（图 S3-2-3-1）。尽管该法矫正赘皮并不充分，但它在现代内眦赘皮矫正术的发展过程中是非常重要的一步。此后，Hughes（1955 年）、Mack（1964 年）、Callahan（1966 年）、Kao 等（1998 年）、Cho 和 Lee（2002 年）、Lee 等（2006 年）、Li 等（2008 年）、Zhao 等（2010 年）、Kim 等（2014 年）先后报告了不同的改良术式[43~50]（图 S3-2-3-1~图 S3-2-3-9）。

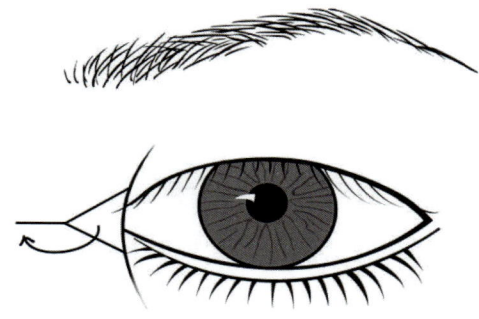

图 S3-2-3-1 Verwey 氏 Y-V 推进皮瓣法内眦赘皮矫正术示意图（1909 年）

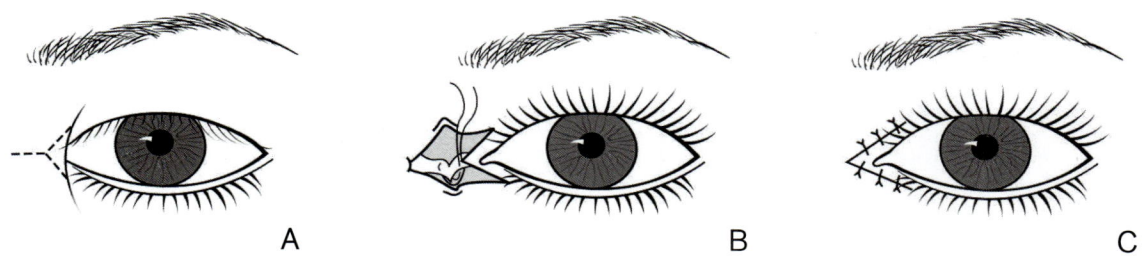

图 S3-2-3-2 Hughes 氏 Y-V 成形法内眦赘皮矫正术示意图（1955 年）
A. 切口设计（在水平方向上设计 Y 形切口，各臂长度均为 10mm 左右，双臂平行于上、下睑缘，单臂沿鼻梁走行，三臂的交叉点距内眦角约 5mm）；B. 折叠缝合缩短内眦韧带；C. 间断缝合皮肤切口

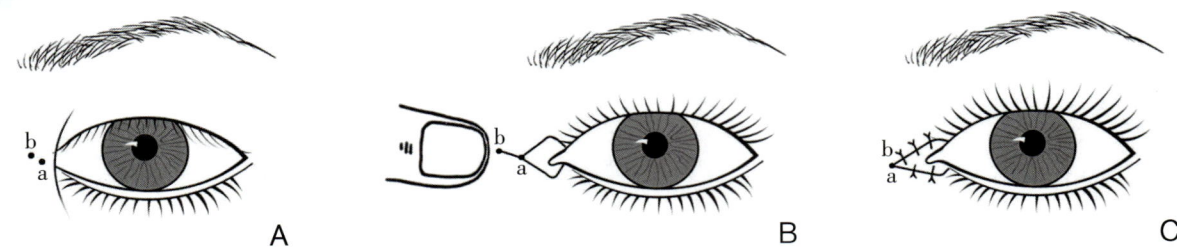

图 S3-2-3-3　Mack 氏 Y-V 推进法内眦赘皮矫正术示意图（1964 年）
A. 定点（a 点位于经睑裂中点的水平线上，距赘皮外缘约 4mm；b 点位于 a 点内侧，距 a 点约 4mm，位置稍高于 a 点，向上形成大约 10°的角度）；B. 设计切口（向鼻部牵拉展平赘皮，以 a 点为顶点向泪小点外侧约 4mm 处画一心形切口线，连接 a 点与 b 点）；C. 沿切口线切开皮肤，分离皮瓣，切断下方的眼轮匝肌，将三角形皮瓣向内侧推进，a 点与 b 点缝合，间断缝合其余切口

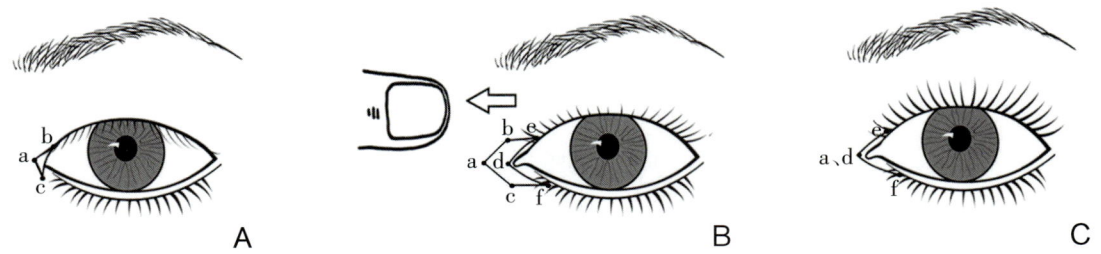

图 S3-2-3-4　Kao 等改良的 Y-V 推进法内眦赘皮矫正术（1998 年）
A. 将泪湖内侧端在赘皮表面投影点定为 a 点，在跨越泪湖的赘皮外缘标记 b 点和 c 点，画线连接 b、a、c 三点；B. 向鼻部牵拉赘皮，充分暴露泪湖，将泪湖内侧端定为 d 点，由 d 点开始分别沿上、下睑缘走向和睫毛上、下线水平向外侧画线至 e 点和 f 点，de 和 df 两线段的长度，可根据 a 点与 d 点对合后局部"猫耳"畸形的程度进行适当调整，画线连接 b、e 和 c、f；C. 切除 a、b、e、d、f、c 六点连线范围的皮肤，修整过剩的眼轮匝肌，松解粘连带，先缝合 a、d 两点，再间断缝合其余切口

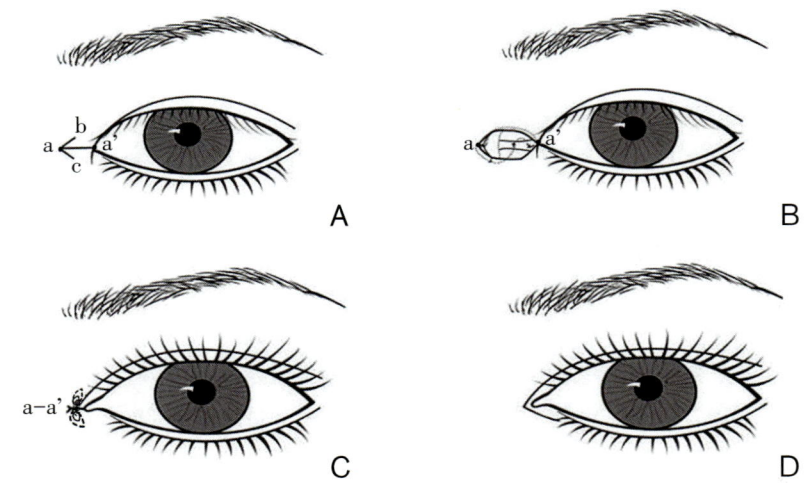

图 S3-2-3-5　Cho-Lee 氏倒 Y-V 成形结合内眦腱折叠法内眦赘皮矫正术示意图（2002 年）
A. a 点是泪湖最内侧点的体表投影点，a'点位于内眦赘皮边缘上，由 a'点向内侧的 a 点可画一条与内眦腱方向平行的线段，由 a 点斜向内外上和外下方分别画出一长约 3mm 的线段，终止于 b 点和 c 点，两线段之间的夹角为 90°，整个切口呈反向的 Y 状；B. 沿切口设计线切开皮肤，剥离皮瓣，暴露内眦腱并将其折叠缝合；C. 缝合皮肤的 a 点和 a'点后，在 bac 三角形皮瓣的外上和外下方形成"猫耳"畸形；D. 修整"猫耳"，缝合切口，缝合后的切口呈 V 状，且与重睑线相接

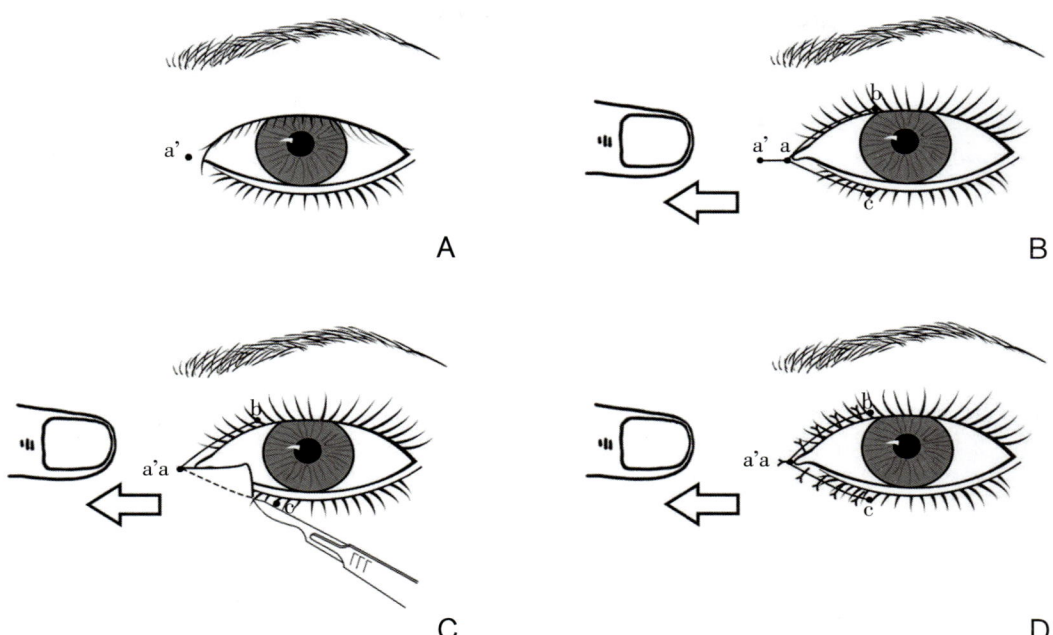

图 S3-2-3-6 Lee 等睫周 Y-V 推进法内眦赘皮矫正术示意图（2006 年）
A. 将泪湖最内侧端在赘皮表面的投影点定为 a'点；B. 向内牵拉赘皮，完全暴露泪湖，泪湖最内侧标记为 a 点，连接 a 点与 a'点，两点之间的距离为皮瓣推进的范围，再由 a 点分别沿上、下睑缘设计上睑睫毛上切口和下睑睫毛下切口线，上、下睑缘切口线与瞳孔中线的交点分别标记为 b 点和 c 点（该点位置可根据赘皮的严重程度而稍做调整，轻者可向内移，重者可向外移），整个切口呈 Y 形，bac 切口线与睫毛的距离不超过 1mm；C. 沿切口设计线切开皮肤，行皮下剥离，避免穿透皮肤，适当切除多余的肌肉，注意保护泪小管和泪小点，去除内眦腱表面的皮下组织和肌肉，缝合 a 点与 a'点，如张力过大，先行内眦腱折叠缝合，自皮瓣 a'ac 切除一块多余的三角形皮肤；D. 间断缝合皮肤切口，缝合后的切口呈 V 形

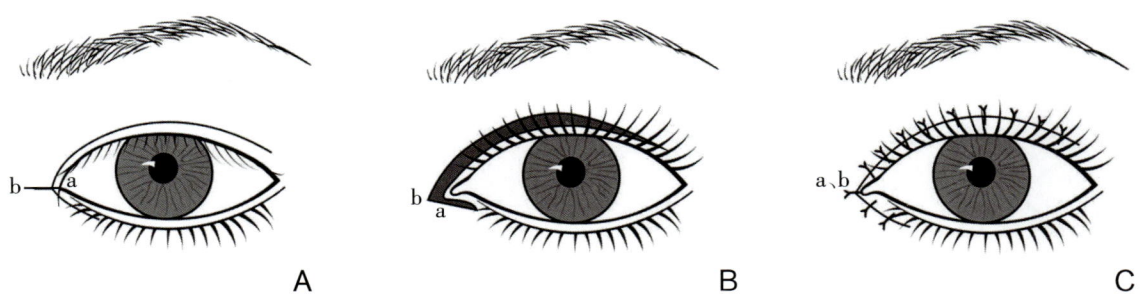

图 S3-2-3-7 Li 等 Y-V 推进法内眦赘皮矫正术＋重睑成形术示意图（2008 年）
A. 术前设计；B. 术中；C. 术后

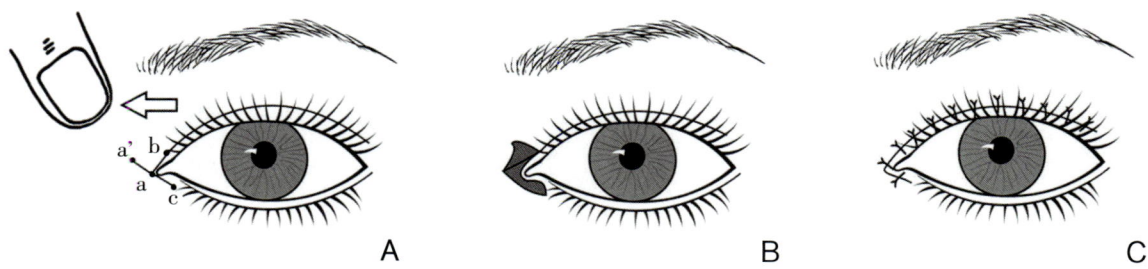

图 S3-2-3-8　Zhao 等改良 Y-V 成形法内眦赘皮矫正术（2010 年）
A. 患者坐位，向中线拉开赘皮设计切口〔泪湖内侧端标记为 a 点，从 a 点开始设计上、下睑缘切口 ab 和 ac，使切口线 bac 形成平行于睫毛的 V 形瓣，并使 V 切口线距上、下睑睫毛间的距离保持在 1mm 之内；从 a 点向内上画线，终止于 a' 点（新内眦点），aa' 的长度随赘皮的严重程度而变，一般为 4~8mm；$ab=ac=aa'$〕；B. 沿设计线切开皮肤，松解赘皮处的肌肉组织，掀起 V 形瓣，修整"猫耳"；C. 将 a 点与 a' 点无张力缝合，封闭其余伤口，必要时可沿 V 形瓣的上部切口设计重睑线

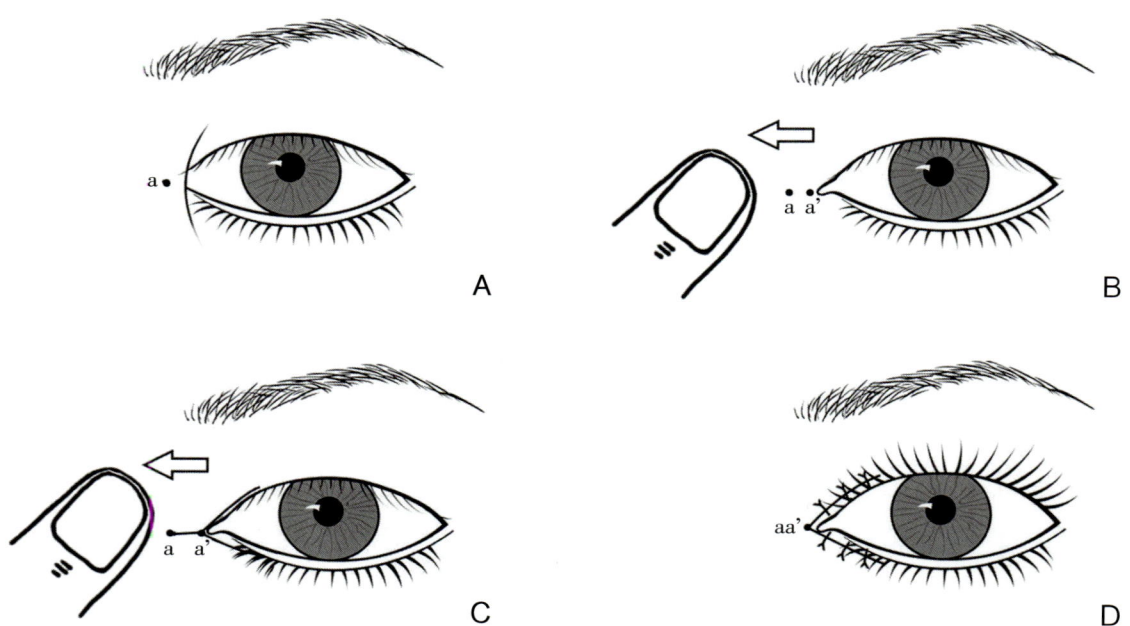

图 S3-2-3-9　Kim 等 Y-V 成形结合骨钻孔内眦韧带固定法内眦赘皮与内眦间距增宽矫正术（2014 年）
A. 将新内眦点定为 a 点；B. 向鼻部牵拉内眦部皮肤，充分暴露泪湖，将泪湖内端以内 1mm 处定为 a' 点；C. 连接 a 点与 a' 点，并从 a' 点开始分别沿上、下睑缘走向，在距睫毛 1~2mm 处设计长约 1cm 的弧形切口；D. 沿切口设计线切开皮肤，完成骨钻孔法内眦韧带固定后，修剪过剩的皮肤，间断缝合皮肤切口

四、Z-成形结合 Y-V 成形法（Z-plasty combined with Y-V plasty）

1959 年，Mustarde 报告了四瓣法内眦赘皮矫正术，该法是两个 Z-成形和一个 Y-V 成形术的组合应用，主要用于矫正严重的内眦赘皮[51]。1964 年，Mustarde 详细报告了该法的设计要点[18]（图 S3-2-4-1）。该技术需要精细地测量和标记，皮瓣设计困难，几何学理论基础令人费解，而且矩形皮瓣转移较三角形皮瓣困难，缝合时常常需要修整，术后瘢痕往往比较明显。1989 年，Anderson 和 Nowinski 将 Mustarde 四瓣法改为五瓣法（图 S3-2-4-2），该法也由两个 Z-成形和一个 Y-V 成形术组合而成，但设计更为简单，不易忘记。他们强调术中应切除内眦部位多余的肌肉组织，以使内眦部位变薄，减少内眦间距。他们用该法矫正伴有小睑裂畸形的内眦赘皮 14 例，术后随访 1 年以上，效果满意[52]。1993 年，Yoon 报告了另一种改良的 Mustarde 四瓣法内眦赘皮矫正术[53]。Yoon 认为 Mustarde 法的切口设计像双侧上臂外展、肘关节屈曲的弹跳人模样，故形象地称其为"弹跳人切口"（Jumping man incision）。他将 Mustarde 设计的上部易位皮瓣改为附带切除多余上睑皮肤的半个 Y-V 推进皮瓣，因少了一条"上臂"切口，故称其为"独臂弹跳人切口"（One-armed jumping man incision，图 S3-2-4-3）。他用该法治疗小睑裂畸形 3 例，获得满意效果，认为该法用于矫正亚洲人的内眦赘皮既可减少切口瘢痕形成，又可保留种族特征。

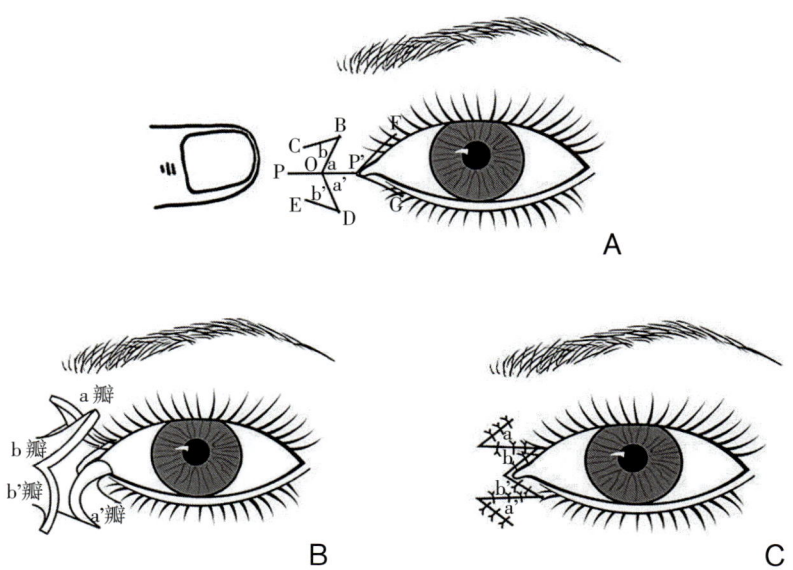

图 S3-2-4-1 Mustarde 氏四瓣法内眦赘皮矫正术示意图（1959 年）
A. 术前设计（P 点为预想的新内眦点，在自然状态下位于瞳孔与鼻背垂直中线水平连线的中点处；P'点为实际内眦点，O 点为 P 与 P'连线的中点；OP=OP'，OB=OD=PP'-2mm；BC=DE=OB=OD，P'F=P'G=OB=OD；∠BOP'=∠DOP'=60°，∠OBC=∠ODE=45°）；B. 术中切开并作内眦部彻底松解，必要时缩短内眦腱；C. 术后

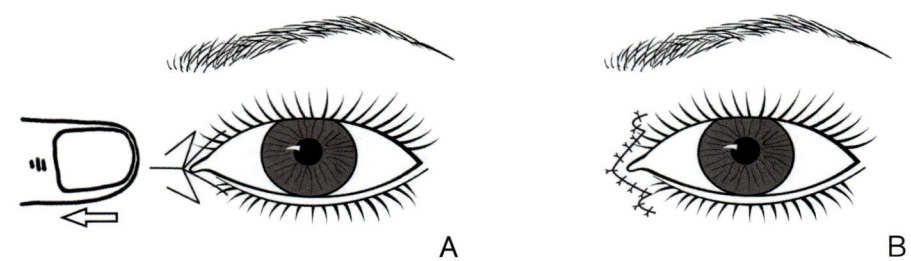

图 S3-2-4-2　Anderson 和 Nowinski 氏五瓣法内眦赘皮矫正术示意图（1989 年）
A. 术前设计；B. 术后

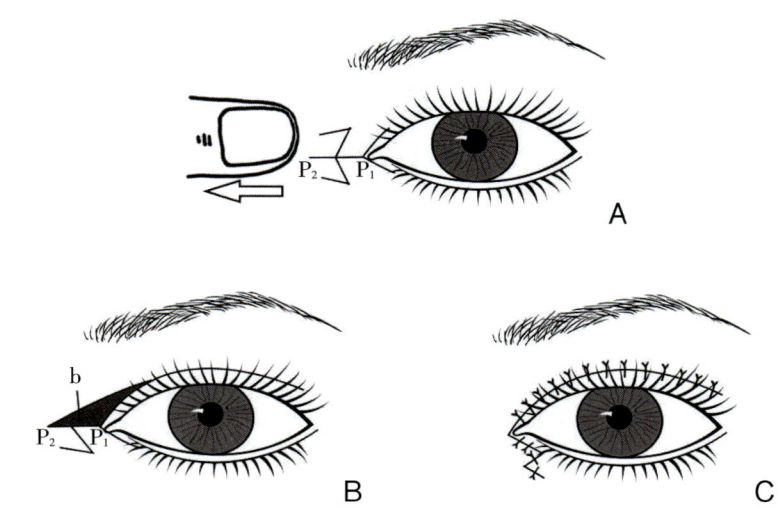

图 S3-2-4-3　Yoon 氏（1993 年）与 Mustarde 氏四瓣法（1964 年）内眦赘皮矫正术切口设计比较示意图
A. Mustarde 氏四瓣法的"弹跳人切口"；B、C. Yoon 氏法的"独臂弹跳人切口"法，阴影区 b 示 P_1 点向内侧推进与 P_2 点缝合后需要修整的皮肤部位

五、W-成形及其改良法（W-plasty and its modifications）

1967 年，内田报告了 V-W 成形法内眦赘皮矫正术（图 S3-2-5-1），该法主要适用于轻、中度内眦赘皮的矫正[54]。同年（1967 年），Roveda 报告了类似的矫正方法[55]（图 S3-2-5-2）。1975 年，Mulliken 等报告了 W-成形法内眦赘皮矫正术[56]（图 S3-2-5-3）。1993 年 Flowers、2005 年付小卒等、2006 年 Fujiwara 等、2012 年 Sakamoto 等先后报告了改良的内田法内眦赘皮矫正术[57~61]（图 S3-2-5-4～图 S3-2-5-7）。2002 年，Cho 和 Lee 报告了 Y-W 成形法内眦赘皮矫正术（图 S3-2-5-8），该法的两个关键步骤是内眦韧带外层的折叠和中央三角形皮瓣的外侧推进，这两个步骤可减少皮肤缝合部位的张力[62]。

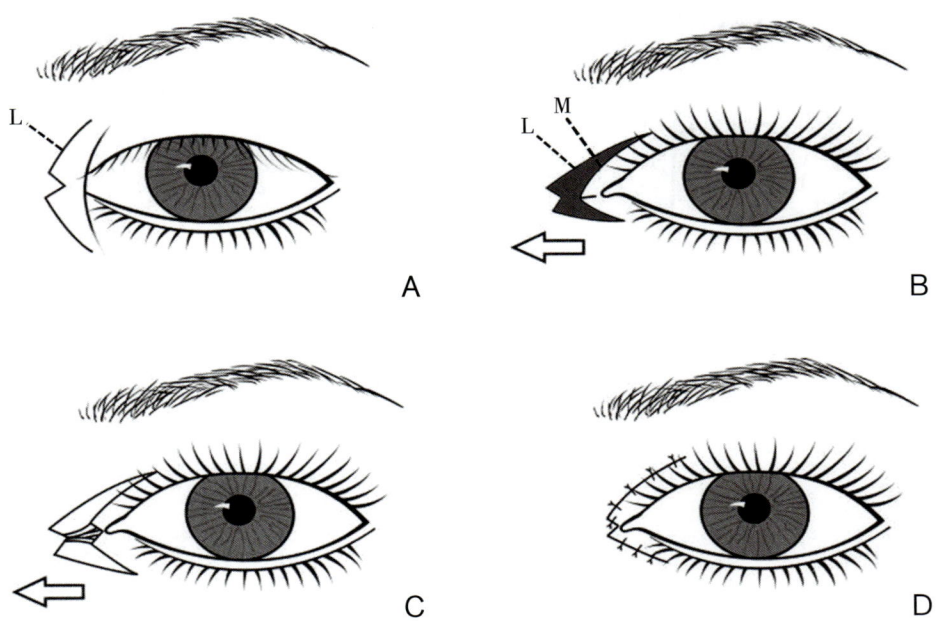

图 S3-2-5-1　内田氏 V-W 成形法内眦赘皮矫正术示意图（1967 年）

A、B. 术前设计：L 为赘皮表面切口线，M 为赘皮背面切口线，两切口线之间的阴影部分为拟切除的皮肤组织；C. 术中切开并作内眦部彻底松解，必要时缩短内眦腱；D. 术后

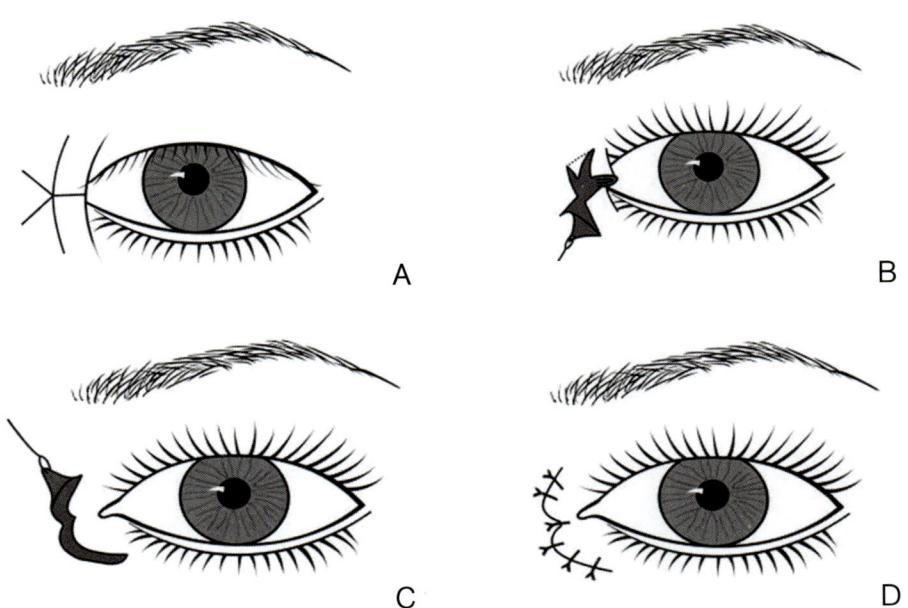

图 S3-2-5-2　Roveda 氏内眦赘皮矫正术示意图（1967 年）

A. 术前设计；B. 术中切开并作内眦部彻底松解，必要时缩短内眦腱；C. 切除多余的皮肤；D. 术后

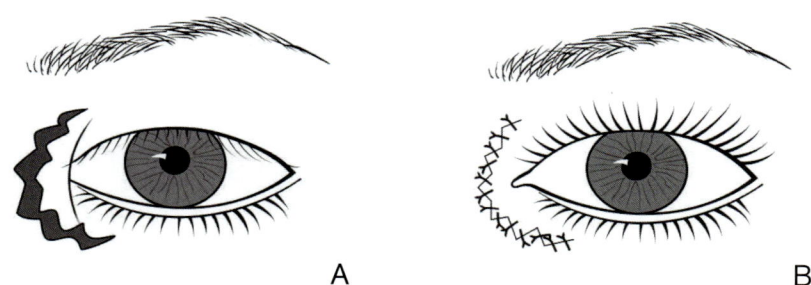

图 S3-2-5-3 Mulliken 等 W-成形法内眦赘皮矫正术示意图（1975 年）
A. 术前设计；B. 术后

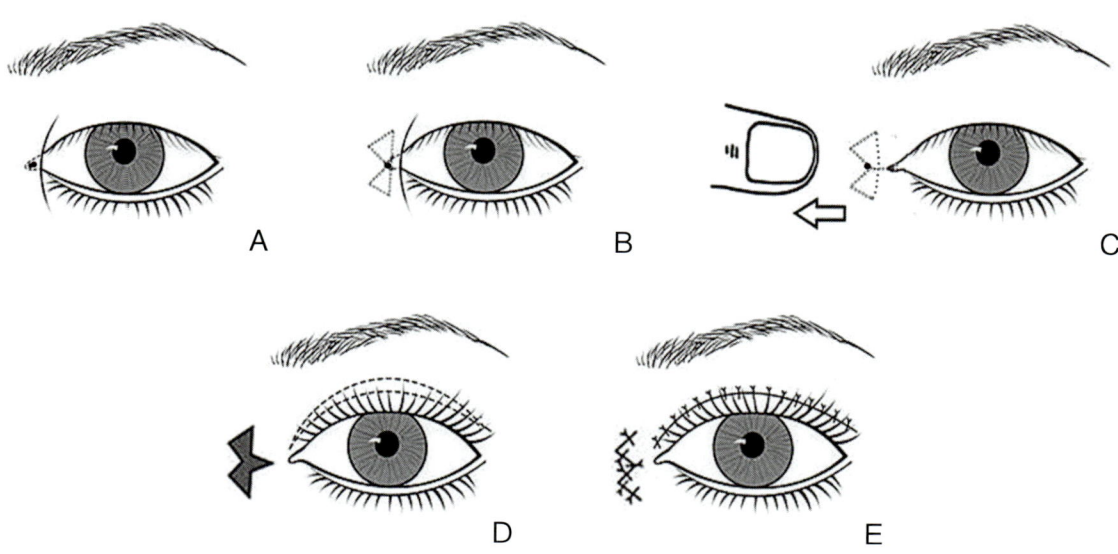

图 S3-2-5-4 Flowers 氏改良内田 V-W 成形法内眦赘皮矫正术示意图（1984 年）
A."W"标记在内眦赘皮上，其中心点位于泪湖内侧端体表投影点外侧 0.5～1mm 处；B. 画出"W"，其高度依赘皮的严重程度而变化，臂长 1.5～4mm；C. 向鼻侧拉开赘皮后切口形状；D. 切除两个三角形皮肤，通常连带两者之间的一条 1～3mm 宽的皮桥一并切除，并朝内眦方向水平切开"W"；E. 横断参与赘皮形成的肌纤维，缝合切口

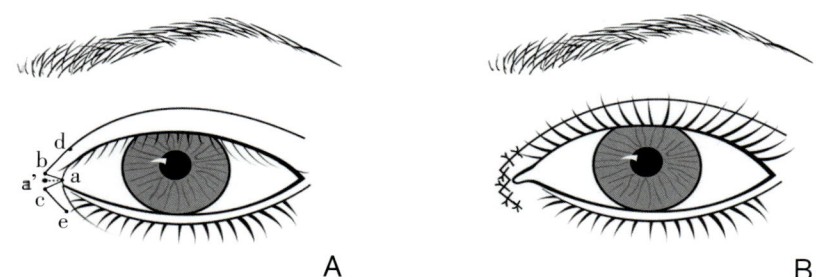

图 S3-2-5-5 付小卒等改良内田法内眦赘皮矫正术示意图（2005 年）
A. 术前设计要点（a 点为睑裂水平线与赘皮外缘的交点，a'点为泪湖内侧端及其在赘皮表面的投影点；由 a 点向鼻侧设计 V 形皮瓣 bac，b 点和 c 点位于经 a'点的垂线上，$ab=ac≈2mm$，$\angle bac<45°$；bd 与重睑线相连接，ce 与 bd 对称）；B. 术后

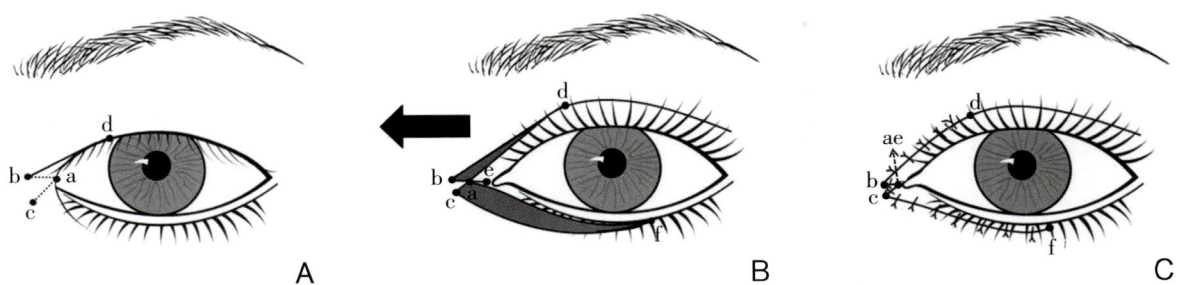

图 S3-2-5-6　Fujiwara 等改良 V-W 成形法内眦赘皮伴下睑内翻的矫正术示意图（2006 年）
A. 定点与切口设计（在两内眦之间画一水平线，a、b 两点位于该水平线上。a 点定位于赘皮外缘，b 点为泪湖内侧端在赘皮表面的投影点，c 点位于 a、b 两点的下方，使 $ab=ac$，且 $\angle bac=45°$。d 点位于上睑皱襞与虹膜内侧缘垂线的交点处，a 点与 d 点之间画一条曲线，b 点与 d 点之间画一条直线）；B. 向内牵拉鼻部皮肤，暴露泪湖，e 点定位于泪湖内侧端，在 a 点与 e 点之间画一条直线，f 点位于下睑睫毛下线与虹膜外侧缘垂线的交点处，a 点与 f 点之间画一条曲线，根据下睑内翻的程度设计拟切除的一窄条皮肤 acf，如下睑内翻涉及更外侧的眼睑，f 点可向外移动；C. 切除 abd 和 acf 阴影范围内的皮肤与眼轮匝肌，ae 切口深到内眦腱，并切断致密结缔组织，三角瓣 bac 向内侧推进插入，a 点与 e 点缝合，最后间断缝合其余切口

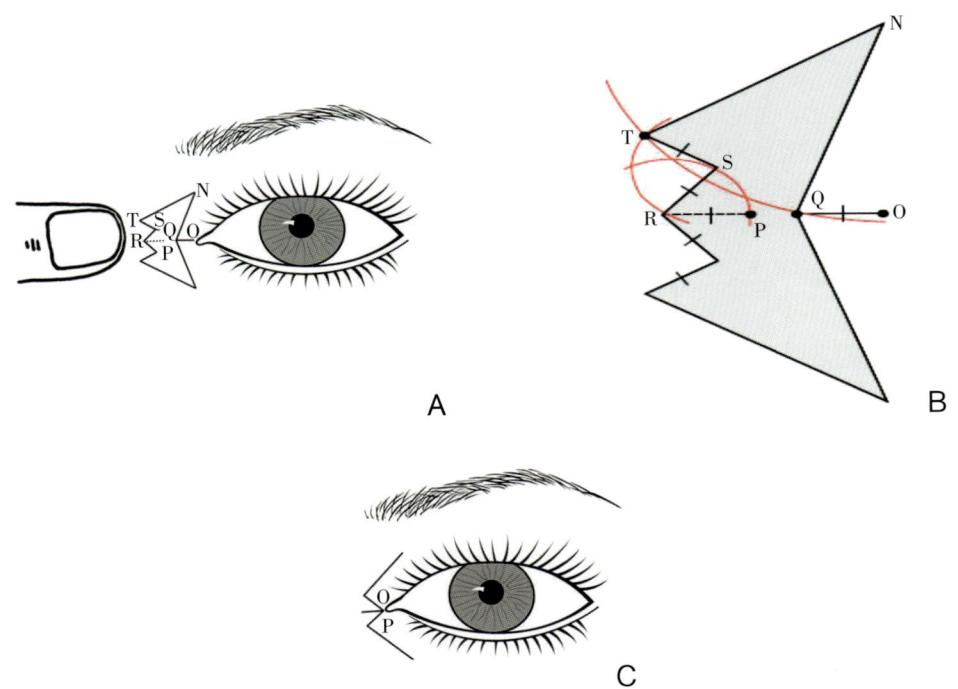

图 S3-2-5-7　Sakamoto 等改良 V-W 成形法内眦赘皮伴内眦间距增宽矫正术示意图（2012 年）
A、B. 定点与切口设计［O 点为现在看到的内眦尖端，P 点为实际的内眦尖端；Q 点定位于 OP 线长度的 2/3 部位，R 点位于 OP 水平线上，其距 P 点的距离 $(RP)=OQ$；以 R 点为圆心、RP 为半径画一弧线，S 点为该弧线上的任意一点，但要使 $\angle SRP>45°$；N 点为上眶缘上的任意一点，以 N 点为圆心、NQ 长度为半径画一弧线，再以 S 点为圆心、RP 为半径画另一弧线，两弧线相交处定位 T 点，这样便使 $OQ=PR=RS$，$NQ=NT$；同法设计下半部切口，切除阴影范围内的皮肤，修整过剩的眼轮匝肌，松解纤维粘连带，用不吸收缝线将 R 点固定到 P 点下方的内眦韧带上，然后将缝合 O 点与 P 点以及对应的切缘缝合］；C. 缝合后的切口形状

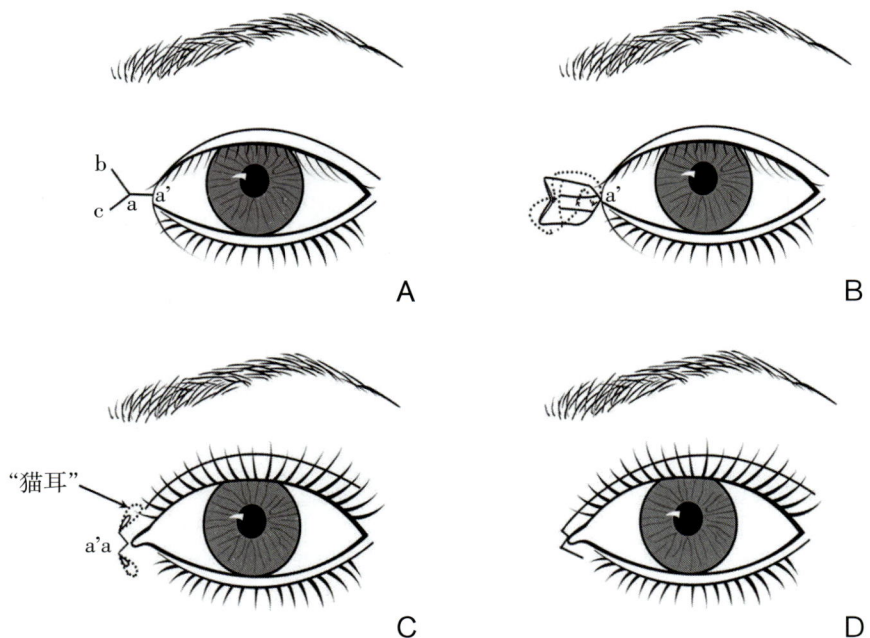

图 S3-2-5-8 Cho-Lee 氏 Y-W 成形法内眦赘皮矫正术示意图（2002 年）
A. a 点是泪湖最内侧点的体表投影点，a'点位于内眦赘皮边缘上，由 a'点向内侧的 a 点可画一条与内眦腱方向平行的线段，由 a 点斜向内上和内下方分别画出一长约 3mm 的线段，终止于 b 点和 c 点，两线段之间的夹角为 90°，整个切口呈 Y 状；B. 沿切口设计线切开皮肤，剥离皮瓣，暴露内眦腱并将其折叠缝合；C. 缝合皮肤的 a 点和 a'点后，在 bac 三角形皮瓣的外上和外下方形成"猫耳"畸形；D. 修整"猫耳"，缝合切口，缝合后的切口呈 W 状

六、赘皮下深部组织切除法（Resection of the deep tissues underlying epicanthal fold）

1989 年，Jordan 等报告了深部眼轮匝肌切除法内眦赘皮矫正术，他们经赘皮切开皮肤，切除其下方肥厚的眼轮匝肌，然后将皮肤与深部鼻侧面的骨膜固定，以向内向下牵引皮肤，消除赘皮[63]（图 S3-2-6-1）。

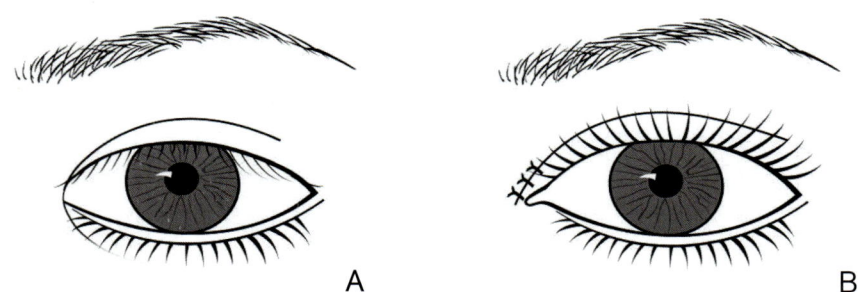

图 S3-2-6-1 Jordan 等深部眼轮匝肌切除法内眦赘皮矫正术示意图（1989 年）
A. 术前；B. 术后

2000 年，Lee 等报告用锚着法内眦赘皮矫正术（Anchor epicanthoplasty）治疗内眦赘皮 67 例，均与重睑成形术同时实施，术后 28 例得到 3 个月以上随访，均获满意效果，内眦部无额外瘢痕。该法的基本理念是经重睑成形术皮肤切口修整赘皮下肌肉和软组织，将内眦部皮肤向内下推进并与深部组织固定。其主要步骤如下：①隆鼻；②将上睑内侧皮肤向内下方推进；③去除内眦韧带的浅部附着，选择性地去除眼轮匝肌；④雕塑较厚的鼻部皮肤皮下组织；⑤将切口内侧端锚着到深部组织[64]。

2002 年，Yen 等[65] 报告了皮下内眦赘皮矫正术（Subcutaneous epicanthoplasty）。该术式是对 Jordan 和 Anderson 深部组织法内眦赘皮矫正术的改良，适用于亚洲人，与重睑成形术或上睑下垂矫正术一并实施。术中通过重睑成形切口切除赘皮下多余肌肉（图 S3-2-6-2），并将皮肤锚着到深部组织，赘皮部位无切口，因此被称为"无瘢痕亚洲人内眦赘皮矫正术"[65]（No-scar Asian epicanthoplasty）。该法不需复杂的切口设计，操作简单，内眦部位不留瘢痕，但易导致赘皮矫正不全。

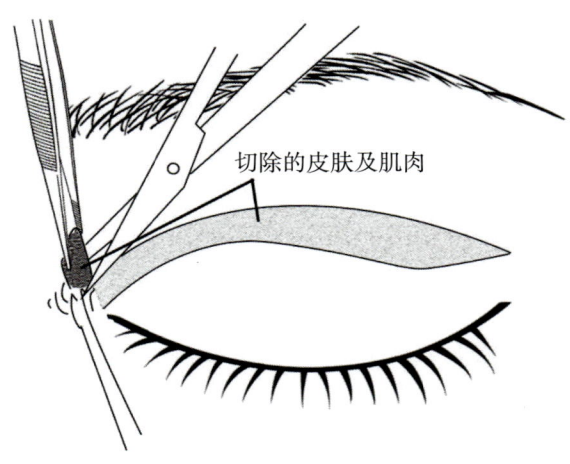

图 S3-2-6-2　Yen 等皮下内眦赘皮矫正术示意图（2002 年）

七、其他方法（Other methods）

1956 年，Spaeth 报告用 L 形切口法矫正反向型内眦赘皮，所有手术步骤均在内眦角和下睑实施，术后瘢痕不明显[66]（图 S3-2-7-1）。

1985 年，Matsunaga 报告了改良的 M-成形法内眦赘皮矫正术[67]（图 S3-2-7-2）。

1990 年，Bosniak 报告了 V-Y 推进法内眦赘皮矫正术[68]（图 S3-2-7-3）。

用一个方形皮瓣和两个三角形皮瓣延长皮肤表面两点间距离的方法，即方形皮瓣法矫正瘢痕挛缩、各种唇裂和隐耳畸形，由 Hyakusoku 和 Fumiiri 于 1987 年首先报告[69]。1994 年，吴卫华等借鉴 Hyakusoku 和 Fumiiri 的经验，将方形瓣成形术用于治疗严重内眦赘皮（图 S3-2-7-4）14 例，效果满意[70]。

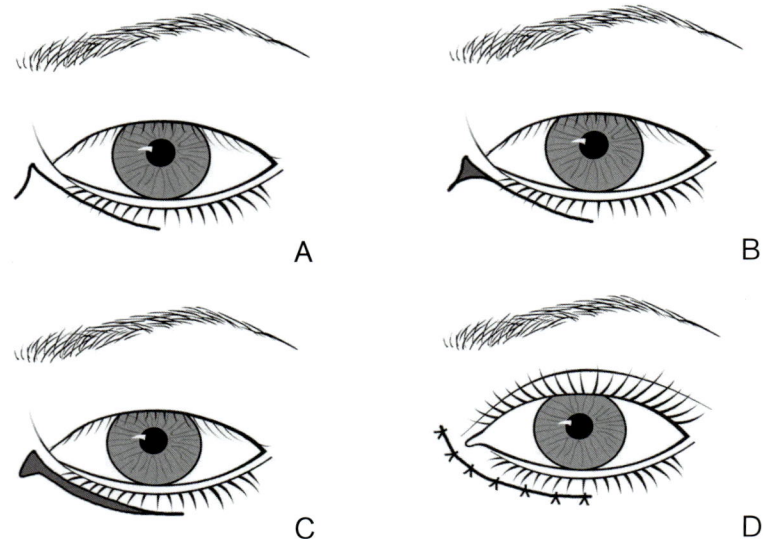

图 S3-2-7-1 Spaeth 氏 L 形切口法反向型内眦赘皮矫正术示意图（1956 年）

A. 术前设计；B. 沿标记线切开；C. 松解皮肤与眼轮匝肌；D. 间断缝合切口

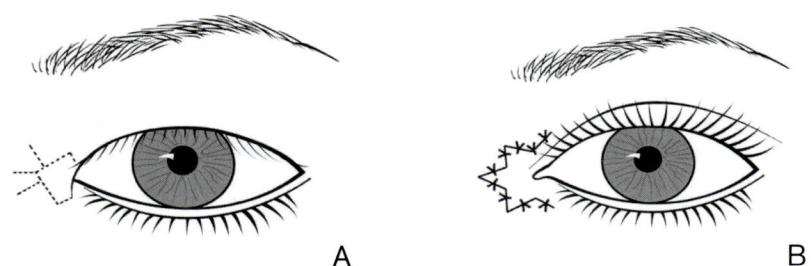

图 S3-2-7-2 Matsunaga 氏改良 M-成形法内眦赘皮矫正术（1985 年）

A. 术前设计；B. 术后

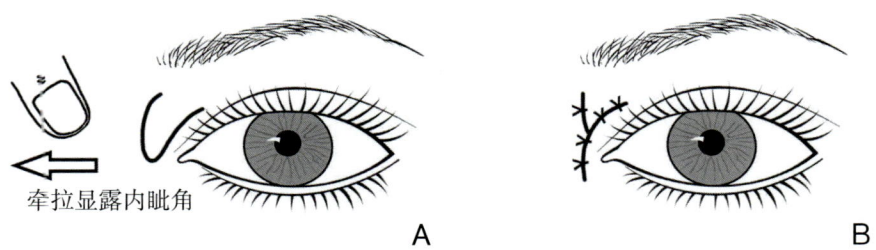

图 S3-2-7-3 Bosniak 氏 V-Y 推进法内眦赘皮矫正术示意图（1990 年）

A. 术前设计；B. 术后

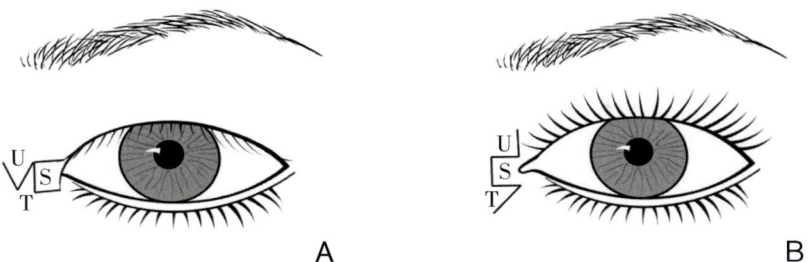

图 S3-2-7-4　吴卫华等方形瓣成形法内眦赘皮矫正术示意图（1994 年）
A. 术前设计；B. 术后

V-M 成形术由 Alexander 等于 1982 年最早报告用于矫正烧伤后并指畸形[71]。2000 年，Lin[72] 报告用该法矫正内眦赘皮，获得满意效果。该法由 Y-V 成形和多个 Z-成形术组成。术中形成 3 个 V 形皮瓣（图 S3-2-7-5），1 个在赘皮背面（c 瓣），2 个在赘皮表面（a 瓣和 b 瓣），3 个 V 形皮瓣的尖端汇集于泪阜中点水平线与赘皮外缘的交点处（X 点）；a 瓣和 b 瓣的角度约为 40°，c 瓣的两臂分别沿上睑睫毛上和下睑睫毛下走行，3 个 V 形皮瓣的臂长是相等的，但 V 形皮瓣的大小取决于赘皮的严重程度，赘皮越宽，V 形瓣越大。2006 年，Lee 等报告一种简单的椭圆形切除法内眦赘皮矫正术（图 S3-2-7-6）[73, 74]。

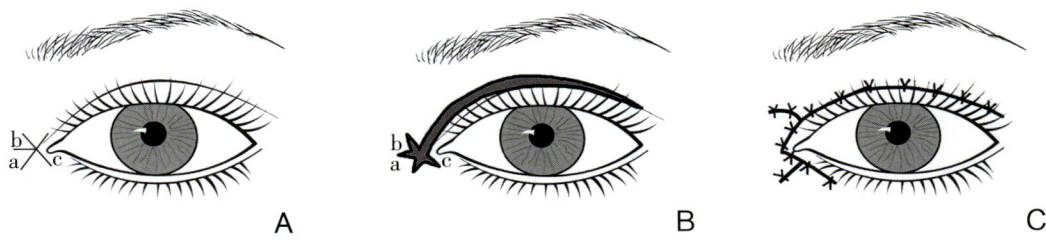

图 S3-2-7-5　Lin 氏 V-M 成形法内眦赘皮矫正术示意图（2000 年）
A. 术前设计；B. 沿标记线切开并松解皮肤与眼轮匝肌；C. 术后

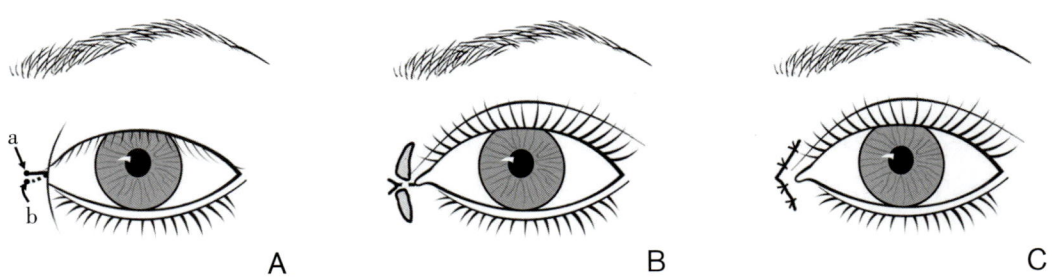

图 S3-2-7-6　Lee 等简单椭圆形切除法内眦赘皮矫正术示意图（2006 年）
A. 定点与切口设计（将泪湖最内侧端定为 b 点，a 点为 b 点在赘皮表面的投影点，a 点与 b 点之间的连线为切口线）；B. 沿切口设计线切开皮肤，将泪湖最内侧端的皮肤向鼻部推进，a 点与 b 点缝合，此时在缝合处上、下方各形成一个小的"猫耳"；C. 剪除上、下睑"猫耳"处的一小块椭圆形皮肤，间断缝合切口

2007年，Oh等报告了皮肤重铺法内眦赘皮矫正术（Skin redraping epicanthoplasty，图S3-2-7-7）。该法由两个步骤组成：①切断内眦部位皮肤与眼轮匝肌间的致密结缔组织，并重新铺展皮瓣。该步骤可解除内眦赘皮内的异常张力，延长睑裂，有利于睑裂在垂直方向上睁大。②松解与切除内眦赘皮下的眼轮匝肌，它是内眦赘皮的主要成分。该步骤可减少内眦赘皮的容量。Oh等认为该法可用于不同类型的内眦赘皮，而且设计简单，操作容易，不会在内眦部位产生张力和明显瘢痕，美容效果好，不易复发[75]。

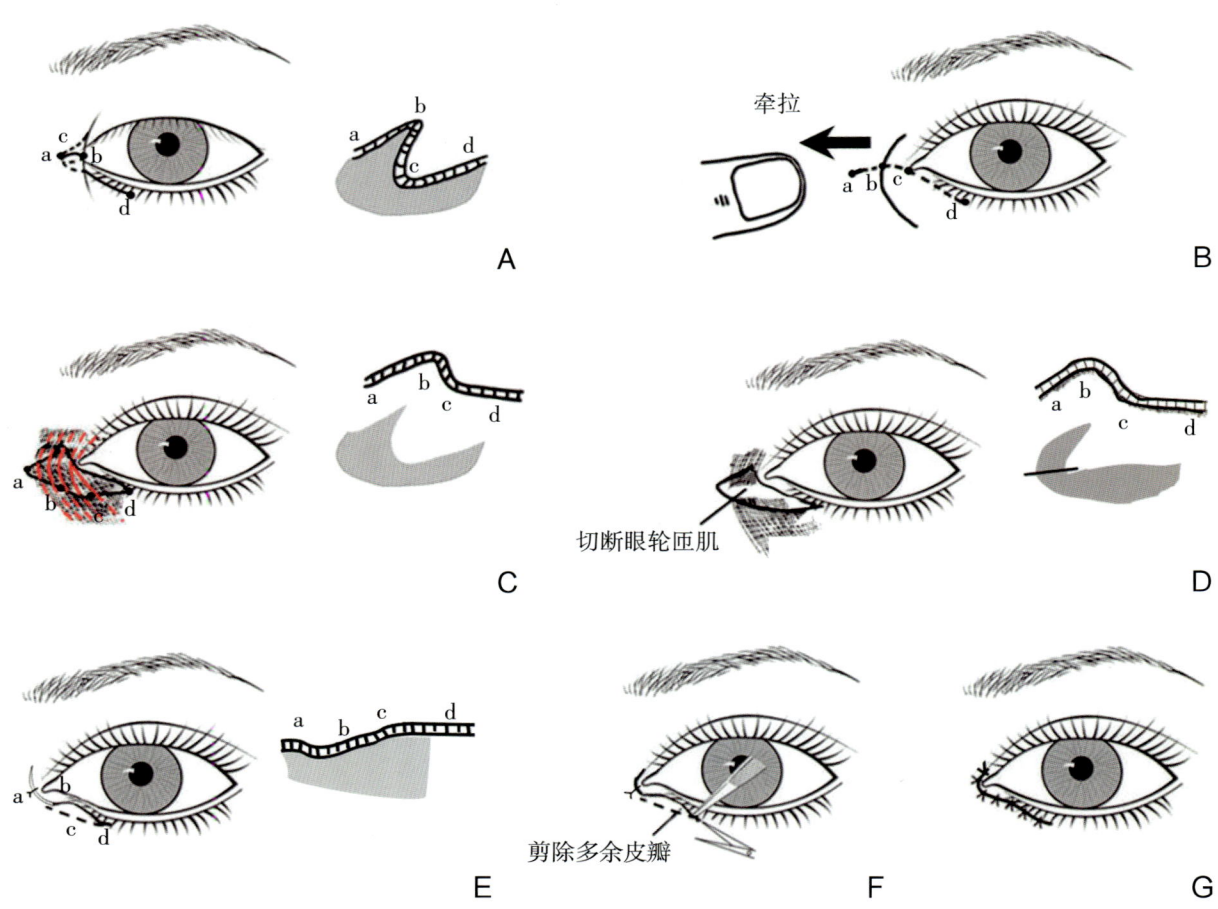

图S3-2-7-7　Oh等皮肤重铺法内眦赘皮矫正术示意图（2007年）
A、B. 定点与切口设计［a点为预期的新内眦点，b点为过a点的水平线与内眦赘皮缘的交点；向内侧牵拉鼻部皮肤，在泪湖内侧2mm处设计c点，d点设计在下睑睫毛下线与过角膜内侧缘垂线的交点附近，可据内眦赘皮的严重程度而改变（轻者靠内、重者靠外一些）；连接a、b、c、d四点，画出的曲线即设计的切口线］；C. 局部浸润麻醉下，从a点至d点切开皮肤，行皮下剥离，切断内眦部位及下睑内侧皮肤与眼轮匝肌间的致密结缔组织，掀起皮瓣；D. 切除和松解内眦赘皮下的眼轮匝肌；E. 将a点缝合到内眦的c点，并重新铺展（Redraping）皮瓣于修整过的眼轮匝肌上；F. 剪除皮瓣的多余部分；G. 修整上睑处形成的"猫耳"，使切口线顺上睑皱襞走行，间断缝合切口

2009年，Chen等报告了睑缘切口法内眦赘皮矫正术[76]（图S3-2-7-8）。

2012年，Liu等报告了倒V-Y推进法内眦赘皮矫正术[77]（图S3-2-7-9）。同年（2012年），Liu等报告了S曲线法内眦赘皮矫正术[78]（图S3-2-7-10）。

2014年，Park等报告了不留垂直瘢痕的改良椭圆形切除法内眦赘皮矫正术[79]（图S3-2-7-11）。

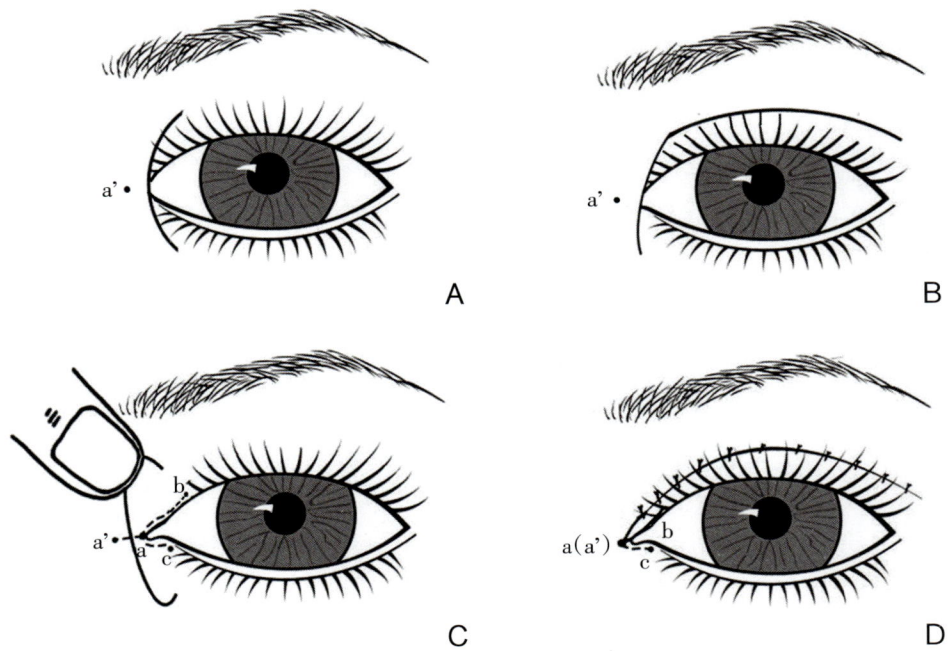

图S3-2-7-8 Chen等睑缘切口法内眦赘皮矫正术示意图（2009年）
A. 将泪湖最内侧点的体表投影标记为a'点；B. 设计重睑成形切口；C. 向中线拉开赘皮，将泪湖最内侧点标记为a点，从a点开始分别沿上睑睫毛上缘和下睑睫毛下缘设计睑缘切口ab（约5mm长）和ac（约2mm长）；D. 沿设计线切开ab、ac和aa'处皮肤，行皮下剥离，切除皮下致密结缔组织和多余的眼轮匝肌，将a点与a'点对应缝合，修整多余的皮肤，缝合皮肤切口，然后完成重睑成形术

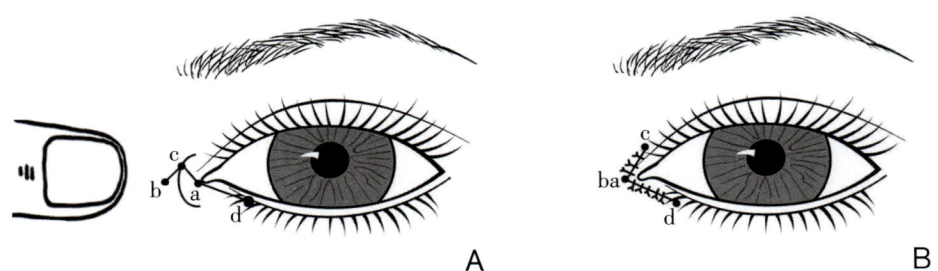

图S3-2-7-9 Liu等倒V-Y推进法内眦赘皮矫正术（2012年）
A. 切口设计（向中线拉开赘皮，定点画线；a点为泪湖内侧端皮肤-黏膜交界处；b点为新内眦点，在自然状态下位于赘皮表面；c点位于赘皮的外上缘，且ac=bc；线acb形成垂直的倒V形皮瓣；d点位于睫毛下方，非常接近睫毛，ad线的长度可根据倒V形皮瓣的伸展情况而适当调整）；B. 沿标记线切开皮肤，在眼轮匝肌浅面向下行皮下剥离，使倒V形皮瓣向下退缩，酌情切除赘皮处的眼轮匝肌，将a点与b点缝合，位于bd线上方的倒V形皮瓣尖端予以修剪，间断缝合切口

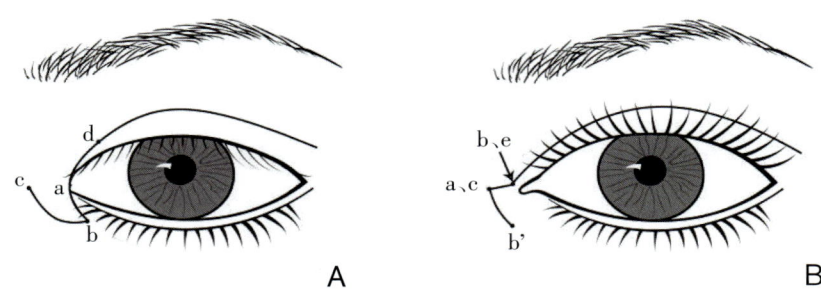

图 S3-2-7-10　Liu 等 S 曲线法内眦赘皮矫正术示意图（2012 年）
A. 术前设计；B. 术后

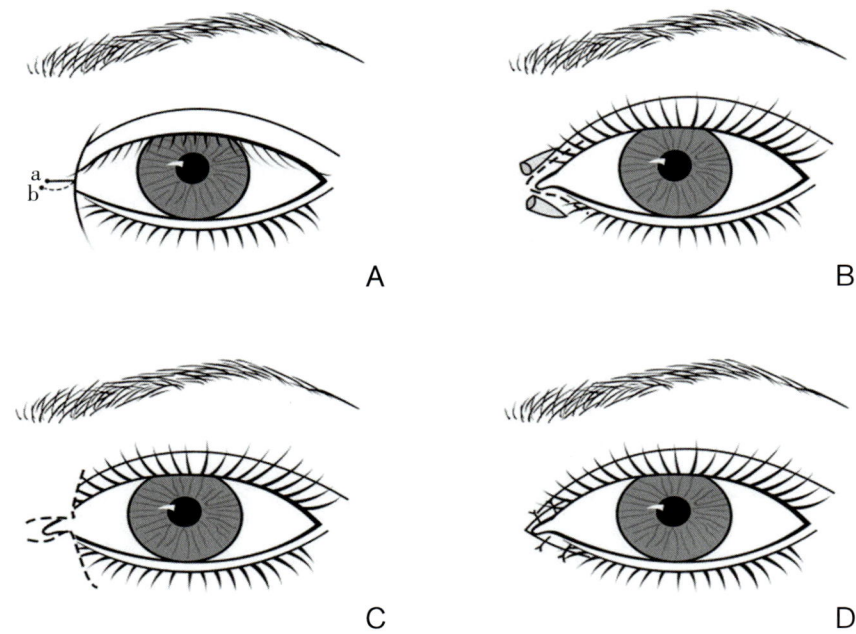

图 S3-2-7-11　Park 等不留垂直瘢痕的改良椭圆形切除法内眦赘皮矫正术示意图（2014 年）
A. 定点与切口设计（将泪湖最内侧端定为 b 点，a 点为 b 点在赘皮表面的投影点，a 点与 b 点之间的连线为切口线）；B. 沿切口设计线切开皮肤，将泪湖最内侧端的皮肤向鼻部推进，a 点与 b 点缝合，此时在缝合处上、下方各形成一个小的"猫耳"，在上、下睑睫毛线的上、下方接近睫毛处向泪湖设计附加切口，以修整"猫耳"；C. 切开附加切口处的皮肤，行皮下剥离，并将皮瓣向外侧无张力地展平，然后切除多余皮肤；D. 间断缝合切口

第三节 · 不同类型内眦赘皮矫正术式的流行趋势
Popular trends of different epicanthoplasty methods

2016年，Hwang和Kim[80]通过文献检索对近几十年来不同类型内眦赘皮矫正术式的发展概况和流行趋势进行了分析研究。他们以"Epicanthal and fold"或"Epicanthoplasty"为检索词，分别在PubMed和Scopus两个数据库中查找相关文献，共发现406篇。排除重复、非原创性、无手术方法介绍、个案报告及摘要性论文后，仅剩46篇（包括1篇日文和2篇中文文献）可供分析。这46篇论文中，43篇介绍了内眦赘皮去除方法，共48种；3篇介绍如何重建（已被去除的）赘皮。在43篇介绍内眦赘皮去除方法的论文中，中国作者发表最多，有11篇，占25.6%；美国作者发表10篇，占23.3%；韩国作者发表8篇，占18.6%；日本作者发表6篇，占13.9%；其他国家作者共发表8篇，占18.6%。在所报告的48种赘皮去除方法中，属Z-成形及其变通类型者，有21种，占43.8%；属推进瓣类型者（包括Y-V、Y-W、V-Y、V-W等），有14种，占29.2%；属切除类型者，有7种，占14.6%；属皮肤重铺（Skin redraping）类型者，有4种，占8.3%；属其他类型者，有2种，占4.1%。Z-成形及其变通术式，中国和美国作者报告较多；推进瓣法（包括一些改良术式），日本作者报告较多；切除法，主要由美国作者报告；皮肤重铺法，仅有韩国作者报告。从论文的引用方面看，Park Z-内眦赘皮矫正术（1996年）引用次数最多（70次），墨氏法（1959年）和del Campo非对称Z-成形法（1984年）并列第二（54次）；在推进瓣及其改良法中，Kao氏改良Y-V推进法（1998年）引用次数最多（40次）；在切除类中，Jordan氏赘皮下肌肉切除法（1989年）引用次数最多（41次）；在皮肤重铺类方法中，Oh氏皮肤重铺法（Skin redraping method，2007年）引用次数最多（46次）；在中国大陆作者报告的方法中，张海明的Z-成形法（2006年）引用次数最多（30次）。

Hwang和Kim[80]的分析表明，不同类型内眦赘皮矫正方法总的流行趋势如下：

1980年之前，在应用频度方面，切除法＞推进瓣法＞Z-成形法。1980年之后，Z-成形法逐渐流行，并且应用频度还在增加；切除法应用频度逐渐减少，而推进瓣法则逐渐流行，但2010年后趋于稳定。2007年之后，Oh氏皮肤重铺法应用频度逐年增加。

2016年，Saonanon[81]在一篇题为《亚洲人内眦赘皮矫正术新重点》(*The new focus on epicanthoplasty for Asian eyelids*)的综述性文章中指出：皮瓣的类型对内眦赘皮矫正术的成功所起作用不大，通过皮下组织解剖和眼轮匝肌切除，解除所有垂直张力才是手术成功的关键所在。短切口、小皮瓣、无张力是内眦赘皮矫正术新的关注点。

（邢新　杨超　李小静　孙肇晟）

参考文献

[1] Johnson C C. Developmental abnormalities of the eyelids: the 1985 Wendell Hughes lecture[J]. Ophthalm Plast Reconstr Surg, 1986, 2(4): 219-232.

[2] del Campo A F. Surgical treatment of the epicanthal fold[J]. Plast Reconstr Surg, 1984, 73(4): 566-571.

[3] Johnson C C. Epicanthus and epiblepharon[J]. Arch Ophthalmol, 1978, 96(6): 1030-1033.

[4] Duke-Elder W S. Textbook of ophthalmology[M]. St. Louis: CV Mosby, 1952: 4653-4658.

[5] Mustarde J C. Epicanthus and telecanthus[J]. Br J Plast Surg, 1963, 16: 346-356.

[6] Park J I. Z-epicanthoplasty in Asian eyelids[J]. Plast Reconstr Surg, 1996, 98(4): 602-609.

[7] Mustarde J C. Repair and reconstruction in the orbital region: a practical guide[M]. New York: Churchill Livingstone Inc, 1980: 332-365.

[8] Duke-Elder S. System of ophthalmology[M]. St. Louis, Mo: CV Mosby Co., 1961: 503-505.

[9] Karlin D B. Congenital entropion, epiblepharon and antimongoloid obliquity of the palpebral fissure[J]. Am J Ophthalmol, 1960, 50(3): 487-493.

[10] Jordan D R, Anderson R L. Epicanthal folds: a deep tissue approach[J]. Arch Ophthalmol, 1989, 107(10): 1532-1535.

[11] von Ammon F A. Klinische darstellungen der angoborenen: Krankheiten und Bildungsfehler des Menschlichen der auges und der augenlider. Berlin: G. Reimer, 1841, p6. Cited by Spaeth E B. In: Further considerations on the surgical correction of blepharophimosis (Epicanthus)[J]. Am J Ophthalmol, 1956, 41(1): 61-71.

[12] von Arlt C F. Erweiterung der Bidspalte, Kanthoplastik. In Graef-Saemisch Handbuch d ges Augenh. Leipzig: Wilhelm Engelmann, 1874, vol. 3, p443. Cited by Lessa S and Sebastifi R. In: Z-Epicanthoplasty[J]. Aesth Plast Surg, 1984, 8: 159-163.

[13] Spaeth E B. Ophthalmic plastic surgery[M]. Philadelphia: Blakiston, 1926: 161.

[14] Fomon S. Cosmetic surgery: principles and practice[M]. Philadelphia: J B Lippincott Company, 1960: 528, 568.

[15] del Campo A F. Surgical treatment of the epicanthal fold[J]. Plast Reconstr Surg, 1984, 73(4): 566-571.

［16］Wicherkiewicz V B. Une nouvelle operation de l'epicanthus［M］. Congress, 1899.

［17］Fomon S. Cosmetic surgery: principles and practice［M］. Philadelphia: J B Lippincott Company, 1960: 528, 568.

［18］Mustarde J C. Epicanthus and telecanthus［J］. Int Ophthalmol Clin, 1964, 4: 359-376.

［19］Mulliken J B, Hoopes J E. W-epicanthoplasty［J］. Plast Reconstr Surg, 1975, 55(4): 435-438.

［20］Sheehan J E. Plastic surgery of the orbit［M］. New York: MacMillan Co., 1927.

［21］Duke S E. Ocular surgery (translated from the fourth Spanish edition)［M］. Hogan M J, Chaparro L E, trans. New York: McGraw-Hill Book Co. ICN, 1956: 87, 183.

［22］Blair V P, Brown J B, Hamm W G. Correction of ptosis and of epicanthus［J］. Arch Opthalmol, 1932, 7(6): 831-846.

［23］Barsky A J, Kahn S, Simon B E. Principles and practice of plastic surgery［M］. 2nd ed. New York: McGraw-Hill Book Company, 1964: 202, 233.

［24］Spaeth E B. The principles and practices of ophthalmic surgery［M］. Philadelphia: Lea & Febiger, 1934.

［25］Stallard H B. Eye surgery［M］. 2nd ed. Baltimore: Williams & Wilkins Co., 1950: 120.

［26］Johnson C C. Operations for epicanthus and blepharophimosis: an evaluation and a method for shortening the medial canthal ligament［J］. Am J Ophthalmol, 1956, 41(1): 71-79.

［27］Johnson C C. Epicanthus［J］. Am J Ophthalmol, 1968, 66(5): 939-946.

［28］Converse J M, Smith B. Naso-orbital fractures and traumatic deformities of the medial canthus［J］. Plast Reconstr Surg, 1966, 38(2): 147-162.

［29］Fox S A. Simple epicanthus procedure［J］. Am J Ophthalmol, 1971, 72(6): 1144-1145.

［30］del Campo A F. Surgical treatment of the epicanthal fold［J］. Plast Reconstr Surg, 1984, 73(4): 566-571.

［31］Fuente del Campo A. A simple procedure for aesthetic correction of the medial epicanthal fold［J］. Aesth Plast Surg, 1997, 21(6): 381-384.

［32］Lessa S, Sebastia R. Z-epicanthoplasty［J］. Aesth Plast Surg, 1984, 8(3): 159-163.

［33］Park J I. Z-epicanthoplasty in Asian eyelids［J］. Plast Reconstr Surg, 1996, 98(4): 602-609.

［34］Park J I. Modified Z-epicanthoplasty in the Asian eyelid［J］. Arch Fac Plast Surg, 2000, 2(1): 43-47.

［35］Park D H, Woo J W, Han D G, et al. Epicanthoplasty using modified Park's method［J］. J Korean Soc Plast Reconstr Surg, 2000, 27(6): 641-646.

［36］Park D H, Park S U, Ji S Y, et al. Combined epicanthoplasty and blepharoptosis correction in Asian patients［J］. Plast Reconstr Surg, 2013, 132(4): 510e-519e.

［37］Yoo W M, Park S H, Kwag D R. Root Z-epicanthoplasty in Asian eyelids［J］. Plast Reconstr Surg, 2002, 109(6): 2067-2071; discussion 2072-2073.

［38］张海明, 徐洋, 郑行跃, 等. 内眦赘皮术式改进同期行重睑成形术［J］. 中华整形外科杂志,

2003, 19(4): 273-275.

[39] Yi S K, Paik H W, Lee P K, et al. Simple epicanthoplasty with minimal scar[J]. Aesth Plast Surg, 2007, 31(4): 350-353.

[40] Lu J J, Yang K, Jin X L, et al. Epicanthoplasty with double eyelidplasty incorporating modified Z-plasty for Chinese patients[J]. J Plast Reconstr Aesthet Surg, 2011, 64(4): 462-466.

[41] Hu X J, Lin X X, Ma G, et al. Two-Z-epicanthoplasty in a three-dimensional model of Asian eyelids[J]. Aesth Plast Surg, 2012, 36(4): 788-794.

[42] Verwey A. Der maskenhafte Antliz und seine Behandlung[M]. Ztschr Augenh, 1909, 22: 241.

[43] Hughes W L. Surgical treatment of congenital palpebral phimosis: the Y-V operation[J]. AMA Arch Ophthalmol, 1955, 54(4): 586-590.

[44] Mack M H. Y-V operation for epicanthus[J]. Plast Reconstr Surg, 1964, 34(2): 182-185.

[45] Callahan A. Reconstructive surgery of the eyelids and ocular adnexa[M]. Birmingham, Ala: Aesculapius Publishers Inc, 1966: 25-51.

[46] Kao Y S, Lin C H, Fang R H. Epicanthoplasty with modified Y-V advancement procedure[J]. Plast Reconstr Surg, 1998, 102(6): 1835-1841.

[47] Cho B C, Lee K Y. Medial epicanthoplasty combined with plication of the medial canthal tendon in Asian eyelids[J]. Plast Reconstr Surg, 2002, 110(1): 293-300; discussion 301.

[48] Lee Y J, Baek R M, Song Y T, et al. Periciliary Y-V epicanthoplasty[J]. Ann Plast Surg, 2006, 56(3): 274-278.

[49] Zhao Y Q, Luo D A. Modified Y-V epicanthoplasty with raised medial canthus in the Asian eyelid[J]. Arch Fac Plast Surg, 2010, 12(4): 274-276.

[50] Kim T G, Chung K J, Kim Y H, et al. Medial canthopexy using Y-V epicanthoplasty incision in the correction of telecanthus[J]. Ann Plast Surg, 2014, 72(2): 164-168.

[51] Mustarde J C. The treatment of ptosis and epicanthal folds[J]. Br J Plast Surg, 1959, 12: 252-258.

[52] Anderson R L, Nowinski T S. The five-flap technique for blepharophimosis[J]. Arch Ophthalmol, 1989, 107(3): 448-452.

[53] Yoon K. Modification of Mustarde technique for correction of epicanthus in Asian patients[J]. Plast Reconstr Surg, 1993, 92(6): 1182-1186.

[54] 内田準一. 内外眦切開における三角弁法[J]. 形成外科, 1967, 10(2): 120-123.

[55] Roveda J M. Epicanthus and blepharophimosis: our technic of correction[J]. Ann Ocul (Paris), 1967, 200(5): 551-555.

[56] Mulliken J B, Hoopes J E. W-epicanthoplasty[J]. Plast Reconstr Surg, 1975, 55(4): 435-438.

[57] del Campo A F. Surgical treatment of the epicanthal fold[J]. Plast Reconstr Surg, 1984, 73(4): 566-571.

[58] Flowers R S. Upper blepharoplasty by eyelid invagination: anchor blepharoplasty[J]. Clin Plast Surg,

1993, 20(2): 193-207.

[59] 付小卒, 刘庆阳, 李莉, 等. 改良内田法矫正内眦赘皮[J]. 中日友好医院学报, 2005, 19(5): 275-277.

[60] Fujiwara T, Maeda M, Kuwae K, et al. Modified split V-W plasty for entropion with an epicanthal fold in Asian eyelids[J]. Plast Reconstr Surg, 2006, 118(3): 635-642.

[61] Sakamoto Y, Nakajima H, Tamada I, et al. New technique for medial canthoplasty that incorporates modified V-W epicanthoplasty[J]. Arch Fac Plast Surg, 2012, 14(1): 59-61.

[62] Cho B C, Lee K Y. Medial epicanthoplasty combined with plication of the medial canthal tendon in Asian eyelids[J]. Plast Reconstr Surg, 2002, 110(1): 293-300; discussion 301.

[63] Jordan D R, Anderson R L. Epicanthal folds: a deep tissue approach[J]. Arch Ophthalmol, 1989, 107(10): 1532-1535.

[64] Lee Y, Lee E, Park W J. Anchor epicanthoplasty combined with out-fold type double eyelidplasty for Asians: do we have to make an additional scar to correct the Asian epicanthal fold?[J]. Plast Reconstr Surg, 2000, 105(5): 1872-1880.

[65] Yen M T, Jordan D R, Anderson R L. No-scar Asian epicanthoplasty: a subcutaneous approach[J]. Ophthalm Plast Reconstr Surg, 2002, 18(1): 40-44.

[66] Spaeth E B. Further considerations on the surgical correction of blepharophimosis (epicanthus)[J]. Am J Ophthalmol, 1956, 41(1): 61-71.

[67] Matsunaga R S. Westernization of the Asian eyelid[J]. Arch Otolaryngol, 1985, 111(3): 149-153.

[68] Bosniak S L. Cosmetic blepharoplasty[M]. New York: Raven Press, 1990: 97-98.

[69] Hyakusoku H, Fumiiri M. The square flap method[J]. Br J Plast Surg, 1987, 40(1): 40-46.

[70] 吴卫华, 徐坚方, 史颂民, 等. 矩形瓣成形术治疗严重内眦赘皮[J]. 中华整形烧伤外科杂志, 1994, 10(5): 358-360.

[71] Alexander J W, MacMillan B G, Martel L. Correction of postburn syndactyly: an analysis of children with introduction of the VM-plasty and postoperative pressure inserts[J]. Plast Reconstr Surg, 1982, 70(3): 345-354.

[72] Lin S D. Correction of the epicanthal fold using the VM-plasty[J]. Br J Plast Surg, 2000, 53(2): 95-99.

[73] Lee M A, Yoon E S, Shin Y W, et al. Epicanthoplasty with simple excision technique[J]. J Korean Soc Aesthet Plast Surg, 2006, 12(2): 108-111.

[74] Park D H, Park S U, Ji S Y, et al. Combined epicanthoplasty and blepharoptosis correction in Asian patients[J]. Plast Reconstr Surg, 2013, 132(4): 510e-519e.

[75] Oh Y W, Seul C H, Yoo W M. Medial epicanthoplasty using the skin redraping method[J]. Plast Reconstr Surg, 2007, 119(2): 703-710.

[76] Chen W, Li S, Li Y, et al. Medial epicanthoplasty using the palpebral margin incision method[J]. J

Plast Reconstr Aesth Surg, 2009, 62(12): 1621-1626.

[77] Liu L Q, Li S, Fan J, et al. Inverted "V-Y" advancement medial epicanthoplasty[J]. J Plast Reconstr Aesthet Surg, 2012, 65(1): 43-47.

[78] Liu Y, Lei M, Wang Y, et al. Lazy S-curve epicanthoplasty in Asian blepharoplasty[J]. Aesthet Plast Surg, 2012, 36(2): 254-260.

[79] Park D H, Park S U, Lee B K, et al. Medial epicanthoplasty without a vertical scar[J]. Ann Plast Surg, 2014, 73(1): 8-11.

[80] Hwang K, Kim H. Historical vignettes of epicanthoplasty[J]. J Craniofac Surg, 2016, 27(4): 1080-1083.

[81] Saonanon P. The new focus on epicanthoplasty for Asian eyelids[J]. Curr Opin Ophthalmol, 2016, 27(5): 457-464.

第四章

外眦成形与外眦固定术历史回顾

Historical review of lateral canthoplasty and lateral canthopexy

外眦成形术（Lateral canthoplasty）与外眦固定术（Lateral canthopexy）是眼睑整形美容外科的一类基本技术，具有改善睑裂形状、恢复眼睑功能、矫正下睑异位等作用，其适应证包括：先天性或后天性睑裂狭小、睑缘粘连，下睑松弛，下睑外翻、内翻和退缩，睑裂斜度异常，下睑成形或中面部年轻化手术中预防下睑异位，美容性外眦角延长与开大。

外眦成形术与外眦固定术的主要区别在于前者通常需要切开原有外眦角，重建新的外眦角，下睑长度可根据实际情况行适当缩短或延长；后者则无须切开原有外眦角与缩短下睑，而是改变原来的外眦角位置，通常是将其上提、缩紧和固定。

第一节 · 用于延长外侧睑裂的外眦成形术
Lateral canthoplasty used for lengthening of the lateral palpebral fissure

通过外眦成形术延长或开大外侧睑裂以使眼睛睁得更大的一类手术，被称为"外侧睑裂延长术"（Lengthening of the lateral palpebral fissure），俗称"外眼角开大术"，主要用于矫正睑裂狭小症、睑缘粘连、痉挛性睑内翻、创（烧）伤引起的睑裂狭窄等疾病。近年来，纯美容性的外眦成形术已见诸报道。这种手术可单独实施，也可与内眦赘皮矫正、双眼皮成形等美容性手术一并实施，目的是使受术者的眼睛更大、更明亮。

1841年，von Ammon[1, 2]报告了一种简单的外眦成形术，用于延长外侧睑裂。操作要点是水平切开外眦，剥离结膜，然后将其与新形成的外眦角皮肤缘缝合（图S4-1-1）。

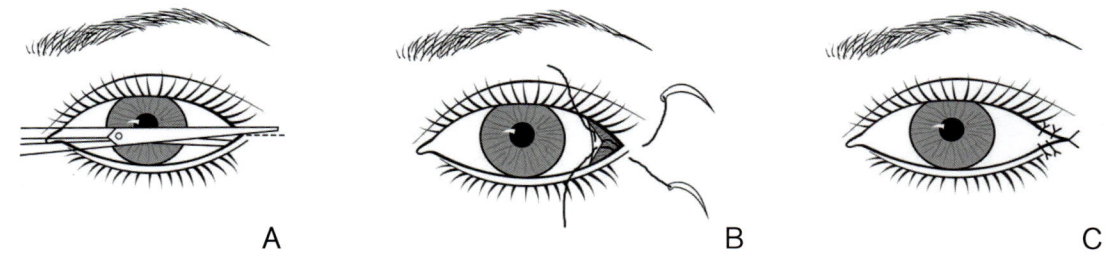

图 S4-1-1　von Ammon 氏外眦成形术示意图（1841年）
A. 顺外眦韧带方向切开外眦，长约10mm；B. 剥离结膜，并将其与新形成的外眦角皮肤缘缝合；C. 术后即刻外观

1875年，Agnew[3]报告了一种改良的von Ammon外眦成形术，用于延长外侧睑裂。他将与上、下睑板相连的外眦韧带上、下支切断（图S4-1-2），其他操作步骤与von Ammon法相似。Agnew法比Ammon法更有效[4]。

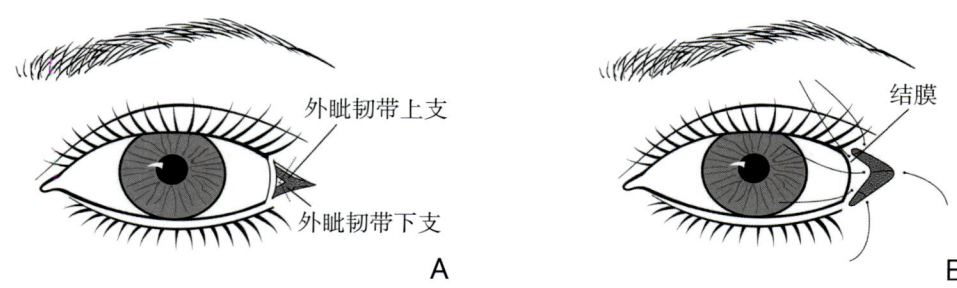

图 S4-1-2　Agnew 氏外眦韧带上、下支切断法外眦成形术示意图（1875 年）
A. 沿外眦韧带方向切开外眦皮肤，长 8～10mm，分别剪断与上、下睑板外侧端相连的外眦韧带上、下支；B. 剥离结膜，将其与新形成的外眦角皮肤缘缝合

1904 年，Blaskovics[5, 6] 报告了 V 形切口法外眦成形术（图 S4-1-3），用于延长上睑，适用于下睑向下异常弯曲的睑裂狭小症患者。

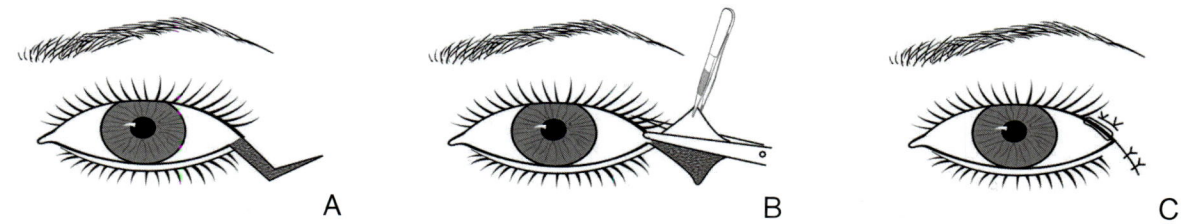

图 S4-1-3　Blaskovics 氏 V 形切口法外眦成形术示意图（1904 年）
A. 从外眦角开始，顺上睑缘弧度向外下切开皮肤与皮下组织长约 1cm，然后转向外上切开约 1cm，整个切口呈 V 形，V 的夹角大小，以上睑的延长量而定；B. 剥离三角形皮瓣，其外侧皮肤切缘行 1cm 宽的皮下剥离，然后自蒂部将三角形皮瓣切除；C. 将 V 形切口两侧皮缘缝合，然后剥离结膜，将其与新形成的上睑外侧段皮肤切缘行水平褥式缝合

1928 年，Imre[7, 8] 报告了 Z 形切口法外眦成形术（图 S4-1-4），用于延长与开大外侧睑裂。

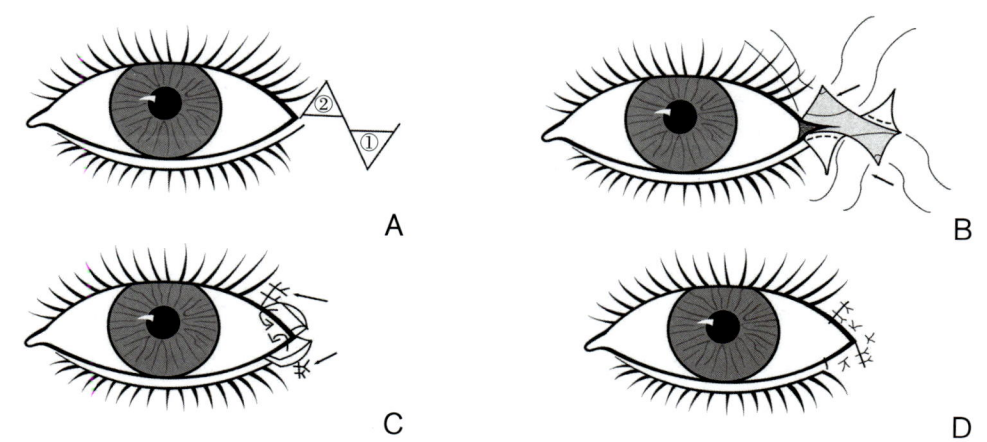

图 S4-1-4　Imre 氏 Z 形切口法外眦成形术示意图（1928 年）
A. 在外眦角外侧设计 Z 形切口，①和②表示拟切除的三角形皮肤；B. 沿设计线切开皮肤与皮下组织，并行皮下剥离，形成尖端向下的外侧皮瓣和尖端向上的内侧皮瓣，然后将 2 个三角形皮瓣的远端部分切除，对应的皮肤切缘予以缝合；C. 将上睑外侧的皮瓣的远端部分向内反折，并行 U 形缝合，以形成新的上睑缘；D. 同法将下睑外侧的皮瓣远端部分向内反折，行 U 形缝合，形成新的下睑缘，然后将上、下睑皮瓣远端皮肤切缘与剥离的结膜缝合

1931年，Blair[9]报告了舌状滑行皮瓣法外眦成形术（图S4-1-5），用于延长与开大外侧睑裂，治疗小睑裂畸形。该法是对Blaskovics的V形切口法外眦成形术的改良。

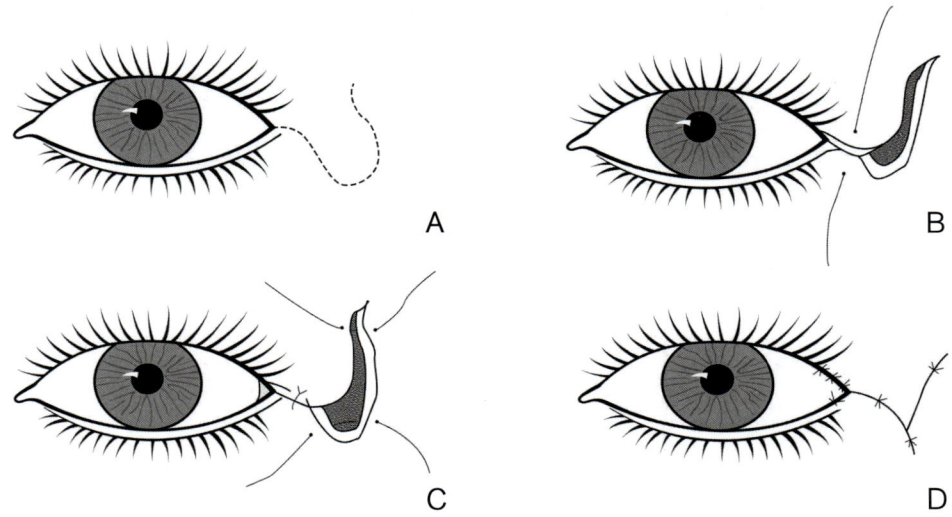

图S4-1-5　Blair氏滑行皮瓣法外眦成形术示意图（1932年）
A. 切口从外眦角开始向外侧走行3～4mm，然后弯向下外走行5～6mm，进而以平缓的曲线先弯向上外再转向上内走行，切口的终点位于外眦角颞侧7～8mm、上方4～5mm处，整个切口形状呈舌形；B. 沿切口设计线切开外眦角、外眦韧带、皮肤与皮下组织，剥离舌形皮瓣及其颞侧的皮肤，形成舌形皮瓣，将距原外眦角6～7mm处的舌形皮瓣内侧缘与距原外眦角约4mm处内侧皮肤切缘缝合一针，此处即为新的外眦角；C. 间断缝合其余部位的皮肤切口；D. 剥离结膜，并将其与新外眦角上、下边的皮肤缝合

1956年，Johnson[10]报告了改良的von Ammon外眦成形术（图S4-1-6），用于延长外侧睑裂，治疗小睑裂畸形。

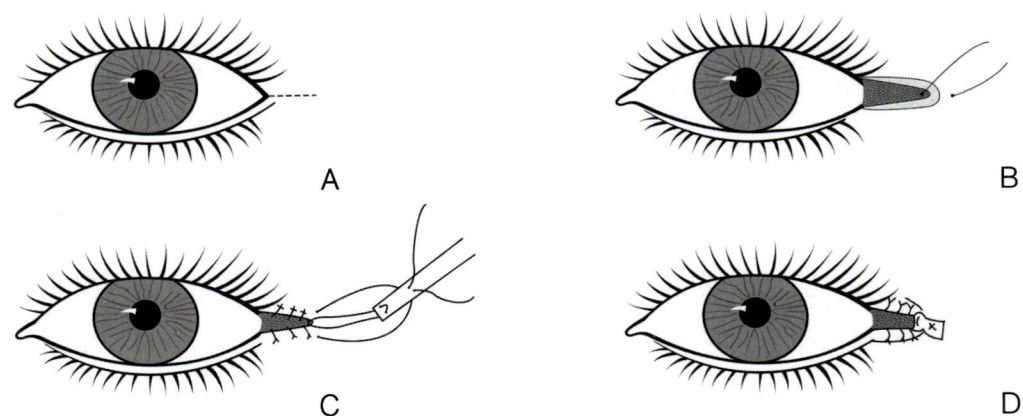

图S4-1-6　Johnson氏改良von Ammon外眦成形术示意图（1956年）
A. 切口平行于外眦韧带，长约10mm；B. 沿切口设计线切开皮肤与结膜，行结膜下剥离，并将结膜瓣的尖端与皮肤切口最外侧端缝合；C. 完成其余部位结膜与皮肤的缝合，并在新外眦角部位用双针缝线连带橡胶片行U形缝合，缝针由结膜面进入，从新外眦角以外的皮肤面穿出，然后缝线经橡皮片打结，这种带橡皮片的U形缝合有利于形成新的外侧结膜穹窿和预防延长的外侧睑裂在愈合过程中发生闭合；D. 外眦成形术后即刻外观

1971年，Fox[11]报告了睑缘劈裂法外眦成形术（图S4-1-7），属于Blaskovics的V形切口法的一种改良术式，但可同时延长上睑与下睑。该法不需切断外眦韧带，皮肤和结膜游离比较充分，可使睑裂延长5～6mm。Fox认为，该法与von Ammon、Agnew和Blair等外眦成形术式相比，新形成的外眦角不易变平、裂开或向内移动。

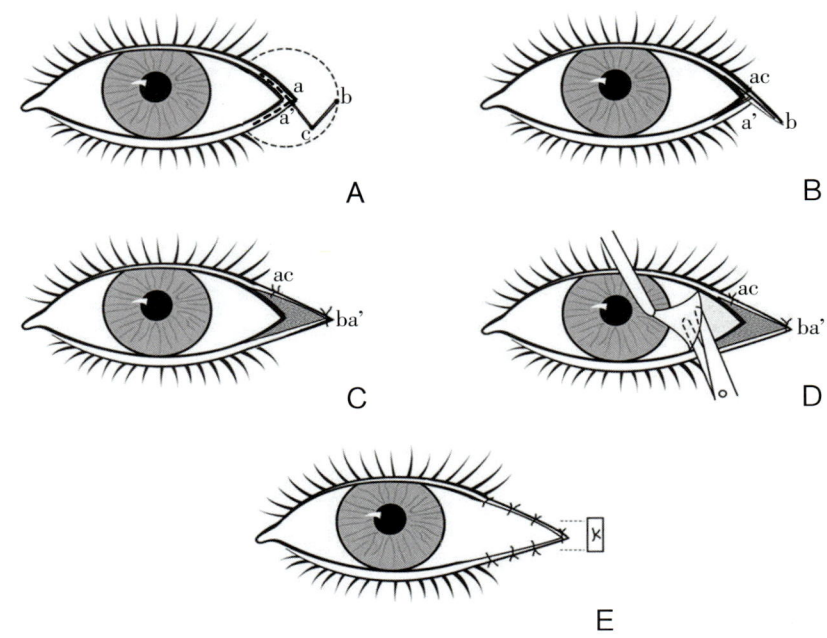

图S4-1-7　Fox氏睑缘劈裂法外眦成形术示意图（1971年）
A. 切口设计（从外眦角的aa'点向外到b点标记预想的睑裂延长量，通常为4～6mm；从aa'点开始分别向内设计上、下睑缘劈裂切口，长度约占上、下睑全长的1/4，切口线接近于睑缘后缘；从aa'点开始顺上睑缘弧度向外下延伸切口约4mm至c点，然后转向b点；弧线表示剥离范围）；B. 沿切口设计线劈裂上、下睑外侧1/4段，切开外眦部acb线的皮肤、皮下组织及肌肉，适当潜行剥离弧线范围内的所有组织（注意：剥离范围不应超过b点，因该点是固定点），使acb瓣退缩，并将c点与a点皮对皮缝合；C. 向外下转移下瓣（顶点为a'），并将a'点与b点缝合；D. 剥离结膜；E. 将剥离的结膜向外侧牵拉，与上、下皮肤切缘缝合，用双针缝线穿过新外眦角下方的结膜，并由新外眦角外侧的皮肤穿出，然后经垫片打结，这种缝合方法有助于加深外眦角，防止其变平或裂开

上述各种外眦成形术，虽然可不同程度地延长外侧睑裂，但存在共同的缺点，即延长的眼睑缺乏正常的睑缘结构，没有睫毛，新形成的外眦角不具有正常的外侧结膜穹窿，或外穹窿太浅，所以美容效果不尽如人意，主要用于各种原因导致的睑裂狭窄畸形的矫正，一般不用于纯美容性的外侧睑裂延长。

2004年，Shin和Hwang[12]报告了上睑缘上脚瓣（Upper crus flap of the upper eyelid margin）易位法外眦成形术（图S4-1-8），这是一种延长与加宽外侧睑裂的美容性外眦成形术（Cosmetic lateral canthoplasty）。其基本思路是利用上睑外侧脚瓣延长下睑外侧段，设计要点如下：①上脚瓣呈三角形，近端包含上睑缘（不含睫毛）和睑结膜，尖端仅包含睑缘皮肤；②该瓣的长度一般为2～3mm，最长不超过5mm，以使切口瘢痕能隐藏于眶外缘肤色较暗的部位；③该瓣蒂部的宽度应小于3mm，以避免上睑缘出现切迹样畸形或损伤睑板悬吊结构；④该瓣近端内侧缘所含睑结膜的宽度不应超过外穹窿部位睑结膜横向长度的一半，以免缝合睑结膜与皮肤时张力过大；⑤切开睑外侧缝部位的皮肤，切断深面的眼轮匝肌，加宽肌肉断端间隙，并将上脚瓣旋转至该处创面。他们为202例患者实施了这种手术，获得满意效果，术后睑裂长度平均增加3.1mm。该法的优点是既可增宽与延长外侧睑裂，又可保留上睑睫毛的完整性和下睑缘的连续性，基本上维持了正常外眦角的形态，美容效果较好。该法对外侧结膜穹窿浅的患者效果不佳。眶外缘至外眦角的距离小于4mm及外穹窿深度小于3mm的患者应避免使用该法，先天性小眼症和眼球内陷的患者也禁用该法。

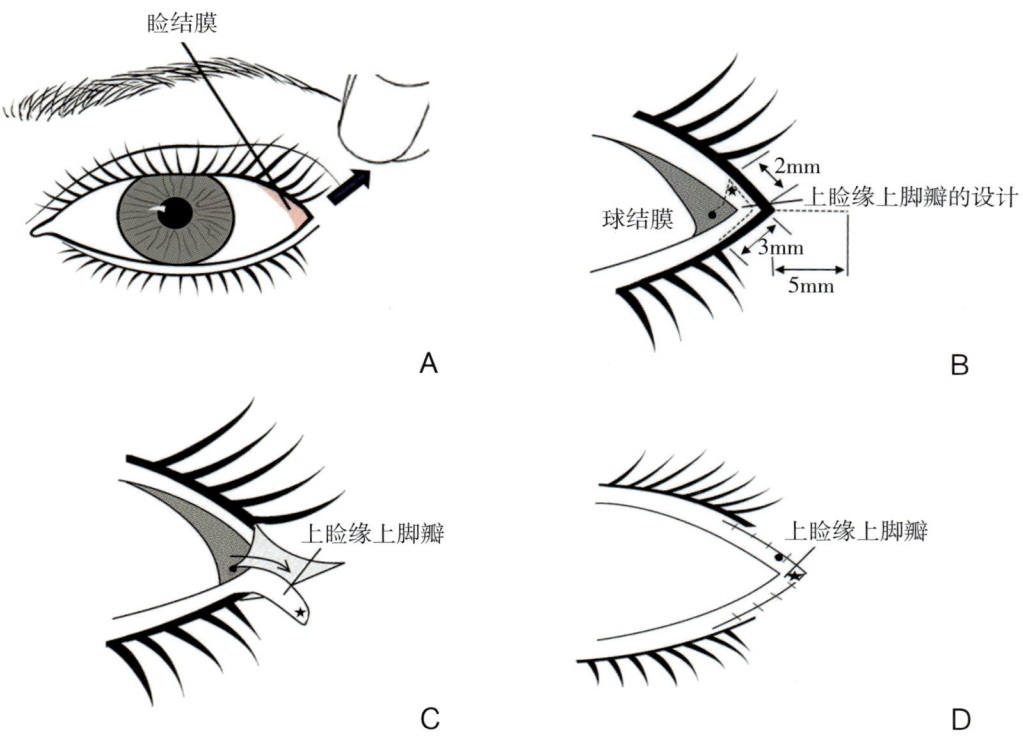

图 S4-1-8　Shin-Hwang 氏上睑缘上脚瓣易位法美容性外眦成形术示意图（2004 年）
A. 将眼睑皮肤向外侧牵拉；B. 上睑缘上脚瓣的设计：其近端部分包含上睑缘（不包括睫毛）和睑结膜，其尖端（★）部分仅包含皮肤，其长度一般为 2～3mm，其内侧边以横向逆切方式向后深入睑结膜（●）点；C. 形成上脚瓣，切开睑外侧缝部位的皮肤，切断深面的眼轮匝肌，加宽肌肉断端间隙，然后将上脚瓣旋转至该处创面，尖端插入新的外眦，供瓣区缺损通过直接缝合皮肤与结膜的方法予以封闭；D. 横向逆切的终点（●）被转移到上睑缘，上脚瓣的尖端（★）成为新外眦角的顶点

2016年，Kim M. S.[13]报告了三角形旋转皮瓣法外眦延长术（Lateral canthal lengthening with triangular rotation flap），其设计原理与 Shin 和 Hwang[12] 报告的方法基本相似，手术要点是：①在外眦处形成一个包含部分上睑灰线的三角形皮瓣，以保持下睑灰线的连续性。②分离外眦部眼轮匝肌直至眶外缘骨膜，以便有足够的空间供三角形皮瓣插入与固定。如需要降低外眦角，术中应松解睑板吊带（Tarsal strap）。③将三角形皮瓣其向外侧旋转约45°，行皮瓣真皮下层-眶外缘骨膜缝合固定。④上睑缘缺损直接缝合封闭，修整三角形皮瓣转移后下睑出现的"猫耳"，缝合皮肤切口，形成新的外眦（图S4-1-9）。共施术236例，95%的患者获得满意的美容效果，外眦平均延长3mm，伤口裂开、蹼状畸形、结膜暴露、显著瘢痕形成等并发症明显减少。

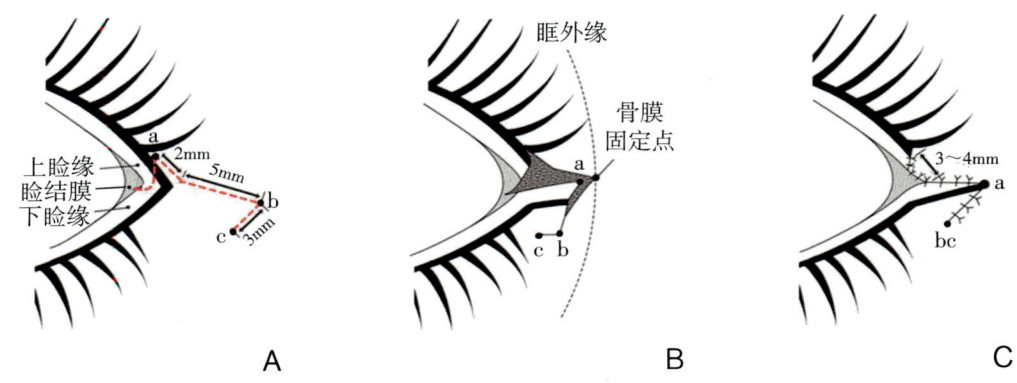

图 S4-1-9　Kim M. S.三角形旋转皮瓣法外眦延长术示意图（2016年）
A. 切口设计（在外眦部标记切口线abc，a点位于睑缘上，距外眦角2mm；b点大致位于外眦角至眶外缘距离的中点处，距外眦角约5mm；c点距b点约3mm，且bc大致与下睑缘平行；上睑缘三角形皮瓣的尖端为a点，长度为2mm，约含上睑缘灰线的一半，不带睫毛，该瓣的内侧切口可向睑结膜延长，以利三角形皮瓣旋转）；B. 沿设计线切开、剥离，形成包含部分上睑灰线的外侧三角形皮瓣，然后分离外眦部眼轮匝肌直至眶外缘骨膜，以便有足够的空间供三角形皮瓣插入与固定，如需要降低外眦角，术中应松解睑板吊带；C. 将三角形皮瓣向外侧旋转约45°，行真皮下层-眶外缘骨膜固定，上睑缘缺损直接缝合封闭，修整三角形皮瓣转移后下睑出现的"猫耳"，缝合皮肤切口

2016年，Kim Y. J.等[14]报告了保留外眦角的美容性外眦成形术（Cosmetic lateral canthoplasty with preserving the lateral canthal angle），用以延长睑裂，获得满意效果。手术设计由3个切口线组成：①下睑切口线；②上睑切口线；③V-Y推进切口线。下睑切口线位于睫毛下2mm，上睑切口线顺应睫毛下方的灰线方向，V-Y推进切口线用以形成从灰线到睑结膜的V形瓣，手术步骤见图S4-1-10。该法的最大优点是保留了外眦角，几乎没有外眦畸形发生。其主要缺点是仍遗留上睑缘外侧末端缺陷，但由于这个缺陷处于睫毛覆盖区，若V形瓣不大，缺陷几乎是看不到的。此外，如外眦与眶缘骨膜固定不当，该法可引起结膜暴露、下睑外翻等并发症，应注意预防。

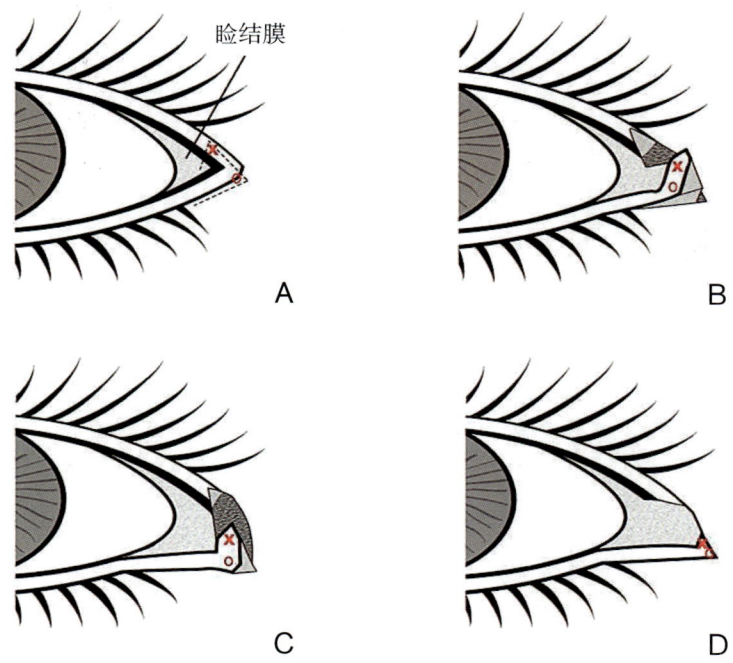

图 S4-1-10　Kim Y. J.等保留外眦角的美容性外眦成形术示意图（2016年）

A. 手术设计（由3个切口线组成：①下睑切口线；②上睑切口线；③V-Y推进切口线。下睑切口线位于睫毛下2mm，上睑切口线顺应睫毛下方的灰线方向，V-Y推进切口线用以形成从灰线到睑结膜的V形瓣。X为V形瓣的尖端，O为外眦尖端）；B. 切开皮肤后，分离眼轮匝肌、表浅外眦腱和眶外缘骨膜前组织；C. 上述组织分离后，外眦（包括外眦角）可无张力地移动；D. 外眦被固定到眶外缘合适的位置，以V-Y推进方式缝合封闭上睑缺损，其余切口直接缝合

2016年，Chae和Yun[15]报告了延长外眦角和矫正外侧眼尾的美容性外眦成形术（Cosmetic lateral canthoplasty that lengthens the lateral canthal angle and corrects the outer tail of the eyes，图S4-1-11），数千例的临床实践表明：该法不仅可延长睑裂的水平长度，还可增加其垂直宽度，同时可减少其向上的倾斜度，而且上睑外侧端灰线缺陷不易察觉，美容效果满意。

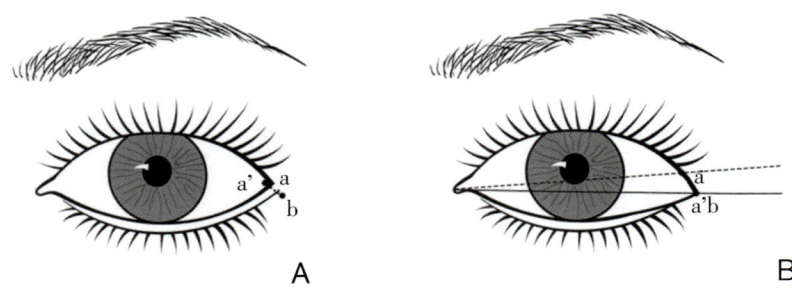

图 S4-1-11 Chae-Yun 氏延长外眦角和矫正外侧眼尾的美容性外眦成形术示意图（2016年）
A. 切口设计（睁眼状态下，标记外眦角顶点 a 和 a'，自此点顺上睑缘弧度向外下设计切口线 ab，b 点不超过眶外缘。沿 ab 设计线切开皮肤，分离睑外侧缝，切断表浅外眦腱，以松解外眦，注意勿损伤深部外眦腱。外眦部松解完成后，用 6-0 尼龙线将下睑缘外侧端缝合固定到 b 点深面的眶外缘骨膜的内侧面，缝针应扣住下睑缘外侧端约 3mm 范围的组织，以保证牢靠的固定。最后用 7-0 丝线缝合皮肤切口）；B. 术后睑裂向上的倾斜度减少，外眦角向外侧延长，外侧巩膜三角增大，整个眼睛变大，a 点为原外眦角顶点，a'b 为新外眦角顶点，虚线为原眦倾斜线（Canthal tilt），实线为新眦倾斜线

除了上述作者所报告的美容性外眦成形术外，尚有作者报告用改良的内田氏 V-W 成形法（图 S4-1-12）和皮肤-肌肉重置法（Skin-muscle redraping method）实施美容性外侧睑裂延长[16, 17]。

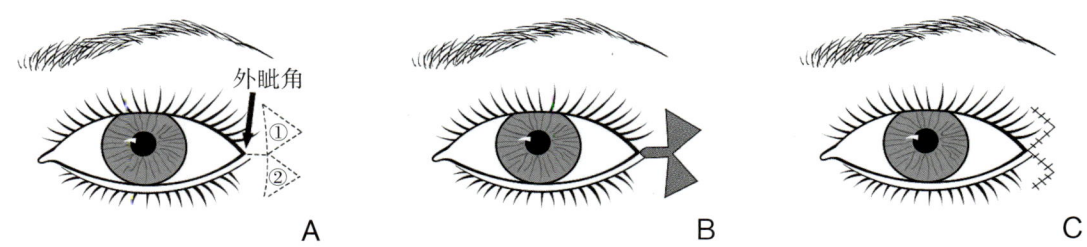

图 S4-1-12 改良内田氏（Uchida）V-W 成形法外侧睑裂延长术示意图
A. 切口设计（①和②表示拟切除的三角形皮肤）；B. 切除①和②两块三角形皮肤，切开水平切口处的皮肤，暴露外眦韧带；C. 缝合皮肤切口，三角形皮瓣尖端与结膜缝合时，缝线经过外眦韧带

2011 年，Hirohi 和 Yoshimura[18] 报告了下睑下置术（Lowering the lower eyelid procedure），虽然该手术并不属于外眦成形术的范畴，但因其像 Chae 和 Yun 报告的美容性外眦成形术一样具有垂直增大外侧睑裂的作用[15]，故在此作一简要介绍。该手术的原理是通过适当垂直缩短下睑前层和后层（保留中层完整）的方法，人为造成下睑外侧段适当退缩，以在垂直方向上增大睑裂，使眼睛变得大而明亮，并产生 S 形的下睑缘曲线。垂直缩短下睑前层，通过切除一条皮肤来完成；垂直缩短后层，通过结膜入路折叠缝合睑囊筋膜（下睑缩肌）来实现（图 S4-1-13）。该手术主要适用于垂

直睑裂窄而上斜的个体。若患者存在下睑松弛，可只缩短后层，不缩短前层，或附加外眦固定，以防发生下睑外翻。对突眼伴颧突发育不良者，应慎行前层缩短；对眼球凹陷者，可适当多缩短一些前层皮肤。若适应证选择不当或操作失误，该手术可导致下睑外翻、下睑退缩、下睑内翻、外眦角变圆、巩膜过度显露、睑裂闭合不全等并发症，应谨慎施行。此外，术后下睑睑板前隆起（Pretarsal fullness，即"卧蚕"）常常变平，术前应向患者告知。

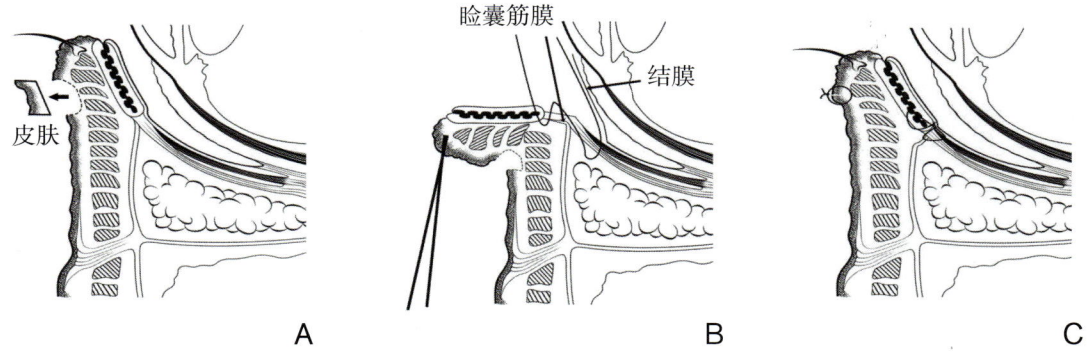

图 S4-1-13　Hirohi-Yoshimura 氏下睑下置术示意图（2011 年）
A. 适当切除下睑睫毛下一条皮肤，以垂直缩短下睑前层；B. 结膜入路适当折叠缝合睑囊筋膜（下睑缩肌），以垂直缩短下睑后层；C. 睑囊筋膜折叠缝合线拉紧打结，缝合皮肤切口

（邢新　杨超　栗颖利　范逸群）

第二节 · 用于预防或矫正下睑异位、改善睑裂形状的外眦成形与外眦固定术

Lateral canthoplasty and lateral canthopexy used for preventing or correcting of lower eyelid malposition, or improving of palpebral fissure shape

1966 年，Bick [19] 最早报告了在外眦部楔形切除下睑全厚眼睑并将剩余的睑板缝合到外眦腱的方法矫正下睑外翻（图 S4-2-1）。该技术促进了在外眦部缩紧下睑的概念流行，并很快被接受为稳定下睑的标准手术 [20]。

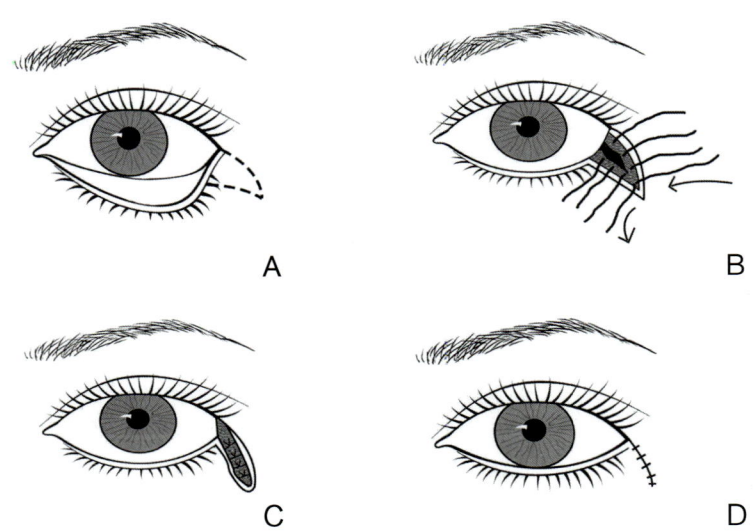

图 S4-2-1　Bick 氏下睑外翻矫正术示意图（1966 年）
A. 在下睑外侧段标记三角形的切除范围；B. 切除标记范围内的下睑全厚组织，用 4-0 肠线缝合睑板、眶隔和眼轮匝肌，上部缝合必须牢固扣住外眦韧带；C. 深部组织 3～4 针缝合已完成；D. 用 6-0 丝线缝合皮肤

1969 年，Edgerton 和 Wolfort 首次报告用真皮瓣外眦固定术矫正麻痹性下睑外翻 [21, 22]（图 S4-2-2）。同年（1969 年），Tenzel 等 [23] 报告了外眦悬吊法（Lateral canthal sling）外眦成形术，用于矫正佩戴义眼的患者出现的兔眼症；术中切开外眦角，将外眦腱下支切断，鼻侧断端穿过劈裂的外眦

腱上支，向外上方提紧并与骨膜缝合固定（图 S4-2-3）。8 年后（1977 年），Tenzel 等[24]报告用该技术矫正老年性下睑外翻，获得满意效果。

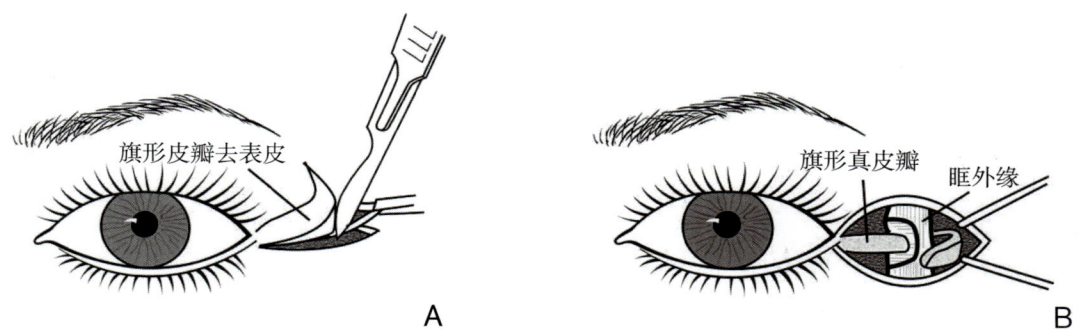

图 S4-2-2　Edgerton-Wolfort 氏真皮瓣法外眦固定术示意图（1969 年）
A. 在外眦部位形成蒂部与外眦角相连的旗形皮瓣，并将其表皮去除，形成真皮瓣；B. 在眶外缘钻一较大的骨孔，将真皮瓣远端穿过此孔，向外侧拉紧松弛的下睑，然后向内侧反折与真皮瓣近端缝合固定，外眦部切口分层直接缝合

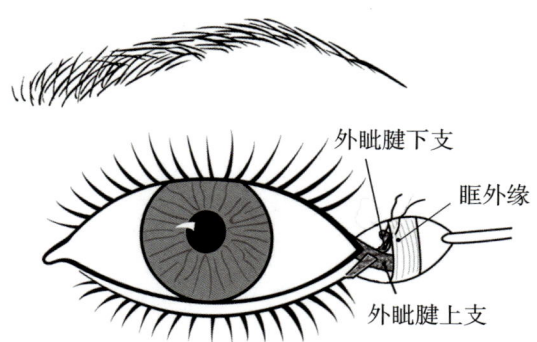

图 S4-2-3　Tenzel 氏外眦悬吊法外眦成形术示意图（1969 年）

1978 年，Montandon[25]报告一种改良的 Edgerton-Wolfort 氏真皮瓣法外眦固定术，用以矫正麻痹性下睑外翻（图 S4-2-4）。

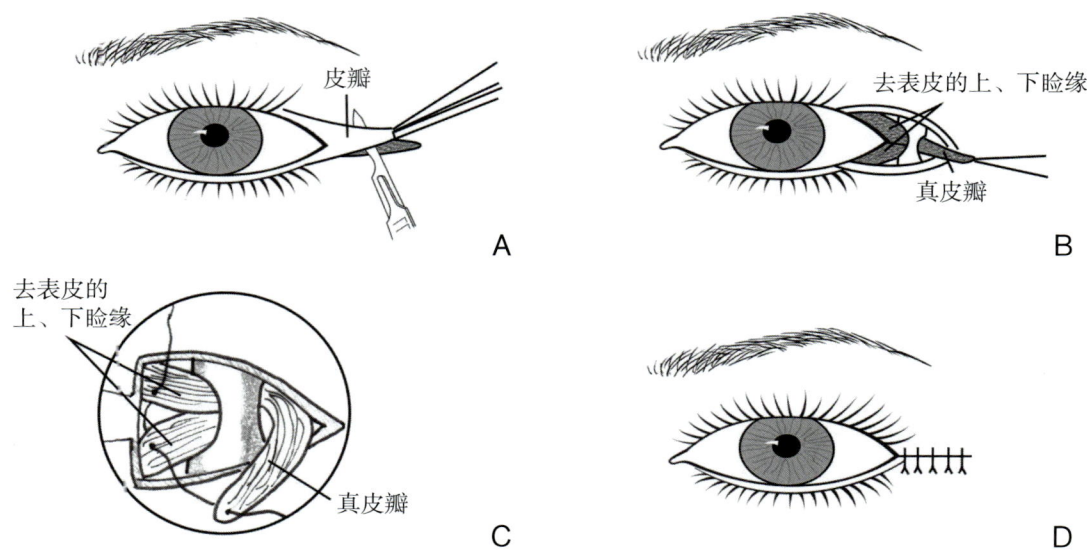

图 S4-2-4　Montandon 氏改良真皮瓣外眦固定法麻痹性下睑外翻矫正术示意图（1978 年）
A. 在外眦部形成蒂部与外眦角相连的三角形皮瓣，皮瓣的去表皮区延伸到上、下睑外侧 0.5～1.0cm 的睑缘部位；B. 在眶外缘钻一较大的骨孔，松解外眦腱，将真皮瓣远端由此孔向外穿出；C. 缝合去表皮的上、下睑缘的睑板，将真皮瓣远端向内反折缝合固定于已缝合的睑板组织上；D. 外眦与上、下睑缘创面直接缝合

1979 年，Schaefer[26] 报告了外眦腱折叠技术（Lateral canthal tendon tuck procedure），用以辅助下睑缩肌折叠法矫正老年性下睑外翻（图 S4-2-5）。同年（1979 年），Anderson 和 Gordy[27] 报告了外侧睑板条法外眦成形术（Lateral tarsal strip procedure），用以矫正老年性和麻痹性下睑外翻（图 S4-2-6）；Marsh 和 Edgerton[22, 28] 报告了旗形骨膜瓣外眦成形术（图 S4-2-7），用以矫正先天性颅面畸形（Crouzon 综合征和 Treacher-Collins 综合征）患者的睑裂斜度异常。该类技术是针对解剖缺陷而设计的一类术式，具有可使外眦腱恢复适当位置、保留睑缘完整性、眼睑无切迹、对泪膜产生结构损伤小等优点。但该类术式有可能引起睑裂变短、外眦角变圆、泪小点外移及睑重叠等并发症。

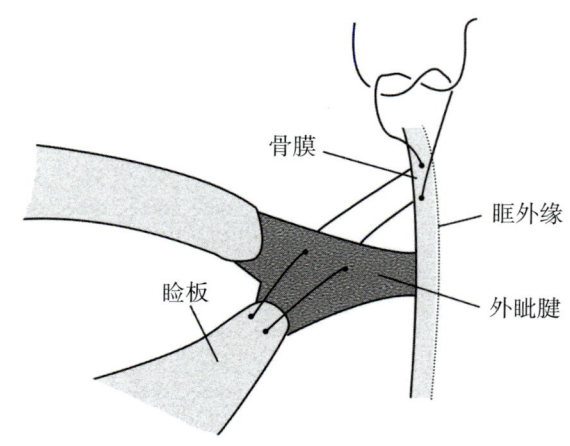

图 S4-2-5　Schaefer 氏外眦腱折叠术示意图（1979 年）

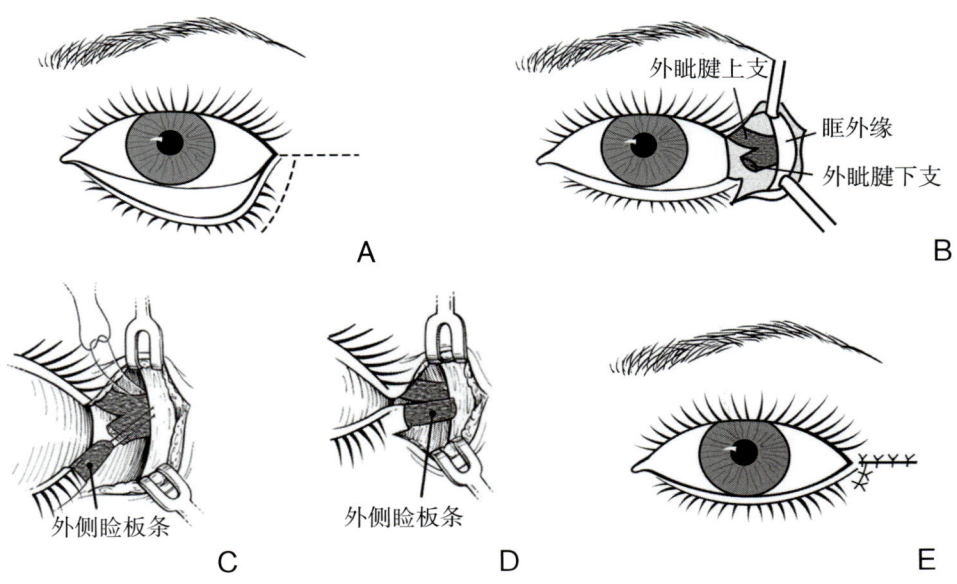

图 S4-2-6　Anderson 氏外侧睑板条技术示意图（1979 年）
A. 切口设计；B. 沿设计线切开外眦角和下睑外侧全厚眼睑，显露外眦腱，切断外眦腱下支；C. 将下睑外侧眼睑条的表皮和结膜去除，形成睑板条，并将睑板条与瞳孔上缘水平的眶外缘骨膜行 U 形缝合；D. 拉紧 U 形缝线并打结，将外侧睑板条与眶外缘骨膜固定；E. 缝合皮肤切口

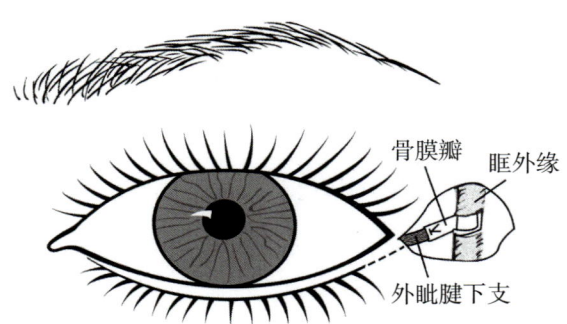

图 S4-2-7　Marsh-Edgerton 氏旗形骨膜瓣外眦成形术示意图（1979 年）

1980 年，Hamako 和 Baylis [22, 29] 报告了一种将外侧睑板条与骨膜瓣技术相结合的外眦成形术，用以矫正下睑成形术后下睑外翻和退缩，术中将睑板条缝合到上方蒂骨膜瓣的后面以加强固定（图 S4-2-8）。

1984 年和 1985 年，Whitaker 和 Ortiz-Monasterio 等先后分别报告通过面部提升术颞部切口和额部提升术头皮冠状切口行内部外眦固定术（Internal lateral canthopexy），用以预防术后下睑异位；1987 年，Patterson 等报告通过结膜入路行内部外眦固定术，用于矫正 Down 氏综合征患者的睑裂斜度异常 [22, 30~32]（图 S4-2-9）。

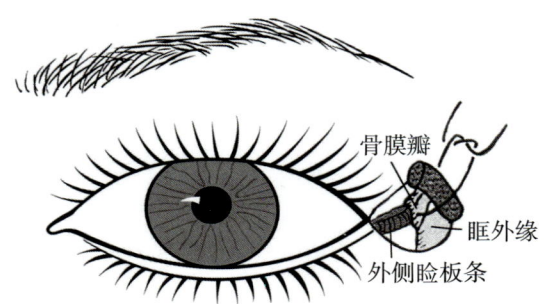

图 S4-2-8 Hamako-Baylis 氏睑板条与骨膜瓣结合法外眦成形术示意图（1980 年）

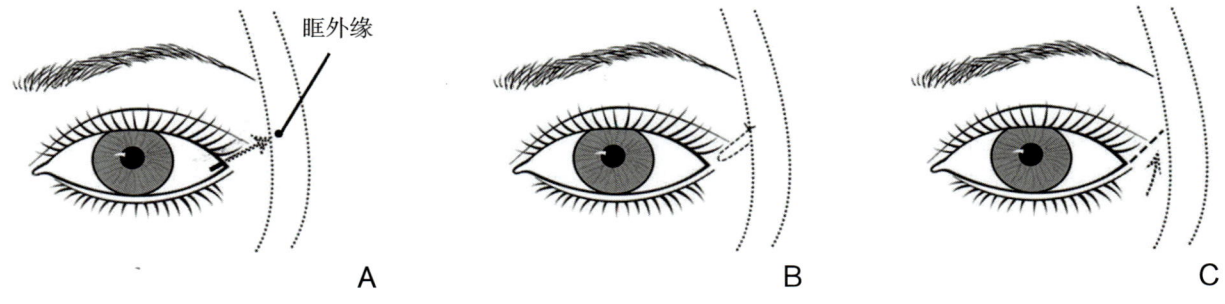

图 S4-2-9 内部外眦固定术示意图
A. 经面部提升术切口外眦固定术（Whitaker，1984 年）；B. 经双侧冠状切口外眦固定术（Ortiz-Monasterio 等，1985 年）；C. 经结膜入路外眦固定术（Patterson 等，1987 年）

1993 年，Jelks 等[33] 报告了真皮-肌肉旗形瓣外眦固定术（图 S4-2-10），用于矫正下睑成形术后下睑外翻或退缩。同年（1993 年），Flowers[34] 报告了 Ⅰ、Ⅱ 两种类型的眶外缘骨钻孔法外眦固定术（图 S4-2-11），Ⅰ 型为腱-骨膜外眦固定术（Tendon-periosteal canthopexy），Ⅱ 型为腱-骨外眦固定术（Tendon-bone canthopexy），并主张将该技术作为下睑成形术的一个常规步骤，以预防术后下睑异位。其操作要点是：①经上睑成形术切口和下睑外侧至外眦的短切口，或经下睑成形术切口解剖和显露外眦腱下支和眶外缘，并在眶外缘适当位置（一般在瞳孔水平）钻一个骨孔（Ⅰ 型）或两个骨孔（Ⅱ 型）；②缝线扣住未切断的外眦腱下支，经骨孔将其提升、缩紧，并缝合固定到眶外缘内侧面的骨膜（Ⅰ 型），或拉入骨孔内（Ⅱ 型）。1997 年，Jelks 等[35] 报告了下支持带外眦成形术用于缩紧下睑，预防或矫正下睑异位；术中经上睑切口显露与松解外侧支持带（外眦腱），切断下支持带（外眦腱下支），将其内侧断端上提，缝合固定到瞳孔上缘水平的眶外缘里面的骨膜上（图 S4-2-12）。1998 年，Hamra[36] 报告了经眦外眦固定术（图 S4-2-13），用以预防下睑成形术或中面部提升术后发生下睑外翻或退缩。1999 年，Fagien[37] 报告了一种简单的缝合法外眦固定技术，即外侧支持带悬吊术（Lateral retinacular suspension），用于提升外眦位置、矫正下睑松弛、预防与治疗下睑成形术后下睑退缩。外侧支持带（Lateral retinaculum）由上、下睑外侧几个软组织结构融合而成，包括外眦韧带止点、眼轮匝肌纤维、Whitnall's 韧带和 Lockwood's 韧带外侧端。它通过外眦韧带在眶缘骨膜上有着广泛的附着。将其向上方缝合悬吊到眶缘骨膜上，即外侧支持带悬吊（图 S4-2-14），可缩紧与提升外眦，不需切开与松解外眦角。该技术也具有水平延长下睑的作用，有助于增加眼的美感[37]。

2001 年，Hester[38] 报告了睑板前眼轮匝肌悬吊法外眦固定术（图 S4-2-15），在经睑成形切口行下睑和中面部年轻化手术中用于预防术后下睑异位。该法经下睑成形术外侧切口借助于内镜行中面部骨膜下剥离，保留睑板前和眶隔前眼轮匝肌与眶隔之间的正常附着，提升睑板前眼轮匝肌的外侧段，并在瞳孔水平将其缝合到眶外缘内侧面的骨膜上，以使下睑不被拉离眼球。

2006 年，Chang 和 Olver[39] 报告用扩大的睑板条外眦缝合成形术（Augmented lateral tarsal strip tarsorrhaphy）矫正麻痹性重度下睑外翻 14 例，效果满意（图 S4-2-16）。同年（2006 年），Hagerty 等[40] 报告了一种简易的使用空心针的外眦固定术（图 S4-2-17），用以预防面部提升和下睑成形术后下睑异位的发生。2009 年，Vagefi 等[41] 报告了一种结合超短睑缝合的改良睑板条外眦成形术，该法可避免传统睑板条外眦成形术后出现的睑重叠问题。

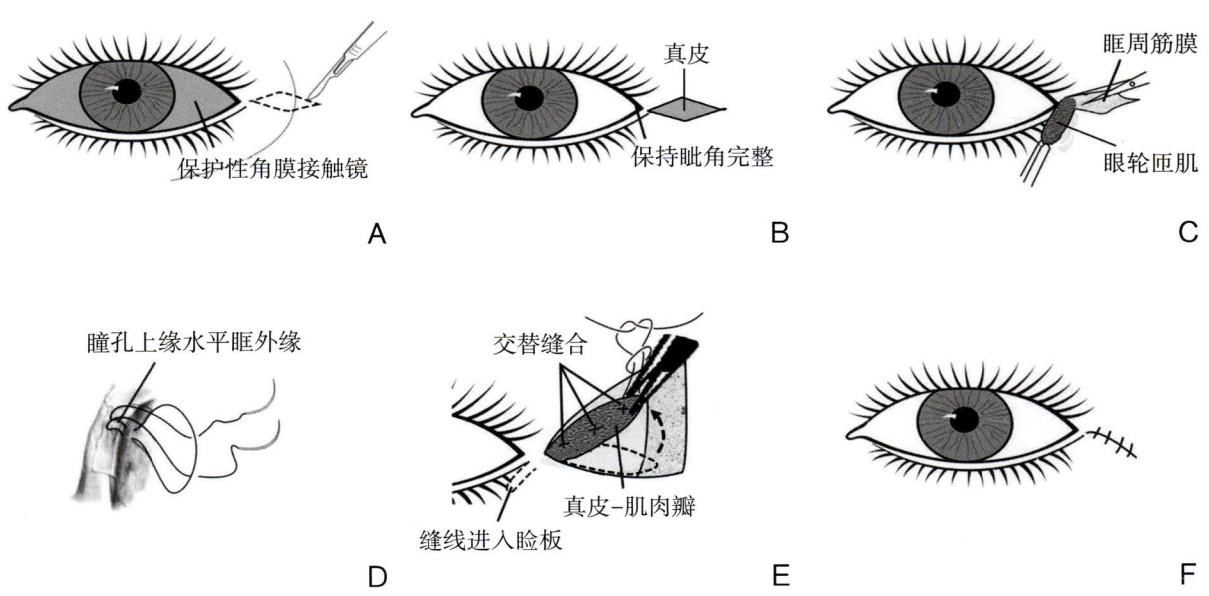

图 S4-2-10　Jelks 氏真皮-肌肉旗形瓣外眦固定术示意图（1993 年）
A. 在外眦角外侧设计梭形真皮-肌肉瓣的范围，并画线标记，沿梭形标记线切开皮肤；B. 将切开的梭形皮肤去表皮；C. 切开上部切口和下部切口外侧段的眼轮匝肌，但下部切口内侧段的肌肉不切开，保持其与下睑睑板前眼轮匝肌的连续性，然后在肌肉与眶外侧筋膜之间进行剥离，形成旗形真皮-肌肉瓣；D. 用 4-0 双针涤纶缝线在瞳孔上缘水平缝入并牢固扣住眶外缘骨膜；E. 将真皮-肌肉瓣向内上方旋转，并用双针缝线以交替缝合的方式将其固定到外上眶缘，缝线应扣住真皮-肌肉瓣蒂部内下方的下睑板外侧端；F. 外眦部切口直接分层缝合

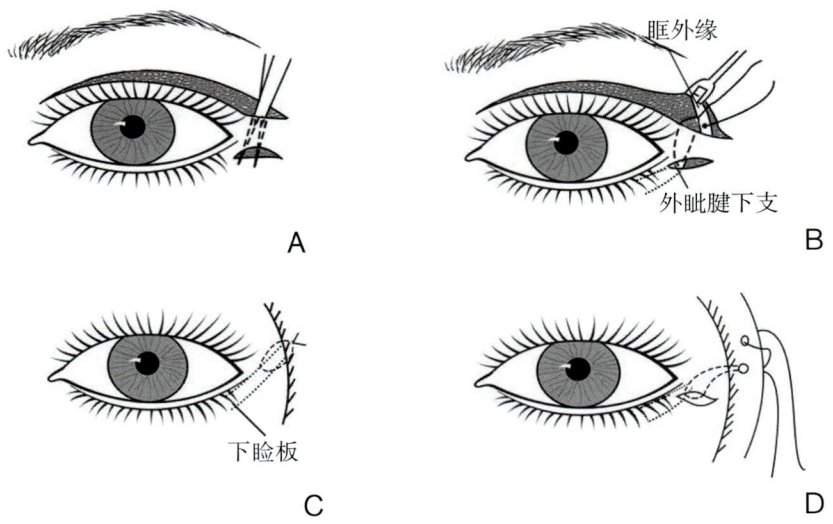

图 S4-2-11 Flowers 氏眶外缘骨钻孔法外眦固定术示意图（1993 年）
A. 经上睑成形术切口向下睑外侧和外眦角外下方的小切口行肌肉下剥离，解剖与显露外眦腱下支；B. 显露外上眶缘，在瞳孔水平钻 1 个骨孔，单针缝线穿过骨孔，扣住外眦腱下支；C. 拉紧缝线，并行环形结扎，将外眦腱下支固定到眶外缘骨膜（Ⅰ型眶外缘骨钻孔法外眦固定术）；D. 在眶外缘钻 2 个骨孔，单针缝线由下方骨孔穿入，扣住外眦腱下支，再由下方骨孔穿出，拉紧缝线，使外眦腱下支进入骨孔，然后缝针再穿过上方骨孔，两端缝线拉紧、打结，将外眦腱下支固定到下方骨孔（Ⅱ型眶外缘骨钻孔法外眦固定术）

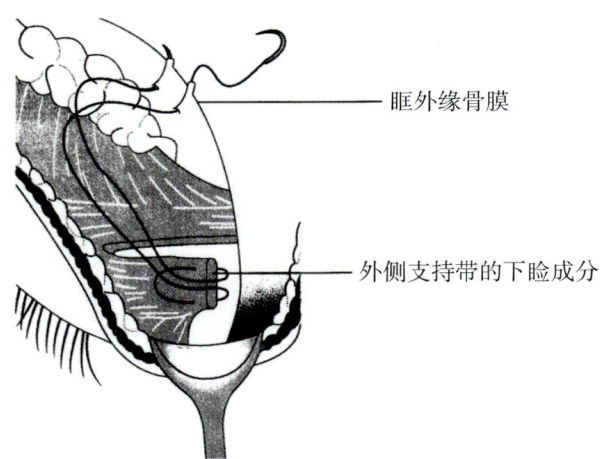

图 S4-2-12 Jelks 氏下支持带上置法外眦成形术示意图（1997 年）
经上睑切口显露与松解外侧支持带（外眦腱），切断下支持带（外眦腱下支）；将下支持带内侧断端上提，缝合固定到瞳孔上缘水平的眶外缘里面的骨膜上

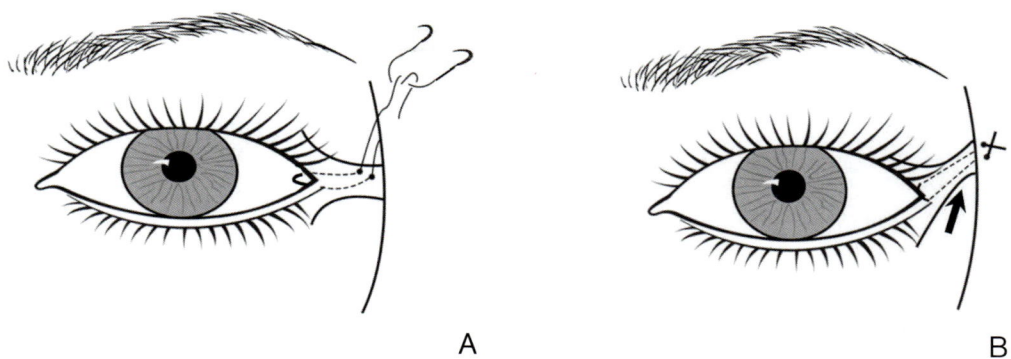

图 S4-2-13 Hamra 氏经眦外眦固定术示意图（1998 年）
A. 在外眦角灰线处戳一长约 2mm 的小孔，用 4-0 双针可吸收缝线（Monocryl）经此孔行 U 形缝合，缝线经外眦腱由外上眶缘的骨膜穿出（在瞳孔上缘水平）；B. 拉紧缝线打结，提升外眦角

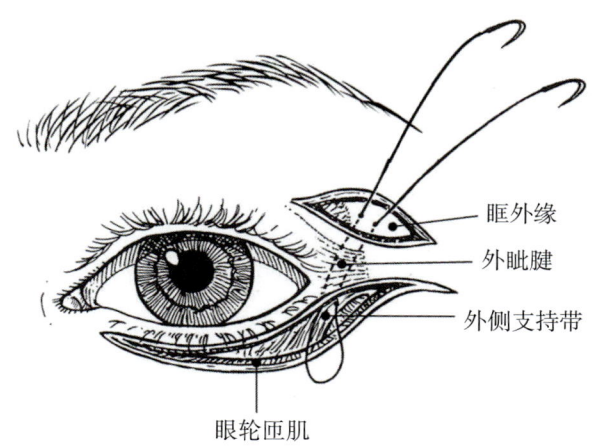

图 S4-2-14 Fagien 氏外侧支持带悬吊术示意图（1999 年）

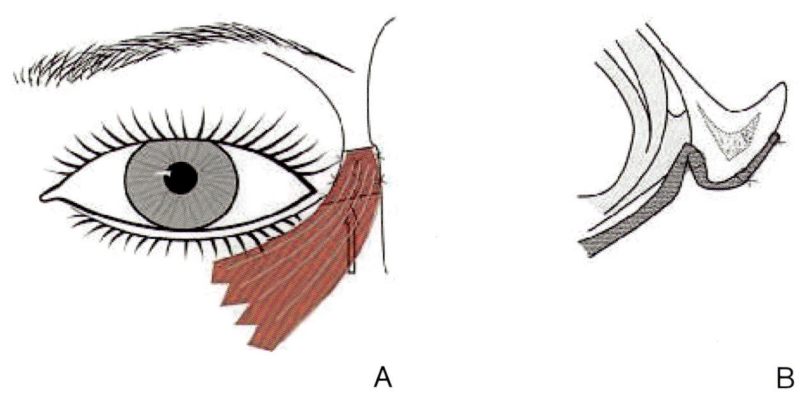

图 S4-2-15 Hester 氏睑板前眼轮匝肌悬吊法外眦固定术示意图（2001 年）
A. 标准位置眼（眼球突度 14～18mm）睑板前眼轮匝肌外眦固定位置，正面观；B. 眼轮匝肌理想的缝合固定位置，冠状观

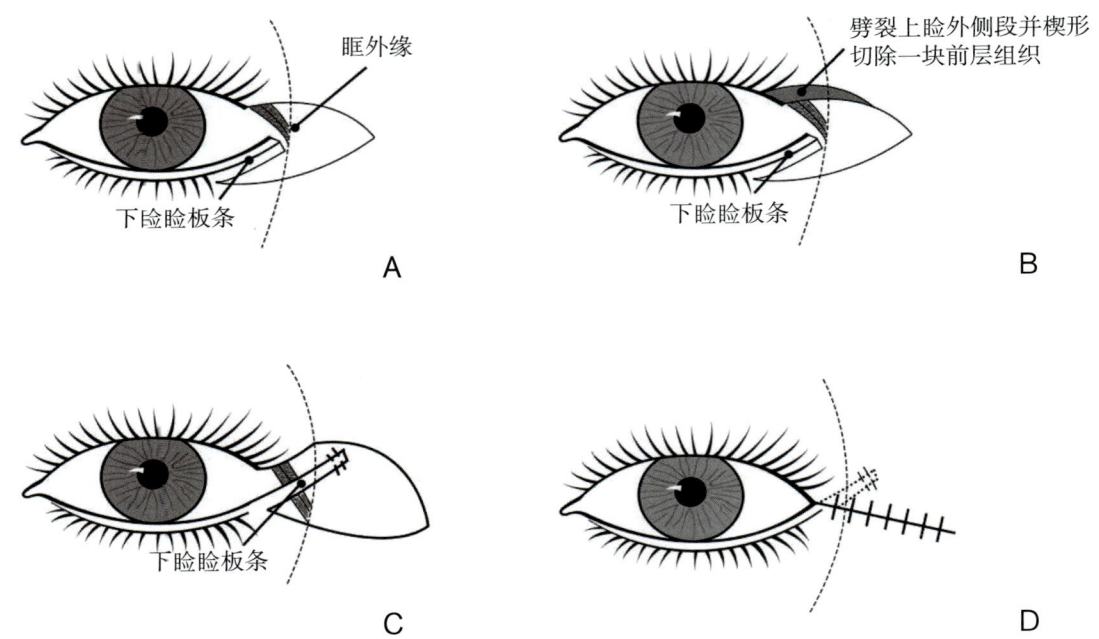

图 S4-2-16 Chang-Olver 氏扩大睑板条外眦缝合成形术（2006 年）
A. 切开外眦角，松解外眦，形成长的下睑睑板条；B. 沿灰线劈开上睑外侧段，楔形切除一块前层组织；C. 将下睑睑板条于上睑外侧段后层的前面尽量向外上眶缘提拉，并用 5-0 爱惜邦缝线将睑板条缝合固定于外上眶缘前面的骨膜上，结膜用 8-0 可吸收线缝合；D. 用 6-0 薇乔缝线重新形成外眦角，分层缝合外眦部切口

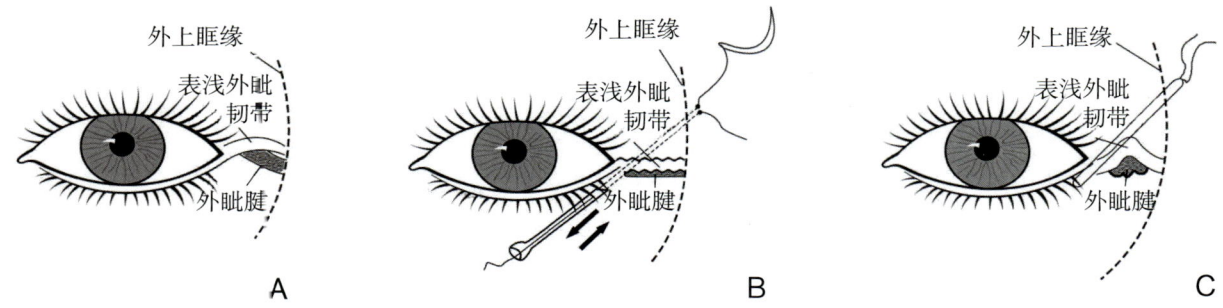

图 S4-2-17 Hagerty 氏空心针管引导法外眦固定术示意图（2006 年）
A. 外眦韧带的解剖；B. 通过下睑切口暴露下睑板外侧端，将 23G 的空心针管尖端斜向外上眶缘穿入下睑板外侧端，经表浅外眦韧带的内侧段后，尖端由上睑切口穿出，然后将 5-0 单针可吸收缝线的尾端自空心针管尖端插入针管，回撤针头，从下睑板外侧端带出缝线尾端，从下睑板外侧端另一点再次斜向外上眶缘插入空心针管尖端，经表浅外眦腱内侧段另一部位后，针尖由上睑切口穿出，然后将单针缝线尾端自空心针管的尾端插入，从针管尖端穿出；C. 在适当的部位（一般在理想的外眦腱止点上方 2mm 处）将缝针带线穿过眶外缘处的骨膜，然后于缝线两端打结

2010年，Rizvi等[42]报告了微创法外眦固定术，用于预防下睑成形术后下睑异位。他们用18G的注射针头，在外眦角灰线处戳孔，用双针普理灵缝线经该孔穿过外眦腱和外上眶缘后面的骨膜（在瞳孔上缘水平）行U形缝合，缝针由上睑成形术切口穿出，打结（图S4-2-18）。该法实际上是Hamra经眦外眦固定术的改良法。2011年，Dailey等[43]报告用Y-型AlloDerm移植物加强的外眦成形术矫正传统外眦成形治疗失败的老年性下睑外翻，获得成功。2012年，Bartsich等[44]报告用Mitek微型骨钉系统行外眦固定，治疗美容或重建性手术后下睑外翻或退缩12例（19侧），效果满意。

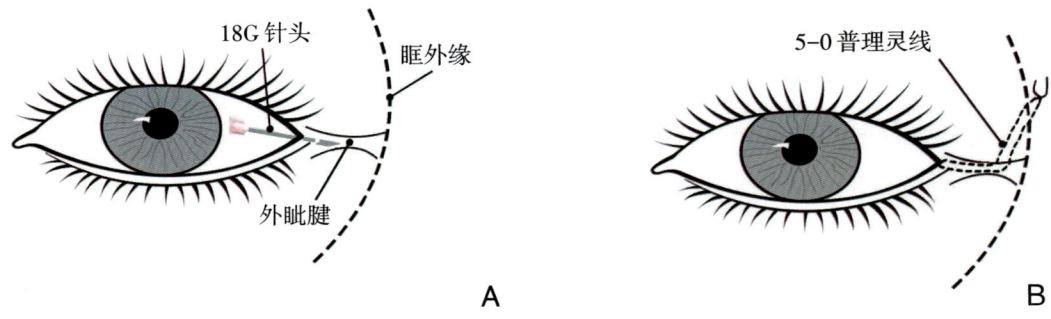

图S4-2-18　Rizvi等微创法外眦固定术示意图（2010年）
A. 用18G（直径1.25mm）注射针尖在外眦角灰线处戳一小孔；B. 用5-0双针普理灵缝线行U形缝合，缝线经外眦角戳孔穿过外眦腱和外上眶缘后面的骨膜（在角膜上缘水平），由上睑切口穿出，打结

（杨超　邢新　黄勇　付育文）

参考文献

［1］von Ammon F A. Klinische darstellungen der Krankheiten und Bildungsfehler des menschlichen auges, der augenlieder und der thranenwerkzeuge: nach eigenen beobachtungen und untersuchungen: 3［M］. Berlin: G. Reimer, 1841: 6.

［2］Duke S E. Ocular surgery (translated from the fourth Spanish edition)［M］. Hogan M J, Chaparro L E, trans. New York: McGraw-Hill Book Co. ICN, 1956: 73.

［3］Agnew F R. De la canthoplastie［J］. Ann d'ocul, 1875, 74: 186.

［4］King J H, Wadsworth J A C. An atlas of ophthalmic surgery［M］. Philadelphia: Lippincott & Co., 1970: 41.

［5］Blaskovics L. Neue methode der kanthoplastik［J］. Ztschr Augenh, 1904, 10: 418.

［6］Duke S E. Ocular surgery (translated from the fourth Spanish edition)［M］. Hogan M J, Chaparro L E, trans. New York: McGraw-Hill Book Co. ICN, 1956: 75.

［7］Imre J. Lidplastik und plastische operation anderer weichteile des gesichtes［M］. Budapest: Studium-Verlag, 1928.

［8］Duke S E. Ocular surgery (translated from the fourth Spanish edition)［M］. Hogan M J, Chaparro L E, trans. New York: McGraw-Hill Book Co. ICN, 1956: 76-77.

［9］Blair V P, Brown J B, Hamm W G. Surgery of the inner canthus and related structure［J］. Am J Opthalmol, 1932, 15(6): 498-507.

［10］Johnson C C. Operations for epicanthus and blepharophimosis: an evaluation and a method for shortening the medial canthal ligament［J］. Am J Ophthalmol, 1956, 41(1): 71-79.

［11］Fox S A. Lengthening and shortening the palpebral fissure［J］. Arch Ophthalmol, 1971, 86(4): 401-403.

［12］Shin Y H, Hwang K. Cosmetic lateral canthoplasty［J］. Aesth Plast Surg, 2004, 28(5): 317-320.

［13］Kim M S. Effective lateral canthal lengthening with triangular rotation flap［J］. Arch Plast Surg, 2016, 43(4): 311-315.

［14］Kim Y J, Lee K H, Choi H L, et al. Cosmetic lateral canthoplasty: preserving the lateral canthal angle

[J]. Arch Plast Surg, 2016, 43(4): 316-320.

[15] Chae S W, Yun B M. Cosmetic lateral canthoplasty: lateral canthoplasty to lengthen the lateral canthal angle and correct the outer tail of the eye[J]. Arch Plast Surg, 2016, 43(4): 321-327.

[16] 朴大焕，郑永生. 现代韩国眼部美容成形术[M]. 许莲姬，张君敏，孙强，等译. 北京：人民军医出版社，2009：247-248.

[17] Jang H, Chung Y J, Kang D H, et al. Cosmetic lengthening and repositioning of the lateral canthal angle with skin-muscle redraping method[J]. J Korean Soc Aesthet Plast Surg, 2009, 15(3): 208-212.

[18] Hirohi T, Yoshimura K. Vertical enlargement of the palpebral aperture by static shortening of the anterior and posterior lamellae of the lower eyelid: a cosmetic option for Asian eyelids[J]. Plast Reconstr Surg, 2011, 127(1): 396-406.

[19] Bick M W. Surgical management of orbital tarsal disparity[J]. Arch Ophthalmol, 1966, 75(3): 386-389.

[20] McCord C D, Boswell C B, Hester T R. Lateral canthal anchoring[J]. Plast Reconstr Surg, 2003, 112(1): 222-237; discussion 238-239.

[21] Edgerton M T, Wolfort F G. The dermal-flap canthal lift for lower eyelid support: a technique of value in the surgical treatment of facial palsy[J]. Plast Reconstr Surg, 1969, 43(1): 42-51.

[22] McCarthy J G, May J W, Littler J W. Plastic surgery: Vol. 2[M]. Philadelphia: WB Saunders Company, 1990: 1719-1721.

[23] Tenzel R R. Treatment of lagophthalmos of the lower lid[J]. Arch Ophthalmol, 1969, 81(3): 366-368.

[24] Tenzel R R, Buffam F V, Miller G R. The use of the "lateral canthal sling" in ectropion repair[J]. Can J Ophthalmol, 1977, 12(3): 199-202.

[25] Montandon D. A modification of the dermal-flap canthal lift for correction of the paralyzed lower eyelid[J]. Plast Reconstr Surg, 1978, 61(4): 555-557.

[26] Schaefer A J. Lateral canthal tendon tuck[J]. Ophthalmol, 1979, 86(10): 1879-1882.

[27] Anderson R L, Gordy D D. The tarsal strip procedure[J]. Arch Ophthalmol, 1979, 97(11): 2192-2196.

[28] Marsh J L, Edgerton M T. Periosteal pennant lateral canthoplasty[J]. Plast Reconstr Surg, 1979, 64(1): 24-29.

[29] Hamako C, Baylis H I. Lower eyelid retraction after blepharoplasty[J]. Am J Ophthalmol, 1980, 89(4): 517-521.

[30] Whitaker L A. Selective alteration of palpebral fissure form by lateral canthopexy[J]. Plast Reconstr Surg, 1984, 74(5): 611-619.

[31] Ortiz-Monasterio F, Rodriguez A. Lateral canthoplasty to change the eye slant[J]. Plast Reconstr Surg, 1985, 75(1): 1-10.

[32] Patterson R S, Munro I R, Farkas L G. Transconjunctival lateral canthopexy in Down's syndrome patients: a nonstigmatizing approach[J]. Plast Reconstr Surg, 1987, 79(5): 714-720.

[33] Jelks G W, Jelks E B. Repair of lower lid deformities[J]. Clin Plast Surg, 1993, 20(2): 417-425.

[34] Flowers R S. Canthopexy as a routine blepharoplasty component[J]. Clin Plast Surg, 1993, 20(2): 351-365.

[35] Jelks G W, Glat P M, Jelks E B, et al. The inferior retinacular lateral canthoplasty: a new technique[J]. Plast Reconstr Surg, 1997, 100(5): 1262-1270; discussion 1271-1275.

[36] Hamra S T. The zygorbicular dissection in composite rhytidectomy: an ideal midface plane[J]. Plast Reconstr Surg, 1998, 102(5): 1646-1657.

[37] Fagien S. Algorithm for canthoplasty: the lateral retinacular suspension, a simplified suture canthopexy[J]. Plast Reconstr Surg, 1999, 103(7): 2042-2053; discussion 2054-2058.

[38] Hester T R Jr. Evolution of lower lid support following lower lid/midface rejuvenation: the pretarsal orbicularis lateral canthopexy[J]. Clin Plast Surg, 2001, 28(4): 639-652.

[39] Chang L, Olver J. A useful augmented lateral tarsal strip tarsorrhaphy for paralytic ectropion[J]. Ophthalmol, 2006, 113(1): 84-91.

[40] Hagerty R C, Mittelstaedt S J, O'Neill P, et al. Lateral canthopexy using the hollow needle technique[J]. Plast Reconstr Surg, 2006, 117(4): 1289-1291.

[41] Vagefi M R, Anderson R L. The lateral tarsal strip mini-tarsorrhaphy procedure[J]. Arch Fac Plast Surg, 2009, 11(2): 136-139.

[42] Rizvi M, Lypka M, Gaon M, et al. Minimally invasive lateral canthopexy (MILC)[J]. J Plast Reconstr Aesthet Surg, 2010, 63(9): 1434-1436.

[43] Dailey R A, Chavez M R. Lateral canthoplasty with acellular cadaveric dermal matrix graft (AlloDerm) reinforcement[J]. Ophthal Plast Reconstr Surg, 2012, 28(1): e29-e31.

[44] Bartsich S, Swartz K A, Spinelli H M. Lateral canthoplasty using the Mitek anchor system[J]. Aesthet Plast Surg, 2012, 36(1): 3-7.

第 五 章

眼睑外翻矫正术历史回顾

Historical review of correction of the ectropion

眼睑外翻是指睑缘向外翻转离开眼球，睑结膜暴露，可以是部分轻度外翻，也可以是全部外翻。眼睑外翻可分为先天性与后天性两大类。前者较为罕见，通常伴有眼睑皮肤缺损。后者可进一步分为瘢痕性、老年性（退化性）、麻痹性和机械性四种。虽然各种类型的眼睑外翻病因各异，发生机制也不尽相同，但它们都有以下共同的表现，即随着外翻的加重会发生结膜充血、角化，泪点阻塞和炎症改变。眼睑外翻的治疗方法依病因和严重程度不同而有所不同，具体内容详见有关章节，此不赘述。

第一节 · 瘢痕性睑外翻矫正术的发展与演变
Development and evolution of correction of cicatricial ectropion

据史料记载，手术矫正眼睑外翻的历史可追溯到公元3世纪。当时古罗马医生安提勒斯（Antyllus）曾用V-Y成形术矫正瘢痕性睑外翻[1]。

1646年，意大利外科医生Severinus报告，在瘢痕性睑外翻的瘢痕组织上做水平切开，放置软麻布保护伤口，任其二期愈合，以此治疗眼睑外翻[2]。1678年，Guillon-Dolois用类似于Severinus的方法矫正下睑外翻，不同的是，他用缝线牵引下睑以保持伤口开放直至二期愈合。这种方法可能会有较好的即刻效果，但不可能持久，因为后期的瘢痕挛缩会导致外翻复发[2]。1739年，Le Dran报告用滑行推进反瓣矫正下睑内侧外翻[2]。1845年，Dieffenbach介绍了V-Y成形法、"有翼"V-T（"Winged" V-T）成形法下睑瘢痕性外翻矫正术（图S5-1-1～图S5-1-3）和双侧滑行推进皮瓣法上、下睑外翻矫正术[1, 3, 4]。1847年，Jones报告用V-Y推进皮瓣矫正睑缘未受累的瘢痕性睑外翻[1, 4, 5]（图S5-1-4）。

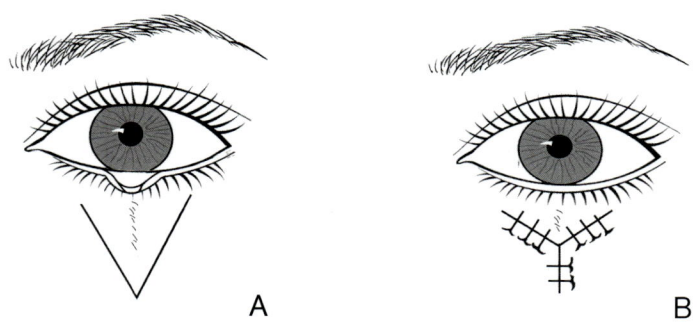

图S5-1-1　Dieffenbach氏V-Y成形法部分下睑瘢痕性外翻矫正术示意图（1845年）
A. 瘢痕性下睑中部外翻，设计V形切口；B. 皮肤切开，皮下剥离皮瓣及两侧切缘，松解挛缩的瘢痕组织，直至下睑缘恢复正常位置，然后将V形皮瓣向睑缘推进，间断缝合皮肤切口

第五章 眼睑外翻矫正术历史回顾

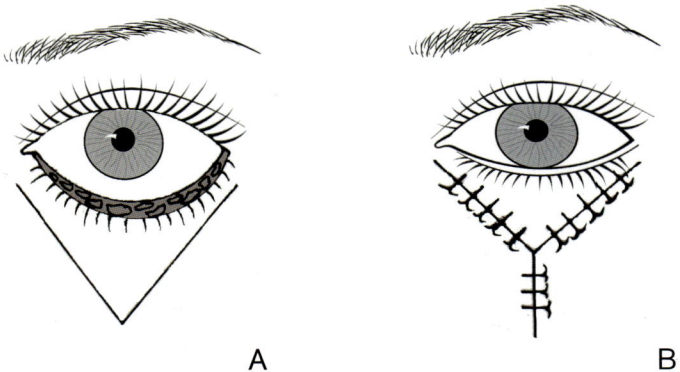

图 S5-1-2 Dieffenbach 氏 V-Y 成形法全部下睑瘢痕性外翻矫正术示意图（1845 年）
A. 瘢痕性下睑全长外翻，设计 V 形切口；B. 皮肤切开，皮下剥离皮瓣及两侧切缘，松解挛缩的瘢痕组织，直至下睑缘恢复正常位置，然后将 V 形皮瓣向睑缘推进，间断缝合皮肤切口

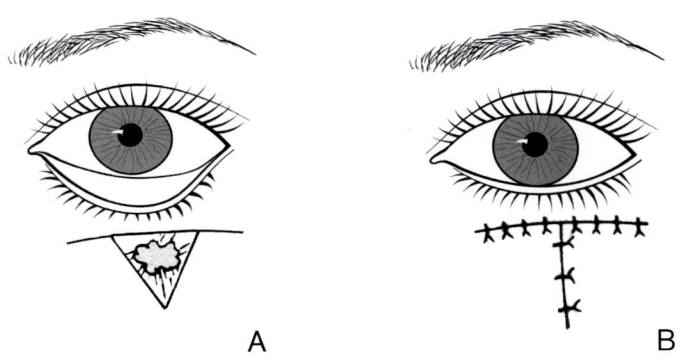

图 S5-1-3 Dieffenbach 氏"有翼"V-T 成形法下睑瘢痕性外翻矫正术示意图（1845 年）
A. 切口设计；B. 切除瘢痕，松解组织挛缩，剥离皮瓣，缝合封闭创面

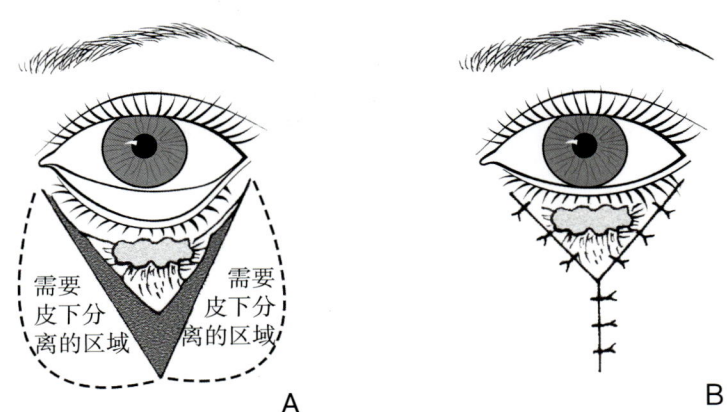

图 S5-1-4 Jones 氏 V-Y 推进皮瓣矫正睑缘未受累的瘢痕性睑外翻示意图（1847 年）
A. V 形切开下睑皮肤，松解组织挛缩，剥离皮瓣，虚线表示剥离边界；
B. Y 形缝合皮肤切口

143

1854年，Denonvillers首次报告用Z-成形法矫正瘢痕性下睑外翻[1, 6]（图S5-1-5）。1871年Lawson、1872年Le Fort、1876年Wolfe（图S5-1-6）先后报告用皮片移植法矫正瘢痕性下睑外翻，获得成功[1, 3, 7]。

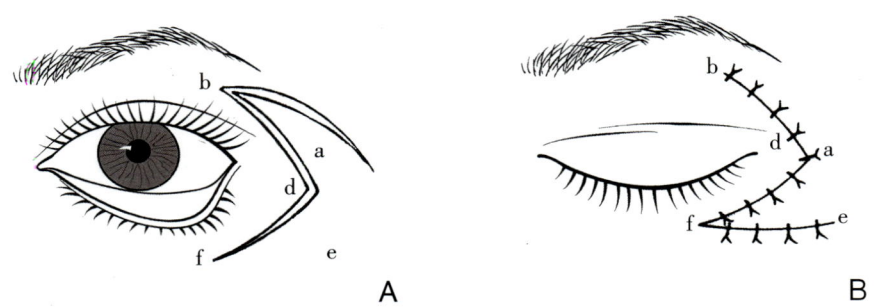

图S5-1-5　Denonvillers氏Z-成形法瘢痕性下睑外翻矫正术示意图（1854年）
A. 切口设计与皮肤切开；B. 皮瓣剥离并转位缝合

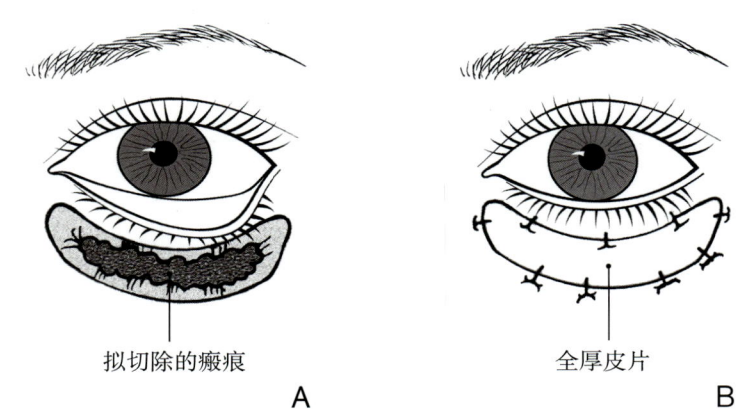

图S5-1-6　Wolfe氏全厚皮片移植法瘢痕性下睑外翻矫正术示意图（1876年）
A. 标记瘢痕切除范围；B. 切除瘢痕，松解组织挛缩，使下睑缘恢复正常位置，然后移植全厚皮片至创面，并缝合固定

1914年，Morestin主张用连续Z-成形法矫正所有类型的直线瘢痕挛缩[8, 9]，后来该方法被用于下睑与颊部直线瘢痕挛缩导致的下睑外翻[6]（图S5-1-7）。

1927年，Sheehan在其专著《眶部整形外科学》中介绍了变通型Z-成形法瘢痕性下睑外侧外翻矫正术[10]（图S5-1-8）。

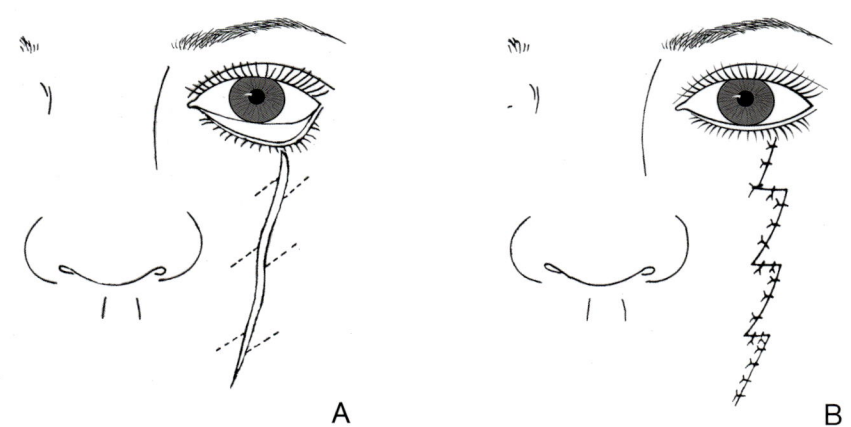

图 S5-1-7　连续 Z-成形法直线瘢痕挛缩性下睑外翻矫正术示意图（1914 年）
A. 切口设计；B. 沿设计线切开皮肤，切除索条状瘢痕，松解挛缩组织，皮下剥离皮瓣，并将皮瓣易位转移，适当修整皮瓣边缘后缝合切口

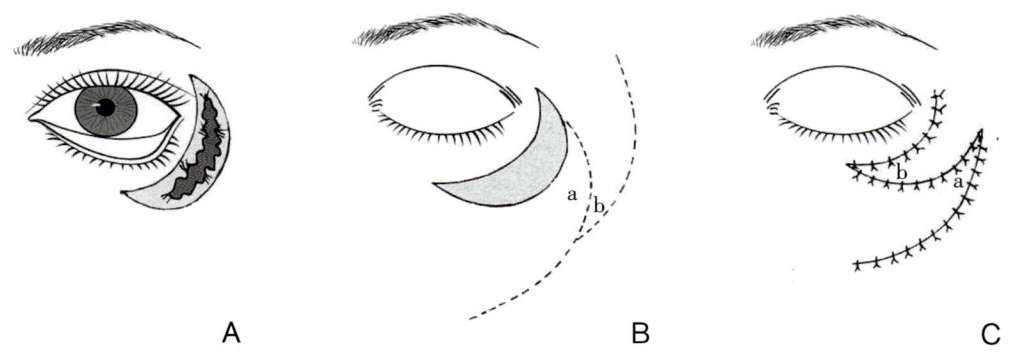

图 S5-1-8　Sheehan 氏变通型 Z-成形法瘢痕性下睑外侧外翻矫正术示意图（1927 年）
A. 标记瘢痕切除范围；B. 切除瘢痕，松解组织挛缩，设计皮瓣；C. 沿设计线切开皮肤，皮下剥离形成皮瓣，将 a、b 两皮瓣尖端易位，并分别向内、外侧推进覆盖创面，然后缝合切口

瘢痕性睑外翻，主要是因眼睑前层（皮肤和肌肉）垂直方向上的组织量不足所致。因此，原则上各种前层缺损修复方法（详见上篇第八章"眼睑缺损重建术历史回顾"）都可用于眼睑外翻的矫正，包括各种皮瓣和皮片。如眼睑在水平方向上存在松弛和组织过剩，还需结合睑缩短或眦成形或下睑悬吊技术进行矫正（详见上篇第四章"外眦成形与外眦固定术历史回顾"和本章第二节"老年性（退化性）与麻痹性睑外翻矫正术的发展与演变"）。1980 年，Putterman 报告了睑缩短技术和 Z-成形法联合应用法局限性瘢痕性睑外翻矫正术（图 S5-1-9），该法同时矫正了眼睑前层垂直方向的组织不足和水平方向的松弛。共施术 6 例（上睑 2 例，下睑 4 例），获得满意效果[11]。

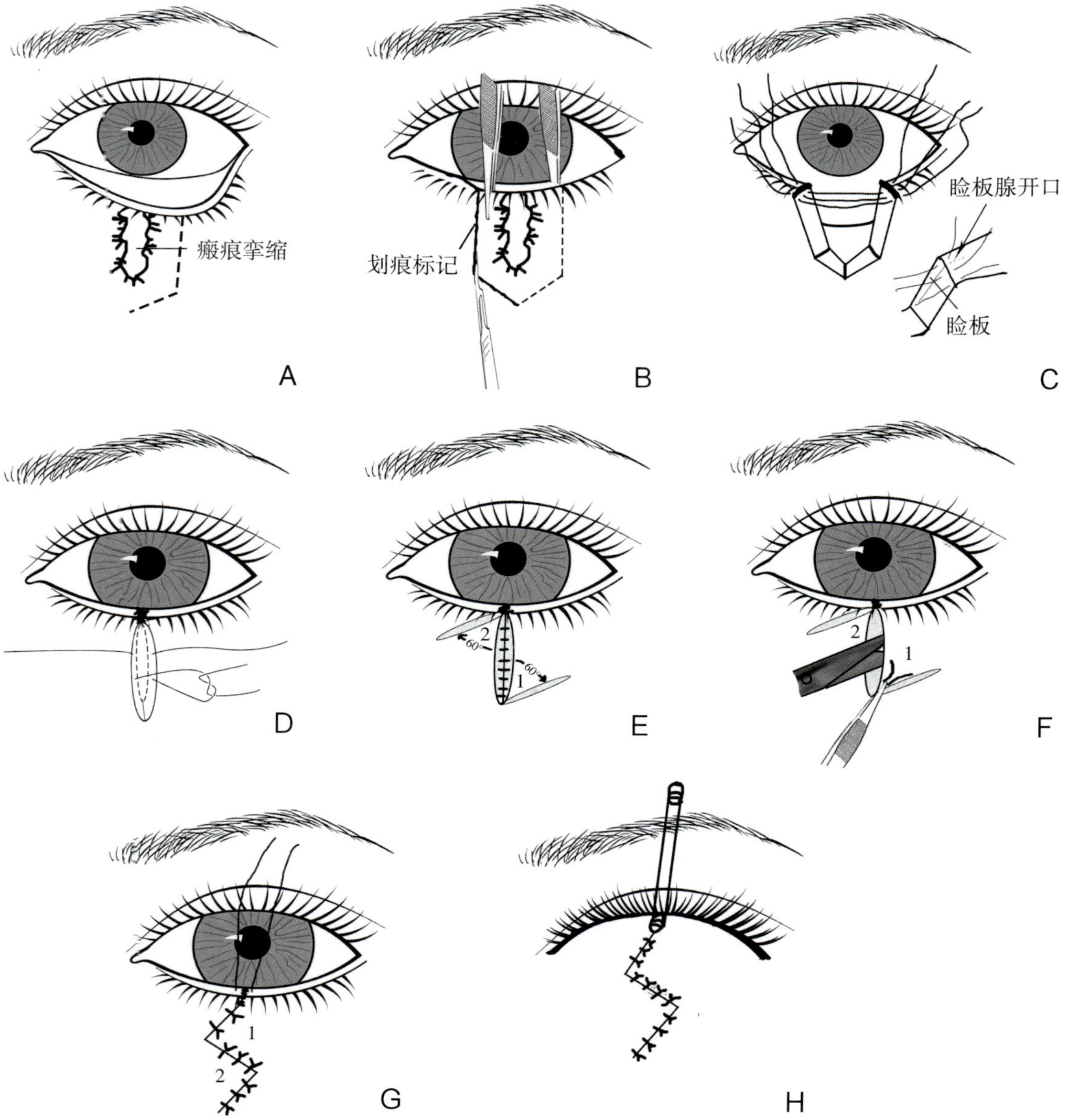

图 S5-1-9 Putterman 氏睑缩短与 Z-成形联合法瘢痕性下睑外翻矫正术示意图（1980 年）
A. 虚线示拟切除的全厚五边形眼睑的鼻侧垂直和下斜边界；B. 用两个镊子相向轻拉瘢痕挛缩段的眼睑，并用手术刀尖划痕标记拟切除全厚眼睑的颞侧垂直和下斜边界；C. 切除全厚五边形眼睑，用"三针缝合法"对合睑缘；D. 睑缘缝线打结，睑缘后部两针缝线的末端被前部（睫毛缘）一针缝线的线结压住，然后缝合浅部睑板、睑板前筋膜和眼轮匝肌；E. 设计并切开 Z-成形法切口；F. 在眼轮匝肌浅面剥离 Z-成形法的鼻侧和颞侧皮瓣；G. 皮瓣易位缝合，并用双针缝线行睑缘缝合；H. 睑缘缝合线穿过眉中部之下，然后从其上方的皮面穿出，压住棉垫打结

（邢新　杨超　徐苗　肖垚）

第二节 · 老年性（退化性）与麻痹性睑外翻矫正术的发展与演变
Development and evolution of senile/involutional and paralytic ectropion

老年性（退化性）睑外翻发生于下睑，主要是由外眦腱松弛、睑板前眼轮匝肌变弱、睑板变长以及下睑缩肌（睑囊筋膜）断裂或延长等原因所致，有多种矫正术式。麻痹性睑外翻也常见于下睑，是由各种原因（创伤性面神经损伤、Bell 面瘫、中风、听神经瘤等）造成的面神经损伤使眼轮匝肌瘫痪所致，其治疗方法与老年性睑外翻相似，故在此一并介绍。

1812 年，Adams 用切除下睑中部一块底边在上的三角形全厚眼睑组织然后缝合的方法矫正老年性下睑外翻[12]（图 S5-2-1）。1826 年，von Walther 首次报告用外侧睑缝合法（Lateral tarsorrhaphy）矫正下睑外翻[13]（图 S5-2-2）。该法对轻度非瘢痕性睑外翻是有效的，可获得暂时性睑间粘连。其优点是操作容易，缺点是易发生倒睫和睑缘内翻，周围视野减少，以及睑间粘连失败。1831 年，von Ammon 改良了 Adams 的方法，将眼睑组织的切除部位放在下睑外侧靠近外眦的部位[13]（图 S5-2-3）。1835 年，Dieffenbach 通过切除底边在上的三角形皮肤，并向两侧延长底边切口，最后行 T 形缝合的方法（A-T 成形法）矫正下睑外翻[13]（图 S5-2-4）。1848 年，Dieffenbach 报告了一种矫正老年性下睑外翻的睑缩短技术。他利用两个邻近的等边三角形：一个在下睑外侧，底边在上，行全厚切除；另一个在外眦外下方，底边在上且平行于睑裂，行皮肤和肌肉切除。在下睑外侧半行肌肉下剥离，形成肌皮瓣，并将其向外侧转位缝合[12]（图 S5-2-5）。1856 年，Denonvilliers 报告用 Z-成形术矫正老年性下睑外侧外翻[4, 13, 14]（图 S5-1-5）。同年（1856 年），Jones 报告了 V-Y 成形法老年性下睑外翻矫正术[5, 15]（图 S5-2-6）。

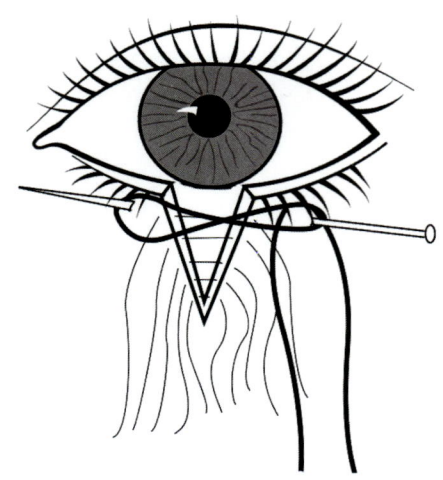

图 S5-2-1　Adams 氏下睑中部三角形全厚眼睑组织切除法老年性下睑外翻矫正术示意图（1812 年）
在下睑中部切除一块三角形全厚眼睑组织，用大头针（Surgical pin）加较粗缝线"8"字结扎法对合睑缘，其余切口用细线缝合

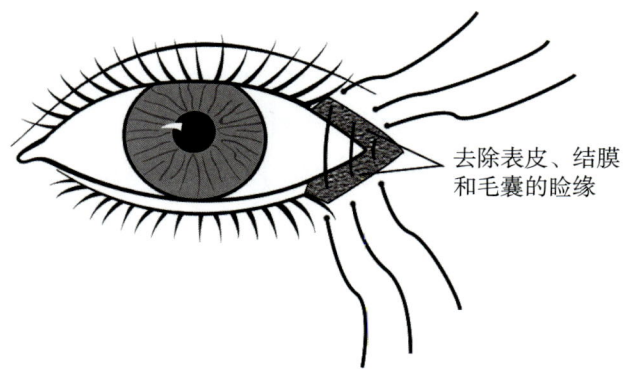

去除表皮、结膜和毛囊的睑缘

图 S5-2-2　von Walther 氏外侧睑缝合法老年性下睑外翻矫正术示意图（1826 年）

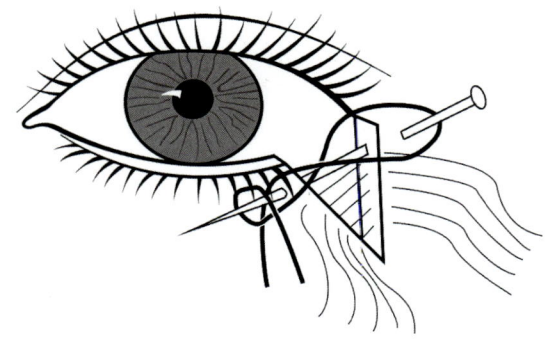

图 S5-2-3　von Ammon 氏改良 Adams 氏下睑近外眦部三角形全厚眼睑组织切除法老年性下睑外翻矫正术示意图（1831 年）

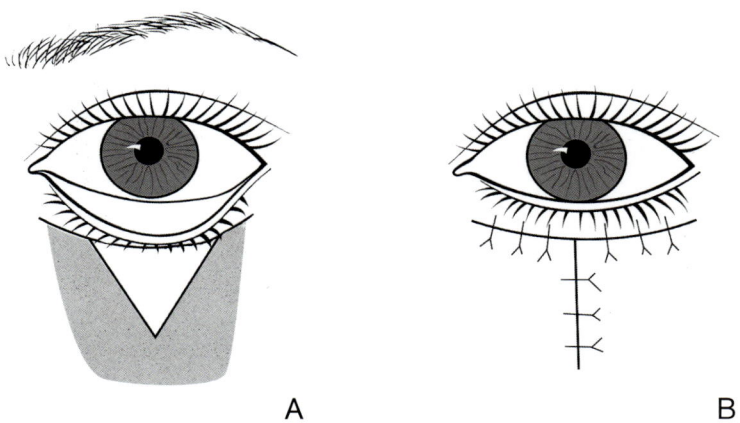

图 S5-2-4　Dieffenbach 氏 A-T 成形法老年性下睑外翻矫正术示意图（1835 年）
A. 术前切口设计（阴影示剥离范围，留白部位为拟切除的皮肤）；
B. 皮肤切除与切口缝合后

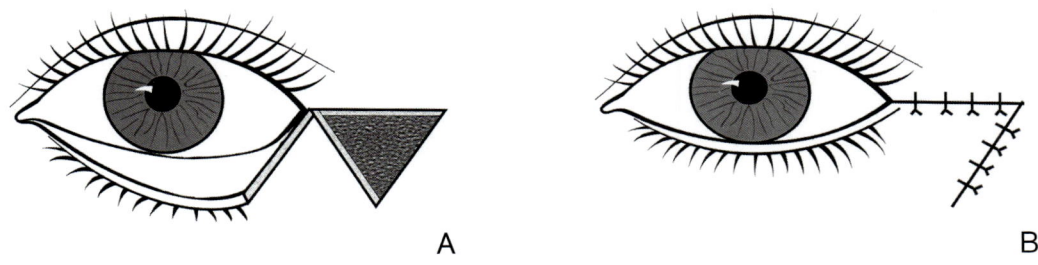

图 S5-2-5　Dieffenbach 氏睑缩短法老年性下睑外翻矫正术示意图（1848 年）
A. 两个邻近的等边三角形全厚眼睑和皮肤肌肉组织已分别从下睑和外眦角外下方切除；B. 在下睑外侧半行肌肉下剥离，形成肌皮瓣，并将其向外侧转位，外侧三角的内侧切缘与外侧切缘缝合，下睑外侧切缘与水平切缘缝合

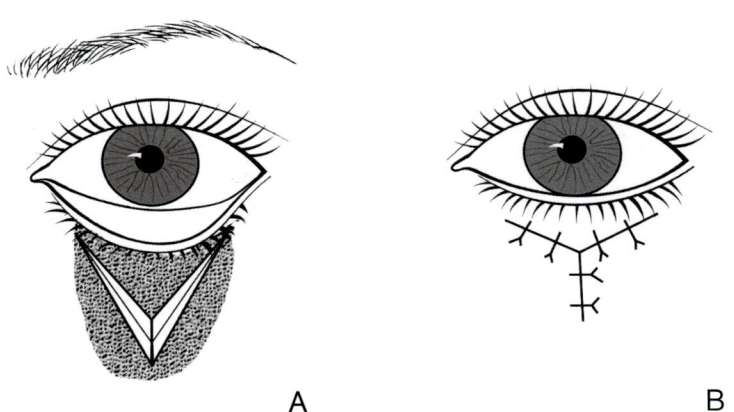

图 S5-2-6　Jones 氏 V-Y 成形法老年性下睑外翻矫正术示意图（1856 年）
A. V 形切开下睑皮肤，行皮下剥离，虚点示剥离范围；B. 切口缝合后

1862年，Snellen报告一种缝合法下睑外翻矫正术[12, 16]（图S5-2-7）。1870年，Szymanowski改变了Dieffenbach切除三角形皮肤和肌肉的位置和大小，获得了更好的向外侧和上方的支持[12]（图S5-2-8）。1883年，Kuhnt报告了在外眦外侧切除一块三角形皮肤的外眦缝合法老年性下睑外翻矫正术[13]（图S5-2-9）。同年（1883年），Kuhnt也报告了劈裂下睑、切除中部一块三角形后层睑板-结膜组织的老年性下睑外翻矫正方法[12]（图S5-2-10）。该术式适用于轻度下睑外翻，操作简单，但遗留前层皮肤皱褶是其缺点。为了克服这一缺点，Muller（1893年）对Kuhnt手术进行了改进，将Kuhnt的睑缘间（灰线）切口向外延长到外眦，并通过将V形缺损最宽处的睑板与其浅面的皮肤和肌肉斜行对合的方式减少皮肤皱褶[12]（图S5-2-11）。1953年，Meller主张使用Kuhnt的中央部位睑切除联合Szymanowski的外侧皮肤-肌肉推进法矫正老年性下睑外翻。虽然该法最早命名为Kuhnt-Meller技术，但由于Szymanowski的贡献为大家所公认，这一技术最终被称为Kuhnt-Szymanowski（KS）手术[12, 13, 17, 18]（图S5-2-12）。该手术的主要操作步骤如下：沿灰线将外侧2/3的眼睑劈开成前后两层，前层包括皮肤与眼轮匝肌，后层包括睑板与结膜；切口向外延伸到外眦以外约2cm，终点弯向下；在外侧切除三角形的睑板-结膜组织（通过折叠皮肤判断睑板-结膜切除量）；前层皮肤-肌肉向外上方提升，多余部分予以切除，缝合切口。1896年，Terson改良了Szymanowski的方法，他将全长切除睑缘与下穹窿之间的一条睑结膜与切除外眦部三角形皮肤及肌肉相结合，通过封闭三角形切口矫正水平方向上的松弛（图S5-2-13）。同年（1896年），Fuchs报告用外眦缝合术矫正老年性或麻痹性睑外翻[12]（图S5-2-14），其优点是操作容易，效果可靠；缺点是影响外侧视野，后期如需松解睑缘粘连会显现睑外侧段睫毛缺失[19]。1897年，Helmbold改良了Kuhnt的手术设计，他在矫正老年性下睑内侧外翻时，将下睑内侧半沿灰线劈裂为前、后两层，靠外侧切除一块三角形后层组织，靠内侧切除前层组织，从而避免了皮肤皱褶的出现，该法被称为Kuhnt-Helmbold手术（Kuhnt-Helmbold procedure）[12]，见图S5-2-15。1898年，Robertson介绍了一种简便的老年性下睑外翻矫正术。他设计一外侧"皮带"（Skin"strap"）向外上提升下睑，并切除一块三角形全厚眼睑组织矫正水平方向的松弛[12]（图S5-2-16）。该法的优点是允许精确测量下睑切除的长度，使下睑向内旋转，并在垂直方向上悬吊下睑。

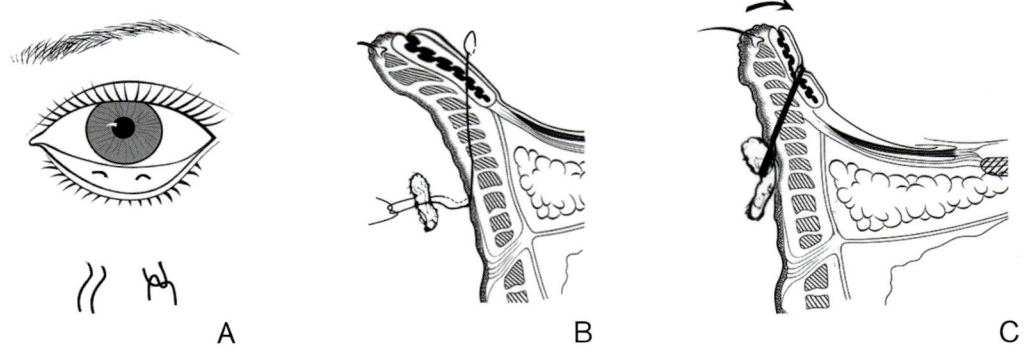

图 S5-2-7　Snellen 氏缝合法老年性下睑外翻矫正术示意图（1862 年）
A. 缝合方法与缝线位置，正面观；B. 缝线途径与缝线拉紧打结前，矢状观；C. 缝线途径与缝线拉紧打结后，矢状观。该法成功与否，取决于是否能在缝线经过的部位产生全厚瘢痕组织

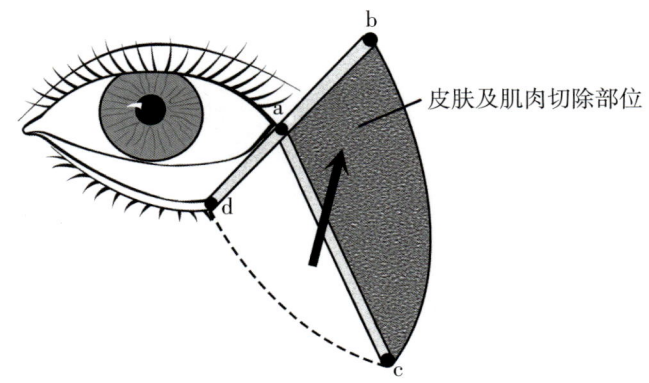

图 S5-2-8　Szymanowski 氏（改良的 Dieffenbach 氏睑缩短法）老年性下睑外翻矫正术示意图（1870 年）
全厚切除下睑最外侧部位以矫正组织过剩（ad）。从外眦角 a 点开始向外上设计与上睑缘垂直的切口 ab，其长度略大于 ad。设计附加切口 bc 和 ac，前者长度为 ab 的 3 倍，后者长度为 ab 的 2 倍。切除三角形 abc 区域内的皮肤和眼轮匝肌，在 ac 内侧肌肉深面剥离，形成肌皮瓣至虚线 dc 处，然后将肌皮瓣 adc 向外上方旋转推进，ac 边与 bc 边缝合，ad 边与 ab 边缝合

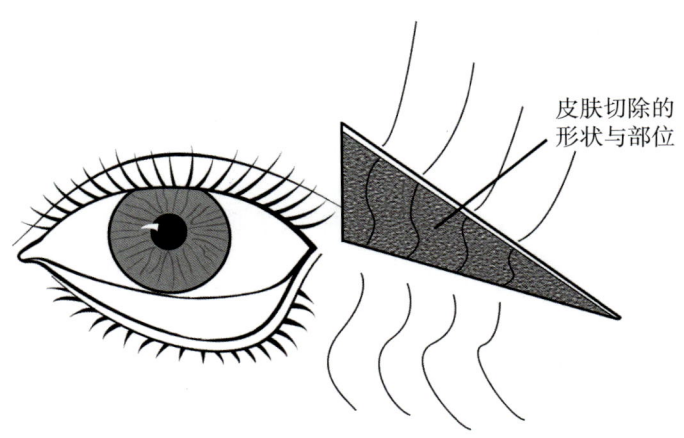

图 S5-2-9　Kuhnt 氏外眦缝合法老年性下睑外翻矫正术示意图（1883 年）

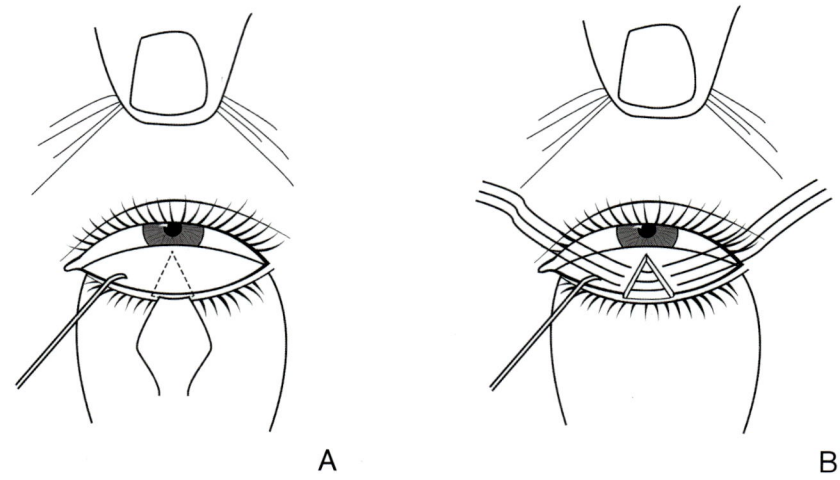

图 S5-2-10　Kuhnt 氏下睑中部三角形后层（睑板-结膜）切除缝合法老年性下睑外翻矫正术示意图（1883 年）

A. 沿灰线切开下睑中段，切除一块三角形睑板和结膜；B. 用三根丝线间断缝合睑板-结膜切缘。由于术后睑缘不可避免地出现皱褶，该法很快被废弃，但以此法为基础，后来出现了许多老年性下睑外翻矫正术式

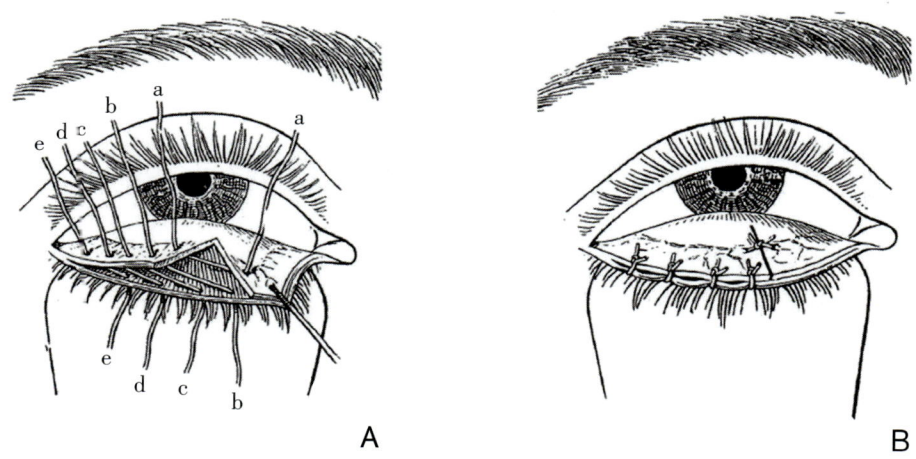

图 S5-2-11　Müller 氏眼睑中部后层三角形切除缝合法（改良的 Kuhnt 技术）老年性下睑外翻矫正术示意图（1893 年）

A. 沿灰线切开下睑中外段，自中段切除一块三角形睑板和结膜，睑板-结膜切缘中点对位缝合一针，然后将斜行缝合睑缘切口，以消除睑缘皱褶；B. 切口缝合后。该法的长期效果并非总是令人满意

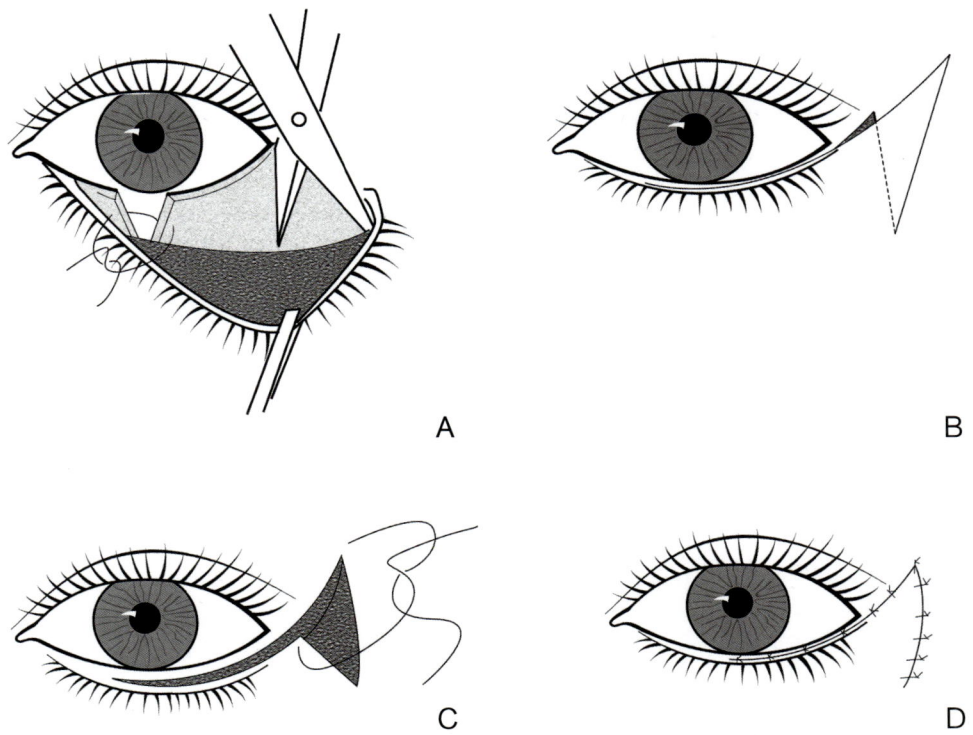

图 S5-2-12 Kuhnt-Szymanowski（KS）矫正老年性下睑外翻示意图（1870~1883 年）
A. 沿灰线将下睑中段和外侧段劈裂为前、后两层，至外眦角后，沿下睑缘弧度继续向外上切开皮肤及肌肉长约 1cm，进而转向外下切开皮肤及肌肉长约 1.5cm，自下睑中段切除一块三角形睑板及结膜，缝合 V 形切口后，行肌肉下剥离，形成下睑肌皮瓣；B. 将下睑肌皮瓣向外上方牵拉，判断多余皮肤及肌肉切除范围，并画线标记；C. 切除多余的皮肤及肌肉，缝合切口；D. 切口缝合完毕

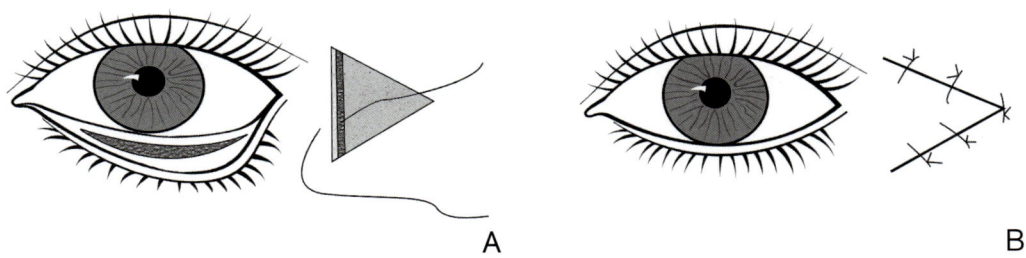

图 S5-2-13 Terson 氏老年性下睑外翻矫正术（改良的 Szymanowski 技术）示意图（1896 年）
A. 全长水平切除一条下睑睑结膜和底边在外眦的一块三角形皮肤及肌肉；B. 缝合外眦部三角形切口，结膜切口不行缝合，待其自行愈合

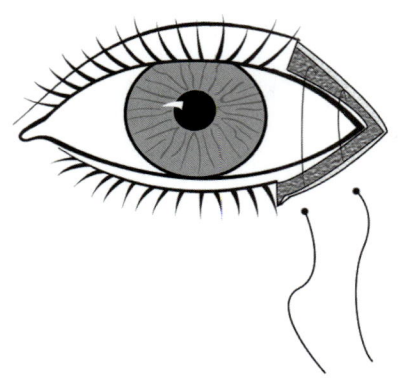

图 S5-2-14　Fuchs 氏外眦缝合法老年性下睑外翻矫正术示意图（1896 年）
沿灰线切开上、下睑外侧段，切除带睫毛的睑缘前层，下睑皮肤向下剥离 2～3mm，将下睑剥离的皮瓣与上睑缘后层创面行 1～2 针 U 形缝合

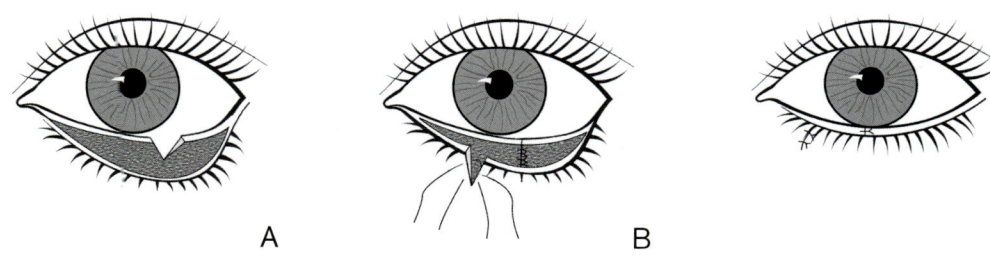

图 S5-2-15　Kuhnt-Helmbold 氏下睑内侧外翻矫正术示意图（1897 年）
A. 沿灰线将下睑内侧段劈裂为前、后两层（切口最内侧端距泪点约 5mm），切除一块三角形睑板及结膜（后层）；B. 缝合睑板及结膜 V 形切口，在其内侧切除一块三角形皮肤及肌肉（前层），然后将切口间断缝合；C. 皮肤及肌肉切口缝合完毕

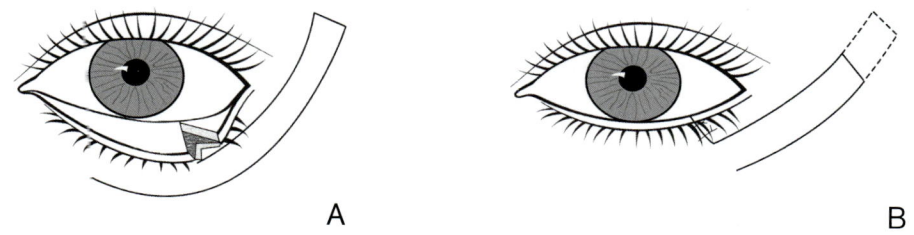

图 S5-2-16　Robertson 氏三角形全厚眼睑组织切除加"皮带"悬吊法老年性下睑外翻矫正术示意图（1898 年）
A. 自下睑外侧段全厚切除一块底边在睑缘、宽约 3mm 的三角形眼睑组织，在下睑及外眦部位形成一蒂在内侧的条形皮瓣（"皮带"）；B. 缝合 V 形全厚下睑切口，向外上方拉紧"皮带"，多余部分予以切除，"皮带"的远端行锚着缝合

1905年，La Gleyze报告了设计独特的Z-成形法下睑全长外翻矫正术[13, 20]（图S5-2-17）。1909年，Ziegler使老年性下睑外翻的烧灼疗法再度流行。他用电烙器在下睑板下缘水平穿过结膜和睑板（不穿过皮肤）进行烧灼，每隔4mm烧灼一处，以产生结膜下瘢痕，从而将外翻的眼睑拉向眼球[12]（图S5-2-18）。这是一种古老的治疗方法，古埃及人（用赤热金板）、11世纪的阿拉伯人（用烙铁），以及Galezowski、Trousseau和Terrien等（用电烙器）都曾使用过。这种简单的疗法可每隔3~4周进行1次。该法直到1992年仍有人应用[21]。1910年，Elschnig报告了一种保留睫毛的外眦缝合法下睑外翻矫正术（图S5-2-19），该法的即刻美容效果并不完美，因为睫毛放在了外眦部位的皮肤上，但当后期松解睑缘粘连后，睫毛会恢复到正常位置[22]。1912年，Elschnig报告了一种新的Z-成形法下睑内侧及泪小点外翻矫正术[12]（图S5-2-20）。1913年，Verhoeff报告了带有2个衬衣扣的缝线悬吊法下睑外翻矫正术（图S5-2-21），缝线可根据需要拉紧，直到持久性的纤维化组织形成[12]。1916年，Birch-Hirschfeld最早报告用转位的眼轮匝肌矫正老年性下睑外翻[12]。1920年，Wheeler报告用睑劈裂半叠接技术（Halving technique）矫正老年性下睑外翻，他将下睑沿灰线劈成前、后两层，然后错开部位分别切除底边在上的三角形后层和前层组织，最后将缺损处半叠接缝合，使前、后两层的切口线不在同一平面，以免产生睑缘切迹[6, 12]（图S5-2-22）。1926年，Duverger和Velter报告了一种新的睑缝合法麻痹性与老年性下睑外翻矫正术[23]（图S5-2-23）。1928年，Imre报告了下睑中部舌形皮瓣向内上方推进的方法矫正麻痹性下睑内侧外翻[12, 16]（图S5-2-24）。同年（1928年），Wiener报告用阔筋膜条分别锚着到内、外眦的方法矫正下睑外翻[21]。1934年，Gillies最早报告了翻转颞肌瓣法麻痹性下睑外翻矫正术[24]。1938年，Blaskovics改良了KS手术设计，分别用于矫正下睑内侧与外侧外翻，其技术基础是切除一块四边形的后层睑板-结膜和前层皮肤。矫正外侧外翻时，在下睑中部切除四边形的睑板-结膜和皮肤，另在外眦外侧切除底边下的三角形皮肤（图S5-2-25），缝合封闭中部和外眦部缺损可有效地缩短下睑，同时产生垂直方向上的支持。矫正内侧外翻时，在下睑内侧切除四边形睑板-结膜和皮肤，另在内眦内下方切除底边在上的三角形皮肤（图S5-2-26），缝合封闭创面后下睑可获得水平方向上的缩短和垂直方向上的支持[12, 16, 21, 25]。1948年，Stallard报告了上睑双蒂皮瓣法老年性下睑外翻矫正术[26]（图S5-2-27）。同年（1948年），Brown等改良了Weiner的阔筋膜悬吊方法，他们将筋膜条锚着到颞肌和额肌上[27]。

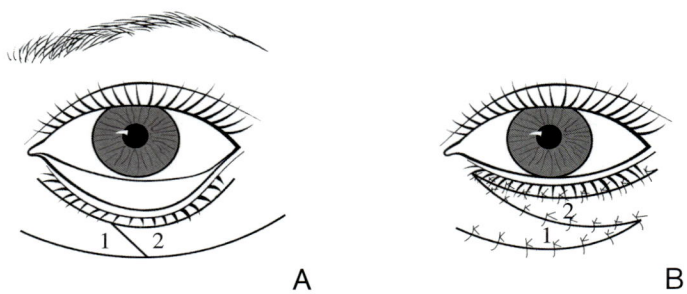

图 S5-2-17　La Gleyze 氏 Z-成形法老年性下睑外翻矫正术示意图（1905 年）
A. 切口设计；B. 皮瓣易位转移缝合后

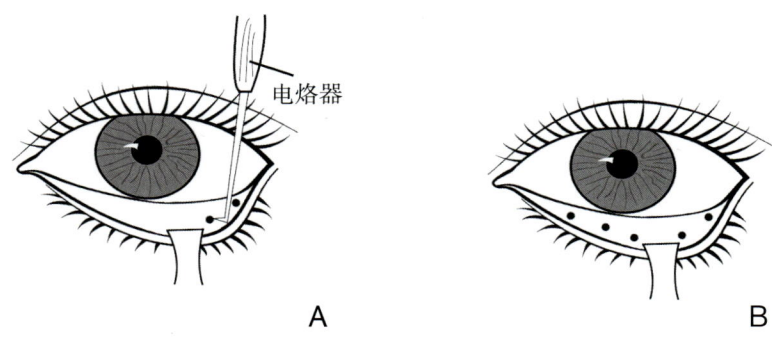

图 S5-2-18　Ziegler 氏烧灼法老年性下睑外翻矫正术示意图（1909 年）

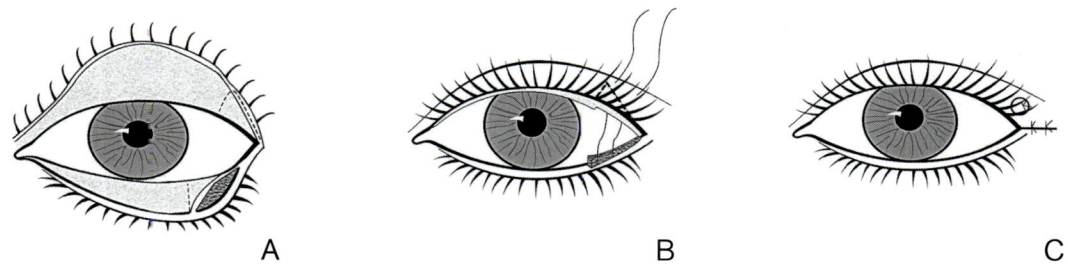

图 S5-2-19　Elschnig 氏保留睫毛的外眦缝合法老年性下睑外翻矫正术示意图（1910 年）
A. 沿灰线劈裂上、下睑外侧段，上睑切除一块三角形睑板及结膜，下睑形成三角形睑板结膜瓣；B. 用双针缝线行 U 形缝合将下睑三角形睑板结膜瓣固定到上睑睑板结膜缺损区，虚线表示下睑睑板结膜瓣所占据的部位；C. 睑缘缝合两针

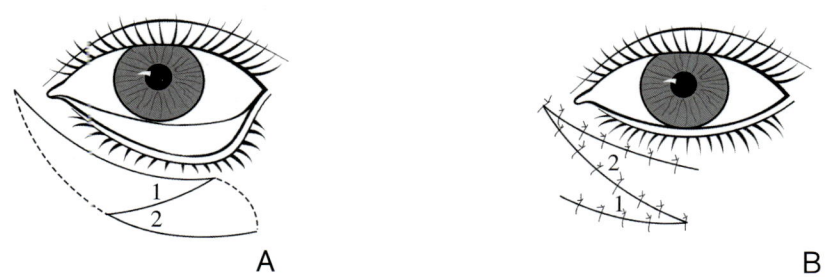

图 S5-2-20　Elschnig 氏 Z-成形法老年性下睑内侧及泪小点外翻矫正术示意图（1912 年）
A. 皮瓣设计，虚线示皮下剥离的边界；B. 皮瓣易位转移缝合后

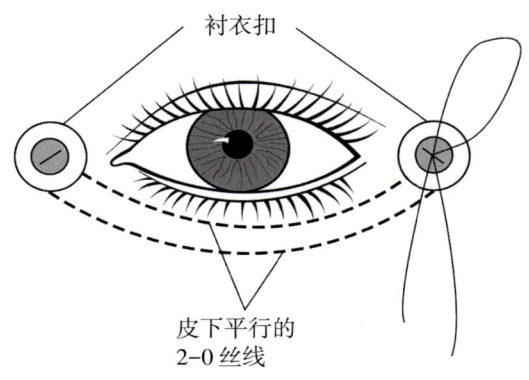

图 S5-2-21　Verhoeff 氏缝线和衬衣扣悬吊法老年性下睑外翻矫正术示意图（1913 年）

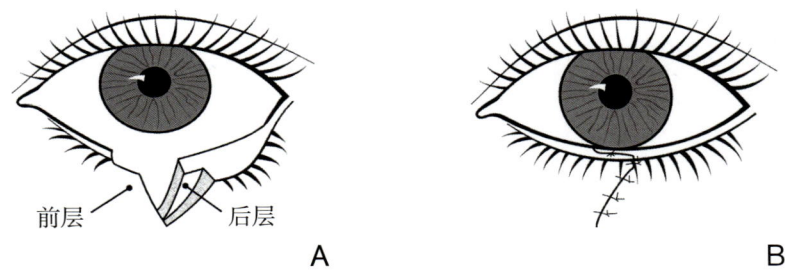

图 S5-2-22　Wheeler 氏睑劈裂半叠接法老年性下睑外翻矫正术示意图（1920 年）
A. 沿灰线劈裂下睑中段，错开切除三角形前层和后层；B. 叠接缝合后

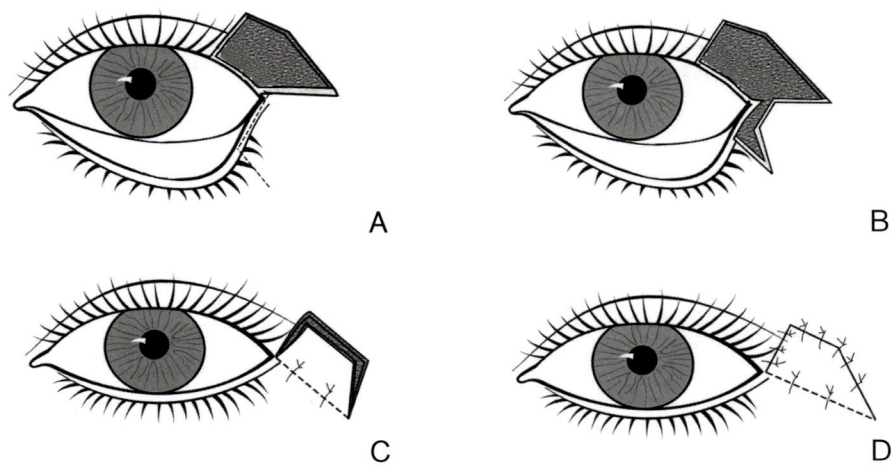

图 S5-2-23　Duverger-Velter 氏睑缝合法麻痹性与老年性下睑外翻矫正术示意图（1926 年）
A. 沿灰线切开上睑缘外侧 1/4 段，在上睑外侧切除一块包含上睑外侧睑缘前层（带睫毛）的近似五边形的皮肤，设计包含下睑外侧 1/4 段睑缘前层的下睑梯形皮瓣，虚线示皮下剥离范围；B. 沿灰线切开下睑外侧 1/4 段睑缘，切除带睫毛的睑缘前层，行皮下剥离，形成下睑皮瓣；C. 缝合外侧睑缘后层，将下睑皮瓣向外上方转移，在皮瓣蒂部做两处经皮固定缝合（与深面组织），以防皮瓣回缩；D. 皮瓣边缘与上睑相应皮肤切缘缝合

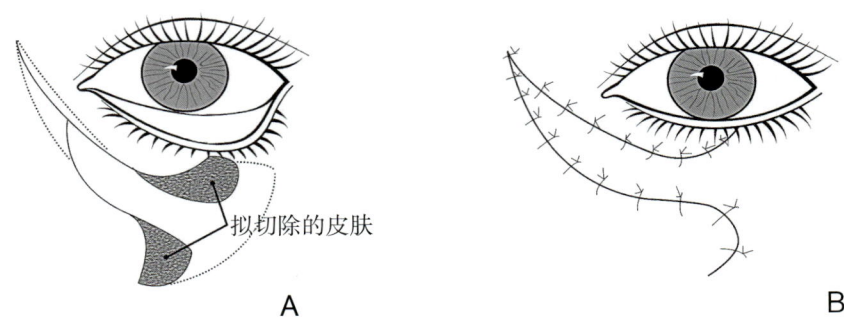

图 S5-2-24　Imre 氏舌形推进皮瓣法麻痹性下睑外翻矫正术示意图（1928 年）
A. 舌形皮瓣的设计，虚线示皮下剥离的边界；B. 皮瓣向内上方推进及缝合后

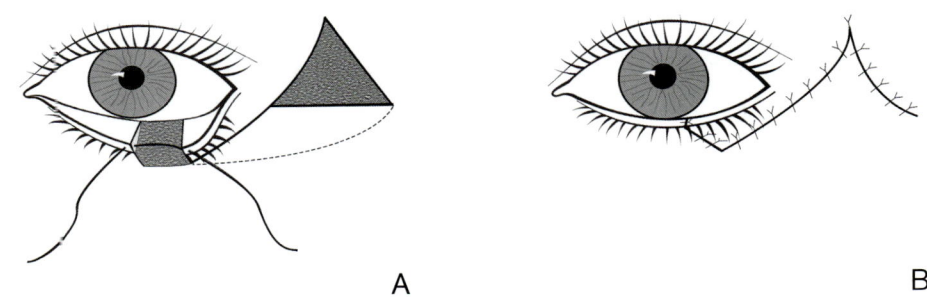

图 S5-2-25　Blaskovics 氏老年性下睑外翻矫正术示意图（外侧法，1938 年）
A. 根据水平松弛程度，适当切除四边形下睑外侧全厚眼睑组织，并在外眦角外侧切除一块底边在下的三角形皮肤及肌肉，虚线示肌皮瓣剥离边界；B. 缝合修复下睑全厚缺损，肌皮瓣向外上方旋转推进，切口间断缝合

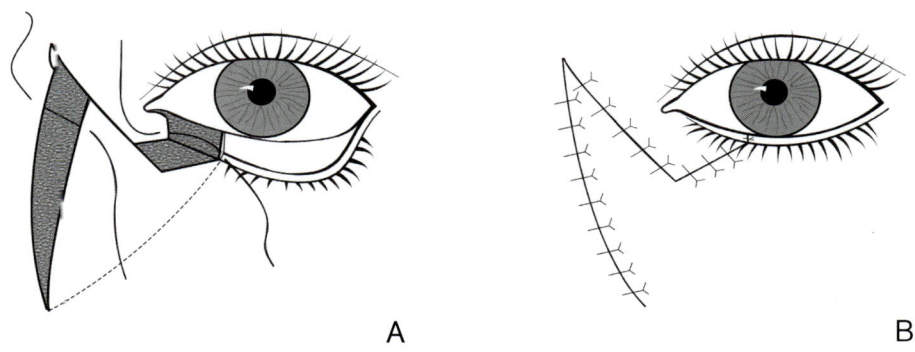

图 S5-2-26　Blaskovics 氏老年性下睑外翻矫正术示意图（内侧法，1938 年）
A. 根据下睑水平松弛程度，在下泪点外侧适当切除一块四边形眼睑全厚组织，并在下睑内侧切除一块底边在上的三角形皮肤及肌肉，虚线示下睑肌皮瓣剥离边界；B. 缝合修复下睑全厚缺损，肌皮瓣向内上方旋转推进，切口间断缝合

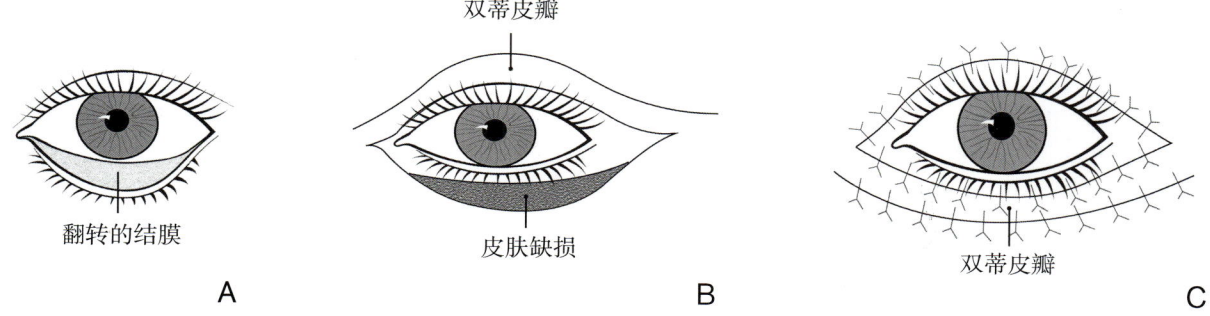

图 S5-2-27　Stallard 氏上睑双蒂皮瓣法老年性下睑外翻矫正术（1948 年）
A. 老年性下睑外翻，术前；B. 在下睑缘下方约 4mm 处水平全长切开下睑皮肤，适当皮下剥离切口下缘，使下睑缘恢复正常位置后，根据下睑创面大小在上睑设计双蒂皮瓣；C. 上睑双蒂皮瓣转移至下睑创面并与相应的皮肤切缘缝合，上睑皮瓣供区直接缝合封闭

1950 年，Stallard 在其编著的眼外科专著 *Eye Surgery* 中介绍了泪小管下方睑板-结膜切除（结膜成形，Conjunctivoplasty）法老年性下睑内侧外翻（泪点外翻）矫正术[28]（图 S5-2-28）。同年（1950 年），McLaughlin 报告了另一种外侧睑缝合法，用于矫正老年性和麻痹性睑外翻[6, 29]。他将对应的上、下睑的外侧 1/4 劈成前、后两层，从下睑缘切除一块楔形的皮肤、睫毛和肌肉，再从相应的上睑深面切除结膜和睑板，最后将上、下睑相应创面行水平褥式缝合（图 S5-2-29）。该法操作容易，美容效果较好，保留和重叠了上睑睫毛。但该法使上睑轻微下移，外侧视野减少，而且后期松解粘连比较困难，易遗留眼睑畸形。1951 年，Lee 报告了内眦成形法下睑内侧和泪小点外翻矫正术[30]（图 S5-2-30）。1959 年，Urrets-Zavalia 报告了部分眼睑 V 形全厚切除加皮肤 Z-成形法，即 V-Z 法老年性下睑外翻矫正术[31]（图 S5-2-31）。同年（1959 年），Kazanjian 和 Converse 改变了 KS 手术切除三角形睑板-结膜组织的部位的做法，他们在内侧而不是在外侧切除[13, 32]（图 S5-2-32）；Smith 改变了 KS 手术的切口，他不沿灰线劈裂睑缘，而使用下睑成形术切口（睫毛下切口），并在外侧切除五边形或三角形全厚眼睑组织[13, 33]（图 S5-2-33）。

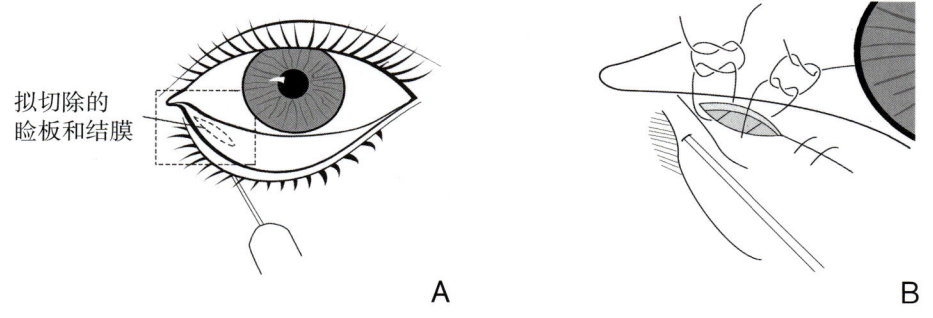

图 S5-2-28　Stallard 氏泪小管下睑板-结膜切除（结膜成形）法下睑内侧外翻矫正术示意图（1950 年）
A. 经泪点插入泪道探针至泪管，在泪管后方标记椭圆形切口，其大小取决于内侧外翻的程度，通常 5～6mm 长、3～4mm 宽泪点内侧占 1/3、外侧占 2/3；B. 切除标记范围内的睑板和结膜，用 6-0 可吸收缝线封闭睑板结膜缺损

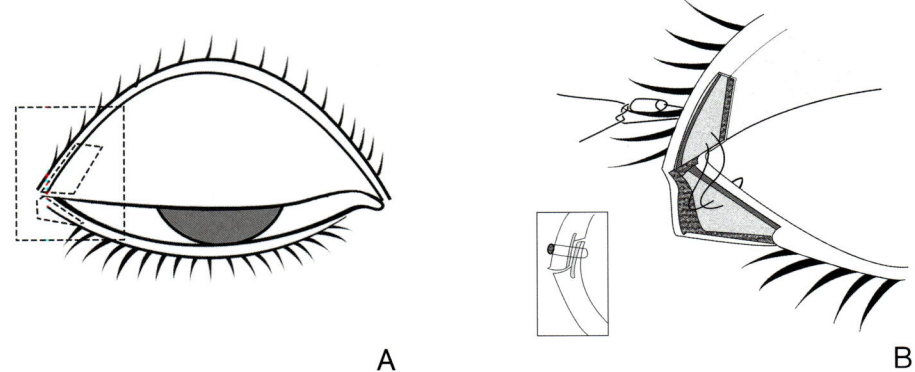

图 S5-2-29　McLaughlin 氏外侧睑缝合法老年性与麻痹性下睑外翻矫正术示意图（1950 年）
A. 上睑外侧段三角形结膜切除及下睑外侧段三角形皮肤（包括睫毛）切除切口设计；
B. 切除标记范围内的上睑结膜和下睑皮肤，通过褥式缝合使上、下睑创面贴合

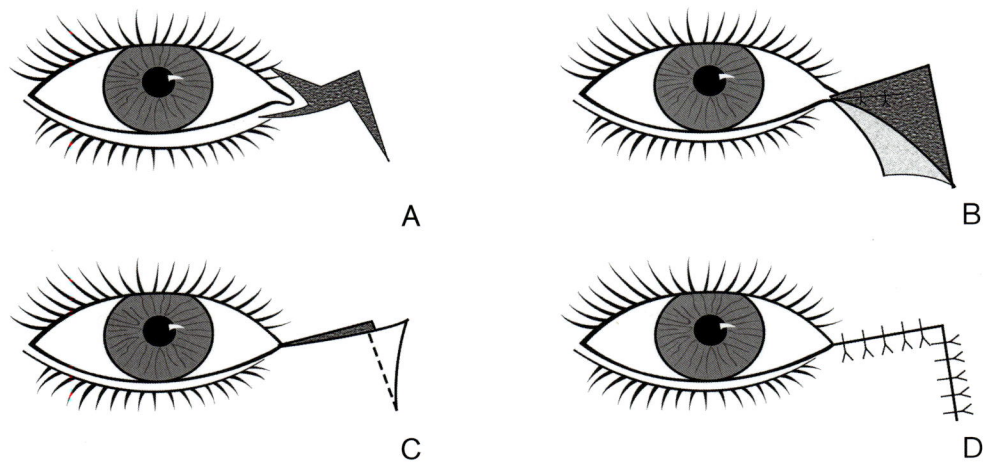

图 S5-2-30　Lee 氏内眦成形法下睑内侧和泪小点外翻矫正术示意图（1951 年）
A. 在泪道探针的引导下，将泪点内侧的上、下睑缘劈裂为前、后两层，前层为皮肤，后层为包含泪小管的眼睑深部组织，上、下睑缘切口在泪湖内侧相遇后，下睑缘切口向内上方延长数毫米，然后转向内下；B. 缝合后层，剥离泪湖内下方的皮肤，形成三角形皮瓣；C. 将三角形皮瓣向内上方牵拉，多余部分予以切除；D. 间断缝合皮肤切口

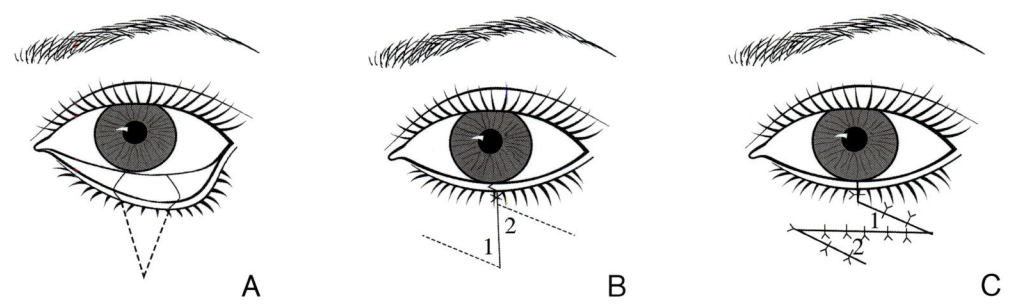

图 S5-2-31　Urrets-Zavalia 氏 V-Z 法老年性下睑外翻矫正术示意图（1959 年）
A. 在下睑外翻最显著部位设计 V 形切口，宽处为 7～12mm（取决于外翻程度）；B. 按设计线切除 V 形全厚下睑，榫槽式对合睑缘，以防形成睑缘切迹，间断缝合睑缘以下垂直切口的深层组织，使皮肤切缘对合，然后在垂直切口两侧设计方向相反的三角形皮瓣（对偶皮瓣），使整个切口呈 Z 形；C. 皮下剥离，形成两个三角形皮瓣，并将其易位缝合

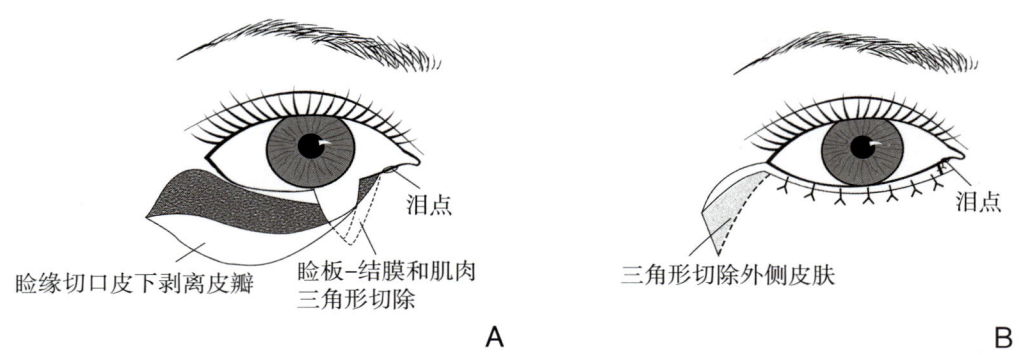

图 S5-2-32　Kazanjian-Converse 氏改良的 KS 法老年性下睑外翻矫正术示意图（1959 年）
A. 经睑缘切口行皮下剥离形成下睑皮瓣，在泪点外侧切除一块三角形睑板-结膜和肌肉；B. 缝合下睑三角形后层缺损，将下睑皮瓣向外上方牵拉，切除多余部分，间断缝合皮肤切口

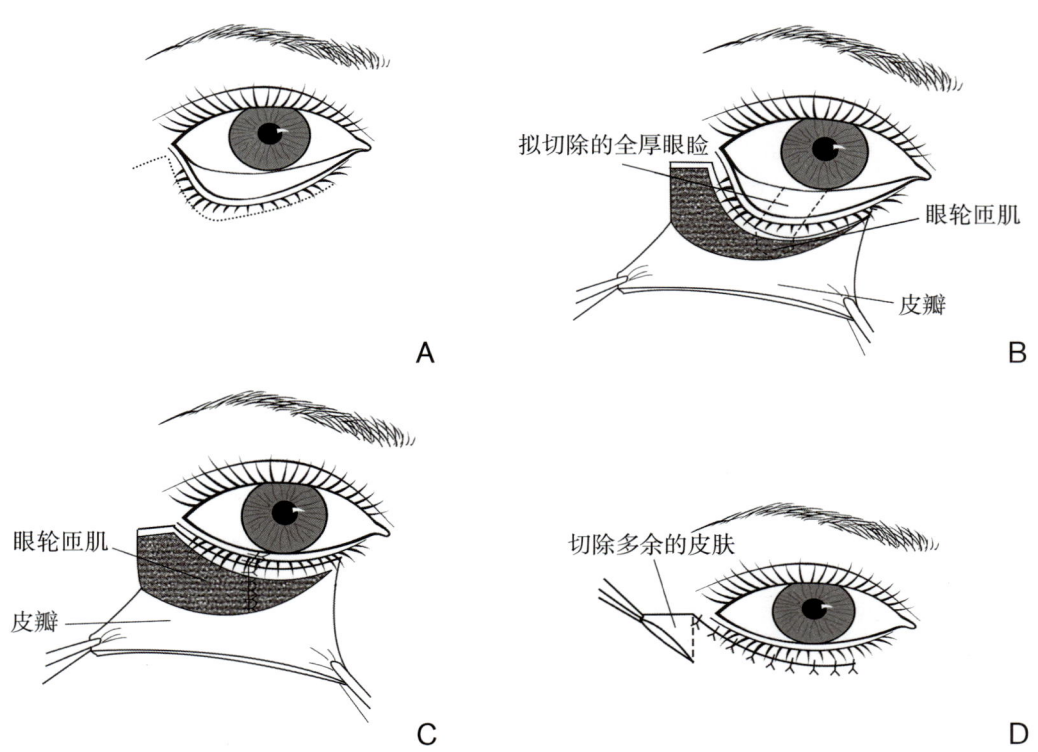

图 S5-2-33　Smith 氏改良的 KS 法老年性下睑外翻矫正术示意图（1959 年）
A. 设计睫毛下切口；B. 沿设计线切开下睑皮肤，行皮下剥离至眶下缘，形成下睑皮瓣，然后画线标记五边形的眼睑全厚（睑缘部位）切除范围；C. 沿设计线切除一块五边形眼睑组织，缝合修复缺损处；D. 将下睑皮瓣向外上方牵拉，切除多余部分，间断缝合皮肤切口

1961年，Fossati报告联合应用KS技术与筋膜条悬吊矫正麻痹性下睑外翻，获得满意效果[13, 34]。1965年，Masters等报告了颞肌及其筋膜瓣转移法麻痹性下睑外翻矫正术（图S5-2-34）[35, 36]。1966年，Bick报告用切除下睑外侧全厚组织并将剩余的睑板缝合到外眦腱的方法矫正下睑外翻[37]（图S4-2-1）。该法基本上与1831年von Ammon报告术式相似[35]。1968年，Fox报告了改良的Blaskovics氏（1938年）下睑内侧外翻矫正术[38]（图S5-2-35）。1969年，Edgerton和Wolfort首次报告了真皮瓣外眦固定法麻痹性下睑外翻矫正术[13, 39]（图S4-2-2）。同年（1969年），Tenzel等报告了外眦悬吊法（Lateral canthal sling）外眦成形术，用于矫正佩戴义眼时出现的兔眼症；术中切开外眦角，将外眦腱下支切断，鼻侧断端穿过劈开的外眦腱上支，向外上方提紧并与骨膜缝合固定[40]（图S4-2-3）。8年后（1977年），Tenzel等报告用该技术矫正老年性下睑外翻，获得满意效果[41]。

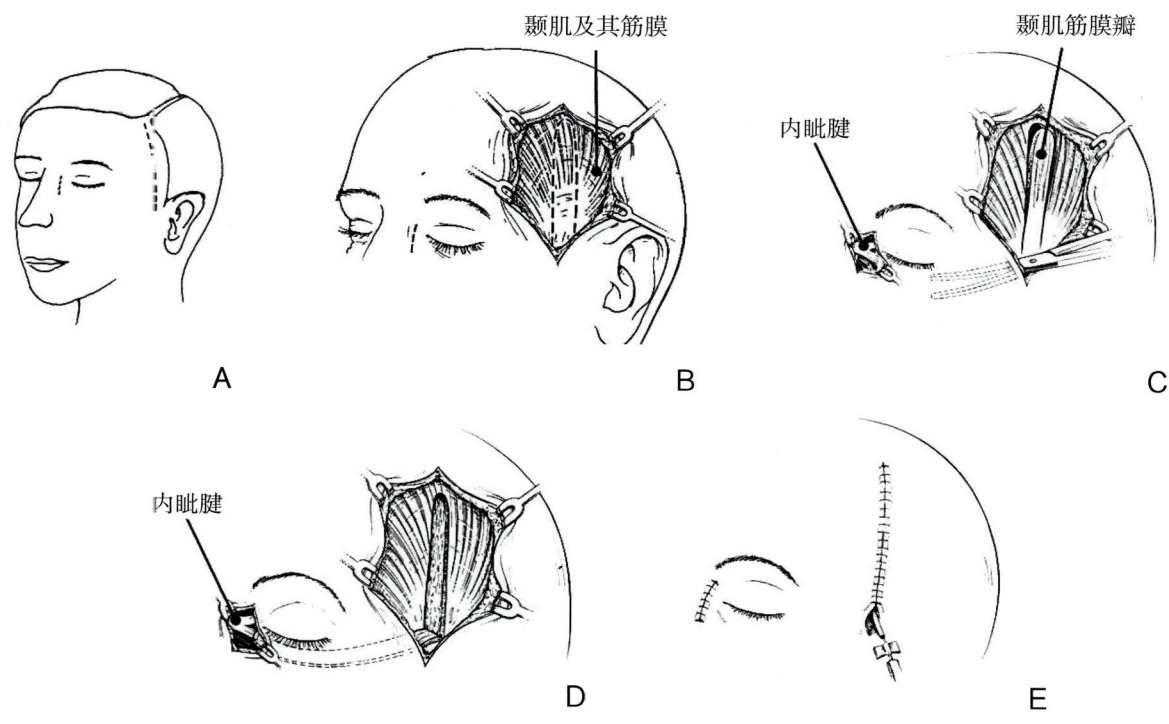

图S5-2-34　Masters氏颞肌及其筋膜瓣转移法麻痹性下睑外翻矫正术示意图（1965年）
A. 颞部与内眦部切口设计；B. 显露颞肌及其筋膜，设计颞肌筋膜瓣；C. 形成颞肌筋膜瓣，切开内眦部皮肤，显露内眦腱，从颞部切口经下睑向内眦部切口剥离皮下隧道；D. 颞肌筋膜瓣远端经皮下隧道转移到内眦部，在适当的张力下与内眦腱缝合固定；E. 缝合颞部切口

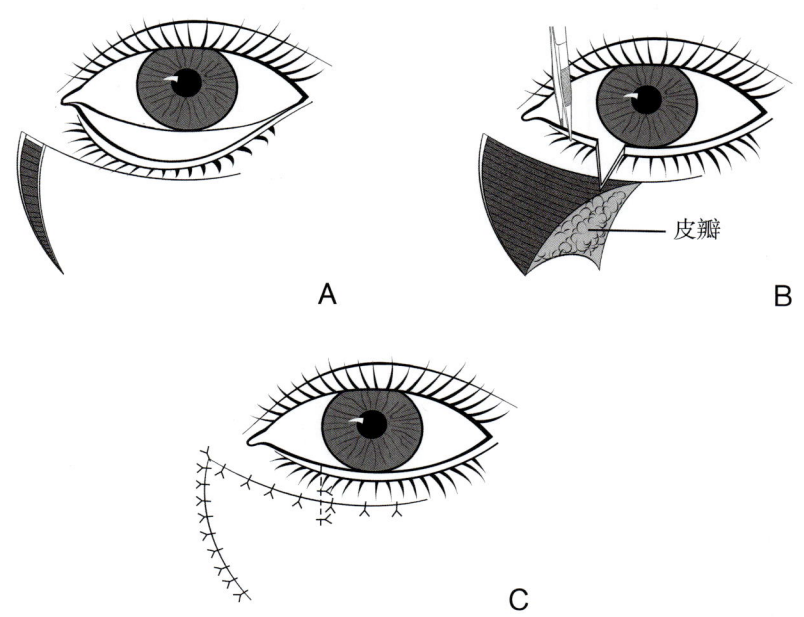

图 S5-2-35 Fox 氏下睑内侧外翻矫正术（改良的 Blaskovics 法）示意图（1968 年）

A. 在下睑内侧半距睑缘 3~4mm 处顺睑缘弧度切开皮肤，切口内侧端至鼻-眦交界处，然后在鼻-颊交界处切除一窄条皮肤；B. 皮下剥离，形成并掀起下睑内侧皮瓣，然后在下睑内侧（泪点以外）切除一块三角形全厚下睑；C. 缝合下睑 V 形全厚切口和皮肤切口

1970 年，Leone 报告了切除下睑外侧全厚组织并将睑板断端缝合到眶外缘骨膜的下睑外翻矫正术[42]（图 S5-2-36）。1976 年，Smith 报告用 Lazy-T 法矫正下睑内侧外翻，他在泪小点以外切除一块底边在睑缘的三角形下睑全厚组织，同时在泪小管下方切除多余的结膜和下睑缩肌，在水平与垂直两个方向上缩紧下睑[43,44]（图 S5-2-37）。1978 年，Montandon 改良了 Edgerton 和 Wolfort 的真皮瓣外眦固定术，用以矫正麻痹性下睑外翻[45]（图 S4-2-4）。同年（1978 年），Putterman 报告 1 例睑缩紧技术矫正后下睑外翻复发病例，再次手术（皮肤入路）时发现无残余水平松弛存在，但下睑缩肌完全断裂，他通过将断裂的下睑缩肌重新缝合到下睑板下缘的方式矫正了外翻[46]。1979 年，Anderson 等报告一种新的老年性下睑内侧外翻矫正技术，主要手术步骤包括应用 Z-成形术将上睑皮肤易位转移到下睑、折叠内眦腱下支和切除泪点下睑板结膜等；共治疗 7 个下睑，获得满意的功能与美容效果[47]。同年（1979 年），Schaefer 报告了外眦腱折叠技术，用以辅助下睑缩肌折叠法老年性下睑外翻矫正术（图 S4-2-5）[48]；Anderson 和 Gordy 报告了外侧睑板条技术（Lateral tarsal strip procedure，图 S4-2-6），用以矫正老年性和麻痹性下睑外翻[49]。

1982 年，Wesley 进一步指出，下睑缩肌断裂是眼睑外翻的病因之一。他经结膜入路修复断裂的下睑缩肌，同时用睑板条技术缩紧下睑，治疗 17 个外翻的下睑，全部成功[50]。1985 年，Tse 报告用泪点后菱形睑结膜和下睑缩肌切除缝合法（图S5-2-38）矫正轻、中度下睑泪点外翻18例（20个下睑），术后均获得满意效果[51]。同年（1985年），Nowinski和Anderson报告了内侧梭形切除法（Medial spindle procedure）老年性下睑内侧外翻矫正术，操作方法与Tse报告的类似，他们均强调将下睑缩肌与睑板下缘牢固缝合固定对获得持久矫正效果的重要性[52]。1987年，Siegel报告用改良的上睑Tripier皮瓣（上睑双蒂肌皮瓣）矫正严重下睑外翻9例（老年性5例，瘢痕性4例），获得满意效果[53]（图S5-2-39）。1988年，Dryden和Edelstein报告用眶外缘骨膜瓣修复外眦腱的方法矫正老年性、麻痹性和瘢痕性下睑外翻31例，获得满意效果[54]。1989年，Meltzer报告了一种新的下睑内侧外翻矫正术，他将水平方向缩短下睑时需要去除的多余皮肤设计成蒂在内侧睑缘、尖端向下的三角形皮瓣，将其易位转移以补充下睑垂直方向的组织不足（图S5-2-40），共治疗8例患者，全部成功[55]。

1990年，Francis和Newman报告了内眦腱修复法老年性或瘢痕性下睑内侧外翻矫正术。他们用眶内侧骨膜瓣修复裂开的内眦腱（图S5-2-41），共施术7例，获得满意效果[56]。1991年，Tse等报告用下睑水平缩紧技术与下睑缩肌复位相结合的方法矫正老年性下睑外翻6例（12个下睑），效果满意。他改良了Wesley的结膜入路下睑缩肌与睑板下缘的缝合方式，并用慢吸收缝线从里向外全层穿透下睑，在皮肤面打结，以此加强内翻下睑的力量，并借缝线刺激产生的瘢痕组织维持下睑缘的正常位置[57]（图S5-2-42）。此后，又有一些作者对下睑缩肌复位术式进行改良（Shah-Desai等，2001年；Fong等，2006年；Ghafouri等，2014年）[58~60]。

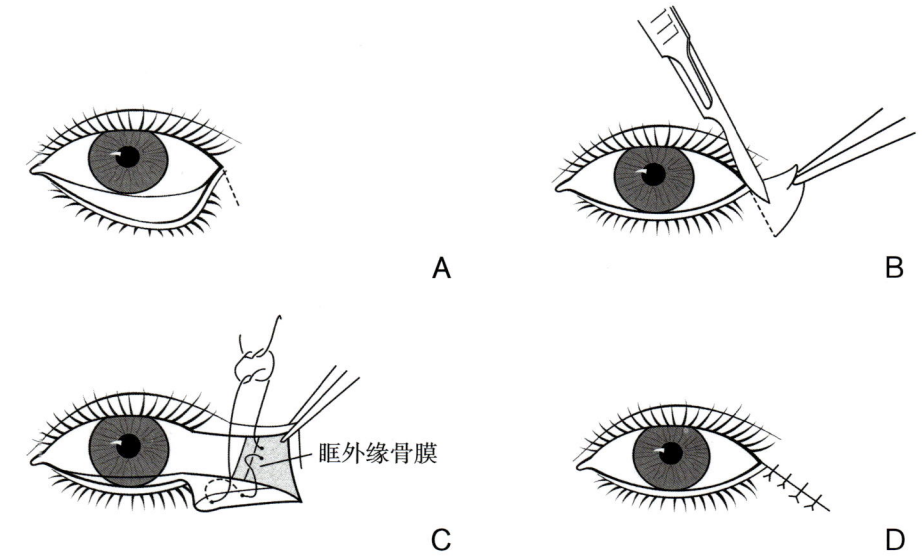

图S5-2-36　Leone氏下睑外侧三角形全厚眼睑切除法老年性下睑外翻矫正术示意图（1970年）
A. 从外眦角至耳垂方向设计斜切口，长约1.5cm；B. 沿设计线切开下睑全层，下睑缘向外上方牵拉，切除多余的眼睑组织；C. 用5-0普理灵线将下睑外侧端的睑板与眶外缘骨膜缝合固定，睑板前筋膜与外眦腱下支残端缝合可加强固定效果；D. 间断缝合皮肤切口

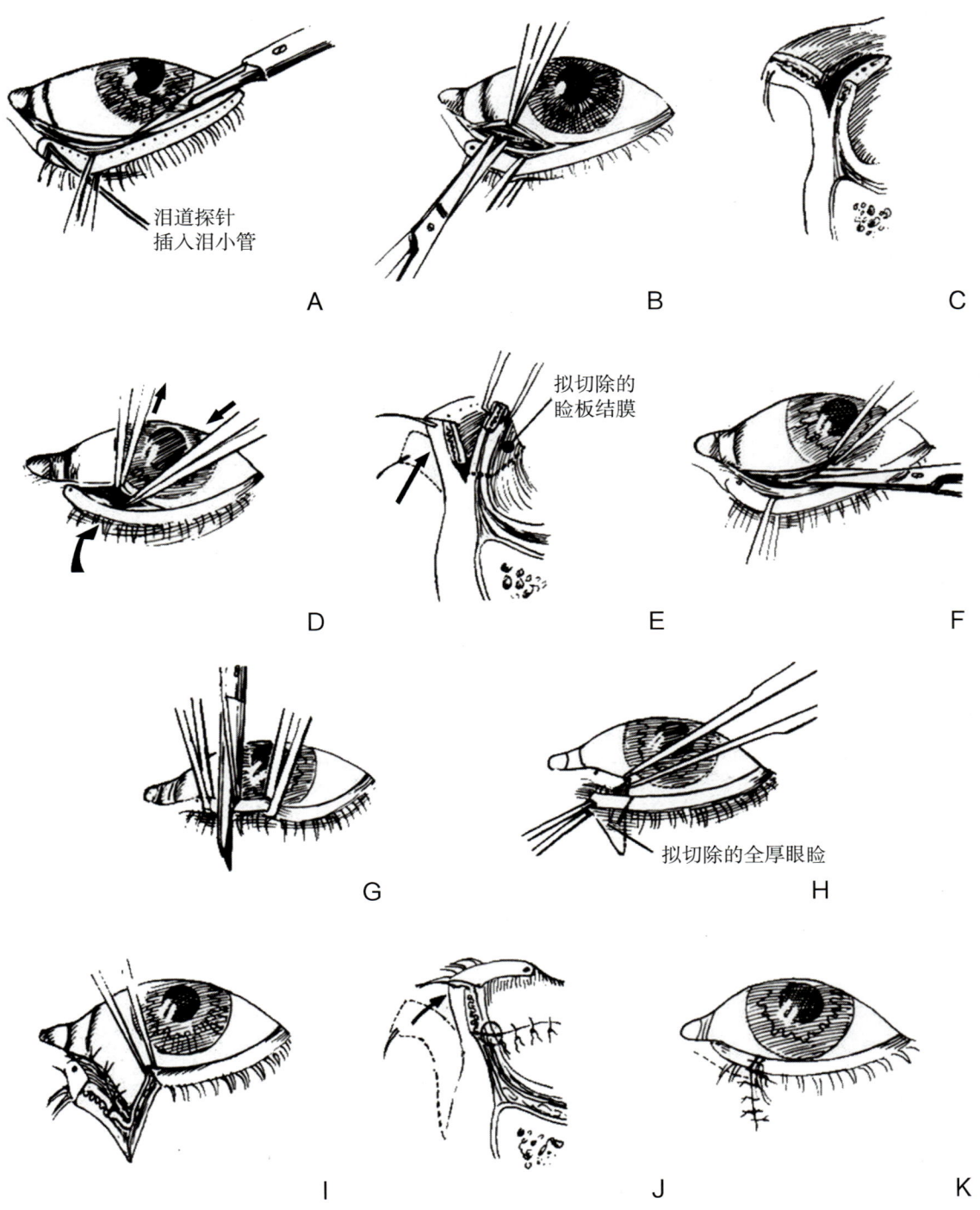

图 S5-2-37　Smith 氏 Lazy-T 法老年性下睑内侧外翻矫正术示意图（1976 年）

A. 泪道探针插入泪小管，在泪小管下方 7mm 处水平切开结膜和睑板，长 1~1.5cm；B、C. 在睑板与眼轮匝肌之间向下剥离切口下缘，通常为 3~5mm；D、E. 用两个镊子分别夹住切口上、下缘做重叠试验，在睑缘恢复正常位置的状态下，判断睑板-结膜切除量，并画线标记；F. 切除多余的睑板-结膜组织，用 7-0 可吸收缝线间断缝合切口，矫正下睑内侧垂直方向的组织过剩；G. 在泪点以外垂直剪开下睑全厚组织；H. 用两个镊子夹住下睑缘内、外侧断端做重叠试验，在能充分矫正下睑水平松弛的状态下，判断下睑全厚组织切除量，并画线标记；I. 楔形切除多余的下睑全厚组织；J. 水平睑板结膜切口缝合内面观；K. 用"三针技术"缝合睑缘，其余垂直切口分肌肉和皮肤两层缝合

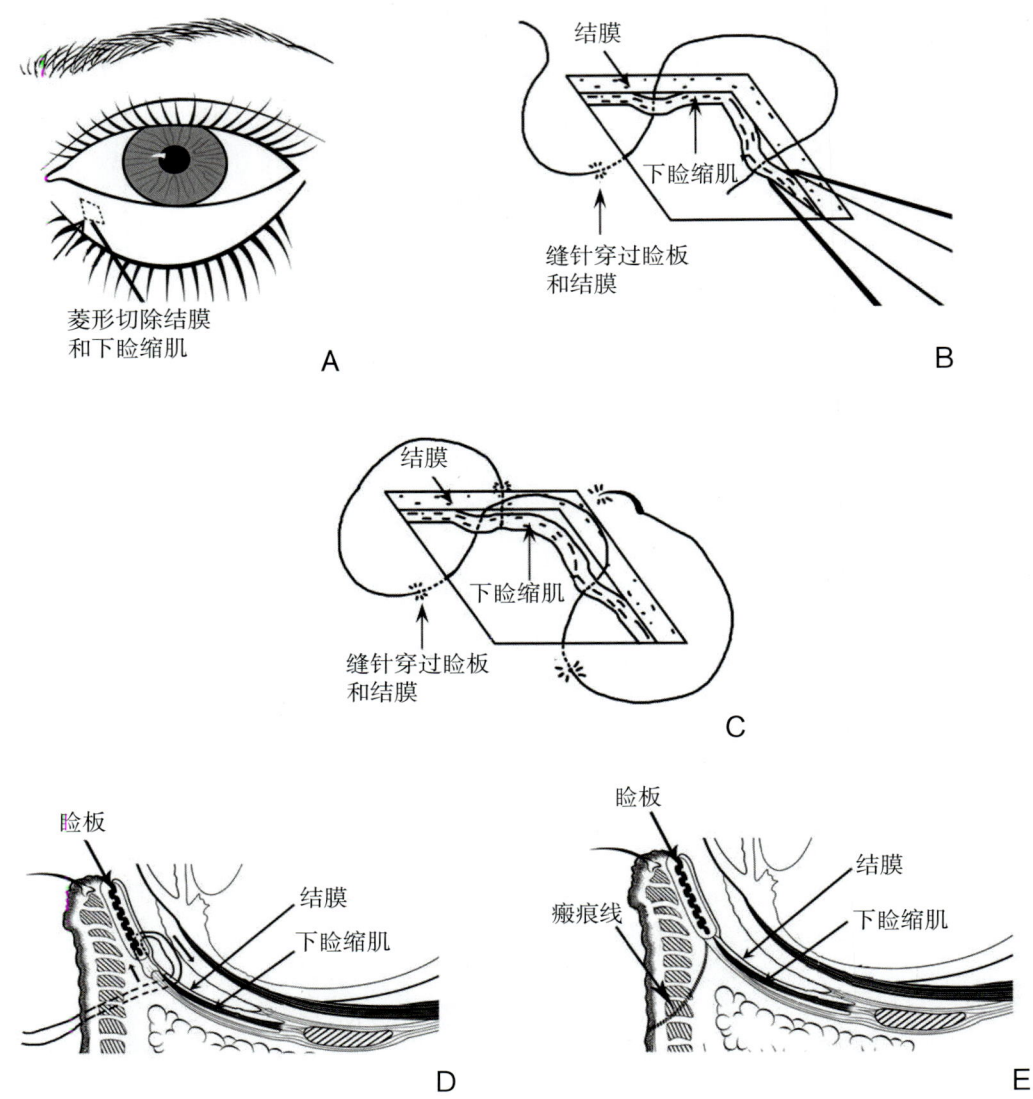

图 S5-2-38　Tse 氏泪点后菱形结膜和下睑缩肌切除法老年性下睑泪点外翻矫正术示意图（1985 年）

A. 外翻下睑，将泪道探针插入下睑泪小管，在泪小管后方切除一块菱形睑结膜和下睑缩肌（垂直高度为 4~6mm，水平长度为 6~8mm）；B. 5-0 可吸收缝线经过切口后缘的下睑缩肌和切口前缘的睑板-结膜；C. 缝线回绕，经切口后缘全厚眼睑由睑板下缘数毫米处的下睑皮肤面穿出，然后拉紧缝线，使外翻的下睑缘恢复到正常位置，两端缝线在适当的张力下打结，2~3 周后拆线；D. 缝线途径矢状观；E. 后期缝线途径之处产生的瘢痕（缝线吸收后下睑缘的正常位置由其维持）矢状观

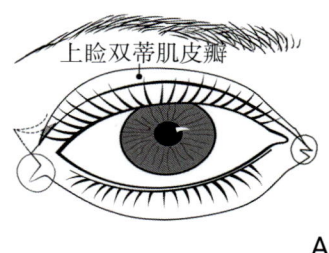
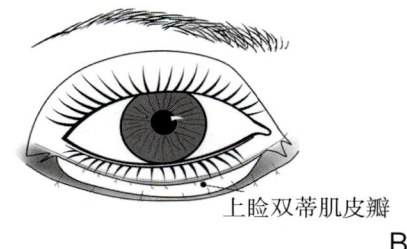

图 S5-2-39 Siegel 氏改良 Tripier 皮瓣下睑外翻矫正术示意图（1987 年）

A. 切口设计（下睑切口位于睫毛下 2mm，上睑双蒂肌皮瓣切口顺睑缘弧度设计，其宽度通过夹捏试验来确定，用 Z 形切口链接上、下睑切口，V 尖指向眼球；内、外眦处的圆形阴影区示肌皮瓣蒂部）；B. 上睑肌皮瓣转移到下睑睑板前创面，以提升和支持下睑，上睑供区切口直接缝合

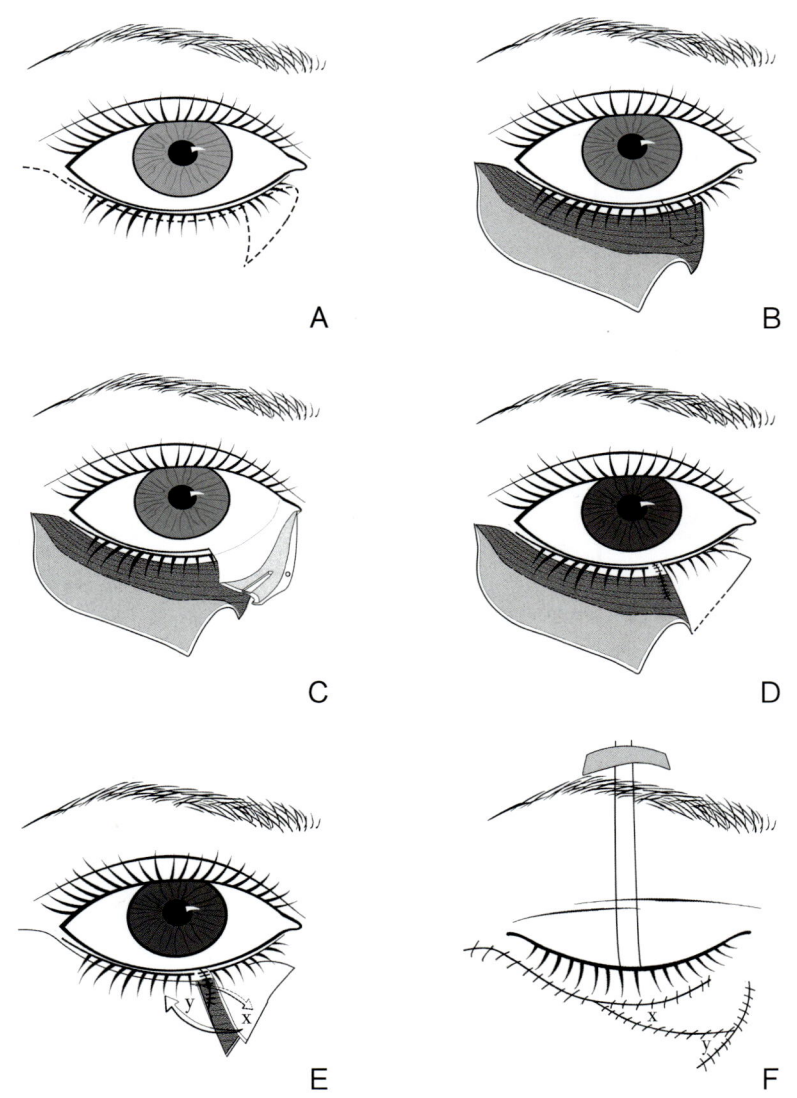

图 S5-2-40 Meltzer 氏老年性下睑内侧外翻矫正术示意图（1989 年）

A. 切口设计；B. 沿设计线切开下睑三角形皮瓣外侧边及其以外的睑缘下和外眦部皮肤，皮下剥离，形成并掀起下睑外侧皮瓣，标记五边形下睑全厚组织切除范围；C. 沿标记线切除一块下睑全厚组织，另于泪点和泪小管下方切除一块矩形结膜及纤维组织；D. 缝合下睑全厚缺损及泪小管下结膜缺损，重新标记蒂在睑缘的下睑内侧三角形皮瓣；E. 形成下睑内侧三角形皮瓣；F. 将下睑内侧三角形皮瓣向外侧旋转，插入睑缘下切口之间，缝合皮肤切口

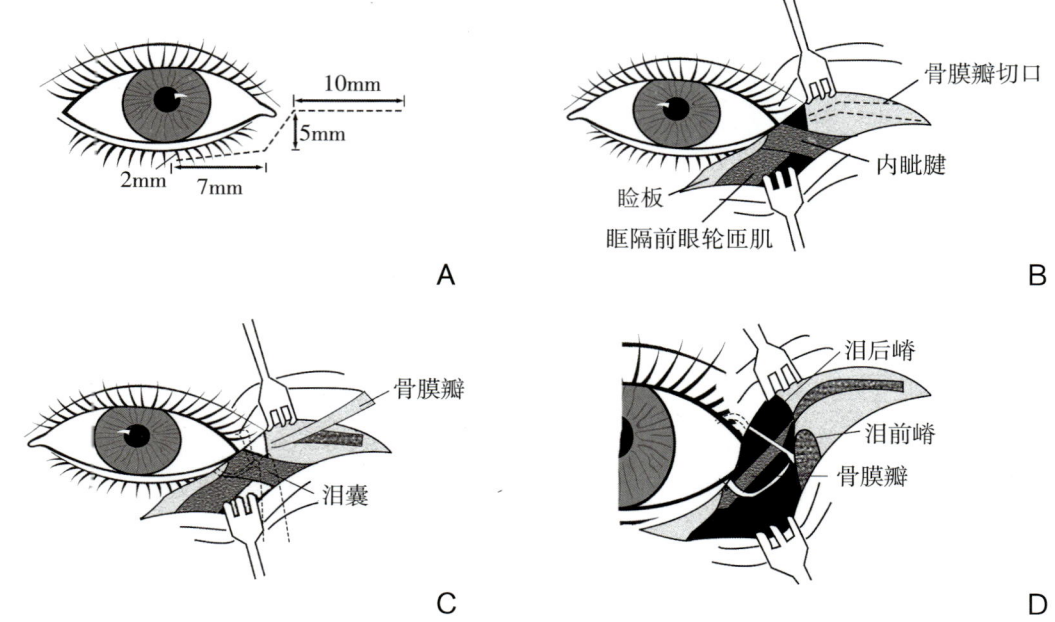

图 S5-2-41　Francis-Newman 氏内眦腱修复法老年性或瘢痕性下睑内侧外翻矫正术示意图（1990 年）
A. 在内侧下睑缘下方和内眦部设计 S 形切口；B. 沿设计线切开皮肤及肌肉，显露内眦腱及其内上方的上颌骨额突和鼻骨骨膜，设计蒂在外侧的条形骨膜瓣（10mm×25mm）；C. 形成骨膜瓣；D. 将骨膜瓣通过泪小管后方的隧道与下睑板内侧端缝合固定，以加强内眦腱，提升与缩紧下睑

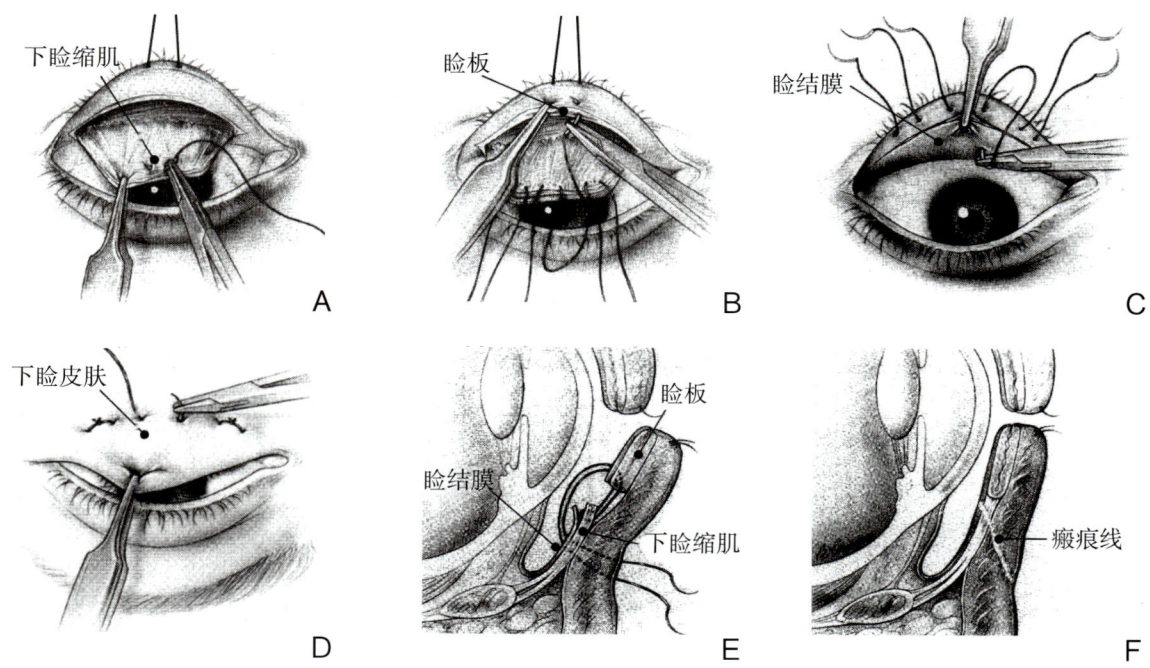

图 S5-2-42　Tse 氏下睑水平缩紧与缩肌复位相结合法老年性下睑外翻矫正术（1991 年）
A. 于下睑板下缘切开睑结膜到眼轮匝肌后筋膜平面，在此平面向眶下缘方向剥离，直到看到眶脂肪，然后在眶脂肪后方找到断裂的下睑缩肌，用双针可吸收缝线的一端缝针水平穿过下睑缩肌断端；B. 双针缝线的两端缝针再穿入下睑板下缘，由结膜面穿出，下睑缩肌断端与睑板下缘间的缝合呈 U 形，共行 3 处 U 形缝合；C. 双针缝线的两端缝针返回到切口下方，穿过结膜、下睑缩肌及前面的肌肉，从睑缘下 10～15mm 处的皮肤穿出；D. 两端缝线在皮肤表面打结；E. 缝线路径矢状观；F. 缝线刺激形成的瘢痕有助于维持睑缘的正常位置

2005年，Hayashi等报告用Mitek铆钉和3-0不吸收缝线行下睑悬吊（图S5-2-43），矫正麻痹性下睑外翻7例，获得满意效果[61]。

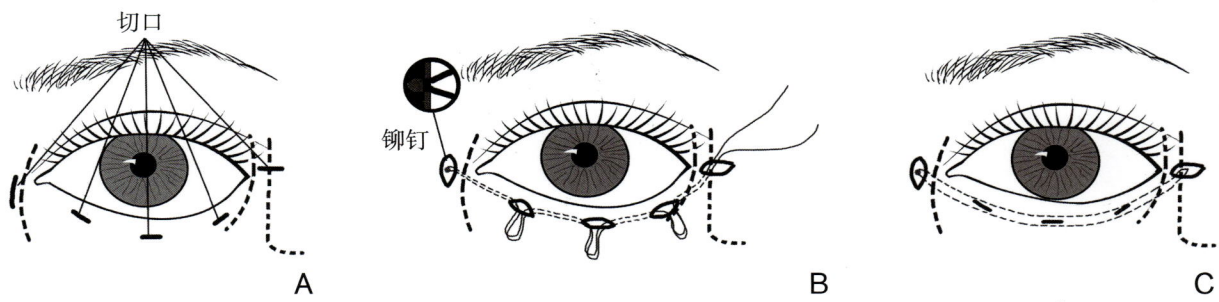

图S5-2-43　Hayashi氏Mitek铆钉缝线悬吊法麻痹性下睑外翻矫正术（2005年）
A. 切口设计；B. 经内眦切口，在上颌骨额突上钻一骨孔，将带有3-0不吸收双针缝线的Mitek铆钉插入上颌骨额突骨孔中，带线缝针由内眦部切口依次经下睑睑缘下3个小切口，在睑板前眼轮匝肌与睑板之间走行，从外眦部切口穿出；C. 双针缝线的两端穿过瞳孔上缘水平的眶外缘骨膜后，拉紧打结，最后缝合内、外眦部的皮肤切口

2006年，Chang和Olver报告用扩大的睑板条外眦缝合成形术（Augmented lateral tarsal strip tarsorrhaphy，图S4-2-16）矫正麻痹性重度下睑外翻14例，获得满意效果[62]。2008年，Terzis等报告用小肌腱移植物（Minitendon graft）悬吊法矫正麻痹性睑外翻58例，获得满意效果[63]。2011年，Dailey等报告用Y-型AlloDerm移植物加强的外眦成形术矫正传统外眦成形治疗失败的老年性下睑外翻，获得成功[64]。

2014年，Pascali等报告了睑板带法下睑外翻矫正术，用于矫正老年性、麻痹性、瘢痕性下睑外翻和下睑退缩，获得满意效果。

（邢新　杨超　李丹　胡天驰）

参考文献

[1] Rogers B O. History of oculoplastic surgery: the contributions of plastic surgery[J]. Aesth Plast Surg, 1988, 12(3): 129-152.

[2] Thaller V T, Collin J R. History of ophthalmic plastic surgery in Europe[J]. Adv Ophthal Plast Reconstr Surg, 1986, 5: 223-231.

[3] Kolle F S. Plastic and cosmetic surgery[M]. New York: Appleton and Co., 1911: 104-112.

[4] Fox S A. Basic techniques of lid surgery: their origins and their apocrypha[J]. Am J Ophthalmol, 1960, 50: 384-395.

[5] Fomon S. Cosmetic surgery: principles and practice[M]. Philadelphia: J B Lippincott Company, 1960: 546.

[6] Barsky A J, Kahn S, Simon B E. Principles and practice of plastic surgery[M]. 2nd ed. New York: McGraw-Hill Book Company, 1964: 189-198.

[7] Ang G C. History of skin transplantation[J]. Clin Dermatol, 2005, 23(4): 320-324.

[8] Santoni-Rugiu P, Sykes P J. A history of plastic surgery[M]. Berlin, Heidelberg: Springer-Verlag, 2007: 93.

[9] Morestin H. De la correction des flexions permanents des doigts consecutive aux panaris et aux phlegmons de la paume de la main[J]. Rev Chir Paris, 1914, 50: 1.

[10] Sheehan J E. Plastic surgery of the orbit[M]. New York: MacMillan Co., 1927.

[11] Putterman A M. Combined Z-plasty and horizontal shortening procedure for ectropion[J]. Am J Ophthalmol, 1980, 89(4): 525-530.

[12] Silverstone P. History of surgery for involutional ectropion[J]. Adv Ophthal Plast Reconstr Surg, 1986, 5: 97-123.

[13] Edgerton M T, Wolfort F G. The dermal-flap canthal lift for lower eyelid support: a technique of value in the surgical treatment of facial palsy[J]. Plast Reconstr Surg, 1969, 43(1): 42-51.

[14] Denonvilliers. Blepharoplasties[J]. Bull Soc Chir Paris, 1856, 7: 243-244.

[15] Jones T W. Principles and practice of ophthalmic medicine and surgery[M]. 2nd ed. Philadelphia:

Blanchard and Lea, 1856.

[16] Duke S E. Ocular surgery (translated from the fourth Spanish edition)[M]. Hogan M J, Chaparro L E, trans. New York: McGraw-Hill Book Co. ICN, 1956: 116-125.

[17] Meller J. Ophthalmic surgery[M]. 6th ed. New York: Blakiston, 1953: 57.

[18] Fox S A. Ophthalmic plastic surgery[M]. 3rd ed. New York: Grune & Stratton, 1963.

[19] Duke S E. Ocular surgery (translated from the fourth Spanish edition)[M]. Hogan M J, Chaparro L E, trans. New York: McGraw-Hill Book Co. ICN, 1956: 78-79.

[20] Fomon S. Cosmetic surgery: principles and practice[M]. Philadelphia: J B Lippincott Company, 1960: 546.

[21] Patel B C, Anderson R L. History of oculoplastic surgery (1896-1996)[J]. Ophthalmol, 1996, 103(8 Suppl): S74-S95.

[22] Duke S E. Ocular surgery (translated from the fourth Spanish edition)[M]. Hogan M J, Chaparro L E, trans. New York: McGraw-Hill Book Co. ICN, 1956: 79-80.

[23] Barsky A J, Kahn S, Simon B E. Principles and practice of plastic surgery[M]. 2nd ed. New York: McGraw-Hill Book Company, 1964: 190, 233.

[24] Gillies H. Experiences with fascia lata grafts in the operative treatment of facial paralysis (section of otology and section of laryngology)[J]. Proc R Soc Med, 1934, 27(10): 1372-1382.

[25] Blaskovics L, Kreiker A. Eingriffe am Auge[M]. Stuttgart: Ferdinand Enke Verlag, 1938: 87.

[26] Stallard H B. Ectropion corrected by bridge-pedicle graft[J]. Br J Plast Surg, 1948, 1(2): 77-80.

[27] Brown J B, McDowell F, Fryer M P. Facial paralysis supported with autogenous fascia lata[J]. Ann Surg, 1948, 127(5): 858-862.

[28] Stallard H B. Eye surgery[M]. 2nd ed. Bristol: John Wright & Sons LTD, 1950.

[29] McLaughlin C R. Epiphora in facial paralysis[J]. Br J Plast Surg, 1950, 3(2): 87-95.

[30] Lee O S. An operation for correction of everted lacrimal puncta[J]. Am J Ophthalmol, 1951, 34(4): 575-578.

[31] Urrets-Zavalia A Jr. V-Z procedure for the correction of senile ectropion[J]. Br J Ophthalmol, 1959, 43: 521-527.

[32] Kazanjian V H, Converse J M. The surgical treatment of facial injuries[M]. Baltimore: Williams & Wilkins Co., 1959.

[33] Smith B. Eyelid surgery[J]. Surg Clin North Am, 1959, 39(2): 367-378.

[34] Fossati G H. Conducta quirurgica en el tratamiento del ectropion paralitica[J]. Cir Pl Uruguaya, 1961, 2: 23.

[35] Masters F W, Robinson D W, Simons J N. Temporalis transfer for lagophthalmos due to seventh nerve palsy[J]. Am J Surg, 1965, 110(4): 607-611.

[36] Bosniak S. Principles and practice of ophthalmic plastic and reconstructive surgery: Vol. 1[M]. Phila-

delphia: WB Saunders Company, 1996: 436.

[37] Bick M W. Surgical management of orbital tarsal disparity[J]. Arch Ophthalmol, 1966, 75(3): 386-389.

[38] Fox S A. A medical ectropion procedure[J]. Arch Ophthalmol, 1968, 80(4): 494-495.

[39] McCarthy J G, May J W, Littler J W. Plastic surgery: Vol. 2 [M]. Philadelphia: WB Saunders Company, 1990: 1719.

[40] Tenzel R R. Treatment of lagophthalmos of the lower lid[J]. Arch Ophthalmol, 1969, 81(3): 366-368.

[41] Tenzel R R, Buffam F V, Miller G R. The use of the "lateral canthal sling" in ectropion repair[J]. Can J Ophthalmol J Can Dophtalmol, 1977, 12(3): 199-202.

[42] Leone C R Jr. Repair of ectropion using the Bick procedure[J]. Am J Ophthalmol, 1970, 70(2): 233-235.

[43] Smith B. The "lazy-T" correction of ectropion of the lower punctum[J]. Arch Ophthalmol, 1976, 94(7): 1149-1150.

[44] Aston S J, Hornblass A, Meltzer M A, et al. Third international symposium of plastic and reconstructive surgery of the eye and adnexa[M]. Baltimore: Williams & Wilkins Co., 1982: 118-119.

[45] Montandon D. A modification of the dermal-flap canthal lift for correction of the paralyzed lower eyelid[J]. Plast Reconstr Surg, 1978, 61(4): 555-557.

[46] Putterman A M. Ectropion of the lower eyelid secondary to Müller's muscle-capsulopalpebral fascia detachment[J]. Am J Ophthalmol, 1978, 85(6): 814-817.

[47] Anderson R L, Hatt M U, Dixon R. Medial ectropion: a new technique[J]. Arch Ophthalmol, 1979, 97(3): 521-524.

[48] Schaefer A J. Lateral canthal tendon tuck[J]. Ophthalmol, 1979, 86(10): 1879-1882.

[49] Anderson R L, Gordy D D. The tarsal strip procedure[J]. Arch Ophthalmol, 1979, 97(11): 2192-2196.

[50] Wesley R E. Tarsal ectropion from detachment of the lower eyelid retractors[J]. Am J Ophthalmol, 1982, 93(4): 491-495.

[51] Tse D T. Surgical correction of punctal malposition[J]. Am J Ophthalmol, 1985, 100(2): 339-341.

[52] Nowinski T S, Anderson R L. The medial spindle procedure for involutional medial ectropion[J]. Arch Ophthalmol, 1985, 103(11): 1750-1753.

[53] Siegel R J. Severe ectropion: repair with a modified Tripier flap[J]. Plast Reconstr Surg, 1987, 80(1): 21-28.

[54] Dryden R M, Edelstein J P. Lateral palpebral tendon repair for lower eyelid ectropion[J]. Ophthal Plast Reconstr Surg, 1988, 4(2): 115-118.

[55] Meltzer M A. Medical ectropion repair: a new procedure[J]. Ophthal Plast Reconstr Surg, 1989, 5(3):

182-185.

[56] Francis I C, Newman M. Medial palpebral tendon repair for medial ectropion of the lower eyelid[J]. Ophthal Plast Reconstr Surg, 1991, 7(3): 222-223.

[57] Tse D T, Kronish J W, Buus D. Surgical correction of lower-eyelid tarsal ectropion by reinsertion of the retractors[J]. Arch Ophthalmol, 1991, 109(3): 427-431.

[58] Shah-Desai S, Collin R. Role of the lower lid retractors in involutional ectropion repair[J]. Orbit, 2001, 20(2): 81-86.

[59] Fong K C, Mavrikakis I, Sagili S, et al. Correction of involutional lower eyelid medial ectropion with transconjunctival approach retractor plication and lateral tarsal strip[J]. Acta Ophthalmol Scand, 2006, 84(2): 246-249.

[60] Ghafouri R H, Allard F D, Migliori M E, et al. Lower eyelid involutional ectropion repair with lateral tarsal strip and internal retractor reattachment with full-thickness eyelid sutures[J]. Ophthal Plast Reconstr Surg, 2014, 30(5): 424-426.

[61] Hayashi A, Maruyama Y, Okada E, et al. Use of a suture anchor for correction of ectropion in facial paralysis[J]. Plast Reconstr Surg, 2005, 115(1): 234-239.

[62] Chang L, Olver J. A useful augmented lateral tarsal strip tarsorrhaphy for paralytic ectropion[J]. Ophthalmol, 2006, 113(1): 84-91.

[63] Terzis J K, Kyere S A. Minitendon graft transfer for suspension of the paralyzed lower eyelid: our experience[J]. Plast Reconstr Surg, 2008, 121(4): 1206-1216.

[64] Dailey R A, Chavez M R. Lateral canthoplasty with acellular cadaveric dermal matrix graft (AlloDerm) reinforcement[J]. Ophthal Plast Reconstr Surg, 2012, 28(1): e29-e31.

第 六 章

眼睑内翻矫正术历史回顾

Historical review of correction of the entropion

眼睑内翻（Entropion）是一种眼睑畸形，表现为睑缘向内翻转指向眼球，可伴有睫毛摩擦结膜和角膜，从而引起异物感、疼痛、流泪等症状，严重者可导致表皮缺损、角膜瘢痕形成，甚至失明。也可没有结膜和角膜刺激症状与体征。眼睑内翻应与倒睫（Trichiasis）和双睫症（Distichiasis）相鉴别。它们虽然临床表现相似，但发生机制和治疗方法不尽相同。倒睫是指睑缘位置正常，但睫毛向后方生长，刺激眼球。双睫症是一种罕见的先天性疾病，在眼睑后层睑板腺开口或其稍后方多长出一排异常的睫毛[1,2]。

根据病因不同，眼睑内翻可分为后天性与先天性两大类。

后天性眼睑内翻包括瘢痕性、痉挛性和退化性（老年性）睑内翻。瘢痕性睑内翻（Cicatricial entropion），上、下睑均可发生，主要由眼睑创伤、化学烧伤、沙眼、Stevens-Johnson 综合征（口腔-黏膜-皮肤-眼综合征）、慢性过敏性结膜炎等疾病引起眼睑后层瘢痕形成和短缩导致。急性痉挛性睑内翻（Acute spastic entropion）是由眼轮匝肌对眼部刺激和（或）炎症产生过度收缩所致的一种急性状况，发生于眼周存在不同程度退化性改变的患者。睫毛引起的刺激症状可加重肌肉痉挛，后者又进一步加重内翻，形成恶性循环。急性痉挛性睑内翻如果不予治疗，会发展成持久性睑内翻。有作者将痉挛性睑内翻归类于退化性（老年性）睑内翻[3]。退化性睑内翻（Involutional entropion）又称老年性睑内翻（Senile entropion），临床上最为常见，多发生于下睑，与多种因素有关，包括睑板与眦韧带的退化伸展导致的水平松弛、下睑缩肌薄弱或断裂导致的垂直松弛、眶隔前眼轮匝肌覆盖于睑板前眼轮匝肌之上，以及眶脂肪萎缩导致的眼球内陷和下睑相对水平松弛等。

先天性眼睑内翻包括眼睑赘皮引起的眼睑内翻（Entropion due to epiblepharon）和真性睑缘内翻（True eyelid margin inversion）[4, 5]。眼睑赘皮是指水平走向的睑板前异常的皮肤皱襞，常见于亚洲儿童，上、下睑均可发生，但以下睑最为常见，尤其是下睑内侧半。部分眼睑赘皮患者可出现眼睑内翻，原因是异常的皮肤皱襞和睑板前眼轮匝肌压迫睑缘导致睫毛垂直向上（下睑赘皮）或向下（上睑赘皮），当眼球向上或向下凝视时便产生角膜刺激症状。这种眼睑内翻有随面部发育成熟而自行消失的倾向，但并非所有患者都是如此。真性睑缘内翻非常罕见，有时伴有眼睑赘皮、内眦赘皮或其他先天性畸形，不会自行消失，且随年龄增加逐渐加重。真性下睑缘内翻主要是由下睑板、下睑缩肌发育不良或断裂，以及后层缩短导致，上睑缘内翻通常与睑板发育异常有关，也有作者报告与上睑提肌腱膜断裂有关[6]。

第一节 · 瘢痕性睑内翻矫正术的发展与演变
Development and evolution of correction of cicatricial entropion

沙眼病引起眼睑内翻早在古代就有记载。如前文所述，公元前古印度外科学家 Susruta 曾用上睑皮肤切除缝合法治疗沙眼导致的瘢痕性上睑内翻[7]。1 世纪罗马医学家 Celsus、6 世纪和 7 世纪希腊医生 Aetius 和 Paulus 曾先后描述过用后入路结膜和睑板切开法治疗沙眼导致的瘢痕性睑内翻[8]。Paulus 也曾描述过用前层后徙术（Anterior lamellar recession）矫正沙眼引起的眼睑内翻[9]。19 世纪以后，瘢痕性睑内翻的手术治疗有了较快发展，许多手术方法相继问世。据 Sandford-Smith（1976 年）分析，大多数手术可归类为以下三种基本方法之一：①皮肤入路单纯睑缘外翻缝合，或结合睑板刻槽法；②结膜入路睑板切开结合睑缘外旋缝合，或眼睑全层（包括睑板）切开结合睑缘外旋缝合，或在切开的组织床上插入睑板移植物法；③睑劈裂结合前层退徙和间隙移植物插入法[10]。

一、皮肤入路法（Transcutaneous approaches）

1857 年 Anagnostakis、1879 年 Hotz、1890 年 Pagenstecher 分别报告通过皮肤入路切除睑板前眼轮匝肌和睑缘向外翻转缝合的方法矫正瘢痕性上睑内翻[11]。Hotz 指出，如内翻严重，可加用水平切除一条底边向外的楔形睑板的方法，即水平刻槽法，以助睑缘外翻缝合（图 S6-1-1-1）。实际上，在 Hotz 之前，Streatfield（1859 年）已经应用皮肤入路睑板刻槽法矫正瘢痕性上睑内翻和倒睫[12]。1863 年，Snellen 通过加用 Anagnostakis 缝合法，改良了 Streatfield 的手术[13]。1864 年，von Graefe 报告了"有翼" V（"Winged" V）成形法下睑瘢痕性内翻矫正术[14]（图 S6-1-1-2）。1940 年，Nizetic 报告了皮肤入路带蒂睑板瓣翻转法瘢痕性上睑内翻矫正术，术中形成蒂在上方的睑板瓣，并将其翻转 180°，使睑板的后面变成前面，以矫正睑板向后弯曲引起的眼睑内翻[15]（图 S6-1-1-3）。该法是对 Blaskovics 于 1918 年报告的结膜入路带蒂睑板瓣翻转法睑板翻转法瘢痕性上睑内翻矫正术的改良[15]。

1964 年，Fox 进一步改良了 Streatfield-Snellen 手术，他用 3 个水平褥式向外翻转内翻的睑缘，修整睑缘处过剩的皮肤，并用折叠睑板的方式缝合皮肤切口[11]（图 S6-1-1-4）。1967 年，Tenzel 通过联合应用睑板刻槽和睑缘劈裂技术改进了 Streatfield 的原始术式，用于矫正轻、中度瘢痕性上睑内翻[16]（图 S6-1-1-5）。1971 年，Dortzbach 和 Callahan 等改良了 Hotz 手术，用于矫正上睑缘瘢痕性内翻。他们的方法不涉及睑板和上结膜穹窿[17]（图 S6-1-1-6）。

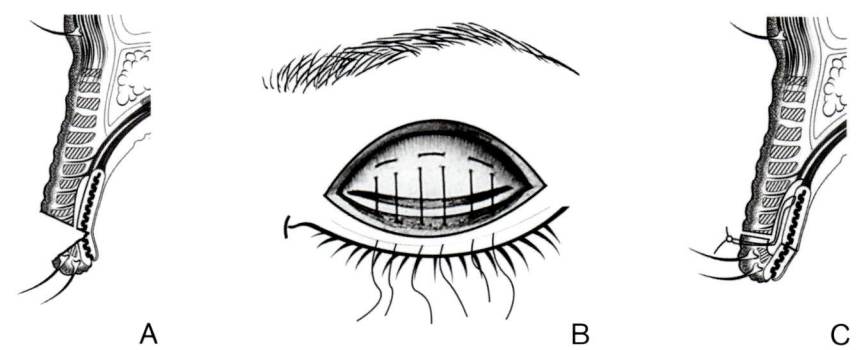

图 S6-1-1-1　Hotz-Anagnostakis 氏皮肤入路睑板刻槽法瘢痕性上睑内翻矫正术示意图（1857～1879 年）
A. 皮肤切开与睑板刻槽矢状观，切口距睑缘 2～3mm，楔形切除的睑板尖端向后，宽约 1mm；B. 皮肤切开、睑板刻槽与 3 处 U 形缝合，正面观；C. 缝合完毕后

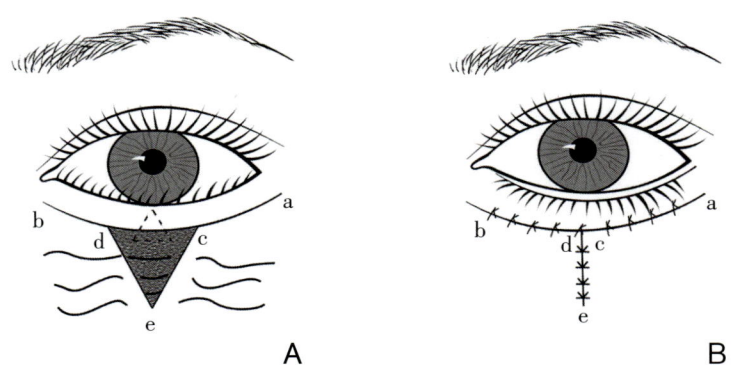

图 S6-1-1-2　von Graefe 氏"有翼" V 成形法下睑瘢痕性内翻矫正术示意图（1864 年）

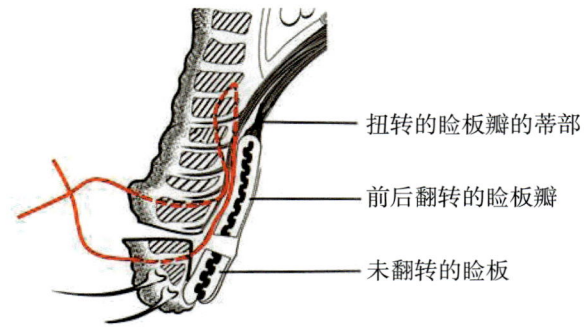

图 S6-1-1-3　Nizetic 氏皮肤入路带蒂睑板瓣翻转法瘢痕性上睑内翻矫正术示意图（1940 年）
皮肤在睑缘上方 2～3mm 处，并与之平行；于睑板前面进行剥离，暴露整个睑板；在皮肤切口同一水平切开睑板，将睑板与其后方的结膜分离，至睑板上缘上方；除保留中部约 3mm 宽的提肌腱膜等组织与睑板上缘相连外，其余与睑板上缘相连的大部分组织予以切断，形成蒂在上方的睑板瓣，并将其旋转 180°，前面变成后面；最后缝合皮肤切口

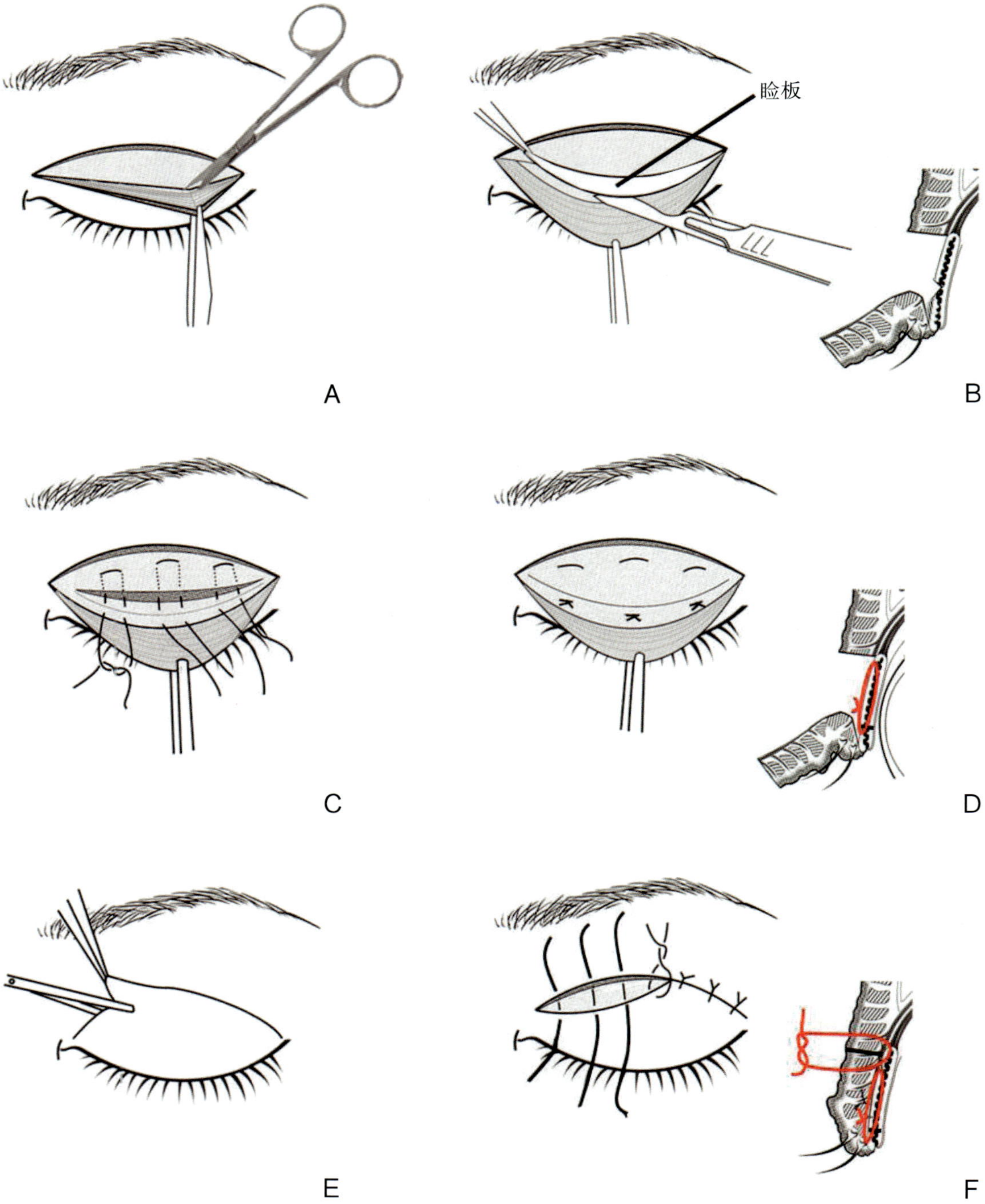

图 S6-1-1-4　Fox-Streatfield 氏皮肤入路睑板水平楔形切除法瘢痕性上睑内翻矫正术示意图（1857~1964 年）

A. 在上睑板上缘处水平切开皮肤及肌肉，将皮肤及肌肉与睑板分离；B. 切除一条宽约 3mm、尖端指向结膜的楔形睑板条，下部睑板切口距睑缘约 3mm，上部睑板在下部睑板切口上方 3mm 处；C. 用 4-0 可吸收线行 3 处 U 形缝合；D. 拉紧 U 形缝合线，打结；E. 切除多余的皮肤及肌肉；F. 间断缝合皮肤及肌肉切口，缝线通过上睑板上缘

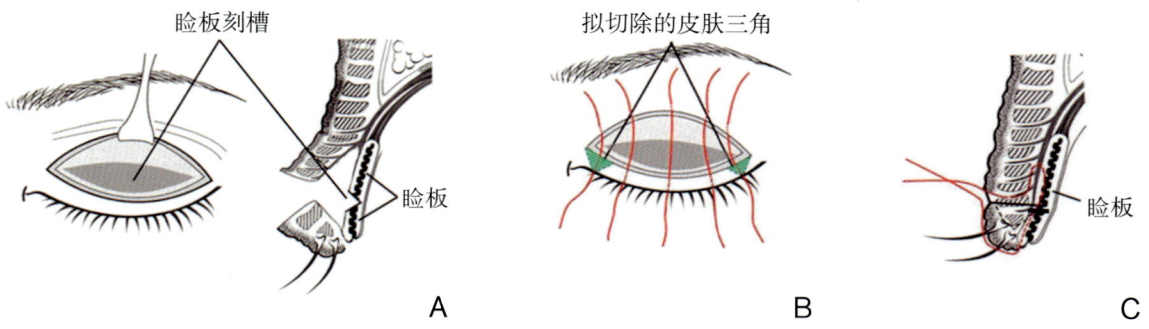

图 S6-1-1-5　Tenzel 皮肤入路睑板非全厚楔形切除＋灰线劈开法瘢痕性上睑内翻矫正术示意图（1967 年）
A. 皮肤入路，肌肉下剥离，暴露睑板并行睑板刻槽，沿灰线劈裂睑缘（虚线表示切除多余皮肤及皮下组织的切口）；B. 缝线穿过的组织及走行途径（虚线表示需切除的皮肤三角）；C. 拉紧缝线打结，睫毛后徙

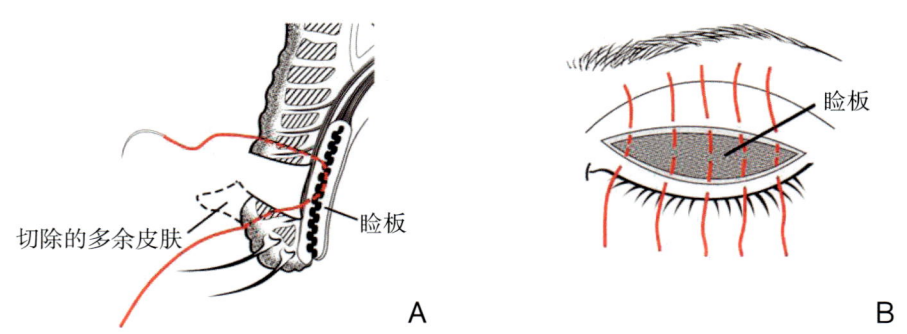

图 S6-1-1-6　Hotz-Callahan 氏瘢痕性上睑缘内翻矫正术示意图（1879～1971 年）
A. 切口及缝线路径，矢状观；B. 切口及缝线路径，正面观

二、眼睑劈裂法（Eyelid split procedures）

自 19 世纪后半叶以来，应用经灰线劈裂眼睑，结合单纯前层退徙或加用移植物覆盖后层裸露创面，或结合移植物插入前后层间隙等方法矫正瘢痕性睑内翻的报道不断出现。

1854 年和 1914 年，Arlt 和 Jaesche 先后报告用睑劈裂和前层退徙法矫正瘢痕性上睑内翻，该法实际上是 7 世纪 Paulus 所述方法的改良，现被称为 Jaesche-Arlt 手术[11,18]（图 S6-1-2-1）。1874 年，Watson 报告用睑缘劈裂、前后层间插入带蒂皮肤的方法矫正瘢痕性上睑内翻[11]。此后，多种自体或异体材料被用于插入睑缘劈裂间隙，或覆盖前层退徙后暴露的后层创面，包括：皮肤与肌肉（Gayet，1881 年，图 S6-1-2-2）、口腔黏膜（van Millingen，1887 年；Callahan，1971 年；Leone，1974 年）[19~21]、双蒂眼睑肌皮瓣（Machek，1897 年，图 S6-1-2-3）[22]、游离皮片（Waldhaure，1898 年，图 S6-1-2-4）[18]、游离睑板-结膜移植物（Hughes，1938 年，图 S6-1-2-5）[23,24]、楔形睑板移植物（Amdur，1963 年）[25]、硬腭黏膜（Silver，1986 年，图 S6-1-2-6）[26]、羊膜（Ti 等，2001 年）[27]、无细胞真皮（Chen 等，2008 年，图 S6-1-2-7）[28]等。

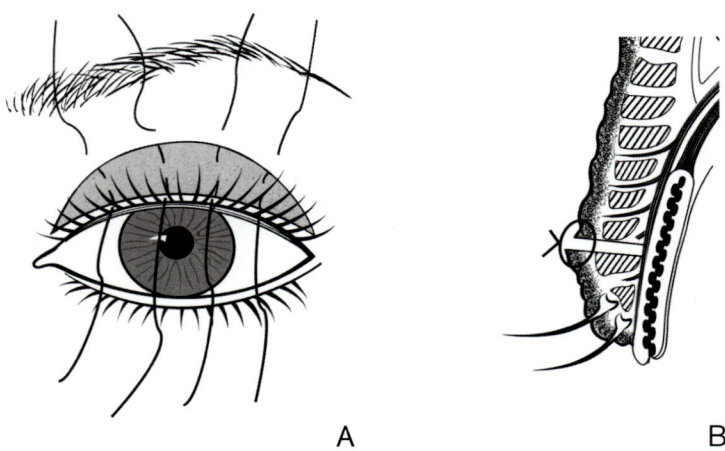

图 S6-1-2-1　Jaesche-Arlt 氏眼睑劈裂、前层后徙法瘢痕性上睑内翻倒睫矫正术示意图（1854~1914 年）
A. 沿灰线劈裂上睑缘，深 4~5mm，切除一条宽 3~4mm 的新月形上睑皮肤及肌肉（下部切口距上睑缘 3~4mm 且与睑缘平行），缝合上睑皮肤-肌肉切口，睫毛随之向上退徙；B. 上睑皮肤-肌肉切口缝合后，睫毛退徙，如缝线穿过睑板前面，效果更好（矢状观）

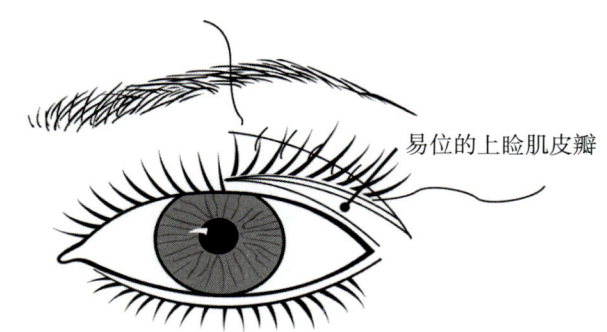

图 S6-1-2-2　Gayet 氏睑缘劈裂、上睑肌皮瓣易位插入（Z-成形）法上睑外侧段内翻倒睫矫正术示意图（1881 年）

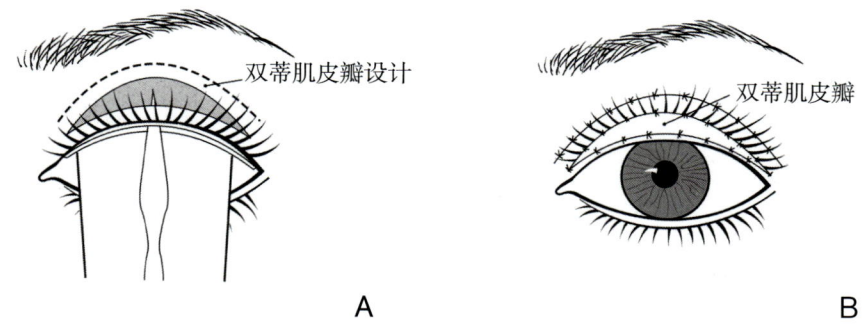

图 S6-1-2-3　Machek 氏睑缘劈裂、双蒂肌皮瓣插入法上睑内翻倒睫矫正术示意图（1897 年）
A. 沿灰线劈裂上睑缘深约 5mm，在睫毛上约 3mm 处作平行于睑缘的第二个切口，切开皮肤及肌肉，然后在第二个切口上方约 2mm 处设计第三个切口（虚线部位），以形成蒂在两端的上睑肌皮瓣；B. 形成上睑条状肌皮瓣，将其经带睫毛的睑缘皮肤-肌肉"桥"下方插入睑缘劈裂间隙并与相应创缘缝合，最后缝合封闭上睑切口

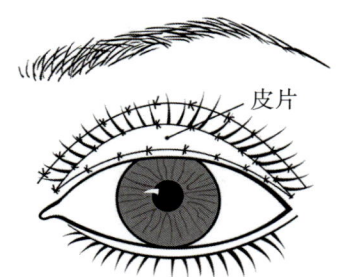

图 S6-1-2-4 Waldhaure 氏改良的 Jaesche-Arlt 法（前层后徙＋皮片移植法）上睑内翻倒睫矫正术示意图（1898年）
睑缘劈裂及睫毛上切口同 Machek 法。自上睑切取一条新月形皮肤，将其修成全厚皮片植入睫毛退徙后遗留的后层创面，上睑创面直接缝合

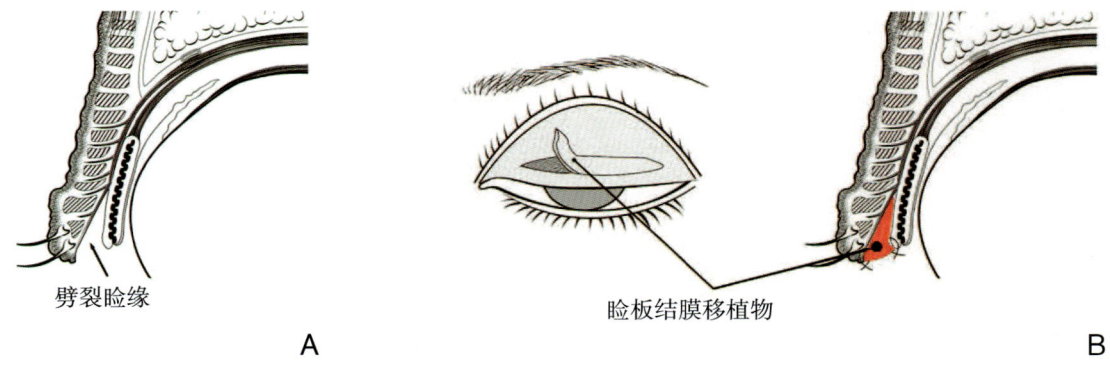

图 S6-1-2-5 Hughes 氏睑缘劈裂＋睑板结膜移植物插入法瘢痕性睑内翻矫正术示意图（1938年）

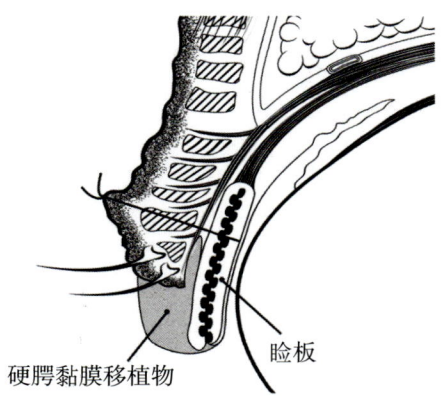

图 S6-1-2-6 Silver 眼睑劈裂、前层退徙、后层创面硬腭黏膜移植法瘢痕性上睑内翻倒睫矫正术示意图（1986年）
睑缘劈裂，前层后徙并与后层缝合，取硬腭黏膜移植物覆盖后层裸露创面

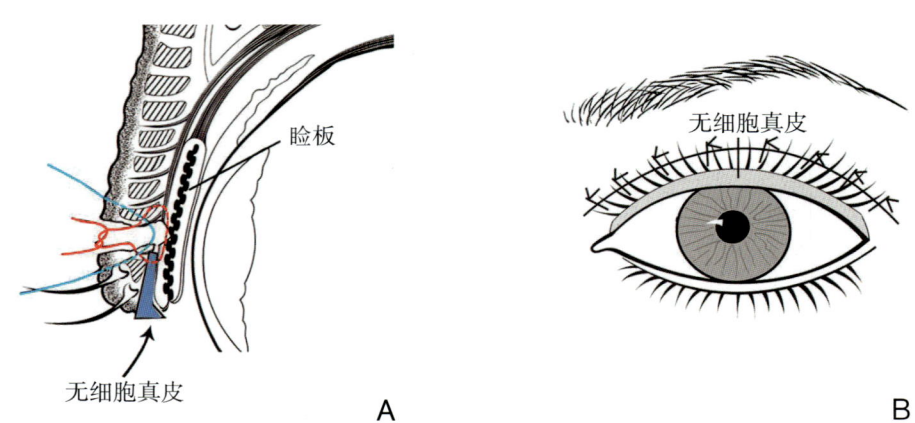

图 S6-1-2-7　Chen 等睑缘劈裂结合无细胞真皮插入和睑板非全厚楔形切除法瘢痕性上睑内翻矫正术示意图（2008年）
A. 皮肤入路，楔形切除一条非全厚睑板，缝合睑板及皮肤-肌肉，然后劈裂睑缘，缘间插入无细胞真皮，矢状观；B. 皮肤切口与无细胞真皮缝合固定后，正面观

应用睑劈裂技术矫正瘢痕性睑内翻，是否一定加用移植物，目前意见并未完全统一。1988年，Teichmann 报告不用任何移植物，仅用睑劈裂、前层退徙和后层睑板暴露技术（Bare-tarsus technique）矫正严重瘢痕性上睑内翻，也可获得满意效果[29]。该手术与 Jaesche-Arlt 手术相似。1992年，Wojno 报告用睑缘劈裂和睫毛切除法矫正瘢痕性上、下睑内翻和倒睫 26 例，效果良好[30]。2012年，Malhotra 等报告用灰线劈裂、缩肌后徙、外侧角松解（Lateral-horn lysis）和前层重置法（不用移植物）矫正严重瘢痕性下睑内翻 19 例（21 个下睑），效果满意[31]。

三、结膜入路法（Transconjunctival approaches）

1873年，Burrow 最早报告了结膜入路眼睑内翻矫正术，以后许多作者，包括 Green（1880年，图 S6-1-3-1）、Panas（1899年）、Ewing（1903年）、Lagleyze（1905年，图 S6-1-3-2）等报告了一些改良术式，他们经结膜切开睑板并结合多种牵引缝合技术使睑缘向外翻转[8, 11, 32~34]。

1916年，Kuhnt 报告用结膜入路睑板切除法矫正瘢痕性上睑内翻，该法适用于睑板严重变形，正常结膜组织量充分的患者[35]。

1918年，Blaskovics 报告了结膜入路睑板翻转法瘢痕性上睑内翻矫正术，他通过形成带蒂睑板瓣，并将其翻转 180°的方法使睑板的后面变成前面，以矫正睑板向后弯曲[15]（图 S6-1-3-3）。

1940年，Nizetic 通过皮肤入路实施这种带蒂睑板瓣翻转法眼睑内翻矫正术[15]（图 S6-1-1-3）。

1926年，Duverger 和 Velter 报告用后入路睑板结膜切除和口腔黏膜移植法矫正瘢痕性上睑内翻[36]（图 S6-1-3-4）。

20世纪70年代以来，随着后路睑板切开技术的改良，对严重的瘢痕性睑内翻，应用多种移植物插入分离扩大的睑板床以修补后层缺损的矫正方法相继见诸报道。移植材料包括鼻外侧软骨（Leone，1973年）、全厚颊黏膜（Hosni，1974年）、鼻中隔软骨-黏膜（Callahan，1976年）、库存巩膜（Tenzel等，1975年；Dryden和Soll，1977年）及睑板（Baykis和Hamako，1979年）等[8]。

1988年，Shorr等报告了应用游离睑板-结膜移植物或双蒂睑板-结膜瓣矫正瘢痕性上睑内翻的临床经验：对单侧或部分瘢痕性睑内翻，用对侧睑板结膜移植物修复；对上、下睑同时受累者，用同侧睑板结膜移植物修复；对双侧上睑整个睑板瘢痕化的患者，因没有充分的组织可供切取游离移植物，用双蒂睑板结膜瓣进行矫正[37]（图S6-1-3-5～图S6-1-3-7）。

1999年，Seiff等报告用结膜入路睑板缘旋转和后层大幅度下推法（图S6-1-3-8）矫正瘢痕性上睑内翻15例（22个上睑），全部获得满意效果[38]。同年（1999年），Goldberg等报告用结膜入路、睑板切开和黏膜移植物共享法同时矫正同侧上、下睑严重瘢痕性内翻（图S6-1-3-9），移植物取自鼻甲或硬腭，术后2～3周切断上、下睑共享移植物。共用该法治疗12例（15对上、下睑），效果满意[39]。

2009年，Gu等报告用结膜入路无细胞真皮后层移植法（图S6-1-3-10）矫正严重瘢痕性睑内翻16例（19个眼睑），获得满意疗效[40]。

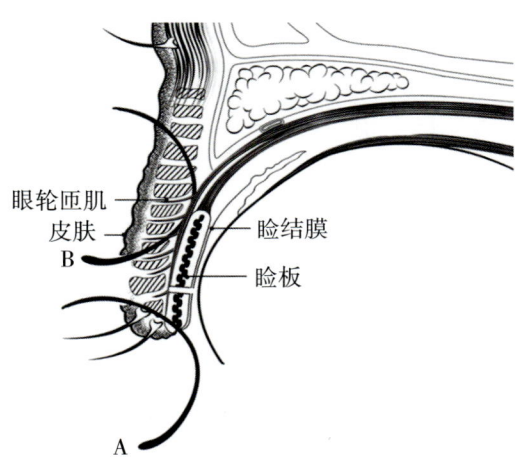

图S6-1-3-1　Green氏结膜入路睑板切开法瘢痕性上睑内翻矫正术示意图（1880年）
经结膜水平切断上睑睑板，切除一条睑板前皮肤；带线缝针先从睫毛后方的结膜面进入，由睑板前皮肤伤口下部穿出（A），然后该缝针再从睑板前皮肤伤口上部穿入，经眼轮匝肌和睑板之间向后上方走行，最后由睑板前伤口上方的皮肤面穿出（B），拉紧缝线打结，睑缘随之向外翻转。通常行3处上述缝合

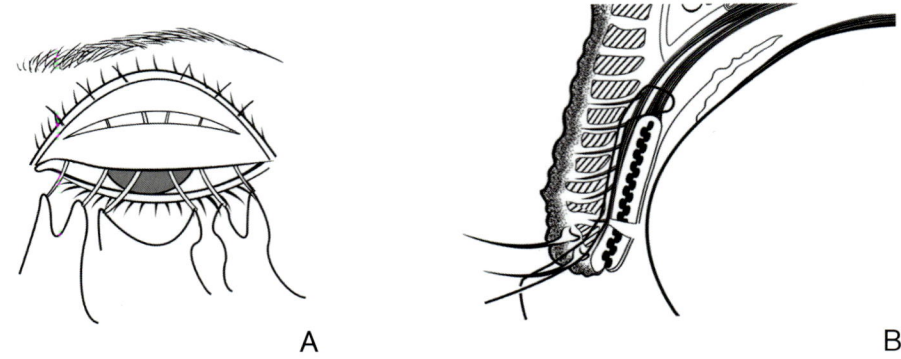

图 S6-1-3-2 Lagleyze 氏结膜入路睑板切开与睑缘外旋缝合法瘢痕性上睑内翻矫正术示意图（1905年）

A. 在上睑缘上方3mm处，切开结膜及睑板，切口与睑缘平行，内侧端不超过泪点，外侧端不超过外眦角，用双针缝线行3～5处U形缝合，缝针从睑板上缘穿过结膜、Müller氏肌和提肌腱膜，经睑板前面走行，由睑缘的灰线处穿出，然后拉紧缝线两端，在衬垫上打结，通常3～4周拆线；B. 上睑板切断部位及缝线途径，矢状观

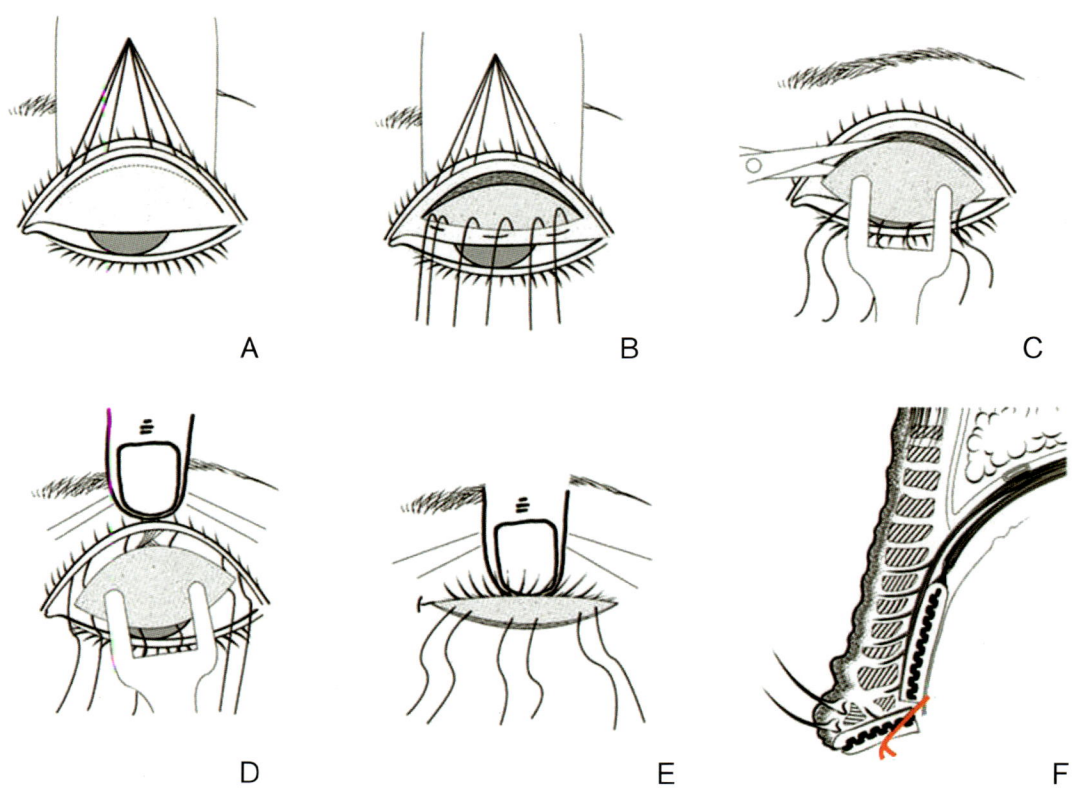

图 S6-1-3-3 Blaskovics 氏结膜入路带蒂睑板翻转法瘢痕性上睑内翻矫正术示意图（1918年）

A. 切口设计（实线表示结膜及睑板切口，虚线表示单纯结膜切口）；B. 切开实线标记部位的结膜-睑板和虚线标记部位的结膜，两切口之间的结膜予以去除，用双针缝线在结膜切口上缘行3处U形缝合，继续向上剥离结膜数毫米；C. 将睑板与其前方的组织分离，除保留中部约3mm宽的提肌腱膜等组织与睑板上缘相连外，其余与睑板上缘相连的大部分组织予以切断，形成蒂在上方的睑板瓣；D. 将带蒂睑板瓣旋转180°，前面变成后面；E. 将结膜切口上缘U缝合线的两端缝针由残留睑板和睑缘穿出，拉紧打结；F. 带蒂睑板瓣旋转与缝线途径，矢状观

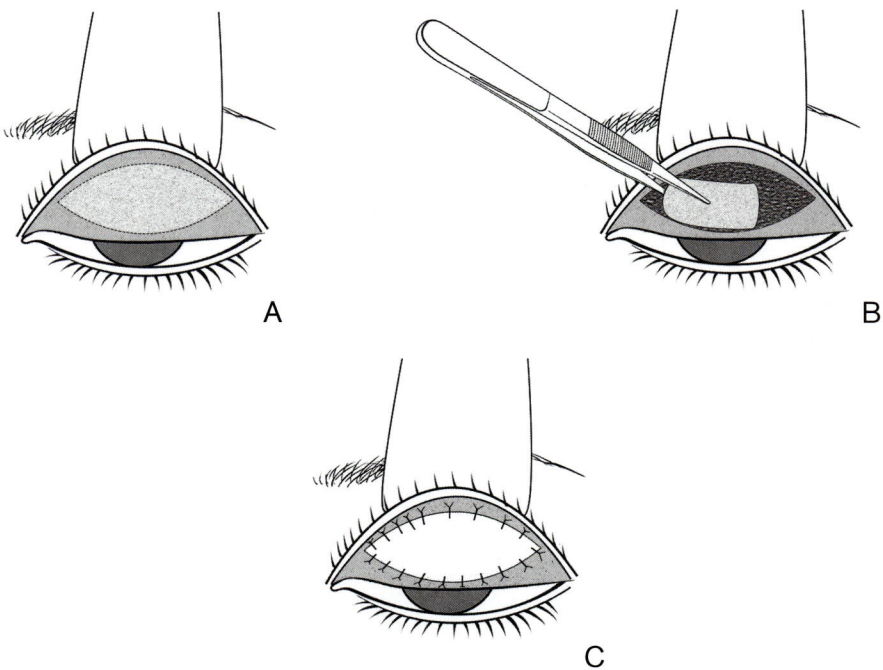

图 S6-1-3-4 Duverger-Velter 氏睑板结膜切除＋口腔黏膜移植法瘢痕性下睑内翻矫正术示意图（1926 年）
A. 标记瘢痕化的睑板结膜切除范围；B. 切除瘢痕化的睑板结膜；C. 将口腔黏膜移植到睑板结膜缺损处

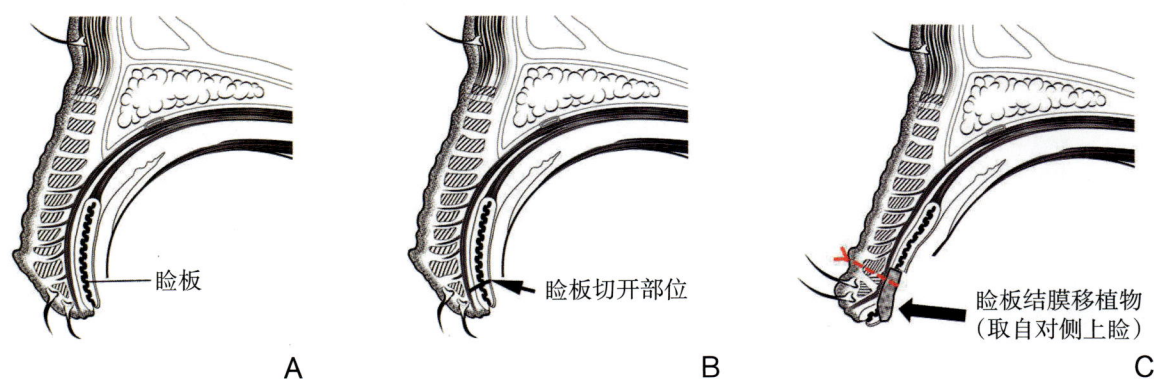

图 S6-1-3-5 Shorr 等结膜入路睑板切开，对侧睑板结膜移植物矫正上睑瘢痕性睑内翻示意图（1988 年）
A. 术前；B. 睑板切开部位（箭头所指处）；C. 沿设计线切开睑板全层，近睑缘部向外翻转，用取自对侧上睑的睑板结膜移植物修复后层缺损

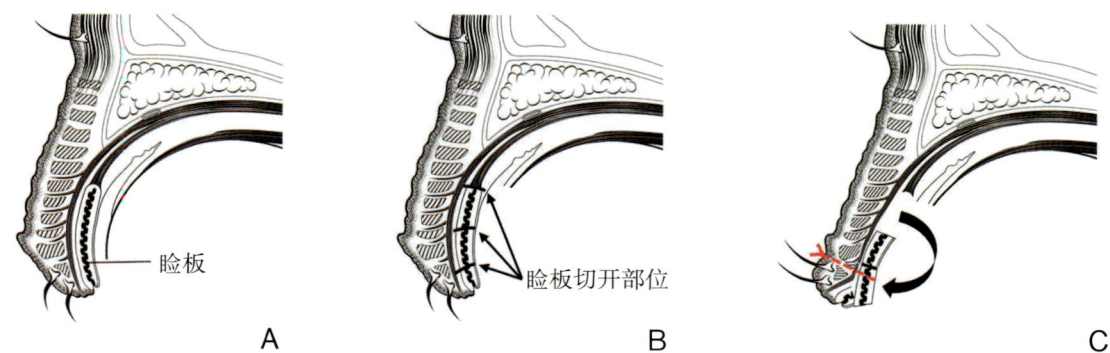

图 S6-1-3-6　Shorr 等结膜入路睑板切开，同侧睑板结膜移植物矫正上睑瘢痕性睑内翻示意图（1988年）
A. 术前；B. 睑板切开部位（下方箭头所指处）及睑板结膜移植物切取部位（上方及中间箭头所指处）；
C. 切开睑板及切取睑板结膜移植物后，将近睑缘部的睑板向外翻转，用睑板结膜移植物修复后层缺损

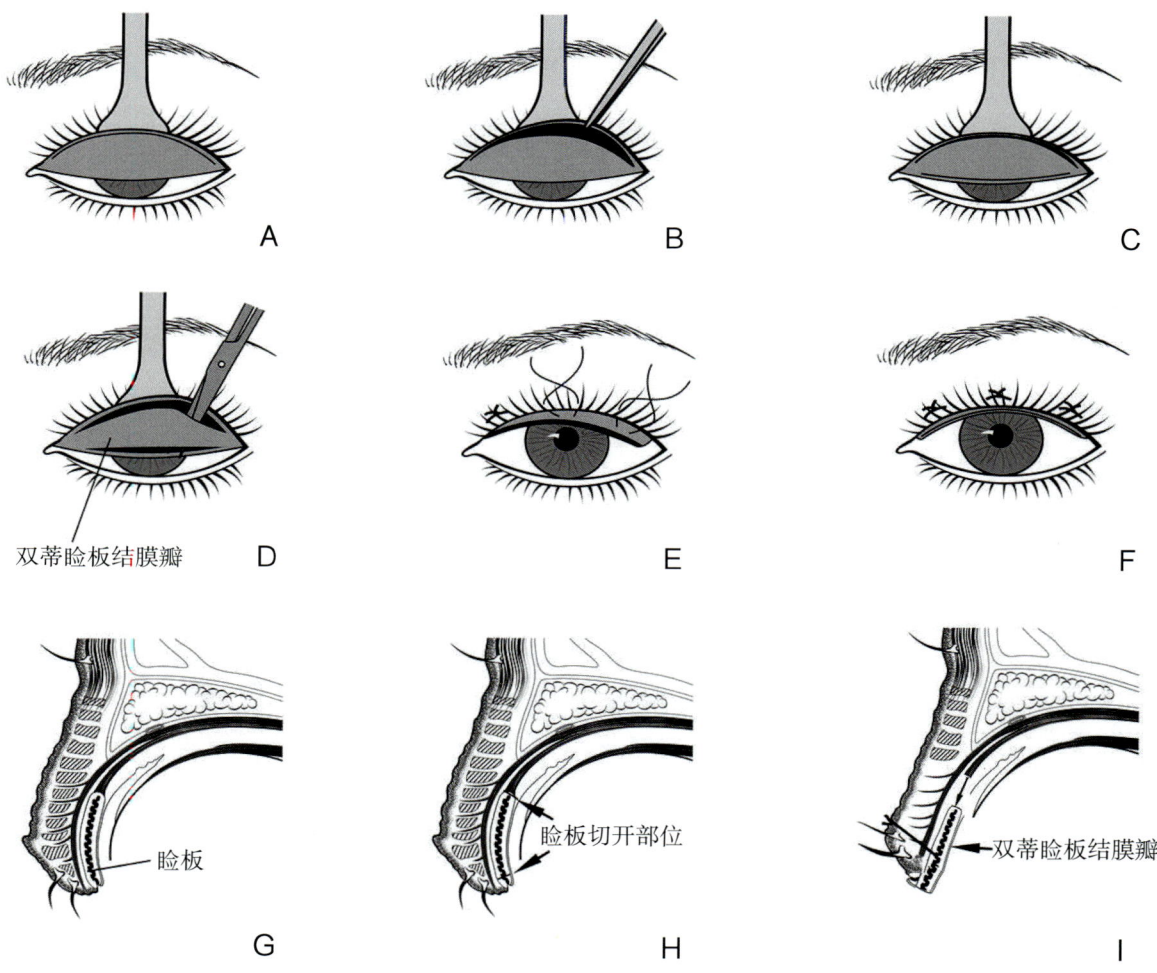

图 S6-1-3-7　Shorr 等睑板结膜移植物和双蒂睑板结膜瓣瘢痕性上睑内翻矫正术示意图（1988年）
A. 距灰线 1.5～2mm 处切开上睑结膜及睑板，切口与睑缘平行；B. 睑板已切开；C. 在睑板上缘切开结膜及 Müller 氏肌，保留提肌腱膜与睑板的附着；D. 在睑板前行钝性剥离，形成双蒂睑板结膜瓣；E. 将双蒂睑板结膜瓣向睑缘推进，用 6-0 双针可吸收缝线将睑板结膜瓣的下缘与上睑行 U 形缝合，缝线从睫毛上穿出，睑板瓣下缘应超出睑缘约 1mm；F. 双蒂睑板结膜瓣与上睑缝合完毕，正面观；G. 瘢痕性上睑内翻，术前矢状观；H. 双蒂睑板结膜瓣切口设计，矢状观；I. 双蒂睑板结膜瓣与上睑缝合完毕，矢状观

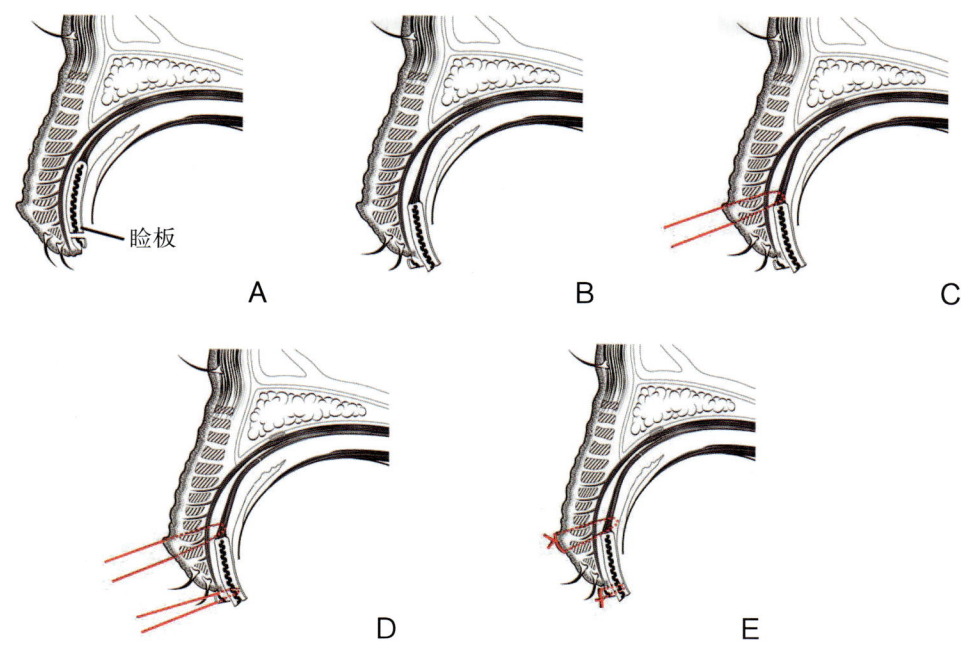

图 S6-1-3-8　Seiff 等睑板缘旋转与后层大幅度下推法瘢痕性上睑内翻矫正术示意图（1999 年）
A. 在灰线上方 3mm 处的结膜面从上泪点至外眦切断睑板，剥离睑板前间隙，上至 Müller 氏肌和提肌腱膜，下至睫毛；B. 睑板下部向前旋转 180°，上部睑板向下推进到新睑缘的后方；C. 用 6-0 双针可吸收缝线的两端将 Müller 氏肌与前层缝合，缝针由睫毛上方的皮肤穿出，共缝合 3 处；D. 用 6-0 双针可吸收缝线将向下推进的后层睑板与向前旋转的下部睑板行水平褥式缝合，使后层向下超过新的前层至少 2mm，共缝合 3 处；E. 拉紧缝线打结

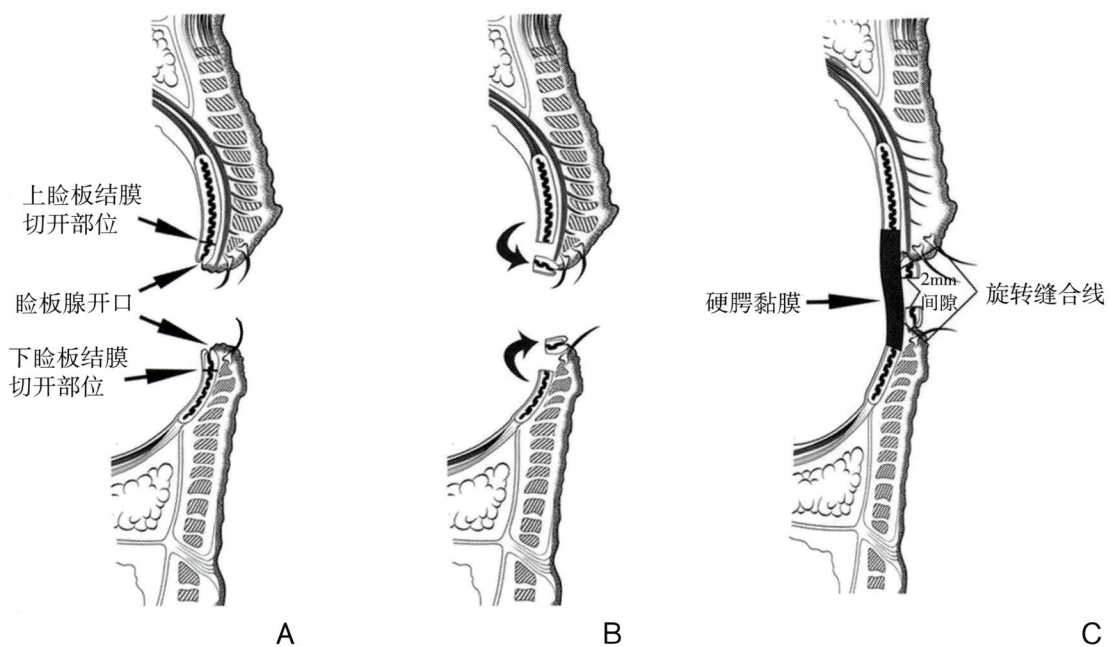

图 S6-1-3-9　Goldberg 等结膜入路、睑板切开和黏膜移植物共享法同侧上、下睑严重瘢痕性内翻同时矫正术示意图（1999 年）
A. 自距上、下睑睑缘约 2mm 处的结膜面水平切开睑板；B. 在睑板前平面剥离，松解瘢痕组织，将上、下睑板的远端部分向前旋转 180°；C. 将硬腭黏膜移植物与上、下睑板近侧断端缝合，并将向前旋转的上、下睑板远侧断端及睑缘与硬腭黏膜片行水平褥式缝合固定，术后 2～3 周切断上、下睑共享移植物

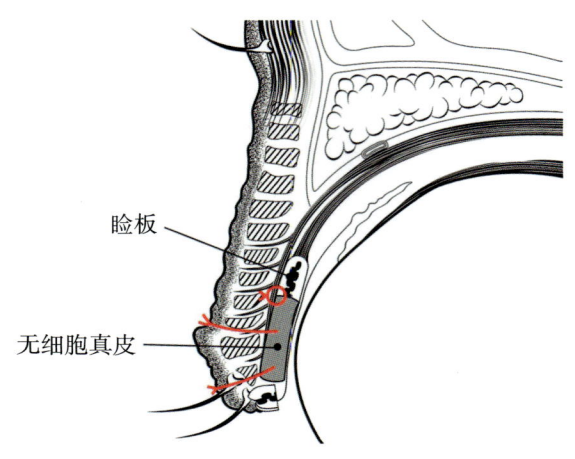

图 S6-1-3-10　Gu 等结膜入路无细胞真皮移植法瘢痕性睑内翻矫正术示意图（2009 年）

四、眼睑横向全层切开＋外翻缝合法（Horizontal full-thickness lid transection combined with everting sutures）

1882 年，Panas 报告了前路全厚眼睑横行切开法瘢痕性上睑内翻矫正术[41, 42]（图 S6-1-4-1）。

1954 年和 1955 年，Wies 先后报告用眼睑全层切开、睑缘外旋缝合法矫正老年性和痉挛性下睑外翻（图 S6-1-4-2），该法基本上是对 1882 年 Panas 报告的上睑全厚眼睑切开法眼睑内翻矫正术的改良，其优点是操作方便，不需切除组织和使用移植物，以及睑缘可自由旋转到任何所需位置等[43, 44]。此后，不少作者将该法，或其改良法用于矫正瘢痕性上、下睑内翻（Ballen，1964 年，图 S6-1-4-3；King 和 Wadsworth，1970 年；Beyer 和 Carroll，1973 年；Halasa 和 Jarudi，1974 年；Sandford-Smith，1976 年，图 S6-1-4-4；Bercovici 等，1977 年；Millman 等，1989 年；Bleyen 和 Dolman，2009 年）[45~52]。

1982 年，Berlin 在第三届国际眼及附件整形重建外科专题研讨会上，对不同程度瘢痕性睑内翻矫正方法的选择进行了总结与概括：①轻度瘢痕性睑内翻，不伴有严重的睑板瘢痕形成，用睑劈裂技术结合创面移植物插入可获得良好效果。②上睑或下睑轻、中度瘢痕性内翻，不论由何原因引起，用横向眼睑切开和水平旋转法进行矫正（Wies 手术，1955 年），也可获得较好效果。③对严重的瘢痕性睑内翻，需用后路睑板切开，结合移植物插入分离扩大的睑板床的方法进行矫正。另一种矫正方法是用横向眼睑切开，结合一块全厚眼睑切除，即 Quickert 的"块切除法眼睑内翻矫正术"[8]。

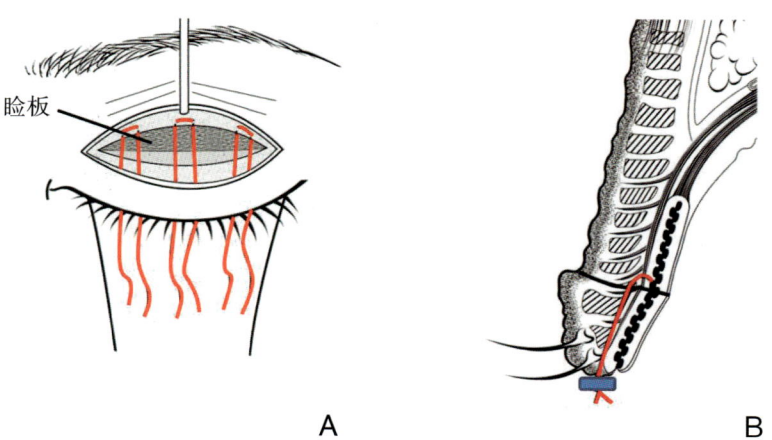

图 S6-1-4-1　Panas 氏前路全厚眼睑横行切开法瘢痕性上睑内翻矫正术（1882 年）

A. 经皮肤入路水平切开睑板和结膜，在睑板前平面剥离切口上、下缘，用双针缝线将睑板上切缘与睑缘行 3 处水平褥式缝合，缝针穿过睑板上切缘，经远侧睑板前间隙由灰线穿出，然后拉紧缝线，使睑缘向外向上旋转，缝线两端于衬垫上打结；B. 缝线打结后，矢状观

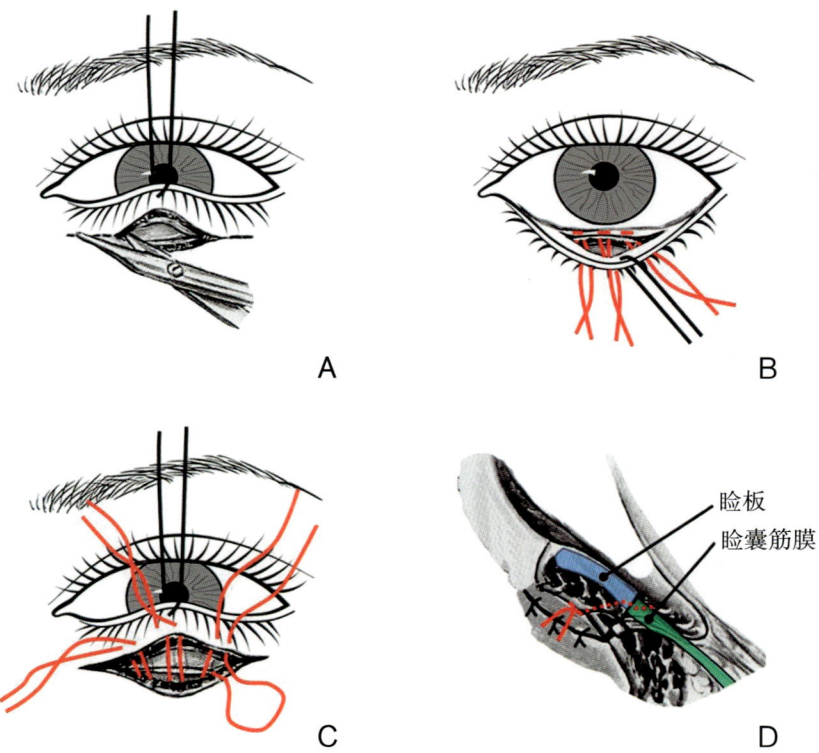

图 S6-1-4-2　Wies 氏全厚眼睑横行切开法老年瘢痕性下睑外翻矫正术示意图（1954 年）

A. 在下睑缘下方约 3mm 处全厚切开下睑全长，切口下方保留睑板的下部；B. 从切口下缘的结膜面进针行 3 处水平褥式缝合，缝针经过切口下缘的睑板断端，由全厚切口穿出到皮肤面；C. 将水平褥式缝合线的两端再从切口上缘断面穿入，由其上方 1～2mm 处的皮肤穿出；D. 拉紧缝线打结，由此产生的张力线可牵拉下睑缘向下向外翻转，最后缝合皮肤切口

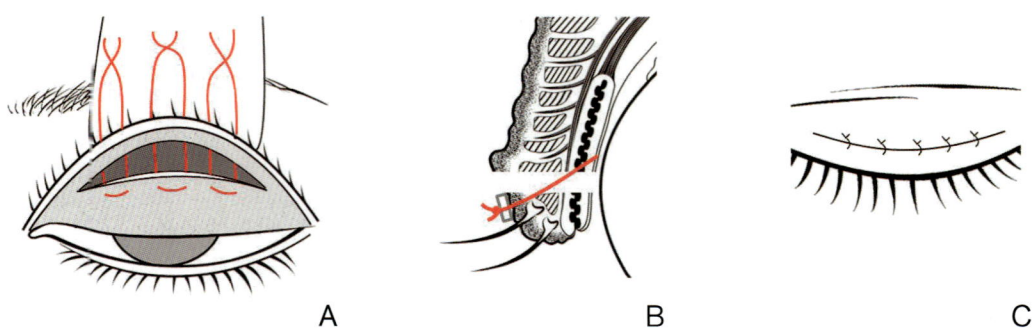

图 S6-1-4-3 Ballen 氏全厚眼睑横行切开结合睑缘外旋缝合法瘢痕性上睑内翻矫正术示意图（1964 年）

A. 从泪点外侧开始向外眦，在睫毛根部上方 2mm 处水平切开上睑全层（皮肤、肌肉和睑板结膜），用 4-0 双针丝线将切口上缘的睑板结膜与切口下缘的皮肤行内、中、外 3 处水平褥式缝合，使睑缘外旋，皮肤切口间断缝合；B. 拉紧褥式缝线，垫以橡胶片打结，矢状观；C. 睑缘外旋缝合与皮肤切口间断缝合后，正面观

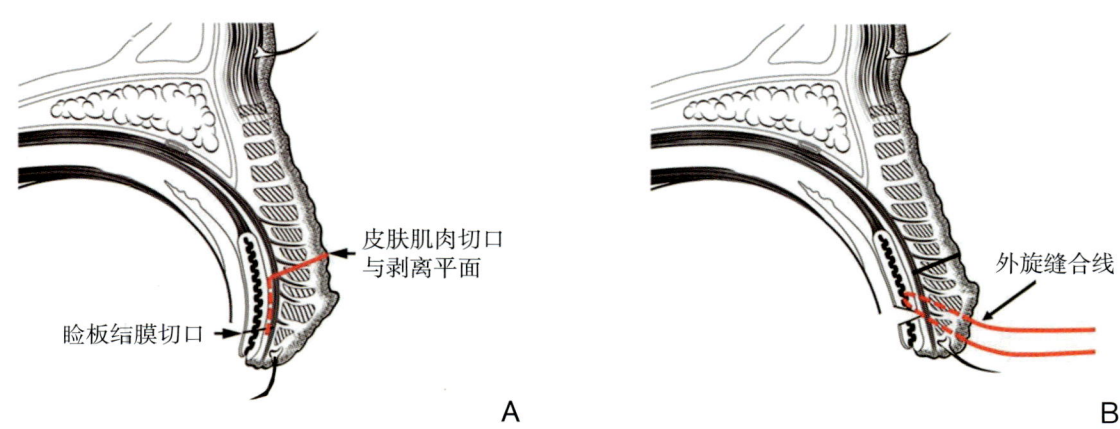

图 S6-1-4-4 Sandford-Smith 氏改良的 Wies 眼睑全层切开＋睑缘外旋缝合法瘢痕性上睑内翻矫正术示意图（1976 年）

A. 在上睑缘上 4mm 处水平切开皮肤、肌肉，将切口下缘的眼轮匝肌及睫毛根部与睑板分离，距睑缘 1.5mm 处从结膜面切开睑板；B. 将远端睑板及睑缘向外旋转，用双针缝线将睑板切缘以上 2mm 处的睑板与向外旋转的睑缘行 3~4 处水平褥式缝合，出针点位于睫毛线稍上方，然后拉紧缝线打结，间断缝合皮肤切口。注意：缝线穿过睑板的位置越高，睑缘外旋的角度越大，反之亦然，因此可通过缝线穿过睑板位置的高低，调整适当的睑缘外旋角度

（邢新　杨超　庄纬　唐炜雅）

第二节 · 退化性睑内翻矫正术的发展与演变
Development and evolution of correction of involutional entropion

据考证，古印度外科学家 Susruta（公元前 500 年）曾用皮肤切除缝合法治疗老年性上睑内翻。古希腊医学家希波克拉底（公元前 460~前 375 年）曾描述过垂直缝合法老年性下睑内翻矫正术[9]。古罗马医学家 Celsus 在 1 世纪曾描述过皮肤-肌肉条切除眼睑垂直缩短法下睑内翻矫正术[7]。

19 世纪以来，随着对退化性睑内翻发生机制认识的不断深入，其治疗方法也在不断增多，不断进步。据 Jones 和 Wobig 1976 年的研究，当时至少已有 200 余种退化性睑内翻矫正手术先后见诸报道。近 40 年来，又有许多新的治疗方法先后问世[9, 53]。目前，退化性睑内翻的治疗方法大致可分为外翻缝合法、皮肤或皮肤-肌肉切除法、烧灼法、酒精注射法、眼轮匝肌瓣重叠或转位法、睑板切除法、睑板水平折断法、眼睑水平缩短或缩紧法、眼睑垂直缩短或缩紧法、综合性手术疗法等几大类型，有些类型之间存在交叉。此外，肉毒毒素注射、激光嫩肤等新疗法和新技术也已用于退化性睑内翻的治疗。

最初出现的一些退化性下睑内翻矫正手术以缩短眼睑前层的理念为基础，采用的方法包括垂直外翻缝合、皮肤或皮肤-肌肉切除缝合、皮肤-肌肉烧灼等[54]。

一、缝合法（Suture methods）

（一）垂直缝合法（Vertical sutures）

垂直缝合法退化性下睑内翻矫正术始于公元前 5 世纪，流行于 19 世纪末和 20 世纪初[9]。它一度被人淡忘，20 世纪 60 年代以后再次受到重视[55~57]。

1844 年和 1856 年，Gaillard 和 Arlt 先后报告了眼睑前层 U 形垂直缝合法退化性下睑内翻矫正术，他们用双针丝线在下睑内、中、外部位各行一水平褥式缝合。从睑缘下 2~3mm 处进针，经皮下于下方 1～3cm 处出针，两针间距 4～5mm，缝线在塑料扣上打结，牵拉睑缘使其向外旋转，术后 1 周拆除缝线[55, 58, 59]（图 S6-2-1-1-1）。1863 年，Snellen 报告了眼睑全层垂直 U 形缝合法退化性下睑内翻矫正术，双针缝线从下穹窿处的结膜进入，穿过下睑缩肌（睑囊筋膜），于眼轮匝肌和睑板之间向上走行，由睫毛下 2mm 处的皮肤穿出，两针间距 4～5mm，缝线在塑料条上打结，牵拉睑缘使其向外翻转，通常行 2～3 处缝合[59]（图 S6-2-1-1-2）。此后，Stellwag（1883 年）、Boeckmann（1889 年）、de Grandmont（1889 年）、Trantas（1913 年）等先后报告了相似的缝合方法[60, 61]。这些方法试图通过缝线刺激产生的瘢痕组织来维持睑缘的正常位置，但效果往往不能持久，甚至无效。20 世纪 50 年代，Fox 先后两次（1951 年，1958 年）在评价该法时说："这种方法似乎已经不再流行，可能是因为它总体上是无效的[55, 56]。"然而，60 年代以后，该法再度出现。Feldstein（1960 年）报告一种埋藏式缝合法退化性下睑内翻矫正术，用双针肠线行水平褥式缝合，从下穹窿深部进针，钩住下睑缩肌上行到睑板下界，然后在前面的皮肤小切口内打结，埋藏线结[57]。1970 年，Feldstein 改进了这一手术，线结打在皮肤上[62]。

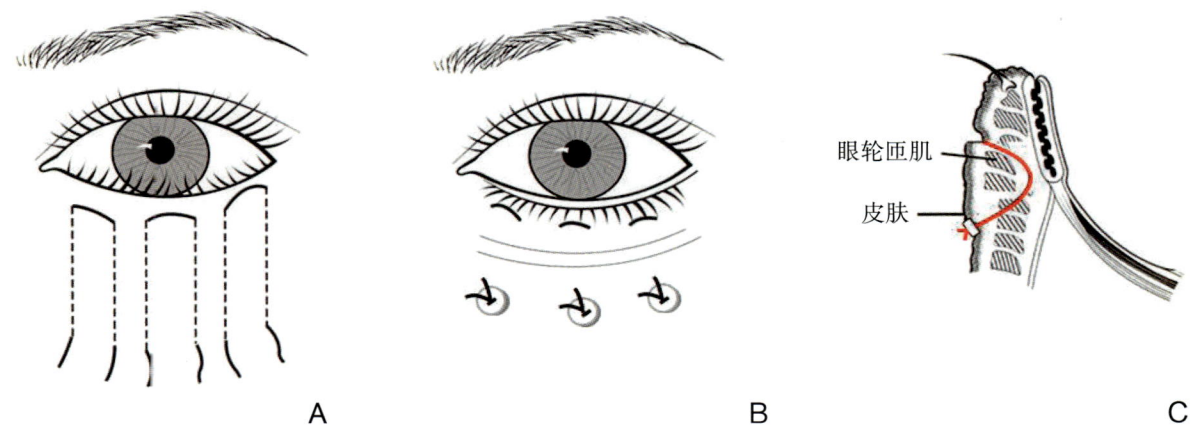

图 S6-2-1-1-1　Gaillard-Arlt 氏垂直缝合法退化性下睑内翻矫正术示意图（1844 年，1856 年）
A. 用双针缝线在下睑内、中、外部行 3 处 U 形垂直缝合，从近睑缘处进针，经皮下组织，由进针点下方 2～3cm 处皮肤出针；B. 拉紧缝线，使下睑缘向外翻转到正常位置，缝线两端在衬垫上打结，术后 7 天去除缝线；C. 缝线路径，矢状观

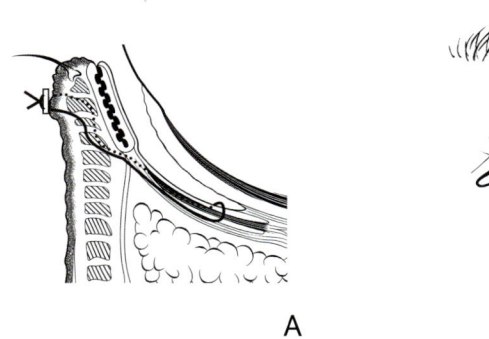
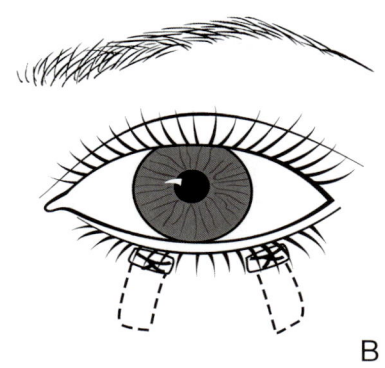

图 S6-2-1-1-2　Snellen 氏垂直缝合法退化性下睑内翻矫正术示意图（1863年）

用双针缝线在下睑行 U 形垂直缝合，缝针从下穹窿处的结膜进入，穿过下睑缩肌（睑囊筋膜），然后于眼轮匝肌和睑板之间向上走行，由睫毛下 2mm 处皮肤穿出，两针间距 4～5mm，缝线两端在塑料条上打结，牵拉睑缘使其向外翻转，通常行 2～3 处缝合，术后 7 天去除缝线

1971 年，Quickert 和 Rathbun[63] 报告了一种与 Feldstein 法相似的眼睑全层垂直缝合法下睑内翻矫正术，实际上属于 Snellen 法的改良。他们用 5-0 双针可吸收肠线实施缝合，一端缝针从睑板下缘之下的结膜面穿入，经眼轮匝肌，在同一水平由皮肤穿出；另一端缝针在同一平面，距前一进针点 3mm 处穿过结膜、眼轮匝肌和皮肤，两端缝线直接打结，不用衬垫，共行 3 处缝合（图 S6-2-1-1-3）。他们用该法治疗退化性下睑内翻 7 例、先天性下睑赘皮 3 例、Wies 手术矫正后下睑内翻复发者 2 例。术后随访 5 年，全部获得满意效果，无复发。他们认为，该法不仅操作简单，而且可在眼轮匝肌与下睑缩肌之间形成坚固的纤维粘连，阻止眶隔前眼轮匝肌叠压于睑板前方，因此用于矫正轻、中度退化性下睑内翻和先天性下睑赘皮，效果可靠。1976 年，Iliff 组合应用 Stellwag 和 Feldstein 眼睑垂直缝合法（图 S6-2-1-1-4）矫正退化性下睑内翻 22 例，术后随访 1～4 年，均获得满

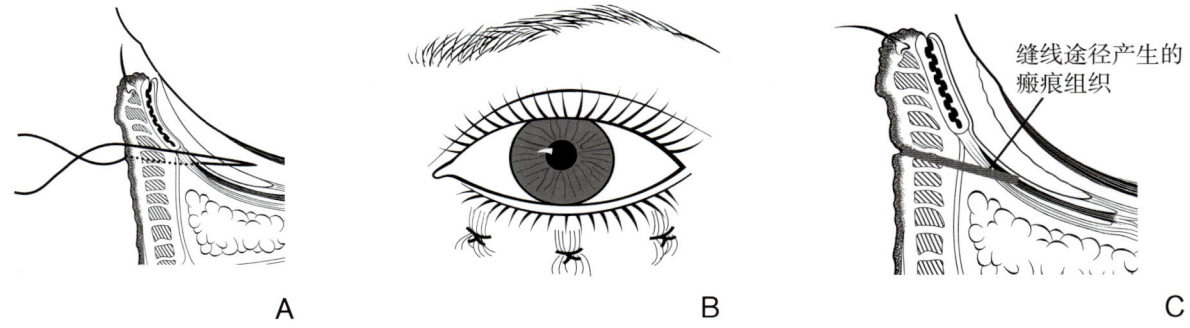

图 S6-2-1-1-3　Quickert-Rathbun 氏垂直缝合法老年性下睑内翻矫正术示意图（1971年）

A. 用 5-0 双针可吸收肠线在下睑实施褥式缝合，一端缝针从睑板下缘之下的结膜面穿入，经眼轮匝肌，在同一水平由皮肤穿出，另一端缝针在同一平面，距前一进针点 3mm 处穿过结膜、眼轮匝肌和皮肤，出针点与前一出针点位于同一平面；B. 拉紧缝线，使下睑缘向外翻转到矫正位置，缝线两端直接打结于皮肤表面，不用衬垫，共行 3 处缝合；C. 术后在缝线经过部位产生的瘢痕组织

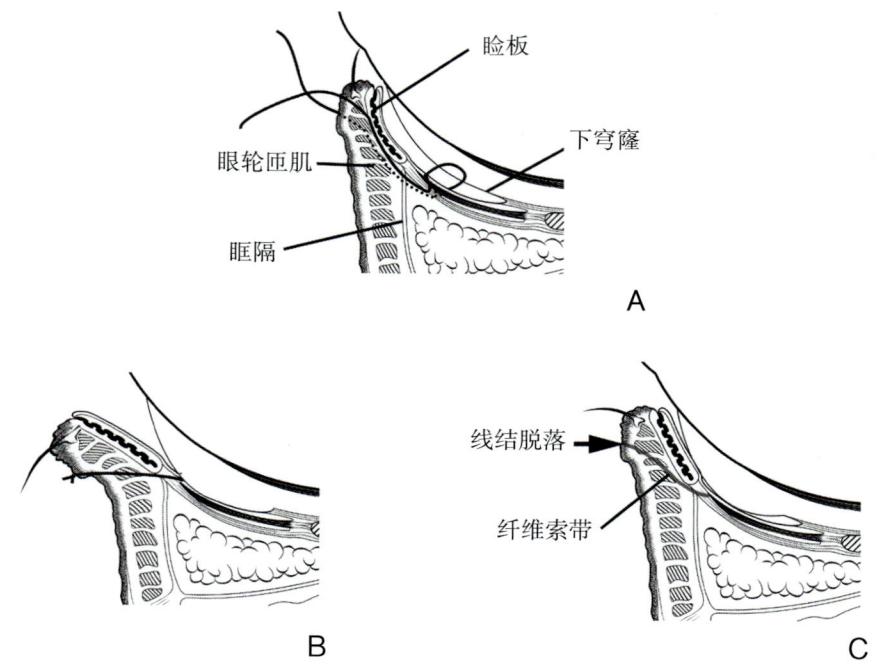

图 S6-2-1-1-4　Iliff 氏垂直外翻缝合法退化性下睑内翻矫正术示意图（1976 年）
A. 用 4-0 双针肠线在下睑行 3 处 U 形垂直缝合，缝针从结膜下穹窿处进入，穿过睑囊筋膜（下睑缩肌），在睑板与眼轮匝肌之间向上走行，由睫毛下 1～2mm 处皮肤穿出；B. 拉紧缝线打结，使下睑缘处于外翻 30°～45°的过矫位置，同时睑囊筋膜处于折叠状态；C. 线结通常在术后 2～3 周自行脱落，愈合过程中缝线经过之处形成的瘢痕组织可维持下睑缘的正常位置

意的功能与美容效果[60]。他使用 4-0 双针肠线，行 3 处水平褥式垂直缝合，打结时使下睑缘处于外翻 30°～45°的过矫位置。他认为这种程度的过度矫正（过矫）对手术成功是必需的，即使术后 10 天睑缘仍处于轻度过矫位置，一般到术后 1 个月也可恢复正常。

一般认为，垂直缝合法是矫正退化性下睑内翻的一种简单、快速，但效果短暂的方法，尤其是对伴有水平松弛的患者[63~65]。

1999 年，Meadows 等[66]对接受过垂直外翻缝合矫正术的 50 个退化性下睑内翻患者（55 个下睑）进行了长达 18 个月的随访观察，并对眼睑水平松弛和睑袋对手术效果的影响进行了分析，结果表明：①55 个内翻下睑中，29 个（53%）伴有水平松弛，28 个（51%）有睑袋。②43 个（78%）下睑矫正成功，12 个（22%）下睑内翻复发。③43 个成功者中 26 个（60%）有水平松弛，19 个（44%）存在睑袋；12 个复发者中 3 个（25%）有水平松弛，9 个（75%）有睑袋。结论是：①外翻缝合治疗退化性下睑内翻简单、快捷，75%以上的内翻下睑可获得 18 个月以上的矫正效果；②下睑水平松弛也许不像过去认为的那样在内翻复发中发挥重要作用，睑袋的存在也是不可忽视的重要因素。同年（1999 年），Wright 等[67]观察了外翻缝合矫正退化性下睑内翻的长期效果及其对下睑缩肌功能的影响，并比较了内翻眼睑与非内翻眼睑水平松弛程度与下睑缩肌功能的差别，以及术后治疗成功的眼睑与内翻复发的眼睑在水平松弛和下睑缩肌功能方面的差别。共治疗57个患者62个下睑，术后平均随访31个月。结果表明：①复发率为15%；②内翻眼睑的水平松弛程度大于非内翻眼睑，下睑缩肌的功能也较非内翻眼睑差，但没有统计学意义；③术后下睑缩肌功能的改善程度没有统计学意义；④治疗成功组与治疗失败组术前下睑水平松弛程度和下睑缩肌功能没有显著差别。结论是：外翻缝合是矫正退化性下睑内翻的一种简单、经济和长效的治疗方法，尤其适用于年老多病的患者。2014年，Tsang等[68]报告了经皮外翻缝合治疗中国老年性下睑内翻患者的效果，共40个下睑接受了这种治疗，其中28个患者的34个下睑得到较长时间的随访，平均随访时间为13.2±10.5个月，复发率为11.8%。这28个患者中有25%以上因其他疾病服用抗凝药物，眼睑内翻治疗前后没有停药。所有患者术后没有发生并发症。他们认为，经皮外翻缝合是治疗老年性下睑内翻的一种快速有效的方法。

（二）水平缝合法（Horizontal sutures）

下睑板前方的皮肤和覆盖组织松弛被认为是引起退化性下睑内翻的原因之一。基于这种认识，1886年Montgommery首次报告用水平缩紧缝合法矫正退化性下睑内翻[61]。此后，Koster（1916年）、Rossler（1949年）、Hartleib（1950年）等先后报告了类似的方法。所有这些缝合技术都是暂时性治疗措施，主要是缩紧皮肤和皮下组织[61]。

1957年，Schimek报告用4-0丝线或3-0铬制肠线行持久性埋藏式水平缝合，从眼睑至颞部缩紧下睑板下部前方的眼轮匝肌，以阻止睑板上部向内翻转。用该法共矫正老年性下睑内翻21例、瘢痕性下睑内翻2例，术后随访17～22个月，2例复发，2例感染。复发的2例中，1例发生于白内障摘除术后，经再次水平缝合获得矫正；另1例发生于感染缝线取出后9个月。2例感染者（小的缝线脓肿），取出缝线后伤口愈合，其中1例眼睑内翻持续保留在矫正位置，显然是由缝线刺激产生的瘢痕所致[61]。1967年，Schimek等[69]改用胶原带（Collagen tape，一种由牛跟腱胶原重新构建的生物材料）行埋藏式水平缝合（图S6-2-1-2-1），共治疗23个老年性下睑内翻患者，术后平均随访18个月，全部成功，无并发症发生。1970年，Schimek[70]进一步改良了其本人以前报告的水平缝合法，缝合时缝线交替钩住下睑板下部前方的皮下组织-眼轮匝肌-睑板下方的眶隔三层组织结构，以期在水平缩紧睑板前眼轮匝肌下部的同时，阻止眶隔前眼轮匝肌上移到睑板前方。他用该改良法治疗12个老年性下睑内翻患者，术后平均随访14个月，全部成功，认为该法快速、有效、问题少，值得推广应用。1980年，Rohrbach[71]报告用Schimek水平缝合法治疗老年性下睑内翻36例，其中24例（29个下睑）得到1个月至5年的随访。结果是21个下睑内翻矫正效果良好，8个下睑内翻复发。他认为该法复发率相对较高。

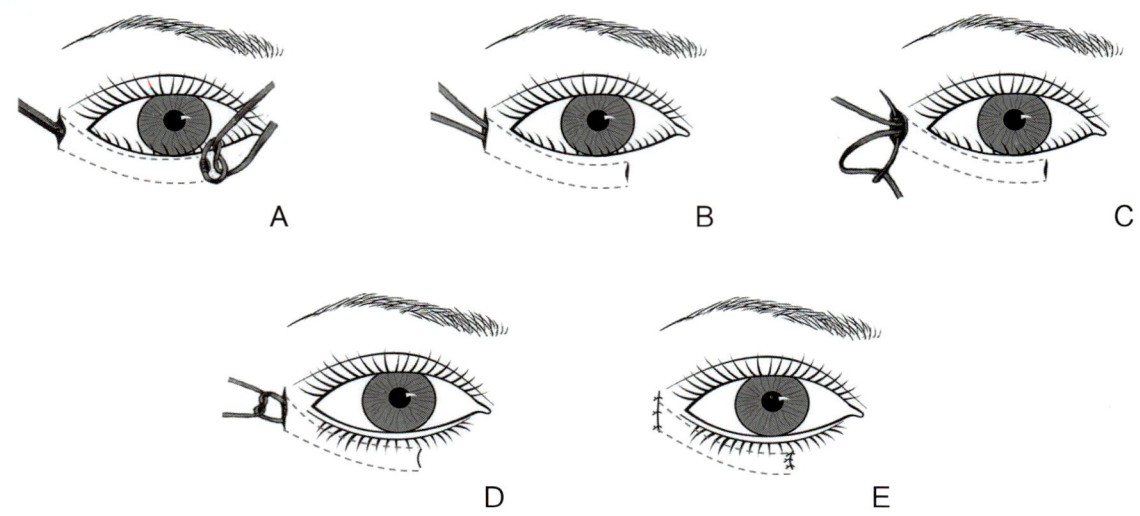

图 S6-2-1-2-1　Schimek 氏胶原带持久性埋藏式水平缝合法老年性下睑内翻矫正术示意图（1967 年）
A. 在下睑内侧 1/3 睑缘下方约 3mm 处作一下睑皮肤小切口，另在外眦角外上方作一颞部皮肤小切口，经下睑切口，用胶原带绑扎一大束眼轮匝肌后，将胶原带载针尖端从颞部切口穿入，经皮下组织，向内下方走行，由下睑切口穿出；B. 将胶原带两端穿过载针尖端的针孔，然后从颞部切口拔出载针，带出胶原带；C. 将胶原带的一端穿入弯针针孔，然后用带有胶原带的弯针穿过颞部切口内的肌肉和筋膜；D. 拉紧胶原带两端，使颞侧下睑缘轻度外翻，打结，胶原结埋于皮下；E. 用 6-0 丝线缝合下睑与颞部皮肤切口

二、皮肤-肌肉切除法（Skin-muscle excision）

1864 年，von Graefe 报告用切除底边在上的三角形皮肤和一条睑板前眼轮匝肌的方法矫正老年性下睑内翻[72]（图 S6-2-2-1）。1880 年，Hotz 改良了 Celsus 于 1 世纪描述的下睑新月形皮肤及其下方部分眼轮匝肌切除缝合法老年性下睑内翻矫正术，他将切口上缘皮肤直接缝合到睑板下部，以形成坚固的粘连，试图通过缩短前层使睑缘向外翻转到正常位置[9, 73]。Celsus-Hotz 技术是最简单的老年性睑内翻矫正术，即刻效果很好，但对严重内翻患者，疗效往往不能持久[55]（图 S6-2-2-2）。1923 年 Blaskovics、1926 年 Duverger、1938 年 Imre 先后报告了不同的皮肤和肌肉切除术式，基本上属于对 Celsus-Hotz 技术的改良[74, 75]。Blaskovics 将 Celsus-Hotz 手术的睑缘下切口向外延长至颞部，并在外眦外侧附加切除一尖端向下的三角形皮肤（图 S6-2-2-3）；Duverger 在下睑中部睑缘下方横向切除一条梭形皮肤及肌肉，另在下睑外侧切除一块底边在睑缘、斜向外下的三角形皮肤，两处切口不相连（图 S6-2-2-4）；Imre 则在 Celsus-Hotz 手术的睑缘下切口的外侧端下方附加切除一尖端向下的三角形皮肤[74, 75]（图 S6-2-2-5）。这些术式试图在垂直缩短下睑前层的同时，使其在水平方向上也得到缩紧。Imre 的上述技术在 20 世纪 70 年代后期非常流行，尤其是在东欧国家，但因眼睑松弛没能很好解决，术后复发率仍然较高[76, 77]。目前，Celsus-Hotz 手术仍在临床上应用，并有一些新的改良，且多与其他内翻矫正技术联合施行（Kakizaki 等，2009 年；Sundar 等，2010 年；Nakauchi 和 Mimura，2012 年；Asamura 等，2014 年）[78~81]。

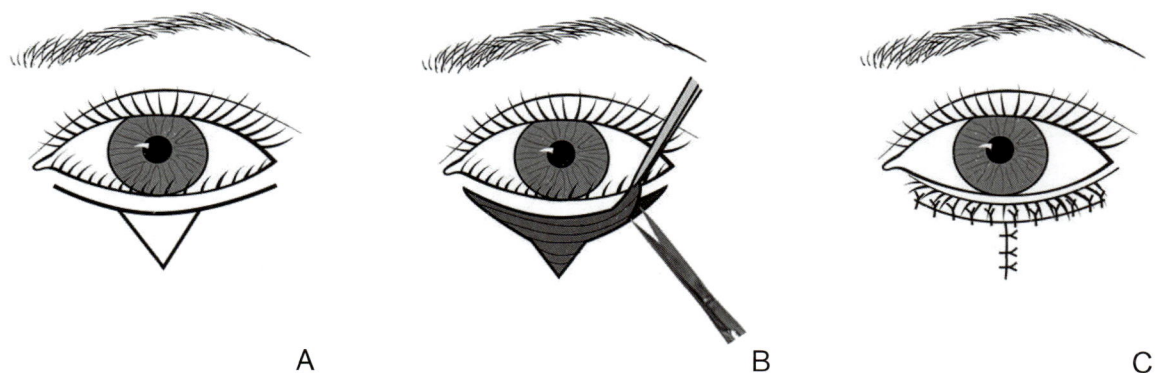

图 S6-2-2-1　von Graefe 氏法老年性下睑内翻矫正术示意图（1864 年）
A. 在下睑睫毛下 3mm 处设计与睑缘全长平行的水平切口，切开皮肤及皮下组织，然后切除一块底边在水平切口中段上的三角形皮肤；B. 皮下剥离水平切口上缘至睫毛底部，切除一条睑板前眼轮匝肌，然后皮下剥离三角形切口的内、外侧缘，并用 5-0 丝线将两切缘间断缝合；C. 水平切口上缘与缩短的切口下缘缝合，术后第 5 天拆线

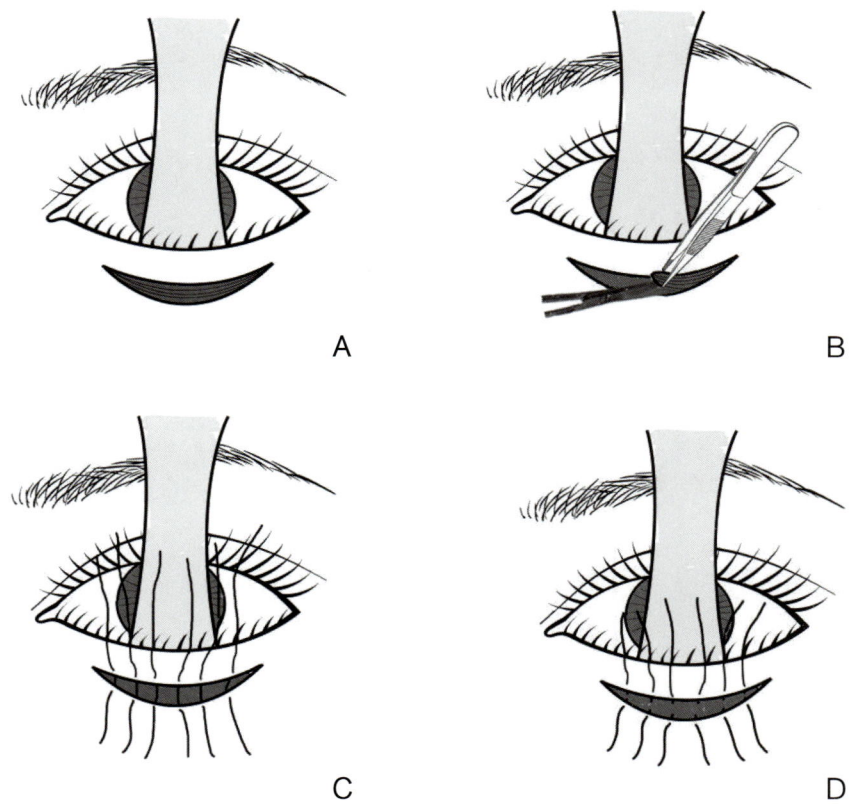

图 S6-2-2-2　Celsus-Hotz 氏老年性下睑内翻矫正术示意图（1880 年）
A. 将眼睑板插入下穹窿，用夹捏法确定矫正内翻所需切除的下睑皮肤量，设计新月形皮肤切口，其上缘位于睫毛线下方 3mm，沿设计线切开皮肤及皮下组织，切除一块新月形皮肤；B. 切除一条眼轮匝肌浅部肌纤维；C. 间断缝合皮肤切口（Celsus 法）；D. 间断缝合皮肤切口，缝线穿过深部的肌纤维和眶隔（Celsus-Hotz 法），术后 4~5 天拆线

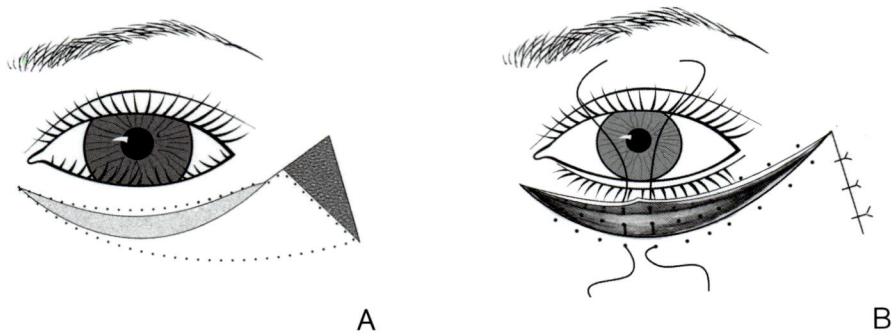

图 S6-2-2-3　Blaskovics 氏法老年性下睑内翻矫正术示意图（1923 年）
A. 切口设计（实线表示切口部位、皮肤切除的形状及范围，虚线表示皮下剥离的边界；下睑拟切除的皮肤呈新月形，切除量通过夹捏法判断，上部切口距睑缘约 3mm 且平行于睑缘；颞部拟切除的皮肤呈三角形，切除范围依水平松弛程度而定）；
B. 沿设计线自下睑切除一块新月形皮肤及其深部的部分眼轮匝肌纤维，自颞部切除一块三角形皮肤，皮下剥离下睑切口上、下缘至预定部位，间断缝合下睑与颞部皮肤切口，下睑的缝线穿过切口深部的眶隔，术后 6～8 天拆线

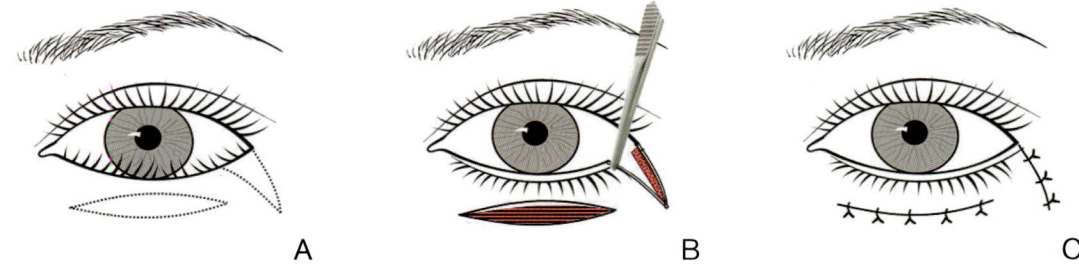

图 S6-2-2-4　Duverger 氏法老年性下睑内翻矫正术示意图（1926 年）
A. 在下睑外侧段设计三角形切口，其外侧边从外眦角向外下走行，长 10～12mm，内侧边从外眦角内侧 5～6mm 处的睑缘向外下走行，与外侧边的终点汇合，在下睑中段睑缘下约 5mm 处设计梭形切口，其大小依矫正需要而定；B. 切除三角形切口内的下睑皮肤（包括睑缘），上、下睑断端剥离约 2mm，然后切除梭形切口内的皮肤及眼轮匝肌；C. 缝合上、下睑断端及下睑皮肤切口

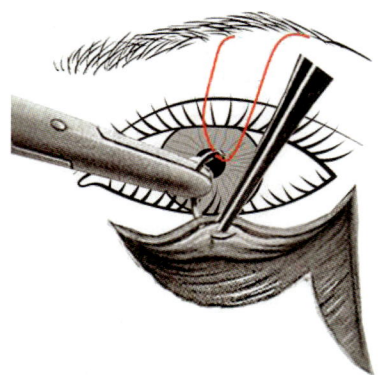

图 S6-2-2-5　Imre 氏法老年性下睑内翻矫正术示意图（1938 年）
在下睑切除一块新月形皮肤，并在新月形切口的外侧端切除一块尖端向下的三角形皮肤，缝合下睑水平切口时，缝线穿过切口上缘的眼轮匝肌纤维束

三、烧灼法（Cautery）

公元前古印度的 Susruta 在其著作中曾记载了烧灼法老年性下睑内翻矫正术[61]。古埃及也有施行这种手术的记录[76]。

1840年，Samuel Cooper 主张用硫酸烧灼下睑皮肤的方法矫正眼睑内翻[82]。1878年，法国眼整形医生 Cusco 报告应用铂（白金）针穿过眼睑皮肤行深部烧灼的方法治疗痉挛性睑内翻，获得成功[83]。

1902年，法国眼整形医生 Terrien 通过广泛烧灼皮肤和肌肉治疗老年性睑内翻，烧灼的深度随内翻的严重程度而变化[83]。1909年，美国眼整形医生 Ziegler 报告了刺孔烧灼法老年性下睑内翻矫正术（图 S6-2-3-1），促进了该法的流行[84]。

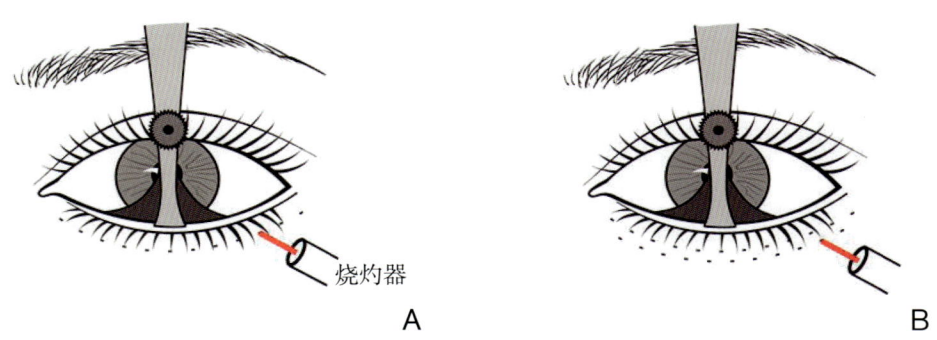

图 S6-2-3-1　Ziegler 氏烧灼法老年性下睑内翻矫正术示意图（1909年）
A. 用眼睑夹上提下睑，将烧红的烧灼器针头在睑缘下 4mm 处快速插入皮肤，深入到睑板下缘，停留数秒钟后撤出，沿睑缘全长，每间隔 4~5mm 如此烧灼一处；B. 在第一排烧灼点下方 2~3mm 处，于两烧灼点之间再实施第二排烧灼。2~4 周后可重复烧灼一次，烧灼点位于前次两烧灼点之间，如仍未获得满意效果，应放弃该疗法

烧灼法试图通过刺激组织收缩和瘢痕形成来矫正老年性下睑内翻。瘢痕组织不仅可通过挛缩作用向下牵拉眼睑前层，促使内翻的睑缘向外翻转，还可起到屏障作用，阻止眶隔前眼轮匝肌向上移动到睑板前方。其疗效究竟如何？意见并未统一。

1956年，McFarlane 报告，Ziegler 刺孔烧灼法治疗痉挛性下睑内翻的成功率为 47%[85]。同年（1956年），Hill 和 Witzell 报告，Ziegler 烧灼法治疗眼睑内翻的复发率高达 85%[86]。1962年，在一次关于眼睑内翻与眼睑外翻的专题研讨会上，一些作者认为，Ziegler 烧灼法仅是一种治疗"急性"继发性眼睑内翻或病程短的眼睑内翻的姑息性手术[87]。

然而，其他一些作者的研究结果并不支持上述观点。1957年，Bodian 报告用稍加改良的法国眼整形医生常用的皮肤切除联合眼轮匝肌电灼法（图 S6-2-3-2）治疗老年性下睑内翻 10 例，术后随访 6~33 个月，美容与功能效果很好。他认为该法虽较 Ziegler 刺孔烧灼法复杂一点，但效果更可靠，操作简单，效果满意，值得推广[83]。

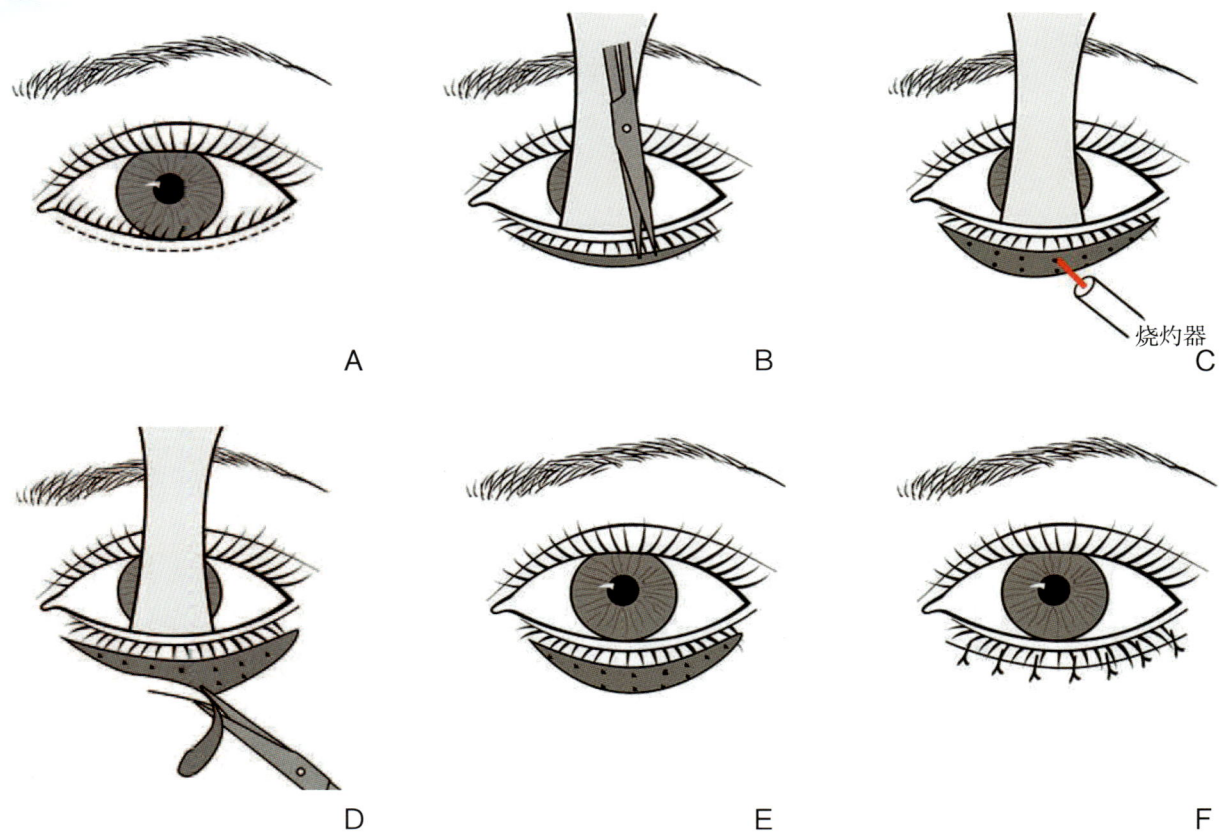

图 S6-2-3-2　Bodian 氏皮肤切除联合眼轮匝肌电灼法老年性下睑内翻矫正术示意图（1957 年）
A. 设计位于下睑缘下方 2~3mm 并与之平行的皮肤切口；B. 沿设计线切开皮肤及皮下组织，将切口下缘向下行 8mm 宽的皮下剥离；C. 用烧红的烧灼器球状电极（直径 2mm）将切口内暴露的眼轮匝肌平行烧灼两排；D. 梭形切除一条宽 3~4mm 的下睑皮肤；E. 间断缝合皮肤切口；F. 切口缝合完毕

1965 年，Harbin 报告了"三直线烧灼法"（Three linear burns）老年性下睑内翻矫正术[88]。他将电灼器的圆形铂丝顶端加温到白热化，然后分别在下睑内、中、外三处各烧灼一条与睑缘垂直的眼睑组织。烧灼时先在距睑缘 1~2mm 的皮肤上垂直向后刺入，到睑板后转向下行，长度为 6~8mm[88]（图 S6-2-3-3）。手术可在办公室实施，通常 4~5 分钟即可完成，术后不需包扎。Harbin 没有报告自己的病例数量和结果，但在讨论中说到，用该法没有发生过度矫正，矫正不足很罕见，而且可通过再次追加一处相同的烧灼得到改善[88]。

1966 年，Dunnington 和 Regan 报告[89]，他们用 Ziegler 刺孔烧灼法治疗非瘢痕性下睑内翻 75 例，其中老年性 63 例，先天性 8 例，无眼症相关性 3 例，继发于面瘫者 1 例；病程＜1 个月者 5 例，1~6 个月者 15 例，6~12 个月者 12 例，1~6 年者 24 例，不确定者 19 例；术后随访 1 年者 15 例，1~3 年者 20 例，3~5 年者 15 例，5~10 年者 12 例，＞10 年者 7 例。结果：69 例成功，6 例失败。6 例失败者中，3 例因为无症状和仅在强制性闭眼时发生内翻而未做进一步治疗；另 3 例通过再行其他手术而治愈。遇到的并发症是烧灼部位蜕皮和过度矫正，前者仅见一次，但最终结果满

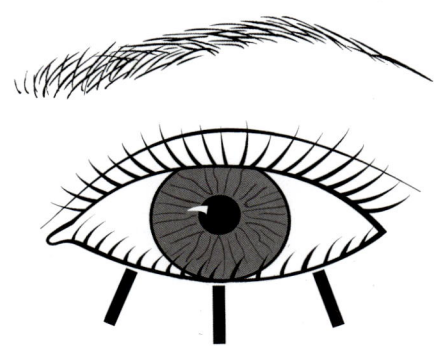

图 S6-2-3-3　Harbin 氏"三直线烧灼法"老年性下睑内翻矫正术示意图（1965年）
局麻后，用加热发红的烧灼器针头在下睑中部实施一处垂直条状烧灼，针头从睑缘下2mm处从前向后快速穿入皮肤，抵达睑板后转向下继续走行6～8mm，然后撤出。同法，在内侧5～6mm和外侧6～8mm处再分别实施一条垂直烧灼

意；后者发生3例，均在术后数月之内恢复到正常位置。他认为，对大多数非瘢痕性睑内翻，Ziegler 刺孔烧灼法可作为首选的治疗方法，它对成年人和先天性眼睑内翻效果相同，病程长并不是该法的禁忌证。

1977年，Fechner 和 Gruner 报告[90]，他们对大多数痉挛性下睑内翻选择 Ziegler 烧灼法进行治疗，认为该法非常有效，而且非常省时。

1992年，El-Kasaby 报告[91]用电灼法治疗50例老年性下睑内翻患者，平均随访12个月，所有病例均获满意效果。他认为电灼疗法对年老体弱卧床不起，不能耐受长时间手术的下睑内翻患者，不失为一种安全、有效和快速的治疗方法。他强调，此法若对黑人应用，有导致瘢痕疙瘩发生的危险，应慎用该法。

四、单纯眼轮匝肌切除或功能抑制与眼轮匝肌肌瓣转移法（Simple excision or functional inhibition of orbicularis and transfer of orbicularis flap）

在19与20世纪交替之际，一些眼整形医生认识到老年性下睑内翻的发生分别由睑缘部眼轮匝肌（Riolan's muscle，里奥郎氏肌）痉挛和眶隔前眼轮匝肌松弛所致，因此努力方向转为削弱睑缘眼轮匝肌纤维和缩短或向下转移眶隔前眼轮匝肌纤维，以及通过电灼、酒精注射等方法在两者之间产生一个瘢痕屏障（Barrier scar）[92]。

1914年 Beard、1929年 Vialeix、1936年 Busacca、1948年 Kettesy、1956年 Bonaccolto（图 S6-

2-4-1）等先后报告通过直接切除部分眼轮匝肌的方法治疗老年痉挛性下睑内翻[70, 93, 94]。另有一些作者报告通过垂直切断眼轮匝肌（Lowenstein，1917 年），或切开外眦（Pagenstecher，1862 年；Agnew，1875 年；Stellwag，1886 年；Weekers，1932 年；Poulard，1935 年；Pokhisov，1935 年；Vogt，1935 年），或眼轮匝肌内注射酒精（Fumagalli，1909 年；Elschnig，1922 年；Dupuy-Dutemps，1926 年；Weekers，1928 年；Terson，1929 年；Hughes，1931 年；Hubbard 和 Kanski，1973 年），或面神经分支部位注射酒精（Schloesser，1903 年；Safar，1930 年；Benediet，1941 年），或面神经分支切断（Gurdjian 和 Williams，1928 年；Harris 和 Wright，1932 年）等方法削弱痉挛的睑缘眼轮匝肌，使内翻的睑缘恢复正常位置[83, 95]。Callahan（1966 年）认为，这些方法仅对短期"急性痉挛性"病例有效[96]。

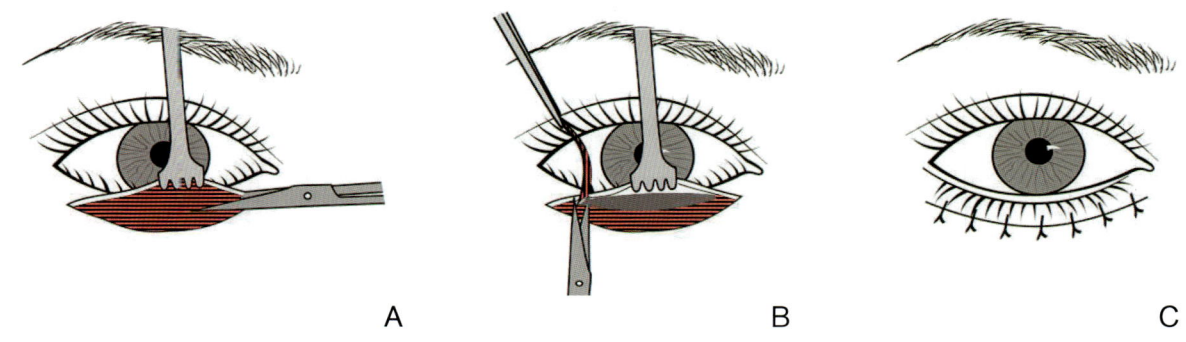

图 S6-2-4-1　Bonaccolto 氏里奥郎氏肌切除法老年性下睑内翻矫正术示意图（1956 年）
A. 在睫毛下 4mm 且平行于下睑缘切开皮肤及皮下组织，皮下剥离切口上缘，暴露其下方的眼轮匝肌；B. 切除一条宽约 3mm 最靠近睑缘的睑板前眼轮匝肌（里奥郎氏肌），如下睑皮肤过剩，则切除一条新月形皮肤组织；C. 间断缝合皮肤切口，术后 5～7 天拆线

1921 年，Birch-Hirschfeld 报告用横向切除与重叠眼轮匝肌条的技术矫正下睑内翻[9, 97]。1938 年，Wheeler 报告了与 Birch-Hirschfeld 相似的技术，他在下睑板下缘稍下方形成宽约 5mm 的眼轮匝肌条，并将其在中部切断，然后将两断端重叠 4～5mm 缝合固定，缝合时缝线经过睑板下缘之下约 2mm 处的眶隔，以缩紧眼轮匝肌，阻止下睑板下缘向前旋转引起睑缘内翻[98]（图 S6-2-4-2）。同时，他还报告了将眼轮匝肌条在外侧切断并将其断端向外上方推进与颧骨骨膜固定的眼轮匝肌条推进手术（Orbicularis strip advancement operation，图 S6-2-4-3）[98]。他用这两种技术矫正老年痉挛性下睑内翻，获得了持久的矫正效果。但有作者认为，随着肌肉条的松弛，内翻会复发[55, 76]。

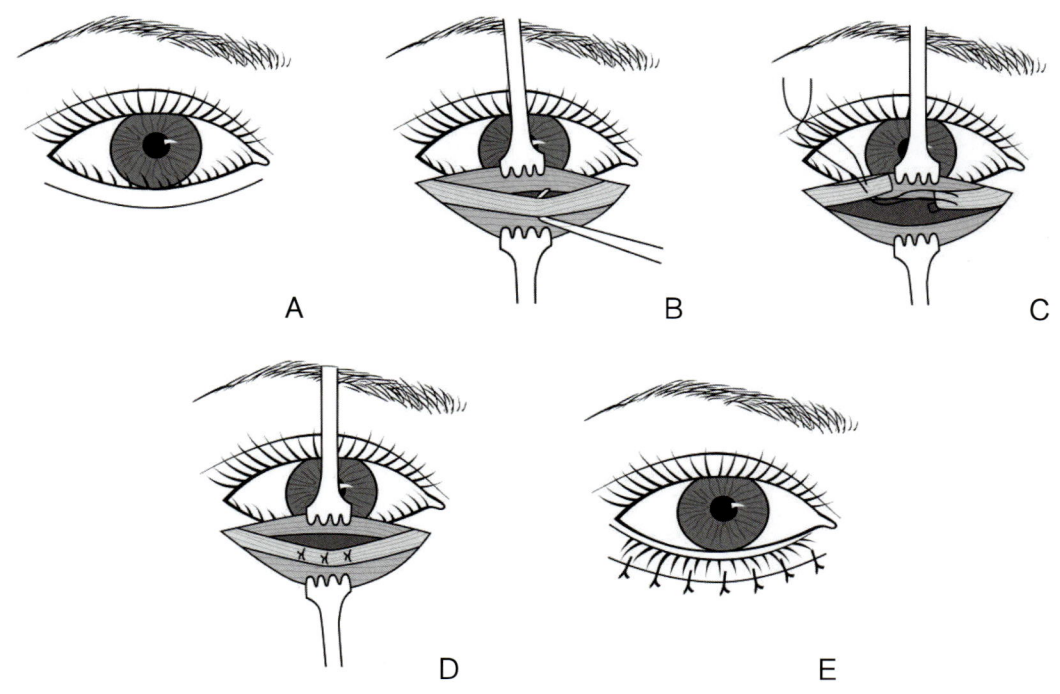

图 S6-2-4-2　Wheeler 氏眼轮匝肌条重叠法痉挛性下睑内翻矫正术示意图（1938 年）
A. 距下睑缘 5mm 作与之平行的切口，其长度与下睑缘长度相当；B. 皮下剥离切口上、下缘，拉开皮瓣，暴露眼轮匝肌，在睑板下缘之下形成宽约 4mm 的眼轮匝肌条；C. 将眼轮匝肌条在中间部位切断，用 3-0 双针肠线将眼轮匝肌条两断端重叠缝合 4～5mm，缝线穿过下睑下方 2mm 处的眶隔组织；D. 眼轮匝肌条重叠缝合完毕，缩短的肌条被固定于睑板下缘之下；E. 间断缝合皮肤切口，术后 5～7 天拆线

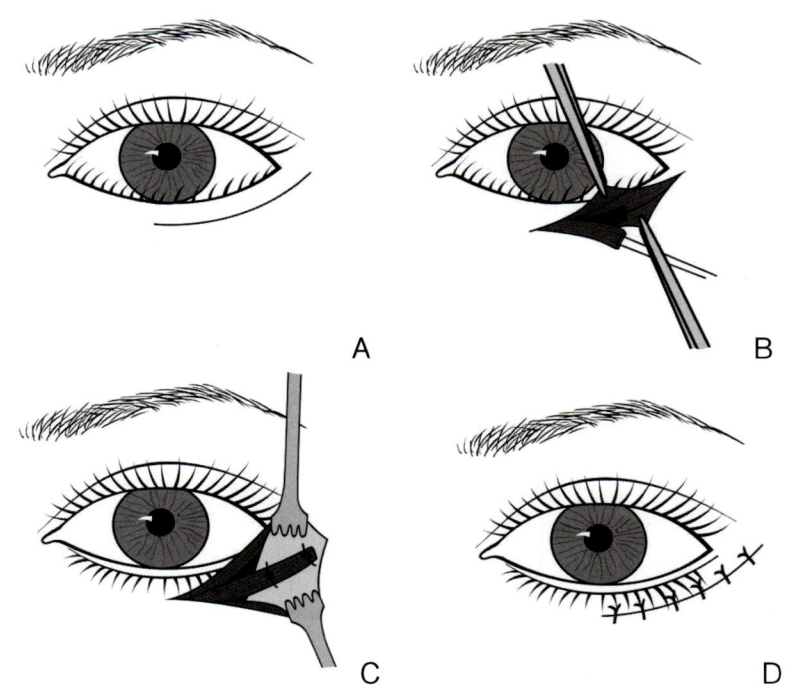

图 S6-2-4-3　Wheeler 氏眼轮匝肌条外上推进法痉挛性下睑内翻矫正术示意图（1938 年）
A. 在下睑缘下 6mm 平行于睑缘切开下睑外侧半的皮肤及皮下组织，切口顺下睑缘弧度向外上延伸至眶缘以外约 1cm 处；B. 皮下剥离切口上、下缘，暴露下方的眼轮匝肌，在睑板下缘的下方形成一条宽约 4mm 的眼轮匝肌条，并将其在眶外缘处切断；C. 将眼轮匝肌条向外上方拉紧，并与骨膜固定；D. 间断缝合皮肤切口

Wheeler 氏眼轮匝肌条移植技术流行了数十年,并衍生出一些改良术式。

Meek(1940年)将睑板前眼轮匝肌条设计成中部与睑板相连、两端切断并向下牵拉与下眶缘骨膜和前方组织缝合固定的肌瓣转移法[99]。Hughes(1951年)将眼轮匝肌条在外侧切断,断端向外下方转移并与眶缘骨膜固定[100](图S6-2-4-4)。Hill 和 Feldman(1967年)在重叠缝合眼轮匝肌条之后,彻底刮除切口上缘皮肤与睑板之间的眼轮匝肌纤维,并像 Hotz 手术(1880年)那样,将切口上缘的皮肤缝合到睑板的下部,形成坚固的组织屏障以防止眶隔前眼轮匝肌移动到睑板上面。如果存在水平松弛,则切除一块五边形睑板[101](图S6-2-4-5)。

上述手术的目的在于直接阻止下睑板下缘向前旋转。Sisler(1973年)报告了一种不同的眼轮匝肌条转位手术,他将眶隔前眼轮匝肌条在外侧切断,形成2～3条肌瓣,并将其上提并固定到下睑板上部,以牵拉睑板上部向外旋转[102](图S6-2-4-6),以间接方式阻止睑板下部向前旋转。1973年,Sheppard 和 Caldwell 将 Hill 和 Feldman 手术用于矫正1例老年性上睑内翻,获得满意效果[103]。Brackup(1979年)[104]在眼轮匝肌条重叠缝合的基础上,附加皮肤切除步骤(图S6-2-4-7)。Hsu 和 Liu(1985年)[105]经睫毛下切口,解剖分离睑板前中部75%的眼轮匝肌,形成宽5～7mm 的双蒂肌瓣,向下放置,使肌瓣的上部处于睑板的下界,然后行内、中、外三处缝合固定。先缝中间,后缝两侧。缝合时,一端缝针经结膜、下睑缩肌和睑板下缘,从肌瓣上部出针;另一端缝针则于第一针进针点下1～2mm 处穿过结膜、下睑缩肌和眶隔,从距第1针出针点下方7～9mm 处的眼轮匝肌出针,然后打结。另外两处缝合在距中间缝合处两侧各5～6mm 处实施(图S6-2-4-8),缝线的张力可适当调整,直到睑缘位置满意为止。如存在下睑松弛,可通过简单的五边形睑板切除法缩紧下睑。Olali 等(2010年)[106]改良了 Hsu 和 Liu 报告的手术方法,他们附加了睑板楔形切除步骤。

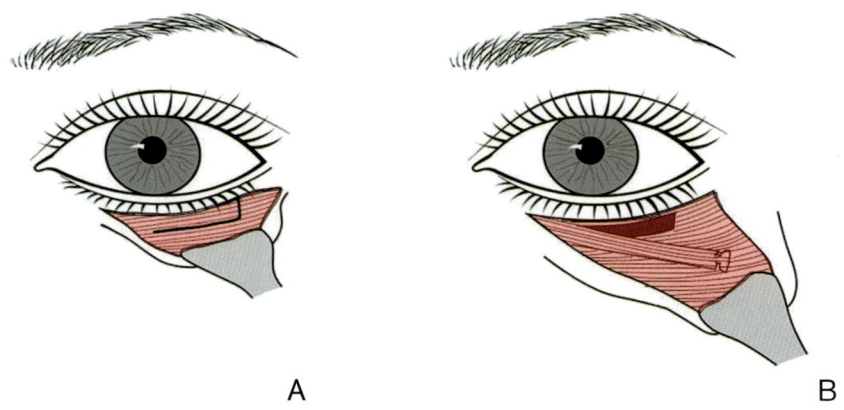

图 S6-2-4-4　Hughes 氏改良的 Wheeler 氏眼轮匝肌条转位法老年性下睑内翻矫正术示意图(1951年)
A. 眼轮匝肌条的设计;B. 眼轮匝肌条向外下转位与眶缘骨膜固定

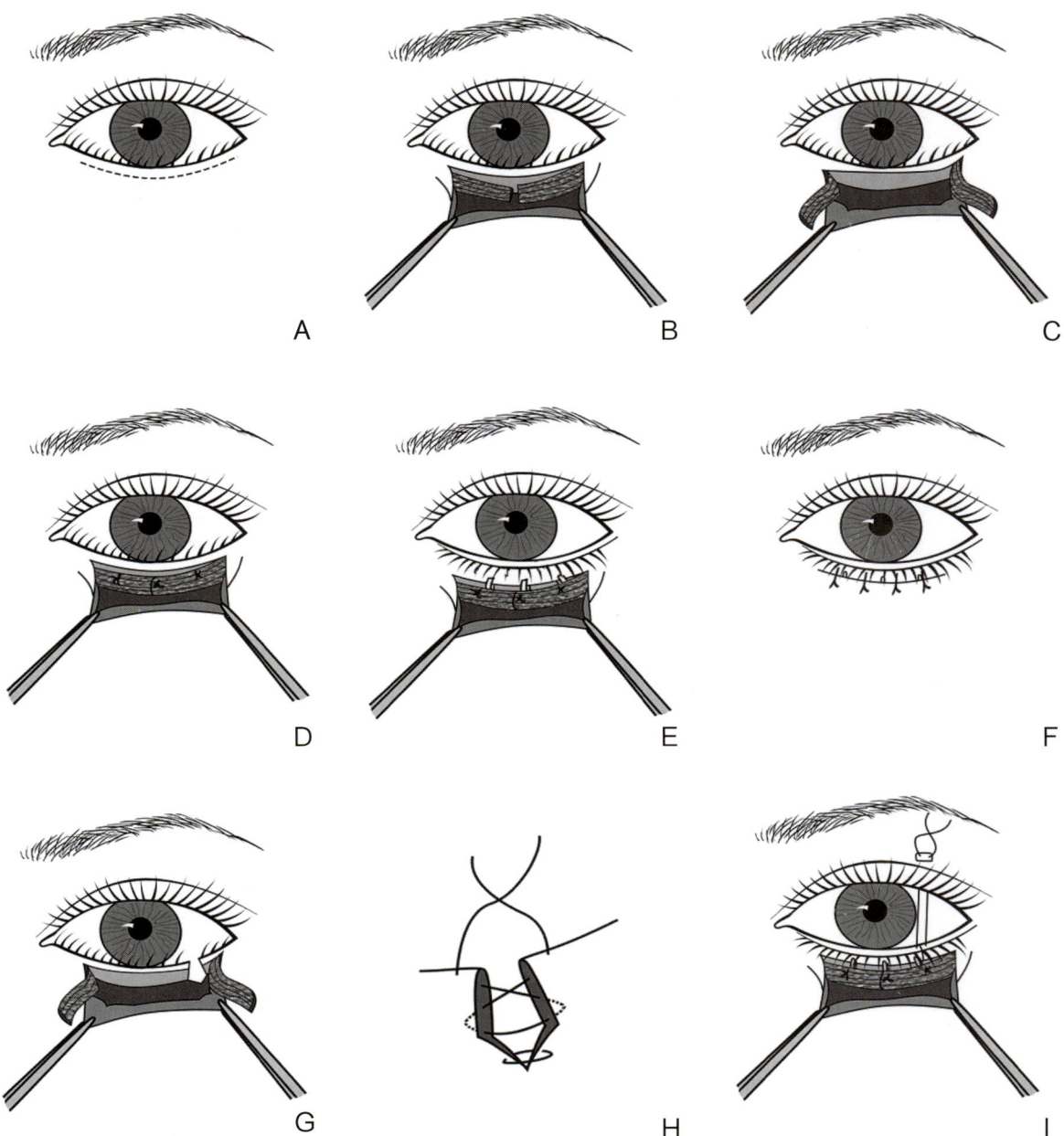

图 S6-2-4-5　Hill-Feldman 氏改良的 Wheeler 氏眼轮匝肌条重叠法（附加下睑水平缩短）痉挛性下睑内翻矫正术示意图（1967 年）

A. 切口位于睑缘下 2mm，与睑缘平行且长度相近；B. 将睑板前眼轮匝肌与浅面的皮肤和深面的睑板分离，形成宽约 5mm 的眼轮匝肌条，并将其在中间部位切断；C. 掀起眼轮匝肌条，彻底清除切口上缘皮肤与睑板之间的眼轮匝肌纤维；D. 将内、外侧眼轮匝肌条断端重叠 5mm 缝合固定，缝线经过下睑板下缘；E. 将切口上缘的皮肤向下拉紧，与睑板下缘用可吸收线缝合，以形成坚固的组织屏障，阻止眶隔前眼轮匝肌移动到睑板上面；F. 间断缝合皮肤切口；G. 存在水平松弛时，则切除一块五边形睑板结膜组织，以水平缩短下睑；H. 缝合修复睑缘及后层缺损；I. 依次完成眼轮匝肌条重叠缩短、切口上缘皮肤与睑板下缘缝合和皮肤切口缝合

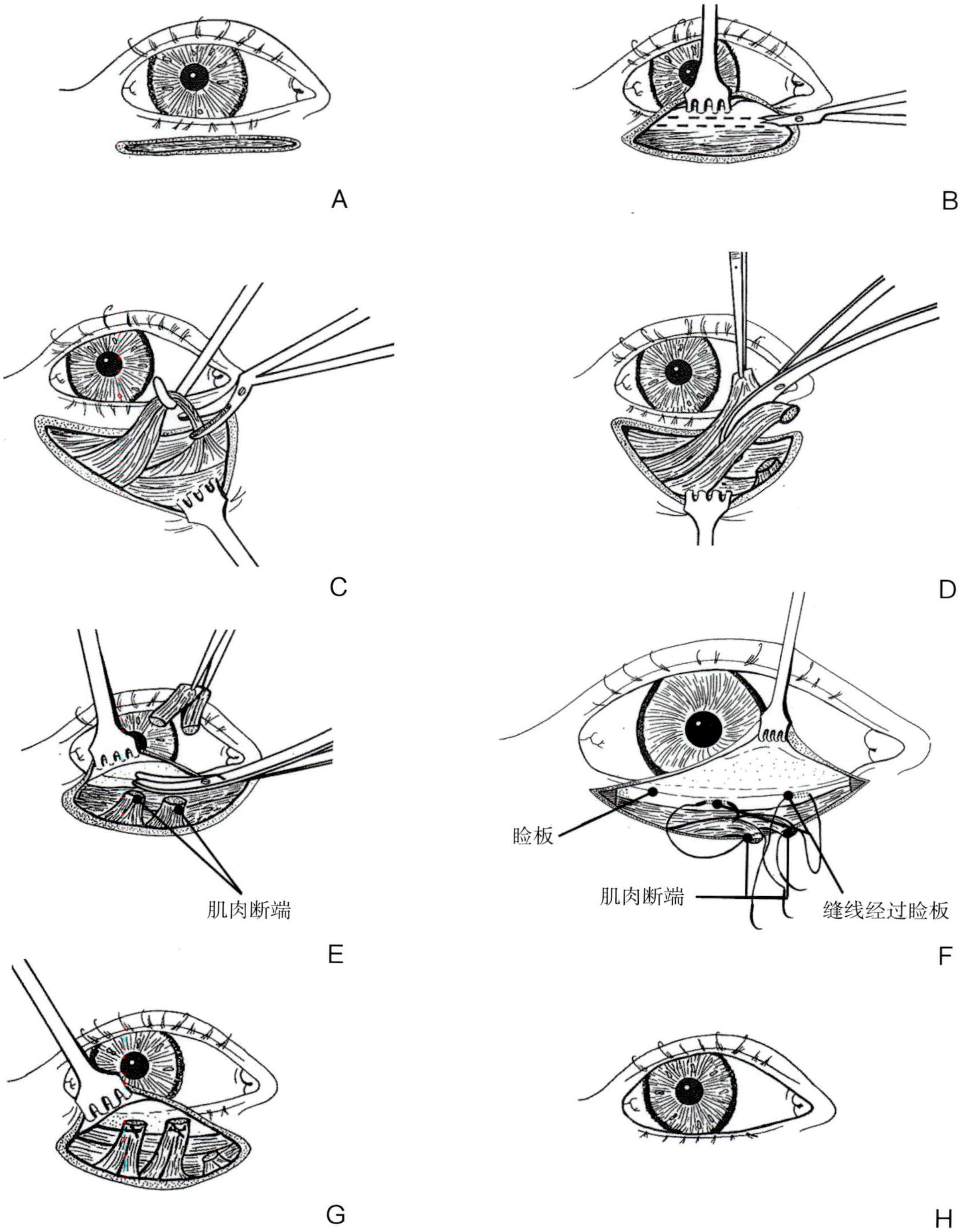

图 S6-2-4-6 Sisler 氏改良的 Wheeler 氏眼轮匝肌条转位法老年性下睑内翻矫正术示意图（1973 年）
A. 沿下睑板下缘水平切开下睑皮肤长约 2cm；B. 皮下剥离切口上、下缘，从下泪点外侧 5mm 至下睑板外侧端切除一条上部睑板前眼轮匝肌；C. 将眶隔前眼轮匝肌与其后方的眶隔分离，形成蒂在内侧的宽蒂眶隔前眼轮匝肌舌形肌瓣；D. 将舌形肌瓣的远端一分为二；E. 将两个肌瓣远端向上转位到下睑板前方，并做适当修剪；F. 将两束肌瓣远端与下睑板缝合固定，每个肌瓣远端应缝合到睑缘下 1mm 处的下睑板上部的前面，缝线水平穿过睑板，内侧肌瓣远端缝合固定到泪点外侧 7mm 处的睑板上，外侧肌瓣远端缝合固定到睑板颞侧端以内 7mm 处的睑板上；G. 肌束远端与睑板缝合固定完毕；H. 间断缝合皮肤切口

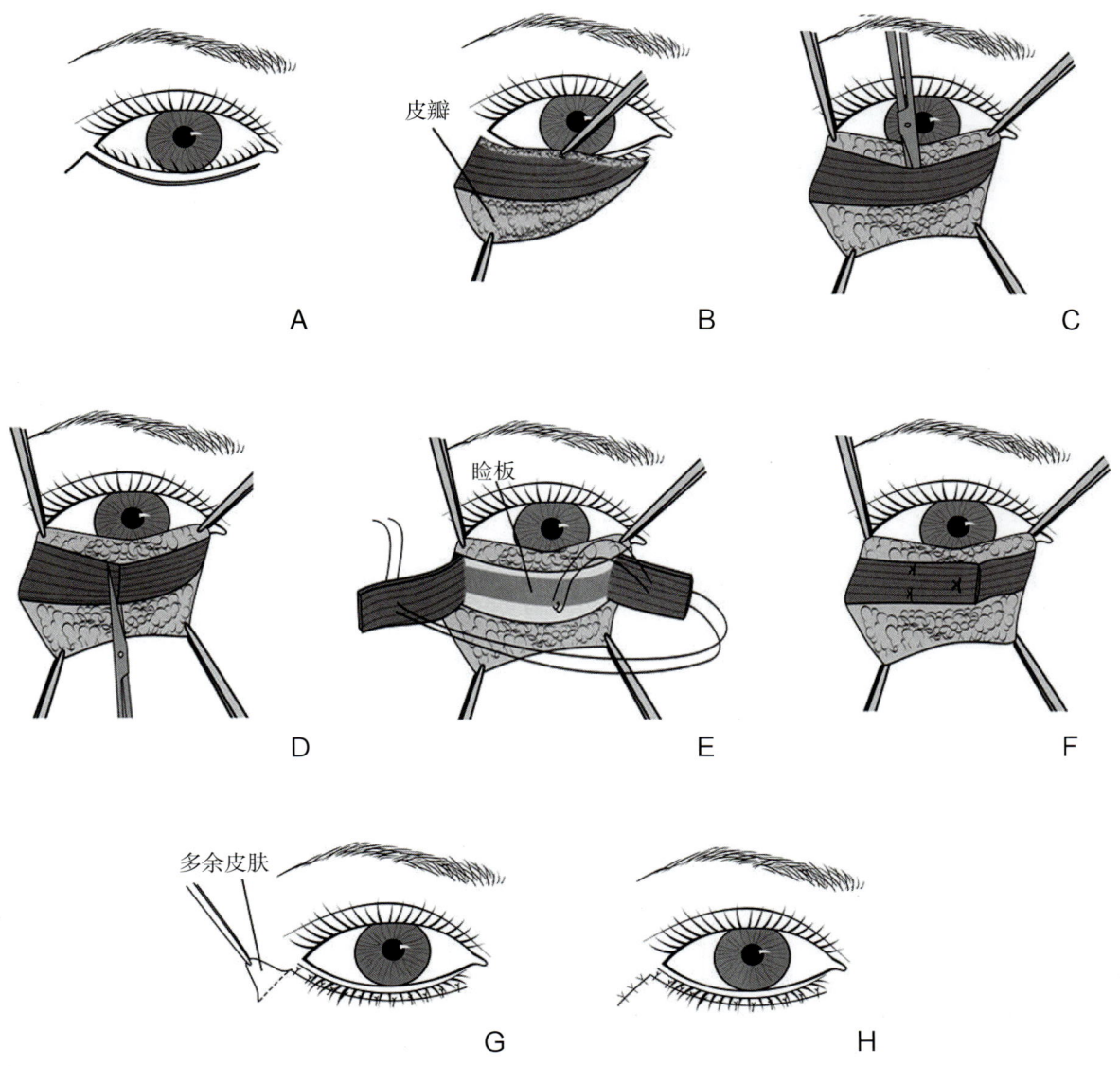

图 S6-2-4-7　Brackup 等改良的 Wheeler 氏眼轮匝肌条重叠法（附加下睑水平缩短皮肤）痉挛性下睑内翻矫正术示意图（1979 年）

A. 切口设计；B. 皮下剥离切口上、下缘，显露睑板前和眶隔前眼轮匝肌；C. 将睑板前和眶隔前眼轮匝肌与后面的睑板和眶隔分离，垂直方向上分离 15mm，水平方向上分离 30mm，形成双蒂肌瓣；D. 在中间部位垂直剪断双蒂肌瓣，形成两个单蒂肌瓣；E. 掀起两个单蒂肌瓣，用 4-0 双针可吸收线在瞳孔中线部位扣住下睑板下缘和眶隔上部，将双针缝线的两端缝针间隔 5mm 左右分别从距断端 6mm 处的内侧肌瓣后面向前穿过肌瓣，然后两端缝针再以相同方式距断端 6mm 从后向前穿过外侧肌瓣；F. 拉紧双针缝线打结，使内、外侧肌瓣重叠 6mm，缩短 12mm；另在两肌瓣断端分别行上、下两处附加缝合，上部附加缝合扣住下睑板，下部附加缝合扣住眶隔，以防眶隔前眼轮匝肌上移至睑板前方；G. 切除多余皮肤，间断缝合皮肤切口；H. 切口缝合完毕

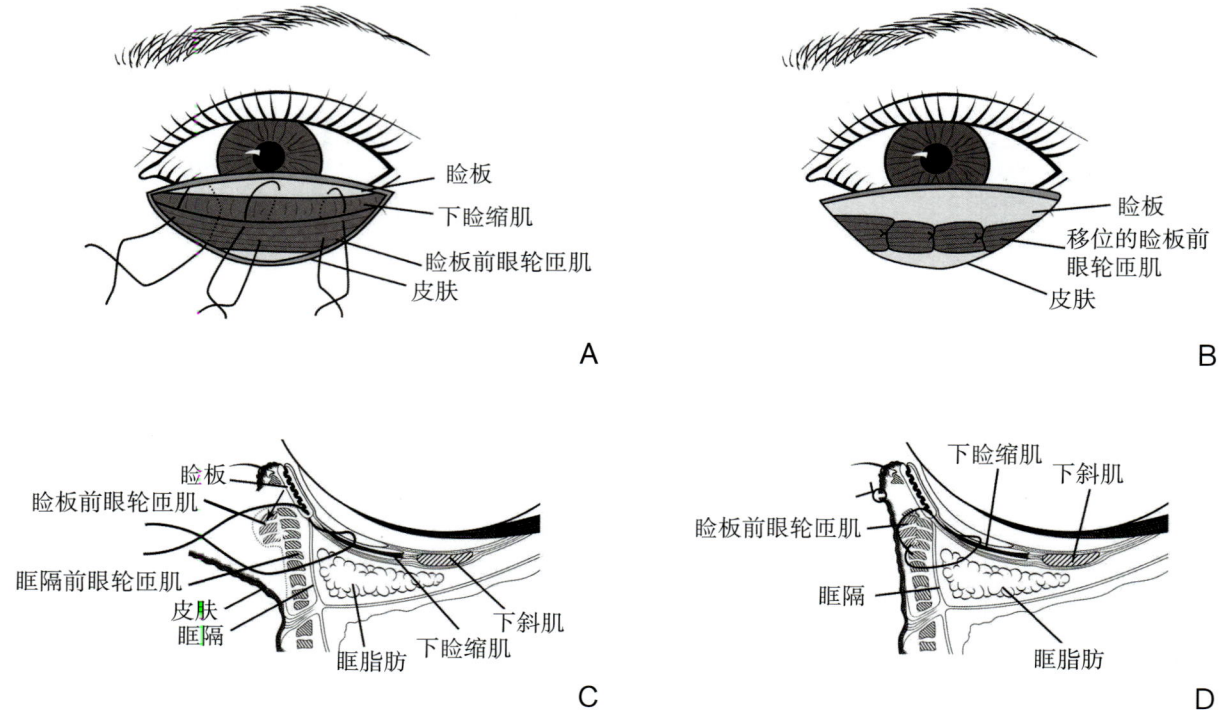

图 S6-2-4-8 Hsu-Liu 氏改良的 Wheeler 氏眼轮匝肌条转位法老年性下睑内翻矫正术示意图（1985 年）
A. 经睫毛下切口，解剖分离睑板前中部 75% 的眼轮匝肌，形成宽 5～7mm 的双蒂肌瓣，向下放置，使肌瓣的上部处于睑板的下界，然后行内、中、外 3 处缝合固定，先缝中间，后缝两侧，缝合时，一端缝针经结膜、下睑缩肌和睑板下缘，从肌瓣上部出针，另一端缝针则于第一针进针点下 1～2mm 处穿过结膜、下睑缩肌和眶隔，从距第一出针点下方 7～9mm 处的眼轮匝肌出针，另外两处缝合在距中间缝合处两侧各 5～6mm 处实施；B. 拉紧缝线打结，缝线的张力可适当调整，直到睑缘位置满意为止，如存在下睑松弛，可通过简单的五边形睑板切除法缩紧下睑；C. 缝线途径，矢状观；D. 睑板前眼轮匝肌瓣下置缝合与切口缝合完成后，矢状观

五、部分睑板切除法（Partial resection of tarsus）

（一）三角形或矩形睑板切除法（Triangular or rectangular resection of the tarsus）

1864 年，von Graefe 报告通过切除一小块顶点在上、底边在睑板下界的三角形睑板-结膜组织的方法辅助矫正瘢痕性下睑内翻[55, 61]。

1948 年，Butler[107] 将相似的技术用于矫正老年性下睑内翻（图 S6-2-5-1-1），他认为该法可缩紧睑板下缘，将其拉向眼球，同时使睑缘向外翻转。

1951 年，Fox 改良了 Butler 手术，他认为单纯切除睑板-结膜而不处理皮肤肌肉松弛，内翻容易复发，而且切口缝合后会在睑缘形成驼峰样突起，美容效果不佳[55]。Fox 沿灰线劈裂下睑，在后层中部切除一块顶点在睑缘的三角形睑板-结膜，另在前层外眦下方切除一块梭形皮肤-肌肉（图

S6-2-5-1-2），以期在缩短后层的同时，缩紧前层。他用该法矫正老年性下睑内翻 10 例（14 个下睑），术后最长随访 20 个月，最短随访 2 个月，效果满意，无复发[55]。

1952 年，Fox[108] 改良了本人的上述手术方法，他不再做眼睑劈裂，梭形皮肤-肌肉的切除部位改在外眦外侧，并在下睑三角形睑板-结膜缺损区和外眦外侧皮肤-肌肉缺损区之间分离一隧道（图 S6-2-5-1-3）。这种改良法的优点是：①创伤小、操作简单、愈合快；②梭形皮肤-肌肉切除位置的提高可增加睑缘水平方向上的组织切除量，有利于缩紧下睑[108]。

1961 年，Fox[109] 又对这一改良术式进行了进一步改进，他扩大了下睑三角形睑板-结膜的切除范围，将外眦外侧的梭形皮肤-肌肉切除改为三角形切除，并附加切除一条梭形筋膜组织，下睑缺损区与外眦外侧缺损区之间不再分离隧道（图 S6-2-5-1-4）。该法被称为 Fox 双三角形法，操作更简便，尤其适用于严重的老年性下睑内翻患者，术后复发更少[109]。同年（1961 年），Foulds 报告[110] 用睑板矩形切除结合部分皮肤切除法矫正老年性下睑内翻 32 例，获得满意效果（图 S6-2-5-1-5）。

1969 年，McAdam[111] 改良了 Butler 手术，他除了切除三角形睑板-结膜组织外，还切断其前方的眼轮匝肌，并用一根 4-0 双针肠线行"8"字缝合封闭伤口。他认为切断眼轮匝肌可在两断端间形成瘢痕，阻止眼轮匝肌向上移动。他用该法治疗 50 例老年性下睑内翻，49 例成功，无 1 例矫正过度。

1975 年，Leone[112] 报告了另一种改良的三角形睑板切除法老年性下睑内翻矫正术，连带切除一块三角形眼轮匝肌，以缩紧眼睑前层。该法过度矫正的睑缘位置会在数周之内恢复正常，睑缘出现的小突起通常在 6 个月内逐渐变得平滑。

1977 年，Bodian[113] 对 Fox 三角形睑板切除法进行了改进，他将三角形顶点的位置放在睑缘下 2mm 处，而不是在睑缘处。在缝合伤口时，他用丝线做了几个"8"字全层缝合，在皮肤表面打结（图 S6-2-5-1-6），术后 10～14 天拆除缝线。他认为该法可避免缝线刺激角膜和倒睫发生，最适合用于矫正伴有退缩的老年性下睑内翻。他用该法治疗 12 例，术后随访 1～6 年，11 例下睑内翻和退缩显著改善，1 例矫正不足，没有其他并发症[113]。

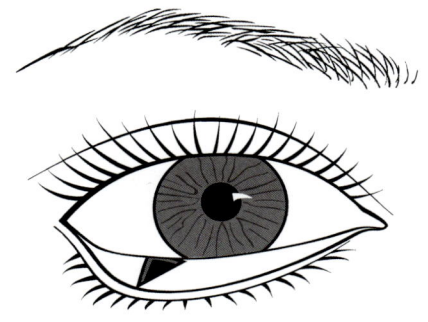

图 S6-2-5-1-1　Butler 氏三角形睑板-结膜切除法老年性下睑内翻矫正术示意图（1948 年）

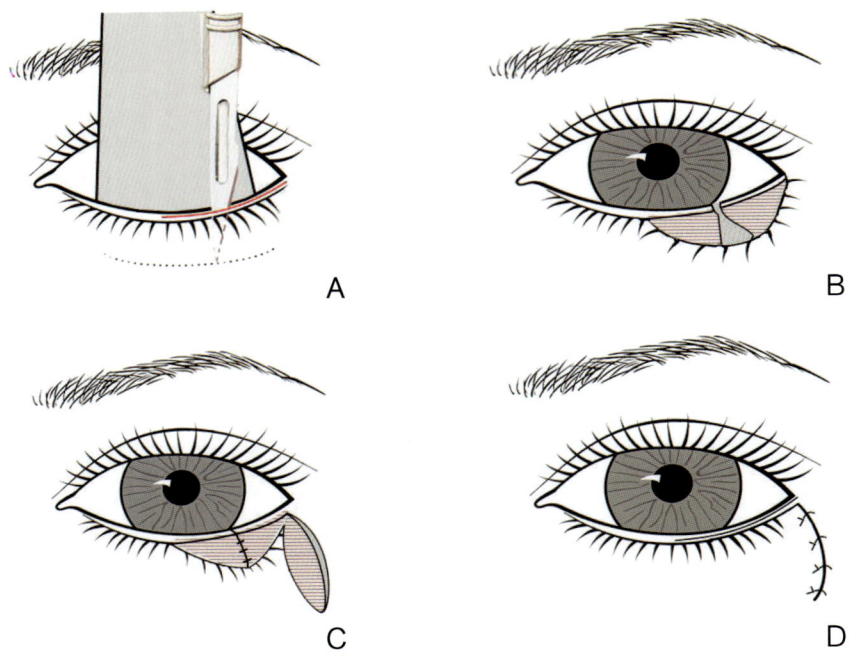

图 S6-2-5-1-2　Fox 氏老年性下睑内翻矫正术示意图（1951年）

A. 沿灰线劈裂下睑外侧半，深度达 10mm；B. 在下睑中部切除一块尖端向上、基底在下睑板下缘（宽度 > 5mm）的三角形睑板结膜组织；C. 缝合修复下睑后层缺损，在外角下方切除一块梭形皮肤及肌肉，长约 15mm，宽 8~10mm；D. 间断缝合皮肤切口

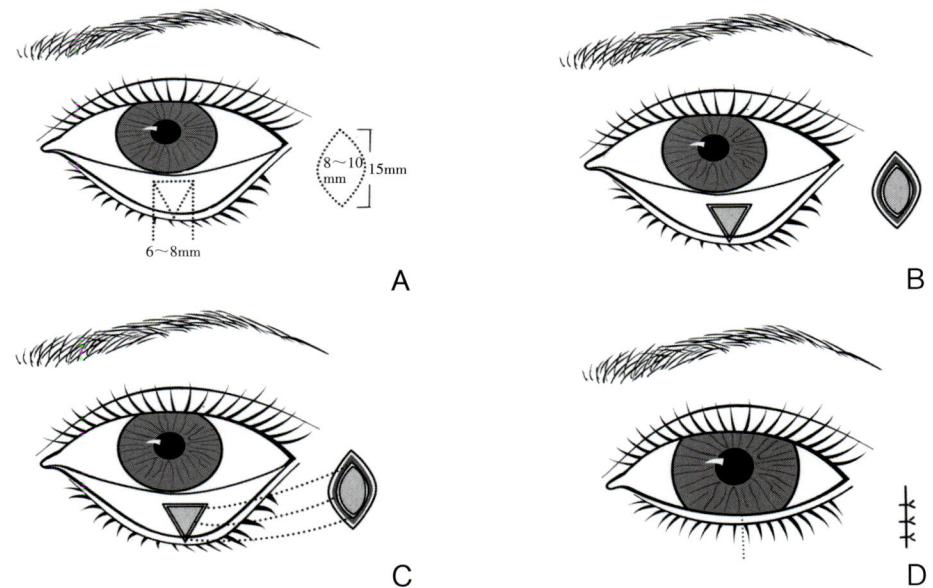

图 S6-2-5-1-3　Fox 氏自我改良的老年性下睑内翻矫正术示意图（1952年）

A. 在下睑中部设计尖端位于灰线、基底位于睑板下缘（宽度 6~8mm）的三角形睑板结膜切口，在外眦角外侧设计宽 8~10mm、长约 15mm 的梭形皮肤肌肉切口，其上部顶点位于外眦水平线上方 5mm 处；B. 切除下睑中部的三角形睑板结膜及外眦角外侧的皮肤和肌肉组织；C. 在下睑缺损区与外眦外侧创面之间剥离一隧道，剥离层次在睑板与眼轮匝肌之间；D. 分别缝合修复下睑后层缺损和外眦外侧创面

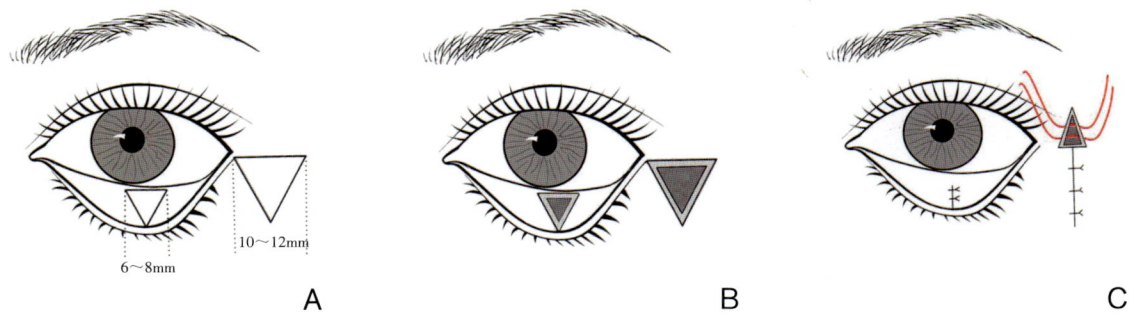

图 S6-2-5-1-4 Fox 氏双三角形法老年性下睑内翻矫正术示意图（1961年）
A. 在下睑中部设计尖端位于灰线、底边位于睑板下缘（宽6~8mm）的三角形睑板结膜切口，在外眦角外侧设计尖端向下、底边在上的等边三角形皮肤肌肉切口；B. 分别切除下睑三角形睑板结膜和外眦外侧三角形皮肤肌肉组织；C. 分别缝合修复下睑后层缺损和外眦外侧皮肤肌肉缺损

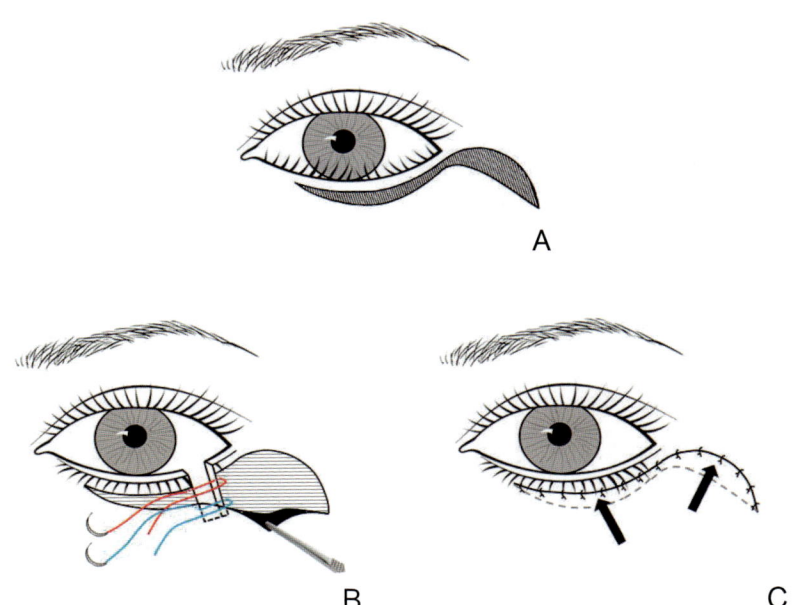

图 S6-2-5-1-5 Foulds 氏睑板矩形切除结合部分皮肤切除缝合法老年性下睑内翻矫正术示意图（1961年）
A. 皮肤切口设计（上部切口从下睑中、内 1/3 交界处开始向外走行，距下睑缘 2mm 且与之平行，至外眦角后转向外下走行约 1cm，下部切口与上部切口平行，两切口之间的皮肤予以切除）；B. 沿下部皮肤切口切开深面的眼轮匝肌，行肌肉下剥离，形成肌皮瓣，将其向下方翻转，在下睑中、外 1/3 交界处，切除一块包括睑缘的矩形睑板结膜组织（其宽窄依下睑水平松弛程度而定），然后缝合修复睑缘及后层缺损；C. 间断缝合皮肤切口

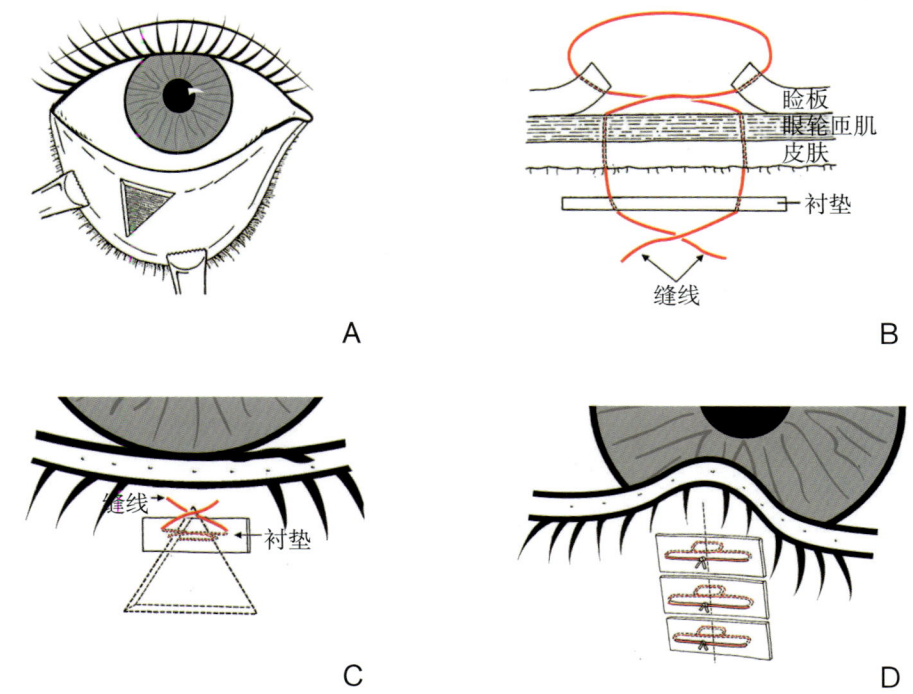

图 S6-2-5-1-6　Bodian 氏改良的三角形睑板切除法老年性下睑内翻矫正术示意图（1977 年）

A. 在下睑外侧半切除一块尖端在上、底边在下（宽 8~12mm）的等腰三角形睑板结膜组织，三角形尖端距睑缘 2mm；B. 4-0 双针丝线的两端缝针分别从三角形后层缺损的两侧结膜面进入，交叉经过睑板和眼轮匝肌，由皮肤穿出，行全层"8"字缝合，两端缝针穿过衬垫，待拉紧打结，一般行 3 处"8"字缝合；C. "8"字缝合线待拉紧打结，正面观；D. 3 处"8"字缝合均已拉紧打结，此时可见缝合处上方的睑缘呈驼峰状，术后 10~14 天拆线，睑缘驼峰样外观多在拆线后数周内自行消失

（二）横向楔形睑板条切除法（Transverse wedge resection of the tarsal strip）

1961 年，Macomber 等[114]报告用皮肤入路横向切除楔形（尖端向内）全厚睑板条的方法矫正老年性下睑内翻（图 S6-2-5-2-1）10 例，获得满意效果，认为该法操作简单、精确，效果持久，无明显瘢痕遗留。

2006 年，Lesavoy 等[115]报告用横向非全厚睑板楔形切除法治疗老年性下睑内翻，获得满意效果。这两种方法设计原理类似于矫正瘢痕性睑内翻的睑板刻槽法（详见本章第一节"瘢痕性睑内翻矫正术的发展与演变"）。

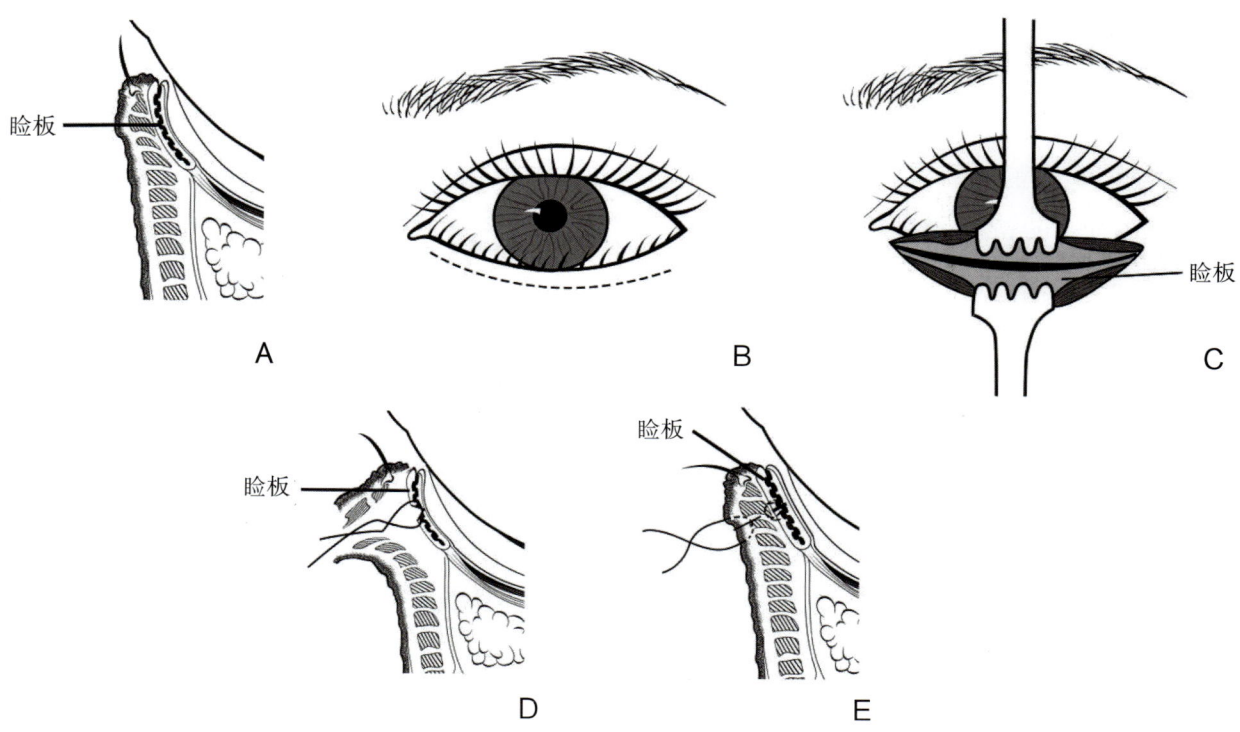

图 S6-2-5-2-1　Macomber 等皮肤入路横向睑板全厚楔形切除法老年性下睑内翻矫正术示意图（1961 年）
A. 下睑内翻，睑板向内弯曲，术前；B. 切口设计；C. 沿切口设计线切开皮肤及肌肉，行肌肉下剥离，暴露并横向楔形切除一条睑板组织，保持结膜完整；D. 用 6-0 肠线缝合封闭睑板 V 缺口，共缝合 3～4 处；E. 拉紧睑板缝合线打结，使睑缘向外翻转至正常位置，最后缝合皮肤切口

六、全厚眼睑水平切开结合外翻缝合法（Horizontal full-thickness lid transection combined with everting sutures）

1954 和 1955 年，Wies 先后报告用眼睑全层切开、睑缘外旋缝合法（后层结膜-睑板与前层皮肤-肌肉缝合）矫正老年性和痉挛性下睑外翻，该法可在睑板前产生一个瘢痕性屏障，从而阻止眶隔前眼轮匝肌向上叠压于睑板前面[43, 44]。该法基本上是对 1882 年 Panas 报告的上睑全厚睑板切开术的改良（图 S6-1-4-2）。

1956 年，McFarlane[85] 报告了应用 Wies 手术治疗老年性下睑内翻的效果，并与 Wheeler 眼轮匝肌条移植法和 Ziegler 刺孔烧灼法进行比较，三者的疗效满意率分别为 78%、56% 和 47%，Wies 手术的主要并发症是过度矫正引起的眼睑外翻。1961 年，Ffooks[116] 改良了 Wies 手术，用小切口完成眼睑全层切开及睑缘外旋缝合，共治疗 31 个老年性下睑内翻患者（35 个下睑），效果满意，无过度矫正。1976 年，Baylis 等[117] 分析了该术式过度矫正的发生机制，并介绍了多种修整方法。

七、下睑缩肌缩短法（Shortening of lower eyelid retractor）

1960年，Jones[118]最早描述了下睑缩肌的解剖和功能，认为老化性改变可导致下睑缩肌松弛，使下睑板下缘向前旋转，从而引起眼睑内翻。

1963年，de Roeth[119]观察到局部滴注肾上腺素刺激下睑缩肌可使老年性下睑内翻获得暂时矫正，进一步证明下睑缩肌缩短对矫正眼睑内翻的重要性。同年（1963年），Jones等[120]报告用眶隔折叠法矫正老年性下睑内翻（图S6-2-7-1）。

1964年，McKinzie和Bartlett[121]报告了类似的手术方法。

1972年，Jones等[122]提出下睑缩肌薄弱是导致老年性下睑内翻的原因之一，眼睑内翻只是一个症状，与上睑提肌腱膜薄弱导致老年性上睑下垂相似。他们改良了最初报告的眶隔折叠手术，通过直接折叠缩短下睑缩肌矫正眼睑内翻（图S6-2-7-2）。

1973年，Hargiss[123]比较了眶隔折叠缩短和下睑缩肌折叠缩短两种方法治疗下睑内翻的术后复发率，发现前者较后者的复发率高。

Jones下睑缩肌折叠法老年性下睑内翻矫正术报告以后，得到普遍认可，被不少作者应用，并出现了一些改良术式。1974年，Schaefer[124]通过同时缩短前层的方式（在下睑水平切口下缘附加切除一条皮肤和眶隔前眼轮匝肌，以及在切口外侧切除一块底边在上的三角形皮肤）改良了Jones的缩肌折叠技术。

1977年，Schaefer[125]对6位眼整形外科医生单纯应用下睑缩肌折叠法矫正的317例退化性下睑内翻的效果进行了统计分析，发现内翻复发率为2.7%，复发病例都同时存在显著的下睑缩肌松弛和内、外眦腱松弛。

1979年，Schaefer[126]用附加外眦腱折叠的下睑缩肌折叠术矫正退化性下睑外翻4例，术后随访15~18个月，无1例复发。他认为这种辅助措施能显著减少内翻的复发率。

1984年，Hedin[127]报告了结膜入路缩肌缩短法老年性下睑内翻矫正术，但效果不佳。

1997年，Hedin[128]对皮肤入路单纯下睑缩肌折叠法与下睑缩肌折叠结合下睑水平缩短法矫正老年性下睑内翻的效果和复发率进行了比较研究，19个眼睑接受了前法治疗，45个眼睑接受了后法治疗。术后随访7~53个月，结果表明经后法治疗的下睑全部获得满意效果，而经前法治疗的下睑有5个复发。他建议在应用下睑缩肌缩紧技术矫正老年性下睑内翻时，应同时施行下睑水平缩短手术。

2000年，Caldato等[129]单纯应用下睑缩肌折叠法治疗老年性下睑内翻30例，术后平均随访28.7个月，96.6%的患者获得良好的形态与功能矫正，无复发。同年（2000年），Boboridis等[130]对Jones下睑缩肌折叠法和Wies法两种老年性下睑内翻矫正术的术后效果进行了比较研究，发现在没有下睑水平缩短的情况下，Jones法术后结果不满意者为16%，而Wies法为48%。结论：Jones法优于Wies法。

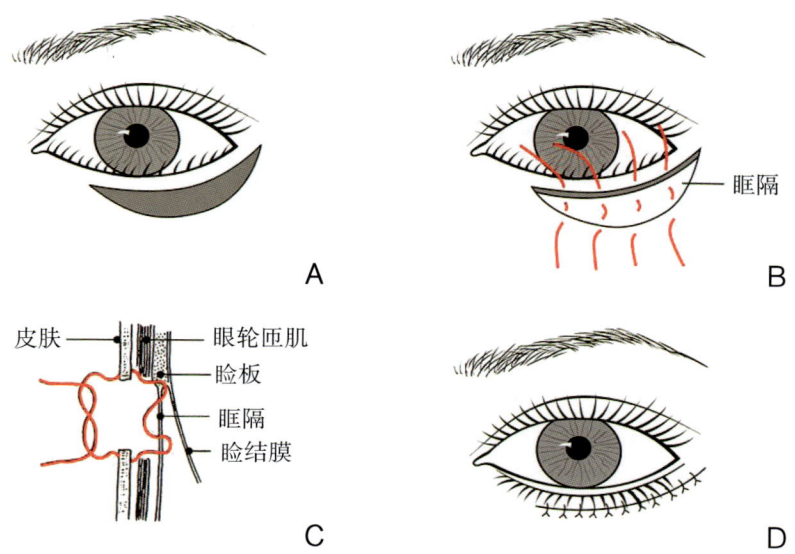

图 S6-2-7-1 Jones 等眶隔折叠法老年性下睑内翻矫正术示意图（1963 年）

A. 切口位于睑缘下 6mm，与睑缘平行，由下睑中、内 1/3 交界处开始走向外眦角数毫米，阴影部分表示拟切除的眶隔前皮肤及肌肉；B. 沿设计线切开皮肤与肌肉，切除一条新月形眶隔前皮肤（严重内翻病例），肌肉下剥离切口下缘，暴露眶隔上部，用 4-0 或 6-0 丝线行 4～8 处眶隔折叠缝合，以垂直缩短眶隔，缩短的距离一般为 7～12mm；C. 缝线途径，矢状观；D. 间断缝合皮肤切口

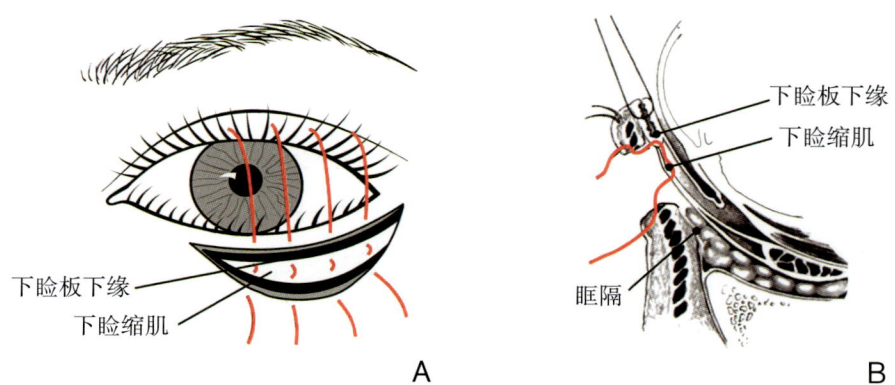

图 S6-2-7-2 Jones 等下睑缩肌折叠法老年性下睑内翻矫正术示意图（1972 年）
A. 切口位于睑缘下 5～6mm，与睑缘平行，由下睑中、内 1/3 交界处开始走向外眦角外侧数毫米，切开皮肤肌肉后，在肌肉与睑板之间分离切口上缘，暴露睑板下缘，然后向下钝性分离眶隔与睑板的疏松附着，打开眶隔，进入睑囊筋膜（下睑缩肌）前间隙，然后将眶隔及其后面的眶脂肪推向下方，暴露约 10mm 宽的睑囊筋膜（下睑缩肌），若眶隔前皮肤及肌肉过剩，则将过剩部分行新月形切除，用 4-0 丝线行 5～6 处睑囊筋膜（下睑缩肌）的折叠缝合，缝针从切口下缘皮肤进入，在睑板下方 8mm 处扣住睑囊筋膜（下睑缩肌）后穿出，然后由紧靠睑板下缘的睑囊筋膜进入，经睑板下缘由切口上缘皮肤穿出，最后拉紧缝线两端打结；B. 缝线途径，矢状观

2003 年，Altieri 等[131]报告了一种改良的 Jones 下睑缩肌折叠手术，术中切除一条睑板前眼轮匝肌，保留眶隔完整（不像 Jones 手术那样打开眶隔），将下睑缩肌上部与下睑板下缘缝合（图 S6-2-7-3）。他们还对 Fox 手术、外翻缝合术和改良的下睑缩肌折叠术三种方法矫正老年性下睑内翻的术后效果进行了比较研究，观察指标包括下睑水平松弛、垂直松弛的改善情况和内翻复发情况。随访 3 年，结果表明改良的下睑缩肌折叠技术效果最好，内翻复发率低于另外两种方法，而 Fox 技术在下睑水平松弛和垂直松弛方面没显示出任何统计学意义上的改善[131]。

2004 年，Altieri 等[132]又对该改良法与经典的 Jones 手术矫正老年性下睑内翻的效果进行了比较研究，结果表明前者优于后者。

2005 年，Kakizaki 等[133]经皮肤入路将下睑缩肌与其前面的眶隔和眶脂肪、后面的结膜分离，形成肌瓣，然后将该肌瓣直接缝合固定到下睑板和肌肉，缩短下睑缩肌（图 S6-2-7-4）。他们认为这样可形成牢固的瘢痕粘连，从而避免单纯缩肌折叠因粘连不牢而导致的下睑内翻复发[133]。

2006 年，Kakizaki 等[134]通过解剖研究发现下睑缩肌可分为前、后两层：前层由睑囊筋膜浅部、眶隔和眼轮匝肌下筋膜组成，延续到眼睑前层；后层则由包含平滑肌的睑囊筋膜致密纤维组成，延续到下睑板（图 S6-2-7-5）。

2007 年，Kakizaki 等[135]报告用下睑缩肌后层推进法治疗退化性下睑内翻患者 43 个（50 个下睑），术后随访 1 年以上，仅 1 个下睑内翻复发，所有病例术后均无下睑退缩发生。内翻复发的下睑经重复应用同样的技术治疗后，获得持久矫正。

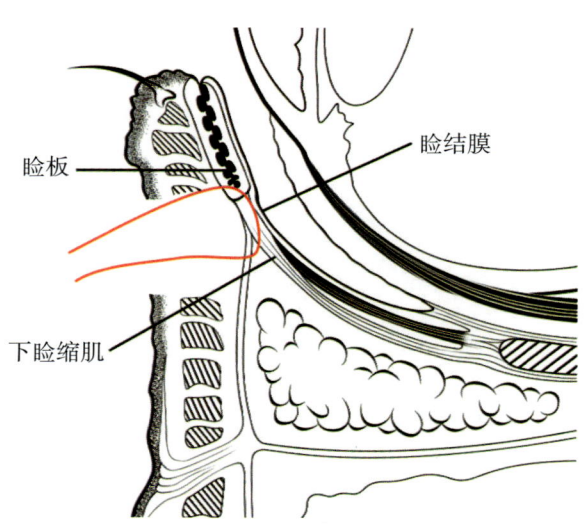

图 S6-2-7-3　Altieri 等改良的下睑缩肌折叠法老年性下睑内翻矫正术示意图（2003 年）

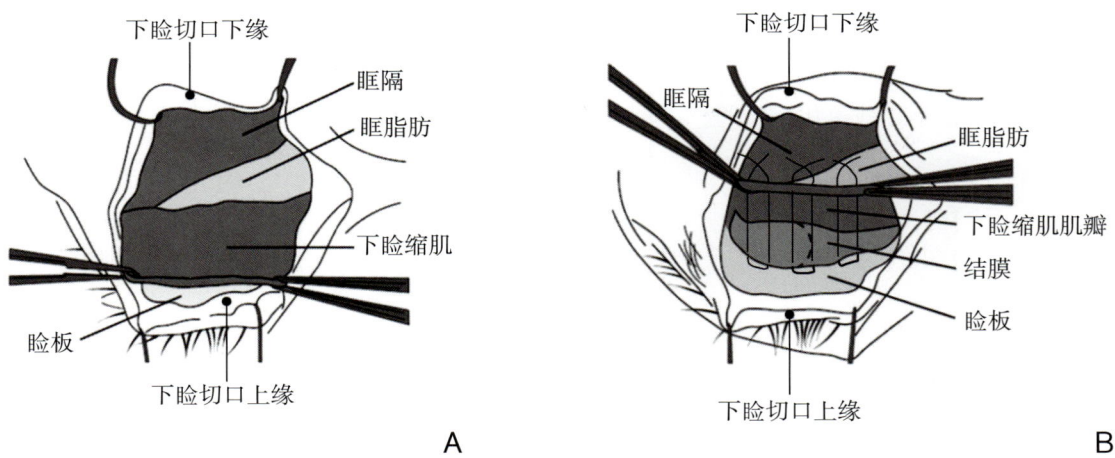

图 S6-2-7-4　Kakizaki 等改良的下睑缩肌缩短法老年性下睑内翻矫正术示意图（2005 年）
A. 分别向上牵拉切口上缘、向下牵拉打开的眶隔及眶脂肪，暴露下睑板和下睑缩肌；B. 将下睑缩肌与后面睑板及结膜分离，形成缩肌肌瓣，然后将该肌瓣适当缩短后与睑板下缘缝合固定

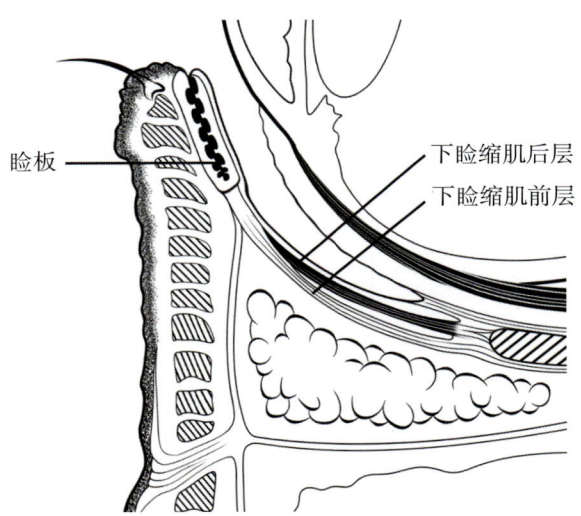

图 S6-2-7-5　下睑缩肌前层与后层示意图（Kakizaki 等，2006 年）
下睑缩肌由前、后两层组成：前层由睑囊筋膜浅部、眶隔和眼轮匝肌下筋膜组成，延续到眼睑前层；后层由包含平滑肌的睑囊筋膜致密纤维组成，延续到下睑板

八、下睑水平缩紧或缩短法（Horizontal tightening or shortening of the lower eyelid）

下睑水平松弛是导致退化性下睑内翻的原因之一。基于这种认识，一些旨在水平缩紧或缩短下睑的眼睑内翻矫正术先后问世，包括楔形或五边形部分全厚眼睑切除、下睑外侧矩形皮肤-肌肉切除加睑板瓣-骨膜固定、睑板条法外眦成形，以及前面述及的三角形睑板切除、矩形睑板切除法等。

通过在下睑中部或外眦部楔形切除全厚眼睑，使其在水平方向上缩短的手术方法早在19世纪即已被用于下睑外翻的矫正（Adams，1812年；von Ammon，1831年；von Graefe，1854年）[136]。1966年，Bick最早将该法用于矫正老年性下睑内翻，他在近外眦处切除底边在上的楔形全厚眼睑组织（图S4-2-1）[136]。此后，一些作者对Bick技术进行了改良（Jackson，1983年；Hurwitz等，1987年；Leibovitch，2010年；Barrett和Meyer，2012年）[137~140]。

1952年，Kirby[141]报告用下睑外侧矩形皮肤（包括睫毛）和肌肉切除+睑板瓣悬吊法在水平方向上缩短下睑，矫正痉挛性下睑内翻（图S6-2-8-1）。1966年，Dalgleish和Smith[142]报告用下睑中部五边形全厚眼睑切除和Z-成形术矫正老年性下睑内翻（图S6-2-8-2）。1979年，Anderson和Gordy[143]报告了外侧睑板条法外眦成形术（图S4-2-6），该技术很快就成了矫正老年性下睑内翻的非常有用的辅助方法，因为它直接矫正了下睑水平松弛。1980年，Saunders等[144]报告了一种谷仓式全厚眼睑切除法老年性下睑内翻矫正术，并将其命名为谷仓手术（Corncrib procedure），因为切口形状很像古时候谷仓的样子。实际上，该手术也可视为Bick手术的一种改良术式。该手术在睑板底部切除的睑板宽度要大于睑缘部，并且切口向下延伸到眶下缘。Saunders认为该技术可通过影响眼睑内翻的致病因素（包括眼球内陷、眼睑松弛、眶隔前眼轮匝肌叠压于睑板前眼轮匝肌之上、下睑缩肌薄弱）而起到内翻矫正作用。他们用该技术治疗58个下睑，平均随访17个月，效果满意，复发率仅3.4%[144]。但该技术并没有直接矫正眶隔前眼轮匝肌叠压或下睑缩肌松弛问题。1997年，Mauriello和Abdelsalam[145]改良了谷仓手术，他们通过加用Quickert缝合法折叠下睑缩肌，以使下睑缩肌复位，并阻止眼轮匝肌叠压。此外，睑板-结膜切口行垂直缝合，皮肤与眶隔前眼轮匝肌切口行水平缝合，整个切口缝合后呈倒T形（图S6-2-8-3）。虽然该技术试图矫正导致老年性下睑内翻的三个因素，但全厚切除眼睑组织可能引起睑裂狭小，并且不能与下睑成形术联合应用。

2012年，Roberts等[146]报告用加长型钻石样全厚眼睑切除法矫正老年性下睑内翻42例，获得满意效果。他们在下睑中、外1/3处切除钻石样全厚眼睑组织，然后用双针缝合线行水平褥式缝合，将下睑缩肌折叠到下睑板下缘（图S6-2-8-4），最后按常规方法完成缺损处的缝合。该法可同时矫正下睑水平方向上的松弛和下睑缩肌松弛，主要适用于需要快速手术或不愿外眦切开的患者。

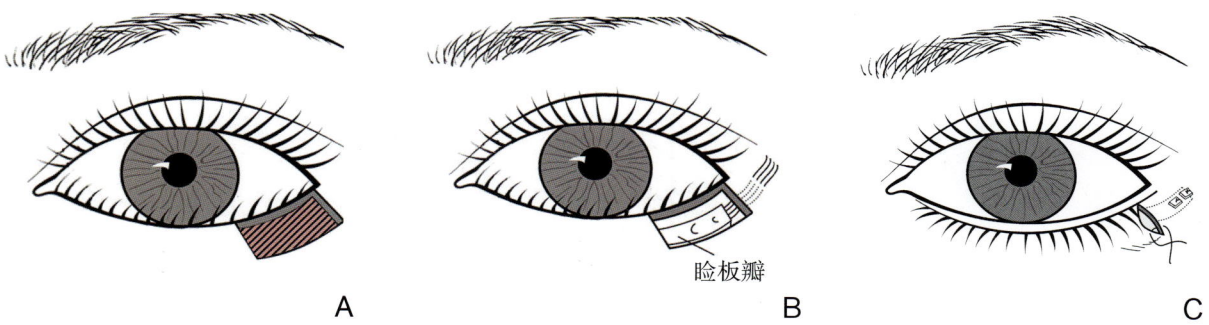

图 S6-2-8-1　Kirby 氏外侧矩形皮肤肌肉切除＋睑板瓣悬吊法痉挛性睑内翻矫正术示意图（1953 年）
A. 在下睑外侧段近外眦处切除一块矩形皮肤及肌肉（包括睫毛），其宽窄依下睑松弛程度而定；B. 形成长 4～5mm、宽约 3mm 的睑板瓣，并在下睑缺损外侧行皮下剥离，然后用双针缝线将睑板瓣断端与外眦角外侧的骨膜行两处水平褥式缝合，缝线由表面的皮肤穿出；C. 褥式缝合线两端穿过橡胶衬垫后拉紧打结，最后缝合皮肤切口

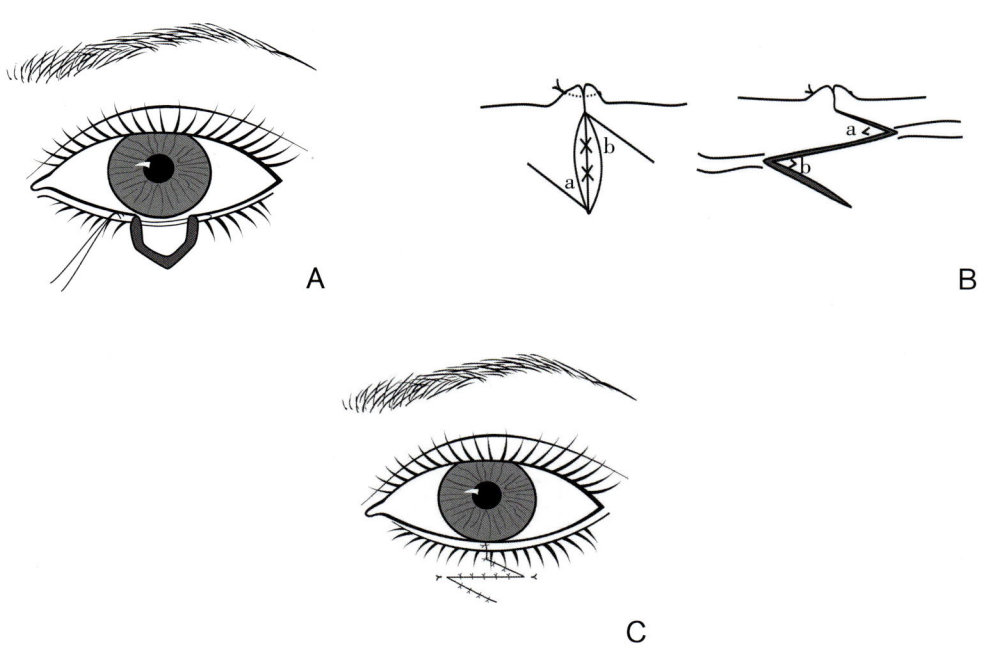

图 S6-2-8-2　Dalgleish-Smith 氏五边形全厚眼睑切除＋Z-成形法老年性下睑内翻矫正术示意图（1966 年）
A. 在下睑中段切除一块五边形的眼睑全厚组织，其宽度依下睑松弛程度而定，然后用"三针"技术缝合睑缘，间断缝合睑板前筋膜及肌肉创缘；B. 以未缝合的皮肤垂直切口为中轴，设计 Z-成形术切口，然后形成 a、b 两三角形皮瓣并将其易位，定点缝合；C. 皮肤切口缝合完毕

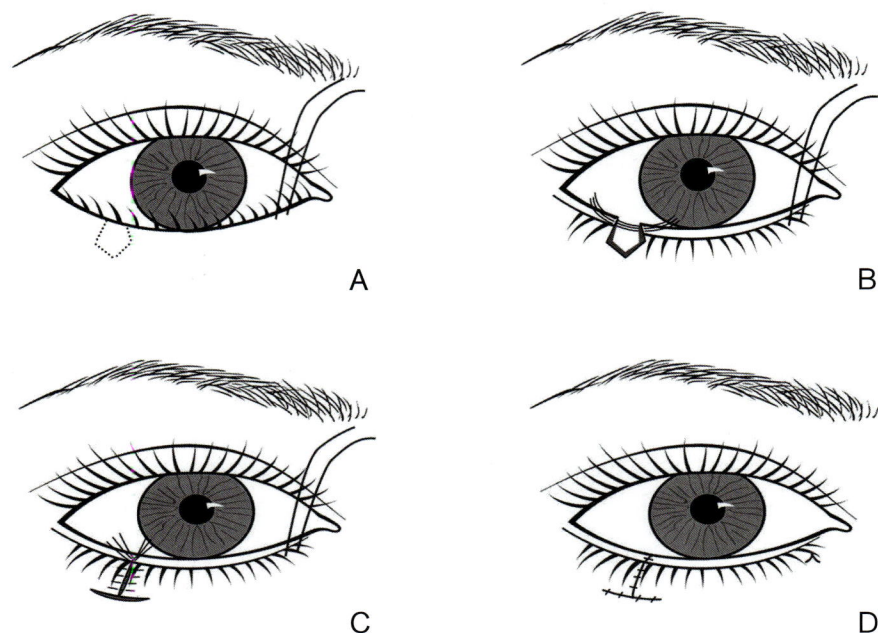

图 S6-2-8-3　Mauriello-Abdelsalam 氏改良的谷仓样切除-倒 T 样缝合法老年性下睑内翻矫正术示意图（1997 年）

A. 用双针缝线在下泪点外侧 2～3mm 处 Quickert 氏垂直缝合（图 S6-2-1-1-3），暂不打结，在角膜外侧缘垂线经过处的下睑设计倒谷仓形切口，其基底位于睑缘，一般宽约 6mm，最宽处在下睑板下缘，一般为 8mm；B. 沿设计线切除一块倒谷仓形全厚下睑组织，用"三针"技术缝合修复睑缘缺损（用 5-0 可吸收线经睑板腺开口对合睑缘中部，用 6-0 丝线对合睑缘的前、后唇）；C. 用 5-0 可吸收线缝合睑板及其下方的结膜和下睑缩肌，用 6-0 丝线缝合垂直切口的皮肤及肌肉，其下端出现的多余皮肤和肌肉，予以水平切除；D. 拉紧 Quickert 氏垂直缝合线打结，间断缝合皮肤水平切口，缝合后的整个切口呈倒 T 形

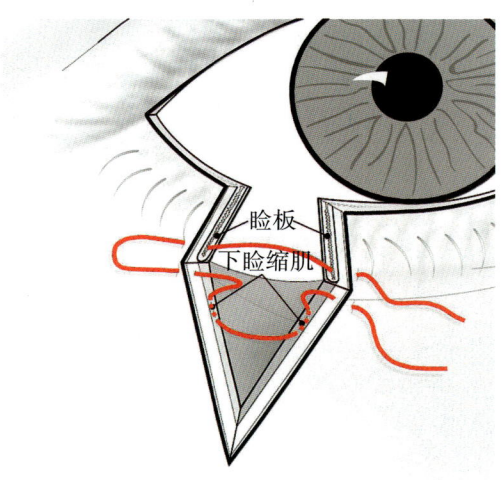

图 S6-2-8-4　Roberts 等加长型钻石样全厚眼睑切除法老年性下睑内翻矫正术示意图（2012 年）

九、综合性手术方法（Combined surgical techniques）

20世纪70～80年代，三种因素共同导致老年性下睑内翻发生的观点已被普遍接受。这三种因素是：水平松弛（尤其是外眦腱松弛）、垂直松弛（下睑缩肌薄弱或断裂）和眶隔前眼轮匝肌重叠于睑板前眼轮匝肌之上。此外，衰老引起的眶脂肪减少导致的眼球内陷也可能参与了内翻的发生（对这一因素，目前尚存争议）[147]。基于这种认识，一些旨在同时矫正多种致病因素的综合性老年性下睑内翻矫正术式相继见诸报道。

1972年，Quickert[148]报告了一种将下睑水平缩短技术（矩形全厚睑块切除技术）与Wies睑内翻矫正手术结合的新的退化性下睑内翻矫正术（图S6-2-9-1）。该术式可解决以下几方面的问题：①在水平方向上缩短眼睑可矫正任何眼球内陷的影响，使眼睑既不内翻也不外翻，因为它与眼球紧密贴附；②缩紧下睑缩肌可使其牵拉下睑的前上部，有助于外翻变形的睑板上部；③在下睑板下界下方水平切开全层眼睑，切口愈合后可产生阻止眶隔前眼轮匝肌向上运动的瘢痕性屏障。另外，该水平切口因不伤及睑缘动脉，不会引起眼睑瓣发生血运障碍[148]。

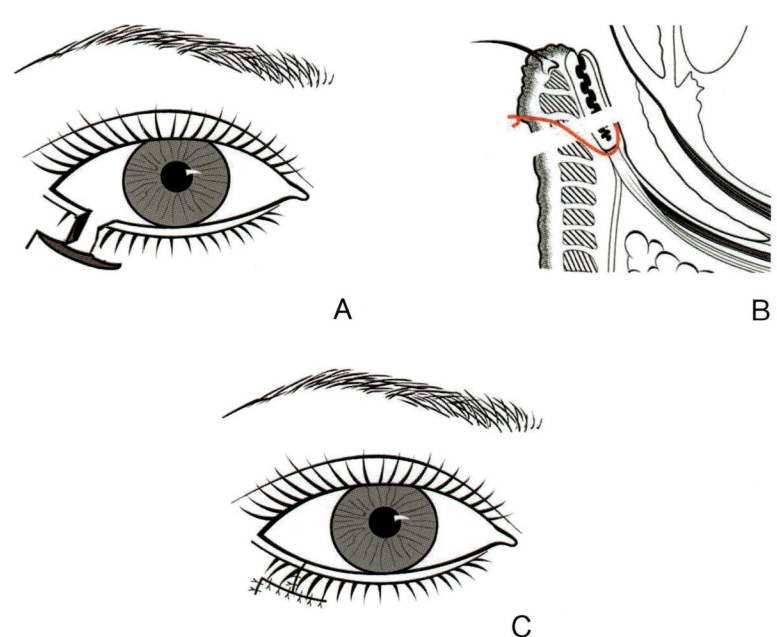

图S6-2-9-1 Quickert氏法老年性下睑内翻矫正术示意图（1972年）
A. 在下睑缘下方约3mm处水平全厚切开下睑外侧段，切口外侧端转向外下，切口下方保留睑板的下部，然后切除一块包括睑缘在内的矩形全厚眼睑组织，其宽度依下睑水平松弛程度而定，可通过睑缘重叠试验法来确定；B. 通过间断缝合和水平褥式缝合分别封闭睑缘、睑板结膜和皮肤肌肉垂直缺损后，用双针缝线将切口下缘的后层与切口上缘的前层行3处水平褥式缝合（具体缝合方法见图S6-1-4-2）；C. 切除多余的皮肤，间断缝合皮肤水平切口

1979年，Rainin[149]报告了一种将五边形全厚眼睑切除法下睑水平缩短技术与外翻缝合技术结合的老年性下睑内翻矫正新术式。五边形睑块切除部位在下睑中、外1/3交界附近，其内、外侧分别行两处和一处水平褥式外翻缝合。使用双针可吸收线，从结膜面进针，皮肤面出针。如下睑垂直松弛不严重，缝针在睑板下缘水平直接从结膜穿过皮肤。如垂直松弛严重，结膜面进针点要向下移。缝线在穹窿部放置的位置越深，穿出皮肤的位置越高，产生的眼睑外翻效果越明显[149]（图S6-2-9-2）。术后不需要拆线。Rainin用该法矫正退化性下睑内翻13例（20个下睑），术后平均随访2年零3个月，除一个下睑早期复发，经再次外翻缝合纠正外，其余下睑均一次手术获得满意效果，无矫正过度发生[149]。

1983年，van der Meulen[150]报告了一种皮肤入路水平与垂直缩短相结合的老年性下睑内翻矫正术（图S6-2-9-3），认为只有以这种方式才能使下睑上部和下部与眼球的贴附张力保持平衡，眼睑既不内翻，也不外翻。同年（1983年），Wesley和Collins[151]报告了联合下睑缩肌复位和外眦缩短技术矫正老年性下睑内翻21例（26个下睑），术后随访6~32个月，无1例复发。该技术很快得到普及。

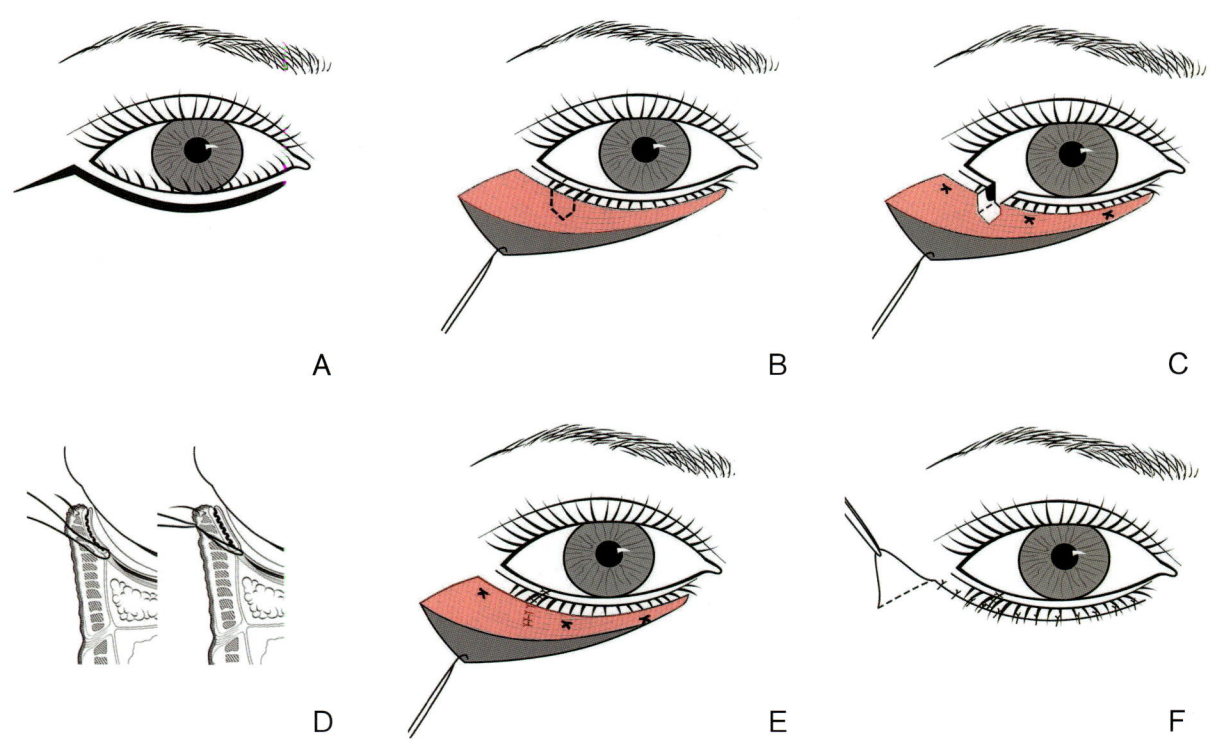

图S6-2-9-2　Rainin氏水平缩短与外翻缝合结合法老年性下睑内翻矫正术示意图（1979年）
A. 切口设计与皮肤切开；B. 皮下剥离，形成皮瓣并将其向下翻转，然后在下睑中、外1/3交界附近画线标记五边形眼睑块切除范围；C. 切除五边形眼睑块，在其内、外侧分别做两处和一处水平褥式外翻缝合，并拉紧缝线打结；D. 外翻缝合方法矢状观：使用双针可吸收线，从结膜面进针，睫毛下方的皮肤面出针，如下睑垂直松弛不严重，缝针在睑板下缘水平直接从结膜穿过皮肤，如垂直松弛严重，结膜面进针点要向下移，缝线在穹窿部放置的位置越深，穿出皮肤的位置越高，产生的眼睑外翻效果越明显；E. 缝合封闭睑缘、睑板结膜及肌肉缺损；F. 切除多余的皮肤，间断缝合皮肤切口

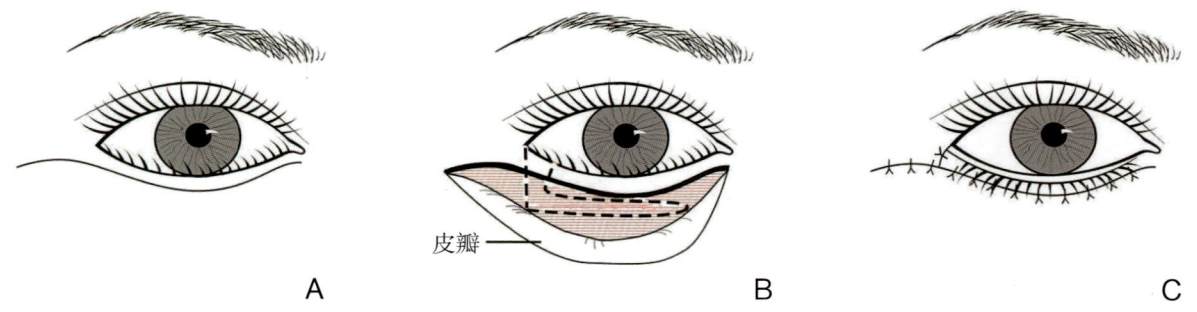

图 S6-2-9-3　van der Meulen 氏皮肤入路水平与垂直缩短相结合的老年性下睑内翻矫正术示意图（1983 年）
A. 切口设计；B. 沿设计线切开皮肤，皮下剥离，形成皮瓣，将皮瓣向下翻转，依据下睑松弛程度，在下睑外侧标记三角形全厚眼睑切除范围，另在下穹窿深部标记睑结膜切除范围；C. 切除标记范围内的三角形全厚眼睑及下穹窿深部的睑结膜，重新将睑缘缝合到外眦，然后切除多余的皮肤，间断缝合皮肤切口

1991 年，Carroll 和 Allen[152] 报告，他们用一种改良的 Quickert 综合性老年下睑内翻矫正术（图 S6-2-9-4），共治疗 127 个内翻下睑（其中 60% 以上为其他术式矫正后复发的眼睑），获得满意效果。他们强调应将这类针对引起老年性下睑内翻多种因素的综合性矫正手术作为治疗老年性下睑内翻的常规手术。同年（1991 年），Nowinski[153] 报告了一种皮肤入路同时矫正老年性下睑内翻三个致病因素的新技术，包括下睑缩肌折叠、外侧睑板条法矫正水平松弛和眶隔前眼轮匝肌切除。他用该综合技术矫正下睑内翻 40 例（50 个下睑），获得很好的功能与美容效果。同年（1991 年），Corin 等[154] 报告了联合应用外侧睑板条技术和肥厚眼轮匝肌切除术矫正老年性下睑内翻 15 例（21 个下睑），效果很好。

1993 年，Dresner 和 Karesh[155] 报告了结膜入路法矫正三种致病因素的老年性下睑内翻矫正术，即直接折叠下睑缩肌、切除部分眶隔前眼轮匝肌和水平缩紧下睑（睑板条法）。共治疗 18 例（23 个下睑），术后随访 9~18 个月，均无复发[155]（图 S6-2-9-5）。

2001 年，Rougraff 等[156] 对三种眼睑内翻矫正手术的术后复发率进行了比较研究，三种手术分别是：①外侧睑板条技术与全厚眼睑外翻缝合联合应用法；②单纯外翻缝合法；③单纯外侧睑板条法外眦成形术。结果表明三者的术后复发率分别为 1.6%、33% 和 22%。结论：缝合推进下睑缩肌与外侧睑板条技术联合应用矫正老年性睑内翻是一种简单、快速、符合生理要求、效果持久的手术方法。

2001 年，Cook 等[157] 用类似于 Dresner 和 Karesh 报告的结膜入路手术矫正老年性下睑内翻，效果不太满意，复发率达 8.3%。

2002 年，Khan 等[158] 报告用稍加改进的 Dresner 和 Karesh 结膜入路法矫正老年性下睑内翻 89 例（114 个下睑），术后 3 个月时所有患者的眼睑内翻都被矫正。其中，75% 的患者得到平均 38.3 个月的随访，只有 1 例内翻复发。他们认为这种改良的结膜入路老年性下睑内翻矫正术，是一种省时、安全、有效和术后复发率低的手术。同年（2002 年），Quist[159] 用睑板条技术结合改良的

Quickert-Rathbun 缝合法（图 S6-2-9-6）治疗老年性下睑内翻 20 例（22 个下睑），术后平均随访 33.3 个月，仅 1 个下睑在术后 21 个月时内翻复发，其余均获得满意效果，成功率为 95%。

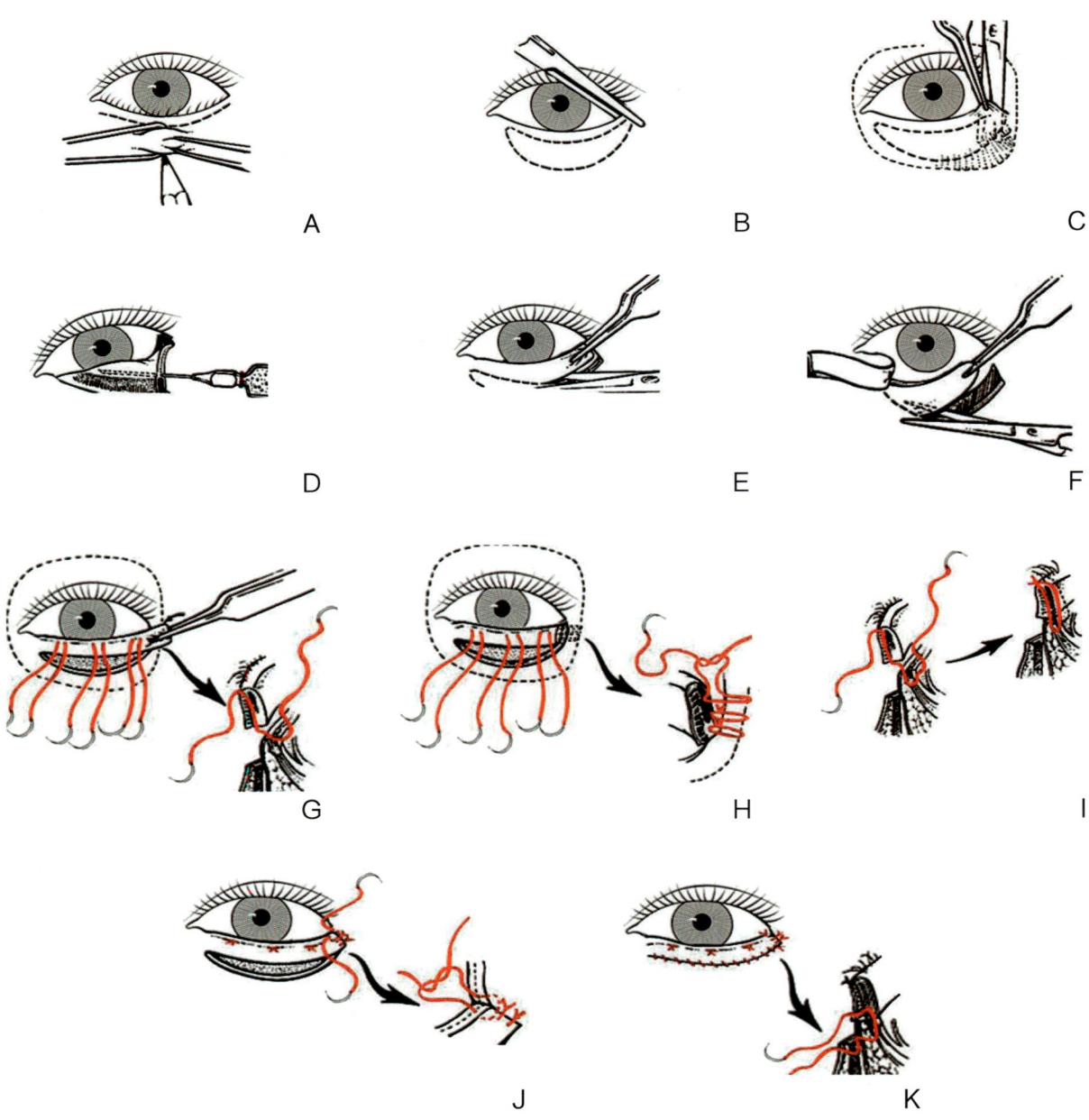

图 S6-2-9-4 Carroll-Allen 氏改良的 Quickert 综合性老年性睑内翻矫正术示意图（1991 年）

A. 在下睑缘下 4mm 处设计与睑缘平行且等长的皮肤切口，通过夹捏试验判断多余的前层组织，并画线标记；B. 用直剪顺上睑缘弧度自外眦角全层剪开下睑约 4mm 长；C. 通过下睑外侧 4mm 的切口剪断眶隔和下睑缩肌在眶外缘骨膜上的附着；D. 在睑板下缘结膜下注射局麻药；E. 紧靠睑板下缘水平全厚剪开下睑；F. 沿标记线整块切除多余的皮肤、皮下组织和眶隔前眼轮匝肌；G. 用 5-0 可吸收缝线行 2～3 处水平褥式缝合，折叠下睑缩肌，缝线从切口下缘结膜面进入，经下睑缩肌、切口上缘的睑板前筋膜，由紧靠睫毛的皮肤穿出；H. 用 5-0 缝线将睑板断端与眶外缘骨膜缝合固定，水平缩短下睑；I. 拉紧褥式缝线打结，使睑缘恢复正常位置；J. 用 6-0 丝线通过灰线缝合上、下睑缘断端，重新形成外眦角；K. 用 6-0 丝线连续缝合下睑水平切口，缝线应经过下睑板下缘，以在睑板前与眶隔前眼轮匝肌之间形成瘢痕屏障

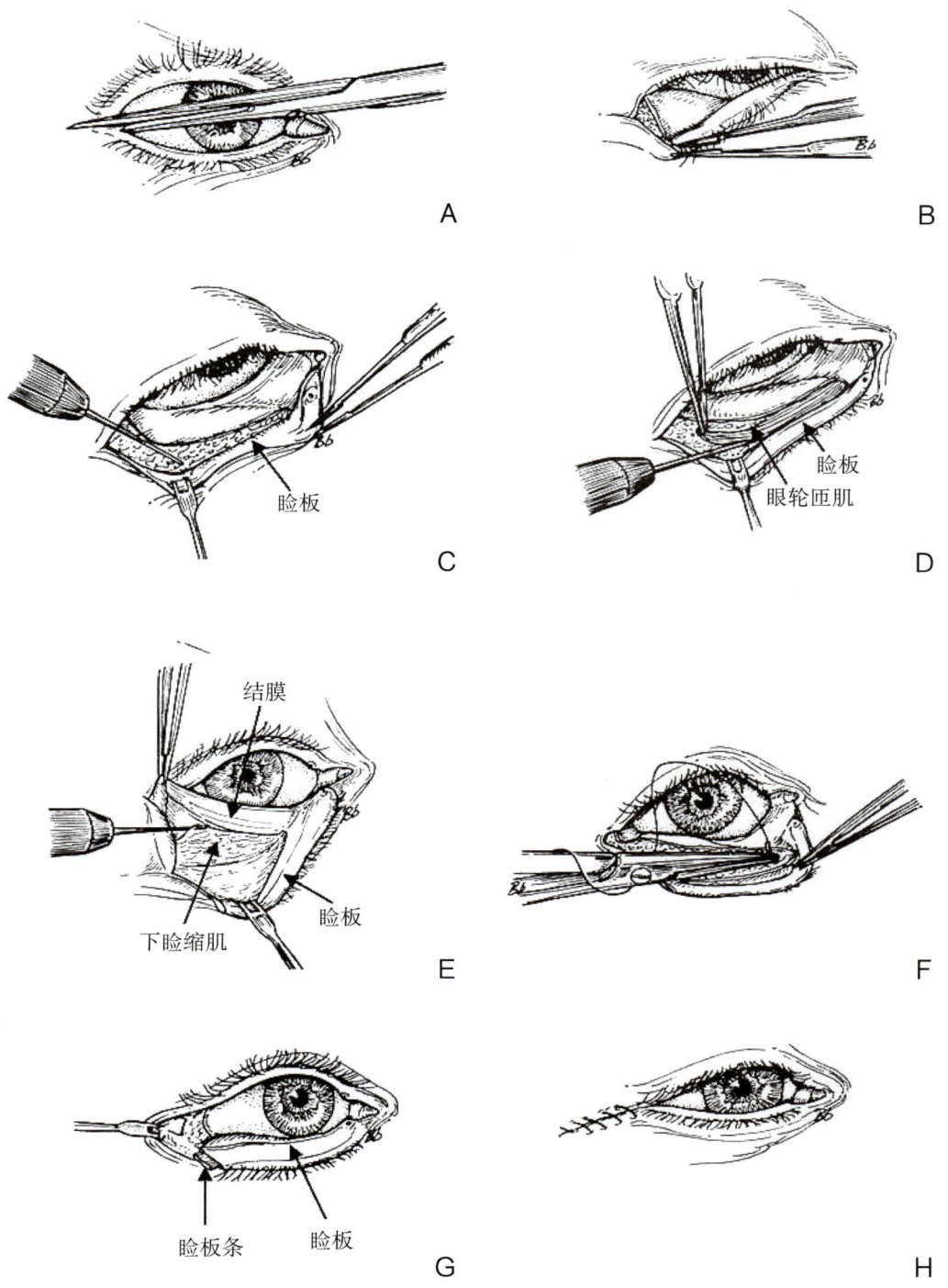

图 S6-2-9-5　Dresner-Karesh 氏结膜入路法老年性下睑内翻矫正术示意图（1993 年）
A. 切开外眦；B. 切断外眦腱下支；C. 在下睑板下方切开结膜及下睑缩肌；D. 沿切口全长切除一条眼轮匝肌；E. 将切口下缘的下睑缩肌与结膜分离；F. 用 5-0 可吸收缝线将下睑缩肌断端重新缝合到下睑板下缘的前面；G. 在下睑外侧端形成睑板条，水平缩短下睑，并将睑板条缝合固定到眶外缘内面的骨膜上以缩紧下睑缘；H. 间断缝合皮肤切口

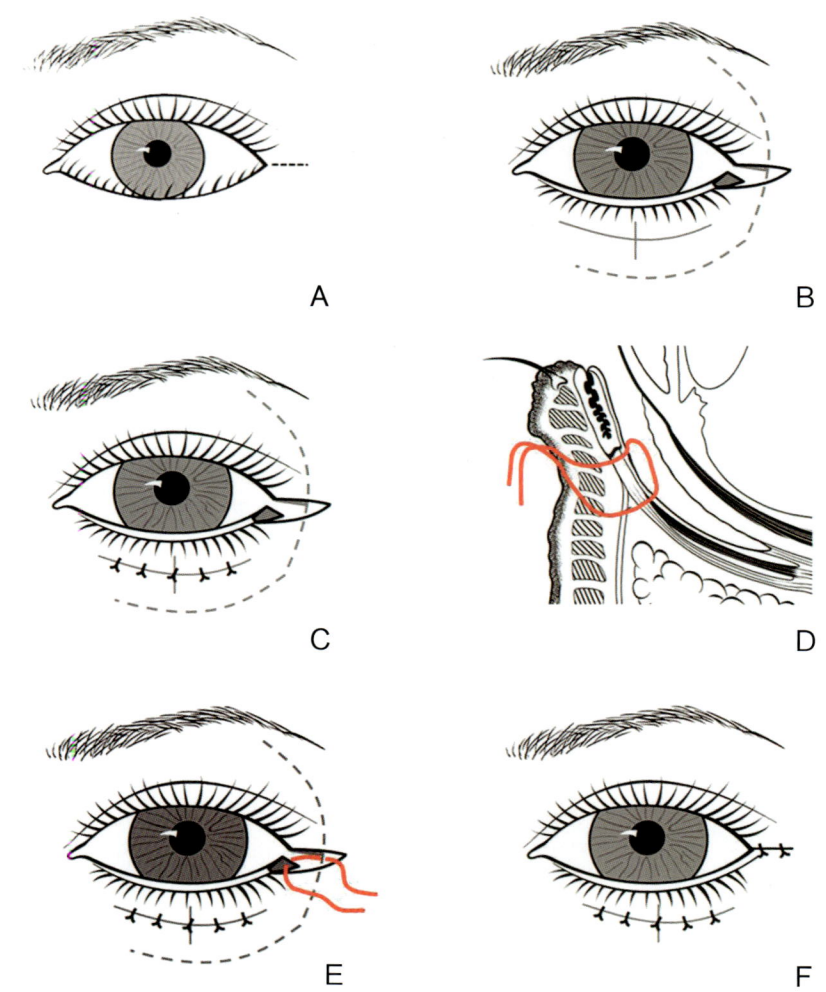

图 S6-2-9-6 Quist 氏睑板条技术结合改良的 Quickert-Rathbun 氏缝合法老年性下睑内翻矫正术示意图（2002 年）
A. 剪开外眦；B. 在下睑外侧端缩短睑缘并形成睑板条；C. 用 4-0 可吸收缝线在下睑行 5 处垂直外翻缝合；D. 缝线途径，矢状观；E. 用 4-0 可吸收缝线将睑板条缝合固定到眶外缘内侧面的骨膜上，缩紧下睑缘；F. 间断缝合外眦皮肤切口

2005 年，Ben Simon 等[160]对结膜入路与皮肤入路下睑缩肌复位法矫正老年性下睑内翻的效果、复发率和并发症发生情况进行了对比分析。结果表明：①两者的疗效相似；②复发率前者高于后者，但无统计学意义；③眼睑外翻发生率后者高于前者，可能与前层瘢痕形成有关，外眦悬吊可减少外翻发生率。

2006 年，Erb 等[161]用结膜入路眼睑内翻矫正术（Transconjunctival entropion repair, TCER）治疗老年性下睑内翻 120 例（151 个下睑），成功率为 96.7%，复发率为 3.3%。该法可通过三个主要步骤，即眶隔前眼轮匝肌切除、下睑缩肌复位和睑板条法外眦成形，有针对性地矫正引起老年性下睑内翻的三个解剖因素，即眶隔前眼轮匝肌重叠于睑板前方、下睑缩肌断裂和下睑水平松弛。同年

（2006年），Spinelli等[162]报告用外眦成形（睑板条法）、眶隔缩紧和眼轮匝肌悬吊法矫正老年性下睑内翻253例（409个下睑），获得满意效果，术后无复发，也无并发症发生。同年（2006年），Barnes等[163]报告联合应用外侧睑板条和外翻缝合技术（Lateral tarsal strip and everting sutures，LTS＋ES，图S6-2-9-7）矫正老年性下睑内翻55例（62个下睑），成功率达98%。他们认为，LTS＋ES是矫正老年性下睑内翻的一种简单易行、效果可靠的方法。

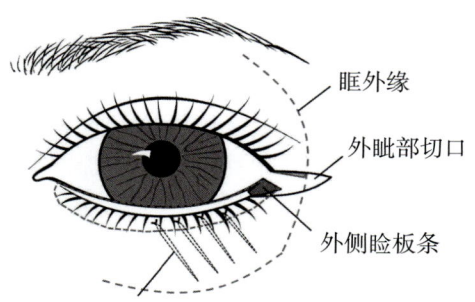

图S6-2-9-7　Barnes等外侧睑板条＋外翻缝合法老年性下睑内翻矫正术示意图（2006年）

2012年，Nakauchi和Mimura[164]报告应用Jones下睑缩肌缩短与改良的Hotz手术联合法（图S6-2-9-8）矫正老年性下睑内翻的术后效果，并与单独应用Jones手术的效果进行比较，结果发现前者可显著减少复发率。

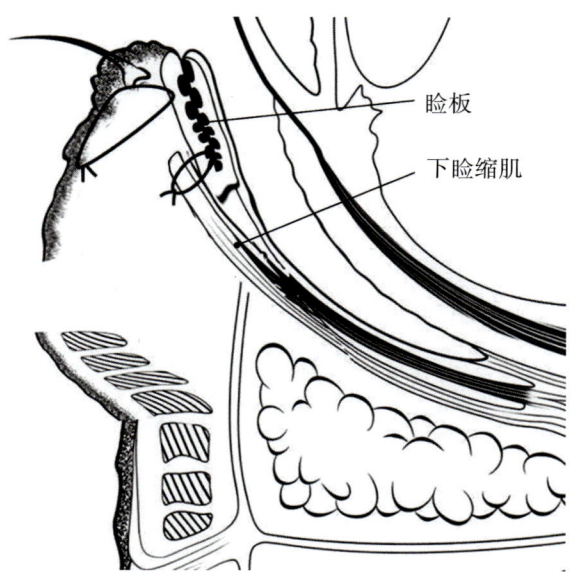

图S6-2-9-8　Nakauchi-Mimura氏Jones手术与改良Hotz手术联合法老年性下睑内翻矫正术示意图（2012年）

2014年，Rabinovich等[165]报告用睑板条技术，结合睫毛下旋转缝合法矫正老年性下睑外翻42例，效果满意。他们经睫毛下皮肤切口将睑板前眼轮匝肌固定缝合于下睑板前面，然后用外侧睑板条技术水平缩短下睑。

十、其他方法（Other methods）

用胶布将下睑缘拉离眼球作为减轻刺激症状的权宜之计，早在19世纪初，甚至更早的时候即已被用于老年性下睑内翻的治疗。

1953年，Lebensohn[166]报告了去表皮下睑皮瓣-下眶缘筋膜固定法老年性下睑内翻矫正术，该法是Machek（1914年）报告的去表皮上睑皮瓣-额肌悬吊法上睑下垂矫正术在下睑的变通应用。

1962年，Elliot[167]报告用阔筋膜条移植法（图S6-2-10-1）矫正老年性下睑内翻6例，术后随访6个月至2年，全部获得满意效果。

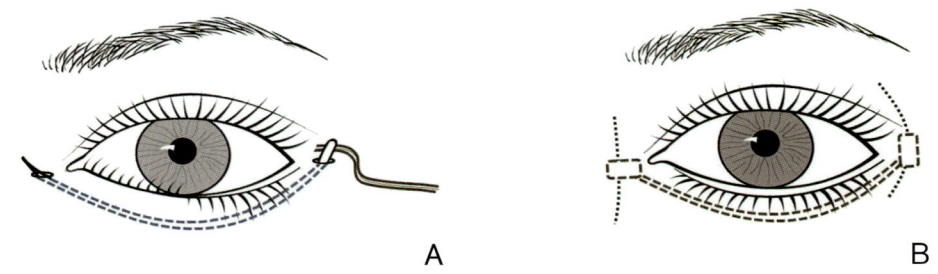

图S6-2-10-1　Elliot氏阔筋膜条移植法老年性下睑内翻矫正术示意图（1962年）
A. 分别在内、外眦部作2个水平小切口，暴露内眦韧带与眶外缘，在切口之间于皮下组织与睑板下半前方的眼轮匝肌之间剥离弧形隧道，宽3mm、长10cm的阔筋膜条穿过隧道；B. 将筋膜条内侧端与内眦腱固定，外侧端与眶外缘骨膜固定，固定前应将张力调整适当，最后缝合皮肤小切口

1990年，Matsuo和Hirose[168]用结膜入路后层耳甲软骨移植法（图S6-2-10-2）矫正老年性下睑内翻1例，获得满意效果，随访10个月内翻无复发，移植软骨表面已黏膜化。

自20世纪80年代以来，肉毒毒素已被用于治疗老年性下睑内翻（Neetens等，1987年；Carruthers和Stubbs，1987年；Clarke和Spalton，1988年；Steel等，1997年；Deka和Saikia，2011年……）[169~173]。通常药物被注射到眶隔前眼轮匝肌或皮下组织内，通过阻止神经-肌肉接头处的乙酰胆碱释放使肌肉暂时性瘫痪，从而矫正内翻，大约10U即可达到理想效果。该法的疗效是暂时性的，持续时间为12~15个月[174]。

2012年，Babuccu[175]报告通过使用超脉冲CO_2激光对下睑及眶周实施嫩肤的方法矫正退化性下睑内翻，共治疗5个患者，术后1个患者失访，4个患者随访5~21个月，效果满意。

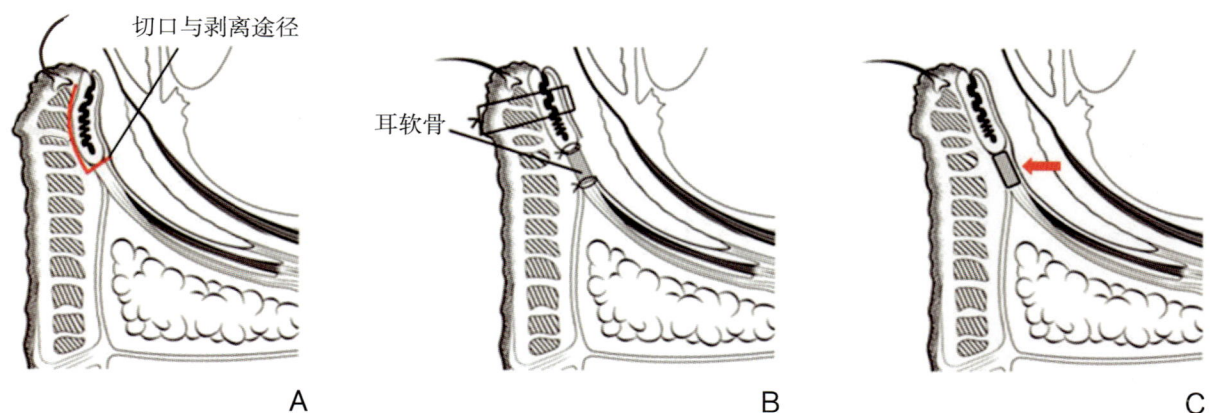

图 S6-2-10-2　Matsuo-Hirose 氏结膜入路后层耳甲软骨移植法老年性下睑内翻矫正术示意图（1990年）
A. 在下睑板下缘稍下方切开睑结膜及下睑缩肌，经此切口于睑板和睑板前眼轮匝肌之间向上剥离直至睫毛根部；B. 上提下睑后层，使睫毛向外翻转，在下睑板中部水平处从结膜至皮肤做几处全层缝合，以保持睫毛处于矫正位置，然后将不带皮肤的耳甲软骨片插入结膜切口内以补充后层，其上缘与睑板下缘缝合，其下缘与结膜及下睑缩肌缝合；C. 箭头所指处为已黏膜化的耳甲软骨

（邢新　杨超　张元政　付晓宇）

第三节 · 眼睑赘皮与先天性眼睑内翻的矫正方法的发展简史
Development and evolution of correction of epiblepharon and congenital entropion

一、手术疗法（Surgical techniques）

下睑赘皮由 von Ammon 于 1841 年首次报告[176]。单纯眼睑赘皮不需治疗，但若其引起睑缘内翻、倒睫和角膜刺激征时，应积极处理，可用胶布或透明胶带粘贴法将赘皮拉离眼球，也可用手术方法矫正。1950 年，Czukrász 报告用改良 Celsus-Hotz 手术矫正下睑赘皮伴眼睑内翻 1 例获得成功[4]。1957 年，Levitt 报告用下睑半月形皮肤切除法矫正先天性下睑内翻 1 例，效果满意[5]。1964 年，Millard 和 Duke-Elder 主张用单纯切除过剩的皮肤皱襞的方法矫正眼睑赘皮[177, 178]。1968 年，Johnson 报告用上、下睑皮肤-眼轮匝肌条切除结合内眦处 V-Y 成形术矫正上睑与下睑赘皮 1 例，获得满意效果[179]（图 S6-3-1-1）。1978 年，Johnson 改进了其本人于 1968 年报告的上、下睑赘皮矫正术式中 V-Y 切口的设计，使原来尖端向外的 V 形改为尖端向内的 V 形，认为这样更符合生理特点（图 S6-3-1-2）。该改良术式既可用于矫正眼睑赘皮，也可用于矫正睑板型内眦赘皮[180]。

1983 年，Quickert 等[181] 报告用无切口全厚眼睑缝合法（图 S6-3-1-3）矫正先天性下睑赘皮 10 例（18 个下睑），其中 2 例（4 个下睑）伴有内翻。术后最少随访 6 个月，所有病例均获得满意效果，无复发，无并发症。他们认为，常用的皮肤肌肉切除法下睑赘皮矫正术并没有直接矫正潜在的解剖缺陷，而是不必要地牺牲正常眼睑组织，并可能引起难看的眼睑瘢痕。而全厚眼睑缝合技术可通过在皮肤、眼轮匝肌和下睑缩肌之间产生瘢痕组织来矫正基本的病理生理缺陷，不需牺牲正常眼睑组织，而且美容效果较好。1989 年，Hayasaka 等[182] 报告用埋藏式缝合法矫正眼睑赘皮伴倒睫。

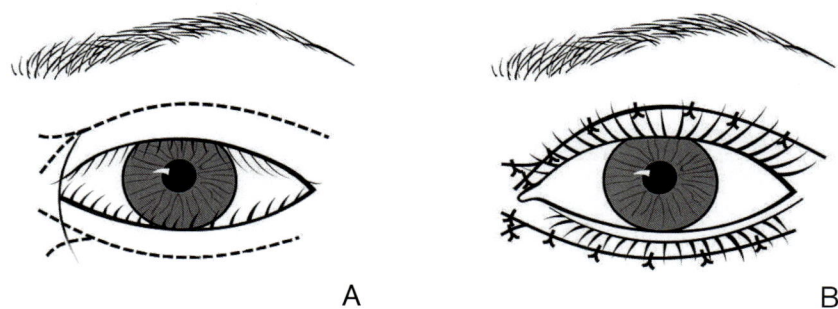

图 S6-3-1-1 Johnson 氏皮肤-眼轮匝肌条切除结合内眦处 V-Y 成形法眼睑赘皮矫正术示意图（1968 年）

A. 切口设计（上睑切口位于睑缘上 6mm，与睑缘平行且等长，其内侧端越过赘皮走向内眦且呈 V 形，下睑切口位于睑缘下 3～4mm，与睑缘平行且等长，其内侧端越过赘皮走向内眦，也呈 V 形）；B. 先行上睑手术，沿设计线切开皮肤及眼轮匝肌至睑板表面，切除多余的皮肤及邻近切口上、下缘的一窄条眼轮匝肌纤维，若眶脂肪过剩，也予以切除，用 4-0 双针尼龙单丝线从外侧端向内侧端间断缝合切口 5～6 处，缝合时使两端缝针从睑结膜面进针，经睑板后分别由切口上、下缘皮肤出针并打结，结膜面的进针点比皮肤面的出针点稍靠内侧，如此缝合可使内眦处的皮肤松弛，增加 V-Y 成形的推进效果，V-Y 成形处的皮肤切口用 6-0 丝线间断缝合，术后第 6 天拆除所有缝线，数月后施行下睑手术，沿设计线切开皮肤及眼轮匝肌至睑板表面，切除一窄条邻近切缘的眼轮匝肌纤维，用 6-0 丝线从外侧端向内侧端间断缝合皮肤切口，缝针从切口下缘进入，咬住稍靠内侧的睑板后再由与此处对应的切口上缘皮肤穿出，然后打结，如此缝合可逐渐将切口下缘皮肤推向内侧，增加切口内侧端 V-Y 成形的推进效果，间断缝合切口

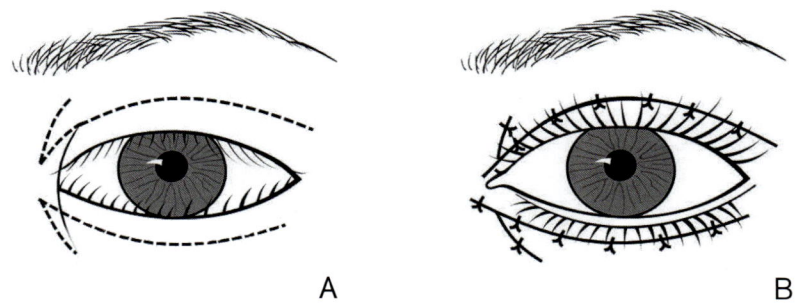

图 S6-3-1-2 Johnson 氏改良的皮肤-眼轮匝肌条切除结合内眦处 V-Y 成形法眼睑赘皮矫正术示意图（1978 年）

A. 切口设计；B. 术后即刻，除 V-Y 成形的方向不同以外，其他操作同前

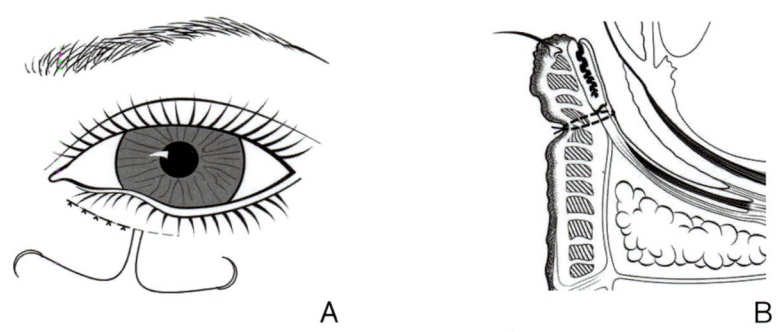

图 S6-3-1-3　Quickert 等无切口全厚眼睑缝合法下睑赘皮矫正术示意图（1983 年）
A. 画线标记下睑皱褶，从其内侧端开始，用 4-0 双针肠线行下睑水平褥式全层缝合，一端缝针从下睑板稍下方的睑结膜进入，由前方标记的皱褶线上穿出皮肤，另一端缝针在同一水平，距第一针进、出点约 3mm 处进入结膜，穿出皮肤，拉紧缝线，在皮肤表面打结，在同一水平，紧靠第一处水平褥式缝合处以相同方式向外侧施行下一处缝合，直至标记的皱褶线全长缝合完毕；B. 缝线途径，矢状观

1994 年，Millman 等[183]报告用皮肤皱褶重建和睑囊筋膜修复法矫正先天性眼睑内翻和眼睑赘皮 21 例（41 个眼睑），其中眼睑赘皮 17 例（33 个眼睑），眼睑内翻 4 例（8 个眼睑），除 3 例眼睑赘皮发生于上睑以外，其余病例畸形均出现在下睑。术中发现所有病例均缺少皮肤-睑囊筋膜附着，先天性眼睑内翻者尚存在睑囊筋膜-睑板附着部分或完全缺失。手术的关键步骤是睑囊筋膜-睑板下界-眼睑皮肤的缝合（图 S6-3-1-4），不切除皮肤或肌肉。术后初期所有眼睑均被充分矫正，平均随访 2.4 年，33 个眼睑赘皮中有 3 个复发，8 个内翻眼睑均无复发。1996 年，Choo[184]报告用前层复位法（Anterior lamellar repositioning）矫正先天性下睑赘皮 10 例（15 个下睑），获得满意效果。术中切除过剩皮肤，减少睑板前眼轮匝肌容量，并将切口上缘皮下组织缝合到睑板前面（图 S6-3-1-5）。1998 年，Choo 等[185]报告用过剩皮肤切除、睑板前眼轮匝肌减容和皮肤皱褶重建法（图 S6-3-1-6）矫正先天性上睑赘皮 14 例（28 个上睑），术后随访 6~22 个月，25 个上睑被成功矫正，成功率为 89%（25/28），美容效果满意。

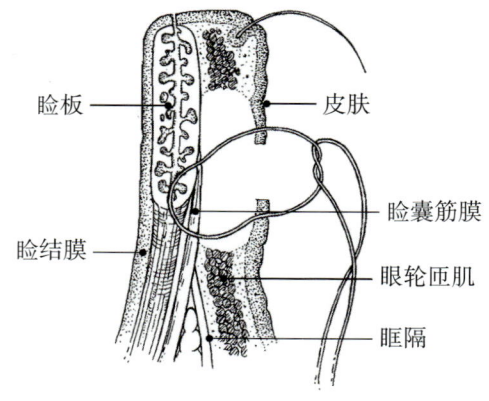

图 S6-3-1-4　Millman 等皮肤皱褶重建和睑囊筋膜修复法先天性眼睑内翻和下睑赘皮矫正术示意图（1994 年）

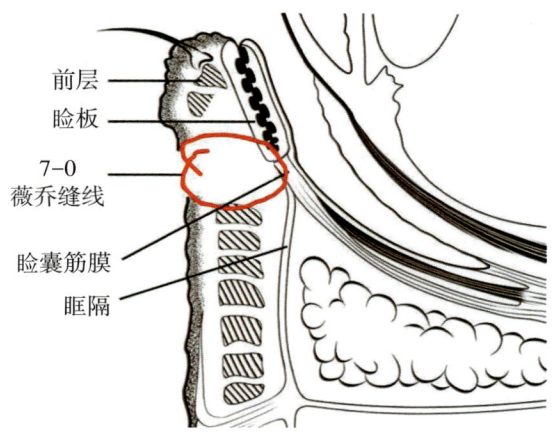

图 S6-3-1-5　Choo 氏前层复位法下睑赘皮矫正术示意图（1996 年）

用夹捏法判断下睑皮肤-肌肉切除范围，设计椭圆形切口，其上部位于睑缘下 2～3mm。局麻下切除标记范围内的皮肤及肌肉，将切口上缘行皮下剥离至睫毛根部，进一步去除皮瓣下方的睑板前眼轮匝肌，然后用 7-0 可吸收线行皮下缝合，将切口上、下缘的下睑前层组织固定到睑板表面，缝线部经过睑囊筋膜。最后，用 7-0 丝线缝合皮肤切口，术后第 5 天拆线

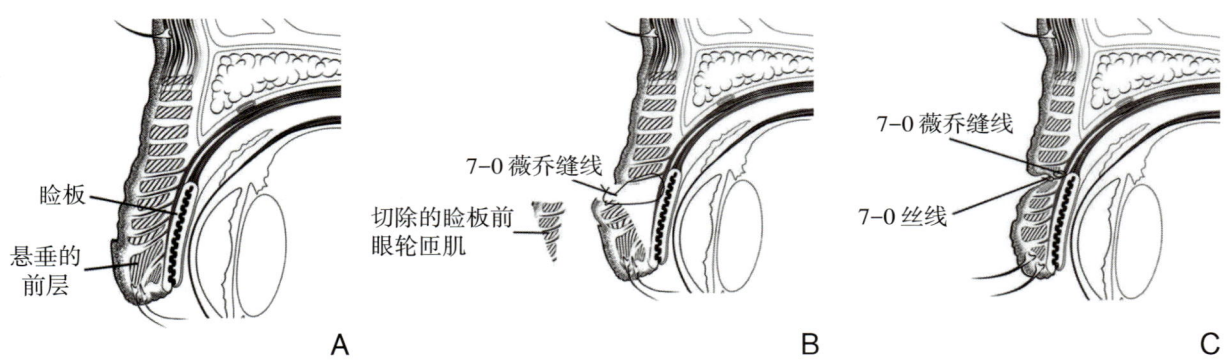

图 S6-3-1-6　Choo 等过剩皮肤切除、睑板前眼轮匝肌减容和皮肤皱褶重建法先天性上睑赘皮矫正术示意图（1998 年）
A. 先天性上睑赘皮，睫毛内翻；B. 切除一条皮肤，减少睑板前眼轮匝肌容量，缝线穿过切口上缘皮下组织、睑板浅面和切口下缘皮下组织拉紧打结；C. 缝合皮肤

2000 年，Woo 等[186] 报告用过剩皮肤和睑板前眼轮匝肌切除结合埋藏式旋转缝合技术（将切口上缘皮下组织与睑板下缘或睑囊筋膜缝合，图 S6-3-1-7）矫正先天性下睑赘皮 197 例，术后平均随访 7.1 个月，效果满意率达 92.3%。2001 年，Jeong 等[187] 报告用梭形皮肤-肌肉切除和下睑皱褶重建法（图 S6-3-1-8）矫正先天性下睑赘皮 98 例（185 个下睑），术后随访 12～54 个月，除 5 例（9 个下睑）睫毛-角膜接触体征复发经二次手术矫正外，其余均一次矫正成功，美容效果满意。

2002年，Khwarg和Choung[188]报告用梭形切除皮肤和眼轮匝肌结合切口上缘皮下组织-睑板缝合法（图S6-3-1-9）矫正先天性下睑赘皮58例（111个下睑），术后平均随访5.1个月，成功率为97%。2004年，Ito等[189]报告用不切除皮肤，仅切除睑板前肥厚眼轮匝肌的方法矫正先天性眼睑内翻8例（13个下睑和3个上睑），其中轻度内翻5例，重度内翻3例。重度者，术中附加埋藏式睑缩紧缝合（Lid-bracing suture，图S6-3-1-10）。术后随访6～15个月，效果满意，无复发。2008年，Hwang等[190]报告联合应用睑缘劈裂和过剩皮肤肌肉切除技术（图S6-3-1-11）矫正先天性下睑赘皮19例（31个下睑），术后平均随访29.4周，功能与美容效果满意，无并发症发生。同年（2008年），Lew等[191]报告用三处埋藏式缝合法（图S6-3-1-12）矫正上睑赘皮101例（202个上睑），术后随访9个月以上，92例（184个上睑）获得成功矫正，9例（18个上睑）复发，复发率8.9%。2009年，Kakizaki等[192]报告用改良Hotz法治疗先天性下睑睫毛内翻29例（49个下睑），术中将睑板前方的下睑缩肌前层与睑板分离，找到下睑板下界，适当切除部分睑缘处的眼轮匝肌，用6-0尼龙或聚丙烯线将分离的下睑缩肌前层与下睑板下界、睑缘眼轮匝肌和真皮缝合，以加固皮肤与下睑板下界和下睑缩肌的联系（图S6-3-1-13）。术后平均随访27.4个月，除2个下睑效果差外，其余47个下睑矫正效果优良，无复发病例。

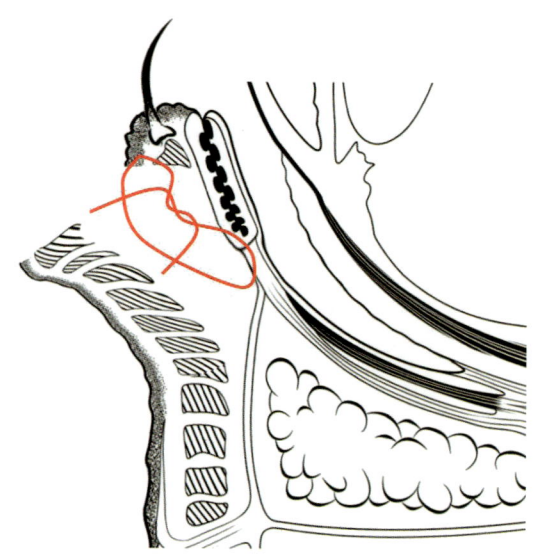

图S6-3-1-7　Woo等过剩皮肤和睑板前眼轮匝肌切除结合埋藏式旋转缝合法先天性下睑赘皮矫正术示意图（2000年）
距睫毛1～2mm平行于睑缘切开下睑全长或内侧2/3长度的皮肤及肌肉，在皮肤-肌肉瓣与睑板之间进行剥离，暴露睑板，用8-0尼龙线将切口上缘的皮下组织与暴露的睑板行间断埋藏式缝合，使睫毛向外旋转至正常位置；内翻严重者，缝线经过睑板下缘或睑囊筋膜，以使睫毛获得更多的外旋，通常行3～6处这样的缝合。多余的皮肤及肌肉可适当切除，最后缝合皮肤切口（矢状观）

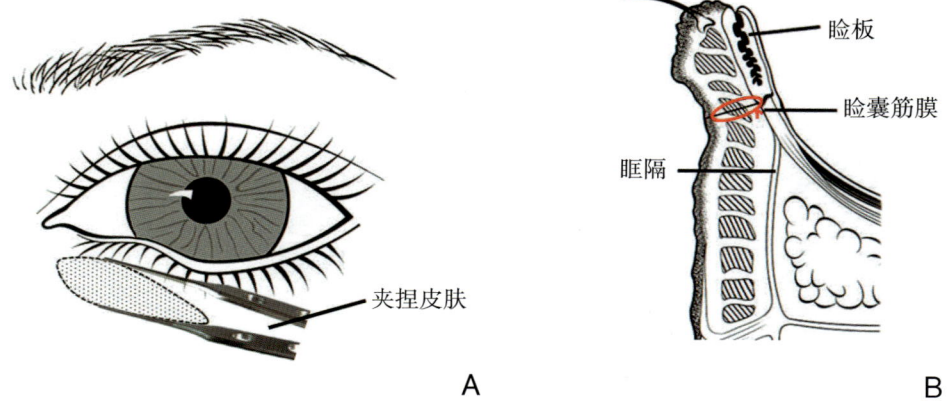

图 S6-3-1-8　Jeong 等梭形皮肤-肌肉切除和下睑皱褶重建法先天性下睑赘皮矫正术示意图（2001年）

A. 用夹捏法，在下睑轻度外翻的情况下标记皮肤及肌肉切除范围，切口设计成椭圆形，大部分位于下睑内侧半，上部切口位于睑缘下2mm左右，下部切口越过内眦赘皮；B. 切除标记范围内的椭圆形皮肤及肌肉，暴露睑板，用7-0缝线将切口上缘的皮下组织与睑板下缘及睑囊筋膜间断缝合1～2处，使睫毛向外翻转，最后间断缝合皮肤切口

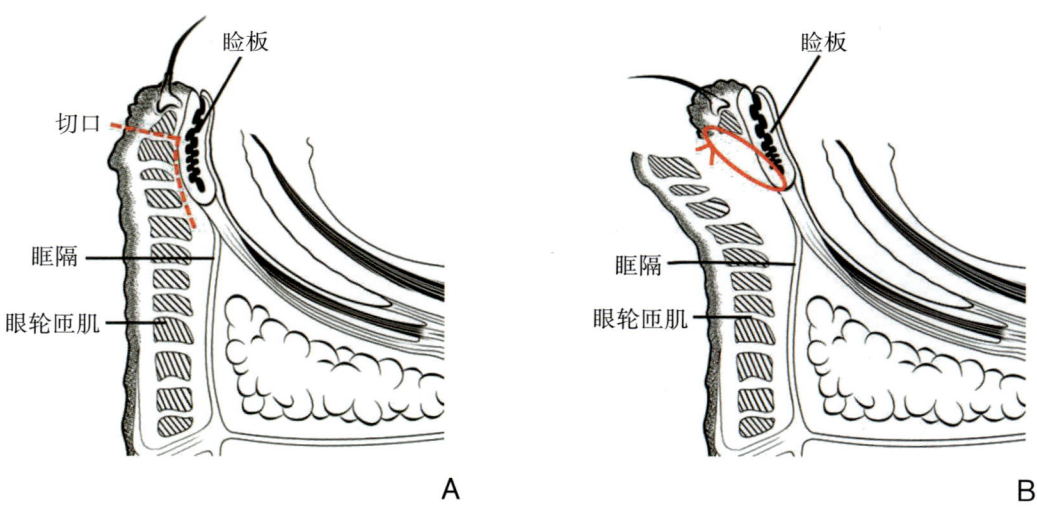

图 S6-3-1-9　Khwarg-Choung 氏梭形皮肤及眼轮匝肌切除结合切口上缘皮下组织-睑板下缘缝合法先天性下睑赘皮矫正术示意图（2002年）

A. 在下睑睫毛线下1mm处平行于睑缘从泪点外侧至外眦切开皮肤及眼轮匝肌，于眼轮匝肌和睑板之间向下剥离，暴露睑板下缘；B. 用8-0尼龙线将切口上缘的皮下组织与睑板下缘间断缝合，使睫毛向外翻转，然后梭形切除切口下缘多余的皮肤及肌肉，缝合皮肤切口

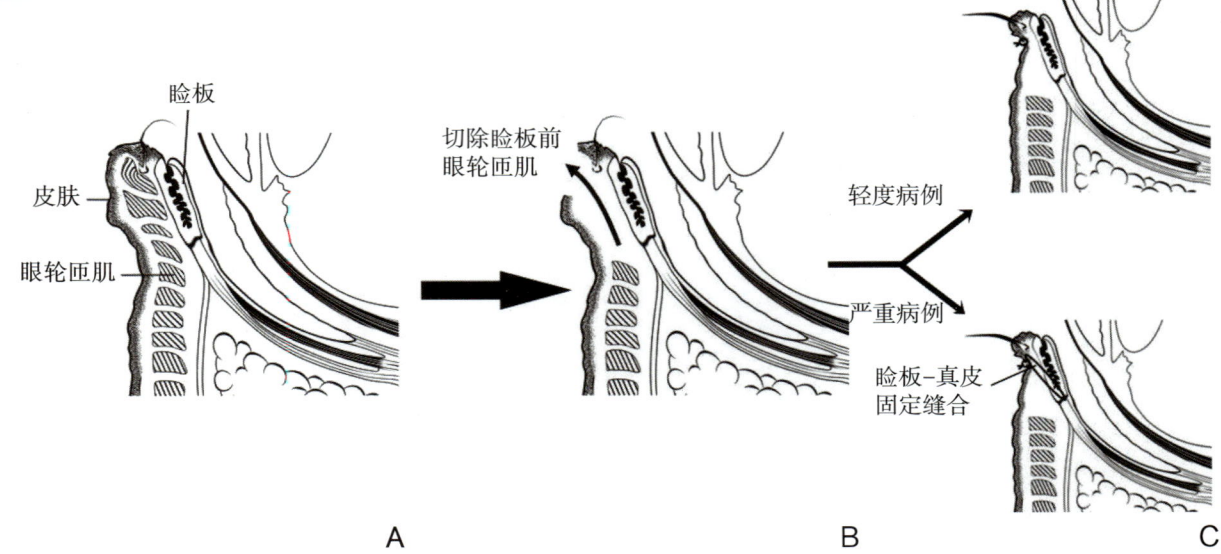

图 S6-3-1-10　Ito 等保留皮肤、切除睑板前眼轮匝肌的先天性下睑内翻矫正术示意图（2004 年）
A. 先天性下睑内翻，术前矢状观；B. 睫毛下切口，切除睑板前眼轮匝肌；C. 轻度病例直接缝合皮肤切口，严重病例先将切口上缘真皮与睑板缝合固定，再缝合皮肤切口

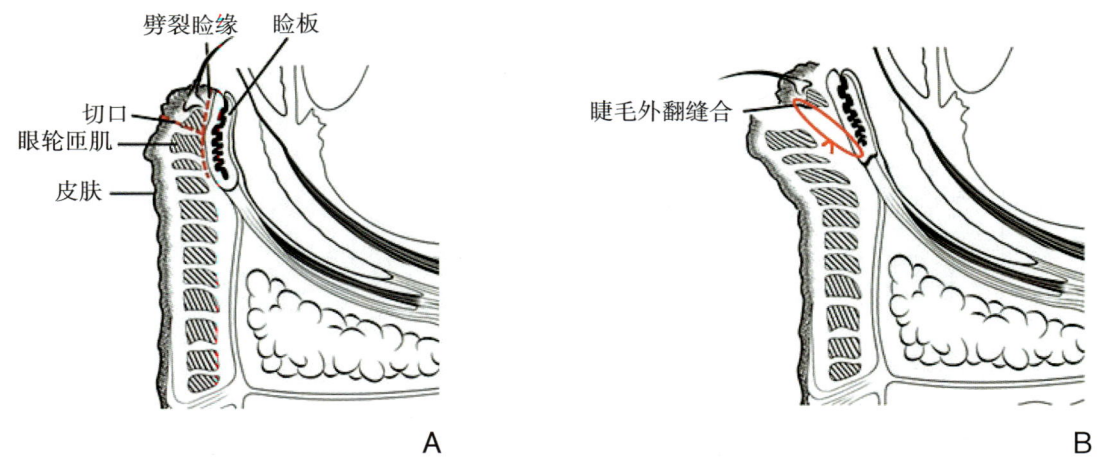

图 S6-3-1-11　Hwang 等睑缘劈裂和过剩皮肤肌肉切除技术联合应用法先天性下睑赘皮矫正术示意图（2008 年）
A. 沿灰线从泪点稍外侧向外劈裂下睑缘内 1/3 或 1/2 段，深约 1.5mm，然后在下睑睫毛下 1mm，从泪点外侧至外眦，平行于睑缘切开皮肤及眼轮匝肌，在肌肉与睑板之间向下剥离，暴露睑板下缘；B. 切除切口上缘皮下的睑板前眼轮匝肌，进一步暴露睑板，用 8-0 尼龙线将切口上缘的皮下组织与睑板下缘间断缝合 5~7 针，使睫毛向外翻转，最后切除切口下缘多余的皮肤及肌肉，缝合切口

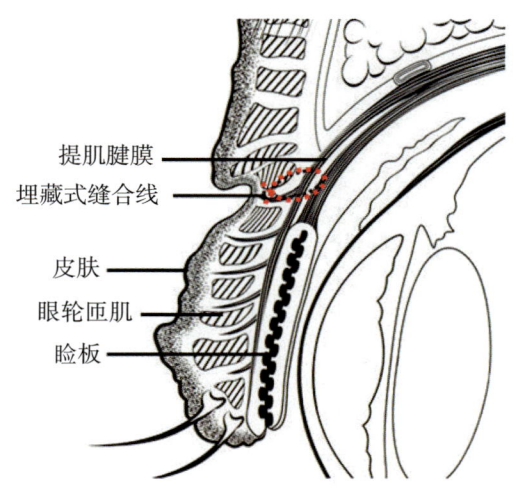

图 S6-3-1-12　Lew 等埋藏式缝合法上睑赘皮矫正术示意图（2008 年）

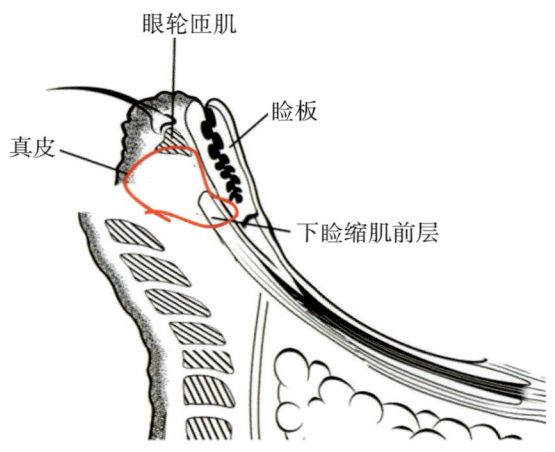

图 S6-3-1-13　Kakizaki 等改良 Hotz 法先天性下睑睫毛内翻矫正术示意图（2009 年）
在睫毛下 3mm 从下泪点至角膜外侧缘设计与睑缘平行的皮肤切口，局麻或全麻下沿设计线切开皮肤及肌肉，在眼轮匝肌与睑板之间向睫毛方向剥离切口上缘，用拉钩将切口向头、尾侧牵开，然后分离下睑缩肌在睑板前面的附着，显露睑板下缘；去除牵引，切除皮肤切缘下方的一条睑板前眼轮匝肌；用 6-0 尼龙线将分离的下睑缩肌前层与睑板下缘、切口上缘的肌肉及真皮缝合固定 3 处，使睫毛处于适当位置，然后缝合皮肤切口

2010 年，Lee 等[193]报告用眶隔热灼和睫毛旋转缝合法矫正先天性下睑赘皮，术中切除一条下睑睑板前皮肤和眼轮匝肌，在睑板和眶隔与眼轮匝肌-皮肤之间进行分离，用单极电针热灼眶隔以期在眶隔与眼轮匝肌之间产生瘢痕性粘连，阻止眼轮匝肌叠压睑缘，然后间断缝合下睑板和切口上缘皮下组织以使睫毛向外旋转（图 S6-3-1-14）。用该法共治疗下睑赘皮 75 例（150 个下睑），术后

平均随访14.1周，所有患者均获得满意的美容效果，症状消失，赘皮无复发，无下睑退缩、外翻和伤口裂开等并发症发生。

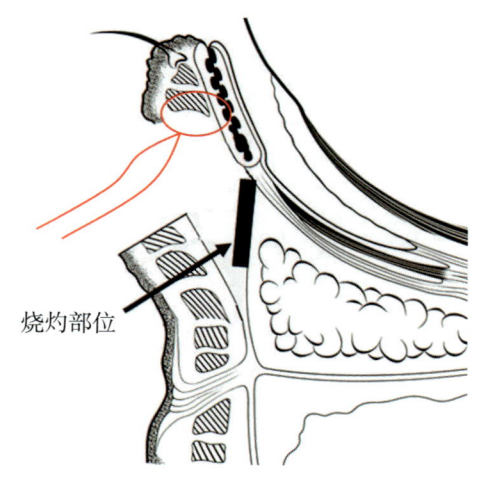

图 S6-3-1-14　Lee 等眶隔热灼和睫毛旋转缝合法先天性下睑赘皮矫正术示意图（2010年）
在下睑缘下夹捏皮肤使睑缘轻度外翻，在此状态下画线标记椭圆形皮肤切口，其上界位于睫毛线下，内侧端起于泪点稍外侧，外侧端到睑内翻段的最外侧。沿上部切口设计线切开皮肤及眼轮匝肌，于肌肉下平面剥离切口上、下缘，暴露睑板及眶隔，用单极电凝针头烧灼眶隔上部，以在眶隔与眶隔前眼轮匝肌之间产生粘连，阻止眶隔前眼轮匝肌上移至睑板前方。然后沿设计线自切口下缘切除多余的皮肤及一条睑板前眼轮匝肌，用 7-0 尼龙线将切口上缘的皮下组织与睑板缝合 3~4 处，使睫毛外翻，最后缝合皮肤切口

2011年，Jung 等[194]报告联合应用过剩皮肤-眼轮匝肌切除、埋藏式睑缘外旋缝合和皮肤松解重置法（Skin redraping method，图 S6-3-1-15）矫正下睑赘皮伴内眦赘皮 17 例（34 个下睑），术后平均随访 9.5 个月，所有患者均获得满意的功能与美容效果，无复发，无并发症。

2012年，Chang 等[195]报告用经皮肤入路睑板和下睑缩肌热挛缩法治疗先天性下睑赘皮 34 例（68 个下睑），并与改良 Hotz 手术治疗的 22 例（44 个下睑）效果进行比较，发现该法疗效显著优于改良 Hotz 手术，无矫正不足，复发率仅 4.4%，而改良 Hotz 手术矫正不全发生率为 9.1%，复发率为 15.9%。他们在术中切除过剩的皮肤和靠近睑缘的一条睑板前眼轮匝肌暴露睑板，然后用双极电凝器烧灼睑缘下 4~5mm 处残留的睑板前眼轮匝肌及其下方的下睑缩肌，使其收缩以外旋睫毛，如睫毛外旋不够充分，再烧灼接近睑缘的睑板，皮肤切口直接缝合，不附加外旋缝合（图 S6-3-1-16）。术中避免损伤睫毛囊、泪小管和眶隔。同年（2012年），Nakauchi 和 Mimura[196]报告了鱼尾样切除法先天性下睑内翻矫正术，获得满意效果（图 S6-3-1-17）。

2014年，Oh 和 Lee[197]报告单独应用皮肤松解重置法内眦成形术（Skin-redraping medial epicanthoplasty）矫正下睑赘皮伴内眦赘皮 12 例（24 个眼睑），术后平均随访 12.5 个月，所有患者均获得满意的功能与美容效果。同年（2014年），Wladis[198]报告用结膜入路睑板下眼轮匝肌条切除结合睑缩紧缝合法矫正先天性下睑赘皮 9 例（18 个下睑），术后平均随访 9.4 个月，所有患者均获得满意效果，无并发症发生。

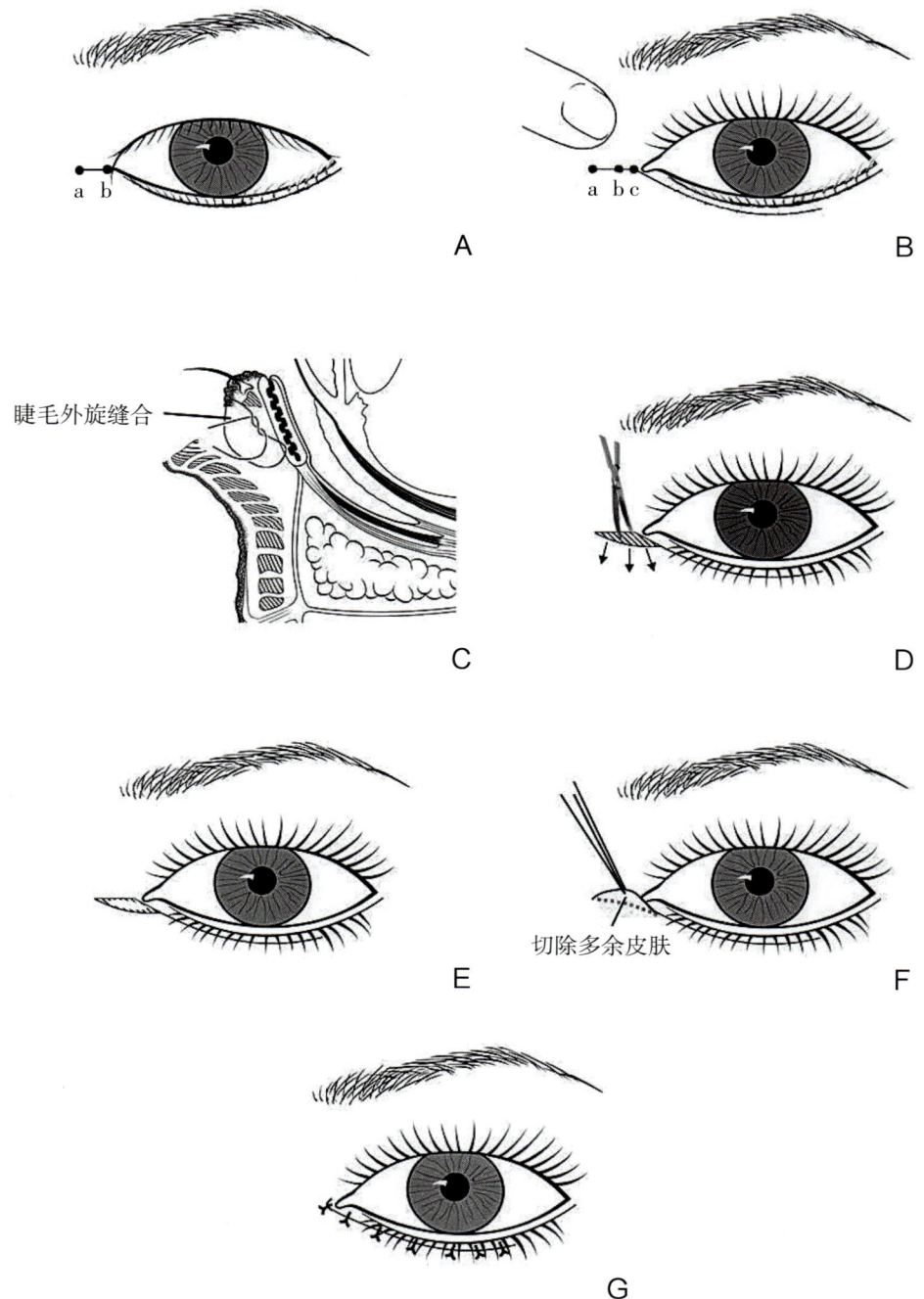

图 S6-3-1-15 Jung 等过剩皮肤–眼轮匝肌切除、埋藏式睑缘外旋缝合和皮肤松解重置联合法下睑赘皮和内眦赘皮矫正术示意图（2011 年）

A. 切口设计（水平切口位于睫毛线下 1～2mm，与睑缘平行，点 a 为新的内眦点，位于泪湖最内侧端的体表投影点，点 b 为经点 a 的水平线与赘皮缘的焦点）；B. 向鼻侧拉开内眦赘皮，在泪湖内侧 2mm 处标记点 c，连接点 a、b、c 及水平切口；C. 沿设计线切开皮肤及眼轮匝肌，切除覆盖下睑缘的多余皮肤及眼轮匝肌，在睑板与眼轮匝肌之间进行剥离，用 8-0 的爱惜康缝线将切口上缘皮下组织缝合到暴露的睑板，使睫毛向外下旋转；D. 将内眦部皮肤与眼轮匝肌分离，形成无张力的皮瓣；E. 松解与切除内眦部皮瓣下眼轮匝肌；F. 切除内眦部多余的皮肤，修整"狗耳"；G. 缝合皮肤切口

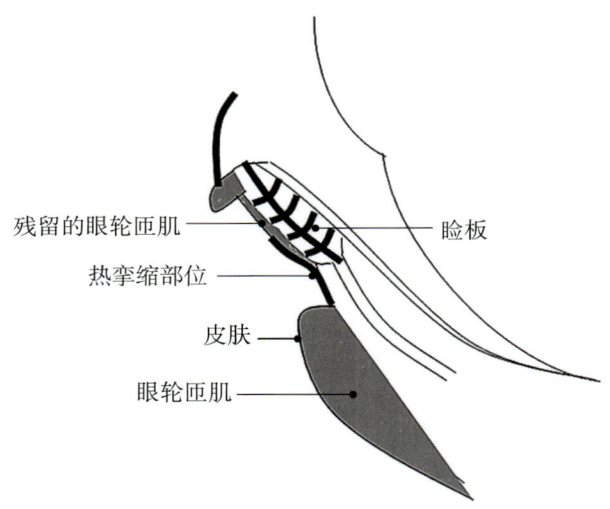

图 S6-3-1-16 Chang 等梭形皮肤-肌肉切除结合睑板和下睑缩肌热挛缩法先天性下睑赘皮矫正术示意图（2012 年）

经睫毛下切口，切除过剩的皮肤和靠近睑缘的一条睑板前眼轮匝肌暴露睑板，然后用双极电凝器烧灼睑缘下 4～5mm 处残留的睑板前眼轮匝肌及其下方的下睑缩肌，使其收缩以外旋睫毛，如睫毛外旋不够充分，再烧灼接近睑缘的睑板，皮肤切口直接缝合，不附加外旋缝合

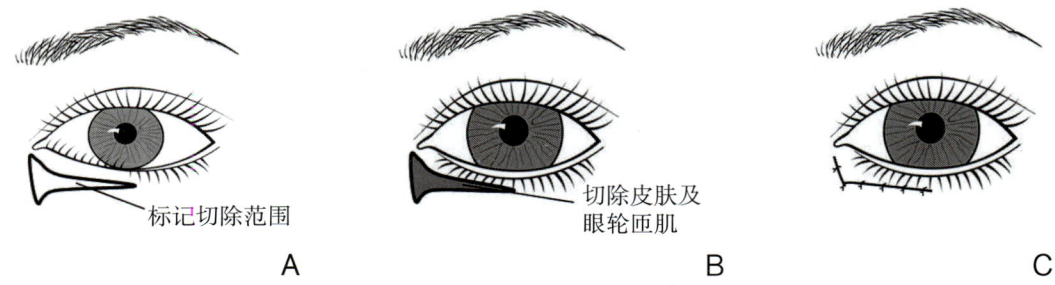

图 S6-3-1-17 Nakauchi-Mimura 氏鱼尾样切除法先天性下睑内翻矫正术示意图（2012 年）
A. 切口设计［先自下睑设计长梭形切口，其上界位于睫毛下 2mm，长约 18mm，内侧至下睑的内侧角，外侧到下睑中部，宽度依皮肤多余程度而定，可通过夹捏法来确定。然后，在邻近该梭形切口内侧端的内眦赘皮上设计宽约 2mm 的三角形切口，与梭形切口相连，三角形切口的一边与赘皮的走向一致，整个切口的形状似鱼体（梭形切口）和鱼尾（三角形切口）］；B. 切除标记范围内的皮肤及眼轮匝肌，暴露睑板，用 7-0 薇乔缝线将睑板与切口上缘真皮行 4～5 处褥式缝合，使睫毛向外下旋转；C. 缝合皮肤切口

二、其他疗法（Other methods）

2004年，Christiansen等[199]将5U的肉毒毒素注射到睑板前眼轮匝肌内治疗婴儿先天性单侧下睑内翻1例，获得成功。2011年，Deka和Saikia[200]应用肉毒毒素治疗先天性眼睑内翻儿童3例，效果满意。2013年，Chen等[201]报告用单次剂量12.5U的肉毒毒素注射法治疗年龄小于2岁的先天性下睑赘皮7例（14个下睑），获得满意疗效。

2009年和2010年，Taban等和Milind等先后报告用透明质酸注射法治疗眼睑赘皮，获得满意效果[202, 203]。

（邢新　杨超　张元政　樊星）

参考文献

[1] Skorin L Jr. A review of entropion and its management[J]. Contact Lens Anter Eye, 2003, 26(2): 95-100.

[2] Pereira M G, Rodrigues M A, Rodrigues S A. Eyelid entropion[J]. Semin Ophthalmol, 2010, 25(3): 52-58.

[3] Della Rocca R C, Bedrossian E H, Arthus B P. Ophthalmic plastic surgery[M]. New York: McGraw-Hill Professional, 2002.

[4] Czukrász I. Congenital entropion due to epiblepharon[J]. Br J Ophthalmol, 1950, 34(5): 318-319.

[5] Levitt J M. Epiblepharon and congenital entropion[J]. Am J Ophthalmol, 1957, 44(1): 112-113.

[6] Dailey R A, Harrison A R, Hildebrand P L, et al. Levator aponeurosis disinsertion in congenital entropion of the upper eyelid[J]. Ophthal Plast Reconstr Surg, 1999, 15(5): 360-362.

[7] Lazzeri D, Agostini T, Figus M, et al. The contribution of Aulus Cornelius Celsus (25 B. C.-50 A. D.) to eyelid surgery[J]. Orbit, 2012, 31(3): 162-167.

[8] Aston S J, Hornblass A, Meltzer M, et al. Third international symposium of plastic and reconstructive surgery of the eye and adnexa[M]. Baltimore: Williams & Wilkins Co., 1982: 115-117.

[9] Patel B C, Anderson R L. History of oculoplastic surgery (1896-1996)[J]. Ophthalmol, 1996, 103 (Suppl 8): S74-S95.

[10] Sandford-Smith J H. Surgical correction of trachomatous cicatricial entropion[J]. Br J Ophthalmol, 1976, 60(4): 253-255.

[11] Fox S A. Cicatricial entropion of the upper eyelid[J]. Am J Ophthalmol, 1964, 57: 379-382.

[12] Streatfield J F. Grooving the fibro-cartilage of the lid incases of entropion and trichiasis[J]. R Lond Ophthalmol Hosp Rep, 1859, 1: 121.

[13] Snellen H. Suture for entropion[J]. Cong Internat D'Opht(Paris), 1863: 236.

[14] Fox S A. Basic techniques of lid surgery: their origins and their apocrypha[J]. Am J Ophthalmol, 1960, 50: 384-395.

[15] Duke S E. Ocular surgery (translated from the fourth Spanish edition)[M]. Hogan M J, Chaparro L E, trans. New York: McGraw-Hill Book Co. ICN, 1956: 104-107, 182-184.

[16] Tenzel R R. Repair of entropion of upper lid[J]. Arch Ophthalmol, 1967, 77(5): 675.

[17] Dortzbach R K, Callahan A. Repair of cicatricial entropion of upper eyelids[J]. Arch Ophthalmol, 1971, 85(1): 82-89.

[18] Duke S E. Ocular surgery (translated from the fourth Spanish edition)[M]. Hogan M J, Chaparro L E, trans. New York: McGraw-Hill Book Co. ICN, 1956: 109.

[19] Steinkogler F J. Treatment of upper eyelid entropion: lid split surgery and fibrin sealing of free skin transplants[J]. Ophthal Plast Reconstr Surg, 1986, 2(4): 183-187.

[20] Fox S A. Entropion and trichiasis[J]. Int Ophthalmol Clin, 1964, 4: 113-123.

[21] Leone C R Jr. Mucous membrane grafting for cicatricial entropion[J]. Ophthal Surg, 1974, 5(2): 24-28.

[22] Duke S E. Ocular surgery (translated from the fourth Spanish edition)[M]. Hogan M J, Chaparro L E, trans. New York: McGraw-Hill Book Co. ICN, 1956: 114.

[23] Hughes W L. Plastic operation of the eyelids[J]. Tr Ophth Soc Oxford, 1938, 36: 501.

[24] Callahan A. Surgery of the eye disease[M]. Springfield: Charles C Thomas Publisher, 1956: 65.

[25] Amdur J. Surgical treatment of temporal entropion of the upper eyelid[J]. Arch Ophthalmol, 1963, 70: 387-388.

[26] Silver B. The use of mucous membrane from the hard palate in the treatment of trichiasis and cicatricial entropion[J]. Ophthal Plast Reconstr Surg, 1986, 2(3): 129-131.

[27] Ti S E, Tow S L, Chee S P. Amniotic membrane transplantation in entropion surgery[J]. Ophthalmol, 2001, 108(7): 1209-1217.

[28] Chen J, Wang Z, Gu J. Management of cicatricial entropion of the upper lid using acellular human dermal allograft[J]. J Plast Reconstr Aesth Surg, 2008, 61(6): 610-614.

[29] Teichmann K D. Correction of severe upper eyelid entropion[J]. Int Ophthalmol, 1988, 12(1): 37-39.

[30] Wojno T H. Lid splitting with lash resection for cicatricial entropion and trichiasis[J]. Ophthal Plast Reconstr Surg, 1992, 8(4): 287-289.

[31] Malhotra R, Yau C, Norris J H. Outcomes of lower eyelid cicatricial entropion with grey-line split, retractor recession, lateral-horn lysis, and anterior lamella repositioning[J]. Ophthal Plast Reconstr Surg, 2012, 28(2): 134-139.

[32] Green D J. An operation for entropion[J]. Tran Am Ophthalmol Soc, 1880, 3: 167-173.

[33] Duke S E. Ocular surgery (translated from the fourth Spanish edition)[M]. Hogan M J, Chaparro L E, trans. New York: McGraw-Hill Book Co. ICN, 1956: 95-98.

[34] Callahan A. Surgery of the eye disease[M]. Springfield: Charles C Thomas Publisher, 1956: 61-63.

[35] King J H, Wadsworth J. An atlas of ophthalmic surgery[M]. 2nd ed. Philadelphia: J B Lippincott Company, 1970: 72-73, 143.

[36] Barsky A J, Kahn S, Simon B E. Principles and practice of plastic surgery[M]. 2nd ed. New York: Mc-

Graw-Hill Book Company, 1964: 199, 233.

[37] Shorr N, Christenbury J D, Goldberg R A. Tarsoconjunctival grafts for upper eyelid cicatricial entropion [J]. Ophthal Surg, 1988, 19(5): 316-320.

[38] Seiff S R, Carter S R, Canales J L T Y, et al. Tarsal margin rotation with posterior lamella superadvancement for the management of cicatricial entropion of the upper eyelid[J]. Am J Ophthalmol, 1999, 127(1): 67-71.

[39] Goldberg R A, Joshi A R, McCann J D, et al. Management of severe cicatricial entropion using shared mucosal grafts[J]. Arch Ophthalmol, 1999, 117(9): 1255-1259.

[40] Gu J J, Wang Z, Sun M X, et al. Posterior lamellar eyelid reconstruction with acellular dermis allograft in severe cicatricial entropion[J]. Ann Plast Surg, 2009, 62(3): 268-274.

[41] Patel B C, Anderson R L. History of oculoplastic surgery (1896-1996)[J]. Ophthalmol, 1996, 103(Suppl 8): S74-S95.

[42] Fomon S. Cosmetic surgery: principles and practice [M]. Philadelphia: J B Lippincott Company, 1960: 551.

[43] Wies F A. Surgical treatment of entropion[J]. J Int Coll Surgeons, 1954, 21: 758-760.

[44] Wies F A. Spastic entropion[J]. Trans Am Acad Ophthalmol Otolaryngol, 1955, 59(4): 503-506.

[45] Ballen P H. A simple procedure for the relief of trichiasis and entropion of the upper lid[J]. Arch Ophthalmol, 1964, 72: 239-240.

[46] King J H, Wadsworth J A C. An atlas of ophthalmic surgery [M]. Philadelphia: Lippincott & Co., 1970: 64.

[47] Beyer C K, Carroll J M. Moderately severe cicatricial entropion[J]. Arch Ophthalmol, 1973, 89(1): 33-35.

[48] Halasa A H, Jarudi N. Tarsotomy for the correction of cicatricial entropion[J]. Ann Ophthalmol, 1974, 6(8): 837-840.

[49] Sandford-Smith J H. Surgical correction of trachomatous cicatricial entropion [J]. Br J Ophthalmol, 1976, 60(4): 253-255.

[50] Bercovici E, Hornblass A, Smith B. Cicatricial entropion[J]. Ophthal Surg, 1977, 8(2): 112-115.

[51] Millman A L, Katzen L B, Putterman A M. Cicatricial entropion: an analysis of its treatment with transverse blepharotomy and marginal rotation[J]. Ophthal Surg, 1989, 20(8): 575-579.

[52] Bleyen I, Dolman P J. The Wies procedure for management of trichiasis or cicatricial entropion of either upper or lower eyelids[J]. Br J Ophthalmol, 2009, 93(12): 1612-1615.

[53] Jones L T, Wobig J L. Surgery of the eyelids and lacrimal system[M]. Birmingham: Aesculapius, 1976.

[54] Fuchs E. Textbook of ophthalmology [M]. 4th ed. Duane A, trans. Philadelphia: J B Lippincott Co., 1913: 944-945.

[55] Fox S A. Relief of senile entropion[J]. AMA Arch Ophthalmol, 1951, 46(4): 424-431.

[56] Fox S A. Ophthalmic plastic surgery[M]. 2nd ed. New York: Grune and Stratton, 1958.

[57] Feldstein M. A method of surgical correction of entropion in aged persons[J]. Eye Ear Nose Throat Mon, 1960, 39: 730-731.

[58] Duke S E. Ocular surgery (translated from the fourth Spanish edition)[M]. Hogan M J, Chaparro L E, trans. New York: McGraw-Hill Book Co. ICN, 1956: 93.

[59] King J H, Wadsworth J A. An atlas of ophthalmic surgery[M]. 2nd ed. Philadelphia: J B Lippincott Company, 1970: 49.

[60] Iliff N T. An easy approach to entropion surgery[J]. Ann Ophthalmol, 1976, 8(11): 1343-1346.

[61] Schimek R A. A simplified entropion operation: use of a permanently buried horizontal suture to tighten the orbicularis[J]. Am J Ophthalmol, 1957, 43(2): 245-253.

[62] Feldstein M. Correction of senile entropion[J]. Ophthalmol Surg, 1970, 1: 20.

[63] Quickert M H, Rathbun E. Suture repair of entropion[J]. Arch Ophthalmol, 1971, 85(3): 304-305.

[64] Rathbun J E. Eyelid surgery[M]. Boston: Little Brown Co., 1990: 46.

[65] Levine M R. Manual of oculoplastic surgery[M]. 2nd ed. Boston: Butterworth-Heinemann, 1996: 121.

[66] Meadows A E, Reck A C, Gaston H, et al. Everting sutures in involutional entropion[J]. Orbit, 1999, 18(3): 177-181.

[67] Wright M, Bell D, Scott C, et al. Everting suture correction of lower lid involutional entropion[J]. Br J Ophthalmol, 1999, 83(9): 1060-1063.

[68] Tsang S, Yau G S, Lee J W, et al. Surgical outcome of involutional lower eyelid entropion correction using transcutaneous everting sutures in Chinese patients[J]. Int Ophthalmol, 2014, 34(4): 865-868.

[69] Schimek R A, Newsom S R. Horizontal buried collagen tape for senile entropion[J]. Arch Ophthalmol, 1967, 77(5): 672-674.

[70] Schimek R A. Modification of buried horizontal suture for entropion[J]. Am J Ophthalmol, 1970, 70(2): 236-239.

[71] Rohrbach F. Schimek's method of correcting senile entropion (author's transl)[J]. Klin Monbl Augenheilkd, 1980, 177(6): 822-824.

[72] King J H, Wadsworth J A. An atlas of ophthalmic surgery[M]. 2nd ed. Philadelphia: J B Lippincott Company, 1970: 53, 143.

[73] King J H, Wadsworth J A. An atlas of ophthalmic surgery[M]. 2nd ed. Philadelphia: J B Lippincott Company, 1970: 51.

[74] Duke S E. Ocular surgery (translated from the fourth Spanish edition)[M]. Hogan M J, Chaparro L E, trans. New York: McGraw-Hill Book Co. ICN, 1956: 88-94.

[75] King J H, Wadsworth J A. An atlas of ophthalmic surgery[M]. 2nd ed. Philadelphia: J B Lippincott Company, 1970: 54-55, 143.

[76] Khan S J, Meyer D R. Transconjunctival lower eyelid involutional entropion repair: long-term follow-

up and efficacy[J]. Ophthalmol, 2002, 109(11): 2112-2117.

[77] Varga M. Experiences with the Fox technique for the repair of senile entropion[J]. Ophthal Surg, 1979, 10(9): 48-56.

[78] Kakizaki H, Selva D, Leibovitch I. Cilial entropion: surgical outcome with a new modification of the Hotz procedure[J]. Ophthalmol, 2009, 116(11): 2224-2229.

[79] Sundar G, Young S M, Tara S, et al. Epiblepharon in east Asian patients: the Singapore experience[J]. Ophthalmol, 2010, 117(1): 184-189.

[80] Nakauchi K, Mimura O. Combination of a modified Hotz procedure with the Jones procedure decreases the recurrence of involutional entropion[J]. Clin Ophthalmol, 2012, 6: 1819-1822.

[81] Asamura S, Kakizaki H, Shindou E, et al. What is the best strategy for Asians with involutional entropion? [J]. J Craniofac Surg, 2014, 25(3): 972-975.

[82] Watts M T. The history of oculoplastic surgery[J]. Fac Plast Surg, 1993, 9(2): 151-156.

[83] Bodian M. A simple operation for senile spastic entropion[J]. Am J Ophthalmol, 1957, 44(1): 67-73.

[84] Ziegler S L. Galvanocautery puncture in ectropion and entropion[J]. JAMA, 1909, 53: 183.

[85] McFarlane D C. Correction of spastic entropion by the method proposed by Wies[J]. Am J Ophthalmol, 1956, 41(4): 657-660.

[86] Hill J C, Witzell S H. Can noncicatricial entropion treatment be improved? An analysis of treatment on 82 cases of noncicatricial entropion of the lower lid: a preliminary report[J]. Tr Canad Ophth Soc, 1956, 8: 69.

[87] Hill J C, Lavoie R G, Rose G B, et al. Symposium and round table discussion: the ins and outs of entropion and ectropion[J]. Tr Canad Ophth Soc, 1962, 25: 49.

[88] Harbin T. Correction of spastic entropion: an effective cautery technique[J]. Arch Ophthalmol, 1965, 73: 514-515.

[89] Dunnington J H, Regan E F. Ziegler cautery puncture for noncicatricial entropion[J]. Am J Ophthalmol, 1966, 61(5 Pt 2): 1090-1092.

[90] Fechner P U, Gruner H J. Treatment of spastic entropion by cautery (author's transl)[J]. Klin Monbl Augenheilkd, 1977, 170(1): 124-126.

[91] El-Kasaby H T. Cautery for lower lid entropion[J]. Br J Ophthalmol, 1992, 76(9): 532-533.

[92] Hargiss J L. Inferior aponeurosis vs orbital septum tucking for senile entropion[J]. Arch Ophthalmol, 1973, 89(3): 210-213.

[93] Kettesy A. On genesis and operation of senile entropion[J]. Br J Ophthalmol, 1948, 32(5): 311-313.

[94] Callahan A. Surgery of the eye disease[M]. Springfield: Charles C Thomas Publisher, 1956: 56.

[95] Hubbard I H, Kanski J J. A simple treatment for spastic entropion[J]. Proc R Soc Med, 1973, 66(2): 173-174.

[96] Callahan A. Reconstructive surgery of the eyelids and ocular adnexa[M]. Birmingham, Ala: Aesculapius Publishing Co., 1966: 122.

［97］Varga M. Experiences with the Fox technique for the repair of senile entropion［J］. Ophthal Surg, 1979, 10(9): 48-56.

［98］Wheeler J M. Spastic entropion correction by orbicularis transplantation［J］. Trans Am Ophthalmol Soc, 1938, 36: 157-162.

［99］Meek R E. An operation for spastic entropion［J］. Arch Ophthalmol, 1940, 24(3): 547-551.

［100］Kirby D B. Surgical correction of spastic senile entropion: a new method［J］. Trans Am Ophthalmol Soc, 1952, 50: 359-373.

［101］Hill J C, Feldman F. Tissue barrier modifications of a Wheeler II operation for entropion［J］. Arch Ophthalmol, 1967, 78(5): 621-623.

［102］Sisler H A. A biomechanical and physiological approach to corrective surgery for senile entropion［J］. Ann Ophthalmol, 1973, 5(4): 483-484.

［103］Sheppard L B, Caldwell J B. Senile spastic entropion of upper lid［J］. Eye Ear Nose Throat Mon, 1973, 52(8): 283-285.

［104］Brackup A H. Modified Wheeler orbicularis overlap procedure for senile entropion［J］. Ophthal Surg, 1979, 10(6): 35-40.

［105］Hsu W M, Liu D. A new approach to the correction of involutional entropion by pretarsal orbicularis oculi muscle fixation［J］. Am J Ophthalmol, 1985, 100(6): 802-805.

［106］Olali C, Burton V, Samalila E. Involutional lower eyelid entropion: combined Wheeler's and Wedge resection of tarsal plate［J］. West Afr J Med, 2010, 29(2): 117-119.

［107］Butler J B V. A simple operation for entropion［J］. Arch Ophthalmol, 1948, 40(6): 665-667.

［108］Fox S A. Correction of senile entropion: modification of technique［J］. AMA Arch Ophthalmol, 1952, 48(5): 624-626.

［109］Fox S A. Senile entropion: a modified operative technic［J］. Eye Ear Nose Throat Monthy, 1961, 40: 547-548.

［110］Foulds W S. Surgical cure of senile entropion［J］. Br J Ophthalmol, 1961, 45(10): 678-682.

［111］McAdam A H. Single-stitch operation for senile entropion［J］. Br J Ophthalmol, 1969, 53(9): 630-632.

［112］Leone C R. Internal tarsus-orbicularis resection for senile spastic entropion［J］. Ann Ophthalmol, 1975, 7(7): 1004-1006.

［113］Bodian M. A tarsal resection procedure for senile entropion with lid retraction［J］. Ophthal Surg, 1977, 8(6): 34-38.

［114］Macomber W B, Heffernan A H, Wang M H. A method for surgical correction of senile entropion［J］. Plast Reconstr Surg Transplant Bull, 1961, 28: 584-587.

［115］Lesavoy M A, Gomez-Garcia A, Sheng F, et al. Correction of involutional entropion by horizontal tangential wedge excision of the tarsus［J］. Ann Plast Surg, 2006, 56(3): 330-335.

[116] Ffooks O O. Pathology and treatment of non-cicatricial entropion by the method proposed by Wies [J]. Br J Ophthalmol, 1961, 45(2): 130-132.

[117] Baylis H I, Cies W A, Kamin D F. Overcorrections of the Wies procedure[J]. Trans Ophthalmol Soc UK, 1976, 96(4): 458-461.

[118] Jones L T. The anatomy of the lower eyelid and its relation to the cause and cure of entropion[J]. Am J Ophthalmol, 1960, 49: 29-36.

[119] de Roetth A. Mechanism of the senile entropion[J]. Trans Pac Coast Oto-Ophthalmol Soc Annu Meet, 1963, 44: 173-177.

[120] Jones L T, Reeh M J, Tsujimura J K. Senile entropion[J]. Am J Ophthalmol, 1963, 55: 463-469.

[121] McKinzie J W, Bartlett R E. Surgery for entropion[J]. Am J Ophthalmol, 1964, 58: 983-987.

[122] Jones L T, Reeh M J, Wobig J L. Senile entropion: a new concept for correction[J]. Am J Ophthalmol, 1972, 74(2): 327-329.

[123] Hargiss J L. Inferior aponeurosis vs orbital septum tucking for senile entropion[J]. Arch Ophthalmol, 1973, 89(3): 210-213.

[124] Schaefer A J. Senile entropion[J]. Ophthal Surg, 1974, 5(1): 33-38.

[125] Schaefer A J. Statistical summary: senile entropion surgery[J]. Ophthal Surg, 1977, 8(2): 125-126.

[126] Schaefer A J. Lateral canthal tendon tuck[J]. Ophthalmol, 1979, 86(10): 1879-1882.

[127] Hedin A. An easier way to tighten the lower eyelid retractors?[J]. Orbit, 2009, 3(2): 81-85.

[128] Hedin A. Senile entropion: cure rate by retractor tightening and horizontal shortening[J]. Acta Ophthalmologica, 1997, 75(4): 443-446.

[129] Caldato R, Lauande-Pimentel R, Sabrosa N A, et al. Role of reinsertion of the lower eyelid retractor on involutional entropion[J]. Br J Ophthalmol, 2000, 84(6): 606-608.

[130] Boboridis K, Bunce C, Rose G E. A comparative study of two procedures for repair of involutional lower lid entropion[J]. Ophthalmol, 2000, 107(5): 959-961.

[131] Altieri M, Iester M, Harman F, et al. Comparison of three techniques for repair of involutional lower lid entropion: a three-year follow-up study[J]. Ophthalmologica, 2003, 217(4): 265-272.

[132] Altieri M, Kingston A E, Bertagno R, et al. Modified retractor plication technique in lower lid entropion repair: a 4-year follow-up study[J]. Can J Ophthalmol, 2004, 39(6): 650-655.

[133] Kakizaki H, Zako M, Mito H, et al. Modified operation to correctly detect and fix the lower eyelid retractor in involutional entropion[J]. Jpn J Ophthalmol, 2005, 49(4): 330-332.

[134] Kakizaki H, Zhao J, Nakano T, et al. The lower eyelid retractor consists of definite double layers[J]. Ophthalmol, 2006, 113(12): 2346-2350.

[135] Kakizaki H, Zako M, Kinoshita S, et al. Posterior layer advancement of the lower eyelid retractor in involutional entropion repair[J]. Ophthal Plast Reconstr Surg, 2007, 23(4): 292-295.

[136] Bick M W. Surgical management of orbital tarsal disparity[J]. Arch Ophthalmol, 1966, 75(3):

386-389.

［137］ Jackson S T. Surgery for involutional entropion［J］. Ophthal Surg, 1983, 14(4): 322-326.

［138］ Hurwitz J J, Mishkin S K, Rodgers K J. Modification of Bick's procedure for treatment of eyelid laxity［J］. Can J Ophthalmol, 1987, 22(5): 262-265.

［139］ Leibovitch I. Lateral wedge resection: a simple technique for repairing involutional lower eyelid entropion［J］. Dermatol Surg, 2010, 36(9): 1412-1418.

［140］ Barrett R V, Meyer D R. The modified Bick quick strip procedure for surgical treatment of eyelid malposition［J］. Ophthal Plast Reconstr Surg, 2012, 28(4): 294-299.

［141］ Kirby D B. Surgical correction of spastic senile entropion: a new method［J］. Trans Am Ophthalmol Soc, 1952, 50: 359-373.

［142］ Dalgleish R, Smith J L. Mechanics and histology of senile entropion［J］. Br J Ophthalmol, 1966, 50(2): 79-91.

［143］ Anderson R L, Gordy D D. The tarsal strip procedure［J］. Arch Ophthalmol, 1979, 97(11): 2192-2196.

［144］ Saunders D H, Shannon G M, Nicolitz E. The "corncrib" repair of senile entropion［J］. Ophthal Surg, 1980, 11(2): 128-130.

［145］ Mauriello J A Jr, Abdelsalam A. Modified corncrib (inverted T) procedure with Quickert suture for repair of involutional entropion［J］. Ophthalmol, 1997, 104(3): 504-507.

［146］ Roberts M A, Baddeley P, Sinclair N, et al. The lower lid diamond: a simple entropion repair to correct both horizontal and lower-lid retractor laxity［J］. Ophthal Plast Reconstr Surg, 2012, 28(1): 44-46.

［147］ Kersten R C, Hammer B J, Kulwin D R. The role of enophthalmos in involutional entropion［J］. Ophthal Plast Reconstr Surg, 1997, 13(3): 195-198.

［148］ Sorsby A. Modern ophthalmology［M］. 2nd ed. London: Butterworth & Co. Ltd, 1972: 941-943.

［149］ Rainin E A. Senile entropion［J］. Arch Ophthalmol, 1979, 97(5): 928-930.

［150］ van der Meulen J C. Radical correction of senile entropion and ectropion［J］. Plast Reconstr Surg, 1983, 71(3): 318-325.

［151］ Wesley R E, Collins J W. Combined procedure for senile entropion［J］. Ophthal Surg, 1983, 14(5): 401-405.

［152］ Carroll R P, Allen S E. Combined procedure for repair of involutional entropion［J］. Ophthal Plast Reconstr Surg, 1991, 7(2): 123-127.

［153］ Nowinski T S. Orbicularis oculi muscle extirpation in a combined procedure for involutional entropion［J］. Ophthalmol, 1991, 98(8): 1250-1256.

［154］ Corin S, Veloudios A, Harvey J T. A modification of the lateral tarsal strip procedure with resection of orbicularis muscle for entropion repair［J］. Ophthal Surg, 1991, 22(10): 606-608.

［155］ Dresner S C, Karesh J W. Transconjunctival entropion repair［J］. Arch Ophthalmol, 1993, 111(8):

1144-1148.

［156］ Rougraff P M, Tse D T, Johnson T E, et al. Involutional entropion repair with fornix sutures and lateral tarsal strip procedure［J］. Ophthal Plast Reconstr Surg, 2001, 17(4): 281-287.

［157］ Cook T, Lucarelli M J, Lemke B N, et al. Primary and secondary transconjunctival involutional entropion repair［J］. Ophthalmol, 2001, 108(5): 989-993.

［158］ Khan S J, Meyer D R. Transconjunctival lower eyelid involutional entropion repair: long-term follow-up and efficacy［J］. Ophthalmol, 2002, 109(11): 2112-2117.

［159］ Quist L H. Tarsal strip combined with modified Quickert-Rathbun sutures for involutional entropion［J］. Can J Ophthalmol, 2002, 37(4): 238-244.

［160］ Ben Simon G J, Molina M, Schwarcz R M, et al. External (subciliary) vs internal (transconjunctival) involutional entropion repair［J］. Am J Ophthalmol, 2005, 139(3): 482-487.

［161］ Erb M H, Uzcategui N, Dresner S C. Efficacy and complications of the transconjunctival entropion repair for lower eyelid involutional entropion［J］. Ophthalmol, 2006, 113(12): 2351-2356.

［162］ Spinelli H M, Tabatabai N, Nunn D R. Correction of involutional entropion with suborbicularis septal and lateral canthal tightening［J］. Plast Reconstr Surg, 2006, 117(5): 1560-1567; discussion 1568-1570.

［163］ Barnes J A, Bunce C, Olver J M. Simple effective surgery for involutional entropion suitable for the general ophthalmologist［J］. Ophthalmol, 2006, 113(1): 92-96.

［164］ Nakauchi K, Mimura O. Combination of a modified Hotz procedure with the Jones procedure decreases the recurrence of involutional entropion［J］. Clin Ophthalmol, 2012, 6: 1819-1822.

［165］ Rabinovich A, Allard F D, Freitag S K. Lower eyelid involutional entropion repair with lateral tarsal strip and infraciliary rotation sutures: surgical technique and outcomes［J］. Orbit, 2014, 33(3): 184-188.

［166］ Lebensohn J E. The Machek operation applied to the lower lid for the relief of senile entropion［J］. Am J Ophthalmol, 1953, 36(4): 504-507.

［167］ Elliot R A Jr. Correction of senile entropion with fascia-lata graft［J］. Plast Reconstr Surg Transplant Bull, 1962, 29: 698-701.

［168］ Matsuo K, Hirose T. The use of conchal cartilage graft in involutional entropion［J］. Plast Reconstr Surg, 1990, 86(5): 968-970.

［169］ Neetens A, Rubbens M C, Smet H. Botulinum A-toxin treatment of spasmodic entropion of the lower eyelid［J］. Bull Soc Belge D'Ophtalmol, 1987, 224: 105-109.

［170］ Carruthers J, Stubbs H A. Botulinum toxin for benign essential blepharospasm, hemifacial spasm and age-related lower eyelid entropion［J］. Can J Neurol Sci, 1987, 14(1): 42-45.

［171］ Clarke J R, Spalton D J. Treatment of senile entropion with botulinum toxin［J］. Br J Ophthalmol, 1988, 72(5): 361-362.

［172］ Steel D H, Hoh H B, Harrad R A, et al. Botulinum toxin for the temporary treatment of involutional lower lid entropion: a clinical and morphological study［J］. Eye, 1997, 11: 472-475.

[173] Deka A, Saikia S P. Botulinum toxin for lower lid entropion correction[J]. Orbit, 2011, 30(1): 40-42.

[174] Naik M N, Soparkar C N, Murthy R, et al. Botulinum toxin in ophthalmic plastic surgery[J]. Indian J Ophthalmol, 2005, 53(4): 279-288.

[175] Babuccu O. An alternative approach for involutional entropion: a preliminary study[J]. Lasers Med Sci, 2012, 27(5): 1009-1012.

[176] Karlin D B. Congenital entropion, epiblepharon, and antimongoloid obiliquity of the palperbral fissure [J]. Am J Ophthalmol, 1960, 50: 487-493.

[177] Millard D R Jr. The oriental eyelid and its surgical revision[J]. Am J Ophthalmol, 1964, 57: 646-649.

[178] Duke-Elder S. System of ophthalmology: Vol. Ⅲ[M]. London: Henry Kimpton, 1964: 859.

[179] Johnson C C. Epiblepharon[J]. Am J Ophthalmol, 1968, 66(6): 1172-1175.

[180] Johnson C C. Epicanthus and epiblepharon[J]. Arch Ophthalmol, 1978, 96(6): 1030-1033.

[181] Quickert M H, Wilkes T D, Dryde R M. Nonincisional correction of epiblepharon and congenital entropion[J]. Arch Ophthalmol, 1983, 101(5): 778-781.

[182] Hayasaka S, Noda S, Setogawa T. Epiblepharon with inverted eyelashes in Japanese children. Ⅱ. Surgical repairs[J]. Br J Ophthalmol, 1989, 73(2): 128-130.

[183] Millman A L, Mannor G E, Putterman A M. Lid crease and capsulopalpebral fascia repair in congenital entropion and epiblepharon[J]. Ophthal Surg, 1994, 25(3): 162-165.

[184] Choo C. Correction of oriental epiblepharon by anterior lamellar reposition[J]. Eye, 1996, 10(Pt 5): 545-547.

[185] Choo C T, Chan C M, Fong K S. Surgical management of upper lid epiblepharon[J]. Eye, 1998, 12(Pt 4): 623-626.

[186] Woo K I, Yi K, Kim Y D. Surgical correction for lower lid epiblepharon in Asians[J]. Br J Ophthalmol, 2000, 84(12): 1407-1410.

[187] Jeong S, Park H, Park Y G. Surgical correction of congenital epiblepharon: low eyelid crease reforming technique[J]. J Pediatr Ophthalmol Strabism, 2001, 38(6): 356-358.

[188] Khwarg S I, Choung H K. Epiblepharon of the lower eyelid: technique of surgical repair and quantification of excision according to the skin fold height[J]. Ophthal Surg Lassers, 2002, 33(4): 280-287.

[189] Ito O, Kashiwa N, Igawa H H, et al. Surgery without skin resection for eyelid entropion[J]. Ann Plast Surg, 2004, 53(1): 56-59.

[190] Hwang S W, Khwarg S I, Kim J H, et al. Lid margin split in the surgical correction of epiblepharon [J]. Acta Ophthalmologc, 2008, 86(1): 87-90.

[191] Lew H, Yu S B, Yun Y S, et al. Correction of epiblepharon of the upper eyelid by the buried suture technique: correlation with morphological features of the upper eyelid[J]. Ophthalmologica, 2008, 222(2): 100-104.

[192] Kakizaki H, Selva D, Leibovitch I. Cilial entropion: surgical outcome with a new modification of the

Hotz procedure[J]. Ophthalmol, 2009, 116(11): 2224-2229.

[193] Lee H, Park M, Lee T E, et al. Surgical correction of epiblepharon using thermal cauterization of the orbital septum and lash-rotating sutures[J]. J Craniofac Surg, 2010, 21(4): 1069-1071.

[194] Jung J H, Kim H K, Choi H Y. Epiblepharon correction combined with skin redraping epicanthoplasty in children[J]. J Craniofac Surg, 2011, 22(3): 1024-1026.

[195] Chang M, Lee T S, Yoo E, et al. Surgical correction for lower lid epiblepharon using thermal contraction of the tarsus and lower lid retractor without lash rotating sutures[J]. Br J Ophthalmol, 2011, 95(12): 1675-1678.

[196] Nakauchi K, Mimura O. Fish-tail resection for treating congenital entropion in Asians[J]. Clin Ophthalmol, 2012, 6: 831-836.

[197] Oh J, Lee K. Medial lower lid epiblepharon repair solely by skin-redraping medial epicanthoplasty[J]. Br J Ophthalmol, 2014, 98(10): 1437-1441.

[198] Wladis E J. Transconjunctival epiblepharon repair[J]. Ophthal Plast Reconstr Surg, 2014, 30(3): 271-272.

[199] Christiansen G, Mohney B G, Baratz K H, et al. Botulinum toxin for the treatment of congenital entropion[J]. Am J Ophthalmol, 2004, 138(1): 153-155.

[200] Deka A, Saikia S P. Botulinum toxin for lower lid entropion correction[J]. Orbit, 2011, 30(1): 40-42.

[201] Chen C Y, Nava-Castañeda A. Successful treatment of lower eyelid epiblepharon by injection of botulinum toxin A in patients under two years of age[J]. Nepal J Ophthalmol, 2013, 5(2): 177-181.

[202] Taban M, Mancini R, Nakra T, et al. Nonsurgical management of congenital eyelid malpositions using hyaluronic acid gel[J]. Ophthal Plast Reconstr Surg, 2009, 25(4): 259-263.

[203] Naik M N, Ali M J, Das S, et al. Nonsurgical management of epiblepharon using hyaluronic acid gel[J]. Ophthal Plast Reconstr Surg, 2010, 26(3): 215-217.

第 七 章

上睑下垂矫正术
历史回顾

Historical review of correction of blepharoptosis

上睑下垂（Blepharoptosis；Palpebral Ptosis）是指直立位睁眼平视（无额肌收缩）时上睑缘位置低于正常水平（正常人上睑缘遮盖角膜2mm）。低1～2mm者为轻度下垂，低3～4mm者为中度下垂，低4mm及以上者为重度下垂。根据发病时间，上睑下垂可分为先天性与后天性两大类；根据发病原因，上睑下垂可分为神经源性、肌源性、腱膜源性和机械源性四种。下垂上睑的上睑提肌功能可以是良好的（>10mm）、中等的（5～10mm）或差的（0～4mm）。通常，轻度下垂的提肌功能良好（>8mm），中度下垂的提肌功能中等（5～7mm），重度下垂的提肌功能差（1～4mm）[1]。各种各类上睑下垂的临床表现各有特点，治疗方法多种多样。目前，至少有200种上睑下垂矫正方法见诸报道，大致可分为七个基本类型：①经结膜或皮肤入路缩短上睑提肌；②缩短睑板和Müller氏肌；③修复断裂的上睑提肌腱膜；④额肌悬吊；⑤上睑提肌与额肌联合应用；⑥利用部分或整个上直肌提升上睑；⑦利用带神经支配的皱眉肌提升上睑[2]。下面就上睑下垂矫正术式的发展与演变作一简要介绍。

据文献记载，1世纪古罗马医学家塞尔苏斯（Celsus）和10世纪阿拉伯医生扎哈拉维都曾描述过通过切除部分上睑皮肤来治疗上睑下垂[2,3]。1806年，Antonio Scarpa（意大利眼科之父）报告了一种与古代阿拉伯医生所用方法相似的上睑下垂矫正术式，并注意到切口越接近眉毛，效果越好[4]。1831年，Hunt报告了同样的技术，并认识到部分上睑提升效果来源于额肌[4]。

19世纪后半叶，上睑下垂矫正术有了较快发展，后入路、前入路、前后联合入路、睑板切除、额肌悬吊、上直肌转位等几类基本方法相继问世，并不断衍生出一些改良术式。目前，我们常用的上睑下垂矫正技术，大多源于上述几类基本方法。

第一节 · 后路或结膜入路法
Posterior approach or transconjunctival approach

1857年，Bowman提出缩短上睑提肌矫正上睑下垂的概念，并首次报告了后路（结膜入路）部分睑板、提肌腱膜切除法上睑下垂矫正术[5]。1896年，Wolff首次报告了后路Müller氏肌缩短法上睑下垂矫正术[5]。此后，后路上睑下垂矫正术逐渐被普遍接受，一些改良术式也不断出现。

1909年，匈牙利眼整形外科医生Blaskovics在德文杂志上首次报告了结膜入路提肌腱膜和睑板部分切除法上睑下垂矫正新术[5]。1917年，Maddox报告了后路烧灼Müller氏肌并折叠缝合提肌腱膜到缩短的睑板上的上睑下垂矫正术式[5]。

1923年，Blaskovics再次在英文期刊上报告了结膜入路提肌腱膜和睑板部分切除法上睑下垂矫正新术[5~8]（图S7-1-1）。此后，该法迅速流行，被称为"Blaskovics手术"，并衍生出一些改良术式（Agatson，1942年；Sourdille，1948年，图S7-1-2；Cusick和Sarrail，1950年；Berke，1952年，图S7-1-3；Fox，1952年；Iliff，1954年，图S7-1-4；Betharia，1988年……）[5~16]。

1961年，Fasanella和Servat[17]报告了一种新的后路上睑下垂矫正术，适用于下垂量≤3mm、提肌功能良好的患者。主要步骤是翻转下垂的上睑，在离翻转的睑板上界3mm左右用两把止血钳夹住结膜、睑板、上睑提肌腱膜和Müller氏肌，然后切除3mm宽的睑板和3mm宽的结膜等组织，最后缝合切口（图S7-1-5）。该法被称为"Fasanella-Servat手术"（Fasanella-Servat procedure）。Fasanella和Servat认为，切除的组织包含部分上睑提肌，但组织学检查证实标本中不存在上睑提肌，因此该手术被认为是睑板-Müller氏肌和结膜切除术（Tarsus-Müller's muscle-conjunctiva resection）。由于担心Fasanella-Servat手术会导致角膜损伤（缝线刺激）、睑板不稳定和继发于睑板切除的干燥性角膜炎，1966年Beard改良了Fasanella-Servat手术的缝合方法，并提出了结膜入路提肌切除法上睑下垂矫正术的定量切除原则[18]。此后又有不少作者对Fasanella-Servat手术的设计和操作方法，尤其是缝合方法进行了改进（Beard，1969年；Tenzel，1970年；Iliff，1973年；Smith，1974年；Mustarde，1975年；Fox，1975年；Lauring，1975年；Markovits，1977年；Small，1980年；Dresner，1991年；Gupta等，1992年；Samimi，2013年……）[19~28]。2008年，Pang等对155

第七章　上睑下垂矫正术历史回顾　上篇
Historical review of correction of blepharoptosis

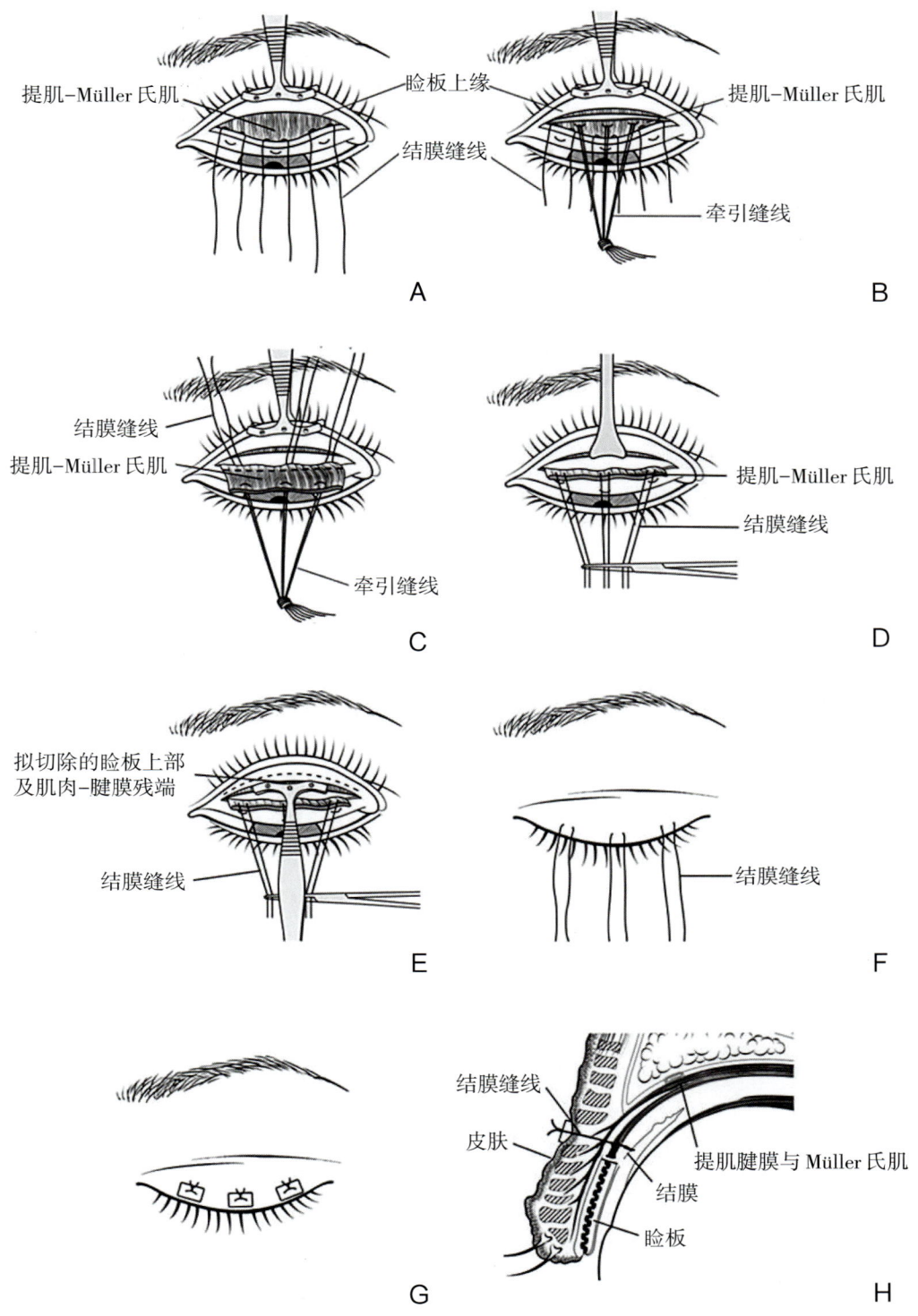

图 S7-1-1　Blaskovics 氏结膜入路上睑下垂矫正术示意图（1923 年）
A. 外翻上睑，在睑板上缘水平切开结膜，向上方行结膜下剥离，近侧切缘放置 3 处 U 形缝合线；B. 在睑板上缘切断 Müller 氏肌及提肌腱膜，并在其近侧断端放置 3 处牵引缝线；C. 向下牵拉牵引缝线，将提肌腱膜与其前面的组织分离，形成提肌腱膜及 Müller 氏肌复合瓣，然后将 3 处结膜 U 形缝线在适当位置穿过提肌腱膜及 Müller 氏肌复合瓣，并在此排缝线的远侧标记切除线；D. 沿设计线切除提肌腱膜及 Müller 氏肌的远侧部分，使其缩短；E. 切除睑板上部及残留的提肌腱膜和 Müller 氏肌；F. 将 3 处结膜 U 形缝线穿出睫毛上方的眼睑皮肤；G. 3 处 U 形缝线在衬垫上打结；H. 手术完成后，矢状观

255

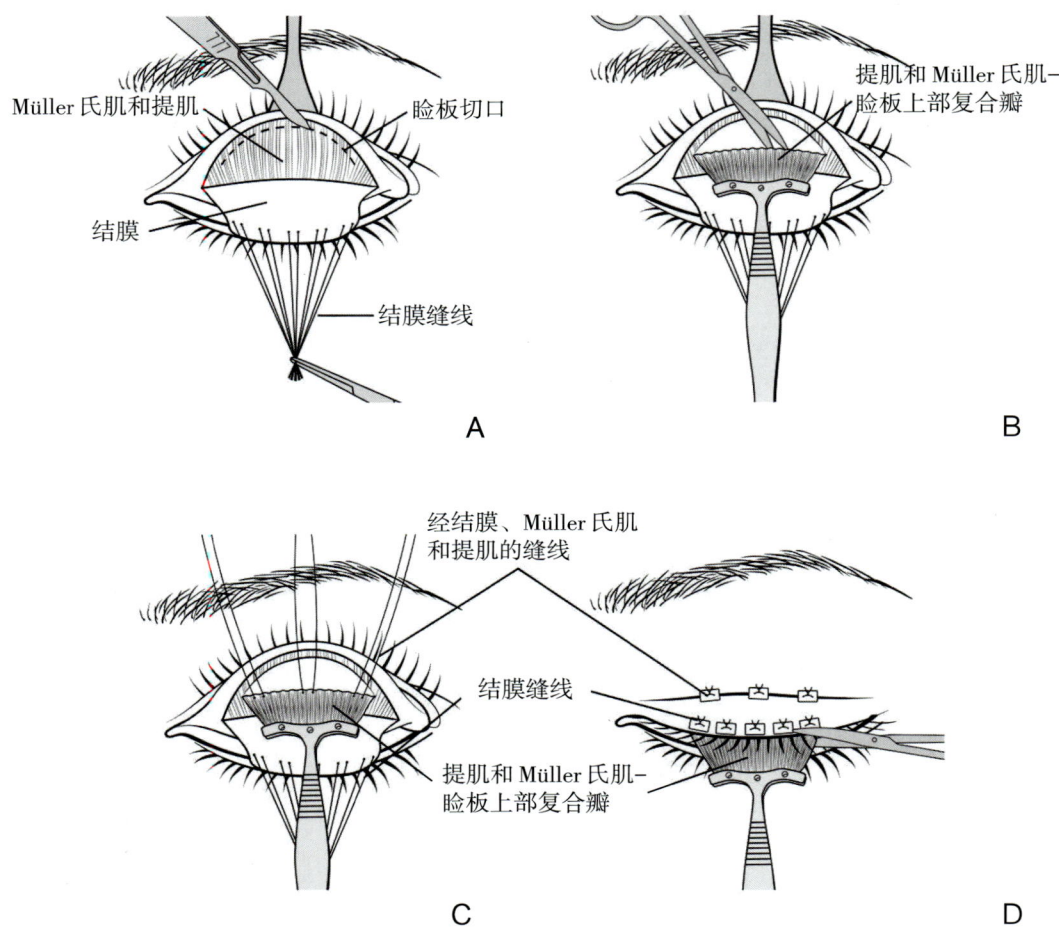

图 S7-1-2 Sourdille 氏结膜入路法（改良的 Blaskovics 氏法）上睑下垂矫正术示意图（1948 年）
A. 外翻上睑，在睑板上缘水平切开结膜，向上行结膜下剥离，形成结膜瓣，并在其近侧断端行 5 处 U 形缝合，将结膜瓣向下拉开，然后在睑板上缘稍下方顺睑缘弧度切开睑板；B. 夹住切断的睑板上缘，向下牵拉，将提肌腱膜与其前面的组织分离，形成包括睑板上缘的腱膜-Müller 氏肌复合瓣；C. 在适当水平用双针缝线，从后面进入将腱膜-Müller 氏肌复合瓣行 3 处 U 形缝合；D. 将 3 处腱膜-Müller 氏肌复合瓣 U 形缝合线向前经预设的重睑皱褶线穿出皮肤，拉紧并在衬垫上打结，然后将 5 结膜 U 形缝合线向前经睫毛稍上方的皮肤穿出，在衬垫上打结，最后切除多余的提肌腱膜-Müller 氏肌复合组织

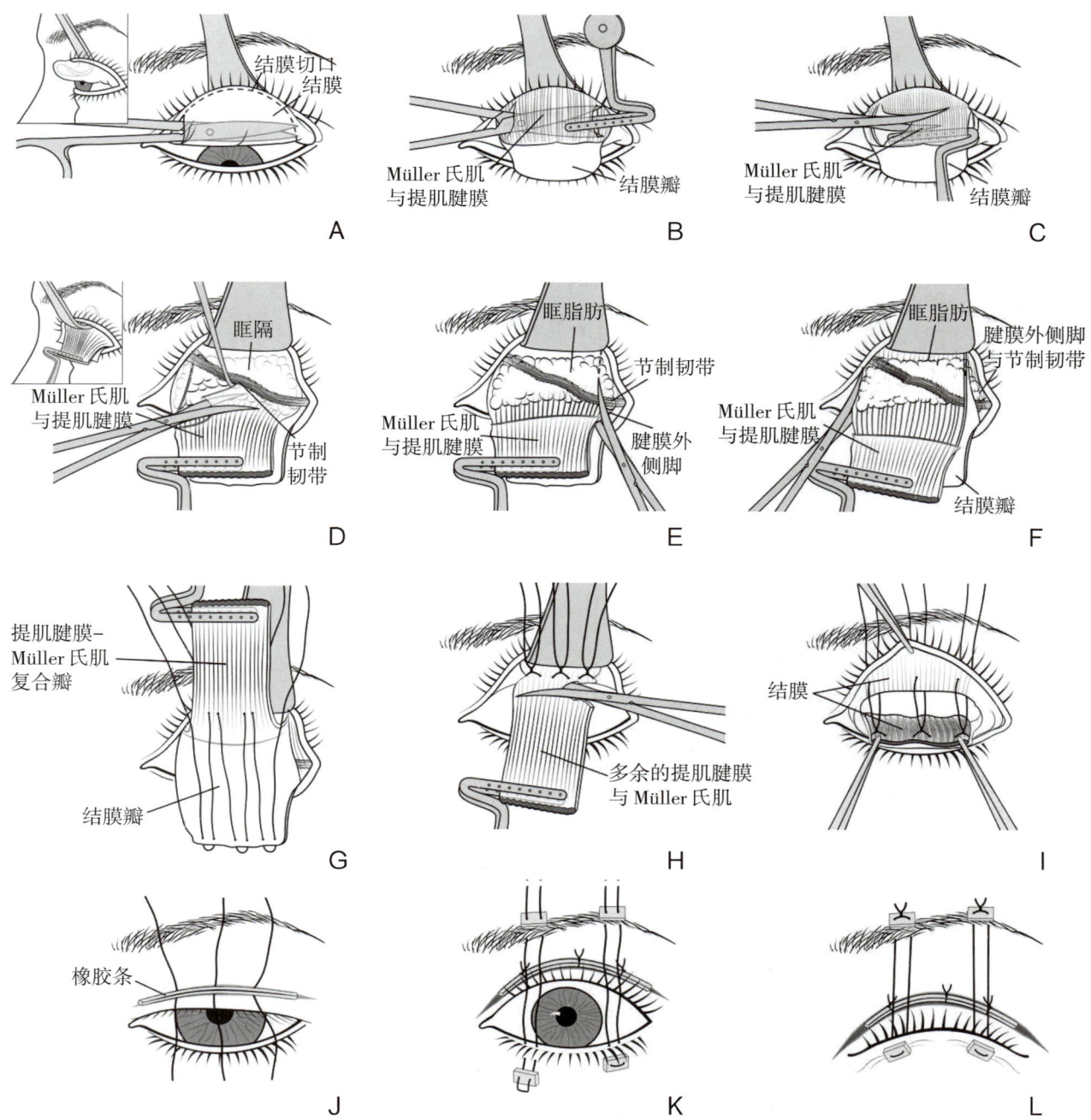

图 S7-1-3　Berke 氏改良的 Blaskovics 结膜入路上睑下垂矫正术（1952 年）

A. 外翻上睑，沿设计线切开结膜，并将结膜与 Müller 氏肌分离；B. 将结膜瓣向下方牵拉，经侧方切口将提肌腱膜及 Müller 氏肌与前面的眶隔分离，并用提肌钳将其夹住；C. 在睑板上缘水平将提肌腱膜及 Müller 氏肌切断；D. 解除外翻上睑，改用眼睑拉钩向上牵拉上睑，用提肌钳夹住提肌腱膜及 Müller 氏肌近侧断端，分离提肌腱膜与眶隔的连接，显露节制韧带；E. 切断提肌腱膜外侧脚；F. 切断提肌腱膜内侧脚及节制韧带；G. 用双针缝线从结膜近侧断端后面至提肌腱膜及 Müller 氏肌复合瓣蒂部前面行 3 处水平褥式缝合；H. 拉紧 3 处褥式缝合线打结，缝线暂不剪断，然后剪除多余的提肌腱膜及 Müller 氏肌；I. 分别将 3 处已打结的褥式缝合线的一端经结膜远侧端，穿过睑板上缘，由睑缘上 4～5mm 处的皮肤穿出，另一端缝线不经过结膜及睑板，直接从睑板上缘稍上方向前穿过睑缘上 4～5mm 处的皮肤；J. 3 处缝合线的两端垫以橡胶条打结；K. 从下睑至眉毛行两处 U 形缝合（改良的 Frost 暂时性睑缘缝合）；L. 拉紧缝线，使睑裂闭合，以防发生暴露性角膜炎

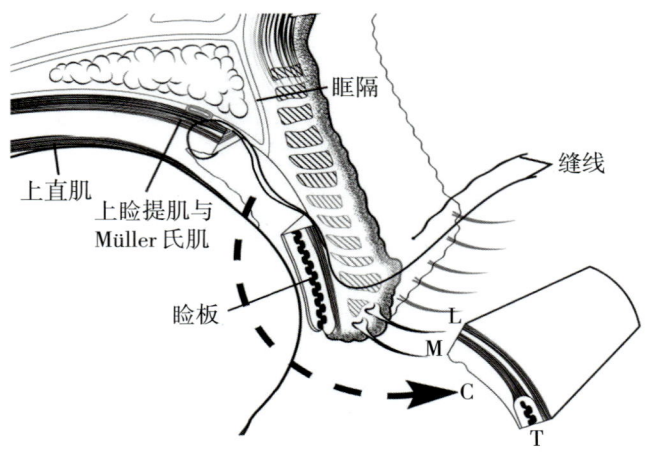

图 S7-1-4 Iliff 氏结膜入路后层整块切除法（改良的 Blaskovics 氏法）上睑下垂矫正术示意图（1954 年）
L. 上睑提肌腱膜；M. Müller 氏肌；C. 结膜；T. 睑板

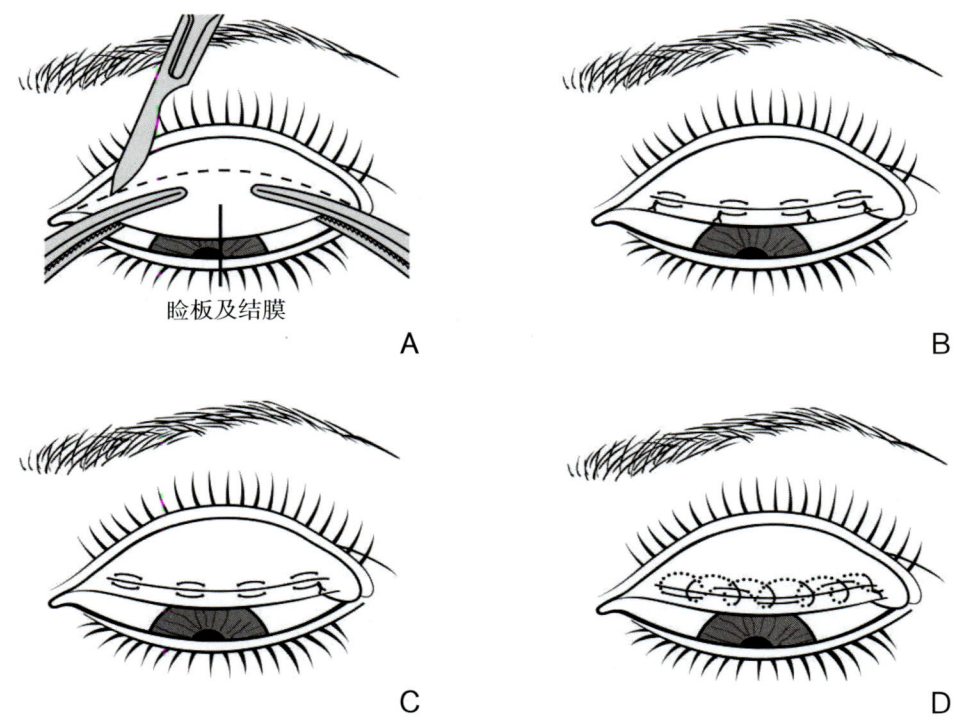

图 S7-1-5 Fasanella-Servat 氏后路睑板-Müller 氏肌和结膜切除法上睑下垂矫正术示意图（1961 年）
A. 外翻上睑，在睑板上界 3mm 左右用两把止血钳夹住结膜、睑板、上睑提肌腱膜和 Müller 氏肌，然后切除 3mm 宽的睑板和 3mm 宽的结膜等组织；B. 行 4 处水平褥式缝合封闭切口；C. 仅在颞侧留下一个线结的切口缝合法；D. 另一种仅在颞侧留下一个线结的切口缝合法

例 Fasanella-Servat 手术效果的随访研究表明，该法的总体成功率为 89.5%，成功率最高者为 Horner 综合征患者（8/8）和腱膜手术后复发病例（11/11），最低者为先天性睑下垂（13/18）；最常见的并发症为睑轮廓异常（10/155），6 例出现干眼症[29]。

1975 年，Putterman 和 Urist 报告了 Müller 氏肌-结膜切除法（Müller's muscle-conjunctiva resection，MMCR）上睑下垂矫正术[30]（图 S7-1-6）。该法保留了睑板的完整性，并通过在结膜囊内滴注 10% 盐酸苯肾上腺素（一种拟肾上腺素药物）的方法判断 Müller 氏肌和结膜的切除量：若滴药后上睑能提升到理想位置，切除 8mm 便可达到药物试验所获得的提升效果；若上睑提升的高度比理想的位置稍低，则切除 9mm；若上睑提升的高度比理想的位置稍高，则切除 7mm；若上睑对药物没有反应或反应很差，则需做提肌折叠、切除或推进手术[30]。MMCR 手术报告以后，很快被推广应用，并衍生出一些改良术式，包括对操作方法和切除量判断方法的改良（Weinstein 和 Buerger，1982 年；Guyuron 和 Davies，1988 年；Dresner，1991 年；Perry 等，2002 年；Lake 等，2003 年；Ayala 等，2007 年；Carruth 等，2013 年；Szamocki 等，2015 年……）[31~38]。该手术的优点是手术时间短、组织损伤小、无皮肤切口瘢痕、睑板稳定等，可用于矫正所有类型的睑下垂，尤其适用于 Horner 综合征患者和提肌功能良好的轻度睑下垂患者，也可用于无眼症相关性睑下垂的矫正[39]。

Fasanella-Servat 和 MMCR 手术矫正退化性上睑下垂的合理性曾遭到一些作者的质疑，尤其是在提肌腱膜修复（推进、折叠或切除）手术流行以后。他们认为，这两种手术没有处理导致退化性上睑下垂的病因，即腱膜缺损（裂开或断裂）问题，因此是不恰当的手术方法[40, 41]。然而，这种观点并未得到普遍认同[40]。一方面，一些作者的研究结果并不支持腱膜缺损是引起退化性上睑下垂主要原因的观点。Wilkes 和 Adams（1986 年）发现，退化性上睑下垂的上睑提肌有脂肪浸润，腱膜薄弱但没有裂开或断裂[42]。Carroll（1988 年）在使用烧灼解剖法（Cautery dissection）分离提肌腱膜、施行腱膜推进手术矫正上睑下垂时观察到，95% 以上病例的提肌腱膜并无缺损，只是变薄而已[43]。Martin 和 Tenzel（1992 年）在为 98 例退化性上睑下垂患者实施前路提肌腱膜切除术时，未发现 1 例患者有腱膜裂开或断裂（0/98），他们推测既往其他一些作者术中观察到的腱膜裂开或断裂的高发率，可能与钝性分离腱膜有关，是医源性的，并认为术中仔细解剖（锐性分离），腱膜缺损的发生率可显著降低[44]。Pereira 等（2008 年）研究了 136 例退化性上睑下垂患者的上睑提肌功能，结果表明这些患者的提肌功能低于正常，而且上睑下垂的严重程度与提肌功能减少程度密切相关，提示不单是腱膜部分，上睑提肌的肌肉部分也参与了退化性上睑下垂的发生与发展过程[45]。另一方面，越来越多的证据表明 Fasanella-Servat 和 MMCR 手术也具有提肌推进作用。Buckman 等（1989 年）对接受 Fasanella-Servat 手术的 37 个患者的 40 个切除标本进行了组织学检查，发现所有患者的切除标本中均含睑板和结膜，但均无腱膜，其中 87.5% 的标本中无平滑肌或仅含极少量的平滑肌，但效果与平滑肌切除较多的病例相同，据此认为 Fasanella-Servat 手术的有效性不依赖于 Müller 氏肌切除，而是下列因素联合作用的结果：①后层垂直缩短；②继发性伤口瘢痕收缩；③Müller 氏肌-提肌腱膜复合体在睑板上的折叠或推进[46]。

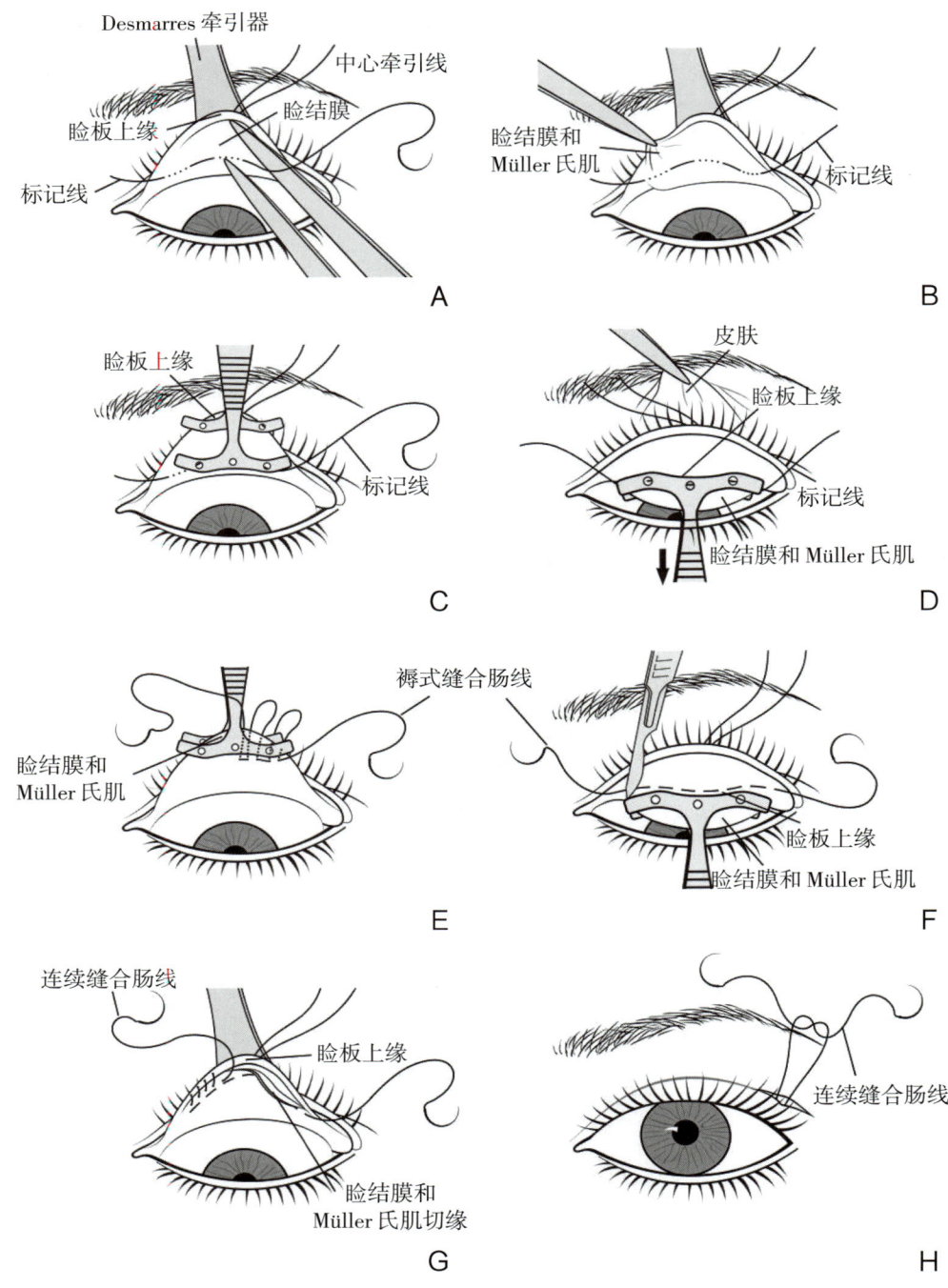

图 S7-1-6 Putterman-Urist 氏 Müller 氏肌-结膜切除法上睑下垂矫正术示意图（1975 年）
A. 外翻上睑，暴露睑结膜，在睑板上缘上方 7～9mm 处经结膜放置 6-0 黑色标记丝线；B. 有齿镊将睑板上缘与黑色标记线之间的结膜-Müller 氏肌与其前面的提肌腱膜分离，两者之间连接疏松；C. 将下垂钳的一叶放在睑板上缘，另一叶放在黑色标记线处；D. 合拢下垂钳两叶，其间夹住睑板上缘以上 7～9mm 的结膜及 Müller 氏肌，并将下垂钳和上睑皮肤向相反方向牵拉，以防夹住提肌腱膜；E. 在闭合的下垂钳两叶以远 1.5mm 处，用 5-0 双针肠线从颞侧向鼻侧行连续水平褥式缝合，每次进针都扣住睑板上缘；F. 紧靠下垂钳远端切除结膜-Müller 氏肌；G. 用水平褥式缝合的鼻侧端肠线，转向颞侧将结膜、Müller 氏肌切口和睑板行单纯连续缝合；H. 将双针肠线的两端从结膜面向外穿出颞侧上睑皱褶处皮肤小切口，拉紧打结，线结埋于皮下

Glatt 等（1990 年）用 MMCR 手术治疗 6 例 Horner 综合征患者的上睑下垂，获得满意效果，提示 MMCR 手术治疗上睑下垂的机制不依赖于 Müller 氏肌的收缩活动，而向睑板推进提肌腱膜是其发挥疗效的原因之一[47]。Dresner（1991 年）在联合实施 MMCR 法上睑下垂矫正术和上睑成形术时发现，在 Müller 氏肌-结膜切除后，提肌腱膜被推进 1～2mm[33]。

Mercandetti 等（2001 年）认为，MMCR 手术可称为内部提肌推进（Internal levator advancement）技术[48]。Baldwin 等（2005 年）用改良的 MMCR 手术治疗 15 例（20 个眼睑）苯肾上腺素试验阴性的上睑下垂患者，获得满意效果，他们认为对这种有效性的最好解释是手术产生了提肌推进效果[49]。为了阐明 MMCR 手术矫正上睑下垂的作用机制，Marcet 等（2010 年）在 8 具白人尸体头部的一侧眼睑施行 MMCR 手术，术后将整个眶内容物和 MMCR 手术切除的标本行组织病理学检查，另一侧未施术的眶内容物作为对照。结果发现 8 个 MMCR 手术切除的标本中均存在 Müller 氏肌和结膜，8 个接受手术的眼睑中提肌腱膜均是完整的，但都被折叠，所有手术侧和非手术侧的眼睑中副泪腺组织均是完整的，据此认为 MMCR 手术矫正上睑下垂的机制是缩短后层、推进上睑提肌和折叠提肌腱膜[50]。

Morris 等（2011 年）对 MMCR 手术切除的 7 个患者（8 个眼睑）和 4 具尸体（8 个眼睑）的组织标本进行了组织学检查，发现所有切除标本中均含提肌腱膜[51]；Maheshwari R. 和 Maheshwari S. 在开放式 Müller 氏肌-结膜切除法（Open-sky Müller's muscle-conjunctiva resection）上睑下垂矫正术切除标本中也发现有提肌腱膜存在[52]。这两个研究结果进一步表明，提肌腱膜推进是 MMCR 手术矫正上睑下垂的机制之一，很可能是其主要作用[51]。近年（2011 年），一项调查研究表明，目前 Fasanella-Servat 和 MMCR 手术仍是大多数美国眼整形外科医生最常用的上睑下垂治疗方法[53]。Liu 等（2012 年）对一组接受 MMCR 手术的 40 例（70 只眼）轻、中度上睑下垂患者的术后效果进行了平均 28 个月的随访研究，结果表明 94% 的下垂眼睑得到满意矫正，95% 的患者两侧上睑高度的对称性得到显著改善，据此认为 MMCR 手术操作简单、效果持久、并发症少、手术时间短，可与面部其他美容手术同时实施[54]。

1979 年，Collin 报告，他们用保留结膜完整、切除少量睑板和 Müller 氏肌、修复提肌腱膜缺损的后路法上睑下垂矫正术治疗 3 例患者（图 S7-1-7），术后随访 6 个月，所有患者均获得满意效果[55]。3 例均为退化性睑下垂，下垂量 2～3mm，提肌功能良好（10～14mm），重睑皱褶位置高，眼睑薄。术中，经结膜切除 1～2mm 宽的睑板上部及附着其上的 2mm 宽的 Müller 氏肌下部，保留结膜完整，然后用 5-0 双针丝线从结膜至皮肤行内、中、外 3 处眼睑全层水平褥式缝合，缝针从结膜切口上方 2～3mm 处的结膜面进入，穿过缩短的 Müller 氏肌下端和提肌腱膜远端，向下走向睑板前面，最后在重睑皱褶水平或其下方经睑板前眼轮匝肌穿出皮肤，拉紧缝线两端，在衬垫上打结。睑缘提升的高度可通过改变缝线穿过提肌腱膜远端的位置，或改变缝线的松紧度进行调整。睑缘的弧度可通过改变内、外侧褥式缝合的部位进行调整[55]。同年（1979 年），Dortzbach 报告了仅切除

Müller 氏肌、保留结膜完整、重新缝合 Müller 氏肌残端和睑板上缘的后路法上睑下垂矫正术，用于治疗苯肾上腺素试验阳性的先天性和后天性上睑下垂患者，获得满意效果，认为该法具有保留泪液正常分泌功能、维持睑板稳定性和不需特殊器械等优点[56]。

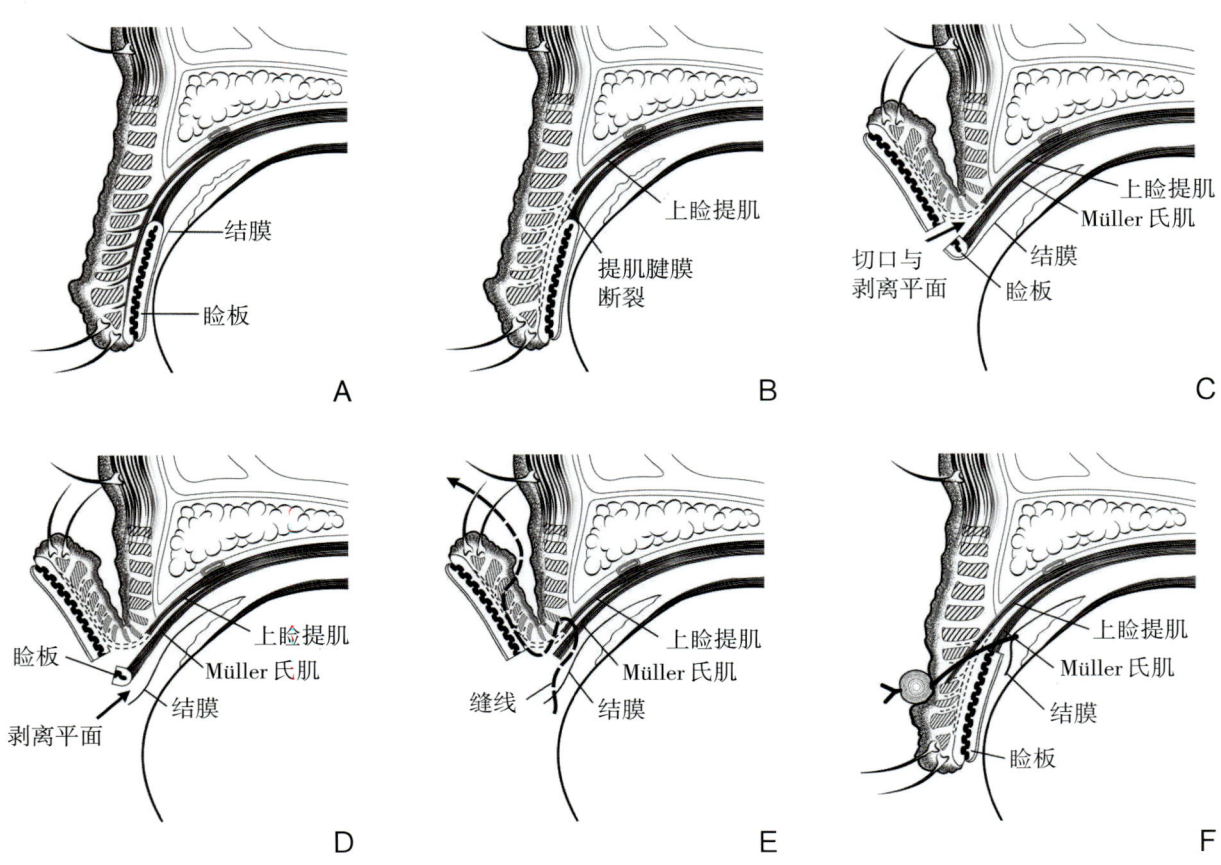

图 S7-1-7　Collin 氏后路提肌腱膜修复法上睑下垂矫正术示意图（1979 年）
A. 正常上睑解剖，矢状观；B. 提肌腱膜断裂；C. 外翻上睑，在睑板上缘下方 1～2mm 处切开睑板，于 Müller 氏肌与上睑提肌之间向后上方剥离至上穹窿处；D. 将 Müller 氏肌下部与其后面的结膜分离；E. 切除 2mm 的远端 Müller 氏肌及其连带的睑板上缘，局麻手术时通过嘱患者做睁眼动作，全麻手术时通过切开眶隔寻找到正常的提肌腱膜远端，然后用 5-0 双针丝线从结膜至皮肤行 3 处 U 形缝合，缝线从近侧结膜切缘上方 2～3mm 处进入，经缩短的 Müller 氏肌远端、正常的提肌腱膜下部，进而于睑板与眼轮匝肌之间向睑缘走行，由预设的重睑皱褶或其稍下方的皮肤穿出；F. 拉紧缝线两端，衬垫上打结

2003 年，Lake 等报告了开放式 Müller 氏肌-结膜切除法上睑下垂矫正术，术中经后路将 Müller 氏肌和结膜与提肌腱膜分离，并将其次全切除，然后用 5-0 双针丝线行内、中、外 3 处眼睑全层水平褥式缝合，缝针从上穹窿处的结膜进入，穿过 Müller 氏肌残端和睑板上缘，由上睑皮肤皱褶处穿出，拉紧缝线，衬垫上打结。共用该法治疗 48 例（61 只眼），术后随访 6 个月至 2 年，效果满意。他们认为，该技术操作容易，不需用特制的下垂钳，而且视野开阔，解剖结构易于辨认，术中及术

后可酌情调整上睑提升的高度，手术效果可预测性强，成功率高[35]。

2006年，Foster等报告，用纤维蛋白胶封闭MMCR手术切口33例（53只眼），获得满意效果，无并发症发生，认为该法代替缝线封闭MMCR手术切口是安全有效的，可避免缝线刺激角膜或形成肉芽肿等并发症[57]。

2007年，Ichinose和Tahara报告[58]用结膜入路不切除Müller氏肌的提肌腱膜修复法（图S7-1-8）矫正上睑下垂14例（21只眼），术后除1例矫正不足外，其余13例（20只眼）睑下垂均获得成功矫正，两侧上睑双眼皮对称、美观，无眼睑内翻、眼睑迟滞、持久性眼部刺激等并发症发生。他们认为，该技术效果可靠，具有创伤小、恢复快、没有皮肤切口瘢痕等优点，适用于有提肌腱膜修复指征、不愿留下皮肤瘢痕且无上睑皮肤过剩者。

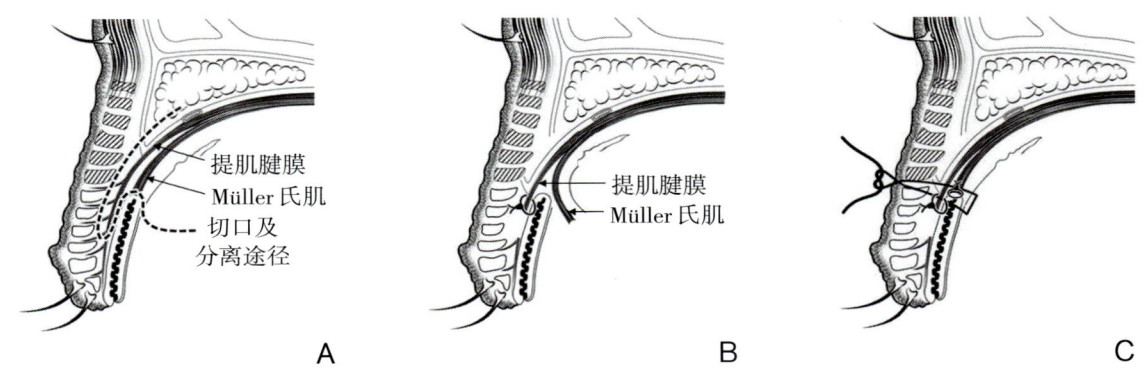

图S7-1-8 Ichinose-Tahara氏结膜入路不切除Müller氏肌的提肌腱膜修复法上睑下垂矫正术示意图（2007年）

2008年，Khooshabeh和Baldwin报告，他们用次全切除Müller氏肌、保留结膜完整的开放式后路上睑下垂矫正术治疗苯肾上腺素试验阳性或阴性的上睑下垂患者27例（34个眼），获得满意效果[59]。术中将Müller氏肌与前面的提肌腱膜和后面的结膜分离并行次全切除，然后用5-0双针丝线从结膜至皮肤行3处水平褥式眼睑全层缝合，缝针从结膜切口上缘进入，穿过Müller氏肌残端和睑板上缘，最后经眼轮匝肌由上睑重睑皱褶线处的皮肤穿出，拉紧缝线两端，检查眼睑位置。若合适，就在衬垫上打结；若不合适，则在予以调整后再打结。他们认为该技术优于前路提肌推进法和使用特制手术钳的MMCR手术，不仅无导致干眼症之虞，还可保持上穹窿的正常高度，因此值得推广应用[59]。

2010年，Patel等报告了后路白线推进法上睑下垂矫正术（Posterior approach white line advancement ptosis repair）[60]，术中在睑板上缘稍上方切开结膜，向上分离Müller氏肌-结膜复合瓣直到看见提肌腱膜远端（即白线），然后用5-0双针薇乔缝线从白线进入，穿过睑板上缘下方1mm处的睑板，再由重睑皱褶线或设计的重睑线处的皮肤穿出，行两处水平褥式缝合，拉紧缝线，检查确认睑缘位置与弧度合适后打结，Müller氏肌和结膜保留完整，切口不缝合，待自行愈合。他们用该法治疗退化性上睑下垂41例（71个眼睑），总体成功率为87.3%（62/71），苯肾上腺素试验阳性组（42/71）的成功率为88.1%，阴性组（4/71）的成功率为100%，失败的9个眼睑均为矫正不足，不是轮廓不佳。他们认为，该技术操作容易，创伤小，用于矫正提肌功能中等至良好的退化性上睑下垂成功率高，美容效果好。2013年，Lee等[61]报告了经结膜Müller氏肌折叠缝合法上睑下垂矫正术，术中用6-0或7-0尼龙线通过预设重睑上线的5个皮肤戳口，穿过眼睑全层，在睑板上缘处的结膜出针，然后于结膜下行Müller氏肌折叠缝合，最后缝线再经皮肤戳口穿出，打结；轻度下垂者Müller氏肌折叠5～6mm，中度者折叠8～10mm，重度者折叠12mm以上；共治疗147例，术后50例（34.0%）效果非常满意，61例（41.5%）效果满意，26例（17.7%）效果可接受，10例（6.8%）效果不满意。2015年，Vrcek等报告[62]用保留结膜完整的后路Müller氏肌切除法治疗上睑下垂18例（30个眼睑），获得满意效果，认为保留结膜的完整性，可减少缝线相关并发症（如角膜刺激或擦伤），同时可保留正常数量的杯状细胞，有利于维持眼表面的润滑与健康。

（邢新　杨超　徐苗　庄纬）

第二节 · 前路或皮肤入路法
Anterior approach or transcutaneous approach

　　1882年，von Graefe报告了上睑皮肤及眼轮匝肌切除法上睑下垂矫正术[4]。1883年，Everbusch报告了前路（皮肤入路）提肌腱膜折叠法上睑下垂矫正术（图S7-2-1），他被认为是该术式的首创者[4, 5]。实际上，Bowman在1857年就已使用过这种方法[4, 5]。1896年，Wolff最早报告前路提肌腱膜切除法上睑下垂矫正术[9]。1903年，Lapersonne报告了与现在使用的前路提肌切除和缩短相似的手术方法[5, 9]（图S7-2-2），但因在此之前结膜入路法已经流行，这种皮肤入路法并未引起关注。

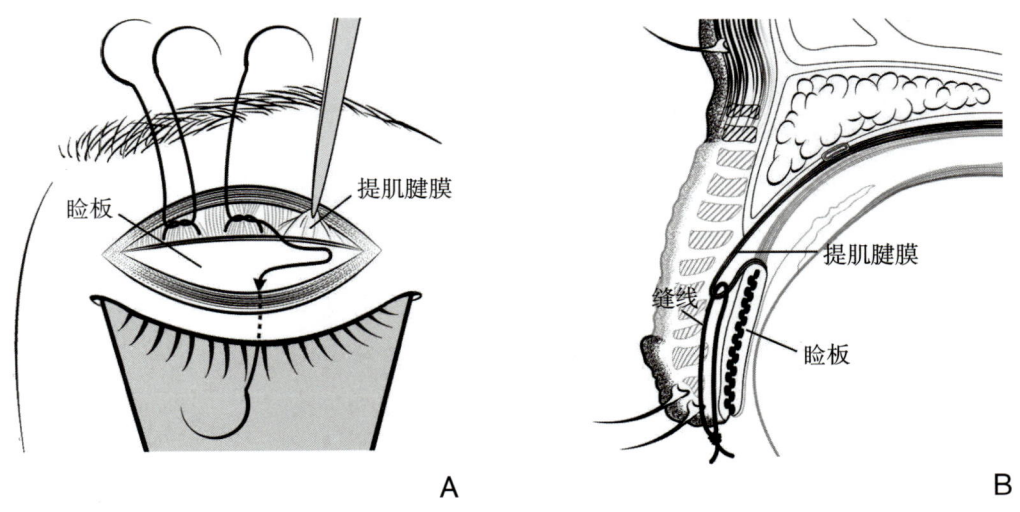

图S7-2-1　Everbusch氏前路提肌腱膜折叠法上睑下垂矫正术（1883年）

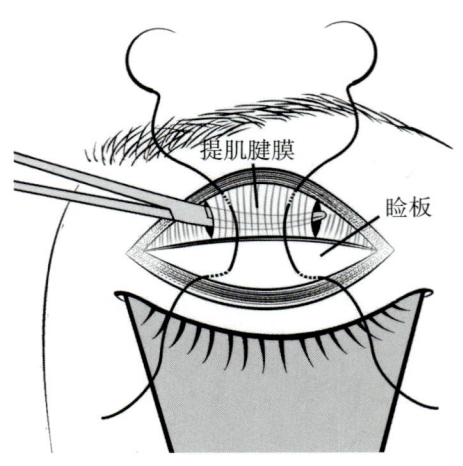

图 S7-2-2 Lapersonne 氏前路提肌腱膜缩短法上睑下垂矫正术示意图（1903 年）

1921 年，解剖学家 Whitnall 出版了他的专著《眶的解剖》（Anatomy of the Orbit）。Whitnall 对外眦腱附着（现称 Whitnall's 结节）、提肌腱膜及其上方的横韧带（现命名为 Whitnall's 韧带）等解剖结构的研究成果为眼整形外科，尤其是睑下垂手术的发展做出了很大贡献[63~66]。

20 世纪 50 年代，Fox（1952 年）、Leahey（1953 年，图 S7-2-3）、Johnson（1954 年）、Berke（1959 年，图 S7-2-4）等对前路上睑下垂矫正术式做了一些改进[67~70]。1964 年，Jones[71] 研究了上睑的解剖及其与睑下垂矫正术的关系，观察到许多退化性上睑下垂患者存在着提肌腱膜缺陷，提出了一种创伤小的前路提肌切除缩短法上睑下垂矫正术（图 S7-2-5），并建议可考虑用皱眉肌矫正提肌功能完全丧失的上睑下垂。1975 年，Jones 等[72] 在临床上证实了上述观点，并报告了一种现代上睑下垂矫正手术：提肌腱膜折叠术（图 S7-2-6）。他们认为，当上睑下垂是由腱膜裂开引起时，施行 Fasanella-Servat 手术可能会失败。他们强调修复腱膜缺陷的重要性，提出可以折叠腱膜，或切除腱膜并将其近端缝合到睑板上。Mustarde（1968 年，1975 年）也先后报告了这种保留 Müller 氏肌的提肌缩短手术[73, 74]。1979 年，Anderson 等报告[75]，他们用 Whitnall's 韧带悬吊法矫正提肌功能差的重度上睑下垂，术中在 Whitnall's 韧带下方切断提肌腱膜，远侧腱膜予以切除，然后将 Whitnall's 韧带连同其下方的"提肌"向下推进，缝合到睑板上部。该法最适用于提肌功能 3~5mm 的患者，如提肌功能≤3mm，他们主张行额肌悬吊术。

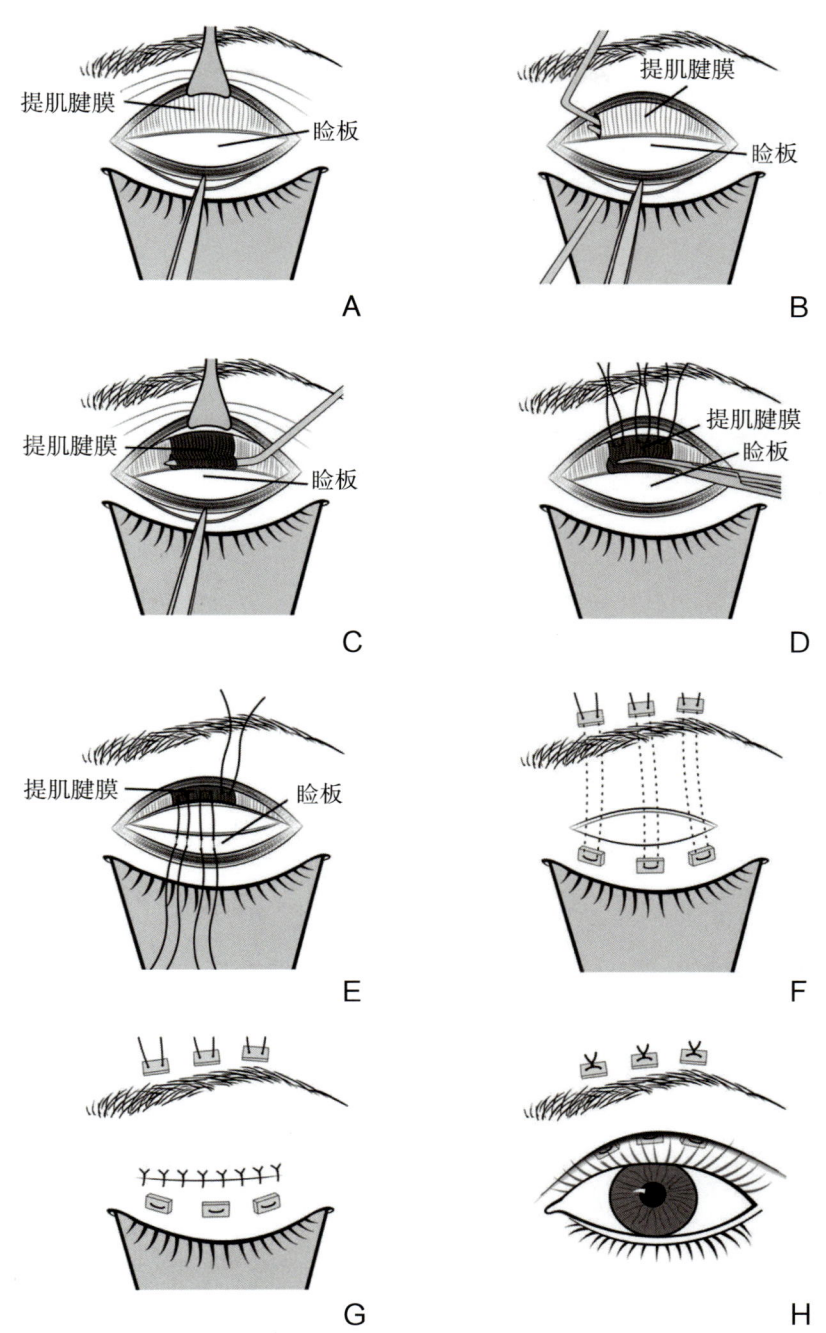

图 S7-2-3　Leahey 氏前路提肌切除和推进法上睑下垂矫正术示意图（1953 年）

A. 于睑缘上约 9mm 平行于睑缘切开皮肤及眼轮匝肌，暴露上睑板及其上方约 15mm 的提肌及其腱膜；B. 在睑板上缘稍上方的提肌腱膜两侧做两个垂直小孔穿透结膜；C. 将斜视拉钩经两侧孔放入结膜下，尽量向后上游离提肌-结膜（通常约 15mm）；D. 在睑板上缘上方约 6mm 处用提肌钳夹住提肌-Müller 氏肌及结膜，在钳夹处上方距睑板上缘 7～10mm 处，用 4-0 双针肠线将提肌和 Müller 氏肌行 3 处 U 形缝合，缝线不穿过结膜，然后将 U 形缝合线稍远侧至睑板上缘的提肌腱膜-Müller 氏肌-结膜（不包括任何睑板组织）切除；E. 将 3 处肌肉端 U 形缝合线两端分别向下穿过睑板上部，拉紧打结，完成提肌推进；F. 用 5-0 双针丝线从上睑至眉上行 3 处 U 形缝合，缝线经过橡胶条从睑缘上 3mm 处进入皮肤及肌肉，于肌肉下平面向上走行，至眉上 3mm 处穿出皮肤及橡胶条；G. 缝合上睑皮肤切口；H. 提拉上睑至眉上的 3 处 U 形缝合线，在上睑提升到理想位置后打结

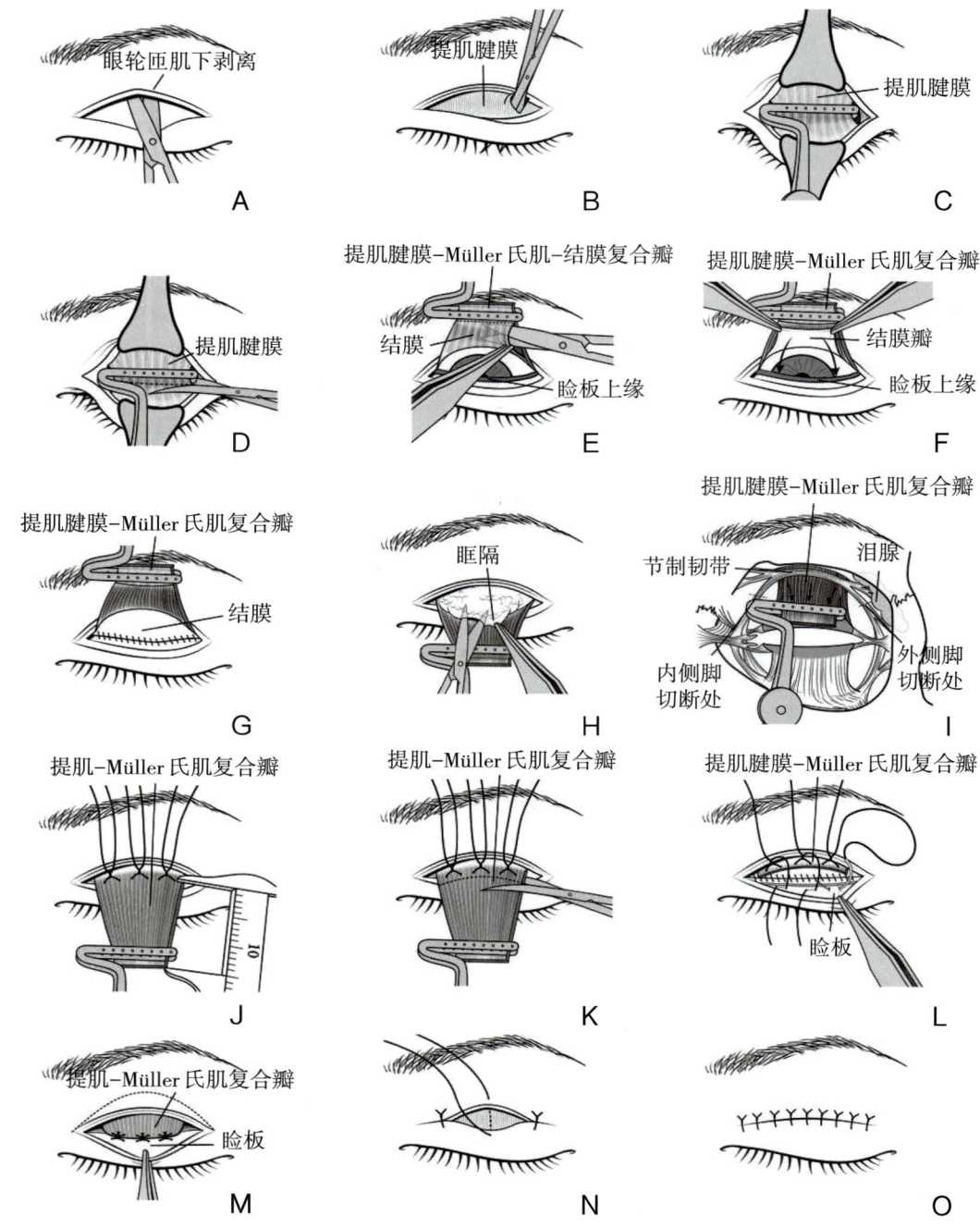

图 S7-2-4　Berke 氏前路提肌切除和推进法上睑下垂矫正术示意图（1959 年）

A. 沿预设的重睑皱褶线切开皮肤及肌肉，于眼轮匝肌下向上剥离切口上缘 6～7mm；B. 在皮肤切口两端，由睑板上缘向上用剪刀垂直切开全厚眼睑组织，直至结膜上穹窿；C. 将 Berke 下垂钳经过两侧垂直切口在睑板上缘稍上方夹住提肌腱膜-Müller 氏肌-结膜组织；D. 睑板上缘水平剪断提肌腱膜-Müller 氏肌-结膜复合组织，形成复合瓣；E. 旋转上提下垂钳，将结膜与 Müller 氏肌分离；F. 形成结膜瓣；G. 将结膜瓣重新缝回到睑板上缘；H. 用下垂钳将提肌-Müller 氏肌复合瓣向下方牵拉，将眶隔与提肌腱膜分离，暴露腱膜前脂肪；I. 向下牵拉下垂钳，剪断提肌腱膜内、外侧角，这样可形成 20mm 长的提肌-Müller 氏肌复合瓣，如需要更长的切除，可能要切断提肌两侧的节制韧带；J. 测量确定提肌切除量，在确定的切除线稍上方用 5-0 肠线行 3 处水平缝合，并打结；K. 切除缝合线以下的多余提肌-Müller 氏肌；L. 将肌肉断端的 3 处缝合线固定到睑板上部的前面；M. 提肌-Müller 氏肌复合瓣断端与睑板缝合固定完毕；N. 用 6-0 的肠线将皮肤切口缝合 3 针，缝线务必扣住深面的提肌，以形成双眼皮；O. 如需要，皮肤切口增加几处缝合

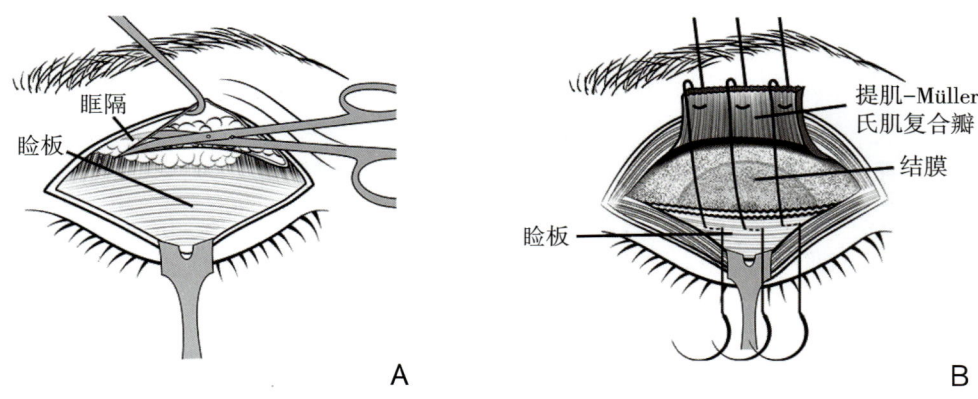

图 S7-2-5 Jones 氏前路提肌切除缩短法上睑下垂矫正术示意图（1964 年）

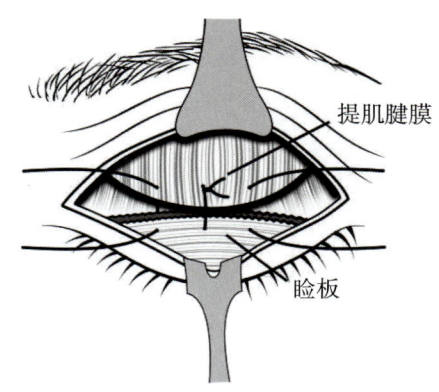

图 S7-2-6 Jones 氏前路提肌腱膜折叠法上睑下垂矫正术示意图（1975 年）

1980 年，Dortzbach 和 Sutula [76] 通过组织病理学研究进一步证实大多数老年性上睑下垂存在腱膜缺陷，但 Müller 氏肌基本上是正常的。1981 年，Beard [77, 78] 描述了一种新的保留 Müller 氏肌的提肌推进法上睑下垂矫正术，他在 Whitnall's 韧带上方切断提肌，将其近端经 Whitnall's 韧带浅面向下推进覆盖远侧腱膜，并在适当的位置将提肌近端和远端分别与下方的腱膜和上方提肌缝合固定（图 S7-2-7）。1983 年，Collin 报告 [78] 了另一种前路保留 Müller 氏肌的提肌切除法上睑下垂矫正术（图 S7-2-8）。1984 年，Epstein 和 Putterman 报告 [79] 用超大量提肌切除（Super-maximum levator resection）术治疗提肌功能差的严重上睑下垂，切除的提肌量≥30mm。1979 年和 1985 年，Anderson 等两次发表文章 [75, 80]，推崇这种直接矫正腱膜解剖缺陷而不损害与下垂无关的邻近解剖结构（提肌、Müller 氏肌、Whitnall's 韧带、睑板等）的腱膜手术，称上睑下垂矫正术已发展到"腱膜觉醒时代"（Age of aponeurotic awareness），指出既往不愿应用这种手术的原因是对眼睑的复杂精细解剖结构缺乏理解、忽视了腱膜缺陷的存在、手术器械和技术原始，以及折叠提肌腱膜不能形成持久性瘢痕粘连等。他们主张推进提肌腱膜，而不是折叠它。上述几位作者的共同努力为合理治疗后天性睑下垂做出了很大贡献，前路法提肌缩短法上睑下垂矫正术之所以在当今流行与他们的成就密不可分。

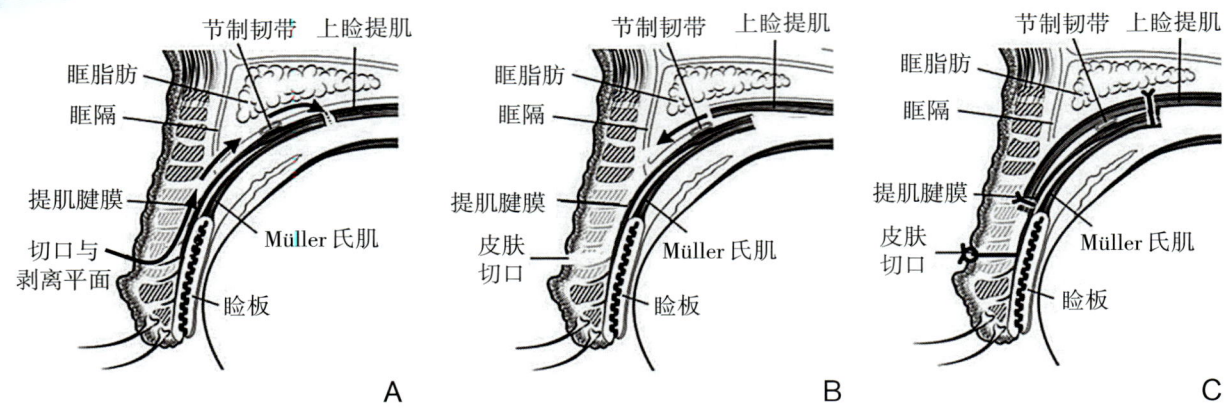

图 S7-2-7 Beard 氏前路保留 Müller 氏肌的提肌推进法上睑下垂矫正术（1981 年）

A. 皮肤入路，眼轮匝肌下剥离，打开眶隔，在提肌腱膜与腱膜前脂肪之间继续向后上方剥离至节制韧带后方，将提肌横断；B. 将提肌近侧段于节制韧带和提肌腱膜上方向前推进；C. 将提肌近侧断端在适当的位置与下面的提肌腱膜缝合固定，使上睑提升到理想高度，位于提肌近侧段下面的提肌远侧断端与上面的提肌缝合固定

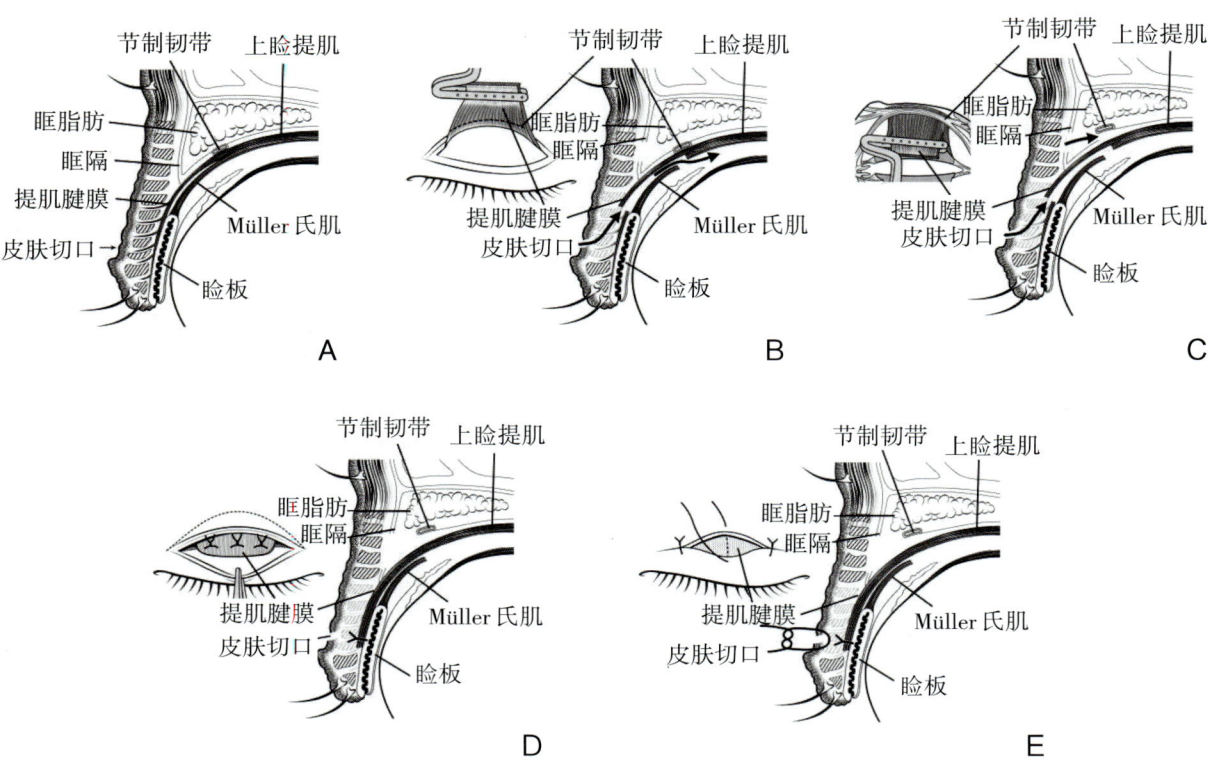

图 S7-2-8 Collin 氏前路保留 Müller 氏肌的提肌切除法上睑下垂矫正术（1983 年）

A. 术前上睑解剖，矢状观；B. 皮肤入路，眼轮匝肌下剥离，打开眶隔，将提肌腱膜与腱膜前脂肪分离，然后在睑板上缘切断提肌腱膜，进入腱膜后间隙，在腱膜与 Müller 氏肌之间向后方剥离约 10mm，形成提肌腱膜瓣，并在距睑板上缘约 10mm 处切断 Müller 氏肌；C. 将提肌与其上方的节制韧带分离，以利于提肌腱膜瓣向前下方推进；D. 将提肌腱膜瓣推进到睑板上部前面，并与睑板缝合固定，使上睑提升到理想水平，多余部分予以切除；E. 缝合皮肤切口

1990年，Lesavoy等[81]报告一种新的前路睑板切除法上睑下垂矫正术（图S7-2-9），该法适用于提肌功能良好的轻度先天性和后天性下垂。1993年，Liu报告[82]用前路单针缝合腱膜折叠法（图S7-2-10）矫正各种上睑下垂157例（169个眼睑），术后平均随访60个月，获得满意效果，96%（162/169）的眼睑下垂量被矫正到1mm以内。据此认为该技术简单、有效，而且适应证广，并发症少，可用于矫正退化性、创伤性、先天性和白内障后上睑下垂。

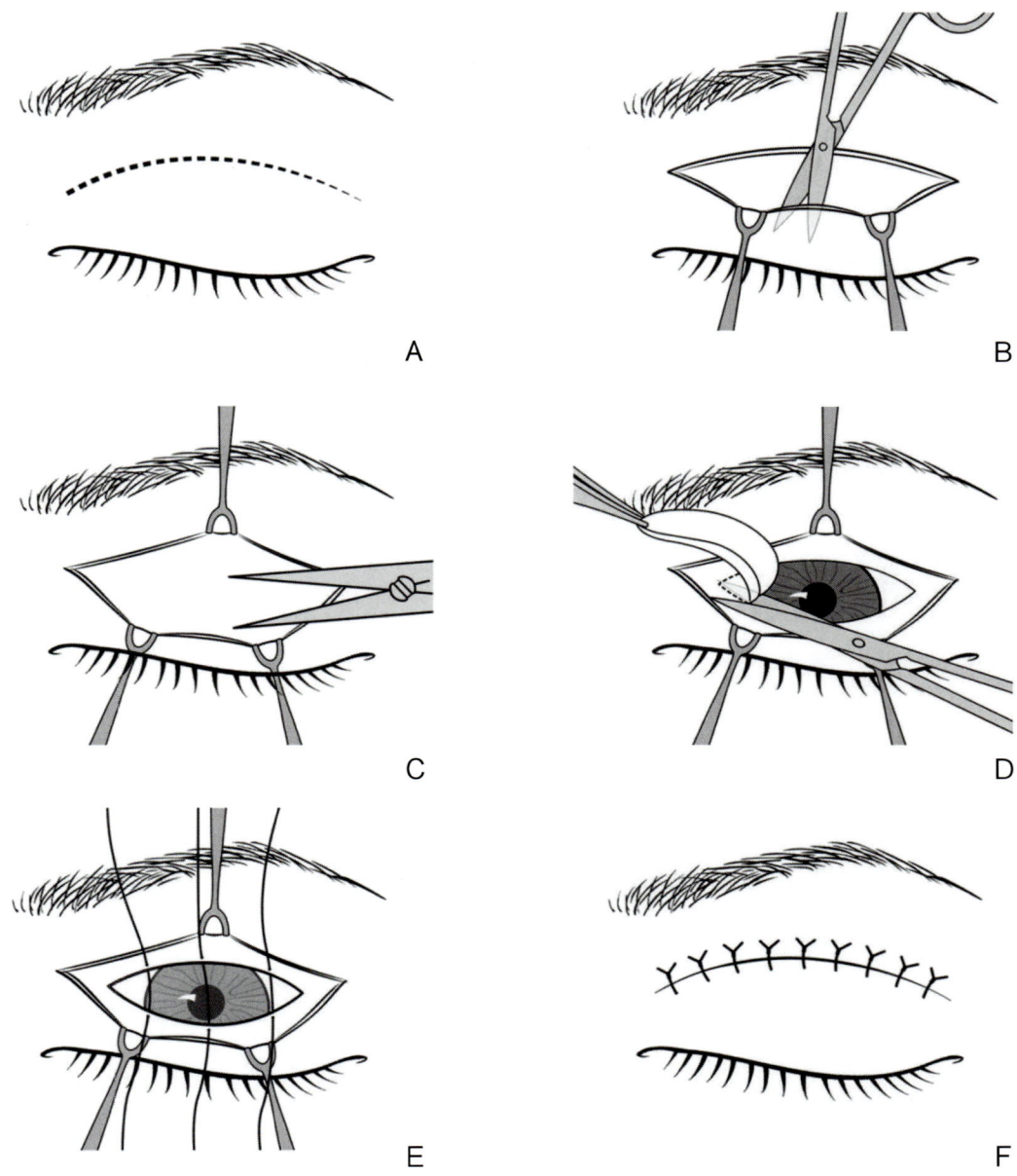

图S7-2-9　Lesavoy等前路睑板切除法上睑下垂矫正术示意图（1990年）
A. 切口设计；B. 沿设计线切开皮肤及眼轮匝肌，肌肉下剥离切口下缘，暴露睑板；C. 根据下垂程度确定睑板切除量（睑板切除宽度=下垂矫正量）；D. 切除一块梭形睑板-结膜组织；E. 缝合睑板，缝线不经过结膜；F. 缝合皮肤

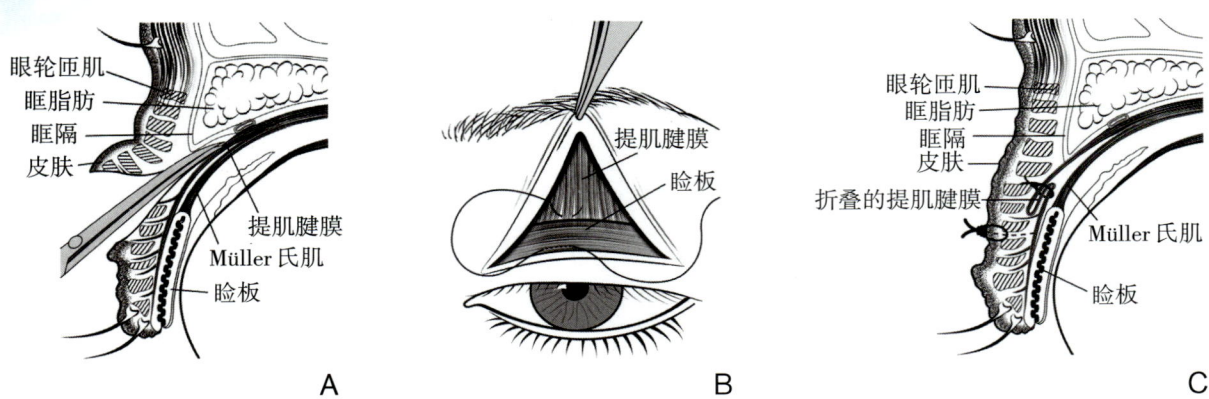

图 S7-2-10　Liu 氏前路单针缝合腱膜折叠法上睑下垂矫正术示意图（1993 年）
A. 皮肤入路，眼轮匝肌下平面向后上方剥离，将腱膜前脂肪与提肌腱膜分离，矢状观；B. 在提肌腱膜与睑板间行一处水平褥式缝合；C. 拉紧缝线打结，折叠提肌腱膜，缝合皮肤切口，矢状观

2002 年，Holmstrom 和 Santanelli 首次报告[83]用前路上穹窿 Check 韧带悬吊法矫正不同程度的先天性上睑下垂 62 例，获得满意效果。主要操作步骤：在上睑预设重睑皱褶水平标记一新月形切口线，于全麻或局麻下切除标记范围内的一条新月形皮肤及睑板前眼轮匝肌，保留眶隔完整，在睑板中段切断提肌腱膜和 Müller 氏肌附着（内、外 1/3 段保留完整）直到结膜，在结膜前面向上分离，直到上穹窿后上方；用拉钩拉开提肌-Müller 氏肌复合组织瓣，显露结膜上穹窿后上方的 Check 韧带，然后将该韧带下拉缝合固定到睑板上缘以下 3~4mm 处。内、中、外各缝合固定 1 针，不要穿过睑板和结膜（图 S7-2-11）。他们认为该法与其他方法相比，具有不需切除组织、不需植入组织、创伤小、恢复快、操作简单、效果可靠等优点。

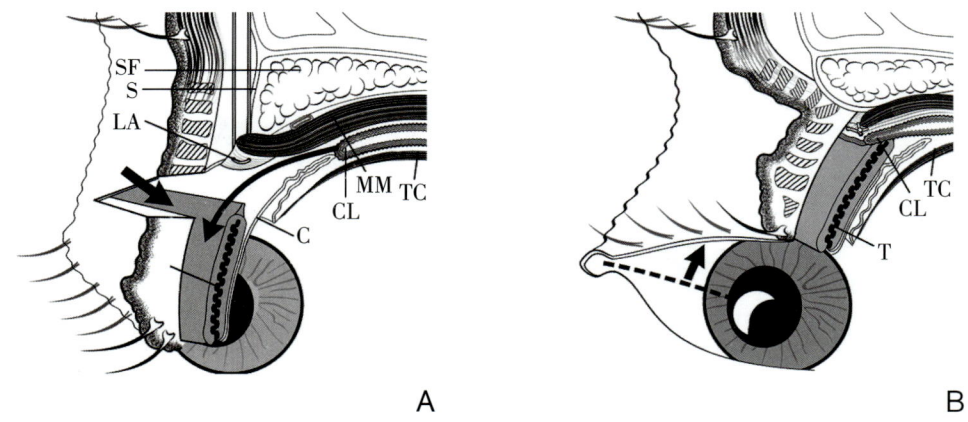

图 S7-2-11　Holmstrom-Santanelli 氏上穹窿悬韧带（Check 韧带）悬吊法上睑下垂矫正术示意图（2002 年）
A. 术前；B. 术后（T. 睑板；S. 眶隔；SF. 眶脂肪；LA. 提肌腱膜；C. 结膜；CL. Check 韧带；TC. Tenon 氏囊；MM. Müller 氏肌）

2004年，Frueh等报告了前路小切口、微剥离提肌腱膜缝合推进法与传统前路提肌腱膜推进法矫正腱膜性上睑下垂效果比较的研究结果：在提升睑缘高度上，前者与后者同样有效；在眼睑外观上，前者好于后者；在手术时间上，前者少于后者[84]。

2009年，Bassin和Putterman报告了全厚眼睑切除法继发性上睑下垂矫正术（图S7-2-12），用于治疗前路提肌推进术后复发性上睑下垂或Graves病性上睑退缩提肌退徙治疗后过度矫正的患者17例（19个眼睑），获得满意效果[85]。

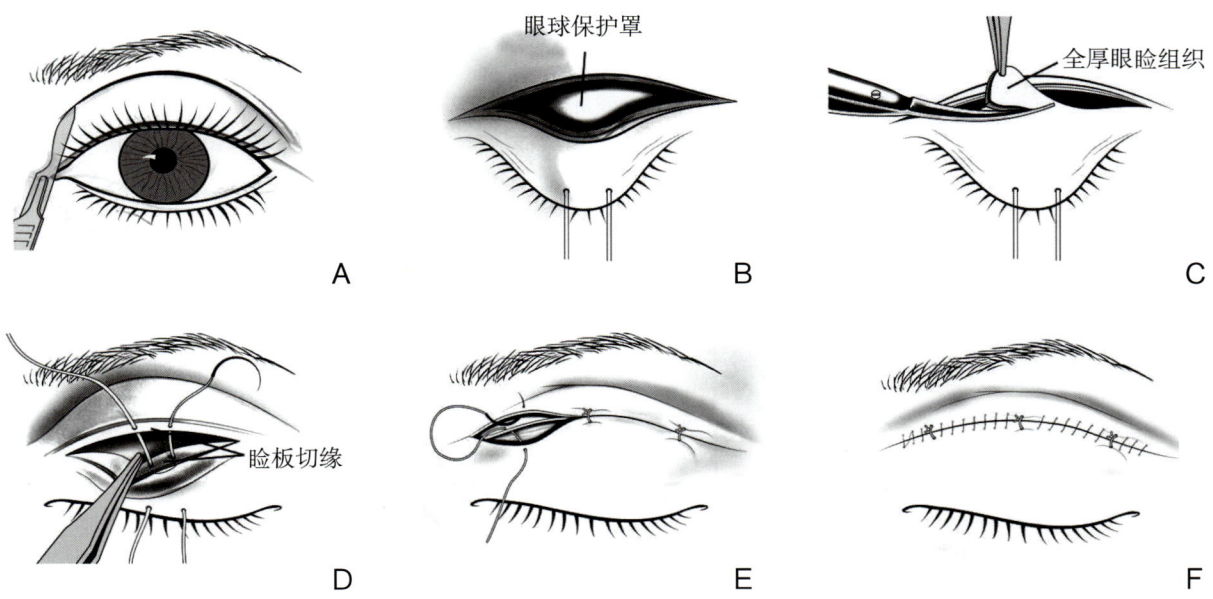

图 S7-2-12　Bassin-Putterman氏全厚眼睑切除法继发性上睑下垂矫正术示意图（2009年）
A. 上睑下垂术后矫正不足，设计切口线；B. 沿设计线全厚切开上睑；C. 根据所需矫正的下垂量，自切口下缘切除一条全厚眼睑组织；D. 用6-0双针薇乔缝线将睑板行3处水平褥式缝合，缝线不经过结膜，但扣住提肌；E. 用6-0薇乔缝线将皮肤切口行3处间断缝合，缝线经过深部的提肌；F. 用6-0丝线连续缝合皮肤切口

2011年，Santanelli等报告[86]用前路上穹窿Check韧带悬吊法矫正肌源性上睑下垂71例（89个眼睑），获得满意效果，认为该法既适用于原发性上睑下垂，又适用于继发性上睑下垂。

2015年，Chung等报告[87]，他们用前路睑板后折叠Müller氏肌-提肌腱膜（图S7-2-13）结合美容性睑成形术矫正轻、中度上睑下垂26例（51个眼睑），获得满意效果，成功率达96.1%（49/51）。同年（2015年），Sagili[88]报告了前路白线推进法上睑下垂矫正术（图S7-2-14），主要用于矫正老年性上睑下垂。手术要点是：经皮肤入路，将提肌腱膜与其后方的Müller氏肌和结膜分离，显露提肌腱膜白线（提肌腱膜与眶隔融合增厚处）的后表面，并将其推向上睑板上缘的前面缝合固定。共施术20例，获得满意效果。Sagili认为，该法联合应用了前路和后路上睑下垂矫正术的原则，术中不打开眶隔及干扰腱膜前脂肪（眶隔后脂肪），因此创伤小、恢复快、效果好[88]。

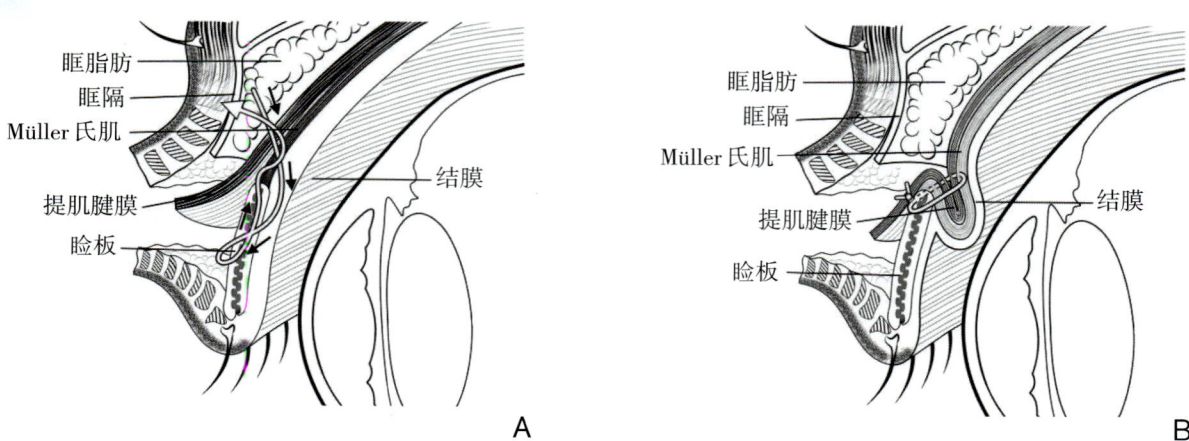

图 S7-2-13　Chung 等前路睑板后 Müller 氏肌-提肌腱膜折叠法上睑下垂矫正术示意图（2015 年）

A. 皮肤入路，眼轮匝肌下剥离，暴露睑板，打开眶隔，将腱膜前脂肪与提肌腱膜分离，6-0 尼龙线从前向后穿过腱膜-Müller 氏肌，然后在结膜前面向下走向睑板，由后向前穿过全层睑板后，再从睑板前面进入睑板，在其中间向上走行，经 Müller 氏肌从腱膜前面穿出；B. 拉紧缝线，在 Müller 氏肌-提肌腱膜被推进和折叠在睑板后面之后，打结

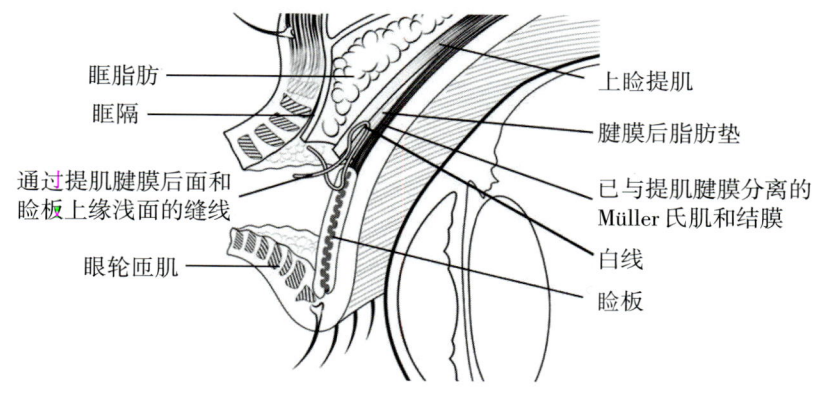

图 S7-2-14　Sagili 氏前路白线推进法上睑下垂矫正术示意图（2015 年）

（邢新　杨超　徐苗）

第三节 · 前、后联合入路法
Combined anterior and posterior approach

1956年，Hervouet 和 Tessier 将后路睑板切除和前路皮肤-肌肉切除结合起来矫正上睑下垂[5]。1961年，Carbajal 报告了一种前、后路结合的提肌切除术治疗上睑下垂，可同时矫正上睑下垂和皮肤冗余问题[89]。Putterman（1974年）也报告了相似的方法，他经结膜分离提肌，经皮完成提肌切除[90]。1994年，Thornton 报告前、后路联合法同时矫正上睑下垂伴皮肤松弛[91]。2000年，Brown 和 Putterman 报告[92]，同时实行 MMCR 法上睑下垂矫正术和美容性上睑成形术（包括切除眼轮匝肌、眶脂肪和皱襞重建），可使预期的上睑提升量减少 1mm，原因是眼睑组织水肿或睑内瘢痕增多限制了上睑提升，建议在实行这种联合手术时，Müller 氏肌-结膜切除量应适当增加，以补偿上睑成形术减少的提升量。2015年，Moore 等[93]的研究结果表明，联合实施 MMCR 手术和仅切除皮肤的上睑成形术与单纯实施 MMCR 手术比较，术后上睑提升高度无显著性差异。

第四节 · 额肌悬吊法
Frontalis slings

1831年，Hunt在用上睑皮肤切除法矫正上睑下垂时，认识到部分提升效果来源于额肌[4]。受此启发，许多利用悬吊材料连接眼睑与额肌的上睑下垂矫正术式相继见诸报道。这类手术统称为额肌悬吊术（Frontalis suspension surgery；Frontalis sling surgery），其中大多数术式通过在上睑板前面和眉部皮肤上的多个小切口，于眼轮匝肌下平面放置悬吊材料，建立上睑与额肌的联系。少数于皮下或眶隔后放置悬吊材料，也有经结膜或在提肌腱膜后放置悬吊材料的报告。悬吊材料的排列构型多种多样，包括单三角形、双三角形、单菱形、双菱形、单梯形、双梯形、单五边形、双五边形、V形、吊床形等。悬吊材料也是种类繁多，包括天然和人造缝合材料、自体组织和同种异体组织等[5, 94]。额肌悬吊法主要用于矫正提肌功能差的上睑下垂。

一、天然与人工缝合材料悬吊法（Frontalis suspension using natural and artificial suture materials）

1880年，Dransart使用羊肠线经皮下将上睑悬吊于眉部额肌，以矫正下垂[4, 5]（图S7-4-1-1）。虽然缝线最终被吸收，但缝线引起的组织反应在眉部额肌与上睑之间形成的持久性纤维索带可提升上睑。Pagenstecher（1881年）和Hess（1893年）都主张用丝线经皮下进行暂时性悬吊，然后再将其去除，认为缝线沿途产生的纤维组织也可起到持久的悬吊作用[4, 5, 95]（图S7-4-1-2、图S7-4-1-3）。1882年，de Wecker报告了上睑皮肤和肌肉部分切除联合丝线悬吊法上睑下垂矫正术[4]。1891年，Gayet认识到上述方法产生的组织纤维化并不充分，于是便用电流通过铂（白金）线环烧灼缝线轨迹，以此增加瘢痕形成[4]。1899年，Koster尝试用可保留在原位的不可吸收缝线进行额肌悬吊。

1907年，Mules报告用金丝作为悬吊材料[4]。其他一些悬吊材料也曾被尝试，但早期文献中很少有关于这些材料引起感染、肉芽肿形成及材料断裂等并发症的评论，这些并发症必定会影响它们的使用和导致很高的失败率。1922 年，Elschnig 报告了一种改良的 Hess 额肌悬吊法[95, 96]（图 S7-4-1-4）。1937 年，Hildreth 最早报告了眶隔后放置缝线的额肌悬吊法[97]。1948 年，Friedenwald 和 Guyton 推荐使用不可吸收缝线行菱形额肌悬吊[95, 98]（图 S7-4-1-5）。他们使用了多种缝合材料，包括丝线、棉线、尼龙线、钛丝等。他们的研究工作使应用缝合材料进行额肌悬吊矫正上睑下垂的方法再度流行[5]。

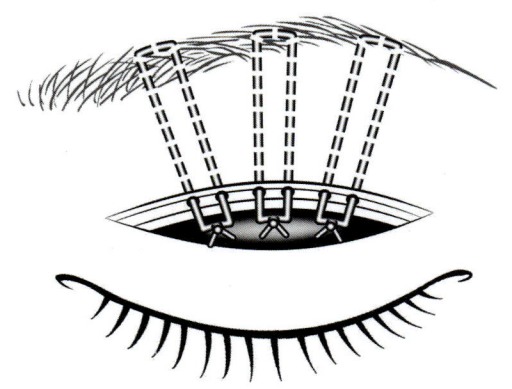

图 S7-4-1-1　Dransart 氏皮下可吸收肠线悬吊法上睑下垂矫正术示意图（1880 年）

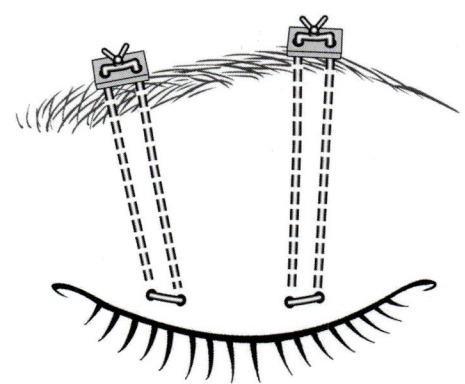

图 S7-4-1-2　Pagenstecher 氏丝线暂时性悬吊法上睑下垂矫正术示意图（1881 年）

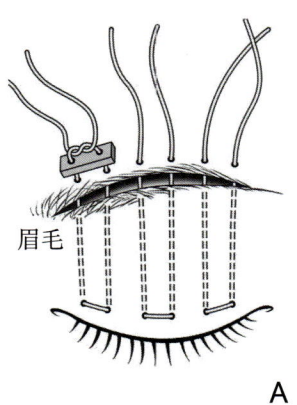

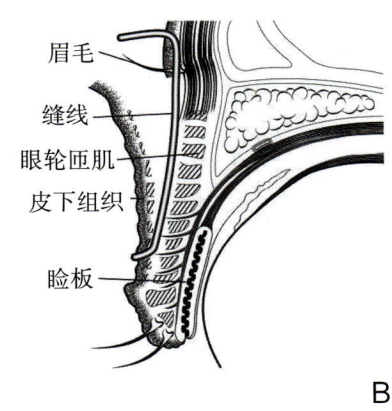

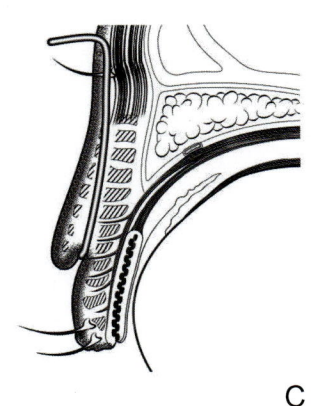

图 S7-4-1-3　Hess 氏丝线暂时性悬吊法上睑下垂矫正术示意图（1893 年）
A. 眉中部切口，与睑裂等长，切开皮肤后，行皮下剥离至睑板上部前面，用双针丝线距上睑缘皮肤 7～8mm 进针，在上睑行内、中、外 3 处垂直 U 形缝合，缝线经上睑和眉部皮下由眉部切口上方 7～8mm 处穿出皮肤，然后拉紧缝线两端，在上睑缘提升到适当高度时，衬垫上打结，术后 8 天去除缝线；B、C. 缝线经过部位及平面矢状观

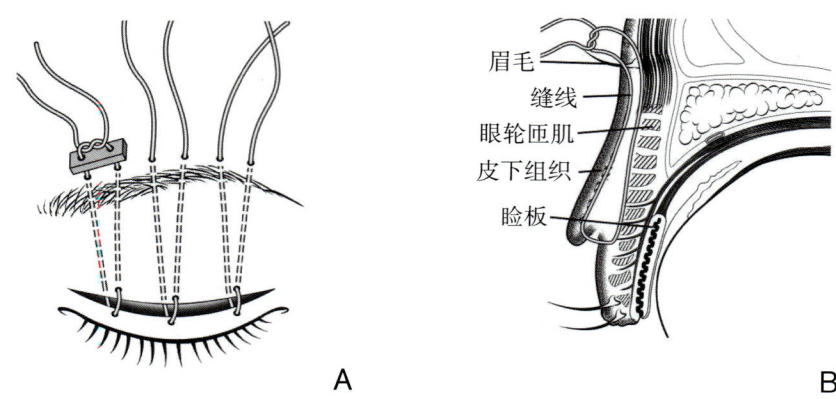

图 S7-4-1-4　Elschnig 氏丝线暂时性悬吊法上睑下垂矫正术示意图（1922 年）

A. 在上睑缘上 7～8mm 处平行于睑缘切开皮肤，切口长度与睑裂长度相等，从切口上缘至眉部行皮下剥离，然后用双针丝线分别从上睑切口上、下缘进针，在上睑行内、中、外 3 处垂直缝合，缝线经上睑和眉部皮下由眉上方 7～8mm 处穿出皮肤，然后拉紧缝线两端，在上睑缘提升到适当高度时，衬垫上打结，术后 8 天去除缝线；B. 缝线经过部位及平面矢状观

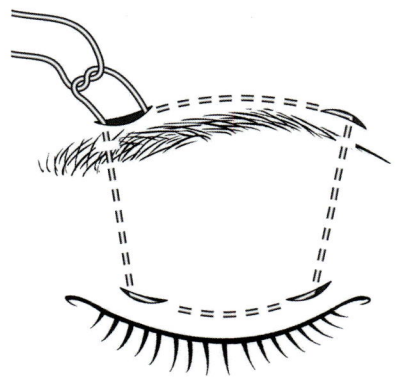

图 S7-4-1-5　Friedenwald-Guyton 氏非吸收缝线菱形悬吊法上睑下垂矫正术示意图（1948 年）

在眉上和上睑缘上 2～3mm 处各作 2 个小切口（间距约 2cm），眉上切口深至骨膜，睑缘上切口深至睑板；通过上述 4 个小切口用非吸收缝线行菱形缝合，睑缘上水平缝线位于睑板平面，眉区缝线位于皮下组织深面，两侧垂直缝线位于皮下层，拉紧缝线两端，使上睑缘提升到高于正常位置 2mm 处，然后打结，线结埋于皮下

自 20 世纪 60 年代以来，硅胶条（Silicone rods）、多股尼龙线（Supramid）、聚丙烯缝线、涤纶线（Mersilene）、膨体聚四氟乙烯（ePTFE）等材料相继被用于额肌悬吊[5,99]。1966 年，Tillett[100] 报告了硅胶条倒梯形额肌悬吊法（图 S7-4-1-6），并推荐使用这种有弹性的悬吊材料，认为它可使眼睑更好地闭合。同年（1966 年），Fox[101] 报告了五边形悬吊法（图 S7-4-1-7）。1977 年，Swan 和 Tongue[102] 报告了结膜入路非吸收缝线眶隔前四边形悬吊法。1991 年，Goldberger 等[103] 报

告了硅胶条双菱形悬吊法（图S7-4-1-8）。1999年，Friedhofer等首次报告用硅胶悬带（Silicone suspensor）植入固定法（图S7-4-1-9）矫正严重上睑下垂患者45例，获得满意效果；2006年，他们将该法用于矫正小睑裂上睑下垂10例，也获满意效果；2012年，他们报告了用该法矫正严重上睑下垂的22年经验，期间共治疗112例，术后95.54%的病例获得良好或可接受的治疗效果，据此认为该技术具有创伤小、节省时间、上睑高度可随时调整和效果可靠等优点[104, 105]。

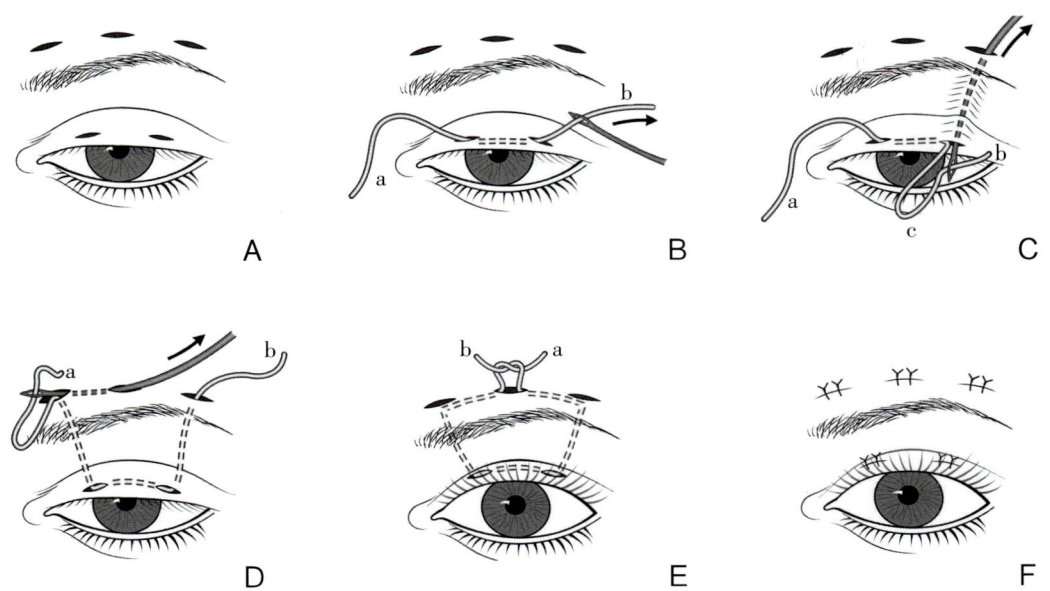

图S7-4-1-6　Tillett氏硅胶条倒梯形悬吊法上睑下垂矫正术示意图（1966年）
A. 在上睑中、内1/3和中、外1/3交界处，距睑缘3mm处作平行于睑缘的2个长约4mm的小切口，深至睑板，在眉毛内、中、外段稍上方分别作3个平行于眉毛的小切口，深至额肌腱膜；B. 用针尖带孔的缝针（Wright needle）由上睑外侧切口插入，经睑板与眼轮匝肌之间向内侧走行，从上睑内侧切口穿出，然后将40号硅胶条b端穿入针尖孔，回撤缝针，将硅胶条b端从上睑外侧切口引出；C. 缝针尖端从眉上外侧切口插入，经眼轮匝肌与眶隔之间向内下方走行，由上睑外侧切口穿出，然后将硅胶条b端穿入针尖孔；D. 缝针尖端从眉上内侧切口进入，经眼轮匝肌与眶隔之间向下外方走行，由上睑内侧切口穿出，将硅胶条a端穿入针孔后，缝针由眉上内侧切口撤出，引出硅胶条a端，然后缝针尖端再从眉上中间切口进入，经皮下组织与额肌之间向内侧走行，由眉上内侧切口穿出后，将硅胶条a端穿入针孔；E. 回撤缝针，由眉上中间切口引出硅胶条a端后，缝针再从眉上中间切口进入，经皮下组织与额肌之间向外侧走行，由眉上外侧切口穿出，将硅胶条b端穿入针孔，撤出缝针，将b端由眉上中间切口引出，然后拉紧硅胶条a、b两端，待上睑缘提升到理想高度时打结，线结埋于皮下；F. 间断缝合眉上及睑缘上5处皮肤切口

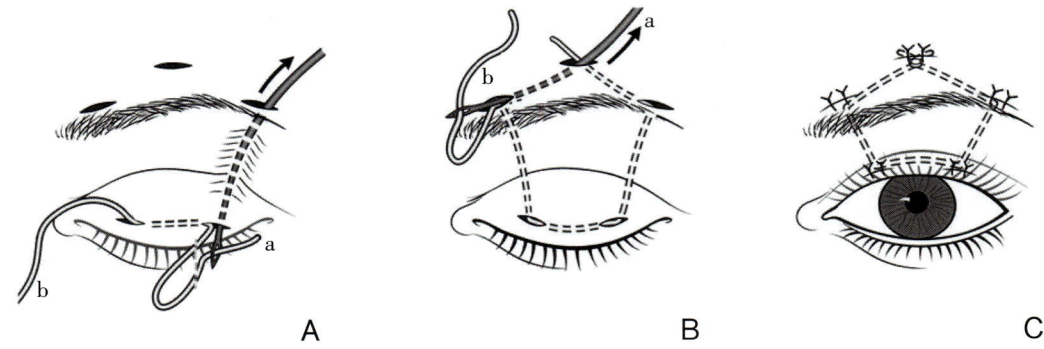

图 S7-4-1-7　Fox 氏硅胶条五边形悬吊法上睑下垂矫正术示意图（1966 年）
A. 在上睑中、内 1/3 和中、外 1/3 交界处距睑缘 2mm 作 2 个平行于睑缘的小切口，深至睑板，另在眉上作内、中、外 3 个相似的小切口，深至额肌及其腱膜，中间切口位于眉上 10mm，内、外侧切口位于眉毛稍上方，距中间切口 12～15mm，用针尖带孔的缝针将 40 号硅胶条 a 端从上睑内侧切口引入，经睑板前面由上睑外侧切口引出，然后缝针尖端再从眉上外侧切口进入，经眼轮匝肌与眶隔之间由上睑外侧切口穿出，硅胶条 a 端再次穿入针孔；B. 撤回缝针，将硅胶条 a 端从眉上外侧切口引出，再以相似的方法将硅胶条 a 端经皮下组织深面引入眉上中间切口，将硅胶条 b 端经眼轮匝肌与眶隔之间引入眉上内侧切口，继之引入眉上中间切口；C. 拉紧硅胶条两端，将上睑缘提升到理想位置后打结，线结埋于皮下，最后缝合所有皮肤切口

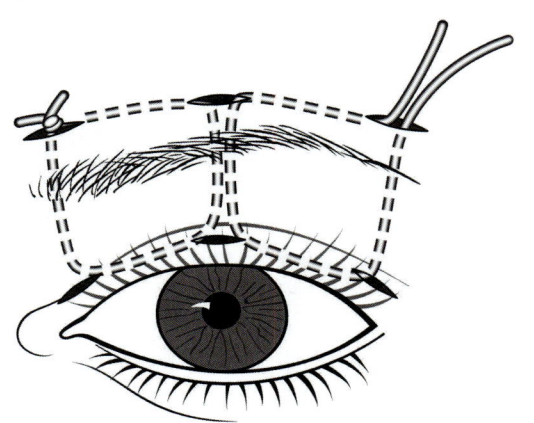

图 S7-4-1-8　Goldberger 氏硅胶条双菱形悬吊法上睑下垂矫正术示意图（1991 年）

上睑内、中、外 3 个小切口距睑缘 1mm，平行于睑缘，中间切口位于瞳孔中线上，内侧切口位于内眦外侧 6mm 处，外侧切口位于外眦内侧 6mm 处；额部内、中、外 3 个小切口位于眉上 1～2mm，与眉毛平行，中间切口位于瞳孔中线上，内、外侧切口分别位于内、外眦垂线上，从眉部切口至眼睑切口，硅胶条的垂直途径是骨膜前面、眶隔后、睑板前；在睑部切口间，硅胶条位于睑板浅面；在眉上切口间，硅胶条位于骨膜前面

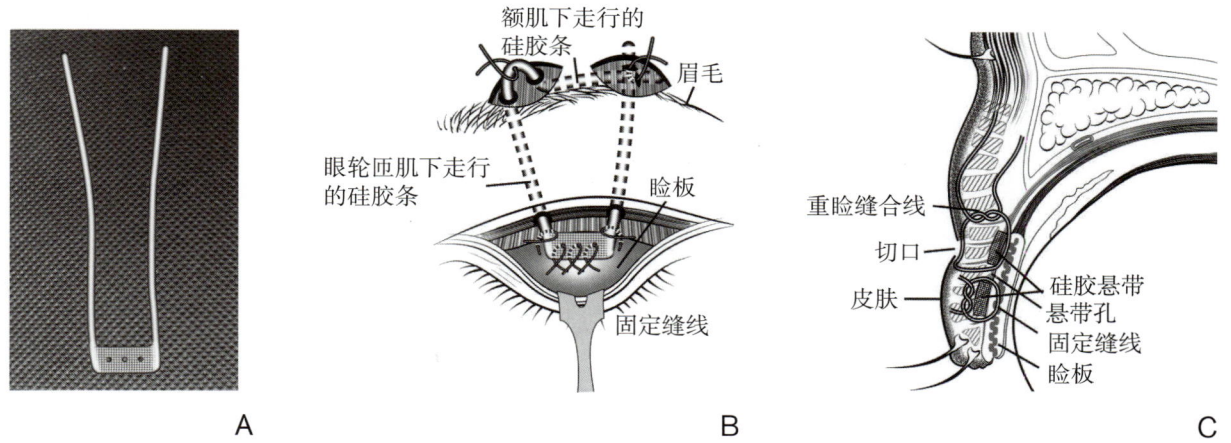

图 S7-4-1-9　Friedhofer 等硅胶悬带植入固定法上睑下垂矫正术示意图（1999 年）
A. 硅胶悬带；B. 硅胶悬带已植入上睑与额部，并分别与睑板与额肌缝合固定；C. 硅胶悬带睑板部缝合方法与重睑成形切口缝合方法，矢状观

二、自体材料悬吊法（Frontalis suspension using autogenous suture materials）

1886 年，Panas 最早报告用自体材料——去表皮的带蒂皮条进行额肌悬吊[5]。此后，一些作者先后报告了一些改良术式（Tansley，1895 年，图 S7-4-2-1；Machek，1915 年；Gifford，1932 年，

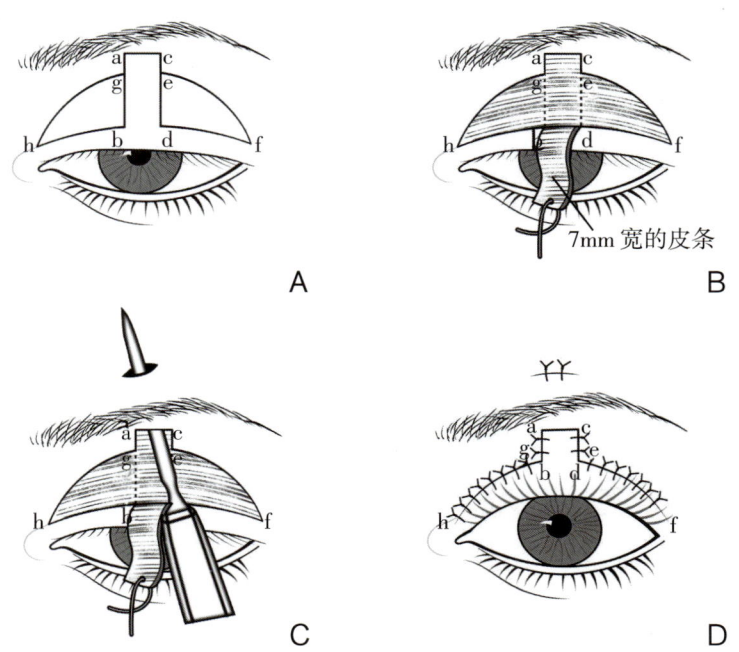

图 S7-4-2-1　Tansley 氏皮瓣悬吊法上睑下垂矫正术示意图（1895 年）
A. 皮肤切口设计：hg 与 fe 对应于睑板上缘，hb 与 df 位于睑缘上 2～3mm，且与睑缘平行，ac 位于眶上缘水平，宽约 7mm，矩形瓣 bacd 位于上睑中部；B. 形成蒂在睑缘侧、远端在眉侧的矩形皮瓣，切除其两侧标记范围内的三角形皮肤；C. 自切口 ac 经皮下向眉上剥离隧道，并在眉上戳一长约 6mm 的皮肤水平开口；D. 上提矩形皮瓣使上睑缘达到理想水平，皮瓣远侧经过皮下隧道部分去表皮，并将其远端与眉上切口深面的组织缝合固定，最后缝合皮肤切口

图S7-4-2-2；Fox，1968年，图S7-4-2-3）[106~110]。这类方法可能会引起囊肿形成，并且用于悬吊的皮肤组织也会自然伸长，最终会导致下垂复发，因此目前已被弃用[4, 9]。

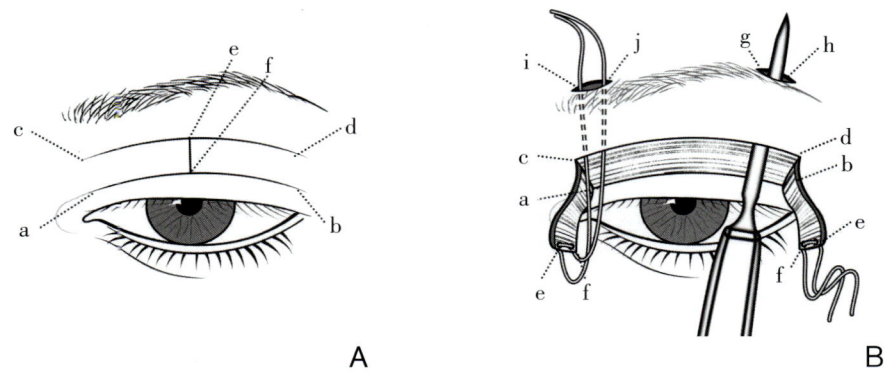

图S7-4-2-2　Gifford氏上睑去表皮皮瓣悬吊法上睑下垂矫正术示意图（1932年）

A. 皮瓣设计：水平切口ab位于睑缘上6mm，切口内、外侧端分别在内、外眦6mm以内，稍长的切口cd位于切口ab之上5mm，并与之平行，垂直切口ef位于两条水平切口的中部；B. 沿设计线切开皮肤及皮下组织，行皮下剥离，形成蒂在内侧和外侧的两个单蒂皮瓣，去表皮后将内、外侧蒂皮瓣经皮下隧道分别从眉部切口ij和gh引出、拉紧，使上睑提升到理想水平，然后将眉部切口内的皮瓣与深部组织缝合固定，多余的皮瓣予以切除。最后缝合皮肤切口，术后5～6天拆线

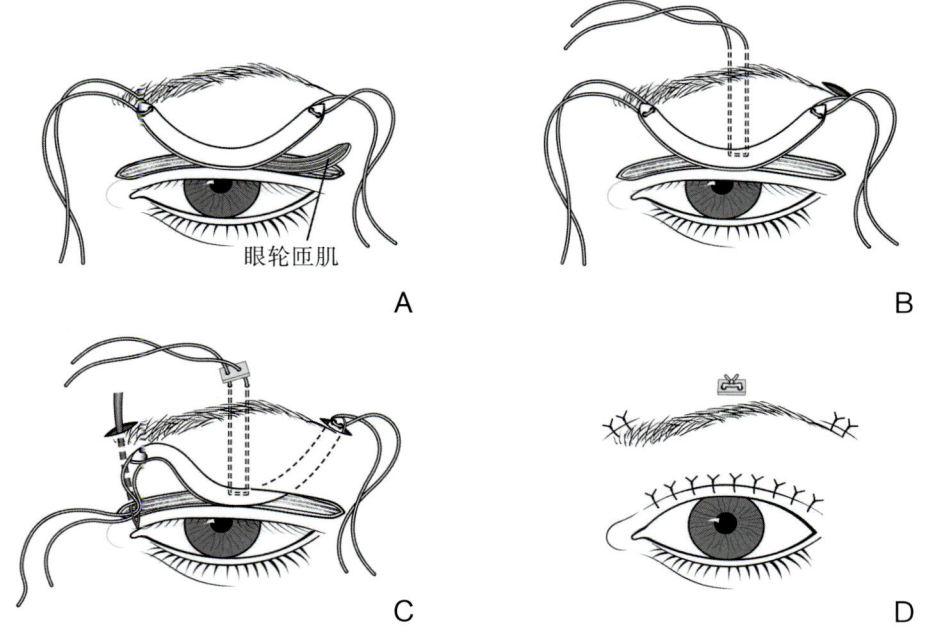

图S7-4-2-3　Fox氏上睑去表皮皮瓣悬吊法上睑下垂矫正术示意图（1968年）

A. 在上睑板上缘下方1.5mm和上方2.5mm，顺睑板上缘弧度，从内眦至外眦设计上、下两条切口线，两端汇合，形成宽约4mm的长条形切口，沿设计线切开皮肤，从切口两端向中部行皮下剥离，形成皮瓣，保留中部6mm长的一段皮肤与肌肉相连，然后切除皮瓣下暴露的眼轮匝肌，去除皮瓣的表皮，在皮瓣两端放置牵引线；B. 在眉头与眉梢稍上方作2个水平小切口，在眉部切口与睑部切口之间行眼轮匝肌下剥离，用双针缝线从皮瓣中央蒂部的眼轮匝肌和睑板穿入，经眼轮匝肌后平面垂直向上走行，由眉中部稍上方穿出皮肤，行U形缝合；C. 用针尖带孔缝针将皮瓣两端经眼轮匝肌后隧道拉出眉上内、外侧切口；D. 提拉中部缝线和皮瓣两端，使上睑提升到理想位置，中部缝线在衬垫上打结，皮瓣两端与切口深部组织缝合固定，多余部分予以切除，最后缝合皮肤切口

1909年，Payr 首次报告用单条自体大腿阔筋膜通过额、眉和上睑板上缘3个切口，实施额肌中央悬吊[5]（图 S7-4-2-4）。后来，自体阔筋膜悬吊法衍生出不少改良术式。1913年，Elschnig 报告了一种类似于 Payr 法的悬吊技术，不同之处在于 Elschnig 对筋膜条下端行经皮缝合[20]。1922年，Wright 进一步改良了 Payr 的方法，他在每个上睑用两条阔筋膜环进行额肌悬吊[5]（图 S7-4-2-5）。1923年，Lexer[111] 在眉内、外侧段稍上方各作一小切口，在相应的睑板内、外侧段上也各作一小切口，然后在对应的眉-睑切口间行皮下剥离，最后将两条阔筋膜植入皮下隧道，进行缝合悬吊（图 S7-4-2-6）。1928年，Derby[112] 报告了筋膜条吊床样额肌悬吊法（图 S7-4-2-7）。1948年，Friedenwald-Guyton[98] 报告了阔筋膜条菱形悬吊法。1952年，Wiener[113] 报告了筋膜条 V 形悬吊法（图 S7-4-2-8）。1956年，Crawford[114] 报告了筋膜条双三角形悬吊法（图 S7-4-2-9）。1958年，Malbec[115] 报告了筋膜条四边形悬吊法（图 S7-4-2-10）。1986年，Patrinely 和 Anderson[116] 报告了筋膜条双三角形眶隔后悬吊法（图 S7-4-2-11）。1991年，Dailey 等[117] 报告了经结膜自体阔筋膜三角形眶隔后睑板-额肌悬吊法（图 S7-4-2-12）。2011年，Benlier 等[118] 报告了3条自体阔筋膜悬吊法（图 S7-4-2-13）。

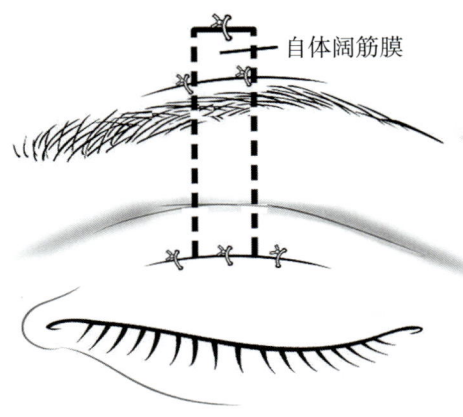

图 S7-4-2-4　Payr 氏筋膜条带悬吊法上睑下垂矫正术示意图（1909年）

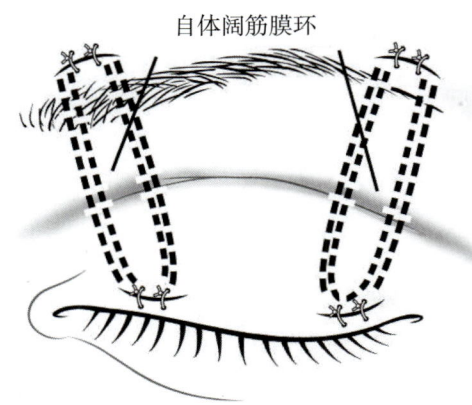

图 S7-4-2-5　Wright 氏双环形筋膜额肌悬吊法上睑下垂矫正术示意图（1922年）

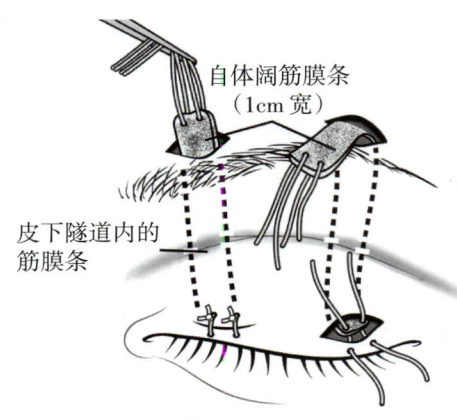

图 S7-4-2-6 Lexer 氏双筋膜条带悬吊法上睑下垂矫正术示意图（1923 年）

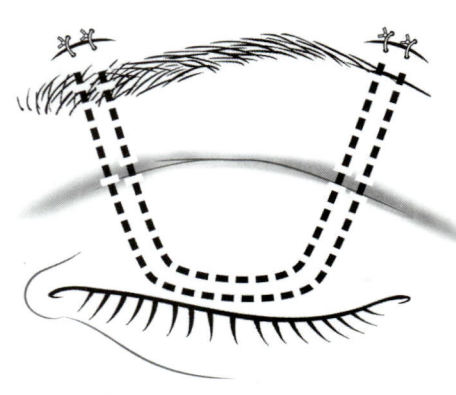

图 S7-4-2-7 Derby 氏筋膜条吊床样额肌悬吊法上睑下垂矫正术示意图（1928 年）

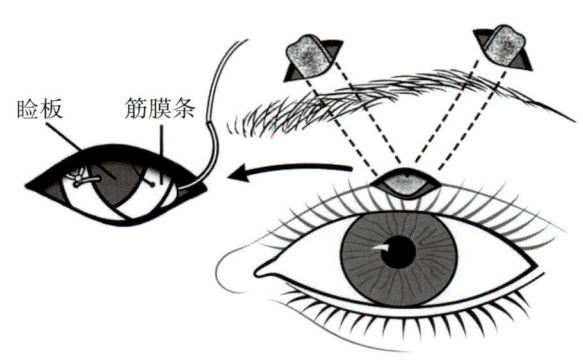

图 S7-4-2-8 Wiener 氏筋膜条 V 形悬吊法上睑下垂矫正术示意图（1952 年）

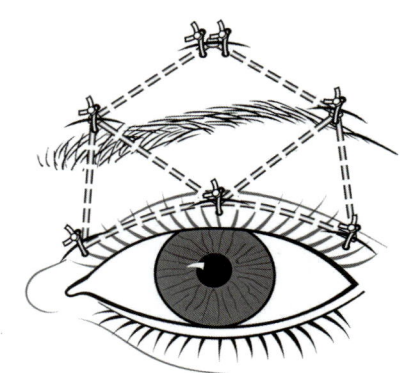

图 S7-4-2-9 Crawford 氏筋膜条双三角形悬吊法上睑下垂矫正术示意图（1956 年）

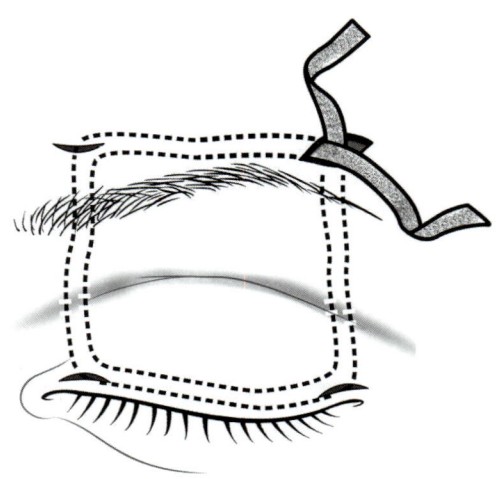

图 S7-4-2-10 Malbec 氏筋膜条四边形悬吊法上睑下垂矫正术示意图（1958 年）

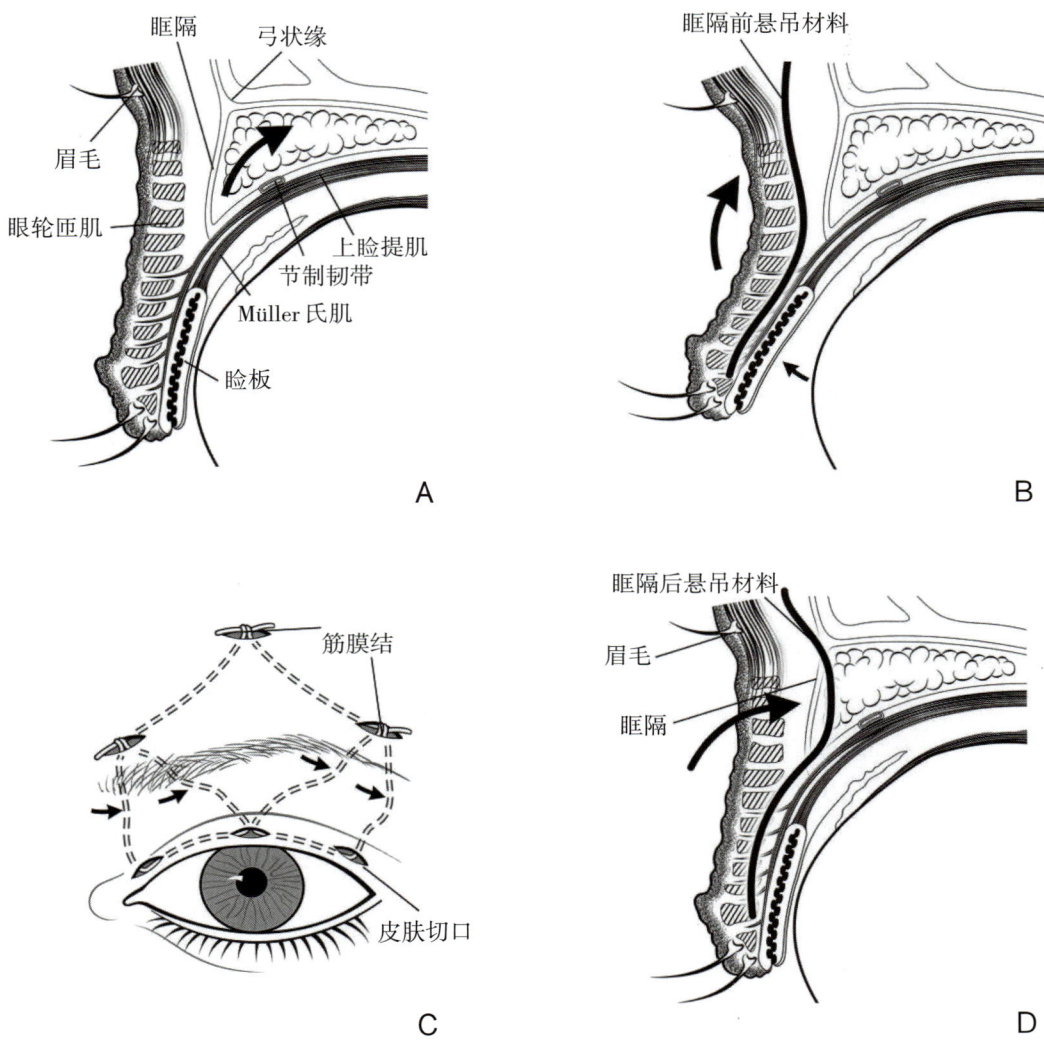

图 S7-4-2-11 Patrinely-Anderson 氏筋膜条双三角形眶隔后悬吊法上睑下垂矫正术示意图（1986 年）

A. 正常情况下，上睑提肌收缩引起上睑向后上方运动（箭头所指方向），节制韧带起到滑车作用，将提肌运动方向改向更后上方；B. 标准的眶隔前额肌悬吊手术向上提升上睑，可导致睑球分离，而且由于悬吊材料位于额部和眼睑肌肉内，不利于形成重睑；C. 筋膜悬吊材料的几何构型，箭头所指的筋膜位于眶隔后；D. 睑部筋膜条经过组织层次，矢状观

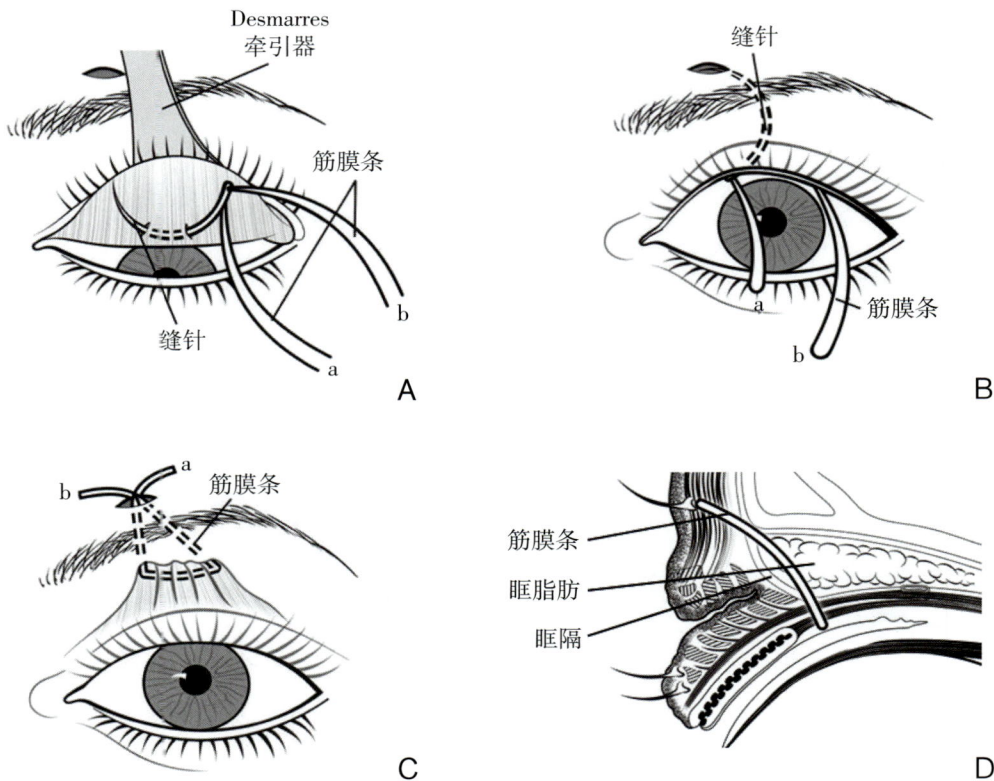

图 S7-4-2-12 Dailey 等经结膜自体阔筋膜三角形眶隔后睑板-额肌悬吊法上睑下垂矫正术（1991 年）
A. 在眉毛中、内 1/3 交界处上方 3mm 处作一皮肤小切口，然后外翻上睑，将带筋膜条的缝针水平穿过睑板上缘中部的结膜（约 8mm 宽）；B. 将带 a 端筋膜条的缝针，从结膜出针点穿入，稍向后走向眶上缘，经过眶缘前面由眉上小切口穿出；C. 同法将 b 端筋膜条引入眉上切口，拉紧筋膜条，在上睑提升到理想位置时打结；D. 筋膜条经过的组织层次，矢状观

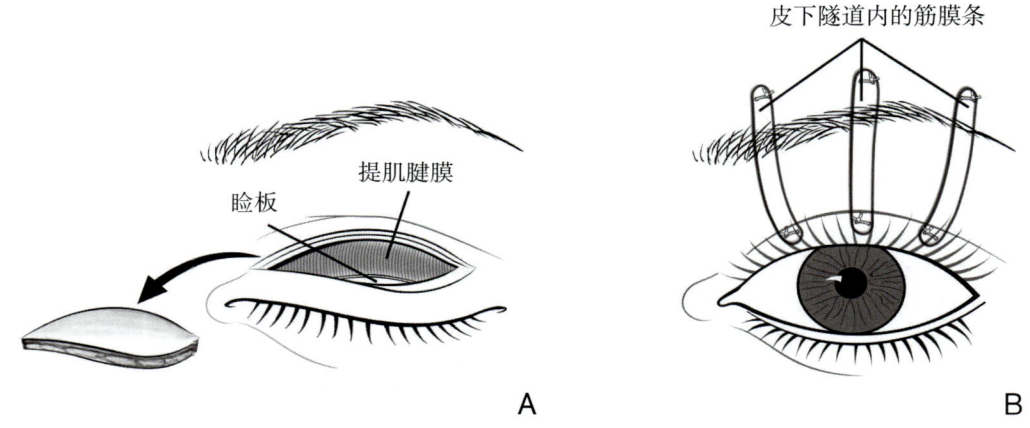

图 S7-4-2-13 Benlier 等 3 条自体阔筋膜悬吊法上睑下垂矫正术示意图（2011 年）
A. 梭形切除 1 条上睑皮肤，解剖显露睑板与提肌腱膜；B. 用 3 条自体阔筋膜，经皮下将上睑板悬吊至额肌，使上睑提升到理想水平

其他用于额肌悬吊的自体材料包括：眼轮匝肌条（Darier，1897年；Reese，1923年，图S7-4-2-14）[4, 119]、伸趾肌腱（Rycroft，1964年；Dickson，1986年）[4, 120, 121]、跖肌腱（Premasathian，1983年）[122]、掌长肌腱（Kurihara等，1984年，图S7-4-2-15；Lam等，1996年，1998年；Naugle和Faust，1999年；Yu等，2007年；Park和Shin，2008年；Qiu和Hontanilla，2011年，图S7-4-2-16）[123~129]、颞筋膜（Dray，1992年；Fan，2001年；Tellioglu等，2002年；Baker等，2005年；Bladen等，2012年）[130~134]、上睑提肌腱膜瓣（Angelucci，1900年；Dryden等，1982年；Neuhaus，1985年，图S7-4-2-17；Betharia等，1987年，图S7-4-2-18；Lemagne，1986年，1988年，图S7-4-2-19；Manners等，1996年；Khwarg等，1999年；Ibrahim，2007年，图S7-4-2-20；Xiang等，2010年）[4, 135~143]、眶隔瓣（Pan等，2008，图S7-4-2-21）[144]等。其中，上睑提肌腱膜瓣-额肌悬吊法主要适用于上睑提肌功能极差、动眼神经麻痹，以及下颌瞬目综合征性睑下垂（Marcus-Gunn jaw-winking ptosis）等患者。

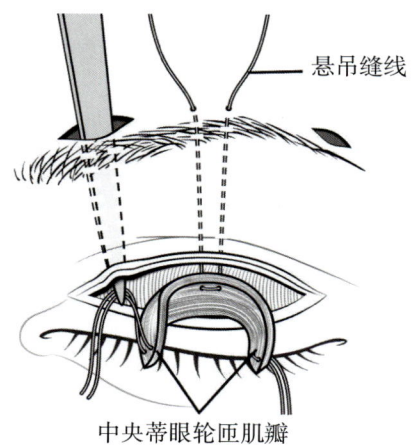

图 S7-4-2-14　Reese 氏中央蒂眼轮匝肌条-额肌悬吊法上睑下垂矫正术示意图（1923年）

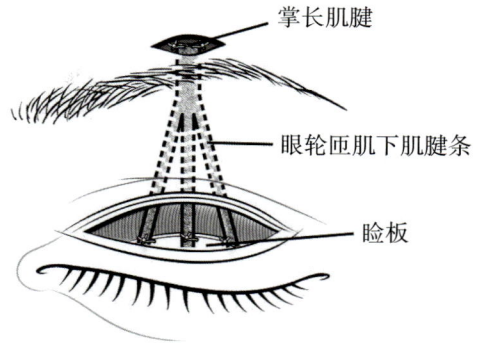

图 S7-4-2-15　Kurihara 等掌长肌腱-额肌悬吊法上睑下垂矫正术示意图（1984年）

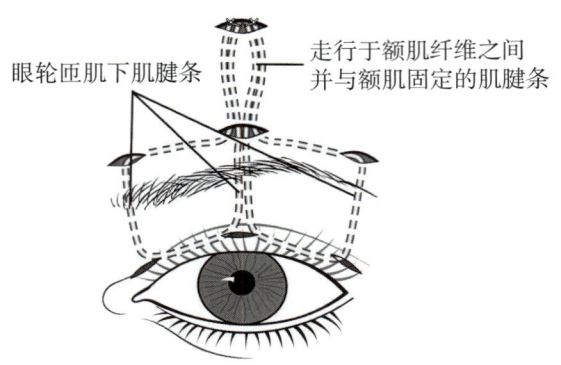

图 S7-4-2-16 Qiu-Hontanilla 氏掌长肌腱双平行四边形-额肌悬吊法上睑下垂矫正术示意图（2011 年）

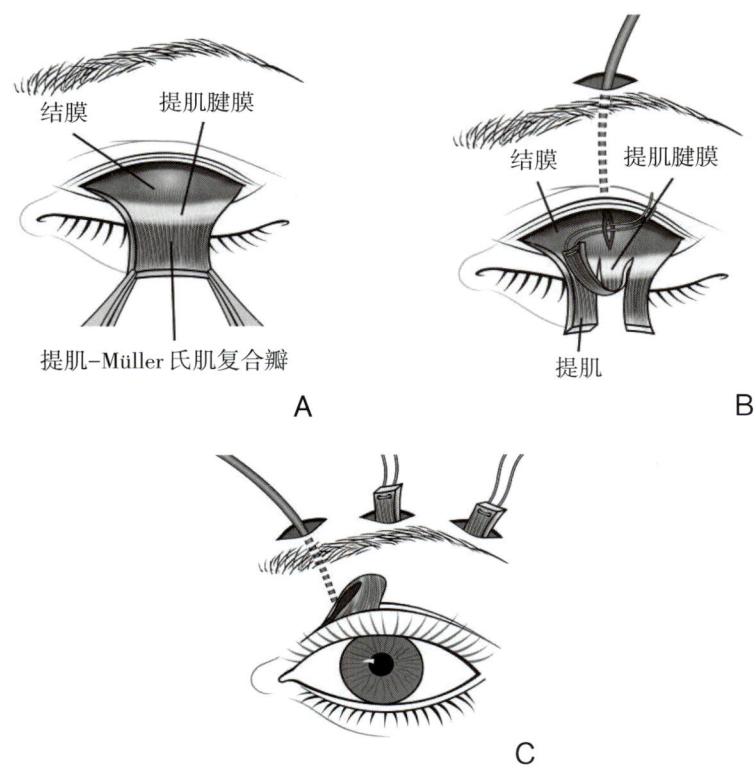

图 S7-4-2-17 Neuhaus 氏上睑提肌腱膜瓣-额肌悬吊法上睑下垂矫正术示意图（1985 年）

A. 经皮肤入路显露提肌及其腱膜，在睑板上缘约 25mm 处横断提肌及 Müller 氏肌，在内、外侧纵向切断节制韧带，然后在 Müller 氏肌与结膜之间向睑板方向剥离肌肉远侧断端，形成提肌-腱膜及 Müller 氏肌复合瓣，并将其向下翻转；B. 将远段提肌-腱膜及 Müller 氏肌瓣纵向劈裂为 3 条，然后用 Wright 筋膜针将中间 1 条提肌-腱膜及 Müller 氏肌条经眶隔后隧道由眉上中间切口引出；C. 同法将内、外侧提肌-腱膜及 Müller 氏肌条分别从眉上内、外侧切口引出，然后上提肌瓣，使上睑提升到理想位置后，将肌瓣与眉上切口处的额肌缝合固定，最后缝合皮肤切口

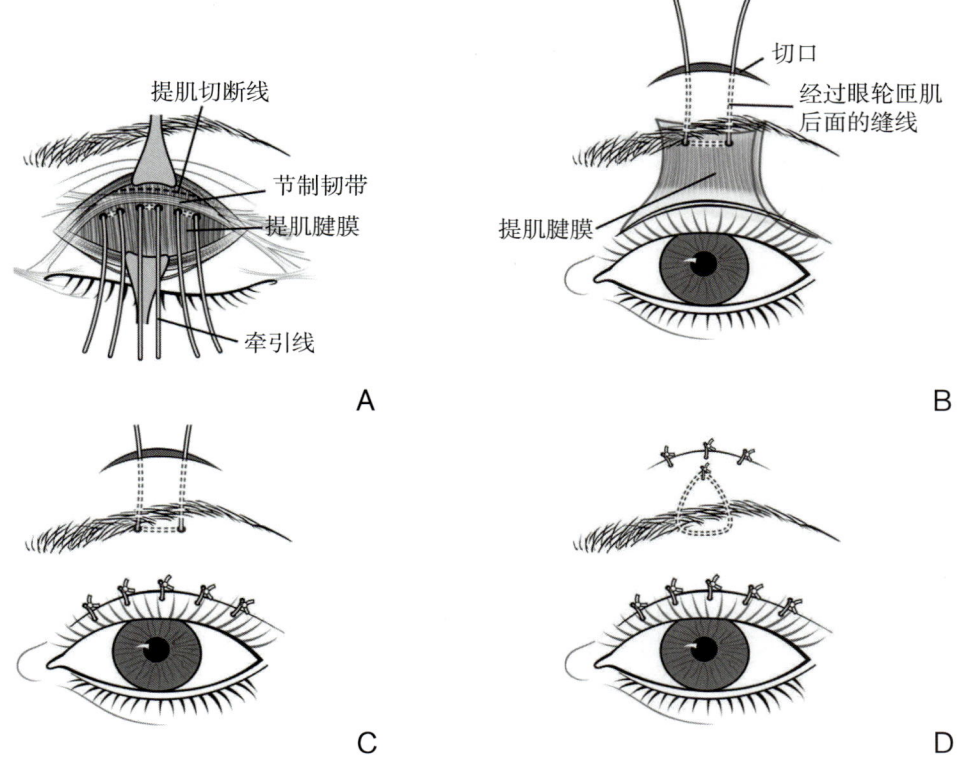

图 S7-4-2-18　Betharia-Kumar 氏上睑提肌–聚酯纤维缝线–额肌悬吊法上睑下垂矫正术示意图（1987 年）
A. 皮肤入路暴露提肌腱膜，水平实线指节制韧带，水平虚线指提肌切断线；B. 用 5-0 聚酯纤维缝线从提肌远侧断端向眉上切口行 U 形缝合；C. 用 5-0 丝线按重睑成形术方式缝合皮肤切口；D. 拉紧聚酯纤维缝线，将上睑提升到理想位置后打结，线结埋于皮下，最后缝合额部皮肤切口

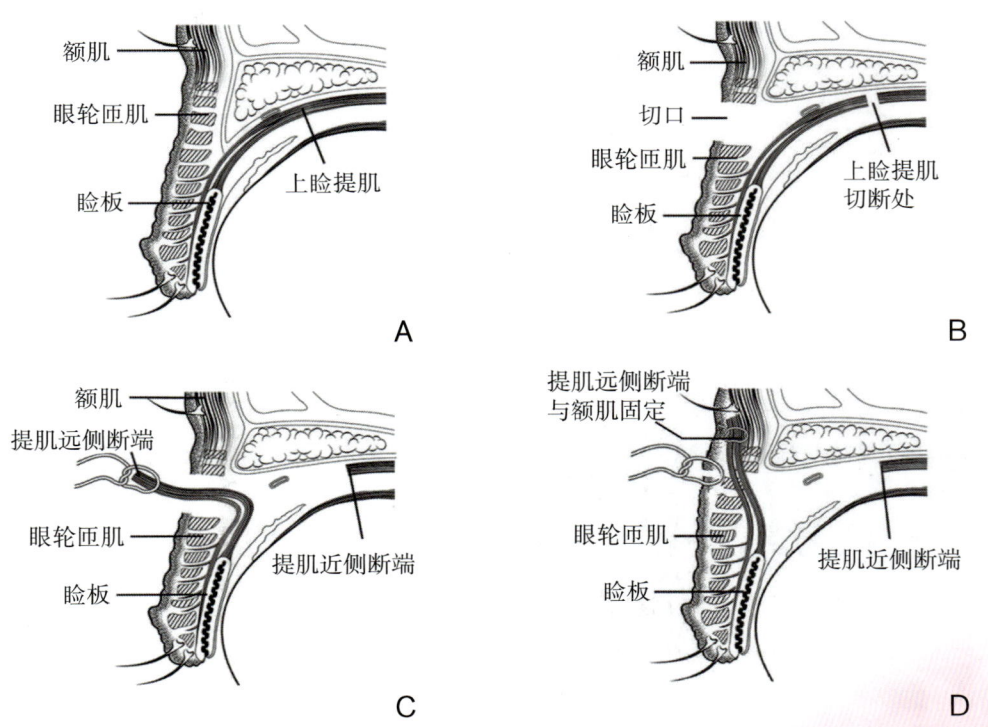

图 S7-4-2-19　Lemagne 氏经眉下切口上睑提肌腱膜瓣–额肌悬吊法上睑下垂矫正术示意图（1988 年）

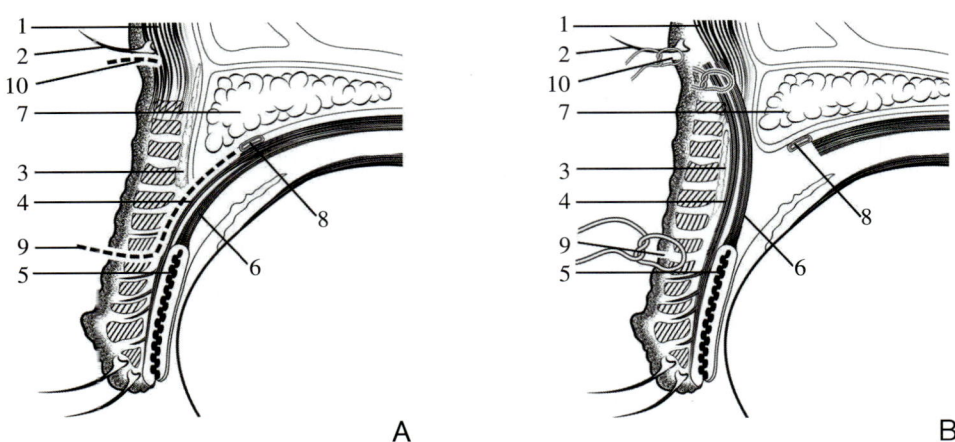

图 S7-4-2-20 Ibrahim 氏上睑提肌腱膜瓣-额肌悬吊法上睑下垂矫正术示意图（2007 年）
1. 额肌；2. 眉毛；3. 眼轮匝肌后脂肪（ROOF）；4. 提肌腱膜；5. 睑板；6. Müller 氏肌；7. 腱膜前脂肪；8. 节制韧带；9. 上睑切口及剥离途径；10. 眉下切口

A. 皮肤入路暴露提肌腱膜，并在节制韧带下方将其全部宽度横向切断，纵向切断腱膜内、外侧脚，于结膜浅面向下分离至睑板上缘，保留腱膜-Müller 氏肌与睑板的附着，形成腱膜-Müller 氏肌复合瓣；B. 将提肌腱膜瓣于眶脂肪前、眼轮匝肌后上提，使上睑提升到理想位置后，经眉下切口将其与额肌缝合固定，最后缝合皮肤切口

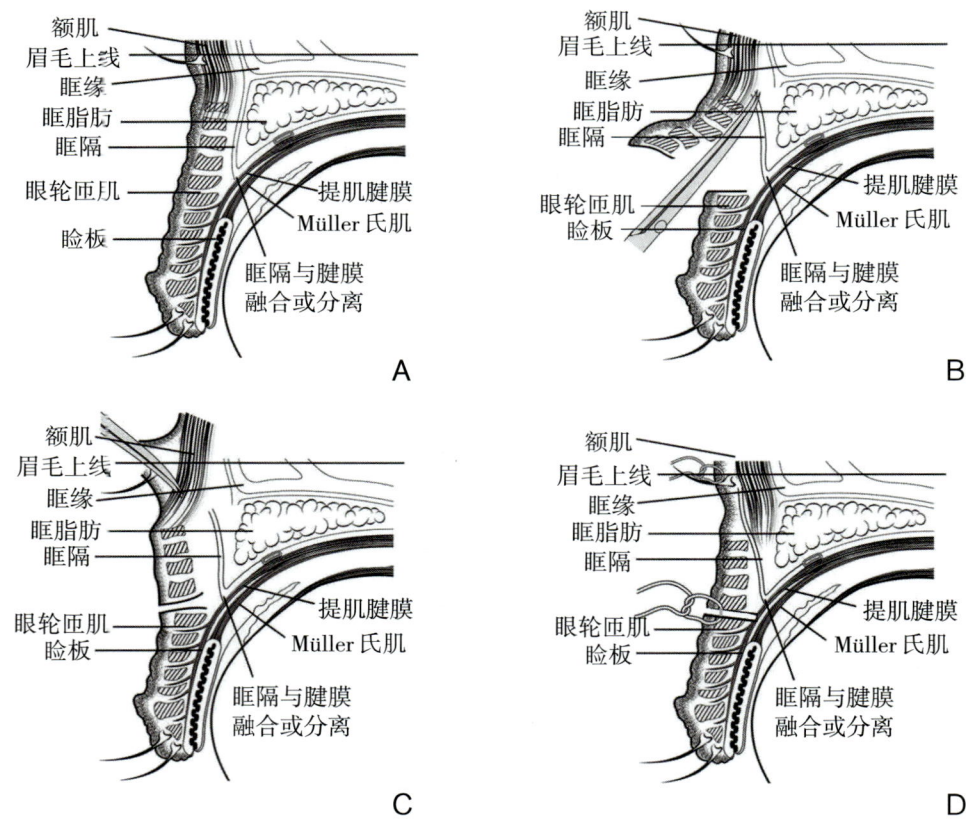

图 S7-4-2-21 Pan 等前路下蒂眶隔瓣-额肌悬吊法上睑下垂矫正术示意图（2008 年）
A. 术前上睑解剖，矢状观；B. 皮肤入路，眼轮匝肌与眶隔之间向上分离至眶上缘，沿弓状缘切开眶隔，形成下蒂眶隔瓣；C. 经眉上切口形成额肌瓣；D. 将眶隔瓣悬吊到额肌上，使上睑提升到理想位置

除上述天然与人造缝合材料及自体材料外，一些同种异体材料如冻干硬脑膜、阔筋膜、巩膜等也被用于额肌悬吊。此外，其他悬吊布局（材料的排列构型）在此不再赘述。

上述各种额肌悬吊技术几乎都是通过悬吊材料的中介作用将额肌收缩力量传递到上睑睑板，从而矫正上睑下垂的。其实，自20世纪初以来，眼整形外科医生一直在探索直接连接额肌与上睑板的上睑下垂矫正术，目前已有多种行之有效的术式先后问世。

1901年，Fergus报告[5, 145]用宽约2cm（3/4in）、长约5cm（2in）的额肌瓣直接悬吊睑板的方法矫正上睑下垂。1916年，Roberts报告[146, 147]用3条下蒂垂直额肌瓣悬吊上睑板的方法矫正上睑下垂。1921年，Esser用蒂在眉部、远端在上的额肌瓣经皮下隧道翻转并缝合在睑板上的方法矫正上睑下垂[148~150]（图S7-4-2-22）。上述直接连接额肌与睑板的上睑下垂矫正术式在20世纪80年代以前并未得到广泛应用[147]。

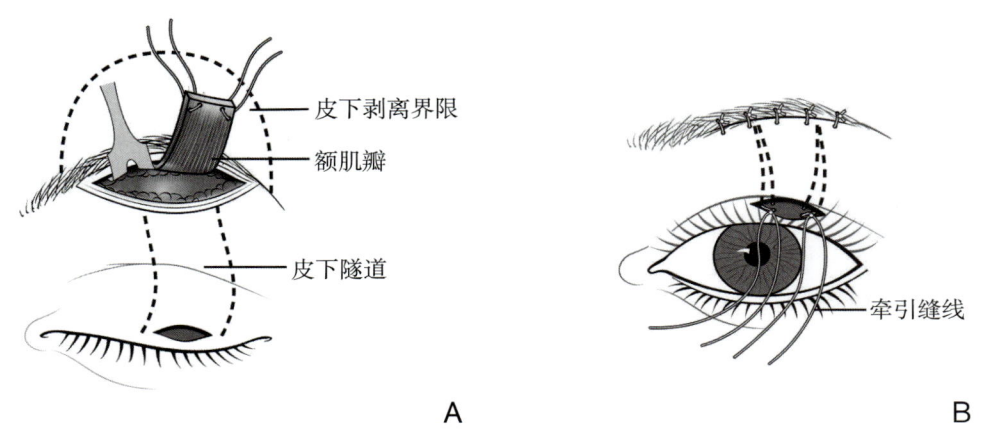

图S7-4-2-22　Esser氏下蒂额肌瓣翻转悬吊法上睑下垂矫正术示意图（1921年）

1982年，中国学者宋儒耀等[151]报告了一种将带神经支配的L形额肌瓣直接转移到上睑板的上睑下垂矫正术式（图S7-4-2-23），共治疗30例，全部获得成功。该术式至今仍被广泛应用，并衍生出一些改良术式，包括矩形额肌筋膜瓣悬吊法（Zhou和Chang，1988年；Zhou等，2014年）[152, 153]、三叉形额肌瓣悬吊法（Han和Kang，1993年，图S7-4-2-24）[147]、无垂直切口的额肌瓣悬吊法（Lee和Yang，1992年）[154]、眶隔后额肌推进瓣悬吊法（Ramirez和Pena，2004年，图S7-4-2-25；Park等，2005年）[155, 156]、以提肌腱膜为滑车的额肌瓣悬吊法（Medel等，2006年，图S7-4-2-26）[157]、无瓣额肌-睑板直接悬吊法（Bagheri等，2012年，图S7-4-2-27）[158]、额肌-眼轮匝肌瓣（Frontalis-orbicularis oculi muscle flap，FOOM瓣）悬吊法（Park等，1998年；Park和Choi，2002年；Lai等，2009年，2010年，图S7-4-2-28，2013年；Bhiromekraibhak，2010年，图S7-4-2-29）[159~164]等。

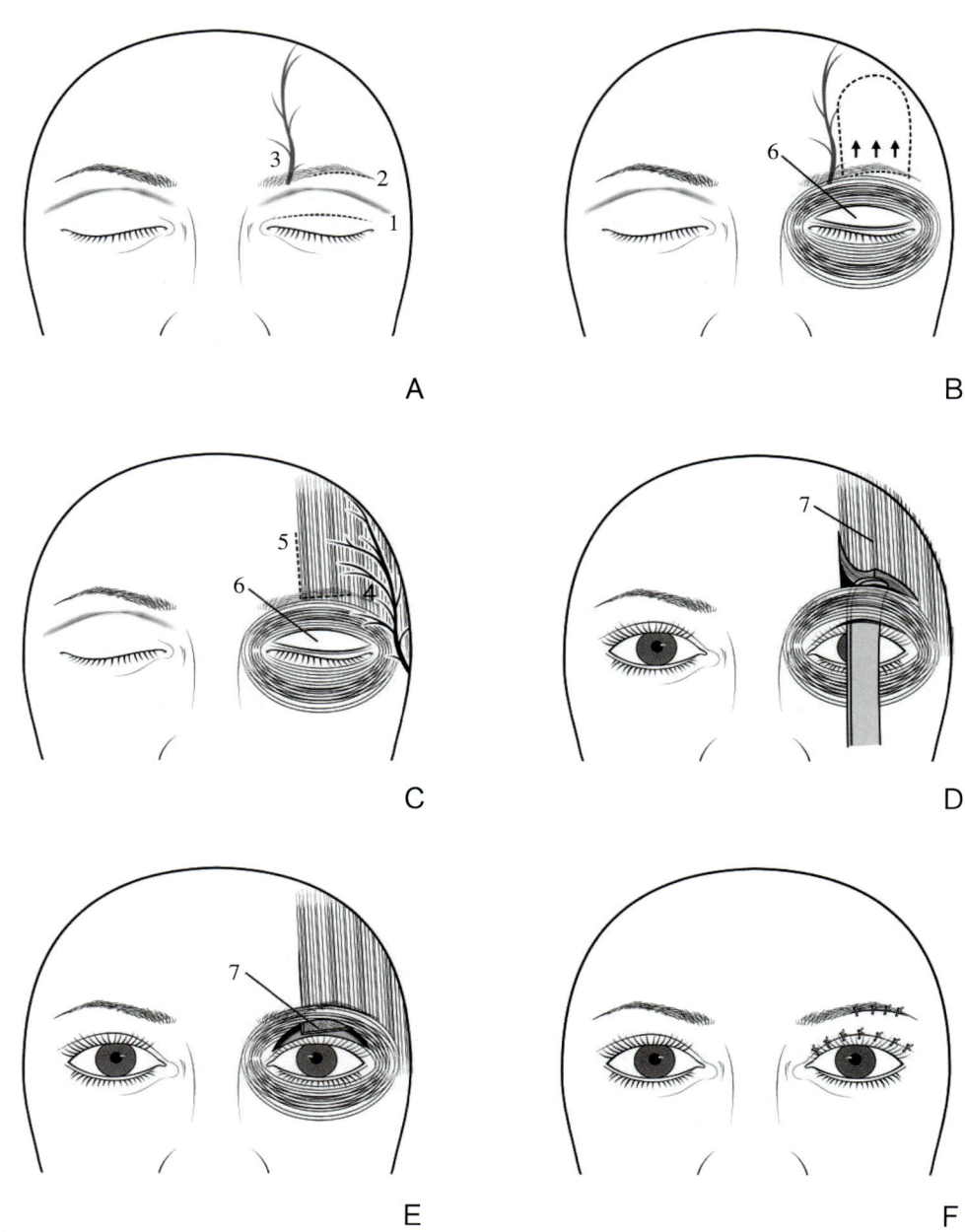

图 S7-4-2-23　宋氏 L 形额肌瓣转移法上睑下垂矫正术示意图（1982 年）

A. 上睑与眉下切口的设计：上睑切口 1 按重睑成形术标准设计，眉下切口 2 内侧端位于眶上神经血管 3 稍外侧；B. 沿设计线切开上睑皮肤及肌肉，暴露睑板 6，经眉下切口行皮下剥离，虚线表示剥离范围；C. 设计 L 形额肌切口（5 和 4）；D. 在额肌与骨膜之间剥离额肌瓣 7，从上睑切口至眉下切口形成眼轮匝肌下隧道；E. 将额肌瓣 7 向下旋转推进到睑板前面，并与睑板缝合固定，使上睑提升到理想水平；F. 分别缝合上睑与眉下皮肤切口，上睑缝线扣住深部的额肌瓣

第七章 上睑下垂矫正术历史回顾

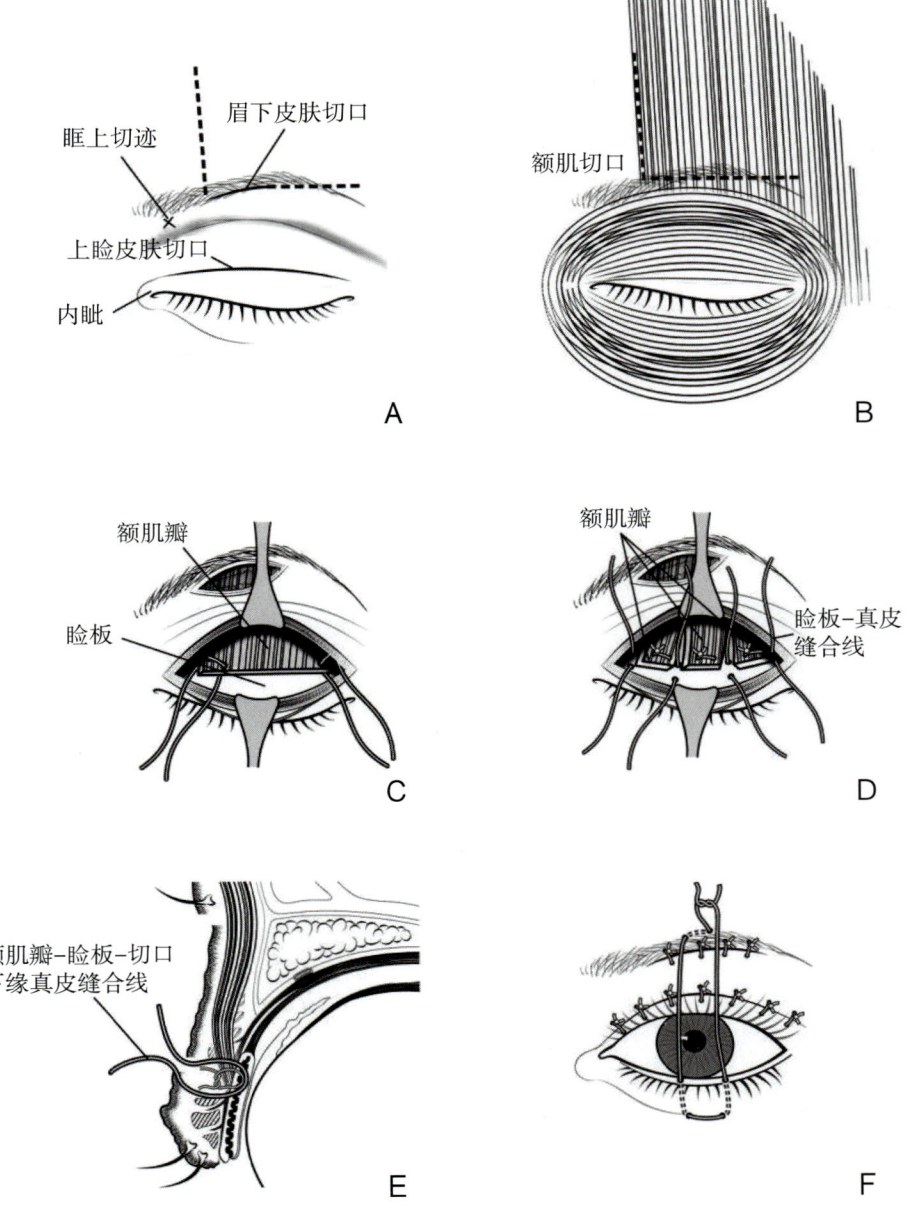

图 S7-4-2-24　Han-Kang 氏上蒂三叉形额肌瓣悬吊法上睑下垂矫正术示意图（1993 年）
A. 设计上睑与眉下切口，前者位于拟形成的重睑皱褶线上，后者的内侧端位于眶上切迹外侧 5mm 处，额肌瓣的皮下剥离范围内侧边不超过额部设计的垂直虚线，外侧边不超过眉梢垂线；B. 通过眉下切口，L 形切开额肌，在额肌与骨膜之间剥离，形成额肌瓣；C. 沿设计线切开上睑皮肤，切除一条睑板前眼轮匝肌，暴露睑板，将额肌瓣经眶隔前眼轮匝肌下隧道向下旋转推进到睑板前面；D. 将额肌瓣远端等分为 3 条，并用 5-0 聚丙烯线分别将 3 条额肌瓣与睑板上部行褥式缝合固定，然后用 6-0 尼龙线在 3 条额肌瓣两侧行睑板-切口下缘真皮层缝合，以形成重睑皱襞；E. 额肌瓣与邻近结构的关系及缝线途径矢状观；F. 间断缝合上睑与眉下皮肤切口，并行改良的 Frost 暂时性睑缘缝合

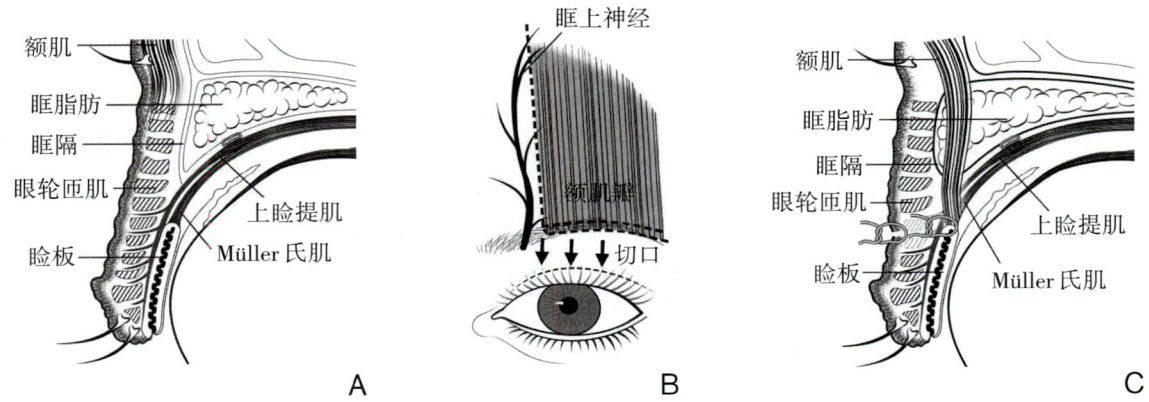

图 S7-4-2-25　Ramirez-Pena 氏眶隔后四边形额肌推进瓣悬吊法上睑下垂矫正术示意图（2004 年）
A. 术前，上睑矢状观；B. 上睑皮肤切口与额肌瓣的设计；C. 额肌瓣已经经过眶隔后，被推进到上睑，并与睑板上缘固定

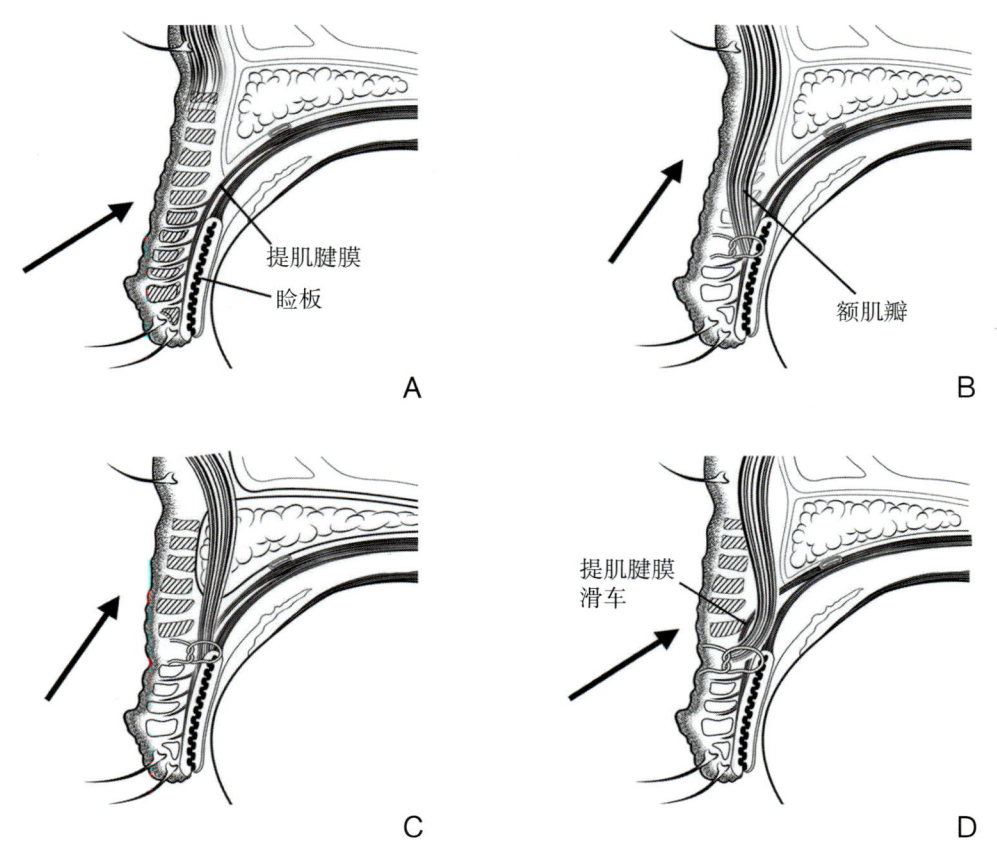

图 S7-4-2-26　Medel 等以提肌腱膜为滑车的额肌瓣悬吊法上睑下垂矫正术示意图（2006 年）
A. 正常的提肌收缩与上睑提升方向；B. 传统的额肌-眼轮匝肌后悬吊术后上睑提升方向；C. 眶隔后额肌悬吊术后，眼球凹陷患者的上睑提升方向仍属非生理性的；D. 提肌腱膜后额肌悬吊术后，上睑提升方向接近正常生理状况

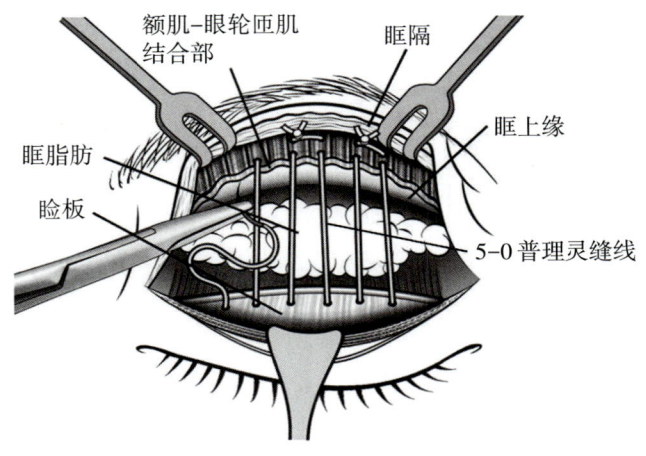

图 S7-4-2-27　Bagheri 等无瓣额肌-睑板直接悬吊法上睑下垂矫正术示意图（2012 年）

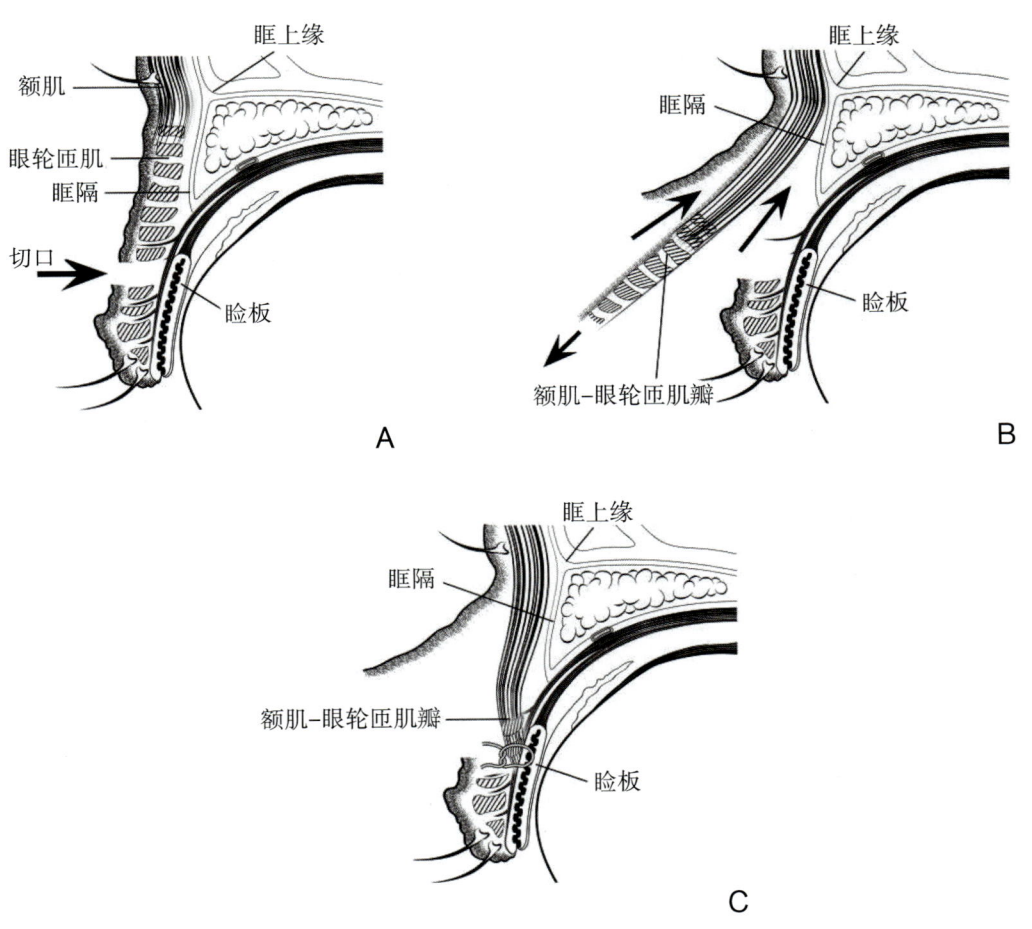

图 S7-4-2-28　Lai 等额肌-眼轮匝肌瓣悬吊法上睑下垂矫正术示意图（2010 年）
A. 经设计的重睑线切开皮肤及肌肉；B. 形成额肌-眼轮匝肌瓣；C. 将额肌-眼轮匝肌瓣向下推进，在适当水平与睑板上缘缝合固定，使上睑提升到理想水平，多余的肌瓣予以切除，最后按重睑成形术方式缝合皮肤切口

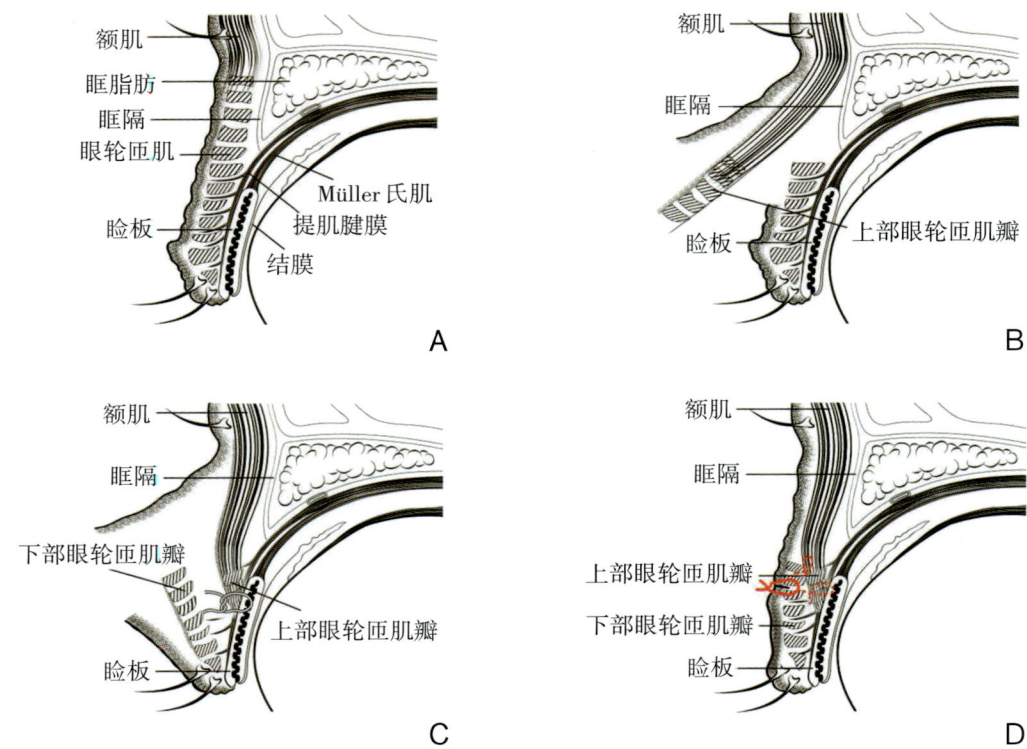

图 S7-4-2-29 Bhiromekraibhak 氏额肌-眼轮匝肌瓣悬吊法上睑下垂矫正术示意图（2010 年）
A. 术前矢状观；B. 皮肤入路，形成额肌-眼轮匝肌瓣；C. 形成下部眼轮匝肌瓣，并将上部眼轮匝肌瓣向下推进，缝合固定到睑板上部前面，使上睑提升到理想水平，多余的肌瓣予以切除；D. 将下部眼轮匝肌瓣覆盖在上部眼轮匝肌瓣远端前面，缝合皮肤切口

一些解剖研究发现，眉部额肌与眼轮匝肌通过筋膜组织相连接，而且两者之间的肌纤维相互交叉[159, 165, 166]。近年来，一些作者根据上述解剖基础，先后报告用上蒂眼轮匝肌推进瓣（Superiorly based orbicularis oculi muscle advancement flap），或眼轮匝肌-眶隔推进瓣悬吊上睑板的方法矫正上睑下垂，获得了满意效果（Park 等，1998 年，图 S7-4-2-30；Baik 等，1998 年，图 S7-4-2-31；Tsai 等，2000 年，图 S7-4-2-32，2002 年，2003 年；Borman 和 Maral，2006 年，图 S7-4-2-33）[159, 166~170]。Park 等认为这类手术也属于宋氏手术的改良法[159]。

2006 年，Singh[171] 报告用单纯眼轮匝肌折叠法矫正各种原因引起的不同程度的上睑下垂 265 例，术后平均随访 7 个月，效果非常满意者 51 例，满意者 143 例，可接受者 57 例，效果差者 14 例。

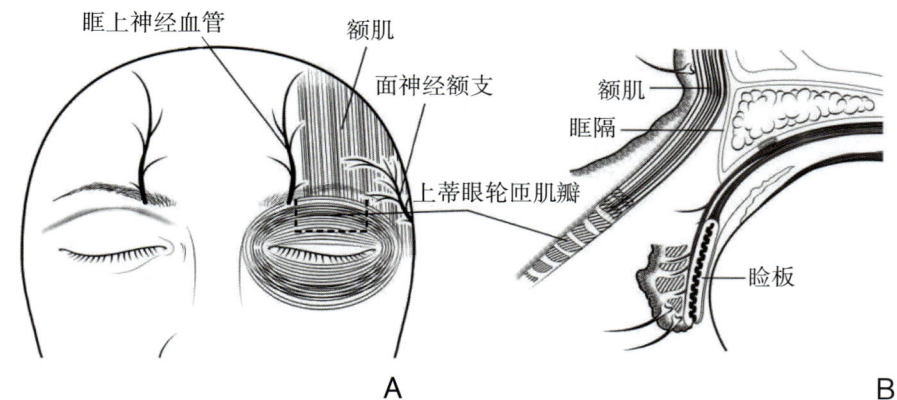

图 S7-4-2-30　Park 等上蒂眼轮匝肌推进瓣-睑板悬吊法上睑下垂矫正术示意图（1998 年）

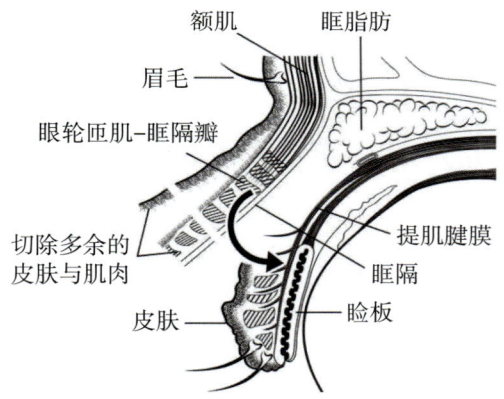

图 S7-4-2-31　Baik 等上蒂眼轮匝肌及眶隔推进瓣-睑板悬吊法上睑下垂矫正术示意图（1998 年）

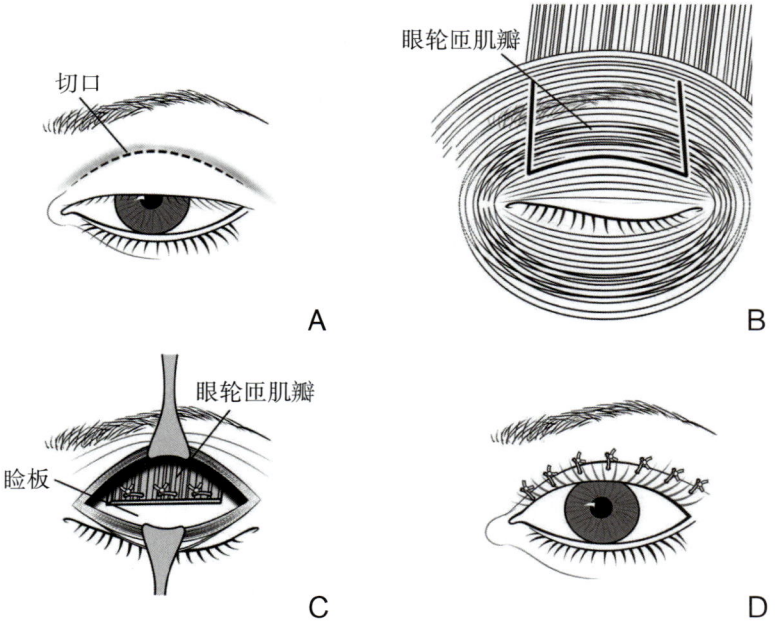

图 S7-4-2-32　Tsai 等上蒂眼轮匝肌推进瓣-睑板悬吊法上睑下垂矫正术示意图（2000 年）
A. 设计上睑皮肤切口；B. 设计上蒂眼轮匝肌瓣；C. 切开上睑皮肤，切除一条睑板前眼轮匝肌，暴露睑板，将形成的眼轮匝肌瓣向下推进到睑板前面，并与睑板缝合固定，使上睑提升到理想水平，多余的肌瓣予以切除；D. 按重睑成形术方式缝合皮肤切口

297

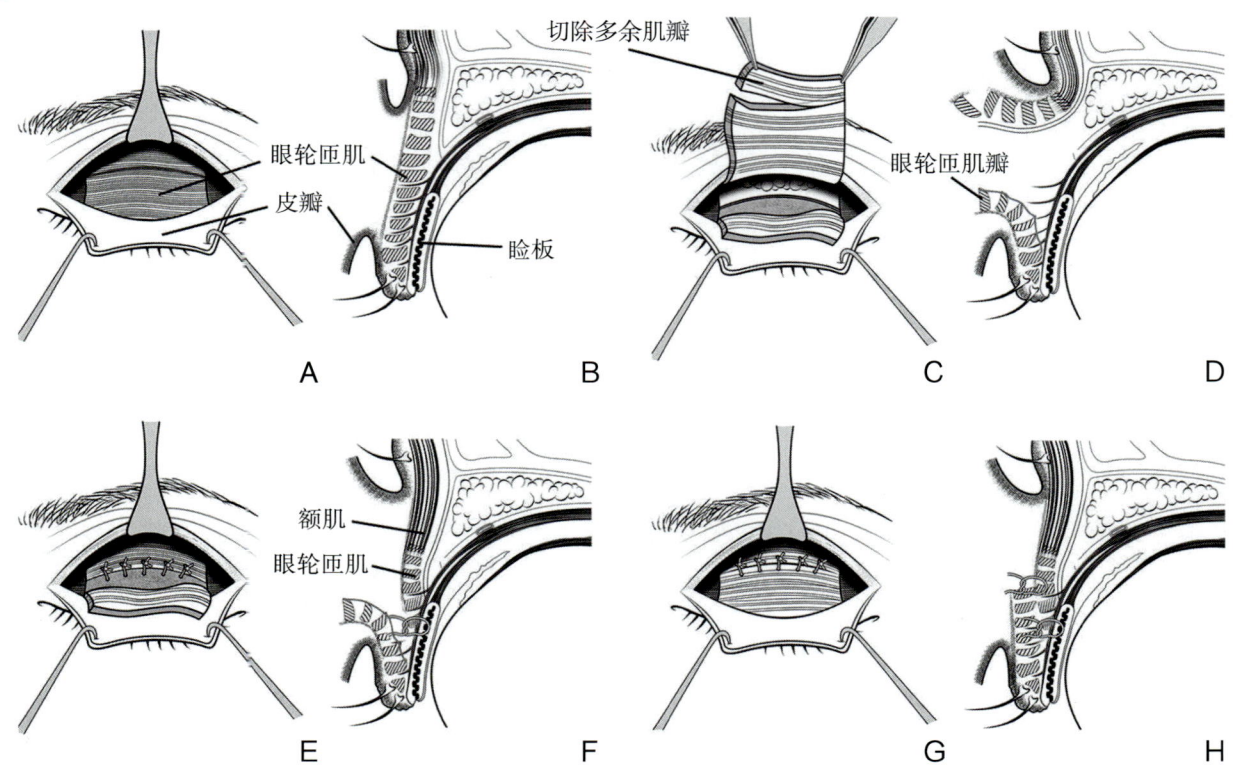

图 S7-4-2-33 Borman-Maral 氏上蒂眼轮匝肌推进瓣-睑板悬吊法上睑下垂矫正术示意图（2006 年）
A. 在预设的重睑线处切开上睑皮肤，行皮下剥离，上至眉毛上缘，下至睫毛根部，然后掀起皮瓣，显露眼轮匝肌；B. A 的矢状观；C. 形成上、下两个眼轮匝肌瓣，上瓣包括眶隔，双侧下垂者，在确保上部肌瓣能将上睑提升到角膜下缘 1mm 处的情况下，切除多余的肌瓣，单侧下垂者在确保能将上睑提升到高于正常侧眼睑 1mm 的情况下，切除多余的肌瓣；D. C 的矢状观；E. 将上部肌瓣向下推进与睑板上部缝合固定；F. E 的矢状观；G. 将下部肌瓣的上端在稍有张力的情况下与其后面的上部眼轮匝肌缝合，最后缝合皮肤；H. G 的矢状观

（邢新　杨超　徐苗　付育文）

第五节 · 上直肌转位法
Superior rectus transposition

1897年，两位法国医生Motais和Parinaud分别报告了上直肌转位法上睑下垂矫正术，前者将上直肌肌腱中间的一条缝合到睑板（图S7-5-1），而后者将睑板的上缘缝合到上直肌肌腱[4, 5, 172]。此后，一些作者对该术式进行了一些改进。Nida（1928年）用穿过上直肌肌腱下方的弧形睑板条建立上直肌与睑板的联系，以提升上睑（图S7-5-2）；Bardelli（1929年）用上直肌内、外侧远侧蒂肌束提升上睑（图S7-5-3）；Wheeler（1939年）用中央蒂睑板前眼轮匝肌瓣连接上直肌与睑板（图S7-5-4）；Berke（1949年）将上直肌远侧的肌腱和部分肌腹与眼球分离，并分为3条转移到上睑板前面（图S7-5-5）；其他作者（Young，1924年；Kirby，1928年；Trainor，1935年；Dickey，1936年；Jameson，1937年……）也先后报告过一些改良术式[173~181]。在以上各种术式中，上直肌或完全或部分保留其在眼球上的附着，与上睑的固定没有弹性，术后易发生"兔眼"、暴露性角膜炎、复视等并发症。1978年，Singh等报告[182]他们将上直肌腱完全从眼球上游离下来，然后将其远端固定到上睑板上缘以提升上睑，只留下下斜肌作为唯一上转眼球的肌肉。该手术报告以后，受到一些作者质疑，尤其是对眼球提升问题的质疑。目前，利用上直肌矫正上睑下垂的各种术式因术后并发症较多，已基本被废弃[9]。

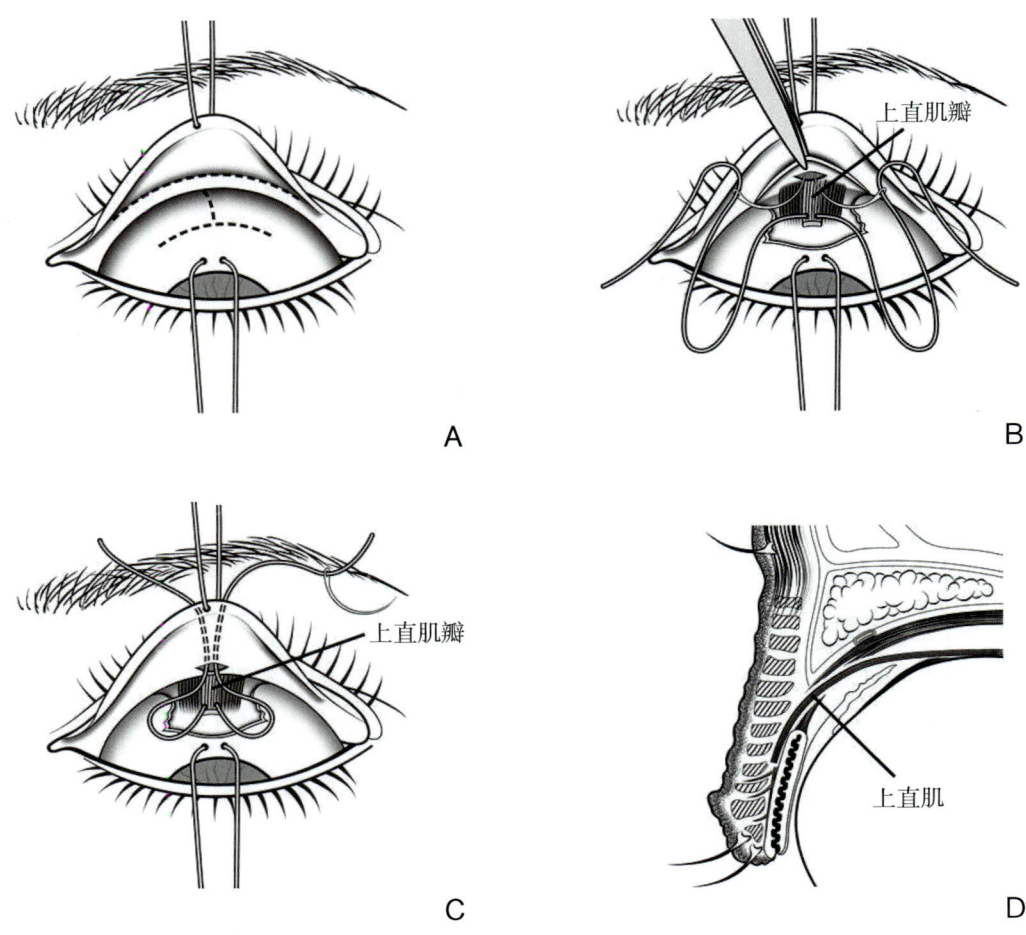

图 S7-5-1 Motais 氏结膜入路上直肌中央束转位法上睑下垂矫正术示意图（1897 年）

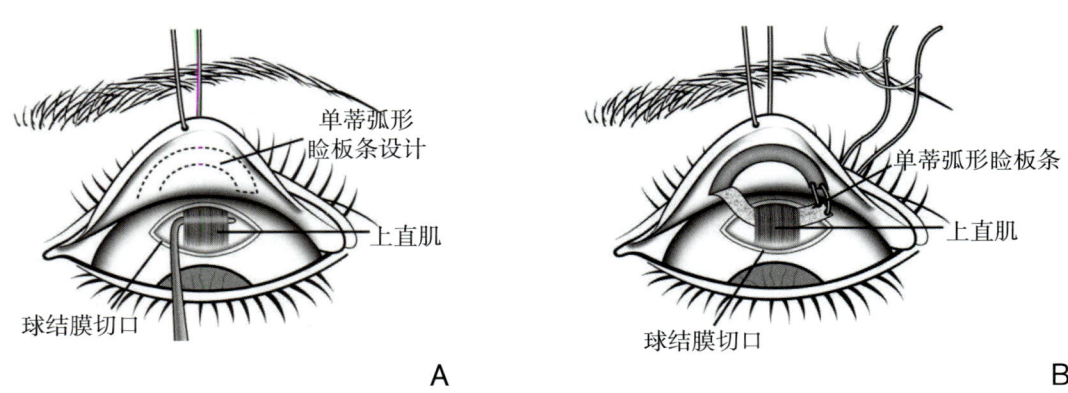

图 S7-5-2 Nida 氏睑板-上直肌附着法上睑下垂矫正术示意图（1928 年）

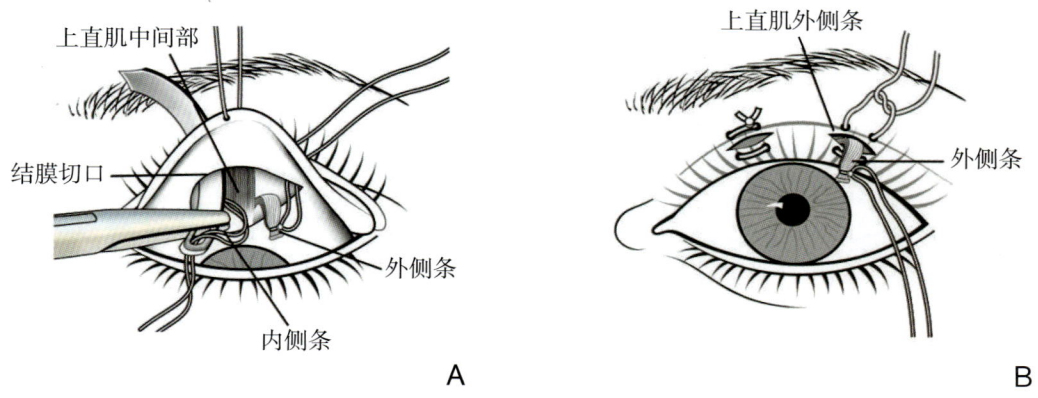

图 S7-5-3　Bardelli 氏结膜入路上直肌两侧束转位法上睑下垂矫正术示意图（1929 年）

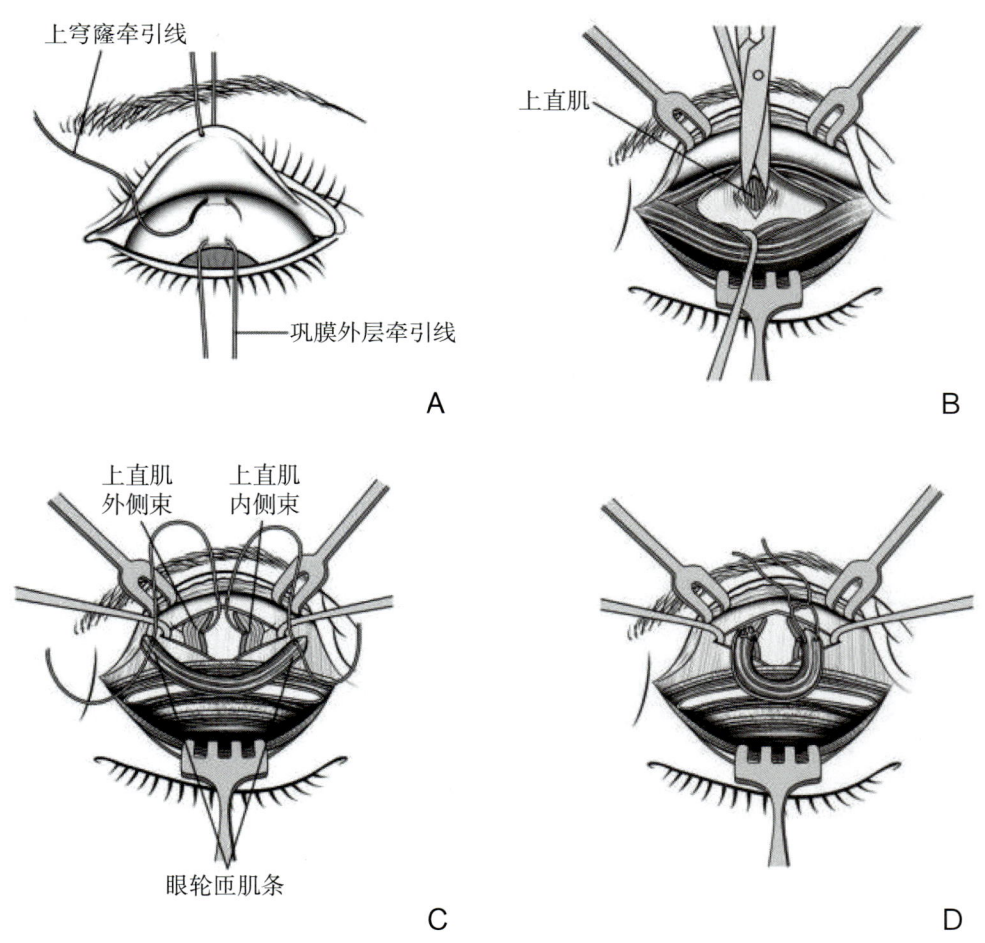

图 S7-5-4　Wheeler 氏中央蒂睑板前眼轮匝肌瓣-上直肌附着法上睑下垂矫正术示意图（1939 年）

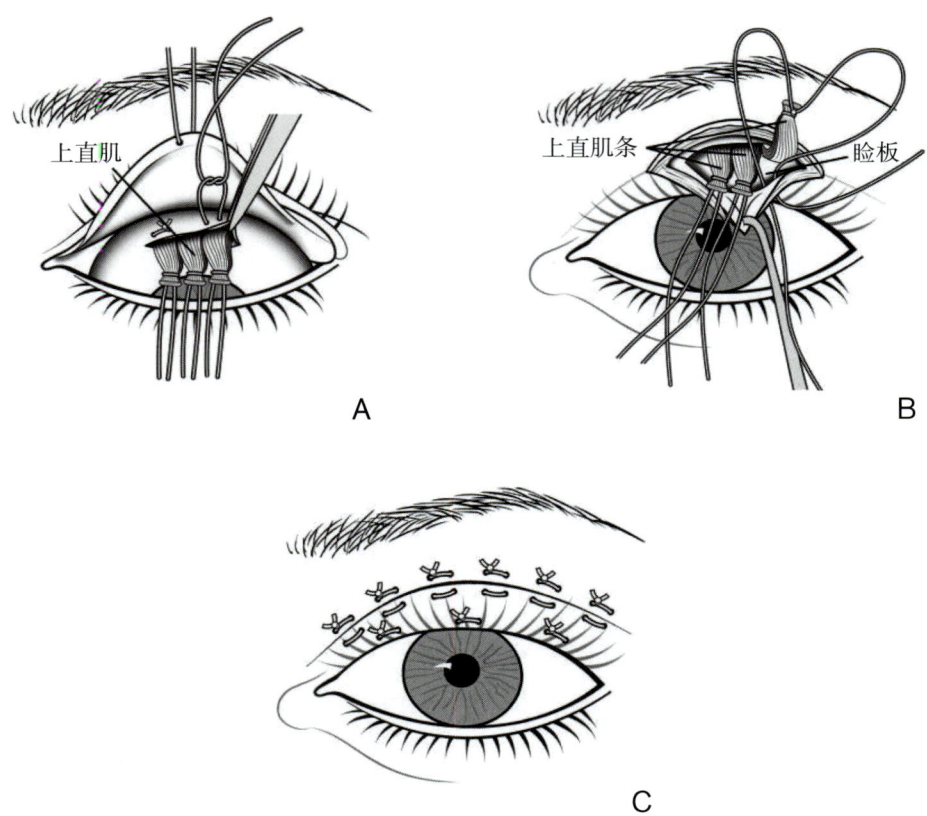

图 S7-5-5　Berke 氏上直肌-睑板转位法上睑下垂矫正术示意图（1949 年）

第六节 · 其他术式
Other procedures

1967年，Jones等[183]报告用保留神经支配的皱眉肌转位至上睑板的方法矫正上睑下垂6例，效果满意。

2010年，Shimizu等[184]报告一种无切口提肌腱膜和Müller氏肌折叠缝合法上睑下垂矫正术，他们从靠近上穹窿处的睑结膜进针，用缝线连接睑板与提肌腱膜，缩紧缝线提升睑板到合适位置，最后从睑板前方的皮肤出针，形成上睑皱襞，一般做2~4处缝合（图S7-6-1）。共用该法治疗轻、中度上睑下垂390例（624个眼睑），总体效果满意。作者认为该术式的优点是操作简单、恢复快、无瘢痕。

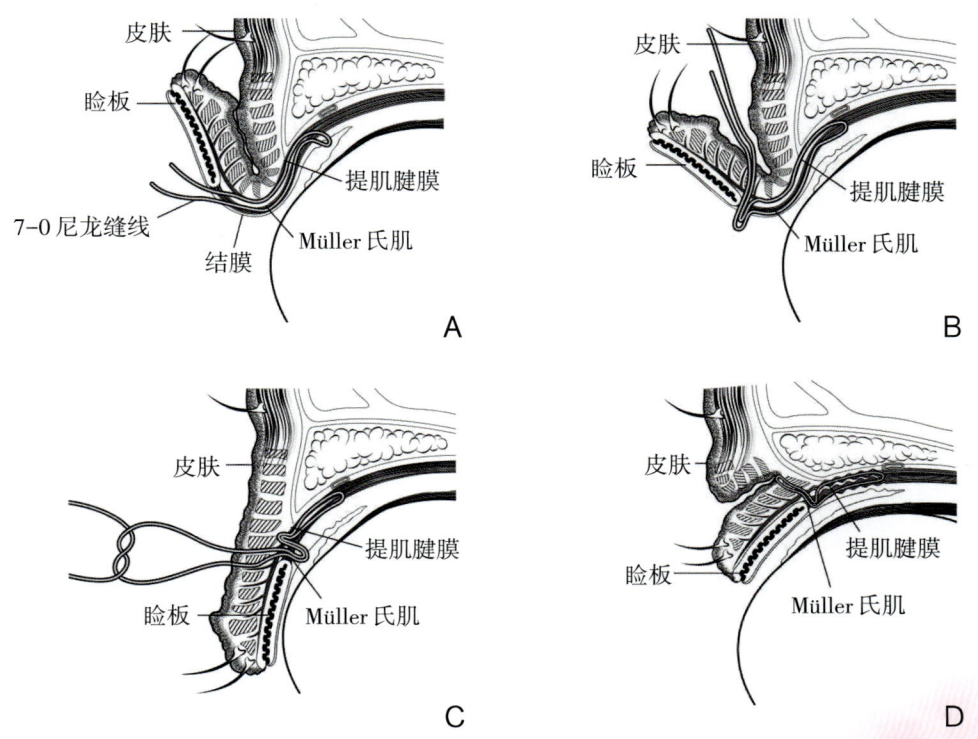

图S7-6-1　Shimizu等无切口缝合法上睑下垂矫正术示意图（2010年）

2016年，Lee等报告[185]用经结膜埋线提肌腱膜和Müller氏肌折叠法（图S7-6-2）矫正轻、中度上睑下垂245例（458个眼睑），成功率达89%（409/458），矫正不足者占11%（49/458），无矫正过度、眼部刺激和角膜炎等大的并发症出现。他们认为该法是一种简单、微创、有效的轻、中度上睑下垂矫正技术。

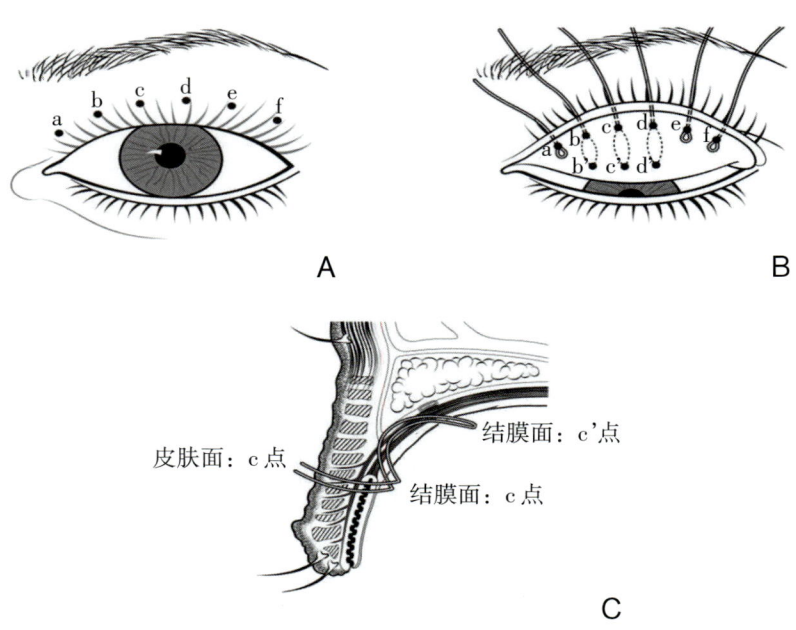

图S7-6-2　Lee等经结膜埋线提肌腱膜和Müller氏肌折叠法上睑下垂矫正术示意图（2016年）
A. 术前6个埋线点设计；B. 通过a、e和f点行埋线法上重睑成形术，通过bb'、cc'和dd'用7-0尼龙线行经结膜提肌腱膜-Müller氏肌折叠；C. 提肌腱膜-Müller氏肌折叠缝合线途径矢状观，7-0尼龙线缝针从皮肤面的c点过入，由睑板上缘结膜面的c点穿出后再返入结膜面c点，在提肌腱膜和Müller氏肌中上行至睑板上缘约8mm处，由结膜面c'点穿出，然后再返入结膜面c'点，沿原途径返回到结膜面c点，进而向前穿过眼睑全层，由皮肤面c点穿出，同法完成bb'和dd'的缝合，最后拉紧缝线打结

（邢新　杨超　徐苗　孙义方）

参考文献

[1] Finsterer J. Ptosis: causes, presentation, and management[J]. Aesthet Plast Surg, 2003, 27(3): 193-204.

[2] Crawford J S, Iliff C E, Stasior O G. Symposium of congenital ptosis surgery[J]. J Pediatr Ophthalmol Strabism, 1982, 19(5): 245-258.

[3] Rogers B O. History of oculoplastic surgery: the contributions of plastic surgery[J]. Aesthet Plast Surg, 1988, 12(3): 129-152.

[4] Thaller V T, Collin J R. History of ophthalmic plastic surgery in Europe[J]. Adv Ophthal Plast Reconstr Surg, 1986, 5: 223-231.

[5] Patel B C, Anderson R L. History of oculoplastic surgery (1896-1996)[J]. Ophthalmol, 1996, 103(Suppl 8): S74-S95.

[6] Blaskovics I. A new operation for ptosis with shortening of the levator and tarsus[J]. Arch Ophthalmol, 1923, 52: 563.

[7] Barsky A J, Kahn S, Simon B E. Principles and practice of plastic surgery[M]. 2nd ed. New York: McGraw-Hill Book Company, 1964: 229.

[8] Duke S E. Ocular surgery (translated from the fourth Spanish edition)[M]. Hogan M J, Chaparro L E, trans. New York: McGraw-Hill Book Co. ICN, 1956: 190-195.

[9] Beard C. Ptosis surgery: past, present, and future[J]. Ophthal Plast Reconstr Surg, 1985, 1(1): 69-72.

[10] Agatson S A. Resection of the levator palpebrae muscle by the conjunctival route for ptosis[J]. Arch Ophthalmol, 1942, 27(5): 994-996.

[11] Berke R N. A simplified Blaskovics operation for blepharoptosis: results in ninety-one operations[J]. AMA Arch Ophthalmol, 1952, 48(4): 460-495.

[12] Iliff C E. A simplified ptosis operation[J]. Am J Ophthalmol, 1954, 37(4): 529-533.

[13] Duke S E. Ocular surgery (translated from the fourth Spanish edition)[M]. Hogan M J, Chaparro L E, trans. New York: McGraw-Hill Book Co. ICN, 1956: 196.

[14] Duke S E. Ocular surgery (translated from the fourth Spanish edition)[M]. Hogan M J, Chaparro L E,

trans. New York: McGraw-Hill Book Co. ICN, 1956: 197-199.

[15] Callahan A. Surgery of the eye disease[M]. Springfield: Charles C Thomas Publisher, 1956: 40-41.

[16] Betharia S M. Transconjunctival levator resection: a modified simple technique[J]. Ann Ophthalmol, 1988, 20(6): 234-238.

[17] Fasanella R M, Servat J. Levator resection for minimal ptosis: another simplified operation[J]. Arch Ophthalmol, 1961, 65: 493-496.

[18] Beard C. The surgical treatment of blepharoptosis: a quantitative approach[J]. Tr Am Ophthalmol Soc, 1966, 64: 401-487.

[19] Beard C. Ptosis[M]. St. Louis: CV Mosby, 1969.

[20] McCarthy J G, May J W, Littler J W. Plastic surgery: Vol. 2 [M]. Philadelphia: WB Saunders Company, 1990: 1752-1774.

[21] Mustarde J C. Problems and possibilities in ptosis surgery[J]. Plast Reconstr Surg, 1975, 56(4): 381-388.

[22] Fox S A. A modified Fasanella-Servat procedure for ptosis[J]. Arch Ophthalmol, 1975, 93(8): 639-640.

[23] Lauring L. Letter: sutureless Fasanella-Servat blepharoptosis correction[J]. Am J Ophthalmol, 1975, 80(4): 778.

[24] Markovits A S. A warning regarding the Fasanella procedure[J]. Arch Ophthalmol, 1977, 95(10): 1885.

[25] Small R G. The A-frame operation for acquired blepharoptosis[J]. Arch Ophthalmol, 1980, 98(3): 516-519.

[26] Dresner S C. Further modifications of the Müller's muscle-conjunctival resection procedure for blepharoptosis[J]. Ophthal Plast Reconstr Surg, 1991, 7(2): 114-122.

[27] Gupta V P, Aggarwal R, Mathur S P. Blepharoptosis repair by modified sutureless Fasanella-Servat Operation (F.S.O.)—a large series of 50 cases[J]. Indian J Ophthalmol, 1992, 40(3): 86-89.

[28] Samimi D B, Erb M H, Lane C J, et al. The modified Fasanella-Servat procedure: description and quantified analysis[J]. Ophthal Plast Reconstr Surg, 2013, 29(1): 30-34.

[29] Pang N K, Newsom R W, Oestreicher J H, et al. Fasanella-Servat procedure: indications, efficacy, and complications[J]. Can J Ophthalmol, 2008, 43(1): 84-88.

[30] Putterman A M, Urist M J. Müller's muscle-conjunctiva resection: technique for treatment of blepharoptosis[J]. Arch Ophthalmol, 1975, 93(8): 619-623.

[31] Weinstein G S, Buerger G F Jr. Modification of the Müller's muscle-conjunctival resection operation for blepharoptosis[J]. Am J Ophthalmol, 1982, 93(5): 647-651.

[32] Guyuron B, Davies B. Experience with the modified Putterman procedure[J]. Plast Reconstr Surg, 1988, 82(5): 775-780.

[33] Dresner S C. Further modifications of the Müller's muscle-conjunctival resection procedure for blepha-

roptosis[J]. Ophthal Plast Reconstr Surg, 1991, 7(2): 114-122.

[34] Perry J D, Kadakia A, Foster J A. A new algorithm for ptosis repair using conjunctival Müllerectomy with or without tarsectomy[J]. Ophthal Plast Reconstr Surg, 2002, 18(6): 426-429.

[35] Lake S, Mohammad-Ali F H, Khooshabeh R. Open-sky Müller's muscle-conjunctiva resection for ptosis surgery[J]. Eye (London, England), 2003, 17(9): 1008-1012.

[36] Ayala E, Galvez C, Gonzalez-Candial M, et al. Predictability of conjunctival-Müllerectomy for blepharoptosis repair[J]. Orbit, 2007, 26(4): 217-221.

[37] Carruth B P, Meyer D R. Simplified Müller's muscle-conjunctival resection internal ptosis repair[J]. Ophthal Plast Reconstr Surg, 2013, 29(1): 11-14.

[38] Szamocki S, Shah-Desai S. A skin crease preserving modification of open-sky Müllerectomy for blepharoptosis correction[J]. Ophthal Plast Reconstr Surg, 2015, 31(5): 410-413.

[39] Ha S W, Lee J M, Jeung W J, et al. Clinical effects of conjunctiva-Müller's muscle resection in anophthalmic ptosis[J]. Korean J Ophthalmol, 2007, 21(2): 65-69.

[40] Allen R C, Saylor M A, Nerad J A. The current state of ptosis repair: a comparison of internal and external approaches[J]. Curr Opin Ophthalmol, 2011, 22(5): 394-399.

[41] Sampath R, Saunders D C, Leatherbarrow B. The Fasanella-Servat procedure: a retrospective study [J]. Eye, 1995, 9(Pt 1): 124-125.

[42] Leonid S Jr, Dowilkes T D I, Adams D F. Involutional (senile) ptosis[J]. Geriatr Ophthalmol, 1986, 2: 14-22.

[43] Carroll R P. Cautery dissection in levator surgery[J]. Ophthal Plast Reconstr Surg, 1988, 4(4): 243-247.

[44] Martin J J Jr, Tenzel R R. Acquired ptosis: dehiscences and disinsertions. Are they real or iatrogenic? [J]. Ophthal Plast Reconstr Surg, 1992, 8(2): 130-132; discussion 133.

[45] Pereira L S, Hwang T N, Kersten R C, et al. Levator superioris muscle function in involutional blepharoptosis[J]. Am J Ophthalmol, 2008, 145(6): 1095-1098.

[46] Buckman G, Jakobiec F A, Hyde K, et al. Success of the Fasanella-Servat operation independent of Müller's smooth muscle excision[J]. Ophthalmol, 1989, 96(4): 413-418.

[47] Glatt H J, Putterman A M, Fett D R. Müller's muscle-conjunctival resection procedure in the treatment of ptosis in Horner's syndrome[J]. Ophthal Surg, 1990, 21(2): 93-96.

[48] Mercandetti M, Putterman A M, Cohen M E, et al. Internal levator advancement by Müller's muscle-conjunctival resection: technique and review[J]. Arch Fac Plast Surg, 2001, 3(2): 104-110.

[49] Baldwin H C, Bhagey J, Khooshabeh R. Open-sky Müller's muscle-conjunctival resection in phenylephrine test-negative blepharoptosis patients[J]. Ophthal Plast Reconstr Surg, 2005, 21(4): 276-280.

[50] Marcet M M, Setabutr P, Lemke B N, et al. Surgical microanatomy of the Müller's muscle-conjunctival resection ptosis procedure[J]. Ophthal Plast Reconstr Surg, 2010, 26(5): 360-364.

[51] Morris C L, Morris W R, Fleming J C. A histological analysis of Müllerectomy: redefining its mechanism in ptosis repair[J]. Plast Reconstr Surg, 2011, 127(6): 2333-2341.

[52] Maheshwari R, Maheshwari S. Müller's muscle resection for ptosis and relationship with levator and Müller's muscle function[J]. Orbit, 2011, 30(3): 150-153.

[53] Aakalu V K, Setabutr P. Current ptosis management: a national survey of ASOPRS members[J]. Ophthal Plast Reconstr Surg, 2011, 27(4): 270-276.

[54] Liu M T, Totonchi A, Katira K, et al. Outcomes of mild to moderate upper eyelid ptosis correction using Müller's muscle-conjunctival resection[J]. Plast Reconstr Surg, 2012, 130(6): 799e-809e.

[55] Collin J R. A ptosis repair of aponeurotic defects by the posterior approach[J]. Br J Ophthalmol, 1979, 63(8): 586-590.

[56] Dortzbach R K. Superior tarsal muscle resection to correct blepharoptosis[J]. Ophthalmol, 1979, 86(10): 1883-1891.

[57] Foster J A, Holck D E, Perry J D, et al. Fibrin sealant for Müller's muscle-conjunctiva resection ptosis repair[J]. Ophthal Plast Reconstr Surg, 2006, 22(3): 184-187.

[58] Ichinose A, Tahara S. Transconjunctival levator aponeurotic repair without resection of Müller's muscle[J]. Aesthet Plast Surg, 2007, 31(3): 279-284.

[59] Khooshabeh R, Baldwin H C. Isolated Müller's muscle resection for the correction of blepharoptosis[J]. Eye, 2008, 22(2): 267-272.

[60] Patel V, Salam A, Malhotra R. Posterior approach white line advancement ptosis repair: the evolving posterior approach to ptosis surgery[J]. Br J Ophthalmol, 2010, 94(11): 1513-1518.

[61] Lee E J, Hwang K. Balanced plication of Müller's muscle tendon through conjunctiva for blepharoptosis correction[J]. J Craniofac Surg, 2013, 24(2): 599-601.

[62] Vrcek I, Hogan R N, Rossen J, et al. Conjunctiva-sparing posterior ptosis surgery: a novel approach[EB/OL]. Ophthal Plast Reconstr Surg, 2015: DOI: 10.1097/IOP.0000000000000549.

[63] Whitnall S E. The levator palpebrae superioris, the attachment and relations of its aponeurosis[J]. Ophthalmoscop, 1914, 12: 258.

[64] Whitnall S E. A ligament acting as a check to the action of the levator palpebrae superioris muscle[J]. J Anat Physiol, 1911, 45(Pt 2): 131-139.

[65] Whitnall S E. On a tubercle on the malar bone, and on the lateral attachments of the tarsal plates[J]. J Anat Physiol, 1911, 45(Pt 4): 426-432.

[66] Whitnall S E. The anatomy of the human orbit and accessory organs of vision[M]. London: Oxford University Press Inc, 1921.

[67] Fox S A. Ophthalmic plastic surgery[M]. New York: Grune & Stratton, 1952.

[68] Leahey B D. Simplified ptosis surgery: resection of the levator palpebrae by the external route[J]. AMA Arch Ophthalmol, 1953, 50(5): 588-596.

[69] Johnson C C. Blepharoptosis: a general consideration of surgical methods; with the results in 162 operations[J]. Am J Ophthalmol, 1954, 38(2): 129-162.

[70] Berke R N. Results of resection of the levator muscle through a skin incision in congenital ptosis[J]. AMA Arch Ophthalmol, 1959, 61(2): 177-201.

[71] Jones L T. The anatomy of the upper eyelid and its relation to ptosis surgery[J]. Am J Ophthalmol, 1964, 57: 943-959.

[72] Jones L T, Quickert M H, Wobig J L. The cure of ptosis by aponeurotic repair[J]. Arch Ophthalmol, 1975, 93(8): 629-634.

[73] Mustarde J C. Experiences in ptosis correction[J]. Trans Am Acad Ophthalmol Otolaryngol, 1968, 72(2): 173-185.

[74] Mustarde J C. Problems and possibilities in ptosis surgery[J]. Plast Reconstr Surg, 1975, 56(4): 381-388.

[75] Anderson R L, Dixon R S. Aponeurotic ptosis surgery[J]. Arch Ophthalmol, 1979, 97(6): 1123-1128.

[76] Dortzbach R K, Sutula F C. Involutional blepharoptosis: a histopathological study[J]. Arch Ophthalmol, 1980, 98(11): 2045-2049.

[77] Beard C. Ptosis[M]. 3rd ed. St. Louis: CV Mosby, 1981: 191-192.

[78] Collin J R. New concepts in the management of ptosis[J]. Eye, 1988, 2(Pt 2): 185-188.

[79] Epstein G A, Putterman A M. Super-maximum levator resection for severe unilateral congenital blepharoptosis[J]. Ophthal Surg, 1984, 15(12): 971-979.

[80] Anderson R L. Age of aponeurotic awareness[J]. Ophthal Plast Reconstr Surg, 1985, 1(1): 77-79.

[81] Lesavoy M A, Dubrow T J, Eisenhauer D M, et al. Upper eyelid ptosis correction by a revised tarsal resection technique[J]. Ann Plast Surg, 1990, 25(1): 7-13.

[82] Liu D. Ptosis repair by single suture aponeurotic tuck: surgical technique and long-term results[J]. Ophthalmol, 1993, 100(2): 251-259.

[83] Holmstrom H, Santanelli F. Suspension of the eyelid to the check ligament of the superior fornix for congenital blepharoptosis[J]. Scand J Plast Reconstr Surg Hand Surg, 2002, 36(3): 149-156.

[84] Frueh B R, Musch D C, McDonald H M. Efficacy and efficiency of a small-incision, minimal dissection procedure versus a traditional approach for correcting aponeurotic ptosis[J]. Ophthalmol, 2004, 111(12): 2158-2163.

[85] Bassin R E, Putterman A M. Full-thickness eyelid resection in the treatment of secondary ptosis[J]. Ophthal Plast Reconstr Surg, 2009, 25(2): 85-89.

[86] Santanelli F, Paolini G, Renzi L F, et al. Correction of myopathic blepharoptosis by check ligament suspension: clinical evaluation of 89 eyelids[J]. J Plast Surg Hand Surg, 2011, 45(4-5): 194-199.

[87] Chung S, Ahn B, Yang W, et al. Borderline to moderate blepharoptosis correction using retrotarsal tucking of Müller's muscle: levator aponeurosis in Asian eyelids[J]. Aesthet Plast Surg, 2015, 39(1): 17-24.

[88] Sagili S. Anterior approach white-line advancement: a hybrid technique for ptosis correction[J]. Ophthal Plast Reconstr Surg, 2015, 31(6): 478-481.

[89] Carbajal U M. Combined internal and external approach in levator resection[J]. Am J Ophthalmol, 1961, 52(2): 200-206.

[90] Putterman A M, Urist M J. Transconjunctival isolation and transcutaneous resection of the levator palpebrae superioris muscle[J]. Am J Ophthalmol, 1974, 77(1): 90-99.

[91] Thornton W R. Combined approach of ptosis and blepharoplasty surgery[J]. Fac Plast Surg, 1994, 10(2): 177-184.

[92] Brown M S, Putterman A M. The effect of upper blepharoplasty on eyelid position when performed concomitantly with Müller's muscle-conjunctival resection[J]. Ophthal Plast Reconstr Surg, 2000, 16(2): 94-100.

[93] Moore G H, Rootman D B, Karlin J, et al. Müller's muscle-conjunctival resection with skin-only blepharoplasty: effects on eyelid and eyebrow position[J]. Ophthal Plast Reconstr Surg, 2015, 31(4): 290-292.

[94] Takahashi Y, Leibovitch I, Kakizaki H. Frontalis suspension surgery in upper eyelid blepharoptosis[J]. Open Ophthalmol J, 2010, 4(1): 91-97.

[95] Duke S E. Ocular surgery (translated from the fourth Spanish edition)[M]. Hogan M J, Chaparro L E, trans. New York: McGraw-Hill Book Co. ICN, 1956: 205-207.

[96] Fomon S. Cosmetic surgery: principles and practice[M]. Philadelphia: J B Lippincott Company, 1960: 538, 566.

[97] Hildreth H R. Ox-fascia-transplant operation for ptosis[J]. South Med J, 1937, 30(5): 471-473.

[98] Friedenwald J S, Guyton J S. A simple ptosis operation; utilization of the frontalis by means of a single rhomboid-shaped suture[J]. Am J Ophthalmol, 1948, 31(4): 411-414.

[99] Kwon K A, Shipley R J, Edirisinghe M, et al. Microstructure and mechanical properties of synthetic brow-suspension materials[J]. Mater Sci Eng C Mater Biol Appl, 2014, 35: 220-230.

[100] Tillett C W, Tillett G M. Silicone sling in the correction of ptosis[J]. Am J Ophthalmol, 1966, 62(3): 521-523.

[101] Fox S A. Congenital ptosis: II. frontalis sling[J]. J Paediatr Ophthalmol, 1966, 3: 25-28.

[102] Swan K C, Tongue A C. Transconjunctival frontalis suspension for blepharoptosis[J]. Trans Sect Ophthalmol Am Acad Ophthalmol Otolaryng, 1977, 83(4 Pt 1): 684-692.

[103] Goldberger S, Conn H, Lemor M. Double rhomboid silicone rod frontalis suspension[J]. Ophthal Plast Reconstr Surg, 1991, 7(1): 48-53.

[104] Friedhofer H, Nigro M V, Filho A C, et al. Correction of blepharophimosis with silicone implant suspensor[J]. Plast Reconstr Surg, 2006, 117(5): 1428-1434.

[105] Friedhofer H, Nigro M V, Sturtz G, et al. Correction of severe ptosis with a silicone implant suspensor: 22 years of experience[J]. Plast Reconstr Surg, 2012, 129(3): 453e-460e.

[106] Tansley J O. A congenital ptosis case and operation[J]. Trans Am Ophthalmol Soc, 1895, 7: 427-432.

［107］Machek P. An operation for ptosis with the formation of a fold in the upper lid[J]. Arch Ophthalmol, 1915, 44: 539.

［108］Gifford S R. The Machek operation for ptosis[J]. Arch Ophthalmol, 1932, 8: 495.

［109］Fomon S. Cosmetic surgery: principles and practice[M]. Philadelphia: J B Lippincott Company, 1960: 539-540, 566.

［110］Fox S A. A new frontalis skin sling for ptosis[J]. Am J Ophthalmol, 1968, 65(3): 359-362.

［111］Fomon S. Cosmetic surgery: principles and practice[M]. Philadelphia: J B Lippincott Company, 1960: 541, 566.

［112］Derby G S. Correction of ptosis by fascia lata hammock[J]. Am J Ophthalmol, 1928, 11(5): 352-354.

［113］Wiener M, Scheie H G. Surgery of the eye[M]. 3rd ed. New York: Grune & Stratton, 1952.

［114］Crawford J S. Repair of ptosis using frontalis muscle and fascia lata[J]. Trans Am Acad Ophthalmol Otolaryngol, 1956, 60(5): 672-678.

［115］Malbec E F, Beaux A R. Palpebral ptosis; plastic correction with strips of fascia[J]. Plast Reconstr Surg Transplant Bull, 1958, 21(2): 124-130.

［116］Patrinely J R, Anderson R L. The septal pulley in frontalis suspension[J]. Arch Ophthalmol, 1986, 104(11): 1707-1710.

［117］Dailey R A, Wilson D J, Wobig J L. Transconjunctival frontalis suspension (TCFS)[J]. Ophthal Plast Reconstr Surg, 1991, 7(4): 289-297.

［118］Benlier E, Bozkurt M, Kulahci Y, et al. An alternative frontalis suspension technique: triband suspension—a modified Garcia's procedure[J]. Ann Plast Surg, 2011, 66(3): 222-227.

［119］Reese R G. An operation for blepharoptosis, with the formation of a fold in the lid[J]. Trans Am Ophthalmol Soc, 1923, 21: 71-78.

［120］Rycroft B. Surgery of congenital ptosis[J]. Int Ophthalmol Clin, 1964, 4: 537-544.

［121］Dickson J B. The use of a pedal extensor tendon in frontalis suspension surgery[J]. Ophthal Surg, 1986, 17(9): 581-583.

［122］Premasathian D. The surgical correction of blepharoptosis by using plantaris tendon[J]. Ann Acad Med Singapore, 1983, 12(Suppl 2): S463-S467.

［123］Kurihara K, Kojima T, Marumo E. Frontalis suspension for blepharoptosis using palmaris longus tendon[J]. Ann Plast Surg, 1984, 13(4): 274-278.

［124］Lam D S, Lam T P, Chen I N, et al. Palmaris longus tendon as a new autogenous material for frontalis suspension surgery in adults[J]. Eye, 1996, 10(Pt 1): 38-42.

［125］Lam D S, Ng J S, Cheng G P, et al. Autogenous palmaris longus tendon as frontalis suspension material for ptosis correction in children[J]. Am J Ophthalmol, 1998, 126(1): 109-115.

［126］Naugle T C Jr, Faust D C. Autogenous palmaris longus tendon as frontalis suspension material for ptosis correction in children[J]. Am J Ophthalmol, 1999, 127(4): 488-489.

[127] Yu C C, Chen S G, Chen T M. Frontalis slings with palmaris tendon as an adjuvant treatment for myasthenic blepharoptosis: a case report[J]. Ann Plast Surg, 2007, 58(5): 577-579.

[128] Park S, Shin Y. Results of long-term follow-up observations of blepharoptosis correction using the palmaris longus tendon[J]. Aesthet Plast Surg, 2008, 32(4): 614-619.

[129] Qiu S S, Hontanilla B. Congenital ptosis of the upper eyelid corrected by a modified frontalis suspension technique using autogenous tendons[J]. Ann Plast Surg, 2011, 67(2): 129-133.

[130] Dray J P, Turut P. Surgical treatment of major ptosis by frontal suspension with temporal aponeurosis[J]. J Fr D'Ophtalmol, 1992, 15(10): 544-545.

[131] Fan J. Frontalis suspension technique with a temporal-fasciae-complex sheet for repairing blepharoptosis[J]. Aesthet Plast Surg, 2001, 25(3): 147-151.

[132] Tellioglu A T, Saray A, Ergin A. Frontalis sling operation with deep temporal fascial graft in blepharoptosis repair[J]. Plast Reconstr Surg, 2002, 109(1): 243-248.

[133] Baker R H, de Silva J D, Henderson H W, et al. A novel technique of harvesting temporalis fascia autografts for correction of recurrent blepharoptosis[J]. Ophthal Plast Reconstr Surg, 2005, 21(4): 298-300.

[134] Bladen J C, Moosajee M, Tumuluri K, et al. The use of a pleated strip of autogenous temporalis fascia graft for frontalis suspension in recurrent poor levator function ptosis in adult patients[J]. Orbit, 2012, 31(2): 114-118.

[135] Dryden R M, Fleming J C, Quickert M H. Levator transposition and frontalis sling procedure in severe unilateral ptosis and the paradoxically innervated levator[J]. Arch Ophthalmol, 1982, 100(3): 462-464.

[136] Neuhaus R W. Eyelid suspension with a transposed levator palpebrae superioris muscle[J]. Am J Ophthalmol, 1985, 100(2): 308-311.

[137] Lemagne J M. Eyelid suspension with a transposed levator palpebrae superioris muscle[J]. Am J Ophthalmol, 1986, 101(1): 131-132.

[138] Lemagne J M. Transposition of the levator muscle and its reinnervation[J]. Eye (London, England), 1988, 2(Pt 2): 189-192.

[139] Betharia S M, Kumar S. Levator sling for Marcus-Gunn ptosis[J]. Br J Ophthalmol, 1987, 71(9): 685-689.

[140] Manners R M, Rosser P, Collin J R. Levator transposition procedure: a review of 35 cases[J]. Eye, 1996, 10(Pt 5): 539-544.

[141] Khwarg S I, Tarbet K J, Dortzbach R K, et al. Management of moderate-to-severe Marcus-Gunn jaw-winking ptosis[J]. Ophthalmol, 1999, 106(6): 1191-1196.

[142] Ibrahim H A. Use of the levator muscle as a frontalis sling[J]. Ophthal Plast Reconstr Surg, 2007, 23(5): 376-380.

[143] Xiang N, Hu W K, Li B, et al. Management of moderate-to-severe Marcus-Gunn syndrome by anastomosis of levator and frontal muscles[J]. Int J Ophthalmol, 2010, 3(4): 342-345.

[144] Pan Y, Zhang H, Yang L, et al. Correction of congenital severe ptosis by suspension of a frontal muscle flap overlapped with an inferiorly based orbital septum flap[J]. Aesthet Plast Surg, 2008, 32(4): 604-612; discussion 613.

[145] Fergus F. An easy operation for congenital ptosis[J]. Br Med J, 1901, 1(2100): 762.

[146] Roberts J B. A new muscle substitution operation for congenital palpebral ptosis[J]. Ophthal Rec, 1916, 25: 397-402.

[147] Han K, Kang J. Tripartite frontalis muscle flap transposition for blepharoptosis[J]. Ann Plast Surg, 1993, 30(3): 224-232.

[148] Esser J F S. Musculus frontalis-plastik bei ptosis[J]. Klin Monatsbl Augenheilkd, 1921, 69: 625.

[149] Fomon S. Cosmetic surgery: principles and practice[M]. Philadelphia: J B Lippincott Company, 1960: 539.

[150] van der Meulen J C. Blepharoptosis repair by selective use of superiorly based muscle flaps[J]. Plast Reconstr Surg, 1999, 103(1): 327-328.

[151] Song R, Song Y. Treatment of blepharoptosis, direct transplantation of the frontalis muscle to the upper eyelid[J]. Clin Plast Surg, 1982, 9(1): 45-48.

[152] Zhou L Y, Chang T S. Frontalis myofascial flap from eyebrow region for the correction of ptosis of the upper eyelid[J]. Eur J Plast Surg, 1988, 11(2): 73-78.

[153] Zhou M S, Jin R, Li Q F, et al. Erratum to: Frontalis muscle flap advancement for correction of severe ptosis under general anesthesia: modified surgical design with 162 cases in China[J]. Aesthet Plast Surg, 2014, 38(3): 510.

[154] Lee C K, Yang J Y. Correction of congenital blepharoptosis using frontalis muscle transfer without vertical incision[J]. J Kor Soc Plast Reconstr Surg, 1992, 19(1): 57-66.

[155] Ramirez O M, Pena G. Frontalis muscle advancement: a dynamic structure for the treatment of severe congenital eyelid ptosis[J]. Plast Reconstr Surg, 2004, 113(6): 1841-1849; discussion 1850-1851.

[156] Park D H, Lee S J, Song C H. Recurrence of blepharoptosis after a superiorly based muscle flap: treatment by frontalis muscle advancement[J]. Plast Reconstr Surg, 2005, 116(7): 1954-1959.

[157] Medel R, Alonso T, Giralt J, et al. Frontalis muscle flap advancement with a pulley in the levator aponeurosis in patients with complete ptosis and deep-set eyes[J]. Ophthal Plast Reconstr Surg, 2006, 22(6): 441-444.

[158] Bagheri A, Ahadi H, Babsharif B, et al. Direct tarsus to frontalis muscle sling without flap creation for correction of blepharoptosis with poor levator function[J]. Orbit, 2012, 31(1): 48-52.

[159] Park D H, Ahn K Y, Han D G, et al. Blepharoptosis repair by selective use of superiorly based muscle flaps[J]. Plast Reconstr Surg, 1998, 101(3): 592-603.

[160] Park D H, Choi S S. Correction of recurrent blepharoptosis using an orbicularis oculi muscle flap and a frontalis musculofascial flap[J]. Ann Plast Surg, 2002, 49(6): 604-611.

[161] Lai C S, Chang K P, Lai C H, et al. A dynamic technique for the treatment of severe or recurrent blepharoptosis: frontalis-orbicularis oculi muscle flap shortening[J]. Ophthalmologica, 2009, 223(6): 376-382.

[162] Lai C S, Lai C H, Huang S H, et al. A new trend for the treatment of blepharoptosis: frontalis-orbicularis oculi muscle flap shortening technique[J]. J Plast Reconstr Aesthet Surg, 2010, 63(2): 233-239.

[163] Lai C S, Chang K P, Lee S S, et al. The role of frontalis orbicularis oculi muscle flap for correction of blepharoptosis with poor levator function[J]. Ann Plast Surg, 2013, 71(Suppl 1): S29-S36.

[164] Bhiromekraibhak K. Blepharoptosis repaired by frontalis-orbicularis oculi flap: a new technique[J]. J Med Assoc Thai, 2010, 93(Suppl 2): S15-S20.

[165] Knize D M. An anatomically based study of the mechanism of eyebrow ptosis[J]. Plast Reconstr Surg, 1996, 97(7): 1321-1333.

[166] Baik B S, Lee J H, Cho B C. Severe blepharoptosis: correction by orbicularis oculi muscle and orbital septum resection and advancement[J]. Ann Plast Surg, 1998, 40(2): 114-122.

[167] Tsai C C, Lin T M, Lai C S, et al. Use of orbicularis oculi muscle flap for undercorrected blepharoptosis with previous frontalis suspension[J]. Br J Plast Surg, 2000, 53(6): 473-476.

[168] Tsai C C, Lin T M, Lai C S, et al. Use of the orbicularis oculi muscle flap for severe Marcus-Gunn ptosis[J]. Ann Plast Surg, 2002, 48(4): 431-434.

[169] Tsai C C, Lin T M, Chou C S, et al. Use of orbicularis oculi muscle flap for undercorrected blepharoptosis with previous levator muscle resection[J]. Ann Plast Surg, 2003, 50(3): 292-295.

[170] Borman H, Maral T. Technique for blepharoptosis correction using double-breasted orbicularis oculi muscle flaps[J]. Ann Plast Surg, 2006, 57(4): 381-384.

[171] Singh D. Orbicularis plication for ptosis: a third alternative[J]. Ann Ophthalmol (Skokie), 2006, 38(3): 185-193.

[172] Duke S E. Ocular surgery (translated from the fourth Spanish edition)[M]. Hogan M J, Chaparro L E, trans. New York: McGraw-Hill Book Co. ICN, 1956: 200-201.

[173] Duke S E. Ocular surgery (translated from the fourth Spanish edition)[M]. Hogan M J, Chaparro L E, trans. New York: McGraw-Hill Book Co. ICN, 1956: 204, 210.

[174] Duke S E. Ocular surgery (translated from the fourth Spanish edition)[M]. Hogan M J, Chaparro L E, trans. New York: McGraw-Hill Book Co. ICN, 1956: 202-203, 209.

[175] Wheeler J M. Correction of ptosis by attachment of strips of orbicularis muscle to superior rectus muscle[J]. Arch Ophthalmol, 1939, 21(1): 1-7.

[176] Berke R N. An operation for ptosis utilizing the superior rectus muscle[J]. Arch Ophthalmol, 1949, 42(6): 685-708.

[177] Young G. An operation for congenital ptosis[J]. Br J Ophthalmol, 1924, 8(6): 272-275.

[178] Kirby D B. A modified Motais operation for blepharoptosis[J]. Arch Ophthalmol, 1928, 57: 327.

[179] Trainor M E. Operation for lid ptosis[J]. Trans Sect Ophthalmol, 1935: 93-97.

［180］Dickey C A. Superior-rectus fascia-lata sling in the correction of ptosis[J]. Am J Ophthalmol, 1936, 19(8): 660-664.

［181］Jameson P C. The surgical management of ptosis, with special reference to the use of the superior rectus muscle[J]. Trans Am Ophthalmol Soc, 1937, 35(2): 157-172.

［182］Singh D, Singh M. Total transplantation of the superior rectus muscle for ptosis: a new surgical approach[J]. Trans Ophthalmol Soc UK, 1978, 98(1): 71-74.

［183］Jones L T, Wilson W A. Transplantation of the corrugator supercilii muscle for the cure of ptosis[J]. Trans Am Acad Ophthalmol Otolaryngol, 1967, 71(6): 889-896.

［184］Shimizu Y, Nagasao T, Asou T. A new non-incisional correction method for blepharoptosis[J]. J Plast Reconstr Aesthet Surg, 2010, 63(12): 2004-2012.

［185］Lee H, Lee M, Bae S. Blepharoptosis correction transconjunctivally using buried suture method: a prospective cohort study[J]. Int J Surg, 2016, 25: 9-16.

第 八 章

眼睑缺损重建术 历史回顾

Historical review of reconstruction of the eyelid defects

　　眼睑缺损可分为前层皮肤-肌肉缺损、后层睑板-黏膜缺损和全层缺损。成功的眼睑重建原则涉及前层皮肤肌肉的修复、后层黏膜的重建及两者之间支撑结构的替代。

第一节 · 眼睑前层缺损的重建
Anterior lamella reconstruction of the eyelids

一、皮瓣移植法（Skin flap transfer）

皮瓣移植是眼睑重建最常用的手术方法，既可用于修复单纯眼睑前层缺损，又可联合各种后层重建材料修复眼睑全层缺损。

（一）局部皮瓣法（Local skin flaps）

局部皮瓣是指在缺损周边或邻近部位形成的皮瓣，因色泽、质地、厚度等方面与缺损区相同或相近，修复的功能与美容效果较好，因此在眼睑及眶周皮肤软组织缺损修复中最为常用。

1818年，von Graefe（德国眼科医生）报告了颊部推进皮瓣法肿瘤切除后眼睑前层缺损修复术，并将"眼睑成形术"（Blepharoplasty）这一术语用以描述后天性眼睑缺损的重建手术。"Blepharoplasty"一词，源于希腊词汇"Blepharon"和"Plastos"，前者意为"眼睑"（Eyelid），后者意为"成形"（Formed）[1, 2]。现在这一术语多用于描述增加眼睑美感或改善眼睑衰老体征的美容性手术，如"Double eyelid blepharoplasty"（上睑重睑成形术）、"Upper blepharoplasty"（上睑成形术）和"Lower blepharoplasty"（下睑成形术）等。同年（1818年），Dzondi（德国外科医生）按照1世纪古罗马医学家塞尔苏斯（Celsus）描述的推进皮瓣技术，用睑颊部推进皮瓣重建下睑前层缺损[1]（图S8-1-1-1-1）。

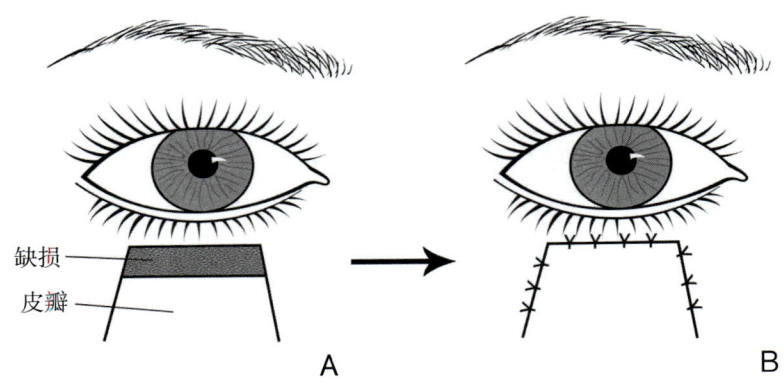

图 S8-1-1-1-1 Dzondi 氏睑颊部推进皮瓣法下睑前层缺损重建术示意图（1818 年）
A. 皮瓣设计；B. 皮瓣推进术后

1821 年，von Graefe 报告了印度额部皮瓣法下睑前层及颊部皮肤缺损修复术[1]。

1829 年，Fricke（德国外科医生）改良了 von Graefe 的重建方法，他用颞部和颊部易位皮瓣修复下睑和上睑前层缺损[1]（图 S8-1-1-1-2）。

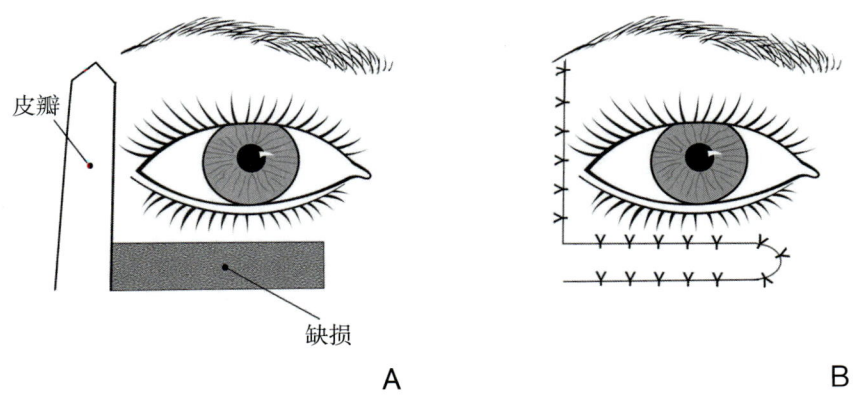

图 S8-1-1-1-2 Fricke 氏颞部皮瓣法下睑前层缺损重建术示意图（1829 年）
A. 皮瓣设计；B. 皮瓣转移术后

1829～1834 年间，Dieffenbach（德国外科医生）发表了一系列关于眼睑、鼻、耳、唇重建的论文。他常用 V-Y 推进皮瓣重建下睑肿瘤切除后前层缺损和矫正眼睑外翻[1]。

1832 年，Argumosa（西班牙著名外科医生）最早报告了颞面旋转皮瓣法下睑内侧前层及鼻旁皮肤缺损重建术[1]。

1837 年，Horner 首次报告了 Z-成形法下睑前层缺损重建术[1]（图 S8-1-1-1-3）。

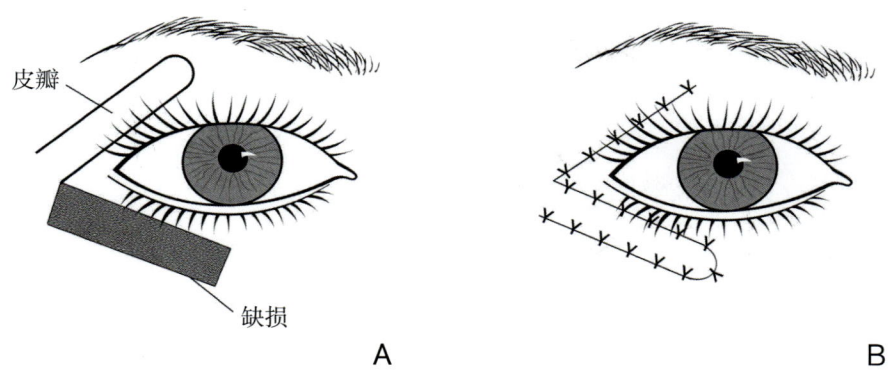

图 S8-1-1-1-3　Horner 氏 Z-成形法下睑前层缺损重建术示意图（1837 年）
A. 皮瓣设计；B. 皮瓣转移术后

1838 年，Burow（德国外科医生）发明了一种三角形推进皮瓣，用于修复下睑前层缺损（图 S8-1-1-1-4）。现在，该皮瓣仍被广泛应用，并被称为"Burow 氏楔形皮瓣"（Burow's wedge flap）或"Burow 氏三角形推进皮瓣"（Burow's triangle advancement flap）[1]。

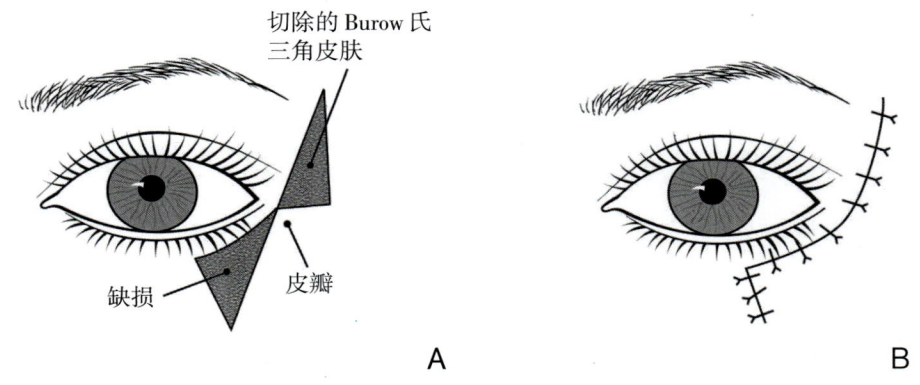

图 S8-1-1-1-4　Burow 氏楔形皮瓣法下睑前层缺损修复术示意图（1838 年）
A. 皮瓣设计；B. 皮瓣转移术后

1842 年，Blasius 报告了眶鼻唇皮瓣（Orbitonasolabial flap）法下睑前层缺损修复术和眉间-额部皮瓣法下睑前层缺损修复术。前一种皮瓣位于颊部内侧，蒂在内眦处，垂直向下（图 S8-1-1-1-5）。该皮瓣至今仍被广泛应用，被称为"Blasius 皮瓣"[1, 3]。后一种皮瓣位于两眉之间及额部正中，蒂部在鼻根部，垂直向上[4]（图 S8-1-1-1-6）。

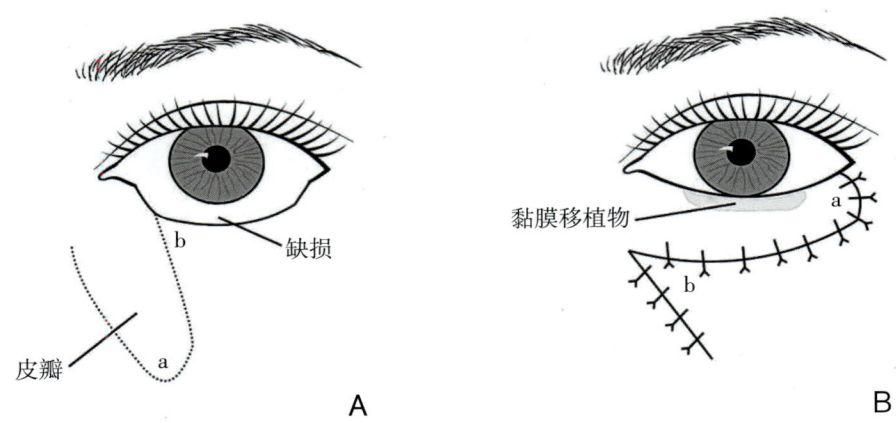

图 S8-1-1-1-5　Blasius 氏眶鼻唇皮瓣法下睑前层缺损修复术示意图（1842 年）
A. 皮瓣设计；B. 皮瓣转移术后

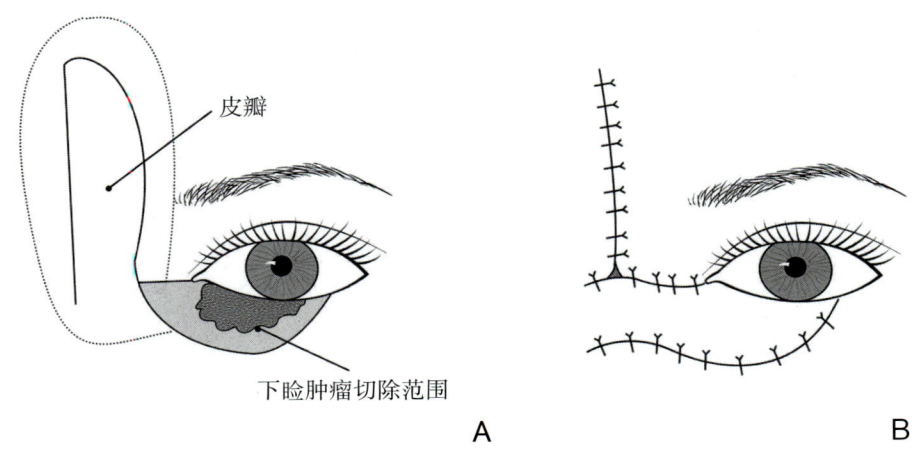

图 S8-1-1-1-6　Blasius 氏眉间-额部皮瓣法下睑前层缺损修复术示意图（1842 年）
A. 下睑肿瘤切除范围与皮瓣设计，虚线示皮瓣周围皮肤皮下剥离范围；B. 肿瘤切除与皮瓣转移缺损修复术后

1845 年，Dieffenbach 报告了旋转皮瓣法下睑前层缺损修复术[1]（图 S8-1-1-1-7）。同年，Fritze 和 Reich（德国外科医生）在其所著的整形外科教科书中，用优质彩图详细描述了多种眼睑疾病的手术治疗方法，包括：Fricke 和 von Ammon 的邻位皮瓣法眼睑缺损修复术、Dieffenbach 的滑行皮瓣法上睑重建术、V-Y 推进皮瓣法下睑外翻矫正术和双侧滑行推进皮瓣法上、下睑外翻矫正术，以及 Blasius 的眶鼻唇沟皮瓣法下睑重建术等。

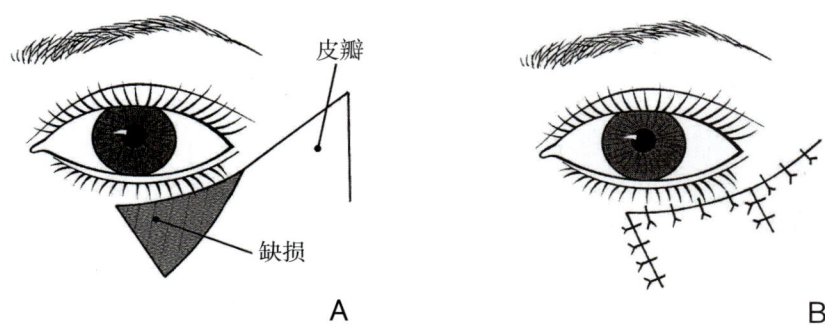

图 S8-1-1-1-7　Dieffenbach 氏旋转皮瓣法下睑前层缺损修复术示意图（1845 年）
A. 皮瓣设计；B. 皮瓣转移术后

1874 年，德国著名的整形外科医生 von Langenbeck 报告了颞颊部易位皮瓣法下睑前层缺损重建术，皮瓣的位置与 1829 年 Fricke 报告的方法正好相反[1]（图 S8-1-1-1-8）。

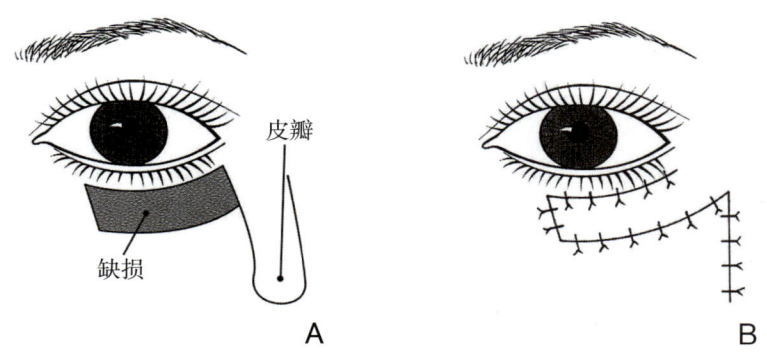

图 S8-1-1-1-8　von Langenbeck 氏颞颊部易位皮瓣法下睑前层缺损重建术示意图（1874 年）
A. 皮瓣设计；B. 皮瓣转移术后

1885 年，Landolt（法国眼整形医生）报告了上睑双蒂皮瓣法下睑前层重建术[1]（图 S8-1-1-1-9）。1901 年，Landolt 的学生 Dupuy-Dutemps 报告了上睑单蒂皮瓣法下睑前层缺损修复术[1]。

1889 年，Tripier 首次报告了上睑双蒂肌皮瓣法下睑前层缺损修复术[5, 6]（图 S8-1-1-1-10）。该皮瓣至今仍被应用，称为"Tripier 皮瓣"（Tripier flap），并有一些改良术式。

1908 年，Kuhnt 报告了颞颊部易位皮瓣法下睑前层缺损修复术[7]（图 S8-1-1-1-11）。

1917 年，Knapp 报告了双侧滑行推进皮瓣法下睑中部和内侧前层缺损修复术[8]（图 S8-1-1-1-12、图 S8-1-1-1-13）。此后，匈牙利外科医生 Imre（1921 年）通过切除皮瓣蒂部两侧三角形皮肤（Burow 三角）对 Knapp 术式进行了改良[8, 9]（图 S8-1-1-1-14、图 S8-1-1-1-15）。

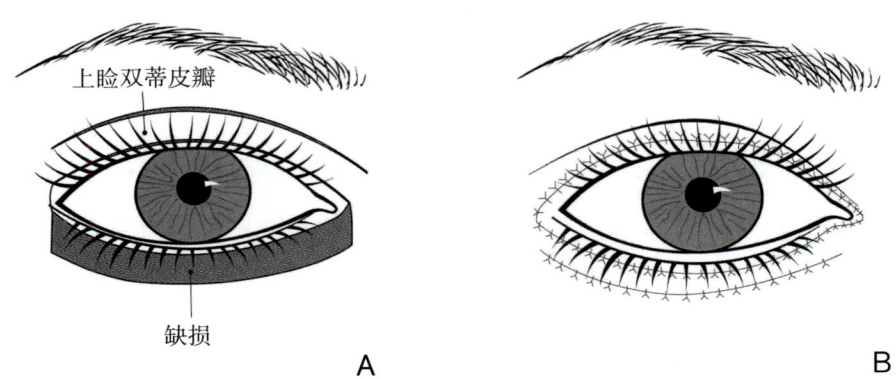

图 S8-1-1-1-9　Landolt 氏上睑双蒂皮瓣法下睑前层缺损重建术示意图（1885 年）
A. 皮瓣设计；B. 皮瓣转移术后

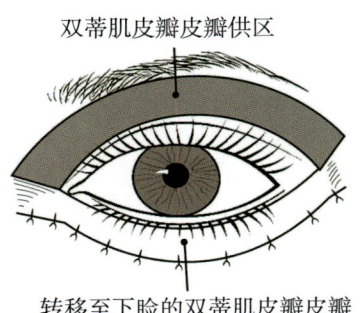

图 S8-1-1-1-10　Tripier 氏上睑双蒂肌皮瓣法下睑前层缺损修复术示意图（1889 年）

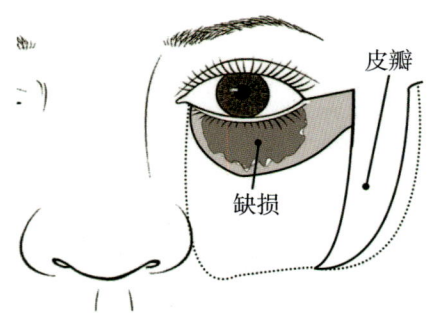

图 S8-1-1-1-11　Kuhnt 氏颧颊部易位皮瓣法下睑前层缺损修复术示意图（1908 年）
虚线示皮下剥离范围

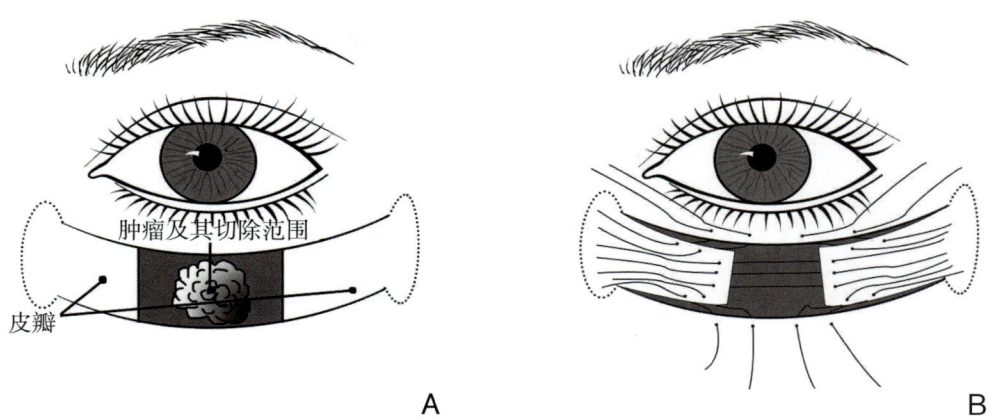

图 S8-1-1-1-12 Celsus-Knapp 氏双侧滑行推进皮瓣法下睑中部前层缺损修复术示意图（1917 年）
A. 肿瘤切除范围与皮瓣设计，虚线示皮瓣剥离范围；B. 形成双侧滑行皮瓣，并将其相向推进缝合

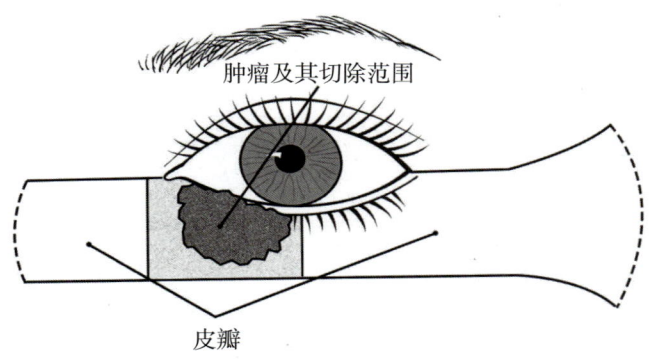

图 S8-1-1-1-13 Knapp 氏双侧滑行推进皮瓣法下睑内侧前层缺损修复术示意图（1917 年）
虚线示皮下剥离范围

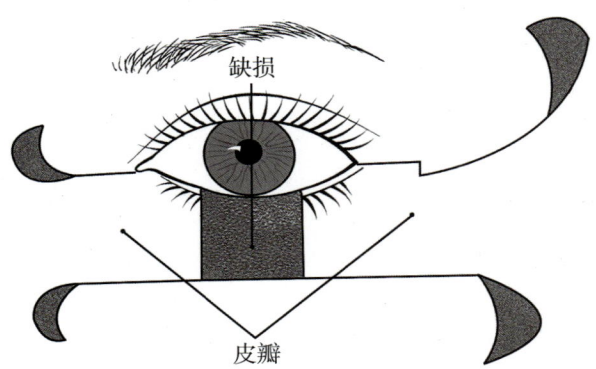

图 S8-1-1-1-14 Knapp-Imre 氏双侧滑行推进皮瓣法下睑中部前层缺损修复术示意图（1921 年）

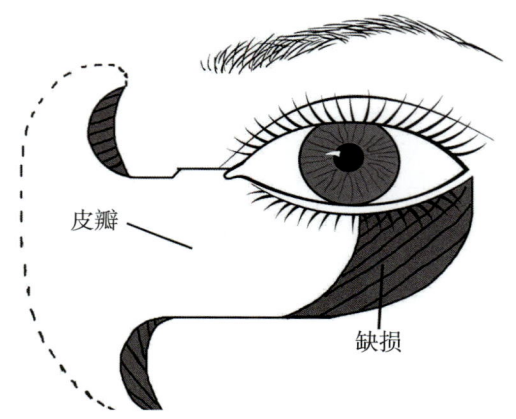

图 S8-1-1-1-15　Knapp-Imre 氏单侧滑行推进皮瓣法下睑内侧前层缺损修复术示意图（1921 年）
虚线示皮下剥离范围

1918 年，Blaskovics 报告了眉间与颞部易位皮瓣法内、外眦及眼睑内侧 1/3、外侧 1/3 前层缺损修复术[10]（图 S8-1-1-1-16、图 S8-1-1-1-17）。

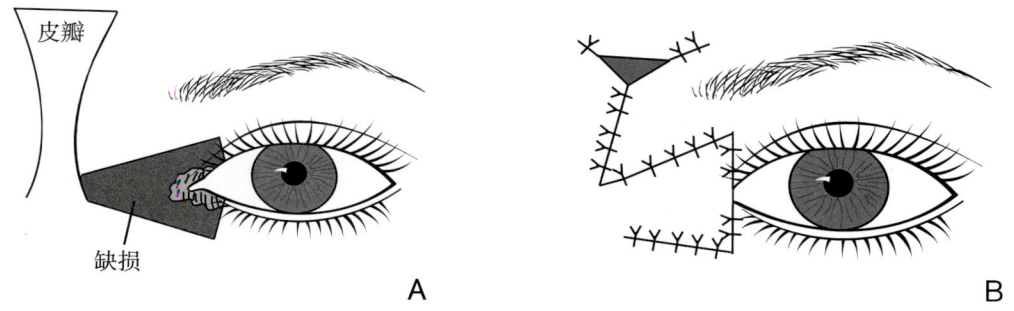

图 S8-1-1-1-16　Blaskovics 氏眉间易位皮瓣法内眦及眼睑内侧 1/3 前层缺损修复术示意图（1918 年）
A. 皮瓣设计；B. 皮瓣转移术后

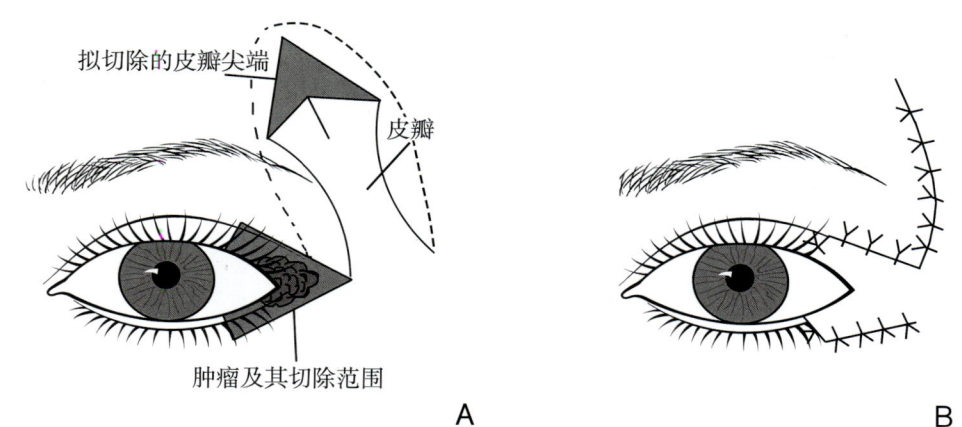

图 S8-1-1-1-17　Blaskovics 氏颞部易位皮瓣法外眦及眼睑外侧 1/3 前层缺损修复术示意图（1918 年）
A. 皮瓣设计，虚线示皮下剥离范围；B. 皮瓣转移术后

1921年，Imre报告了一种设计独特的颊部旋转推进皮瓣重建下睑和内眦部缺损。该皮瓣基本上是塞尔苏斯（Celsus）所描述的推进皮瓣与切除一块三角形皮肤（Burow三角）的组合形式[1, 9]（图S8-1-1-1-18）。

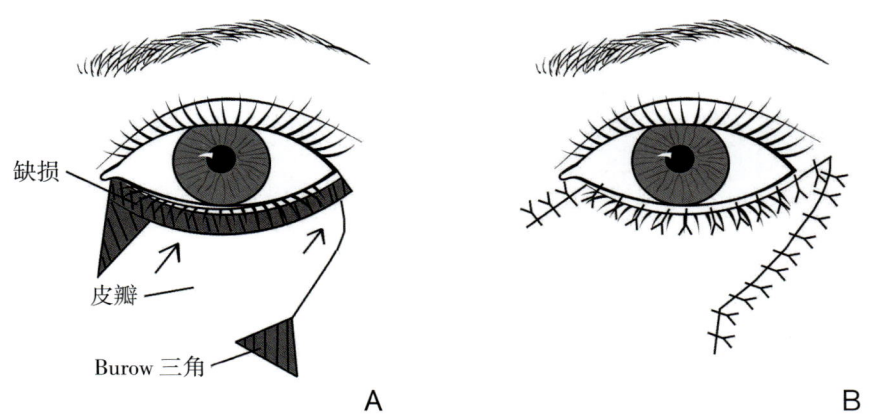

图S8-1-1-1-18　Imre氏旋转推进皮瓣法下睑及内眦缺损修复术示意图（1921年）
A. 皮瓣设计；B. 皮瓣转移术后

1928年，Imre又设计了多种切除Burow三角的局部旋转推进皮瓣修复不同部位的眼睑前层缺损（图S8-1-1-1-19～图S8-1-1-1-23）。这些皮瓣常被称为"匈牙利皮瓣"（Hungarian flap）或"Imre皮瓣"（Imre flap）[1, 11, 12]。

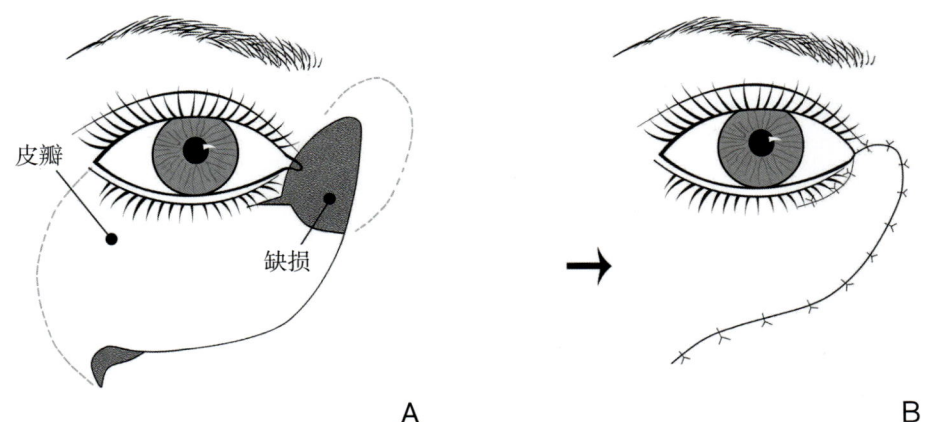

图S8-1-1-1-19　Imre氏颊部旋转皮瓣法内眦部缺损修复术示意图（1928年）
A. 皮瓣设计，虚线示皮下剥离范围；B. 皮瓣转移术后

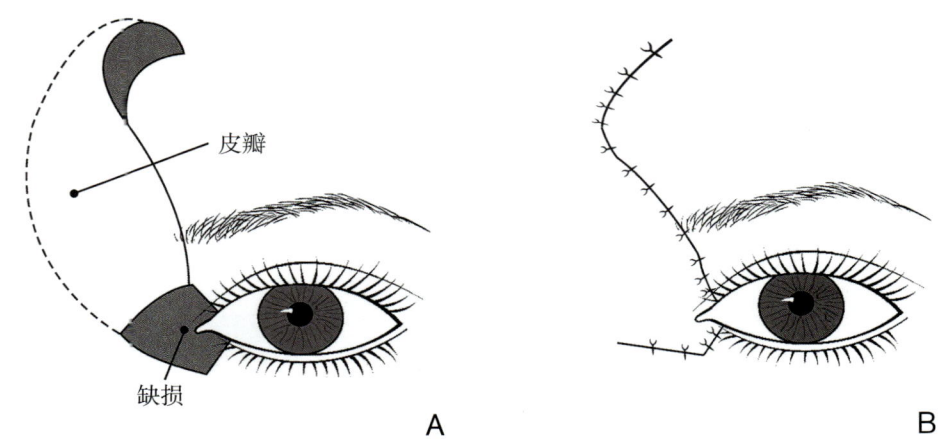

图 S8-1-1-1-20　Imre 氏眉间单边推进皮瓣法内眦部缺损修复术示意图（1928 年）
A. 皮瓣设计，虚线示皮下剥离范围；B. 皮瓣转移术后

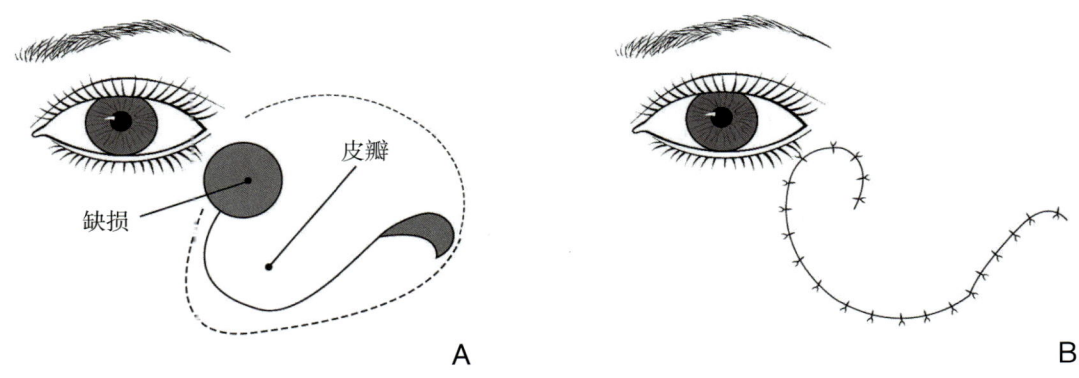

图 S8-1-1-1-21　Imre 氏颊部旋转皮瓣法下睑前层缺损修复术示意图（1928 年）
A. 皮瓣设计，虚线示皮下剥离范围；B. 皮瓣转移术后

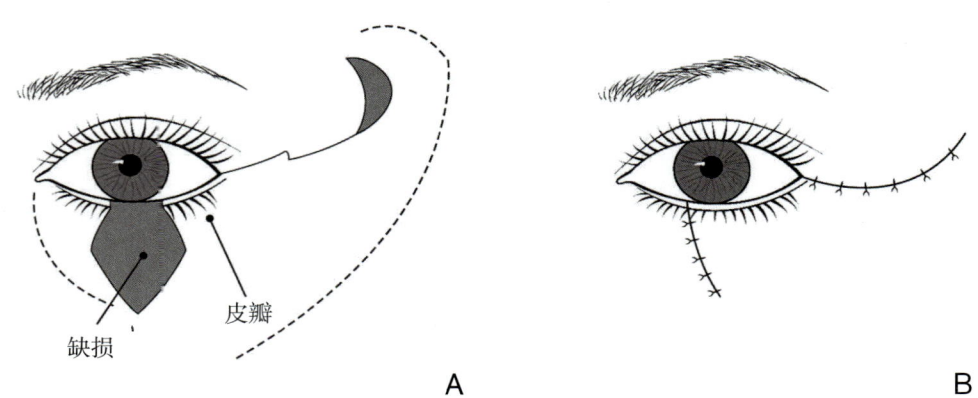

图 S8-1-1-1-22　Imre 氏颊部旋转推进皮瓣法下睑中部前层缺损修复术示意图（1928 年）
A. 皮瓣设计，虚线示皮下剥离范围；B. 皮瓣转移术后

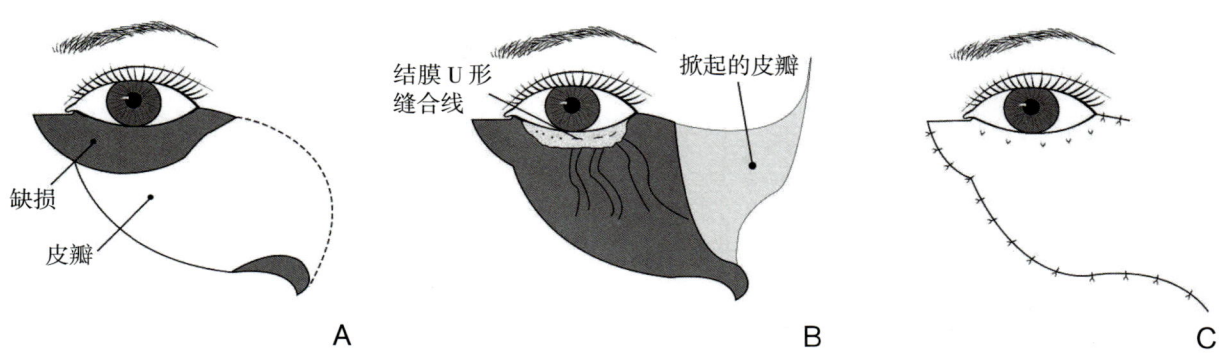

图 S8-1-1-1-23　Imre 氏颊部旋转皮瓣法全下睑前层和内眦部缺损修复术示意图（1928 年）
A. 皮瓣设计，虚线示皮下剥离范围；B. 掀起皮瓣，U 形缝合结膜；C. 皮瓣转移及结膜与皮瓣固定术后

1938 年，Esser 报告了颈颊部旋转推进皮瓣法下睑前层及颊部皮肤缺损修复术[13]（图 S8-1-1-1-24）。

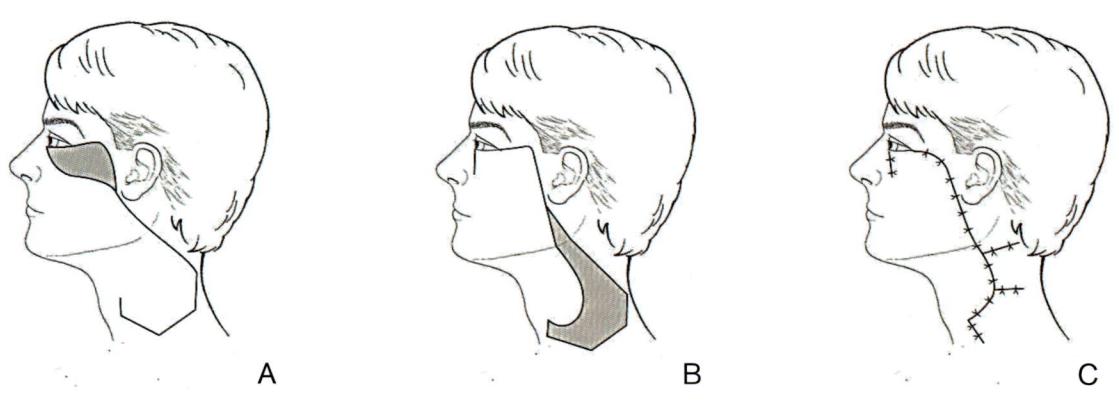

图 S8-1-1-1-24　Esser 氏颈颊部旋转推进皮瓣法下睑前层及颊部皮肤缺损修复术示意图（1938 年）
A. 皮瓣设计；B. 剥离形成颈颊部皮瓣，并将其向颧颊及下睑皮肤缺损处转移；C. 缝合切口

1940 年，Kriebig 报告用蒂在眶外侧的额部皮瓣修复眼睑前层缺损，该法用于重建上睑缺损效果较好[14]（图 S8-1-1-1-25）。

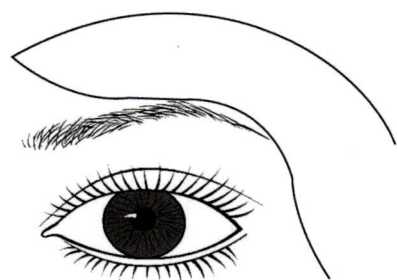

图 S8-1-1-1-25　Kriebig 氏额部皮瓣法眼睑前层缺损修复术设计示意图（1940 年）

1949 年，Kazanjian 首次报告了皮下蒂皮瓣在眼睑重建中的应用[15]。皮下蒂皮瓣（Subcutaneous pedicle flap）由 Gersung 于 1887 年最早报告，他将颈部皮下蒂皮瓣向上翻转作为衬里，修复肿瘤切除所致的颊黏膜缺损 1 例，获得成功[16]。20 世纪 60 年代以后，应用眶周及眼睑本身皮下蒂或肌肉蒂易位、旋转和推进皮瓣修复眼睑缺损的报告越来越多（Barron 和 Emmett，1965 年，图 S8-1-1-1-26；Emmett，1977 年；Stephenson，1977 年；Nakajima 等，1987 年，图 S8-1-1-1-27；Doermann 等，1989 年；Moschella 等，1992 年；Kalus 和 Zamora，1996 年；Yildirim 等，2001 年；Tei 和 Larsen，2003 年；Kim 等，2012 年；Han 等，2015 年……）[16~26]。

1966 年，Mustarde 报告了用颞颊部旋转推进皮瓣法行颊、颞和下睑前层缺损修复术（图 S8-1-1-1-28），该皮瓣与黏膜衬里及支持组织移植物联合应用也可修复下睑全层缺损[27]。该皮瓣被称为"Mustarde 皮瓣"（Mustarde flap），目前仍被广泛应用，并有一些改良术式（Rao 和 Frank，1998 年；Belmahi 等，2009 年；Converset-Viethel 等，2010 年……）[28~30]。

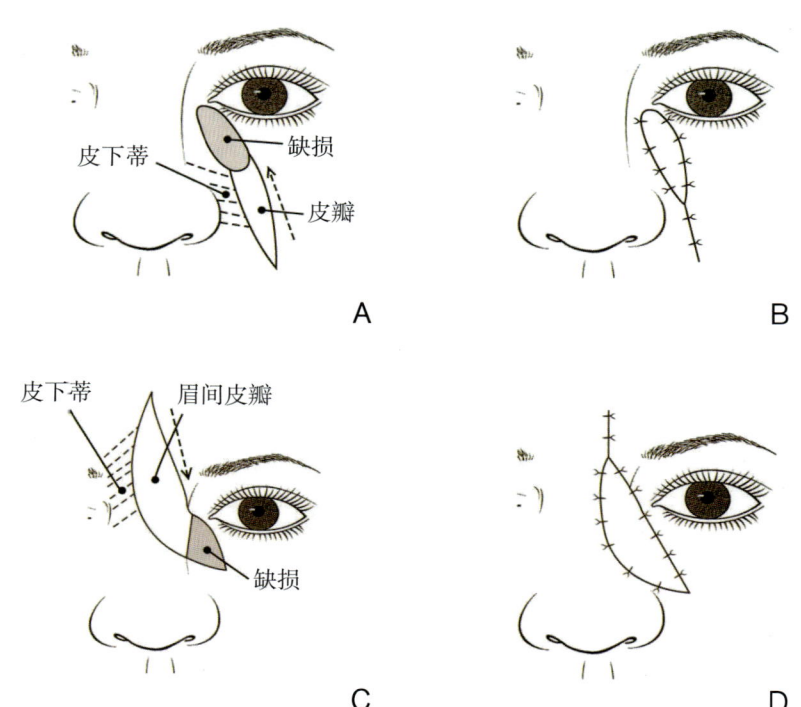

图 S8-1-1-1-26　Barron-Emmett 氏皮下蒂皮瓣法内眦及下睑前层缺损修复术示意图（1965 年）
A、B 以皮下蒂鼻唇沟皮瓣修复；C、D. 以皮下蒂眉间皮瓣修复

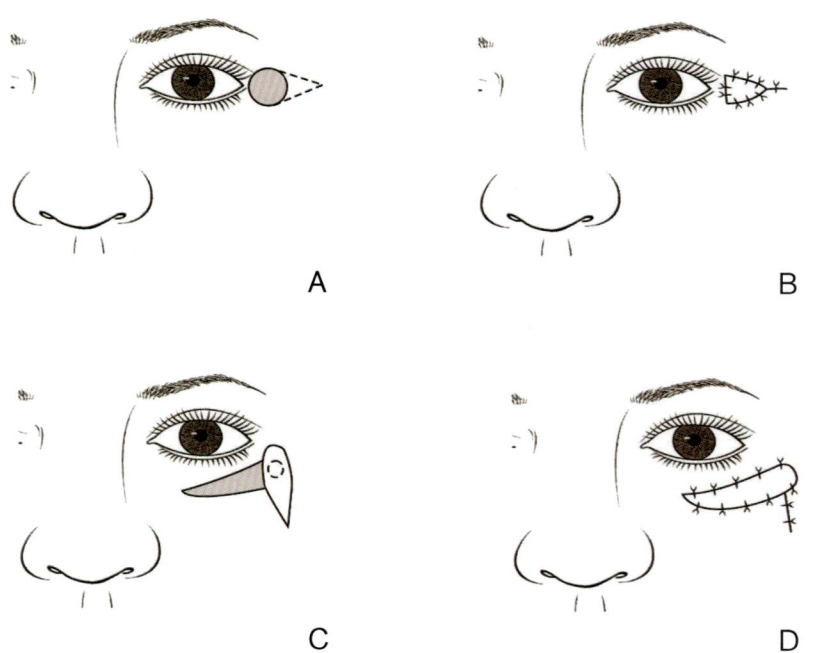

图 S8-1-1-1-27 Nakajima 等皮下蒂皮瓣法眼睑前层与眶周皮肤缺损修复术示意图（1987年）

A、B. 以皮下蒂 V-Y 推进皮瓣修复外眦皮肤缺损；C、D. 以颊部皮下蒂易位皮瓣修复下睑前层缺损

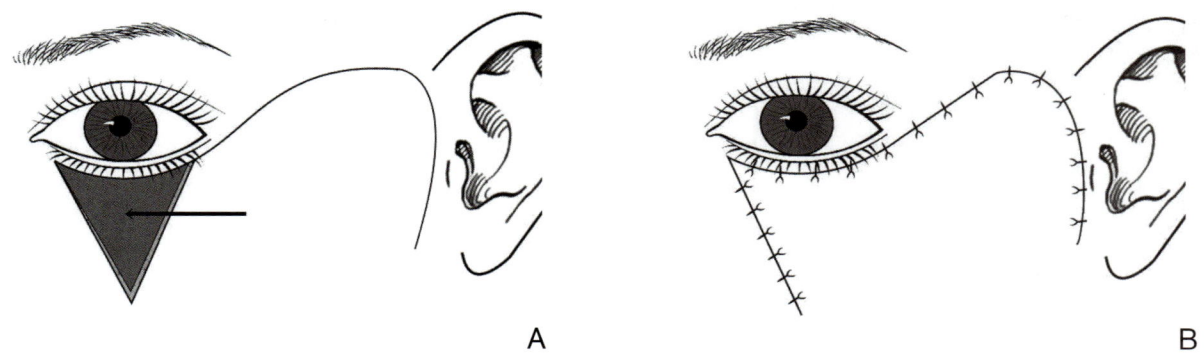

图 S8-1-1-1-28 Mustarde 氏颞颊部旋转皮瓣法下睑前层缺损修复术示意图（1966年）

　　1973 年，Bullock 等[31]将菱形皮瓣（Limberg flap）推广应用到眼睑整形外科。该皮瓣由苏联整形外科医生 Limberg[32]于 1946 年首先报告。1962 年，DuFourmental[33]改良了 Limberg 皮瓣的设计，使其旋转角度减小，转移更方便。改良后的皮瓣被称为 DuFourmental "LLL" 皮瓣。1966 年，关于 Limberg 皮瓣的第一篇英文论述出现在英国格拉斯哥大学（Glasgow University）Gibson 教授主编的《整形外科现代趋势》一书中[34]。1983 年，Shotton[35]将菱形皮瓣用于修复内眦缺损。1987 年，Quaba[36]将改良菱形皮瓣用于修复眼睑圆形缺损。此后，又有一些作者相继报告用 Limberg 皮

瓣及其各种改良皮瓣修复眼睑前层及眶周皮肤软组织缺损（Teske 等，1998 年；Ng 等，2001 年；Chasmar，2007 年）[37~39]。

1979 年，Anderson 和 Edwards[40] 报告了眼轮匝肌肌皮瓣法眼睑前层及眶周缺损重建术（图 S8-1-1-1-29），获得满意效果，认为该法有以下优点：①适应证广；②可实现较大缺损的局部重建；③组织匹配好；④可一期完成重建；⑤皮瓣血供非常好；⑥可为后层移植物或组织瓣提供血供；⑦恢复快，供区损伤轻；⑧没有难看的面部瘢痕；⑨功能与美容效果好。

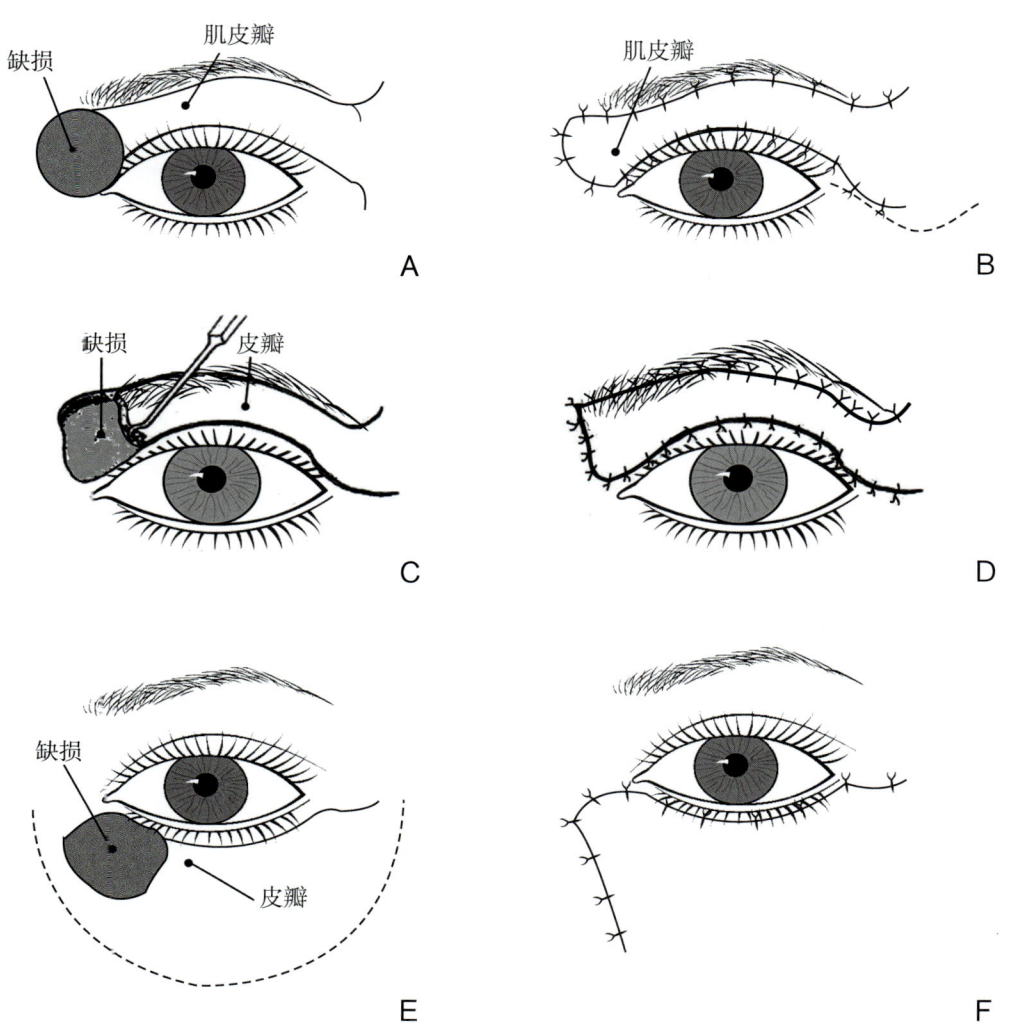

图 S8-1-1-1-29　Anderson-Edwards 氏眼轮匝肌肌皮瓣法眼睑前层及眶周缺损重建术示意图（1979 年）
A、B. 上睑滑行眼轮匝肌肌皮瓣修复内眦部缺损；C、D. 上睑滑行眼轮匝肌肌皮瓣修复上睑内侧前层及眉头缺损；E、F. 下睑旋转推进眼轮匝肌肌皮瓣修复下睑内侧前层缺损

20世纪80年代以来，随着皮肤扩张术的广泛开展，应用扩张皮瓣进行眼睑重建的报道接连出现。

1986年，Victor等[41]报告用特殊设计的小型扩张器（1.2ml）扩张下睑皮肤，利用扩张皮瓣矫正创伤性或下睑成形术后眼睑外翻，没有植皮，获得满意效果。1987年，Garber和Lukash[42]报告用扩张皮瓣联合耳郭软骨移植修复严重烧伤者上、下睑次全缺损1例，获得满意效果。1993年，Tse和McCafferty[43]应用皮肤扩张技术修复眼睑及眶周皮肤缺损6例，获得满意效果。1997年，Han[44]报告用额部扩张皮瓣修复上睑前层缺损2例，均获成功。1998年，Foster等将术中快速扩张技术用于眼睑重建，发现该法可有效增加皮肤组织面积，减少切口长度和皮瓣剥离范围，有助于眼睑重建手术成功[45]。2012年，Bayramicli等[46]报告用额部和颞部扩张皮瓣修复眼睑分裂痣切除后眼睑及眉毛缺损，获得满意效果。

1989年，Collin介绍了双叶皮瓣（Bilobed flap）修复眼睑前层缺损的效果，推动了该皮瓣在眼睑重建外科的应用[47]。该皮瓣最早由Esser于1918年用德文报告，用于修复鼻尖缺损[48]。1931年，Ravdin用英文在《克氏外科手术学》中介绍了这种手术方法[49]。1953年，Zimany将双叶皮瓣的应用范围扩大到鼻部以外[50]。1989年，Zitelli改良了双叶皮瓣的设计方法，减少了皮瓣旋转角度，使其转移更方便，美容效果更好[51]。1995年，Sullivan和Bray[52]报告用双叶皮瓣修复内眦缺损。此后，应用该皮瓣修复内眦、外眦、眼睑前层及眶周皮肤软组织缺损的报告逐渐增多（Francis等，1995年；Meadows等，2005年；Mehta和Olver，2006年；Yenidunya等，2007年；Cologlu等，2007年；Emsen，2008年；Perry和Taban，2009年；Cohen，2010年；Fisher，2010年；Yazici等，2013年；Panizzo等，2015年）[53~63]。

1999年，Kostakoglu和Ozcan[64]报告用颞侧蒂上睑眼轮匝肌肌皮瓣矫正烧伤后下睑外翻7例，获得满意的功能与美容效果。2005年，Guerrissi[65]首次报告用带有一条眉毛的上睑眼轮匝肌蒂岛状肌皮瓣重建睑缘缺损22例，获得满意效果。

2009年，Verna等[66]首次报告用下睑双蒂眼轮匝肌肌皮瓣修复上睑前层，并将该肌皮瓣称为"Tripier反向皮瓣"（Tripier reverse flap）。

2012年，Loh等[67]首次报告用拱顶石皮瓣（Keystone flap）矫正下睑外翻，获得成功。

（二）血管蒂岛状皮瓣法（Vascular pedicle island skin flaps）

1898年，美国整形外科医生Monks首次报告用颞浅动脉（额支）蒂岛状额部皮瓣重建下睑前层[1, 68]（图S8-1-1-2-1）。

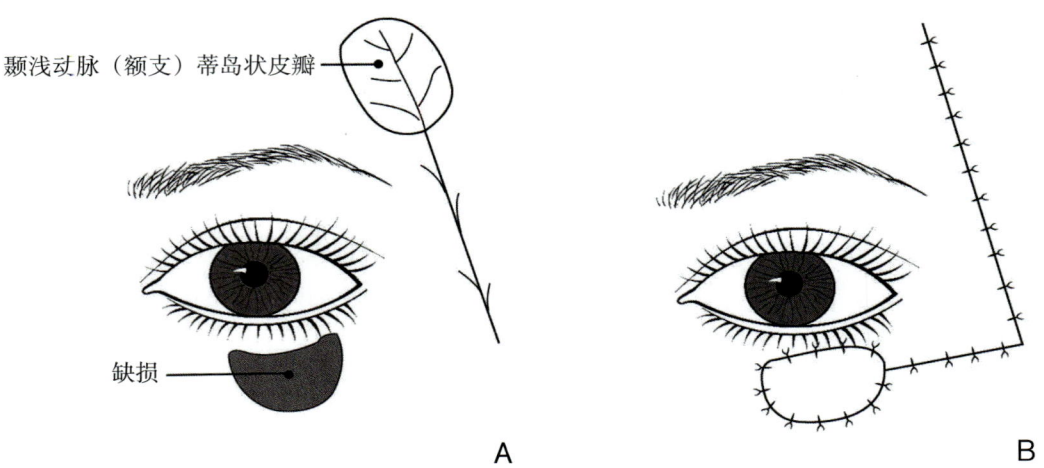

图 S8-1-1-2-1 Monks 氏颞浅动脉（额支）蒂岛状额部皮瓣法下睑缺损修复术示意图（1898 年）
A. 皮瓣设计；B. 皮瓣转移术后

1918年，荷兰外科医生 Esser 报告用颞浅动脉（顶支）蒂岛状头皮瓣再造眉毛。该皮瓣与 Monks 于1898年报告的血管蒂岛状皮瓣相似，被称为"Esser 皮瓣"（Esser flap）[1, 69]。

1927年，瑞士整形外科医生 Morax 报告用眶上动脉岛状皮瓣修复内眦与上、下睑内侧前层缺损，并进一步详细论述了血管蒂岛状皮瓣的概念[1, 70]（图 S8-1-1-2-2）。同年（1927年），Sheehan 出版了《眶部整形外科学》（*Plastic Surgery of the Orbit*）一书，其中介绍了改良的颞浅动脉（额支）岛状头皮瓣眉毛再造术[71]（图 S8-1-1-2-3）。

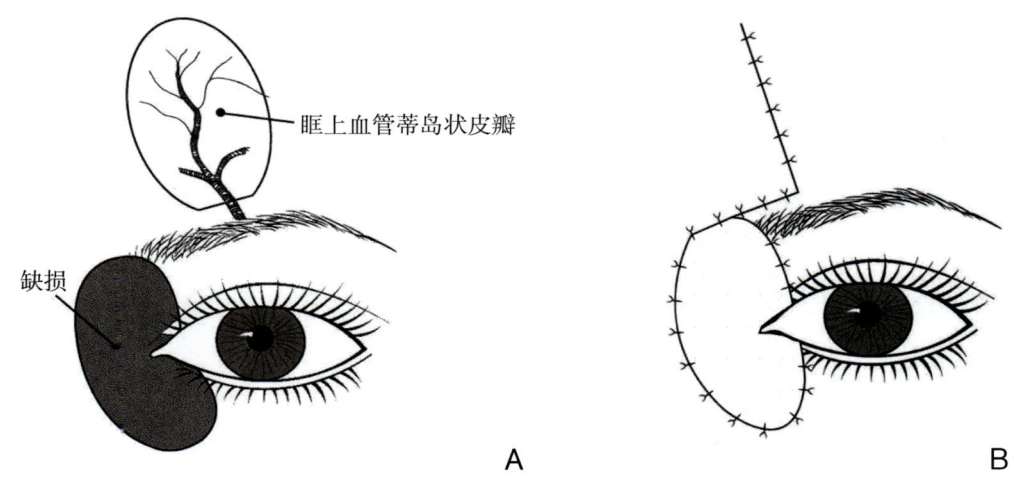

图 S8-1-1-2-2 Morax 氏眶上动脉岛状皮瓣法内眦与眼睑内侧缺损修复术示意图（1927 年）
A. 皮瓣设计；B. 皮瓣转移术后

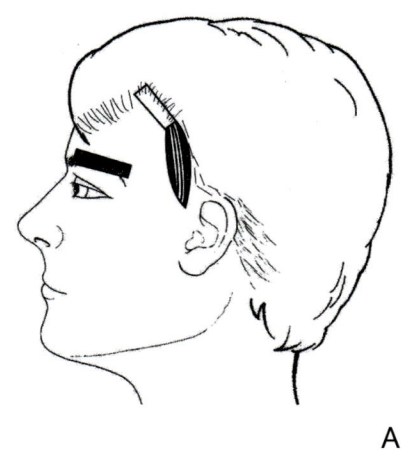 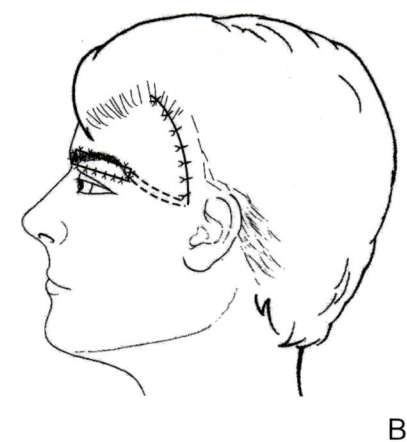

图 S8-1-1-2-3　Sheehan 氏颞浅动脉（额支）岛状头皮瓣眉毛再造术示意图（1927 年）

1983 年，Furnas 等[72]首次报告用逆行内眦动脉蒂岛状鼻颊沟（Nasojugal fold）结合黏膜移植修复下睑全层缺损（图 S8-1-1-2-4）。

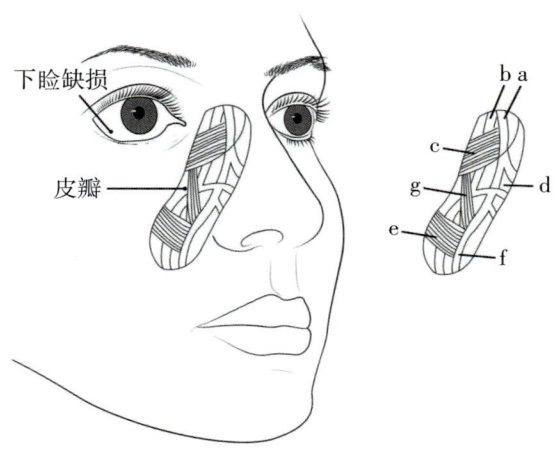

图 S8-1-1-2-4　Furnas 等逆行内眦动脉蒂岛状鼻颊沟结合黏膜移植法下睑前层缺损修复术示意图（1983 年）
皮瓣设计及其组织成分与血管走行层次：a. 内眦动脉；b. 内眦静脉；c. 眼轮匝肌；d. 鼻肌；e. 提上唇肌；f. 面神经分支；g. 提上唇鼻翼肌

2000 年，Duman 等[73]报告用滑车上动脉岛状皮瓣修复下睑前层缺损（图 S8-1-1-2-5）。

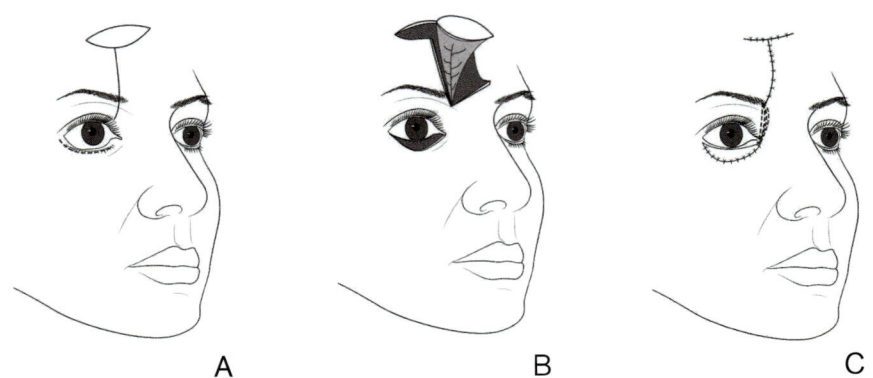

图 S8-1-1-2-5　Duman 等滑车上动脉岛状皮瓣法下睑前层缺损修复术示意图（2000 年）

A. 皮瓣与左侧下睑切口设计；B. 切开、松解左侧下睑处的瘢痕挛缩，使下睑缘恢复到正常位置，然后形成滑车上血管蒂岛状额部皮瓣；C. 将岛状皮瓣经皮下隧道转移到左下睑创面，供区缺损直接缝合封闭

2007 年，Cologlu 等报告用颞浅动脉额支蒂额部双叶皮瓣同时修复外眦和上、下睑前层缺损[74]（图 S8-1-1-2-6）。

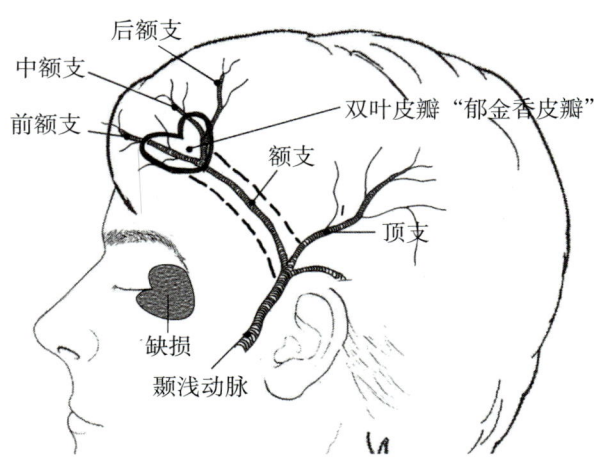

图 S8-1-1-2-6　Cologlu 等颞浅动脉额支蒂额部双叶皮瓣法外眦和上、下睑前层缺损同时修复术示意图（2007 年）

2008 年，Karsdag 等报告用滑车上动脉供血的额部发际岛状皮瓣修复内眦与鼻背缺损[75]。

（三）远位带蒂皮瓣法（Distant pedicle skin flaps）

1834 年，Sichel 提出用上臂皮瓣修复眼睑缺损。这一方法在 19 世纪被普遍采用。用这种大的皮瓣重建眼睑，昌然总体上成功，但存在明显的缺点，包括：①患者不舒服；②皮肤在厚度、质地和色泽方面与受区不匹配；③供区瘢痕较明显；④功能效果不佳。目前，这种方法已基本不用[1, 76]。

1907年，眼科医生Snydacker最早报告用颈部皮瓣重建眼睑，该皮瓣是现代胸锁乳突肌肌皮瓣的前身[1]。1908年，Morax报告用颈部皮瓣修复眼睑和额部缺损[1]。

1917年，俄国眼科医生Filatov最早报告用颈部皮管修复下睑前层缺损，并用颊黏膜重建下睑后层[77]（图S8-1-1-3-1）。同年（1917年），德国眼科医生Ganzer和英国耳鼻喉科医生Gillies也不约而同地认识到将两边平行的开放带蒂皮瓣缝成管状带蒂皮瓣的价值，报告了皮管移植技术。Filatov被誉为"使用皮管的第一人"，接着是Ganzer和Gillies[1, 77]。

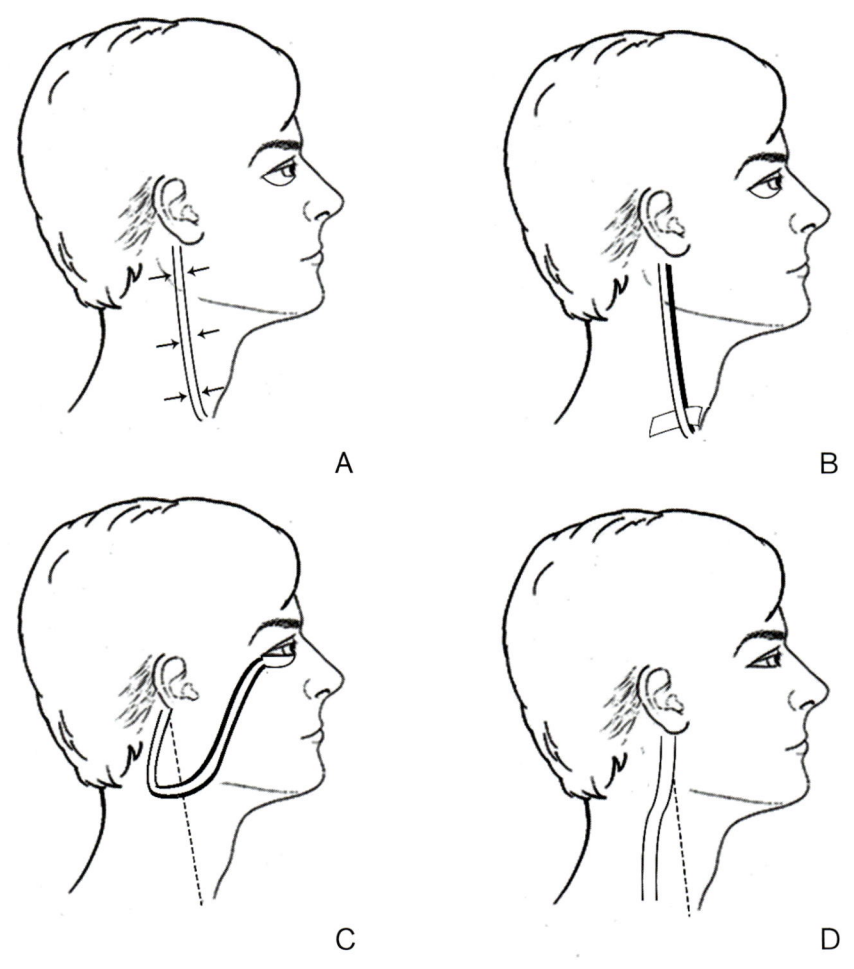

图S8-1-1-3-1　Filatov氏颈部皮管法下睑缺损重建术示意图（1917年）

（四）吻合血管的游离皮瓣法（Free skin flaps with vascular anastomosis）

20世纪80年代以来，随着显微外科的发展，一些吻合血管的游离皮瓣也先后用于眼睑前层或全层缺损的重建，包括第一趾蹼间隙游离皮瓣、第二掌背动脉供血的指背V形游离皮瓣、面动脉供血的鼻唇沟全厚组织瓣、足背游离皮瓣、前臂游离皮瓣、大腿前外侧游离皮瓣、预构的带耳软骨的游离皮瓣、耳后游离软骨皮瓣等（详见本章第三节"眼睑全层缺损的重建"）[78~87]。

二、皮片移植法（Skin grafting）

1869年，Reverdin（瑞士外科医生，1842~1929年）介绍皮片概念以后，许多外科医生对应用皮片重建眼睑前层缺损进行了尝试[1,88]。1870年，Lawson（英国著名眼科医生）最早将皮片用于上睑外翻的矫正。1872年和1875年，Le Fort（法国普外科医生）和Wolfe（英国眼科医生，1824~1904年）分别在法国和英国，用取自上臂和前臂的皮片成功实施了眼睑外翻矫正术[1,89]。

由于取自上臂和下肢的皮片修复眼睑缺损的美容效果差，1904年Gradenigo开始用取自眼睑的皮片修复眼睑缺损。因此，他成为提出眼睑重建基本原则，即"同物相济"（用可得到的相似的眼睑组织修复眼睑缺损）原则的第一人[76]。他的观点得到了Dantrelle（1918年）、Tartois（1918年）和Wheeler（1921年）等作者的支持[89]。

1917年，Knapp报告用移植一条眉毛的方法修复整个睫毛缘缺损[1]。

1920年，Wheeler报告用取自眉部及眉下方的皮肤眉毛游离移植物重建睑缘及其邻近的上睑缺损[90]。

1922年，Müller首次报告用耳郭皮肤软骨复合移植物重建眼睑前层缺损[1]。

直至目前，皮片移植仍是眼睑重建外科常用方法之一，主要适用于单纯前层缺损的修复，也可与带血供的修复后层的睑板结膜瓣联合应用，重建眼睑全层缺损。但皮片成活后易发生挛缩、色素沉着等问题，是其主要缺点。

（邢新　杨超　栗颖利　唐炜雅）

第二节 · 眼睑后层缺损的重建与支撑结构的替代
Posterior lamella reconstruction and supporting structure replacement of the eyelids

一、游离组织移植物与组织代用品修复法（Reconstruction with free tissue grafts and tissue substitutes）

1874年，Illing最早报告用颊黏膜移植修复睑球粘连。1884年，Bock报告用自体黏膜移植物修复结膜缺损。1889年，Stellwang von Cariony报告用自体阴道黏膜移植物修复结膜缺损[1, 76]。1902年，Budinger首次报告用游离耳郭软骨重建睑板[1]。1918年，Blaskovics首次报告用取自上睑的游离睑板结膜移植物修复下睑后层缺损[76, 91, 92]。1943年，Hughes报告了相似的手术方法[93]。1979年，Leone和Hand在《美国眼科学杂志》发表了一篇很有影响的论文，介绍该手术方法，自此游离睑板结膜移植物在眼睑后层缺损的重建中得到广泛应用[91, 94]。

1940年，de Rötth首次报告用羊膜修复睑球粘连松解后的结膜缺损，但因成功率低（共治疗8例，7例失败，1例成功），该法被忽视了50余年，直到近年才再次受到重视[95~97]。

1962年，Millard报告用自体鼻中隔软骨黏膜移植物重建眼睑后层缺损[98]。

1985年，Siegel首次报告用自体硬腭黏膜修复眼睑后层缺损。1986年，Silver报告用硬腭黏膜矫正倒睫和瘢痕性睑内翻。1990年，Kersten首次应用该技术矫正甲状腺眼病导致的下睑退缩。1992年，Cohen和Shorr首次应用该法矫正下睑成形后下睑退缩。以上作者均获得了满意效果[99~102]。1997年，Patel等[103]报告用硬腭黏膜片修复下睑成形术后下睑退缩17例，也获满意效果。2001年，Ito等[104]报告应用硬腭黏骨膜重建上睑后层缺损4例，获得成功。2008年，Barbera等[105]首次报告用静脉壁移植物重建眼睑后层，共治疗7例患者，平均随访4.6年，功能与美容效果良好。

近年来，一些新型生物材料，如羊膜、异体巩膜、异体睑板、脱细胞真皮基质（Alloderm；DermaMatrix）、膨体聚四氟乙烯（ePTFE）、多孔聚乙烯（Medpore）、组织工程化的猪源性无细胞胶原基质（TarSys®）等已用于眼睑后层的重建或支撑结构的替代。此外，应用组织工程技术构建结膜的研究也取得了可喜进展[106~110]。

二、血管化组织瓣修复法（Reconstruction with vascularized tissue flaps）

1860年，Teale报告了结膜瓣移植法睑球粘连的矫正术[1,111]。1881年，法国眼整形外科医生Landolt首先报告用上睑睑板结膜瓣修复下睑后层缺损，获得成功[1,76]。1901年，法国医生Cirincione推广并发展了这一概念[1]。1911年和1927年，法国医生Kollner和德国医生Dupuy-Dutemps分别报告了与Cirincione相似的技术[89,91]。1912年，德国医生Ischreyt将该技术用于上睑后层缺损的重建[76]。1937年，Hughes[112]报告了推进睑板结膜瓣技术（Advancement tarsoconjunctival flap technique），后来被称为Hughes手术（Hughes procedure）。他在皮肤-黏膜结合部劈裂眼睑，形成内、外两层组织瓣。内层即睑板结膜瓣，包括结膜与睑板，上睑提肌和Müller氏肌与睑板附着被保留；外层包括肌肉-皮肤及睫毛。睑板结膜瓣形成后，以推进的方式转移到下睑，修复后层缺损（图S8-2-2-1）。由于该术式易引起上睑退缩和眼睑内翻等并发症，Hughes于1976年对其进行了改良，在睑缘处斜向切开睑板，以免伤及睫毛毛囊，并在剥离过程中切断上睑提肌和Müller氏肌与睑板的附着[113]（图S8-2-2-2）。其他一些作者也对Hughes原始术式进行了一些改良。1976年，Hewes等[114]报告用蒂在外侧的上睑易位睑板结膜瓣（Transposition tarsoconjunctival flap）修复累及外眦的下睑后层缺损。1981年，McCord和Nunery对Hughes睑板结膜瓣技术做了进一步改良，将Hughes瓣的水平下缘设计在距睑缘4mm处，以保留足够的睑板，预防术后供区畸形；在形成睑板结膜瓣时，也切断提肌腱膜和Müller氏肌与睑板的附着，仅保留结膜为睑板瓣的蒂部[115]（图S8-2-2-3）。同年（1981年），McCord还介绍了滑行睑板结膜瓣（Sliding tarsoconjunctival flap）法上睑后层缺损修复术[116]。1983年，Leone[117]报告了用下睑睑板结膜推进瓣（Tarsoconjunctival advancement flap）修复上睑次全或全部后层缺损。1986年，Kersten等报告了睑板旋转瓣（Tarsal rotational flap）法上睑后层缺损修复术[118]（图S8-2-2-4）。1993年，Leibsohn等报告了"扣孔"Hughes睑板结膜瓣（Buttonholing the Hughes flap）移植技术，发现在Hughes瓣中央垂直切开1.5cm做一"扣孔"，有利于术后观察眼球结构变化，患眼也可保留一定的视力，而且不影响睑板结膜瓣成活[119]。1994年，Sufyan等报告用改良的Hughes手术原理，在下睑形成睑板结膜瓣，用以修复上睑后层缺损，他们将该技术称为"逆向改良Hughes手术"（Reverse modified Hughes procedure）[120]。该技术与1983年Leone报告的方法基本相似[117]。目前，睑板结膜瓣在眼睑后层缺损的重建中仍被广泛应用。

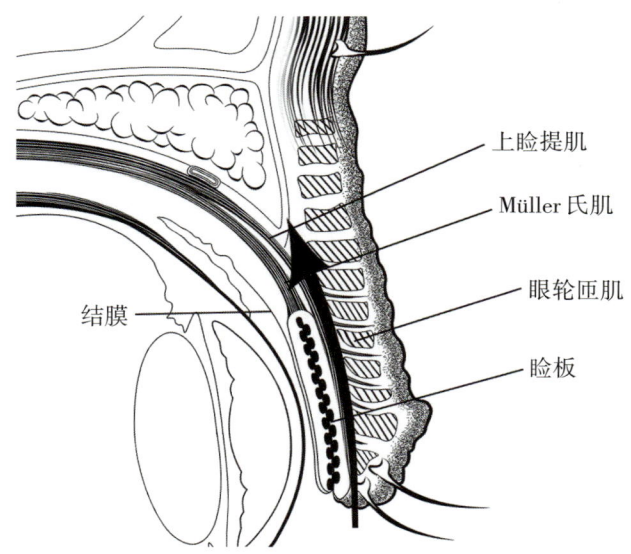

图 S8-2-2-1　Hughes 氏睑板结膜瓣设计示意图（1937 年）
Hughes 氏原始睑板结膜瓣设计：切口在睑缘，剥离层次位于睑板和提肌腱膜与眼轮匝肌之间，睑板结膜瓣包含全部睑板，蒂部包含上睑提肌和 Müller 氏肌

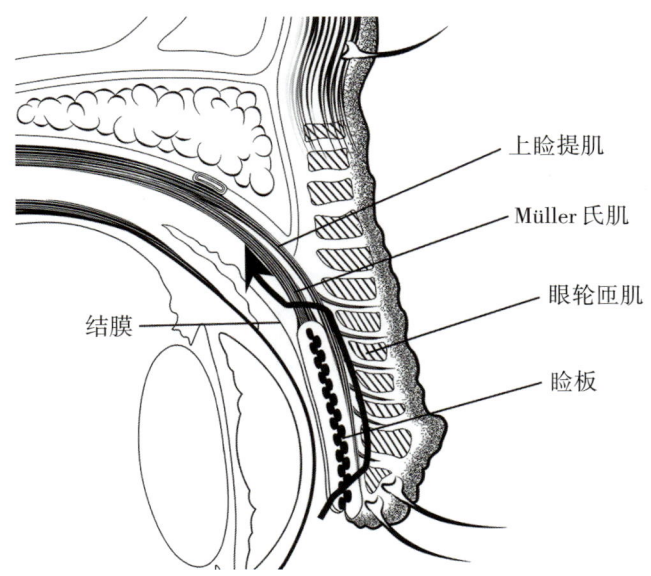

图 S8-2-2-2　Hughes 氏改良睑板结膜瓣设计示意图（1976 年）
Hughes 氏改良睑板结膜瓣设计：切口在睑板下端的结膜上，剥离层次先在睑板与眼轮匝肌之间，至睑板上缘后切断上睑提肌腱膜和 Müller 氏肌，转向结膜表面进行剥离，形成的睑板结膜瓣包含大部分睑板，仅保留少量睑板，睑板结膜瓣的蒂仅为结膜

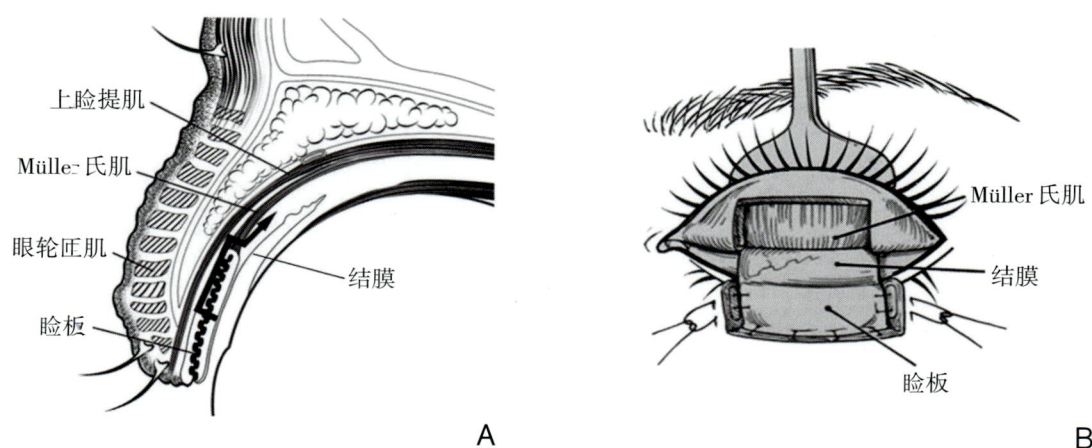

图 S8-2-2-3　McCord-Nunery 氏改良的 Hughes 睑板结膜瓣设计示意图（1981 年）
A. 睑板结膜瓣的设计（矢状观）：切口在距上睑缘约 4mm 处的结膜上，剥离层次与 Hughes 氏自我改良后的方法相同；B. 睑板结膜瓣推进到下睑修复后层缺损（正面观）

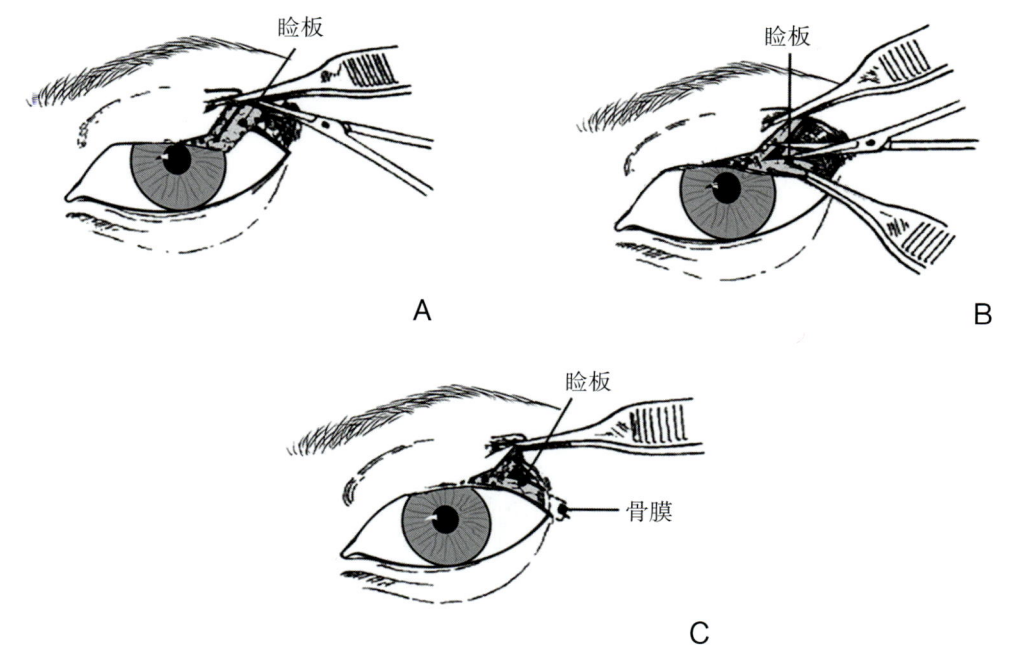

图 S8-2-2-4　Kersten 等睑板旋转瓣法上睑后层缺损修复术示意图（1986 年）
A. 上睑外侧段全厚缺损，将内侧残端的睑板和结膜与表面的皮肤和肌肉分离，设计垂直睑板结膜瓣，其宽度为 3～4mm，在睑缘保留 2～3mm 的蒂部；B. 沿设计线垂直剪开睑板结膜，形成条状睑板结膜瓣；C. 将条状睑板结膜瓣向外侧旋转 90°，与外眦腱处的眶外缘骨膜缝合固定，前层缺损用滑行眼轮匝肌肌皮瓣法修复

上述各种游离组织移植物、带蒂组织瓣和各种生物材料既可用于修复单纯眼睑后层缺损，也可与各种皮瓣、支片或其他组织瓣联合应用来修复眼睑全层缺损，后者在临床上更为常见。

（邢新　杨超　胡天驰）

第三节 · 眼睑全层缺损的重建
Reconstruction of full-thickness defect of the eyelid

眼睑全层缺损的重建包括前层皮肤覆盖组织重建、后层黏膜重建及支撑结构替代。手术方法多种多样，除少数几种利用眼睑自身全厚瓣修复缺损的术式外，大部分都是前述各种前层与后层重建方法的联合应用。

一、上睑全层缺损的重建（Reconstruction of full-thickness defect of the upper eyelid）

1919年，Esser首先报告将Abbe氏交叉唇瓣原理用于眼睑全层缺损的修复，他用全厚下睑旋转瓣修复上睑缺损[1, 121]。

1929年，Fricke首先报告了颞额易位皮瓣结合黏膜移植法上睑全层缺损重建术[122, 123]（图S8-3-1-1）。

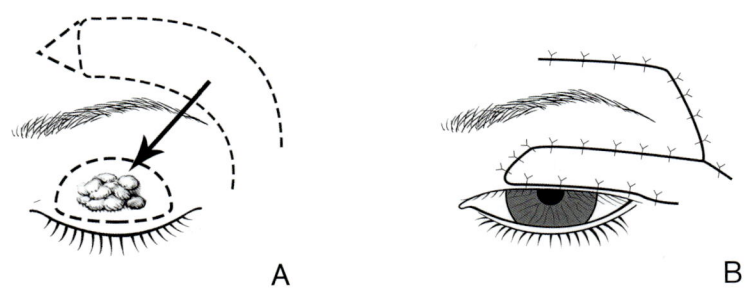

图S8-3-1-1 Fricke氏颞额易位皮瓣结合黏膜移植法上睑全层缺损重建术示意图（1929年）

1949年，Kazanjian首先报告了用岛状眼睑推进瓣修复上睑全厚缺损的手术方法[15]（图S8-3-1-2）。这也许是用皮下蒂岛状皮瓣重建眼睑的首次报道。1983年，Stephenson报告用该技术修复91例上睑缺损，获得成功[124]。

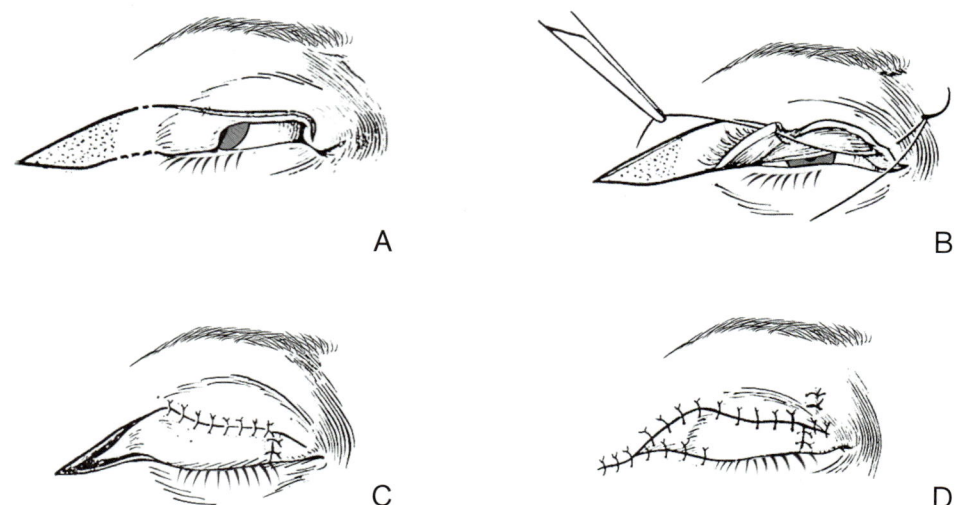

图 S8-3-1-2 Kazanjian 氏岛状眼睑推进瓣法上睑全层缺损修复术示意图（1949年）
A. 设计皮瓣，使上睑外侧部分可向内侧推进；B. 缝合缺损边缘；C. 上睑外侧部分向内侧推进缝合之后；D. 术后即刻

1951年，Callahan[125]首次报告用全厚眼睑复合移植物修复1.1cm×1.1cm的上睑全层缺损（图 S8-3-1-3）。此后，Youens等（1967年）、Hubner（1976年）、Putterman（1978年）、Werner等（1993年）、O'Donnell（2002年）、Cannon等（2011年）也先后报告过用全厚眼睑复合移植物修复眼睑缺损，并对 Callahan 的技术进行了一些改良[126~131]。

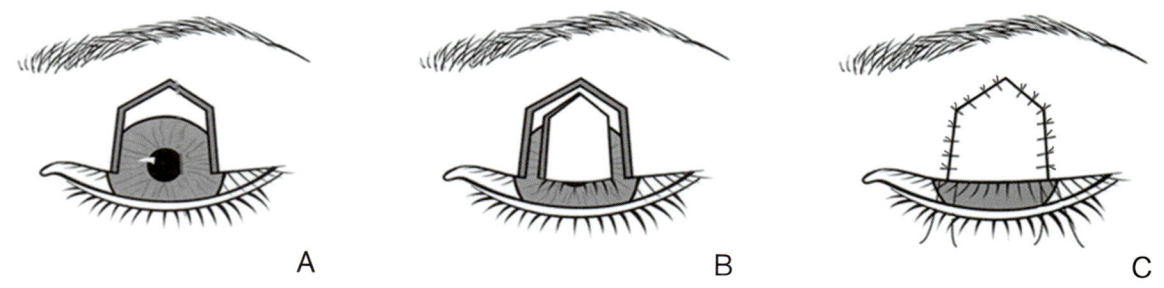

图 S8-3-1-3 Callahan 氏全厚眼睑复合移植物法眼睑全层缺损修复术示意图（1951年）
A. 上睑中度全层缺损；B. 自正常上睑切取全厚眼睑移植物，其宽度小于缺损宽度；C. 移植物插入缺损处，缝合对应的睑板前筋膜和皮肤，然后行两处褥式缝合使上睑睑缘暂时对合，正常侧供区缺损直接缝合修复

1955年，Cutler 和 Beard 首次报告用保留睑缘和睑板的下睑全厚瓣经睑缘后向上推进重建上睑全层缺损，下睑全厚瓣的上端设计在睑缘下5mm处，以保留完整的睑缘血管弓，6~8周后行断蒂手术[132]。该法现在仍被广泛应用，被称为"Cutler-Beard技术"或"桥式瓣"（图 S8-3-1-4）。

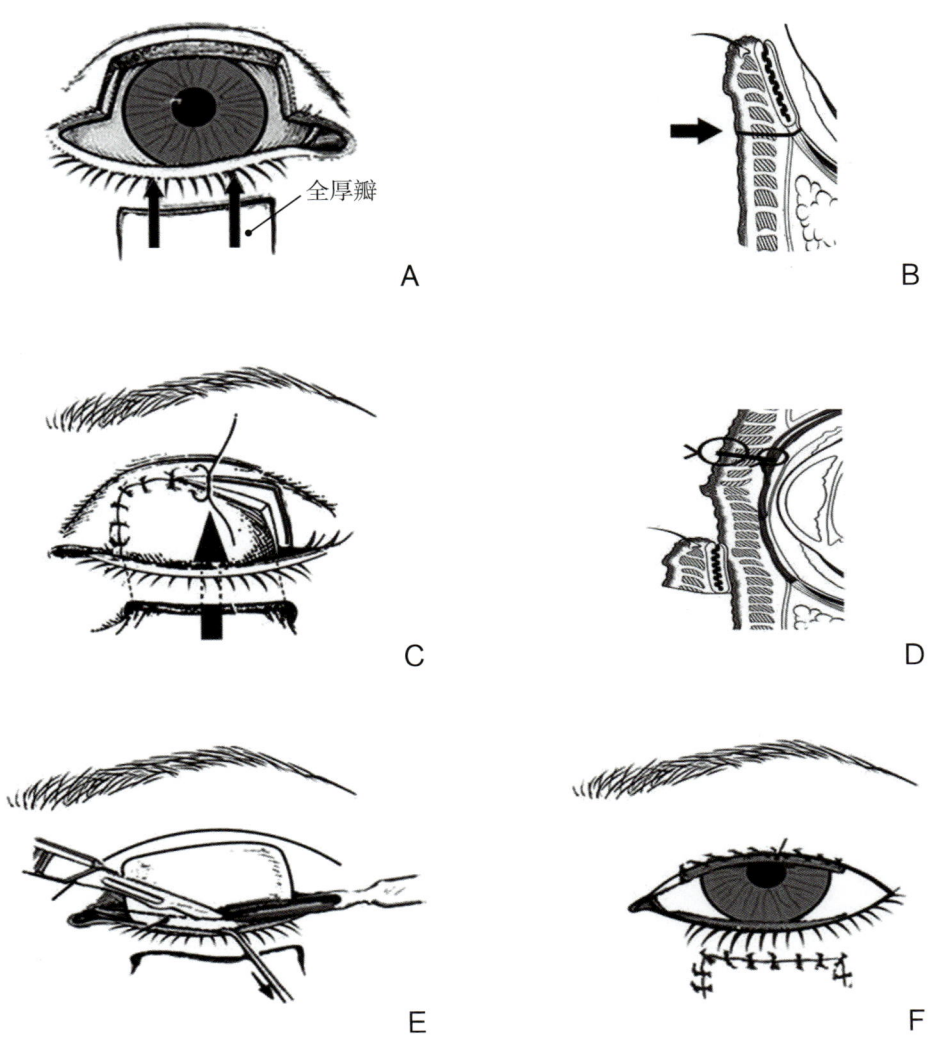

图 S8-3-1-4　Cutler-Beard 氏桥式瓣法上睑全层缺损重建术示意图（1955 年）
A. 上睑中段大的全层缺损，在下睑缘下方 4～5mm 以下设计下睑全厚瓣，沿设计线切开下睑全层，形成全厚眼睑瓣；B. 全厚眼睑瓣水平切口矢状观；C. 将形成的全厚眼睑瓣经"下睑缘桥"下方推向上睑缺损处，并与相应的创缘缝合；D. 下睑全厚瓣推进与缝合到上睑缺损处后矢状观；E. 术后 5～6 天拆除皮肤缝线，6～8 周后断蒂；F. 修整睑缘，并将未用到的眼睑瓣重新缝回供区

用 Cutler-Beard 法重建的上睑，由于没有足够的支撑结构，易发生后层皱缩和瘢痕性内翻，引起角膜刺激症状。为了克服上述缺点，Wesley 和 McCord（1980 年）、Carroll（1983 年）、McCord 和 Tanenbaum（1987 年，图 S8-3-1-5）、Fischer 等（2001 年）、Holloman 和 Carter 等（2005 年）先后对桥式瓣法进行了改良，他们将眼库巩膜，或自体鼻中隔软骨或耳郭软骨，或库存异体阔筋膜或跟腱插入桥式瓣前后两层之间，以支撑该瓣[133～137]。

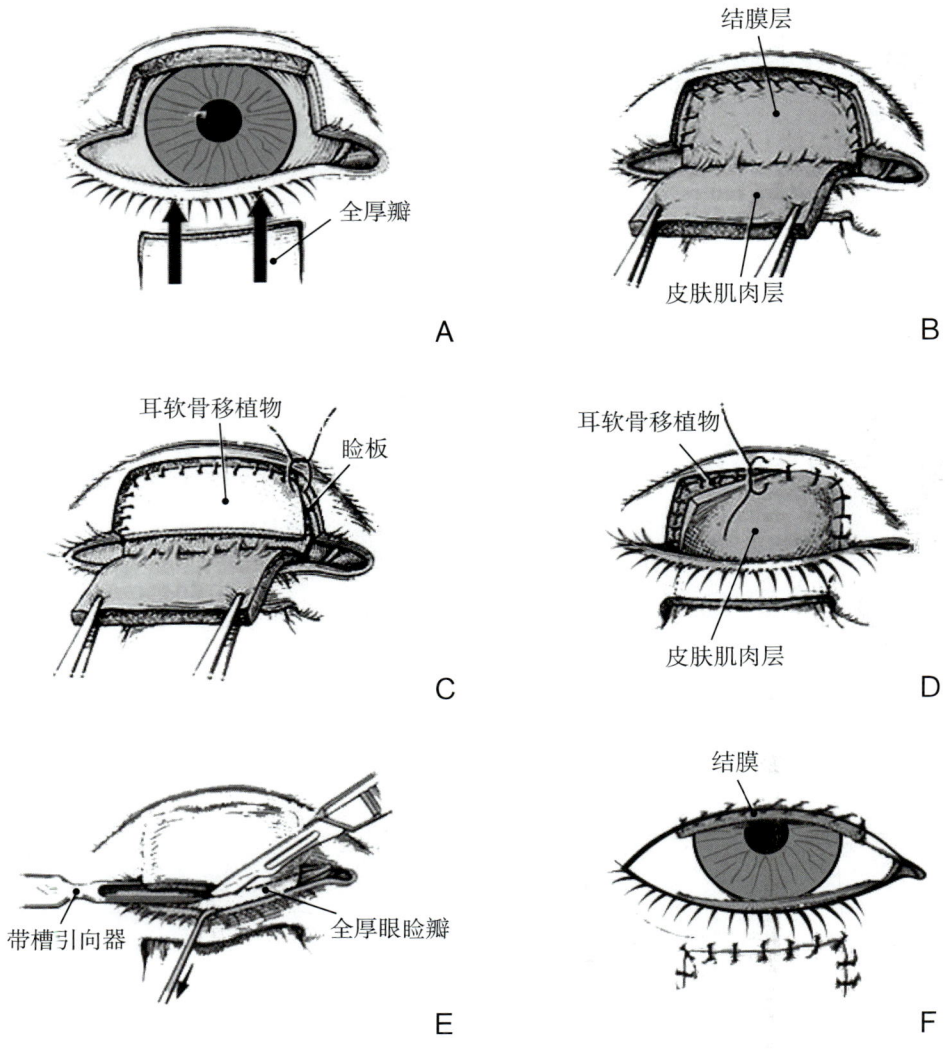

图 S8-3-1-5　McCord-Tanenbaum 氏改良的 Cutler-Beard 法上睑全层缺损重建术（1987 年）

A. 上睑全厚缺损，设计下睑全厚推进瓣；B. 形成下睑全厚推进瓣，并将其经皮桥下方推进到上睑缺损区，结膜层与缺损缘缝合，皮肤肌肉瓣与结膜分离；C. 将自体耳软骨一直到结膜瓣表面并缝合固定；D. 将下睑皮肤肌肉瓣覆盖于软骨移植物表面，并与缺损缘皮肤肌肉缝合；E. 2 个月之后断蒂；F. 修整上睑创缘，未用到的下睑全厚瓣退回下睑，与去表皮的皮桥下缘缝合

1956 年，Kazanjian 和 Roopenian 首次报告用额正中皮瓣结合黏膜移植物重建上睑全层缺损[138]（图 S8-3-1-6）。

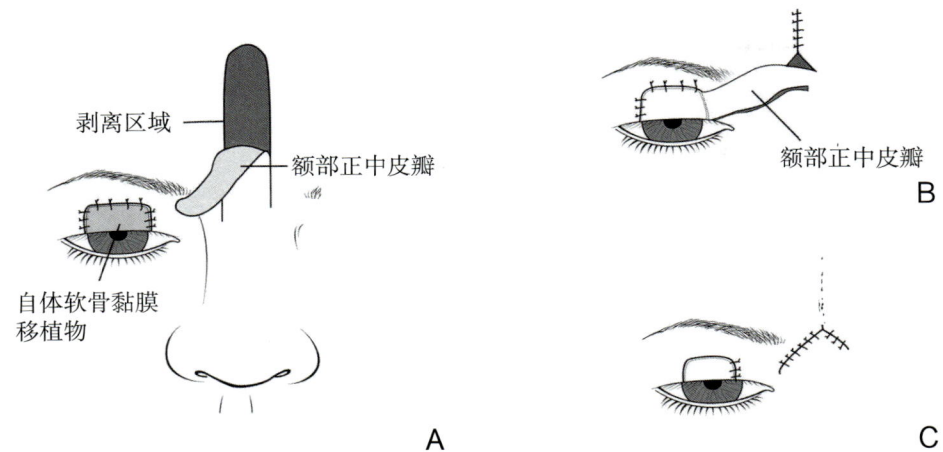

图 S8-3-1-6　Kazanjian-Roopenian 氏额正中皮瓣结合黏膜移植物法上睑全层缺损重建术（1956年）
A. 用自体软骨黏膜移植物修复上睑后层缺损，剥离额部正中皮瓣；B. 将额部正中皮瓣转移到上睑，修复前层缺损，皮瓣供区直接缝合封闭；C. 皮瓣断蒂与供区修整术后

1961年，Hueston 报告了下睑全厚 Abbe 瓣（Abbe flap，或称转换瓣）转移法上睑全层缺损修复术[139]。

1966年，Mustarde 介绍了下睑带蒂转换瓣（Switch flap）修复占全长 50%～66% 的上睑全层缺损（图 S8-3-1-7），以及连带颊部旋转皮瓣的下睑带蒂转换瓣修复整个上睑全层缺损的手术方法[27, 121]（图 S8-3-1-8）。

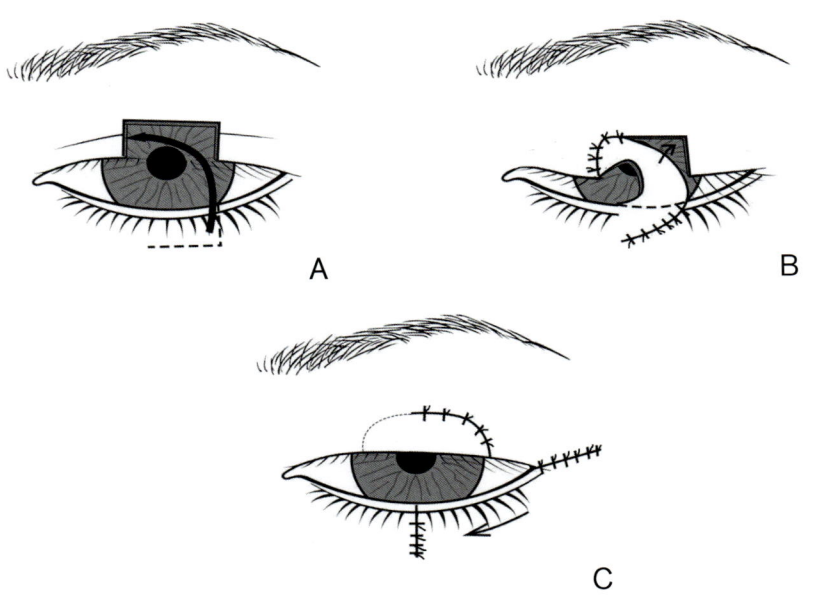

图 S8-3-1-7　Mustarde 氏带蒂下睑全厚转换瓣法上睑全层缺损（占全长 50%～66%）修复术示意图（1966年）
A. 设计下睑全厚瓣，蒂宽 8mm；B. 下睑全厚瓣转移到上睑缺损处，并与缺损创缘分层缝合；C. 术后 2 周断蒂，修整睑缘，并行外眦切开和外眦腱下支松解，以缓解缝合下睑供区缺损时的张力

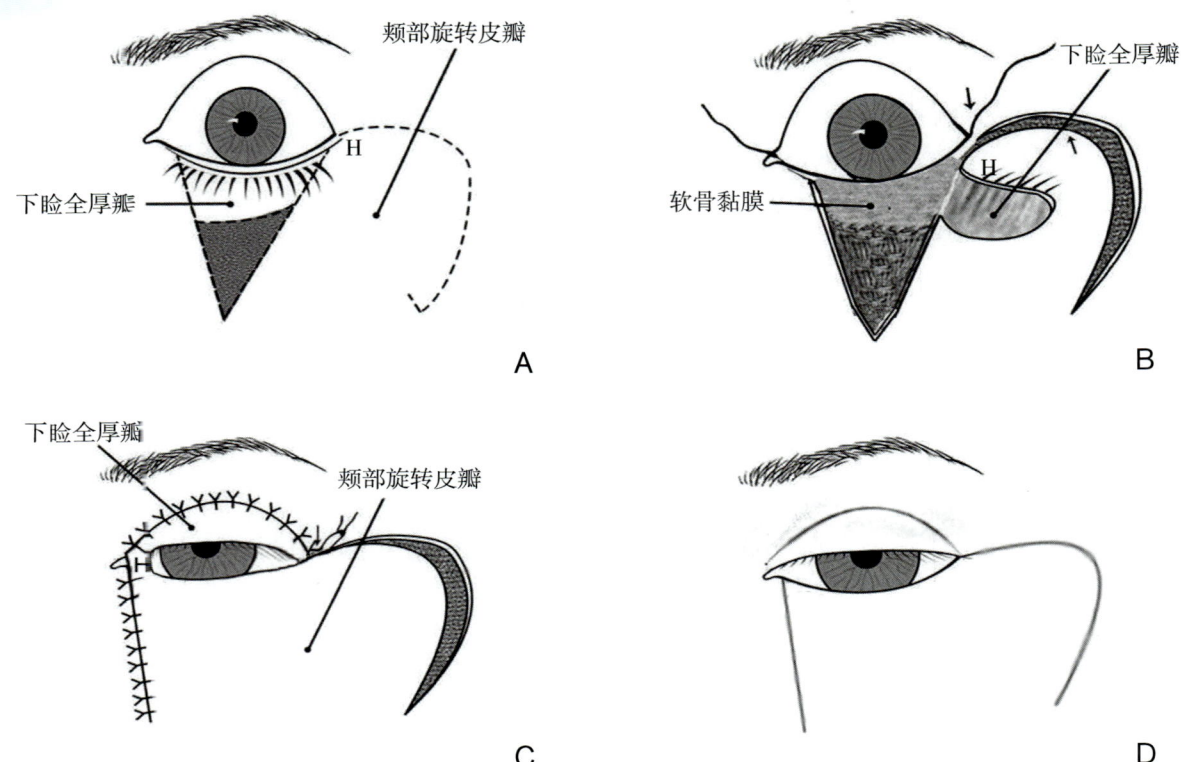

图 S8-3-1-3 Mustarde 氏连带颊部旋转皮瓣的下睑带蒂转换瓣法全部上睑全层缺损修复术示意图（1966年）
A. 设计下睑全厚瓣和颊部旋转皮瓣，H 为全厚瓣的旋转点；B. 连带颊部旋转皮瓣的下睑全厚瓣已形成，下睑供区后层缺损用自体软骨黏膜移植物修复；C. 下睑全厚瓣已转移至上睑缺损处，并与缺损创缘缝合，下睑供区前层缺损已用颊部皮瓣修复；D. 4 周后行断蒂和睑缘修整术

1975 年，Tenzel 等报告了半圆形皮瓣法（Semicircle flap）上、下睑中部全层缺损修复术[140]。皮瓣设计在眶外侧，用于重建上睑时，蒂在上方，切口从外眦处开始，以半圆形方式，先向外下方，然后转向外上方走行；皮瓣（包含皮肤和肌肉）形成后，在其下方切开外眦，切断外眦腱上支，然后将半圆形皮瓣连同缺损外侧的上睑全层组织向内侧旋转推进，使缺损内、外侧创缘相互对合并缝合之，最后行外眦成形术重建外眦；皮瓣向内侧推进后若形成继发性后层缺损，可通过剥离周围结膜并将其推进到皮瓣边缘的方法进行重建，或用取自被切除的全厚眼睑的健康结膜进行修复（图 S8-3-1-9）。该皮瓣被称为"Tenzel 皮瓣"（Tenzel flap），适用于修复占眼睑全长 40%～60% 的缺损。

1981 年，McCord 报告了滑行睑板结膜瓣结合皮片移植法上睑外侧全层缺损修复术[116]（图 S8-3-1-10）。

1983 年，Leone 报告了下睑推进睑板结膜瓣结合皮片移植法上睑全层缺损重建术[117]（图 S8-3-1-11）。

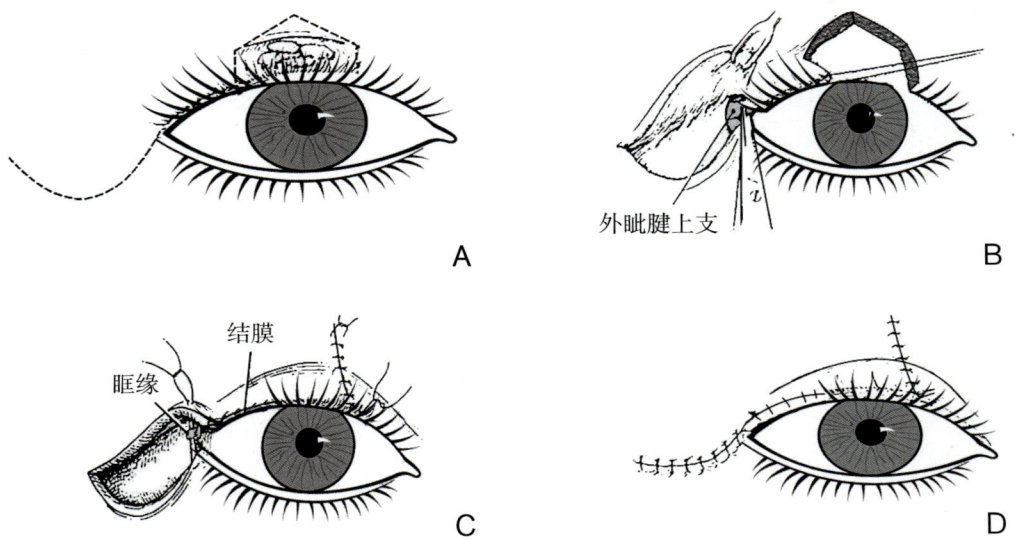

图 S8-3-1-9 Tenzel 氏眶外侧半圆形皮瓣法上睑中部全层缺损修复术示意图（1975 年）

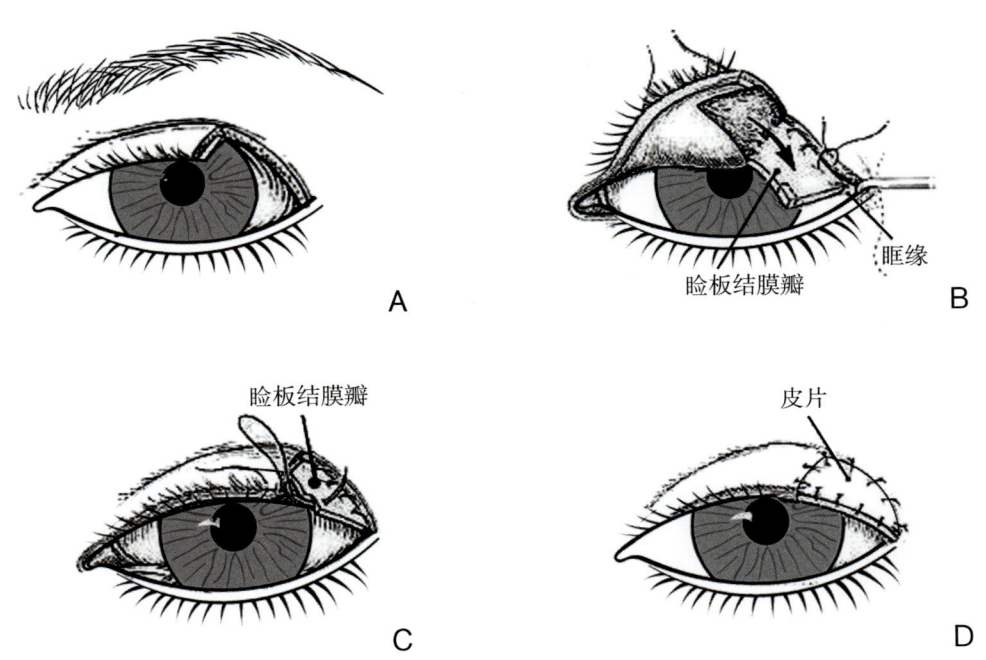

图 S8-3-1-10 McCord 氏滑行睑板结膜瓣结合皮片移植法上睑外侧全层缺损修复术示意图（1981 年）

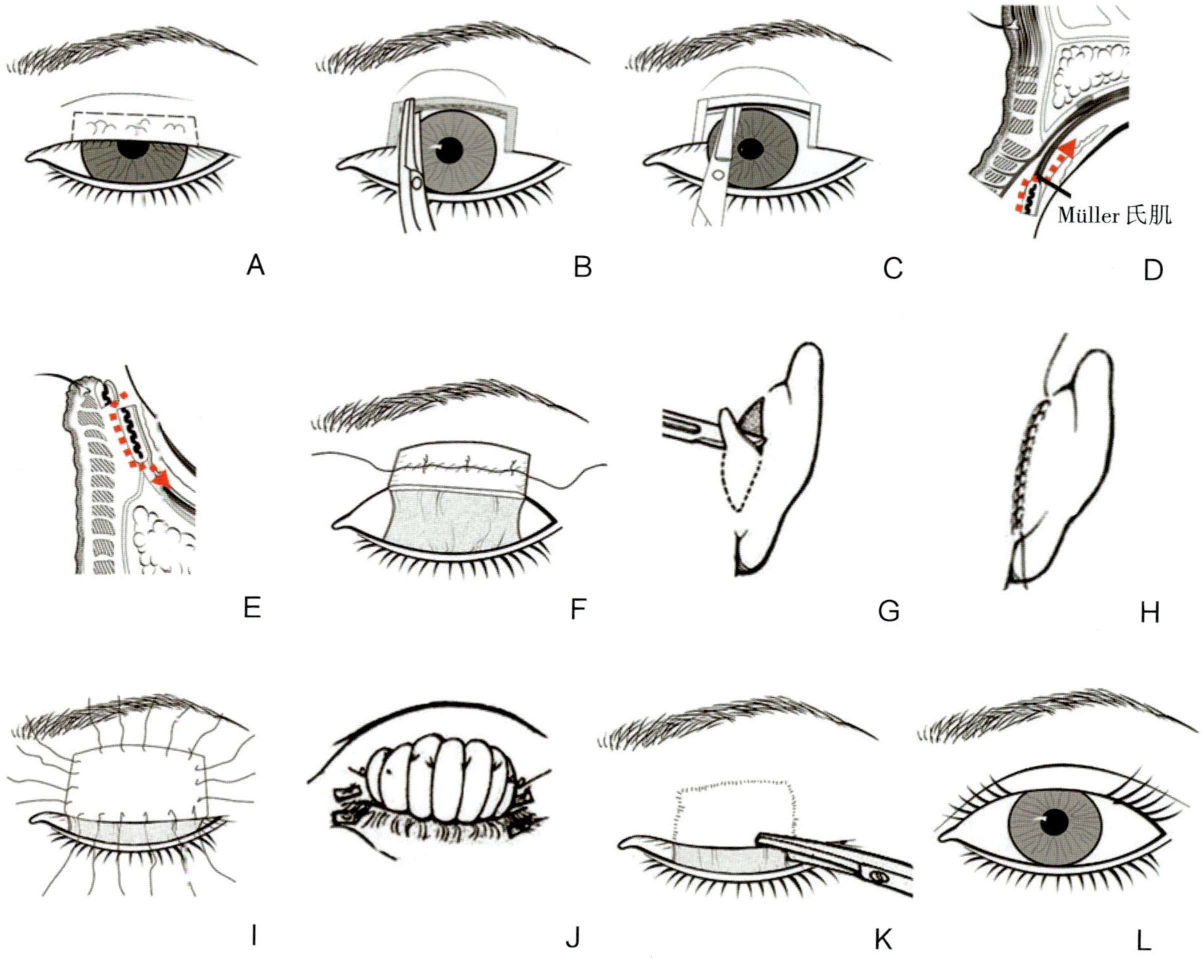

图 S8-3-1-11　Leone 氏下睑推进睑板结膜瓣结合皮片移植法上睑全层缺损重建术示意图（1983 年）
A. 画线标记上睑肿瘤切除范围；B. 垂直剪开剩余睑板的内、外侧缘；C. 将残余睑板与前面的肌肉分离；D. 自睑板上缘横断 Müller 氏肌，然后向上将其与后面的结膜分离，形成睑板结膜瓣（矢状观）；E. 在下睑形成的睑板结膜瓣矢状观；F. 下睑睑板结膜瓣向上推进，其睑板切缘与上睑残余睑板下缘缝合；G. 切取自体耳后皮片；H. 皮片供区直接缝合；I. 自体皮片移植到睑板结膜瓣表面；J. 植皮区打包包扎；K. 3～4 周后剪断下睑板结膜瓣蒂部，修整睑缘；L. 断蒂后的眼睑外观

1997 年，Okada 等[141]首次报告用水平推进肌睑板皮瓣（Horizontal V-Y myotarsocutaneous advancement flap，图 S8-3-1-12）一期重建上睑全层缺损 1 例，获得满意效果。该法适用于修复缺损占上睑全长 25%～50% 的病例。2010 年，Rosa 等[142]报告用该法重建上睑全层缺损 16 例，全部成功。

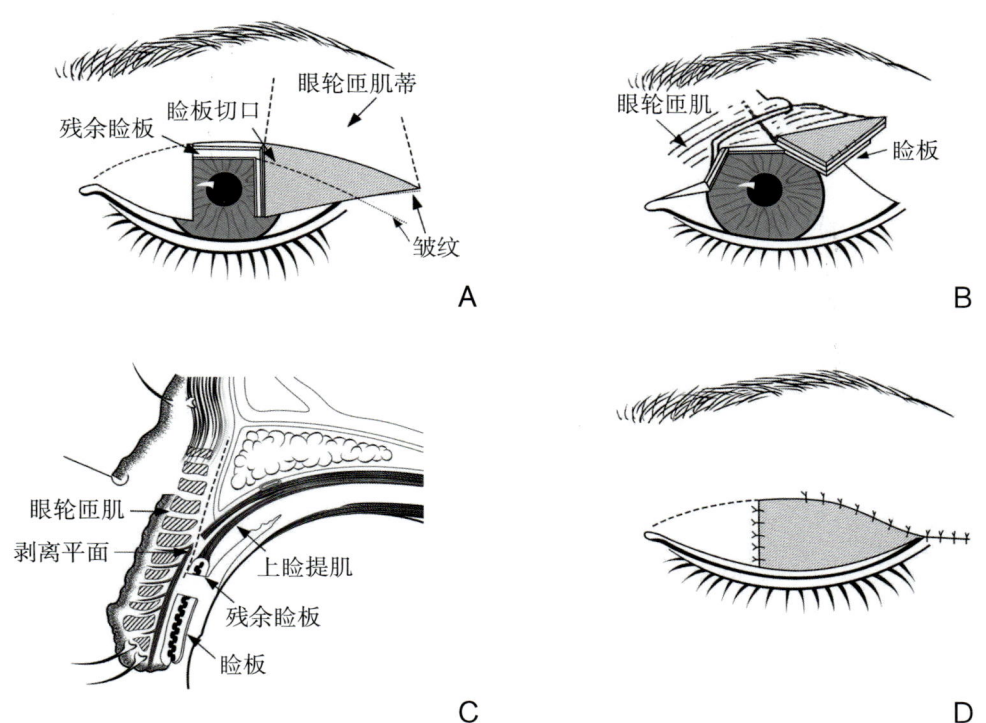

图 S8-3-1-12　Okada 氏水平推进肌睑板皮瓣法一期上睑全层缺损重建术示意图（1997 年）
A. 上睑 V-Y 肌皮瓣的设计；B. 形成带蒂肌皮瓣，并向内侧推进，肌皮瓣包括睑板和睑结膜，用作衬里；C. 包含睑板和结膜的带蒂肌皮瓣矢状观；D. 肌皮瓣转移到缺损处缝合，供区直接缝合封闭

1999 年，Koshima 等[143]报告用逆行颞浅动脉额支蒂耳轮软骨皮瓣结合局部结膜推进瓣修复上睑全层缺损 1 例，效果满意，供区无明显畸形（图 S8-3-1-13）。

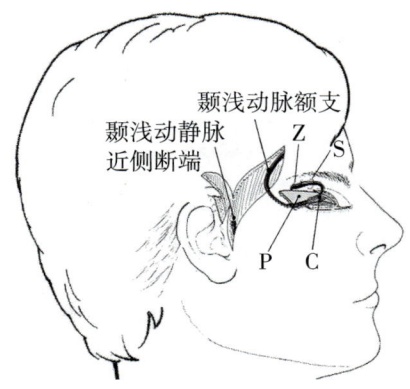

图 S8-3-1-13　Koshima 等逆行颞浅动脉额支蒂耳轮软骨皮瓣结合局部结膜推进瓣法上睑全层缺损修复术示意图（1999 年）
P. 逆行耳轮软骨皮瓣；C. 与残留的上睑提肌缝合的耳轮软骨；S. 颞浅静脉远侧断端；Z. 与 S 吻合的外眦部位的皮静脉（这样有利于皮瓣静脉回流）

2010年，Sa等[144]报告用"逆向改良Hughes手术"，结合上睑眼轮匝肌瓣和局部皮瓣转移或耳后皮片移植法修复上睑全层缺损17例，获得满意效果。

2004年，Kakudo等[145,146]首次报告用垂直推进上睑眼轮匝肌肌皮瓣结合硬腭黏膜法修复上睑全层缺损，该法尤其适用于皮肤松弛、垂直方向缺损短、水平方向缺损长的老年患者。2008年，Demir等报告用类似方法重建上睑全层缺损8例，效果满意[147]。

2006年，Fujiwara报告用双蒂上睑肌皮瓣结合眉上易位皮瓣和硬腭黏膜移植物法修复上睑全层缺损1例，获得满意效果[148]（图S8-3-1-14）。

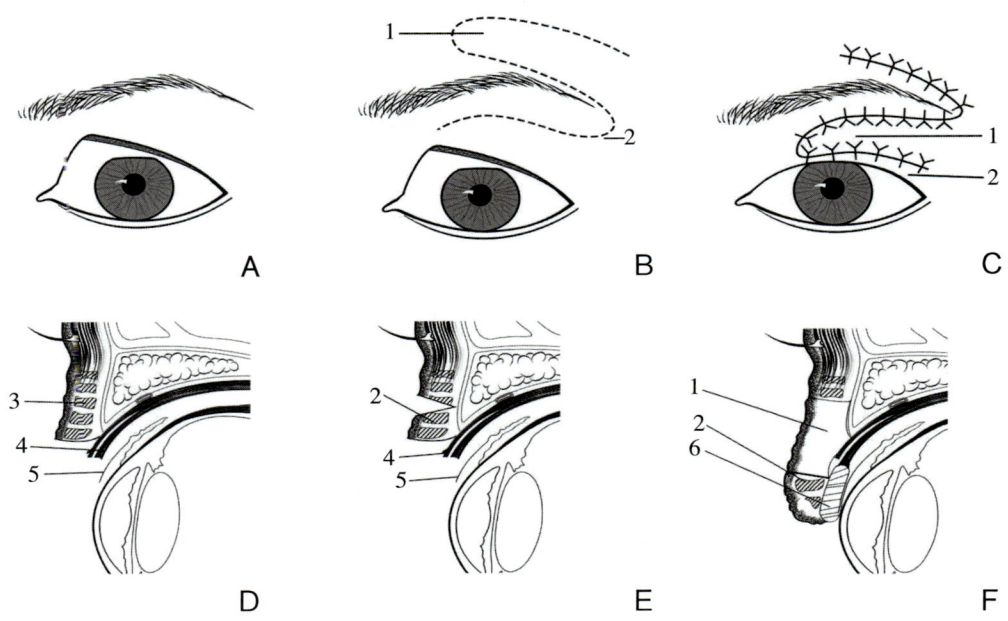

图S8-3-1-14　Fujiwara氏双蒂上睑肌皮瓣结合眉上易位皮瓣和硬腭黏膜移植物法上睑全层缺损修复术示意图（2006年）
A. 上睑肿瘤切除后次全全厚缺损，正面观；B. 设计双蒂眼轮匝肌肌皮瓣与眉上皮瓣，正面观；C. 手术完成后，正面观；D. 上睑肿瘤切除后次全全厚缺损，矢状观；E. 形成双蒂眼轮匝肌肌皮瓣，矢状观；F. 手术完成后，矢状观（1. 眉上皮瓣；2. 双蒂肌皮瓣；3. 眼轮匝肌；4. 上睑提肌腱膜；5. 结膜；6. 硬腭黏膜移植物）

二、下睑全层缺损的重建（Reconstruction of full-thickness defect of the lower eyelid）

1937年，Hughes[112]报告用上睑睑板结膜瓣结合颊部推进皮瓣（皮肤剥离提升）法修复下睑全层缺损，获得满意效果。

1954年，Macomber等[149]报告用Hughes睑板结膜瓣＋全厚皮片移植的方法修复下睑全层缺损（图S8-3-2-1），全厚皮片取自耳后、锁骨上或对侧上睑皮肤。

第八章 眼睑缺损重建术历史回顾

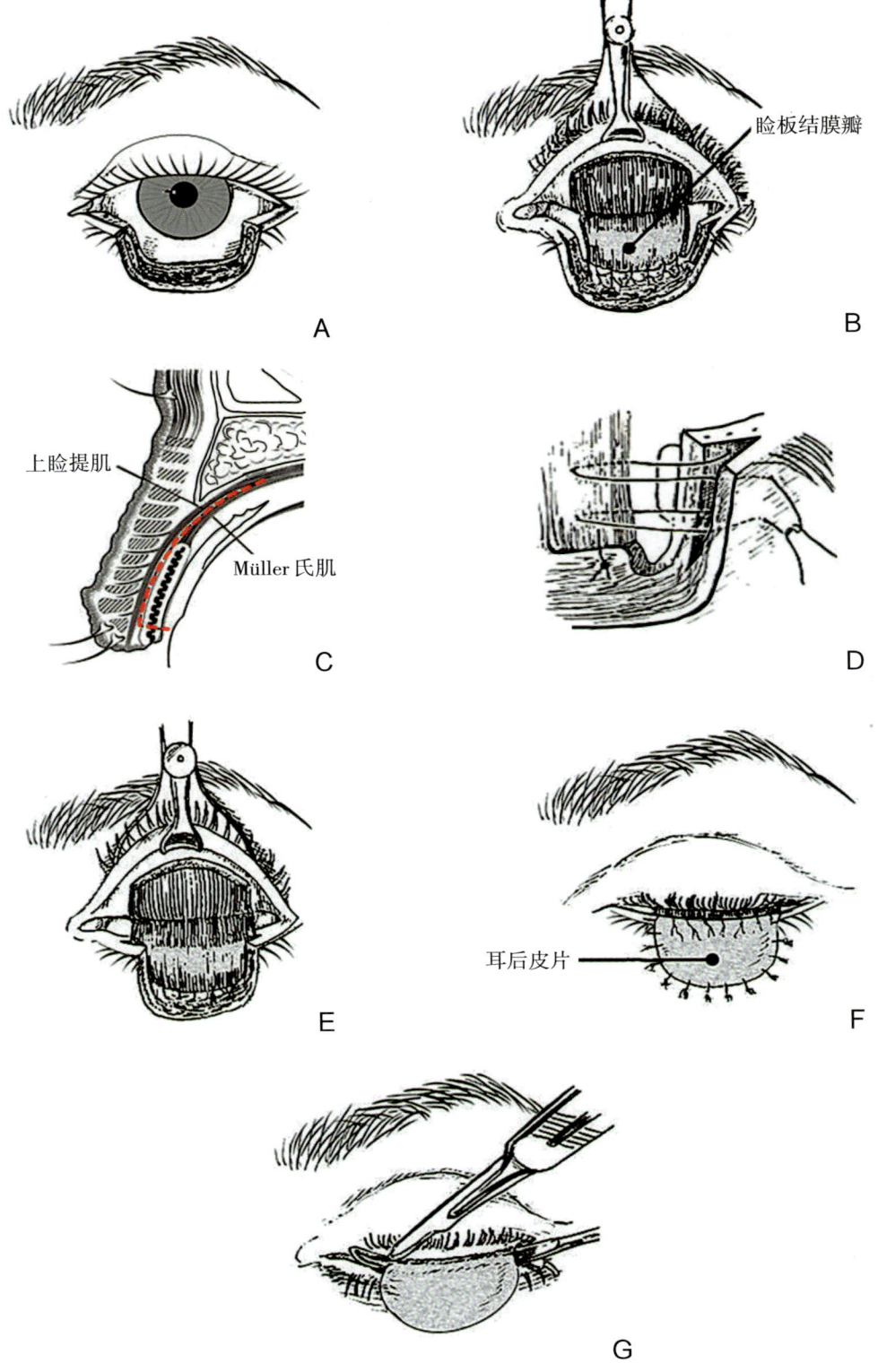

图 S8-3-2-1 Macomber 氏睑板结膜瓣＋全厚皮片移植法下睑全层缺损修复术示意图（1954年）

A. 下睑中部缺损；B. 上睑睑板结膜瓣远端缝合到下睑全层缺损的下缘，并将缺损两侧创缘的睑缘劈裂为前、后两层；C. 上睑睑板结膜瓣切口部位及剥离层次矢状观，切口距睑缘 4mm，且平行于睑缘，剥离层次先在睑板前，然后在上睑提肌与 Müller 氏肌之间；D. 将睑板结膜瓣的侧缘与全层缺损两侧创缘的前层瓦叠缝合，矢状观；E. 睑板结膜瓣两侧缘已与缺损两侧缘缝合完毕；F. 自耳后切取皮瓣移植至睑板结膜瓣表面，并缝合固定；G. 术后数周断蒂

1959年，Mustarde报告了鼻中隔软骨黏膜移植结合颊部皮瓣转移法下睑全层缺损修复术[76]（图S8-3-2-2）。1962年，Paufique和Tessier主张用鼻上外侧软骨及其黏膜代替鼻中隔软骨黏膜[76]。

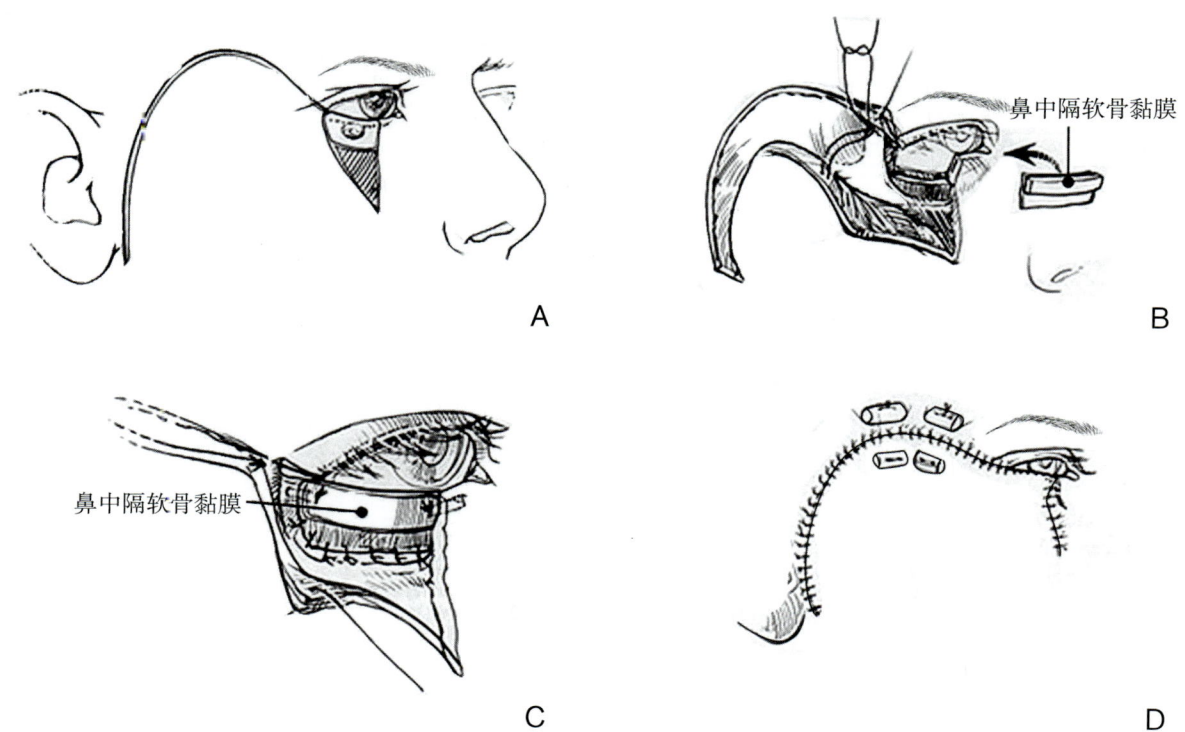

图S8-3-2-2　Mustarde氏鼻中隔软骨黏膜移植结合颊部旋转皮瓣转移法下睑全层缺损修复术（1959年）
A. 标记肿瘤切除范围，设计颊部旋转皮瓣；B. 掀起并向内旋转皮瓣，用非吸收缝线将皮瓣与深面的颧骨骨膜、外眦和颞筋膜行经皮褥式缝合固定；C. 用切取的自体鼻中隔软骨黏膜移植物修复下睑后层缺损；D. 缝合皮肤切口，完成手术

1965年，McCoy和Crow报告了上睑转换瓣重建下睑全厚缺损的手术方法，并提出了眼睑全厚缺损的分类与修复策略：Ⅰ类，缺损长度占眼睑水平长的30%以下；Ⅱ类，缺损长度占眼睑水平长的30%～65%；Ⅲ类，缺损长度占眼睑水平长的65%以上。Ⅰ类缺损可直接缝合，或附加外眦切开松解，予以修复；Ⅱ类缺损用全厚眼睑转换瓣，或附加外眦切开松解，进行重建（图S8-3-2-3）；Ⅲ类缺损则用复杂的眼睑劈裂手术予以重建[150]。

1970年，Hecht报告用反向Cutler-Beard法修复占全长50%～75%的下睑全层缺损[151]（图S8-3-2-4）。Beyer和Hughes认为，该法对缺损的垂直高度≤8mm者效果较好，如超过这一高度，术后会导致同侧供区上睑发生退缩。此外，上睑供区的睑缘桥宽度不应小于6～7mm，以避免血运障碍和睑缘桥断裂[152]。

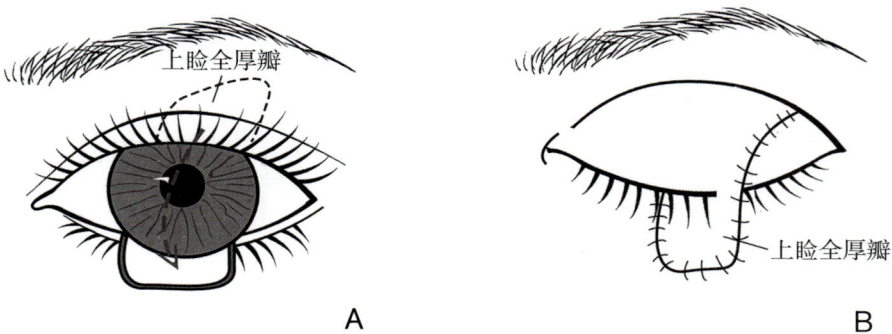

图 S8-3-2-3　McCoy-Crow 氏上睑全厚转换瓣法下睑Ⅱ类全厚缺损重建术示意图（1965 年）
A. 切取上睑全厚瓣，保留 3mm 宽的睑缘蒂；B. 上睑全厚瓣转移到下睑缺损处，并与缺损创缘分层缝合，上睑供区缺损直接分层缝合修复。术后 5 天拆除皮肤缝线，第 14 天断蒂，修整上、下睑缘

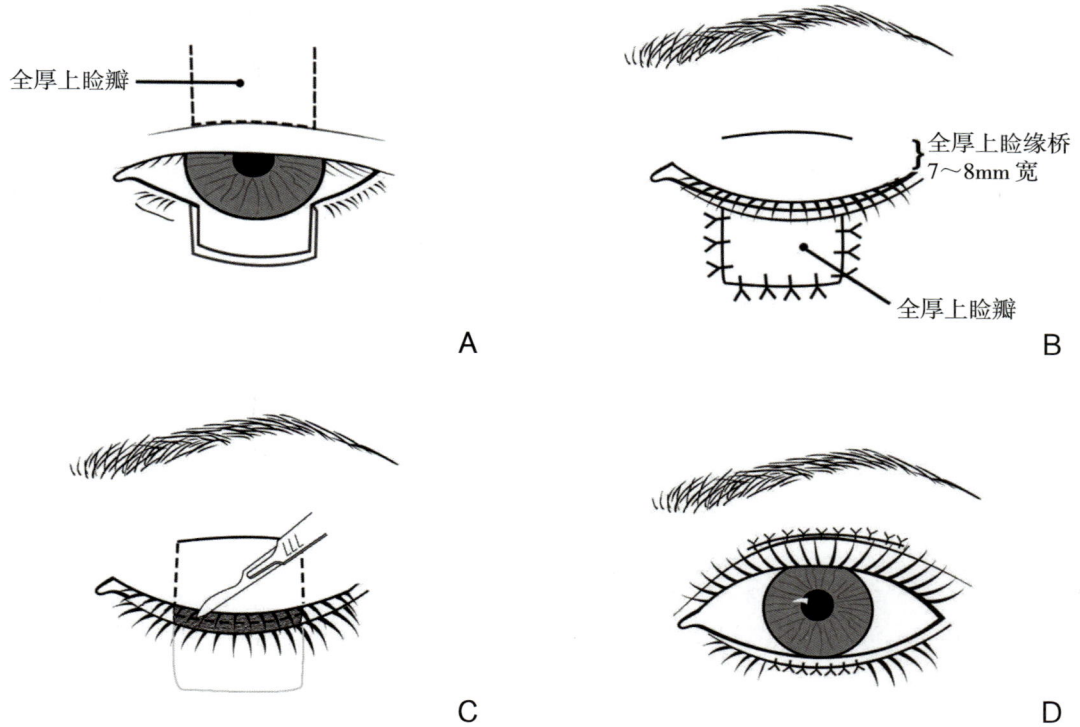

图 S8-3-2-4　Hecht 氏反向 Cutler-Beard 法下睑全厚缺损修复术示意图（1970 年）
A. 设计全厚上睑瓣，"桥"宽 7~8mm；B. 形成全厚上睑瓣，将其经"桥"下推进下睑缺损处，并与创缘分层缝合；C. 术后 6~8 周断蒂；D. 修整下睑缘，未用的全厚上睑瓣退回供区，与去除表皮的"桥"上缘缝合

1973 年，McGregor[153] 报告了附加 Z-成形的颞颊部旋转推进皮瓣法下睑全层缺损修复术，切口延伸到颞部，Z-成形附加在切口末段，用以将颞部垂直方向上更多的皮肤组织动员到水平方向上，便于皮瓣向内侧移位修复眼睑缺损（图 S8-3-2-5）。术中需切开外眦，切断外眦腱下支，以利缺损两侧创缘对合。结膜不需切开，它对皮瓣向内侧推进没有阻力，而且外穹窿处的结膜比较丰富，足够用作皮瓣的衬里。这种延伸到颞部、附加 Z-成形的颞颊部旋转推进皮瓣，被称为"McGregor 皮瓣"（McGregor flap），该皮瓣通常适用于下睑较大的 V 形全层缺损的修复。

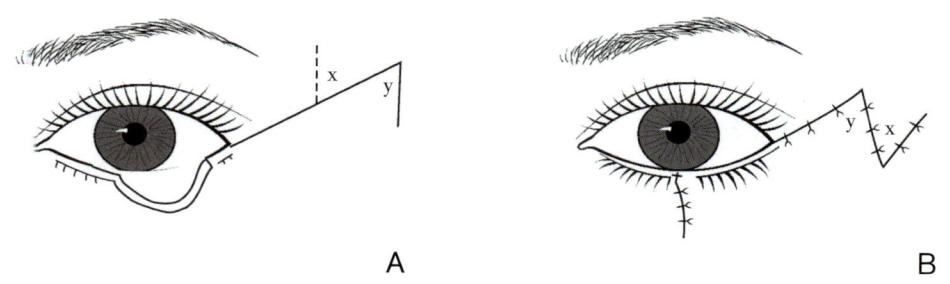

图 S8-3-2-5　McGregor 氏颞颊部旋转推进皮瓣＋Z-成形法下睑全层缺损修复术示意图（1973 年）

1975 年，Tenzel 等报告了半圆形皮瓣法（Semicircle flap）上、下睑中部全层缺损修复术[140]。皮瓣设计在眶外侧，用于重建下睑时，蒂在下方，切口从外眦处开始，以半圆形方式，由向外上方，转向外下方走行；皮瓣形成后，在其下方切开外眦，切断外眦腱下支，然后将半圆形皮瓣连同缺损外侧的下睑全层组织向内侧旋转推进，使缺损内、外侧创缘相互对合并缝合，最后行外眦成形术重建外眦；皮瓣向内侧推进后若形成继发性后层缺损，可通过剥离周围结膜并将其推进到皮瓣边缘的方法进行重建，或用取自被切除的全厚眼睑的健康结膜进行修复（图 S8-3-2-6）。该皮瓣适用于修复占眼睑全长 40%～60% 的缺损。

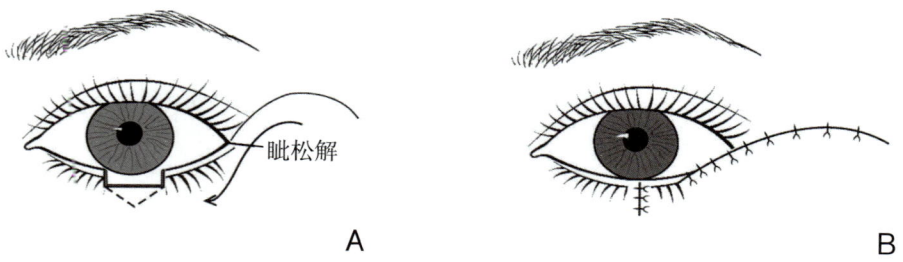

图 S8-3-2-6　Tenzel 氏眶外侧半圆形皮瓣法下睑中部全层缺损修复术示意图（1975 年）

1976 年，Hewes[114] 报告了易位睑板结膜瓣（蒂在外侧）结合推进皮瓣移植法下睑外侧后层缺损重建术（图 S8-3-2-7）。

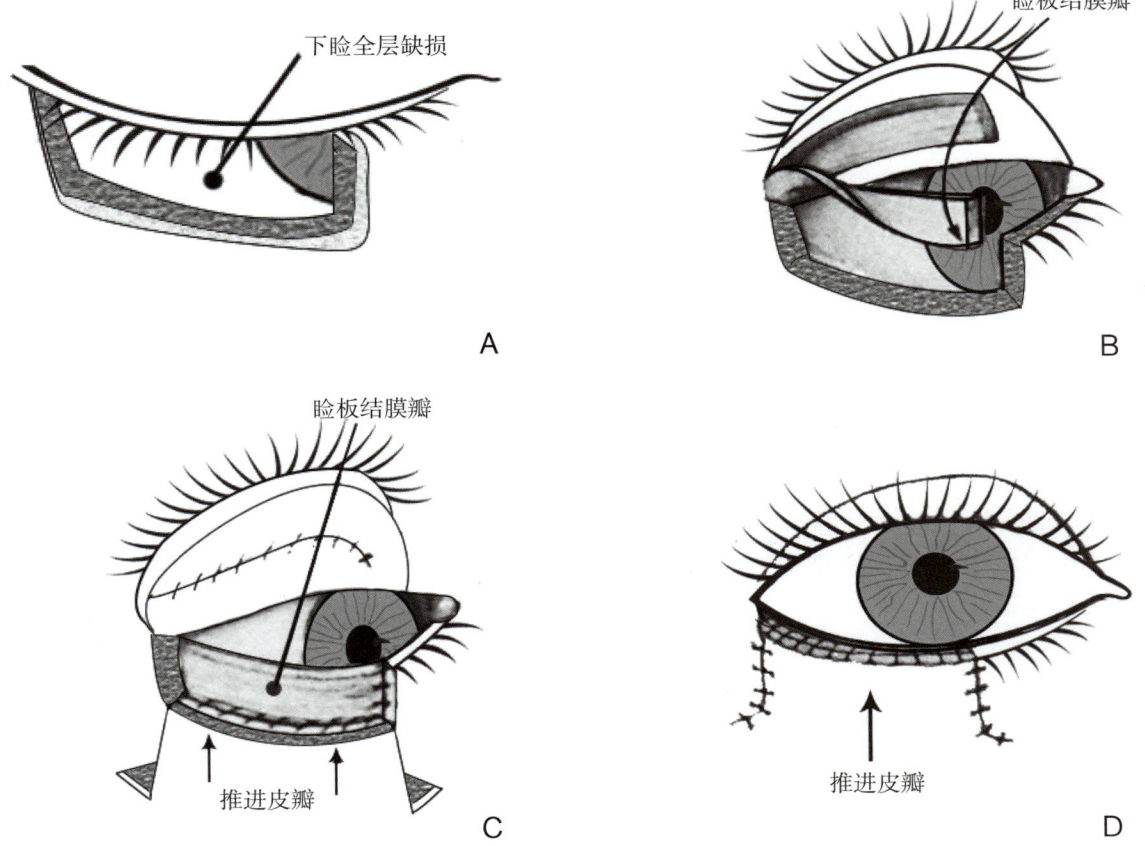

图 S8-3-2-7　Hewes 氏易位睑板结膜瓣（蒂在外侧）结合推进皮瓣移植法下睑外侧后层缺损重建术示意图（1976 年）

A. 下睑全层缺损；B. 自上睑切取蒂在外侧的条状睑板结膜瓣；C. 将睑板结膜瓣转移到下睑修复后层缺损，供区直接缝合，然后设计下睑推进肌皮瓣；D. 将下睑肌皮瓣向上推进，修复前层缺损

1983 年，Furnas 等[154]首次报告用逆行内眦动脉蒂岛状鼻颊沟结合黏膜移植修复下睑全层缺损（图 S8-1-1-2-4）。

1986 年，Doxanas 报告用 Hughes 睑板结膜瓣＋残余的下睑眶隔前眼轮匝肌双蒂瓣覆盖＋全厚皮片移植法修复下睑全层缺损[155]。

1987 年，Anderson 和 Weinstein[156]报告用双蒂全厚上睑瓣一期重建全部下睑。该法可使睑裂保持开放。术中，上睑提肌腱膜和 Müller 氏肌被闲置，以免发生上睑退缩。该技术的其他优点是：①组织匹配非常好；②供区损害轻；③带有后层的睑板和结膜；④带有前层的皮肤和有功能的肌肉；⑤可同时重建眦部缺损；⑥很少发生下睑退缩、外翻或松弛。

1992 年，Moschella 等[157]报告了皮下蒂矩形皮瓣联合双 V-Y 推进皮瓣法下睑全层缺损修复术（图 S8-3-2-8）。

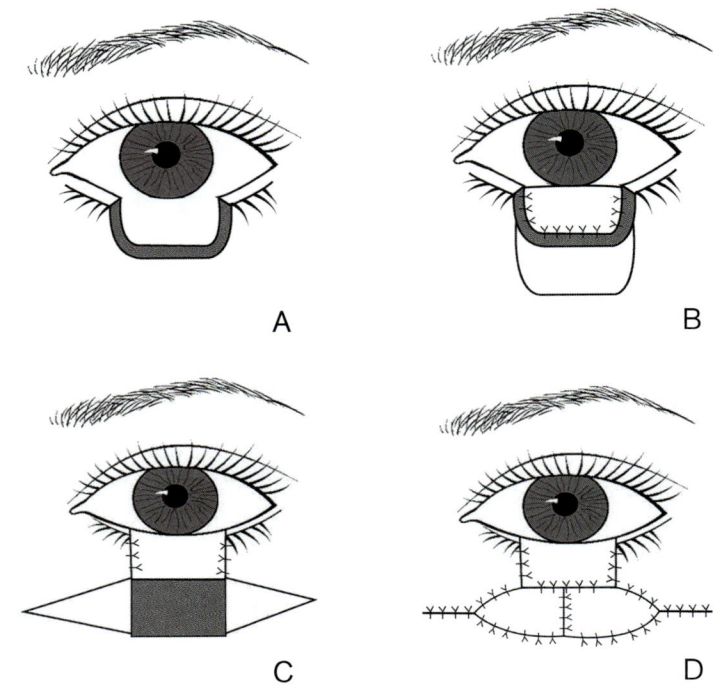

图 S8-3-2-8 Moschella 等皮下蒂矩形皮瓣联合双 V-Y 推进皮瓣法下睑全层缺损修复术示意图（1992 年）
A. 占下睑全长 50% 的全层缺损；B. 用鼻中隔软骨黏膜移植物法修复后层缺损，设计矩形皮下蒂推进皮瓣；C. 将矩形皮下肌肉蒂皮瓣向上推进，重建下睑前层，在供区缺损两侧各设计一个皮下蒂 V-Y 推进皮瓣；D. 将形成的两个皮下蒂 V-Y 皮瓣相向推进，修复供区缺损

1994 年，Scuderi 和 Rubino[158] 报告了岛状鼻外侧软骨黏膜瓣结合局部皮瓣或皮片移植法下睑全层缺损重建术。共施术 6 例，获得满意效果。

1997 年，Porfiris 等[159] 首次报告用鼻外侧动脉蒂岛状鼻侧壁黏膜软骨皮瓣一期重建下睑全层缺损（图 S8-3-2-9）。

1998 年，Sasaki 等首次报告用面动脉蒂鼻唇沟全厚复合游离组织瓣（图 S8-3-2-10）一期重建下睑全层缺损 3 例，均获成功[80]。

1999 年，Porfiris 等[160] 报告用带有睑板-结膜岛的上睑眼轮匝肌肌皮瓣修复下睑全层缺损。肌皮瓣蒂在外侧，修复下睑外侧全层缺损时，肌皮瓣设计成条状，直接转移到缺损处；修复下睑中部全层缺损时，肌皮瓣设计成岛状，通过皮下隧道转移到缺损处，供区直接缝合。共治疗 5 例，获得满意效果。

2005 年，Pascone 和 Papa[161] 首次报告用逆行颞浅动脉额支蒂耳轮皮肤软骨全厚瓣修复下睑全层缺损 6 例、前层缺损 2 例，获得满意效果。同年（2005 年），Miyawaki 等[82] 报告用预扩张带黏膜衬里的前臂游离皮瓣重建下睑全层缺损 1 例，获得成功。

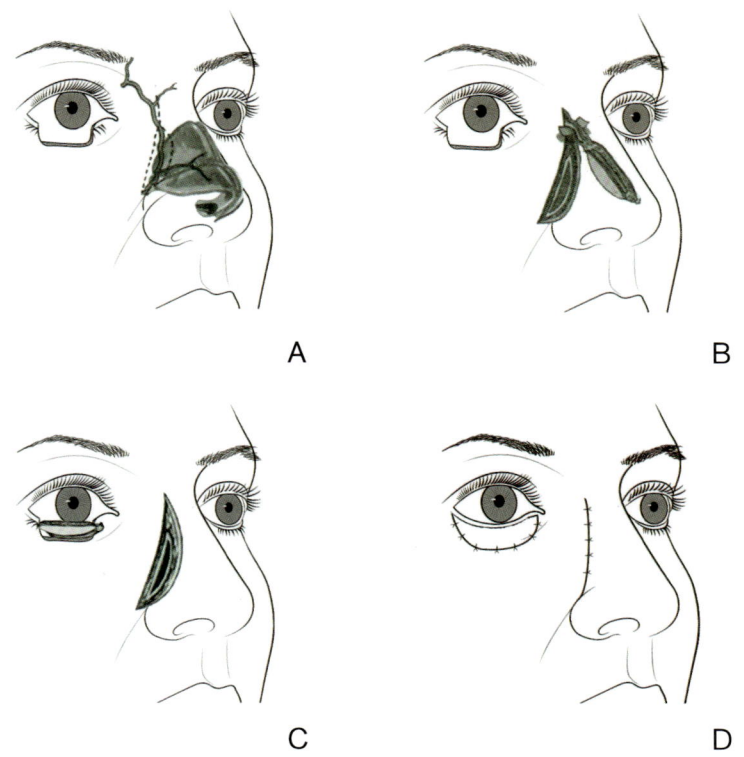

图 S8-3-2-9 Porfiris 氏鼻外侧动脉蒂岛状鼻侧壁黏膜软骨皮瓣一期下睑全层缺损重建术示意图（1997 年）
A. 鼻外侧动脉解剖和全厚黏膜软骨皮瓣的设计；B. 形成岛状黏膜软骨皮瓣；C. 岛状黏膜软骨皮瓣通过皮下隧道转移到下睑缺损处；D. 岛状黏膜软骨皮瓣与受区创缘缝合，供区缺损直接缝合封闭

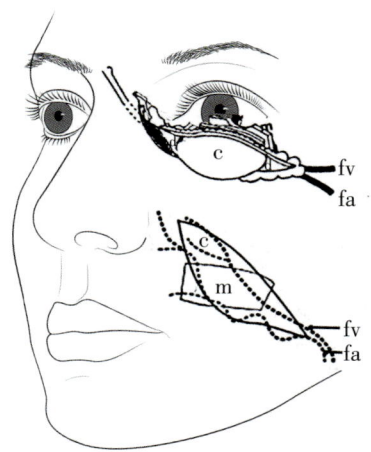

图 S8-3-2-10 Sasaki 氏面动脉蒂鼻唇沟全厚复合游离组织瓣法下睑全层缺损一期重建术示意图（1998 年）
复合瓣的面动、静脉蒂分别与颞浅动、静脉吻合（c. 皮瓣；m. 黏膜瓣；fa. 面动脉；fv. 面静脉；d. 皮瓣两端去表皮区，分别与内、外眦韧带缝合固定）

2006年，Vayvada 等[162]报告用鼻旁皮瓣（Paranasal flap）结合鼻中隔软骨黏膜片修复下睑全层缺损10例，获得满意效果（图S8-3-2-11）。

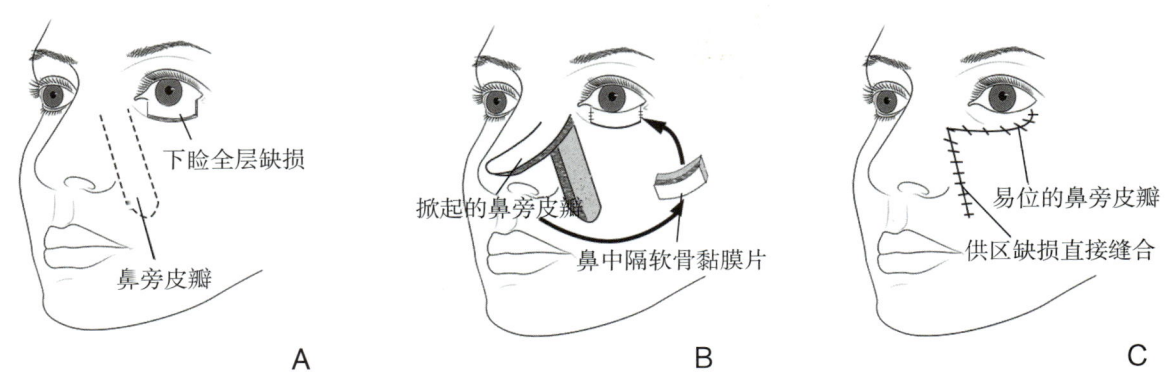

图 S8-3-2-11　Vayvada 氏鼻旁皮瓣结合鼻中隔软骨黏膜片移植法下睑全层缺损修复术（2006年）
A. 鼻旁皮瓣的设计；B. 掀起鼻旁皮瓣，切取自体鼻中隔软骨黏膜片，修复下睑后层缺损；C. 鼻旁皮瓣易位修复下睑前层缺损，皮瓣供区直接缝合

2007年，DeSousa 等[163]报告用下睑残余睑板滑行瓣修复皮肤基底细胞癌切除后大而浅的下睑睑板缺损（图S8-3-2-12）。共施术12例，均获满意效果。

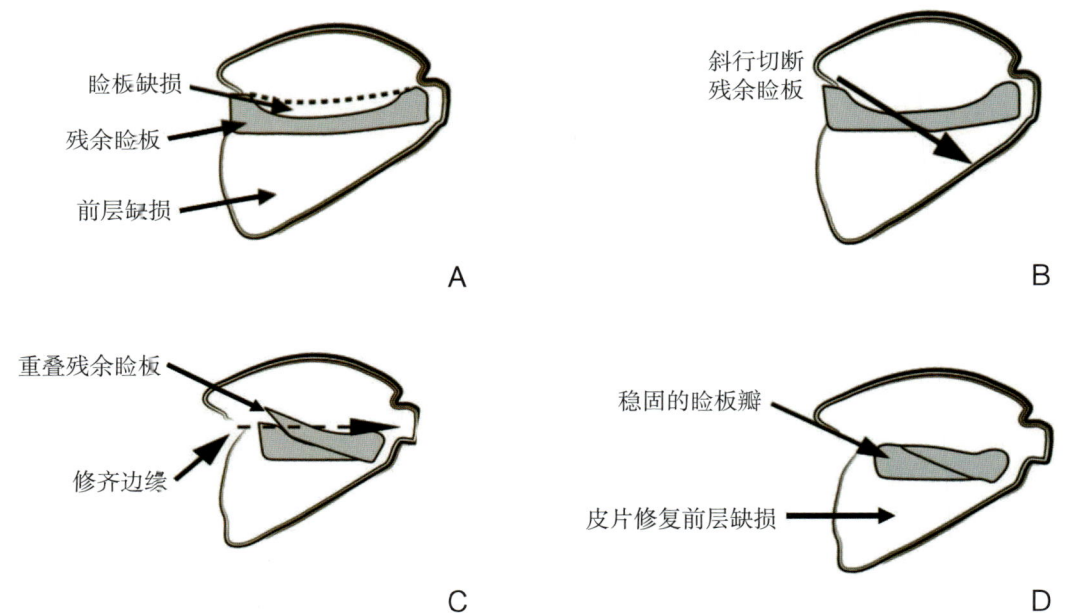

图 S8-3-2-12　DeSousa 等下睑残余睑板滑行瓣修复大而浅的下睑睑板缺损示意图（2007年）

2008年，Paridaens等首次报告了用下睑垂直推进眼轮匝肌肌瓣联合前层移植物（同侧上睑皮肤）和后层移植物（同侧或对侧上睑游离睑板结膜片）一期重建下睑全层缺损的"一期三明治技术"（1-Stage sandwich technique，图S8-3-2-13），共13例，均获得良好效果[164]。

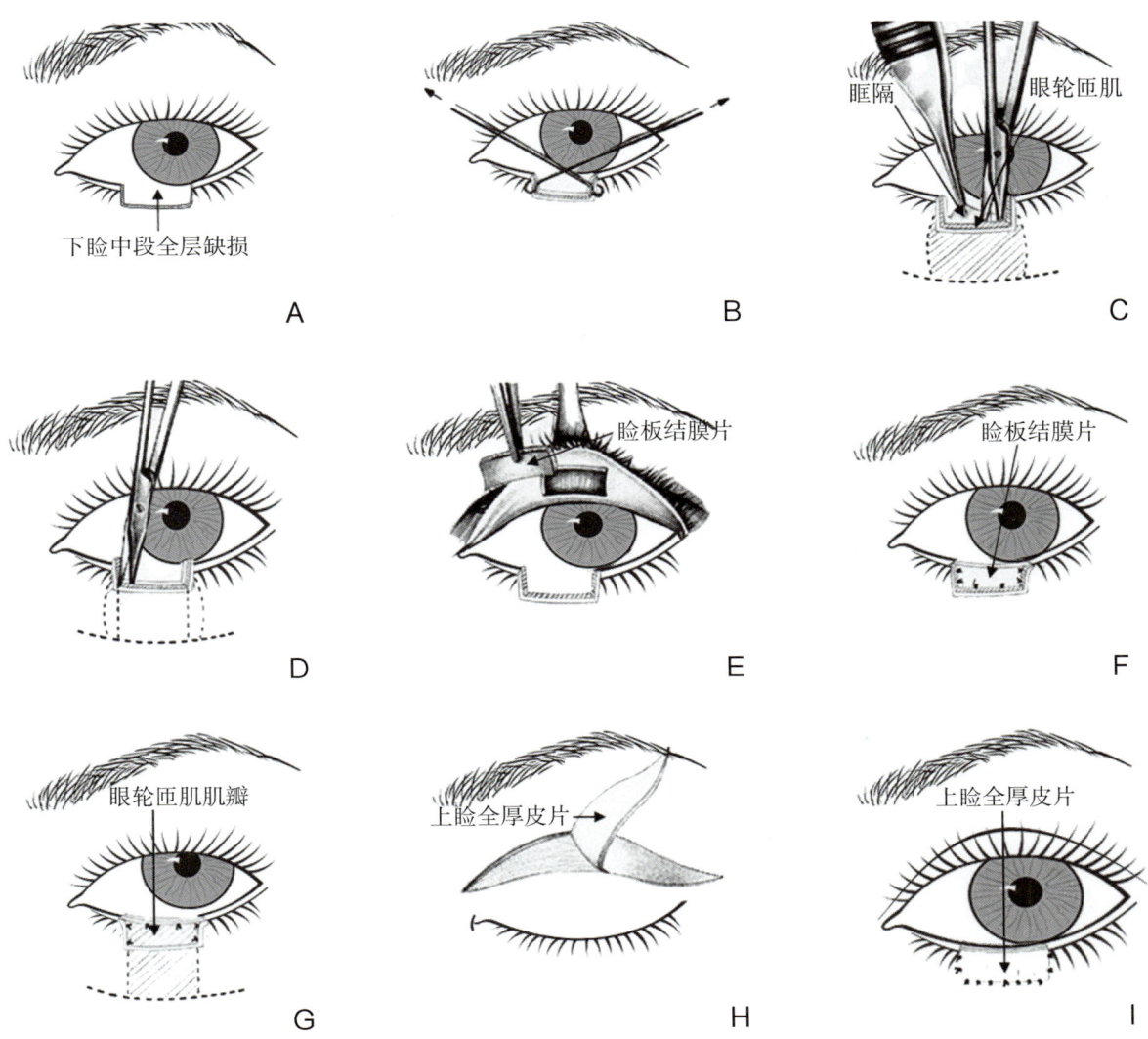

图 S8-3-2-13　Paridaens氏"一期三明治技术"下睑全层缺损修复术示意图（2008年）
A. 下睑中段全厚缺损；B. 用拉钩将睑缘拉到原来位置，测量缺损宽度；C. 将缺损下缘的眼轮匝肌与其前方的皮肤和后方的眶隔分离至眶下缘；D. 在缺损的两侧垂直剪断眼轮匝肌，形成肌瓣；E. 自同侧上睑或对侧上睑切取睑板结膜移植物，宽度小于缺损宽度约2mm；F. 用睑板结膜移植物修复下睑后层缺损；G. 下睑肌瓣向上推进覆盖睑板结膜移植物，并与创缘缝合固定；H. 自同侧或对侧上睑切取全厚皮片；I. 将全厚皮片移植到下睑肌瓣表面

2010年，Rampazzo等报告用吻合血管的游离耳后软骨皮瓣（轴心血管为耳后动脉）结合残余结膜瓣修复外伤后下睑全层缺损1例，获得满意的功能与形态效果[85]。

三、上、下睑联合全层缺损的重建（Reconstruction of combined defects of the upper and lower eyelids）

1980年，Chait等[78]首次报告用足第一趾蹼游离皮瓣为1例眼球摘除后眼窝狭窄的患者重建上、下睑，获得成功。

1997年，Yap和Earley[79]首次报告用第二掌背动脉V形指背游离皮瓣结合残余结膜剥离重建上、下睑全层缺损1例，获得成功。

1999年，Thai等[81]首次报告用游离足背皮瓣联合残余结膜和鼻中隔软骨重建面部深度烧伤后上、下睑全层缺损1例，挽救了眼球，保存了视力。

2008年，Rubino等[83]报告用大腿前外侧游离皮瓣结合残余结膜瓣重建烧伤后单侧上、下睑全层缺损，获得良好效果。

2011年，Kim等[86]报告用第一趾蹼间隙游离皮瓣联合残余结膜瓣重建面部化学烧伤后上、下睑全层缺损1例，获得成功。

2014年，Ghadiali等[87]报告用游离前臂皮瓣结合残留结膜瓣重建单侧上、下睑全部及眶周广泛皮肤软组织缺损1例，后期行皮瓣去脂、开窗等修整手术，最终挽救了眼球，保留了一定的视力。

（邢新　杨超　范逸群　姚乃心）

参考文献

[1] Rogers B O. History of oculoplastic surgery: the contributions of plastic surgery[J]. Aesth Plast Surg, 1988, 12(3): 129-152.

[2] Espinoza G M, Holds J B. Evolution of eyelid surgery[J]. Fac Plast Surg Clin North Am, 2005, 13(4): 505-510.

[3] Alghoul M, Pacella S J, McClellan W T, et al. Eyelid reconstruction[J]. Plast Reconstr Surg, 2013, 132(2): 288e-302e.

[4] Duke S E. Ocular surgery (translated from the fourth Spanish edition)[M]. Hogan M J, Chaparro L E, trans. New York: McGraw-Hill Book Co. ICN, 1956: 135-136, 182.

[5] Elliot D, Britto J A. Tripier's innervated myocutaneous flap 1889[J]. Br J Plast Surg, 2004, 57(6): 543-549.

[6] Fomon S. Cosmetic surgery: principles and practice[M]. Philadelphia: J B Lippincott Company, 1960: 557.

[7] Riedel K G, Beyer-Machule C K. History and development of ophthalmic plastic and reconstructive surgery in Germany and Austria[J]. Adv Ophthal Plast Reconstr Surg, 1986, 5: 219-221.

[8] Duke S E. Ocular surgery (translated from the fourth Spanish edition)[M]. Hogan M J, Chaparro L E, trans. New York: McGraw-Hill Book Co. ICN, 1956: 129-132, 183.

[9] Imre J. New principles in plastic operations of the eyelids and face[J]. J Am Med Assoc, 1921, 76(19): 1293-1297.

[10] Duke S E. Ocular surgery (translated from the fourth Spanish edition)[M]. Hogan M J, Chaparro L E, trans. New York: McGraw-Hill Book Co. ICN, 1956: 141-142, 182.

[11] Imre J. Lidplastik und plastische operation anderer Weichteile des Gesichtes[M]. Budapest: Studium-Verlag, 1928.

[12] Imre J. Plastic operations of the eyelids[M]. Opth Soc trans. Oxford: Ophth Congr, 1938.

[13] Esser J F S. Rotation of the cheek in ophthalmology[J]. Arch Ophthalmol, 1938, 20(3): 410-416.

[14] Duke S E. Ocular surgery (translated from the fourth Spanish edition)[M]. Hogan M J, Chaparro L E,

trans. New York: McGraw-Hill Book Co. ICN, 1956: 138, 183.

[15] Kazanjian V H, Converse J M. The surgical treatment of facial injuries[M]. Baltimore: Williams & Wilkins Co., 1959: 548.

[16] Barron J N, Emmett A J. Subcutaneous pedicle flaps[J]. Br J Plast Surg, 1965, 18: 51-78.

[17] Emmett A J. The closure of defects by using adjacent triangular flaps with subcutaneous pedicles[J]. Plast Reconstr Surg, 1977, 59(1): 45-52.

[18] Waltman S R, Keates R H, Hoyt C S, et al. Surgery of the eye[M]. London: Churchill Livingstone, 1988.

[19] Nakajima T, Yoshimura Y, Kami T. The subcutaneous pedicle flap: widening of its applications[J]. Ann Plast Surg, 1987, 19(2): 103-116.

[20] Doermann A, Hauter D, Zook E G, et al. V-Y advancement flaps for tumor excision defects of the eyelids[J]. Ann Plast Surg, 1989, 22(5): 429-435.

[21] Moschella F, Cordova A, Gregorio C D. Lower eyelid reconstruction by multiple subcutaneous pedicle flaps: a new method[J]. Br J Plast Surg, 1992, 45(1): 55-58.

[22] Kalus R, Zamora S. Aesthetic considerations in facial reconstructive surgery: the V-Y flap revisited[J]. Aesth Plast Surg, 1996, 20(1): 83-86.

[23] Yildirim S, Akoz T, Akan M, et al. The use of combined nasolabial V-Y advancement and glabellar flaps for large medial canthal defects[J]. Dermatol Surg, 2001, 27(2): 215-218.

[24] Tei T M, Larsen J. Use of the subcutaneously based nasolabial flap in lower eyelid reconstruction[J]. Br J Plast Surg, 2003, 56(4): 420-423.

[25] Kim S W, Han H H, Jung S N. Orbicularis oculi myocutaneous island flap for upper eyelid reconstruction[J]. J Craniofac Surg, 2012, 23(3): 746-748.

[26] Han J, Kwon S T, Kim S W, et al. Medial and lateral canthal reconstruction with an orbicularis oculi myocutaneous island flap[J]. Arch Plast Surg, 2015, 42(1): 40-45.

[27] Mustarde J C. Repair and reconstruction in the orbital region[M]. Edinburgh: Churchill Livingstone, 1966.

[28] Rao G P, Frank H J. Surgical management of lower-lid basal cell carcinoma involving the medial canthus: a modification of the Mustarde cheek rotation flap[J]. Ophthal Plast Reconstr Surg, 1998, 14(5): 367-369.

[29] Belmahi A, Oufkir A, Bron T, et al. Reconstruction of cheek skin defects by the "Yin-Yang" rotation of the Mustarde flap and the temporoparietal scalp[J]. J Plast Reconstr Aesthet Surg, 2009, 62(4): 506-509.

[30] Converset-Viethel S, Kestemont P, Santini J. Repairing the loss of areas of the palpebromalar region: a modified Mustarde skin flap technique[J]. Plast Reconstr Surg, 2010, 125(5): 205e-206e.

[31] Bullock J D, Koss N, Flagg S V. Rhomboid flap in ophthalmic plastic surgery[J]. Arch Ophthalmol, 1973, 90(3): 203-205.

[32] Limberg A A. Mathematical principles of local plastic procedures on the surface of the human body

[M]. Leningrad: Medgiz, 1946.

[33] DuFourmental C. La fermeture des pertes de substance cutanee limitees. "lambeau de rotation en L pour losange" dit "LLL"[J]. Ann Chir Plast, 1962, 7: 61.

[34] Gibson T. Modern trends in plastic surgery[M]. London: Butterworth, 1966: 38-61.

[35] Shotton F T. Optimal closure of medial canthal surgical defects with rhomboid flaps: "rules of thumb" for flap and rhomboid defect orientations[J]. Ophthal Surg, 1983, 14(1): 46-52.

[36] Quaba A A, Sommerlad B C. "A square peg into a round hole": a modified rhomboid flap and its clinical application[J]. Br J Plast Surg, 1987, 40(2): 163-170.

[37] Teske S A, Kersten R C, Devoto M H, et al. The modified rhomboid transposition flap in periocular reconstruction[J]. Ophthal Plast Reconstr Surg, 1998, 14(5): 360-366.

[38] Ng S G, Inkster C F, Leatherbarrow B. The rhomboid flap in medial canthal reconstruction[J]. Br J Ophthalmol, 2001, 85(5): 556-559.

[39] Chasmar L R. The versatile rhomboid (Limberg) flap[J]. Can J Plast Surg, 2007, 15(2): 67-71.

[40] Anderson R L, Edwards J J. Reconstruction by myocutaneous eyelid flaps[J]. Arch Ophthalmol, 1979, 97(12): 2358-2362.

[41] Victor W H, Hurwitz J J, Gruss J S. The development of a new tissue expander for use in ophthalmic plastic surgery[J]. Ophthal Surg, 1986, 17(10): 661-665.

[42] Garber P F, Lukash F N. Eyelid reconstruction using temporary tissue expanders and cartilage grafts[J]. Ophthal Plast Reconstr Surg, 1987, 3(4): 253-257.

[43] Tse D T, McCafferty L R. Controlled tissue expansion in periocular reconstructive surgery[J]. Ophthalmol, 1993, 100(2): 260-268.

[44] Han K. Total reconstruction of a partial-thickness upper eyelid defect with the expanded forehead flap[J]. Ann Plast Surg, 1997, 39(1): 24-29.

[45] Foster J A, Scheiner A J, Wulc A E, et al. Intraoperative tissue expansion in eyelid reconstruction[J]. Ophthalmol, 1998, 105(1): 170-175.

[46] Bayramicli M, Ersoy B, Sirinoglu H. Surgical management of a "congenital panda nevus" with pre-expanded triple forehead flaps and temporal island flap[J]. J Craniofac Surg, 2012, 23(5): 1396-1398.

[47] Collin J R O. A manual of systematic eyelid surgery[M]. 2nd ed. Edinburgh: Churchill Livingstone, 1989: 73-74.

[48] Esser J F S. Gestielte lokale Nasenplastik mit Zweizipfligem Lappen, deckung des sekunderen Defektes vom ersten Zipfel durch den Zweiten[J]. Langenbeck's Arch Surg, 1918, 143(3): 385-390.

[49] Kirschner M. Kirschner's operative surgery (English translation)[M]. Philadelphia: Lippincott, 1931: 365-379.

[50] Zimany A. The bilobed flap[J]. Plast Reconstr Surg, 1953, 11(6): 424-434.

[51] Zitelli J A. The bilobed flap for nasal reconstruction[J]. Arch Dermatol, 1989, 125(7): 957-959.

[52] Sullivan T J, Bray L C. The bilobed flap in medial canthal reconstruction[J]. Aust N Z J Ophthalmol, 1995, 23(1): 42-48.

[53] Francis I C, Wilcsek G A, Egan C A, et al. Bilobed flap repair in medial canthal reconstruction[J]. Aust N Z J Ophthalmol, 1995, 23(3): 249-250.

[54] Meadows A E, Rhatigan M, Manners R M. Bilobed flap in ophthalmic plastic surgery: simple principles for flap construction[J]. Ophthal Plast Reconstr Surg, 2005, 21(6): 441-444.

[55] Mehta J S, Olver J M. Infraglabellar transnasal bilobed flap in the reconstruction of medial canthal defects[J]. Arch Ophthalmol, 2006, 124(1): 111-115.

[56] Yenidunya M O, Demirseren M E, Ceran C. Bilobed flap reconstruction in infraorbital skin defects[J]. Plast Reconstr Surg, 2007, 119(1): 145-150.

[57] Cologlu H, Kocer U, Oruc M, et al. Axial bilobed superficial temporal artery island flap (tulip flap): reconstruction of combined defects of the lateral canthus including the lower and upper eyelids[J]. Plast Reconstr Surg, 2007, 119(7): 2080-2087.

[58] Emsen I M. Additional and different application of the bilobed flap: bilobed in bilobed flap for reconstruction of the lower-upper lid and lateral canthal defects[J]. Aesthet Plast Surg, 2008, 32(3): 542-545.

[59] Perry J D, Taban M. Superiorly based bilobed flap for inferior medial canthal and nasojugal fold defect reconstruction[J]. Ophthal Plast Reconstr Surg, 2009, 25(4): 276-279.

[60] Cohen A J. Lateral bilobed flap for anterior lamellar eyelid reconstruction[J]. Ophthal Plast Reconstr Surg, 2010, 26(2): 77-79.

[61] Fisher G H. Medium-sized lower eyelid defect reconstructed with a bilobed flap[J]. Dermatol Surg, 2010, 36(5): 683-686.

[62] Yazici B, Cetinkaya A, Cakirli E. Bilobed flap in the reconstruction of inferior and/or lateral periorbital defects[J]. Ophthal Plast Reconstr Surg, 2013, 29(3): 208-214.

[63] Panizzo N, Colavitti G, Papa G, et al. Reconstruction after wide excision in medial canthal region: the extended bilobed glabellar-palpebral flap[J]. J Plast Reconstr Aesthet Surg, 2015, 68(1): 131-132.

[64] Kostakoglu N, Ozcan G. Orbicularis oculi myocutaneous flap in reconstruction of postburn lower eyelid ectropion[J]. Burns, 1999, 25(6): 553-557.

[65] Guerrissi J O. Surgical reconstruction of the palpebral border: upper lid eyebrow—musculocutaneous island flap[J]. Plast Reconstr Surg, 2005, 115(4): 1118-1123.

[66] Verna G, Boriani F, Taveggia A, et al. The Tripier reverse flap for reconstruction of the upper eyelid[J]. Ann Ital Chir, 2009, 80(4): 311-313.

[67] Loh I W, Rozen W M, Behan F C, et al. Eyelid reconstruction: expanding the applications of the keystone perforator island flap concept[J]. ANZ J Surg, 2012, 82(10): 763-764.

[68] Monks G H. The restoration of a lower eyelid by a new method[J]. Boston Med Surg J, 1898, 139: 385-387.

[69] Esser J F S. Gesichtsplastiken mit sehr schmal gestielten "Arterien-Hautlappen"[J]. Berlin Klin Wochenschr, 1918, 55: 1247.

[70] Aston S J, Hornblass A, Meltzer M A, et al. Third international symposium of plastic and reconstructive surgery of the eye and adnexa (Chap 1)[M]. Baltimore: Williams & Wilkins Co., 1982: 2-10.

[71] Bosniak S L. Ophthalmic plastic and reconstructive surgery in the United States: 1893-1970[J]. Adv Ophthal Plast Reconstr Surg, 1986, 5(5): 241-281.

[72] Furnas D W, Furnas H. Angular artery flap for total reconstruction of the lower eyelid[J]. Ann Plast Surg, 1983, 10(4): 322-325.

[73] Duman H, Sengezer M, Selmanpakoglu A N, et al. Supratrochlear artery flap for the repair of lower eyelid defects[J]. Ann Plast Surg, 2000, 44(3): 324-329.

[74] Cologlu H, Kocer U, Oruc M, et al. Axial bilobed superficial temporal artery island flap (tulip flap): reconstruction of combined defects of the lateral canthus including the lower and upper eyelids[J]. Plast Reconstr Surg, 2007, 119(7): 2080-2087.

[75] Karsdag S, Sacak B, Bayraktaroglu S, et al. A novel approach for the reconstruction of medial canthal and nasal dorsal defects: frontal hairline island flap[J]. J Craniofac Surg, 2008, 19(6): 1653-1657.

[76] McCarthy J G, May J W, Littler J W. Plastic surgery: Vol. 2[M]. Philadelphia: WB Saunders Company, 1990: 1689.

[77] Santoni-Rugiu P, Sykes P J. A history of plastic surgery[M]. Berlin, Heidelberg: Springer-Verlag, 2007: 96.

[78] Chait L A, Cort A, Braun S. Upper and lower eyelid reconstruction with a neurovascular free flap from the first web space of the foot[J]. Br J Plast Surg, 1980, 33(1): 132-135.

[79] Yap L H, Earley M J. The free "V": a bipennate free flap for double eyelid resurfacing based on the second dorsal metacarpal artery[J]. Br J Plast Surg, 1997, 50(4): 280-283.

[80] Sasaki K, Nozaki M, Katahira J, et al. A nasolabial composite free flap with buccal mucosa: reconstruction of full-thickness lower eyelid defects[J]. Plast Reconstr Surg, 1998, 102(2): 464-472.

[81] Thai K N, Billmire D A, Yakuboff K P. Total eyelid reconstruction with free dorsalis pedis flap after deep facial burn[J]. Plast Reconstr Surg, 1999, 104(4): 1048-1051.

[82] Miyawaki T, Hisako A, Suzuki H, et al. Pre-expansion of mucosa-lined flap for lower eyelid reconstruction[J]. Plast Reconstr Surg, 2005, 116(5): 76e-82e; discussion 83e-84e.

[83] Rubino C, Farace F, Puddu A, et al. Total upper and lower eyelid replacement following thermal burn using an ALT flap—a case report[J]. J Plast Reconstr Aesthet Surg, 2008, 61(5): 578-581.

[84] Kobayashi K, Ishihara H, Murakami R, et al. Total lower eyelid reconstruction with a prefabricated flap using auricular cartilage[J]. J Cranio-maxillo-fac Surg, 2008, 36(2): 59-65.

[85] Rampazzo A, Gharb B B, Chi Chen H. Total lower eyelid reconstruction with free posterior auricular chondrocutaneous flap[J]. J Plast Reconstr Aesthet Surg, 2010, 63(4): 384-386.

[86] Kim H K, Bae T H, Kim W S. Simultaneous upper and lower eyelid reconstruction using a first web space free flap[J]. Ophthal Plast Reconstr Surg, 2011, 27(3): e72-e73.

[87] Ghadiali L K, Patel P, Levine J P, et al. Microvascular free flap for total eyelid reconstruction with a visually useful eye[J]. Ophthal Plast Reconstr Surg, 2014, 32(5): e109-e111.

[88] Ang G C. History of skin transplantation[J]. Clin Dermatol, 2005, 23(4): 320-324.

[89] Patel B C, Anderson R L. History of oculoplastic surgery (1896-1996)[J]. Ophthalmol, 1996, 103(Suppl 8): S74-S95.

[90] Wheeler J M. Restoration of the margin and neighboring portion of the eyelid by a free graft from the lower part of the eyebrow and the skin directly below it: report of an illustrative case[J]. J Am Med Assoc, 1920, 75(16): 1055-1057.

[91] Hawes M J, Grove A S Jr, Hink E M. Comparison of free tarsoconjunctival grafts and Hughes tarsoconjunctival grafts for lower eyelid reconstruction[J]. Ophthal Plast Reconstr Surg, 2011, 27(3): 219-223.

[92] von Blaskovics L. III. Über Totalplastik des unteren Lides. Bildung einer hinteren Lidplatte durch Transplantation eines Tarsus-und Bindehautstreifens aus dem Oberlide ("Concerning total reconstruction of the lower eyelid. Constructing a posterior lamella through transplantation of tarsus and a strip of conjunctiva from the upper eyelid")[J]. Ophthalmol, 1918, 40(4-5): 222-227.

[93] Hughes W L. Reconstructive surgery of the eyelids[M]. St. Louis: CV Mosby, 1943: 83-96, 103-126.

[94] Leone C R Jr, Hand S I Jr. Reconstruction of the medial eyelid[J]. Am J Ophthalmol, 1979, 87(6): 797-801.

[95] de Rötth A. Plastic repair of conjunctival defects with fetal membrane[J]. Arch Ophthalmol, 1940, 23: 522-525.

[96] Kim J C, Tseng S C. Transplantation of preserved human amniotic membrane for surface reconstruction in severely damaged rabbit corneas[J]. Cornea, 1995, 14(5): 473-484.

[97] Henderson H W, Collin J R. Mucous membrane grafting[J]. Dev Ophthalmol, 2008, 41: 230-242.

[98] Millard D R Jr. Eyelid repairs with a chondromucosal graft[J]. Plast Reconstr Surg Transpl Bull, 1962, 30(2): 267-272.

[99] Siegel R J. Palatal grafts for eyelid reconstruction[J]. Plast Reconstr Surg, 1985, 76(3): 411-414.

[100] Silver B. The use of mucous membrane from the hard palate in the treatment of trichiasis and cicatricial entropion[J]. Ophthal Plast Reconstr Surg, 1986, 2(3): 129-131.

[101] Kersten R C, Kulwin D R, Levartovsky S, et al. Management of lower-lid retraction with hard-palate mucosa grafting[J]. Arch Ophthalmol, 1990, 108(9): 1339-1343.

[102] Cohen M S, Shorr N. Eyelid reconstruction with hard palate mucosa grafts[J]. Ophthal Plast Reconstr Surg, 1992, 8(3): 183-195.

[103] Patel B C, Patipa M, Anderson R L, et al. Management of postblepharoplasty lower eyelid retraction with hard palate grafts and lateral tarsal strip[J]. Plast Reconstr Surg, 1997, 99(5): 1251-1260.

[104] Ito O, Suzuki S, Park S, et al. Eyelid reconstruction using a hard palate mucoperiosteal graft combined with a V-Y subcutaneously pedicled flap[J]. Br J Plast Surg, 2001, 54(2): 106-111.

[105] Barbera C, Manzoni R, Dodaro L, et al. Reconstruction of the tarsus-conjunctival layer using a venous wall graft[J]. Ophthal Plast Reconstr Surg, 2008, 24(5): 352-356.

[106] Jordan D R, Tse D T, Anderson R L, et al. Irradiated homologous tarsal plate banking: a new alternative in eyelid reconstruction: Part Ⅱ. human data[J]. Ophthal Plast Reconstr Surg, 1990, 6(3): 168-176.

[107] Schrader S, Notara M, Beaconsfield M, et al. Tissue engineering for conjunctival reconstruction: established methods and future outlooks[J]. Curr Eye Res, 2009, 34(11): 913-924.

[108] Lee E W, Berbos Z, Zaldivar R A, et al. Use of DermaMatrix graft in oculoplastic surgery[J]. Ophthal Plast Reconstr Surg, 2010, 26(3): 153-154.

[109] Liao S L, Wei Y H. Correction of lower lid retraction using tarSys bioengineered grafts for graves ophthalmopathy[J]. Am J Ophthalmol, 2013, 156(2): 387-392.

[110] Wen D, Wang H, Liu H. Transplantation of the allogeneic conjunctiva and conjunctival extracellular matrix[J]. Bratisl Lek Listy, 2014, 115(3): 136-139.

[111] Teale T P. On relief of symblepharon by transplantation of the conjunctiva[J]. R Ophthalmol Hosp Rep, 1860, 3: 253.

[112] Hughes W L. A new method for rebuilding a lower lid: report of a case[J]. Arch Ophthalmol, 1937, 17: 1008-1017.

[113] Hughes W L. Total lower lid reconstruction: technical details[J]. Trans Am Ophthalmol Soc, 1976, 74: 321-329.

[114] Hewes E H, Sullivan J H, Beard C. Lower eyelid reconstruction by tarsal transposition[J]. Am J Ophthalmol, 1976, 81(4): 512-514.

[115] McCord C W Jr. Oculoplastic surgery[M]. New York: Raven Press, 1981: 194-198.

[116] McCord C W Jr. Oculoplastic surgery[M]. New York: Raven Press, 1981: 103-104.

[117] Leone C R Jr. Tarsal-conjunctival advancement flaps for upper eyelid reconstruction[J]. Arch Ophthalmol, 1983, 101(6): 945-948.

[118] Kersten R C, Anderson R L, Tse D T, et al. Tarsal rotational flap for upper eyelid reconstruction[J]. Arch Ophthalmol, 1986, 104(6): 918-922.

[119] Leibsohn J M, Dryden R, Ross J. Intentional buttonholing of the Hughes' flap[J]. Ophthal Plast Reconstr Surg, 1993, 9(2): 135-138.

[120] Sufyan A S, Lee H B, Shah H, et al. Single tarsoconjunctival flap (lower eyelid) for upper eyelid reconstruction ("reverse" modified Hughes procedure)[J]. Ophthal Surg, 1994, 25(6): 374-378.

[121] Mustarde J C. Reconstruction of the upper lid, and the use of nasal mucosal grafts[J]. Br J Plast Surg, 1968, 21(4): 367-377.

[122] Fricke J C G. Die Bildung neuer Augenlider (Blepharoplastik) nach Zerstorungen und dadurch her-

vorgebrachten Auswartswendungen derselben[M]. Hamburg: Perthes and Bessler, 1929.

[123] DiFrancesco L M, Codner M A, McCord C D. Upper eyelid reconstruction[J]. Plast Reconstr Surg, 2004, 114(7): 98e-107e.

[124] Stephenson C. Reconstruction of the eyelid using a myocutaneous island flap[J]. Ophthalmol, 1983, 90(9): 1060-1065.

[125] Callahan A. The free composite lid graft[J]. AMA Arch Ophthalmol, 1951, 45(5): 539-545.

[126] Youens W T, Westphal C, Barfield F T Jr, et al. Full-thickness lower lid transplant[J]. Arch Ophthalmol, 1967, 77(2): 226-229.

[127] Hubner H. Closure of eyelid defects by transplantation of lid margin and tarsus (author's transl)[J]. Klin Monatsbl Augenheilkd, 1976, 168(5): 677-682.

[128] Putterman A M. Viable composite grafting in eyelid reconstruction[J]. Am J Ophthalmol, 1978, 85(2): 237-241.

[129] Werner M S, Olson J J, Putterman A M. Composite grafting for eyelid reconstruction[J]. Am J Ophthalmol, 1993, 116(1): 11-16.

[130] O'Donnell B A. The cutaneomarginal eyelid graft[J]. Clin Experiment Ophthalmol, 2002, 30(2): 136-139.

[131] Cannon P S, Madge S N, Kakizak I H, et al. Composite grafts in eyelid reconstruction: the complications and outcomes[J]. Br J Ophthalmol, 2011, 95(9): 1268-1271.

[132] Cutler N L, Beard C. A method for partial and total upper lid reconstruction[J]. Am J Ophthalmol, 1955, 39(1): 1-7.

[133] Wesley R E, McCord C D Jr. Transplantation of eyebank sclera in the Cutler-Beard method of upper eyelid reconstruction[J]. Ophthalmol, 1980, 87(10): 1022-1028.

[134] Carroll R P. Entropion following the Cutler-Beard procedure[J]. Ophthalmol, 1983, 90(9): 1052-1055.

[135] McCord C W Jr, Tanenbaum M. Oculoplastic surgery[M]. 2nd ed. New York: Raven Press, 1987.

[136] Fischer T, Noever G, Langer M, et al. Experience in upper eyelid reconstruction with the Cutler-Beard technique[J]. Ann Plast Surg, 2001, 47(3): 338-342.

[137] Holloman E L, Carter K D. Modification of the Cutler-Beard procedure using donor achilles tendon for upper eyelid reconstruction[J]. Ophthal Plast Reconstr Surg, 2005, 21(4): 267-270.

[138] Kazanjian V H, Roopenian A. Median forehead flaps in the repair of defects of the nose and surrounding areas[J]. Trans Am Acad Ophthalmol Otolaryngol, 1956, 60(4): 557-566.

[139] Hueston J T. Abbe flap technique in upper eyelid repair[J]. Br J Plast Surg, 1961, 13: 347-348.

[140] Tenzel R R. Reconstruction of the central one half of an eyelid[J]. Arch Ophthalmol, 1975, 93(2): 125-126.

[141] Okada E, Iwahira Y, Maruyama Y. The V-Y advancement myotarsocutaneous flap for upper eyelid

reconstruction[J]. Plast Reconstr Surg, 1997, 100(4): 996-998.

[142] Rosa J, Casal D, Moniz P. Upper eyelid reconstruction with a horizontal V-Y myotarsocutaneous advancement flap[J]. J Plast Reconstr Aesthet Surg, 2010, 63(12): 2013-2017.

[143] Koshima I, Urushibara K, Okuyama H, et al. Ear helix flap for reconstruction of total loss of the upper eyelid[J]. Br J Plast Surg, 1999, 52(4): 314-316.

[144] Sa H S, Woo K I, Kim Y D. Reverse modified Hughes procedure for upper eyelid reconstruction[J]. Ophthal Plast Reconstr Surg, 2010, 26(3): 155-160.

[145] Kakudo N, Shimotsuma A, Ogawa Y. Use of local flap for reconstruction of the upper eyelid after surgery for malignancy[J]. Jpn J Clin Ophthalmol (Rinsho Ganka), 2004, 58: 2027-2031.

[146] Kusumoto K, Kakudo N, Ogawa Y. Success of the orbicularis oculi myocutaneous vertical V-Y advancement flap for upper eyelid reconstruction[J]. Plast Reconstr Surg, 2009, 123(1): 423-424.

[147] Demir Z, Yuce S, Karamursel S, et al. Orbicularis oculi myocutaneous advancement flap for upper eyelid reconstruction[J]. Plast Reconstr Surg, 2008, 121(2): 443-450.

[148] Fujiwara M. Upper eyelid reconstruction with a hard palate mucosa-lined bipedicled myocutaneous flap[J]. J Craniofac Surg, 2006, 17(5): 1011-1015.

[149] Macomber W B, Wang M K, Gottlieb E. Epithelial tumors of the eyelids[J]. Surg Gynecol Obstet, 1954, 98(3): 331-342.

[150] McCoy F J, Crow M L. Adaptation of the "Switch flap" to eyelid reconstruction[J]. Plast Reconstr Surg, 1965, 35(6): 633-639.

[151] Hecht S D. An upside-down Cutler-Beard bridge flap[J]. Arch Ophthalmol, 1970, 84(6): 760-764.

[152] Aston S J, Hornblass A, Meltzer M A, et al. Third international symposium of plastic and reconstructive surgery of the eye and adnexa (Chap 1)[M]. Baltimore: Williams & Wilkins Co., 1982: 172-173.

[153] McGregor I A. Eyelid reconstruction following subtotal resection of upper or lower lid[J]. Br J Plast Surg, 1973, 26(4): 346-354.

[154] Furnas D W, Furnas H. Angular artery flap for total reconstruction of the lower eyelid[J]. Ann Plast Surg, 1983, 10(4): 322-325.

[155] Doxanas M T. Orbicularis muscle mobilization in eyelid reconstruction[J]. Arch Ophthalmol, 1986, 104(6): 910-914.

[156] Anderson R L, Weinstein G S. Full-thickness bipedicle flap for total lower eyelid reconstruction[J]. Arch Ophthalmol, 1987, 105(4): 570-576.

[157] Moschella F, Cordova A, Gregorio C D. Lower eyelid reconstruction by multiple subcutaneous pedicle flaps: a new method[J]. Br J Plast Surg, 1992, 45(1): 55-58.

[158] Scuderi N, Rubino C. Island chondro-mucosal flap and skin graft: a new technique in eyelid reconstruction[J]. Br J Plast Surg, 1994, 47(1): 57-59.

[159] Porfiris E, Georgiou P, Harkiolakis G, et al. Island mucochrondrocutaneous flap for reconstruction of

total loss of the lower eyelid[J]. Plast Reconstr Surg, 1997, 100(1): 104-107.

[160] Porfiris E, Christopoulos A, Sandris P, et al. Upper eyelid orbicularis oculi flap with tarsoconjunctival island for reconstruction of full-thickness lower lid defects[J]. Plast Reconstr Surg, 1999, 103(1): 186-191.

[161] Pascone M, Papa G. The reverse auricular flap for the reconstruction of extended defects of the lower eyelid[J]. Br J Plast Surg, 2005, 58(6): 806-811.

[162] Vayvada H, Menderes A, Tan O, et al. Total lower eyelid reconstruction using paranasal flap[J]. J Craniofac Surg, 2006, 17(5): 1020-1026.

[163] DeSousa J L, Malhotra R, Davis G. Sliding tarsal flap for reconstruction of large, shallow lower eyelid tarsal defects[J]. Ophthal Plast Reconstr Surg, 2007, 23(1): 46-48.

[164] Paridaens D, van den Bosch W A. Orbicularis muscle advancement flap combined with free posterior and anterior lamellar grafts: a 1-stage sandwich technique for eyelid reconstruction[J]. Ophthalmol, 2008, 115(1): 189-194.

第九章

眉提升术历史回顾

Historical review of the brow lift

第一节 · 概 述
Generalities

眉毛具有重要的生理功能与美学意义。眉毛的位置、形状、疏密、宽窄、长短等在决定一个人的颜值方面发挥着不容忽视的作用。

一般认为，正常男性眉毛大致位于眶上缘水平，较为平直；女性眉毛位置稍高于男性，略呈弓形。对于哪里是理想的眉毛位置，尤其是眉毛内、外侧端和最高点的位置，从古希腊时期到现在，人们一直在探讨，并有许多作者先后提出过各自的美学标准（Westmore，1975 年；Ellenbogen，1983 年；Angres，1985 年；Whitaker 等，1986 年；Cook 等，1989 年；Connell 等，1989 年；McKinney 等，1991 年；Matarasso 和 Terino，1994 年；Freund 和 Nolan，1996 年；Gunter 和 Antrobus，1997 年；Alex，2004 年；Volpe 和 Ramirez，2005 年；Kunjur 等，2006 年；Baker 等，2007 年；Feser 等，2007 年；Price 等，2009 年；Biller 和 Kim，2009 年；Sclafani 和 Jung，2010 年；Packiriswamy 等，2013 年；Griffin 和 Kim，2013 年；Delyzer 和 Yazdani，2013 年；Hamamoto，2013 年；庄璐等，2014 年；Beer 等，2014 年；Kim 等，2014 年；Hwang 等，2015 年；Yalcinkaya 等，2016 年）[1~28]。这些标准中，有些大同小异，有些差别较大，认可度相对较高的是 1975 年 Westmore 提出的标准[2]（图 S9-1-1）。这种认知上的分歧，可能与种族差异、作者审美观不同等因素有关。

眉毛位置低于正常水平称为眉下垂（Eyebrow ptosis）[29, 30]。眉下垂可由多种原因引起，如衰老、面神经损伤等。本章主要讨论衰老性眉下垂问题。衰老性眉下垂一般自 40 岁左右开始发生并逐渐加重，外侧先于内侧发生，严重者整个眉毛可下降到眶缘之下。眉下垂多与额部皱纹增多、加深或同时存在有关，可引起上睑松垂或使其加重，使患者眼睛变小，看起来苍老、疲倦和愤怒[31~33]（图 S9-1-2）。

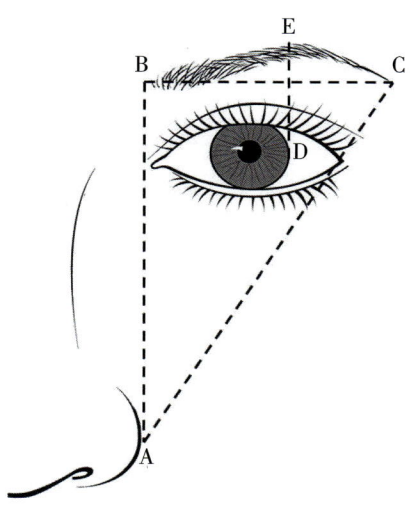

图 S9-1-1　Westmore 氏理想眉毛美学标准示意图（1975 年）

眉毛内侧端位于鼻翼外侧缘至内眦垂直连线（AB）的延长线上；其外侧端位于鼻翼最外侧点至外眦斜线（AC）的延长线上；其最高点位于经角膜外侧缘的垂线（DE）上；其内侧端（B）与外侧端（C）大致位于同一水平

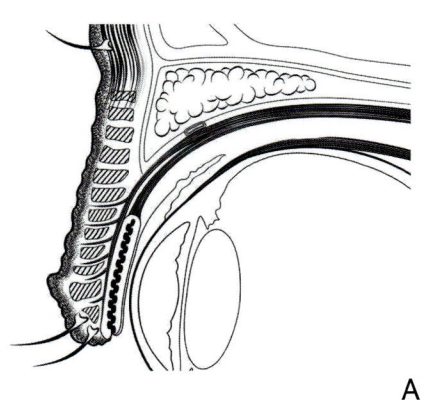 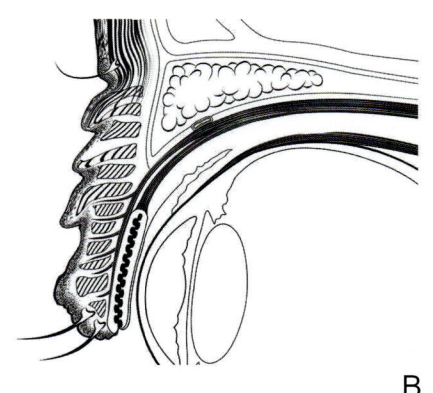

图 S9-1-2　眉下垂与眉下垂伴上睑皮肤松弛示意图
A. 眉下垂；B. 眉下垂伴上睑皮肤松弛

关于衰老性眉下垂的发生机制，Knize（1996 年）曾进行过解剖与组织学基础研究，发现促进眉毛，尤其是其外侧段移位和发生重力性下降的结构是：①帽状腱膜脂肪垫（Galea fat pad）；②眶隔前脂肪垫（Preseptal fat pad）；③帽状腱膜下滑动平面间隙（Subgalea fat pad slide plane space）。认为有三种力量作用于眉外侧段：①额肌的静息张力（Resting tone），具有悬吊颞骨融合线内侧眉段的作用；②重力（Gravity），可引起颞线外侧的软组织在颞筋膜平面上滑行，向下推动眉毛外侧段；③皱眉肌与外侧眼轮匝肌联合过度活动，拮抗额肌的悬吊作用，直接促进眉外侧段下降。这些力量作用的轴心点在颧骨融合线近眶上缘处。其中，重力引起的颧骨融合线以外缺少支持的软组织块在颞筋膜上向下滑动，在衰老性眉下垂的发生发展中发挥着主要作用[34]。

眉下垂主要通过眉提升术（Brow lift）进行治疗。眉提升术始于20世纪初期，经过100余年的发展，目前已有许多术式可供选择。根据切口入路的不同，可分为经发际或发际后冠状切口前额提升术（Coronal forehead lift）、经眉上切口直接眉提升术（Direct brow lift）、经额中部切口眉提升术（Midforehead brow lift）、经上睑成形切口眉提升术（Transpalpebral brow lift）、内镜眉提升术（Endoscopic brow lift）等几大类[35~37]（其切口位置参考图S9-1-3）。下面笔者就眉提升术的发展与演变过程作简要回顾。

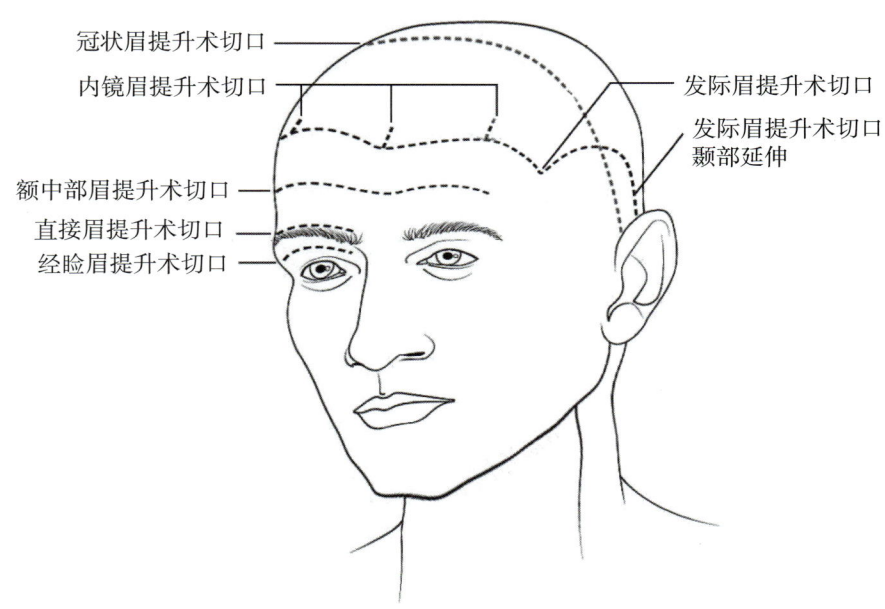

图 S9-1-3　眉提升术分类（根据切口入路）示意图

第二节 · 经发际或头皮冠状切口前额提升术
Pretrichial incision or coronal incision for forehead lift

眉下垂是上面部衰老的表现之一，常与额部皱纹增多或下垂同时存在，因此眉提升常与额部除皱或提升一并实施。

据研究整形外科历史的学者Santoni-Rugiu和Sykes描述，早在1906年，德国医生Lexer就开始应用额部发际切口和耳前颞区S形切口实施额部提升与面部除皱术（图S9-2-1），但因顾忌传统医学势力的反对，直到1931年Lexer才报告了他的手术方法[38, 39]。1912年，Joseph报告了发际后头皮切除缝合法额部除皱术[40]（图S9-2-2）。1919年，Passot报告了额颞部发际后头皮切除和额部发际前梯形或椭圆形皮肤切除缝合法额颞部除皱和眉提升术[35, 40, 41]（图S9-2-3）。1926年，Hunt报告了经发际和发际后切口头皮冠状切除法额部除皱与眉提升术[42]（图S9-2-4）。1933年，Claoue报告了广泛剥离额部及面颈部的除皱术[35]（图S9-2-5）。同年（1933年），Passot最早报告了发际后头皮切除结合去面神经颞支支配法额部除皱术[43]。上述早期的前额提升术，多为没有广泛剥离的局限性皮肤切除术。

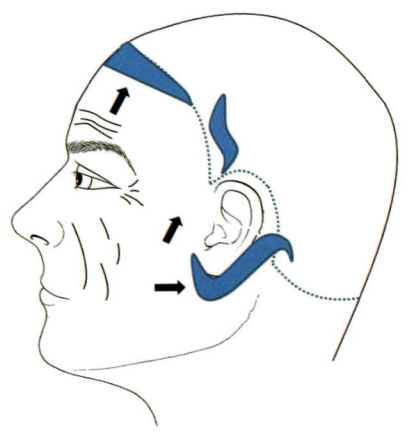

图S9-2-1 Lexer氏经额部发际切口和耳前颞区S形切口法额部提升与面部除皱术示意图（1906年）

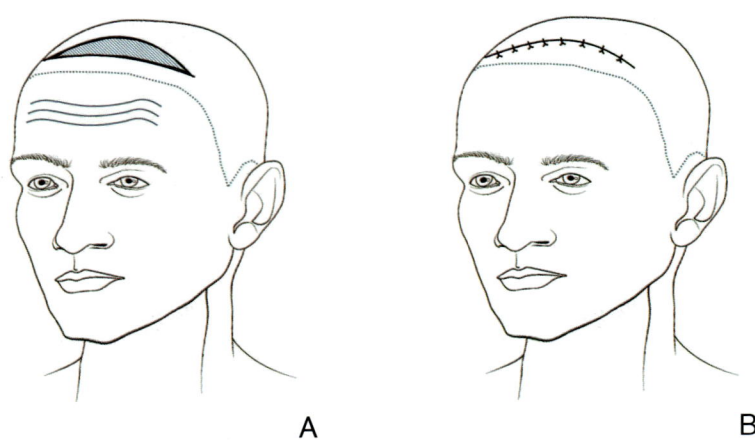

图 S9-2-2　Joseph 氏发际后头皮切除缝合法额部除皱术示意图（1912 年）
A. 发际后切除一条新月形头皮；B. 切口缝合后

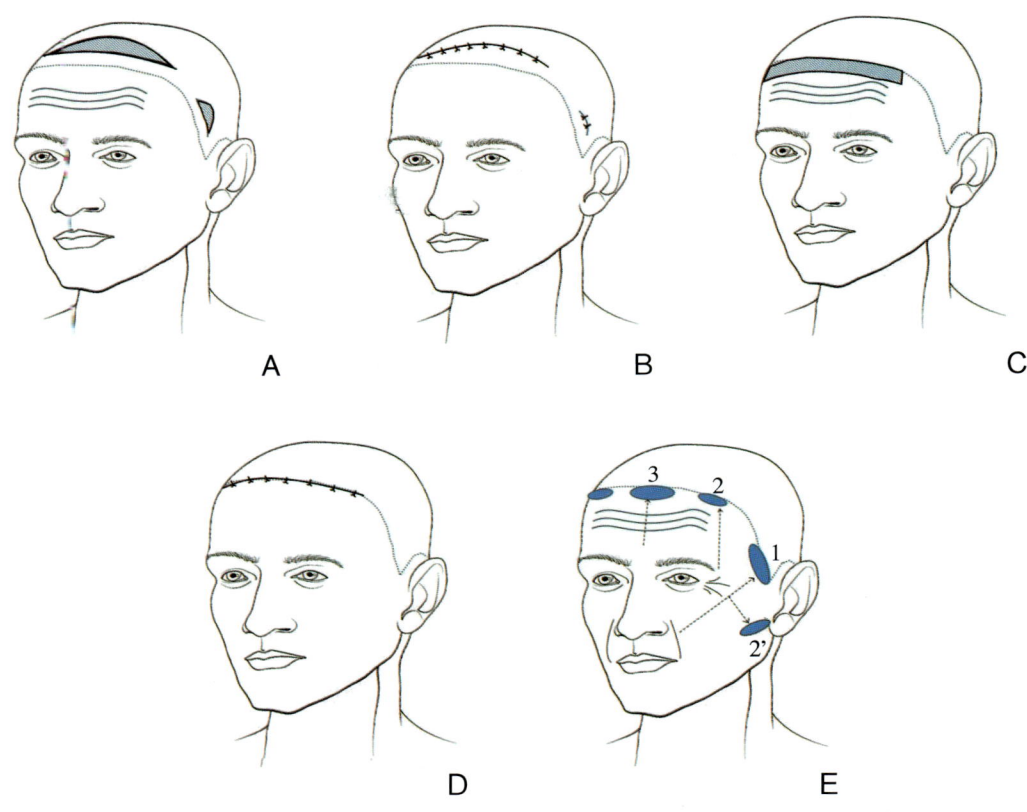

图 S9-2-3　Passot 氏额颞部发际后头皮切除和额部发际前梯形或椭圆形皮肤切除缝合法额颞部除皱和眉提升术示意图（1919 年）
A. 额颞部发际后切口设计；B. 发际后头皮切除缝合后；C. 发际前切除一块梯形额部皮肤；D. 切口缝合后；E. 发际前椭圆形皮肤切口设计：切口 3 用于额部除皱和眉提升，切口 1 用于矫正鼻唇沟过深，切口 2、2'用于矫正鱼尾纹

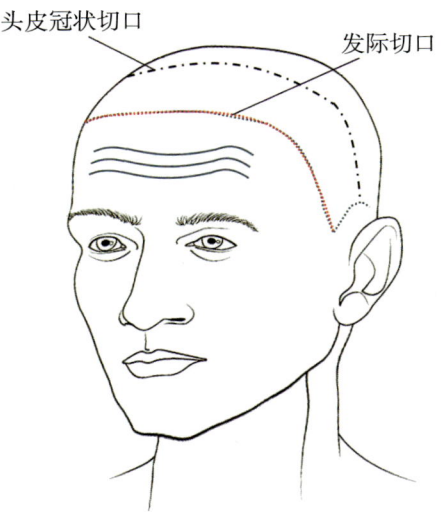

图 S9-2-4 Hunt 氏经发际和发际后切口头皮冠状切除法额部除皱与眉提升术示意图（1926 年）

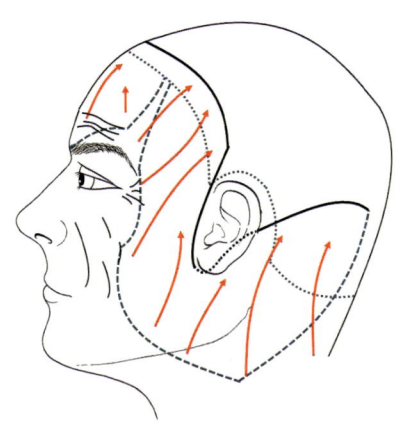

图 S9-2-5 Claoue 氏额部及面颈部广泛剥离除皱术示意图（1933 年）

20 世纪 50 年代，一些作者认识到之前报告的多种前额提升术的效果不持久，主要原因是没有合理地处理额肌，强调欲获得长期效果必须设法减少额肌活动[35]。

1962 年，Gonzalez-Ulloa 报告了全环形切口广泛剥离的前额及面部提升术（图 S9-2-6），额部在帽状腱膜下平面剥离，颞部在颞浅筋膜上平面剥离[44]。

1964 年，Morel-Fatio 描述了切除部分额肌的前额提升术[45]。1965 年，Uchida 报告了发际切口额肌退徙法前额除皱术[46]（图 S9-2-7）。

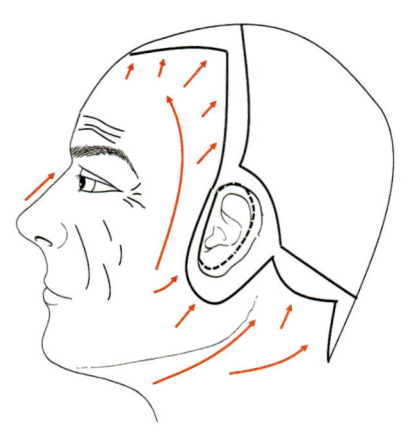

图 S9-2-6　Gonzalez-Ulloa 氏全环形切口广泛剥离的前额及面部提升术示意图（1962 年）

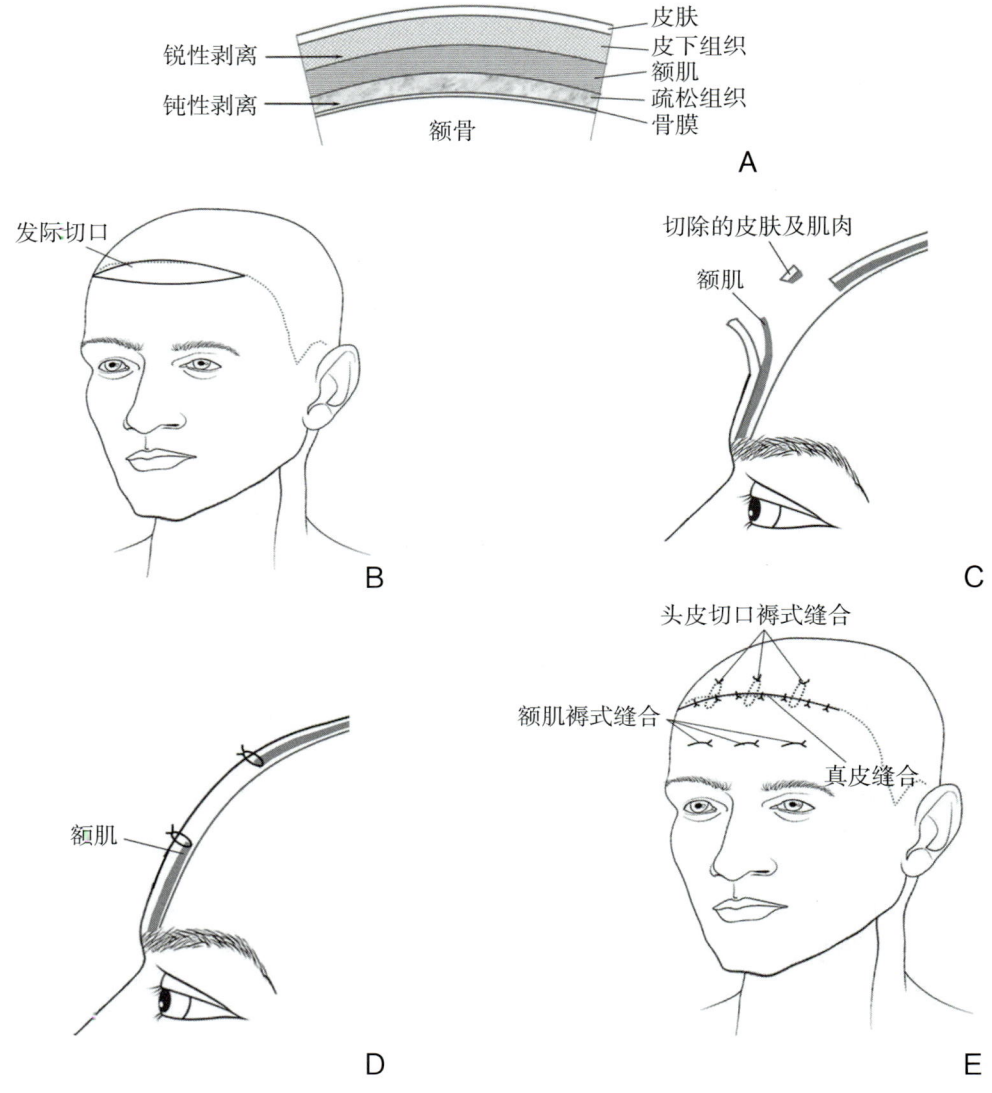

图 S9-2-7　Uchida 氏发际切口额肌退徙法前额除皱术示意图（1965 年）
A. 额部软组织横断面及锐性和钝性剥离层次；B. 切口部位；C. 额部皮瓣与肌瓣剥离后矢状观；D. 额肌退徙缝合与切口缝合后矢状观；E. 额肌退徙缝合与切口缝合后斜面观

1969年，Vinas在美国整形外科年会上报告了经发际或头皮冠状切口帽状腱膜下剥离额瓣并横向切除一条帽状腱膜-额肌（宽1~2cm）的额部提升术。术中通过松解眉部软组织与眶缘的粘连，将腱膜-额肌条的切除范围向外延伸到颞部。他们提出应根据前额的高低决定切口是放在发际后还是发际前（图S9-2-8）。该技术于1976年在杂志上发表[35, 47]。

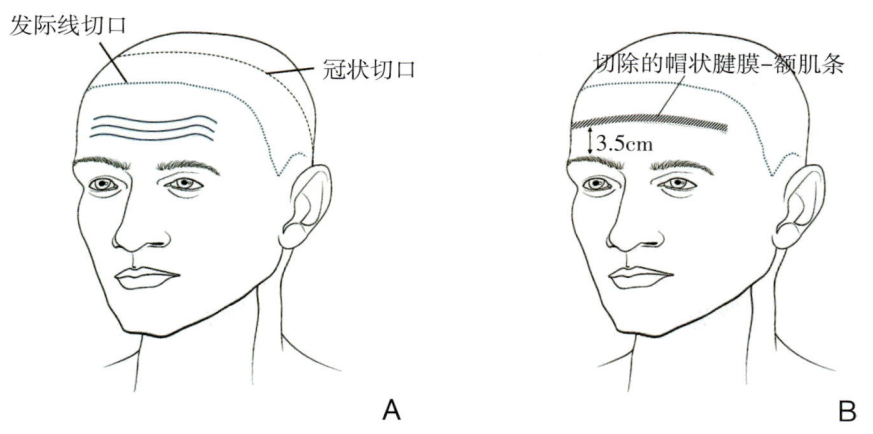

图 S9-2-8　Vinas氏额提升术切口设计及腱膜-额肌条切除部位示意图（1969年，1976年）
A. 切口设计；B. 帽状腱膜-额肌条切除部位

Tessier（1968年）、LeRoux和Jones（1974年）等作者主张施行切除全部额肌的额提升术[43]。

1977年，Kaye改良了Vinas氏前额提升术，术中自帽状腱膜深面掀起额瓣，切除一段皱眉肌和一条额肌及筋膜，并将冠状提升与面部除皱相结合，在结扎颞浅血管以方便头皮瓣向上移动时，保留颞肌系膜内面神经额支的完整性[48]。

1978年，Brennan报告了经头皮冠状切口切断皱眉肌和降眉肌、多处水平切断帽状腱膜或酌情切除部分腱膜或额肌的前额提升术[49]。同年（1978年），Ortiz-Monasterio等报告了经头皮冠状切口切除一条额肌和皱眉肌的前额提升术[50]（图S9-2-9）。

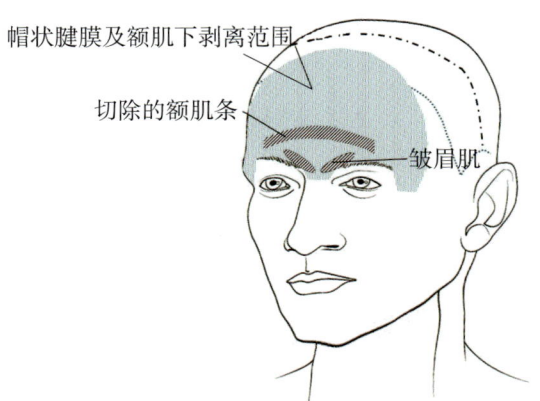

图 S9-2-9　Ortiz-Monasterio等切除一条额肌和皱眉肌的冠状切口前额提升术示意图（1978年）

1979年和1981年，Pitanguy先后两次报告了经头皮冠状切口帽状腱膜下剥离额瓣并纵横交错切断额肌、降眉肌与皱眉肌的前额提升和眉间纹去除术（图S9-2-10），认为该法既可有效减轻皱纹，又可预防额部凹陷[51, 52]。

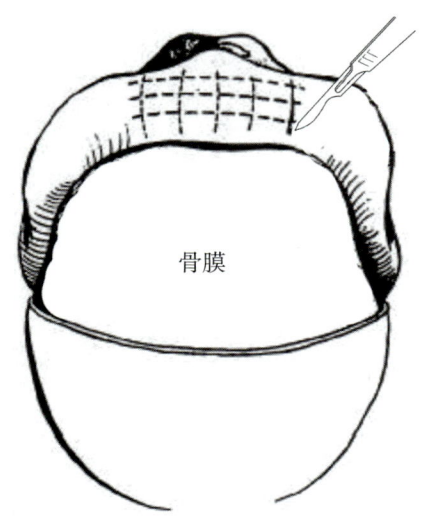

图S9-2-10 Pitanguy氏经头皮冠状切口额肌、降眉肌及皱眉肌纵横交错切断法前额提升术示意图（1981年）

1981年，Owsley报告在冠状切口前额提升术中，削弱皱眉肌并于两侧眶上神经之间切除一条额肌，同时强调松解帽状腱膜在眶上缘上附着的重要性。他随访一组患者5年，美容效果维持很好[53]。

1983年，Riefkohl等[54]报告了冠状额-眉提升术后发生的后遗症和并发症。前者是指可以预料到的术后必然会发生的一些变化，这些变化是不可避免的，而且不被认为是异常的，包括：①冠状切口后方头皮麻木；②疼痛、肿胀和瘀斑；③暂时性表情运动丧失；④额部紧缩感；⑤初期眉毛位置较高；⑥缺少蹙额。后者是指术后通常不会发生的意外变化，包括：①感觉神经损伤；②额肌瘫痪；③皮肤坏死；④秃发；⑤感染；⑥血肿或出血；⑦头发位置异常和明显瘢痕；⑧眉毛或眼睑不对称；⑨慢性疼痛；⑩持久性的过度矫正；⑪软组织轮廓异常。Riefkohl等认为最常见和最麻烦的并发症是额部感觉障碍，主张术中应辨认和保护眶上和滑车上神经，应将眶上神经从额骨上游离出来，以防牵拉损伤。同年（1983年），Rafaty和Brennan[55]总结了额颞部发际后头皮冠状入路眉提升的适应证、禁忌证及其优缺点，认为其适应证是：①任何程度的眉下垂；②额部横向皱纹深在；③上睑松垂并有鱼尾纹；④眉间皱纹明显；⑤女性患者。其禁忌证是：①男性患者；②额部发际很高；③头发稀疏者。其优点是：①瘢痕隐蔽；②如实施恰当，眉固定效果较为持久；③可同时治疗其他额部畸形。其缺点是：①手术创伤大，有可能损伤神经、血管和毛囊；②有血肿形成的风险；③手术难度大、时间长、术后恢复慢；④费用高。

20世纪80年代之前，文献上报道的经发际或头皮冠状切口剥离头皮瓣的前额提升术，剥离平面多在帽状腱膜与颅骨骨膜之间。1973年，Rees和Wood-Smith[56]在其著作《面部美容外科》（Cosmetic Facial Surgery）中曾顺带描述过皮下剥离前额提升术，但仅有示意图，没有临床病例介绍。他们表示不欣赏这种技术，认为该技术效果不持久，容易发生并发症，包括秃发、伤口蜕皮、额部皮肤麻木、瘢痕形成等。1978年，Ortiz-Monasterio等指出："从额肌上剥离皮瓣容易引起皮瓣血液供应障碍，一些作者曾报告过灾难性的后果。"[50]然而，有作者认为上述作者对皮下前额提升术的负面评价带有很强的主观性和片面性，因为他们既没有实际经验，也没有说明到底哪些作者报告过灾难性后果[57]。

20世纪80年代，经发际切口皮下前额提升术（Subcutaneous forehead lift）开始见诸报道（Su等，1981年；Papillon等，1984年；Guyuron和Davies，1988年；Wolfe和Baird，1989年……）[57~60]。

Wolfe和Baird用该法治疗27例女性患者，术后所有患者额部横向皱纹、眉间纵向皱纹和眉间横向皱纹以及眉下垂均得到有效矫正，没有发生秃发、皮肤坏死、切口愈合困难等并发症，而且额部皮肤和发际切口后方的头皮感觉得以保留。他们认为该法最适用于额部和眉间皱纹多、眉下垂严重，以及需要降低发际的老年患者[57]。

20世纪90年代以来，虽然争议仍存，但发际切口皮下前额提升或外侧眉毛提升技术还是得到了发展，有关报告增多，并出现了一些改良术式（Artz等，1990年；Vogel和Hoopes，1992年；de Benito，1993年；Ullmann和Levy，1998年；Miller等，2000年；Wolfe，2000年；Miller，2003年；Bernard等，2006年；Pollock H.和Pollock T. A.，2007年；Niamtu，2008年；McGuire和Gladstone，2009年；Bidros等，2010年；Mahmood和Baker，2015年；Ueberreiter等，2015年……）[61~74]。

冠状切口骨膜下前额除皱术（Subperiosteal forehead lift）由Tessier于1979年首先报告[75]（图S9-2-11）。Tessier指出，骨膜下剥离外上眶缘提升眶周软组织和眉毛的效果优于传统的冠状眉提升术[75]。1988年，Psillakis等[76]报告了骨膜下前额及中面部提升术，术中经头皮冠状切口先行帽状腱膜下剥离，至眶上缘上方1cm处开始行骨膜下剥离，并将骨膜下剥离范围扩展到中面部（图S9-2-12），以便在提升前额的同时，将中面部下垂的软组织提升到原有的骨附着水平，恢复年轻的软组织和骨骼的关系。然而，该技术容易引起额部神经损伤，且效果并不明显优于传统的眉和面提升术，因此受到一些作者的批评[77]。1992年，Ramirez通过解剖研究，改良了Psillakis等报告的冠状切口骨膜下前额及中面部提升术式，他扩大了剥离范围，在不同部位采用不同的剥离平面，并使深平面剥离相互连接（图S9-2-13），从而降低了神经损伤风险，尤其是面神经分支损伤的风险，改善了美容效果[77]。

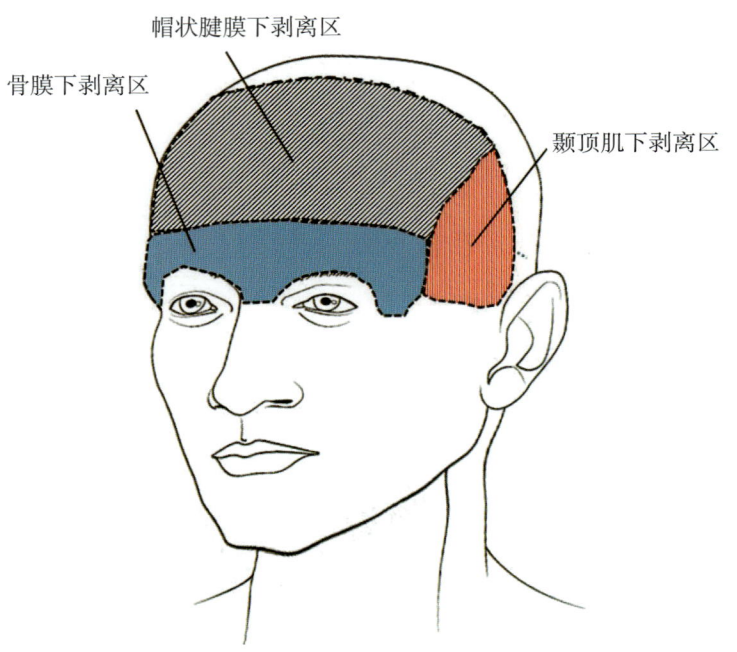

图 S9-2-11　Tessier 氏冠状切口骨膜下前额除皱术不同部位剥离层次及范围示意图（1979 年）

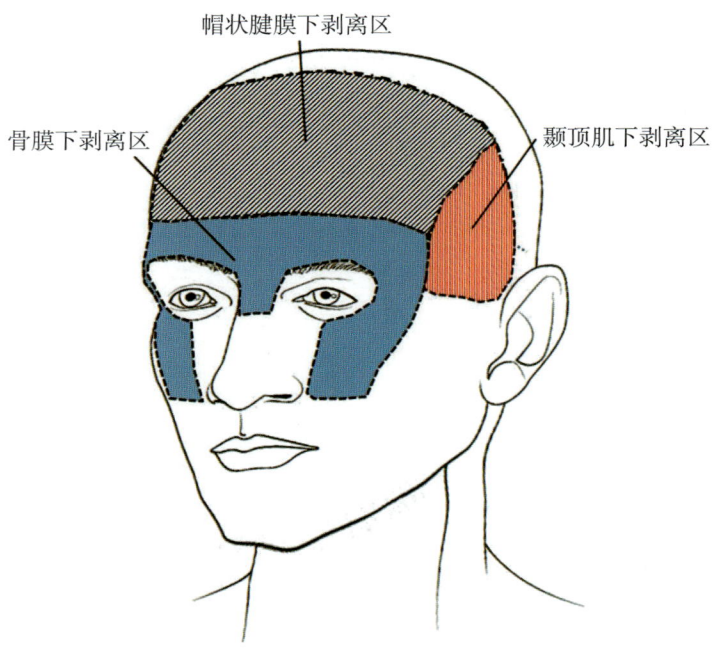

图 S9-2-12　Psillakis 等骨膜下前额及中面部提升术不同部位剥离层次及范围示意图（1988 年）

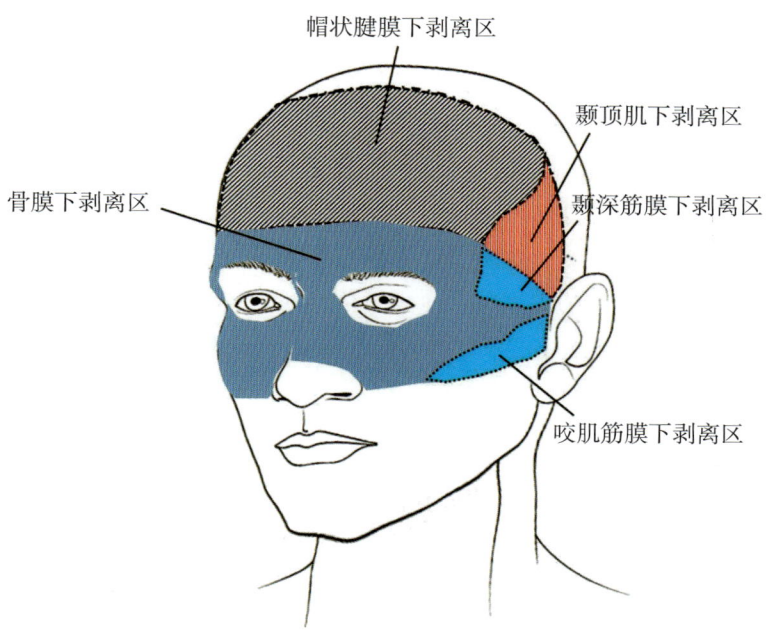

图 S9-2-13 Ramirez 氏骨膜下前额及中面部提升术不同部位剥离层次及范围示意图（1992 年）

在 20 世纪 80 年代和 90 年代期间，冠状眉提升被视为眉提升术的标准术式[78]。Ramirez 的报告促进了冠状切口骨膜下前额与中面部提升术的流行[79]。

（邢新　杨超　唐炜雅　孙义方）

第三节 · 直接眉提升术
Direct brow lift

1930年，Passot首先报告了经眉上切口剥离与切除多余皮肤的直接眉固定术（Direct brow-pexy）[35, 55, 80]（图S9-3-1）。

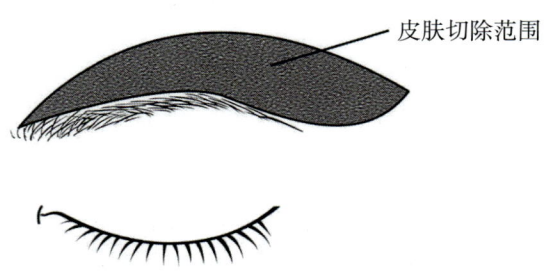

图S9-3-1　Passot氏眉上切除法直接眉固定术示意图（1930年）

1939年，Fomon报告了经眉上切口剥离额部皮肤、皮下切断帽状腱膜纤维和切除多余皮肤的额部除皱和眉提升术[35, 81, 82]（图S9-3-2）。

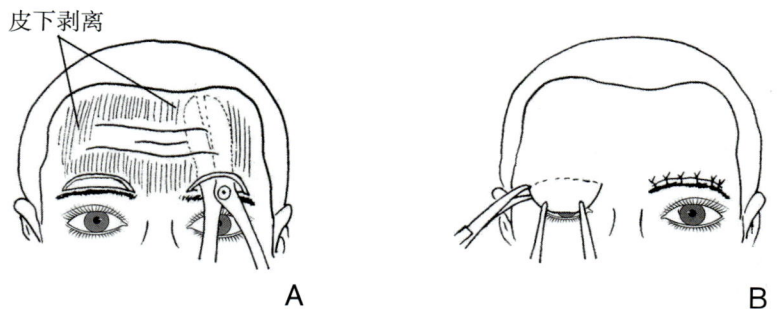

图S9-3-2　Fomon氏眉上切口法额部除皱与眉提升术示意图（1939年）
A. 切口与皮下剥离范围；B. 切除多余的皮肤，缝合切口

1957年，Bames报告了经眉上切口同时实施直接眉提升和额部除皱术，术中皮下剥离额部皮肤（至发际），切除皱眉肌，交叉划开额肌，以削弱额肌活动[83]。1964年，Castanares再次介绍了Passot的直接眉固定手术（1930年），并做了一些改变，主张切断面神经额支[55, 84]。这种做法虽然可有效去除额部皱纹，但会导致更为严重的眉下垂，因此并不可取[35]。

1973年，Parkes等报告了眉上皮肤切除法外侧眉下垂矫正术（图S9-3-3）及夹捏法上、下睑成形术[85]。1975年，Rafaty等报告了类似的直接眉提升术（图S9-3-4），且常与上睑成形术一并施行[86]。

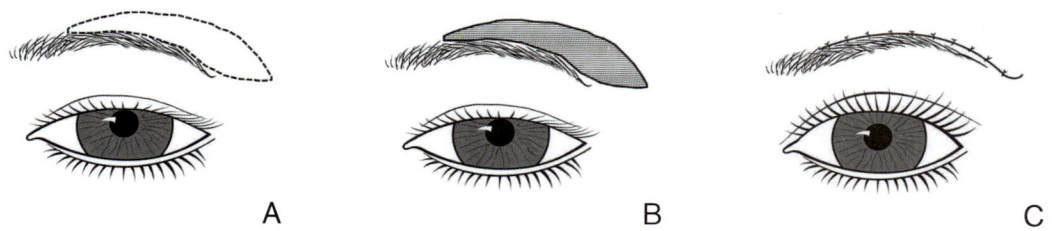

图S9-3-3　Parkes等眉上皮肤切除法外侧眉下垂矫正术（1973年）
A. 外侧眉下垂；B. 眉外侧上方切除一条梭形皮肤；C. 间断缝合皮肤切口

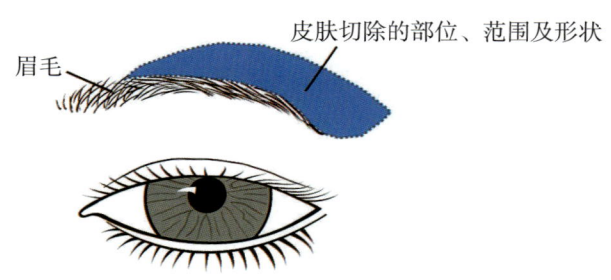

图S9-3-4　Rafaty等直接眉提升术切口设计示意图（1975年）

1976年，Vinas报告了多种"蝶翼"（Butterfly wing）切除法直接眉提升术，即根据眉下垂的部位与程度直接在眉上不同部位切除不同大小的蝶翼状皮肤[47]（图S9-3-5）。

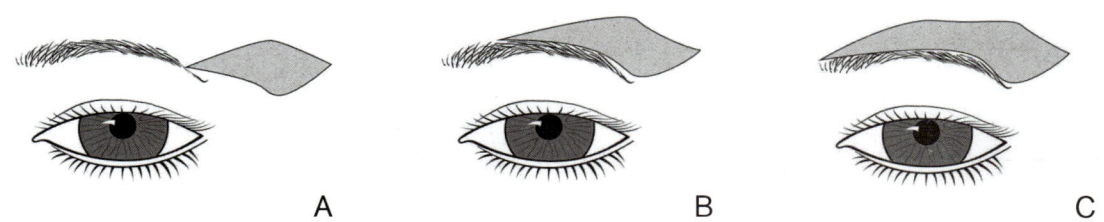

图S9-3-5　Vinas氏"蝶翼"切除法直接眉提升术示意图（1976年）
A. 提升眉外侧端的切口设计；B. 提升眉外侧半的切口设计；C. 提升整个眉毛的切口设计

1978年，Schrudde和Petrovici报告了经眉上切口实施切除中部额肌、大部皱眉肌和降眉间肌的额部除皱和直接眉提升术[87]（图S9-3-6）。

1983年，Lewis报告了眉内切口法直接眉提升术[88]（图S9-3-7）。

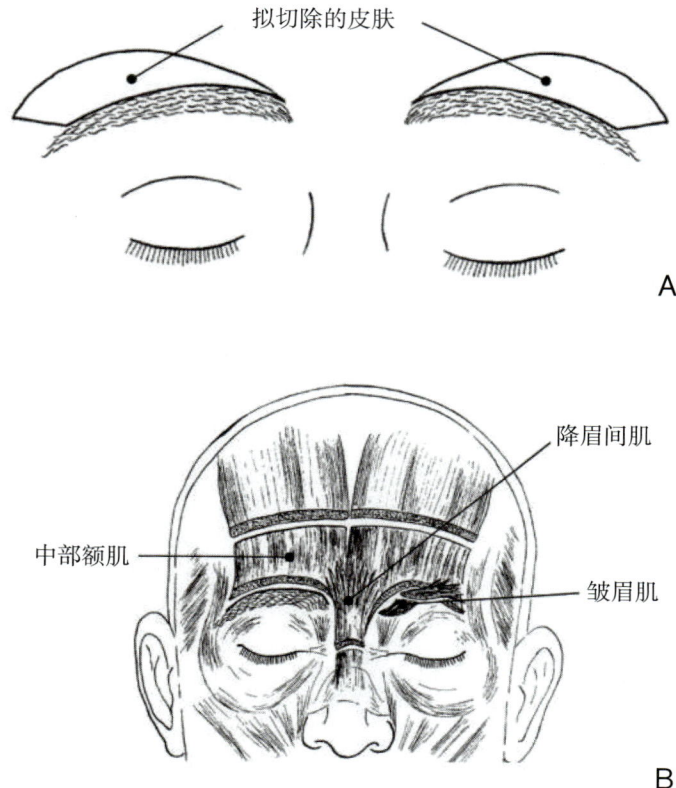

图S9-3-6　Schrudde-Petrovici氏额部除皱与直接眉提升术示意图（1978年）
A. 切口设计；B. 额肌、降眉间肌与皱眉肌切除范围

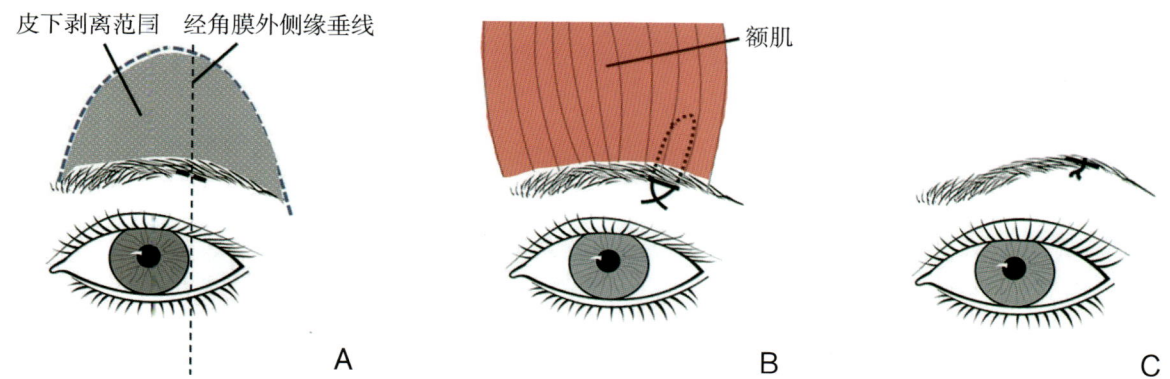

图S9-3-7　Lewis氏眉内切口法直接眉提升术示意图（1983年）
A. 切口设计及剥离范围；B. 将眉深部组织与其上方的额肌行悬吊缝合；C. 缝合眉部皮肤切口

1983年，Rafaty和Brennan分析讨论了眉上入路直接眉提升或固定术的适应证、禁忌证及优缺点，指出直接眉固定术的适应证是：①任何程度的眉下垂；②女性患者；③非油性、白肤色和不易产生增生性瘢痕的患者；④不排斥使用眉笔的患者。其禁忌证是：①男性患者；②厚而油性的地中海型皮肤，或有增生性瘢痕病史的患者；③不接受任何面部瘢痕的患者；④严重的额部下垂患者；⑤颞部发际非常低的患者。其优点是：①操作容易，速度快；②并发症小且罕见；③花费少；④有效且术后极少复发；⑤可经同一切口实施眉间除皱。其缺点是：①眉上遗留瘢痕，尤其是深肤色患者，瘢痕往往比较明显；②需用化妆品掩饰瘢痕[55]。

2012年，Massry报告了眉上小切口缝线固定法外侧眉毛提升术（图S9-3-8），他将该法称为外部眉固定术（External browpexy）[89]。2013年，Lee等报告了联合眼轮匝肌悬吊的直接眉提升术[90]。

直接眉提升术目前仍被普遍应用，尤其适用于喜爱文眉的东方女性[91, 92]。

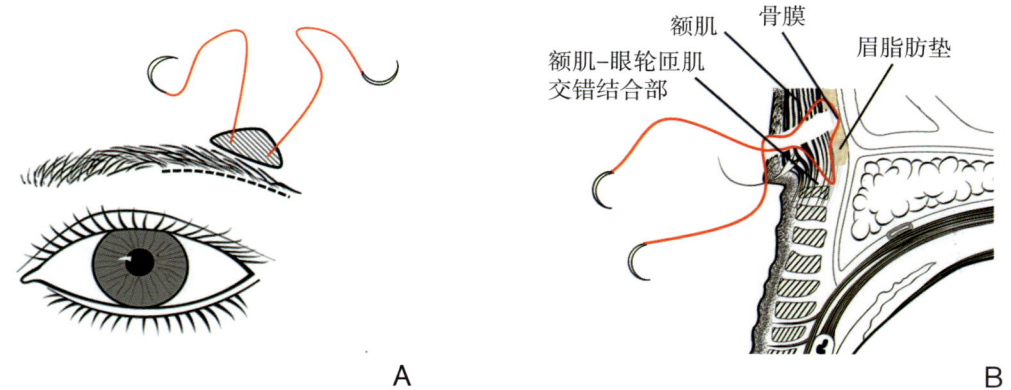

图S9-3-8　Massry氏眉上小切口缝线固定法外侧眉提升术示意图（2012年）
A. 用双针缝线经眉外侧段上方小切口行褥式缝合向上方悬吊眉外侧段；B. 缝线穿过额肌-眼轮匝肌交错结合部、眉脂肪垫上端和眶上缘上方的骨膜后拉紧打结，矢状观

第四节 · 额中部眉提升术
Midforehead brow lift

1972年，Gurdin和Carlin最早报告经额中部自然横纹切口实施眉提升术[93]。1978年，Rafaty等报告经最接近眉毛的额部自然横纹切口实施男性眉下垂矫正术（图S9-4-1），获得满意效果[94]。

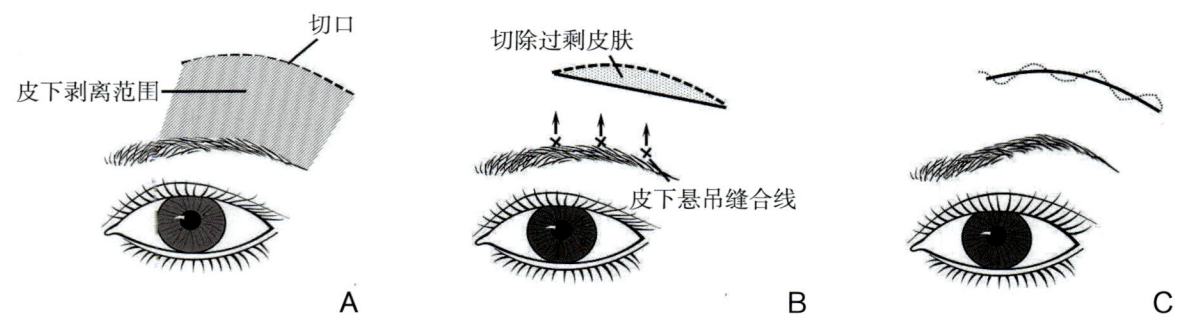

图S9-4-1　Rafaty氏额中部切口法男性眉提升术示意图（1978年）
A. 切口与皮下剥离范围；B. 切除多余皮肤，将眉下真皮向上缝合悬吊到额部肌肉上；C. 连续缝合皮肤切口

1982年和1983年，Brennan和Rafaty[55, 95]进一步介绍了这种方法，将其称为额中部手术（Midforehead procedure）或额中部眉固定术（Midforehead browpexy），并提出了该法的适应证、禁忌证和优缺点。其适应证是：①男性眉下垂患者，尤其是秃顶或发际高者；②不适合做冠状眉提升、额部有明显皱褶且不排斥使用化妆品掩饰瘢痕的女性患者。其禁忌证是：①不存在上述情况的女性患者；②有异常瘢痕形成病史的患者；③额部皮肤平滑无皱的患者；④不接受任何面部瘢痕的患者。其优点是：①操作容易，速度快；②并发症小且罕见；③花费少；④有效且术后极少复发。其缺点是：①额部遗留不同程度的瘢痕，严重者往往需要再次手术矫正；②瘢痕成熟所需时间较长，患者需要耐心等待。1983年，Johnson和Waldman报告了应用额中部提升术（Midforehead lift）矫正眉下垂的效果及经验，并根据眉下垂部位的不同提出了几种不同的切口设计方案[96]（图S9-4-2）。

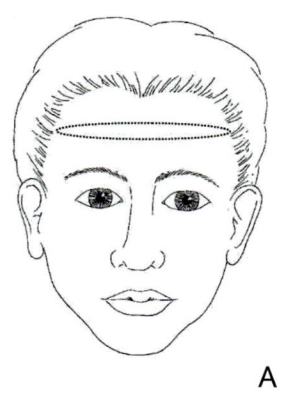 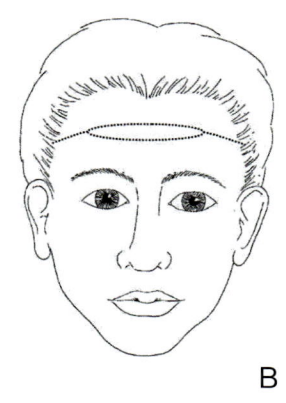 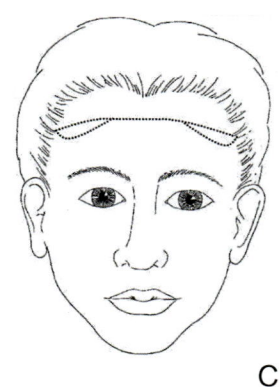

     A   B   C

图 S9-4-2　Johnson-Waldman 氏额中部提升术切口设计示意图（1983 年）
A. 眉与眉间同时提升的切口设计；B. 主要提升眉间部位的切口设计；C. 提升眉外侧段的切口设计

1989 年，Cook 等报告用额中部眉提升术（Midforehead brow lift）治疗眉下垂 72 例，其中 52 例为女性患者，获得了很好且持久的美容及功能效果，认为额中部提升是矫正眉下垂的理想技术[97]。

2010 年，Huijing 和 van der Lei 报告了鸥翼样切口法额中部提升术（外侧切除较宽，中间切除较窄），用于矫正眉外侧下垂重于内侧下垂的男性秃发患者，共实施 10 例，获得满意效果[98]。

2011 年，Powell 等[99] 报告了他们对 21 例接受额中部眉提升术患者的术后眉毛位置、对称性、切口瘢痕情况和总体容貌进行客观评估的结果，每位患者的随访时间均大于 6 个月，上述四项指标分别由两位整形外科医生和两位外行人进行评分。结果表明：所有患者术后均获得很好的美容效果。结论：目前，额中部眉提升术在治疗面上 1/3 衰老的诸多方法中应占有突出位置。

（邢新　杨超　庄纬　李丹）

第五节 · 经睑眉提升术
Transpalpebral brow lift; Transblepharoplasty brow lift

1977年，Franco和Rebello[100]最早报告经上睑成形术切口处理皱眉肌，在矫正上睑松弛的同时去除眉间纵向皱纹。1982年，Sokol等[101]最早报告经上睑成形术切口，用骨膜和眼轮匝肌交叉瓣进行眉悬吊，但该法没有处理眉下方的软组织臃肿问题，而且操作麻烦，故未被推广[102, 103]。

1989年，Paul报告经上睑成形术切口，同时矫正上睑松垂、软组织过剩和眉下垂，术中切除多余的上睑皮肤、眶脂肪、肥厚的眶部眼轮匝肌及眼轮匝肌下脂肪（SOOF），并将眉毛后面的软组织上提，在适当的位置与眶上缘骨膜缝合固定[103]。

1990年，McCord和Doxanas[104]报告了经睑眉成形和眉固定术（图S9-5-1），术中经上睑成形术切口将下垂的眉毛提升并固定到眶上缘骨膜，即眉固定术（Browpexy）。如发现眉脂肪垫过剩，同时实施脂肪垫减容术，即眉成形术（Browplasty）。共施术500例，获得满意效果。他们认为经睑眉固定和眉成形术，既可有效矫正眉下垂，也可消除眉外侧臃肿，提高上睑成形术的美容效果。

1996年，Paul报告了经睑骨膜下前额提升术，术中经上睑成形术切口切断或切除皱眉肌、横断降眉间肌，以消除眉间皱纹，并自眶上缘开始向上行骨膜下剥离以提升前额[105]。同年（1996年），Ramirez报告了相似的手术方法，共施术14例，其中12例借助内镜行骨膜下或帽状腱膜下剥离，术后均获得满意效果[106]。Ramirez指出，该技术的适应证包括：①男性秃发患者；②有毛发移植史者；③发际过高者；④拟同时实施上睑成形和眉提升术者；⑤额肌痉挛综合征（Spastic frontalis syndrome）患者；⑥眶周软组织或眼轮匝肌需要复位的患者。

1997年，Zarem等[107]报告，他们在上睑成形术中，于切除多余的皮肤、眼轮匝肌和眶脂肪之后，通过将眶外侧1/3处的眼轮匝肌上切缘与弓状缘缝合固定的方法矫正眉下垂（图S9-5-2）。施术208例，获得满意效果。

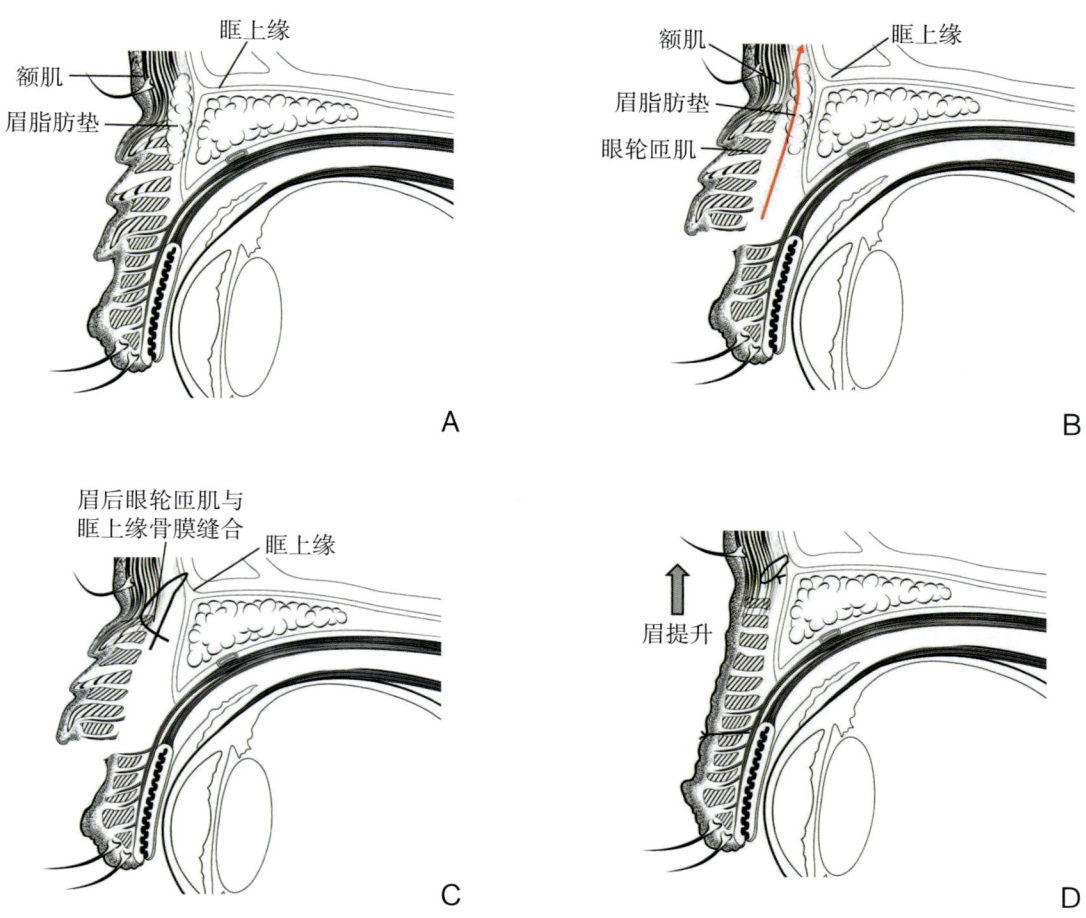

图 S9-5-1　McCord-Doxanas 氏经睑眉成形和眉固定术示意图（1990 年）

A. 眉下垂术前；B. 按标准的上睑成形术切除一条皮肤及肌肉，在眼轮匝肌下向上剥离至眶上缘上方约 1.5cm 处，保留骨膜完整，然后切除下垂的眉脂肪垫；C. 将眉后眼轮匝肌缝合悬吊到眶上缘骨膜上；D. 拉紧悬吊缝线打结，提升眉毛，最后缝合上睑皮肤切口

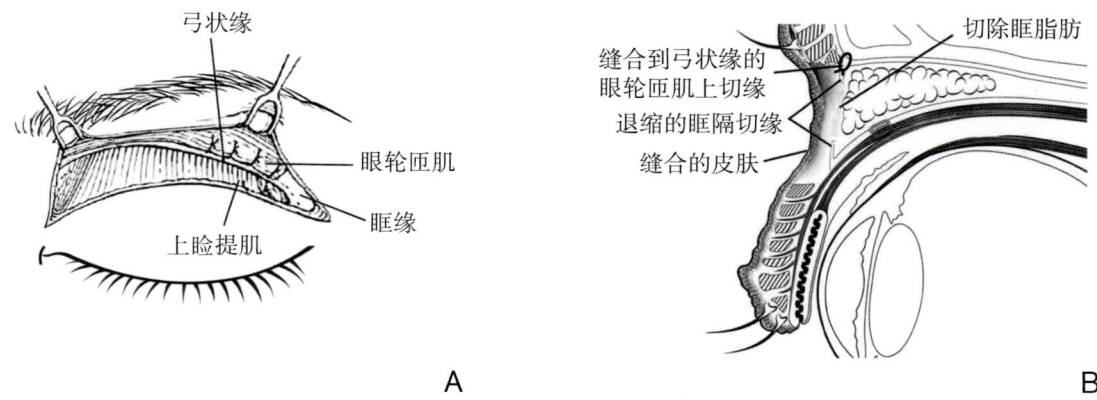

图 S9-5-2　Zarem 等经睑眉固定术示意图（1997 年）

A. 按标准的上睑成形术切除多余的皮肤及眼轮匝肌，切开眶隔，去除多余的眶脂肪，将眼轮匝肌上切缘与眶外侧弓状缘缝合固定，然后缝合皮肤切口；B. 术后矢状观

2004年，Niechajev报告了经睑肌肉折叠法眉固定术，术中分离额肌与眼轮匝肌之间的交叉连接部，然后将眶上缘上方的额肌与眉下缘下方的肌皮瓣缝合固定，使眉毛提升[108]（图S9-5-3）。共施术55例，其中50例与上睑成形术同时实施，5例单独实施，术后平均随访3.6年，效果满意。

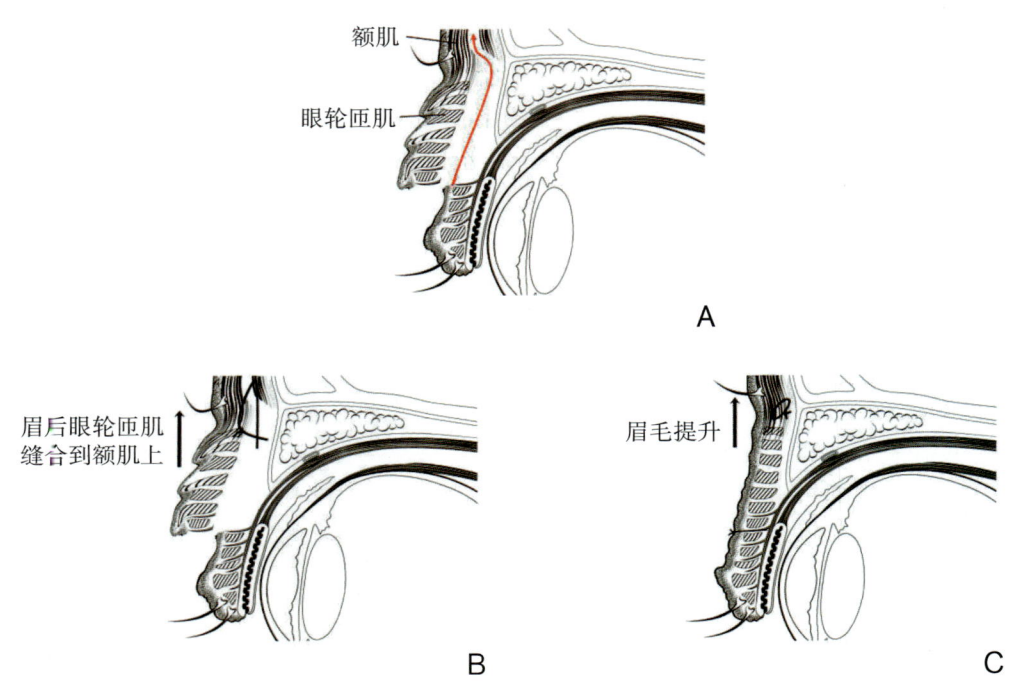

图S9-5-3　Niechajev氏经睑肌肉折叠法眉固定术示意图（2004年）
A. 按标准上睑成形术切除多余皮肤，切开眼轮匝肌，向上行眼轮匝肌下剥离，在眶上缘附近将眼轮匝肌与额肌分离；B. 将眉后眼轮匝肌缝合到眶上缘上方额肌上；C. 拉紧缝线打结，眉毛提升，最后缝合上睑皮肤切口

2010年，Langsdon等[109]报告了应用可吸收生物材料安多泰（Endotine）作为固定器的经睑眉悬吊术，共应用20例，获得满意效果。他们认为该法效果可靠，且比传统方法操作容易、快捷。2011年，Cohen等[110]报告了相似的经睑眉固定技术。

2013年，Fang等[111]报告了眉下切除法上睑成形与眉固定术，同时矫正上睑松垂和眉下垂。术中通过夹捏试验在眉下方切除一条多余的皮肤、皮下组织和眼轮匝肌（切口上缘紧贴眉毛下缘），酌情修整眼轮匝肌后脂肪（ROOF），并将切口下缘处的眼轮匝肌深面缝合固定到眶上缘骨膜及软组织上。共施术40例（80个上睑），获得满意效果。他们指出，该法的适应证为：①上睑皮肤松弛伴外侧松垂；②希望修整眉毛和（或）原有文眉者；③能接受较长的上睑外侧瘢痕者；④不希望原有重睑皱襞有较大改变者；⑤因既往曾做过眉下切除局部存在瘢痕者；⑥打算文眉者。该法的主要优点是操作容易、手术时间短、术后水肿轻，既可改善外侧视野，又可矫正眉下垂和上睑松垂。同年（2013年），Lee和Hwang[112]报告，他们用眉下冗余皮肤切除和降肌（降眉肌、皱眉肌斜头和眼轮匝肌内侧部）离断法同时矫正眉下垂、上睑松垂和眉间皱纹，共治疗78例，获得满意效果。

第六节 · 内镜眉提升术
Endoscopic brow lift

1992 年，Vasconez[113] 和 Isse[114] 最先在学术会议上报告了内镜眉提升术。1993 年，阿根廷整形外科医生 Chajchir 最早发表了内镜眉提升术的论文[35]。1994 年，Isse[115]（图 S9-6-1）和 Chajchir[116] 分别详细介绍了经发际后小切口内镜骨膜下前额提升术的操作方法。1995 年，Isse[117] 改良了他的内镜眉提升术，提出了该手术的基本原理、基本技术、基本类型、优点和局限性。其基本原理是通过切断一些使眉毛下降的肌肉，包括皱眉肌、降眉间肌和降眉肌，使提升眉毛的额肌力量相对增强，从而实现动力和功能性眉提升。其基本技术包括：①在额部和颞部作小切口；②在前额、头皮和颞部行组织剥离；③组织修饰和动员；④组织推进和复位；⑤固定。其基本类型包括：①标准的前额提升术；②扩大的前额提升术；③外侧前额、颞部提升术；④局限性前额提升术。其优点是：①可用于不同年龄、不同性别和不同种族的患者；②不需广泛切除皮肤，瘢痕小；③无长期头皮麻木、瘙痒或毛发丧失。其局限性是：对拉美人、东方人和美国土著人，仅靠内镜下剥离和缝合固定

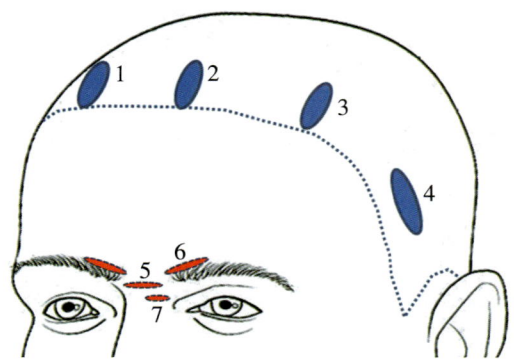

图 S9-6-1　Isse 氏内镜前额提升术切口设计示意图（1994 年）
1. 右侧旁正中切口；2. 中线切口；3. 左侧旁正中切口；4. 颞侧或外侧切口；5. 切断降眉间肌；6. 切断皱眉肌或去除肌肉附着；7. 切断降眉肌

实施眉提升，效果难以维持，对这类患者必须实施创伤更大的组织修饰（如肌肉切断、肌肉切除、神经切断等）和特殊的固定手段。同年（1995年），Ramirez[118]报告用内镜辅助的皮下与骨膜下双平面剥离法行前额提升术24例，获得非常满意的效果；Oslin等[119]也报告了相似的方法。

  上述作者的工作为内镜眉提升术的发展奠定了基础。此后，许多作者在固定方法、切口设计、剥离层次、剥离范围、肌肉处理方式等方面对早期的内镜眉提升术进行了一些改良，使该技术不断完善（Pakkanen等，1996年；McKinney等，1996年；Chasan和Kupfer，1998年；Namazie和Keller，2001年；Vasconez和de la Torre，2002年；Dorner和Owsley，2004年；Berkowitz等，2005年；Foustanos，2008年；Malata和Abood，2009年；Badin等，2010年；Bernardini等，2013年；Massoud和Aboelatta，2015年；Rammos和Mardini，2016年……）[120~132]。

第七节 · 非手术眉提升术
Nonsurgical brow lift

自 1992 年 Carruthers J. D. 和 Carruthers J. A.[133] 应用 A 型肉毒毒素治疗眉间皱纹以来，肉毒毒素在美容外科领域的应用范围日益广泛。

1998 年，Frankel 和 Kamer[134] 报告了应用 A 型肉毒毒素注射法提升眉内侧段的临床效果，他们将 20U 的肉毒毒素注射到每个患者的皱眉肌和降眉间肌内，随访观察结果表明：62%（18/29）的患者内侧眉毛有不同程度的提升。他们将该疗法称为"化学性眉提升术"（Chemical brow lift）。

1999 年，Huilgol 等[135] 应用肉毒毒素肌内注射法治疗眉下垂 7 例，眉间注射 7～10U，两侧眉毛外段上缘各注射 0～2.5U（图 S9-7-1），总共注射量为 10～14U。1 个月后观察表明，所有患者皱眉反应减弱，71%（5/7）的患者眉提升 1～3mm。

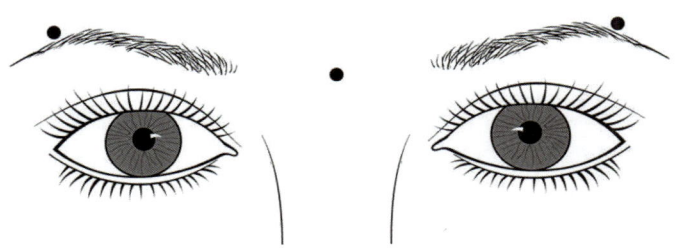

图 S9-7-1　Huilgol 等肉毒毒素注射法眉提升术注射点示意图（1999 年）

2000 年，Huang 等[136] 应用肉毒毒素肌内注射法矫正眉下垂 11 例，每侧眉毛内侧的眉间部位（皱眉肌内）注射 5U，每侧眉下眶外缘等距离分 4 点注射，每点 2.5U，共 10U（图 S9-7-2）。注射后 7～10 天观察表明，所有患者均获得满意的眉提升效果。

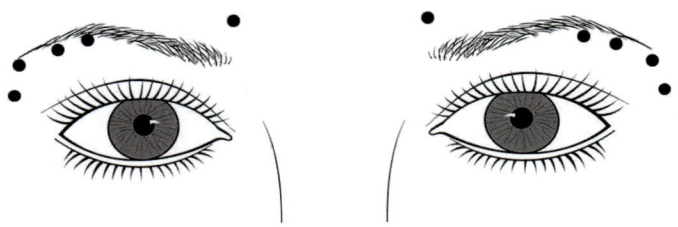

图 S9-7-2　Huang 等肉毒毒素注射法眉提升术注射点示意图（2000 年）

2003 年，Maas 和 Kim [137] 报告了应用肉毒毒素矫正眉外侧段下垂的效果，肉毒毒素注射于眉外侧 1/3 段下方的眼轮匝肌外上部，7～10U，共治疗 22 例，注射后 14 天观察结果表明，在外眦垂线上眉毛平均提升 4.8mm，在瞳孔中线上平均提升 1mm。

2013 年，Uygur 等 [138] 用眼轮匝肌外上部肉毒毒素注射法行外侧眉提升，也获得了满意效果。

2015 年，Steinsapir 等 [139] 报告了眉、眶缘和眉间部多排多点肉毒毒素微滴注射法前额提升术（图 S9-7-3），每点注射 0.33～0.66U，共注射 60～100 点，注射总量不超过 33U，注射深度位于皮下肌肉与真皮附着处。共治疗 563 例，获得满意效果。

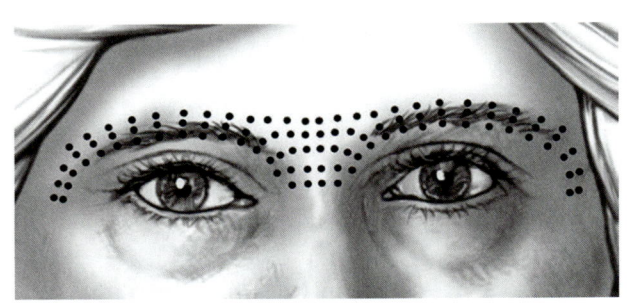

图 S9-7-3　Steinsapir 等眉、眶缘和眉间部多排多点肉毒毒素微滴注射法前额提升术示意图（2015 年）

2000 年以来，应用射频治疗仪进行非剥脱性前额与眉提升已见诸报道（Koch，2004 年；Nahm 等，2004 年；Bassichis 等，2004 年；Javate 等，2014 年……）[140～143]。其原理是通过冷却措施保护治疗部位的表皮，通过射频产生的热效应使治疗部位的真皮胶原收缩拉紧，随之发生胶原形态重塑和新生，使真皮层增厚，皱纹变浅，下垂的组织得以提升。

（邢新　杨超　粟颖利　樊星）

参考文献

[1] Romm S. Art, love, and facial beauty[J]. Clin Plast Surg, 1987, 14(4): 579-583.

[2] Westmore M G. Facial cosmetics in conjunction with surgery[C]. Course presented at Aesthetic Plastic Surgical Society Meeting, Vancouver, British, Columbia, 1975.

[3] Ellenbogen R. Transcoronal eyebrow lift with concomitant upper blepharoplasty[J]. Plast Reconstr Surg, 1983, 71(4): 490-499.

[4] Angres G G. Blepharopigmentation and eyebrow enhancement techniques for maximum cosmetic results[J]. Ann Ophthalmol, 1985, 17(10): 605-611.

[5] Whitaker L A, Morales L Jr, Farkas L G. Aesthetic surgery of the supraorbital ridge and forehead structures[J]. Plast Reconstr Surg, 1986, 78(1): 23-32.

[6] Cook T A, Brownrigg P J, Wang T D, et al. The versatile midforehead browlift[J]. Arch Otolaryngol Head Neck Surg, 1989, 115(2): 163-168.

[7] Connell B F, Lambros V S, Neurohr G H. The forehead lift: techniques to avoid complications and produce optimal results[J]. Aesthet Plast Surg, 1989, 13(4): 217-237.

[8] McKinney P, Mossie R D, Zukowski M L. Criteria for the forehead lift[J]. Aesthet Plast Surg, 1991, 15(2): 141-147.

[9] Matarasso A, Terino E O. Forehead-brow rhytidoplasty: reassessing the goals[J]. Plast Reconstr Surg, 1994, 93(7): 1378-1389; discussion 1390-1391.

[10] Freund R M, Nolan W B 3rd. Correlation between brow lift outcomes and aesthetic ideals for eyebrow height and shape in females[J]. Plast Reconstr Surg, 1996, 97(7): 1343-1348.

[11] Gunter J P, Antrobus S D. Aesthetic analysis of the eyebrows[J]. Plast Reconstr Surg, 1997, 99(7): 1808-1816.

[12] Alex J C. Aesthetic considerations in the elevation of the eyebrow[J]. Fac Plast Surg, 2004, 20(3): 193-198.

[13] Volpe C R, Ramirez O M. The beautiful eye[J]. Fac Plast Surg Clin North Am, 2005, 13(4): 493-504.

[14] Kunjur J, Sabesan T, Ilankovan V. Anthropometric analysis of eyebrows and eyelids: an inter-racial

study[J]. Br J Oral Maxillofac Surg, 2006, 44(2): 89-93.

[15] Baker S B, Dayan J H, Crane A, et al. The influence of brow shape on the perception of facial form and brow aesthetics[J]. Plast Reconstr Surg, 2007, 119(7): 2240-2247.

[16] Feser D K, Grundl M, Eisenmann-Klein M, et al. Attractiveness of eyebrow position and shape in females depends on the age of the beholder[J]. Aesthet Plast Surg, 2007, 31(2): 154-160.

[17] Price K M, Gupta P K, Woodward J A, et al. Eyebrow and eyelid dimensions: an anthropometric analysis of African, Americans and Caucasians[J]. Plast Reconstr Surg, 2009, 124(2): 615-623.

[18] Biller J A, Kim D W. A contemporary assessment of facial aesthetic preferences[J]. Arch Fac Plast Surg, 2009, 11(2): 91-97.

[19] Sclafani A P, Jung M. Desired position, shape, and dynamic range of the normal adult eyebrow[J]. Arch Fac Plast Surg, 2010, 12(2): 123-127.

[20] Fackiriswamy V, Kumar P, Bashour M. Photogrammetric analysis of eyebrow and upper eyelid dimensions in South Indians and Malaysian South Indians[J]. Aesthet Surg J, 2013, 33(7): 975-982.

[21] Griffin G R, Kim J C. Ideal female brow aesthetics[J]. Clin Plast Surg, 2013, 40(1): 147-155.

[22] Delyzer T L, Yazdani A. Characterizing the lateral slope of the aging female eyebrow[J]. Can J Plast Surg, 2013, 21(3): 173-177.

[23] Hamamoto A A, Liu T W, Wong B J. Identifying ideal brow vector position: empirical analysis of three brow archetypes[J]. Fac Plast Surg, 2013, 29(1): 76-82.

[24] 庄珀,陈波,马海欢.中国年轻女性眉位置和形态的研究[J].中华医学美学美容杂志,2014,20(2):85-87.

[25] Beer K R, Bayers S, Beer J. Aesthetic treatment considerations for the eyebrows and periorbital complex[J]. J Drugs Dermatol, 2014, 13(Suppl 1): S17-S20.

[26] Kim S K, Cha S H, Hwang K, et al. Brow archetype preferred by Korean women[J]. J Craniofac Surg, 2014, 25(4): 1207-1211.

[27] Hwang S J, Kim H, Hwang K, et al. Ideal or young-looking brow height and arch shape preferred by Koreans[J]. J Craniofac Surg, 2015, 26(5): 412-416.

[28] Yacinkaya E, Cingi C, Soken H, et al. Aesthetic analysis of the ideal eyebrow shape and position[J]. Eur Arch Oto-rhino-laryngol, 2016, 273(2): 305-310.

[29] Fagien S. Eyebrow analysis after blepharoplasty in patients with brow ptosis[J]. Ophthal Plast Reconstr Surg, 1992, 8(3): 210-214.

[30] Chisholm B B, Lew D. Modified brow lift: an adjunct to blepharoplasty[J]. J Oral Maxillofac Surg, 1996, 54(3): 281-284.

[31] Johnson C M Jr, Anderson J R, Katz R B. The brow-lift 1978[J]. Arch Otolaryngol, 1979, 105(3): 124-126.

[32] Sokol A B, Sokol T P. Transblepharoplasty brow suspension[J]. Plast Reconstr Surg, 1982, 69(6):

940-944.

[33] Yeatts R P. Current concepts in brow lift surgery[J]. Curr Opin Ophthalmol, 1997, 8(5): 46-50.

[34] Knize D M. An anatomically based study of the mechanism of eyebrow ptosis[J]. Plast Reconstr Surg, 1996, 97(7): 1321-1333.

[35] Paul M D. The evolution of the brow lift in aesthetic plastic surgery[J]. Plast Reconstr Surg, 2001, 108(5): 1409-1424.

[36] Dailey R A, Saulny S M. Current treatments for brow ptosis[J]. Curr Opin Ophthalmol, 2003, 14(5): 260-266.

[37] Nahai F R. The varied options in brow lifting[J]. Clin Plast Surg, 2013, 40(1): 101-104.

[38] Santoni-Rugiu P, Sykes P J. A history of plastic surgery[M]. Berlin, Heidelberg: Springer-Verlag, 2007: 322-323.

[39] Fomon S. Cosmetic surgery: principles and practice[M]. Philadelphia: J B Lippincott Company, 1960: 459-460.

[40] Fomon S, Bell J W, Schattner A. Aging skin, a surgical challenge[J]. AMA Arch Otolaryngol, 1955, 61(5): 554-562.

[41] Passot R L. Chirurgie esthetique des rides du visage[J]. Presse Med, 1919, 27: 258.

[42] Hunt H L. Plastic surgery of the head, face, and neck[M]. Philadelphia and New York: Lea & Febiger, 1926.

[43] Espinoza G M, Holds J B. Evolution of eyelid surgery[J]. Fac Plast Surg Clin North Am, 2005, 13(4): 505-510.

[44] Gonzalez-Ulloa M. Facial wrinkles, integral elimination[J]. Plast Reconstr Surg Transplant Bull, 1962, 29: 658-673.

[45] Gibson T. Modern trends in plastic surgery[M]. Washington, DC: Butterworths, 1964.

[46] Uchida J I. A method of frontal rhytidectomy[J]. Plast Reconstr Surg, 1965, 35: 218-222.

[47] Vinas J C, Caviglia C, Cortinas J L. Forehead rhytidoplasty and brow lifting[J]. Plast Reconstr Surg, 1976, 57(4): 445-454.

[48] Kaye B L. Forehead rhytidoplasty and brow lifting[J]. Plast Reconstr Surg, 1977, 60(2): 161-171.

[49] Brennan H G. The frontal lift[J]. Arch Otolaryngol, 1978, 104(1): 26-30.

[50] Ortiz-Monasterio F, Barrera G, Olmedo A. The coronal incision in rhytidectomy—the brow lift[J]. Clin Plast Surg, 1978, 5(1): 167-179.

[51] Pitanguy I. Section of the frontalis-procerus-corrugator aponeurosis in the correction of frontal and glabellar wrinkles[J]. Ann Plast Surg, 1979, 2(5): 422-427.

[52] Pitanguy I. Indications for and treatment of frontal and glabellar wrinkles in an analysis of 3,404 consecutive cases of rhytidectomy[J]. Plast Reconstr Surg, 1981, 67(2): 157-168.

[53] Owsley J Q Jr. Forehead lift[J]. Plast Reconstr Surg, 1982, 69(6): 1025-1026.

[54] Riefkohl R, Kosanin R, Georgiade G S. Complications of the forehead-brow lift[J]. Aesthet Plast Surg, 1983, 7(3): 135-138.

[55] Rafaty F M, Brennan H G. Current concepts of browpexy[J]. Arch Otolarygol, 1983, 109(3): 152-154.

[56] Rees T D, Wood-Smith D. Cosmetic facial surgery[M]. Philadelphia: WB Saunders Company, 1973: 177.

[57] Wolfe S A, Baird W L. The subcutaneous forehead lift[J]. Plast Reconstr Surg, 1989, 83(2): 251-256.

[58] Su C T, Morgan R F, Manson P N, et al. Technique for division and suspension of the orbicularis oculi muscle[J]. Clin Plast Surg, 1981, 8(4): 673-678.

[59] Papillon J, Perras C, Trikanits B. A comparative analysis of forehead lift techniques[C]. Presented at the American Society for Aesthetic Plastic Surgery, Boston, 1984.

[60] Guyuron B, Davies B. Subcutaneous anterior hairline forehead rhytidectomy[J]. Aesthet Plast Surg, 1988, 12(2): 77-83.

[61] Artz J S, Dinner M I, Foglietti M A. Planning the aesthetic forehead-plasty[J]. Ann Plast Surg, 1990, 25(1): 1-6.

[62] Vogel J E, Hoopes J E. The subcutaneous forehead lift with an anterior hairline incision[J]. Ann Plast Surg, 1992, 28(3): 257-265.

[63] de Benito J. Aesthetic incision in the subcutaneous forehead lift[J]. Aesthet Plast Surg, 1993, 17(3): 239-242.

[64] Ullmann Y, Levy Y. In favor of the subcutaneous forehead lift using the anterior hairline incision[J]. Aesthet Plast Surg, 1998, 22(5): 332-337.

[65] Miller T A, Rudkin G, Honig M, et al. Lateral subcutaneous brow lift and interbrow muscle resection: clinical experience and anatomic studies[J]. Plast Reconstr Surg, 2000, 105(3): 1120-1127; discussion 1128.

[66] Wolfe S A. The subcutaneous forehead lift, revisited[J]. Plast Reconstr Surg, 2000, 105(1): 449-450.

[67] Miller T A. Lateral subcutaneous brow lift[J]. Aesthet Surg J, 2003, 23(3): 205-210.

[68] Bernard R W, Greenwald J A, Beran S J, et al. Enhancing upper lid aesthetics with the lateral subcutaneous brow lift[J]. Aesthet Surg J, 2006, 26(1): 19-23.

[69] Pollock H, Pollock T A. Subcutaneous brow lift with precise suture fixation and advancement[J]. Aesthet Surg J, 2007, 27(4): 388-395.

[70] Niamtu J 3rd. The subcutaneous brow-and forehead-lift: a face-lift for the forehead and brow[J]. Dermatol Surg, 2008, 34(10): 1350-1361; discussion 1362.

[71] McGuire C S, Gladstone H B. Novel pretrichial browlift technique and review of methods and complications[J]. Dermatol Surg, 2009, 35(9): 1390-1405.

[72] Bidros R S, Salazar-Reyes H, Friedman J D. Subcutaneous temporal browlift under local anesthesia: a useful technique for periorbital rejuvenation[J]. Aesthet Surg J, 2010, 30(6): 783-788.

[73] Mahmood U, Baker J L Jr. Lateral subcutaneous brow lift: updated technique[J]. Aesthet Surg J, 2015,

35(5): 621-624.

[74] Ueberreiter K, Tanzella U, Surlemont Y, et al. Subcutaneous lateral brow lift ("Z-lift")[J]. Gms Interdiscip Plast Reconstr Surg Dgpw, 2015, 4: Doc16.

[75] Ely J F. Transactions of the seventh international congress of plastic and reconstructive surgery[J]. Rio de Janeiro, 1979, 5: 20-25.

[76] Psillakis J M, Rumley T O, Camargos A. Subperiosteal approach as an improved concept for correction of the aging face[J]. Plast Reconstr Surg, 1988, 82(3): 383-394.

[77] Ramirez O M. The subperiosteal rhytidectomy: the third-generation face-lift[J]. Ann Plast Surg, 1992, 28(3): 218-232; discussion 233-234.

[78] Powell B, Younes A, Friedman O. Evaluation of the midforehead brow-lift operation[J]. Arch Fac Plast Surg, 2011, 13(5): 337-342.

[79] Heinrichs H L, Kaidi A A. Subperiosteal face lift: a 200-case, 4-year review[J]. Plast Reconstr Surg, 1998, 102(3): 843-855.

[80] Passot R L. Chirurgie esthetique pure: techniques et resultants[M]. Paris: Gaston Doin & Cie, 1930.

[81] Fomon S. Surgery of injury and plastic repair[M]. Baltimore: Williams & Wilkins Co., 1939.

[82] Fomon S. Cosmetic surgery: principles and practice[M]. Philadelphia: J B Lippincott Company, 1960: 471.

[83] Bames H O. Frown disfigurement and ptosis of eyebrows[J]. Plast Reconstr Surg, 1957, 19(4): 337-340.

[84] Castanares S. Forehead wrinkles, glabellar frown and ptosis of the eyebrows[J]. Plast Reconstr Surg, 1964, 34(4): 406-413.

[85] Parkes M, Fein W, Brennan H G. Pinch technique for repair of cosmetic eyelid deformities[J]. Arch Ophthalmol, 1973, 89(4): 324-328.

[86] Rafaty F M, Goode R L, Fee W E Jr. The brow-lift operation[J]. Arch Otolaryngol, 1975, 101(8): 467-468.

[87] Schrudde J, Petrovici V E. Surgical correction of forehead wrinkles, glabellar frown, and ptosis of the eyebrows[J]. Aesthet Plast Surg, 1978, 2(1): 399-407.

[88] Lewis J R Jr. A method of direct eyebrow lift[J]. Ann Plast Surg, 1983, 10(2): 115-119.

[89] Massry G G. The external browpexy[J]. Ophthal Plast Reconstr Surg, 2012, 28(2): 90-95.

[90] Lee J W, Cho B C, Lee K Y. Direct brow lift combined with suspension of the orbicularis oculi muscle[J]. Arch Plast Surg, 2013, 40(5): 603-609.

[91] Almousa R, Amrith S, Sundar G. Browlift—a South East Asian experience[J]. Orbit, 2009, 28(6): 347-353.

[92] Lee Y J, Cho Y J, Lee S Y, et al. Comparison of satisfaction after direct browplasty in Asian patients with and without brow tattoo[J]. Can J Ophthalmol, 2014, 49(2): 174-179.

[93] Masters F W, Lewis J R Jr. Symposium on the aesthetic surgery of the face, eyelid and breast[M]. St. Louis: CV Mosby, 1972.

[94] Rafaty F M, Goode R L, Abramson N R. The brow-lift operation in a man[J]. Arch Otolaryngol, 1978, 104(2): 69-71.

[95] Brennan H G, Rafaty F M. Midforehead incisions in treatment of the aging face[J]. Arch Otolaryngol, 1982, 108(11): 732-734.

[96] Johnson C M Jr, Waldman S R. Midforehead lift[J]. Arch Otolaryngol, 1983, 109(3): 155-159.

[97] Cook T A, Brownrigg P J, Wang T D, et al. The versatile midforehead browlift[J]. Arch Otolaryngol Head Neck Surg, 1989, 115(2): 163-168.

[98] Huijing M A, van der Lei B. Gull wing midforehead lift: when a poor man's forehead lift becomes the treatment of choice for brow ptosis[J]. Ann Plast Surg, 2010, 64(6): 713-717.

[99] Powell B, Younes A, Friedman O. Evaluation of the midforehead brow-lift operation[J]. Arch Fac Plast Surg, 2011, 13(5): 337-342.

[100] Cintra H P, Basile F V. Transpalpebral brow lifting[J]. Clin Plast Surg, 2008, 35(3): 381-392; discussion 379.

[101] Sokol A B, Sokol T P. Transblepharoplasty brow suspension[J]. Plast Reconstr Surg, 1982, 69(6): 940-944.

[102] Niechajev I. Transpalpebral browpexy[J]. Plast Reconstr Surg, 2004, 113(7): 2172-2180; discussion 2181.

[103] Paul M D. The surgical management of upper eyelid hooding[J]. Aesthet Plast Surg, 1989, 13(3): 183-187.

[104] McCord C D, Doxanas M T. Browplasty and browpexy: an adjunct to blepharoplasty[J]. Plast Reconstr Surg, 1990, 86(2): 248-254.

[105] Paul M D. Subperiosteal transblepharoplasty forehead lift[J]. Aesthet Plast Surg, 1996, 20(2): 129-134.

[106] Ramirez O M. Transblepharoplasty forehead lift and upper face rejuvenation[J]. Ann Plast Surg, 1996, 37(6): 577-584.

[107] Zarem H A, Resnick J I, Carr R M, et al. Browpexy: lateral orbicularis muscle fixation as an adjunct to upper blepharoplasty[J]. Plast Reconstr Surg, 1997, 100(5): 1258-1261.

[108] Niechajev I. Transpalpebral browpexy[J]. Plast Reconstr Surg, 2004, 113(7): 2172-2180; discussion 2181.

[109] Langsdon P R, Williams G B, Rajan R, et al. Transblepharoplasty brow suspension with a biodegradable fixation device[J]. Aesthet Surg J, 2010, 30(6): 802-809.

[110] Cohen B D, Reiffel A J, Spinelli H M. Browpexy through the upper lid (BUL): a new technique of lifting the brow with a standard blepharoplasty incision[J]. Aesthet Surg J, 2011, 31(2): 163-169.

[111] Fang Y H, Liao W C, Ma H. Infraeyebrow blepharoplasty incorporated browpexy in an Asian population[J]. Ann Plast Surg, 2013, 71(Suppl 1): S20-S24.

[112] Lee E J, Hwang K. Depressor muscle division through a subbrow excision for the improvement of brow ptosis[J]. J Craniofac Surg, 2013, 24(6): 1987-1990.

[113] Vasconez L O. The use of the endoscope in brow lifting[C]. Video presentation at the Annual Meeting of the American Society of Plastic and Reconstructive Surgeons, Washington, DC, 1992.

[114] Isse N G. Endoscopic forehead lift[C]. Presented at the Annual Meeting of the Los Angeles County Society of Plastic Surgeons, Los Angeles, 1992.

[115] Isse N G. Endoscopic facial rejuvenation: endoforehead, the functional lift. Case reports[J]. Aesthet Plast Surg, 1994, 18(1): 21-29.

[116] Chajchir A. Endoscopic subperiosteal forehead lift[J]. Aesthet Plast Surg, 1994, 18(3): 269-274.

[117] Isse N G. Endoscopic forehead lift, evolution and update[J]. Clin Plast Surg, 1995, 22(4): 661-673.

[118] Ramirez O M. Endoscopically assisted biplanar forehead lift[J]. Plast Reconstr Surg, 1995, 96(2): 323-333.

[119] Oslin B, Core G B, Vasconez L O. The biplanar endoscopically assisted forehead lift[J]. Clin Plast Surg, 1995, 22(4): 633-638.

[120] Pakkanen M, Salisbury A V, Ersek R A. Biodegradable positive fixation for the endoscopic brow lift[J]. Plast Reconstr Surg, 1996, 98(6): 1087-1091.

[121] McKinney P, Celetti S, Sweis I. An accurate technique for fixation in endoscopic brow lift[J]. Plast Reconstr Surg, 1996, 97(4): 824-827.

[122] Chasan P E, Kupfer D M. Direct K-wire fixation technique during endoscopic brow lift[J]. Aesthet Plast Surg, 1998, 22(5): 338-340.

[123] Namazie A R, Keller G S. Current practices in endoscopic brow and temporal lifting[J]. Fac Plast Surg Clin North Am, 2001, 9(3): 439-451.

[124] Vasconez L O, de la Torre J I. Fine-tuning the endoscopic brow lift[J]. Aesthet Surg J, 2002, 22(1): 69-71.

[125] Dorner B K, Owsley J Q. Update on Mitek endoscopic brow fixation system[J]. Plast Reconstr Surg, 2004, 113(2): 735-736.

[126] Berkowitz R L, Jacobs D I, Gorman P J. Brow fixation with the Endotine forehead device in endoscopic brow lift[J]. Plast Reconstr Surg, 2005, 116(6): 1761-1767; discussion 1768-1770.

[127] Foustanos A. Suture fixation technique for endoscopic brow lift[J]. Semin Plast Surg, 2008, 22(1): 43-49.

[128] Malata C M, Abood A. Experience with cortical tunnel fixation in endoscopic brow lift: the "bevel and slide" modification[J]. Int J Surg, 2009, 7(6): 510-515.

[129] Badin A Z, Bittencourt L M, Balderrama C R. Lateral brow fixation in endoscopic forehead lift: long-

term results with braided nylon percutaneous sutures[J]. Aesthet Plast Surg, 2010, 34(1): 78-87.

[130] Bernardini F P, Gennai A, Izzo L, et al. Minimal incisions vertical endoscopic lifting and fat grafting as a systematic approach to the rejuvenation of the periocular esthetic unit[J]. Ophthal Plast Reconstr Surg, 2013, 29(4): 308-315.

[131] Massoud K S, Aboelatta Y A. Concentric double cables fixation as an alternative suspension method for the endoscopic forehead lift[J]. J Plast Surg Hand Surg, 2015, 49(3): 141-146.

[132] Rammos C K, Mardini S. Endoscopic browlift in the receding hairline patient[J]. J Craniofac Surg, 2016, 27(1): 156-158.

[133] Carruthers J D, Carruthers J A. Treatment of glabellar frown lines with C, botulinum-A exotoxin[J]. J Dermatol Surg Oncol, 1992, 18(1): 17-21.

[134] Frankel A S, Kamer F M. Chemical browlift[J]. Arch Otolaryngol Head Neck Surg, 1998, 124(3): 321-323.

[135] Huilgol S C, Carruthers A, Carruthers J D. Raising eyebrows with botulinum toxin[J]. Dermatol Surg, 1999, 25(5): 373-375; discussion 376.

[136] Huang W, Rogachefsky A S, Foster J A. Browlift with botulinum toxin[J]. Dermatol Surg, 2000, 26(1): 55-60.

[137] Maas C S, Kim E J. Temporal brow lift using botulinum toxin A: an update[J]. Plast Reconstr Surg, 2003, 112(Suppl 5): S109-S112; discussion S113-S114.

[138] Uygur S, Eryilmaz T, Bulam H, et al. The quantitative effect of botulinum toxin A over brow height[J]. J Craniofac Surg, 2013, 24(4): 1285-1287.

[139] Steinsapir K D, Rootman D, Wulc A, et al. Cosmetic microdroplet botulinum toxin A forehead lift: a new treatment paradigm[J]. Ophthal Plast Reconstr Surg, 2015, 31(4): 263-268.

[140] Koch R J. Radiofrequency nonablative tissue tightening[J]. Fac Plast Surg Clin North Am, 2004, 12(3): 339-346.

[141] Nahm W K, Su T T, Rotunda A M, et al. Objective changes in brow position, superior palpebral crease, peak angle of the eyebrow, and jowl surface area after volumetric radiofrequency treatments to half of the face[J]. Dermatol Surg, 2004, 30(6): 922-928; discussion 928.

[142] Bassichis B A, Dayan S, Thomas J R. Use of a nonablative radiofrequency device to rejuvenate the upper one-third of the face[J]. Otolaryngol Head Neck Surg, 2004, 130(4): 397-406.

[143] Javate R M, Grantoza C L, Buyucan K F. Use of an imaging device after nonablative radiofrequency (Pelleve): treatment of periorbital rhytides[J]. Ophthal Plast Reconstr Surg, 2014, 30(6): 499-503.

下 篇

眼睑外科的解剖基础与临床实践

Anatomy and clinical practice of eyelid surgery

第一章

眼睑美容整形外科相关解剖

Anatomy related to aesthetic and plastic surgery of the eyelid

眼，乃心灵之窗。而眼睑作为"眼"的一部分，不仅仅是美容器官，更肩负着保护眼球和视力的重任。眼睑及眶周组织有着极为精细和复杂的解剖结构，而每个部分又都有相应的功能，它们相互结合共同构成一个有机的整体。可以说，这是人体浅表器官中最为复杂的一部分。事实上，从人们认识到眼睑在美容及功能方面的重要性开始，对它的解剖学研究就从未停止过，至今也仍然有很多未能得到充分证实和存在争议的问题。尽管如此，对于每一个从事眼睑外科的医生来说，深入透彻地掌握眼睑及眶周所涉及的一系列解剖结构与功能，对理解该区域疾病或衰老发生的原理、准确把握治疗原则、制定合理的手术策略与方案及实施精准的手术操作都是至关重要的。

第一节 · 眼睑及眼周区域的表面解剖结构
Superficial structures of the eyelid and periocular region

眼睑及眼周区域主要的表面解剖结构有：眉毛、眼睑、泪槽、睑颊沟、睑裂、睑缘、内眦、外眦、睫毛、泪小点、泪阜、眼睑皱襞、内眦赘皮等。它们对观察和评估患者眼睑术区的状态有着重要的作用。

一、眉毛（Brow）

眉毛位于眶上缘对应于眉弓的位置，通常顺应上眶缘的形态，呈弓形，外侧稍高于内侧。男性眉毛较粗较浓密，眉形较为低平（图 X1-1-1）；女性眉毛较细较淡，眉的弧线较高（图 X1-1-2）。其毛发在眉的不同位置朝向亦不同。眉毛内侧的毛发朝向内上方；眉毛外侧的毛发顺着眉的走行逐步朝向外侧。通过额肌、皱眉肌及降眉肌的收缩运动，可表现出抬眉、蹙眉等动作。

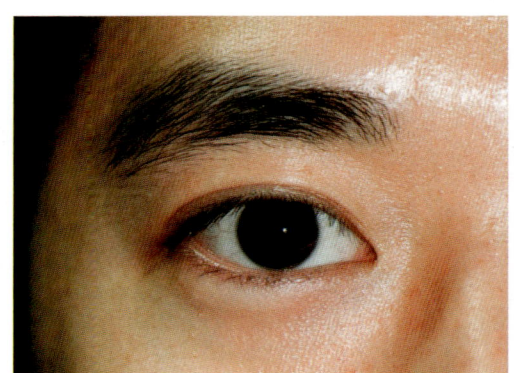
图 X1-1-1　男性眉眼部

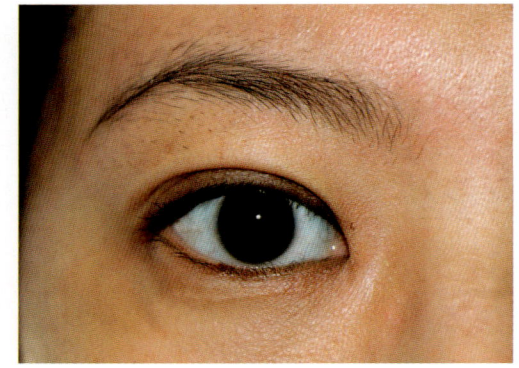
图 X1-1-2　女性眉眼部

在进行睑周手术时应先评估眉的位置与形态，特别应注意观察是否存在眉下垂的情况，这可能会影响术式的选择与手术效果。紧贴眉上或眉下作手术切口或分离时，应注意眉毛发根的位置与走行方向，并加以保护。

二、眼睑（Eyelid）

眼睑是两片能活动的皮肤软组织皱襞，位于眼球前方，构成保护眼球的屏障，可完成睁眼、闭眼和瞬目等活动。眼睑分为上睑和下睑。上睑的上界为眶缘上1/2，内、外侧分别以内眦和外眦水平为界；而下睑的下界没有明确的分界，一般认为是眶缘的下1/2，但衰老所致的组织松弛和下垂可能造成实际下睑下界的下移。

在下睑，部分年轻人和多数老年人存在着自内眦向外下方延伸至眶下缘瞳孔中线附近的一个自然凹陷，称为泪槽（Tear trough），多随年龄增长而变得明显。从此处向外上延伸至外眦水平，是另一个常随年龄增长变得明显且与眶下缘平行的弧形凹陷，称为睑颊沟（Palpebromalar groove）或睑颊接合部（Lid-cheek junction），见图X1-1-3。笔者认为这两者可看作是下睑的下界。Flowers于20世纪90年代初较早提出有关泪槽畸形（Tear trough deformity）的名称和整复的问题[1, 2]。近年来的国内文献中也经常出现一些相关或相近的名称，如泪槽、泪沟、鼻泪沟、眶鼻沟、鼻颧沟、眶下沟、半月弧凹陷、眶下缘凹陷及眼鼻沟区双带畸形等，命名混乱且不统一。为了便于交流，近年来一些作者主张应将这两者分别称为泪槽和睑颊沟[3~6]。

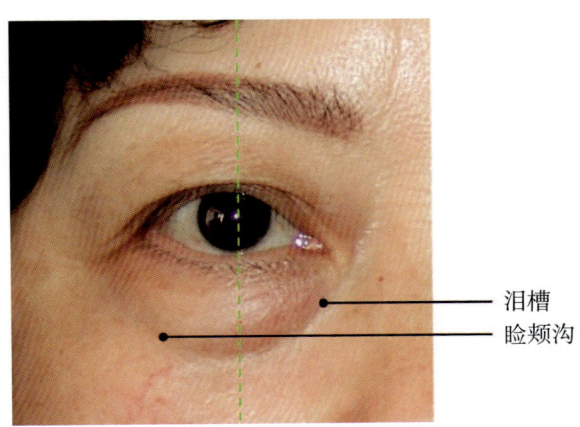

图 X1-1-3　泪槽与睑颊沟

三、睑裂（Palpebral fissure）

睑裂是上、下睑缘（Eyelid margin）之间的裂隙。自然睁眼平视时，正常汉族成年人睑裂的高度为7~10mm，水平长度为26~30mm，上睑缘遮盖角膜上缘下方1.5~2mm，下睑缘与角膜下缘平齐或稍遮盖角膜。上睑缘的最高点通常位于瞳孔鼻侧缘的对应位置，而下睑缘的最低点多对应于瞳孔颞侧缘。上、下睑缘厚约2mm，有前、后两唇，前唇圆滑柔软，后唇锐利质韧，紧贴眼球。前、后唇之间有一灰色线，称为灰线（Grey line），是眼睑皮肤与睑结膜的移行交界处，常作为眼睑手术的标志（图X1-1-4）。沿灰线切开可将睑缘分为前、后两层，前层为皮肤、皮下组织和眼轮匝肌，后层为睑板和结膜，后层可见睑板腺的开口。

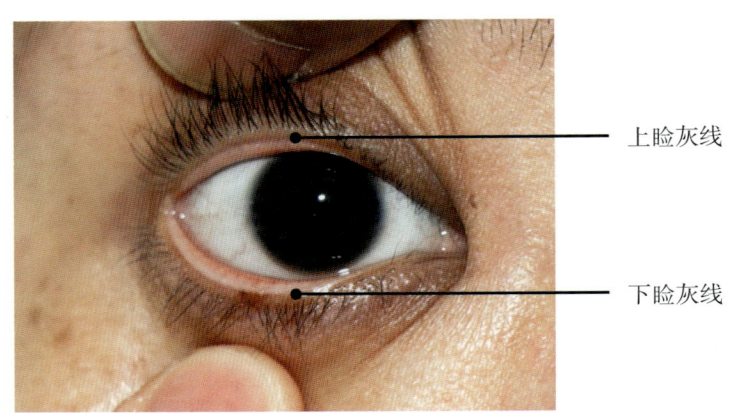

图X1-1-4　睫毛与灰线

睫毛（Eyelash）生长于睑缘前唇，排列成2～3行，短而弯曲。上睑睫毛多而长，通常有100～150根，长度为8～12mm，稍向前上方弯曲生长；下睑睫毛短而少，有50～75根，长度为6～8mm，稍向前下方弯曲。睫毛有防止灰尘、异物、汗液进入眼内和减弱强光照射的作用。睫毛的毛囊位于上、下睑睑板的浅面，在进行睑缘的分离及止血等手术操作时，应注意对睫毛毛囊的保护。沿灰线紧贴睑板浅面切开和分离可避免损伤睫毛的毛囊。睫毛毛囊周围有与之相通的皮脂腺，也称蔡氏腺（Zies gland），在睫毛根部周围还有一些汗腺的存在，其中的大汗腺被称为莫氏腺（Moll's gland）。蔡氏腺和莫氏腺分泌的脂质与液体会进入眼球表面的泪膜（Lacrimal film），脂质漂浮于泪液表面，具有减缓泪液挥发的作用。

睑裂外侧，上、下眼睑交汇处所形成的角，称为外眦（Lateral canthus）或外眦角（Angle of lateral canthus），对应在内侧所形成的角称为内眦（Medial canthus）或内眦角（Angle of medial canthus）。通常外眦高于内眦，形成一个外高内低的倾斜角度，为10°～15°。在形态上，内眦角较为圆钝，而外眦角较为锐利（30°～40°）。

上、下睑的内侧端各有一小突起，突起的顶部可见一小孔，叫泪点（Lacrimal punctum），是泪小管的起始处。上睑的泪点比下睑的泪点更靠近内眦角（图X1-1-5、图X1-1-6），部分人可出现先天性多泪点的情况。在行经睑结膜入路的眼睑手术时，尽可能在泪点的外侧设计切口，以避免对泪道的损伤。内眦与眼球之间的凹陷称为泪湖（Lacrimal lacus；Lacrimal lake）；泪湖的鼻侧可见一粉红色的椭圆形隆起，称为泪阜（Lacrimal caruncle）；泪阜外侧一红色的半月形皱襞，称为结膜半月皱襞（图X1-1-7）。泪液形成时可以暂时存留在泪湖而后缓慢排出，眼睑开闭时泪阜压迫泪点及泪小管，有助于使泪液流入泪道。

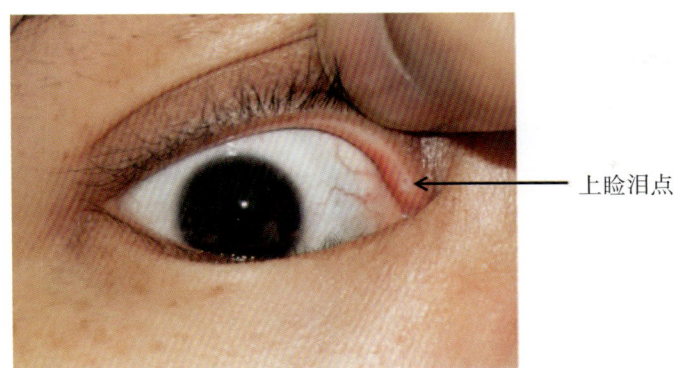

图 X1-1-5　上睑泪点

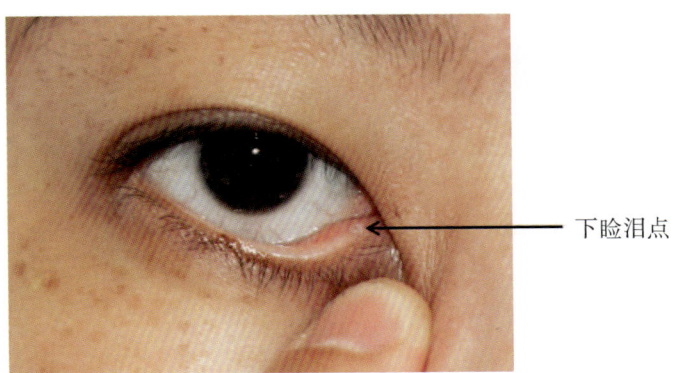

图 X1-1-6　下睑泪点

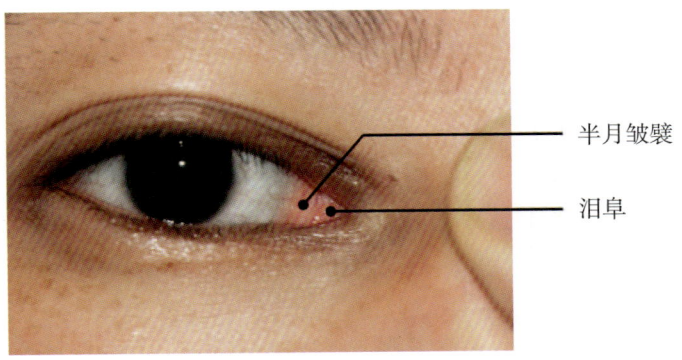

图 X1-1-7　泪阜与半月皱襞

四、眼睑皱襞（Eyelid fold）

眼睑皱襞，也称为重睑线，是指睁眼时上眼睑自然形成的一浅沟样皮肤褶皱。亚洲人群上睑厚重，常无重睑线或重睑线较低（平均位于睑缘上约6mm），汉族人重睑的比例为40%~50%，不同地区之间稍有差异。部分人群存在双侧重睑不对称的情况，如仅单侧为重睑或重睑高度不一致，这对重睑成形术的设计有直接的影响（图 X1-1-8~图 X1-1-10）。

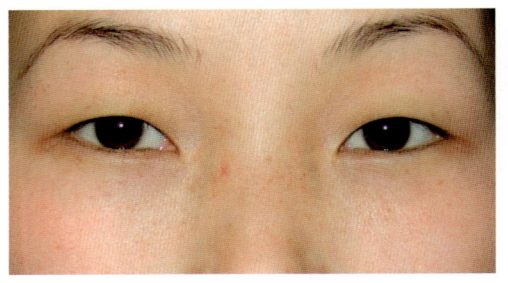

图 X1-1-8　双侧单睑

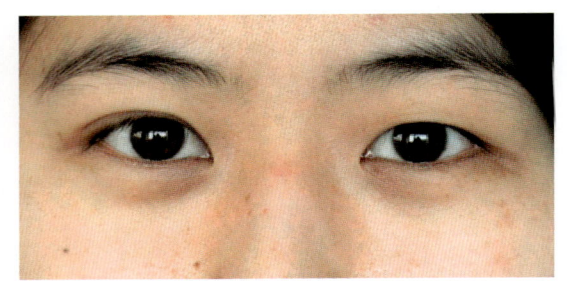

图 X1-1-9　右眼为重睑，左眼为单睑

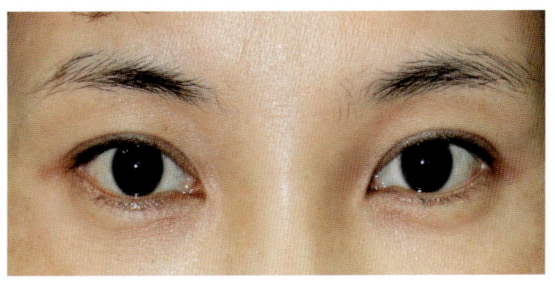

图 X1-1-10　双侧重睑

五、内眦赘皮（Epicanthal fold）

内眦赘皮是指在内眦角前方自上而下或自下而上呈蹼状的一种皮肤皱襞，在睁眼时可以遮盖内眦泪阜的一部分或全部，是亚洲人眼睛的特征之一。

所有亚洲与非亚洲血统的胚胎，在妊娠3~6个月时都有内眦赘皮。这一赘皮在非亚裔普通人群中仅保留2%~5%，而在亚洲人群中的发生率则在40%~90%之间。内眦赘皮多与单睑（单眼皮）并存。内眦赘皮的存在会使内眦部显得圆钝、睑裂短、睫毛短（因睫毛被上睑部分覆盖）、内眦间距增大（图X1-1-11）。重睑成形术可使睑裂变宽，而内眦成形术则可通过增加睑裂长度提高重睑成形术的美容效果。

内眦赘皮是假性内斜视（Pseudoesotropia）的一种原因，应注意与真性斜视相鉴别（图X1-1-12）。

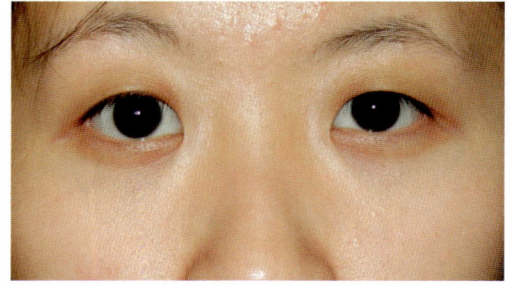

图 X1-1-11　内眦赘皮

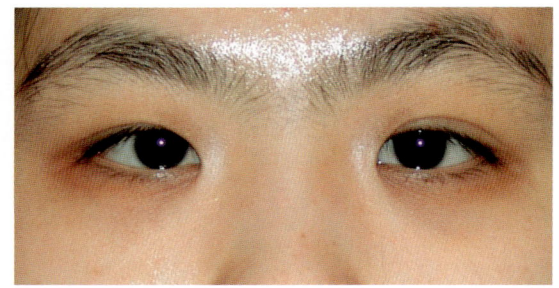

图 X1-1-12　假性内斜视

（杨超　邢新　李丹）

第二节 · 眼睑的逐层解剖
Stratified anatomy of the eyelid

上睑由前向后可分为皮肤、皮下组织、眼轮匝肌、眶隔、眶隔后脂肪、上睑提肌及其腱膜、Müller 氏肌、睑板和睑结膜；而下睑由前向后可分为皮肤、皮下组织、眼轮匝肌、眶隔、眶隔后脂肪、睑囊筋膜、下睑板肌、睑板和睑结膜。如图 X1-2-1 所示，上睑与下睑虽然结构不同，但仍然有一定相似性。上睑和下睑各有两条张开睑裂的缩肌：上睑是上睑提肌和 Müller 氏肌，而下睑是睑囊筋膜和下睑板肌。

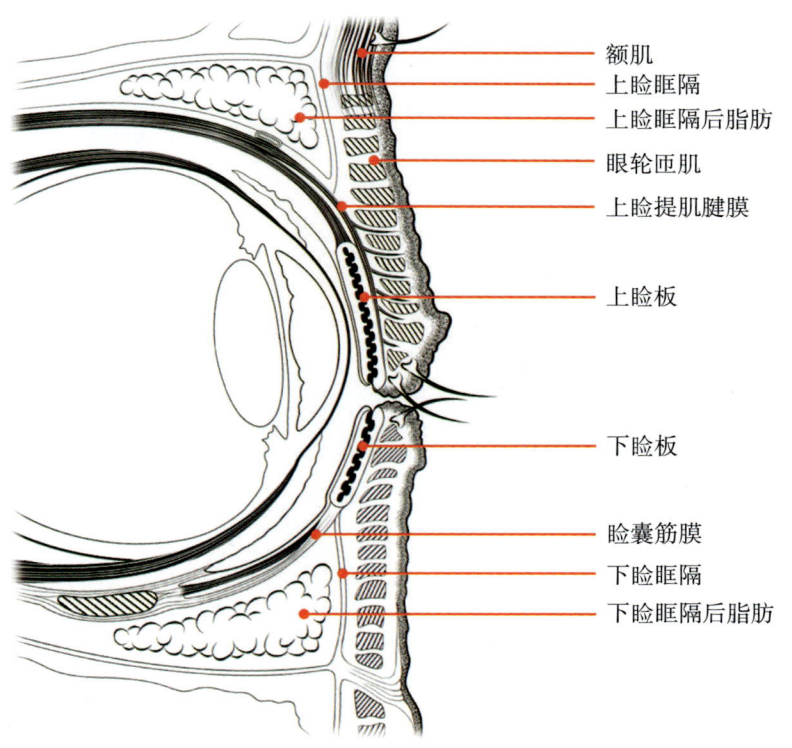

图 X1-2-1　上、下睑矢状面断面图

在临床工作中，通常人为地将眼睑分为前、后两层，上睑与下睑既有相似之处也有所差别。上睑前层（Anterior lamella）包括皮肤、皮下组织、眼轮匝肌和眶隔；后层（Posterior lamella）包括睑板、上睑提肌、Müller 氏肌和睑结膜。下睑前层包括皮肤、皮下组织、眼轮匝肌和眶隔；后层包括睑板、睑囊筋膜、下睑板肌和睑结膜。也有作者将眼睑从前至后分为三层：上睑前层包括皮肤和眼轮匝肌；中层（Middle lamella）包括睑板、上睑提肌腱膜、眶隔和眶隔后脂肪；后层是睑结膜。下睑前层包括皮肤和眼轮匝肌；中层包括睑板、睑囊筋膜、眶隔和眶隔后脂肪；后层为睑结膜。

在下文中笔者将逐层介绍眼睑与眶周的解剖结构及它们的相互关系。

一、眼睑与眶周的皮肤及皮下组织（Skin and subcutaneous tissue of the eyelid and periorbital region）

眼睑皮肤是全身皮肤中最薄的，厚度不超过 1mm。眼睑部皮下组织极少，几乎不可见皮下脂肪组织。皮肤与眼轮匝肌附着较紧密，皮肤与眼轮匝肌的松弛常同步。睑部的皮肤在眶缘逐渐增厚并过渡为眶周较厚的皮肤，此处眼轮匝肌与皮肤之间出现明显的脂肪组织，如眉部皮下脂肪和颧脂肪垫（图 X1-2-2）。

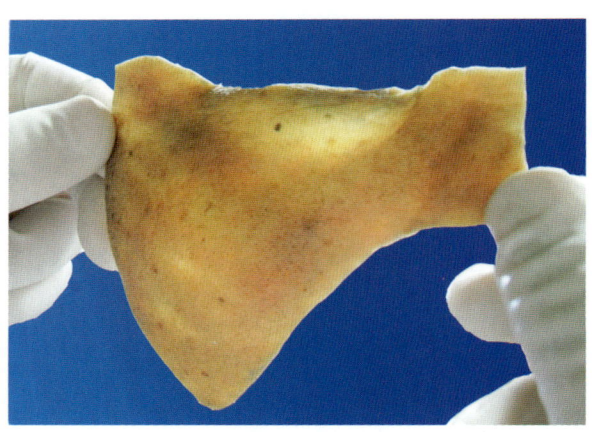

图 X1-2-2　睑部皮肤薄，自眶缘向外逐步过渡为眶周较厚皮肤

二、眼轮匝肌（Orbicularis oculi muscle，OOM）

去除眼睑及眶周的皮肤，在眼睑范围内显露部分眼轮匝肌（图 X1-2-3、图 X1-2-7），还有部分眼轮匝肌覆盖于眉部皮下脂肪（图 X1-2-5）和颧脂肪垫（图 X1-2-4、图 X1-2-6）的下方。

眼轮匝肌是一呈横椭圆形环绕睑裂向心分布的薄层肌肉，覆盖眼睑和眶周区域（图 X1-2-7）。

按所在部位不同，可分为睑部眼轮匝肌和眶部眼轮匝肌，睑部眼轮匝肌又可分为睑板前眼轮匝肌和眶隔前眼轮匝肌。眼轮匝肌受面神经支配，其主要功能是闭合眼睑，同时参与眼部及眼周的各种表情动作，上睑眼轮匝肌有降眉作用，下睑眼轮匝肌有提颊作用。

（一）睑板前眼轮匝肌（Pretarsal orbicularis oculi muscle）

睑板前眼轮匝肌位于睑板的前面，与睑板紧密相连。其起始点分浅、深两部分：浅头起于内眦腱及泪前嵴，于睑板表面向外侧走行，止于睑外侧水平缝；深头（亦被称为Horner's肌或睑板张肌）起于泪后嵴上2/3，与上、下睑板的内侧附着，向颞侧走行，终止于外眦腱。睑部眼轮匝肌为不随意肌，收缩时向内后方拉动眼睑，使睑缘贴近眼球，在完成日常瞬目、睡眠时闭睑、防御反射引起的闭睑等动作时，睑板前肌起主要作用。睑板前眼轮匝肌过于肥厚可影响容貌外观，可适当去除而不影响闭眼功能。此外，Horner's肌还是泪道引流系统重要的组成部分，此部分将在下文"泪道系统"中介绍。

在睑板前眼轮匝肌更靠近睑缘的方向还存在横纹肌的结构，称为Riolan's肌。通常将这部分眼轮匝肌统称为眼轮匝肌睫部，但更精细的组织学切片研究将Riolan's肌分为两个部分：睫部（Pars ciliaris）和睑板下部（Pars subtarsalis）。睑睫毛的毛囊穿行于眼轮匝肌睑板前部与Riolan's肌睫部之间（图X1-2-8、图X1-2-9）。Riolan's肌也被认为对应于睑缘灰线的位置。因此，沿灰线的位置切开睑缘并紧贴睑板前分离，可将眼睑分为前、后两层，并且可以最大限度地保留睫毛的毛囊。冠状位的切片还可见到束状的肌纤维穿越睑板，连接Riolan's肌睫部和睑板下部，这部分也被称为束状部（Pars fascicularis）[7]。Riolan's肌的主要作用是使睑缘保持闭合并紧贴眼球。有报道称在Riolan's肌内注射肉毒毒素可治疗眼睑痉挛[8]，也有作者报告切除Riolan's肌可治疗痉挛性睑内翻（详见上篇第六章"眼睑内翻矫正术历史回顾"）。

（二）眶隔前眼轮匝肌（Preseptal orbicularis oculi muscle）

眶隔前眼轮匝肌位于眶隔前覆盖眶隔，亦分为浅、深两部分。浅头起于内眦腱，深头起于泪囊隔膜，深、浅两部分肌纤维常交叉混合，呈弓形向外侧走行，止于外眦腱和睑外侧水平缝。眶隔前眼轮匝肌可完成眼睑随意闭合（瞬目）和不随意闭合（眨眼）等动作。

（三）眶部眼轮匝肌（Orbital orbicularis oculi muscle）

眶部眼轮匝肌位于睑部眼轮匝肌的外围，较宽大，浅部起于内眦腱，深部起于内侧眶缘。在眉部，眶部眼轮匝肌与额肌和皱眉肌互相交织，该部眼轮匝肌纤维与额肌纤维相互紧密的交织也是额肌-眼轮匝肌瓣矫正上睑下垂这一术式的解剖学基础。眶部眼轮匝肌在眶外侧部以眶外侧筋膜增厚区与深部组织附着。眶部眼轮匝肌为随意肌，收缩时引起眼睑紧闭，并可牵拉眉毛向下运动。

眼轮匝肌在内眦部密集附着于骨面，内眦部的眼轮匝肌也被视为动力源，即使在其他部位的眼轮匝肌受损或被切除时，只要该部眼轮匝肌及其神经支配保持完整，眼睑闭合功能就不会完全丧失。

1. **眉脂肪垫**（Brow fat pad） 眉脂肪垫位于眶上神经血管束及皱眉肌的外侧、眉外侧 2/3，在额肌、眼轮匝肌眶部与骨膜之间（图 X1-2-15），应注意与眉部皮下脂肪区分（图 X1-2-5）。衰老可导致眉及眉脂肪垫的萎缩和下移，可行眉上或眉下切口的眉提升术或眉固定术。对于眉弓低的求美者，亦可行眉脂肪垫位置的组织充填剂注射或移植物植入，以增加眉部的立体感。

2. **颧脂肪垫**（Malar fat pad） 颧脂肪垫是覆盖在眶部眼轮匝肌及面颊部表情肌上方的一片皮下脂肪组织，其上缘位于下睑眼轮匝肌睑部与眶部的交界处。笔者测得颧脂肪垫中心部位最厚处厚度为 8.42±1.54mm，上缘最薄，向内眦方向逐渐延续为筋膜样组织，向下延续为颊部脂肪（图 X1-2-3、图 X1-2-4、图 X1-2-6）[4, 5]。随年龄增长出现的颧脂肪垫上缘的萎缩及整体下移是造成泪槽与睑颊沟的显现及鼻唇沟加深等衰老表现的原因之一。通过颧脂肪垫填充或上移等手术，可使面部达到年轻化的效果。

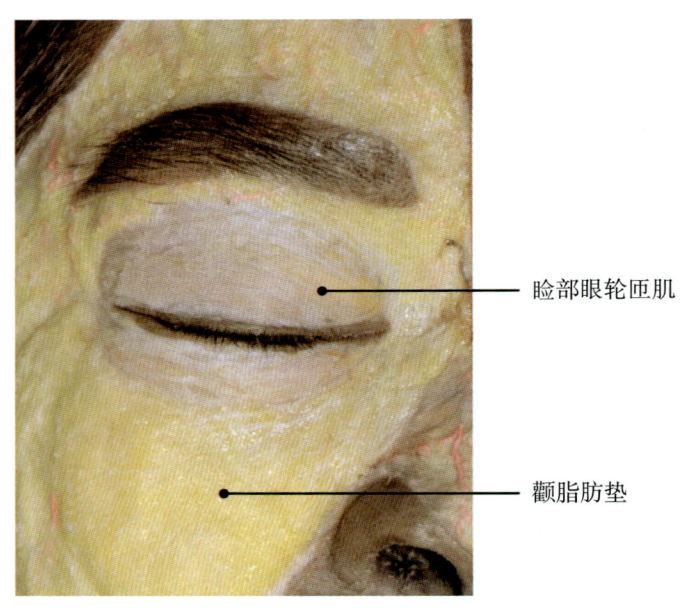

图 X1-2-3 切除眼睑及眶周皮肤后，可显露睑部眼轮匝肌，自眶缘以外出现明显的皮下组织

第一章 眼睑美容整形外科相关解剖

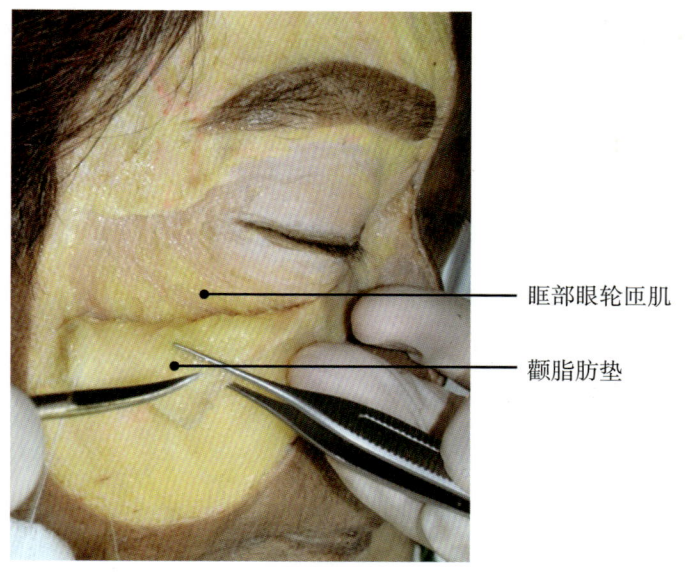

图 X1-2-4　眶部眼轮匝肌位于颧脂肪垫及眉部皮下脂肪下方

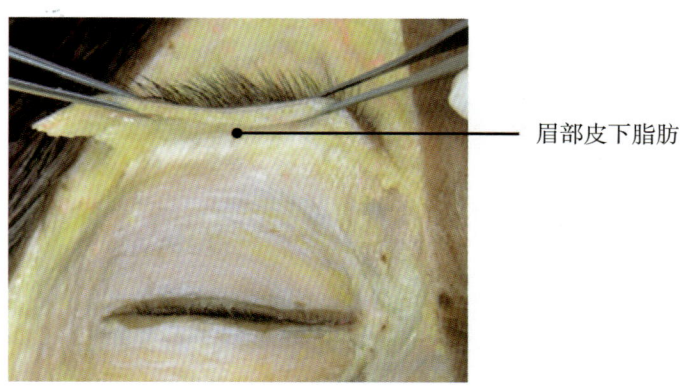

图 X1-2-5　眉部皮下脂肪

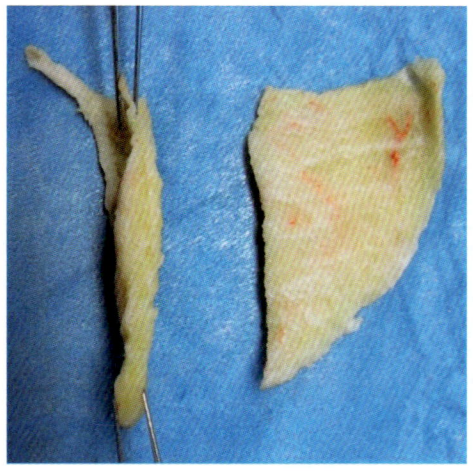

图 X1-2-6　颧脂肪垫矢状位断面

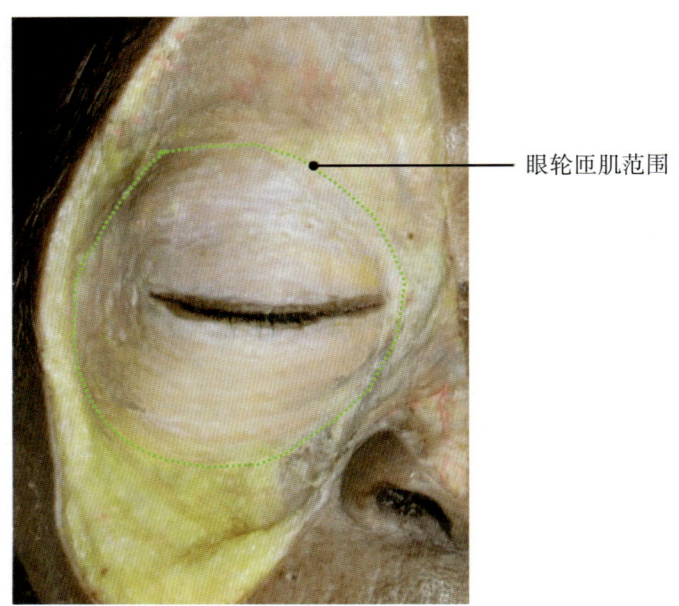

图 X1-2-7　眼轮匝肌的覆盖范围

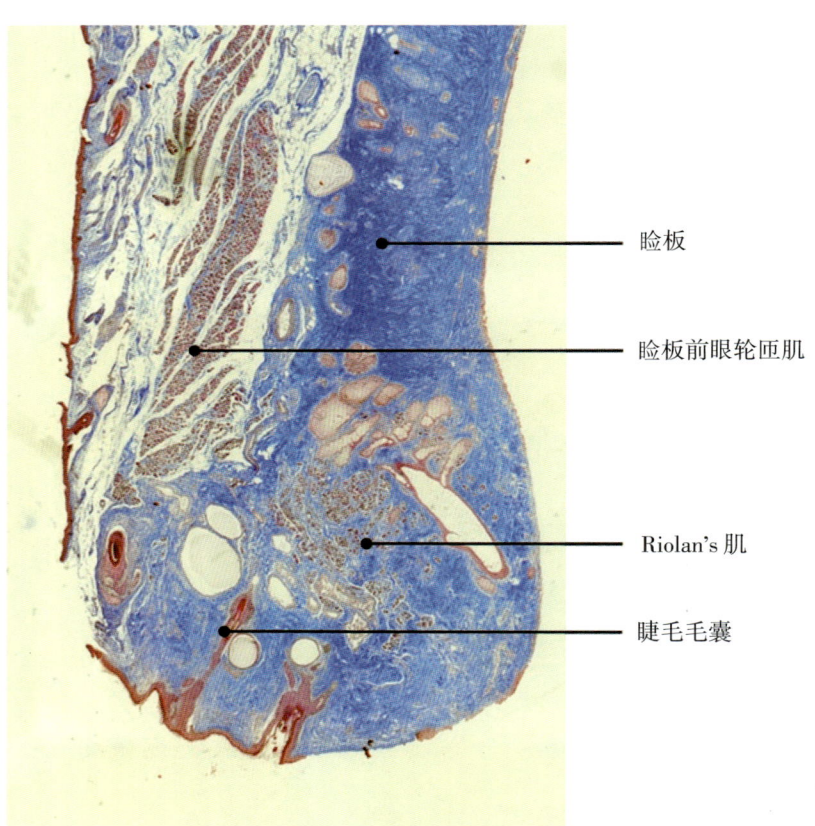

图 X1-2-8　上睑缘矢状位切片

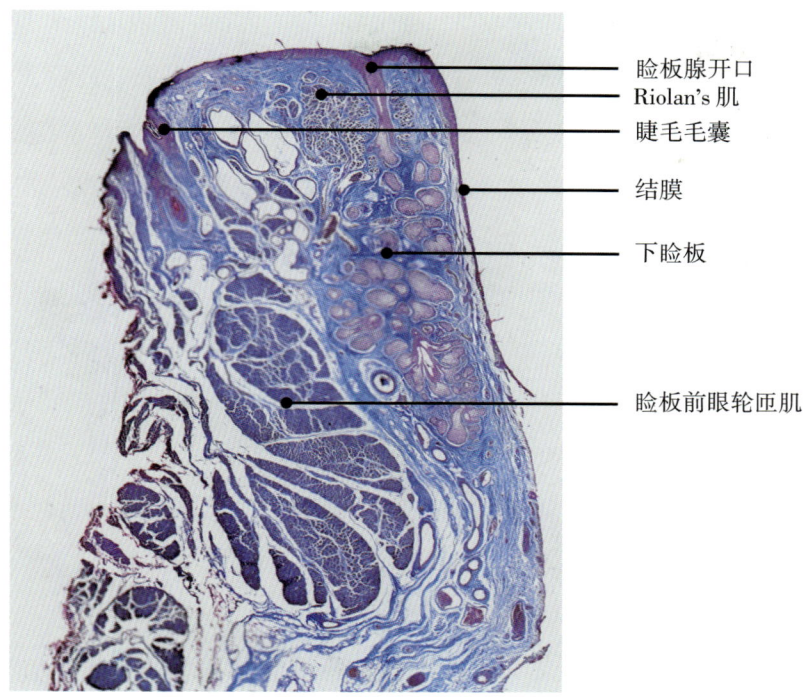

图 X1-2-9　下睑缘矢状位切片

三、眼轮匝肌与深部组织的附着（Attachments of the orbicularis oculi muscle to the deep tissues）

眼轮匝肌的肌纤维直接或通过筋膜及韧带样结构与眶缘及眶周深部组织（骨膜、内外眦腱等）附着。

在眶外缘，眼轮匝肌通过自眶外侧面骨膜发出的疏松结缔组织形成附着。在大体标本中这一结构形似增厚的筋膜组织，因此被称为眶外侧筋膜增厚区（Lateral orbital thickening，图 X1-2-10）。

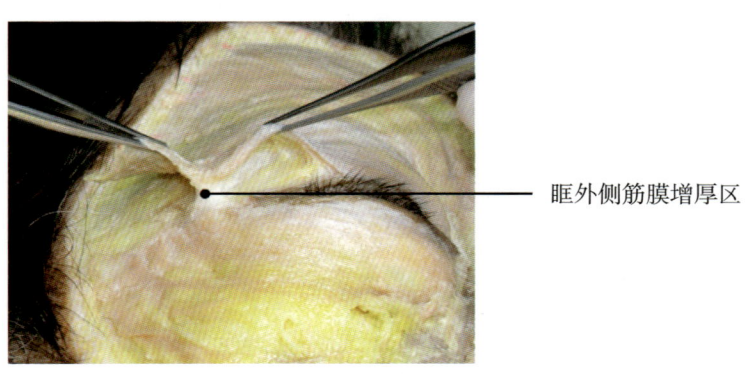

图 X1-2-10　眶外侧筋膜增厚区

同时，眼轮匝肌还通过眼轮匝肌限制韧带（Orbicularis retaining ligament）与眶缘形成环形的附着（图 X1-2-11、图 X1-2-12）。眼轮匝肌限制韧带起于眶缘，止于眼轮匝肌睑部与眶部的结合部，这与下睑泪槽与睑颊沟的位置正好相对应。在眶外侧，眼轮匝肌限制韧带与眶外侧筋膜增厚区相延续。在笔者完成的一项下睑泪槽解剖学及组织研究中发现，眼轮匝肌限制韧带自眶下缘骨面发出，在眶外侧与眶缘的附着较松弛（图 X1-2-13），其纤维束分散穿过眼轮匝肌下脂肪及眼轮匝肌止于皮肤（图 X1-2-14）；在上、下眶缘内侧约 1/3 处延续为眼轮匝肌与眶缘骨面的直接附着，手术中需锐性分离（图 X1-2-15）。在眼轮匝肌与眶缘骨面直接附着的位置，组织学切片上亦可见眼轮匝肌限制韧带的纤维束穿过眼轮匝肌的肌纤维（图 X1-2-16）。从解剖结构特点上看，眼轮匝肌限制韧带最主要的作用是固定眼轮匝肌的位置并限制眶外的炎症进入眶内。但它并不能限制泪槽和睑颊沟沿线以外皮肤、眼轮匝肌等各层组织的松弛以及眶脂肪向前的膨出，因此，在眼轮匝肌限制韧带止点的沿线最容易出现沟槽样畸形。所以，笔者认为眼轮匝肌限制韧带在泪槽及睑颊沟的形成中起着关键性的作用，而眼轮匝肌限制韧带的松解在眶脂肪释放、眶隔重置下睑成形术中也是非常重要的步骤[4, 5, 9~14]。眼轮匝肌限制韧带也被有些学者翻译为"眼轮匝肌支持韧带"。在英文中，"retaining"的本意是"保持，保留，留住"，在解剖结构中，该韧带的作用是将眼轮匝肌相对地固定于眶缘的位置，在某种程度上限制了眼轮匝肌的移位，而对眼轮匝肌并没有"支持"的作用，因此，我们更偏向于使用"眼轮匝肌限制韧带"的命名。

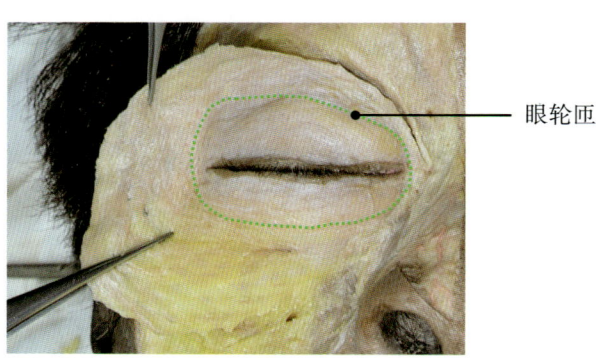

图 X1-2-11　眼轮匝肌凭借眼轮匝肌限制韧带沿眶缘环形附着

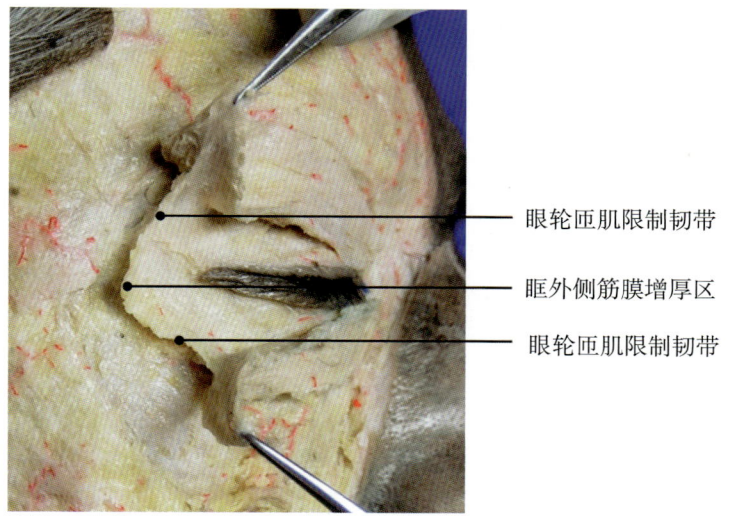

图 X1-2-12　眼轮匝肌限制韧带在外侧与眶外侧筋膜增厚区相延续

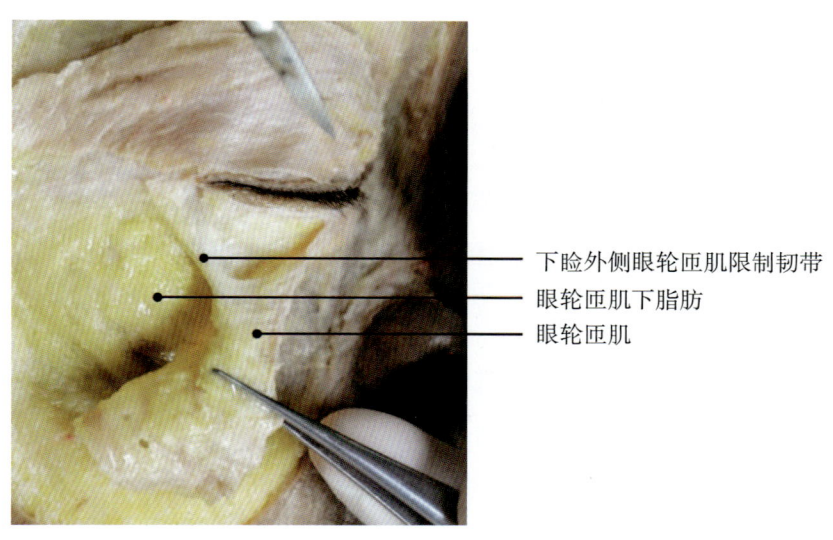

图 X1-2-13　下睑外侧眼轮匝肌限制韧带

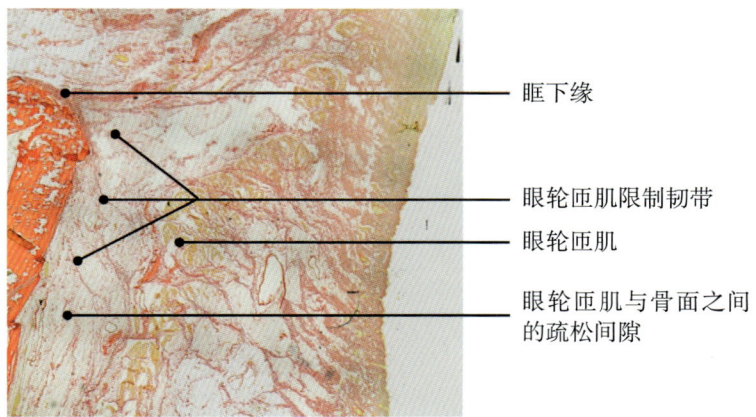

图 X1-2-14　下睑眼轮匝肌限制韧带组织学切片，可见韧带的纤维起于骨面，穿过眼轮匝肌止于皮肤，眼轮匝肌与骨面之间存在疏松间隙

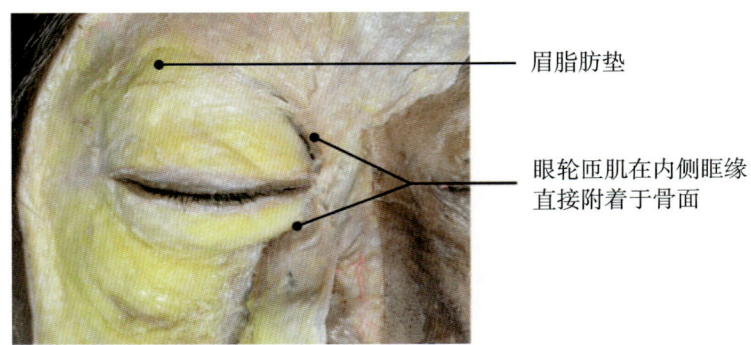

图 X1-2-15　眼轮匝肌在内侧眶缘直接附着于骨面，上、下睑均是如此，眉外侧 2/3 可见眉脂肪垫紧贴骨面

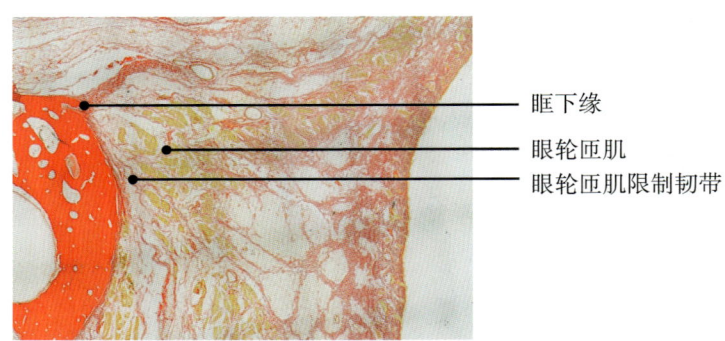

图 X1-2-16　眼轮匝肌在内侧眶缘直接附着于骨面，仍可见眼轮匝肌限制韧带穿过眼轮匝肌止于皮肤

Wong 等在其针对泪槽成因的解剖学研究中提到了泪槽韧带（Tear trough ligament）的概念，认为随衰老出现的泪槽畸形的根本成因是在眶下缘存在具备双层结构的泪槽韧带，但他们除了大体的解剖以外，并未在报道中提供针对泪槽韧带的组织学研究来加以证实。这一结论与笔者的研究结果并不一致，我们认为 Wong 等所述的泪槽韧带应该就是眼轮匝肌限制韧带，而东方人的眼轮匝肌限制韧带自眶下缘骨面发出后是以分散纤维束的形式穿入眼轮匝肌，并无明确的分层，这是否是人种的差异还有待进一步研究[15]。

四、眼轮匝肌后脂肪和眼轮匝肌下脂肪（Retro-orbicularis oculi fat，ROOF and Sub-orbicularis oculi fat，SOOF）

在眼轮匝肌的后方，我们可以发现两团位于眶隔以外的脂肪。上睑的脂肪团位于上眶缘下方、眼轮匝肌与上睑眶隔之间，呈长椭圆形分布，被称为眼轮匝肌后脂肪（图 X1-2-17）；下睑的脂肪团分布于下眶缘的外下方、眼轮匝肌与颧骨骨膜之间，呈 L 形分布，被称为眼轮匝肌下脂肪（图 X1-2-18）。

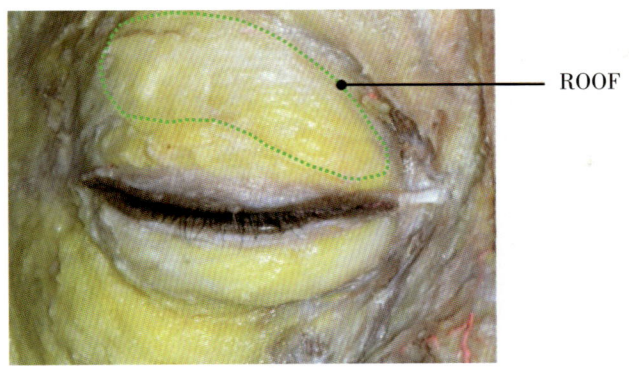

图 X1-2-17 ROOF 位于上睑眼轮匝肌之后、眶隔之前

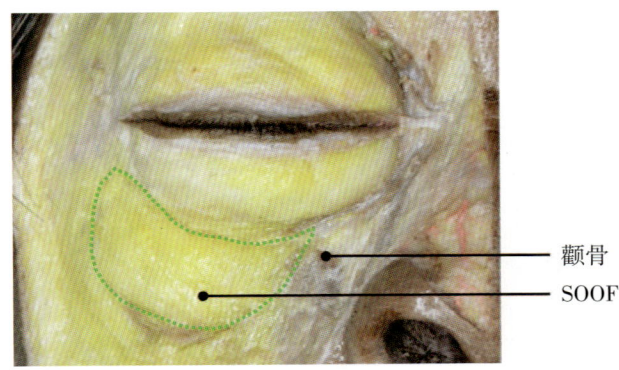

图 X1-2-18 SOOF 位于颧骨与眶部眼轮匝肌之间

ROOF 通常较 SOOF 薄，部分人群 ROOF 不明显。ROOF 的萎缩可加重上睑的凹陷，当然 ROOF 过厚也是上睑臃肿的原因之一。有学者建议，在进行上睑注射充填时应将充填物注射于 ROOF 或其所在间隙内。

SOOF 紧密贴附于颧部骨膜上，位置相对固定，对颧部的丰满程度有一定的影响。笔者测得眼轮匝肌下脂肪最大厚度处为 $2.25\pm0.42mm$。其厚度个体差异较大，年轻且肥胖者眼轮匝肌下脂肪较厚，消瘦或年老者眼轮匝肌下脂肪较薄。SOOF 与骨面附着紧密，因此衰老通常并不引起其位置发生明显改变，但也有作者对此有不同看法。

五、眶隔（Orbital septum）

眶隔是由睑板向弓状缘延伸的一层薄而富有弹性的结缔组织膜，与睑板一起共同封闭眶外口，是隔开眶内容和眼睑的一个重要屏障，能够在一定程度上阻止炎症渗出物或出血在两者之间蔓延。

上睑眶隔较厚，位于 ROOF 的后方（图 X1-2-19），由前、后两层构成：前层由额肌鞘后层在眶缘处与骨膜融合后继续向下延伸而来，后层为弓状缘处骨膜向下的延伸，两层紧密结合后向下与上睑提肌腱膜相融合（图 X1-2-20）。单睑的东方人，眶隔常因眶脂肪向前下方的膨出而在睑板前形成反折，最终眶隔延伸止于睑板，称为眶隔的延伸部（Septal extension）。上睑眶隔在内侧和外侧分别与内、外眦腱及眼轮匝肌深支的纤维融合。

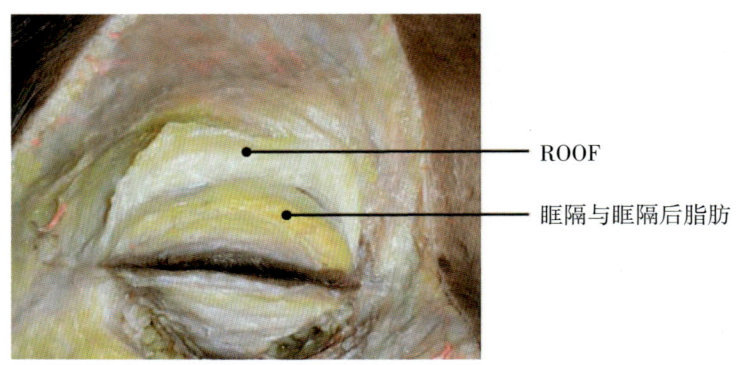

图 X1-2-19　掀起 ROOF 可显露上睑眶隔及眶隔后脂肪

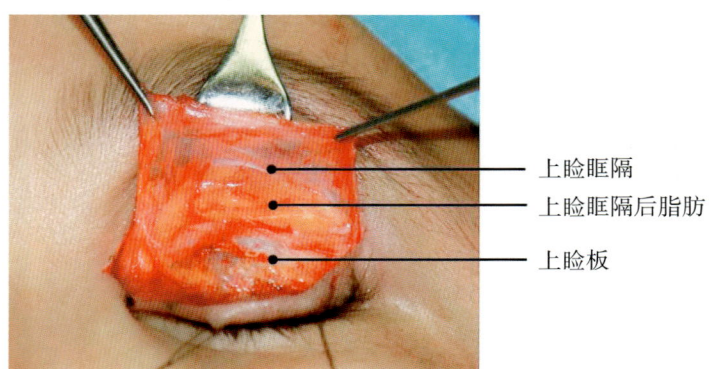

图 X1-2-20　术中所见上睑眶隔与眶隔后脂肪

下睑眶隔较薄，附着于下眶缘和下睑板，在内侧和内眦腱深支及泪囊筋膜相延续，在外侧止于 Whitnall's 结节（图 X1-2-21、图 X1-2-22）。通常，内侧眶隔较外侧眶隔薄弱。

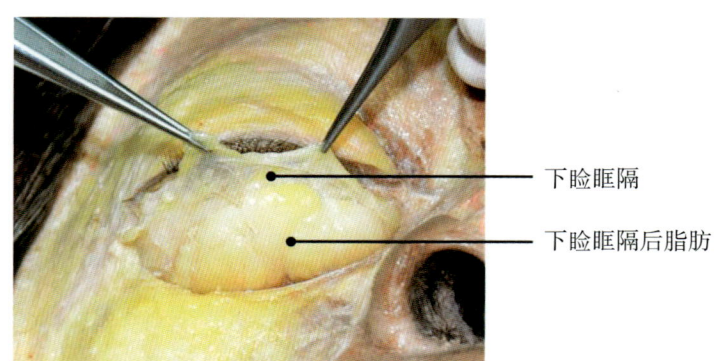

图 X1-2-21　下睑眶隔与眶隔后脂肪

第一章 眼睑美容整形外科相关解剖 下篇
Anatomy related to aesthetic and plastic surgery of the eyelid

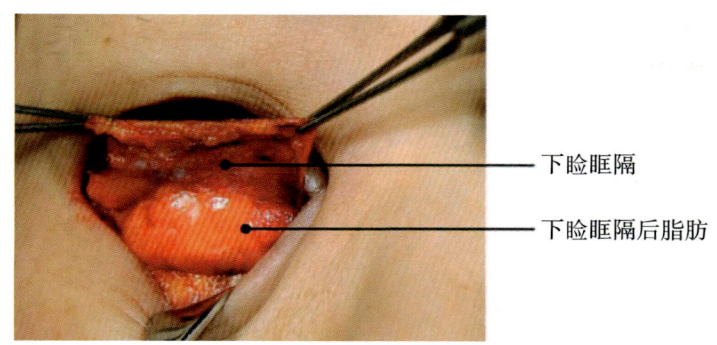

图 X1-2-22　术中所见下睑眶隔与眶隔后脂肪

六、眶隔后脂肪垫（Postseptal fat pad）

眶隔后脂肪垫是眶脂体的一个组成部分，位于眼外肌组成的肌锥之外，眶骨膜之内，眶隔之后。眶隔后脂肪垫也被称为周围性眶脂肪或锥外脂肪，而位于肌锥间隙内的脂肪则被称为中央性眶脂肪或锥内脂肪。在国内，眶隔后脂肪常被称为"眶隔脂肪"。在上、下睑成形术中需要处理的"眶脂肪"，一般也是指眶隔后脂肪。

上睑存在内侧与中央两个脂肪垫，中央脂肪垫外侧被泪腺占据。有时术中在眶外侧所见到的眶脂肪实际上是中央脂肪垫向外侧的延伸，应注意区分泪腺和眶脂肪，以免误将泪腺切除或损伤（图 X1-2-23）。上睑内侧和中央脂肪垫之间可看到上斜肌的滑车和 Whitnall's 韧带纤维的附着，这也可视作这两个脂肪垫分隔的标志。

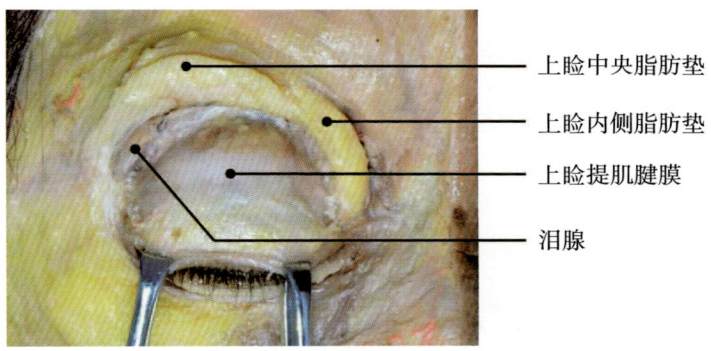

图 X1-2-23　上睑内侧和中央眶隔后脂肪垫，外侧可见泪腺

上睑眶隔后脂肪垫位于提肌腱膜之前，因此也被称为腱膜前脂肪垫（Preaponeurotic fat pad）。

下睑通常存在内、中、外三个脂肪垫，通常中央脂肪垫较大且表浅，内侧与外侧脂肪垫较小且位置相对较深（图 X1-2-24、图 X1-2-25）。内侧与中央脂肪垫以下斜肌为分界（图 X1-2-26）；而中央脂肪垫与外侧脂肪垫之间的分隔，目前多数学者认为是来源于睑囊筋膜的弓状扩张，也有学者认为是来源于下斜肌的筋膜组织（图 X1-2-27、图 X1-2-28）。当然，并非所有人的下睑眶隔后脂肪都分隔为三团。Oh 等在他们完成的 30 例（60 侧）韩国人下睑眶隔后脂肪的解剖中发现，其中 43 侧（71.7%）的下睑眶隔后脂肪分隔为三团，但有 7 侧（11.7%）内侧或外侧脂肪垫隐藏于中央脂肪垫的后方，有 16 侧（26.7%）下睑眶隔后脂肪分隔为两团，还有 1 侧（1.7%）下睑仅可见一个眶隔后脂肪垫[16]。

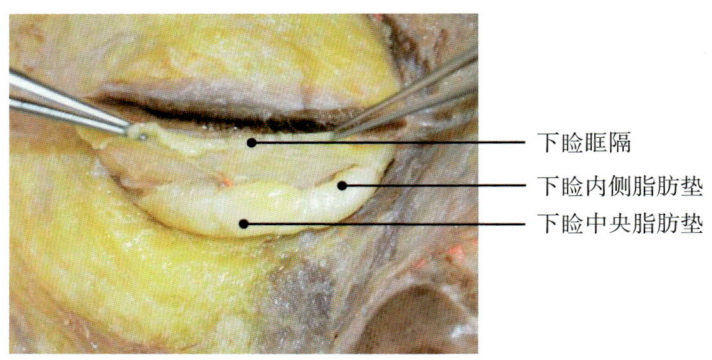

图 X1-2-24　下睑眶隔后脂肪垫

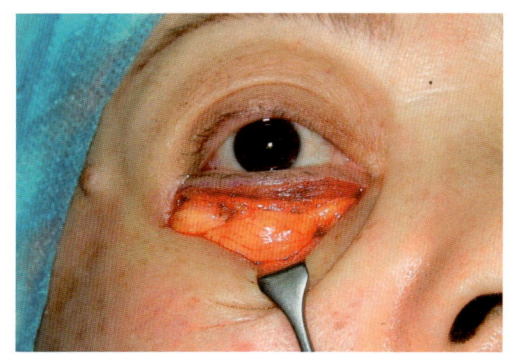

图 X1-2-25　术中所见下睑三团眶隔后脂肪垫

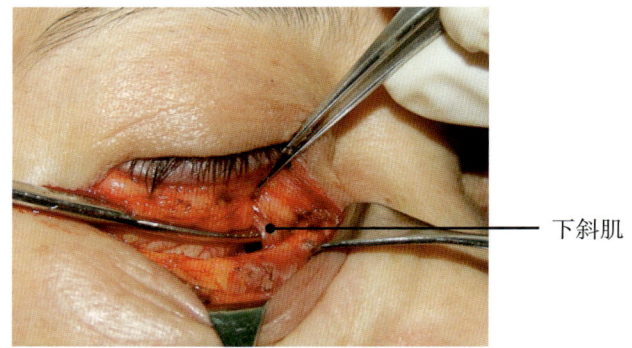

图 X1-2-26　术中显露内侧、中央脂肪垫之间的下斜肌

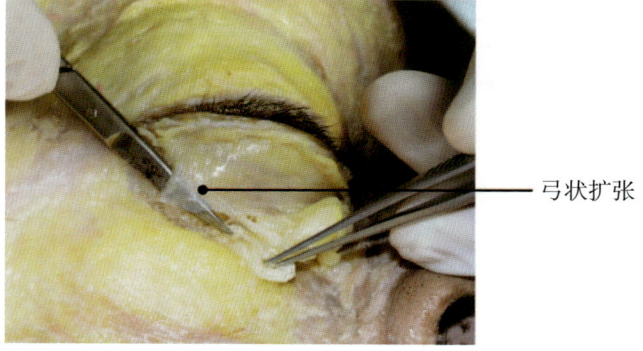

图 X1-2-27　下睑中央、外侧眶隔后脂肪垫之间的弓状扩张

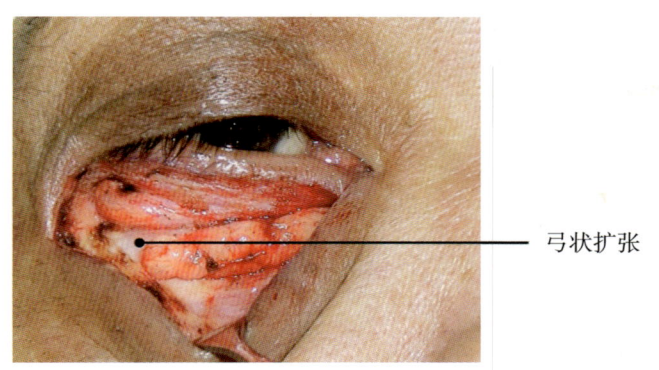

图 X1-2-28　术中显露的弓状扩张

下睑眶隔后脂肪垫位于下睑缩肌之前，因此也被称为缩肌前脂肪垫（Preretractor fat pad）。

在下睑眶隔的后方，可发现从内眦向外下眶缘内侧面延伸的一个弓形筋膜样结构，称为弓状扩张（Arcuate expansion，图 X1-2-29）。它在下睑外侧和中央脂肪垫之间形成不完全的分隔并部分包裹了外侧脂肪垫，因此可将其视作下睑中央和外侧脂肪垫的分隔标志。关于弓状扩张的来源，目前还存在争议：Codner 和 Hanna 认为其来源于 Lockwood's 韧带，Manson 等视其为下斜肌筋膜的延伸，而 Hwang 等则认为弓状扩张是睑囊筋膜向外的延伸部分。尽管其来源存在争议，但从组织学特性和功能来说，弓状扩张还是属于下睑筋膜系统的一部分[17~19]。

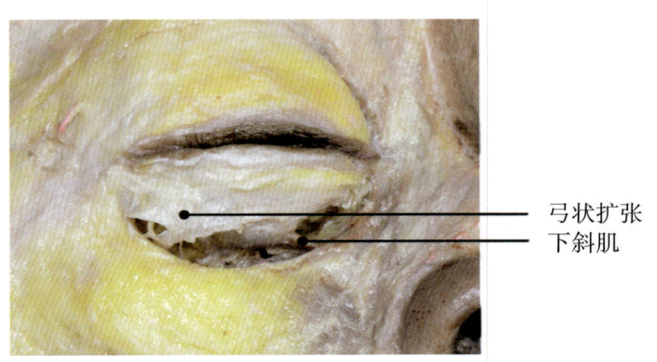

图 X1-2-29　去除眶隔后脂肪垫后，显露三个脂肪垫所在的间隙，可见三个脂肪垫的分隔（下斜肌和睑囊筋膜的弓状扩张）

七、Eisler's 囊袋与 Eisler's 脂肪垫（Eisler's pocket and Eisler's fat pad）

Eisler's 囊袋是下睑外侧被脂肪所充填的一个凹陷，Paul Eisler 在 1930 年最早作了报道，其中所充填的脂肪为游离于眶隔以外的脂肪垫，称为 Eisler's 脂肪垫（图 X1-2-30）。Eisler's 囊袋位于眶隔和外眦腱之间，其前方和上方是眶隔，后方和鼻侧是外眦腱，颞侧为眶外缘的内面，下方为颧骨，上方为上睑中央脂肪垫的外侧延伸部。事实上，标准的睑成形术通常不会进入这一区域，很少需要去除这一脂肪垫。手术中，它可以作为确定眶外侧壁上 Whitnall's 结节位置的标记物[20, 21]。

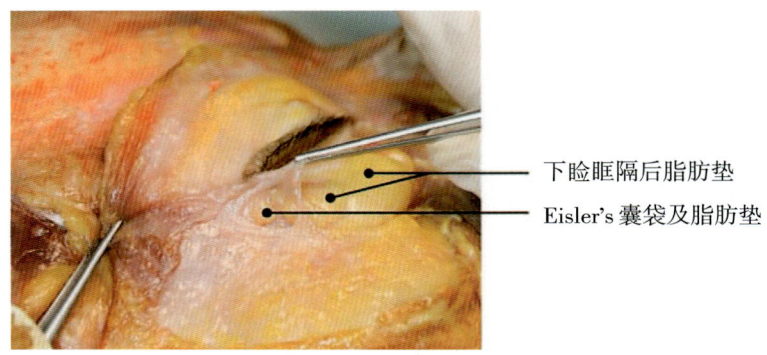

图 X1-2-30　Eisler's 囊袋与 Eisler's 脂肪垫

八、睑板（Eyelid tarsus；Tarsal plate）

在上睑缘的上方及下睑缘的下方，分别可见一横行黄白色、柔韧致密的纤维结缔组织，即为睑板。

睑板内含丰富的弹力纤维和腺体组织，是维持眼睑弧形支撑和硬度的非常重要的结构。上睑板（Upper eyelid tarsus）较大，中部最宽，水平长度为27～30mm，垂直高度为7～9mm（图 X1-2-31）；下睑板（Lower eyelid tarsus）稍窄，水平长度为25～28mm，垂直高度为3～4mm（图 X1-2-32）。睑板内的睑板腺（亦称 Meibomian 腺）与睑缘呈垂直排列，开口于睫毛后方，是一种复泡状皮脂腺，上睑板有30～40个，形体较大，下睑板有20～30个，形体稍小（图 X1-2-33）。睑板腺分泌脂质，可润滑睑缘并防止泪液流出结膜囊外，同时脂质亦漂浮于泪液的表面，减缓泪液的挥发。当睑板腺开口堵塞时，可形成急性睑板腺炎（俗称麦粒肿）或睑板腺囊肿（俗称霰粒肿）。睑板的深面与睑结膜紧密连接，不易分离。在修复下睑全层缺损时，我们常采用上睑睑板结膜瓣修复下睑后层的缺损，目的是尽可能以相同的组织来修复缺损的组织，此时所切取上睑板的垂直高度不应超过其高度的1/2，以免影响上睑的形态及稳定性。

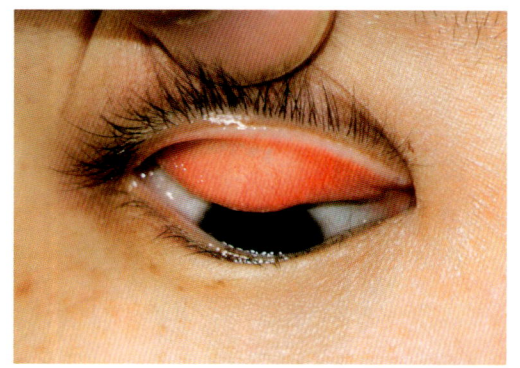

图 X1-2-31　上睑板（翻转上睑观察）

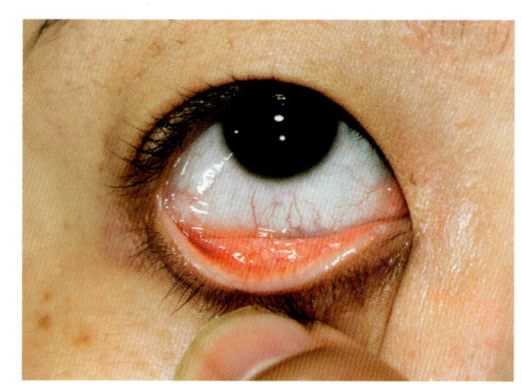

图 X1-2-32　下睑板（翻转下睑观察）

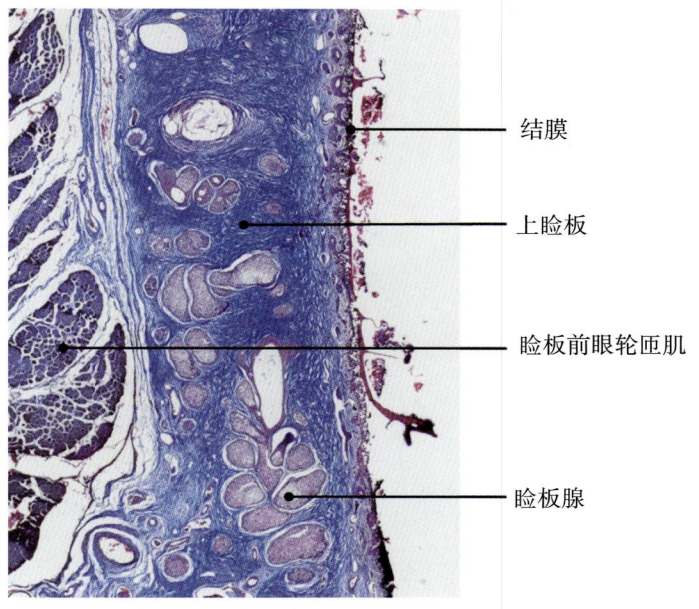

图 X1-2-33　上睑板矢状位组织学切片

在上、下睑板的内侧，睑板延续为纤维组织，走行于泪小管周围并与内眦腱的纤维相融合；上、下睑板的外侧延续为外眦腱的上脚和下脚，并合并形成外眦腱止于眶外侧的 Whitnall's 结节。关于睑板在外侧的固定，除了外眦腱以外，Flowers 等在外眦的解剖中发现下睑板向外延续的纤维性结构有一部分止于外眦腱附着点下方的眶缘内侧，他将这一结构称为睑板吊带（Tarsal strap）。他的解剖研究发现，松解睑板吊带可使下睑板具有更好的向上方移动的活动性，并认为这一结构对外眦固定有重要的意义[22]。笔者在解剖和临床实践中也发现了类似的结构，它位于 Lockwood's 韧带的浅面（图 X1-2-34、图 X1-2-35），但并不是所有个体都可以发现这一组织结构的存在，因而其具体的解剖特性与作用还有待进一步研究。

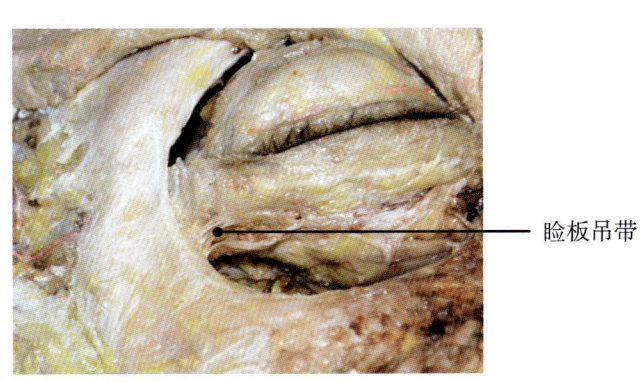

图 X1-2-34　位于下睑板外下方的睑板吊带

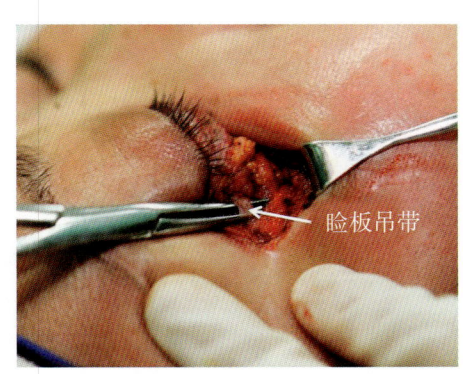

图 X1-2-35　术中所见睑板吊带

Nagasao 等报告了一项关于亚洲人睑板形态的研究，他们认为，睑板形态因人而异，常见的形态有镰刀形、三角形和梯形三种，并且认为这对亚洲人的重睑成形术有直接的影响。尤其在施行埋线法重睑成形术时，术中缝线固定位置与睑板的关系将直接影响即刻形成重睑的形态和远期效果[23]。

九、上睑提肌（Levator palpebrae superioris）

自上睑板上缘掀起眶隔及眶隔后脂肪并向上分离，可显露上睑提肌及其腱膜。

上睑提肌是上提上睑的重要肌肉，起于Zinn环（详见本章第五节"眼外肌"）。上睑提肌长约37mm，呈扇形，近端起始部宽约4mm，在上直肌上方沿眶上壁向前延伸并扇形展开，在睑板上约7.5mm处移行为腱膜（Aponeurosis），见图X1-2-36～图X1-2-38。腱膜与眶隔融合的部分呈现明显的增厚，在活体上此处颜色加深，呈白色，被称为白线（White line），自结膜面观察更为明显。下睑也有类似的白线结构[24, 25]。对于东方人，由于眶隔与上睑提肌腱膜融合的位置通常较低，因此白线的结构通常并不明显。在上睑提肌与上直肌及肌鞘之间存在纤维附着。

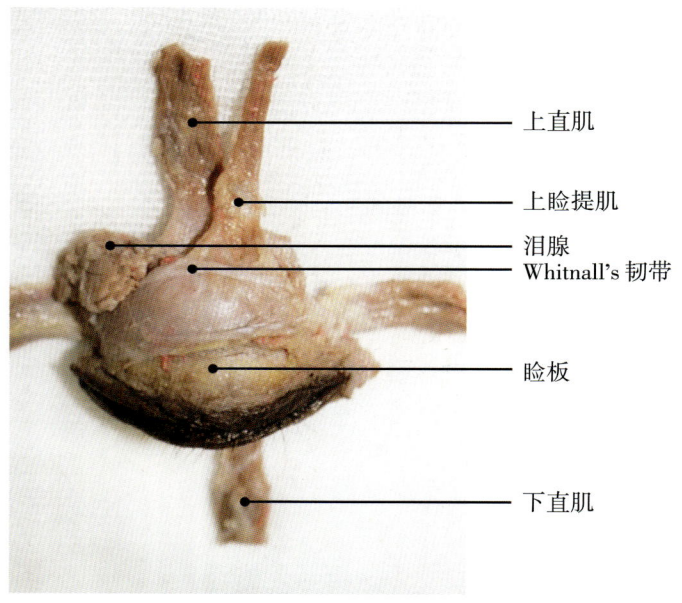

图 X1-2-36　上睑提肌形态

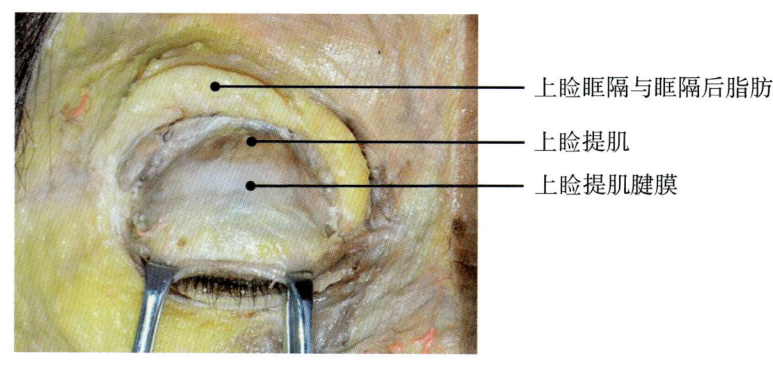

图 X1-2-37　上睑提肌与眶隔后脂肪的关系

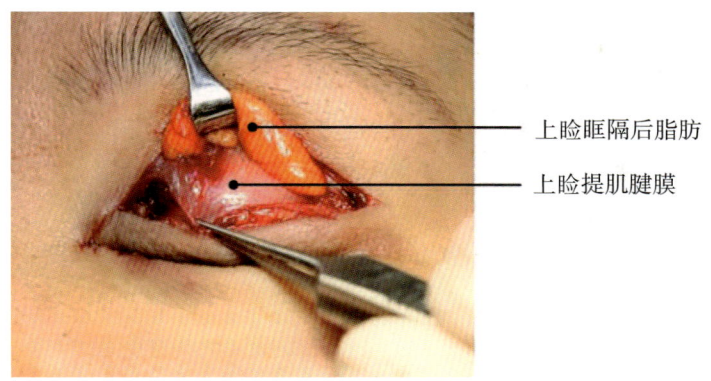

图 X1-2-38　术中显露上睑眶隔后脂肪后方的上睑提肌腱膜 — 上睑眶隔后脂肪；上睑提肌腱膜

上睑提肌腱膜两端的扩张部称为内、外侧角，外侧角附着于眶外侧结节和外眦腱上缘（图 X1-2-39），内侧角附着于额泪缝和内眦腱上缘（图 X1-2-40）。部分纤维附着于睑板前面的中、下 1/3 处，与睑板筋膜融合；部分纤维穿过 Müller 氏肌，止于结膜上穹窿；还有部分纤维向前穿过眼轮匝肌附着在上睑重睑沟处皮下，从而使上睑提肌收缩时上睑形成重睑外观，此纤维附着的高度决定了重睑线的高度，若此部分纤维缺失，则睁眼时不可见重睑皱襞，即表现为单睑。有组织学研究认为上睑提肌腱膜可分为前、后两层[26, 27]。

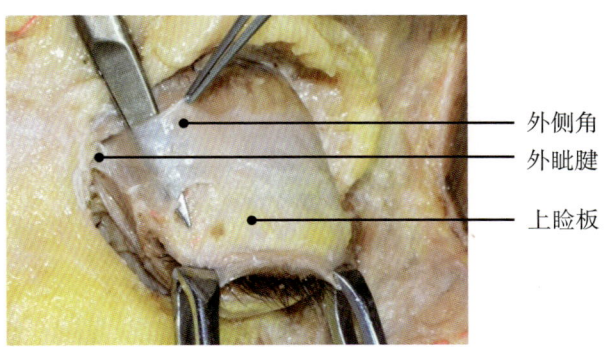

图 X1-2-39　上睑提肌腱膜外侧角 — 外侧角；外眦腱；上睑板

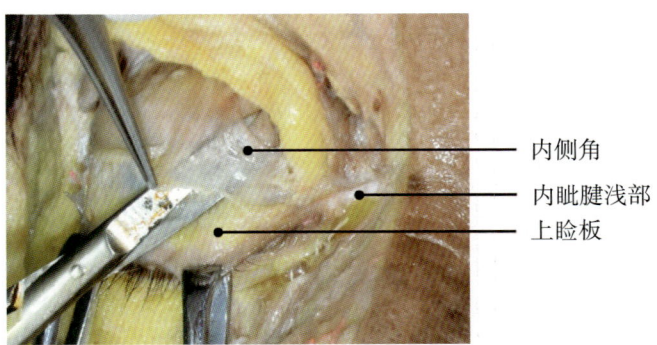

图 X1-2-40　上睑提肌腱膜内侧角 — 内侧角；内眦腱浅部；上睑板

在上睑提肌的上方和下方分别有两条横行韧带，分别是 Whitnall's 韧带和上睑 Check 韧带，形成一个类似于滑车的结构，控制睁眼时上睑提肌滑动的方向和幅度，这将在下文中详细描述（详见本章第三节"眼睑与眶部的筋膜、韧带系统"）。

十、睑囊筋膜（Capsulopalpebral fascia）

在下睑眶隔及眶隔后脂肪的后方是由后向前呈扇形延伸的筋膜结构，即睑囊筋膜。睑囊筋膜起于下直肌鞘，是下直肌鞘自眼球止点向前延伸的纤维组织，其起点处称为睑囊头（Capsulopalpebral head）。睑囊筋膜自睑囊头向前延伸，从上、下方包裹下斜肌，与下斜肌鞘部分融合。在下斜肌的前方，睑囊筋膜还包裹了 Lockwood's 韧带。随后继续向前延伸，在下睑板下缘下方 3～5mm 处与下睑眶隔相融合，最终止于下睑板下缘（图 X1-2-41）。

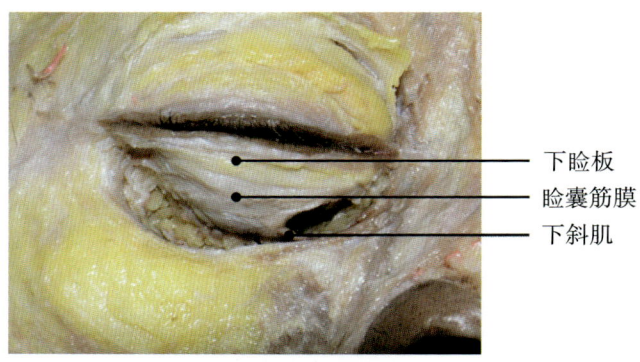

图 X1-2-41　去除眶隔后脂肪及弓状扩张，可见下斜肌和睑囊筋膜

从解剖结构上看，下直肌与下斜肌通过向前延伸的睑囊筋膜与下睑板产生直接的关联。因此，在转动眼球向下看时，下直肌和下斜肌在驱动眼球转动的同时也使下睑板同步向下移位。这与上睑提肌的作用相似。除此以外，睑囊筋膜在下睑内翻和外翻的矫正中也起着重要的作用。

有学者提出了一种保留眶脂肪的下睑成形术，术中将眶脂肪还纳入眶内，再将睑囊筋膜向前下方牵拉并缝合于眶缘以加强眶隔，起到限制眶脂肪疝出的作用[28～30]。

十一、Müller 氏肌和下睑板肌（Müller's muscle and inferior tarsal muscle）

在上睑板上缘、上睑提肌腱膜与上睑结膜之间，以及下睑板下缘、睑囊筋膜与下睑结膜之间，都存在一些薄而小的平滑肌。上睑为 Müller 氏肌，也称上睑板肌（Superior tarsal muscle），下睑为下睑板肌。

在上睑提肌腱膜与Müller氏肌之间，可见少量脂肪组织附着，这部分脂肪被称为腱膜后脂肪（Retroaponeurotic fat），在患有Graves眼病的患者中，这部分脂肪常更加明显，并且与Müller氏肌纤维相互交错[31]。与腱膜后脂肪相对应的是腱膜前脂肪（Preaponeurotic fat），即通常所说的眶脂肪。

上睑Müller氏肌较大，宽约10mm，起于上睑提肌远端横纹肌纤维间，在上睑提肌与上直肌及穹窿结膜之间向前下方走行，止于睑板上缘（图X1-2-42）。Müller氏肌的后方为上睑结膜（图X1-2-43）。

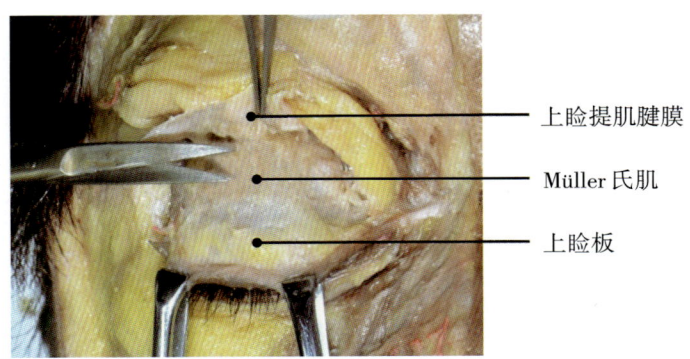

图X1-2-42　掀起上睑提肌腱膜，可见下方疏松的Müller氏肌

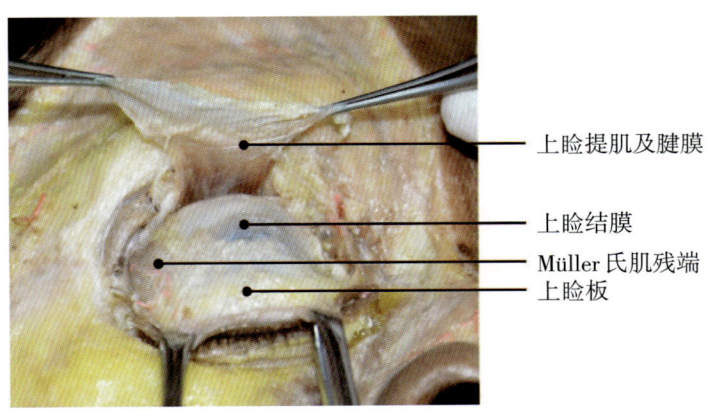

图X1-2-43　Müller氏肌的后方为上睑结膜

下睑板肌薄而窄，肉眼常不易分辨，它起于下斜肌和下直肌肌鞘融合处，肌纤维向前上方走行，止于下睑板下缘。因睑囊筋膜与下睑板肌粘连紧密不易分离，因此也有学者将此两层结构合称为下睑缩肌（Lower lid retractor）[32]。

Müller氏肌和下睑板肌均受交感神经支配，当惊恐或愤怒时，这两块平滑肌收缩，可使睑裂开大2mm左右。

十二、结膜（Conjunctiva）

上、下睑的最内侧面均为结膜。结膜根据其分布部位不同，可分为睑结膜（Palpebral conjunctiva）和球结膜（Bulbar conjunctiva）。睑结膜覆盖眼睑的内面，球结膜覆盖眼球巩膜的表面，前端附着于角膜巩膜缘，两者在眼球的前部相互延续形成结膜穹窿，分别为结膜上穹窿和下穹窿。

睑结膜可分为睑缘部、睑板部和眶部。睑缘部为皮肤和结膜移行的部分；睑板部紧密附着在睑板的内侧面，难以分离；眶部睑结膜位于睑板上缘和结膜穹窿之间，与浅面的Müller氏肌和下睑板肌疏松相连，表面可见轻微褶皱，有利于眼睑的运动（图X1-2-43）。在睑结膜上穹窿处有来自上直肌鞘向前延伸的上穹窿悬韧带附着（详见本章第三节"眼睑与眶部的筋膜、韧带系统"）。

结膜内含有丰富的血管和神经末梢，其表面富含分泌细胞和腺体，包括杯状细胞、黏液腺和小唾液腺，能分泌黏液，滑润眼球，以减少睑结膜与角膜的摩擦。上穹窿外侧还分布有小的泪腺，包括Krause腺和Wolfring腺。当闭眼时，可形成相对密闭的结膜囊，保护眼球，并协助将泪液引流到泪道。

（杨超　邢新　张培培　方硕）

第三节 · 眼睑与眶部的筋膜、韧带系统
Fascial and ligamentous system of the eyelid and orbital region

眼睑与眶部的筋膜、韧带系统是一个由结缔组织构成的连续的、相互交织的、富有弹性的复杂系统，它为眼球提供了一个眶内的支架，使之悬挂于眶内并在有限的范围内灵活地运动。这一筋膜系统包括眶外侧筋膜增厚区、眶隔、睑囊筋膜、眼球筋膜鞘、眼外肌鞘膜、总腱环等，还包括眼轮匝肌限制韧带、内眦腱、外眦腱、Whitnall's 韧带和 Lockwood's 韧带等在内的韧带结构。这些筋膜、韧带相互之间（包括这两者与眶骨膜之间）有着密切的纤维联系，眶脂肪填充在间隙中，共同起到支持眼球的作用。

图 X1-3-1 中显示了眼睑与眶部的筋膜、韧带系统的构成与相互关系。眶外侧筋膜增厚区、眶隔、睑囊筋膜、眼轮匝肌限制韧带在前文中已有描述，下面我们将依次介绍该系统相关的其他筋膜、韧带结构。

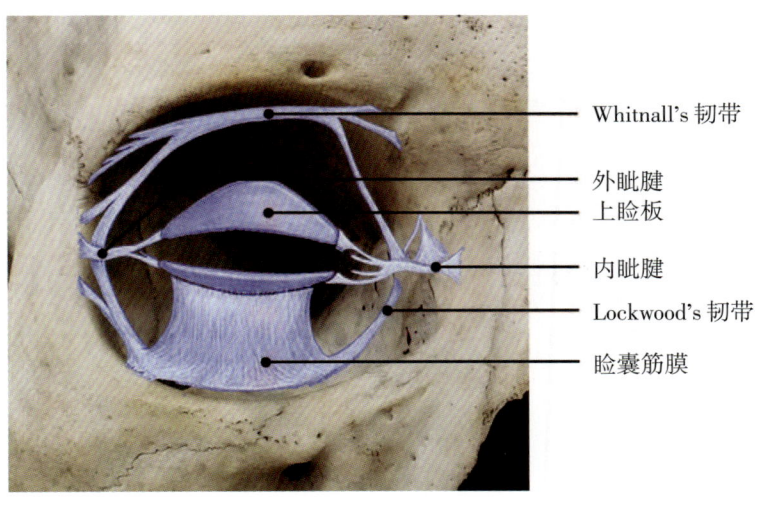

图 X1-3-1　眼睑与眶部的筋膜、韧带系统

一、内眦腱或睑内侧韧带（Medial canthal tendon or medial palpebral ligament）

内眦腱与上、下睑板的内侧相延续，在眶内侧壁的附着分为深、浅两部分。浅部横过泪囊中部前方，止于泪前嵴和鼻额缝附近的上颌骨额突（图 X1-3-2、图 X1-3-3）；深部可分为上肢（Superior limb）和后肢（Posterior limb），于泪囊的后方和上方嵌于泪后嵴并覆盖泪囊的后部和上部（图 X1-3-4、图 X1-3-5）。内眦腱浅部是寻找泪囊的标志；如内眦腱断裂，可出现内眦部向颞侧的移位。内眦腱虽然是眼睑在内眦部附着的主要结构，但眼轮匝肌在眶缘内侧、前后泪嵴和内眦腱附近的附着同样对内眦的固定起到加强的作用。除眼轮匝肌外，在内眦腱的周围，还有上睑提肌腱膜的内侧角、内直肌的 Check 韧带及筋膜、下睑睑囊筋膜的内侧部、Lockwood's 韧带的内侧部等韧带筋膜结构附着。这些结构对内眦的稳定起到了重要的支持作用，因此，这些结构也被统称为内眦支持结构（Medial canthal support structures）。

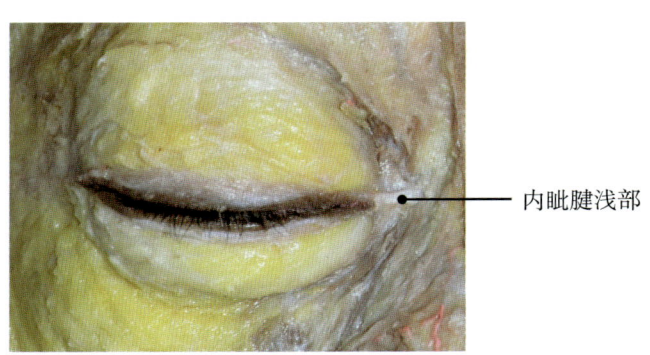

图 X1-3-2　内眦腱浅部

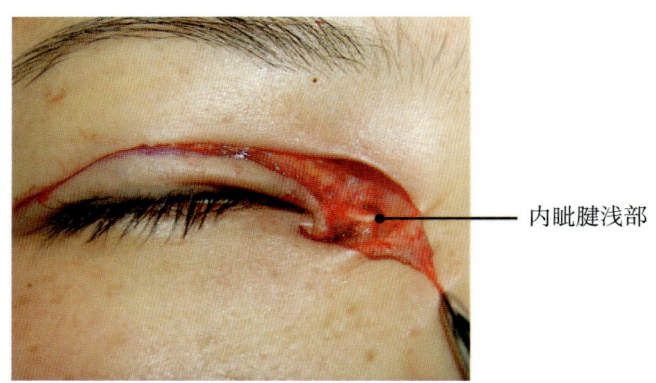

图 X1-3-3　术中所见内眦腱浅部

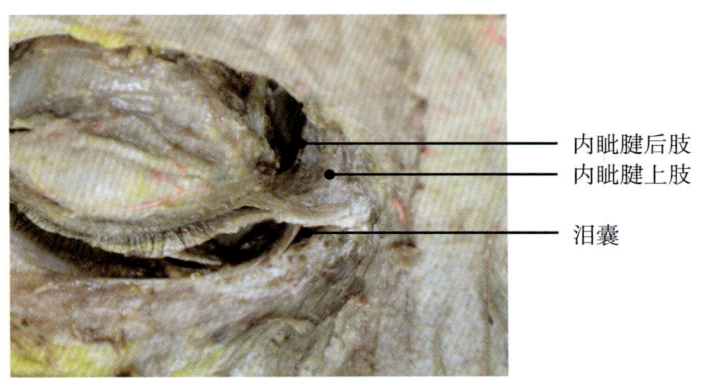

图 X1-3-4　内眦腱上肢和后肢

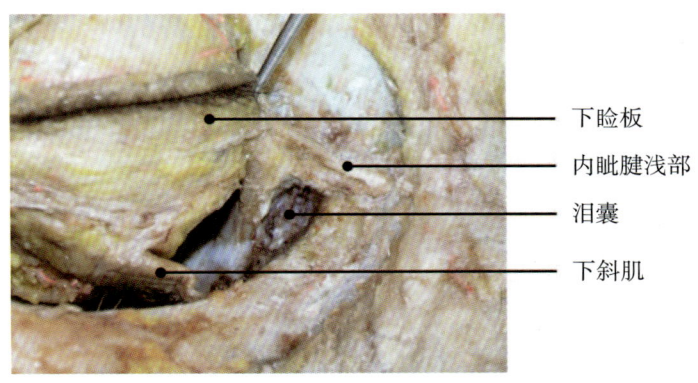

图 X1-3-5　内眦腱与泪囊的关系

关于内眦腱的后肢是否存在仍有争议。Kakizaki 等认为内眦腱的后肢不存在，他们认为在泪后嵴上部附着并覆盖泪囊的仅仅是 Horner's 肌的一部分。笔者在解剖中也确定了这一解剖结构的存在，但是否为内眦腱的一部分还有待进一步研究[33]。

二、外眦腱或睑外侧韧带（Lateral canthal tendon or lateral palpebral ligament）

上、下睑板向颞侧延续为外眦腱的上、下脚，随后合并为外眦腱。外眦腱也分为浅部和深部。外眦腱浅部起于眼轮匝肌筋膜，和眶隔及眼轮匝肌的一部分融合形成外侧眼睑的水平缝，附着于眶外缘，与眶外侧筋膜增厚区相延续（图 X1-3-6）；外眦腱深部止于眶缘内后方的 Whitnall's 结节，这才是传统意义上的外眦腱（图 X1-3-7、图 X1-3-8）。外眦腱深部上方与上睑提肌腱膜外侧角及 Whitnall's 韧带汇合，下方与下睑眶隔、睑囊筋膜和 Lockwood's 韧带外侧部汇合，后方还有外直肌的 Check 韧带及一些筋膜结构附着。所有在 Whitnall's 结节处附着的组织结构可以统称为外眦支持结构（Lateral canthal support structure）。自 Whitnall's 结节处切开外眦腱复合体的附着点，可见其附着面为纵向的椭圆形（图 X1-3-9）。外眦腱断裂可出现外眦圆钝，闭眼时外眦向内眦方向移动，甚至导致睑裂闭合不全。

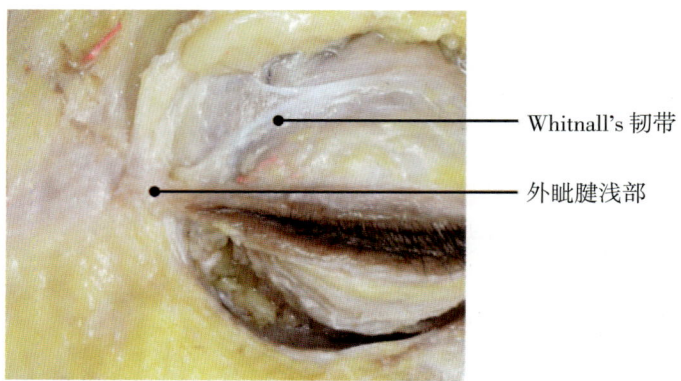

图 X1-3-6　外眦腱浅部

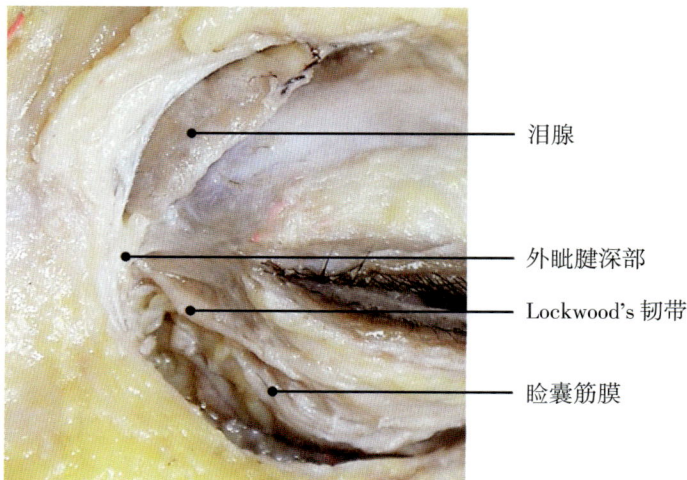

图 X1-3-7　外眦腱深部

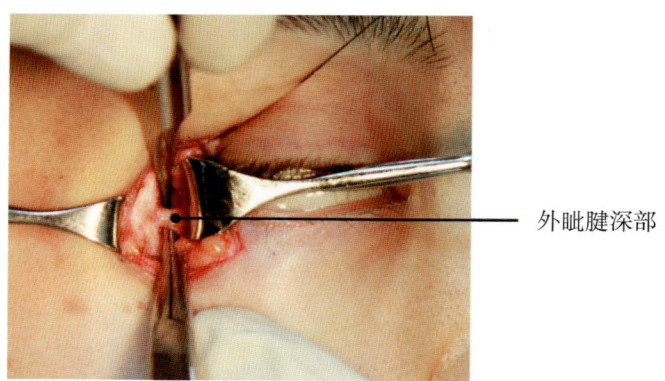

图 X1-3-8　术中所见外眦腱深部

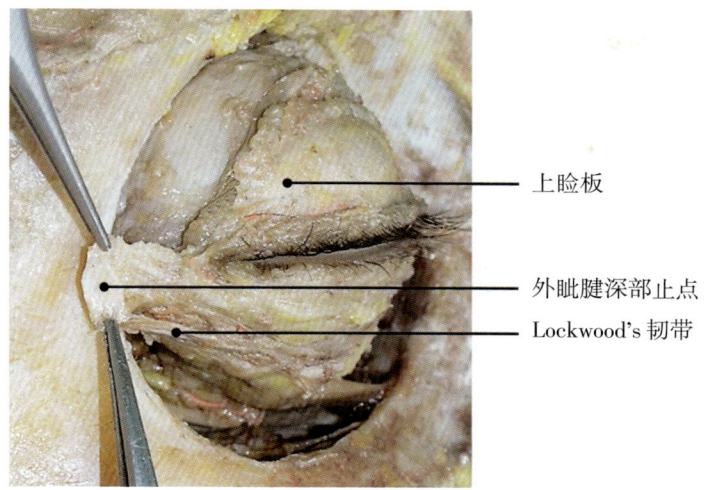

图 X1-3-9　外眦腱深部在 Whitnall's 结节的附着面

内眦腱与外眦腱将上、下睑板在内、外眦部汇集并固定于眶内侧壁，使上、下睑板顺应眼球的弧面与眼球紧密贴合。内、外眦成形或固定手术当中，在注意内、外眦固定的水平位置的同时还应注意将内、外眦腱固定于眶缘内侧的后方，以免出现睑球分离的情况。

三、Whitnall's 韧带（Whitnall's ligament）

Whitnall's 韧带也称为节制韧带，位于上睑眶脂肪的后面，呈束状横跨于上睑提肌肌腹和腱膜交界处（图 X1-3-10）。Whitnall's 韧带向内止于上斜肌滑车及附近骨壁，向外分隔泪腺止于 Whitnall's 结节。Whitnall's 韧带的作用，一是对上睑提肌起着支持和悬吊作用；二是改变上睑提肌滑动的方向，使之由前后方向转为上下方向，更利于提升上睑；三是限制上睑提肌移动的幅度。手术中自上睑板上缘向上钝性分离眶隔及眶隔后脂肪即可见上睑提肌腱膜，沿上睑提肌腱膜表面继续向上分离即可见横向走行的 Whitnall's 韧带（图 X1-3-11）。

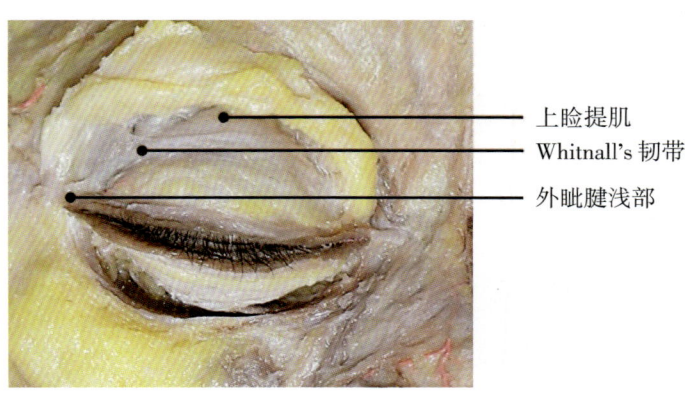

图 X1-3-10　Whitnall's 韧带

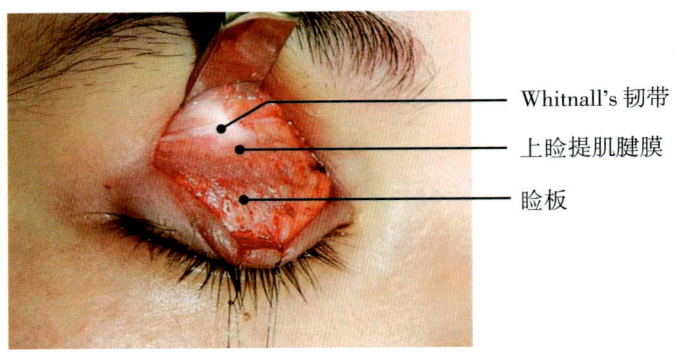

图 X1-3-11 术中显露上睑提肌腱膜和 Whitnall's 韧带

四、上穹窿悬韧带（Suspensory ligament of superior fornix）

上穹窿悬韧带在文献中有很多不同的命名，如上穹窿 Check 韧带（Check ligament of superior fornix）、肌间横韧带（Intermuscular transverse ligament）、联合筋膜鞘（Conjoint fascial sheath）等。在解剖结构上，上睑提肌与上直肌鞘之间存在纤维联系，并且两者发出的纤维还在上直肌的止点之前继续向前延伸并止于结膜上穹窿（图 X1-3-12～图 X1-3-14）。在眼球向上转动时，上直肌的运动亦可同时带动上穹窿的上移。手术中，在掀起上睑提肌和 Müller 氏肌之后，可在结膜上穹窿的后上方找到该解剖结构（图 X1-3-15）[34, 35]。目前，该韧带在上睑下垂矫正中的应用得到越来越多的关注，有关内容将在下篇第九章"上睑下垂矫正术"中详细介绍。

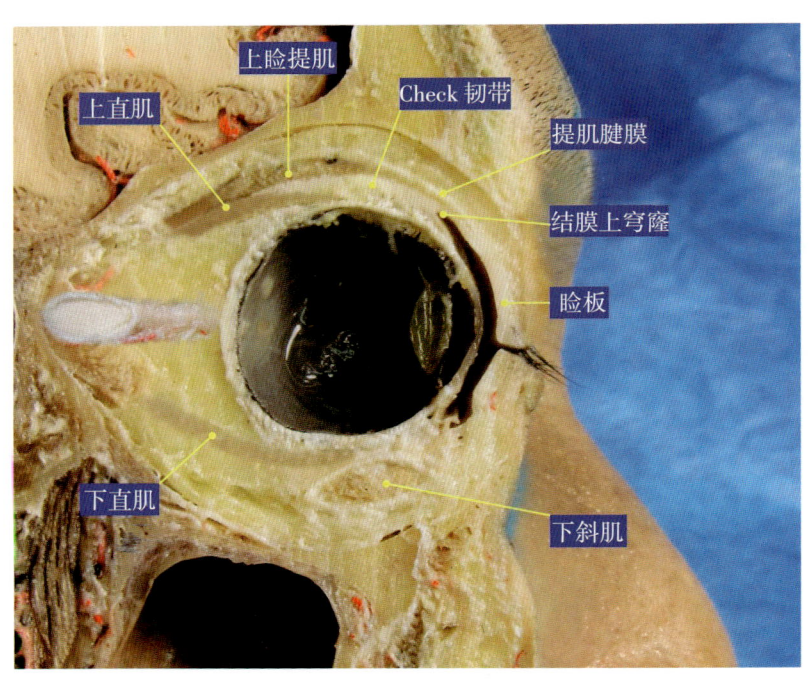

图 X1-3-12 眶部经瞳孔中线矢状断面解剖

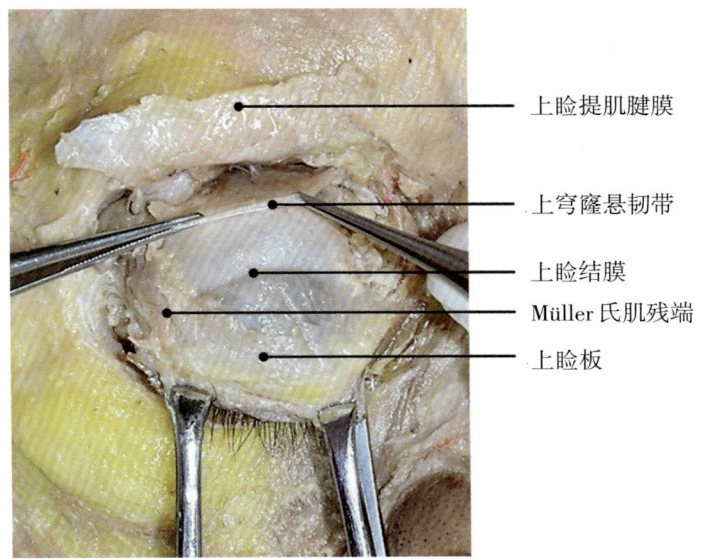

图 X1-3-13　上穹窿悬韧带

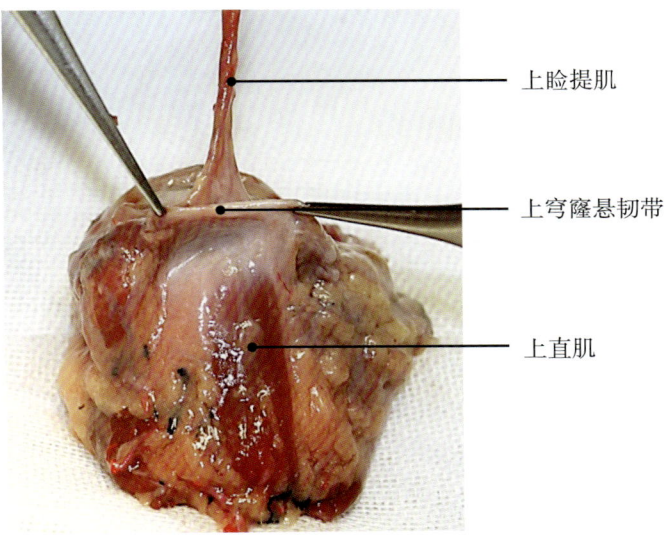

图 X1-3-14　从眼球后方向前观察上穹窿悬韧带与上睑提肌和上直肌的关系

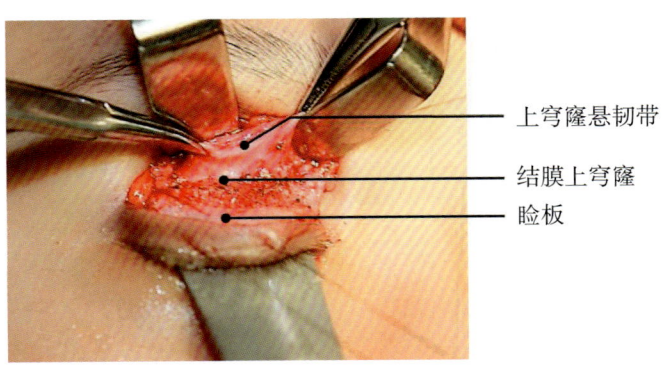

图 X1-3-15　术中所见上穹窿悬韧带

关于 Check 韧带，实际上眼球的上、下、内、外四条直肌都有，它们都是由相应的直肌鞘延伸发出的韧带样的纤维结构。下直肌的 Check 韧带与睑囊筋膜融合，内、外直肌的 Check 韧带分别止于内、外眦腱的后方，对眼球形成悬吊和固定的作用。Check 韧带也同时限制了每条直肌的活动范围，故亦可视作相应直肌的限制韧带。

五、Lockwood's 韧带（Lockwood's ligament）

Lockwood's 韧带，也称眼球悬韧带，在下睑眶隔后脂肪后方呈束带样横跨睑囊筋膜，亦有学者将其视作睑囊筋膜束状增厚的部分。它在眼球前下方形成一吊床样结构，维持眼球的正常位置。其纤维在内侧止于内眦腱，外侧止于 Whitnall's 结节的下方（图 X1-3-16～图 X1-3-18）。随着年龄增长，Lockwood's 韧带亦可出现松弛下垂的现象，有学者认为这是下睑眶隔后脂肪膨出的因素之一[36]。

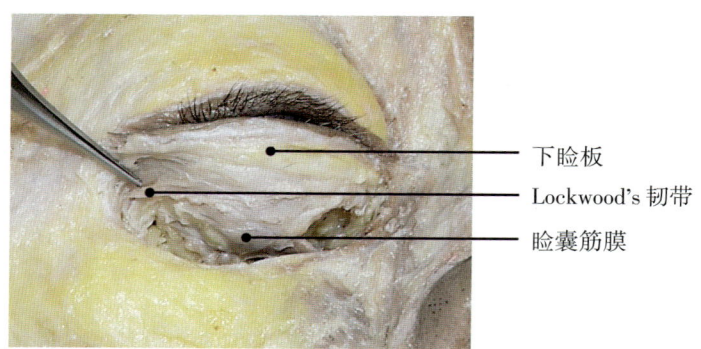

图 X1-3-16　Lockwood's 韧带

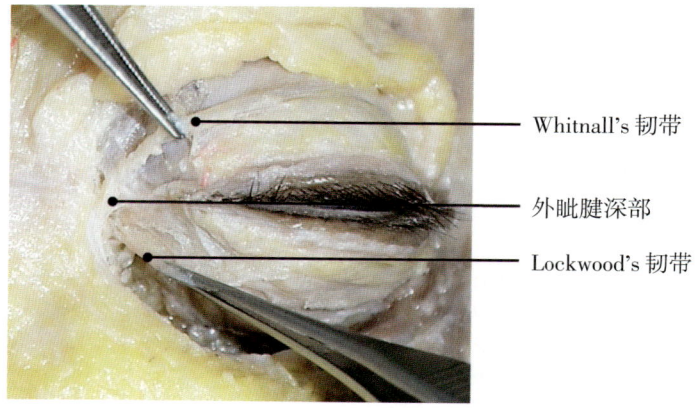

图 X1-3-17　Whitnall's 韧带与 Lockwood's 韧带的关系

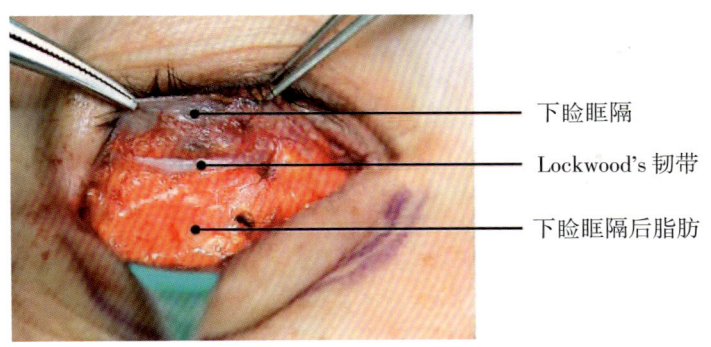

图 X1-3-18　术中显露眶隔与眶隔后脂肪后方的 Lockwood's 韧带

六、Tenon's 囊/眼球筋膜鞘（Tenon's capsule/Fascial sheath of eyeball）

Tenon's 囊又称眼球筋膜鞘，是紧密包绕眼球的一层薄而致密的纤维膜，前方起于角膜缘，在距角膜缘 1～2mm 处与巩膜形成环状融合并向后延伸（图 X1-3-19）。在 Tenon's 囊与眼球之间形成一腔隙，称为巩膜外间隙（Episcleral space）。在眼球赤道之前的部分称为前部，在结膜和平滑肌下覆盖巩膜，此部分较厚；在眼球赤道之后的部分称为后部，此部分较薄。在眼球后部，此膜再向后与视神经硬鞘膜结合围绕视神经。此膜在眼球后部视神经周围有睫状血管和睫状神经穿过，在赤道附近有涡静脉穿过，在眼外肌的眼球附着处，眼外肌的鞘膜与此膜相融合。如手术需暴露眼球或眼外肌时，须先切开结膜和 Tenon's 囊[37]。

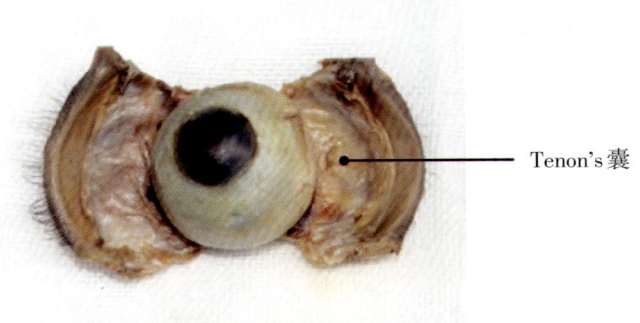

图 X1-3-19　Tenon's 囊

在眼睑与眶部的筋膜、韧带系统中，我们还必须强调一个非常重要的概念——外侧支持带（Lateral retinaculum），包括外眦腱、睑板吊带、上睑提肌腱膜外侧角、Lockwood's 韧带、Whitnall's 韧带和外直肌的 Check 韧带等重要的解剖结构，它们紧密地附着在以 Whitnall's 结节为主的眶外侧壁，使整个筋膜、韧带系统形成一个吊床样结构，起到悬吊固定和保护眼球的作用。充分熟悉和理解外侧支持带的解剖结构和功能是掌握外眦固定（Lateral canthopexy）技术的关键，这一基本技术在眶周年轻化手术中至关重要。

（杨超　邢新　唐炜雅　庄纬）

第四节 · 眶脂肪
Orbital fat

眶脂肪，又称眶脂体（Adipose body of orbit，ABO），是充填于眶腔内眼球、肌肉、血管、神经、泪器之间的空隙之中的所有脂肪组织的总称，具有固定眶内软组织和保护眶内器官的作用[38]。结缔组织隔膜包裹着每个脂肪小叶，而血管和神经纤维在隔膜之间走行，这一完整的结缔组织系统为眶内的结构提供支持，同时也使之可以沿着具有一定滑动性的脂肪组织发生移动。眶脂体被大致分为周围性和中央性脂肪两部分。

一、周围性脂肪（Peripheral fat）

周围性脂肪又称肌锥外脂肪（Extraconal fat），位于眼外肌肌锥之外、眶骨膜之内，前方达眶隔，容积为2～3ml。这部分脂肪组织在前文中已作详细介绍，此处不赘述。

二、中央性脂肪（Central fat）

中央性脂肪又称肌锥内脂肪（Intraconal fat），环绕于视神经周围，位于四条眼直肌构成的肌圆锥之内，容积为7～8ml。前部直肌间可见肌间膜，而在后部无明显的肌间膜，脂肪呈小叶状分布于肌间隙，因此并没有明显的连续的肌间膜将锥内脂肪与锥外脂肪截然分开（图X1-4-1、图X1-4-2）。

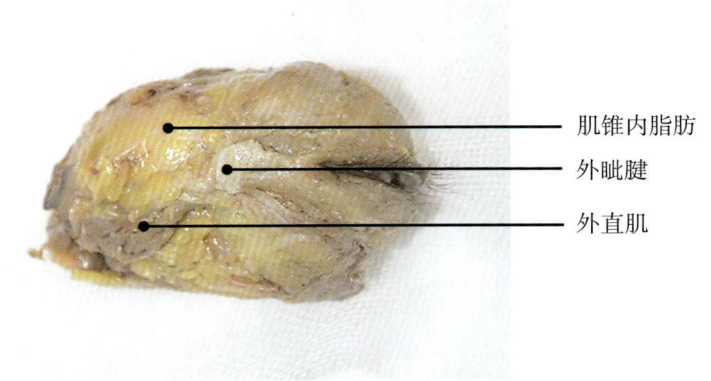

图 X1-4-1　肌锥内脂肪（周围性脂肪已去除）

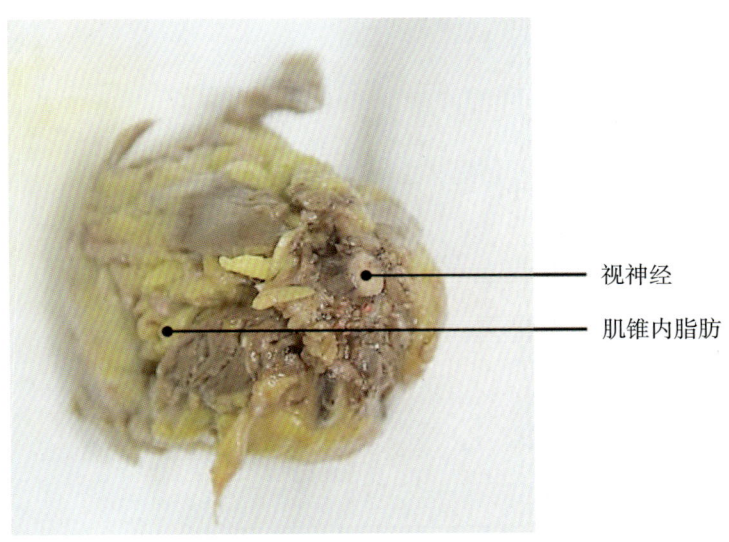

图 X1-4-2　后部肌锥内脂肪呈小叶状分布，四条直肌间无明显肌间膜

关于周围性脂肪与中央性脂肪之间是否相通的问题，一直存在争议。有学者认为，周围性脂肪通过眶内眼外肌、筋膜、韧带等结构之间的间隙从球后向前延伸并最终止于眶隔。在骨性眶腔的后部，周围性脂肪与没有肌间膜覆盖的中央性脂肪是直接交通的。但 2009 年，Rohrich 等[39]通过在下睑的眶隔后脂肪内注入染料来观察染料扩散的情况，他们发现染色仅仅停留在眶隔后方有限的范围内，而没有继续向后方的眶内脂肪（Intraorbital fat）扩散，肌间脂肪并没有染色。因此认为，上、下睑眶隔后脂肪与锥内脂肪并没有直接相通，并提出了"环形限制韧带"（Circumferential retaining ligament）的概念，但该结构没有在组织学上得到证实。有学者推测，这一现象可能与眼外肌的结缔组织膜性支持系统有密切的关系。我们在一项全眶部组织学研究中发现，周围性脂肪自眶隔后一直向球后延伸（图 X1-4-3、图 X1-4-4），在组织学切片中并未发现"环形限制韧带"这一结构的存在。2012 年，Nam 等通过分别向上、下睑眶隔内注射染料凝胶，发现染料可分别通过上、下睑的脂肪裂孔（Adipose orifice）进入巩膜外间隙，但没有发现染料在上、下睑眶隔后脂肪之

间互相渗透，也没有染料渗入中央性脂肪。他们认为，脂肪裂孔和巩膜外间隙是上、下睑眶隔后脂肪相通的潜在通道，并认为封闭该裂孔可防治上睑凹陷与下睑脂肪膨出[40]。

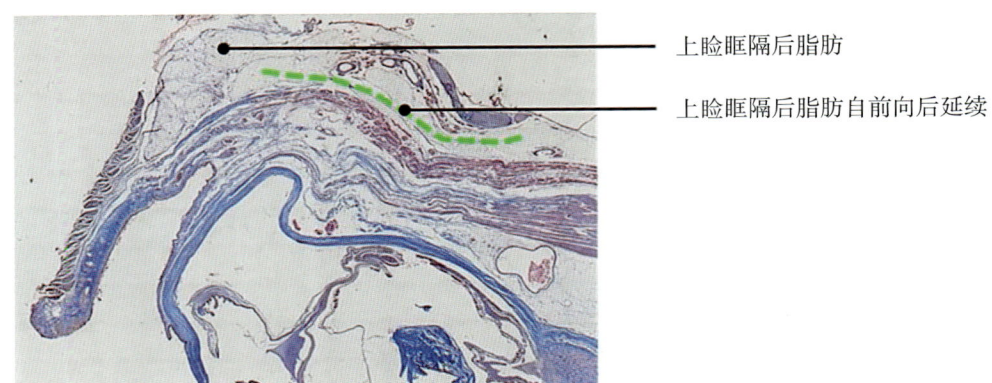

图 X1-4-3　眼睑及眶内容物 Masson 染色，显示上睑眶隔后脂肪自眶隔后向球后延伸

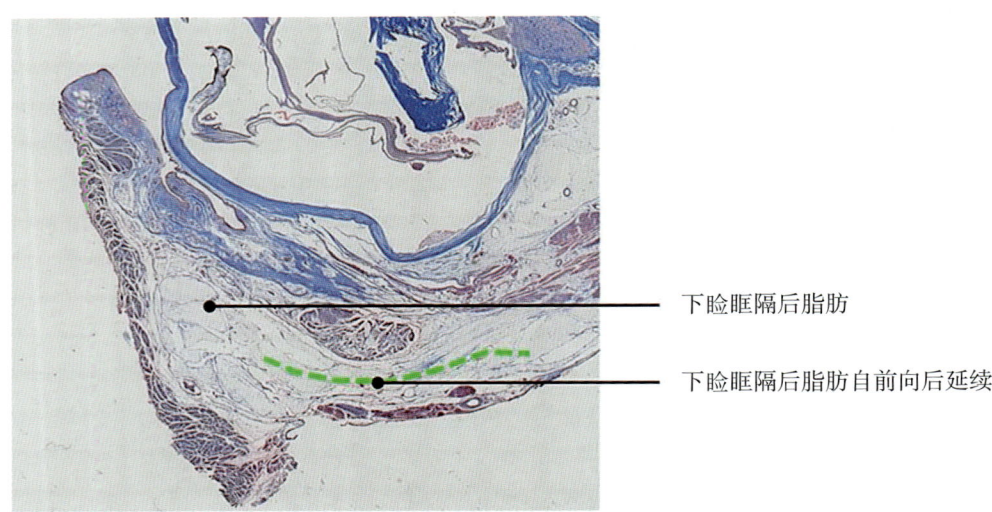

图 X1-4-4　下睑眶隔后脂肪自眶隔后向球后延伸

第五节 · 眼外肌
Extraocular muscles

眼球之所以能运动自如地调整视野方向，其直接原因是在有良好支撑的情况下还有多向分布的眼外肌。眼外肌包括四条直肌与两条斜肌（图 X1-5-1）。除下斜肌外，其他眼外肌均起自一围绕视神经孔环形增厚的纤维化骨膜，即总腱环（Common tendinous ring）或称 Zinn 环（Annulus of Zinn）。这六条眼外肌中，上斜肌受滑车神经支配，外直肌受外展神经支配，其余均由动眼神经支配。每条眼外肌的周围都有各自的隔膜系统，相互之间或与眶壁之间形成连接，为肌肉力量的传导和眶内结构的运动提供支持，同时也限制了肌肉活动的幅度（图 X1-5-2）。但眼外肌之间的这种隔膜不完整，因此，肌锥内的中央性眶脂肪与肌锥外的周围性眶脂肪之间并没有明确的组织学分界。

一、上直肌（Superior rectus muscle）

上直肌位于眼球上方，起自总腱环后，与眼轴约呈 23°角前行，止于眼球赤道之前的巩膜上，作用是使眼球转向内上方。

二、内直肌（Medial rectus muscle）

内直肌起自总腱环内下方，止于鼻侧眼球赤道之前的巩膜上，作用是使眼球转向内侧，其上方有上斜肌跨过。

三、下直肌（Inferior rectus muscle）

下直肌起自总腱环的下缘，沿眶下壁前行并向下外伸展，止于眼球赤道前方的巩膜，作用是使眼球转向内下方，其下方有下斜肌与之交叉。

四、外直肌（Lateral rectus muscle）

外直肌一部分起自总腱环外缘，另一部分起自眶上裂外侧缘的骨突，沿眶外侧壁前行，止于眼球赤道前的巩膜，作用是使眼球转向外侧。

五、上斜肌（Superior oblique muscle）

上斜肌起自总腱环的内上部及视神经管上缘的眶骨膜，沿上直肌与内直肌之间前行直达眶上缘附近，以细腱通过附于眶上壁滑车凹的纤维滑车，然后转向后外，在上直肌下方止于眼球赤道稍后偏外侧的巩膜上，作用是使眼球转向外下方。

六、下斜肌（Inferior oblique muscle）

下斜肌起自眶下壁的内侧份近前缘处，在下直肌外并与之交叉，止于眼球下面赤道之后的巩膜，作用是使眼球转向外上方。

在这六条眼外肌中，下斜肌的起点最接近体表，也相对最易受损，在进行下睑眶隔后方的手术操作时（如眶隔重置法下睑成形术、经结膜下睑成形术等）应特别注意保护。

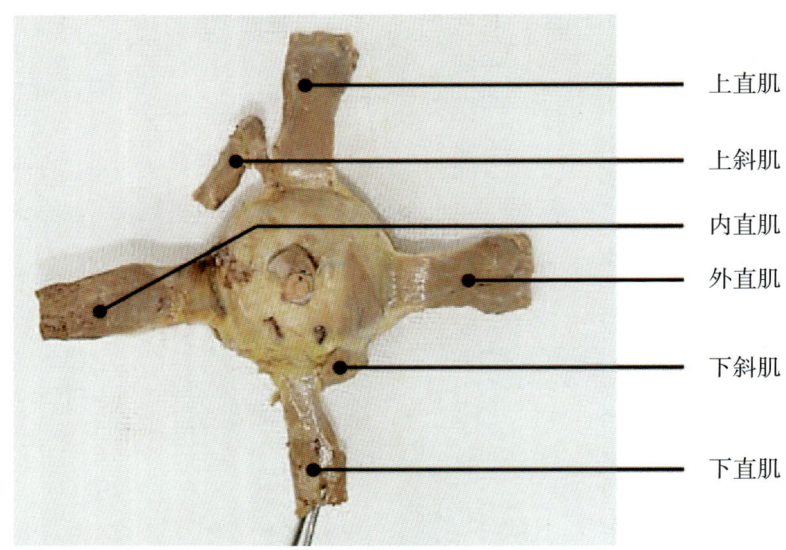

图 X1-5-1　右眼支配眼球运动的眼外肌（后面观）

第一章 眼睑美容整形外科相关解剖

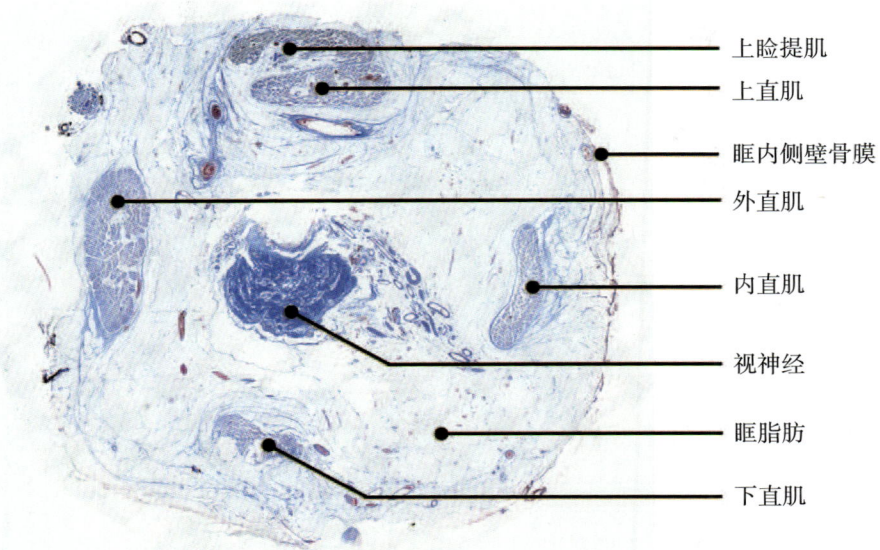

图 X1-5-2 眶内球后组织冠状断面 Masson 染色，可见眼外肌与骨膜之间的眼外肌的隔膜系统

第六节 · 泪腺与泪道系统
Lacrimal gland and lacrimal drainage system

泪液的引流系统由泪液的分泌部和泪液的排出部组成。泪液的分泌部由两叶主泪腺及其导管、副泪腺（Krause 腺和 Wolfring 腺）等组成。泪液的排出部由眼轮匝肌、泪小点、泪小管、泪囊和鼻泪管组成。

一、泪腺（Lacrimal gland）

正常泪腺颜色淡黄带红，色泽略较眶脂肪为暗，位于眶外上方眶缘以内的泪腺窝内，前面被眶隔覆盖，内侧与眶脂肪有粘连，深面毗邻眼球（图 X1-2-36）。泪腺被 Whitnall's 韧带分隔成眶叶和睑叶，睑叶较小。尽管泪腺分叶，但腺体仍是连续成一体的。在上穹窿外侧部，泪腺分泌的泪液经 10～20 条泪腺排泄管排入结膜囊内。除了主泪腺以外，还有位于结膜穹窿附近和睑板上缘的副泪腺，其产生的泪液可通过排泄管进入结膜囊内。

泪腺的神经支配较为丰富，其副交感神经来自第七对脑神经——面神经，交感神经来自颈上神经节的细小纤维。泪腺分泌的主要神经弧起自角膜反射，经第五对脑神经——三叉神经到达脑干，然后到达第七对脑神经。情感性流泪是经中央旁路到达第七对脑神经。传统观点认为，副泪腺是没有神经支配的外分泌腺，但 1994 年 Seifert 等的研究证实，人类的副泪腺同样存在神经支配，其性质以副交感神经为主，并有多种神经递质参与[41]。

二、泪道系统（Lacrimal drainage system）

泪道系统分膜性泪道和骨性泪道两部分。骨性泪道是膜性泪道外围的支撑结构，膜性泪道是泪液的主要排泄通道（图 X1-6-1）。

（一）骨性泪道

骨性泪道包括泪囊窝和骨性鼻泪管两部分。泪囊窝位于内侧眶缘，是由上颌骨额突的后部和泪骨的前部所形成的一个凹陷，其前界为上颌骨的泪前嵴，后界为泪骨的泪后嵴。骨性鼻泪管自泪囊窝向下直达下鼻道，其外壁为上颌骨泪沟，内壁纤薄，由泪骨降突及下鼻甲的泪骨突构成。

（二）膜性泪道

膜性泪道包括泪小管（Lacrimal canaliculi）、泪囊（Lacrimal sac）和膜性鼻泪管（Lacrimonasal duct）。

泪小管起自泪点，上泪点较下泪点稍偏向内侧，闭睑时上、下泪小点并不互相接触。成人泪小管管径为 0.5～0.8mm，上、下泪小管均可分为相互垂直的两部分。起始部和睑缘垂直，长 1.5～2mm，行于结膜下，随后转向水平方向向内沿睑缘直趋内眦部。该部分前段行于结膜下，距睑缘 1～2mm，后半段穿行于 Horner's 肌间和内眦腱之后。上、下泪小管汇合形成泪总管而后进入泪囊，也可分别进入泪囊的外侧壁。

泪囊位于泪囊窝内，其上下径长约 12mm，左右径 2～3mm，前后径 4～7mm，顶端闭合，下接鼻泪管，颞侧与泪总管或泪小管相连通。泪囊四周被泪筋膜及眶骨膜包围。泪囊的前上方有内眦腱，泪囊的前下方相当于内眦腱下缘以下部位，该处覆盖少许眼轮匝肌，其后方为 Horner's 肌。临床中常以内眦腱或泪前嵴为寻找泪囊的标志，该标志用指尖可扪及。

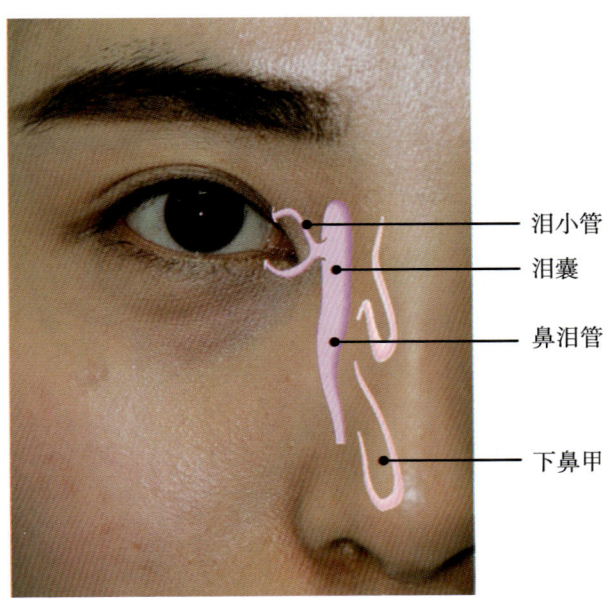

图 X1-6-1　泪道系统示意图

三、泪道系统工作原理（Mechanism of lacrimal drainage）

泪液自泪腺分泌产生后进入结膜囊，通过眼睑的瞬目运动均匀地分布于角膜及结膜的表面，形成泪膜；泪液缓慢向内下方的泪湖方向汇集。闭眼时，包括Horner's肌在内的眼轮匝肌收缩，使泪液从泪湖挤入泪小管，也使泪小管缩短、泪囊扩张，泪囊内形成负压，将泪湖中的泪液引入泪囊；再睁眼时，泪液重新分布，泪小管扩张，泪液被吸入，泪囊则受松弛肌肉的压迫，将泪液顺鼻泪管排入鼻腔。

第七节 · 骨性眼眶
Bony orbit

骨性眼眶由额骨、蝶骨、颧骨、上颌骨、腭骨、泪骨和筛骨七块骨构成，呈四棱锥形，有四个壁和一个开放的底。左、右内侧壁呈平行位，外侧壁呈大约90°角的倾斜位，下壁几乎呈水平位，上壁则缓缓向后下倾斜达其尖部。

眼眶前缘周围构成四方形，眶缘骨质坚厚。外缘由颧骨及额骨的颧突构成；上缘完全由额骨构成，其内1/3处为眶上切迹，有眶上神经及眶上血管通过；内缘由额骨内角突及上颌骨额突构成；下缘由颧骨及上颌骨构成。

眼眶分为上、下、内、外四壁（图X1-7-1）：①眶上壁。主要由额骨眶部构成。额骨眶部极薄，尤其是由额叶脑回压迹所形成的凹窝部位。前部外上方为泪腺窝，容纳泪腺和其后方的部分脂肪组织。②眶内侧壁。由上颌骨额突、泪骨、筛骨纸板及小部分蝶骨体组成。其前方由上颌骨额突与泪骨组成的卵圆形凹陷即为泪囊窝，内眦腱分为两束，分别附着于前、后泪嵴上。③眶下壁。由颧骨、腭骨和上颌骨构成。下壁厚0.5~1.0mm，分隔眼眶与上颌窦。眶下缘中点下方6~10mm处有一骨孔，称眶下孔，其内有眶下神经和血管通过。④眶外侧壁。由前方的颧骨和后方的蝶骨大翼构成。眶外缘骨质坚实，其上部眶缘明显向前隆突，可保护眼球。在眶外缘稍后方是眶外侧结节，也称Whitnall's结节，它是外眦部眼睑及眼球支持、悬吊和限制结构（包括外眦腱、上睑提肌外侧角、Whitnall's韧带、Lockwood's韧带和外直肌限制韧带等）的集中附着处，在外眦部手术中具有非常重要的意义。图X1-3-9中可见Whitnall's结节处致密附着结构断面的形态。

正常成人骨性眼眶的容积约为30ml，其中眼球的体积约为10ml，眼外肌、筋膜、神经、血管组织约占10ml，眶脂肪的容积也大约为10ml（其中周围性脂肪为2~3ml，中央性脂肪为7~8ml）。

眶骨膜（Periorbita）是衬于眶壁内面的漏斗形纤维性结缔组织膜。它向后在视神经管和眶上裂处与颅内硬脑膜相连续，在眶下裂处延续为颞下窝骨膜；向前在眶内侧泪后嵴处劈分为两层，一层附着在泪囊窝骨面上并向下与鼻泪管及下鼻道的骨膜相延续，另一层覆盖在泪囊表面，两层骨膜将泪囊包绕。眶骨膜在眶缘处环形增厚形成一条供眶隔附着的白色纤维嵴，称为弓状缘（Arcus marginalis，图 X1-7-2）。所谓"弓状缘释放"（Arcus marginalis release），就是沿着这条白色纤维嵴切开眶隔的附着，释放出眶隔后脂肪。

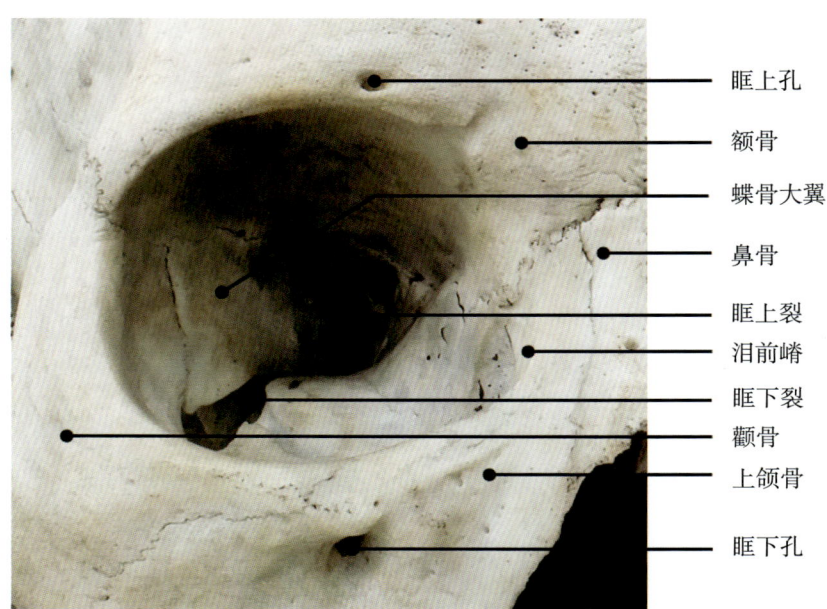

图 X1-7-1　骨性眼眶

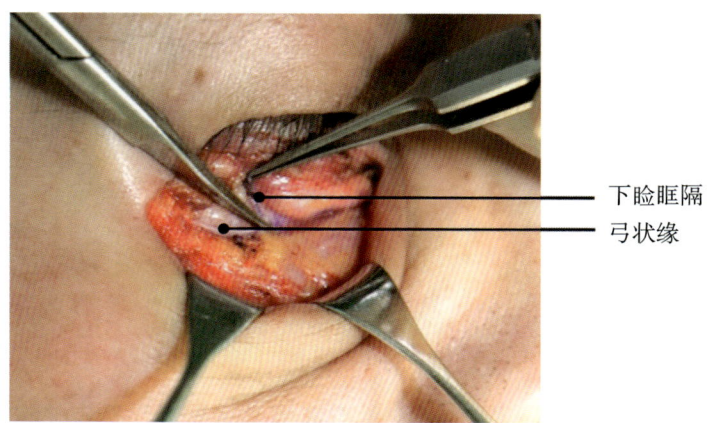

图 X1-7-2　术中显露弓状缘并自弓状缘剪开下睑眶隔

第八节 · 眼睑及眶周的血管与淋巴回流
Vascular system and lymphatic drainage of the eyelid and periorbital region

一、动脉系统（Arterial system）

眼睑、眶部及其周围组织的主要供血动脉包括颈内动脉（Internal carotid artery）和颈外动脉（External carotid artery），颈外动脉发出三个分支供应眼睑：面动脉、颞浅动脉、眶下动脉（图 X1-8-1）。

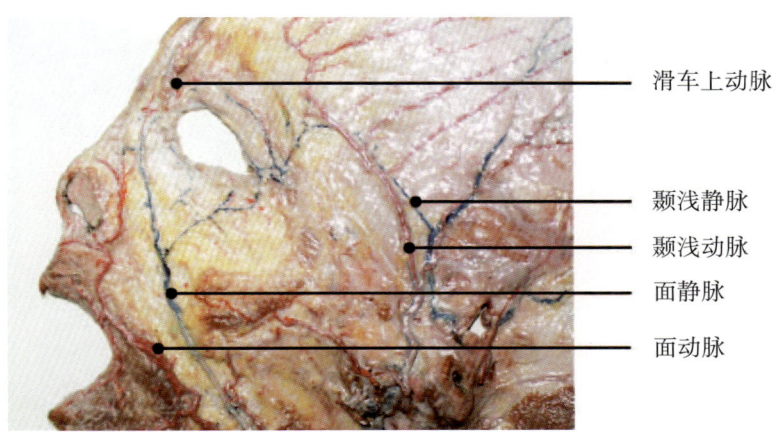

图 X1-8-1　头面部动、静脉解剖

眼睑及眶周有着极为密集的血管网（图 X1-8-2～图 X1-8-4）[42, 43]。上睑血供主要来源于四个动脉弓[睑缘弓（Marginal arcade）、睑板上弓（Superior tarsal arcade）、眶浅弓（Superficial orbital arcade）和眶深弓（Deep orbital arcade）]及它们之间的交通支。睑缘弓和睑板上弓与来源于眼动脉的睑内侧动脉和睑外侧动脉形成吻合。睑缘弓走行于睑板的前下缘，在眼轮匝肌的浅面和深面以及睑板的浅面和深面分别发出向上的分支。这些分支分别发出小血管滋养皮肤、眼轮匝肌和睑板。睑板上弓走行于睑板上缘，沿Müller氏肌在睑板上缘的止点前方走行。睑板上弓在睑板前方和后方发出向下的分支，与睑缘弓发出的睑板前和睑板后的升支相吻合。眶浅弓和眶深弓分别走行于眶上缘的眼轮匝肌前和眼轮匝肌后，其主要的血供来源是滑车上动脉。还有内侧的眶上动脉和外侧的颧面动脉、面横动脉、颞浅动脉都有分支参与眶浅弓和眶深弓的形成。眶浅弓和眶深弓发出的向下的降支与睑缘弓发出的升支相吻合。在下睑也有类似的2~3个动脉弓。来源于眶下动脉的眶下动脉睑支穿行于下睑眼轮匝肌与眶隔之间并向上走行，参与了下睑血管网的形成，在行眶隔重置下睑成形术时易损伤，术中应注意可靠地止血（图X1-8-5）。

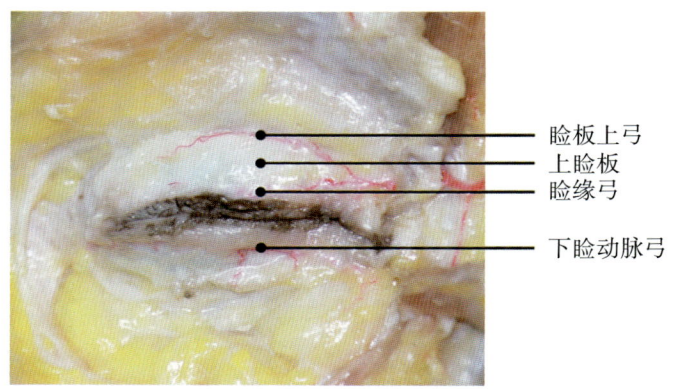

图X1-8-2　上睑动脉弓

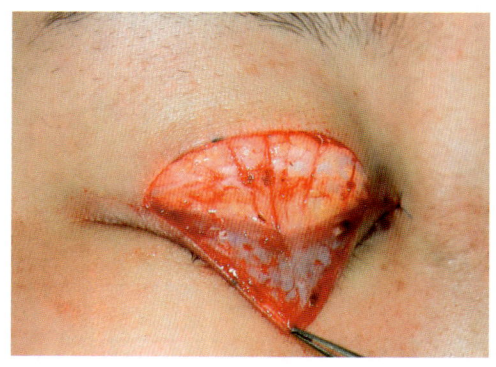

图X1-8-3　重睑术中所见眼轮匝肌后方由睑缘弓垂直向上发出的分支（睑板前眼轮匝肌已去除）

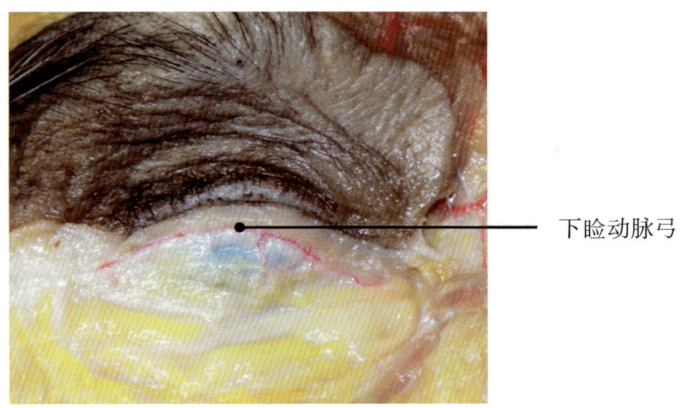

图 X1-8-4　下睑动脉弓

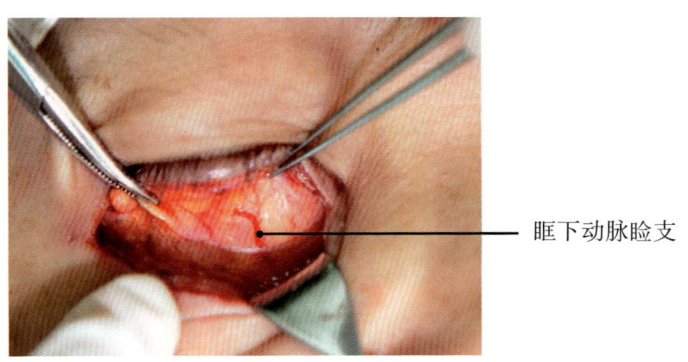

图 X1-8-5　下睑成形术中所见眶下动脉睑支

眼球及眼副器的血液供应，除眼睑浅层组织和泪囊的一部分来自颈外动脉的分支外，几乎完全是由颈内动脉的分支——眼动脉（Ophthalmic artery）供应。眼动脉起自颈内动脉，与视神经一起经视神经管入眶，先在视神经的外侧，然后在上直肌的下方越至眼眶的内侧前行。眼动脉在行程中发出多个分支供应眼球、眼外肌、泪腺和眼睑等，主要包括视网膜中央动脉、睫状后长动脉、睫状后短动脉、泪腺动脉、睫前动脉、睑内侧动脉、眶上动脉、滑车上动脉、鼻背动脉等。眼动脉的分支行至眼睑浅层在眶周与颧面动脉、面横动脉、眶下动脉、颞浅动脉、面动脉分支吻合。正是由于上述颈内动脉的分支与颈外动脉的分支之间存在丰富的交通并且在头面部形成丰富的血管网，因此在颞部、眶周、鼻部或面部进行自体脂肪或其他充填物充填时，存在充填物直接注入动脉或经动脉破损部位进入动脉的风险（图 X1-8-6、图 X1-8-7）。如注射物以一定的压力和量进入动脉，则可能通过交通血管逆流进入眼动脉的分支，并进一步向眶内逆流，以致阻塞眼动脉或其他重要的分支动脉（视网膜中央动脉、睫状后动脉等），造成失明的严重后果。如进一步逆流，可经眼动脉进入颈内动脉，造成颅内血管的栓塞。

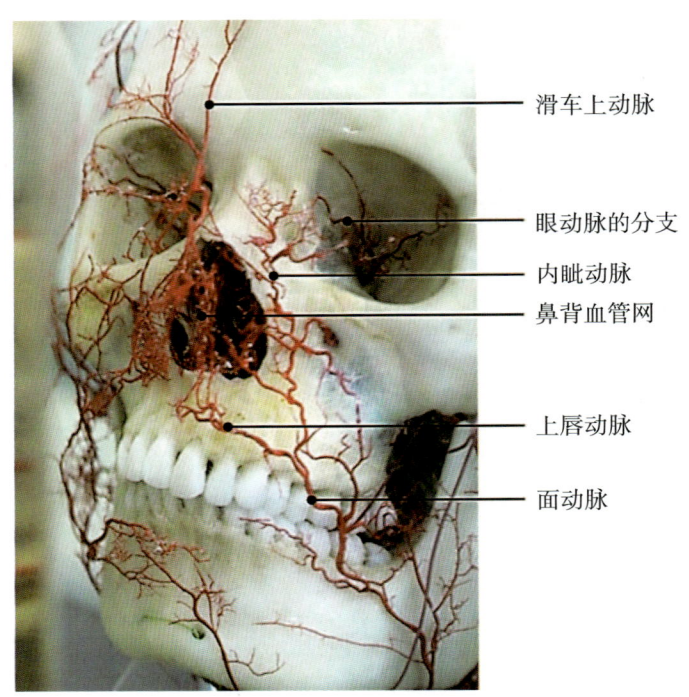

图 X1-8-6　眶周血管铸型标本（由第二军医大学解剖学教研室提供）

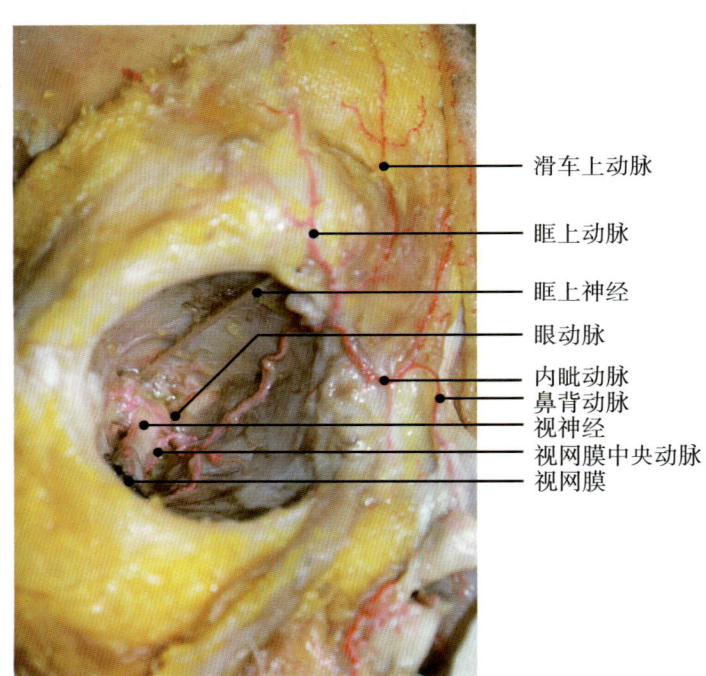

图 X1-8-7　眼动脉主要分支及与眶周血管交通

二、静脉系统（Venous system）

静脉系统分为深、浅两个系统。浅层静脉系统由内眦静脉、面静脉和颞浅静脉及属支相互沟通构成；深层静脉系统主干由眶内的眼上静脉和眼下静脉构成，位于睑板之后的眶内。眶部静脉血回流入海绵窦；面深部静脉血回流入海绵窦和面深部静脉。面静脉起于内眦附近的内眦静脉并通过眶上静脉与眼上静脉形成吻合。面静脉走行于面动脉的外侧和浅面，最后注入颈内静脉（图X1-8-1）。

面部充填物同样有可能因为操作的原因进入静脉系统，造成局部的静脉的栓塞，并可能随静脉的回流经颈内静脉或颈外静脉进一步回流至右心房，随着心泵的作用进入肺循环，造成肺栓塞，如栓塞范围过大亦可造成严重的后果。

三、淋巴回流系统（Lymphatic drainage system）

淋巴回流系统也分为深、浅两个系统。上睑的内侧、内眦、下睑内 2/3 和结膜的淋巴经浅层淋巴管引流，入颌下淋巴结和颏下淋巴结，其输出管注入颈外侧深淋巴结；上睑大部分、下睑外 1/3 和外眦部淋巴回流，入耳前和腮腺深部淋巴结，最后汇入颈内静脉附近的颈深淋巴结（图X1-8-8）。

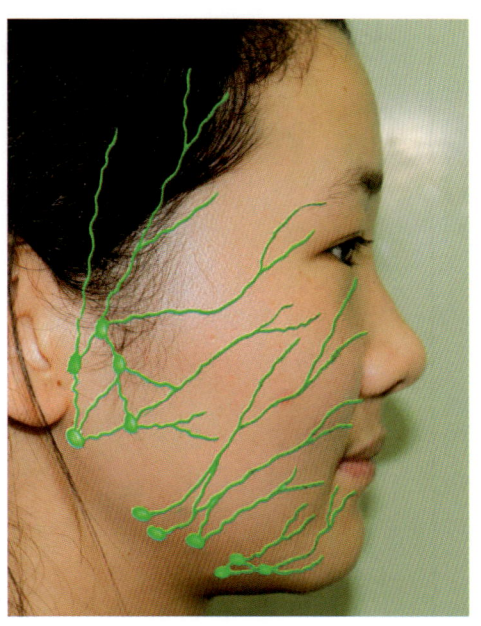

图 X1-8-8　眼周淋巴回流示意图

第九节 · 眼睑与眶周的神经
Nerve anatomy in eyelids and periorbit

面神经颧支与部分的颞支支配外眦部眼轮匝肌，面神经的颊支则支配内眦部眼轮匝肌，神经分支由眼轮匝肌眶部的外侧深面穿入肌纤维（图 X1-9-1）。上睑提肌由动眼神经支配，同时动眼神经还支配除上斜肌和外直肌以外的其他四条眼外肌的运动。

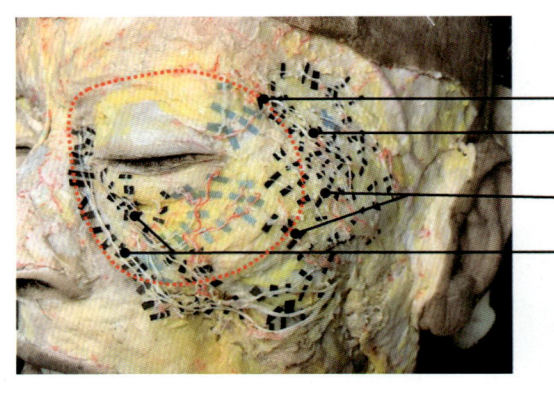

眼轮匝肌覆盖范围
支配上外侧部眼轮匝肌的面神经颞支
支配下外侧部眼轮匝肌的面神经颧支
支配内侧部眼轮匝肌的面神经颊支

（蓝色指示片标记为感觉神经）

图 X1-9-1 眼轮匝肌的神经支配

眶内及眼睑的感觉受三叉神经支配，上睑主要由三叉神经-眼神经支的眶上神经支配，上睑外侧有一部分受三叉神经-眼神经支的泪腺神经支配，下睑主要由三叉神经-上颌神经支的眶下神经支配（图 X1-9-2、图 X1-9-3）；泪腺、Müller 氏肌、下睑板肌和眼内肌等受交感与副交感神经支配。

第一章 眼睑美容整形外科相关解剖

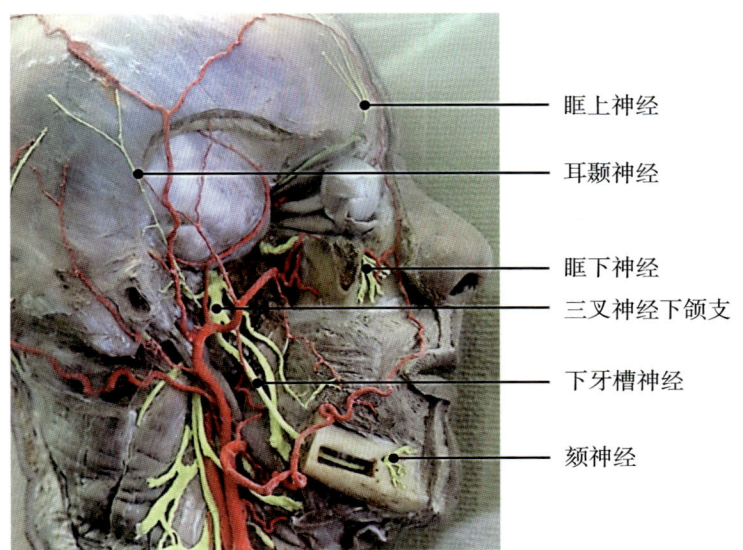

图 X1-9-2　面部感觉神经（由第二军医大学解剖学教研室提供）

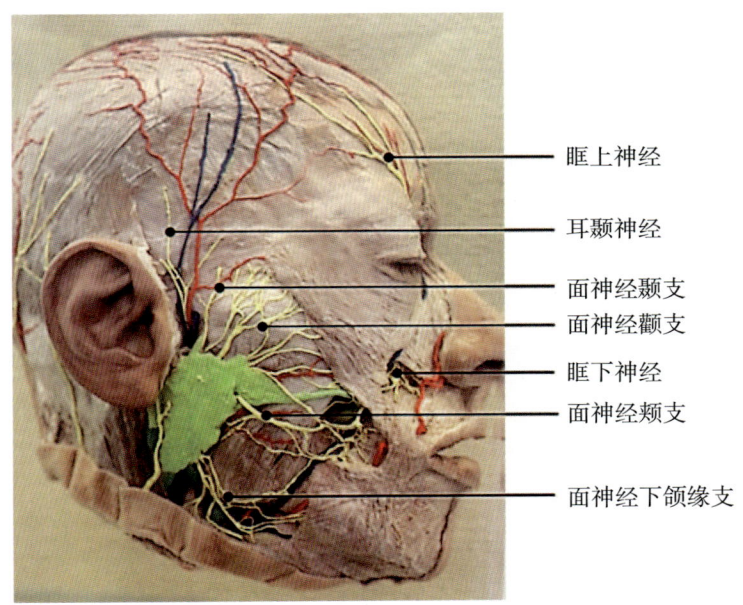

图 X1-9-3　面部浅表血管及神经分布（由第二军医大学解剖学教研室提供）

（杨超　邢新　戴海英　庄纬）

参考文献

[1] Flowers R S. Periorbital aesthetic surgery for men: eyelids and related structures[J]. Clin Plast Surg, 1991, 18(4): 689-729.

[2] Flowers R S. Tear trough implants for correction of tear trough deformity[J]. Clin Plast Surg, 1993, 20(2): 403-415.

[3] 张培培,杨超,邢新,等.上海市15~94岁汉族人泪槽与睑颊沟发生率的抽样调查[J].中国美容医学,2010,19(9): 1294-1297.

[4] 杨超,张培培,李军辉,等.衰老所致泪槽畸形和睑颊沟畸形发生机制的解剖学研究[J].中华整形外科,2010,26(2): 139-142.

[5] 杨超,张培培,邢新,等.衰老所致泪槽和睑颊沟出现的断层解剖学研究[J].中华医学美学美容杂志,2012,18(3): 186-189.

[6] 张培培,杨超,邢新.泪槽与睑颊沟的定义、形成机制及治疗方法[J].中华医学美学美容杂志,2012,18(6): 470-472.

[7] Lipham W J, Tawfik H A, Dutton J J. A histologic analysis and three-dimensional reconstruction of the muscle of Riolan[J]. Ophthal Plast Reconstr Surg, 2002, 18(2): 93-98.

[8] Inoue K, Rogers J D. Botulinum toxin injection into Riolan's muscle: somatosensory "trick"[J]. Eur Neurol, 2007, 58(3): 138-141.

[9] Sadick N S, Bosniak S L, Cantisano-Zilkha M, et al. Definition of the tear trough and the tear trough rating scale[J]. J Cosmet Dermatol, 2007, 6(4): 218-222.

[10] Goldberg R A, McCann J D, Fiaschetti D, et al. What causes eyelid bags? Analysis of 114 consecutive patients[J]. Plast Reconstr Surg, 2005, 115(5): 1395-1402; discussion 1403-1404.

[11] Barton F E Jr, Ha R, Awada M. Fat extrusion and septal reset in patients with the tear trough triad: a critical appraisal[J]. Plast Reconstr Surg, 2004, 113(7): 2115-2121; discussion 2122-2123.

[12] Hamra S T. The zygorbicular dissection in composite rhytidectomy: an ideal midface plane[J]. Plast Reconstr Surg, 1998, 102(5): 1646-1657.

[13] Lambros V. Observations on periorbital and midface aging[J]. Plast Reconstr Surg, 2007, 120(5):

1367-1376; discussion 1377.

[14] Haddock N T, Saadeh P B, Boutros S, et al. The tear trough and lid/cheek junction: anatomy and implications for surgical correction[J]. Plast Reconstr Surg, 2009, 123(4): 1332-1340; discussion 1341-1342.

[15] Wong C H, Hsieh M K, Mendelson B. The tear trough ligament: anatomical basis for the tear trough deformity[J]. Plast Reconstr Surg, 2012, 129(6): 1392-1402.

[16] Oh C S, Chung I H, Kim Y S, et al. Anatomic variations of the infraorbital fat compartment[J]. J Plast Reconstr Aesthet Surg, 2006, 59(4): 376-379.

[17] Hwang K, Choi H G, Nam Y S, et al. Anatomy of arcuate expansion of capsulopalpebral fascia[J]. J Craniofac Surg, 2010, 21(1): 239-242.

[18] Manson P N, Clifford C M, Su C T, et al. Mechanisms of global support and posttraumatic enophthalmos: Ⅰ. The anatomy of the ligament sling and its relation to intramuscular cone orbital fat[J]. Plast Reconstr Surg, 1986, 77(2): 193-202.

[19] Nahai F. The art of aesthetic surgery: principles and techniques[M]. St. Louis: Quality Medical Publishing, 2005.

[20] Bartley G B, Gerber T C. Eisler and his pocket[J]. Am J Ophthalmol, 2006, 141(2): 417-418.

[21] Schieck F, Brückner A. Kurzes handbuch der ophthalmologie[M]. Berlin: Springer, 1930.

[22] Flowers R S, Nassif J M, Rubin P A, et al. A key to canthopexy: the tarsal strap, a fresh cadaveric study[J]. Plast Reconstr Surg, 2005, 116(6): 1752-1758; discussion 1759-1760.

[23] Nagasao T, Shimizu Y, Ding W, et al. Morphological analysis of the upper eyelid tarsus in Asians[J]. Ann Plast Surg, 2011, 66(2): 196-201.

[24] Patel V, Salam A, Malhotra R. Posterior approach white line advancement ptosis repair: the evolving posterior approach to ptosis surgery[J]. Br J Ophthalmol, 2010, 94(11): 1513-1518.

[25] Sachs M E, Bosniak S L. Correction of true periorbital fat herniation in cosmetic lower lid blepharoplasty[J]. Aesthet Plast Surg, 1986, 10(2): 111-114.

[26] Kakizaki H, Ikeda H, Nakano T, et al. Junctional variations of the levator palpebrae superioris muscle, the levator aponeurosis, and Müller's muscle in Asian upper eyelid[J]. Ophthal Plast Reconstr Surg, 2011, 27(5): 380-383.

[27] Kakizaki H, Zako M, Nakano T, et al. The levator aponeurosis consists of two layers that include smooth muscle[J]. Ophthal Plast Reconstr Surg, 2005, 21(5): 379-382.

[28] Camirand A, Doucet J, Harris J. Eyelid aging: the historical evolution of its management[J]. Aesthet Plast Surg, 2005, 29(2): 65-73.

[29] Camirand A. Preserving the orbital fat in lower eyelidplasty[J]. Plast Reconstr Surg, 1999, 103(2): 737-739.

[30] Camirand A, Doucet J, Harris J. Anatomy, pathophysiology, and prevention of senile enophthalmia and associated herniated lower eyelid fat pads[J]. Plast Reconstr Surg, 1997, 100(6): 1535-1546.

[31] Bartley G B, Waller R R. Retroaponeurotic fat[J]. Am J Ophthalmol, 1989, 107(3): 301.

[32] Kakizaki H, Chan W, Madge S N, et al. Lower eyelid retractors in Caucasians[J]. Ophthalmol, 2009, 116(7): 1402-1404.

[33] Kakizaki H, Takahashi Y, Nakano T, et al. The posterior limb in the medial canthal tendon in Asians: does it exist?[J]. Am J Ophthalmol, 2010, 150(5): 741-743.

[34] Holmstrom H, Bernstrom-Lundberg C, Oldfors A. Anatomical study of the structures at the roof of the orbit with special reference to the check ligament of the superior fornix[J]. Scand J Plast Reconstr Surg Hand Surg, 2002, 36(3): 157-159.

[35] Hwang K, Shin Y H, Kim D J. Conjoint fascial sheath of the levator and superior rectus attached to the conjunctival fornix[J]. J Craniofac Surg, 2008, 19(1): 241-245.

[36] Kakizaki H, Zako M, Nakano T, et al. Three ligaments reinforce the lower eyelid[J]. Okajimas Folia Anat Jpn, 2004, 81(5): 97-100.

[37] Kakizaki H, Takahashi Y, Nakano T, et al. Anatomy of Tenons capsule[J]. Clin Experiment Ophthalmol, 2012, 40(6): 611-616.

[38] Wolfram-Gabel R, Kahn J L. Adipose body of the orbit[J]. Clin Anat(New York), 2002, 15(3): 186-192.

[39] Rohrich R J, Ahmad J, Hamawy A H, et al. Is intraorbital fat extraorbital? Results of cross-sectional anatomy of the lower eyelid fat pads[J]. Aesthet Surg J, 2009, 29(3): 189-193.

[40] Nam Y S, Hwang K, Han S H. Do upper and lower orbital fat have a connection?[J]. J Craniofac Surg, 2012, 23(6): 1875-1877.

[41] Seifert P, Spitznas M. Demonstration of nerve fibers in human accessory lacrimal glands[J]. Graefe's Arch Clin Exp Ophthalmol, 1994, 232(2): 107-114.

[42] Erdogmus S, Govsa F. The arterial anatomy of the eyelid: importance for reconstructive and aesthetic surgery[J]. J Plast Reconstr Aesthet Surg, 2007, 60(3): 241-245.

[43] Kawai K, Imanishi N, Nakajima H, et al. Arterial anatomical features of the upper palpebra[J]. Plast Reconstr Surg, 2004, 113(2): 479-484.

第二章

眼的美学标准和衰老体征

Aesthetic standards and aging signs of the eyes

什么样的眼睛美呢？通常人们会觉得，有形、有神的眼睛美，年轻的眼睛美。

所谓"有形"，是指有好看的外形。这在美学上有一定的标准，比如说，睁眼时睑裂应有一定的长度、高度和倾斜度等，并且应与面部其他器官成适当的比例。当然，不同的时代，不同的民族，甚至不同的人，对于什么样形状的眼睛美会有不同的看法。在中国古代，杏核一样细长的眼睛是最漂亮的，但随着时代的发展、中西方文化的交融，现代人的观念也发生了变化。在西方人的眼里，东方美女的眼睛应该是细长形的，他们的审美观更接近于中国的古代人；而现代中国人，则普遍认为大而圆的眼睛更美。

所谓"有神"，是指眼睛有精神、有灵气、会说话、能传情。眼睛是一个能表情达意的器官，很多情感都可以用眼神来传递，"回眸一笑百媚生"、"目流睇而横波"说的就是眼睛的这种魅力。有人形容美女"巧目流盼"、"含情脉脉"，可见形态美的眼睛再配合眼神的表达才能更显魅力。

当然，随着岁月的流逝，再年轻、漂亮的眼睛也会逐渐变得黯淡无光。年轻健康的眼睛，角膜清澈，巩膜白里透蓝；老年人的眼睛，角膜常混浊，巩膜呈棕黄色，甚至布满血丝。在眼的周围会逐渐出现各种各样衰老的表现，这也是中老年人寻求年轻化治疗的主要原因。因此，对每一位眼睑美容整形外科医生来说，不仅需要熟悉眼的美学标准，还必须深入了解眼睑及眶周衰老体征的特点、发生机制及解剖学基础，这对理解、掌握和实施眼睑及眶周年轻化手术至关重要。

第一节 · 眼的美学标准
Aesthetic standard of the eyes

汉族成年人自然睁眼平视时，上睑缘和眉下缘之间的距离约为20mm；水平睑裂长度为26～30mm，高度为7～10mm。

角膜横径一般为11mm；上睑缘遮盖角膜上缘下方1.5～2mm，下睑缘与角膜下缘平齐或稍遮盖角膜。睁眼时，角膜内侧缘与上、下睑缘及内眦构成的巩膜外露的三角称为内侧巩膜三角，角膜外侧缘与上、下睑缘及外眦构成的三角称为外侧巩膜三角，通常外侧巩膜三角略大于内侧巩膜三角。年轻人的巩膜多是白里透蓝，而老年人的巩膜多呈棕黄色。充满血丝的巩膜最不美观。

汉族人重睑的比例为40%～50%，重睑线高度为6～8mm，重睑形态因人而异，常见的有平行形、新月形和开扇形。

通常外眦高于内眦，内、外眦角连线和水平线的夹角为10°～15°；在形态上，内眦角较为圆钝，而外眦角呈30°～40°的锐角。

五眼标准是最古典的美学标准，是指在眼睛水平线上，左、右耳孔垂线间，面部宽度应为五眼总和，两眼内眦间距与一只眼的水平睑裂长度相当。汉族人两眼内眦间距为30～34mm，外眦间距为90～100mm。

第二节 · 眼睑及眶周的衰老体征及其解剖学基础
Aging signs of the eyelid and periorbit and their anatomical basis

随着年龄的增长，人体会出现各种各样的衰老体征，眼睑与眶周也不例外。在我们关注的这一区域，常见的衰老体征有：皮肤皱纹的出现与加深、眉下垂、上睑松弛、外眦角下移、下睑松弛、睑袋形成、泪槽与睑颊沟出现并逐渐加深、睑-颊轮廓线由单凸型变为双凸型及颧沟、颧袋形成等（图 X2-2-1）。当然，并非所有下睑衰老的个体都同时存在上述体征，即使同时存在，各种体征的严重程度也不尽相同。这些衰老体征的出现也都有相对应的解剖学基础，但它们的发生机制目前尚未完全统一认识，提出的解释也多种多样，有的甚至相互矛盾。在此，笔者将结合自己的临床经验、解剖学研究及文献学习所得，对眼睑及眶周的衰老体征及其解剖学基础加以描述。

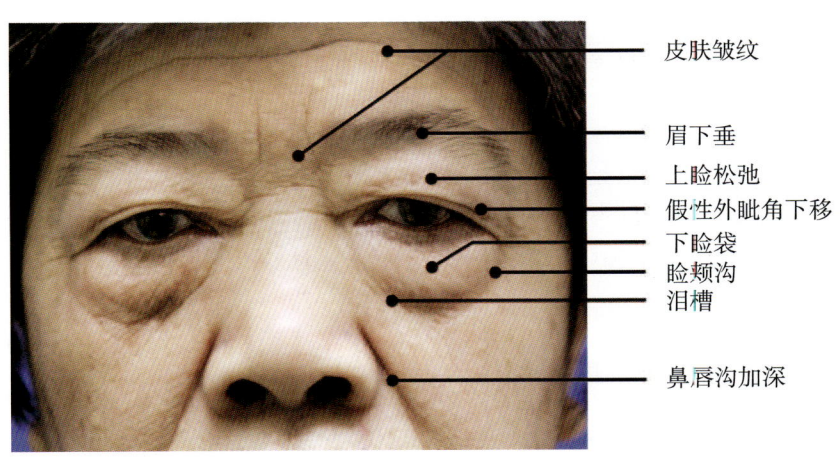

图 X2-2-1　面部主要的衰老表现

一、皮肤皱纹（Skin wrinkles）

皮肤老化一般从 30 岁左右开始，是衰老最初征象，表现为重力性皱纹或动力性皱纹显现、皮肤颜色和质地改变，并出现一些光化性皮损。眼睑及眶周皱纹形成的主要原因包括：①皮肤变薄，真皮乳头层的弹力纤维网减少，真皮胶原纤维减少甚至断裂，可在皮肤表面形成不同程度的皱纹；②表情肌与皮肤附着紧密，表情肌的收缩与松弛亦可产生皱纹。

动力性皱纹是表情肌收缩的结果，在眼睑及口周主要表现为由额肌运动产生的额部皱纹、由皱眉肌收缩产生的眉间纵纹、由降眉间肌收缩产生的鼻根横纹及由眼轮匝肌运动产生的眼睑皱纹和外眦部鱼尾纹等。

重力性皱纹是由于皮肤、肌肉的松弛，在重力作用下出现的局部下垂和折叠。常见的如上睑皮肤松垂（多见于上睑外 1/3 处），下睑皮肤袋状松垂常使皮肤表面形成垂直或斜行的皱纹，面颊部脂肪垫容量减少和皮肤松弛亦可出现斜行的皮肤皱纹。

二、眉下垂（Brow ptosis）

眉毛位于眶上缘对应于眉弓的位置，年轻人的眉多呈弧面向下的弓形，男性眉毛通常较为低平，而女性眉毛较细、较淡，眉的弧线较高。衰老所致的眉下垂在眉的中外 2/3 较为明显，眉下缘与上睑缘的距离缩短，使上睑显得皮肤软组织冗余或加重上睑松弛，尤其在上睑的外侧更为明显。有解剖学研究认为这与额肌很少分布到眉的外侧有关。眉下垂主要与重力作用引起的额部组织松弛下垂有关。此外，眉脂肪垫的萎缩也可加重眉下垂。

在行上睑松弛矫正手术前，应首先明确患者有无眉下垂的情况。如果有明显的眉下垂或是患者自觉眉位置过低，希望做眉提升术，则应先行眉下垂矫正再行上睑松弛的矫正。眉下垂的矫正常能明显改善上睑松弛衰老的外观。

三、眼睑水肿和眼睑松弛（Eyelid edema and eyelid relaxation）

眼睑水肿可以仅仅是局部的表现，也可以是全身性的表现之一，通常在早晨或进食盐分高的食物后会比较明显。眼睑水肿可被眶缘所限制，常呈淡紫色。眼睑水肿并不像眶脂肪一样出现分隔的情况。眼睑水肿本身是衰老的一种表现，而眼睑长时间的慢性水肿也会加速眼睑老化的进程。

随着衰老的进程，包括韧带、筋膜、肌肉在内的支持结构出现松弛，常表现为眼睑松弛、外侧巩膜三角增大、外眦角下移等。下睑松弛一般表现得比上睑松弛更明显。年轻人的眼睑富有弹性，可以紧密地贴附于眼球的表面，当牵拉眼睑并释放后，眼睑可以很快地贴附回眼球的表面，而老年人松弛的眼睑在行这一检查时，往往复位较慢或者不能自行复位，甚至在静态时已表现为外侧巩膜三角增大、下睑退缩或外翻（眼睑松弛的检查方法详见下篇第三章"眼睑手术的术前评估"）。为下睑明显松弛的患者行下睑成形术时，术中如不对眼睑松弛的情况加以有效的矫正，术后常易出现下睑外翻或退缩。突眼者更容易随年龄的增长出现下睑的松弛。外侧支持带的松弛是水平睑裂缩短和外眦角下移最主要的解剖学因素，眼睛呈现"悲伤"的外观。因此，外侧支持带结构的加强与重新定位是矫正外眦角下移的关键步骤。在判断是否真正存在外眦角下移时，要注意区分单纯由上睑外侧皮肤松弛并下移出现的假性外眦角下移。

四、睑袋（Eyelid bags；Palpebral bags；Eyelid pouches）

睑袋是指因眶脂肪向前膨出而形成的袋状眼睑畸形（Baggy eyelids deformity），是中面部衰老的主要特征之一。睑袋在上、下眼睑均可发生，以下睑更为常见，而通常所说的睑袋是指下睑袋。

早期人们认为，睑袋的形成是眶脂肪过多和下睑皮肤松弛所致。近年来的研究提示，睑袋的发生是眶脂肪与下睑支持结构之间的平衡关系遭到破坏的结果。下睑支持结构主要包括皮肤、眼轮匝肌、眶隔、睑板、内外眦腱等。眼眶为容纳眼球及其附属器的锥形空腔，前口大、后端尖，四壁为骨性结构，眶口为软组织所覆盖。由于重力作用，眶脂肪有向前疝出的倾向。对于眶脂肪量正常的年轻人，这种倾向被强韧有力的下睑支持结构所阻抑，故不会出现眶脂肪疝出。当眶脂肪过多或下睑支持结构随衰老变得松弛、薄弱时，支持结构不足以阻抑眶脂肪疝出，则睑袋形成。下睑支持结构的改变包括皮肤松弛、眼轮匝肌松弛、眶隔松弛等。眼球支持结构随衰老而发生的张力下降可致眼球下沉，亦促进了眶脂肪向前疝出。有研究表明，随着年龄的增长，眶壁骨性结构会出现骨质吸收、眶缘外移等改变，在眶外下缘的周围最为明显，这一改变会进一步加重眼球支持结构的松弛，也是导致外眦角下移的一个重要原因。上睑袋的出现与眉下垂、上睑皮肤肌肉松弛、眶脂肪下移和（或）容积改变等密切相关。

关于眶脂肪容量随年龄改变的问题，目前还存在争议。早期学者们普遍认为，睑袋形成时眶脂肪容量是增多的，因此"切皮去脂"成为传统下睑成形术的主要步骤。自20世纪80年代开始，一些学者提出，眶脂肪并没有随年龄的增长而增多，甚至是减少的，由此也产生了一些保留眶脂肪的下睑成形新术式。近年来，一些影像解剖学研究结果表明，下睑脂肪的含量因人而异，随着年龄的增长眶脂肪容量增多，可出现下睑脂肪疝出，通常30岁以后开始有下睑脂肪疝出的倾向，至70岁左右才开始放缓。Lee等认为，60岁之前眶内总脂肪量和突出于下眶缘之前的脂肪量都随着年龄的增长而增加，40岁后增加最明显，60岁后开始减少。然而，以上结果都是通过对不同年龄段人群测量得出的，不是对同一群体进行长期观察和测量的结果，因此还存在一定的局限性。但同时也说明，睑袋手术中眶脂肪的处理是因人而异的，需要根据求美者的具体情况，合理选择术式。

在求美的人群中，还有一部分人会随着年龄的增长表现出上睑或下睑凹陷体征，这与眶脂肪容量的减少有关。对于这部分求美者，自体脂肪充填等增容性的年轻化手术应该是更加适合的。

五、泪槽与睑颊沟（Tear trough and palpebromalar groove）

对于少数年轻人和多数老年人，可在下睑观察到从内眦到外眦、沿着眶下缘走行的弧形凹陷，内侧被称为泪槽（Tear trough），外侧被称为睑颊沟（Palpebromalar groove）。年轻人的泪槽多由先天性因素造成。多数情况下，泪槽与睑颊沟都会随着年龄的增长呈加深的趋势。这也是中面部衰老非常突出的一种表现，近十余年来受到越来越多学者的关注。

目前，对于泪槽畸形及睑颊沟畸形的形成机制尚存在很多争议，也因此导致了治疗方法的多样性，甚至出现治疗方法相互矛盾的情况。现有文献中对泪槽畸形成因的解释主要包括：①眶隔在弓状缘的附着及眶内脂肪的疝出；②提上唇鼻翼肌与眼轮匝肌的间隙形成的凹陷及凹陷处面部脂肪的萎缩；③眼轮匝肌下脂肪的萎缩；④皮肤和皮下脂肪的萎缩。最近的一项研究认为沿眶下缘附着的泪槽韧带是泪槽形成的主要原因（在前文已有描述）。

笔者完成的一项针对老年人与年轻人下睑的对比断层解剖学研究发现：①老年标本皮肤、眼轮匝肌较年轻标本萎缩、松弛，在眼睑较薄皮肤与颧颊部较厚皮肤的交界处形成泪槽与睑颊沟畸形；②年轻人颧脂肪垫上缘高于眼轮匝肌睑部与眶部的结合部，老年人颧脂肪垫上缘处于眼轮匝肌睑部与眶部的结合部，此处与泪槽及睑颊沟的位置相对应；③眼轮匝肌限制韧带起于眶下缘并止于眼轮匝肌睑部与眶部的结合部及眶部眼轮匝肌，老年人较年轻人松弛；④眼轮匝肌下脂肪在两组间无显著差异。因此我们认为：泪槽和睑颊沟的显现是衰老所致各层组织松弛、萎缩和下移等因素共同作用的结果，尤其是颧部脂肪的萎缩与下移、眶隔及眼轮匝肌限制韧带对眶脂肪及眼轮匝肌向前下方移动的约束，是导致泪槽及睑颊沟形成的关键因素。因此，弓状缘释放和眼轮匝肌限制韧带松解是眶隔重置法下睑成形术的关键步骤（详见下篇第七章"下睑成形术"）。

六、睑–颊轮廓线由单凸型变为双凸型（Changes of eyelid-cheek contour line from single convex pattern to double convex pattern）

睑–颊轮廓线（Eyelid-cheek contour line）是头面部侧面或斜面观时从下睑缘至面颊部所表现的轮廓线。年轻人的睑–颊轮廓线呈单凸型，而中老年人多呈双凸型（图X2-2-2）。从正面来看，年轻人的眶区显得窄而浅，而老年人的眶区则多显得宽而深，骨骼轮廓依稀可见。出现这一体征的主要原因是：①随着下睑皮肤肌肉的松弛和眶脂肪的膨出，下睑袋形成，下睑缘至眶下缘的距离延长并形成弧形的前凸；②颧脂肪垫上缘的萎缩和下移进一步凸显了泪槽与睑颊沟处的凹陷；③中面部的松弛与下垂也加重了颊部的前凸表现。下睑成形及中面部提升术可改善眶区宽而深的衰老外观，恢复年轻的单凸型睑–颊轮廓线，从而实现下睑及中面部的年轻化。

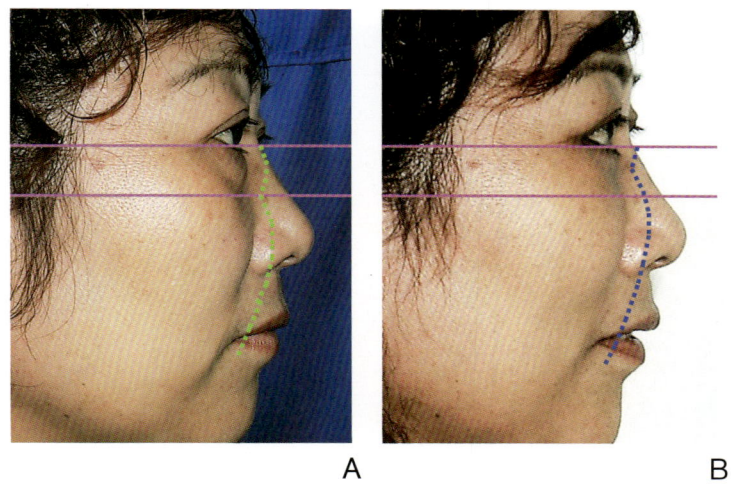

图 X2-2-2　下睑缘至面颊部的轮廓线由衰老的双凸型（A：下睑成形术前）变成更显年轻的单凸型（B：下睑成形术后半年）

七、颧沟与颧袋（Zygomatic hollow and malar mound）

颧部的松弛与下垂主要经历三个阶段：①颧部水肿（Malar edema）。自眶下缘以下，颧部的软组织出现不同程度的水肿，通常在早晨或进食盐分高的食物之后会比较明显，皮肤看上去常呈浅青色。②颧袋（Malar mound）形成。慢性的颧部软组织水肿形成永久性的多余组织在眶下缘与颊中部之间堆积，常呈三角形。随着颧脂肪垫的萎缩与下移，在颊中部出现一斜向外下方的沟槽，称为颧沟（Zygomatic hollow），颧沟的位置与颧皮韧带（Zygomatico-cutaneous ligament）的位置相对应。③颧纹（Malar festoon）形成。随着衰老的进一步加重，皮肤及颧部脂肪组织萎缩伴皱纹增多，眼轮匝肌限制韧带及颧皮韧带松弛下移，眶部眼轮匝肌松弛，颧袋出现松垂和皮肤堆积，形成彩带样外观，我们将其翻译为"颧纹"。颧袋与颧纹的形成机制与下睑袋和泪槽的形成机制有一定的相似性，它们都与源自于骨面而止于皮肤的韧带有着直接的关系，并且同样是多种衰老因素（组织容量减少、松弛、下移等）共同作用的结果。

由此可见，眼睑及眶周随年龄增长所表现出来的这一系列衰老体征往往是综合性因素造成的结果，涉及皮肤、皮下组织、肌肉、筋膜、韧带甚至骨骼等面部的每一层结构，并且都有相对明确的解剖学和组织学基础。当然，衰老体征的表现又是因人而异的，在诊治时需要通过细致的观察和检查来判断求美者存在的或希望矫正的衰老体征所对应的解剖学机制，以此作为个性化设计和综合性治疗的基础，并通过手术或非手术的手段让衰老的结构恢复到更年轻时候的位置、形态和组织量，这才是年轻化治疗最根本的含义。

（杨超　邢新　张培培　范浩）

参考文献

[1] Flowers R S. Periorbital aesthetic surgery for men: eyelids and related structures[J]. Clin Plast Surg, 1991, 18(4): 689-729.

[2] Flowers R S. Tear trough implants for correction of tear trough deformity[J]. Clin Plast Surg, 1993, 20(2): 403-415.

[3] Haddock N T, Saadeh P B, Boutros S, et al. The tear trough and lid/cheek junction: anatomy and implications for surgical correction[J]. Plast Reconstr Surg, 2009, 123(4): 1332-1340; discussion 1341-1342.

[4] Hirmand H. Anatomy and nonsurgical correction of the tear trough deformity[J]. Plast Reconstr Surg, 2010, 125(2): 699-708.

[5] Barton F E Jr, Ha R, Awada M. Fat extrusion and septal reset in patients with the tear trough triad: a critical appraisal[J]. Plast Reconstr Surg, 2004, 113(7): 2115-2121; discussion 2122-2123.

[6] Loeb R. Fat pad sliding and fat grafting for leveling lid depressions[J]. Clin Plast Surg, 1981, 8(4): 757-776.

[7] Loeb R. Naso-jugal groove leveling with fat tissue[J]. Clin Plast Surg, 1993, 20(2): 393-400; discussion 401.

[8] Aiache A E, Ramirez O H. The suborbicularis oculi fat pads: an anatomic and clinical study[J]. Plast Reconstr Surg, 1995, 95(1): 37-42.

[9] Hwang S H, Hwang K, Jin S, et al. Location and nature of retro-orbicularis oculus fat and suborbicularis oculi fat[J]. J Craniofac Surg, 2007, 18(2): 387-390.

[10] Wong C H, Hsieh M K, Mendelson B. The tear trough ligament: anatomical basis for the tear trough deformity[J]. Plast Reconstr Surg, 2012, 129(6): 1392-1402.

[11] Mendelson B C, Jacobson S R. Surgical anatomy of the midcheek: facial layers, spaces, and the midcheek segments[J]. Clin Plast Surg, 2008, 35(3): 395-404; discussion 393.

[12] Lambros V. Observations on periorbital and midface aging[J]. Plast Reconstr Surg, 2007, 120(5): 1367-1376; discussion 1377.

[13] Hester T R Jr, Codner M A, McCord C D, et al. Evolution of technique of the direct transblepharoplasty

approach for the correction of lower lid and midfacial aging: maximizing results and minimizing complications in a 5-year experience[J]. Plast Reconstr Surg, 2000, 105(1): 393-406; discussion 407-408.

［14］Lambros V S. Hyaluronic acid injections for correction of the tear trough deformity[J]. Plast Reconstr Surg, 2007, 120(Suppl 6): S74-S80.

［15］Lambros V. Models of facial aging and implications for treatment[J]. Clin Plast Surg, 2008, 35(3): 319-327; discussion 317.

［16］张培培, 杨超, 邢新. 泪槽与睑颊沟的定义、形成机制及治疗方法[J]. 中华医学美学美容杂志, 2012, 18(6): 470-472.

［17］杨超, 张培培, 邢新, 等. 衰老所致泪槽和睑颊沟出现的断层解剖学研究[J]. 中华医学美学美容杂志, 2012, 18(3): 186-189.

［18］张培培, 杨超, 邢新, 等. 上海市15～94岁汉族人泪槽与睑颊沟发生率的抽样调查[J]. 中国美容医学, 2010, 19(9): 1294-1297.

［19］杨超, 张培培, 李军辉, 等. 衰老所致泪槽畸形和睑颊沟畸形发生机制的解剖学研究[J]. 中华整形外科杂志, 2010, 26(2): 139-142.

［20］Yang C, Zhang P, Xing X. Tear trough and palpebromalar groove in young versus elderly adults: a sectional anatomy study[J]. Plast Reconstr Surg, 2013, 132(4): 796-808.

第三章

眼睑手术的术前评估

Preoperative evaluation of the eyelid surgery

眼睑及眶周手术的目的是使这一面部重要的美学单位变得更美、更年轻，或是对畸形、受损的部分完成尽可能完美的形态与功能修复。但是，由于眼睑手术具有很强的个性化特点，并且常涉及复杂而精细的解剖结构，要做到"完美"常常很难，因此，无论是美容手术还是修复重建手术，术者必须对受术者作出充分细致的术前评估和准备，这将直接影响到手术方案的制定、手术的实施、风险的预判、并发症的发生以及最终手术的效果。对于每个从事眼睑整形美容外科的医生来说，深切理解和熟练掌握术前评估都是不可或缺的。

第一节 · 术前谈话
Preoperative conversation

一、了解既往史（Past history）

眼睑手术与其他任何手术一样，应建立完整的病历，记录完整的病史。有些疾病可显著改变术后过程，并导致意想不到的后果。与眼睑手术相关的病史包括：眼部外伤史、眼部手术史、Graves 病（甲状腺眼病）、Sjogren 综合征、用药史，以及高血压、糖尿病等一些全身性疾病史。若患者接受眼睑手术前尚有明显的局部或全身症状，最明智的做法是取消或推迟手术，直到病情得到有效的控制。

有眼部外伤和眼周病手术史的患者，通常眼周的正常结构被破坏，存在结构缺损、瘢痕、组织粘连等问题，详细了解其病因、治疗过程、时间及是否遗留并发症等对于后续修复手术的实施至关重要。

Graves 病多发生于年轻妇女，并且往往就诊时尚未得到诊断。症状和体征是出汗、不耐热、焦虑及心跳加速。患者往往有突眼体征，可能会有上睑和（或）下睑退缩。如没有认识到此病就实施眼部手术，会导致术后不对称或"兔眼"畸形。一些免疫相关疾病，如 Sjogren 综合征（一种包括干性角结膜炎、干性咽炎、腮腺肿大及慢性多发性关节炎在内的综合征），常引起泪液减少和慢性干眼症。此类患者的角膜对干燥非常敏感，这时行眼睑手术会加重刺激症状，导致暂时性的"兔眼"，若"兔眼"未得到适当治疗，可能会导致角膜刺激症状和角膜穿孔，甚至失明。

术前应详细了解用药史。抗组胺药、抗胆碱药和口服维生素 A 类药物都会引起泪液减少。若条件允许，嘱患者术前 2 周停止使用这些药物。另外，抗凝药（如阿司匹林）、非甾体类抗炎药及心血管药物等，均需在术前停用。

虽然糖尿病患者可接受睑成形术，但术后恢复较慢，且易发生局部感染。慢性充血性心力衰竭、慢性过敏等疾病患者则更容易出现难以消退的眼睑肿胀。虽然有些全身性疾病并不是眼睑手术

的绝对禁忌证，但仍应先请相应的专科医师评估病情，并且使病情得到控制后再行手术。

另外，对有上睑下垂和其他肌肉病症的患者，应考虑重症肌无力的诊断，在进行上睑下垂矫正手术前，一定要明确患者是否有此病存在。青光眼患者术后若发生眼睑血肿，则有可能显著影响眼压，甚至导致失明。高度近视患者眼球较大，可发生于单侧，若没有考虑到这些情况，术后会发生"兔眼"或两侧眼睑不对称，对这类患者实施上睑成形术时，去除皮肤和眶脂肪时应谨慎。

总之，患者的既往病史很可能与眼睑或眶部的改变有关。为了安全地实施眼睑手术并获得理想的术后效果，有针对性地询问并记录病史是非常重要的。

二、术前沟通（Preoperative communication）

眼部手术与其他任何手术一样，患者和医生之间的高度信任是很有必要的。

术前沟通一般分为三个步骤，最初是了解患者诉求，患者描述自己的病情或所困扰的问题，对想要得到的治疗、容貌的改变及预期效果提出需求。这期间医生以聆听为主，建立与患者的初步联系与信任感。有些医生或医院聘用美容咨询师或护士负责处理一些早期接诊的工作，包括向患者提供宣传资料、回答一些基本问题及保持与患者的联系等。护士或咨询师可以总结出患者所关切的事情和其他问题，使医生将注意力更集中于患者直接关注的问题上。

接下来，医生分析病情，对患者的诉求提出专业看法和建议，与患者共同讨论适当的治疗方案和预期手术效果，包括能达到的和不能达到的效果。眼部手术的术式多，个体差异大，可能引发的不良反应及并发症各不相同，讨论治疗方法时由医生提出治疗建议，与患者共同选择合适的手术方案，在患者知情并有意愿的情况下确定手术方案，避免倾向性甚至强制性引导患者接受医生的治疗方法。对各种眼部手术，尤其是美容手术可能产生的术后效果需做出客观的阐述，并且有针对性地告知术后需注意的问题。例如，对接受眉提升术的患者，要指出术后可能出现至少1周的肿胀和瘀斑，由于肿胀，早期可能出现不对称。对接受上睑成形术的患者，除术后组织肿胀外，还要提醒患者在新的重睑线上会有缝线印记，但会随时间而消退，当然也有瘢痕增生的情况发生，但比较少见。对接受经结膜入路下睑成形术的患者，要告知术后可能会有短暂的视力模糊、肿胀和轻度瘀斑。这样可以大大提高患者对术后愈合过程的认知，并更好地配合治疗，往往可以获得更高的满意度。

最后，术前医患双方均需明确手术目的和局限性，同时告知患者手术风险及并发症，并签订知情同意书。使患者认识手术所不能解决的问题是非常重要的，比如，上睑成形术不能上提眉毛、下睑成形术不能完全去除静态皱纹或动态表情纹等。尽管手术可使眼睑年轻化，但患者希望恢复青年时期的眼睑是不现实的。专科的知情同意书都会比较详尽地罗列各种手术风险和局限性，尽管如此，医生还是要口头告知患者，如有需要甚至逐条详细解释，而且要讲究艺术性，既要直言不讳地向患者解释手术风险，又不使患者感到恐惧。并发症除了瘢痕、出血和感染外，上睑成形术可能发生血肿、泪道损伤、下垂、角膜损伤及眼睑形态不规则等；下睑成形术有可能导致结膜炎、结膜水肿、短暂性视力模糊、外翻、干眼症或者可逆性溢泪等后果，还要向患者解释眼外肌（尤其是下斜肌）损伤的可能性及其损伤后的症状。当然，还应告知患者对于一些常见并发症的治疗措施及预期的结果。最后，要告知患者球后血肿发生的风险和症状（尤其是涉及眶脂肪及深层解剖结构的手术），并强调若出现视力减退、疼痛或严重瘀斑，要及时通知医生。

三、术前心理评估与疏导（Preoperative psychological assessment and counseling）

对于整形手术来说，患者的心理对整个诊疗过程有着举足轻重的作用，有时一个患者的心理状态会从很大程度上左右患者对术后效果的感受和满意度。在术前沟通的过程中，医生有必要通过交流来了解患者接受手术的动机与期望值，对患者的心理状态做出简要的心理评估。大多数患者面部是不对称的，因为大多数患者在手术后都会变得对外观更加挑剔，所以术者需在术前就指出其所有的不对称或其他瑕疵，以防患者术后将其归因于手术。接受眼部手术尤其是眼部美容手术的患者，其心理状态往往与职业、性格、个人喜好及人际环境关系密切。求美的欲望是无止境的，容貌畸形与非容貌畸形的求美动机与期望值大不相同。另外还存在病态的求美动机，这类患者经常会寻求美容手术来解决他们"自感丑陋"的心理问题，对手术目的缺乏合理的定位，若这时没有很好地了解清楚就贸然施行手术，往往使患者对手术结果感到失望。患者对术后效果的期望是一种对美好想象的追求，希望获得同情和支持、得到认真的诊治和护理、达到所期望的外观效果是最基本的要求。这在一定程度上是一种心理支持，有助于疾病的恢复。但也有相当一部分患者是盲目的期待和幻想，设定一个几乎无法达到的目标，当现实与想象有一定差距时就会导致失望，情绪消沉甚至崩溃，这是需要术者特别注意和预防的。眼部手术与其他美容手术一样，追求完美者、动机不明或要求模糊者、期待不可能达到的目标者、认为手术可以显著改变生活者、希望通过手术来取悦别人者、诋毁以前的美容外科医生者，都不是接受手术的理想人选。

医生在了解患者的性格特点和需求程度以后，在谈话中有目的地对其进行心理建设（Psychological construction）和疏导是非常有益的。首先，术前可以让患者对着镜子阐明自己的容貌困扰、求美动机及对术后治疗效果的期望值等，明了患者对自身容貌的感受；然后，在谈话中利用图片、周围人群等作为参照，引导患者形成正确的审美观，同时详细介绍手术的效果、方法、优点等，辅助同类手术的照片资料，使患者树立对医生及手术治疗的信心，消除恐惧心理，积极配合手术；最后，也是笔者认为最值得重视的一点，医护人员的态度在心理疏导上是非常重要的一方面。给予患者热情的接待，耐心听取患者的讲述，详尽地解答各种问题，让患者有被尊重、被接纳、被理解的情感感受，这对手术本身甚至是整个诊疗过程都会起到积极的作用。

（杨超　邢新　李丹　唐炜雅）

第二节 · 体格检查
Physical examination

眼睑手术前的体格检查，主要是通过一些特定的检查方法，确定眼睑及眶周手术相关组织的解剖结构及功能是否存在异常。如果存在异常（病损、畸形、缺损、移位、松弛等），应尽可能地确定出现异常的原因、累及的范围及严重程度，并且评估这些异常因素对即将实施的手术有何影响。在任何美容性或重建性手术前，都应系统地完成以下体格检查。检查时医生应选择光线明亮处，并直接坐在患者的正对面，视线与患者视线持平。

一、眼周检查（Examination of periocular region）

（一）眼周皮肤（Periocular skin）

检查患者眼睑及眶周皮肤和软组织质地、色泽、弹性等情况，应特别注意有无明显的松弛及皱纹。对于皮肤及皮下组织的衰老性改变及评估在上一章节已有介绍，在此不作赘述。应注意，衰老性改变的出现往往是多部位、多层次且相互影响的，因此在术前设计年轻化手术时，需要全面考虑方可达到更好的效果。除此以外，还应观察皮肤表面有无明显的病损或肿瘤，包括湿疹、过敏性皮炎、银屑病、睑黄瘤、汗管瘤、色素痣、霰粒肿和一些恶性肿瘤、癌前病变等（如基底细胞癌、鳞状细胞癌、睑板腺癌、日光性角化病等）。对于任何可能直接影响美容性手术的良性肿瘤，建议在手术前的一段时间（1~3个月）先完成肿瘤的切除手术。去除眼睑（尤其是睑缘）的良性病变可以显著改善美容外观。对于皮肤或眼睑的恶性肿瘤，重建之前必须在术中快速病理检查的辅助下完成病变组织的彻底切除。

（二）额部及眉部（Forehead and eyebrows）

额部及眉部的检查包括发际位置、眉毛位置、眉脂肪垫容量、额中部水平表情纹及眉间垂直皱纹等。从美容角度来说，前额应平滑、无皱纹，但不缺乏表情。眉下垂是面部老化的一个常见现象，在眉的中外2/3较为明显，眉下缘与上睑缘的距离缩短，造成上睑形成皮肤软组织冗余，尤其在上睑的外侧更为显著，从而引起或加重眼睑下垂的情况。下垂的眉毛通常由额肌收缩得以选择性抬高或过度抬高，这可能会给外科医生的判断带来困惑。正确地区分眼睑下垂与眉下垂有助于外科医生选择正确的治疗方法。

四指提升试验（Four-finger lift test）是通过将一只手的食指、中指、无名指和小指包围眶外缘来完成。其中食指和中指置于外侧眉毛上方，无名指在外眦侧面，小指在外眦下方、颧弓外侧。轻柔地向上后方移动四指来抬高外侧眉毛、外眦和面颊（图X3-2-1）。如果这种检测方法能恢复年轻面貌，则眦固定术、眉提升术和中面部提升术会取得较好的年轻化效果。在计划行睑成形术时，若决定同时行眉提升术，则应先行眉提升术，因为眉提升术会减轻上睑皮肤松弛。相反，若先行睑成形术，则可能因去除皮肤过多，导致"兔眼"畸形。

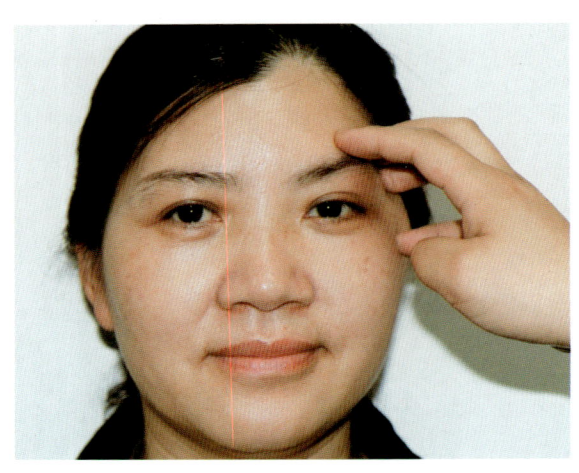

图X3-2-1　四指提升试验

二、眼部检查（Ophthalmic examination）

（一）上睑（Upper eyelid）

主要检查上睑的形态和位置，脂肪厚度，有无皮肤松弛、上睑下垂、眼睑内翻、眼睑外翻、眼睑退缩，有无内眦赘皮（具体分类方法详见下篇第五章"内眦赘皮矫正术"），并确定类型及严重程度。关于对称性的检查应贯穿于整个诊疗过程中。

如有上睑下垂，应判断上睑下垂的严重程度。正常人自然睁眼平视前方时，上睑遮盖角膜上缘以下约2mm，若遮盖超过2mm，即可诊断为上睑下垂。检查时，嘱患者两眼平视前方，此时上睑遮盖角膜的实际值与正常值（2mm）之差即为下垂量。单侧上睑下垂患侧可与正常侧对比，两侧睑裂高度差即为下垂量。按测得的下垂量分为三度：下垂量为 1~2mm，上睑缘位于瞳孔上缘者为轻度；下垂量为 3~4mm，上睑缘遮盖瞳孔 1/3 者为中度；下垂量＞4mm，上睑缘遮盖至瞳孔中央及以下者为重度。

上睑提肌肌力检查不仅是判断有无上睑下垂的重要依据，也是上睑下垂矫正术式选择的重要依据。检查时以拇指压于眶上眉弓处，摒除额肌提升上睑的代偿作用，令患者下视，将标尺的 0 刻度置于上睑缘水平，嘱患者上视，其过程中上睑缘提高的幅度即表现为上睑提肌的肌力水平。上睑提肌肌力分为三级：8mm 以上为良好；4~7mm 为中等；0~3mm 为弱。

同时，上睑下垂还应与重症肌无力、Horner 综合征、下颌瞬目现象引起的上睑下垂做鉴别。重症肌无力引起的上睑下垂有早晨轻下午加重的特点，可做新斯的明试验加以鉴别；Horner 综合征由交感神经受损引起，使用可卡因后可缓解；下颌瞬目综合征患者在做咀嚼动作时上睑下垂现象可消失。

由于上睑下垂患者的病因、病情和体格检查都相对复杂，因此在下篇第九章"上睑下垂矫正术"中我们还会补充其他一些与之相关的体格检查方法与指标。

上睑缘高于正常位置，可诊断为上睑退缩（Upper eyelid retraction）。眼睑退缩在一些情况下可与眼睑内翻和眼睑外翻同时存在。上睑退缩的严重程度通常是根据巩膜暴露量的多少来进行评估的。被检查者自然睁眼水平凝视时，在瞳孔中线位置，上睑缘向上移位＜3mm 为轻度，3~5mm 为中度，＞5mm 为重度。

（二）下睑（Lower eyelid）

主要检查下睑的形态和位置，有无眶脂肪膨出或凹陷，有无皮肤松弛、下睑松弛及下睑异位（眼睑外翻、眼睑内翻、眼睑退缩等）。正常人自然睁眼水平凝视时，在瞳孔中线位置，下睑缘与角膜最下缘处于同一水平。

对于下睑张力的检查是非常重要的。下睑松弛会增加术后眼睑退缩及眼睑外翻的风险。常用的检查方法有复位试验和牵拉试验。

复位试验（Snap test）：是指用手指将下睑缘向眶下缘方向牵拉，使下睑与眼球分离，然后放松手指，观察下睑复位情况。若下睑能迅速复位，与眼球相贴，表明下睑张力正常；若下睑不能迅速复位，或需眨眼或外力扶持后才能做到，则提示存在下睑松弛（图 X3-2-2）。

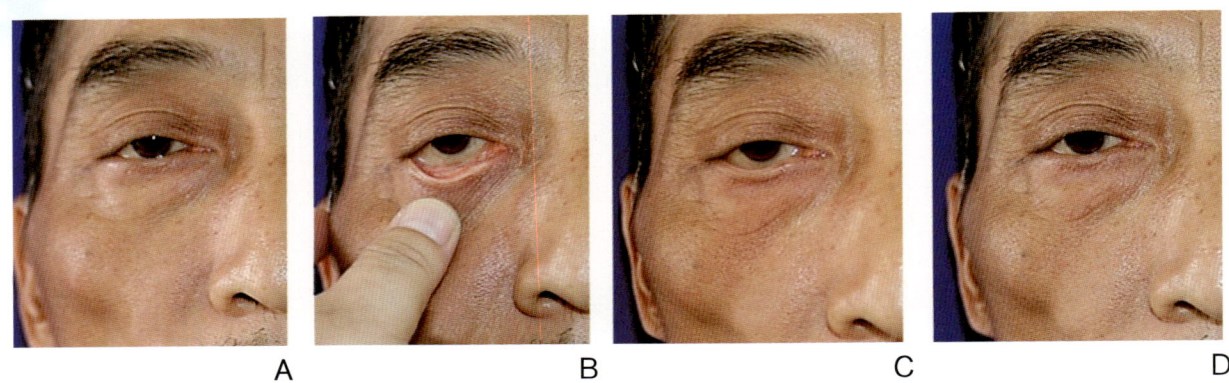

图 X3-2-2 复位试验（该患者存在下睑松弛）
A. 试验前　B. 手指将下睑缘向眶下缘方向牵拉　C. 松开手指后，下睑不能迅速复位　D. 眨眼活动后，下睑恢复正常位置

牵拉试验（Distraction test）：是指检查者用拇指和食指轻轻捏住患者下睑缘前下方的皮肤向前下方牵拉眼睑，如睑缘可轻易被拉离眼球＞5～6mm 者即为松弛（图 X3-2-3）。

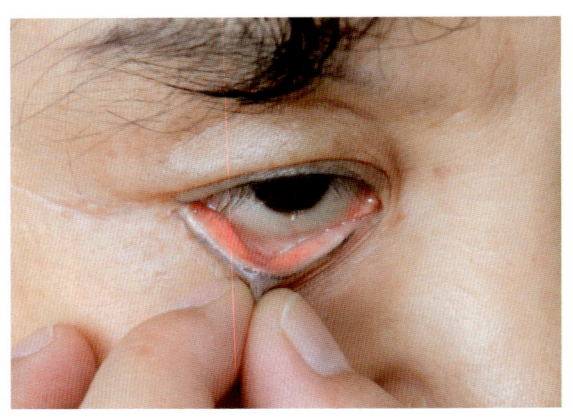

图 X3-2-3 牵拉试验（该被检查者右侧下睑缘可轻易被拉离眼球＞8mm，提示该患者存在下睑松弛）

下睑缘低于正常位置者，可诊断为下睑退缩（Lower eyelid retraction）。与上睑退缩相似，通常根据巩膜暴露量来判断下睑退缩的严重程度。当被检查者自然睁眼水平凝视时，在瞳孔中线位置，下睑缘位于角膜缘下＜2mm 为轻度，2～3mm 为中度，3mm 以上为重度。

（三）瞳孔（Pupil）

对瞳孔进行直接对光反射及间接对光反射的检测时，若结果异常，往往表明存在球后病变（如视神经或脑部病变）。屈光不正、弱视以及角膜或视网膜的局部病变，不会出现异常的瞳孔对光反射。

直接对光反射：右手持手电筒，光源自外侧迅速移向瞳孔，同时观察同侧瞳孔有无立即缩小，移开光源后瞳孔有无迅速复原。先检查左侧，然后以同样方法检查右侧。

间接对光反射：右手持手电筒，左手隔开两眼，光源自外侧移向瞳孔，同时观察对侧瞳孔有无立即缩小，移开光源后瞳孔有无迅速复原。先检查左侧，然后以同样方法检查右侧。

（四）眼外肌（Extraocular muscles）

需对眼外肌行偏斜、运动疾病或限制的检测。眼的偏斜通常伴有单侧弱视和相应的视力减退。每位患者都需检查是否存在Bell现象，即闭眼时角膜向上外方转动。Bell现象的存在，可在发生睑裂闭合不全时保护眼睛和角膜。睡觉时如果眼睑不能闭合，角膜存在不能被完全覆盖而逐渐变干的风险。缺乏Bell现象会增加术后问题的发生率，尤其是那些之前就存在问题或干眼症的患者。

（五）眼球（Eyeball）

主要检查眼球突度、角膜、晶状体、玻璃体和眼底有无异常。

眼球与眼眶解剖的相对位置显著影响相应手术方法的选择。从侧面看，眼球一般突出10～12mm，该数据可通过测量从眦韧带水平的眶缘至瞳孔最凸点的距离获得。眼球突出和眼球内陷分别是眼球向前和向后的位移，对睑成形术本身及术后并发症的发生都有直接的影响。我们常用赫特（Hertel）眼球突出计来定量眼球相对突出的程度（图X3-2-4）。

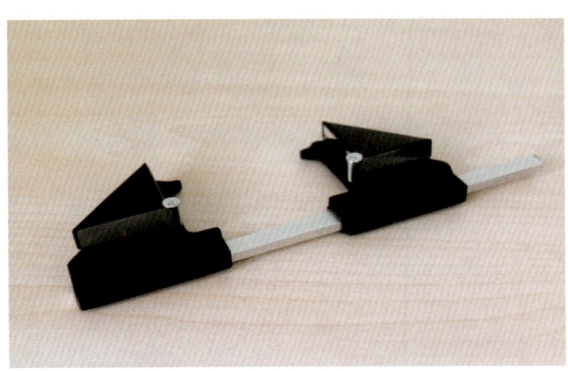

图X3-2-4　赫特眼球突出计

赫特眼球突出计测量法：检查者与被检者相对而坐，将眼球突出计上的固定测量器嵌于患者右眼颞侧眶缘，再将可活动的测量器拉至左眼颞侧眶缘，嘱患者向前直视，由两平面镜中查知眼球突出的毫米数，记录双眼突出数值和眶距数值（图X3-2-5）。

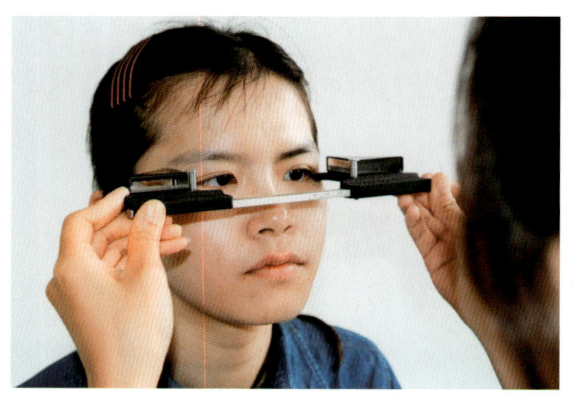

图 X3-2-5　眼球突度检查

对眼球进行角膜、虹膜和晶状体清澈度的检测，常由眼科医生用裂隙灯来检查（图 X3-2-6）。

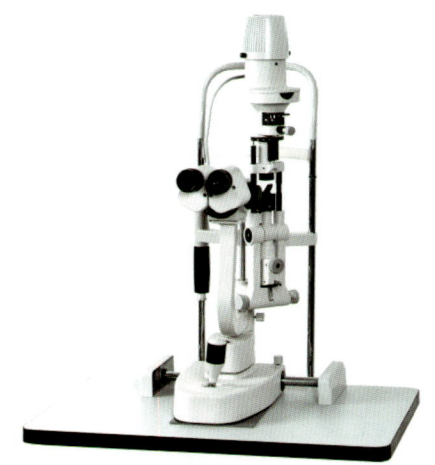

图 X3-2-6　裂隙灯

借助眼底镜（图 X3-2-7）进行玻璃体及眼底检查，以发现影响视力的眼病。高血压、糖尿病患者须定时进行此项检查。

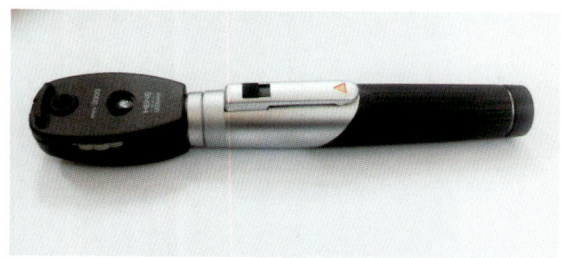

图 X3-2-7　眼底镜

（六）泪膜（Tear film）

泪膜是通过瞬目运动涂布于眼表、厚 7～10μm 的一层泪液，从外到内分别由脂质层、水样层和黏蛋白层构成，它对维护眼球表面的健康起着非常重要的作用。泪膜的量和成分正常，以及眼睑结构和运动正常才能保证泪膜的稳定性。因此，术前对泪液分泌的评估工作是必需的，尤其是对于有"干眼症"病史、曾行角膜屈光手术或长时间使用隐形眼镜的患者。通常可采用 Schirmer 泪液分泌检测法和泪膜破裂时间（Tear film break up time）来进行检查。

Schirmer 检测法是将 5mm×35mm 的消毒滤纸条放置于下睑结膜囊中、外 1/3 处，滤纸另一端下垂至眼睑外，滤纸放置 5 分钟后，正常的湿长超过 15mm，湿长在 5～10mm 表明分泌可疑减少，湿长短于 5mm 为泪液缺乏（图 X3-2-8）。任何异物刺激眼球都会引起反射性流泪，从而可能产生一个貌似好的试验结果。表面麻醉（如丁卡因）可以缓解不适和反射性流泪，有助于对泪液分泌提供一个更准确的评估结果。

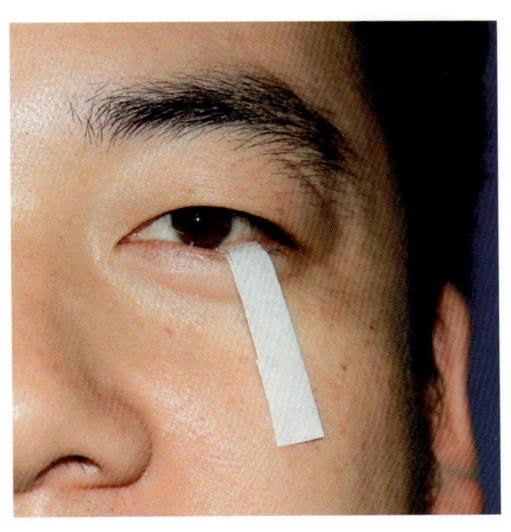

图 X3-2-8　检测泪液分泌的 Schirmer 检测法

正常情况下，泪膜在眼球表面保持完整。在每隔 5～10 秒瞬目一次的间歇期内，泪膜不会出现破裂。若强行拉开眼睑，泪膜会随着泪液的流动和蒸发逐渐变薄，当脂质层与黏蛋白层接触时，泪膜即发生破裂，角膜表面出现干燥斑。泪膜破裂时间是指一次完全瞬目后到泪膜上出现第一个干燥斑的时间，测量泪膜破裂时间是测量泪膜稳定性最直接的方法。检查前先用荧光素将被检者的泪膜染色，当泪膜破裂时，在裂隙灯（弥散光；光圈：大；光强度：中度；光源角度：颞侧45°；放大倍率：低倍）下可观察到荧光染色的泪膜中出现黑点。检查时，嘱患者完成一次瞬目动作后，以拇指和食指使患者的被检眼保持睁开状态，同时观察并记录泪膜破裂时间。泪膜破裂时间的正常值为 15～45 秒，小于 10 秒为泪膜不稳定。

(七)视力检查 (Visual activity test)

视力检查主要包括屈光检查(近视、远视、散光等)、色盲检查和视野检查。可采用全自动视力检测仪完成检查(图X3-2-9)。

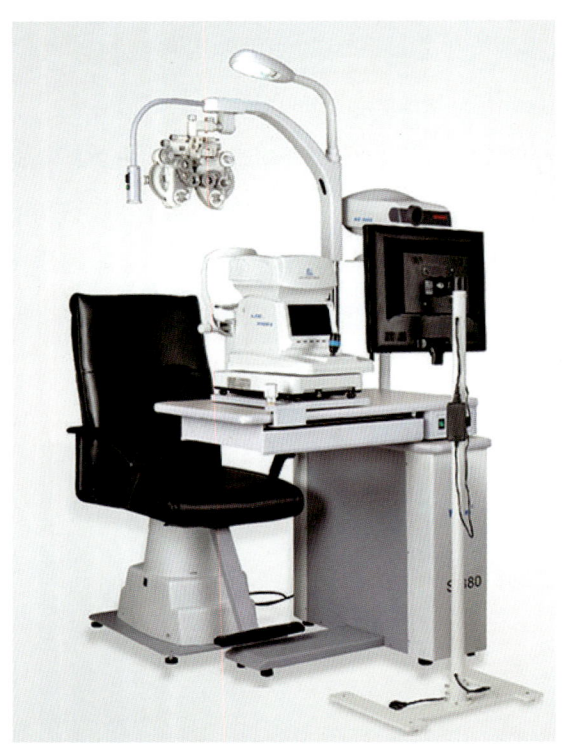

图X3-2-9　全自动视力检测仪和检查台

(八)眼压测量 (Intraocular pressure measurement)

对于有青光眼或高度近视病史的患者,需进行眼压的检测,可采用传统的Schiotz眼压计测量(图X3-2-10),也可采用更先进的非接触式眼压计进行测量(图X3-2-11)。

Schiotz眼压计检查法:用0.5%的丁卡因溶液滴眼,每隔3~5分钟滴一次,共滴2~3次。患者取仰卧位,下颌稍抬高,防止面部倾斜,两眼向前方凝视。检查者用左手拇指和食指分开被检眼上、下睑,着力于上、下眶缘(切勿加压于眼球),右手将眼压计足板垂直放在角膜面上,观察眼压计上指针所指的刻度,查对附表,即可得到眼压的毫米汞柱值。如用5.5g砝码,读数少于3者,则改用7.5g砝码;如用7.5g砝码,读数仍少于3者,则再改用10g砝码。测量后,给被检眼滴抗生素类眼药水,并记录眼压结果。

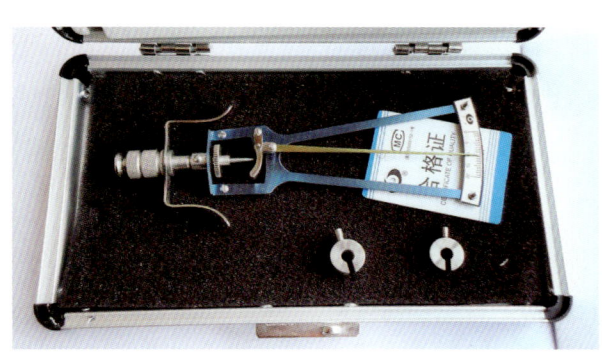

图 X3-2-10　压陷式眼压计（Schiotz 眼压计）

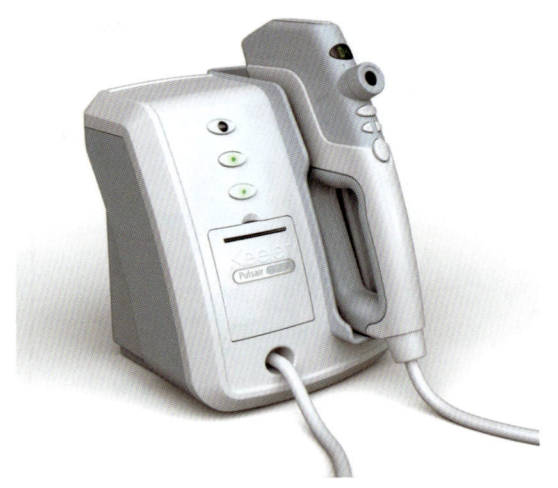

图 X3-2-11　手持式非接触式眼压计

三、拍摄记录（Photographic documentation）

医学摄影不同于通常商业人像摄影，后者是对人物和背景的一种留念或艺术呈现，尽可能掩盖、隐蔽、修饰外貌不足之处，力求美化以取悦顾客，而医学摄影的目的在于客观、清晰地显现患者缺损或畸形的状态，真实而突出地反映求医者的缺陷，真实而不虚夸。拍摄的位置、角度及光线强度必须准确。因此，医学摄影时不能化妆，背景应明快、整洁，取景应以缺陷部位为中心，表明所处解剖部位及其与周围器官的关系和相互间的联系和影响。照片在患者与手术医生交流过程中能起到充当直观教具的作用，手术医生可用照片向患者指出他们无法理解的特性，如在侧面看到的不对称和比例失调情况。同时术前与术后的照片对比，可以直观地说明手术效果。照片分析也是第二次检查的关键部分，细微的不对称和畸形在高质量的照片上更容易被发现。通过照片记录患者手术前后的状态也是病历的重要组成部分。作为资料保存的照片，可记录文字描述难以表达的局部缺陷的真实情况，是科学研究的珍贵材料、教学的直观生动教材。同时，照片也是法律保存资料，一旦出现医疗纠纷，可作为证据出示。因此，照相在美容整形外科尤为重要。

（一）设备与场地（Equipment and site）

1. 设备（Equipment）　高质量的照片取决于正确的体位、相机、镜头和闪光灯，高质量的医学摄影也同样需要配备相应的设备。数码相机已经成为摄影主要设备，医学摄影应尽量选择单镜头反光相机，这种相机比卡片式数码相机具有大得多的感光元件，拍摄照片清晰度高，辅助设备连接方便，可根据需要调换各种焦距镜头，且目前大部分单镜头反光相机都可以临时充当摄像机使用，满足手术等特殊情况的需要。同时，单镜头反光相机可以做到"所见即所得"，在术中需要抓拍时可发挥优势。镜头一般选择焦距在 24~100mm 范围内的可变镜头，焦距过短容易使形体发生变形，但如需拍摄手术局部操作细节，可以采用微距镜头进行拍摄，长焦镜头在医学摄影中没有用武之地。医学摄影对镜头光圈没有太大的要求，光线一般都可以通过外部光源满足摄影要求。术前或术后拍摄时，可在摄影场地设置柔光灯补充光线的不足，或以闪光灯和石英灯提供足够覆盖所有拍摄部位细节的光线。术中拍摄则可以通过相机自带或配备的外接闪光灯满足拍摄需求，拍摄时应注意关闭无影灯，以免出现拍摄区域光线不均的情况。为取得更好的摄影效果，还应配置其他摄影器材，包括三脚架、背景布、活动背景架等。

2. **场地（Site）** 术前与术后的拍照最好有固定的场地，拍摄场地需要一定的空间，可选取一个固定的较为宽敞的房间（可以在病房或诊室）进行拍摄。灯光器材可临时进行设置，或借助自然光线、灯光和闪光灯直接进行拍摄（图 X3-2-12），但必须设置背景布或活动背景架，以统一摄影的背景颜色。可根据摄影部位及相机变焦范围确定相机与患者之间的距离，面部摄影一般在 50cm 左右，全身的摄影可选择在 2m 左右。术中拍摄力求清洁，注意清除拍摄区内的器械和血迹，必要时可在拍摄区周围重新铺上干净的无菌单后再行摄影。

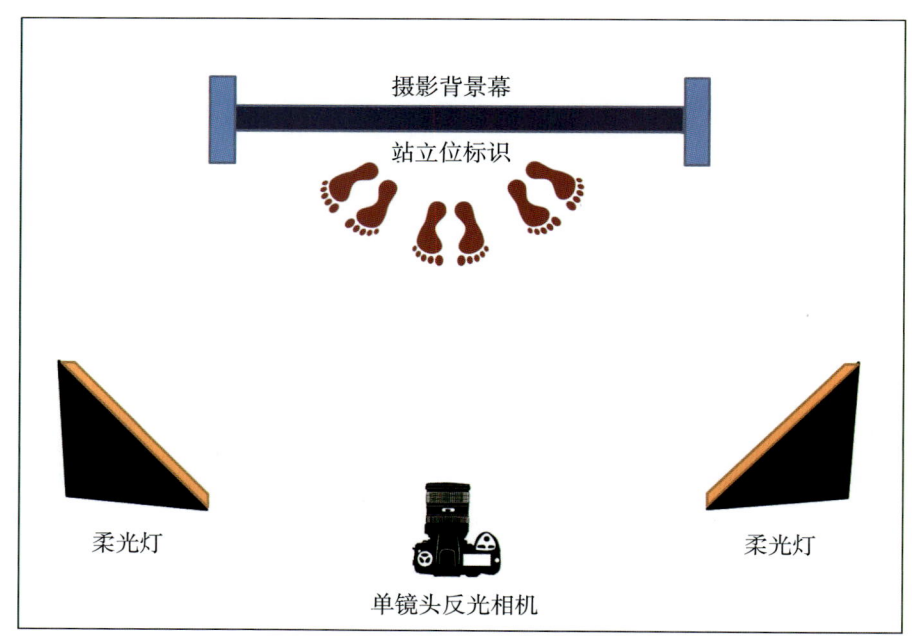

图 X3-2-12　简易摄影室的布局

（二）拍摄方法（Photography method）

1. 拍摄时应尽量突出解剖部位，既要避免无关部位被摄入，又要保证目标部位的解剖关系能够被区分。面部一般需要全部被摄入，在拍摄眼睑手术时，可以将周围解剖标志纳入取景框，如眉、鼻和耳等，这样有助于确定具体的手术部位。

2. 拍摄条件允许时，可利用专业摄影灯打光进行拍摄；当条件不允许时，可利用好房间灯光和自然光线进行拍摄，同时利用好相机自身闪光灯或外接闪光灯，一般也可拍摄出层次感较好的人像。术中拍照时应尽量避免使用无影灯，因其照射范围一般小于拍摄范围，不利于调整曝光度，且色温约3400K，与闪光灯和日光灯的5000~6000K色温有很大区别。手术进行中无法移除无影灯时，应尽量使用长焦距缩小摄影画面，并以闪光灯打光拍摄。

3. 术前和术后摄影的条件、取景、方位尽量保持一致，以便对比。一个方位不足以反映全面情况时，应采取多方位，如正位、左右侧位、斜位、仰头位、特殊体位等拍摄。

4. 对于拍摄模式的选择也有一些技巧。如果不熟悉单镜头反光相机时，不妨使用程序自动曝光（P）模式拍摄，这时光圈、快门由相机自动设置，白平衡、ISO（感光度）、曝光补偿等都可以手动设置。光圈优先（A或Av）模式是人像摄影中使用最为广泛的拍摄模式，光圈优先模式下可以手动定义光圈的大小，相机会根据这个光圈值确定快门速度；快门优先（S或Tv）模式可用于术中拍摄。快门优先模式下可以优先设定快门速度，而相机测光会根据快门速度大小自动选择与之相配合的光圈及ISO值，以达到准确曝光目的。手动（M）模式适合逆光或光线复杂的情况，同时也需要熟悉相机和曝光参数调节。无论哪种模式，确定对焦点在目标上的位置最为重要，特别是术中，设置中心点对焦有助于更精确地将焦距确定在拍摄部位。在眼部手术时，局部解剖精细，更需要精确的对焦。

5. 为了在每次就诊时都能有好的可比性，应尽一切努力使摄影技术标准化。术前及术后随访照片拍摄角度应固定而全面，可以在拍摄背景前的地面上作站立位标识来帮助定位（图X3-2-12）。眼部手术患者拍摄和分析的标准化视图如下（图X3-2-13~图X3-2-17）。

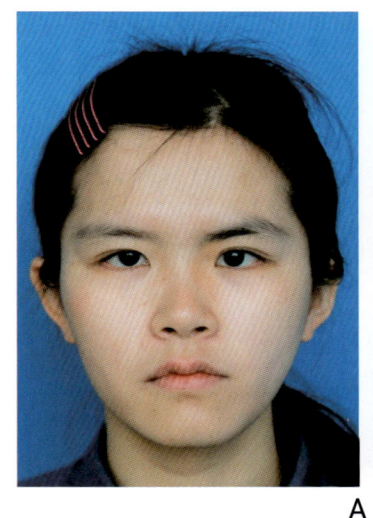 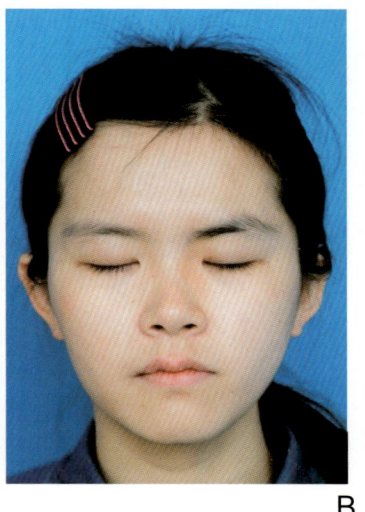

图X3-2-13　眼部手术患者拍摄和分析的标准化视图（1）
A. 正位睁眼状态；B. 正位闭眼状态

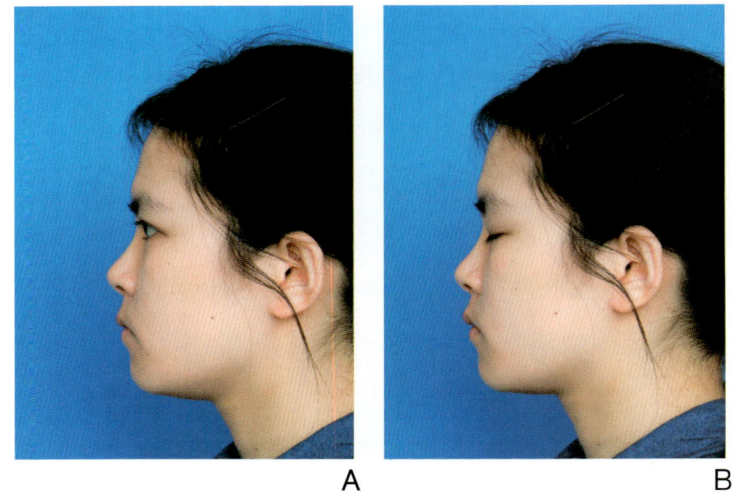

图X3-2-14 眼部手术患者拍摄和分析的标准化视图（2）
A. 左侧位睁眼状态；B. 左侧位闭眼状态

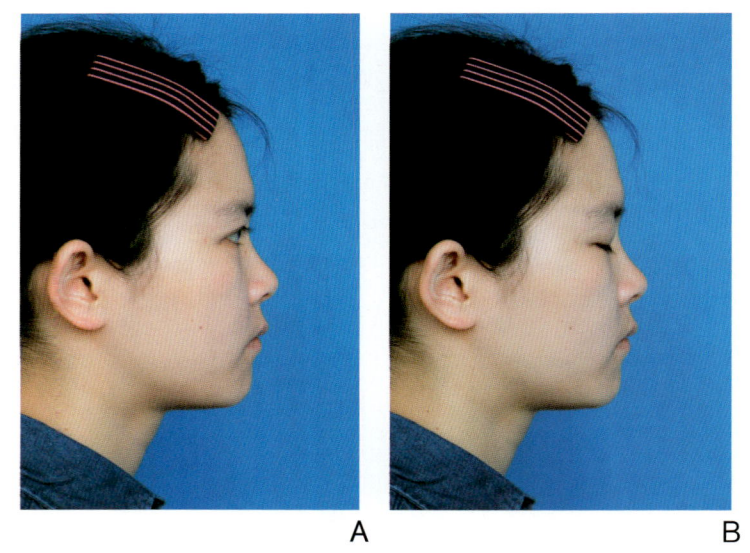

图X3-2-15 眼部手术患者拍摄和分析的标准化视图（3）
A. 右侧位睁眼状态；B. 右侧位闭眼状态

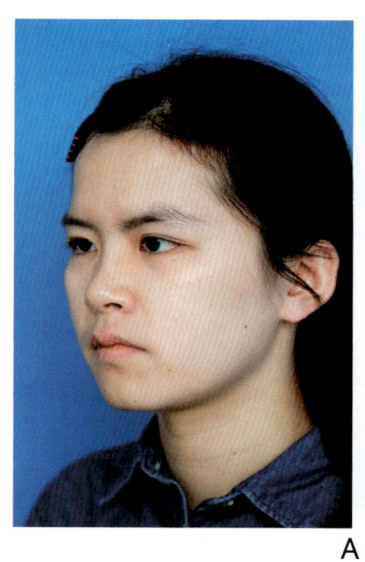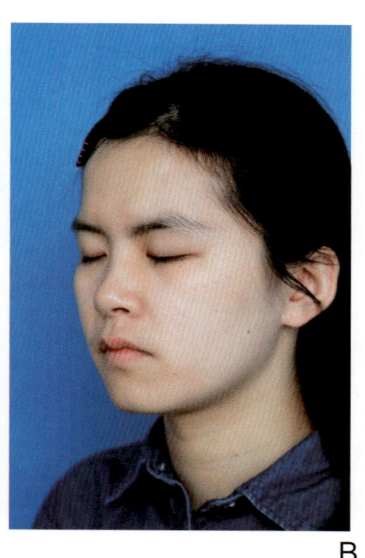

图 X3-2-16 眼部手术患者拍摄和分析的标准化视图（4）
A. 左斜位睁眼状态；B. 左斜位闭眼状态

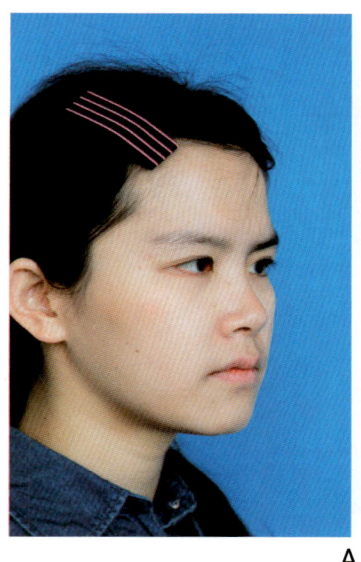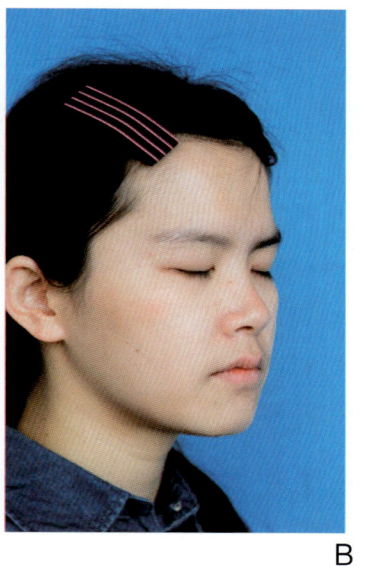

图 X3-2-17 眼部手术患者拍摄和分析的标准化视图（5）
A. 右斜位睁眼状态；B. 右斜位闭眼状态

(三) 协议（Agreement）

签署照片或影像资料使用协议可以保护患者的个人权益，也可以方便医护人员在教学、科研中合理使用患者影像资料，避免不必要的法律纠纷。以下是我们使用的标准协议模板。

授权照片和（或）其他影像资料可用于非治疗目的的声明

我谨授权×××医院整形外科在诊断和（或）治疗期间，可对我进行摄影、录像或记录数字图像。我已了解×××医院在保护本人隐私并且不将照片用于商业目的的情况下，可能将我的图像资料用在以下目的中：

(1) 对医学专业人员进行教学授课或学会发言；

(2) 科学出版物，如期刊或书籍等；

(3) 病人教育材料；

(4) 教育或公共利益性质的电视、广播、出版或网络媒体等。

我放弃索取报酬和版税的权利。

我理解当我的图像资料被刊登于公众出版物后，它们可能会被再次翻印。

签名人：（患者本人或被患者授权签名的人）

日期：　　年　　月　　日

（杨超　邢新　徐建国　朱吉）

参考文献

[1] Castanares S. Classification of baggy eyelids deformity[J]. Plast Reconstr Surg, 1977, 59(5): 629-633.

[2] Rees T D. The "dry eye" complication after a blepharoplasty[J]. Plast Reconstr Surg, 1975, 56(4): 375-380.

[3] Jelks G W, McCord C D Jr. Dry eye syndrome and other tear film abnormalities[J]. Clin Plast Surg, 1981, 8(4): 803-810.

[4] Oh G S, Park C G, Kim J H. Clinical review of blepharoplasty[J]. J Korean Soc Plast Reconstr Surg, 1987, 14: 357.

[5] Rees T D, LaTrenta G S. The role of the Schirmer's test and orbital morphology in predicting dry-eye syndrome after blepharoplasty[J]. Plast Reconstr Surg, 1988, 82(4): 619-625.

[6] McCord C D, Doxanas M T. Browplasty and browpexy: an adjunct to blepharoplasty[J]. Plast Reconstr Surg, 1990, 86(2): 248-254.

[7] May J W Jr, Fearon J, Zingarelli P. Retro-orbicularis oculus fat (ROOF) resection in aesthetic blepharoplasty: a 6-year study in 63 patients[J]. Plast Reconstr Surg, 1990, 86(4): 682-689.

[8] Sugimoto T. Blepharoplasty Orientals: aging eyelids[J]. Probl Plast Reconstr Surg, 1991, 1(3): 510-519.

[9] Flowers R S, Caputy G G, Flowers S S. The biomechanics of brow and frontalis function and its effect on blepharoplasty[J]. Clin Plast Surg, 1993, 20(2): 255-268.

[10] Flowers R S. Upper blepharoplasty by eyelid invagination: anchor blepharoplasty[J]. Clin Plast Surg, 1993, 20(2): 193-207.

[11] Yun E S, Yun S H, Oh J W, et al. Sub eyebrow skin lifts in persons with tattoos[J]. J Korean Soc Aesthet Plast Surg, 1996, 2: 32.

[12] Park J I. Z-epicanthoplasty in Asian eyelids[J]. Plast Reconstr Surg, 1996, 98(4): 602-609.

[13] Chen W P. Concept of triangular, trapezoidal, and rectangular debulking of eyelid tissues: application in Asian blepharoplasty[J]. Plast Reconstr Surg, 1996, 97(1): 212-218.

[14] Glat P M, Jelks G W, Jelks E B, et al. Evolution of the lateral canthoplasty: techniques and indications[J]. Plast Reconstr Surg, 1997, 100(6): 1396-1405; discussion 1406-1408.

[15] Mendelson B C, Muzaffar A R, Adams W P Jr. Surgical anatomy of the midcheek and malar mounds[J]. Plast Reconstr Surg, 2002, 110(3): 885-896; discussion 897-911.

[16] Wong C H, Hsieh M K, Mendelson B. The tear trough ligament: anatomical basis for the tear trough deformity[J]. Plast Reconstr Surg, 2012, 129(6): 1392-1402.

[17] Lee E I, Kim N H, Park R H, et al. The relationship between eyebrow elevation and height of the palpebral fissure: should postoperative brow descent be taken into consideration when determining the amount of blepharoptosis correction?[J]. Arch Aesthet Plast Surg, 2014, 20(1): 20-25.

第四章

重睑成形术

Double eyelid blepharoplasty

重睑成形术（Double eyelid blepharoplasty）是东方人最常见的眼睑美容手术，目前手术量居于我国美容外科手术之首。重睑成形术最早由日本的 Mikamo 于 1896 年报道，20 世纪 60 年代重睑成形术开始盛行于日本及东南亚。随着时代的发展，术式也日新月异。

第一节 · 重睑形成的解剖学基础
Anatomical basis of double eyelid

重睑皱襞的形成与上睑提肌腱膜及其发出纤维的附着有密切关系。上睑提肌腱膜的大部分纤维附着于睑板上缘并延伸到睑板浅面中、下 1/3 交界处；腱膜深部的部分纤维穿过 Müller 氏肌，止于结膜上穹窿；腱膜的外侧角附着于眶外侧结节和外眦韧带上缘，内侧角附着于额泪缝和内眦韧带上缘；还有一部分纤维束向前下方穿过眼轮匝肌止于睑板前皮肤，而这部分纤维与重睑皱襞的形成关系最为密切。随着上睑提肌的收缩，睑板上提，睑板前的皮肤也随之上提，从而形成明显的重睑皱襞。

东方人多为蒙古人种，臃肿突出的眼睑与西方高加索人种有着明显的差别。高加索人种的上睑，止于睑板前皮肤的上睑提肌腱膜纤维较为粗大，同时睑板前皮肤及眼轮匝肌较薄，眶隔及眶脂肪很少向睑板前延伸。加之较高的眶周骨性结构，高加索人种多可见宽大的重睑皱襞，且眼睛显得深邃。而蒙古人种上睑皮肤及眼轮匝肌较厚，上睑提肌腱膜纤维稀疏，且很少分布于上睑皮肤，加上眶隔及眶脂肪常向睑板前延伸，进一步影响重睑皱襞的形成。因此，东方人常无重睑线或重睑线较低，重睑的比例约为 50%（图 X4-1-1、图 X4-1-2）。

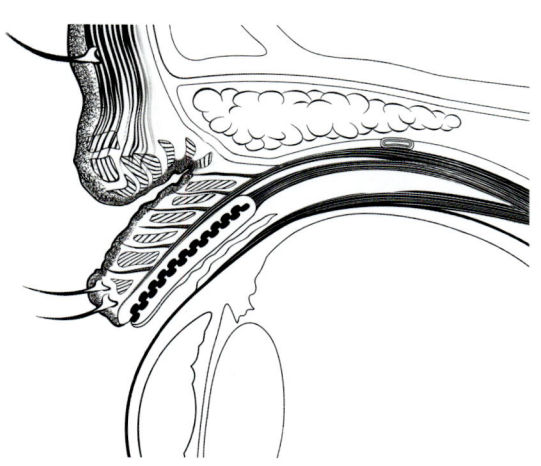

图 X4-1-1 重睑者上睑睁眼状态矢状面

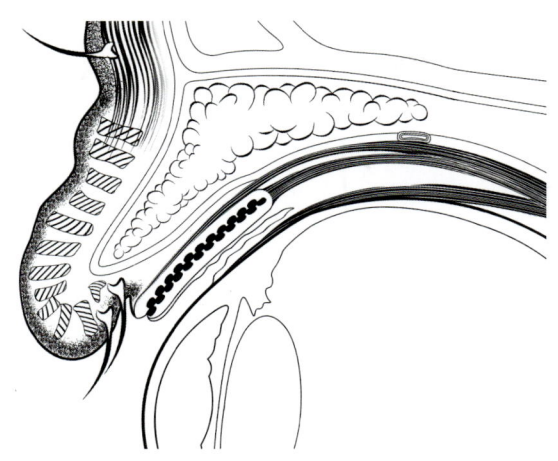

图 X4-1-2 单睑者上睑睁眼状态矢状面

由此可见，重睑成形术的手术原理也就是通过手术的方法使上睑提肌与睑板前皮肤形成有效的粘连，从而使睑板前皮肤随上睑提肌的收缩同步向上运动，形成重睑皱襞。

第二节 · 术前评估与设计
Preoperative evaluation and design

尽管任何一种美容手术都具备个性化的特点,但对于东方人来说,重睑手术的个性化需求可能是其中最为突出的,不仅涉及重睑的形态、高度、宽度,还涉及种类繁多的术式选择。

关于系统的术前评估详见下篇第三章"眼睑手术的术前评估",在此要强调的是与重睑手术相关的术前评估内容。

重睑形态大致可分为开扇形、平行形、新月形三种类型(图X4-2-1)。术者应结合求美者本人眼部的条件和合理的意愿来决定通过手术实现的重睑形态,同时还应考虑求美者的职业、性格、化妆习惯等因素。对于日常工作或生活中常常需要浓妆的求美者(如演员、模特、乘务员等),一般建议重睑线的设计可以适当夸张一些[适当增加重睑线的高度和(或)弧度]。而对于性格比较内向、不喜浓妆的求美者,笔者更倾向于稍低且重睑弧线平滑的设计。对于上睑有明显凹陷的求美者,重睑线的设计也不宜过宽,否则术后容易加重上睑凹陷。有术者或求美者以重睑线的高度作为设计的唯一指标,笔者认为并不可取。当然,术者所给予求美者的只是一些建议,常带有个人的审美观,而求美者自身的喜好和需求才是最终的决定因素。

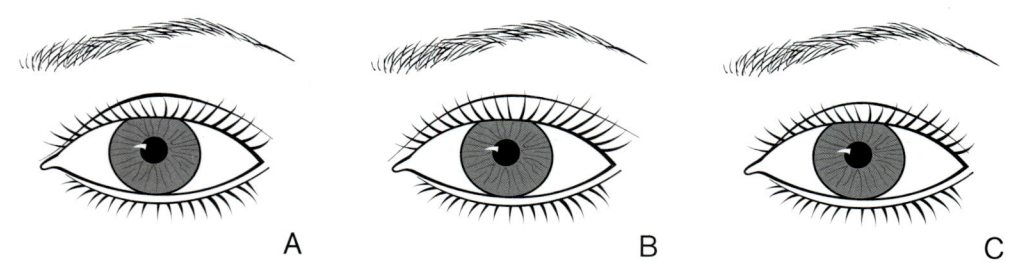

图 X4-2-1 常见重睑形态
A. 开扇形;B. 平行形;C. 新月形

重睑术式大体上可分为缝线法和切开法两大类。前者包括缝线结扎法和缝线埋藏法(也称缝合埋线法或埋线法)。缝线法手术创伤小、恢复快,但形成的重睑容易消失;切开法相对创伤大、恢复时间长，但效果比较持久。这两类手术各有优缺点。近年来，随着手术技术的发展，微创手术的趋势也同样影响到重睑手术的发展。自20世纪80年代开始，出现了多种单个或多个小切口的切开法重睑成形术，切口的选择更加多样化（传统切口、单小切口、双小切口、三小切口、睑缘切口等），并且出现了越来越多的缝线法和切开法相结合的术式，融合了缝线法创伤小、恢复快和切开法效果持久的优点，同时避免了两者的不足。除此以外，其他的一些新术式（如保留眼轮匝肌的切开法重睑成形术、保留皮下血管网的重睑成形术等）也多趋向于切除更少的组织，以期在获得更好效果的同时缩短恢复的时间。尽管小切口或微创的术式更容易被求美者接受，但是术式的选择首先应遵循相应的适应证和相对的禁忌证。对于上睑外观臃肿、皮肤明显松弛或合并泪腺脱垂的求美者，一般不建议行小切口手术或缝线法手术。最终术式的选择应尊重求美者本人的意愿，但是术者还是应根据求美者术前评估的结果给予合理的建议。同时，术者应尽可能选择熟悉或更有把握的术式。

手术前的模拟可以展现大致的重睑术后效果，尤为必要。可以借助弧形铁丝、重睑设计器等工具进行重睑形态的模拟，有条件的单位也可以借助计算机软件进行手术设计，但笔者认为软件设计无法完全替代实体的模拟。

总而言之，手术前术者与求美者之间充分的沟通有助于大大提高最终手术的满意率。

（杨超 邢新）

第三节 · 埋线法重睑成形术
Buried suture double eyelid blepharoplasty

埋线法重睑成形术适用于上睑皮肤及软组织较薄、无明显皮肤松弛的求美者。优点是创伤小、恢复快；缺点是重睑线形态不稳定，随时间的延长易部分或全部消失，并且单纯的缝线法重睑成形术不能在手术同时有效处置上睑皮肤松弛、眶脂肪过剩、泪腺脱垂等问题。下文主要介绍最常用的连续缝合埋线法和间断缝合埋线法的手术步骤，其他术式详见上篇第二章"睑成形术历史回顾"。

一、连续埋线法重睑成形术（Double eyelid blepharoplasty with continuous buried suture technique，图X4-3-1-1-1～图X4-3-1-2-20）

（一）手术步骤（Operative steps，图X4-3-1-1-1～图X4-3-1-1-12）

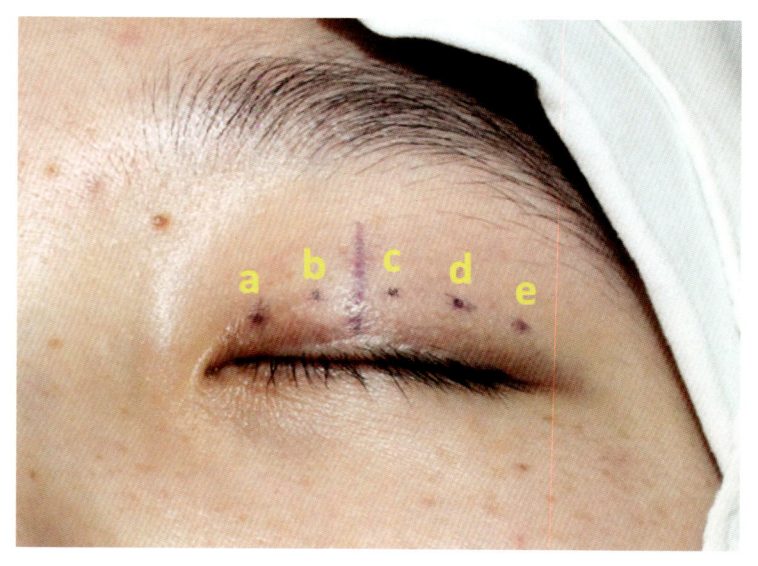

图X4-3-1-1-1　以记号笔标记左眼重睑线的位置和进出针点（a、b、c、d、e点）

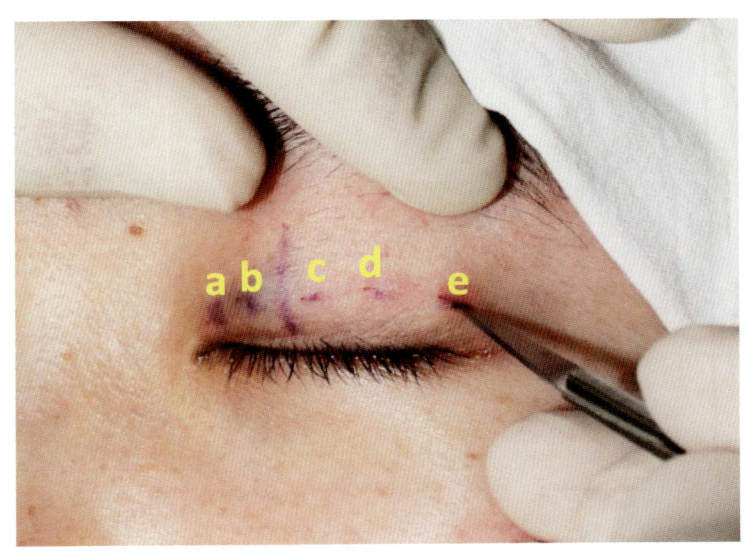

图 X4-3-1-1-2　在标记的进出针点以 2% 利多卡因浸润麻醉，在每个点作长 1～2mm 的皮肤切口（亦可不切开）

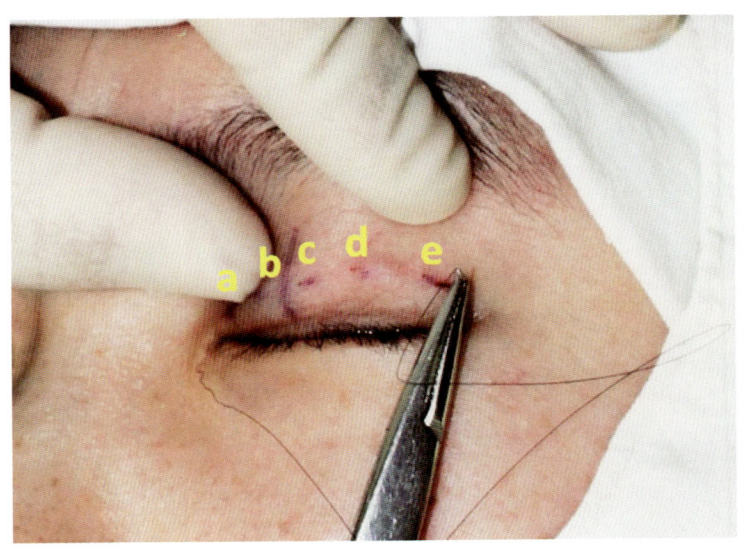

图 X4-3-1-1-3　以 6-0 带针尼龙线先由 e 点向 a 点作连续缝合。第 1 针：先缝合 e～d 点，从 e 点皮肤进针，钩住睑板前筋膜后再由 d 点出针（注意不可穿透结膜，以防损伤角膜或眼球，建议使用角膜保护器或保护板）

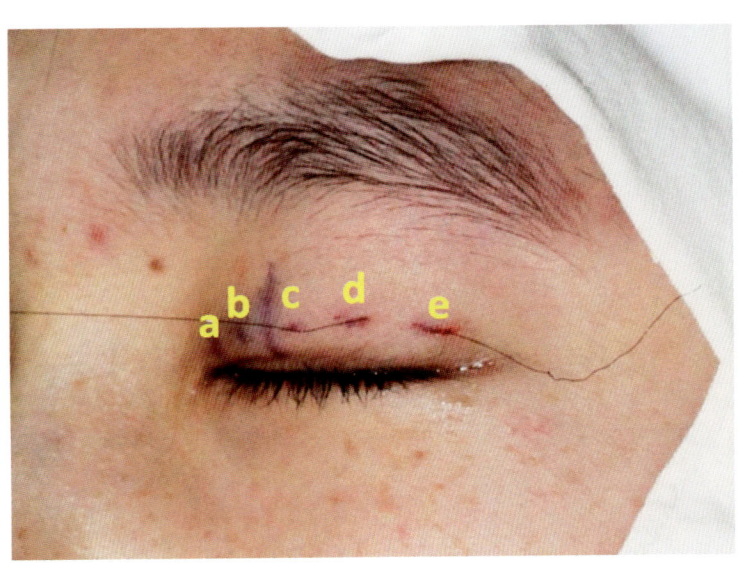

图 X4-3-1-1-4　完成第 1 针缝合

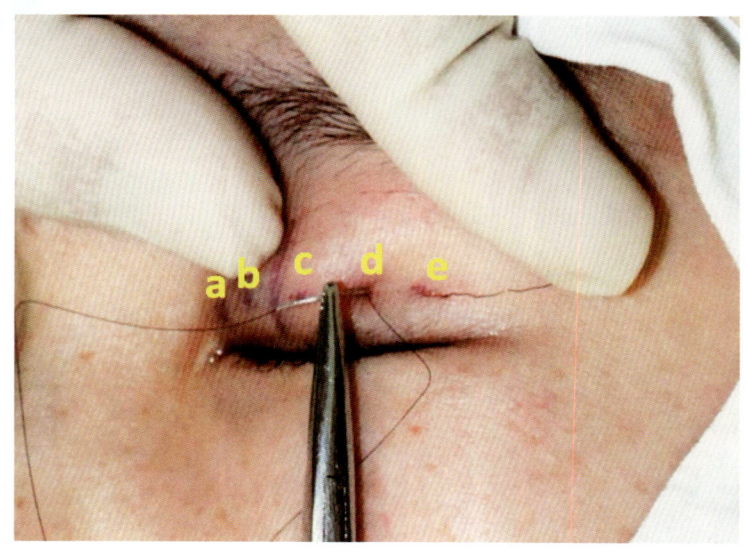

图 X4-3-1-1-5　第2针：自第1针出针点d点原位进针，从c点出针，缝合深度同第1针

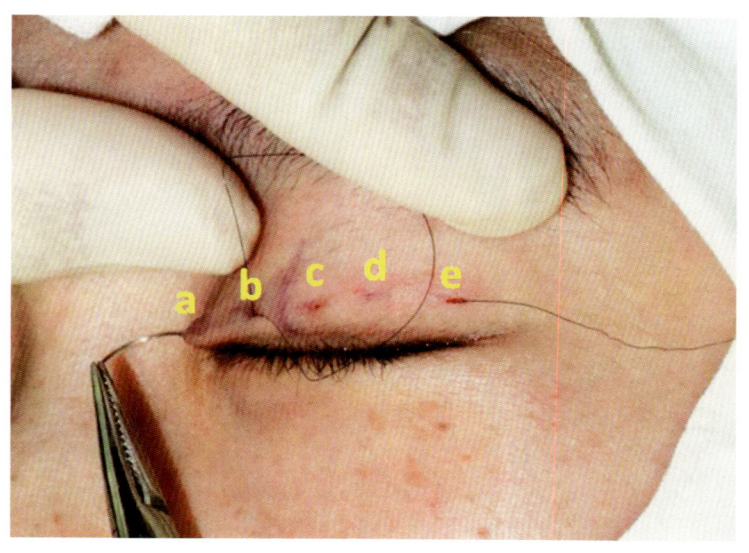

图 X4-3-1-1-6　以同样方法依次完成由外向内的各针缝合，自a点出针

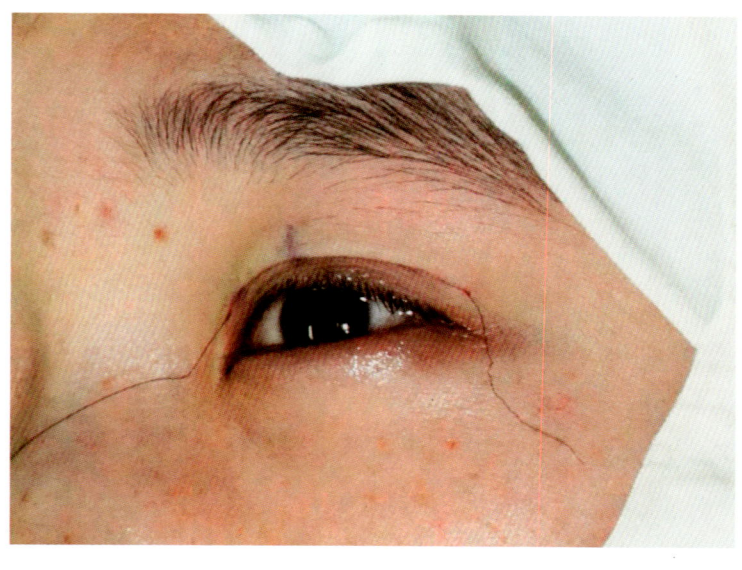

图 X4-3-1-1-7　适当拉紧缝线，嘱受术者睁眼，观察重睑的高度、弧度是否符合术前的设计，如不符或无法形成重睑线，可抽除缝线重新缝合

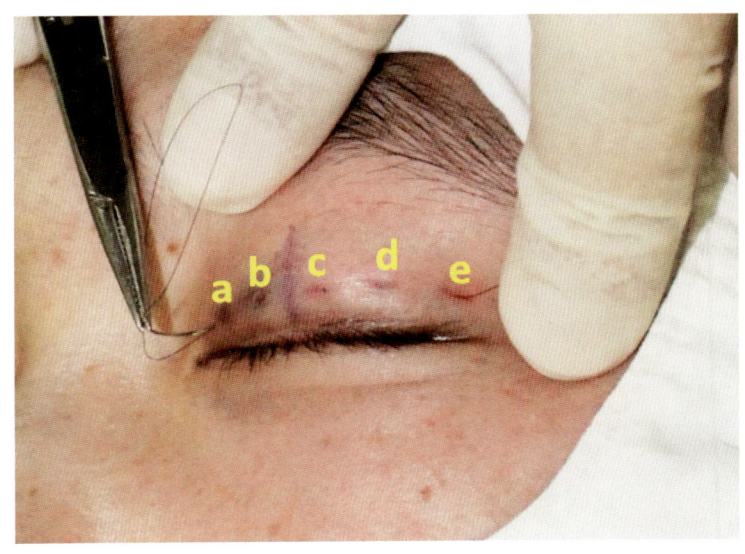

图 X4-3-1-1-8　自 a 点进针，由内向外作连续缝合

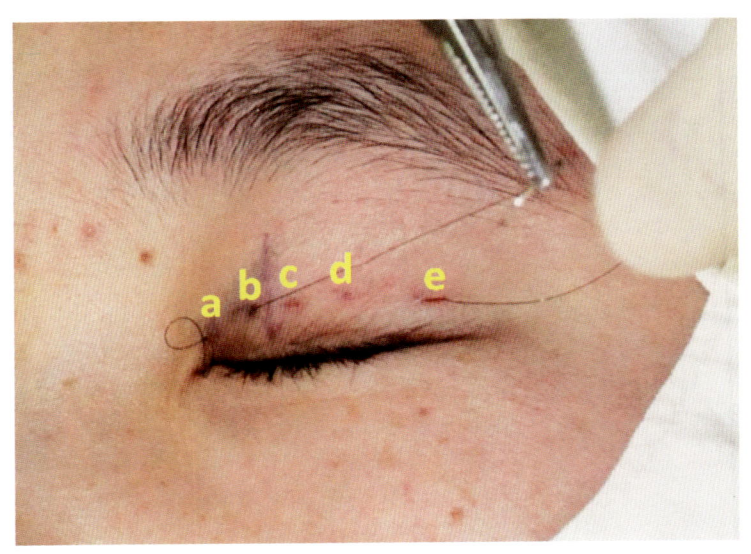

图 X4-3-1-1-9　从 a 点进针后由 b 点出针，缝针及缝线走行于眼轮匝肌的浅层

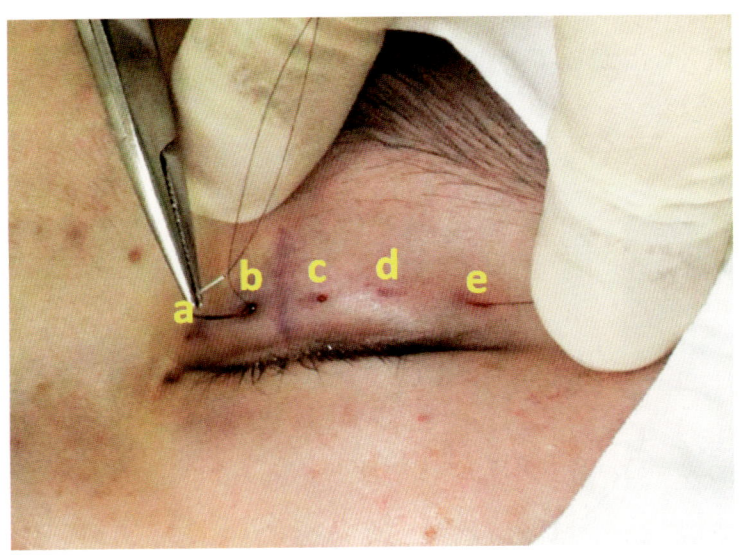

图 X4-3-1-1-10　从出针点 b 点原位进针，继续作由内向外的缝合，从 c 点出针，缝针及缝线走行层次同 a~b 点缝合

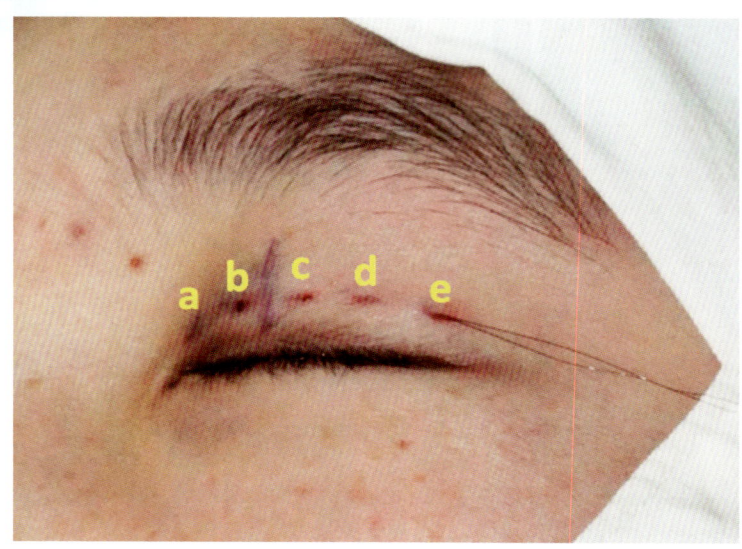

图 X4-3-1-1-11　继续完成由 c~e 点的连续缝合，自 e 点出针

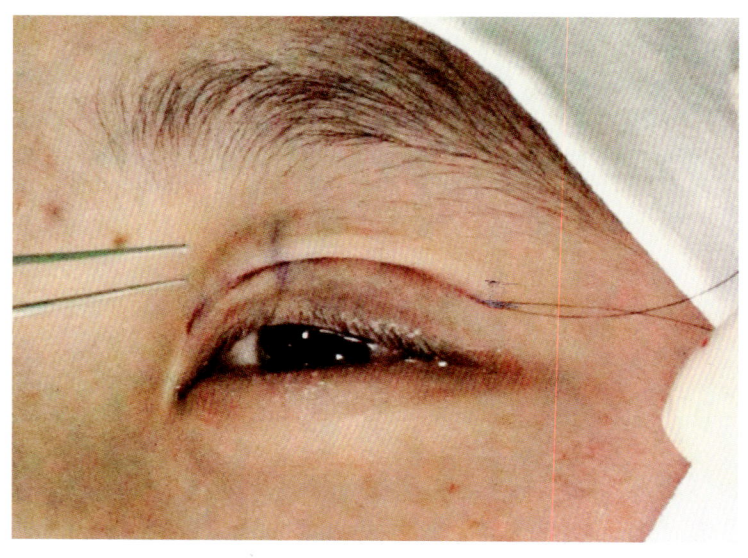

图 X4-3-1-1-12　调整缝线松紧，同时嘱受术者睁眼，观察并调整重睑线至满意形态，然后打外科结，保留 1mm 长尾线，埋入眼轮匝肌下，最外侧切口可以 7-0 尼龙线缝合（亦可不作缝合）。同法完成右侧手术

（二）典型病例（Typical cases，图 X4-3-1-2-1～图 X4-3-1-2-20）

1. 病例 1

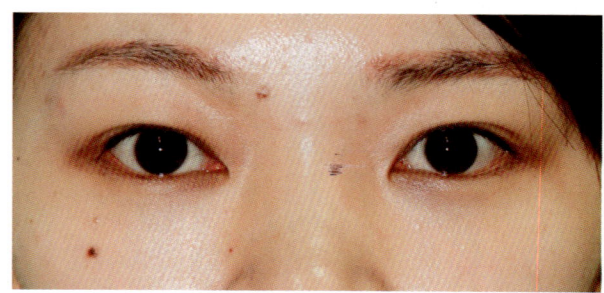

图 X4-3-1-2-1　双侧重睑过窄，术前睁眼状态

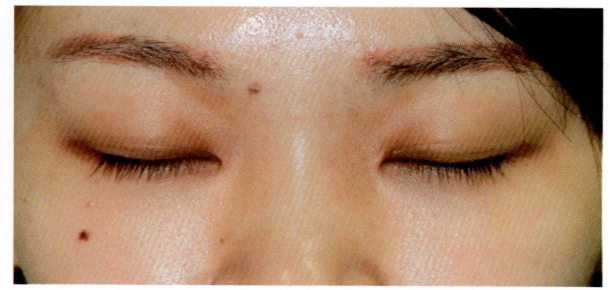

图 X4-3-1-2-2　术前闭眼状态

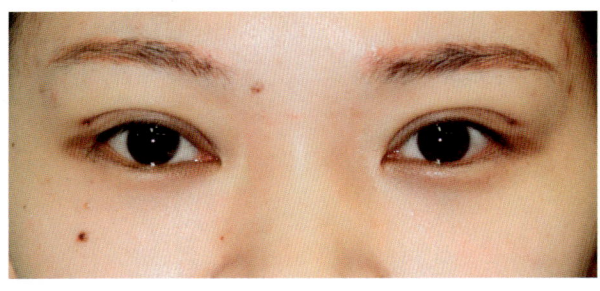

图 X4-3-1-2-3 局麻下行连续埋线法重睑成形术,术毕即刻睁眼状态

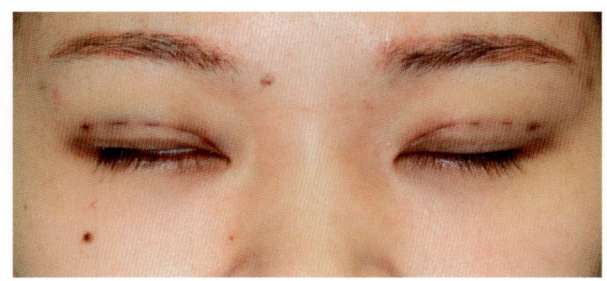

图 X4-3-1-2-4 术毕即刻闭眼状态

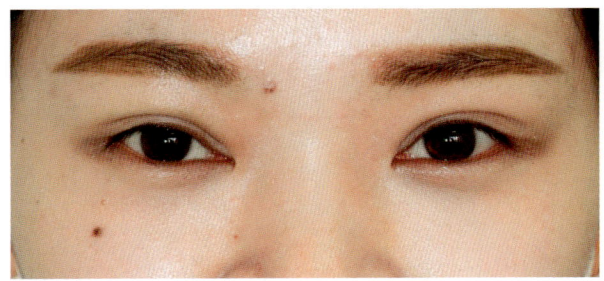

图 X4-3-1-2-5 术后2周睁眼状态

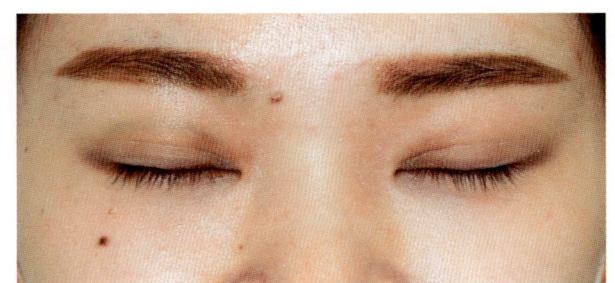

图 X4-3-1-2-6 术后2周闭眼状态

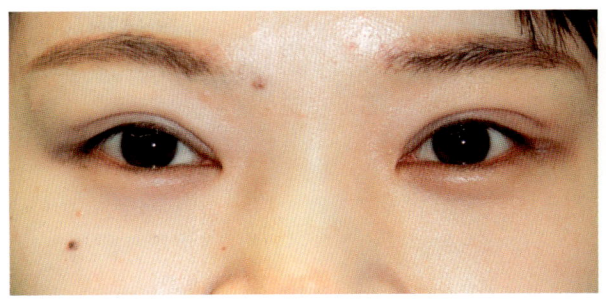

图 X4-3-1-2-7 术后3个月睁眼状态

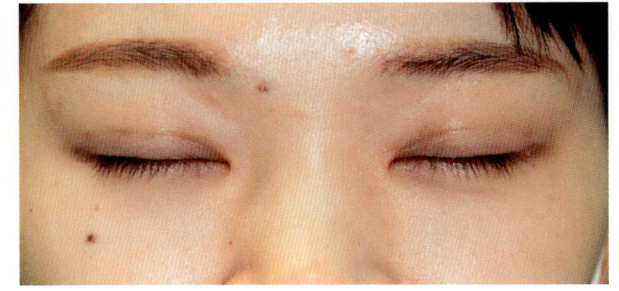

图 X4-3-1-2-8 术后3个月闭眼状态

2. 病例2

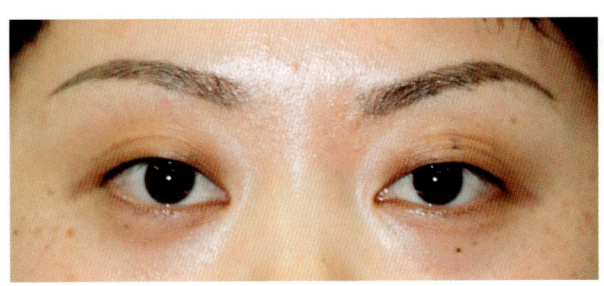

图 X4-3-1-2-9 双侧单睑,术前睁眼状态

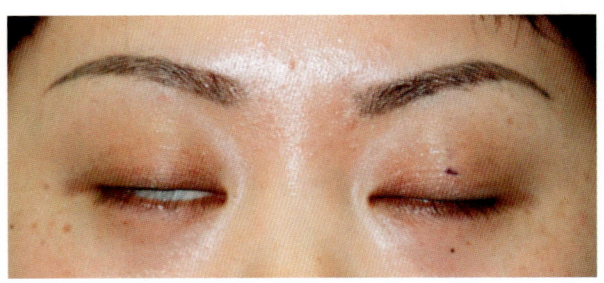

图 X4-3-1-2-10 术前闭眼状态

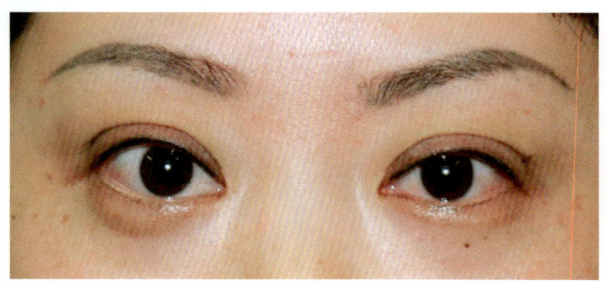

图 X4-3-1-2-11 局麻下行连续埋线法重睑成形术，术毕即刻睁眼状态

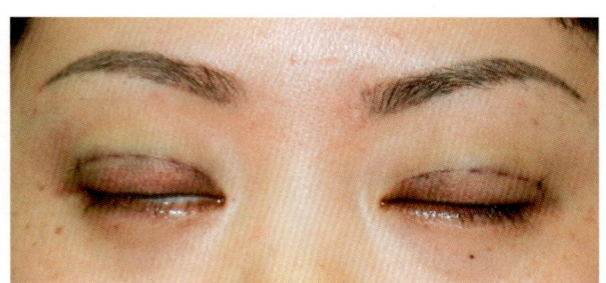

图 X4-3-1-2-12 术毕即刻闭眼状态

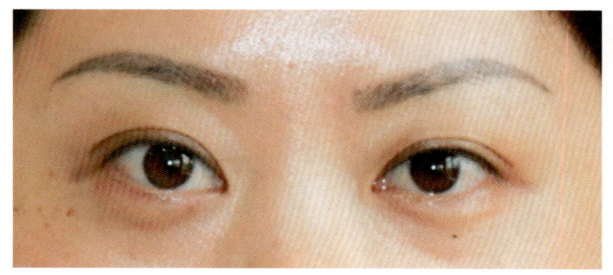

图 X4-3-1-2-13 术后 6 个月睁眼状态

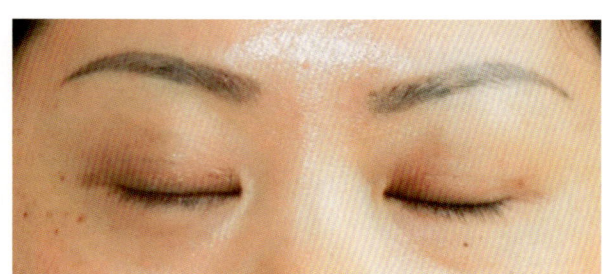

图 X4-3-1-2-14 术后 6 个月闭眼状态

3. 病例 3

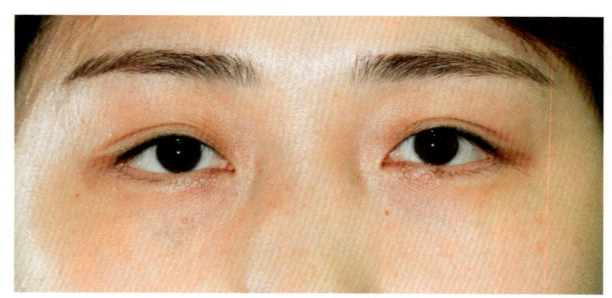

图 X4-3-1-2-15 双侧重睑过浅，术前睁眼状态

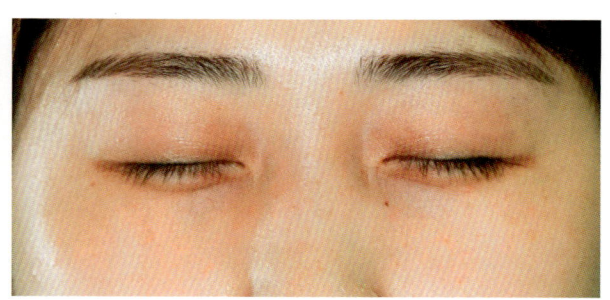

图 X4-3-1-2-16 术前闭眼状态

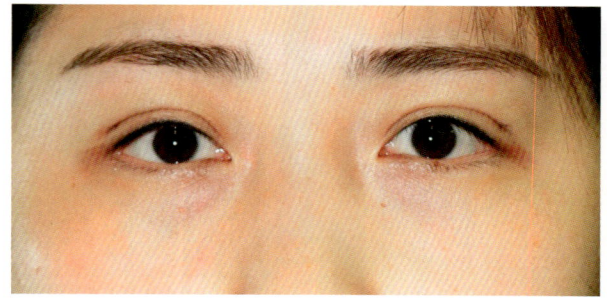

图 X4-3-1-2-17 局麻下行连续埋线法重睑成形术，术毕即刻睁眼状态

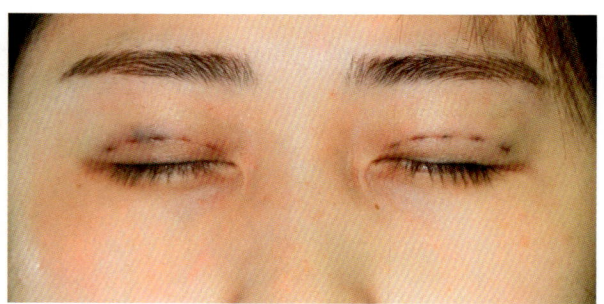

图 X4-3-1-2-18 术毕即刻闭眼状态

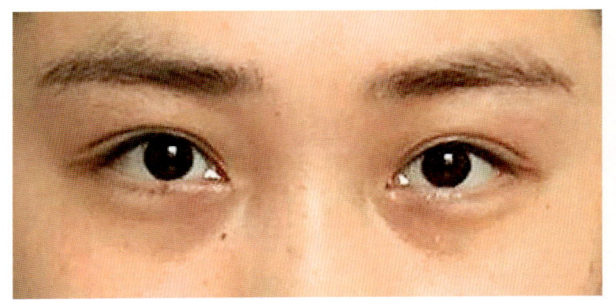

图 X4-3-1-2-19　术后6个月睁眼状态

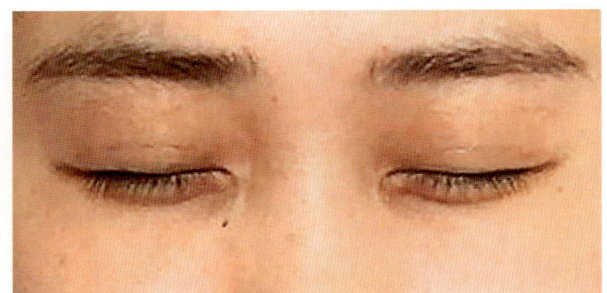

图 X4-3-1-2-20　术后6个月闭眼状态

二、间断埋线法重睑成形术（Double eyelid blepharoplasty with interrupted buried suture technique，图 X4-3-2-1-1～图 X4-3-2-2-11）

（一）手术步骤（Operative steps，图 X4-3-2-1-1～图 X4-3-2-1-8）

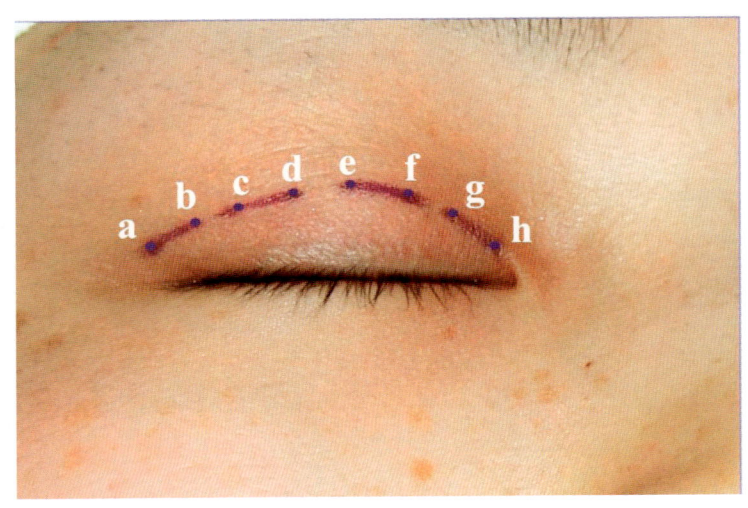

图 X4-3-2-1-1　将预定的重睑线分为 a～b、c～d、e～f 和 g～h 四等份，每等份约4mm长。a～b 在颞侧，g～h 在鼻侧

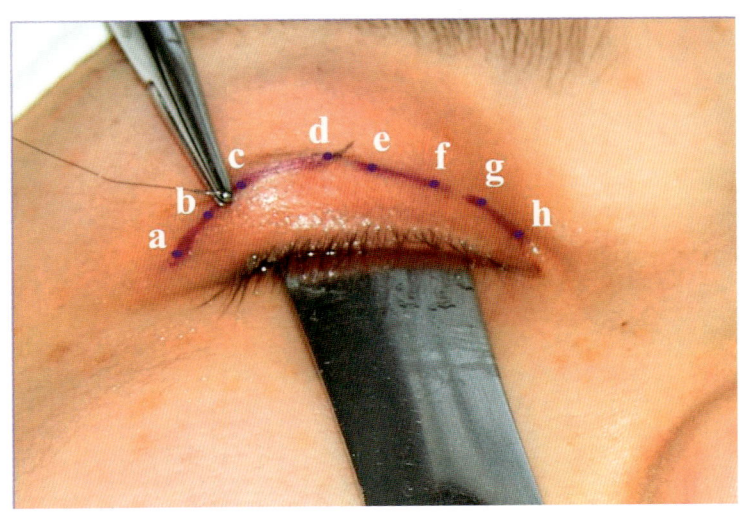

图 X4-3-2-1-2　局麻下，用6-0单丝尼龙线先缝合c～d点。缝合时用角膜板保护角膜。先从c点皮肤进针，钩住睑板前筋膜后再由d点出针

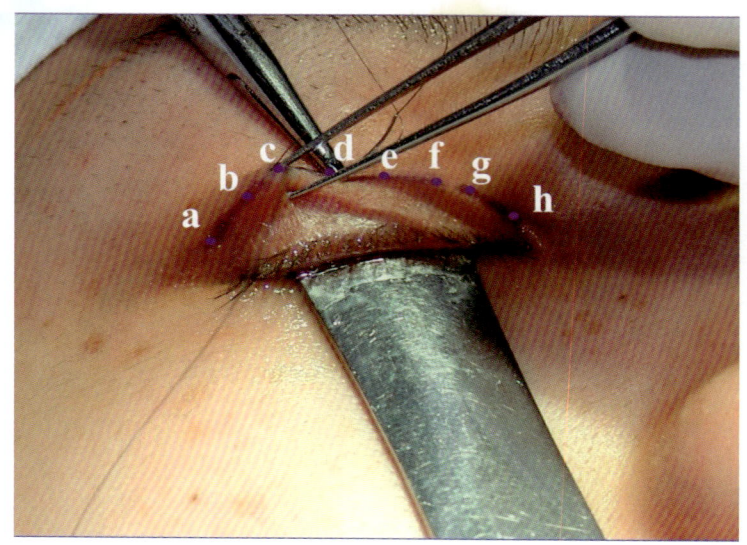

图 X4-3-2-1-3 再由 d 点原针眼进针，经皮内由 c 点原针眼出针

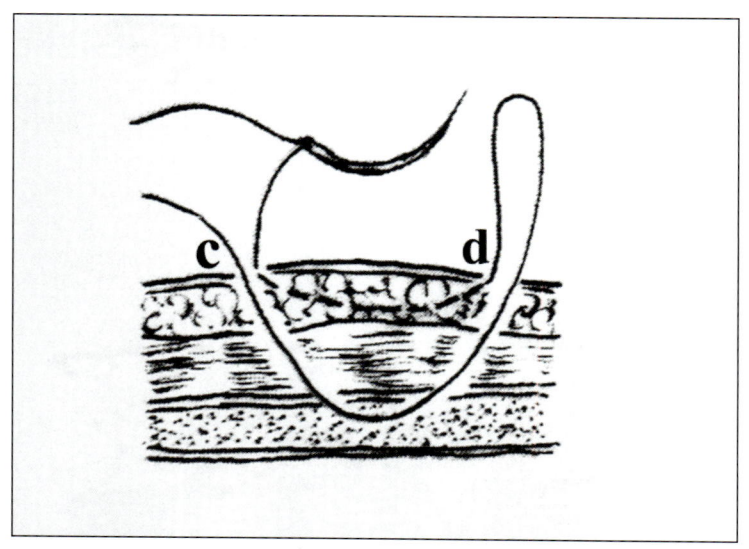

图 X4-3-2-1-4 c~d 点缝合进出针断面示意图

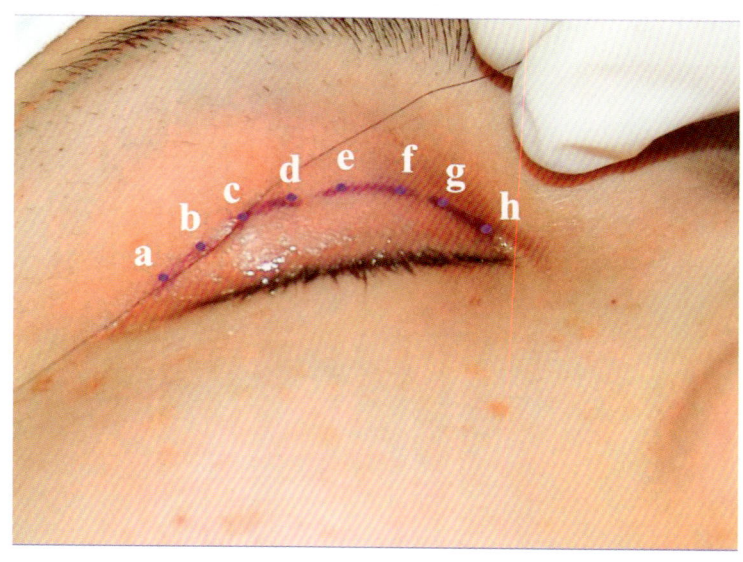

图 X4-3-2-1-5 提紧缝线打结，剪线后使线结缩入皮下组织内

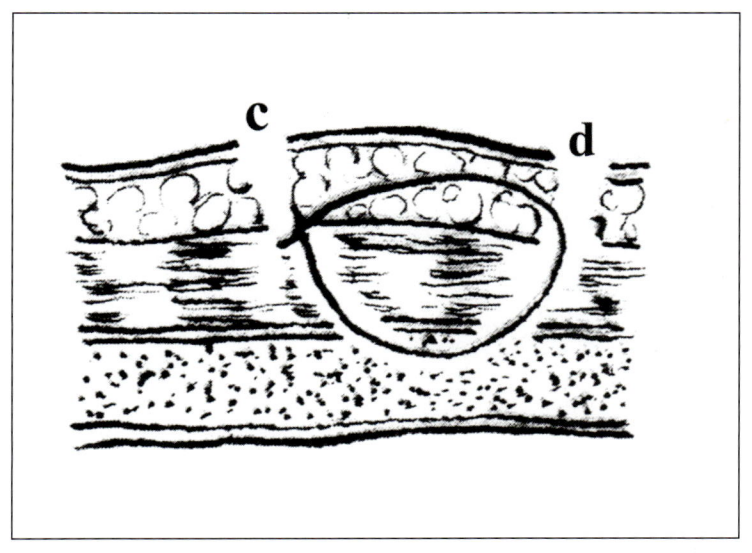

图 X4-3-2-1-6　c~d 点缝合完成后断面示意图

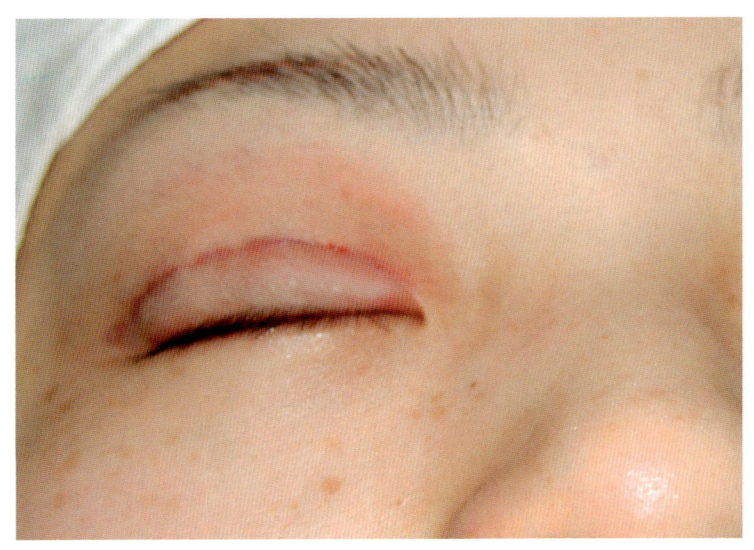

图 X4-3-2-1-7　同法完成其余 3 处缝合，术毕即刻闭眼状态

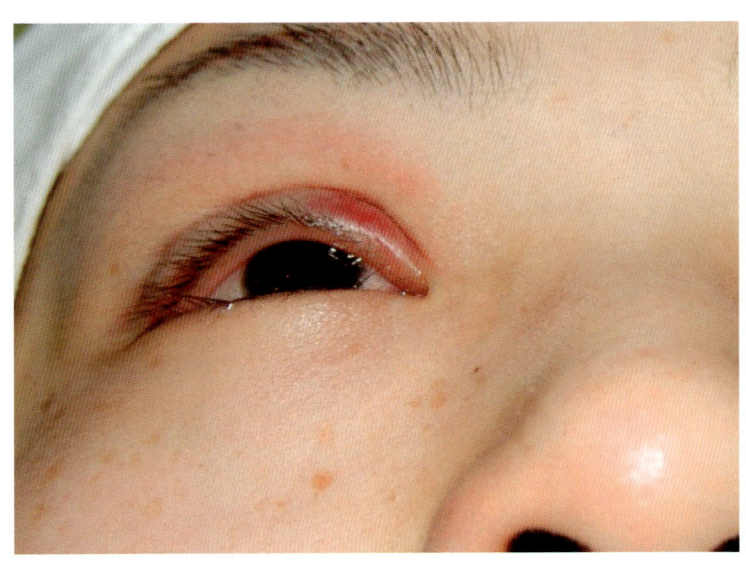

图 X4-3-2-1-8　术毕即刻睁眼状态

（二）典型病例（Typical cases，图 X4-3-2-2-1～图 X4-3-2-2-11）

1. 病例 1

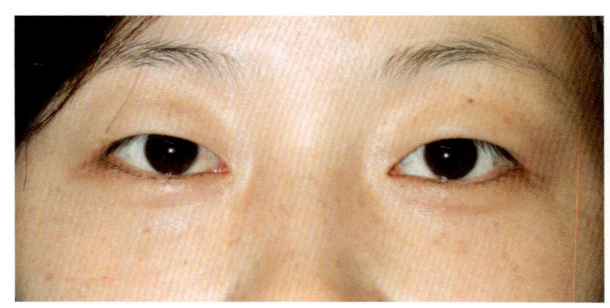

图 X4-3-2-2-1　双侧单睑，术前睁眼状态

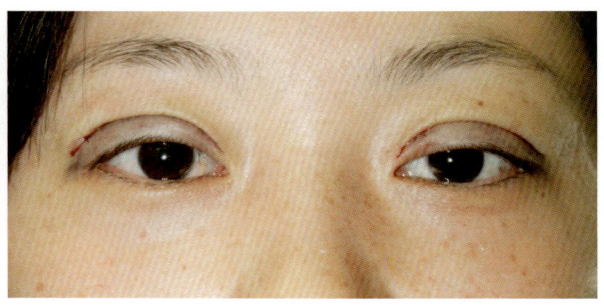

图 X4-3-2-2-2　局麻下行双侧间断埋线法重睑成形术，术毕即刻睁眼状态

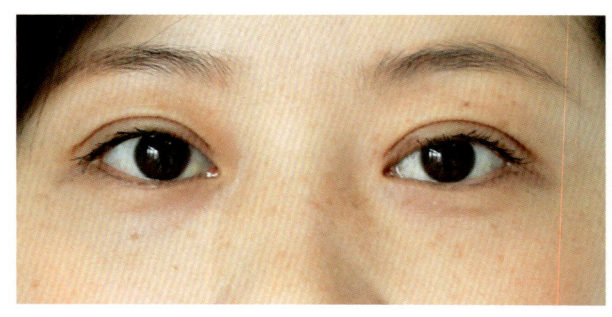

图 X4-3-2-2-3　术后 3 个月睁眼状态

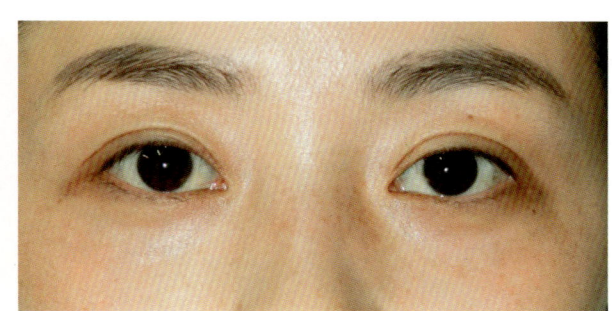

图 X4-3-2-2-4　术后 3 年睁眼状态

2. 病例 2

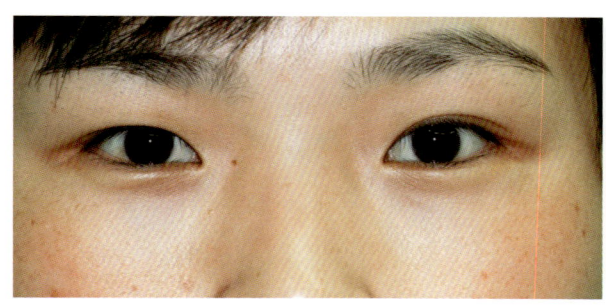

图 X4-3-2-2-5　右侧单睑，左侧重睑过窄过浅，双侧不对称，术前睁眼状态

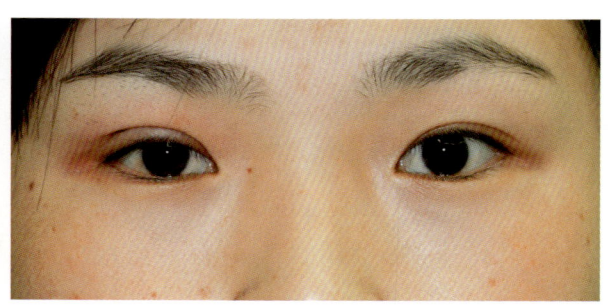

图 X4-3-2-2-6　局麻下行右眼间断埋线法重睑成形术，术毕即刻睁眼状态

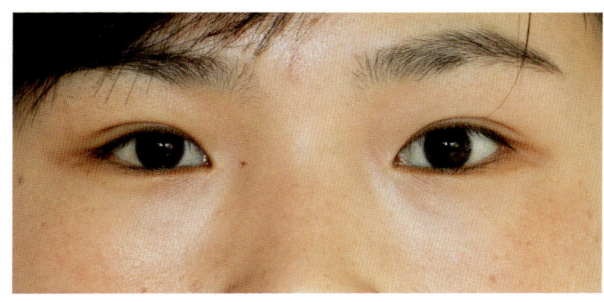

图 X4-3-2-2-7　术后 1 周睁眼状态

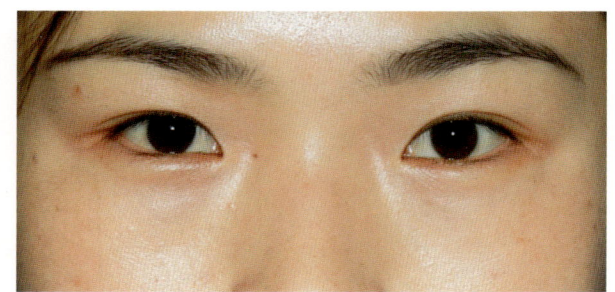

图 X4-3-2-2-8　术后 2 年睁眼状态

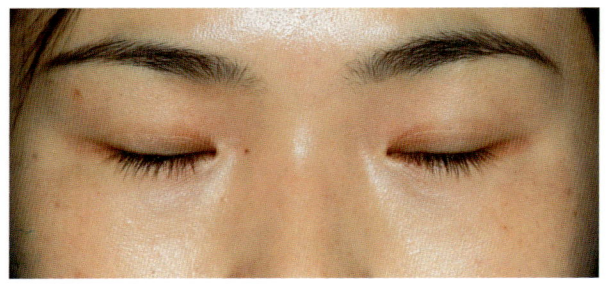

图 X4-3-2-2-9　术后 2 年闭眼状态

3. 病例 3

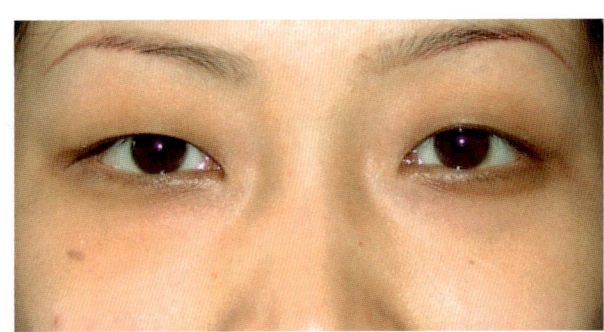

图 X4-3-2-2-10　双侧单睑，术前睁眼状态

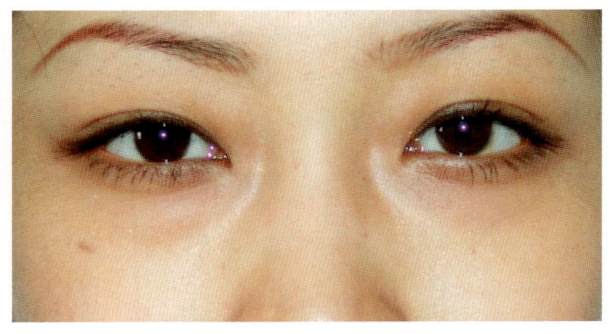

图 X4-3-2-2-11　局麻下行间断埋线法重睑成形术，术后 2 年睁眼状态

（杨超　邢新　王文津）

第四节 · 切开法重睑成形术
Double eyelid blepharoplasty with incision method

切开法重睑成形术同样术式繁多，差别主要在于切口的不同、切除组织的不同和缝合方法的不同。下文主要介绍具有代表性的几种术式：传统切开法重睑成形术、三处小切口法重睑成形术、单小切口结合埋线法重睑成形术和经睑缘切口重睑成形术。

一、传统切开法重睑成形术（Double eyelid blepharoplasty with traditional incision method，图 X4-4-1-1-1～图 X4-4-1-2-12）

传统的切开法重睑成形术适用于各种眼睑条件：①单睑，尤其是伴有上睑皮肤厚、眶脂肪多者；②轻度上睑内翻倒睫者；③轻度上睑皮肤松弛者；④轻度上睑下垂，上睑提肌肌力>10mm 者；⑤其他方法术后重睑消失或不完整者。其主要优点是效果可靠持久、可同时矫正上睑皮肤松弛和上睑臃肿等；主要缺点是切除组织较多、创伤大、恢复时间长、手术瘢痕较明显，二次手术修复较困难。

（一）手术步骤（Operative steps，图 X4-4-1-1-1～图 X4-4-1-1-8）

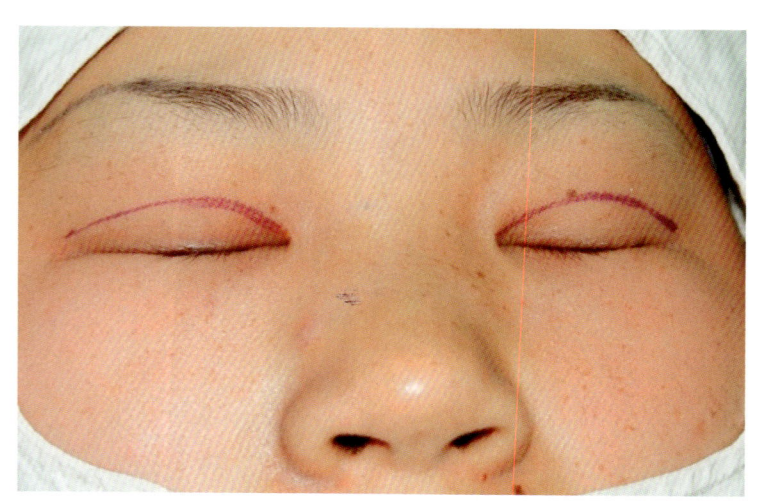

图 X4-4-1-1-1　设计并标记重睑线

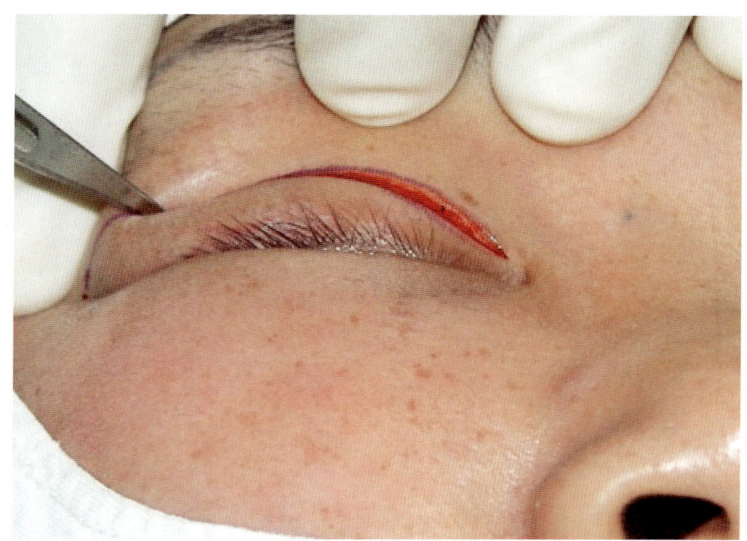

图 X4-4-1-1-2　局部麻醉后沿设计线切开皮肤

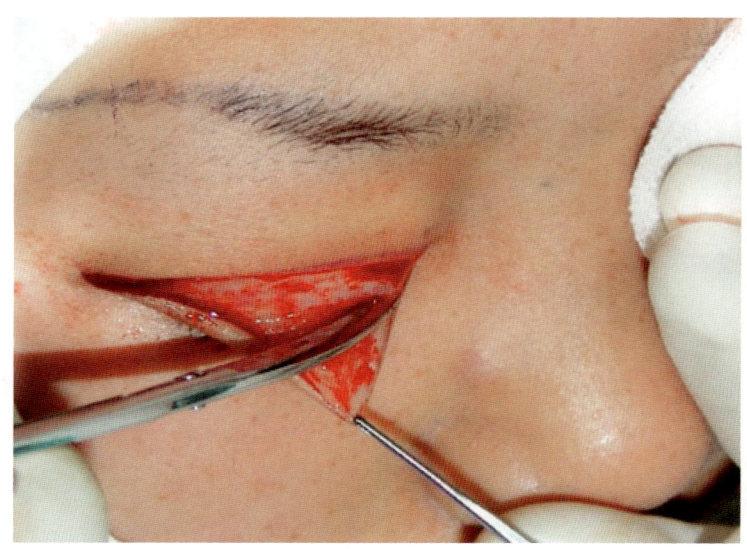

图 X4-4-1-1-3　在皮肤与眼轮匝肌之间分离，显露切口线下方的眼轮匝肌

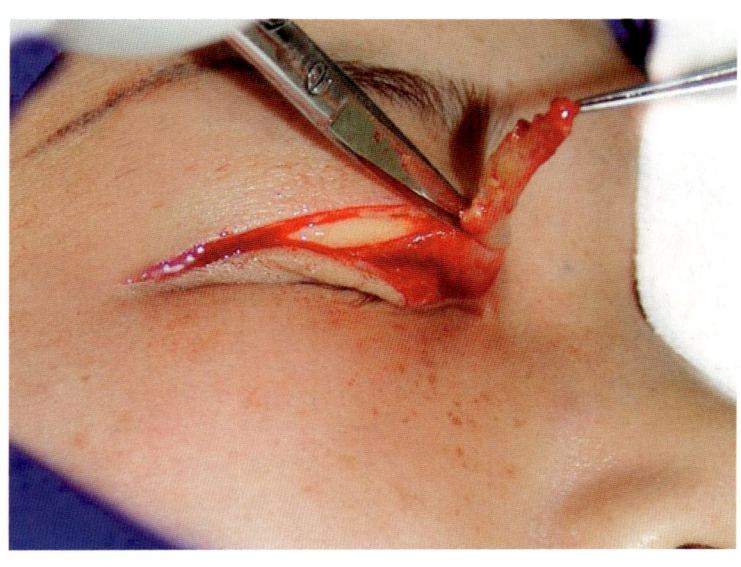

图 X4-4-1-1-4　切除切口线下方的睑板前眼轮匝肌（对于无眼轮匝肌肥厚且睑板前疏松组织较少的求美者，可仅切除切口下方的一条眼轮匝肌，同时保留睑板前眼轮匝肌）

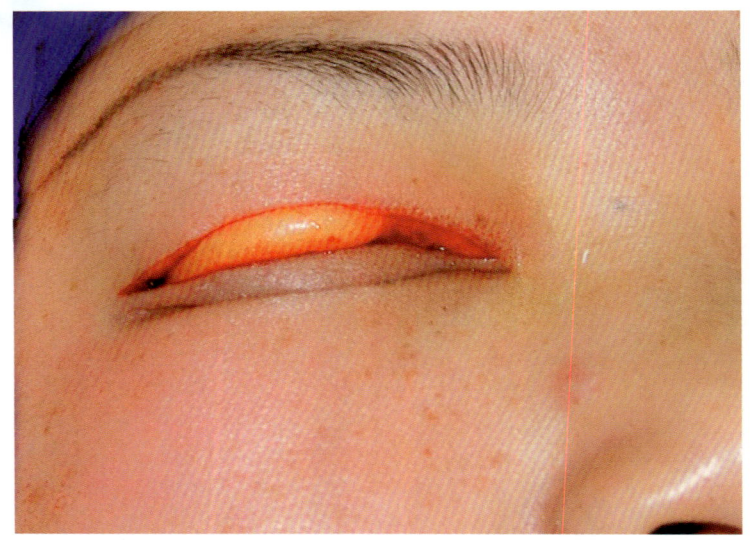

图 X4-4-1-1-5 显露眶脂肪

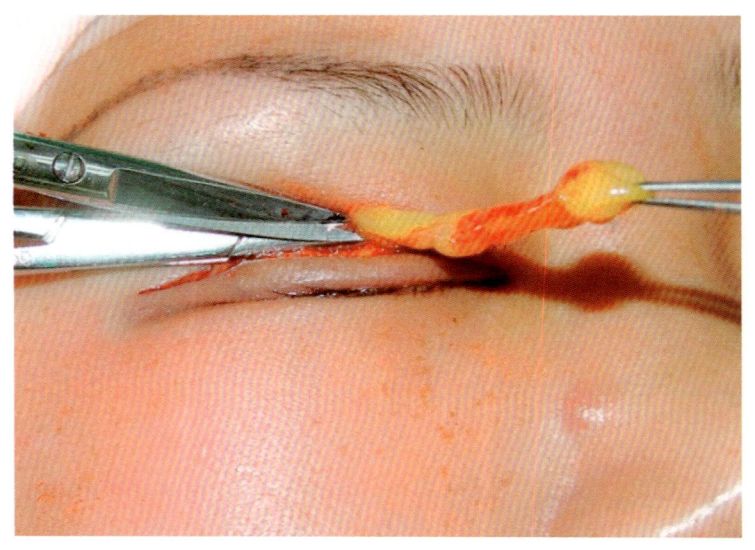

图 X4-4-1-1-6 切除部分多余的眶脂肪

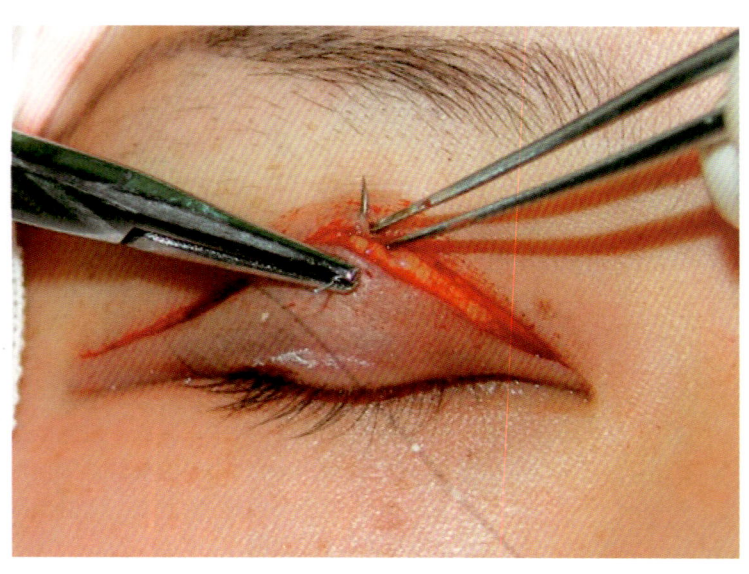

图 X4-4-1-1-7 缝合切口，进针顺序为重睑线下方皮肤-睑板上缘-重睑线上方皮肤，亦可先作重睑线下方皮肤真皮-睑板上缘的缝合，再作切口缝合（Park 缝合法）

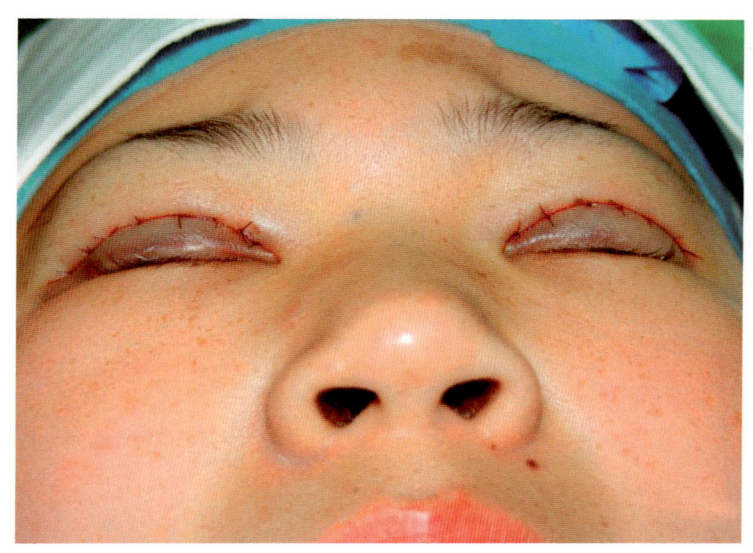

图 X4-4-1-1-8　同法完成对侧手术，双侧术毕即刻闭眼状态

（二）典型病例（Typical cases，图 X4-4-1-2-1～图 X4-4-1-2-12）

1. 病例 1

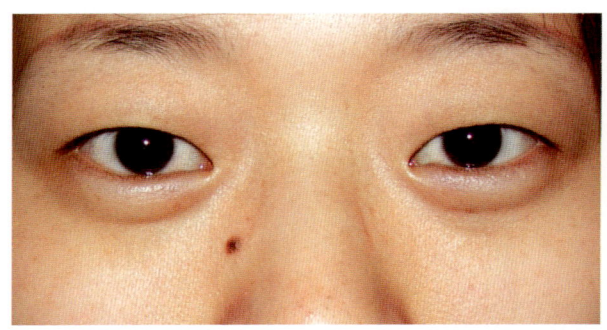

图 X4-4-1-2-1　双侧单睑，术前睁眼状态

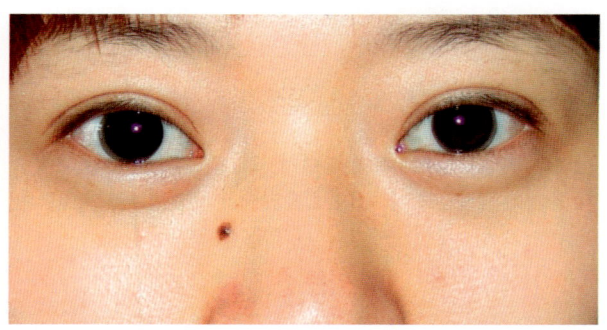

图 X4-4-1-2-2　传统切开法重睑成形术后 1 年睁眼状态

2. 病例 2

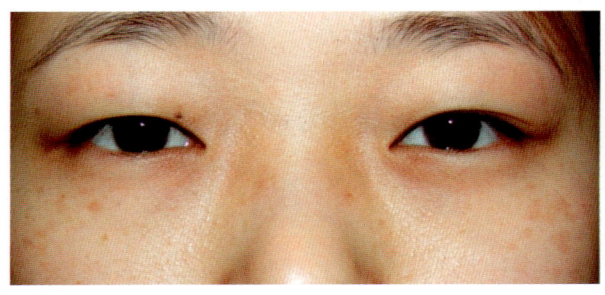

图 X4-4-1-2-3　右侧单睑，左侧重睑过窄过浅，术前睁眼状态

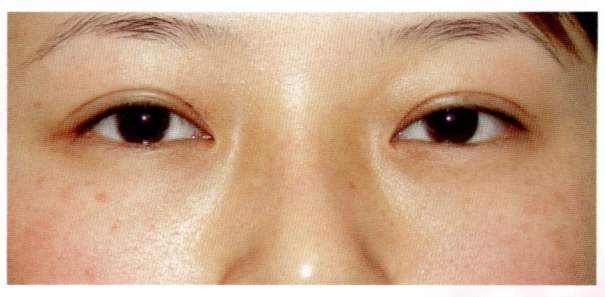

图 X4-4-1-2-4　传统切开法重睑成形术后 3 个月睁眼状态

3. 病例3

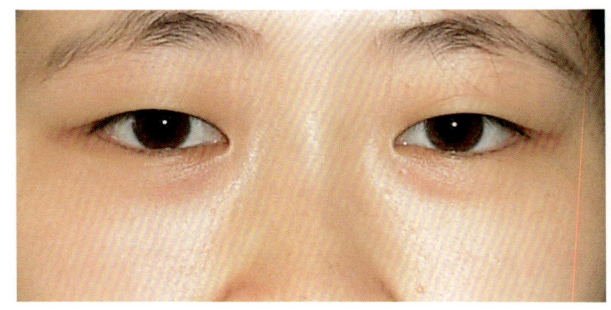

图X4-4-1-2-5 双侧单睑，术前睁眼状态

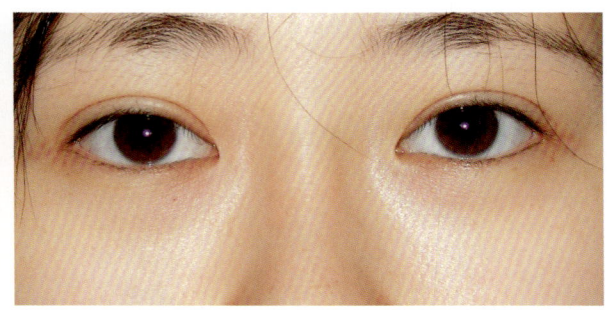

图X4-4-1-2-6 传统切开法重睑成形术后6个月睁眼状态

4. 病例4

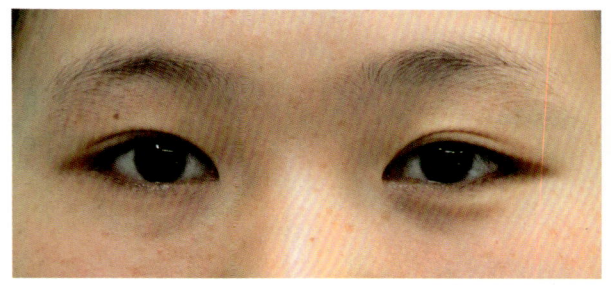

图X4-4-1-2-7 术前睁眼状态，双侧重睑过窄过浅伴轻度内眦赘皮，要求行内眦赘皮矫正并加宽加深重睑

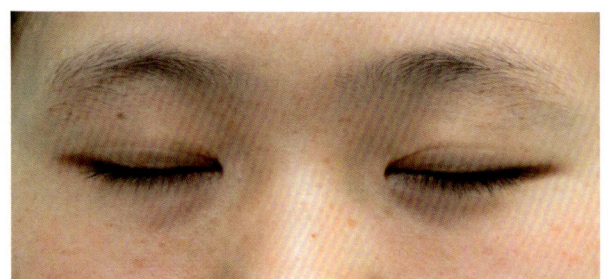

图X4-4-1-2-8 术前闭眼状态

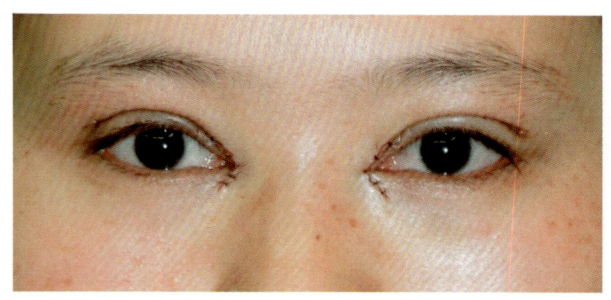

图X4-4-1-2-9 局麻下行双侧内眦赘皮矫正术＋保留睑板前眼轮匝肌的重睑成形术，术毕即刻睁眼状态

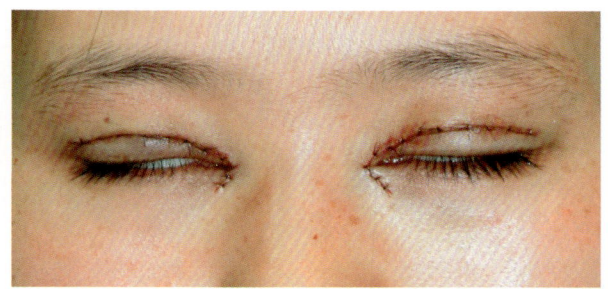

图X4-4-1-2-10 术毕即刻闭眼状态

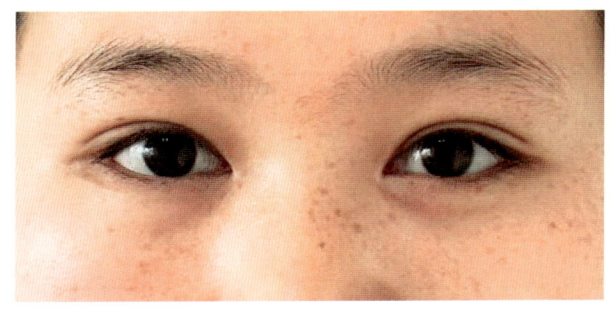

图 X4-4-1-2-11　术后 3 个月睁眼状态

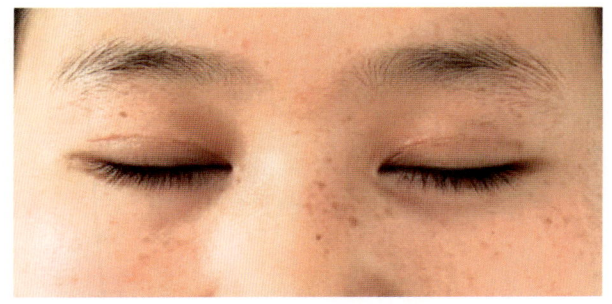

图 X4-4-1-2-12　术后 3 个月闭眼状态

二、三处小切口法重睑成形术（Double eyelid blepharoplasty with three mini-incisions，图 X4-4-2-1-1～图 X4-4-2-2-28）

三处小切口法重睑成形术在一定程度上弥补了传统手术切口大、恢复时间长的缺点，但操作难度有所增加，适应证也受到一定的限制（不适用于皮肤明显松弛而需去除冗余皮肤者），相对于传统切开法重睑成形术来说更容易出现术后重睑线消失或明显下移的问题。对于上睑板前组织较少、无明显眼轮匝肌肥厚的求美者，可采用切口下眼轮匝肌切除法三小切口重睑成形术；而对于上睑板前组织较多伴有眼轮匝肌肥厚或松弛的求美者，建议采用睑板前眼轮匝肌条切除法三小切口重睑成形术，以提高重睑线的稳定性。

（一）去除切口下眼轮匝肌的三处小切口法重睑成形术（Three mini-incision double eyelid blepharoplasty with subincisional orbicularis excision，图 X4-4-2-1-1～图 X4-4-2-1-19）

1. 手术步骤（Operative steps，图 X4-4-2-1-1～图 X4-4-2-1-8）

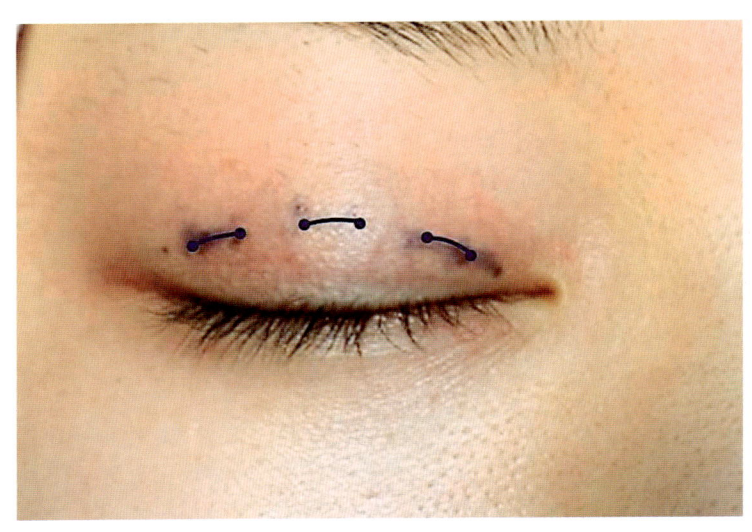

图 X4-4-2-1-1　术前沿拟定重睑线标记内、中、外 3 个小切口的位置

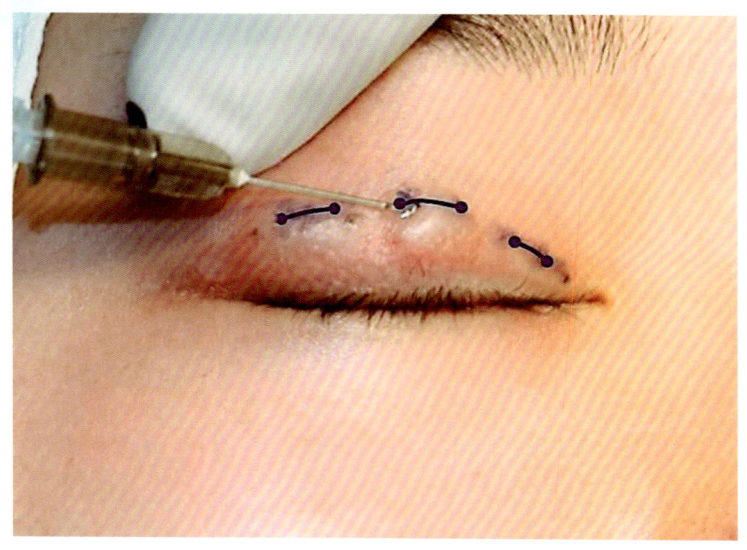

图 X4-4-2-1-2 以2%利多卡因作切口周围的浸润麻醉,注射层次位于皮肤与眼轮匝肌之间,注射量不宜过多,以免影响术中对重睑形态的判断

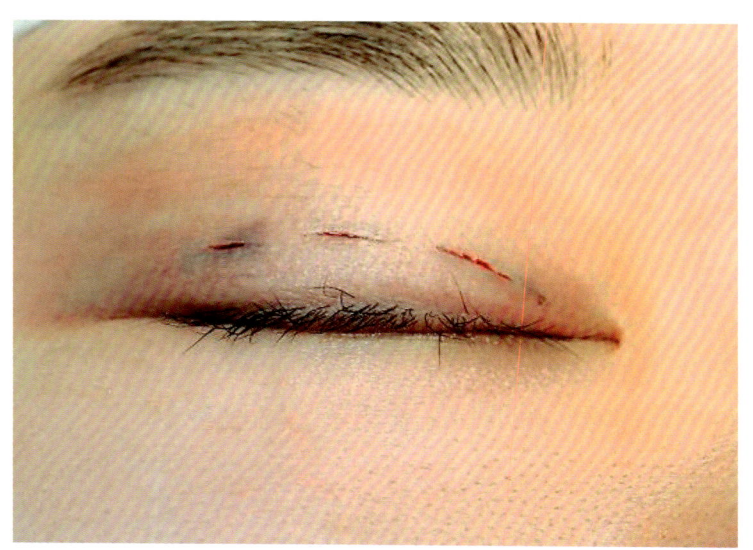

图 X4-4-2-1-3 沿切口标记线切开皮肤、皮下组织至眼轮匝肌表面

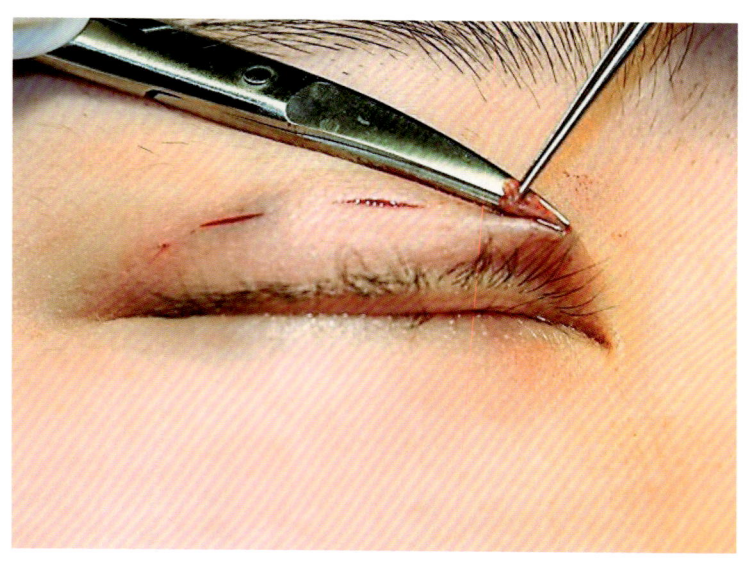

图 X4-4-2-1-4 切除内、中、外3个切口正下方的睑板前眼轮匝肌,宽为1~2mm

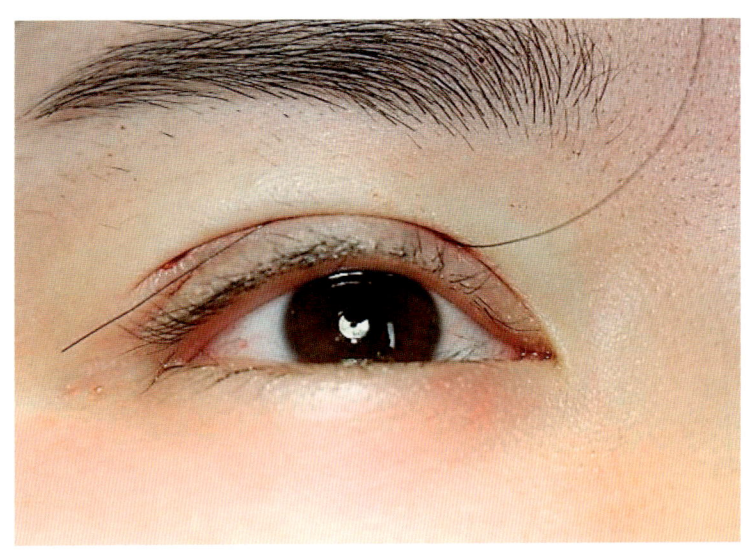

图 X4-4-2-1-5 以 7-0 带针尼龙线缝合中间切口，缝合时缝针依次穿过重睑线下方皮肤-睑板前筋膜-重睑线上方皮肤，嘱受术者睁眼，观察并调整重睑线至满意时为止

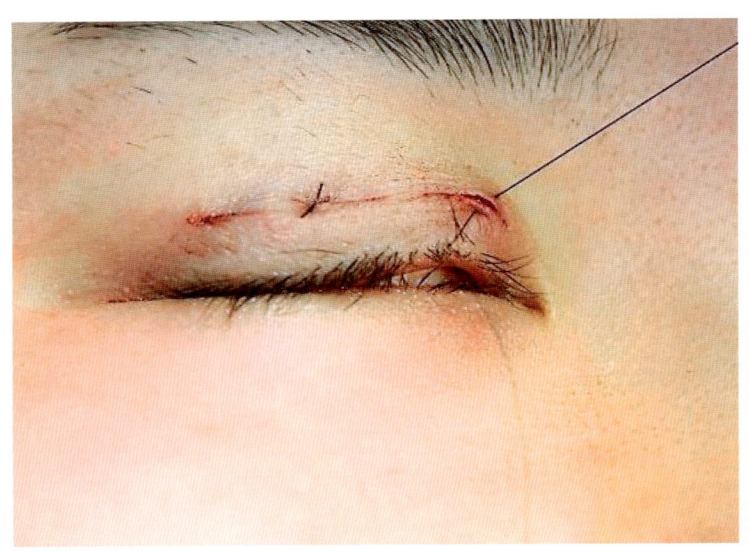

图 X4-4-2-1-6 同法完成内侧及外侧切口的缝合

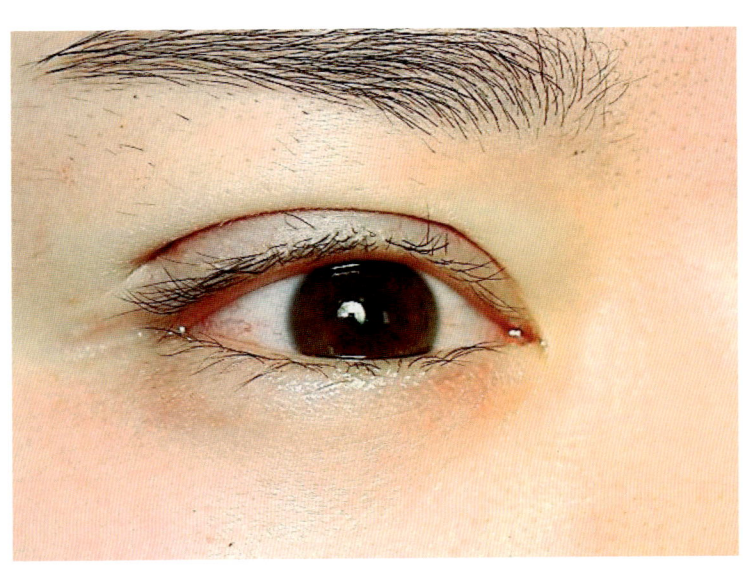

图 X4-4-2-1-7 术毕即刻右眼睁眼状态

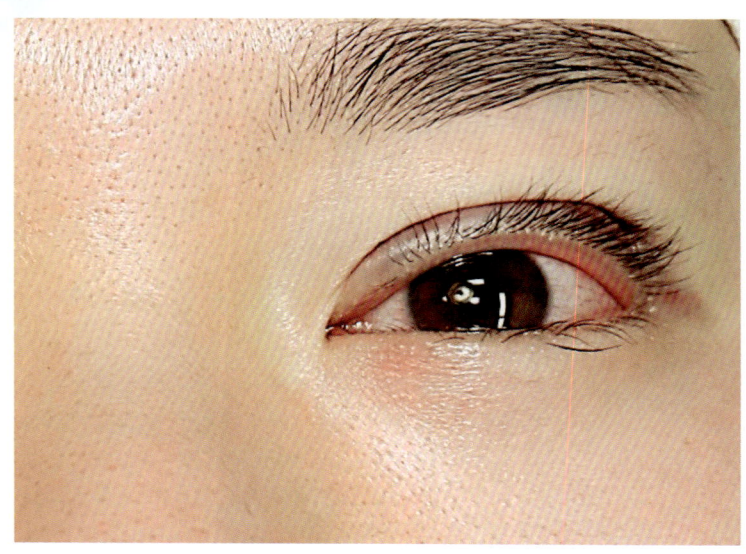

图 X4-4-2-1-8　同法完成对侧眼睑手术

2. **典型病例**（Typical cases，图 X4-4-2-1-9～图 X4-4-2-1-19）

（1）病例 1

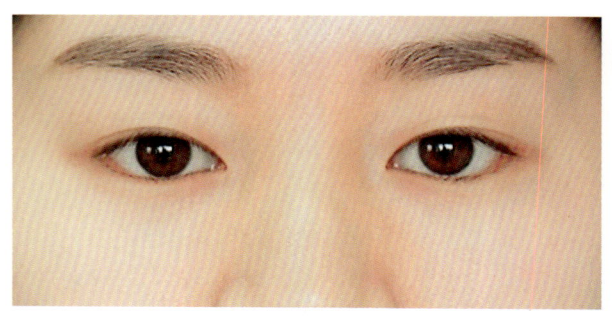

图 X4-4-2-1-9　术前睁眼状态，双侧重睑过窄过浅，要求加宽加深

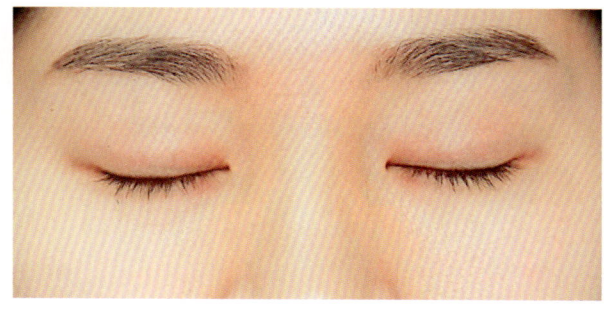

图 X4-4-2-1-10　术前闭眼状态

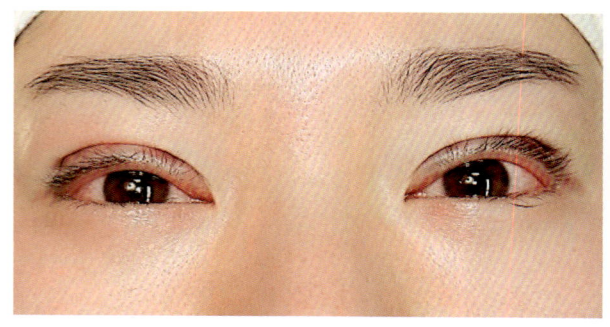

图 X4-4-2-1-11　局麻下行去除切口下眼轮匝肌的三处小切口法重睑成形术，术毕即刻睁眼状态

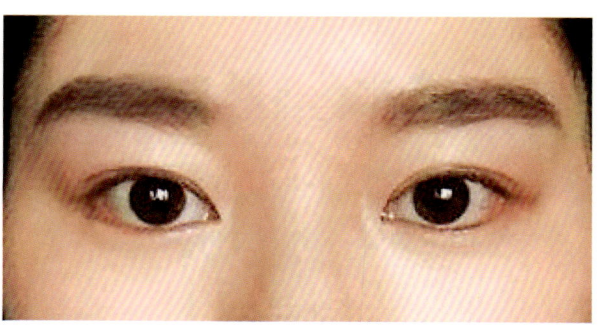

图 X4-4-2-1-12　术后 1 年睁眼状态

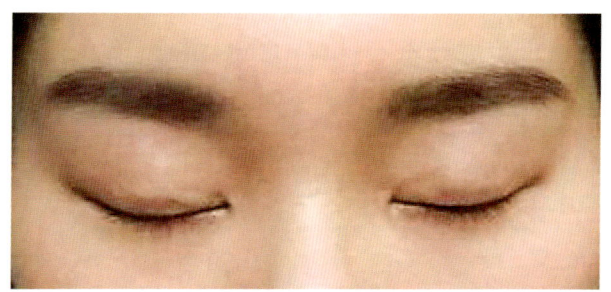

图X4-4-2-1-13 术后1年闭眼状态

（2）病例2

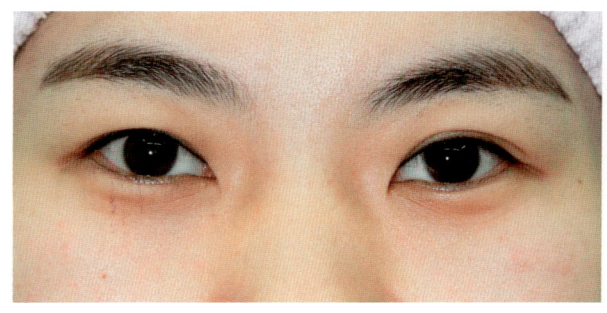

图X4-4-2-1-14 术前睁眼状态，右侧单睑，左侧重睑较窄，要求加宽重睑，改善对称性

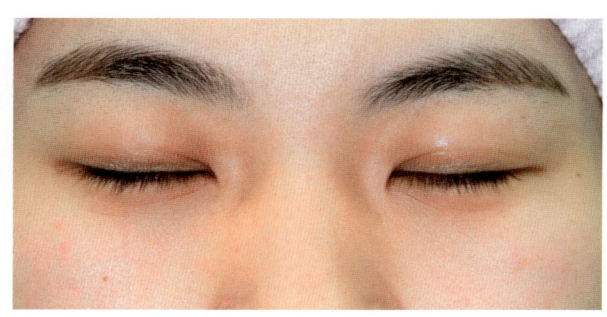

图X4-4-2-1-15 术前闭眼状态

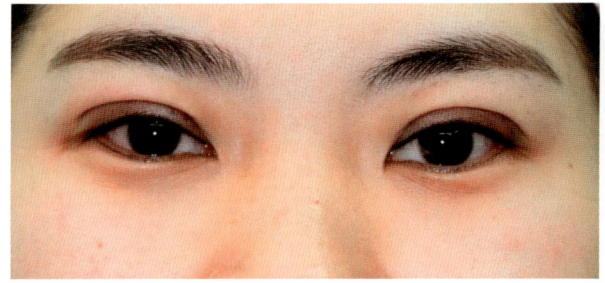

图X4-4-2-1-16 局麻下行去除切口下眼轮匝肌的三处小切口法重睑成形术，术毕即刻睁眼状态

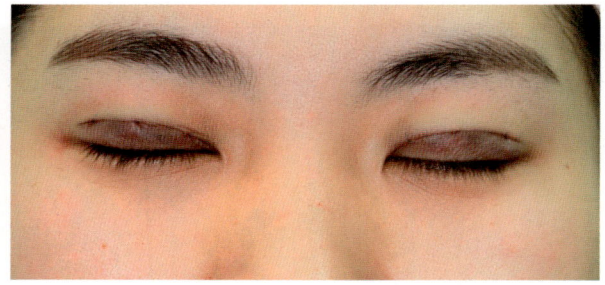

图X4-4-2-1-17 术毕即刻闭眼状态

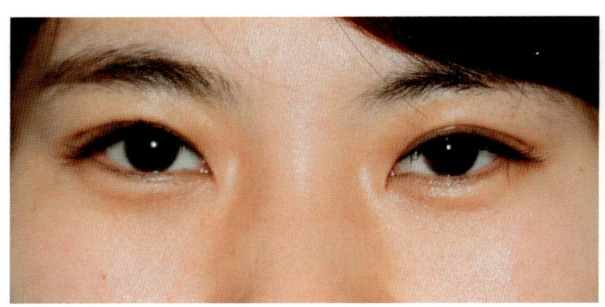

图X4-4-2-1-18 术后3个月睁眼状态

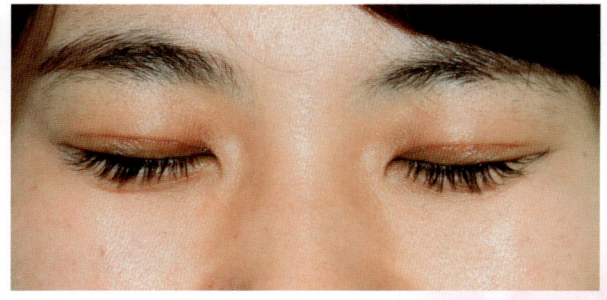

图X4-4-2-1-19 术后3个月闭眼状态

（二）去除一条睑板前眼轮匝肌的三处小切口法重睑成形术（Three mini-incision double eyelid blepharoplasty with pretarsal orbicularis strip excision，图 X4-4-2-2-1～图 X4-4-2-2-28）

1. 手术步骤（Operative steps，图 X4-4-2-2-1～图 X4-4-2-2-16）

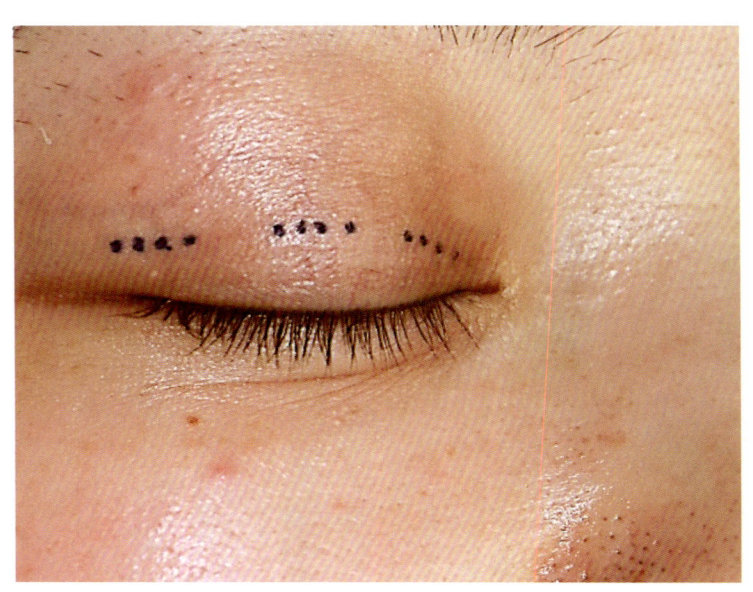

图 X4-4-2-2-1　术前沿拟定重睑线标记内、中、外 3 个小切口的位置

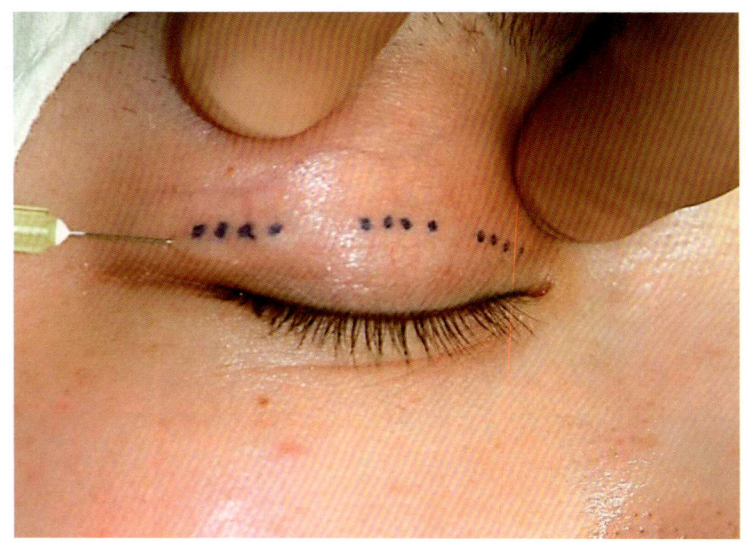

图 X4-4-2-2-2　以 1% 利多卡因作切口周围的浸润麻醉，注射层次位于皮肤与眼轮匝肌之间

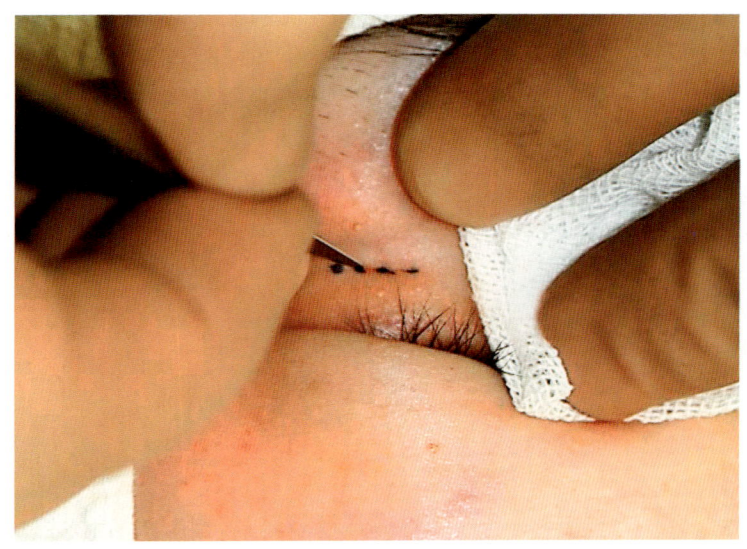

图 X4-4-2-2-3　沿切口线切开皮肤、皮下组织至眼轮匝肌表面

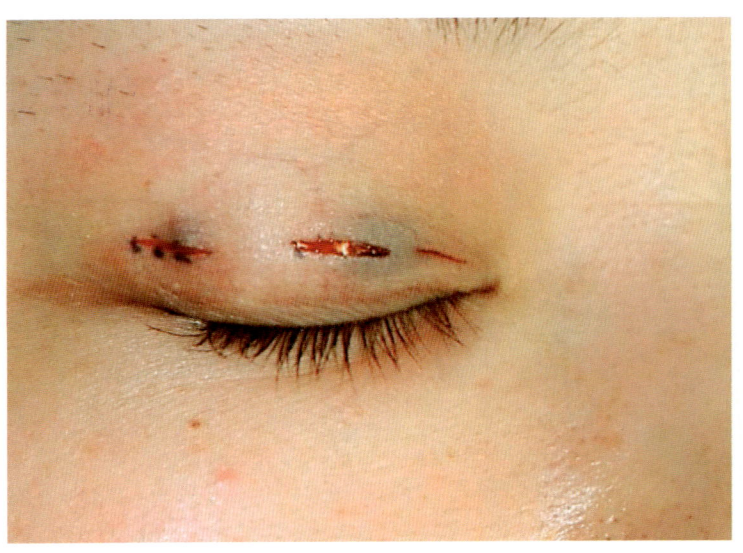

图 X4-4-2-2-4　完成右眼 3 个切口皮肤的切开

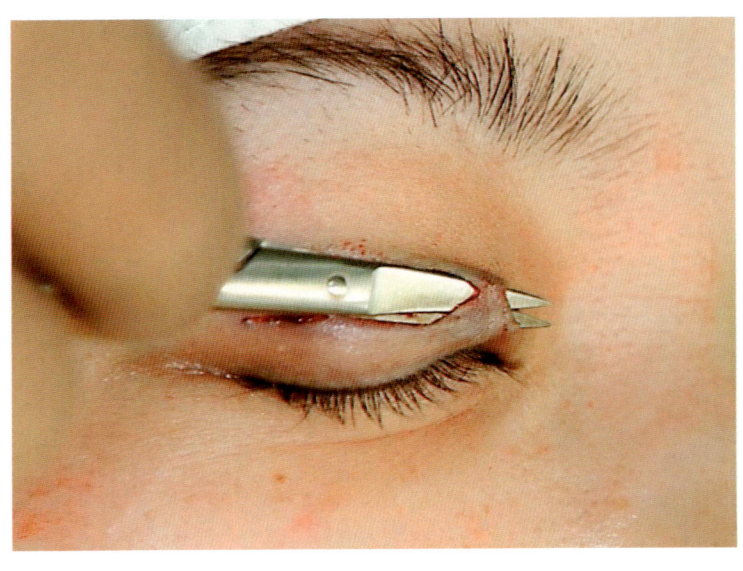

图 X4-4-2-2-5　在切口线以下的切口间作皮下分离，分离层次在皮肤与眼轮匝肌之间

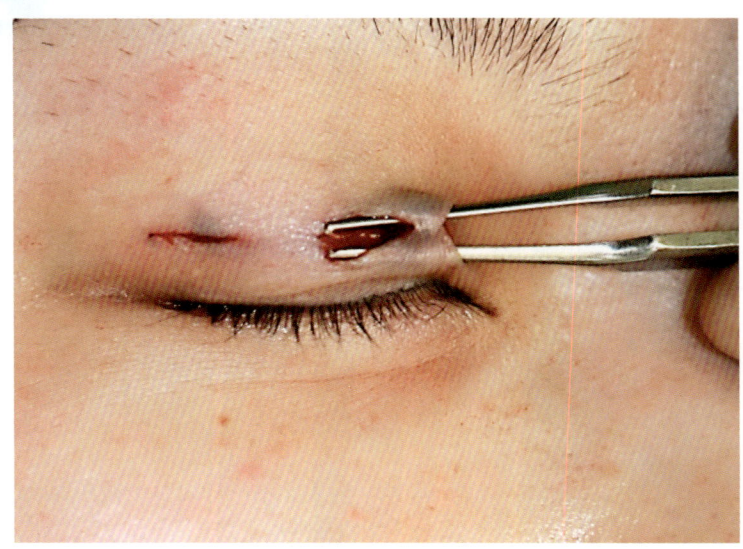

图 X4-4-2-2-6　完成皮下分离

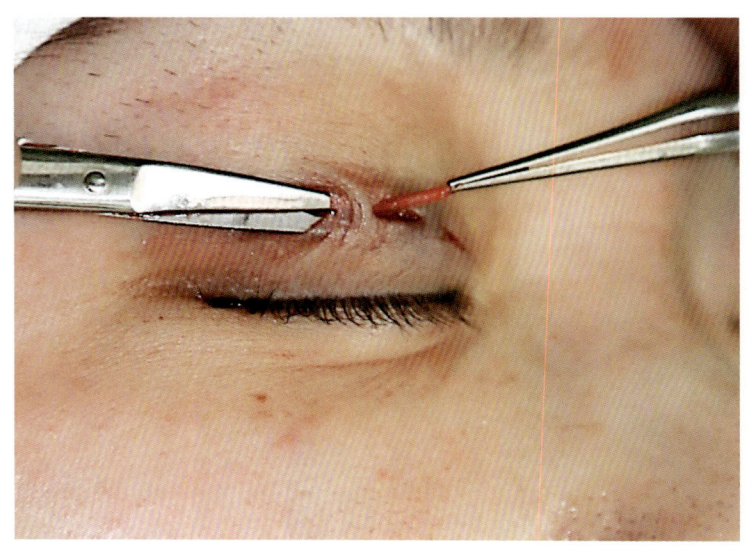

图 X4-4-2-2-7　切除重睑线下方的一条眼轮匝肌，宽为 1~2mm；如睑板前仍有较多疏松结缔组织，则一并去除

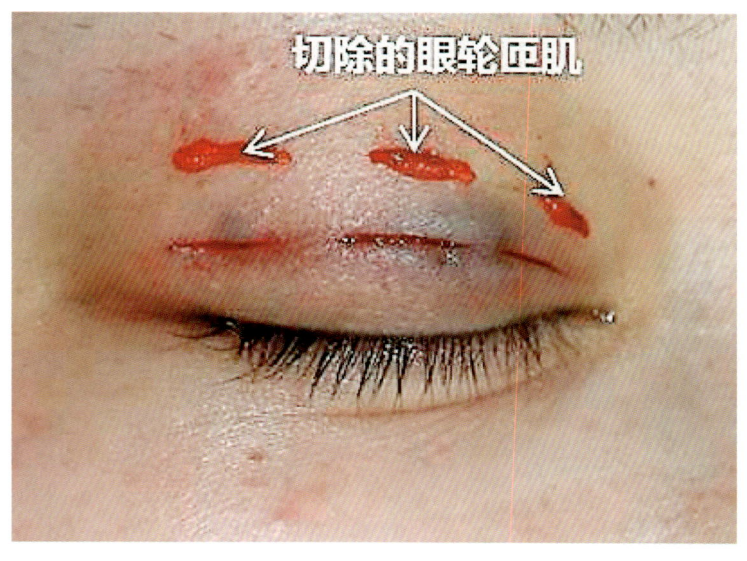

图 X4-4-2-2-8　经 3 个小切口完成重睑线下方眼轮匝肌的切除

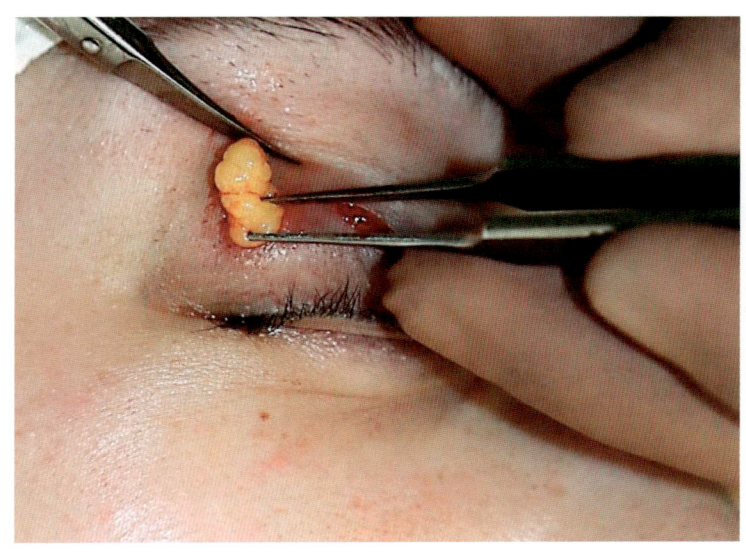

图 X4-4-2-2-9 经外侧切口打开上睑眶隔,释放出多余的中央脂肪团的外侧延伸部

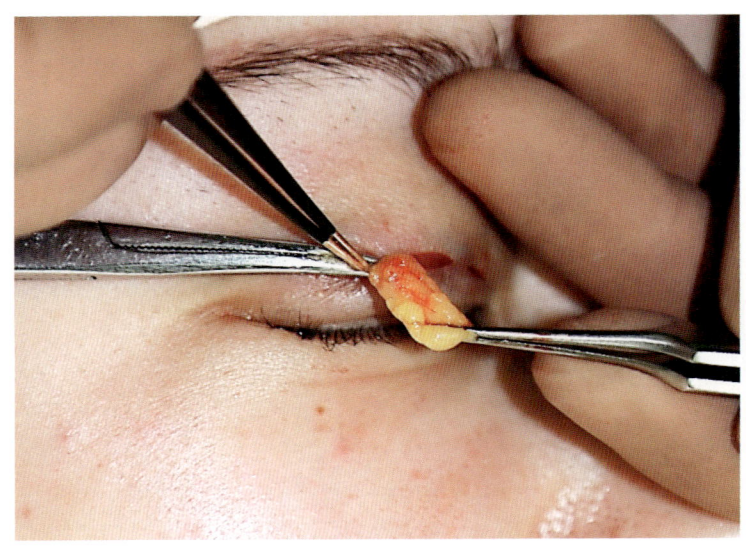

图 X4-4-2-2-10 切除膨出的眶脂肪,彻底止血后将其残端还纳于眶隔后方

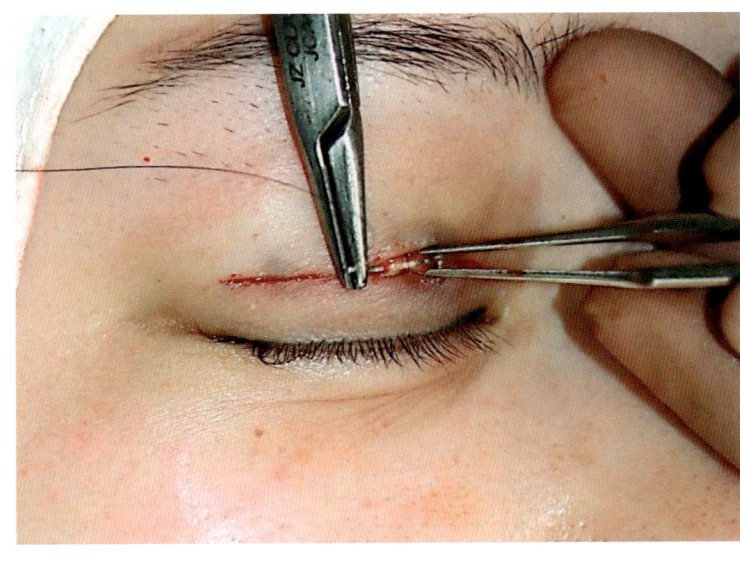

图 X4-4-2-2-11 以 6-0 尼龙线作重睑线下方皮肤真皮与睑板上缘或上睑提肌腱膜的缝合,缝针先穿经深层的睑板或上睑提肌腱膜

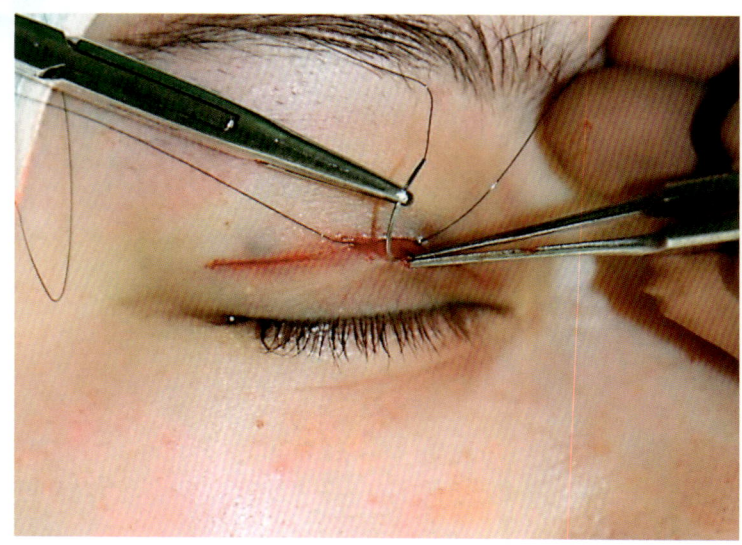

图 X4-4-2-2-12　缝针自深层穿出后，再由浅入深穿经皮肤真皮

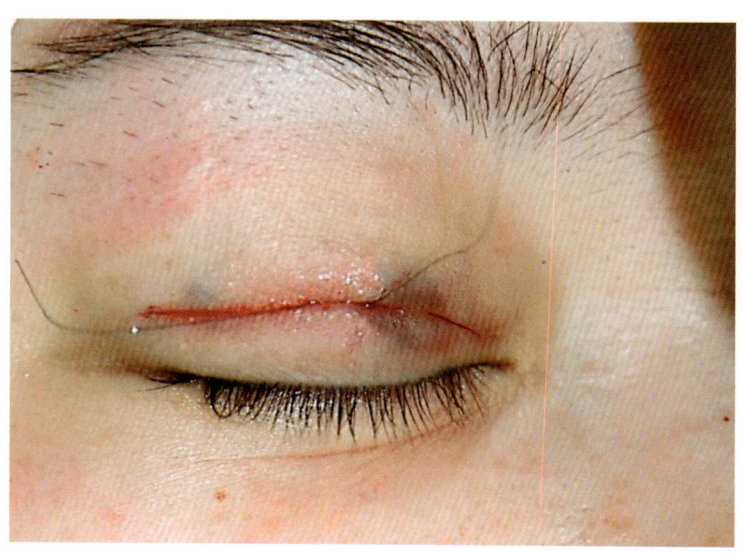

图 X4-4-2-2-13　打结固定，同法完成其他切口的缝合

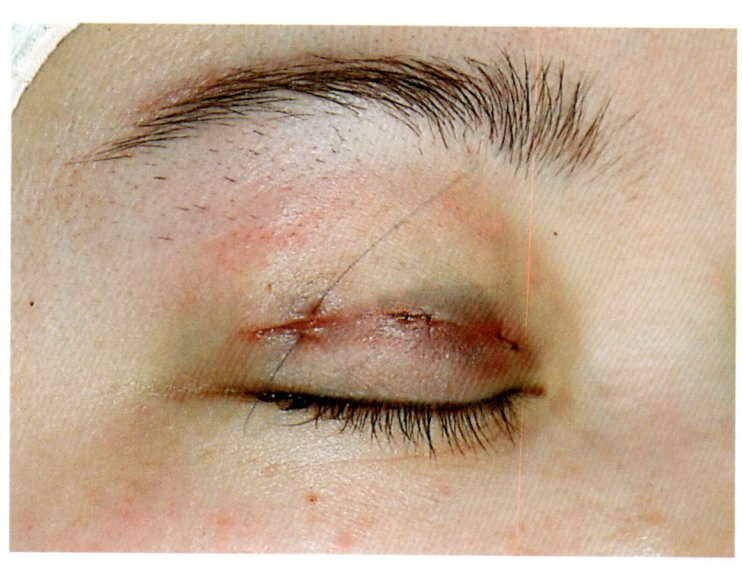

图 X4-4-2-2-14　以 7-0 尼龙线间断缝合各皮肤切口

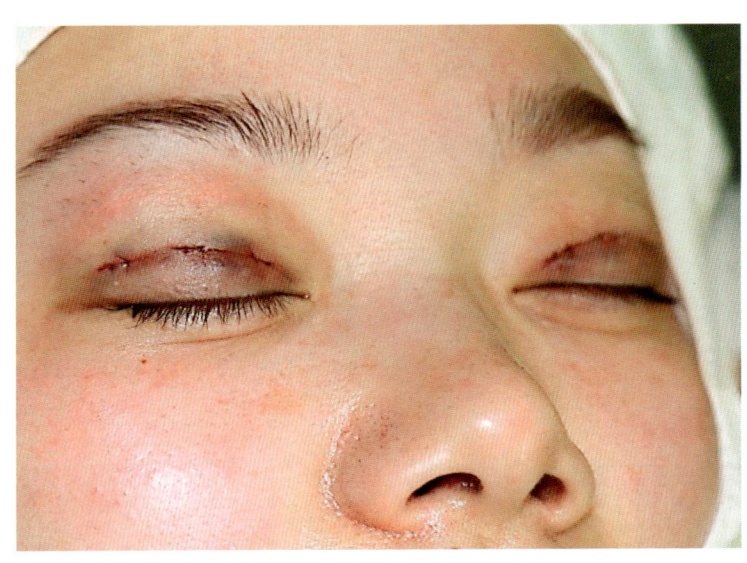

图 X4-4-2-2-15　同法完成对侧上睑的操作，术毕即刻闭眼状态

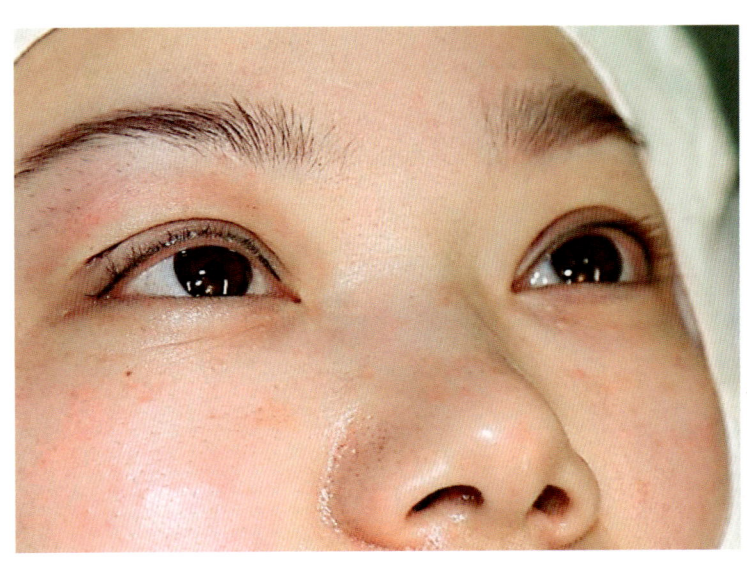

图 X4-4-2-2-16　术毕即刻睁眼状态

2. 典型病例（Typical cases，图 X4-4-2-2-17～图 X4-4-2-2-28）

（1）病例 1

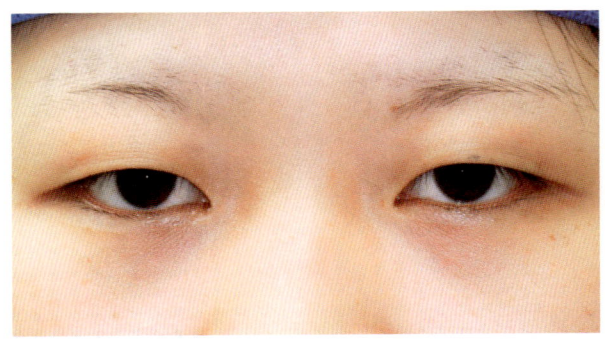

图 X4-4-2-2-17　双侧单睑，术前睁眼状态

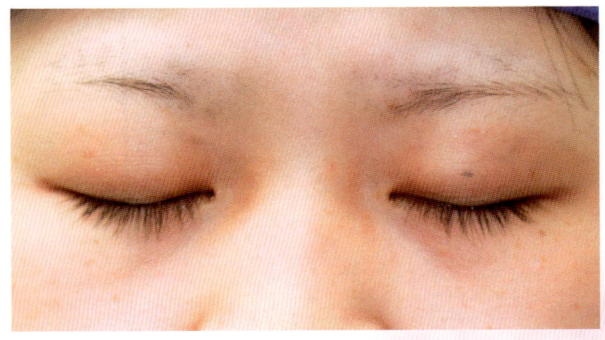

图 X4-4-2-2-18　术前闭眼状态

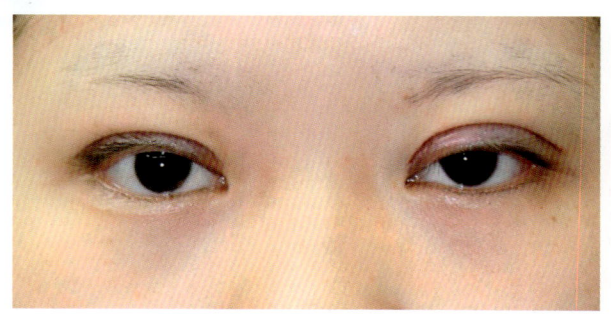

图 X4-4-2-2-19 局麻下行去除一条睑板前眼轮匝肌的三处小切口法重睑成形术，术毕即刻睁眼状态

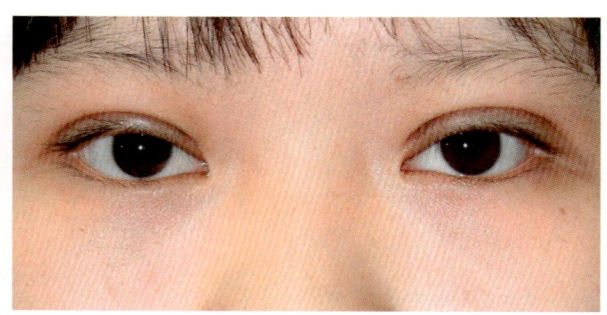

图 X4-4-2-2-20 术后 2 周睁眼状态

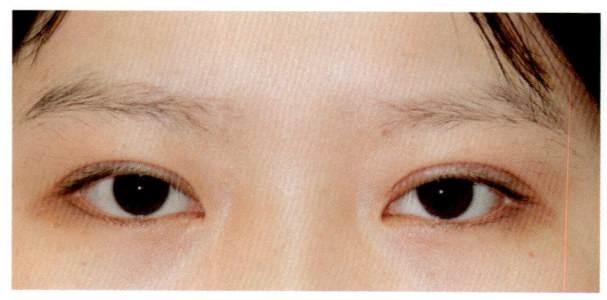

图 X4-4-2-2-21 术后 6 个月睁眼状态

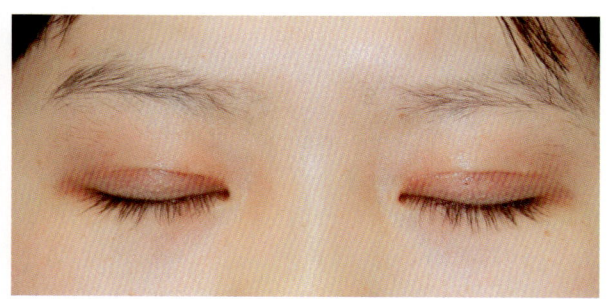

图 X4-4-2-2-22 术后 6 个月闭眼状态

（2）病例 2

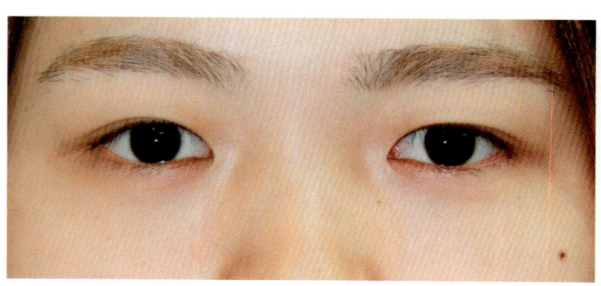

图 X4-4-2-2-23 双侧内眦赘皮伴重睑过窄过浅，术前睁眼状态

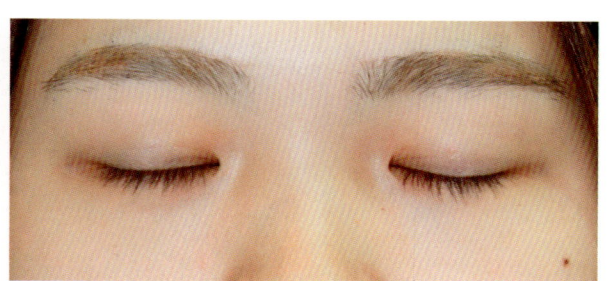

图 X4-4-2-2-24 术前闭眼状态

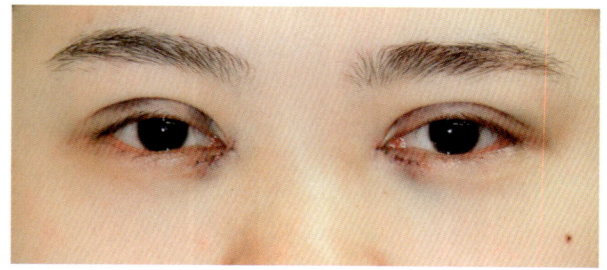

图 X4-4-2-2-25 局麻下行双侧内眦赘皮矫正术＋去除一条睑板前眼轮匝肌的三处小切口法重睑成形术，术毕即刻睁眼状态

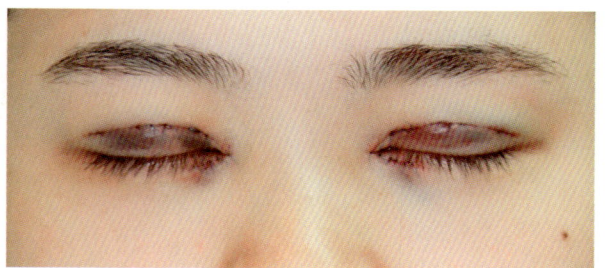

图 X4-4-2-2-26 术毕即刻闭眼状态

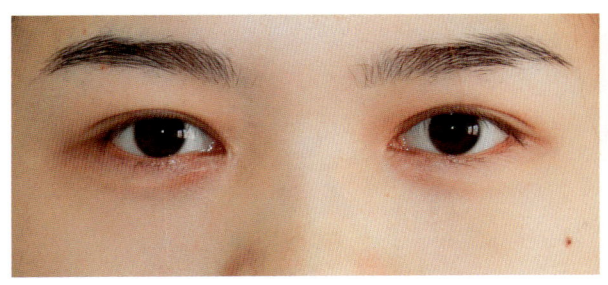

图 X4-4-2-2-27　术后4个月睁眼状态

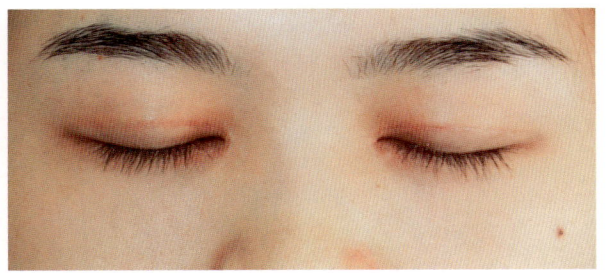

图 X4-4-2-2-28　术后4个月闭眼状态

三、单小切口结合埋线法重睑成形术（Double eyelid blepharoplasty combined with single small incision and buried suture techniques，图 X4-4-3-1-1～图 X4-4-3-2-14）

单小切口结合埋线法重睑成形术结合了切开法和埋线法手术技术，适用于无上睑臃肿或皮肤松弛的求美者，手术相对简单，可靠性高于单小切口法重睑成形术。

（一）手术步骤（Operative steps，图 X4-4-3-1-1～图 X4-4-3-1-27）

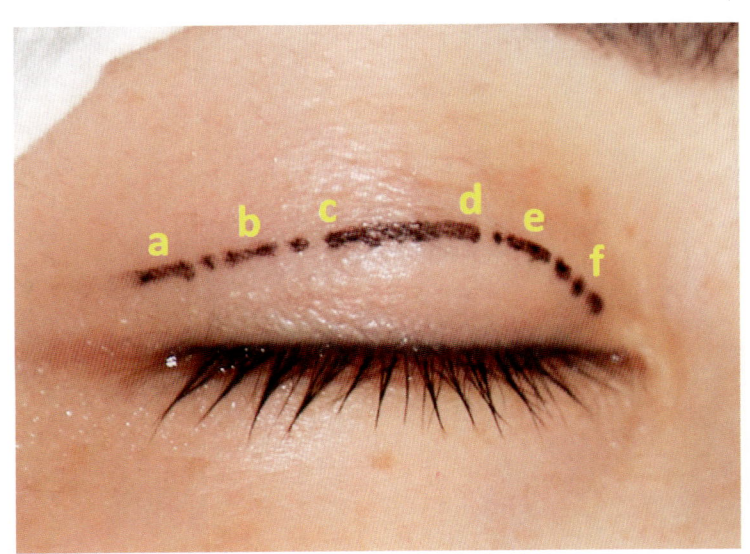

图 X4-4-3-1-1　术前以亚甲蓝标记重睑线及正中的切口线（c~d，长约1cm），在切口线两侧的重睑线上分别标记两个缝线的进出针点（a、b、e、f）

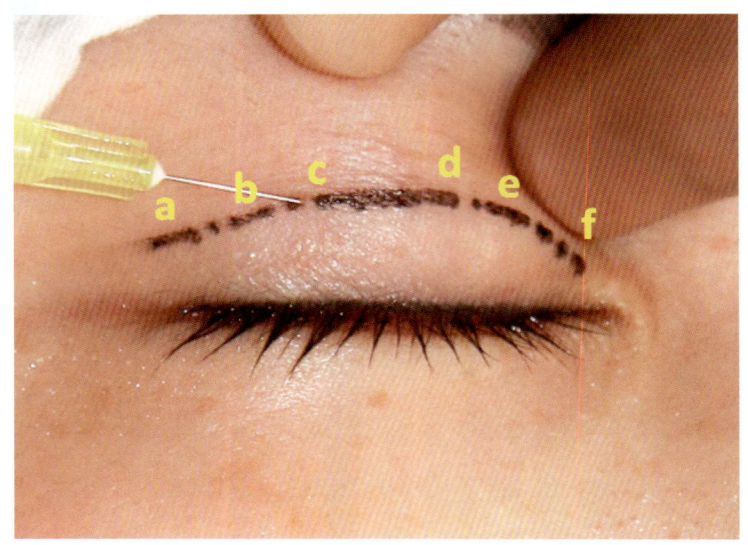

图 X4-4-3-1-2 以 2% 利多卡因作切口及进出针点的浸润麻醉，注射层次位于皮肤与眼轮匝肌之间

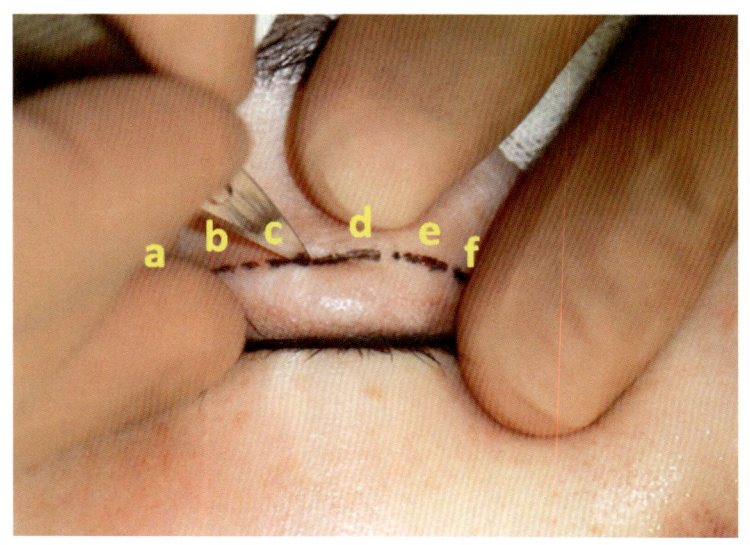

图 X4-4-3-1-3 沿切口线切开皮肤、皮下组织至眼轮匝肌表面

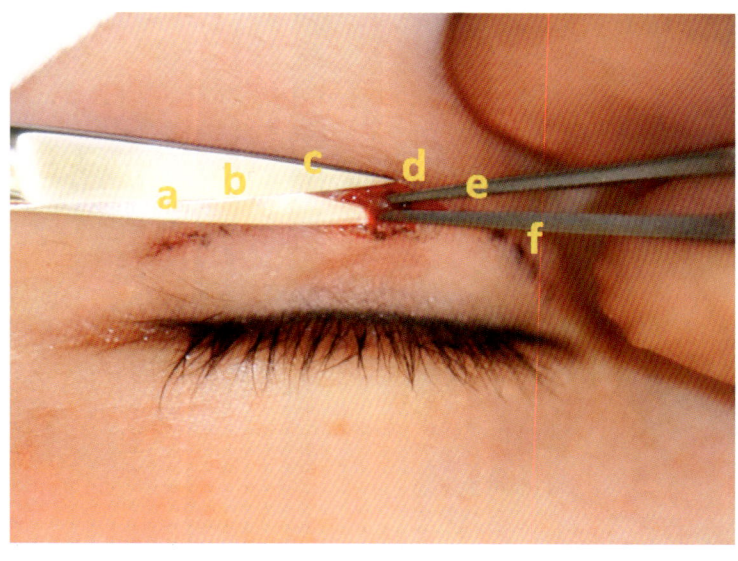

图 X4-4-3-1-4 经切口切除切口下方宽 1~2mm 的眼轮匝肌；可经此切口切除多余的眶脂肪；如睑板前有较多疏松结缔组织，可一并去除

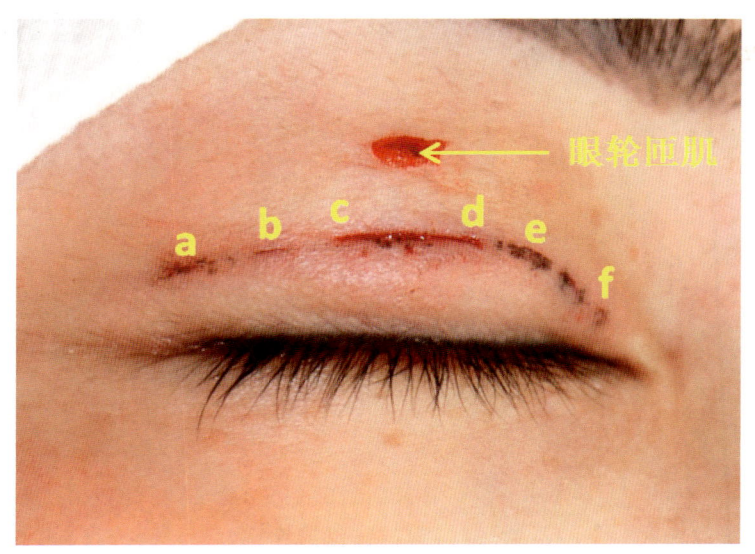

图 X4-4-3-1-5　切除的中央切口下方的眼轮匝肌

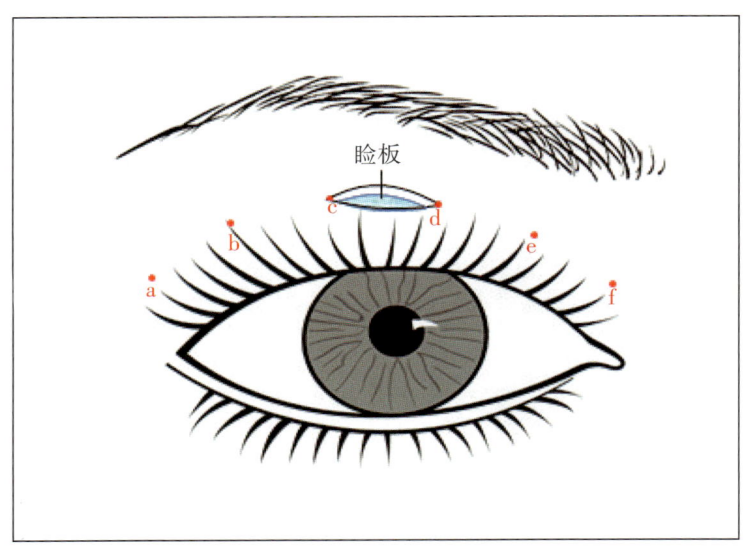

图 X4-4-3-1-6　手术示意图（1）

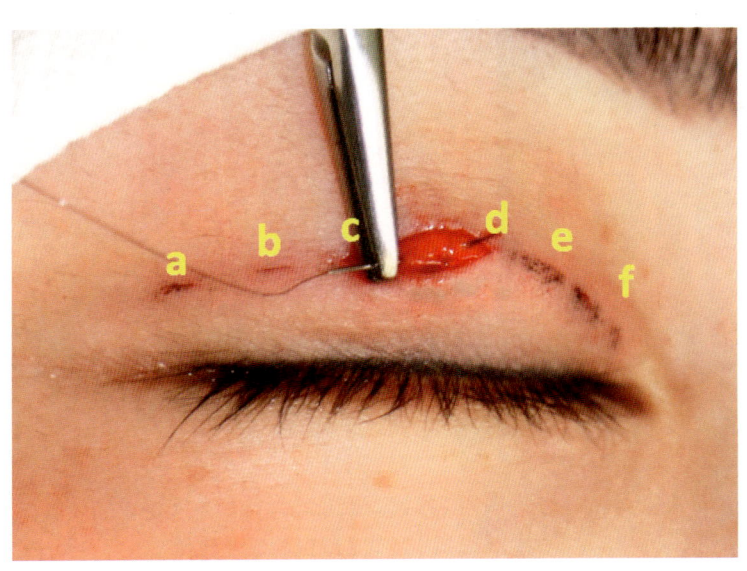

图 X4-4-3-1-7　以6-0尼龙缝合线自中央切口作连续缝合，缝合方法与"连续缝线法重睑成形术"相似，差别在于此连续缝合法的起点和终点在上睑的中央切口处。第1针：缝针先穿经睑板前筋膜

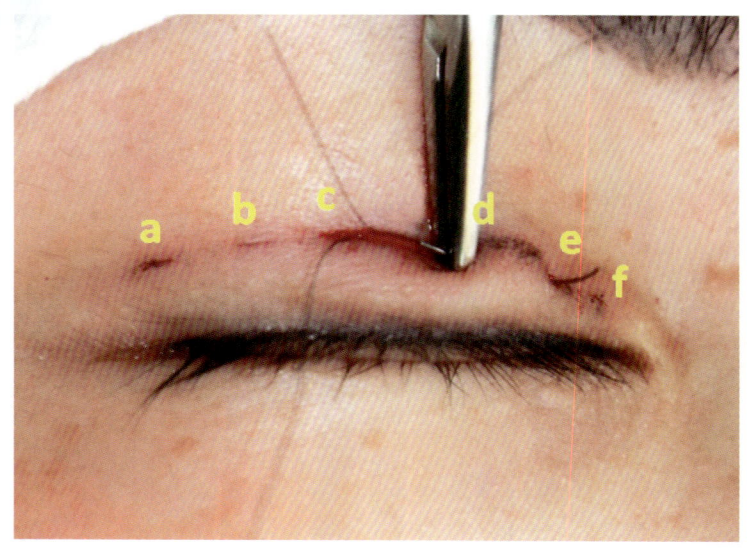

图 X4-4-3-1-8　第2针：缝针由d点进针，钩住睑板前筋膜后再由e点出针

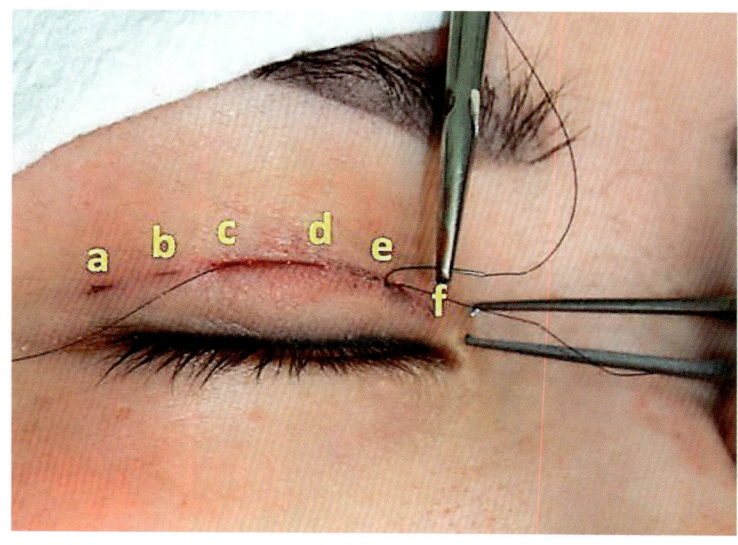

图 X4-4-3-1-9　第3针：自e点出针后由原位再度垂直进针，缝合深度同第2针

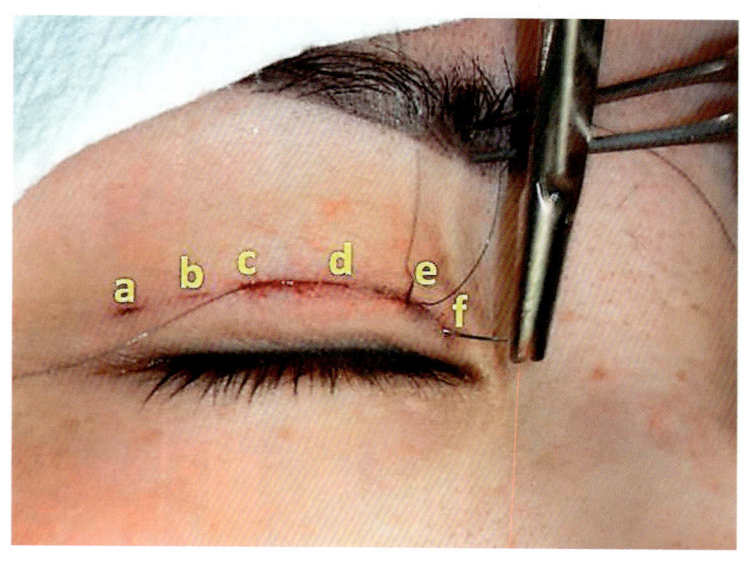

图 X4-4-3-1-10　第4针：自f点出针，缝线经过睑板前筋膜

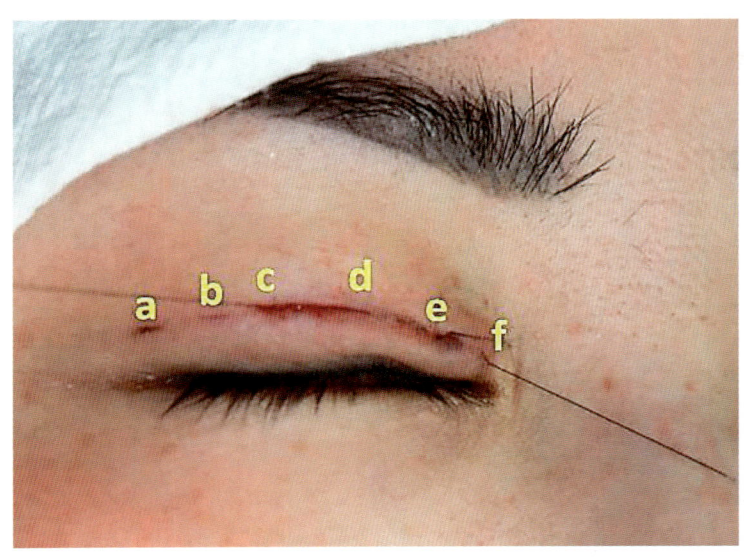

图 X4-4-3-1-11　完成第 4 针缝合

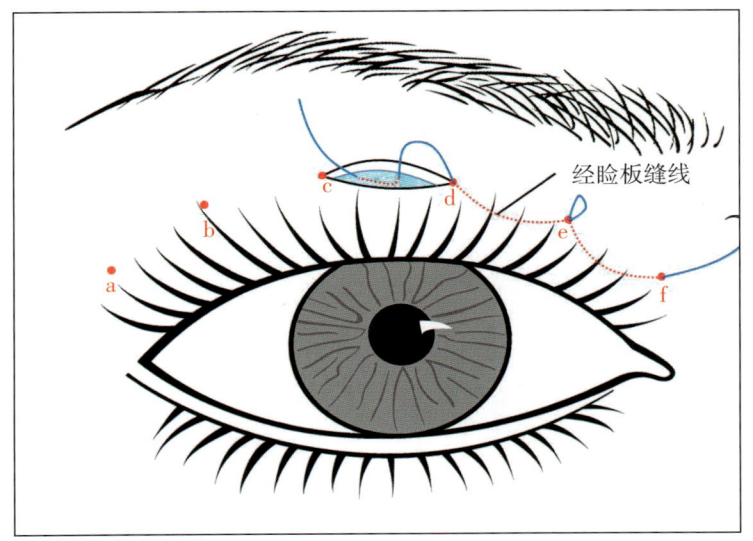

图 X4-4-3-1-12　手术示意图（2）

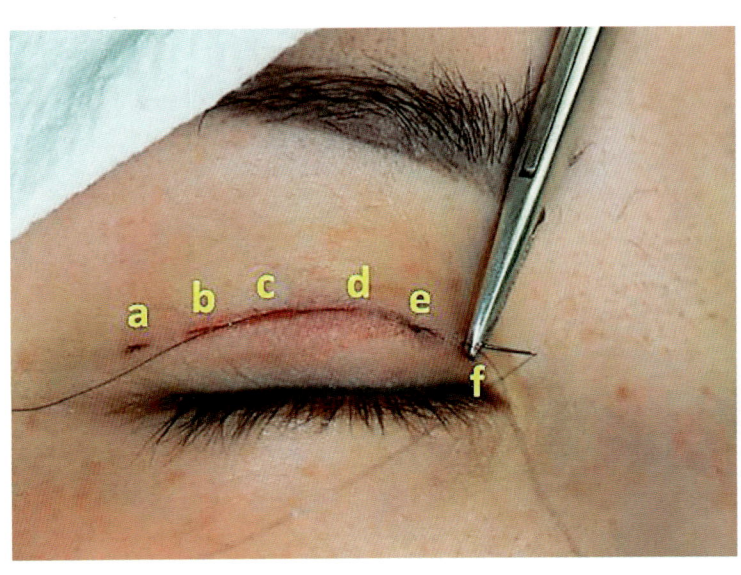

图 X4-4-3-1-13　第 5 针：自 f 点进针，缝针走行于皮肤与眼轮匝肌之间，从 e 点出针

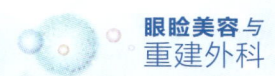

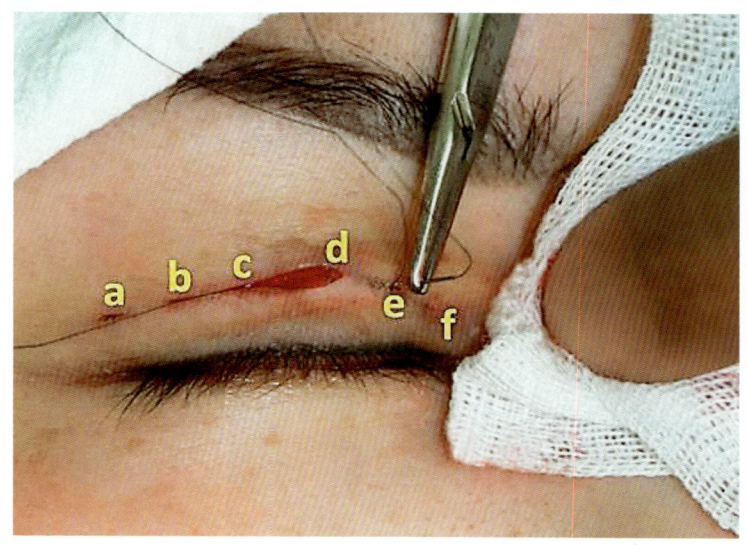

图 X4-4-3-1-14　第6针：完成第5针缝合后，再自e点进针从d点出针，缝合深度同第5针

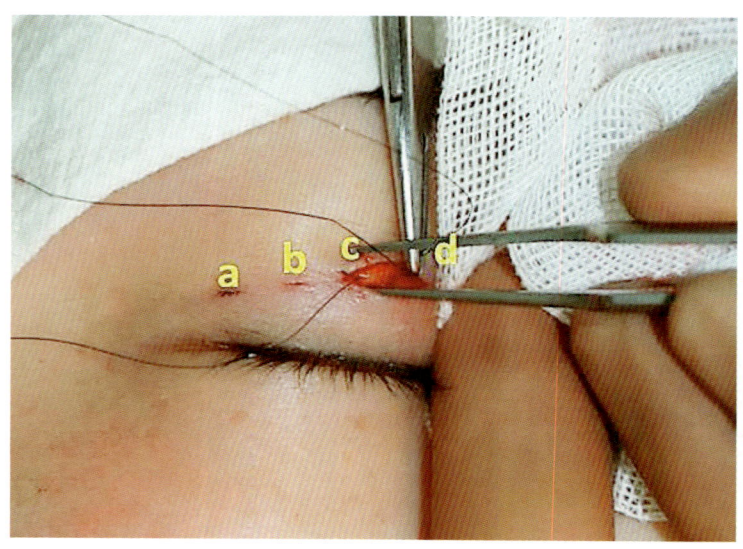

图 X4-4-3-1-15　第7针：在中央切口内，缝针由d点进针，再次穿经睑板前筋膜自c点出针

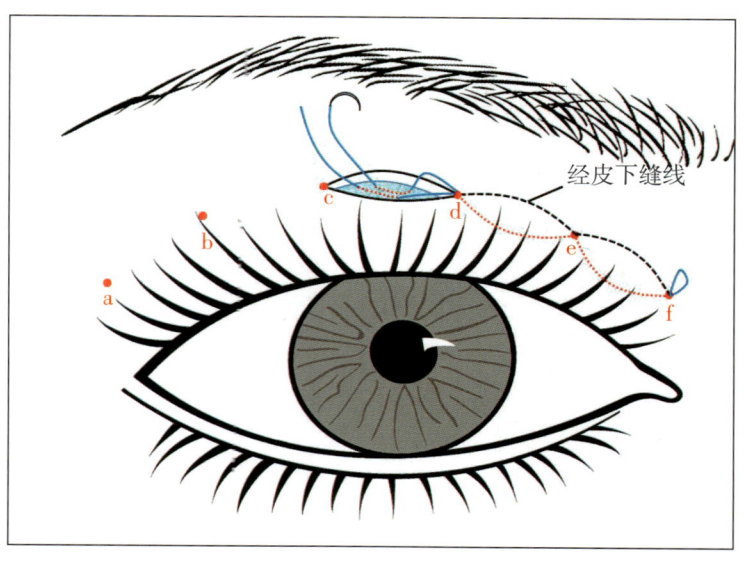

图 X4-4-3-1-16　手术示意图（3）

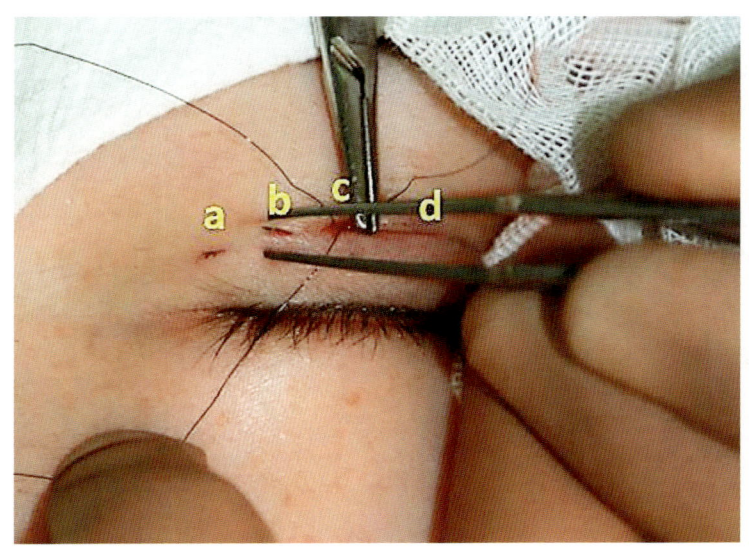

图 X4-4-3-1-17 第8针：缝针由 c 点进针，钩住睑板前筋膜后再由 b 点出针

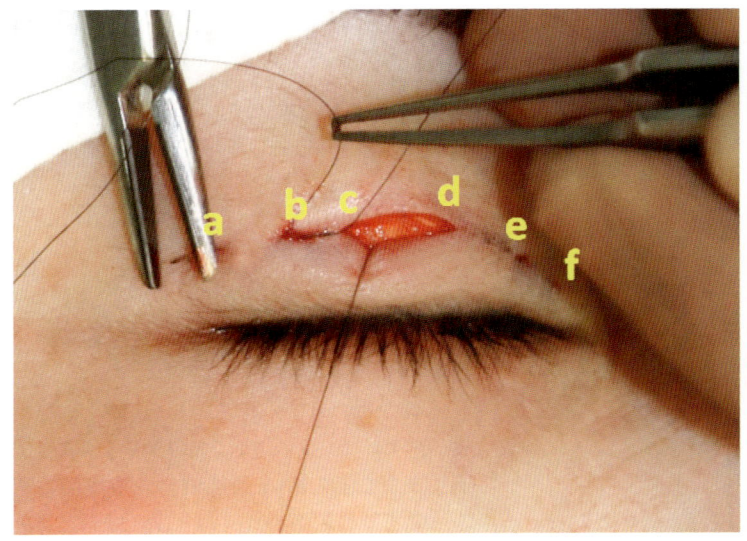

图 X4-4-3-1-18 第9针：自 b 点进针从 a 点出针，缝合深度同第8针

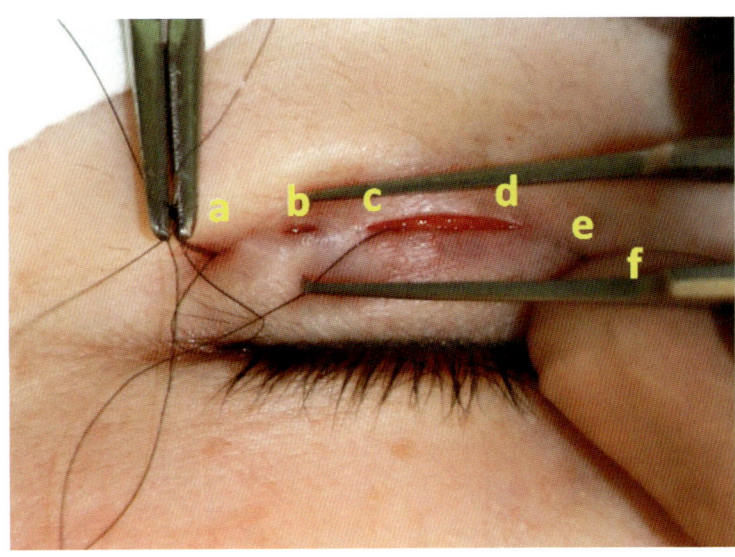

图 X4-4-3-1-19 第10针：完成第9针缝合后，自 a 点进针，缝针走行于皮肤与眼轮匝肌之间，从 b 点出针

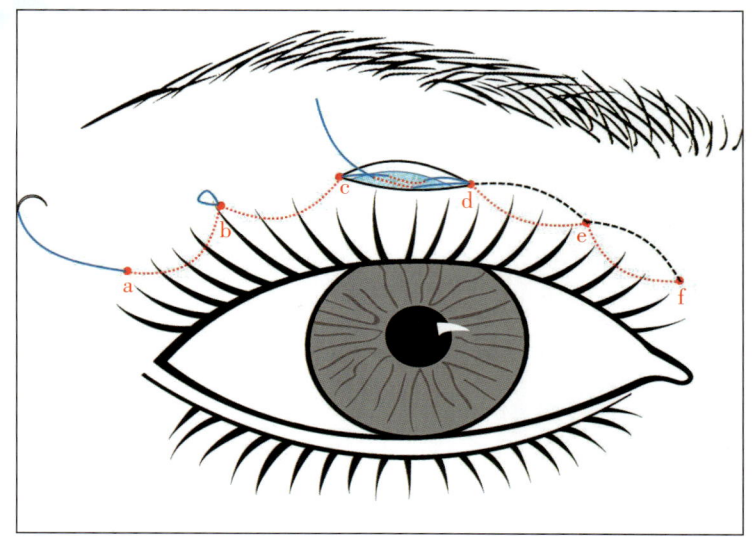

图 X4-4-3-1-20 手术示意图（4）

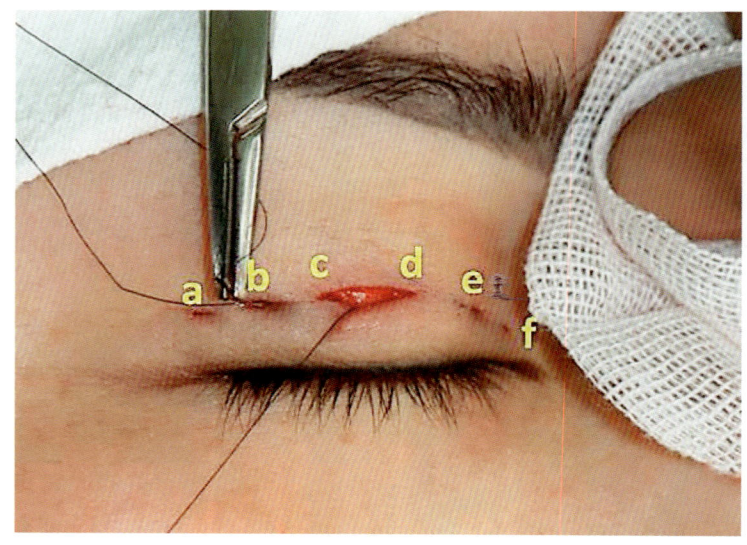

图 X4-4-3-1-21 第 11 针：同第 10 针方法完成 b~c 点的缝合，缝线的首尾两端于 c 点汇合

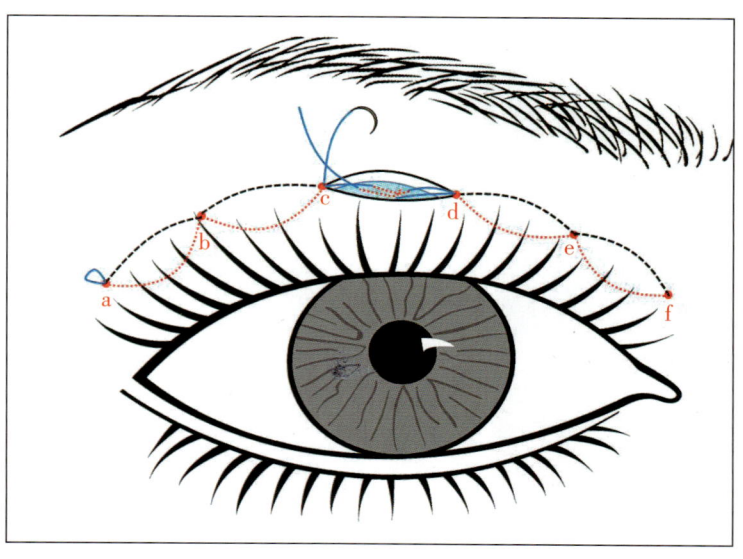

图 X4-4-3-1-22 手术示意图（5）

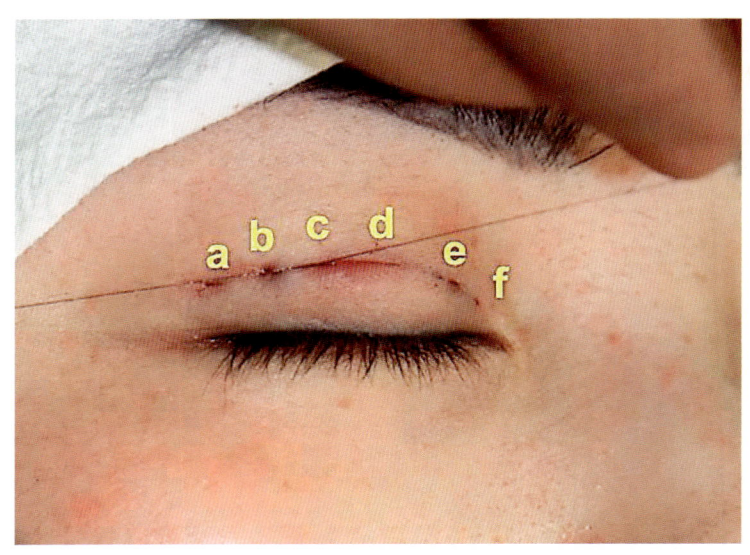

图 X4-4-3-1-23 完成连续缝合后,缝线首尾在中央切口内打结

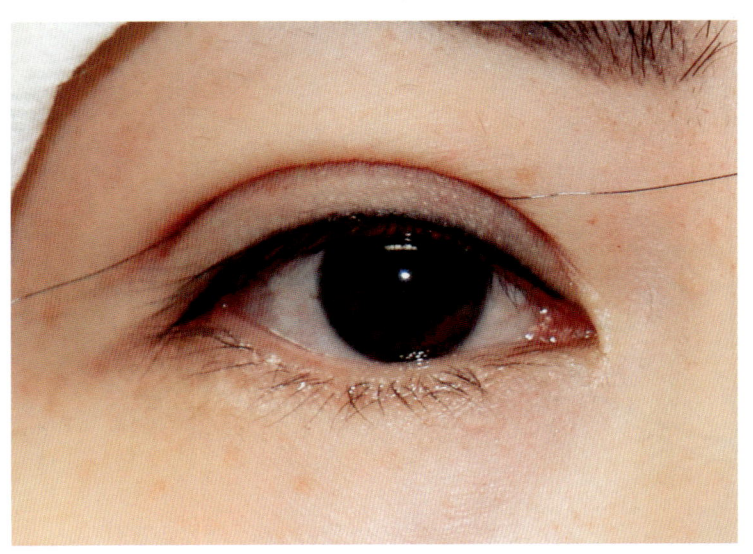

图 X4-4-3-1-24 嘱受术者睁眼,调整线结张力至重睑线达满意弧度,打外科结后剪除缝线,保留 1mm 尾线

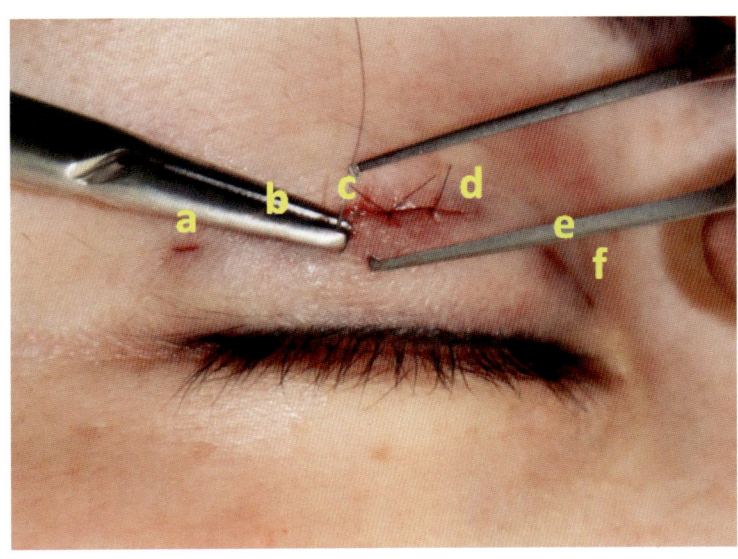

图 X4-4-3-1-25 以 7-0 尼龙线间断缝合中央切口

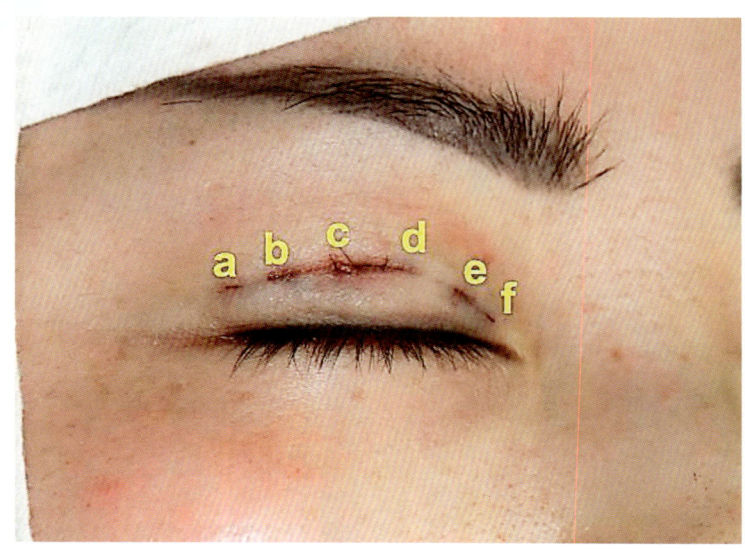

图 X4-4-3-1-26 完成切口缝合

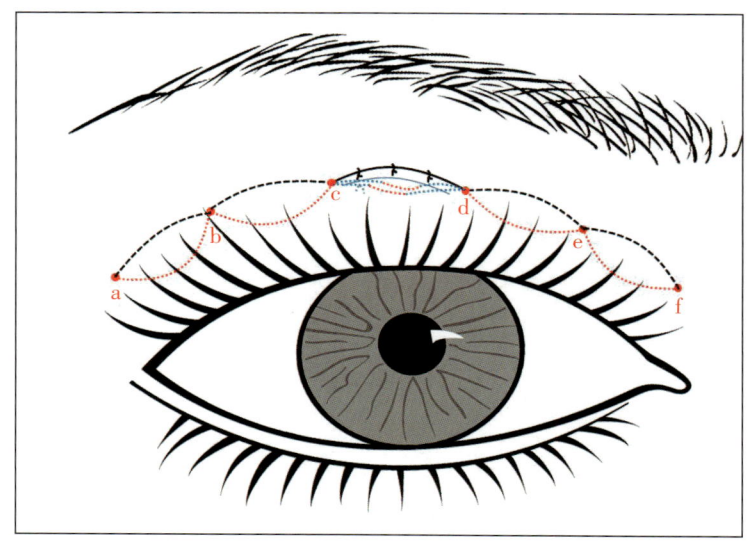

图 X4-4-3-1-27 手术示意图（6）

（二）典型病例（Typical cases，图 X4-4-3-2-1～图 X4-4-3-2-14）

1. 病例 1

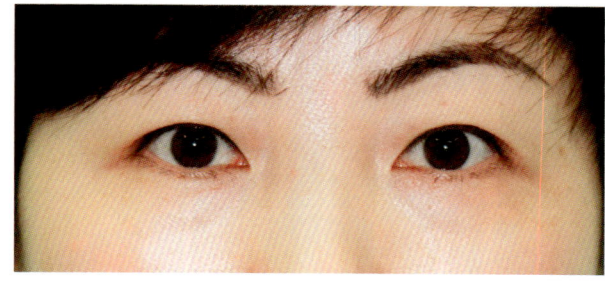

图 X4-4-3-2-1 双侧单睑，术前睁眼状态

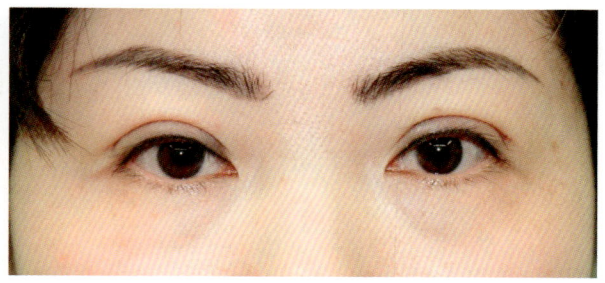

图 X4-4-3-2-2 单小切口结合埋线法重睑成形术后即刻睁眼状态

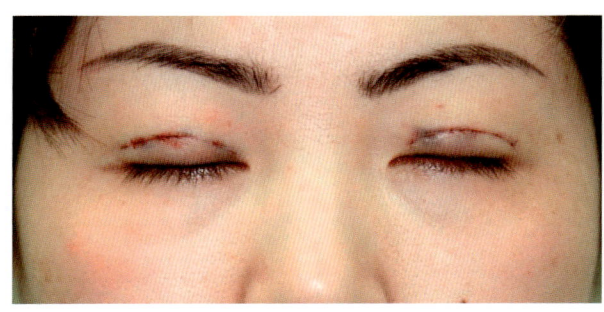
图X4-4-3-2-3 单小切口结合埋线法重睑成形术后即刻闭眼状态

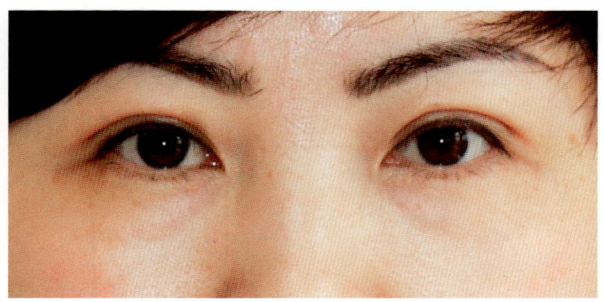
图X4-4-3-2-4 术后3个月睁眼状态

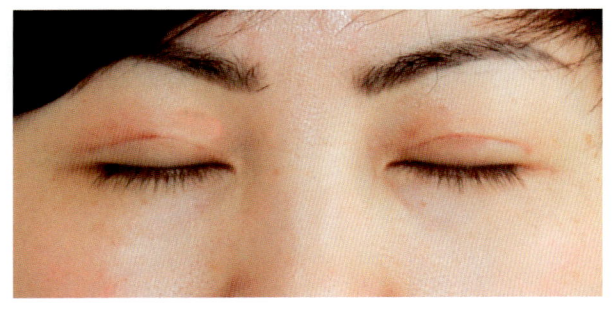
图X4-4-3-2-5 术后3个月闭眼状态

2. 病例2

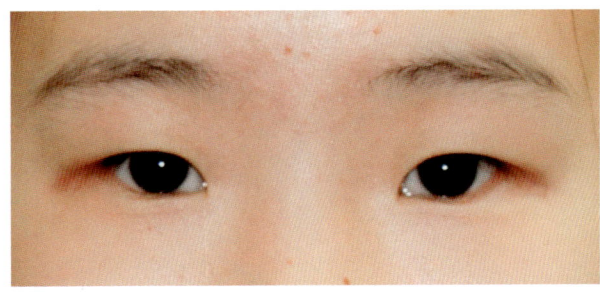
图X4-4-3-2-6 双侧单睑伴内眦赘皮，术前睁眼状态

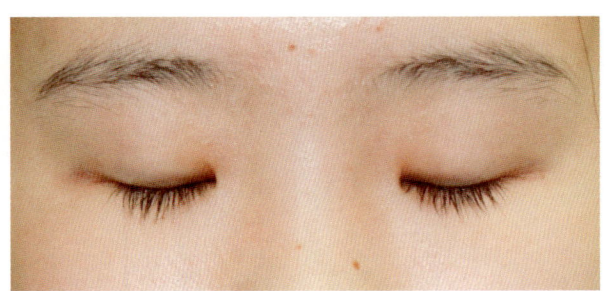
图X4-4-3-2-7 术前闭眼状态

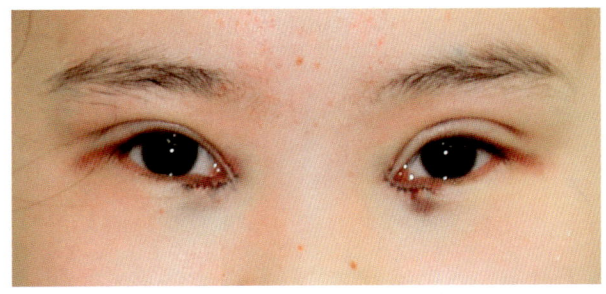
图X4-4-3-2-8 局麻下行双侧内眦赘皮矫正术＋单小切口结合埋线法重睑成形，术毕即刻睁眼状态

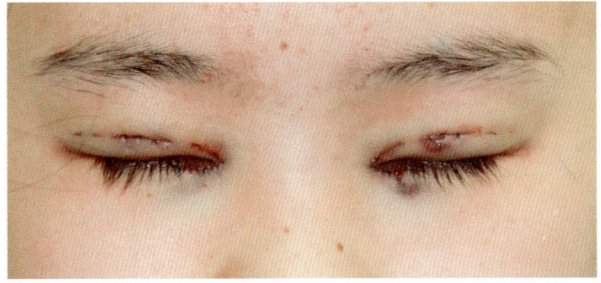
图X4-4-3-2-9 术毕即刻闭眼状态

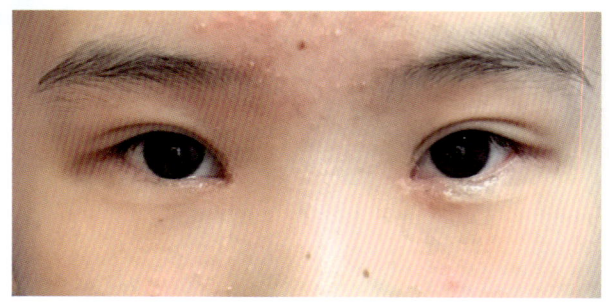

图 X4-4-3-2-10　术后 3 个月睁眼状态

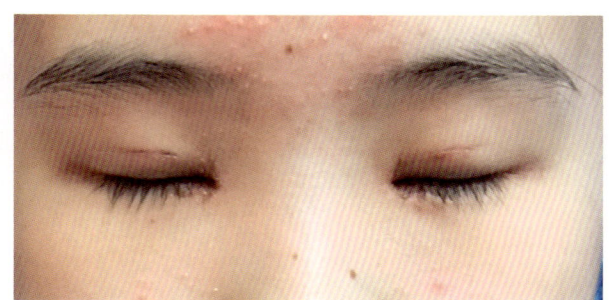

图 X4-4-3-2-11　术后 3 个月闭眼状态

3. 病例 3

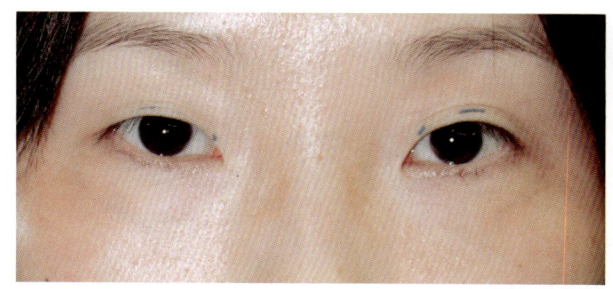

图 X4-4-3-2-12　双侧单睑，术前睁眼状态

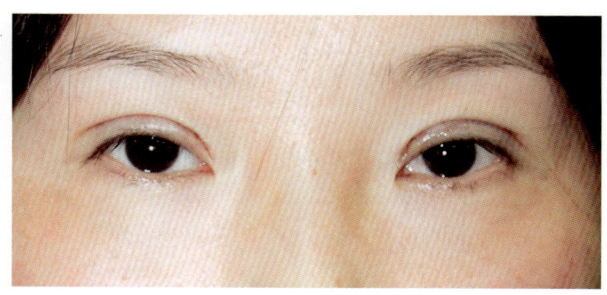

图 X4-4-3-2-13　局麻下行单小切口结合埋线法重睑成形术后即刻，睁眼状态

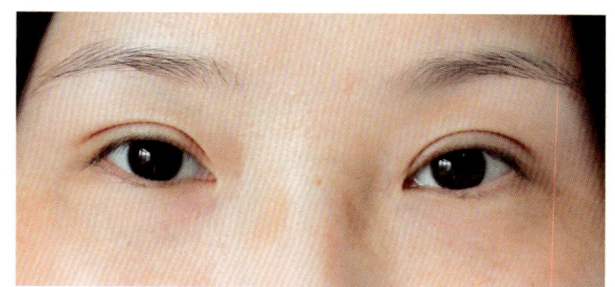

图 X4-4-3-2-14　术后 6 个月睁眼状态

四、经睑缘切口重睑成形术（Marginal incision double eyelid blepharoplasty, 图 X4-4-4-1-1～图 X4-4-4-2-20）

经睑缘切口重睑成形术是从经睑缘切口上睑成形术演变而来的一种术式，可在术中去除上睑松弛的皮肤和过多的眶脂肪，因此该术式也同样适用于绝大多数的重睑求美者。优点是切口隐蔽于睑缘（不明显或可通过文眼线掩盖）、在重睑线的位置不遗留手术瘢痕、恢复快；缺点是手术操作步骤较烦琐，对重睑线的设计和定位相对较困难（尤其是在需要去除上睑松弛皮肤时），初学者掌握较困难。

(一) 手术步骤 (Operative steps, 图 X4-4-4-1-1～图 X4-4-4-1-9)

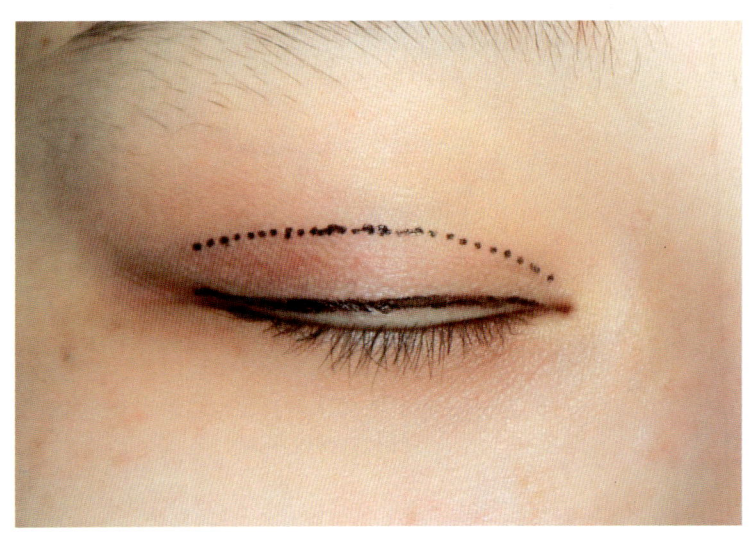

图 X4-4-4-1-1 术前标记重睑线、睑缘切口及拟切除的皮肤

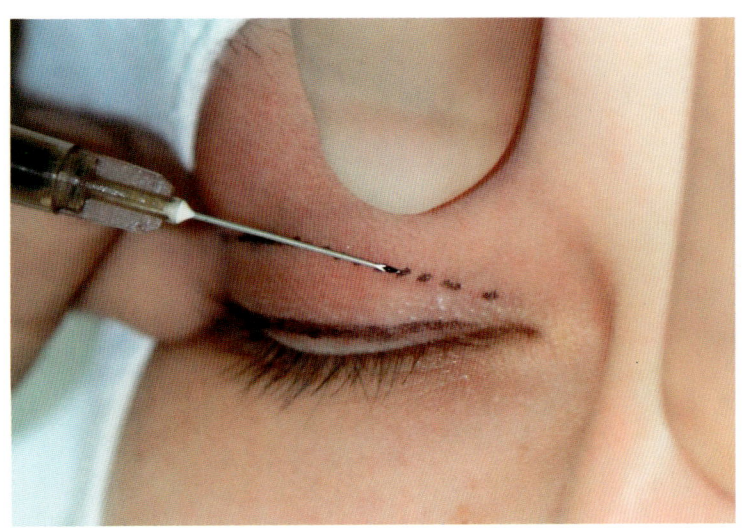

图 X4-4-4-1-2 皮肤以利多卡因软膏表面麻醉，起效后以含亚甲蓝的1ml注射器针头沿重睑线穿刺皮肤作真皮及皮下的定位标记

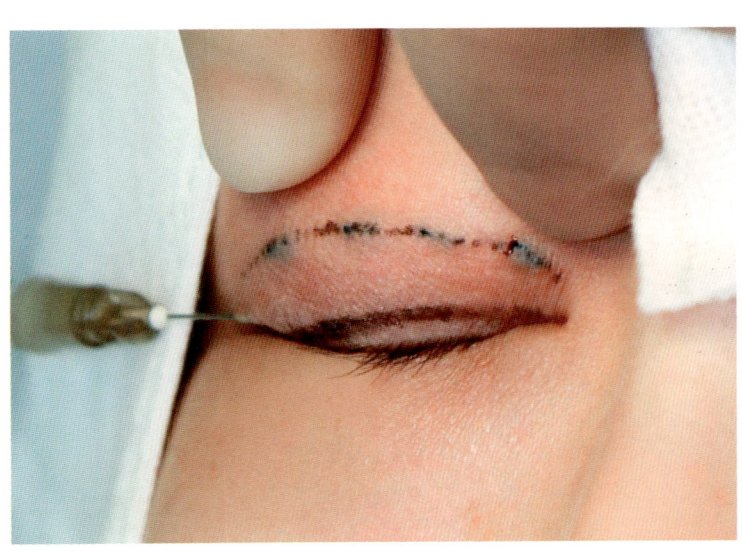

图 X4-4-4-1-3 以2%利多卡因作重睑线以下皮肤与眼轮匝肌之间的浸润麻醉

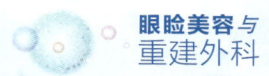

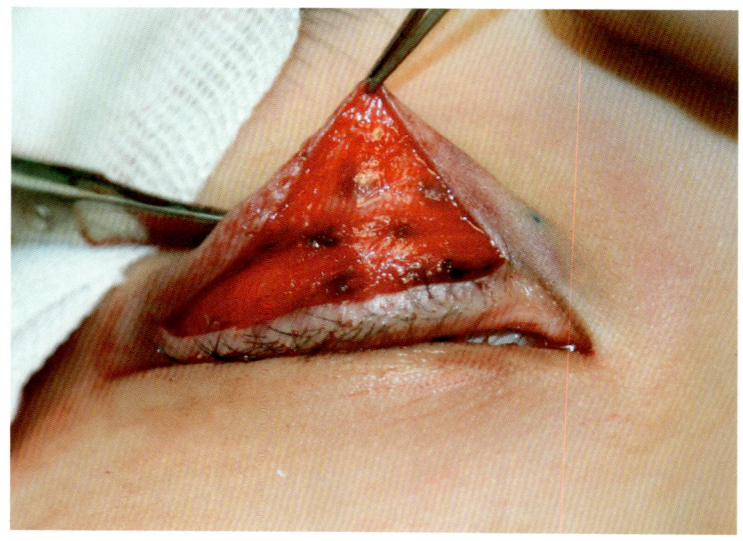

图 X4-4-4-1-4　沿睑缘切口线切开皮肤，在皮下与眼轮匝肌之间分离至亚甲蓝标记的重睑线高度

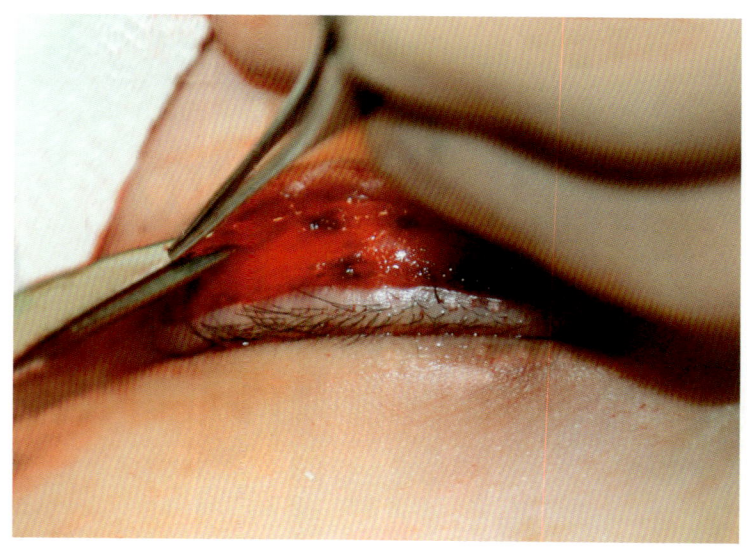

图 X4-4-4-1-5　在重睑线对应位置去除一条宽约 2mm 的眼轮匝肌，必要时可通过此眼轮匝肌间隙去除多余的眶脂肪

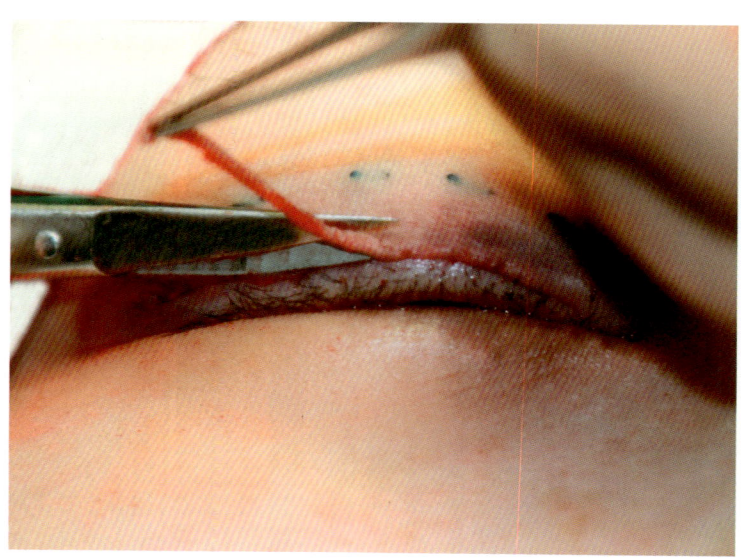

图 X4-4-4-1-6　铺平皮肤，并去除过多的部分

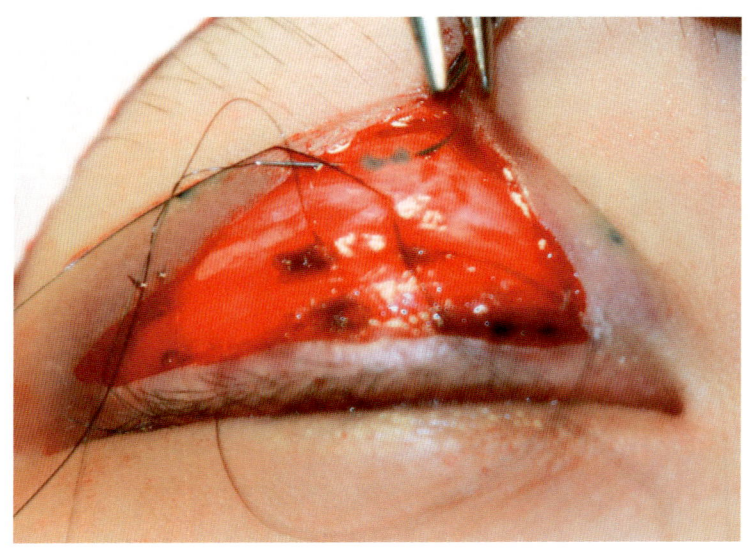

图 X4-4-4-1-7　以 6-0 尼龙线缝合睑板前筋膜与亚甲蓝标记的重睑线对应的真皮及皮下组织，通常缝合 4~5 个点，缝合完成后以 7-0 尼龙线作睑缘切口间断缝合

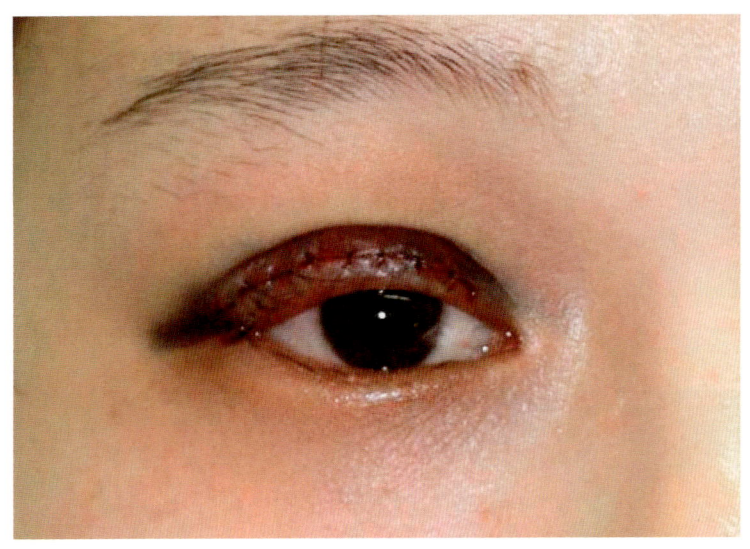

图 X4-4-4-1-8　术毕即刻睁眼状态

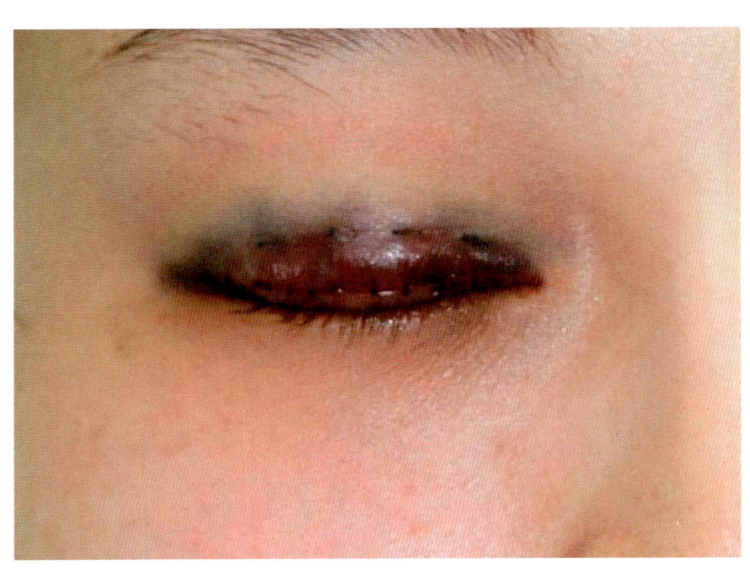

图 X4-4-4-1-9　术毕即刻闭眼状态，同法完成另一眼手术

(二)典型病例(Typical cases,图 X4-4-4-2-1~图 X4-4-4-2-20)

1. 病例 1

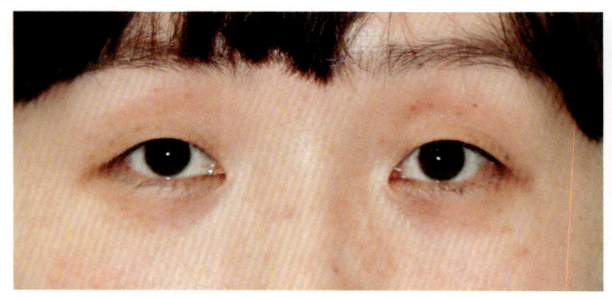

图 X4-4-4-2-1 双侧单睑,术前正位睁眼状态

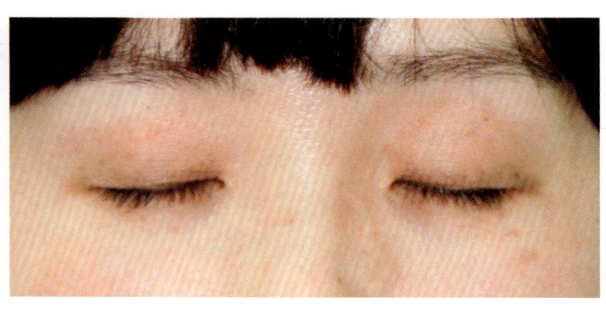

图 X4-4-4-2-2 术前正位闭眼状态

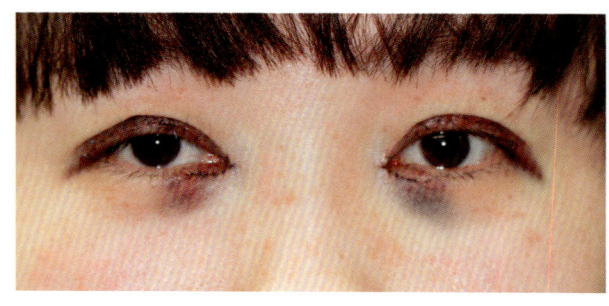

图 X4-4-4-2-3 局麻下行经睑缘切口重睑成形术+内眦赘皮矫正术,术毕即刻睁眼状态

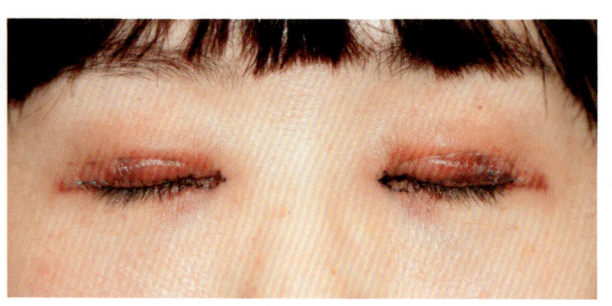

图 X4-4-4-2-4 术毕即刻闭眼状态

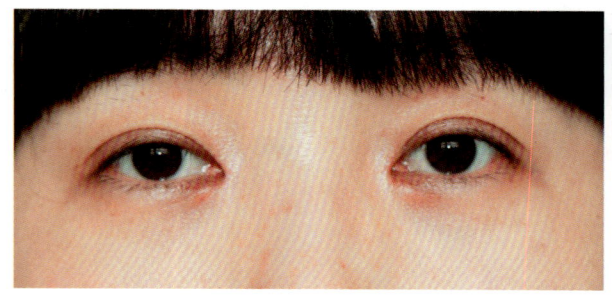

图 X4-4-4-2-5 术后 3 个月睁眼状态

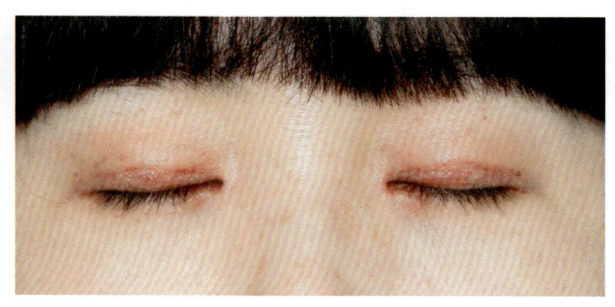

图 X4-4-4-2-6 术后 3 个月闭眼状态

2. 病例 2

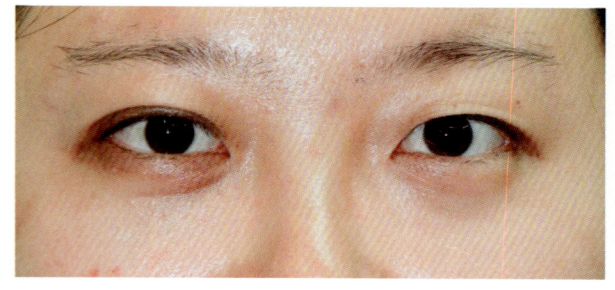

图 X4-4-4-2-7 右侧重睑过窄,左侧单睑,术前睁眼状态

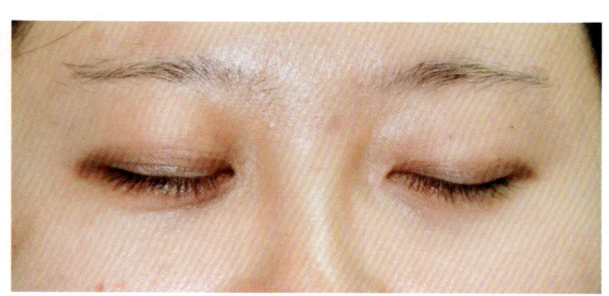

图 X4-4-4-2-8 术前闭眼状态

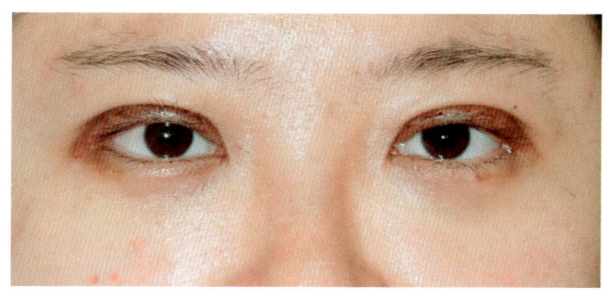

图 X4-4-4-2-9　局麻下行经睑缘切口重睑成形术，术后1周睁眼状态

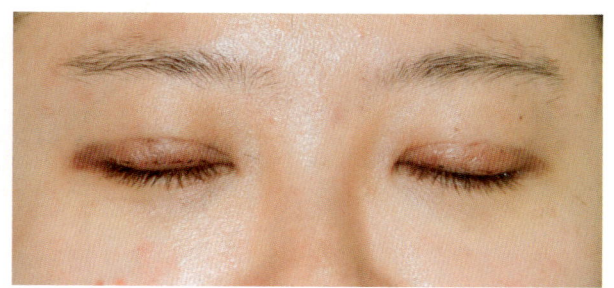

图 X4-4-4-2-10　术后1周闭眼状态

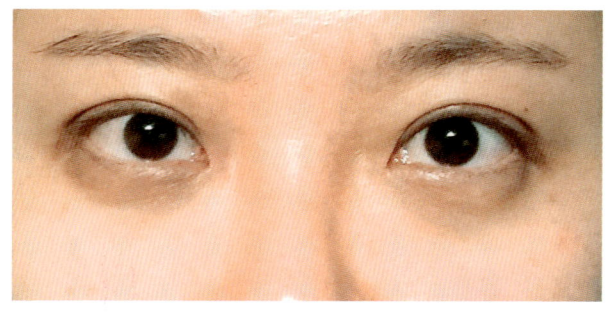

图 X4-4-4-2-11　术后3个月睁眼状态

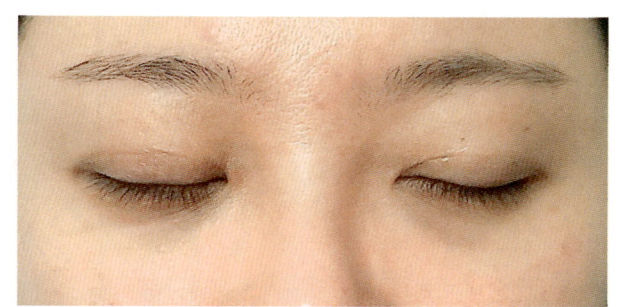

图 X4-4-4-2-12　术后3个月闭眼状态

3. 病例3

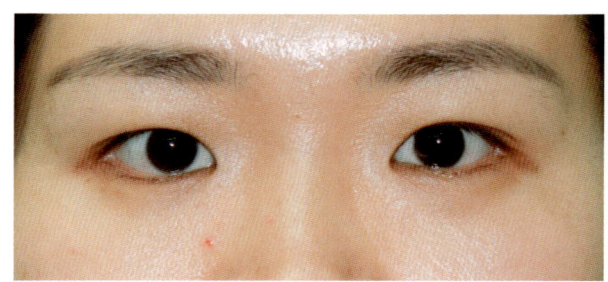

图 X4-4-4-2-13　双侧单睑，术前睁眼状态

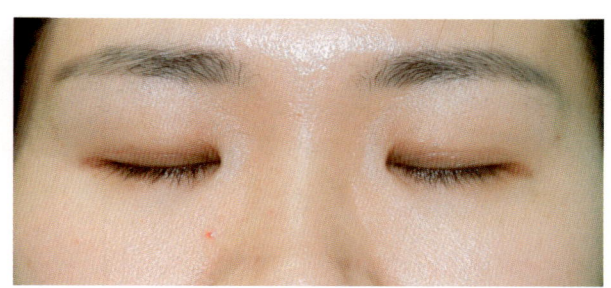

图 X4-4-4-2-14　术前闭眼状态

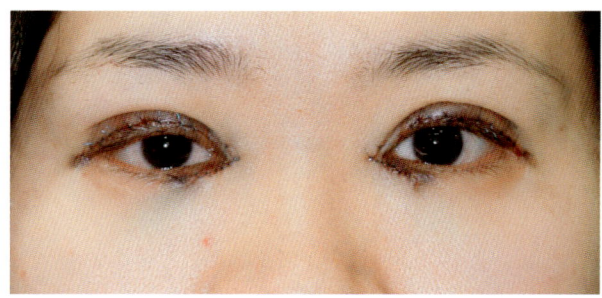

图 X4-4-4-2-15　局麻下行经睑缘切口重睑成形术＋内眦赘皮矫正术，术毕即刻睁眼状态

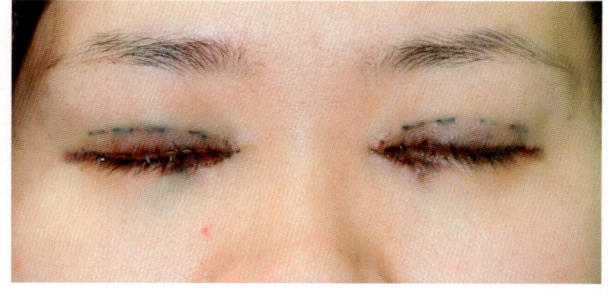

图 X4-4-4-2-16　术毕即刻闭眼状态

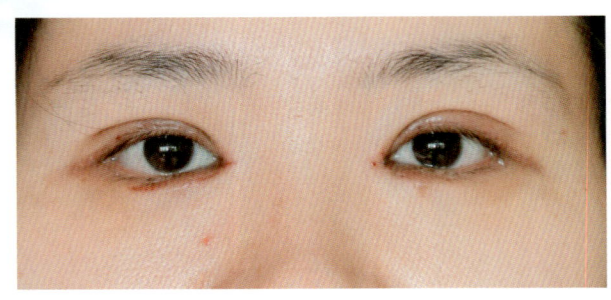

图 X4-4-4-2-17　术后 1 周睁眼状态

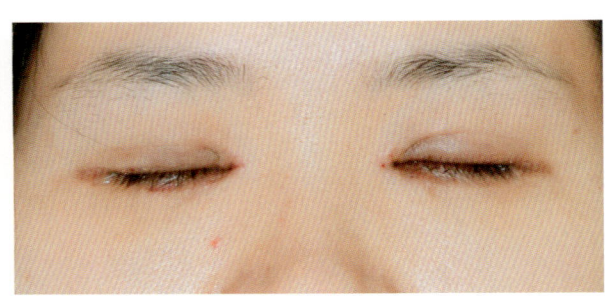

图 X4-4-4-2-18　术后 1 周闭眼状态

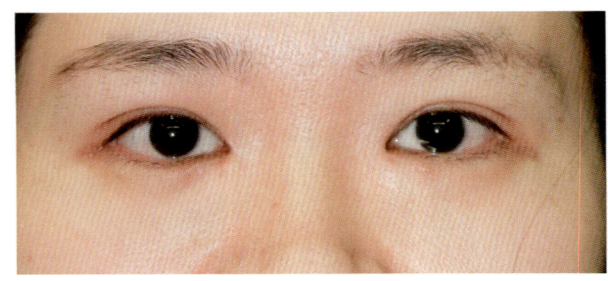

图 X4-4-4-2-19　术后 6 个月睁眼状态

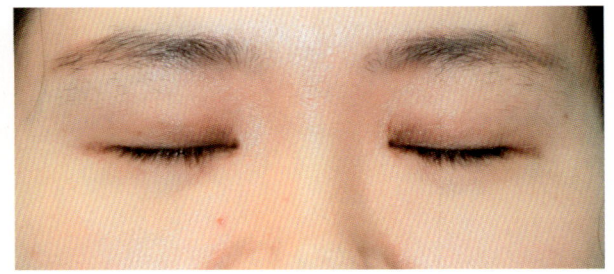

图 X4-4-4-2-20　术后 6 个月闭眼状态

（杨超　邢新　李丹　方硕）

参考文献

［1］Maruo M. Plastic construction of a "double eyelid"［J］. Jpn Rev Clin Ophthalmol, 1929, 24: 393-406.

［2］Mutou Y, Mutou H. Intradermal double eyelid operation and its follow-up results［J］. Br J Plast Surg, 1972, 25(3): 285-291.

［3］Liao W C, Tung T C, Tsai T R, et al. Celebrity arcade suture blepharoplasty for double eyelid［J］. Aesth Plast Surg, 2005, 29(6): 540-545.

［4］Fan J, Low D W. A two-way continuous buried-suture approach to the creation of the long-lasting double eyelid: surgical technique and long-term follow-up in 51 patients［J］. Aesth Plast Surg, 2009, 33(3): 421-425.

［5］Wong J K, Zhou X L, Ai Y F, et al. A simple, minimally invasive method for creation of the superior palpebral fold in Asians with the modified continuous buried tarsal stitch: a joint assessment from Toronto, Ontario, Canada, and Chengdu, China［J］. Arch Fac Plast Surg, 2010, 12(4): 269-273.

［6］Li L Q, Ni B T, Pan S S, et al. Creating natural double eyelids with continuous buried suture and mini-incision technique using subcutaneous absorbable suture for patients with puffy eyelids［J］. JAMA Fac Plast Surg, 2014, 16(3): 188-192.

［7］郝平，张辉，尚燕，等.睑缘切口内固定法重睑成形术6例［J］.中华医学美学美容杂志，2001，7(5)：275.

［8］Yang S Y. Oriental double eyelid: a limited-incision technique［J］. Ann Plast Surg, 2001, 46(4): 364-368.

［9］Chung W C, Kim Y O, Kim Y S, et al. Refinement of double eyelidplasty in Asian patients: attachment of the septoaponeurotic union to the pretarsal dermis［J］. Aesthet Surg J, 2002, 22(2): 154-161.

［10］Lee Y J, Baek R M, Chung W J. Nonincisional blepharoplasty using the debulking method［J］. Aesth Plast Surg, 2003, 27(6): 434-437.

［11］Cho B C, Byun J S. New technique combined with suture and incision method for creating a more physiologically natural double-eyelid［J］. Plast Reconstr Surg, 2010, 125(1): 324-331.

［12］Choi Y, Eo S. A new crease fixation technique for double eyelidplasty using mini-flaps derived from pretarsal levator tissues[J]. Plast Reconstr Surg, 2010, 126(3): 1048-1057.

[13] Bi Y L, Zhou Q, Hu X S, et al. Small-incision orbicularis-levator fixation technique: a modified double-eyelid blepharoplasty for treating trichiasis in young Asian patients[J]. J Plast Reconstr Aesth Surg, 2011, 64(9): 1138-1144.

[14] Zhang M Y, Yang H, Ding S L, et al. Construction of a double eyelid: an uncut strip of orbicularis removed through three mini-incisions[J]. Aesth Plast Surg, 2013, 37(1): 22-28.

[15] Zubiri J S. Subdermal placement of sutures in double eyelid surgery[J]. Aesth Surg J, 2013, 33(5): 722-732.

[16] 徐斌, 曹思佳, 朱洙玉, 等. 上睑皮肤松弛患者的睑缘切口重睑术[J]. 中国美容医学, 2013, 22(1): 5-7.

[17] Wu L W, Ye Z R, Xu Y, et al. Orbicularis-levator-tarsus composite suture technique in double-eyelid operation[J]. J Plast Reconstr Aesthet Surg, 2015, 68(8): 1079-1084.

第五章

内眦赘皮矫正术

Epicanthoplasty

第一节 · 原发性内眦赘皮的解剖学基础与分型
Anatomical basis and types of congenital epicanthal fold

内眦赘皮（Epicanthal fold）可分为原发性和继发性两大类。原发性内眦赘皮是指在内眦角前方自上而下或自下而上呈蹼状的皮肤皱襞，在睁眼时可以遮盖泪阜的一部分或全部。各个种族的人在胚胎发育期3～6个月时都有内眦赘皮的存在。白人的内眦赘皮往往在出生前消失；蒙古人的内眦赘皮往往持续存在，是一种典型的种族特征，因而内眦赘皮也曾被称为"蒙古皱襞"。内眦赘皮多与单睑并存，使眼睛显得内眦部圆钝、睑裂短、内眦间距增大。内眦赘皮严重者可遮挡部分视线，也可造成假性内斜视。内眦赘皮还可合并上睑下垂、倒睫、小睑裂、眉部畸形等体征。婴幼儿时期存在的内眦赘皮，随着年龄增大和鼻部发育可逐渐减轻，至10岁左右趋于稳定。继发性内眦赘皮多由外伤、烧伤或感染等因素形成的局部瘢痕挛缩牵拉所致，多为单侧，常伴有邻近组织的损伤。本章主要讲述的是原发性内眦赘皮，简称"内眦赘皮"。

一、解剖学基础（Anatomical basis）

早期研究认为，内眦赘皮是由于颅骨和鼻骨发育不良或鼻背皮肤过度发育导致内眦部皮肤过多所引起，因此出现了一些单纯切除内眦部过多皮肤的术式，但效果往往不佳且复发率高。1989年，Jordan等提出内眦赘皮的形成与其下方的眼轮匝肌和纤维脂肪组织肥厚以及由此产生的内眦部皮肤张力异常有关。更进一步的一系列解剖研究表明，内眦赘皮的形态与其下方眼轮匝肌纤维的分布及走行方向一致，浅层眼轮匝肌在内眦部的交错与增厚以及内眦韧带浅支与皮肤及眼轮匝肌的纤维连接是内眦赘皮形成的主要原因。

二、分型（Types）

临床上根据内眦赘皮的起止部位及走行方向，可分为四型（1952年，Duke-Elder分型）：①眉型内眦赘皮（Epicanthus supraciliaris）。起自眉弓内侧，止于泪囊部（图X5-1-1）。②睑型内眦赘皮（Epicanthus palpebralis）。起自上睑板内侧经内眦，止于下睑（图X5-1-2）。③睑板型内眦赘皮（Epicanthus tarsalis）。起自上睑板，止于内眦部（图X5-1-3）。④逆向型内眦赘皮（Epicanthus inversus）。起自下睑，经内眦向眉部延伸，通常止于上睑板内侧（图X5-1-4）。眉型内眦赘皮较为少见，逆向型内眦赘皮常合并小睑裂和上睑下垂。其他分型方法详见上篇第三章"先天性内眦赘皮矫正术历史回顾"。

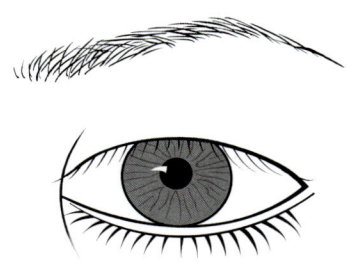

图 X5-1-1　眉型内眦赘皮示意图

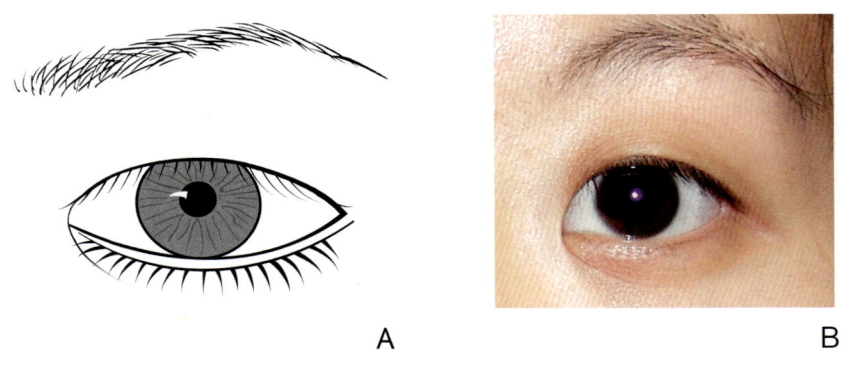

图 X5-1-2　睑型内眦赘皮
A. 示意图；B. 案例

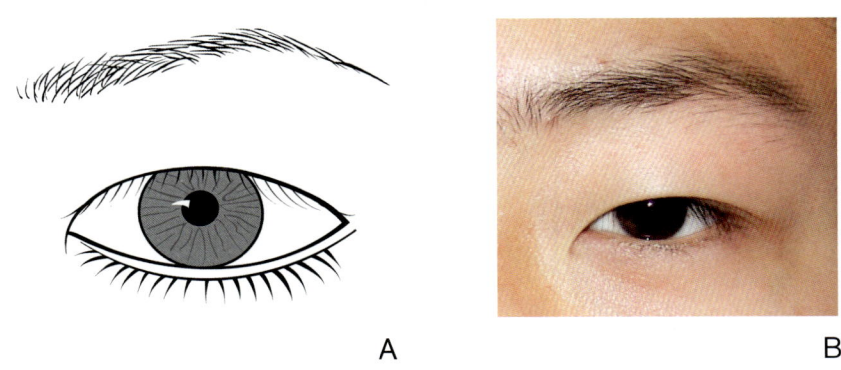

图 X5-1-3　睑板型内眦赘皮
A. 示意图；B. 案例

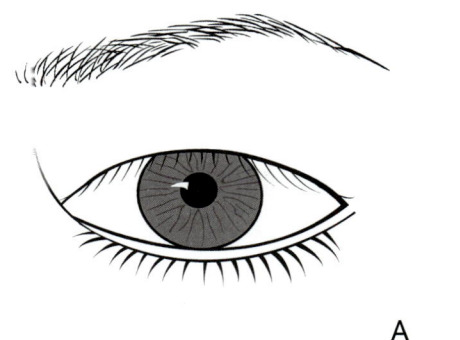

图 X5-1-4 逆向型内眦赘皮
A. 示意图；B. 案例

（邢新　杨超）

第二节 · 内眦赘皮矫正的常用术式
Common procedures of epicanthoplasty

手术是矫正内眦赘皮最直接有效的方法。由于内眦赘皮的存在会直接影响重睑的自然形态，因此一些本身已有重睑的求美者会希望通过矫正内眦赘皮来改变重睑的外观，而单睑合并内眦赘皮的求美者多会同时接受内眦赘皮矫正术和重睑成形术。关于内眦赘皮矫正术式的演变详见上篇第三章"先天性内眦赘皮矫正术历史回顾"，下文主要介绍其中几种较为常用的内眦赘皮矫正术。

一、Z-成形法内眦赘皮矫正术（Z-plasty for correction of epicanthal fold，图 X5-2-1-1-1～图 X5-2-1-2-16）

（一）手术步骤（Operative steps，图 X5-2-1-1-1～图 X5-2-1-1-5）

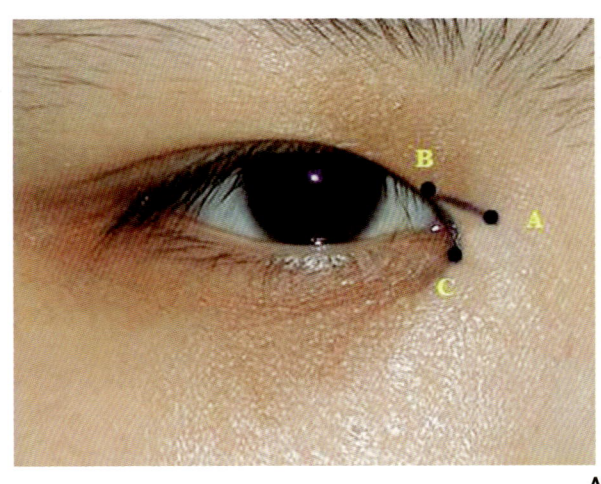 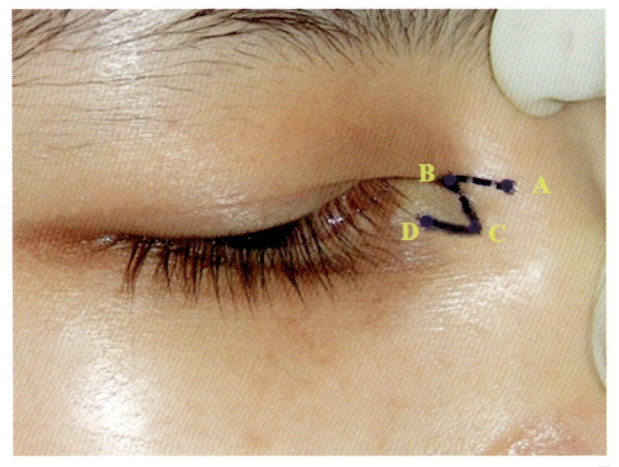

图 X5-2-1-1-1　在内眦部标记"Z"形切口线
A 点为预期的新内眦点；B 点是上睑内眦赘皮的起点；C 点为内眦赘皮与下睑皮肤的融合处，即赘皮的终点；D 点位于泪湖最内侧点下方 1～2mm，通常 $AB=BC=CD$，$\angle ABC \approx \angle BCD$

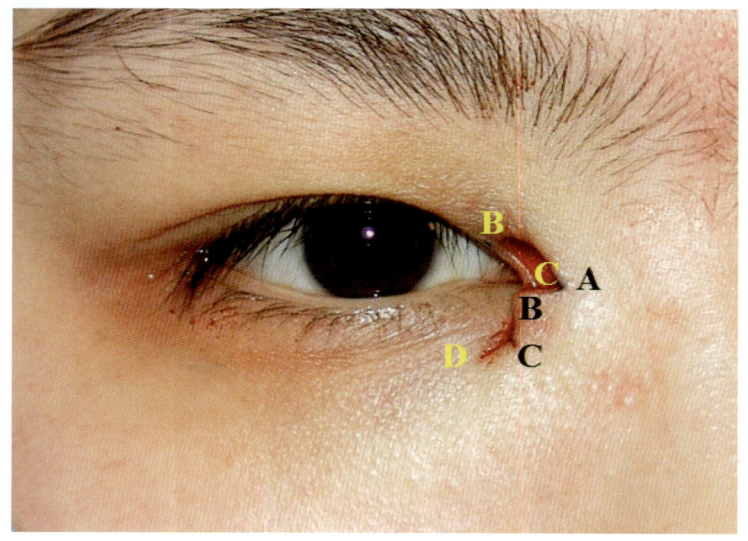

图 X5-2-1-1-2 局部浸润麻醉后，沿标记切口先切开 AB、BC、CD 切口线，松解切口下方及内眦韧带周围的眼轮匝肌，形成 ABC、BCD 皮瓣（含皮瓣下方的眼轮匝肌）

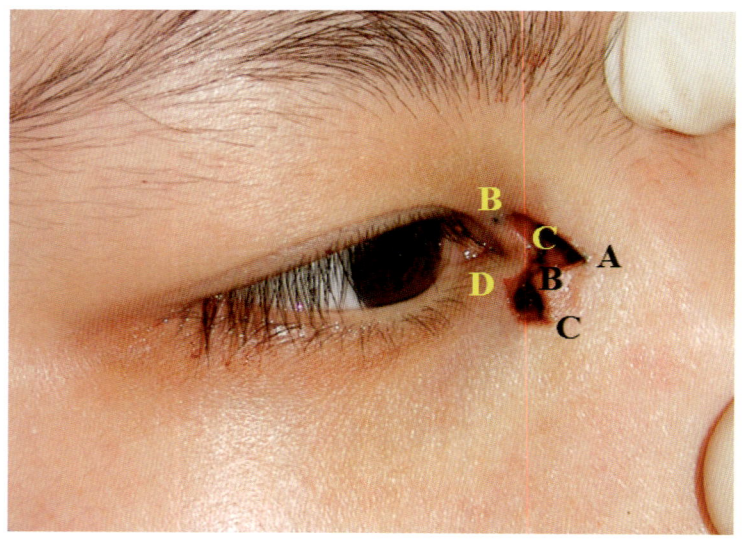

图 X5-2-1-1-3 将内眦皮肤向鼻侧牵拉，ABC、BCD 两皮瓣清晰可见

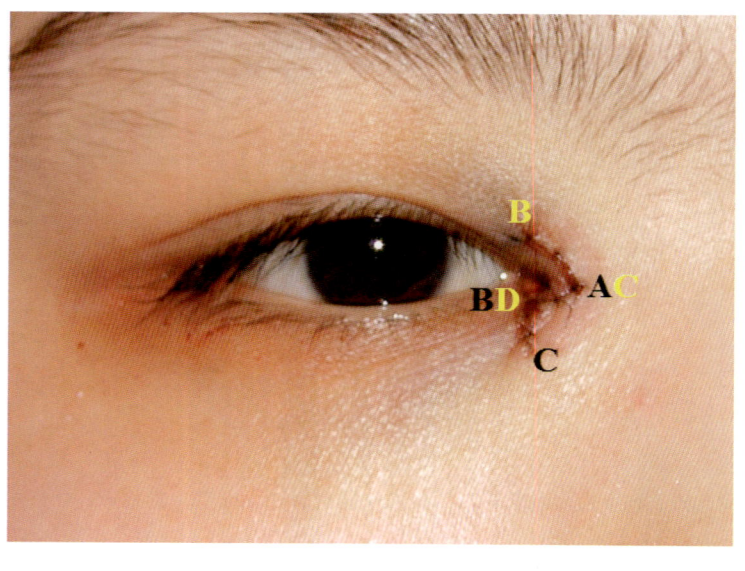

图 X5-2-1-1-4 将 ABC、BCD 两皮瓣易位（必要时可先以 5-0 不可吸收缝线折叠缝合内眦韧带使之缩短），间断缝合切口皮肤，术毕即刻正位睁眼状态

第五章 内眦赘皮矫正术 Epicanthoplasty 下篇

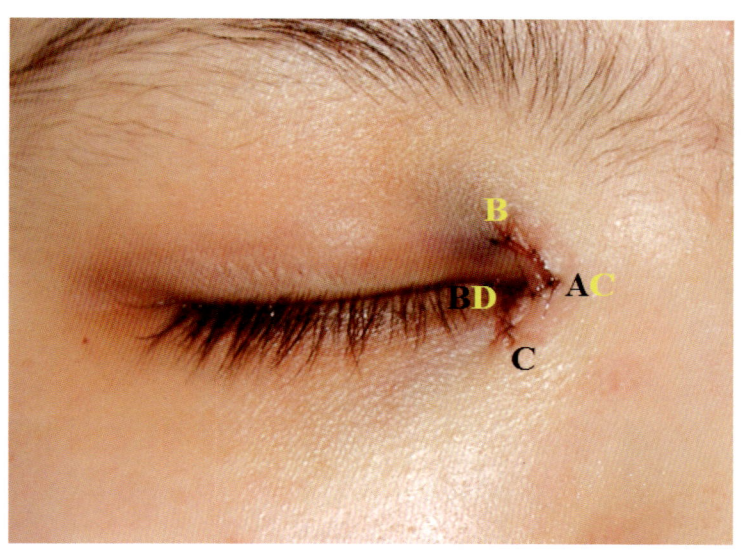

图 X5-2-1-1-5　术毕即刻正位闭眼状态

（二）典型病例（Typical cases，图 X5-2-1-2-1～图 X5-2-1-2-16）

1. 病例 1

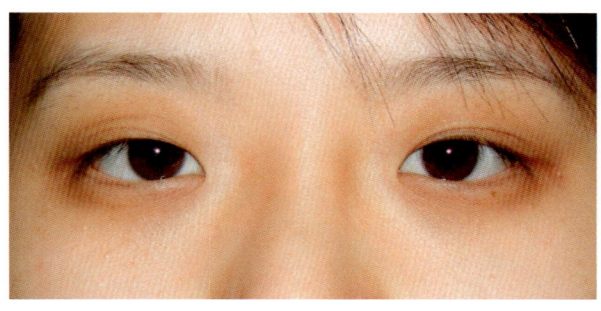

图 X5-2-1-2-1　双侧内眦赘皮合并右侧单睑、左侧重睑过浅，术前正位睁眼状态

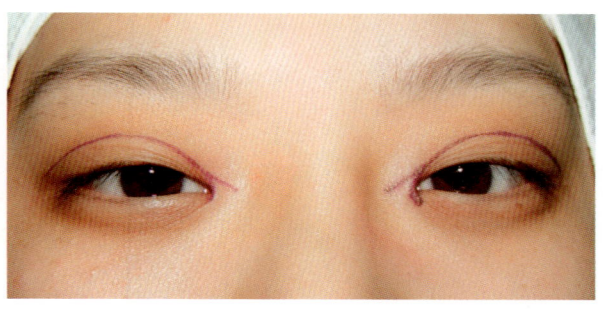

图 X5-2-1-2-2　设计内眦部 Z 成形术和重睑成形术切口

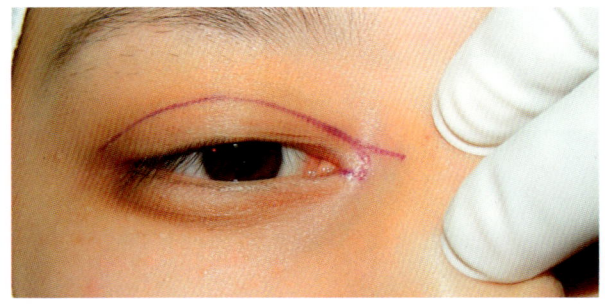

图 X5-2-1-2-3　向鼻侧牵开内眦后的切口形状

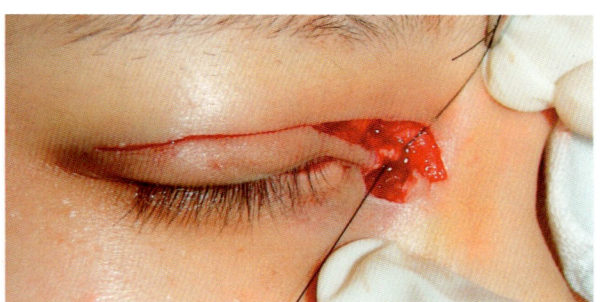

图 X5-2-1-2-4　局麻下施行 Z-成形法内眦赘皮矫正术和重睑成形术，术中用折叠缝合内眦韧带使之缩短

555

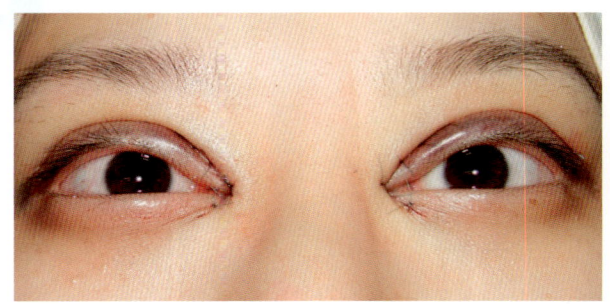

图 X5-2-1-2-5　术毕即刻正位睁眼状态

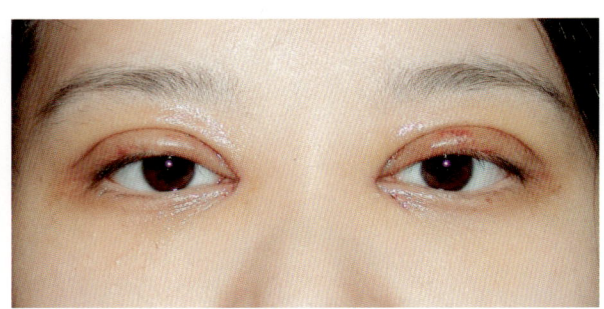

图 X5-2-1-2-6　术后 1 周正位睁眼状态

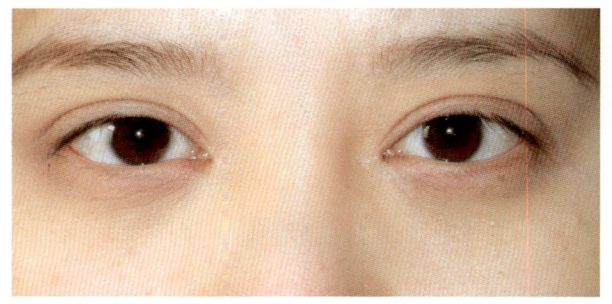

图 X5-2-1-2-7　术后 6 个月正位睁眼状态

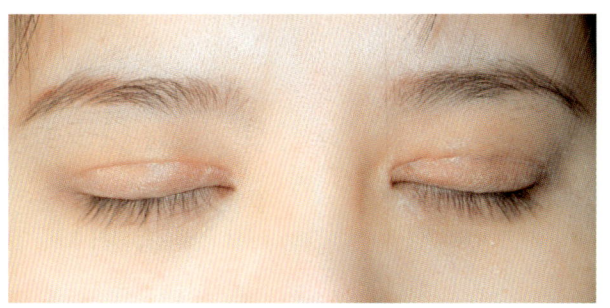

图 X5-2-1-2-8　术后 6 个月正位闭眼状态

2. 病例 2

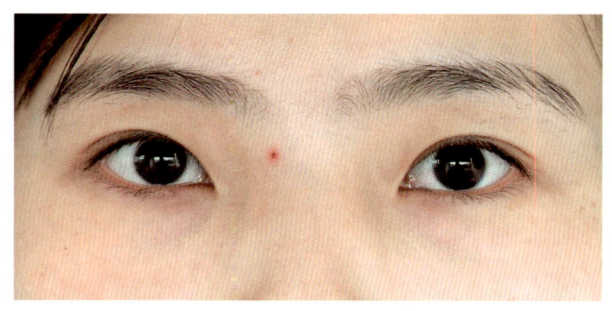

图 X5-2-1-2-9　双侧内眦赘皮合并重睑过窄，术前正位睁眼状态

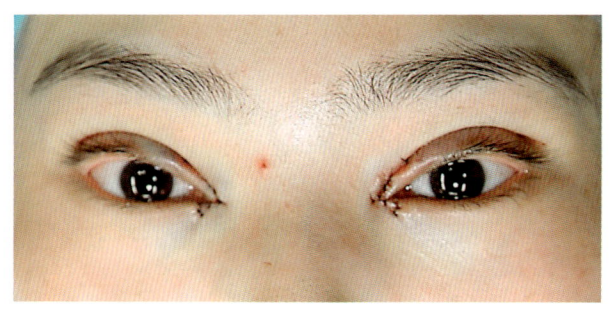

图 X5-2-1-2-10　局麻下行双侧 Z-成形法内眦赘皮矫正术＋传统切开法重睑成形术，术后即刻正位睁眼状态

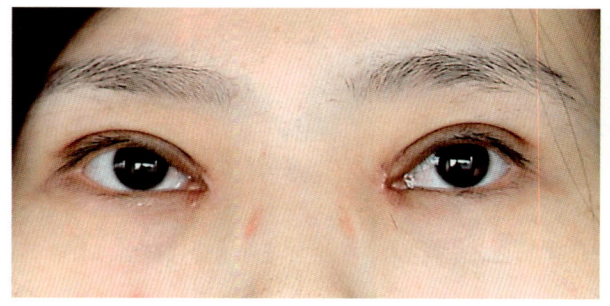

图 X5-2-1-2-11　术后 1 个月正位睁眼状态，可见内眦部瘢痕增生

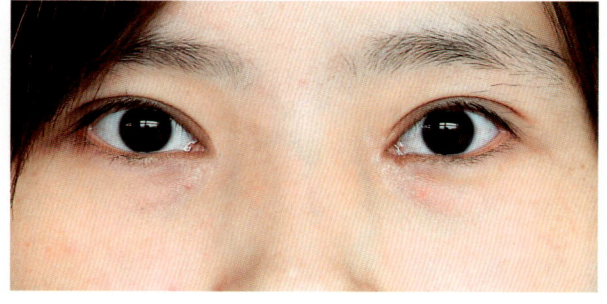

图 X5-2-1-2-12　术后 6 个月正位睁眼状态，内眦部瘢痕明显减轻

3. 病例3

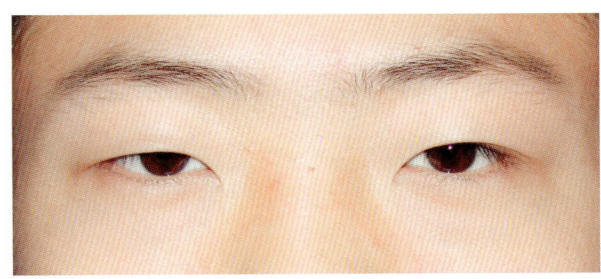

图X5-2-1-2-13　双侧单睑伴内眦赘皮，术前正位睁眼状态

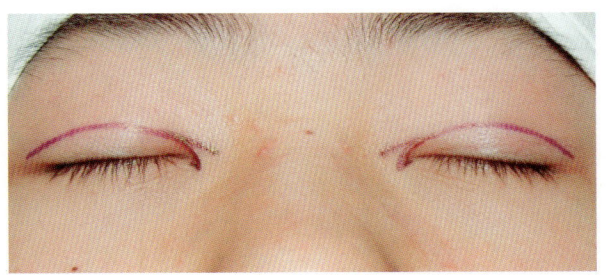

图X5-2-1-2-14　设计Z-成形法内眦赘皮矫正术与重睑成形术切口

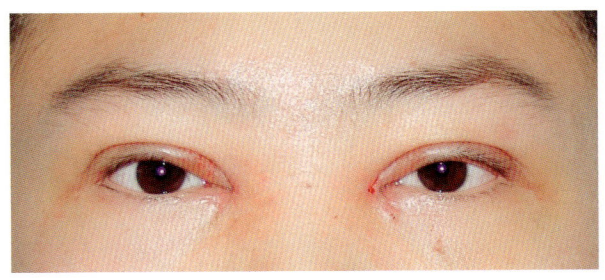

图X5-2-1-2-15　双侧Z-成形法内眦赘皮矫正术＋传统切开法重睑成形术后1周，正位睁眼状态

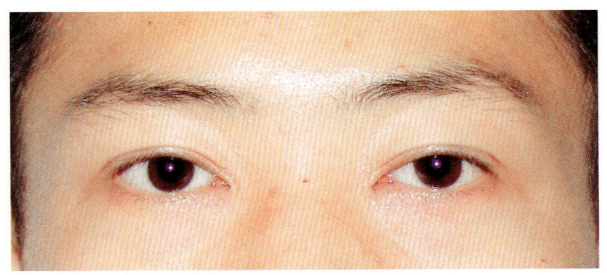

图X5-2-1-2-16　术后1年正位睁眼状态

二、Park Z-成形法内眦赘皮矫正＋重睑成形术（Park Z-epicanthoplasty with double eyelid blepharoplasty，图X5-2-2-1-1～图X5-2-2-2-11）

（一）手术步骤（Operative steps，图X5-2-2-1-1～图X5-2-2-1-7）

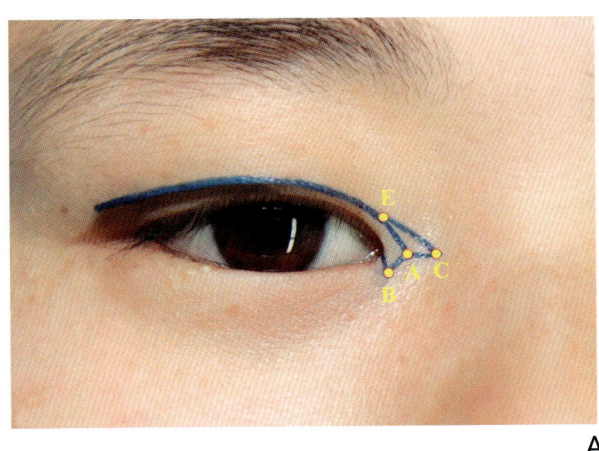
A

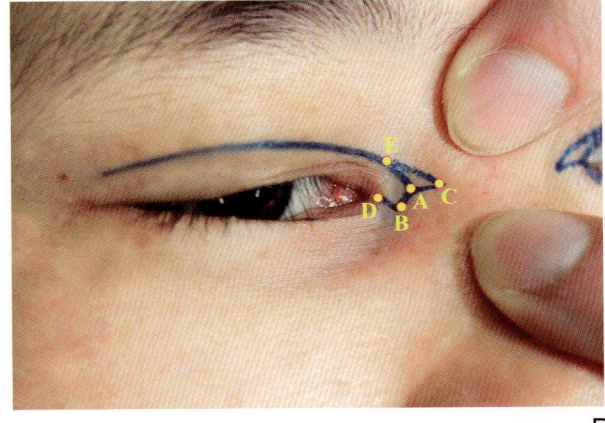
B

图X5-2-2-1-1　标记手术切口（A点是泪湖最内侧点，即D点的体表投影，不牵开皮肤正面观察时，A点与D点是同一个点；B点是内眦赘皮与下睑最内侧皮肤融合的部位，即内眦赘皮的终点；C点是从A点向内侧所画出的水平线段的终点，$AC=BD$；E点是任意一点，由此点向C点画线，可使EC与其余睑板前切口形成连续平滑的切口线，不会在E点中断。连接各点，完成切口设计。注意：BD位于赘皮内侧面，且$BD=AB=AC$）

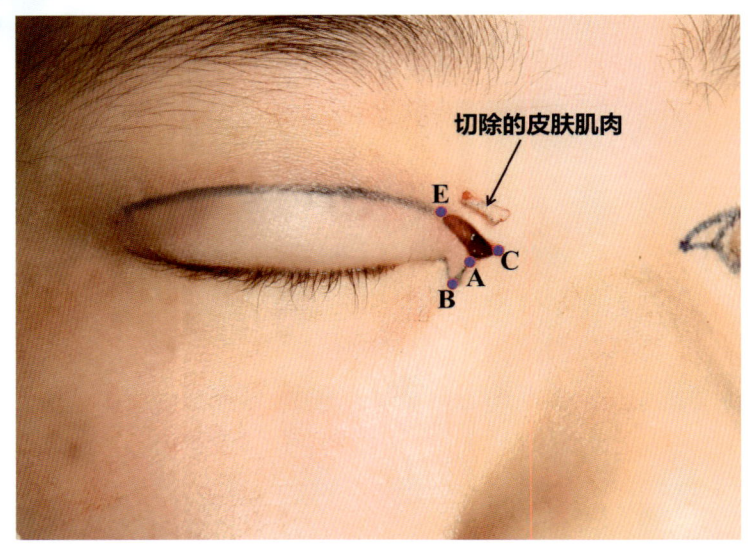

图 X5-2-2-1-2　切除 ACE 范围内的皮肤与眼轮匝肌

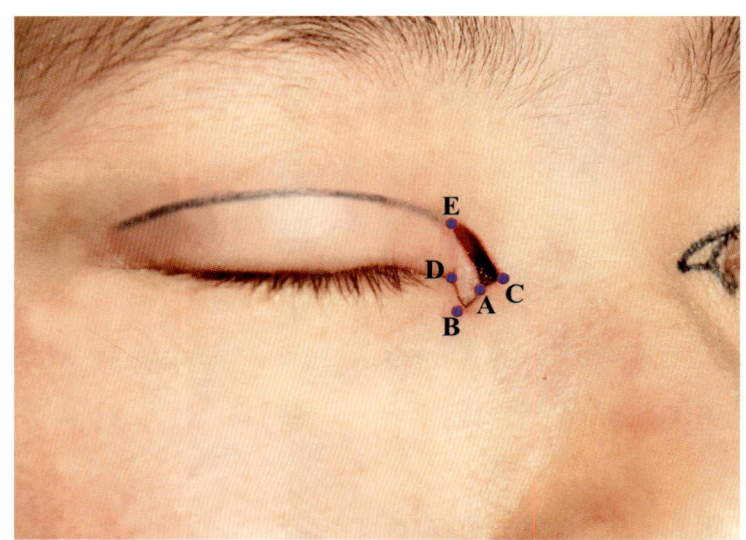

图 X5-2-2-1-3　切开 ABD 皮肤

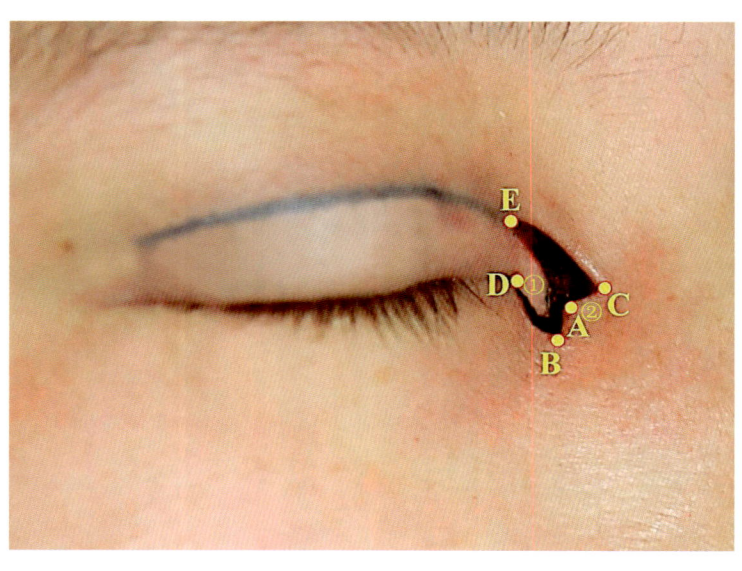

图 X5-2-2-1-4　剥离、形成 EABD 皮瓣（①瓣）和 CAB 皮瓣（②瓣）

第五章 内眦赘皮矫正术 下篇
Epicanthoplasty

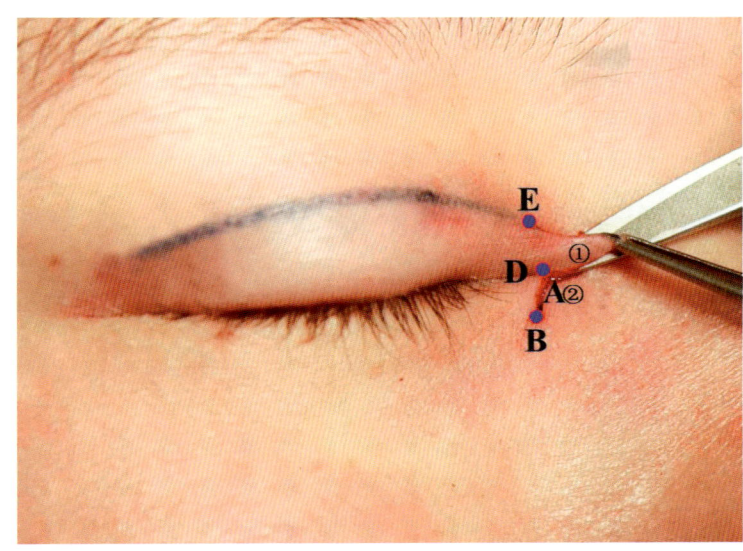

图 X5-2-2-1-5 去除①瓣的眼轮匝肌，使之变薄，将①瓣与②瓣易位，分别转移到 EAC 三角区和 ABD 区

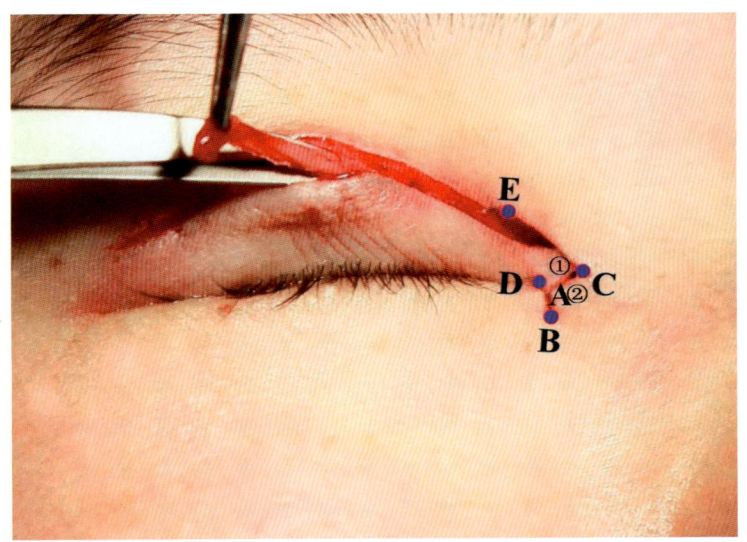

图 X5-2-2-1-6 将②瓣的尖端 A 点缝合到 D 点，①瓣的尖端 B 点缝合到 C 点，按重睑设计线行传统切开法重睑成形术，间断缝合皮肤切口

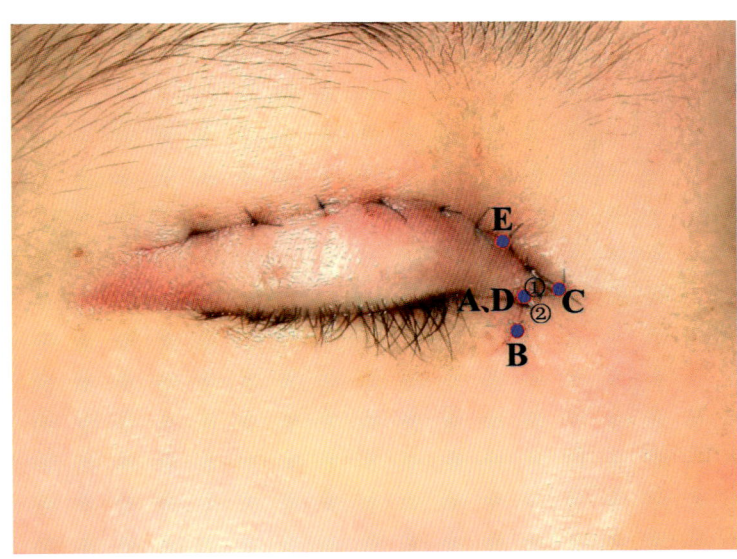

图 X5-2-2-1-7 术毕即刻正位闭眼状态，同法完成对侧眼睑手术

（二）典型病例（Typical cases，图 X5-2-2-2-1～图 X5-2-2-2-11）

1. 病例 1

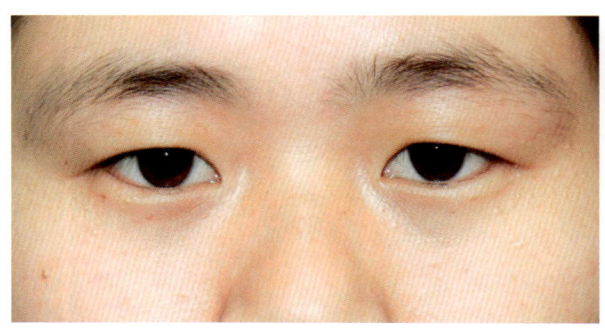

图 X5-2-2-2-1　双侧单睑伴内眦赘皮，术前正位睁眼状态

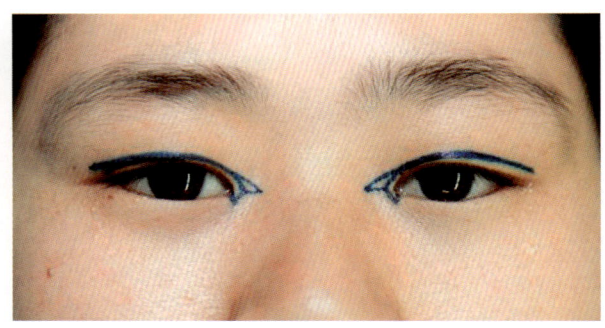

图 X5-2-2-2-2　设计 Park Z-内眦赘皮矫正术与重睑成形术切口

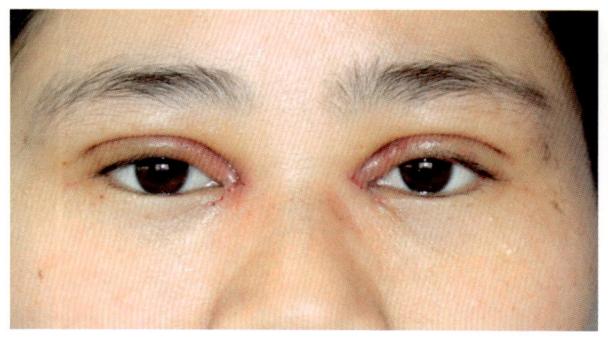

图 X5-2-2-2-3　双侧 Park Z-成形法内眦赘皮矫正术＋传统切开法重睑成形术后 7 天，正位睁眼状态

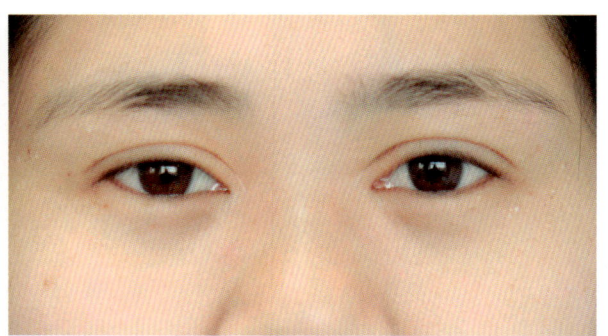

图 X5-2-2-2-4　术后 1 年正位睁眼状态

2. 病例 2

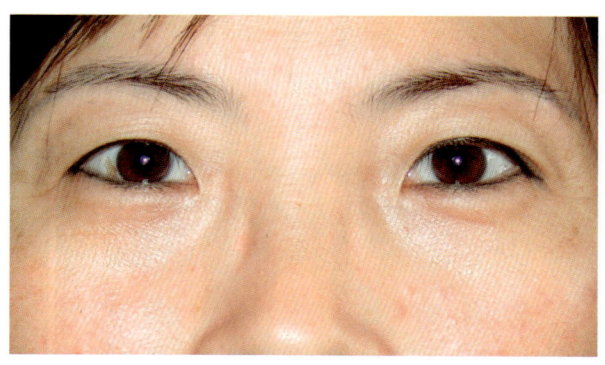

图 X5-2-2-2-5　双侧单睑伴内眦赘皮，术前正位睁眼状态

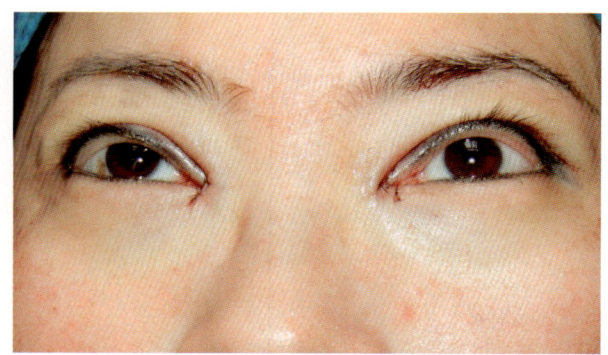

图 X5-2-2-2-6　双侧 Park Z-成形法内眦赘皮矫正术＋传统切开法重睑成形术后即刻，正位睁眼状态

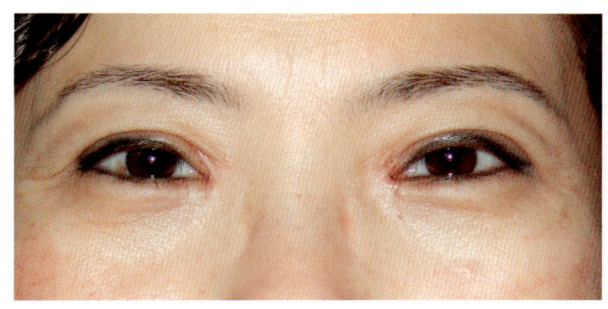

图 X5-2-2-2-7　术后 2 个月正位睁眼状态

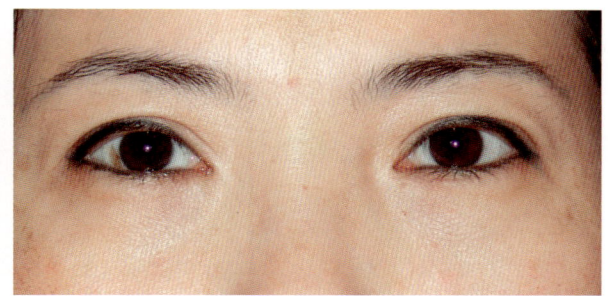

图 X5-2-2-2-8　术后 1 年正位睁眼状态

3. 病例 3

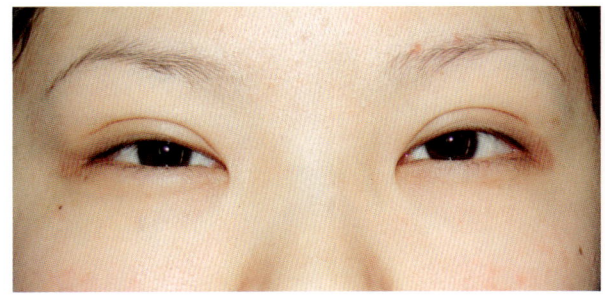

图 X5-2-2-2-9　双侧单睑伴内眦赘皮，单纯重睑成形术后 1 年，效果不佳，术前正位睁眼状态

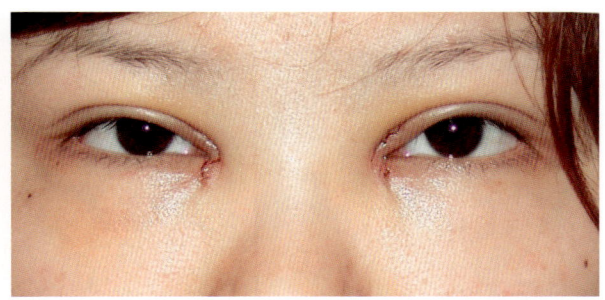

图 X5-2-2-2-10　双侧 Park Z-成形法内眦赘皮矫正术＋重睑修整术后 7 天，正位睁眼状态

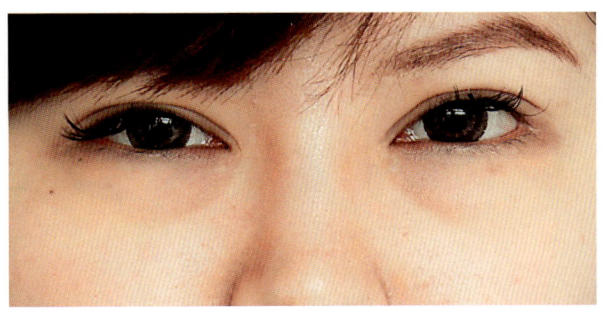

图 X5-2-2-2-11　术后 1 年正位睁眼状态

三、Root Z-成形法内眦赘皮矫正＋重睑成形术（Root Z-epicanthoplasty with double eyelid blepharoplasty，图 X5-2-3-1-1～图 X5-2-3-2-10）

（一）手术步骤（Operative steps，图 X5-2-3-1-1～图 X5-2-3-1-8）

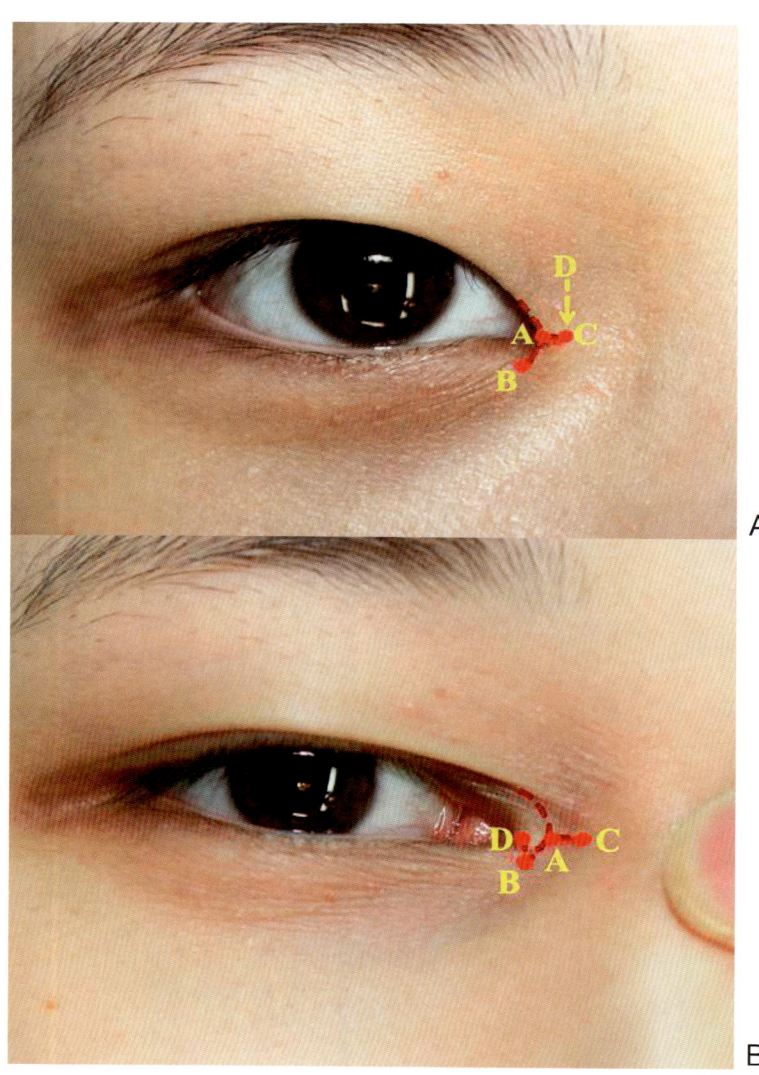

图 X5-2-3-1-1　标记手术切口（A 点为经 C 点的水平线与赘皮边缘的交点；B 点为内眦赘皮与下睑皮肤的融合处，即赘皮的终点；C 点为泪湖最内侧点体表投影点；D 点为泪湖最内侧点。连接点 AC、AB 及 BD，完成内眦部切口设计）

第五章 内眦赘皮矫正术 下篇
Epicanthoplasty

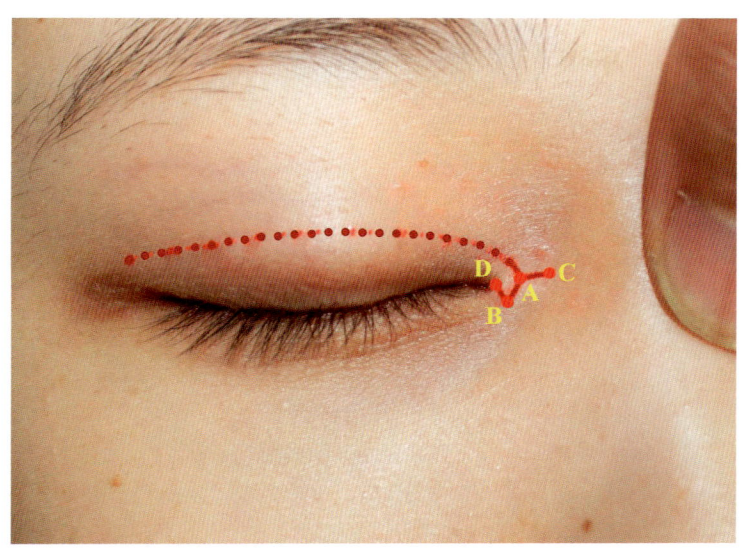

图 X5-2-3-1-2 以 A 点为起点，设计重睑切口线，正位闭眼状态

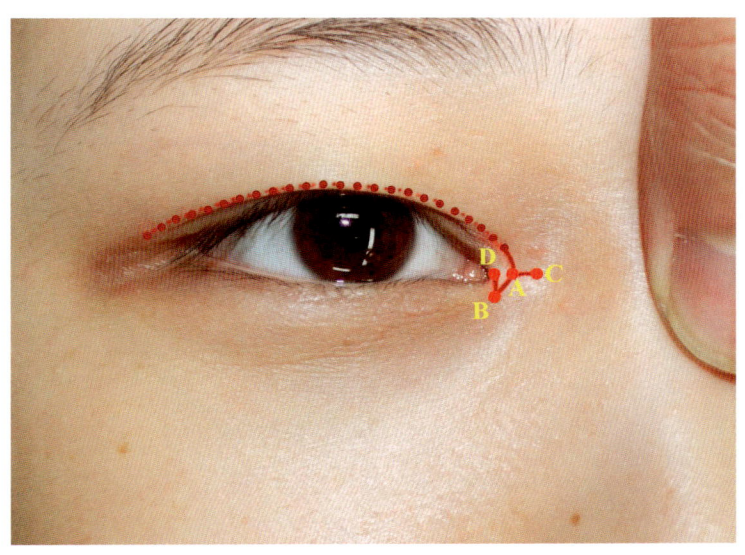

图 X5-2-3-1-3 向鼻侧牵开内眦赘皮后的切口形状，正位睁眼状态

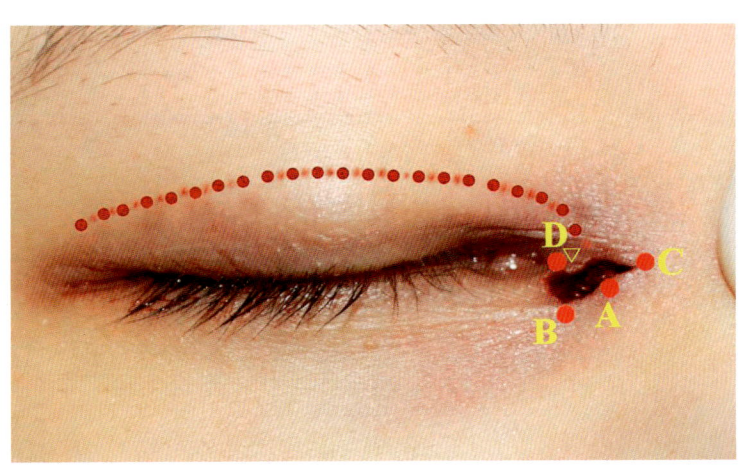

图 X5-2-3-1-4 局部浸润麻醉后，切开 AC、AB、BD 皮肤及皮下组织，松解内眦部的眼轮匝肌，形成 ABD 瓣（▽瓣）

563

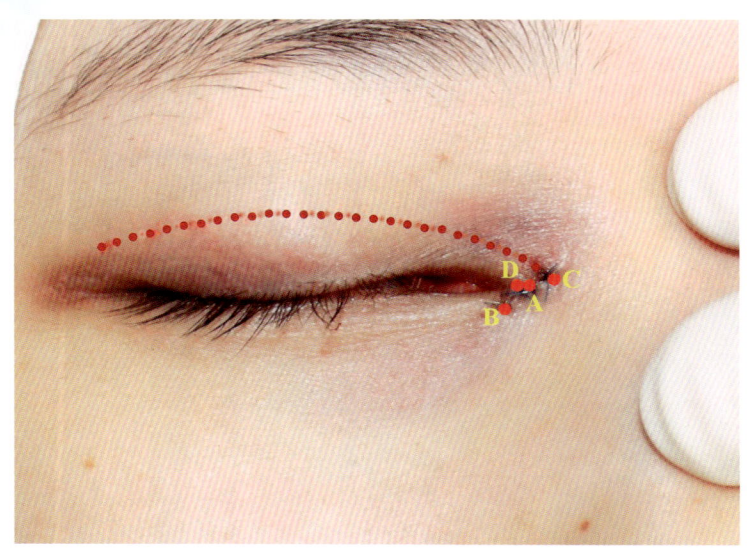

图 X5-2-3-1-5 以 7-0 尼龙线将 ABD 瓣（▽瓣）的尖端缝合至 C 点，A 点与 D 点缝合

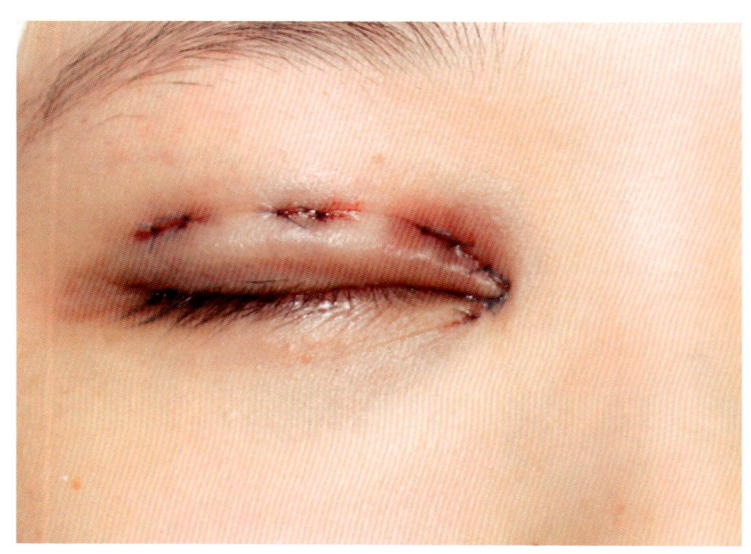

图 X5-2-3-1-6 行上睑三小切口法重睑成形术，术毕即刻正位闭眼状态

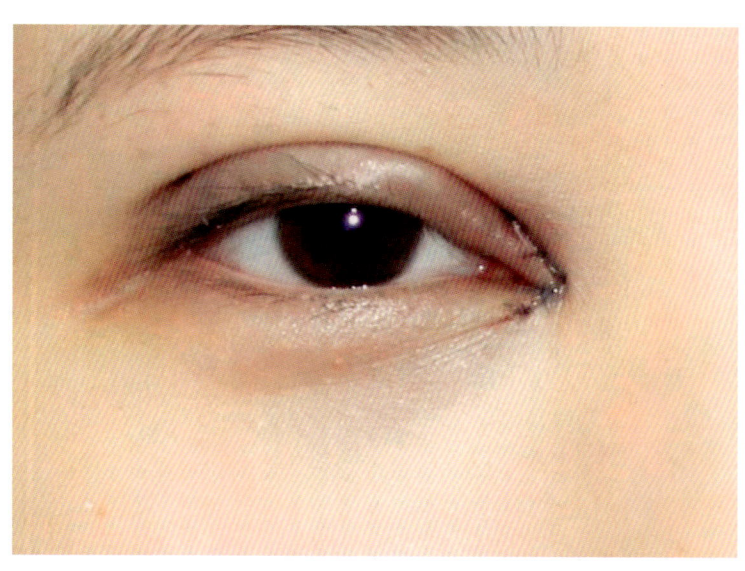

图 X5-2-3-1-7 术毕即刻正位睁眼状态

第五章 内眦赘皮矫正术 Epicanthoplasty 下篇

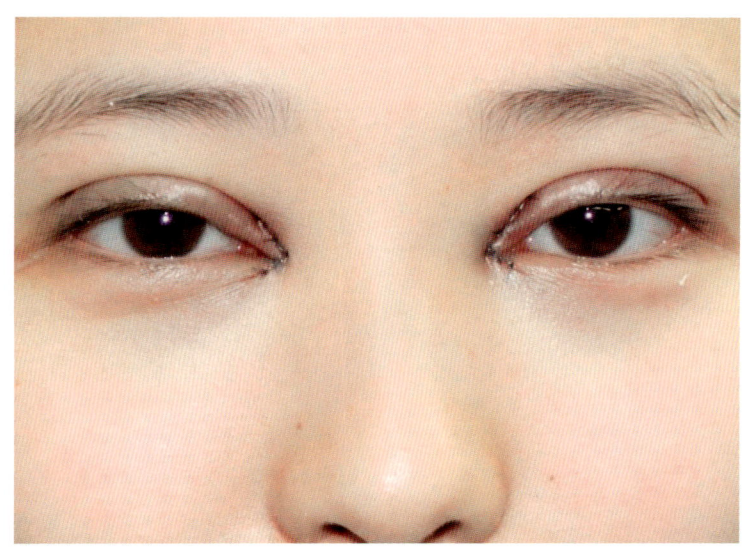

图 X5-2-3-1-8 同法完成对侧手术，术毕即刻正位睁眼状态

（二）典型病例（Typical cases，图 X5-2-3-2-1～图 X5-2-3-2-10）

1. 病例 1

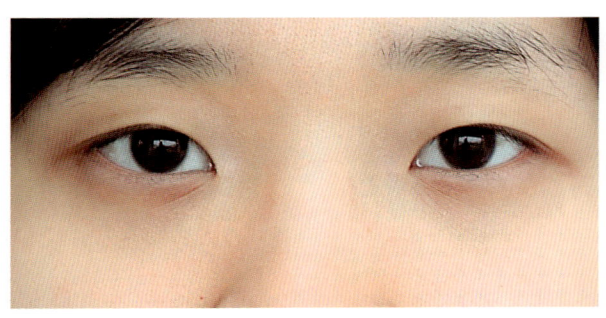

图 X5-2-3-2-1 双侧单睑伴内眦赘皮，术前正位睁眼状态

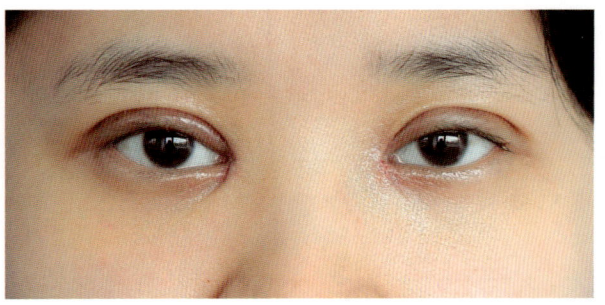

图 X5-2-3-2-2 双侧 Root Z- 成形法内眦赘皮矫正术＋传统切开法重睑成形术后 7 天，正位睁眼状态

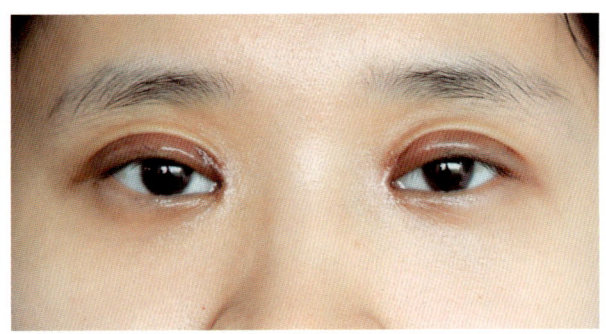

图 X5-2-3-2-3 术后 1 个月正位睁眼状态

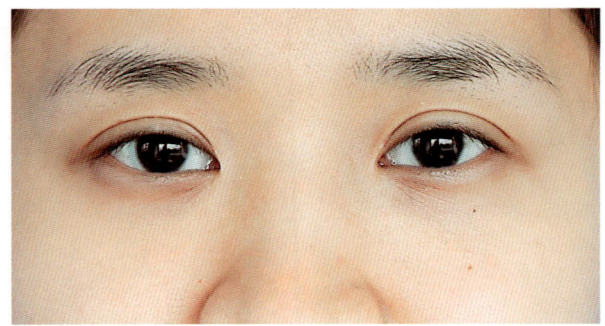

图 X5-2-3-2-4 术后 2 年正位睁眼状态

565

2. 病例2

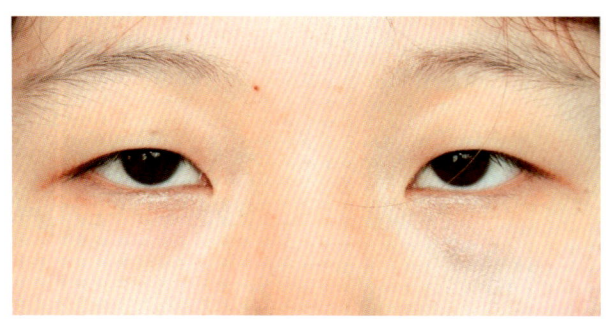

图X5-2-3-2-5 双侧单睑伴内眦赘皮，术前正位睁眼状态

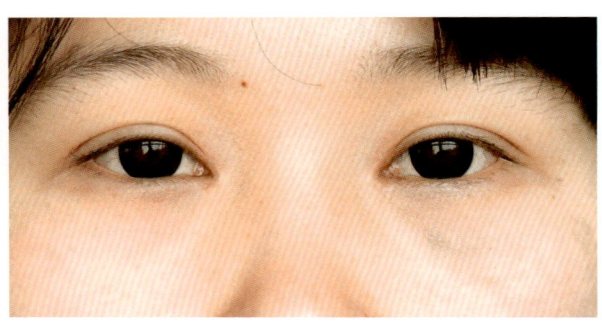

图X5-2-3-2-6 双侧Root Z-成形法内眦赘皮矫正术＋传统切开法重睑成形术后1年，正位睁眼状态

3. 病例3

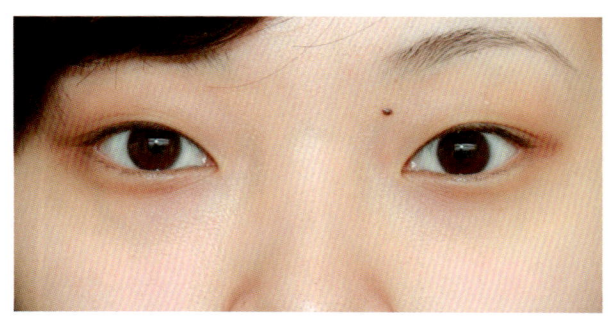

图X5-2-3-2-7 双侧单睑伴内眦赘皮，术前正位睁眼状态

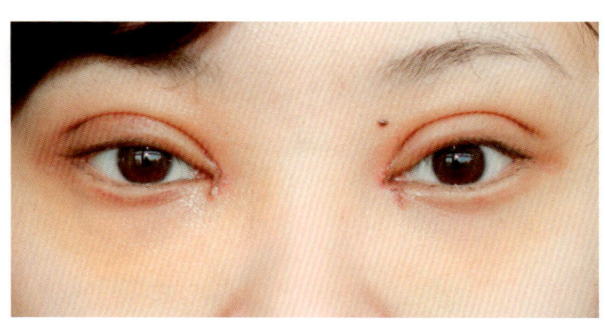

图X5-2-3-2-8 双侧Root Z-成形法内眦赘皮矫正术＋传统切开法重睑成形术后1周，正位睁眼状态

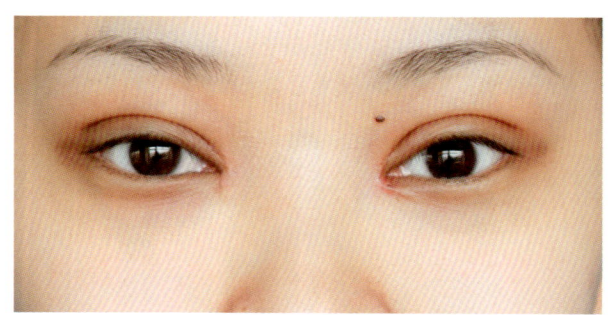

图X5-2-3-2-9 术后2个月正位睁眼状态

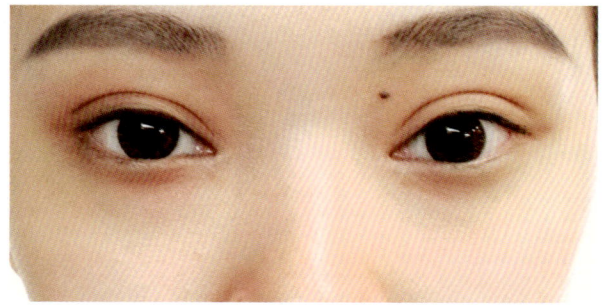

图X5-2-3-2-10 术后1年正位睁眼状态

四、横切口法内眦赘皮矫正术（Epicanthoplasty with transverse incision method，图 X5-2-4-1-1～图 X5-2-4-2-9）

该法适用于较轻的内眦赘皮，可单独实施，也可与重睑成形术一并完成。缺点是易复发、内眦部遗留纵向瘢痕。

（一）手术步骤（Operative steps，图 X5-2-4-1-1～图 X5-2-4-1-8）

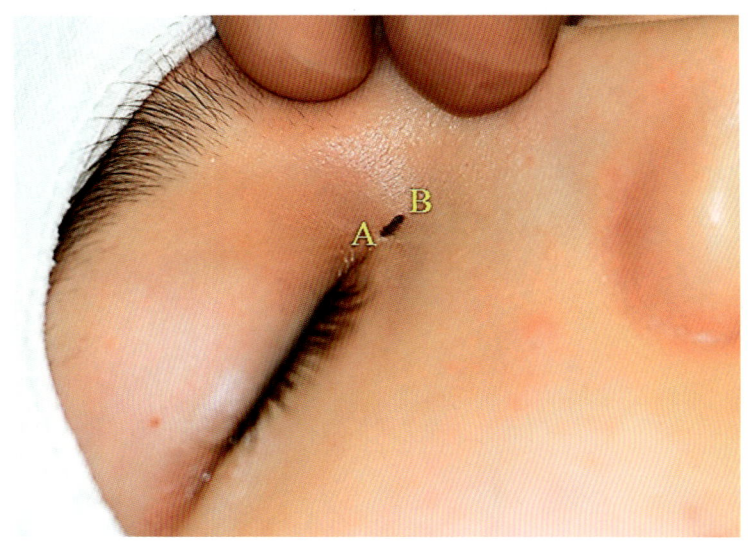

图 X5-2-4-1-1　标记手术切口线：A 点为预期的新内眦点，B 点为泪湖内侧 2mm 处

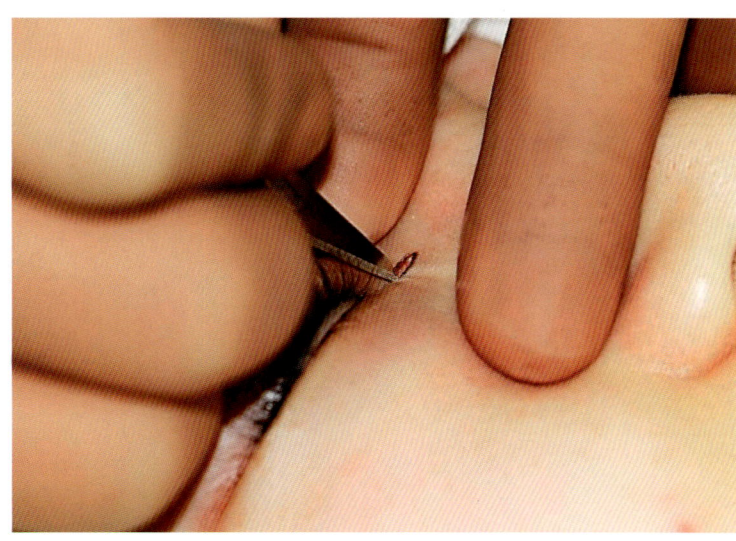

图 X5-2-4-1-2　局部浸润麻醉后，切开皮肤及皮下组织，显露眼轮匝肌

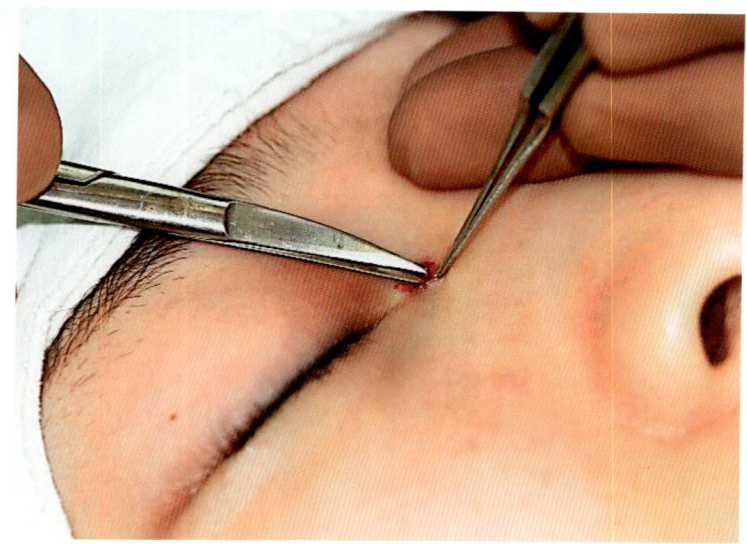

图 X5-2-4-1-3　彻底松解切口下方及内眦部的眼轮匝肌，显露内眦韧带

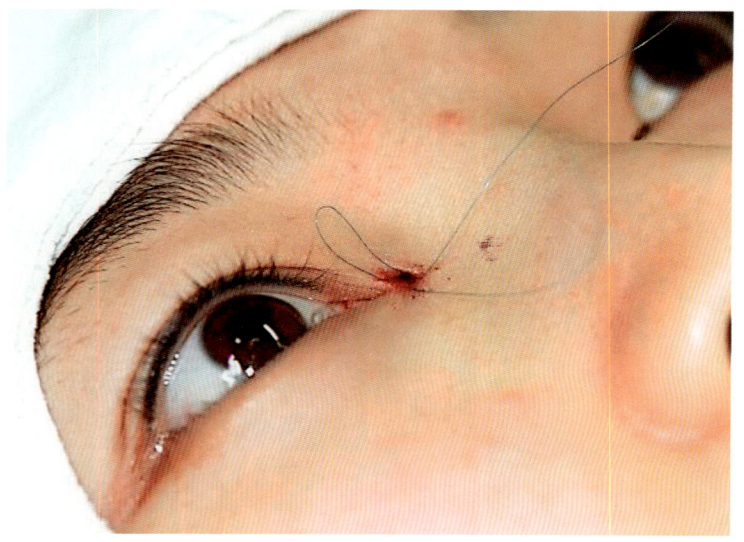

图 X5-2-4-1-4　折叠缝合缩短内眦韧带

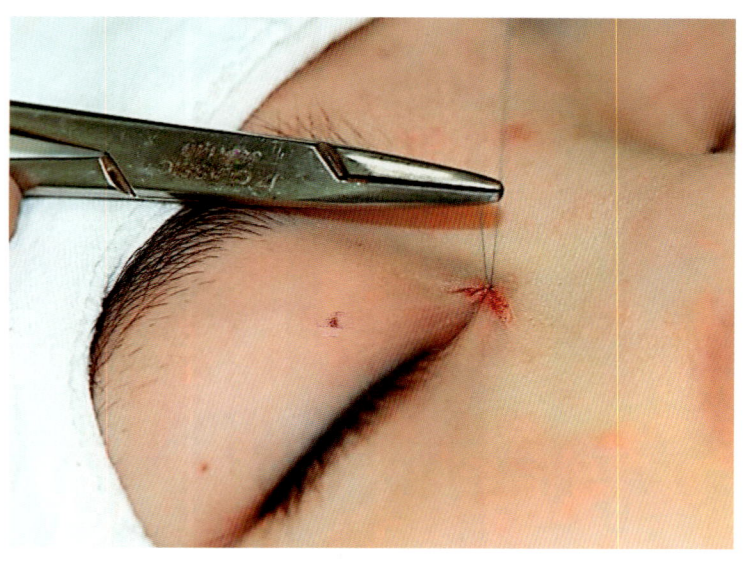

图 X5-2-4-1-5　以 7-0 缝线缝合 A 点和 B 点

第五章 内眦赘皮矫正术 下 篇
Epicanthoplasty

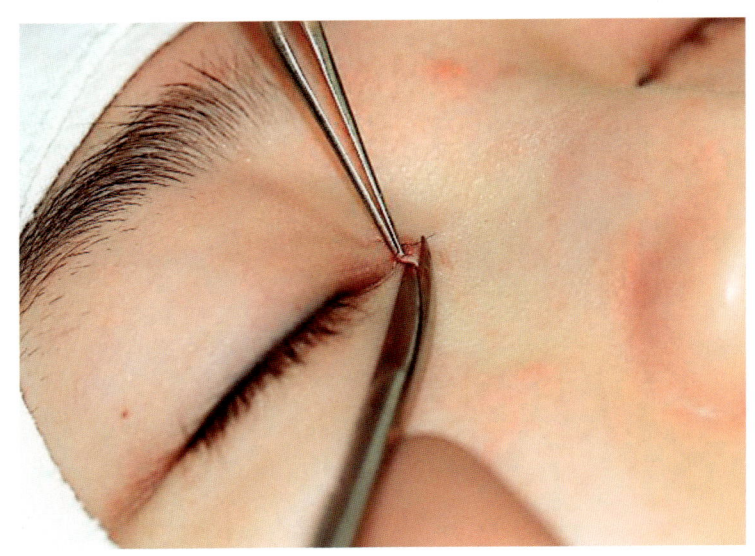

图 X5-2-4-1-6　切除内眦部多余的皮肤

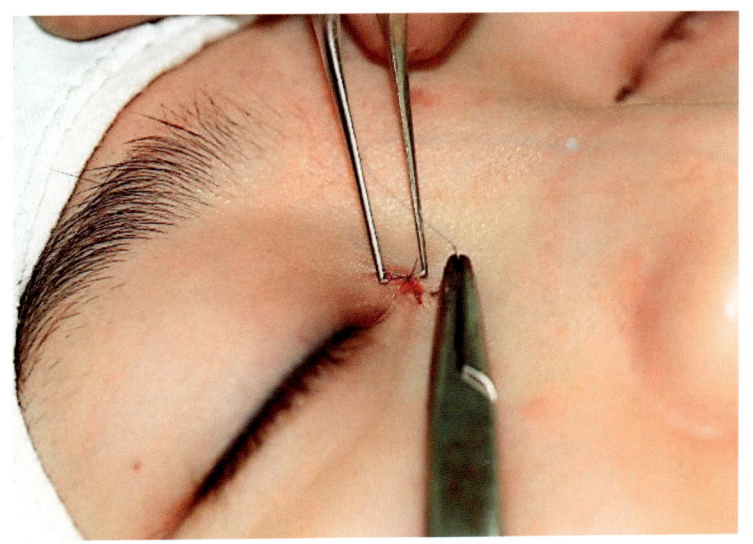

图 X5-2-4-1-7　间断缝合皮肤切口

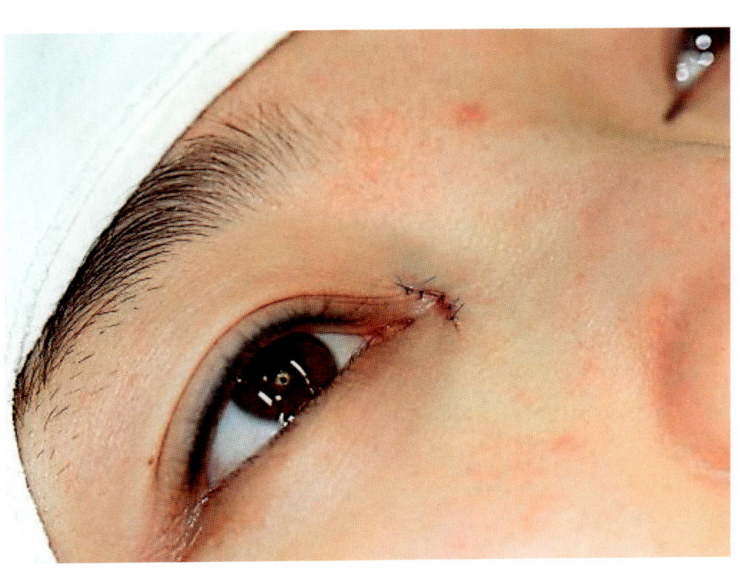

图 X5-2-4-1-8　术毕即刻正位睁眼状态

569

（二）典型病例（Typical cases，图 X5-2-4-2-1～图 X5-2-4-2-9）

1. 病例 1

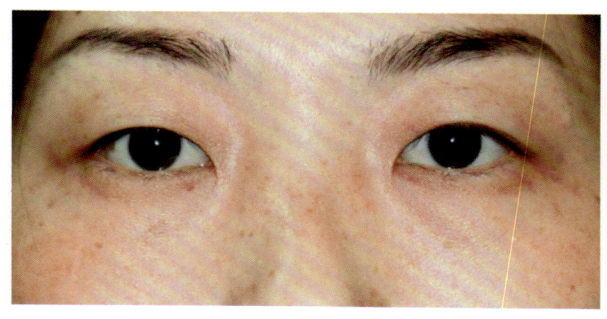

图 X5-2-4-2-1　双侧单睑伴内眦赘皮，术前正位睁眼状态

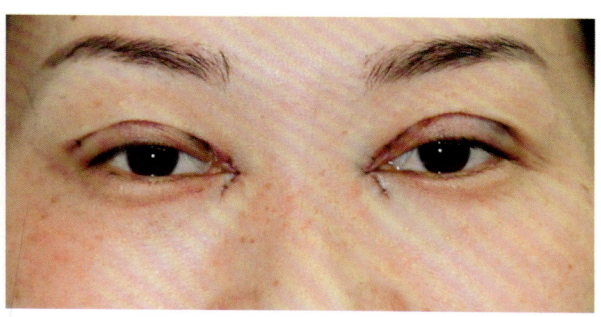

图 X5-2-4-2-2　双侧传统切开法重睑成形术＋横切口法内眦赘皮矫正术后即刻，正位睁眼状态

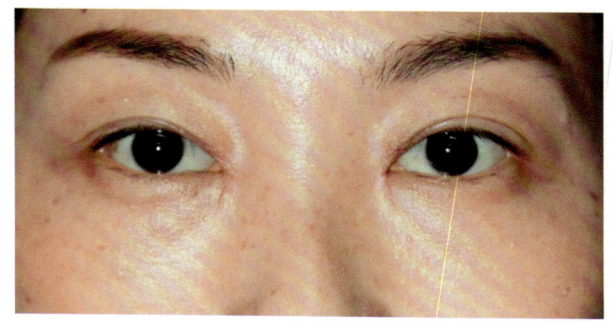

图 X5-2-4-2-3　术后 6 个月正位睁眼状态

2. 病例 2

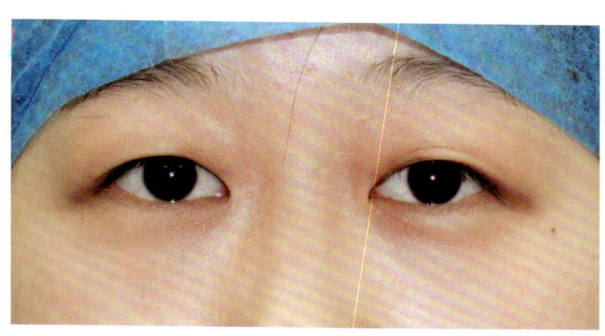

图 X5-2-4-2-4　双侧单睑伴内眦赘皮，术前正位睁眼状态

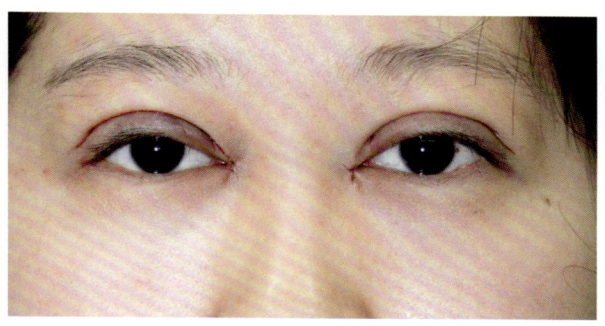

图 X5-2-4-2-5　双侧传统切开法重睑成形术＋横切口法内眦赘皮矫正术后即刻，正位睁眼状态

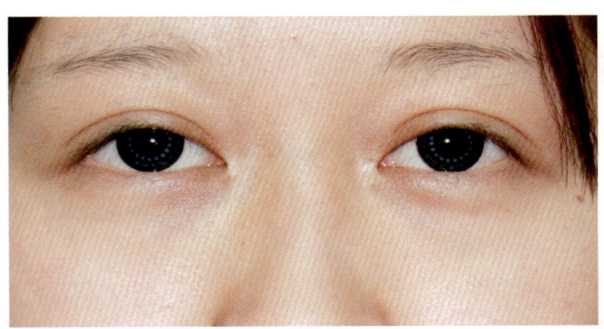

图 X5-2-4-2-6　术后 2 年正位睁眼状态

3. 病例 3

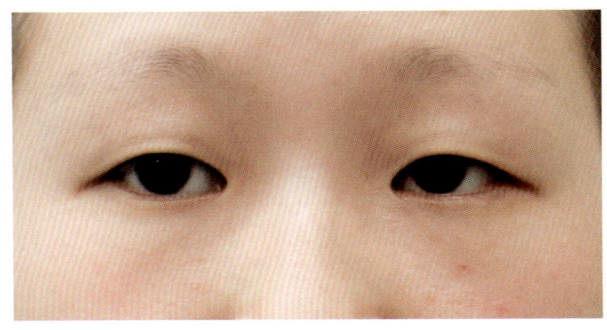

图 X5-2-4-2-7　双侧单睑伴内眦赘皮，术前正位睁眼状态

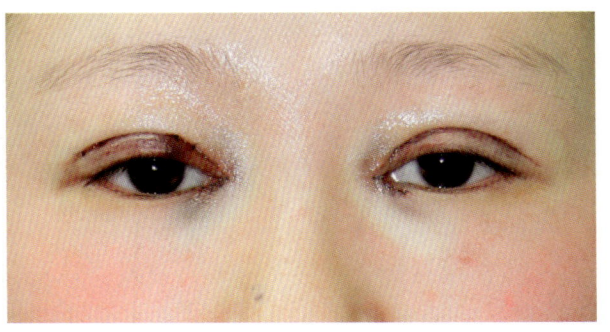

图 X5-2-4-2-8　双侧传统切开法重睑成形术＋横切口法内眦赘皮矫正术后即刻，正位睁眼状态

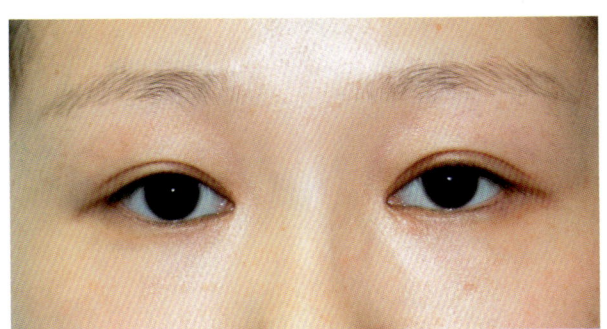

图 X5-2-4-2-9　术后 1 年正位睁眼状态

五、皮肤松解重置法内眦赘皮矫正＋重睑成形术（Skin redraping epicanthoplasty with double eyelid blepharoplasty，图X5-2-5-1-1～图X5-2-5-2-11）

（一）手术步骤（Operative steps，图X5-2-5-1-1～图X5-2-5-1-8）

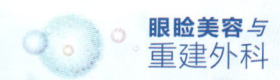

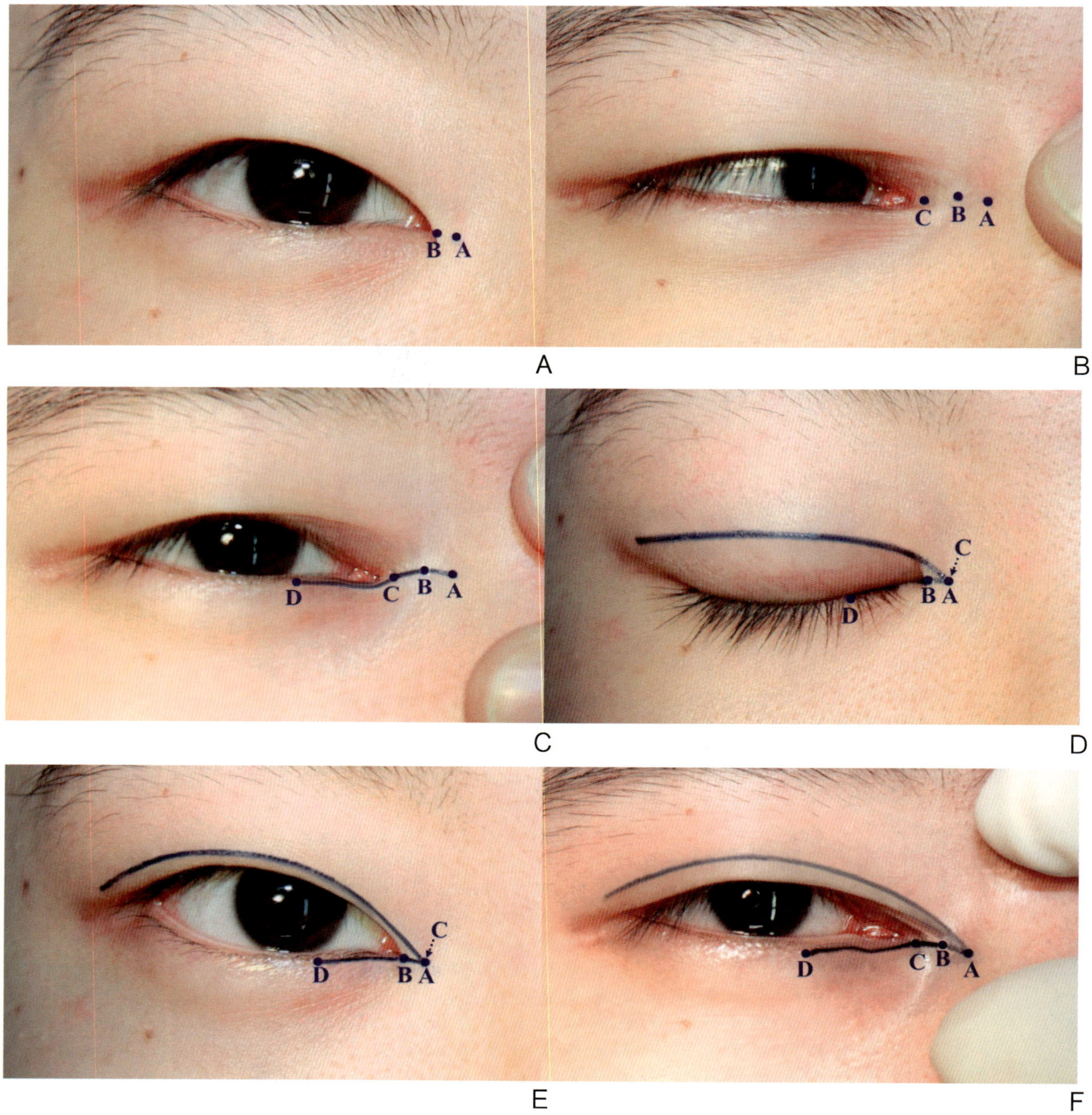

图X5-2-5-1-1　标记手术切口：A点为预期的新内眦点；B点为过A点的水平线与内眦赘皮缘的交点；向内侧牵拉鼻部皮肤，在泪湖内侧2mm处设计C点；D点设计在下睑睫毛下线与过角膜内侧缘垂线的交点附近，可据内眦赘皮的严重程度而改变（轻者靠内，重者靠外一些）。连接A、B、C、D四点，画出的曲线即设计的切口线。重睑线的设计以A点为起点，设计方法同重睑成形术

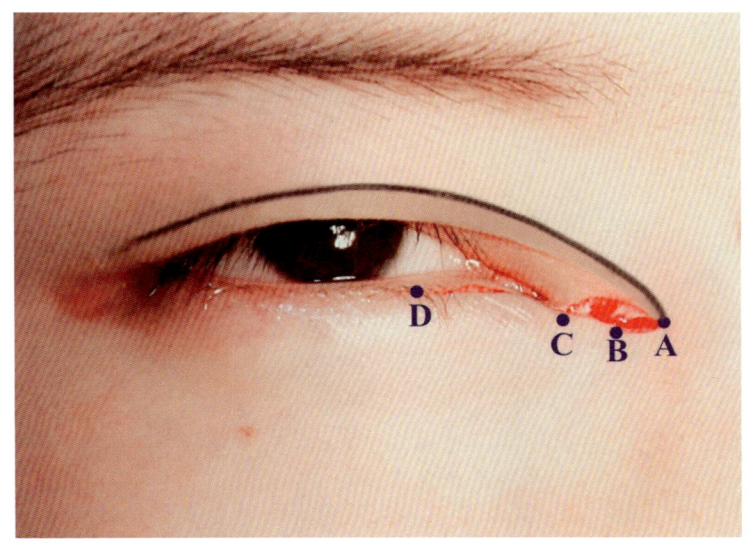

图 X5-2-5-1-2 局部浸润麻醉下，切开 A 点至 D 点皮肤

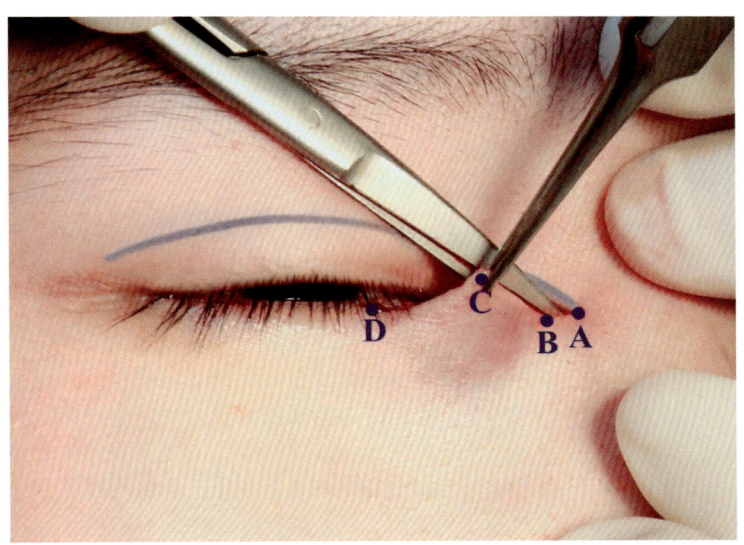

图 X5-2-5-1-3 行皮下剥离，切断内眦部位及下睑内侧皮肤与眼轮匝肌间的致密结缔组织，掀起皮瓣

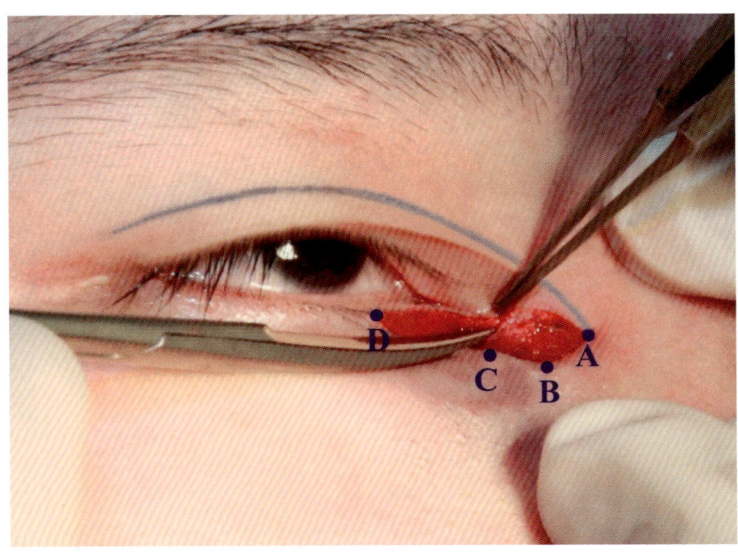

图 X5-2-5-1-4 切除和松解内眦部的眼轮匝肌

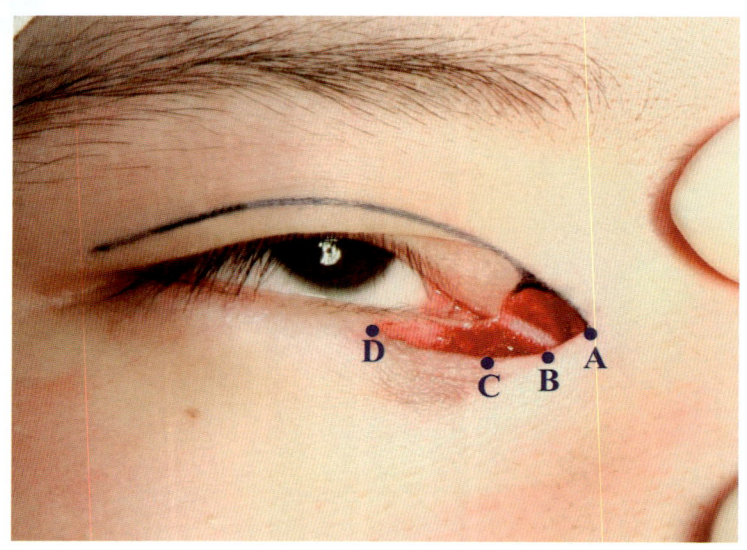

图 X5-2-5-1-5　眼轮匝肌松解完毕，内眦部形态发生改变，C 点向 A 点移动并无张力靠拢

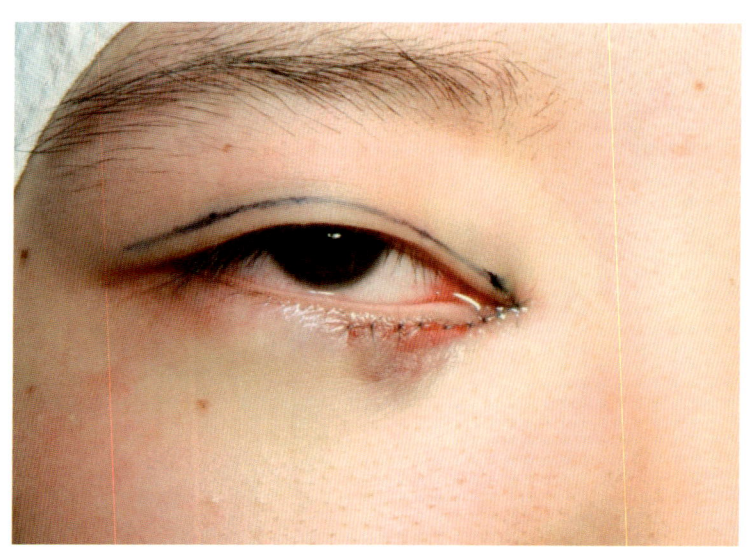

图 X5-2-5-1-6　将 A 点缝合到内眦的 C 点（若内眦腱松弛过长，先行该腱的折叠缝合使其缩短），并重新铺展皮瓣于修整过的眼轮匝肌上，剪除皮瓣的多余部分，间断缝合内眦切口皮肤

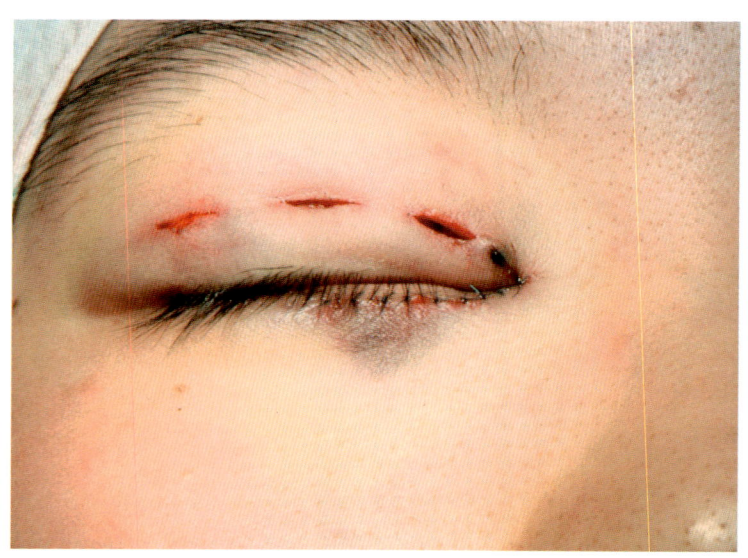

图 X5-2-5-1-7　行上睑三小切口法重睑成形术，修整上睑处形成的"猫耳"，使切口线顺上睑皱襞走行

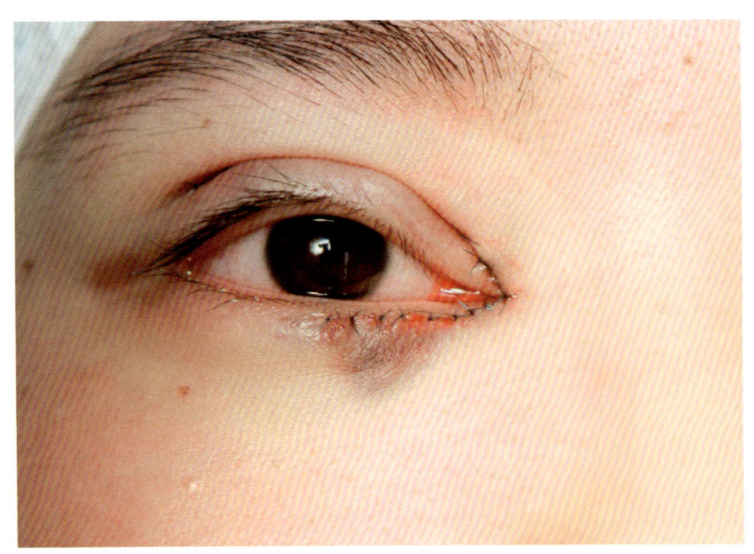

图 X5-2-5-1-8　间断缝合各切口，术毕即刻正位睁眼状态

（二）典型病例（Typical cases，图 X5-2-5-2-1～图 X5-2-5-2-11）

1. 病例 1

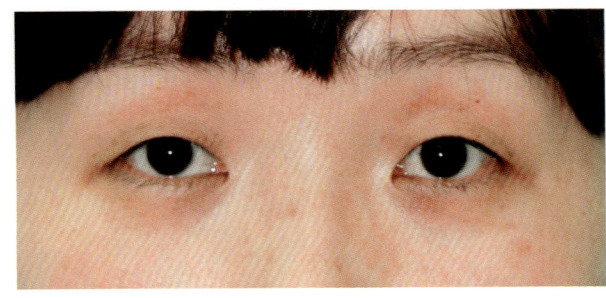

图 X5-2-5-2-1　双侧单睑伴内眦赘皮，术前正位睁眼状态

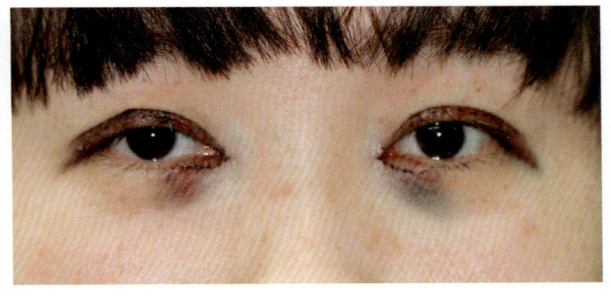

图 X5-2-5-2-2　双侧睑缘切口重睑成形术＋皮肤松解重置法内眦赘皮矫正术后即刻，正位睁眼状态

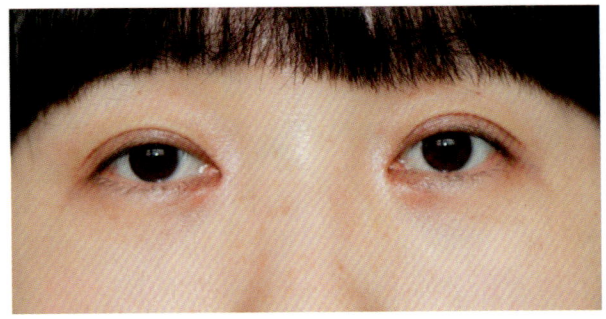

图 X5-2-5-2-3　术后 3 个月正位睁眼状态

2. 病例2

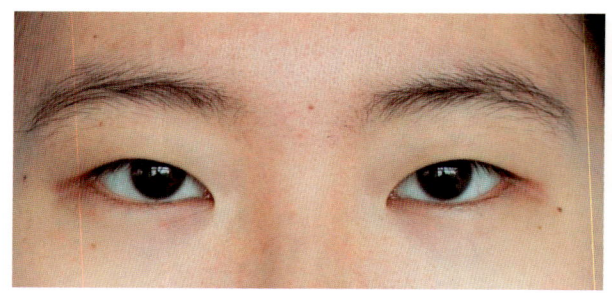

图 X5-2-5-2-4　双侧单睑伴内眦赘皮，术前正位睁眼状态

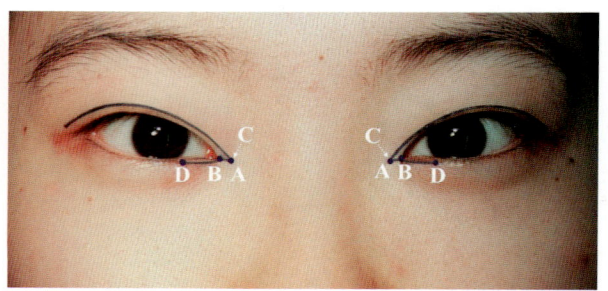

图 X5-2-5-2-5　皮肤松解重置法内眦赘皮矫正术及重睑成形术切口设计

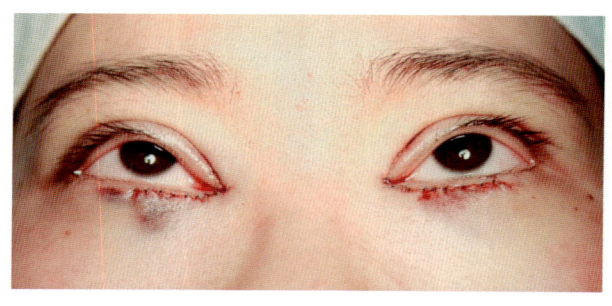

图 X5-2-5-2-6　双侧皮肤松解重置法内眦赘皮矫正术＋切开法重睑成形术后即刻

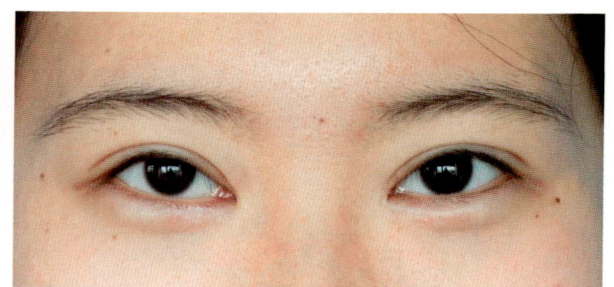

图 X5-2-5-2-7　术后6个月正位睁眼状态

3. 病例3

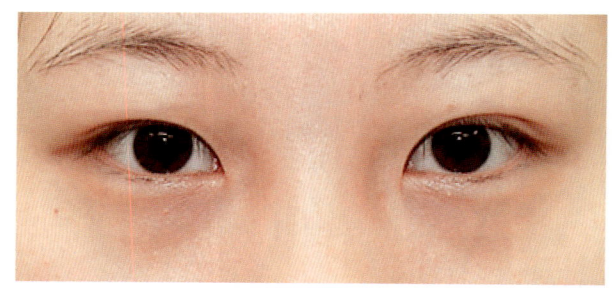

图 X5-2-5-2-8　双侧内眦赘皮伴重睑过窄，要求矫正内眦赘皮并调整重睑线，术前正位睁眼状态

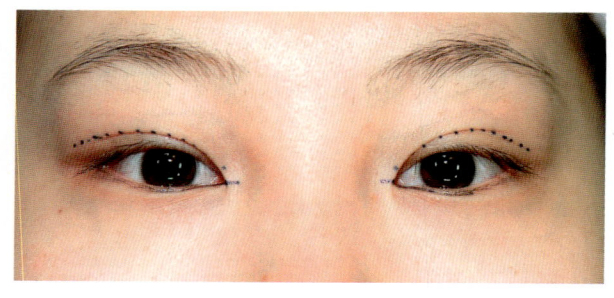

图 X5-2-5-2-9　皮肤松解重置法内眦赘皮矫正术及重睑成形术切口设计

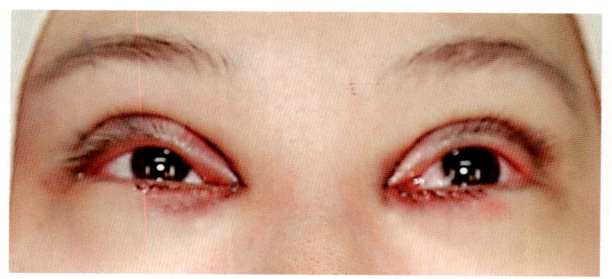

图 X5-2-5-2-10　双侧切开法重睑成形术＋皮肤松解重置法内眦赘皮矫正术后即刻

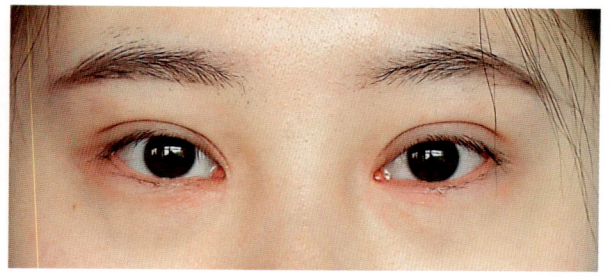

图 X5-2-5-2-11　术后6个月正位睁眼状态

六、Mustarde法内眦赘皮矫正术（Mustarde's epicanthoplasty，图X5-2-6-1-1～图X5-2-6-2-8）

通常用于矫正严重的内眦赘皮，缺点是内眦部易遗留明显的手术瘢痕。

（一）手术步骤（Operative steps，图X5-2-6-1-1～图X5-2-6-1-6）

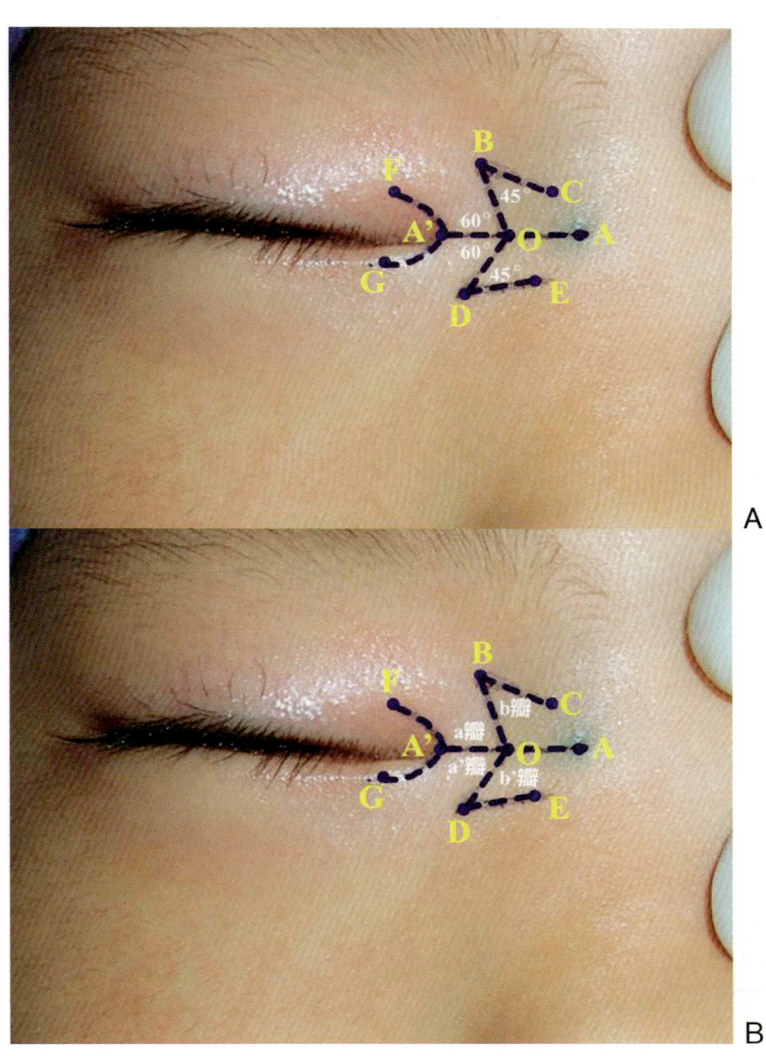

图X5-2-6-1-1　标记手术切口线：A点为预想的新内眦点，位于瞳孔与鼻背垂直中线水平连线的中点处（自然睁眼平视状态下）；A'点为实际内眦点；O点为A与A'连线的中点；$OA=OA'$，$OB=OD≈AA'-2mm$，$BC=DE=OB=OD$，$A'F=A'G=OB=OD$，$\angle BOA'=\angle DOA'=60°$，$\angle OBC=\angle ODE=45°$

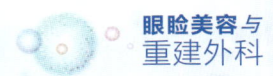

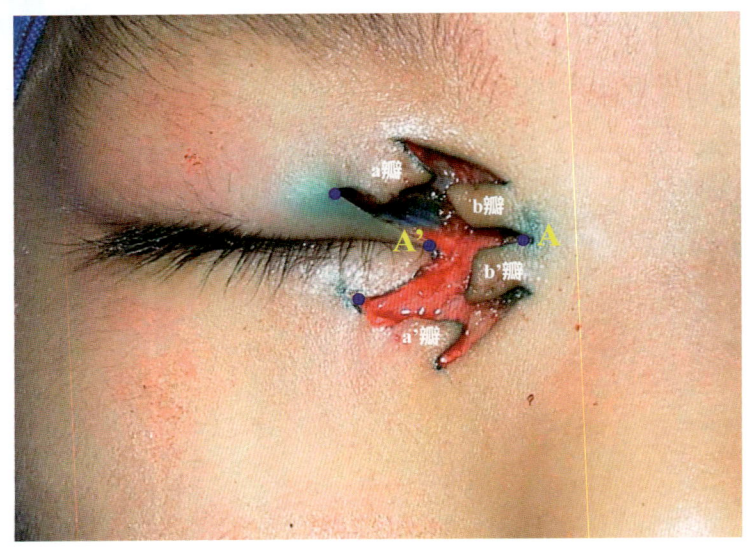

图 X5-2-6-1-2　局部浸润麻醉后，沿设计切口线切开皮肤及皮下组织，行皮下剥离，形成 a、a'、b、b' 4 个小皮瓣

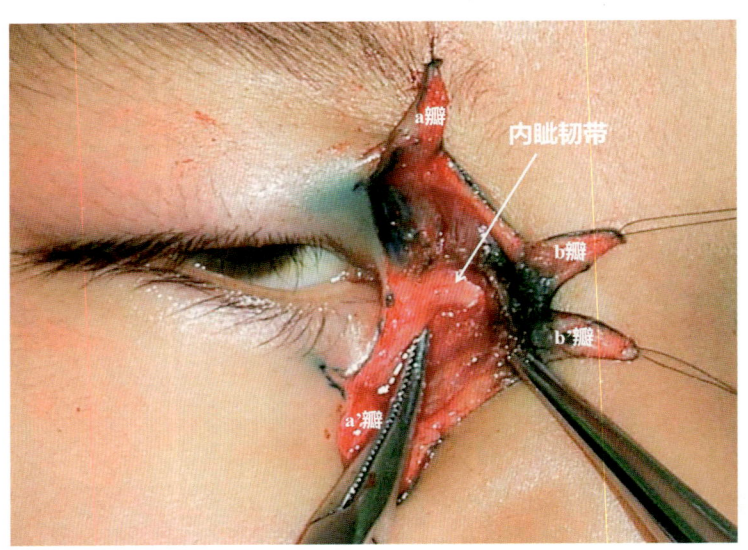

图 X5-2-6-1-3　掀起皮瓣，充分松解内眦部眼轮匝肌，显露内眦韧带

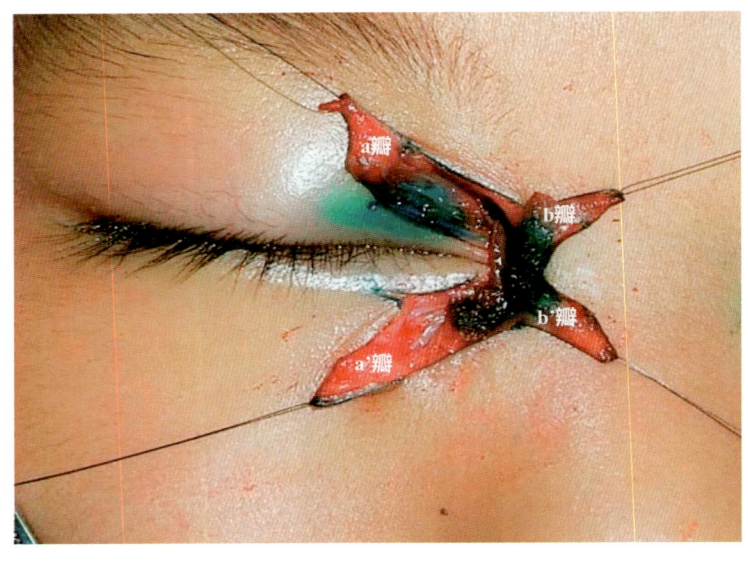

图 X5-2-6-1-4　以 5-0 不可吸收丝线折叠缝合内眦韧带使之缩短

第五章 内眦赘皮矫正术
Epicanthoplasty

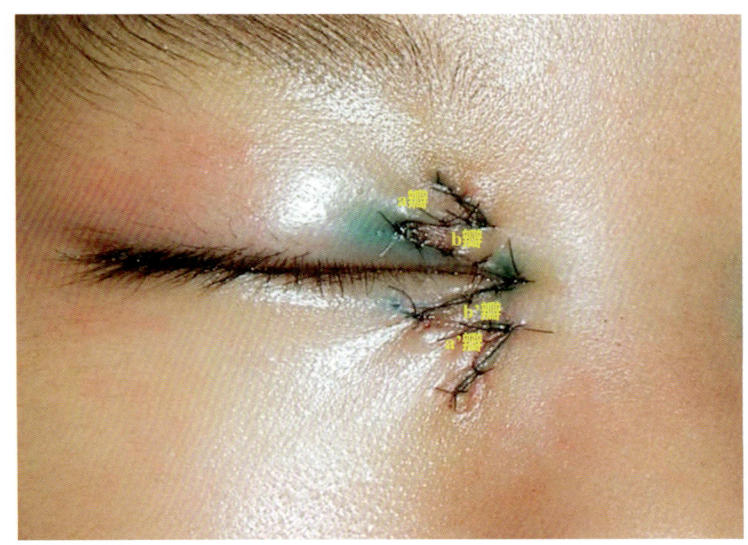

图 X5-2-6-1-5 使 a 瓣与 b 瓣易位、a' 瓣与 b' 瓣易位，以 7-0 尼龙线间断缝合皮肤切口

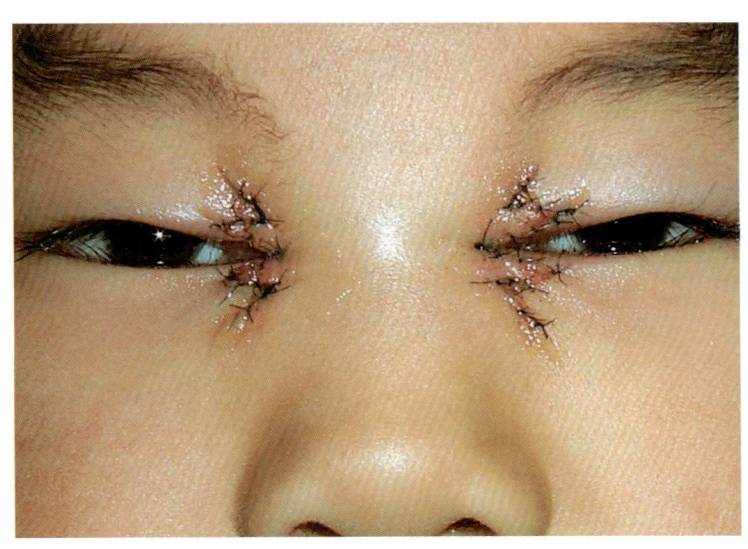

图 X5-2-6-1-6 同法完成对侧手术，术毕即刻正位睁眼状态

（二）典型病例（Typical cases，图 X5-2-6-2-1～图 X5-2-6-2-8）

1. 病例 1

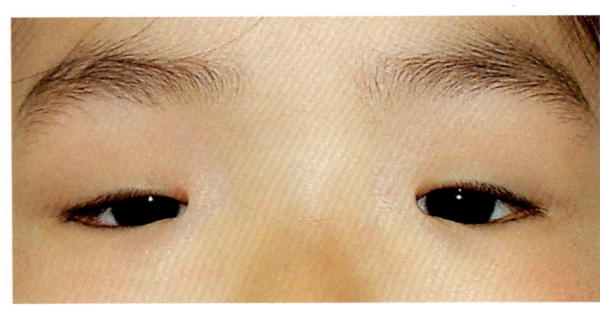

图 X5-2-6-2-1 双侧先天性小眼症（双侧上睑下垂伴逆向型内眦赘皮），术前正位睁眼状态

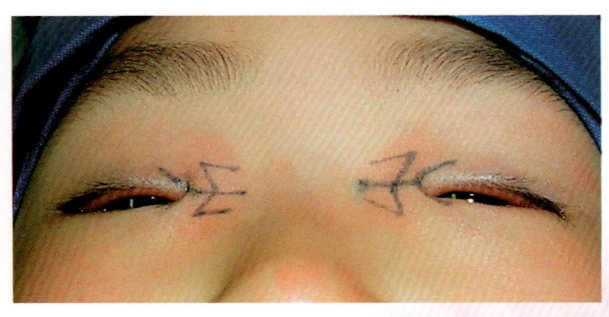

图 X5-2-6-2-2 按 Mustarde 法标记手术切口

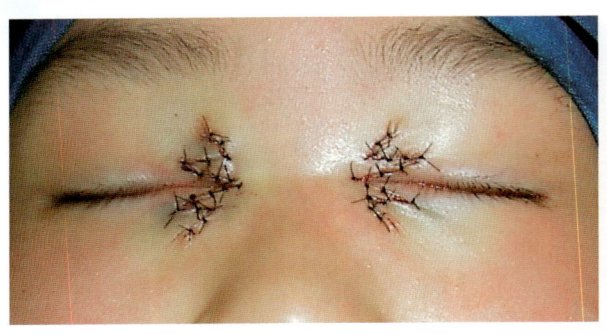
图 X5-2-6-2-3 全麻下行双侧 Mustarde 法内眦赘皮矫正术,术毕即刻正位闭眼状态

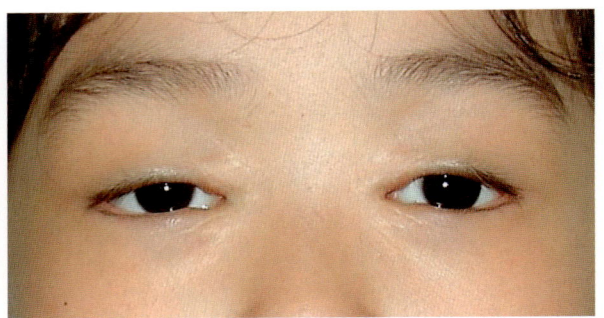
图 X5-2-6-2-4 术后 1 年正位睁眼状态

2. 病例 2

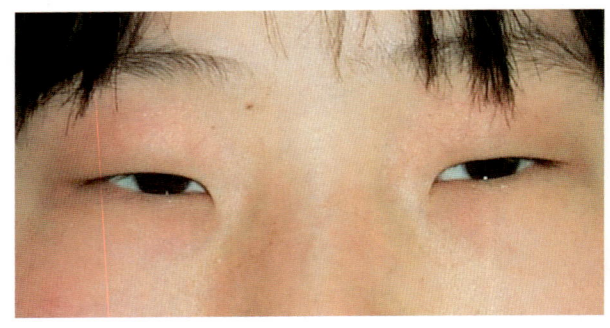
图 X5-2-6-2-5 双侧先天性小眼症,术前正位睁眼状态

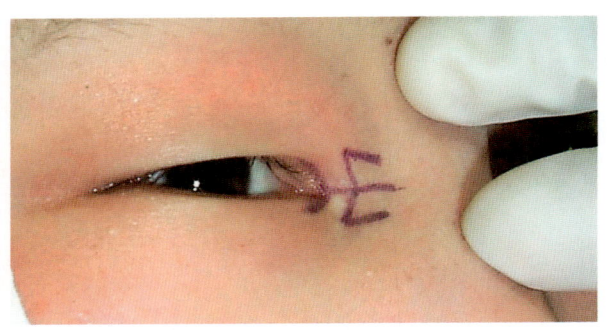
图 X5-2-6-2-6 按 Mustarde 法标记手术切口

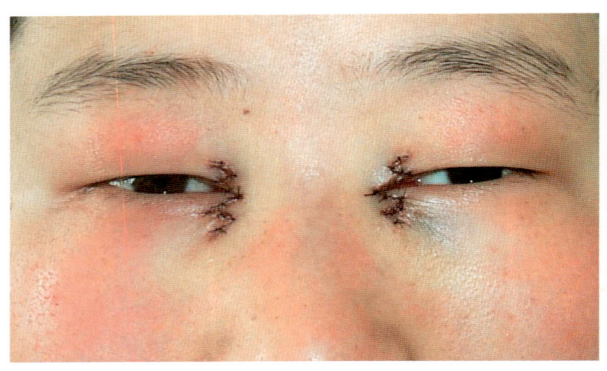
图 X5-2-6-2-7 双侧 Mustarde 法内眦赘皮矫正术后即刻,正位睁眼状态

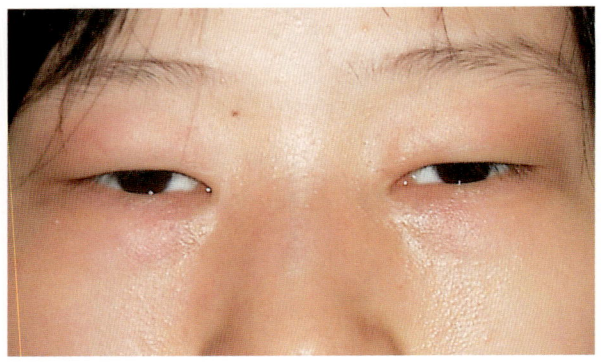
图 X5-2-6-2-8 术后 1 年正位睁眼状态

(杨超 邢新 孙肇晟 栗颖利)

参考文献

[1] Lee Y, Lee E, Park W J. Anchor epicanthoplasty combined with out-fold type double eyelidplasty for Asians: do we have to make an additional scar to correct the Asian epicanthal fold?[J]. Plast Reconstr Surg, 2000, 105(5): 1872-1880.

[2] Park D H, Choi W S, Yoon S H, et al. Anthropometry of Asian eyelids by age[J]. Plast Reconstr Surg, 2008, 121(4): 1405-1413.

[3] Li H, Li D, Jie Y, et al. Multistage correction of blepharophimosis: our rationale for 18 cases[J]. Aesthet Plast Surg, 2009, 33(4): 576-581.

[4] Liu Y, Lei M, Wang Y, et al. Lazy S-curve epicanthoplasty in Asian blepharoplasty[J]. Aesthet Plast Surg, 2012, 36(2): 254-260.

[5] Park J I. Modified Z-epicanthoplasty in the Asian eyelid[J]. Arch Fac Plast Surg, 2000, 2(1): 43-47.

[6] Park J I, Park M S. Park Z-epicanthoplasty[J]. Fac Plast Surg Clin North Am, 2007, 15(3): 343-352.

[7] Yoo W M, Park S H, Kwag D R. Root Z-epicanthoplasty in Asian eyelids[J]. Plast Reconstr Surg, 2002, 109(6): 2067-2071.

[8] Lu J J, Yang K, Jin X L, et al. Epicanthoplasty with double eyelidplasty incorporating modified Z-plasty for Chinese patients[J]. J Plast Reconstr Aesth Surg, 2011, 64(4): 462-466.

[9] Zhang H, Zhuang H, Yu H, et al. A new Z-epicanthoplasty and a concomitant double eyelidplasty in Chinese eyelids[J]. Plast Reconstr Surg, 2006, 118(4): 900-907.

[10] Liu Y, Huang J, Wen K. A modified and accurately designed Z-epicanthoplastic technique[J]. Aesth Plast Surg, 2011, 35(6): 1112-1116.

[11] 孙肇晟, 邢新, 毕宏达, 等. 内眦赘皮手术治疗的新进展[J]. 中国美容整形外科杂志, 2014, 25(7): 432-434.

[12] Hu X, Lin X, Ma G, et al. Two-Z-epicanthoplasty in a three-dimensional model of Asian eyelids[J]. Aesth Plast Surg, 2012, 36(4): 788-794.

[13] Lee Y J, Baek R M, Song Y T, et al. Periciliary Y-V epicanthoplasty[J]. Ann Plast Surg, 2006, 56(3): 274-278.

［14］Li F C, Ma L H. Double eyelid blepharoplasty incorporating epicanthoplasty using Y-V advancement procedure[J]. J Plast Reconstr Aesth Surg, 2008, 61(8): 901-905.

［15］Zhao Y Q, Luo D A. Modified Y-V epicanthoplasty with raised medial canthus in the Asian eyelid[J]. Arch Fac Plast Surg, 2010, 12(4): 274-276.

［16］Liu L, Li S, Fan J, et al. Inverted "V-Y" advancement medial epicanthoplasty[J]. J Plast Reconstr Aesthet Surg, 2012, 65(1): 43-47.

［17］Wang S, Shi F, Luo X, et al. Epicanthal fold correction: our experience and comparison among three kinds of epicanthoplasties[J]. J Plast Reconstr Aesthet Surg, 2013, 66(5): 682-687.

［18］Oh Y W, Seul C H, Yoo W M. Medial epicanthoplasty using the skin redraping method[J]. Plast Reconstr Surg, 2007, 119(2): 703-710.

［19］Chen W, Li S, Li Y, et al. Medial epicanthoplasty using the palpebral margin incision method[J]. J Plast Reconstr Aesthet Surg, 2009, 62(12): 1621-1626.

［20］Jung J H, Kim H K, Choi H Y. Epiblepharon correction combined with skin redraping epicanthoplasty in children[J]. J Craniofac Surg, 2011, 22(3): 1024-1026.

［21］Nakauchi K, Mimura O. Fish-tail resection for treating congenital entropion in Asians[J]. Clin Ophthalmol, 2012, 6: 831-836.

［22］Park D H, Park S U, Lee B K, et al. Medial epicanthoplasty without a vertical scar[J]. Ann Plast Surg, 2014, 73(1): 8-11.

［23］Lai C S, Lai C H, Wu Y C, et al. Medial epicanthoplasty based on anatomic variations[J]. J Plast Reconstr Aesthet Surg, 2012, 65(9): 1182-1187.

［24］Wang L, Chen X, Zheng Y. A modified Z-epicanthoplasty combined with blepharoplasty used to create an in-type palpebral fissure in Asian eyelids[J]. Aesth Plast Surg, 2013, 37(4): 704-708.

［25］Sakamoto Y, Nakajima H, Tamada I, et al. New technique for medial canthoplasty that incorporates modified V-W epicanthoplasty[J]. Arch Fac Plast Surg, 2012, 14(1): 59-61.

［26］Liu Y, Lei M, Wang Y, et al. Lazy S-curve epicanthoplasty in Asian blepharoplasty[J]. Aesth Plast Surg, 2012, 36(2): 254-260.

［27］Park D H, Park S U, Lee B K, et al. Medial epicanthoplasty without a vertical scar[J]. Ann Plast Surg, 2014, 73(1): 8-11.

［28］Hwang K, Kim H. Historical vignettes of epicanthoplasty[J]. J Craniofac Surg, 2016, 27(4): 1080-1083.

［29］Saonanon P. The new focus on epicanthoplasty for Asian eyelids[J]. Curr Opin Ophthalmol, 2016, 27(5): 457-464.

第六章

上睑成形术

Upper blepharoplasty

从广义上讲，上睑成形术应包括重建性上睑成形术和美容性上睑成形术，后者又可进一步分为重睑成形术和上睑年轻化手术。而狭义上的上睑成形术，是指消除上睑衰老体征，实现上睑年轻化的美容性手术，有时尚具有改善视力的作用。该手术在国内也通常被称为上睑松弛矫正术。

上睑松弛与衰老所致的上睑皮肤松弛发病机制不同，临床表现也不尽一致。即使上睑松弛可作为诊断名称用于描述任何程度的眼睑脂肪和皮肤过剩，但它仍不能涵盖所有的上睑衰老体征，如上睑凹陷、眶-眉间沟加深、眉下垂等。因此，笔者认为将改善上睑衰老体征、实现上睑年轻化的这类手术统称为上睑成形术较为合适。

在实施上睑成形术前，术者应注意观察求美者额部皱纹及眉下垂程度、上睑皮肤与眼轮匝肌松弛程度、上睑眶脂肪膨出或减少程度及有无泪腺脱垂等情况。术中应根据每个求美者的具体情况作相应的处置。对于轻度上睑松弛者，如原为单睑，可行重睑成形术矫正，术中可酌情去除部分皮肤及眼轮匝肌；如原为重睑，可通过手术加宽重睑线来矫正。对于重度上睑松弛者，由于上睑皮肤压迫睫毛，甚至掩盖部分瞳孔，妨碍视野，因此无论求美者原是单睑还是重睑，均须切除部分上睑皮肤或皮肤-肌肉方可获得满意效果。可根据患者要求，酌情选择眉下切口、重睑成形切口或睑缘切口实施皮肤及肌肉的切除。对于合并明显眉下垂者，尚需行眉提升术。

下文介绍的常见术式有传统上睑成形术、眉下切口法上睑成形术和睑缘切口法上睑成形术等。

第一节 · 传统上睑成形术
Traditional upper blepharoplasty

该术式主要适用于上睑皮肤松弛明显、欲形成或改善重睑形态且能接受重睑线处切口瘢痕者。

一、手术步骤（Operative steps，图 X6-1-1-1～图 X6-1-1-5）

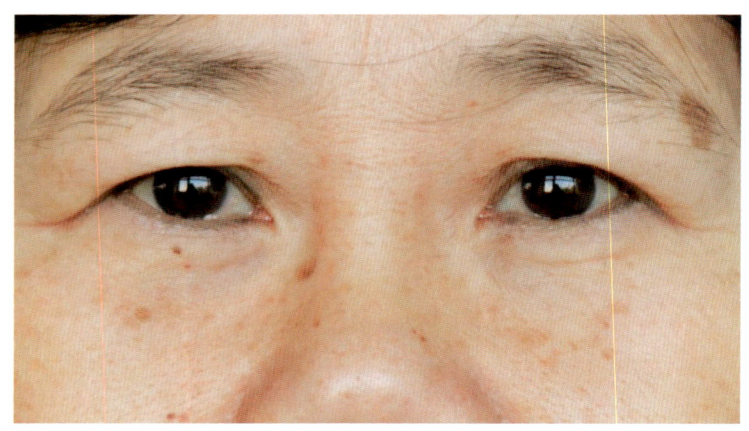

图 X6-1-1-1　双侧上睑松弛，术前睁眼状态

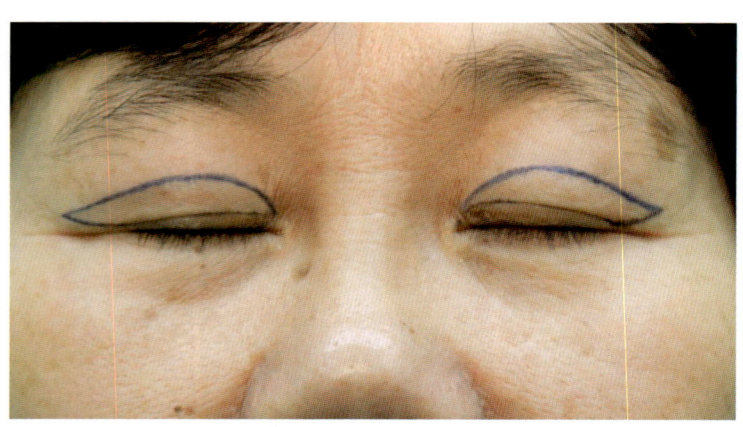

图 X6-1-1-2　双侧上睑松弛，应用镊子夹持皮肤确定上睑皮肤的切除量，并画线标记切口线

第六章 上睑成形术 下篇
Upper blepharoplasty

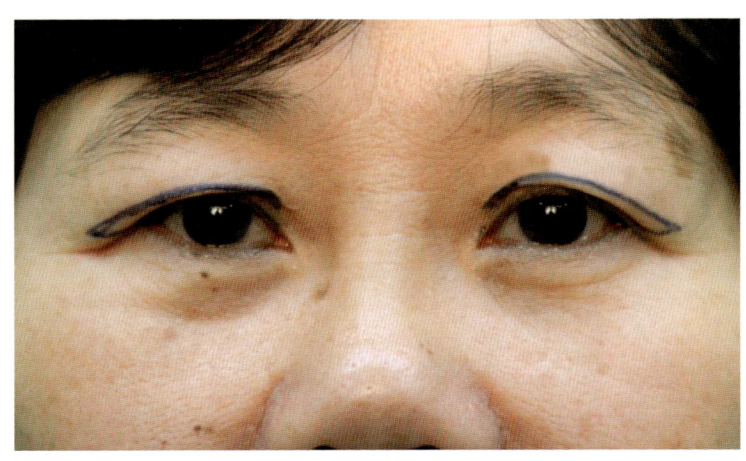

图 X6-1-1-3　标记手术切口后睁眼状态，切口最外侧缘不宜向颞侧延伸过多

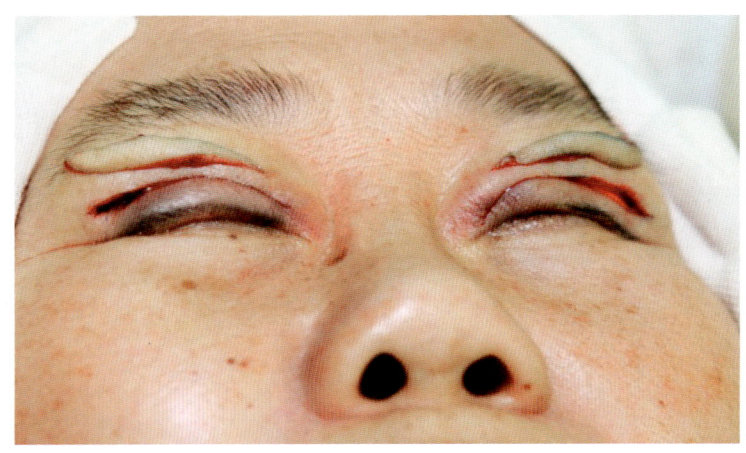

图 X6-1-1-4　局麻下，按切口设计线切除部分皮肤与眼轮匝肌，并切除疝出至睑板前方的眶脂肪

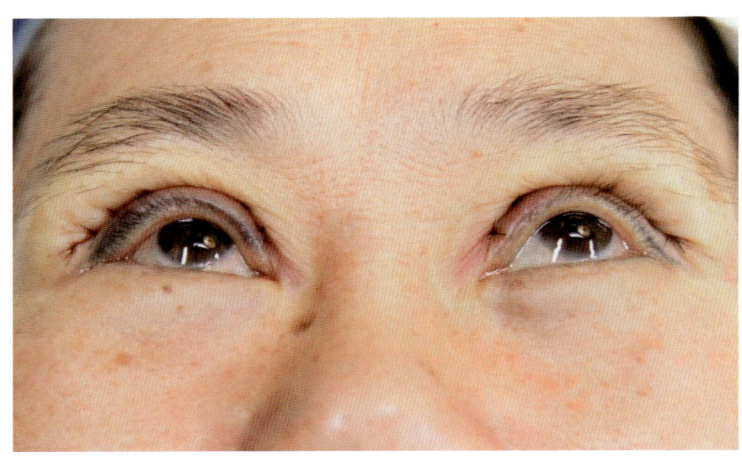

图 X6-1-1-5　同传统切开法重睑成形术缝合上睑皮肤切口，术毕即刻睁眼状态

585

二、典型病例（Typical cases，图X6-1-2-1～图X6-1-2-10）

（一）病例1

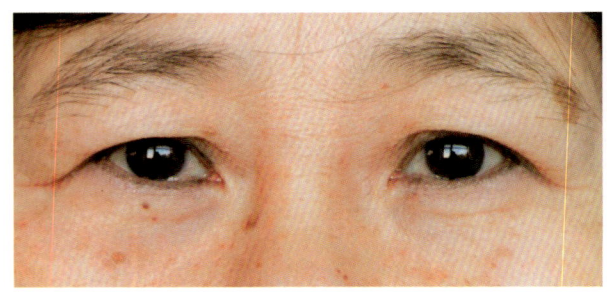

图X6-1-2-1 双侧上睑松弛，术前睁眼状态

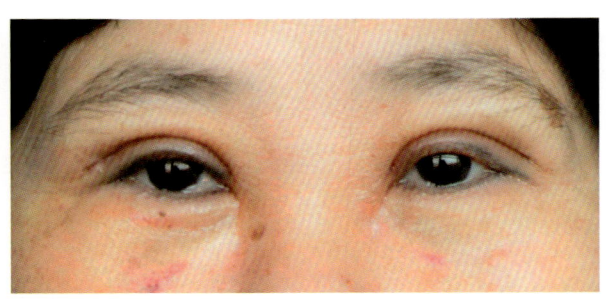

图X6-1-2-2 双侧传统上睑成形术后1周，睁眼状态

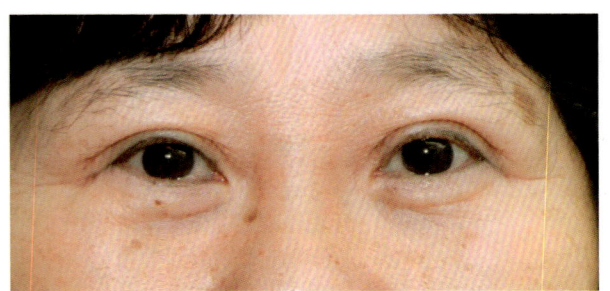

图X6-1-2-3 术后3个月睁眼状态

（二）病例2

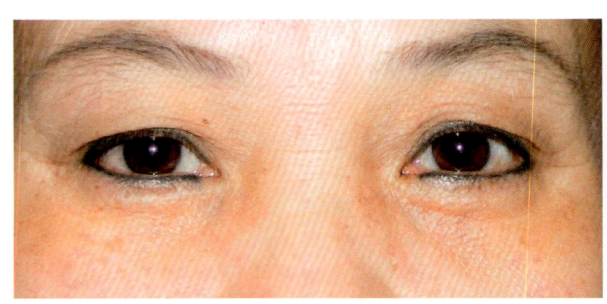

图X6-1-2-4 双侧上睑松弛，原有重睑，术前睁眼状态

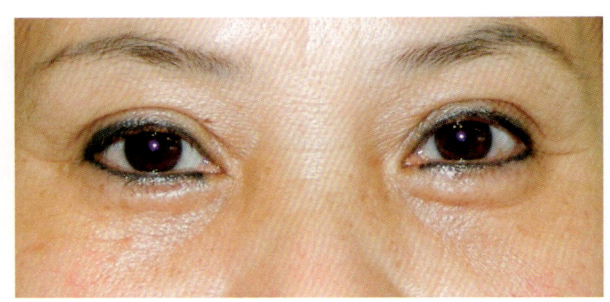

图X6-1-2-5 双侧传统上睑成形术后6个月，睁眼状态

（三）病例3

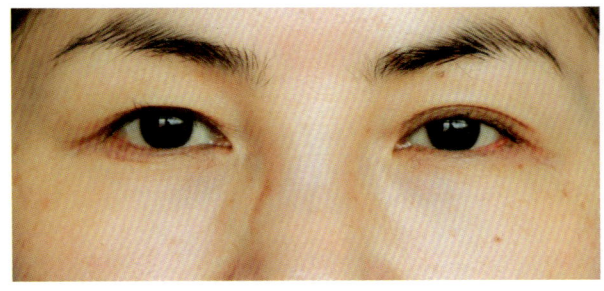

图 X6-1-2-6　双侧上睑松弛，右侧为重，原有重睑，术前睁眼状态

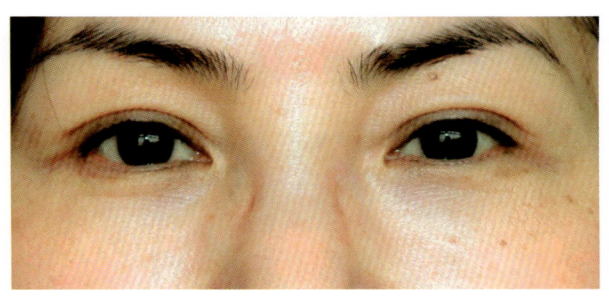

图 X6-1-2-7　双侧传统上睑成形术后6个月，睁眼状态

（四）病例4

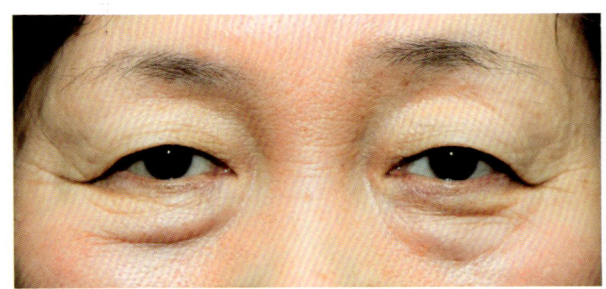

图 X6-1-2-8　双侧上睑松弛，术前睁眼状态

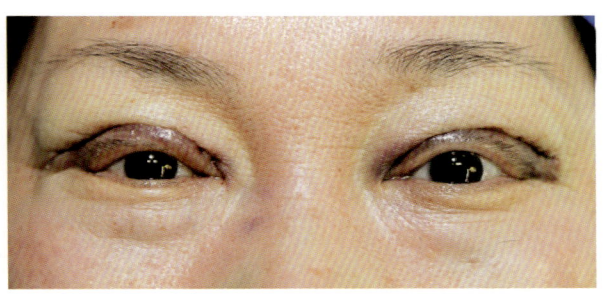

图 X6-1-2-9　双侧传统上睑成形术后即刻，睁眼状态

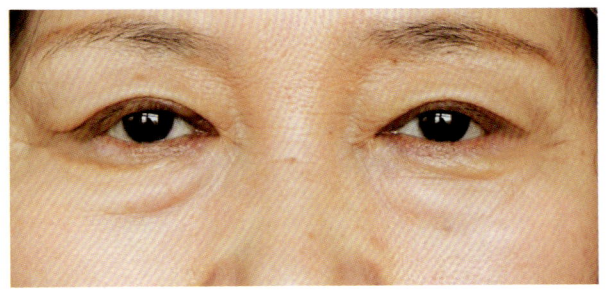

图 X6-1-2-10　术后3个月睁眼状态

（杨超　邢新　肖斌　沈頔）

第二节 · 眉下切口法上睑成形术
Infraeyebrow excision upper blepharoplasty

该术式主要适用于：①预先存在眉下切口瘢痕者；②不愿改变原来的重睑线者；③因重睑线不满意、重睑皱襞过高或上睑下垂多次做过眼睑手术者；④因上睑外侧松垂矫正不足需重做上睑成形术者；⑤打算文眉或原来已存在文眉者；⑥年龄在40~55岁之间，没有严重的眼睑皮肤松弛者。

一、手术步骤（Operative steps，图X6-2-1-1~图X6-2-1-6）

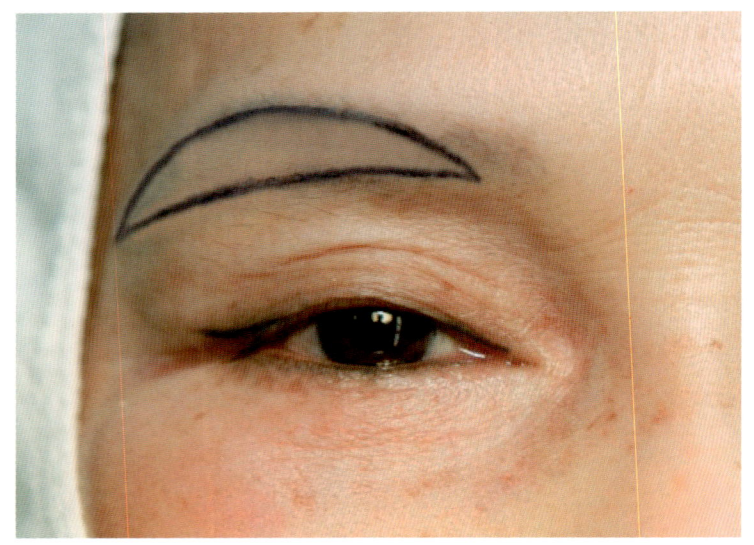

图X6-2-1-1　标记眉下切口及拟切除皮肤的范围

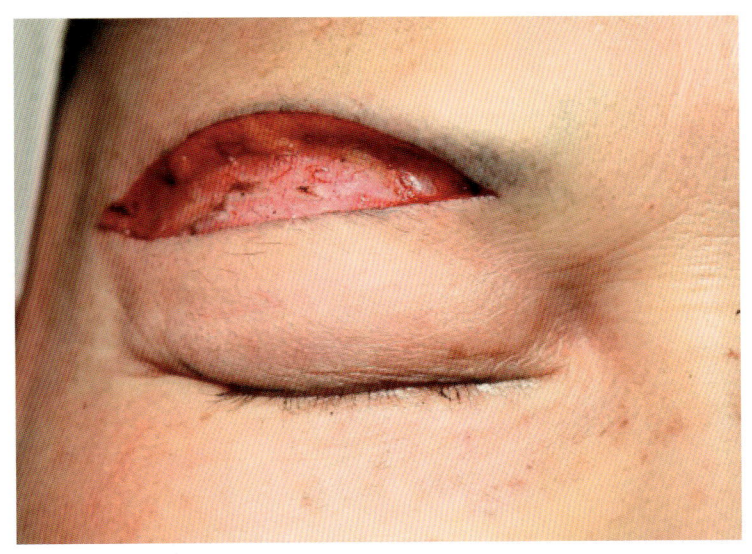

图 X6-2-1-2 局麻下，切除标记范围内的皮肤及皮下组织，显露眼轮匝肌

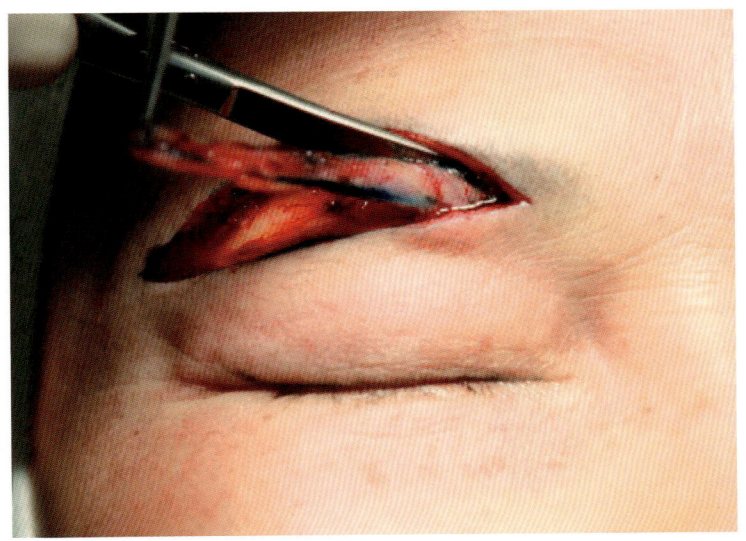

图 X6-2-1-3 切除显露的眼轮匝肌，显露 ROOF

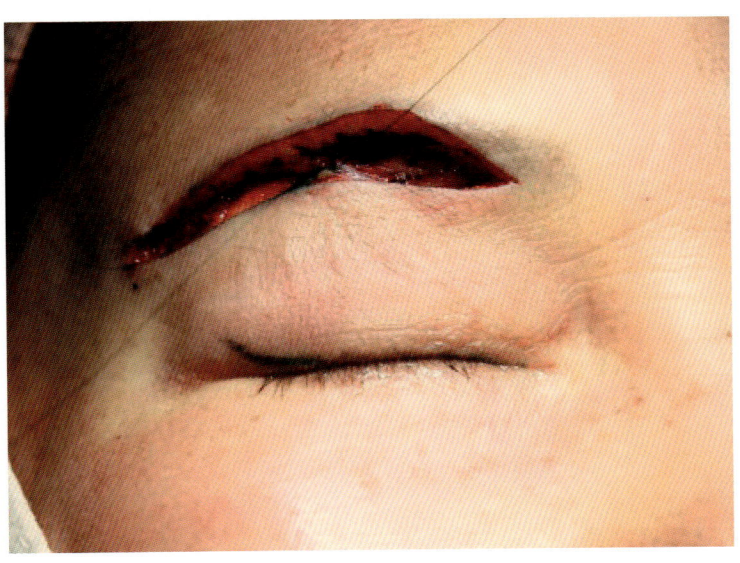

图 X6-2-1-4 以 5-0 尼龙线间断缝合眼轮匝肌断端，缝线最深部穿经上眶缘的骨膜

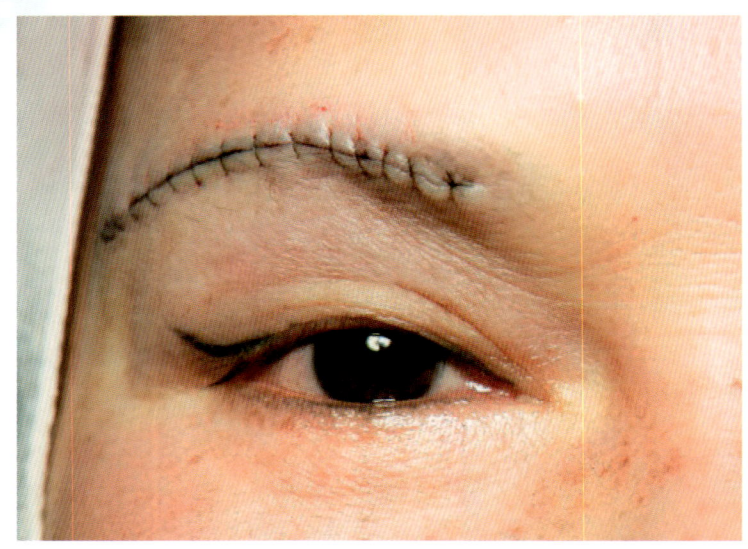

图 X6-2-1-5　以 6-0 缝线连续缝合闭合皮肤切口，切口位于原有眉毛范围之内或拟文绣眉的范围之内

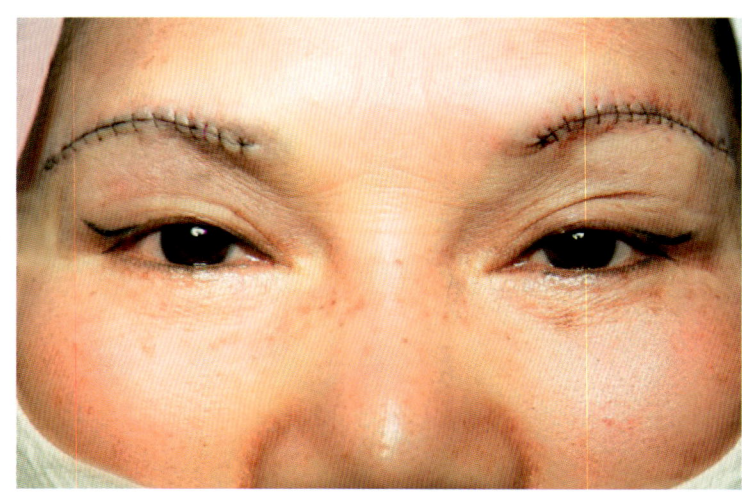

图 X6-2-1-6　同法完成另一侧手术，术后即刻睁眼状态

二、典型病例（Typical cases，图 X6-2-2-1～图 X6-2-2-13）

（一）病例 1

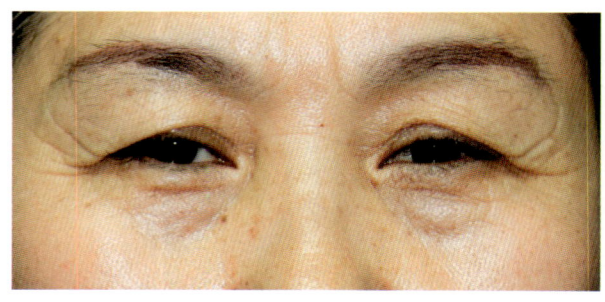

图 X6-2-2-1　双侧上睑松弛，外侧显著，原有重睑，术前睁眼状态

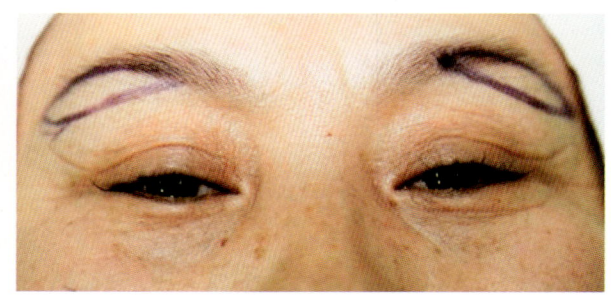

图 X6-2-2-2　标记眉下切口及拟切除的皮肤范围

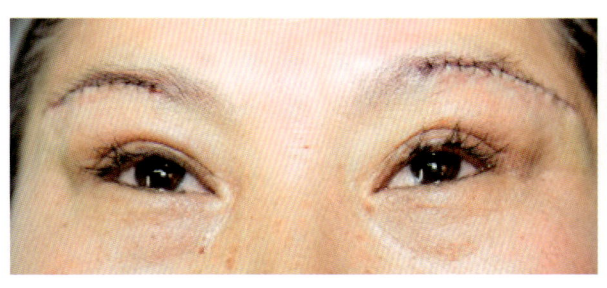

图 X6-2-2-3　双侧眉下切口（眶上缘骨膜固定）上睑成形术后即刻，睁眼状态

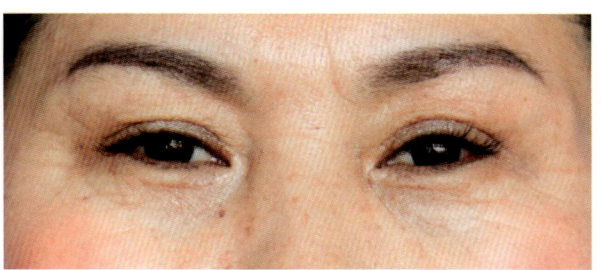

图 X6-2-2-4　术后 6 个月睁眼状态

（二）病例 2

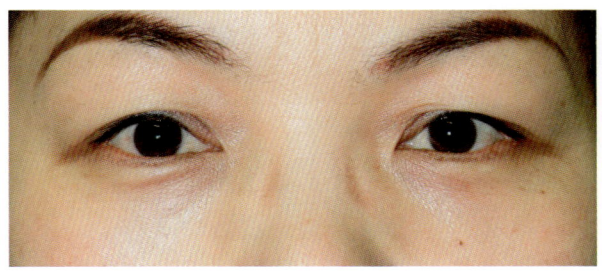

图 X6-2-2-5　双侧上睑松弛，外侧为重，原有重睑，术前睁眼状态

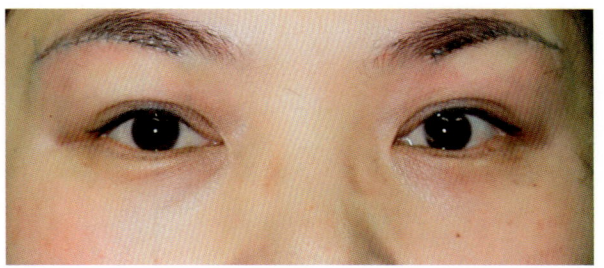

图 X6-2-2-6　双侧眉下切口（眶上缘骨膜固定）上睑成形术后即刻，睁眼状态

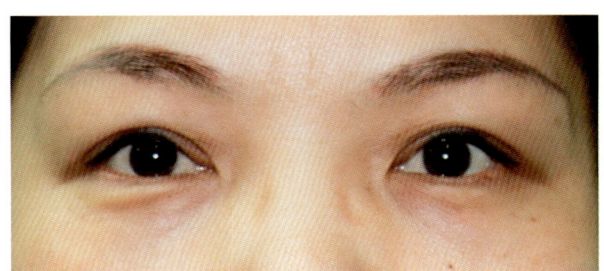

图 X6-2-2-7　术后 6 个月睁眼状态

（三）病例 3

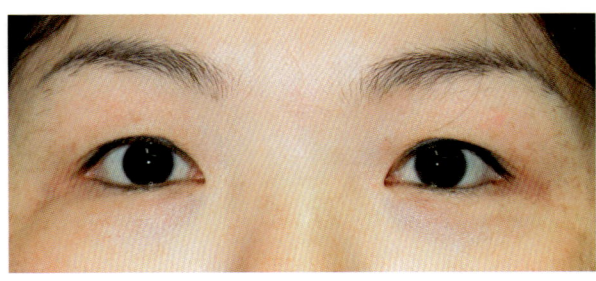

图 X6-2-2-8　双侧上睑松弛，原有重睑，术前睁眼状态

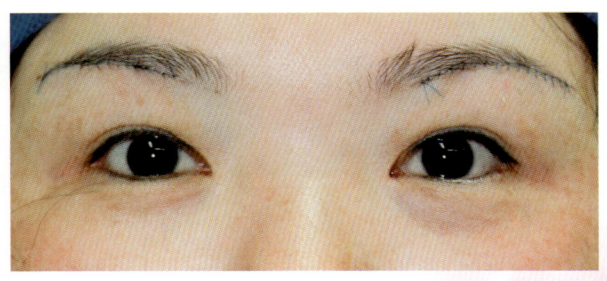

图 X6-2-2-9　双侧眉下切口（眶上缘骨膜固定）上睑成形术后即刻，睁眼状态

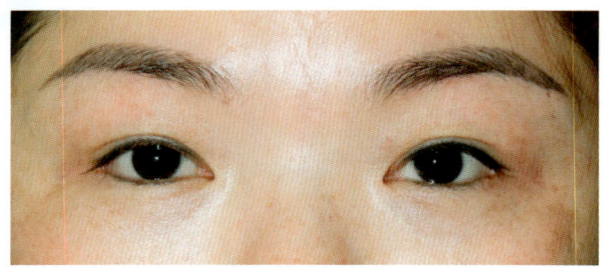

图 X6-2-2-10　术后 6 个月睁眼状态

(四) 病例 4

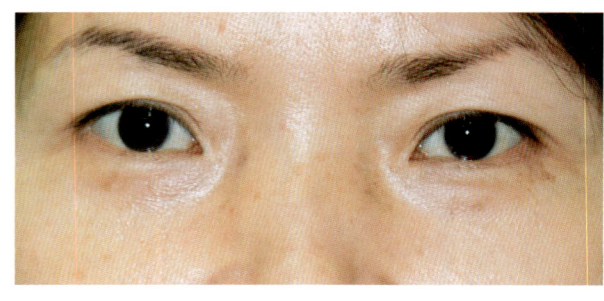

图 X6-2-2-11　双侧上睑轻度松弛，原有重睑，术前睁眼状态

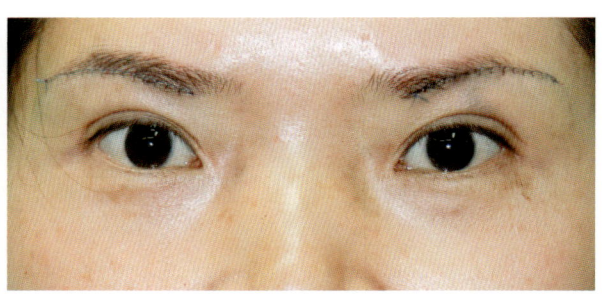

图 X6-2-2-12　双侧眉下切口（眶上缘骨膜固定）上睑成形术后即刻，睁眼状态

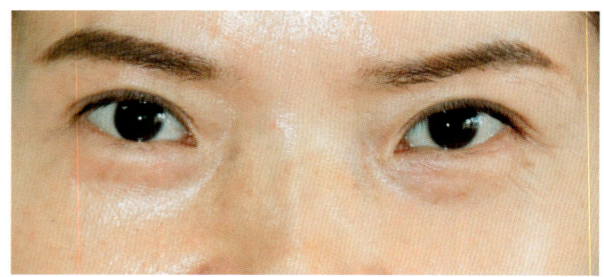

图 X6-2-2-13　术后 1 年睁眼状态

（邢新　杨超　李军辉　李鸣）

第三节 · 睑缘切口法上睑成形术
Upper blepharoplasty with eyelid margin incision

该术式主要适用于：①单睑伴上睑松弛，希望矫正松弛、维持单睑形态且不愿在眉下或睑板上缘水平遗留明显瘢痕者；②单睑伴上睑松弛，希望矫正松弛同时形成重睑且不愿在睑板上缘水平遗留明显瘢痕者；③重睑伴上睑松弛，希望矫正松弛、改善重睑形态且不愿在眉下或睑板上缘水平遗留明显瘢痕者；④重睑伴上睑松弛，希望矫正松弛并将重睑改变为单睑且不愿在眉下或睑板上缘水平遗留明显瘢痕者。

一、手术步骤（Operative steps，图X6-3-1-1～图X6-3-1-7）

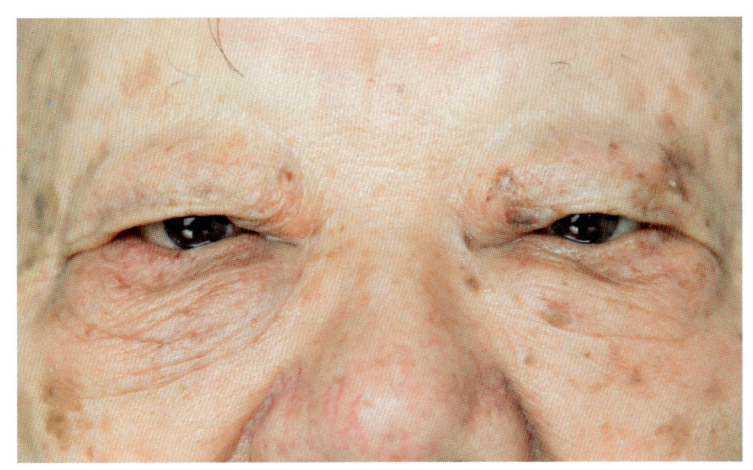

图X6-3-1-1 双侧上睑重度松弛伴倒睫，影响视线，同时存在下睑内翻，术前睁眼状态

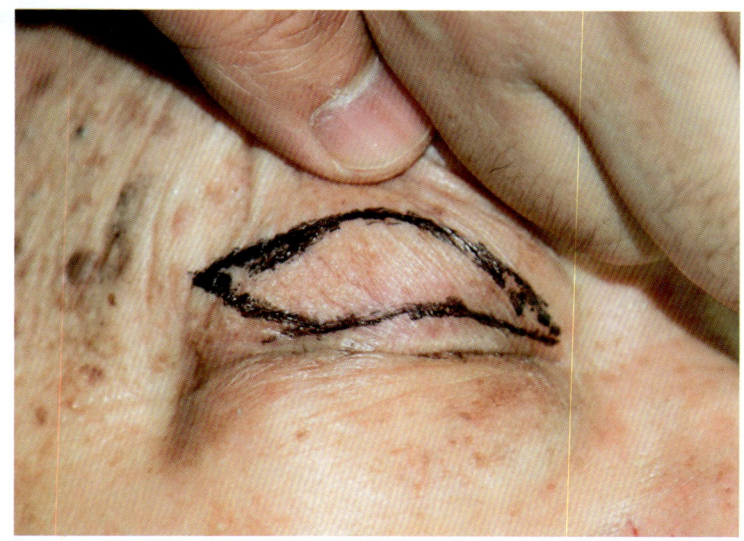

图 X6-3-1-2 经睑缘上 2~3mm 设计平行于睑缘的切口及拟切除皮肤的范围

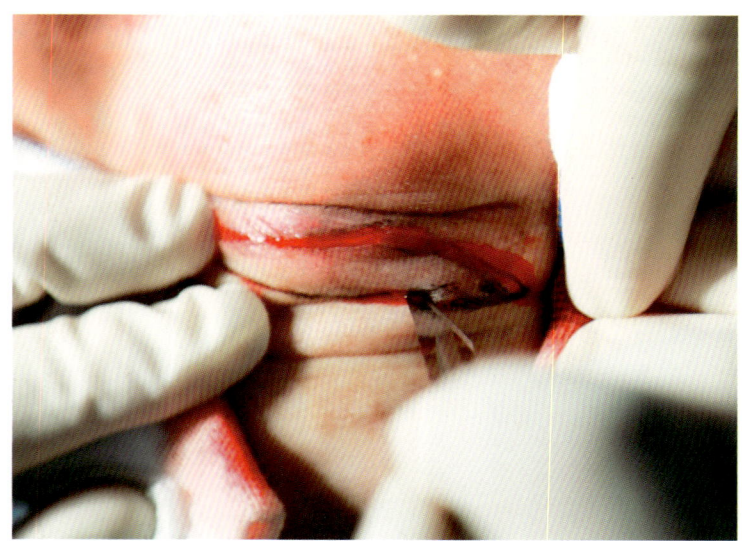

图 X6-3-1-3 局麻下，沿标记线切开皮肤及皮下组织

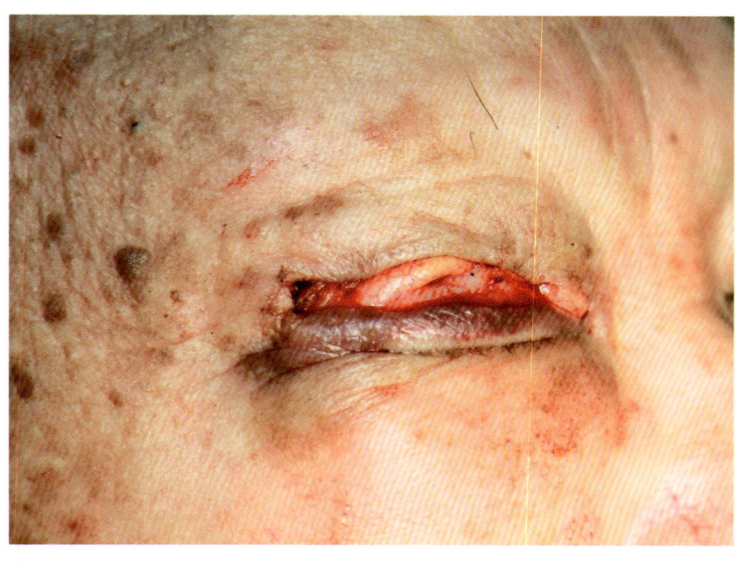

图 X6-3-1-4 切除标记范围内的皮肤、皮下组织及眼轮匝肌

第六章 上睑成形术 Upper blepharoplasty 下篇

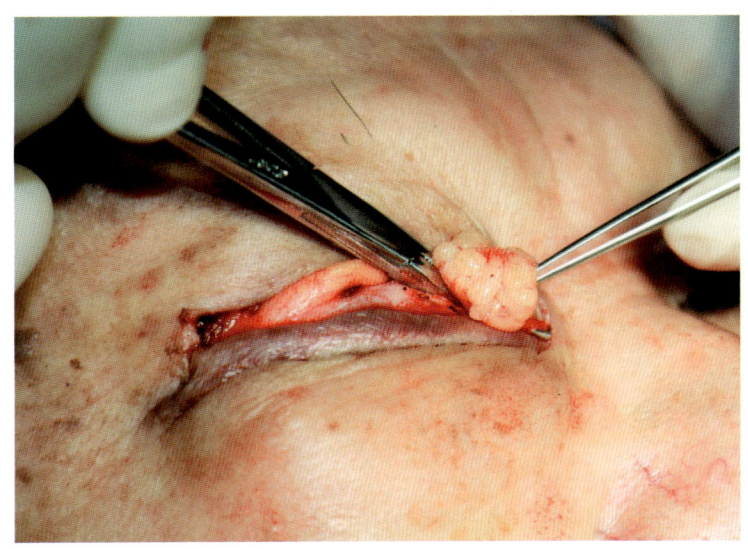

图 X6-3-1-5 打开眶隔，切除多余的眶脂肪

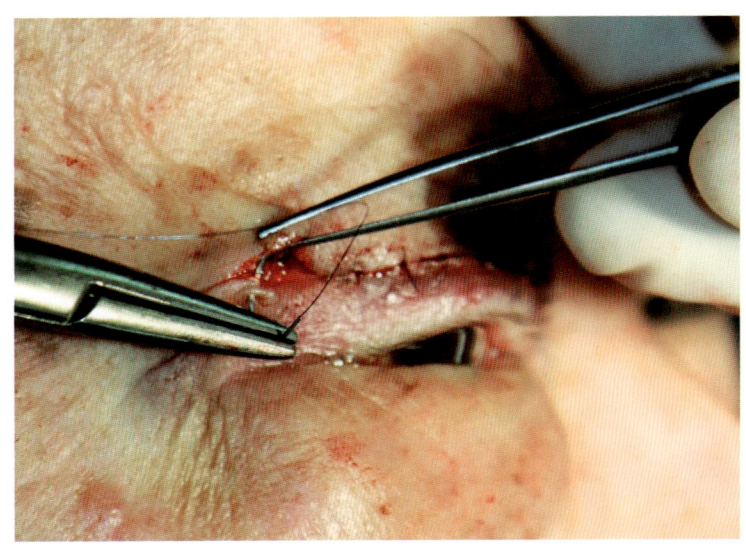

图 X6-3-1-6 以 7-0 尼龙线间断缝合皮肤切口，如合并老年性上睑下垂，可在缝合切口前行上睑提肌腱膜折叠术（详见下篇第九章"上睑下垂矫正术"）

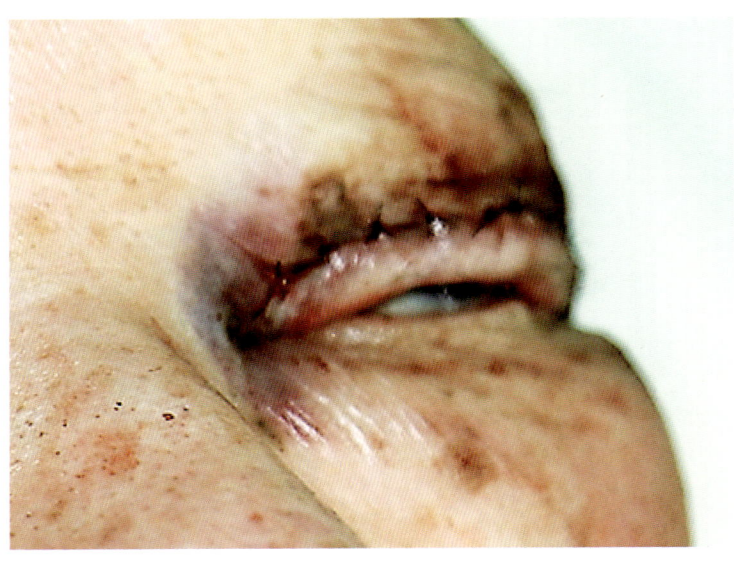

图 X6-3-1-7 同法完成另一侧手术，术毕即刻闭眼状态

二、典型病例（Typical cases，图 X6-3-2-1～图 X6-3-2-8）

（一）病例 1

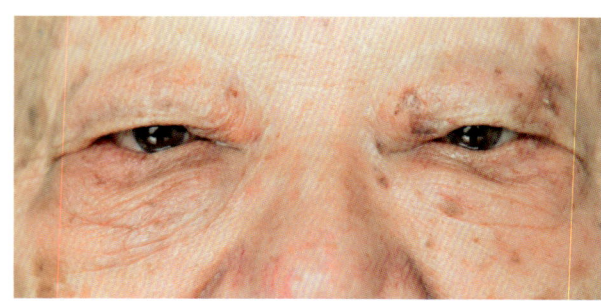

图 X6-3-2-1　双侧上睑松弛伴倒睫、双侧下睑内翻伴倒睫，术前睁眼状态

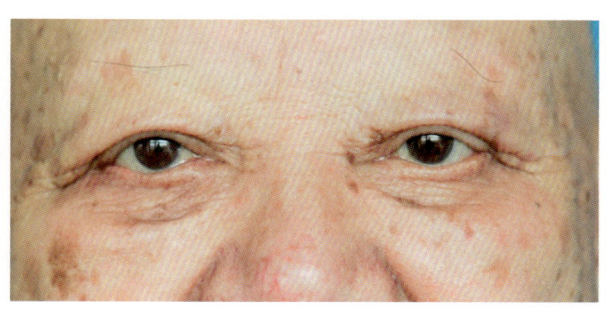

图 X6-3-2-2　双侧睑缘切口法上睑成形术与下睑内翻矫正术后 6 个月，睁眼状态

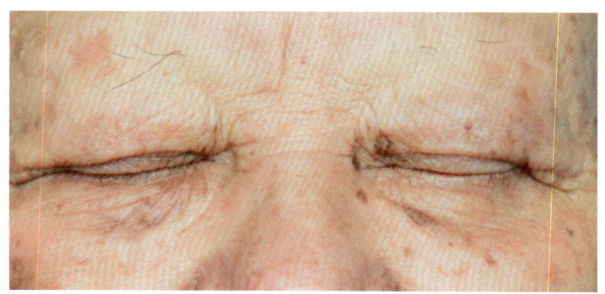

图 X6-3-2-3　术后 6 个月闭眼状态

（二）病例 2

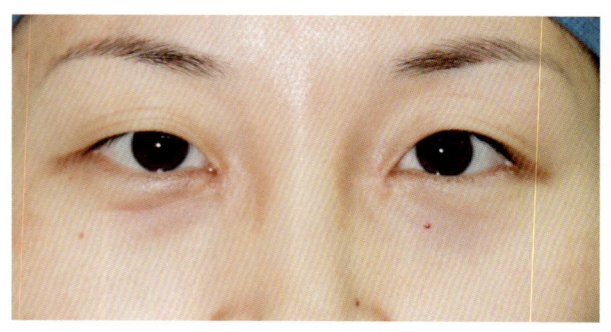

图 X6-3-2-4　双侧单睑伴上睑松弛，术前睁眼状态

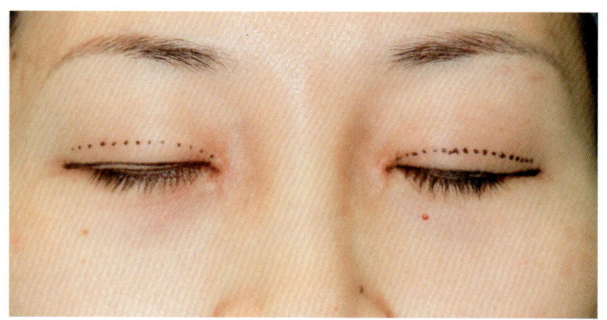

图 X6-3-2-5　标记睑缘切口、拟切除皮肤范围及拟定重睑线的位置

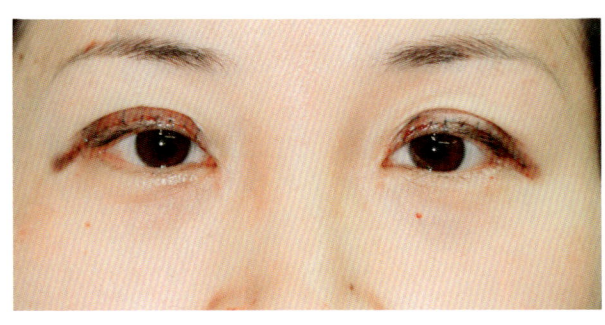

图 X6-3-2-6 双侧睑缘切口法上睑成形术及重睑成形术（操作方法详见下篇第四章"重睑成形术"）后即刻睁眼状态

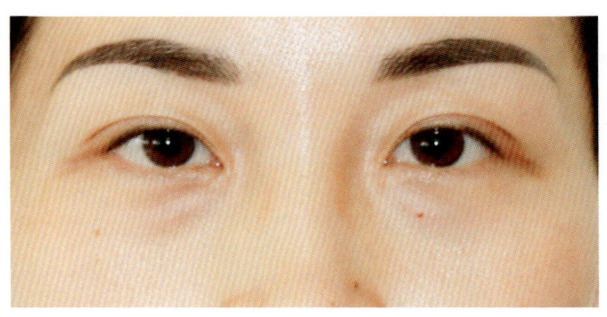

图 X6-3-2-7 术后3个月睁眼状态

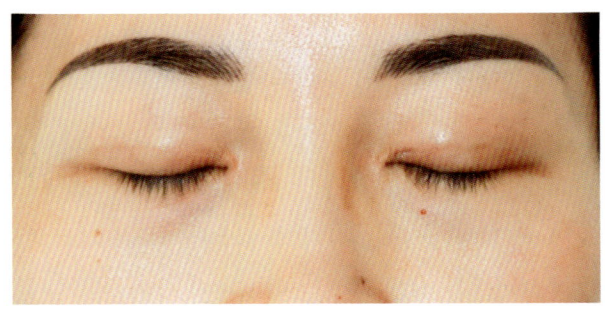

图 X6-3-2-8 术后3个月闭眼状态

（邢新　杨超　李蠡　毕宏达）

参考文献

[1] Hoorntje L E, van der Lei B, Stollenwerck G A, et al. Resecting orbicularis oculi muscle in upper eyelid blepharoplasty—a review of the literature[J]. J Plast Reconstr Aesth Surg, 2010, 63(5): 787-792.

[2] Espinoza G M, Holds J B. Evolution of eyelid surgery[J]. Fac Plast Surg Clin North Am, 2005, 13(4): 505-510.

[3] Damasceno R W, Cariello A J, Cardoso E B, et al. Upper blepharoplasty with or without resection of the orbicularis oculi muscle: a randomized double-blind left-right study[J]. Ophthal Plast Reconstr Surg, 2011, 27(3): 195-197.

[4] Gulyas G. Improving the lateral fullness of the upper eyelid[J]. Aesth Plast Surg, 2006, 30(6): 641-648; discussion 649-650.

[5] Maniglia J J, Maniglia R F, Jorge dos Santos M C, et al. Surgical treatment of the sunken upper eyelid[J]. Arch Fac Plast Surg, 2006, 8(4): 269-272.

[6] van der Lei B, Timmerman I S, Cromheecke M, et al. Bipolar coagulation-assisted orbital (BICO) septo-blepharoplasty: a retrospective analysis of a new fat-saving upper-eyelid blepharoplasty technique[J]. Ann Plast Surg, 2007, 59(3): 263-267.

[7] Sozer S O, Agullo F J, Palladino H, et al. Pedicled fat flap to increase lateral fullness in upper blepharoplasty[J]. Aesth Surg J, 2010, 30(2): 161-165.

[8] Massry G G. Nasal fat preservation in upper eyelid blepharoplasty[J]. Ophthal Plast Reconstr Surg, 2011, 27(5): 352-355.

[9] Park S K, Kim B G, Shin Y H. Correction of superior sulcus deformity with orbital fat anatomic repositioning and fat graft applied to retro-orbicularis oculi fat for Asian eyelids[J]. Aesth Plast Surg, 2011, 35(2): 162-170.

[10] Fezza J P. The sigmoid upper eyelid blepharoplasty: redefining beauty[J]. Ophthal Plast Reconstr Surg, 2012, 28(6): 446-451.

[11] Tonnard P L, Verpaele A M, Zeltzer A A. Augmentation blepharoplasty: a review of 500 consecutive patients[J]. Aesthet Surg J, 2013, 33(3): 341-352.

［12］Yoo D B, Peng G L, Massry G G. Effacing the orbitoglabellar groove with transposed upper eyelid fat[J]. Ophthal Plast Reconstr Surg, 2013, 29(3): 220-224.

［13］Chen C C, Chen S N, Huang C L. Correction of sunken upper-eyelid deformity in young Asians by minimally-invasive double-eyelid procedure and simultaneous orbital fat pad repositioning: a one-year follow-up study of 250 cases[J]. Aesth Surg J, 2015, 35(4): 359-366.

［14］Jeon M S, Jung G Y, Lee D L, et al. Correction of sunken upper eyelids by anchoring the central fat pad to the medial fat pad during upper blepharoplasty[J]. Arch Plast Surg, 2015, 42(4): 469-474.

［15］Lee D, Law V. Subbrow blepharoplasty for upper eyelid rejuvenation in Asians[J]. Aesthet Surg J, 2009, 29(4): 284-288.

［16］Sugamata A, Yoshizawa N. Infraeyebrow excision blepharoplasty for Japanese blepharochalasis: review of 35 patients over 60 years old[J]. Scand J Plast Reconstr Surg Hand Surg, 2010, 44(1): 17-20.

［17］Ichinose A, Sugimoto T, Sugimoto I, et al. Extended infrabrow excision blepharoplasty for dermatochalasis in Asians[J]. Arch Fac Plast Surg, 2011, 13(5): 327-331.

［18］Kim Y S. Subbrow blepharoplasty using supraorbital rim periosteal fixation[J]. Aesth Plast Surg, 2014, 38(1): 27-31.

［19］杨超, 邢新. 眼睑美容整形外科一些新理念和新技术探讨[J]. 中国美容整形外科杂志, 2016, 27(5): 257-260.

第七章

下睑成形术

Lower blepharoplasty

下睑成形术（Lower eyelid blepharoplasty；Lower blepharoplasty）主要是指消除下睑衰老体征、实现下睑年轻化的一种美容性手术。

下睑衰老体征包括：下睑皮肤与肌肉松弛、下垂，皱纹增多，眶脂肪膨出，眶下缘处出现泪槽（Tear trough）与睑颊沟（Palpebromalar groove），下睑缘至睑-颊结合部的距离增大，睑-颊轮廓线呈双凸型（年轻人多呈单凸型）等，常伴有颧袋（Malar bags）、颊部下垂、鼻唇沟加深等中面部衰老体征。衰老的下睑常呈袋状畸形，故被形象地称为"袋状眼睑"（Baggy eyelids）或"睑袋"（Eyelid bags；Palpebral bags；Eyelid pouches）。因此，下睑年轻化手术在国内常被称为"睑袋祛除术"或"睑袋整复术"。需要指出的是，并非所有衰老的下睑都同时存在上述体征或都呈袋状畸形，即便同时存在，各种体征的严重程度也不尽相同，所以对这类个体施行的下睑年轻化手术，称为"下睑成形术"较为科学。

关于下睑衰老体征的形成机制，目前尚未完全统一认识。提出的解释有多种，有的甚至相互矛盾，包括：衰老导致的眼轮匝肌松弛或萎缩，渐进性的眶脂肪增多，眼球悬韧带（Lockwood's 韧带）松弛致使眼球下降压迫眶脂肪向前疝出，以及由此引起的眶隔薄弱、外眦韧带松弛变长使下睑的悬吊力量减弱、脂肪（包括皮下脂肪、眶脂肪、颧脂肪垫及眼轮匝肌下脂肪）容量减少、中面部下垂、眼轮匝肌限制韧带的束缚、眶下缘骨质吸收，以及先天性眶脂肪过剩（见于年轻的求美者）等。

下睑成形术的手术方法也多种多样，从早期的单纯下睑皮肤切除，历经结膜入路眶脂肪切除、皮肤和眶脂肪切除、皮肤-肌肉和眶脂肪切除、皮肤或结膜入路眶脂肪保留与重置，逐渐发展到近年出现的将皮肤-肌肉切除、眶脂肪保留或重置、中面部自体脂肪注射充填、下睑缩紧与提升等步骤融为一体的综合性技术，不下几十种。手术前，术者应根据求美者的诉求、所需矫正的衰老体征及其发生机制选择适宜的手术方法，以达到最佳满意度，同时尽可能减少因术式选择不当而带来的并发症。

下面我们主要介绍几种常用的下睑成形术式，包括皮肤入路皮瓣法下睑成形术、皮肤入路肌皮瓣法下睑成形术、皮肤入路弓状缘释放眶隔重置法下睑成形术、结膜入路眶脂肪切除法下睑成形术、结膜入路弓状缘释放眶脂肪重置法下睑成形术。

第一节 · 皮肤入路皮瓣法下睑成形术
Transcutaneous skin flap lower eyelid blepharoplasty

本法主要适用于下睑皮肤松弛、皱纹多、肌肉松弛不明显、伴有或不伴有眶脂肪膨出的中老年患者。其优点是对眼轮匝肌破坏小，可同时去除多余的眶脂肪和皮肤，创伤较小，术后恢复较快，且操作较为简单。其主要缺点是遗留切口瘢痕，不能很好地矫正泪槽畸形，且易发生下睑退缩、下睑外翻、下睑凹陷等并发症。

一、手术步骤（Operative steps，图 X7-1-1-1～图 X7-1-1-7）

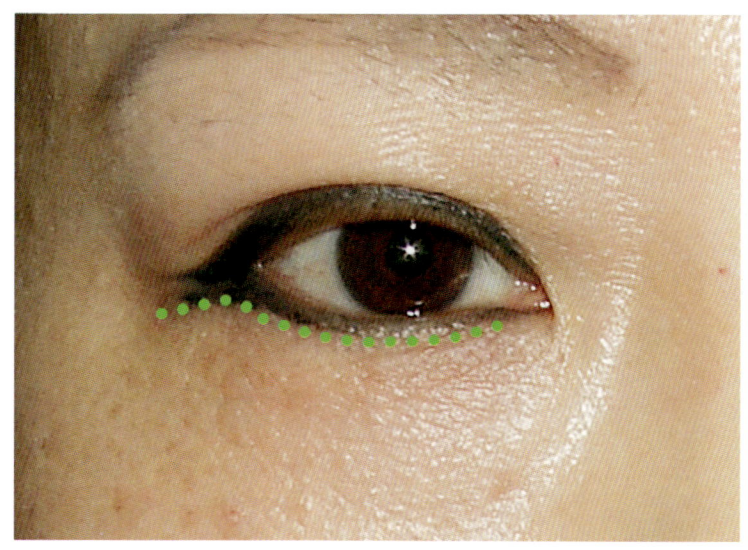

图 X7-1-1-1 切口设计：于下睑缘睫毛下 2mm 设计平行于睑缘的切口，内至泪点或其稍内侧，外达外眦角后沿鱼尾纹转向外下

第七章 下睑成形术 下篇
Lower blepharoplasty

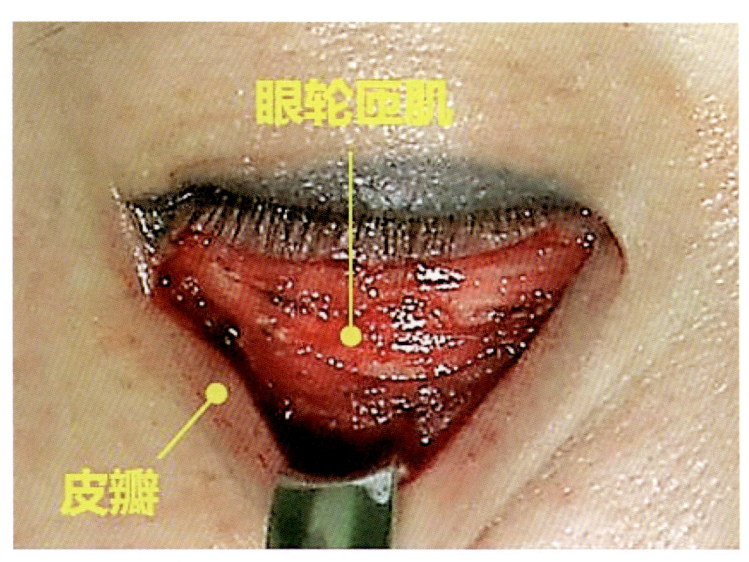

图 X7-1-1-2 局麻下，沿设计线切开皮肤与皮下组织，在皮肤与眼轮匝肌之间分离至眶下缘

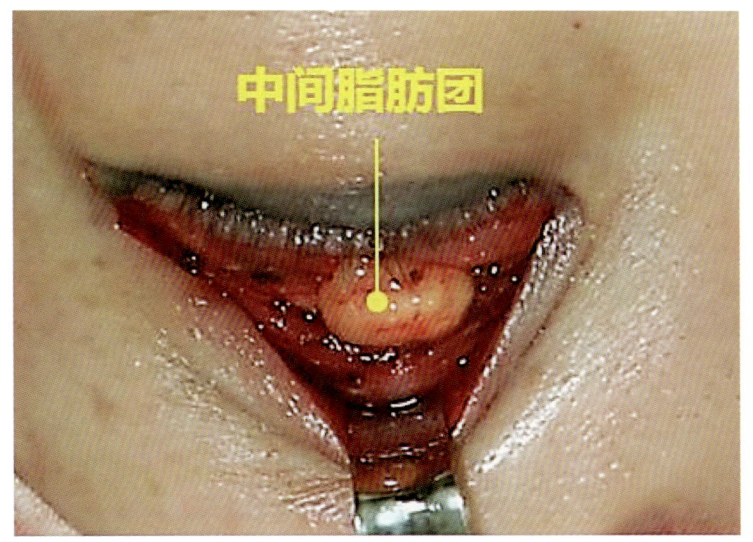

图 X7-1-1-3 用眼睑拉钩向下牵拉下睑皮瓣，在中间脂肪团膨出最明显处，用眼科剪顺肌肉纹理将眼轮匝肌撑开一小口，并剪开其深面的眶隔，用手指经上睑轻压眼球，使部分眶脂肪从眼轮匝肌开口处疝出。将疝出的眶脂肪切除，彻底止血

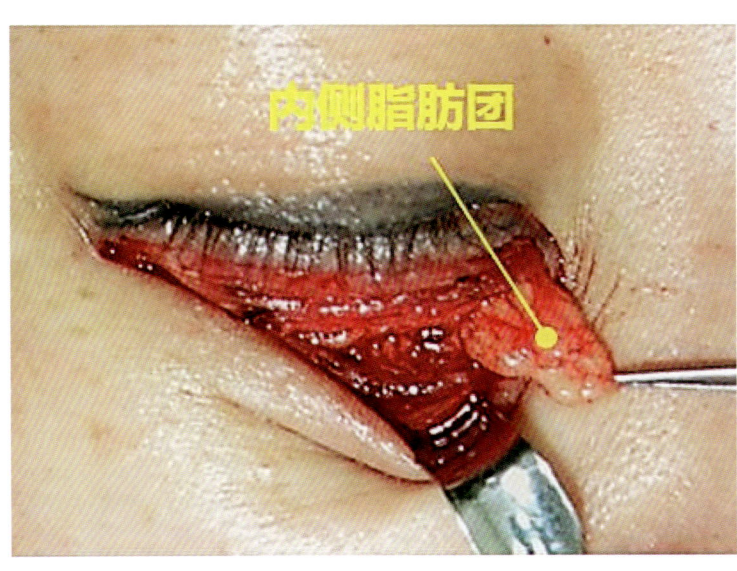

图 X7-1-1-4 同法显露并切除疝出的内侧眶脂肪团

603

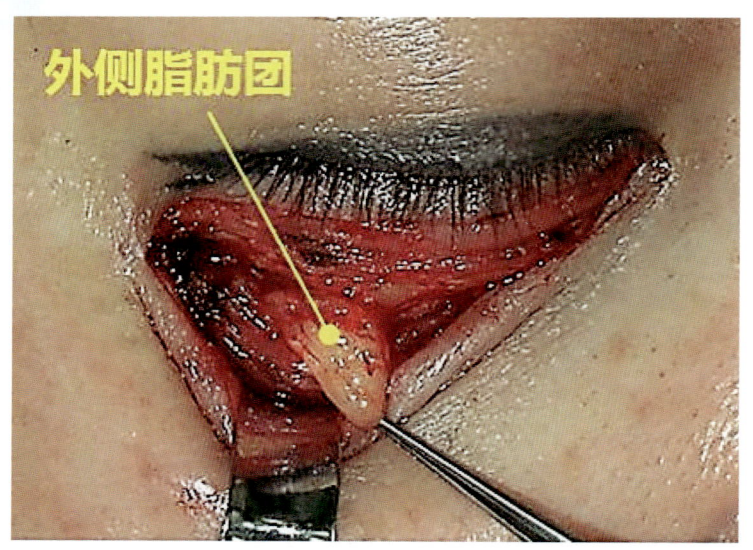

图 X7-1-1-5 同法显露并切除疝出的外侧眶脂肪团

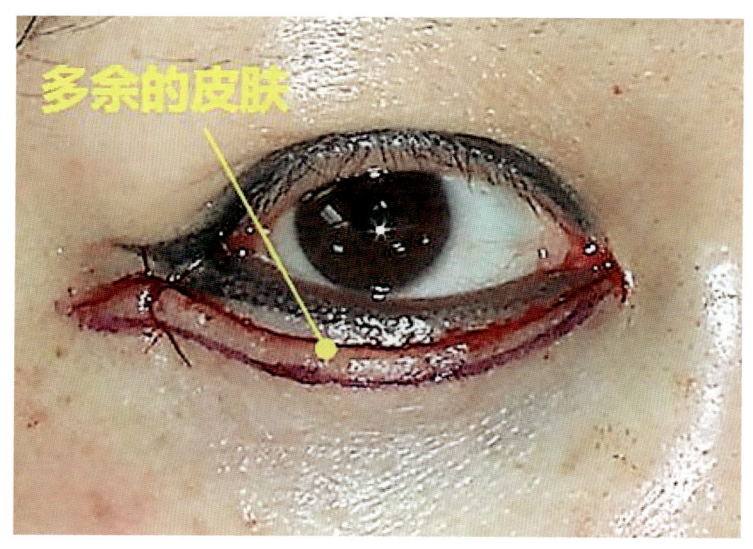

图 X7-1-1-6 嘱患者睁眼向上视物,用眼科镊在睑缘下切口向外眦切口转折处夹住并向上提起皮瓣上缘,在此状态下画线标记多余皮肤的切除范围,然后在睑缘下切口向外眦切口转折处用眼科剪向下剪开皮瓣上缘至标记线,并在此处作一针固定缝合

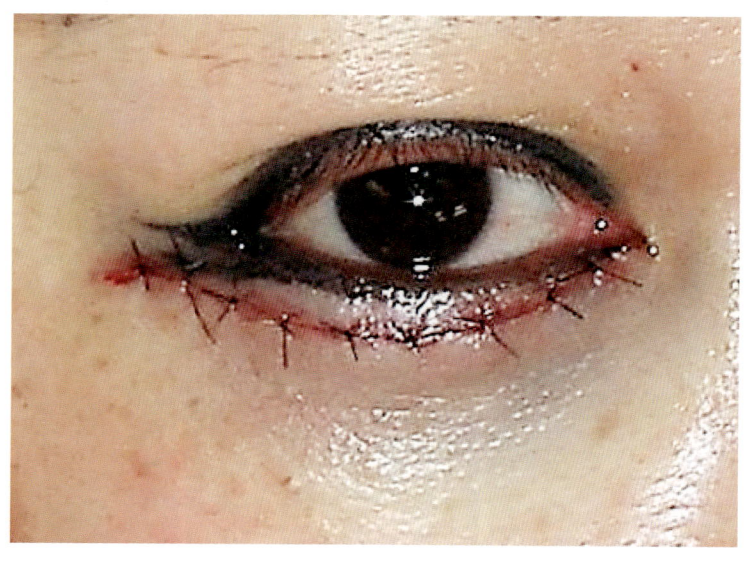

图 X7-1-1-7 切除多余的皮肤,用 7-0 尼龙线间断缝合皮肤切口,同法完成另一侧手术

二、典型病例（Typical cases，图 X7-1-2-1～图 X7-1-2-22）

（一）病例 1

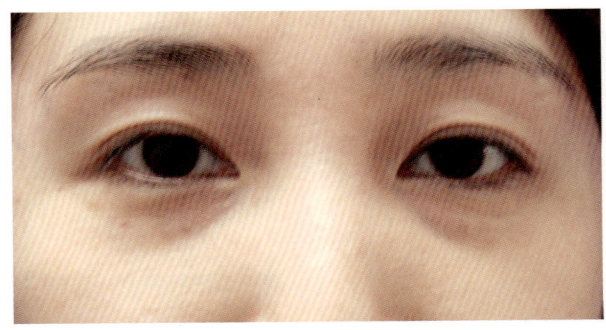

图 X7-1-2-1　双侧下睑袋（眶脂肪轻度膨出伴皮肤松弛，皱纹较多），术前正位睁眼状态

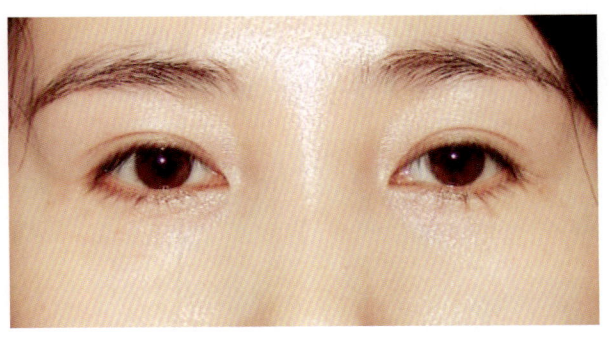

图 X7-1-2-2　双侧皮肤入路皮瓣法下睑成形术后 2 年，正位睁眼状态

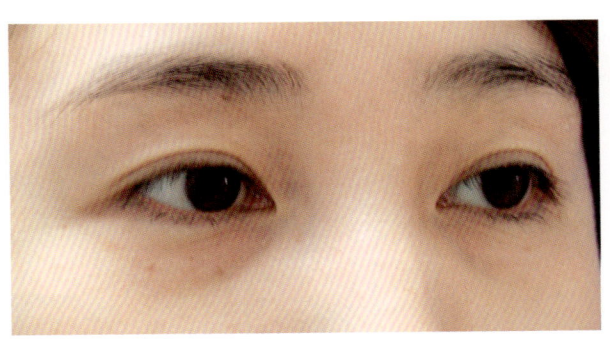

图 X7-1-2-3　术前右斜位睁眼状态

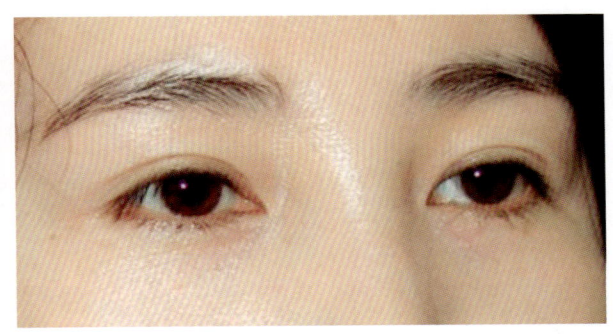

图 X7-1-2-4　术后 2 年右斜位睁眼状态

（二）病例 2

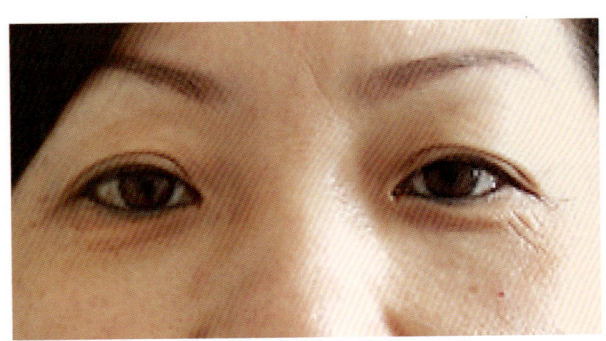

图 X7-1-2-5　双侧下睑皮肤松弛，皱纹较多，但无明显眶脂肪膨出，术前正位睁眼状态

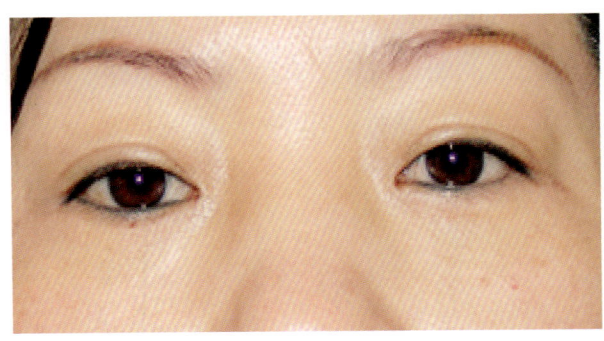

图 X7-1-2-6　双侧皮肤入路皮瓣法下睑成形（未切除眶脂肪）术后 1 年，正位睁眼状态

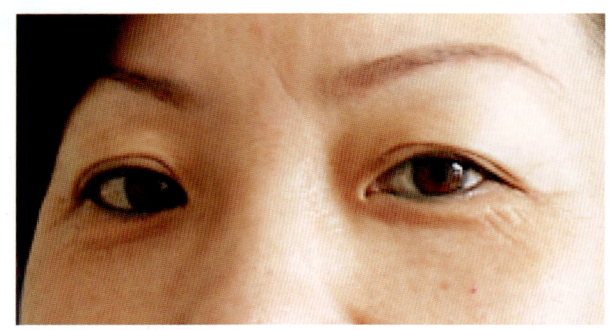

图 X7-1-2-7　术前左斜位睁眼状态

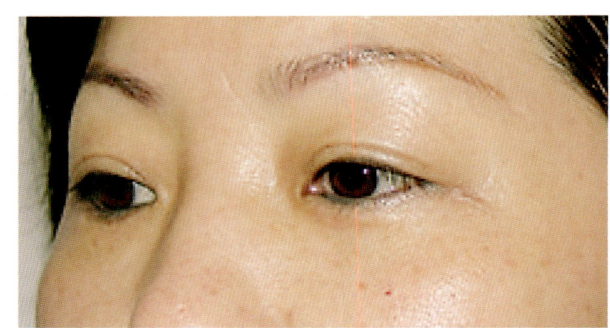

图 X7-1-2-8　术后1年左斜位睁眼状态

（三）病例3

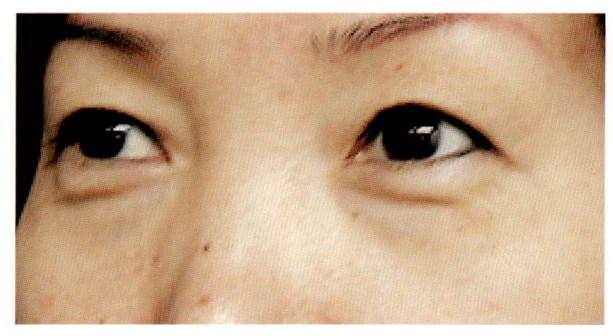

图 X7-1-2-9　双侧下睑袋（眶脂肪轻度膨出伴皮肤松弛，外侧皱纹较多），术前左斜位睁眼状态

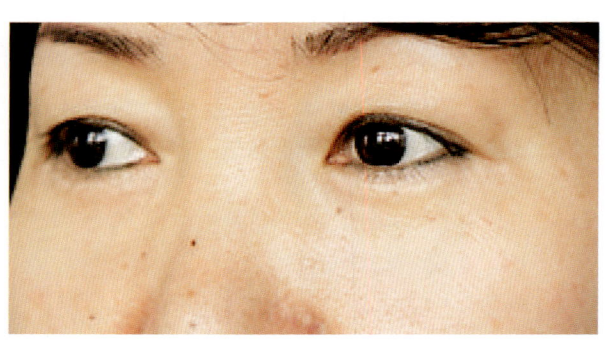

图 X7-1-2-10　双侧皮肤入路皮瓣法下睑成形术后4年，左斜位睁眼状态

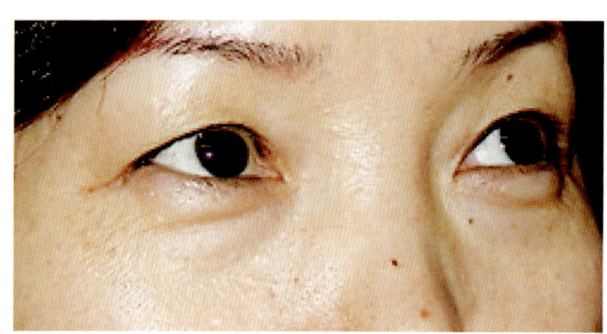

图 X7-1-2-11　术前右斜位睁眼状态

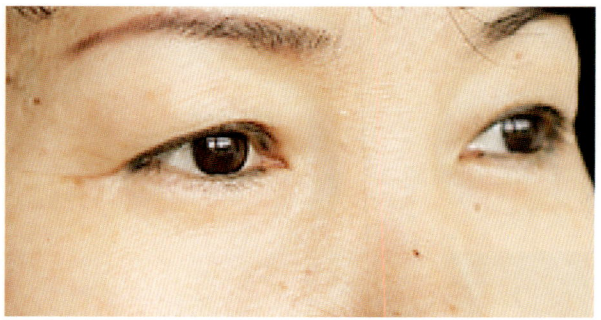

图 X7-1-2-12　术后4年右斜位睁眼状态

（四）病例 4

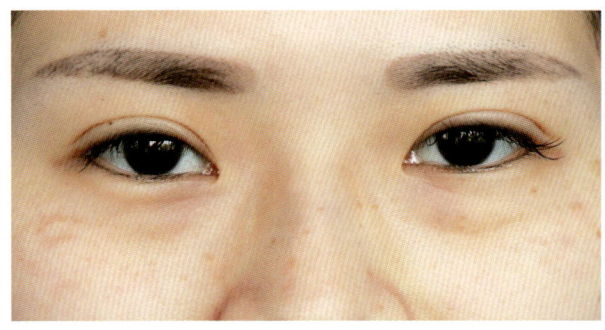

图 X7-1-2-13　双侧下睑袋（眶脂肪膨出伴皮肤松弛），术前正位睁眼状态

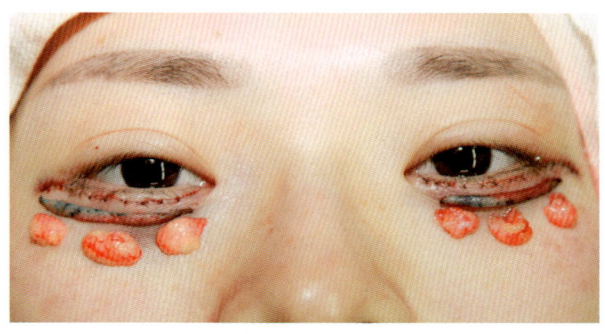

图 X7-1-2-14　双侧皮肤入路皮瓣法下睑成形术后即刻，睁眼状态

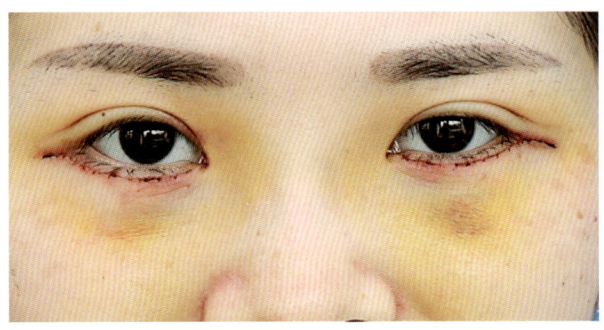

图 X7-1-2-15　术后 1 周正位睁眼状态

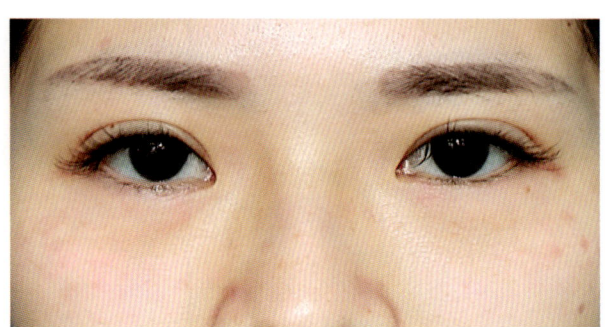

图 X7-1-2-16　术后 2 年正位睁眼状态

（五）病例 5

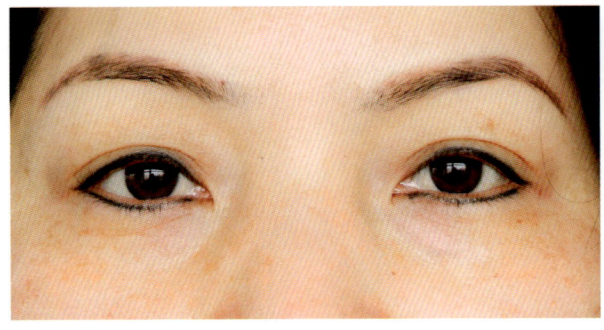

图 X7-1-2-17　双侧下睑皮肤松弛，皱纹较多，无明显眶脂肪膨出，术前正位睁眼状态

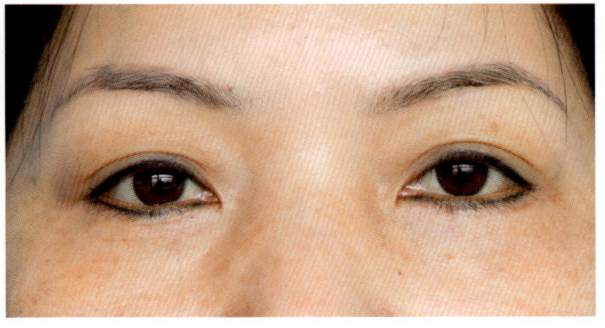

图 X7-1-2-18　双侧皮肤入路皮瓣法下睑成形（未切除眶脂肪）术后 2 年，正位睁眼状态

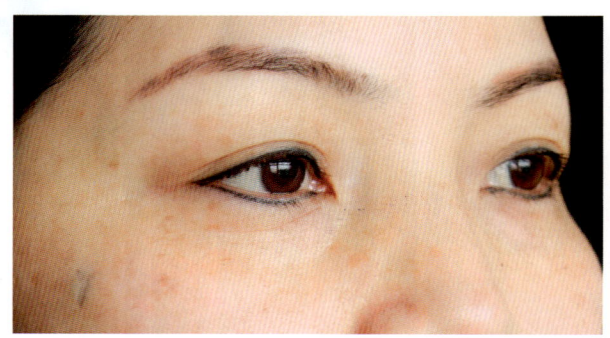

图 X7-1-2-19　术前右斜位睁眼状态

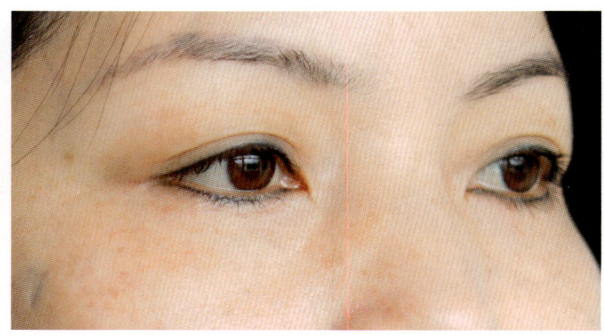

图 X7-1-2-20　术后 2 年右斜位睁眼状态

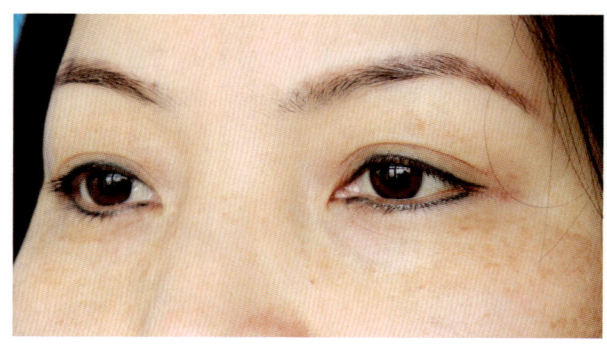

图 X7-1-2-21　术前左斜位睁眼状态

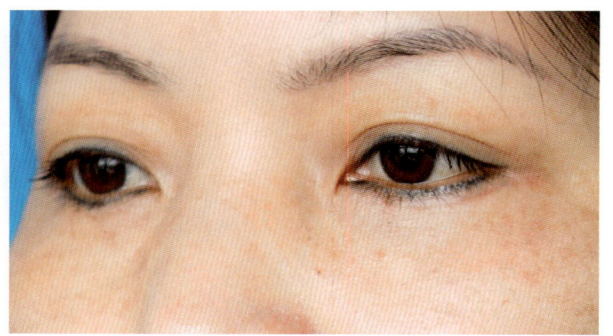

图 X7-1-2-22　术后 2 年左斜位睁眼状态

（郭伶俐　杨超　邢新　杨玲玲）

第二节 · 皮肤入路肌皮瓣法下睑成形术
Transcutaneous musculocutaneous flap lower eyelid blepharoplasty

本法主要适用于下睑皮肤及肌肉均明显松弛、伴有或不伴有眶脂肪膨出的中老年患者，尤其是没有明显泪槽畸形者。其优点是既可去除多余的眶脂肪，又可矫正下睑皮肤与眼轮匝肌松弛。其主要缺点是遗留切口瘢痕，对眼轮匝肌损伤较大，术后恢复较慢，且不能充分矫正泪槽畸形，并容易发生下睑退缩等并发症。

一、手术步骤（Operative steps，图X7-2-1-1～图X7-2-1-12）

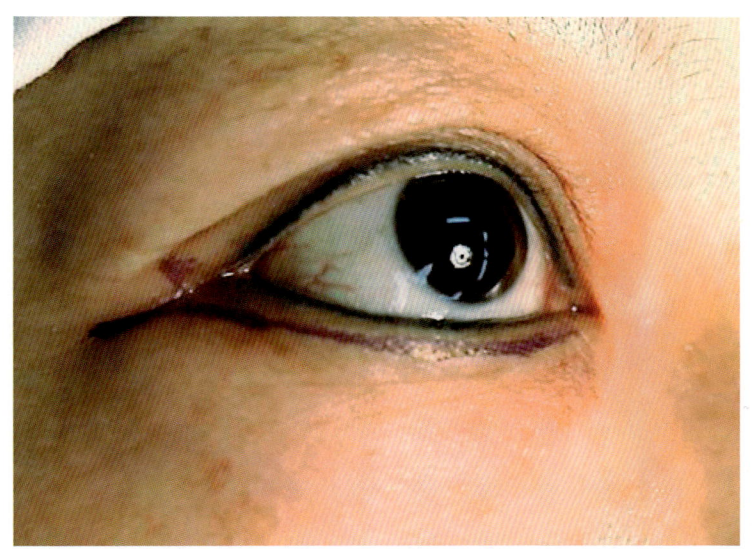

图X7-2-1-1　标记手术切口（方法同本章第一节"皮肤入路皮瓣法下睑成形术"）

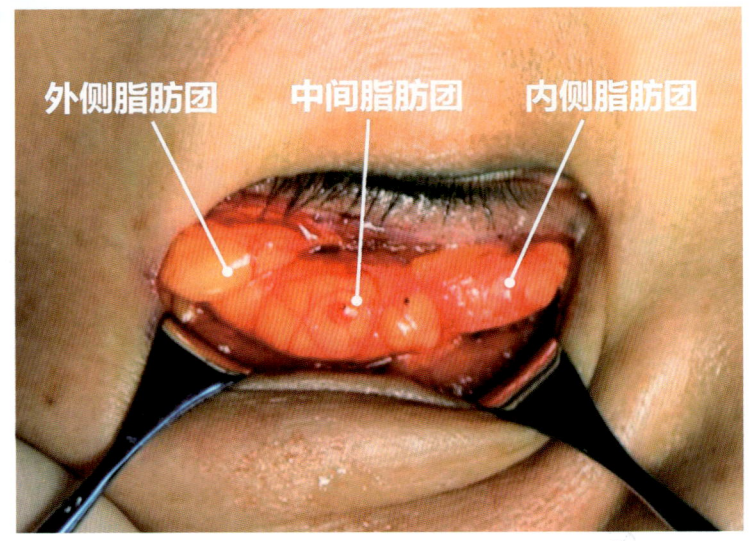

图 X7-2-1-2 局麻下,沿设计线切开皮肤、皮下组织及眼轮匝肌,在眼轮匝肌与眶隔之间分离至眶下缘,充分显露眶隔

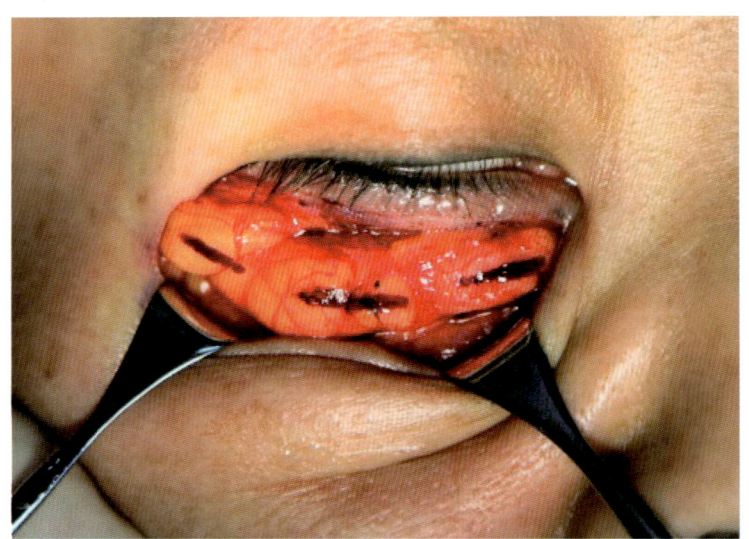

图 X7-2-1-3 在三团眶脂肪膨出最明显处标记眶隔横行切口

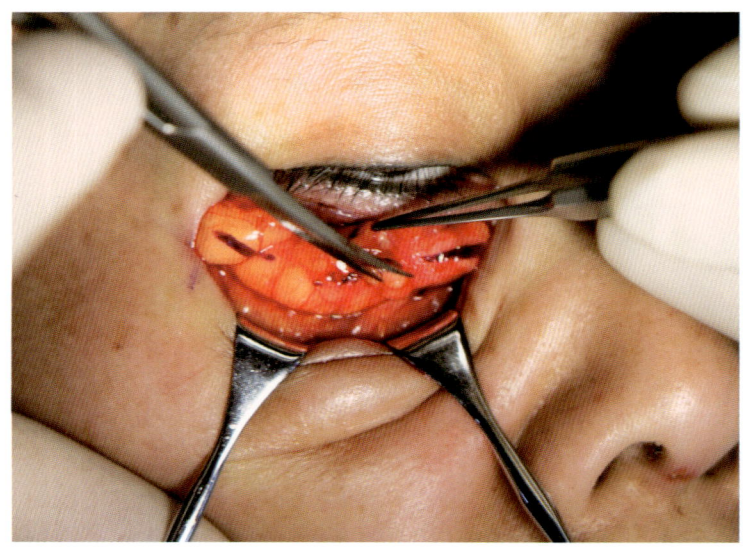

图 X7-2-1-4 沿标记的中央切口剪开眶隔,用手指经上睑轻压眼球,使部分中间眶脂肪从眼轮匝肌开口处疝出

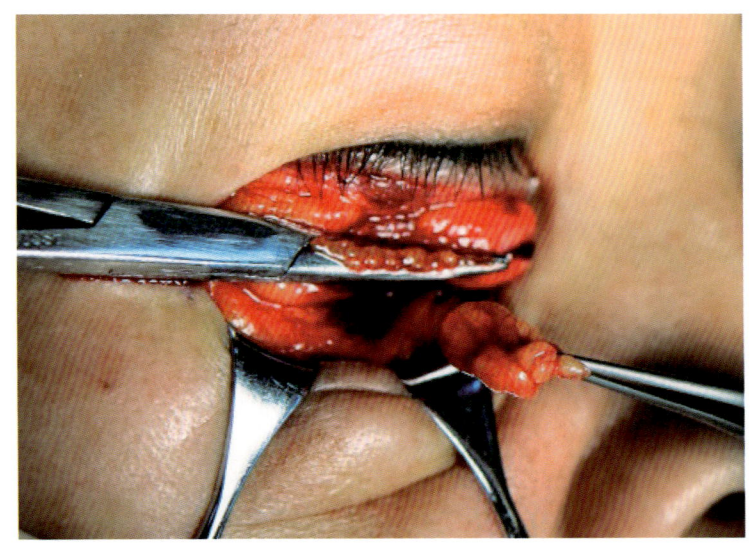

图 X7-2-1-5 将疝出的中间眶脂肪切除，残端确切止血

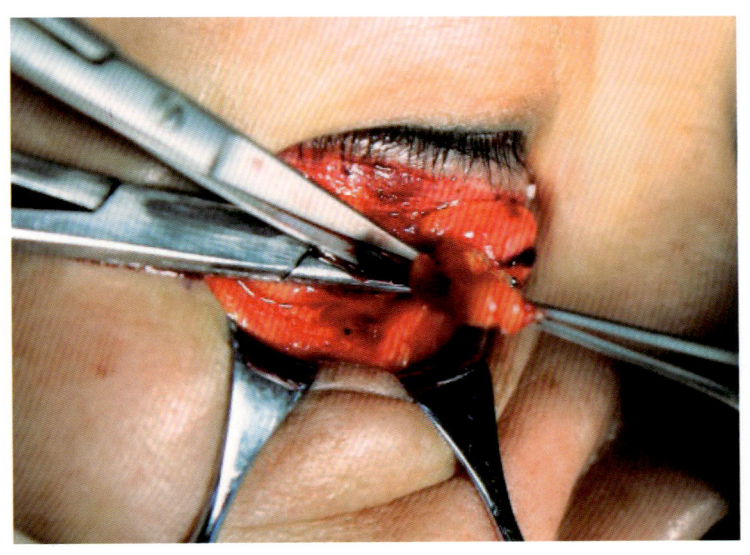

图 X7-2-1-6 同法显露并切除疝出的内侧眶脂肪

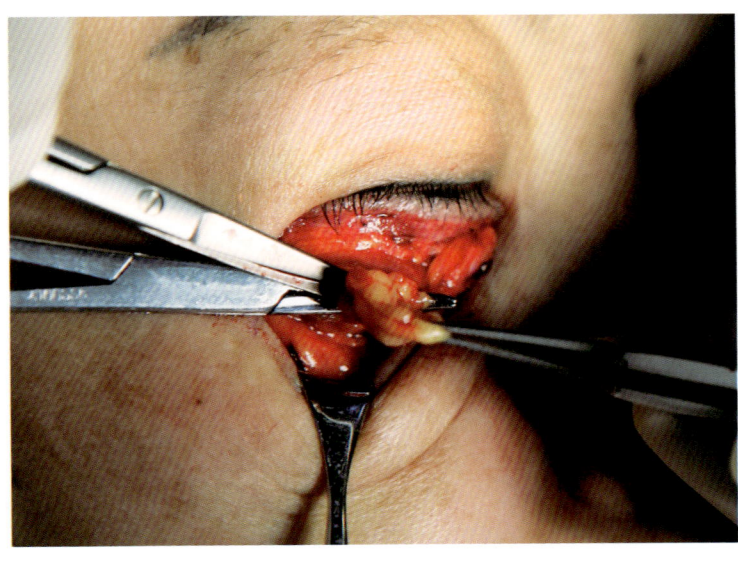

图 X7-2-1-7 同法显露并切除疝出的外侧眶脂肪

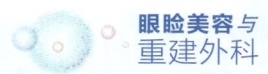

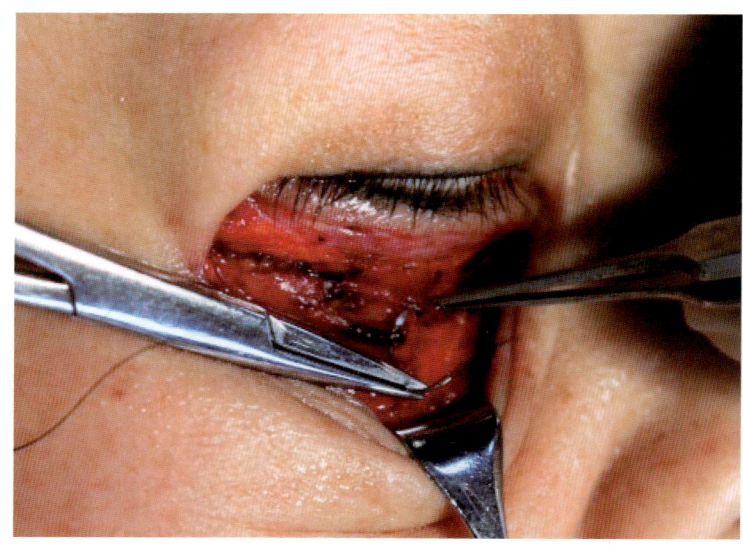

图 X7-2-1-8　以 7-0 尼龙线关闭眶隔切口或通过折叠缝合加强眶隔，去除多余的皮肤及眼轮匝肌（方法同本章第一节"皮肤入路皮瓣法下睑成形术"）

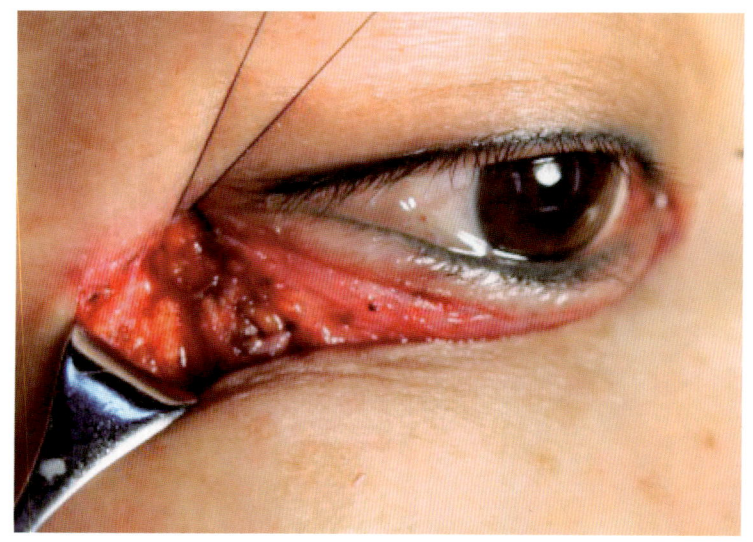

图 X7-2-1-9　以 4-0 尼龙线作眼轮匝肌悬吊，缝线先穿经眶外缘骨膜

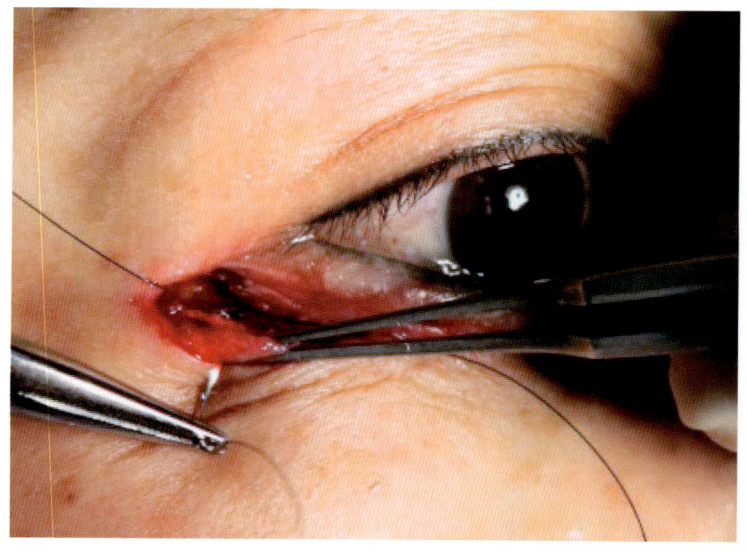

图 X7-2-1-10　再穿过睑缘下切口向外眦切口转折处下方肌皮瓣上缘的眼轮匝肌

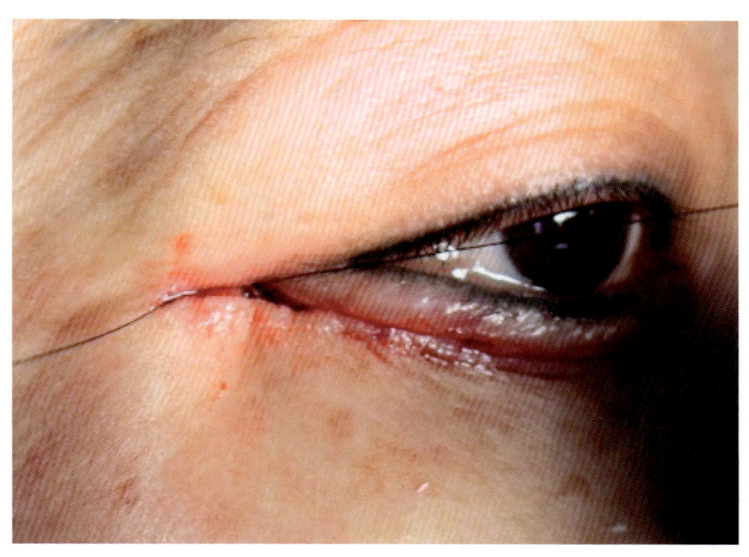

图 X7-2-1-11　拉紧缝线打结，使眼轮匝肌向上方悬吊，注意使皮肤及肌肉对合平整，必要时可补充悬吊缝合 1~2 针以加强提升效果

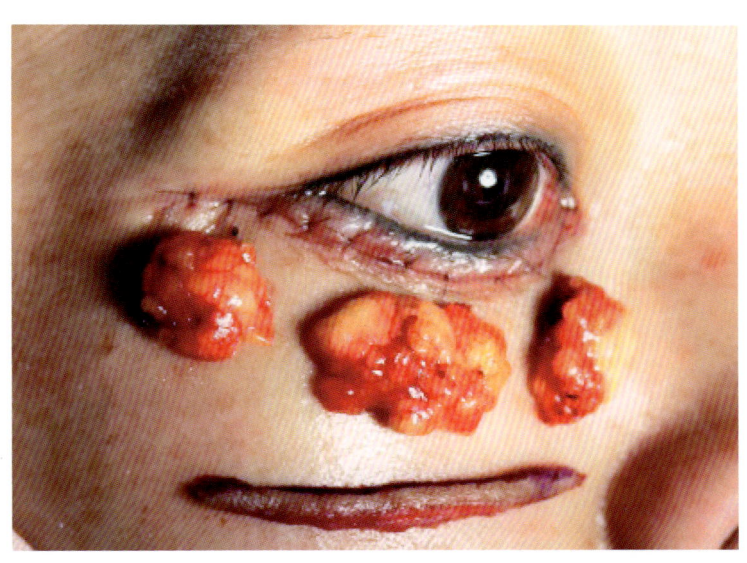

图 X7-2-1-12　以 7-0 尼龙线间断缝合皮肤切口，同法完成另一侧手术；图中可见切除的多余皮肤、肌肉及眶脂肪

二、典型病例（Typical cases，图 X7-2-2-1～图 X7-2-2-32）

（一）病例 1

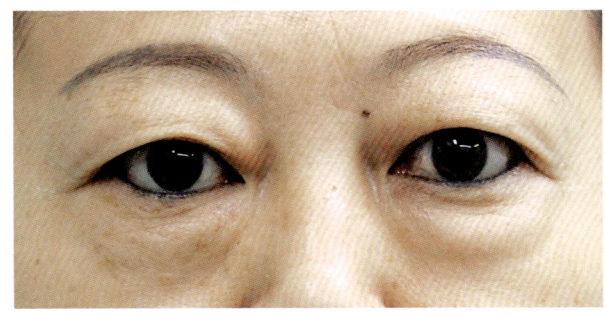

图 X7-2-2-1　双侧下睑袋（眶脂肪膨出伴皮肤肌肉松弛），术前正位睁眼状态

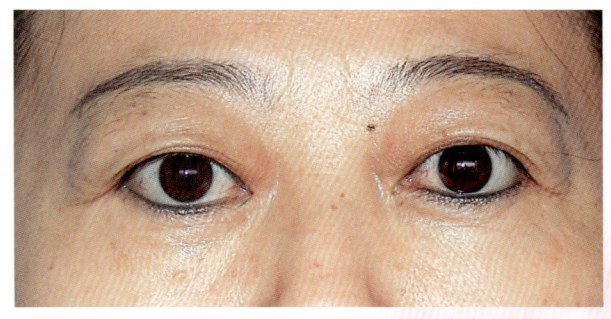

图 X7-2-2-2　双侧皮肤入路肌皮瓣法下睑成形术后 2 年，正位睁眼状态

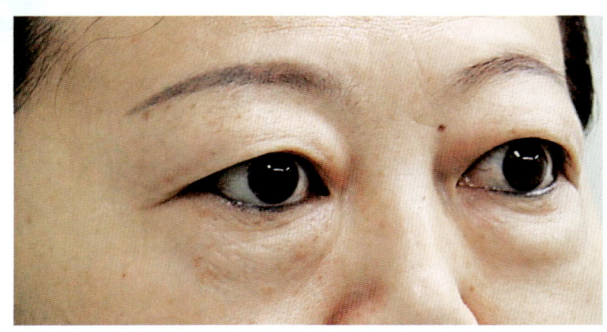

图 X7-2-2-3　术前右斜位睁眼状态

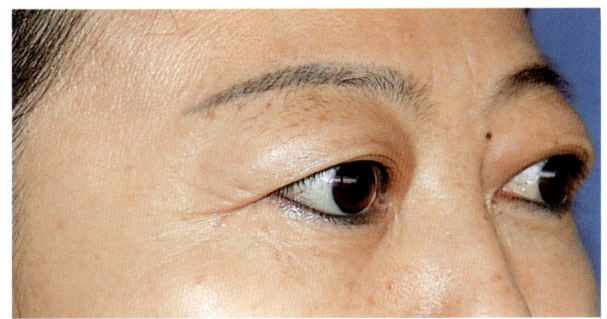

图 X7-2-2-4　术后 2 年右斜位睁眼状态

（二）病例 2

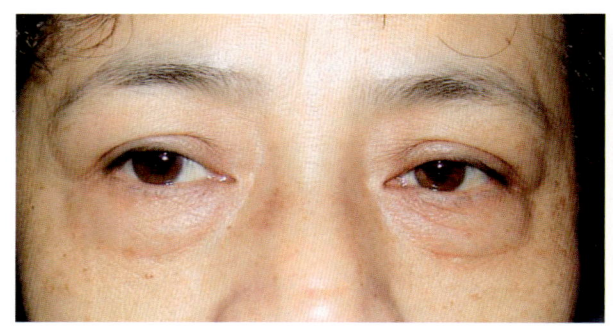

图 X7-2-2-5　双侧下睑袋（眶脂肪膨出伴皮肤肌肉松弛），术前正位睁眼状态

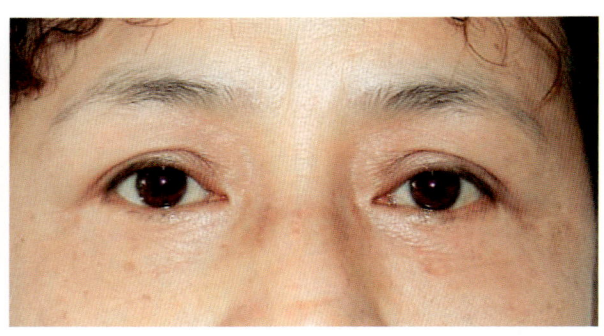

图 X7-2-2-6　双侧皮肤入路肌皮瓣法下睑成形术后 1 年，正位睁眼状态

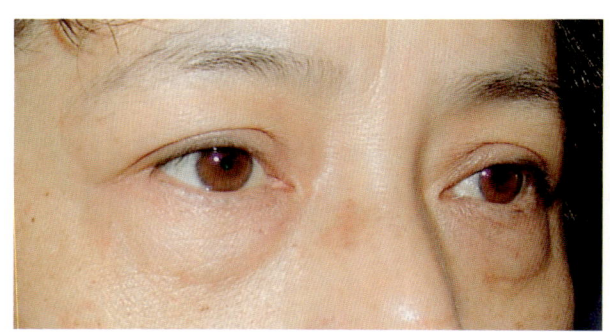

图 X7-2-2-7　术前右斜位睁眼状态

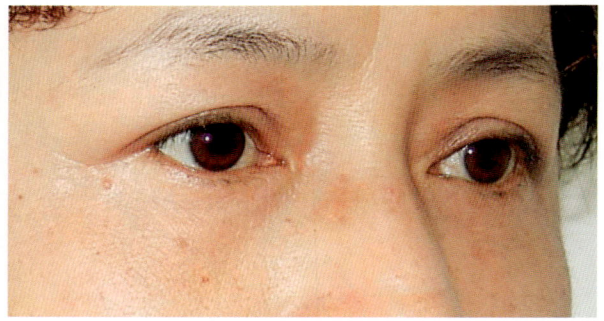

图 X7-2-2-8　术后 1 年右斜位睁眼状态

（三）病例3

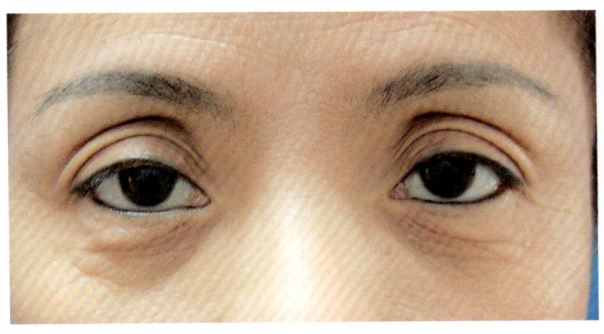

图X7-2-2-9　双侧下睑皮肤肌肉松弛，眶脂肪膨出不明显，术前正位睁眼状态

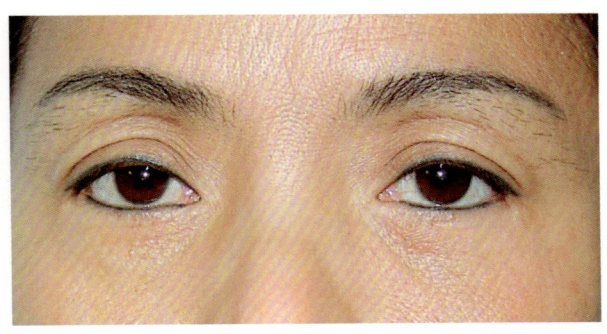

图X7-2-2-10　双侧皮肤入路肌皮瓣法下睑成形（未切除眶脂肪）术后2年，正位睁眼状态

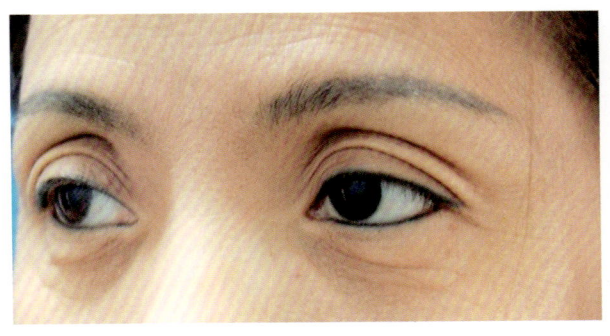

图X7-2-2-11　术前左斜位睁眼状态

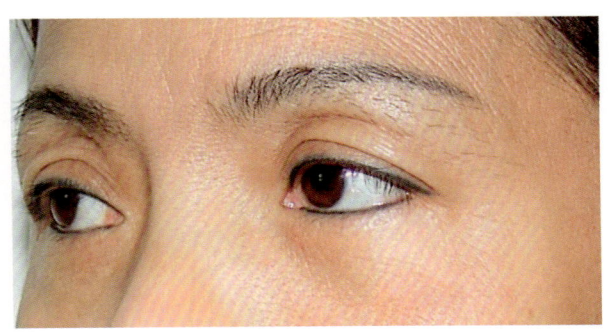

图X7-2-2-12　术后2年左斜位睁眼状态

（四）病例4

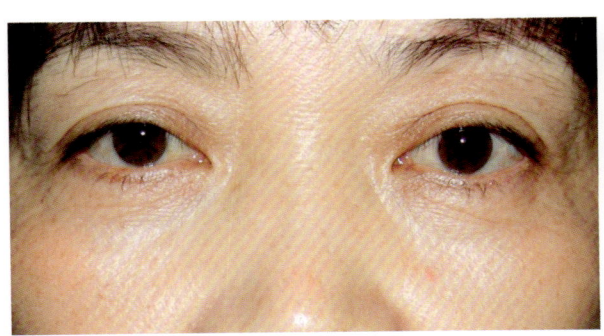

图X7-2-2-13　双侧下睑皮肤肌肉松弛，眶脂肪膨出不明显，术前正位睁眼状态

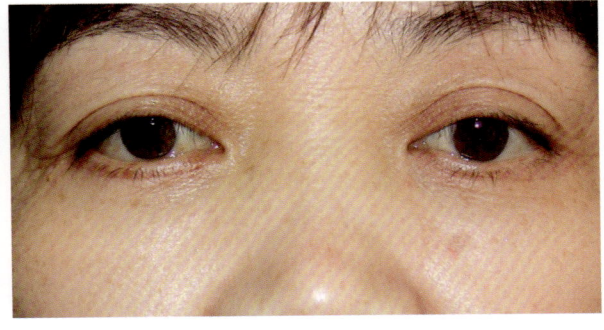

图X7-2-2-14　双侧皮肤入路肌皮瓣法下睑成形（未切除眶脂肪）术后2年，正位睁眼状态

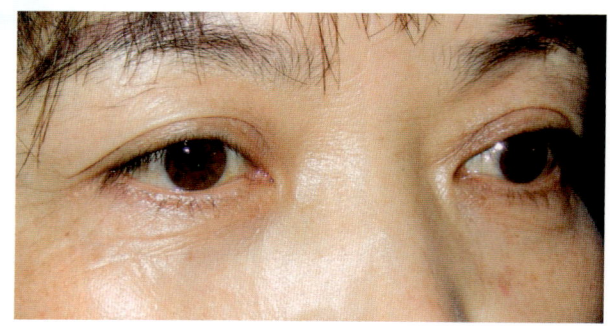

图 X7-2-2-15 术前右斜位睁眼状态

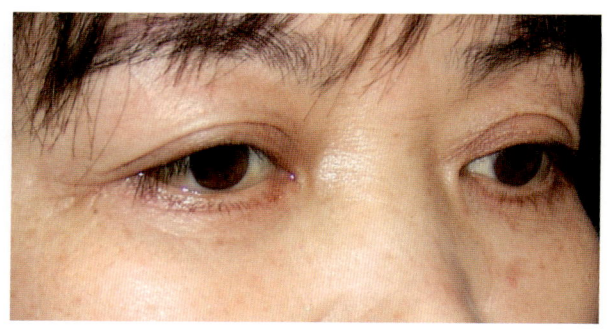

图 X7-2-2-16 术后 2 年右斜位睁眼状态

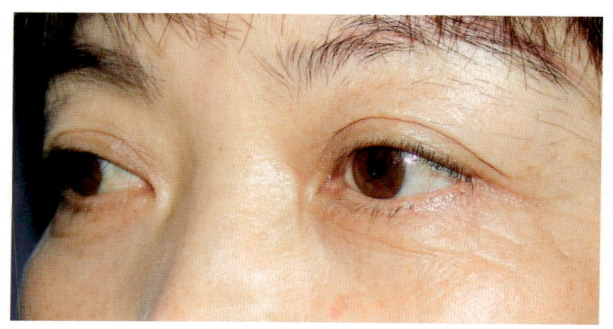

图 X7-2-2-17 术前左斜位睁眼状态

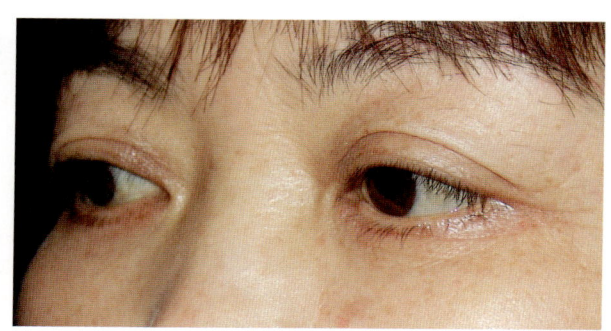

图 X7-2-2-18 术后 2 年左斜位睁眼状态

（五）病例 5

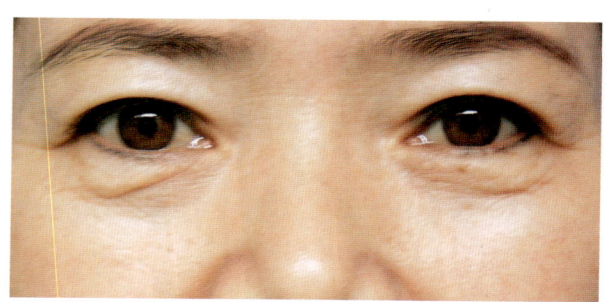

图 X7-2-2-19 双侧下睑皮肤肌肉明显松弛，无眶脂肪膨出体征，术前正位睁眼状态

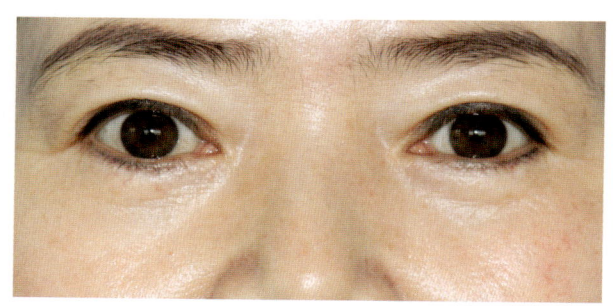

图 X7-2-2-20 双侧皮肤入路肌皮瓣法下睑成形（未切除眶脂肪）术后 2 年，正位睁眼状态

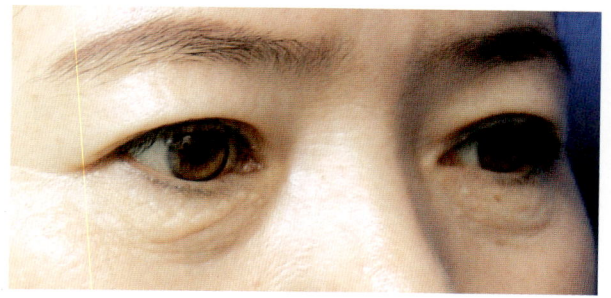

图 X7-2-2-21 术前右斜位睁眼状态

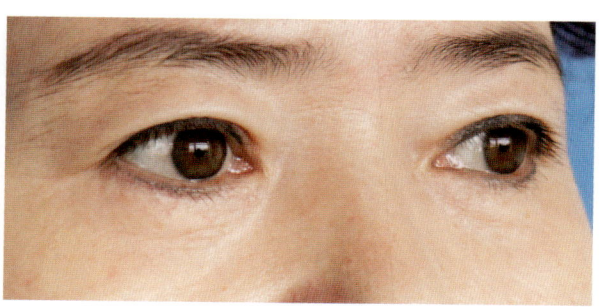

图 X7-2-2-22 术后 2 年右斜位睁眼状态

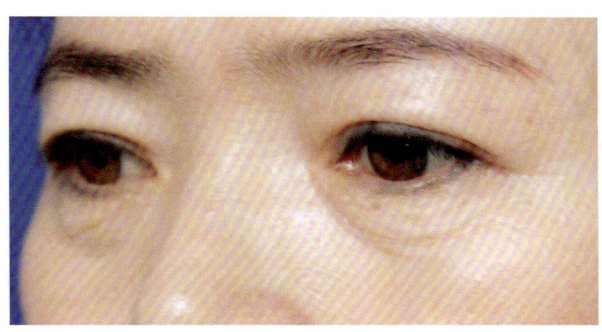

图 X7-2-2-23 术前左斜位睁眼状态

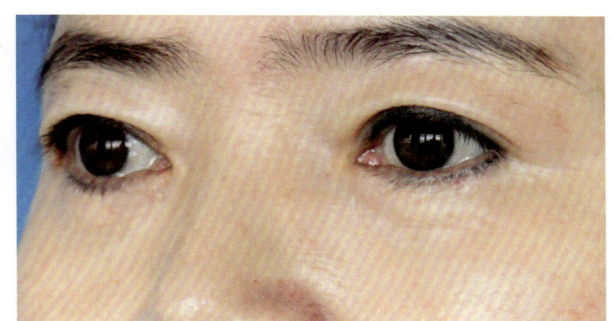

图 X7-2-2-24 术后 2 年左斜位睁眼状态

(六) 病例 6

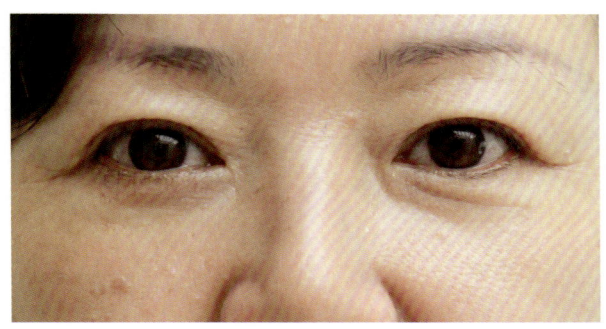

图 X7-2-2-25 双侧下睑皮肤肌肉松弛，无眶脂肪膨出体征，术前正位睁眼状态

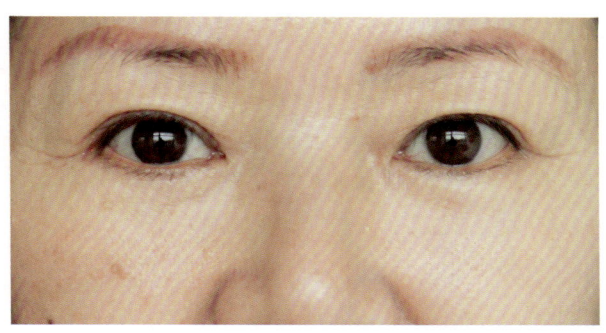

图 X7-2-2-26 双侧皮肤入路肌皮瓣法下睑成形（未切除眶脂肪）术后 2 年，正位睁眼状态

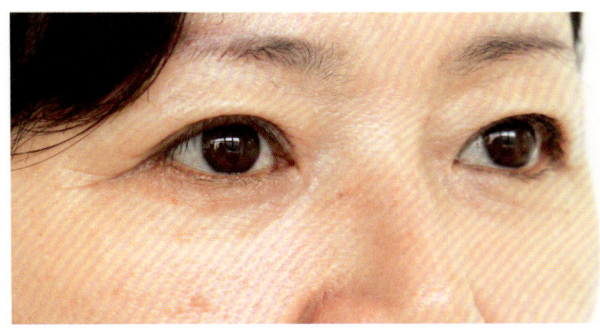

图 X7-2-2-27 术前右斜位睁眼状态

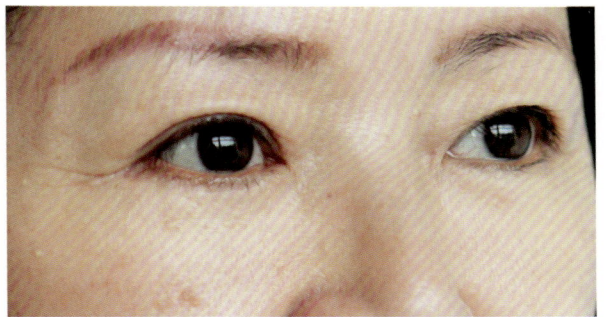

图 X7-2-2-28 术后 2 年右斜位睁眼状态

(七)病例 7

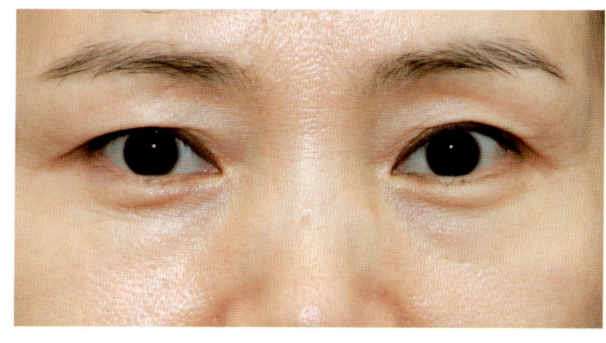

图 X7-2-2-29 双侧下睑袋(皮肤肌肉松弛伴轻度眶脂肪膨出),术前正位睁眼状态

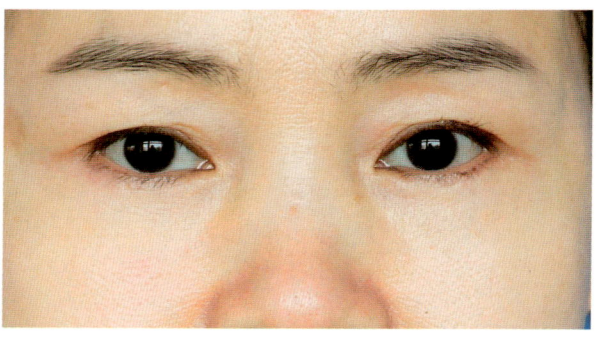

图 X7-2-2-30 双侧皮肤入路肌皮瓣法下睑成形术后 2 年,正位睁眼状态

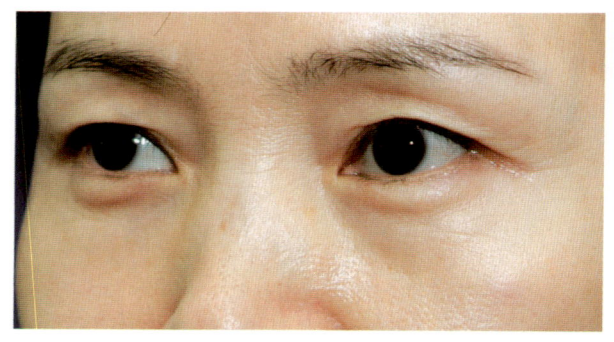

图 X7-2-2-31 术前左斜位睁眼状态

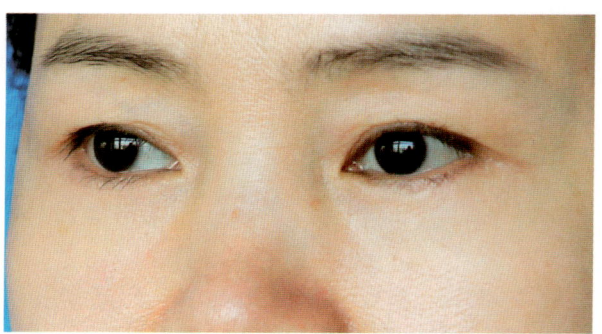

图 X7-2-2-32 术后 2 年左斜位睁眼状态

(邢新 郭伶俐 杨超 徐苗)

第三节 · 皮肤入路弓状缘释放眶隔重置法下睑成形术
Transcutaneous lower blepharoplasty with arcus marginalis release and septal reset

本法主要优点是既可有效地消除下睑眶脂肪膨出体征，又可矫正泪槽畸形，同时也有一定的颊提升作用，可使睑颊复合体轮廓线由衰老的双凸形变成年轻的单凸形，且效果较为持久。但此术式操作相对复杂，分离范围广，初学者不易掌握，术后恢复期亦相对较长，因此应严格掌握适应证。笔者建议，对于泪槽畸形以及皮肤-肌肉-眶隔松弛-眶脂肪膨出体征明显的求美者，可选用该术式。对于部分下睑轻度凹陷的求美者亦可采用此术式，通过眶隔及眶脂肪的释放与重置达到矫正下睑凹陷的目的。

一、手术步骤（Operative steps，图 X7-3-1-1～图 X7-3-1-16）

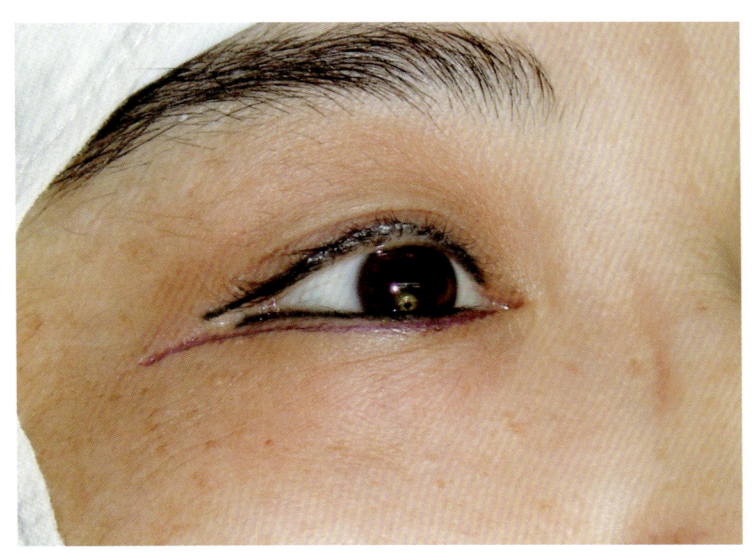

图 X7-3-1-1　标记手术切口（方法同本章第一节"皮肤入路皮瓣法下睑成形术"）

眼睑美容与重建外科

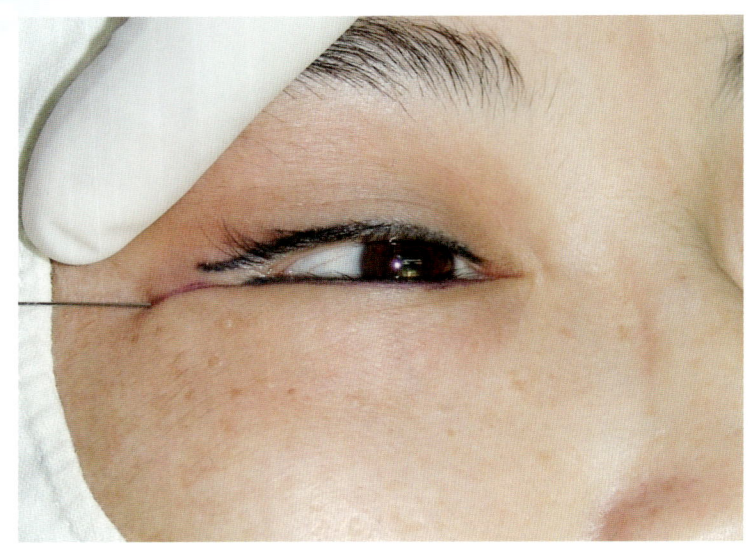

图 X7-3-1-2 术区作局部浸润麻醉

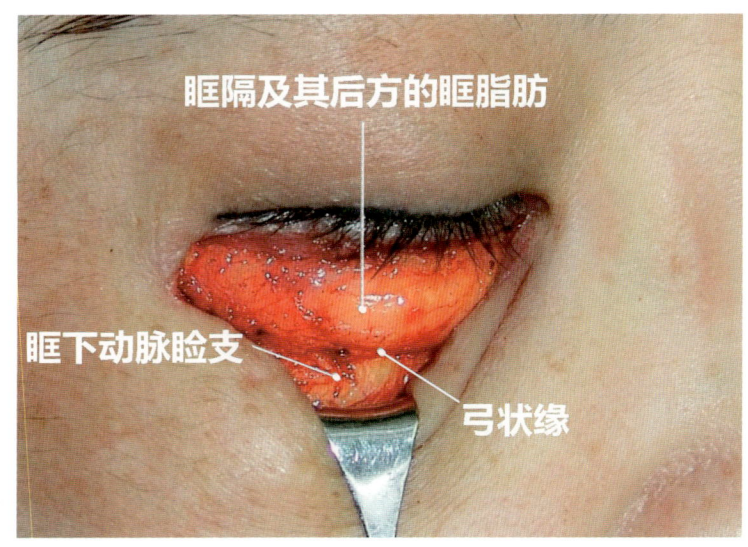

图 X7-3-1-3 局麻下，沿切口设计线切开皮肤、皮下组织和眼轮匝肌，在眼轮匝肌与眶隔之间进行分离，至眶下缘以下 5~10mm，如需同时行中面部提升，可向下分离至眼轮匝肌下缘水平。用眼睑拉钩向下牵开下睑，显露眶下缘

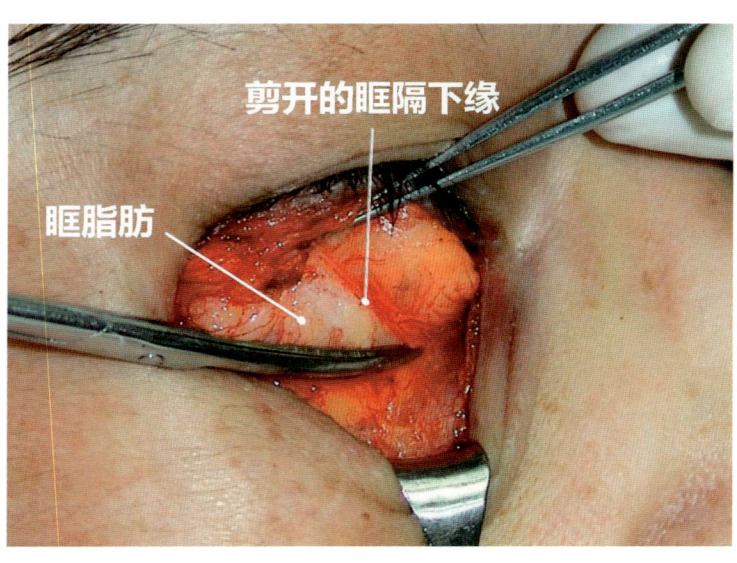

图 X7-3-1-4 沿眶下缘剪开眶隔，释放眶脂肪（弓状缘释放技术）

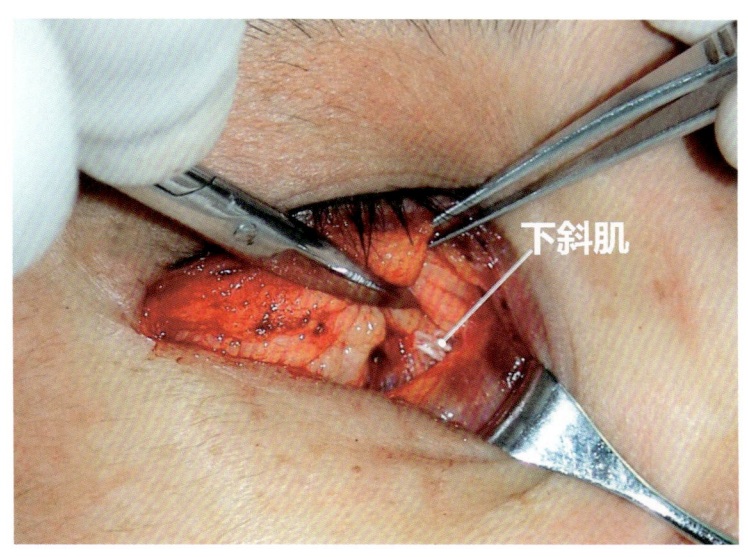

图 X7-3-1-5 注意不要损伤下斜肌

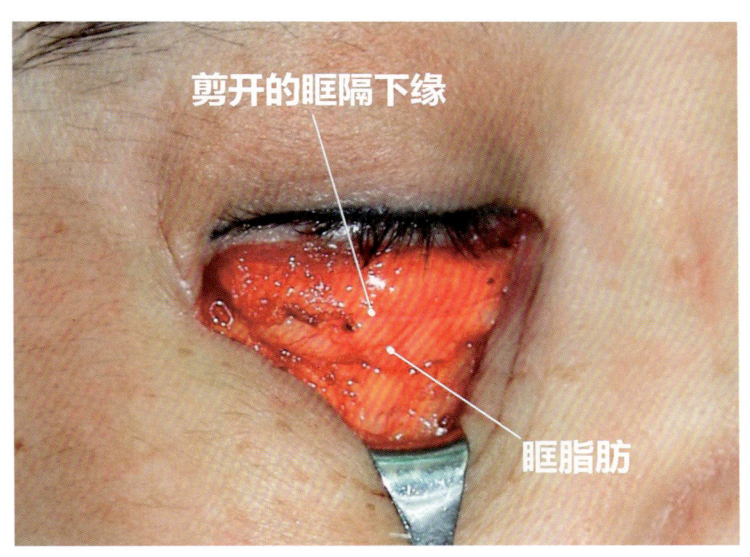

图 X7-3-1-6 图中可见剪开的眶隔下缘与眶脂肪

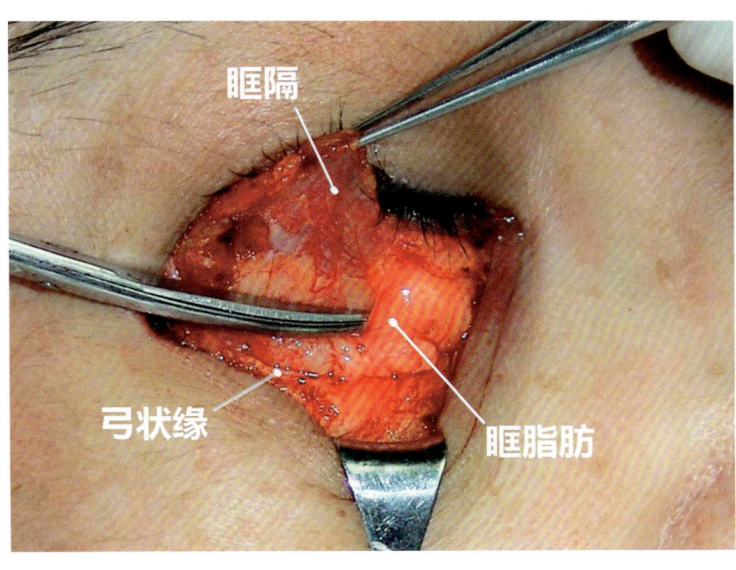

图 X7-3-1-7 将眶脂肪与其前方的眶隔适当分离

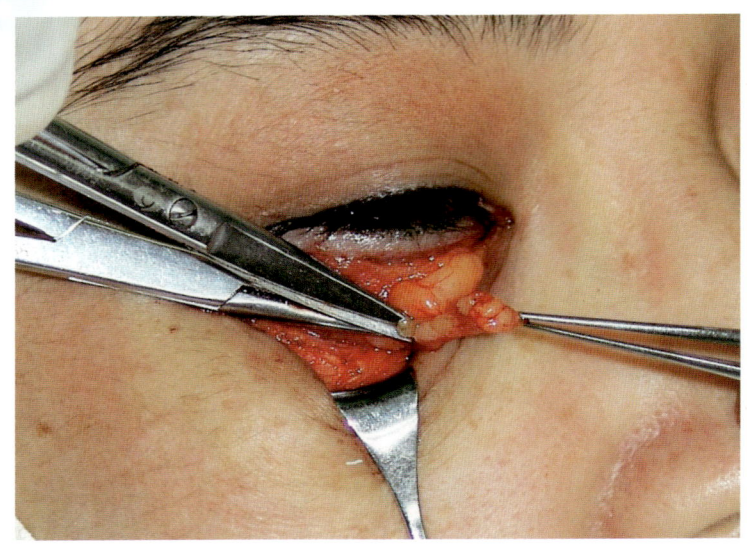

图 X7-3-1-8 适量切除多余的眶脂肪，彻底止血

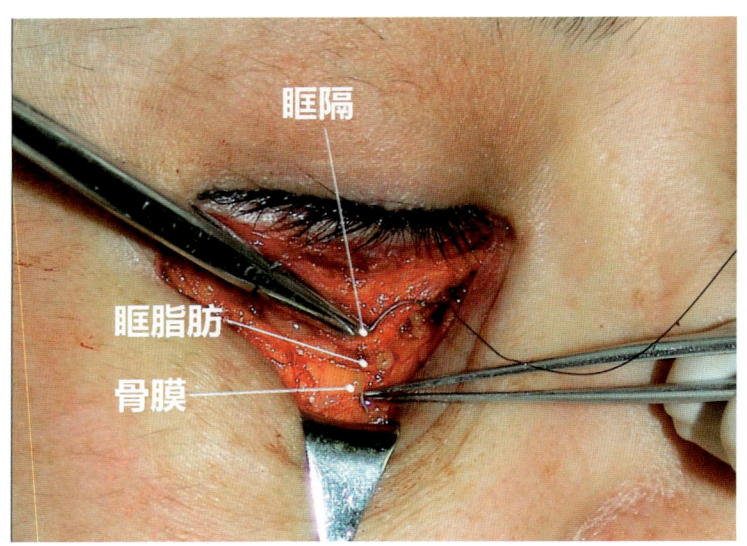

图 X7-3-1-9 用 5-0 尼龙线将眶隔下缘重新缝合固定到眶下缘下方 3~5mm 的骨膜上（眶隔重置技术），一般缝合 5~7 针。缝合时，缝针须穿过贴近眶下缘处的眶脂肪，这样既可缩紧眶隔，又可利用眶脂肪充填眶下缘处的凹陷

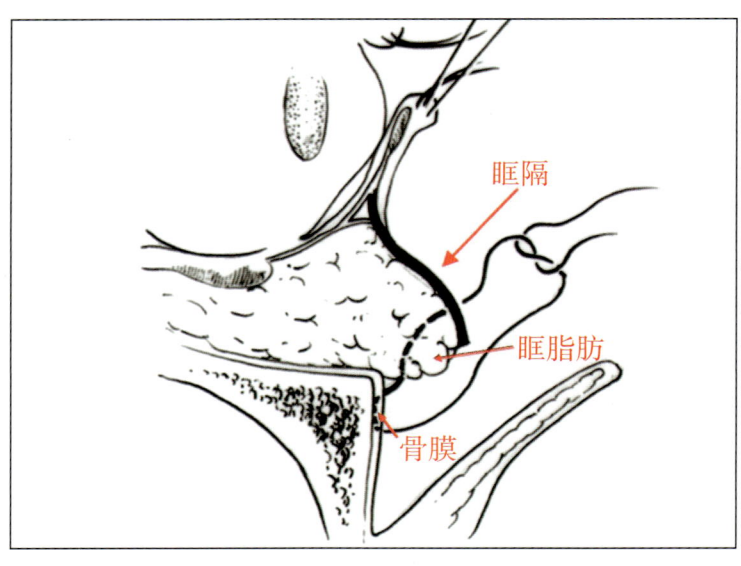

图 X7-3-1-10 眶隔重置缝合法示意图

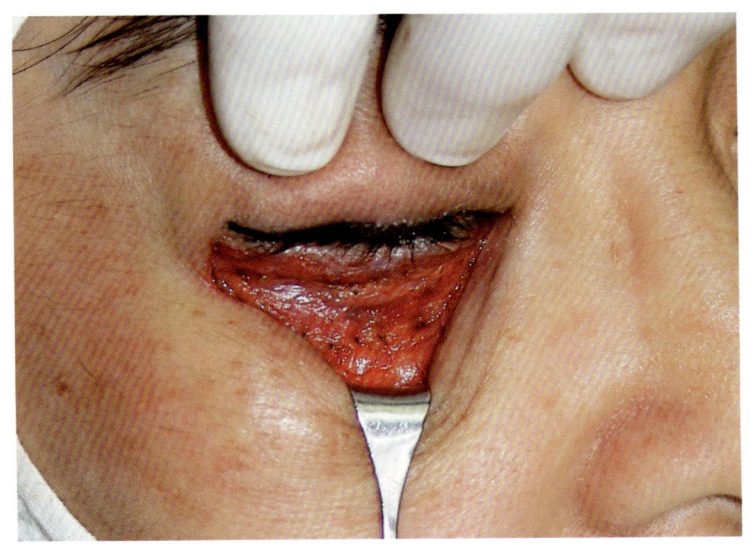

图 X7-3-1-11 眶隔重置步骤完成后，用手指轻压眼球，可见眶脂肪经松弛的眶隔向前膨出的体征消失

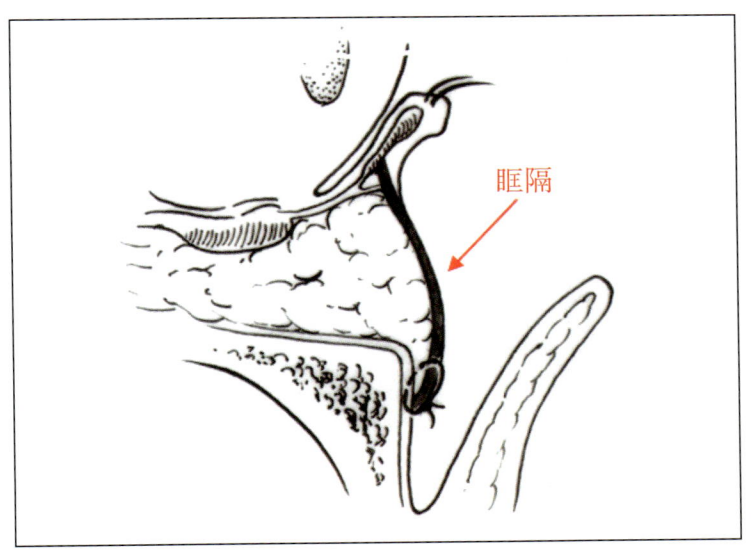

图 X7-3-1-12 眶隔重置步骤完成后矢状断面示意图

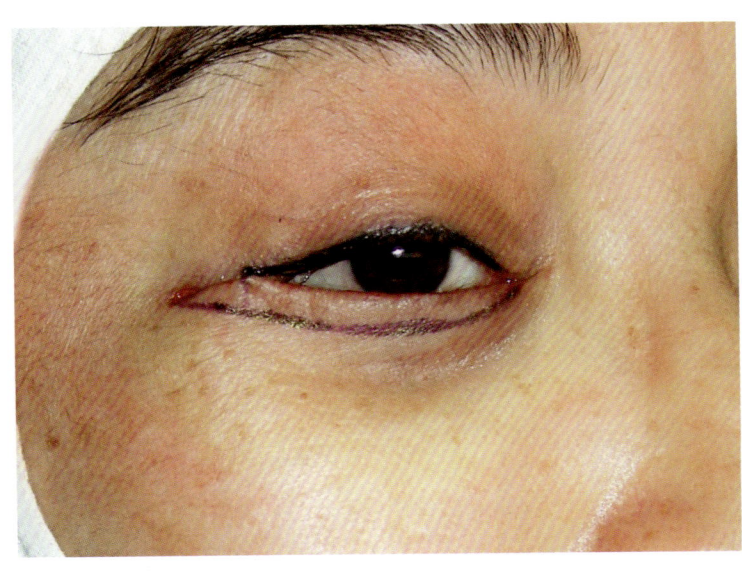

图 X7-3-1-13 嘱患者睁眼向上视物，将下睑肌皮瓣轻轻向上方舒展，覆盖创面。在相当于切口上缘水平画线，标记需切除的皮肤与肌肉范围

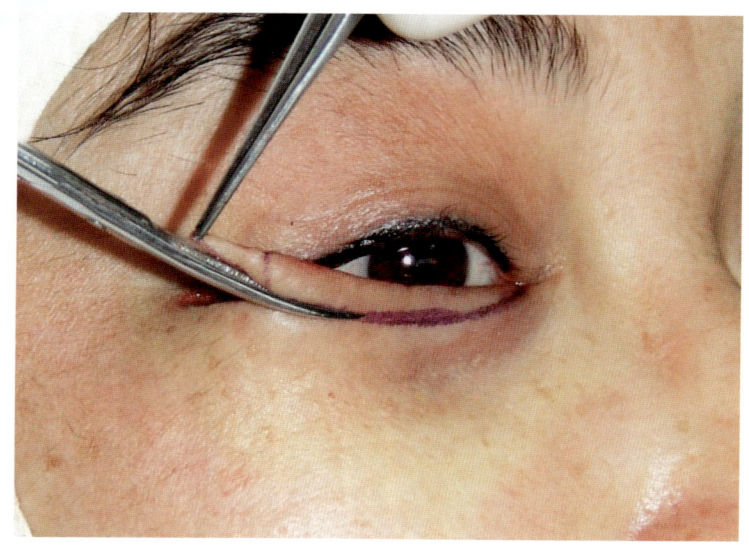

图 X7-3-1-14 剪除多余的皮肤与眼轮匝肌

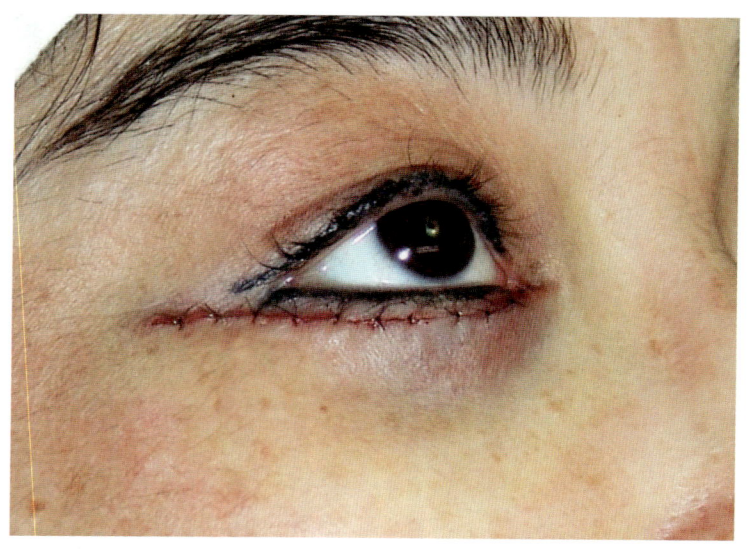

图 X7-3-1-15 将外眦角外侧的切口分肌肉和皮肤两层作间断缝合，必要时可行眼轮匝肌悬吊术（同本章第二节"皮肤入路肌皮瓣法下睑成形术"），其余部分的切口仅行皮肤层间断缝合

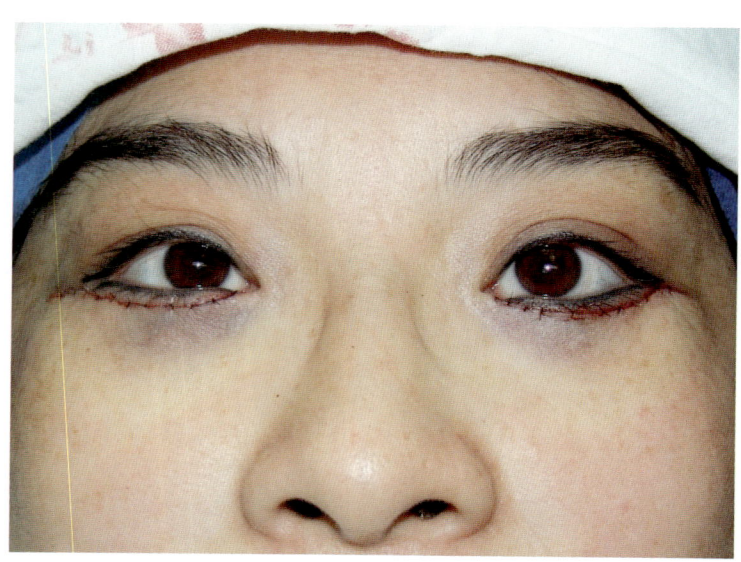

图 X7-3-1-16 同法完成另一侧下睑手术

二、典型病例（Typical cases，图X7-3-2-1～图X7-3-2-48）

（一）病例1

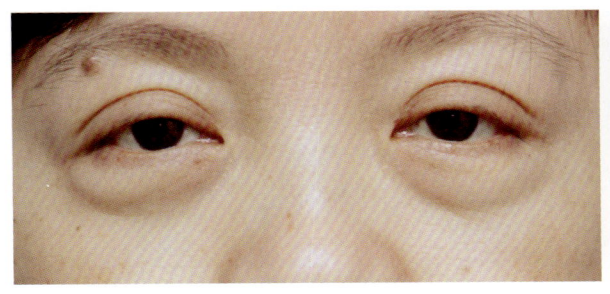

图X7-3-2-1 双侧下睑袋（眶脂肪膨出伴皮肤肌肉松弛，泪槽畸形明显），术前正位睁眼状态

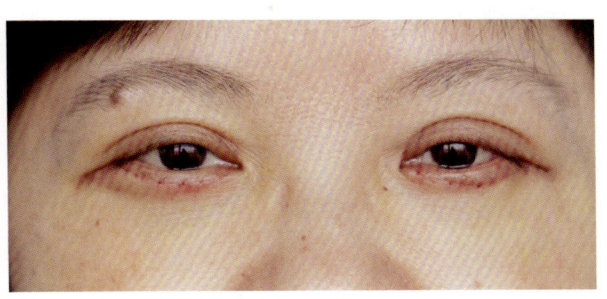

图X7-3-2-2 双侧皮肤入路弓状缘释放眶脂肪重置法下睑成形术后1周，正位睁眼状态

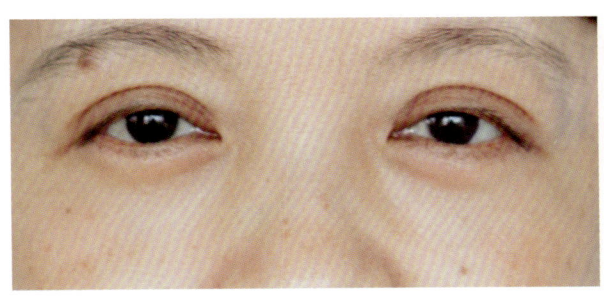

图X7-3-2-3 术后1年正位睁眼状态

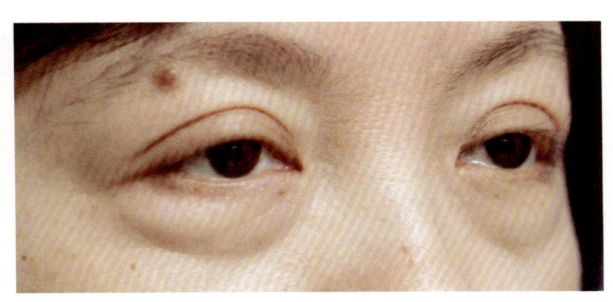

图X7-3-2-4 术前右斜位睁眼状态

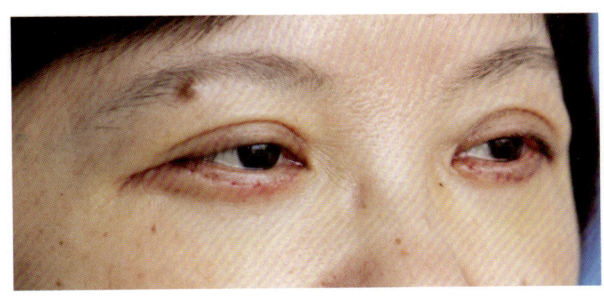

图X7-3-2-5 术后1周右斜位睁眼状态

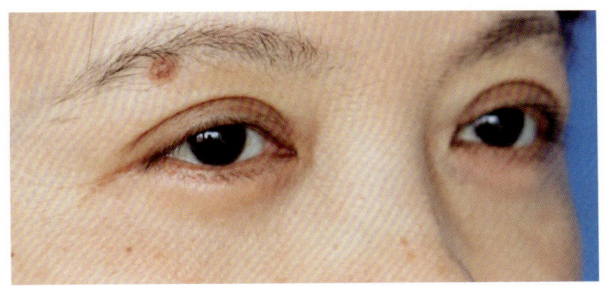

图X7-3-2-6 术后1年右斜位睁眼状态

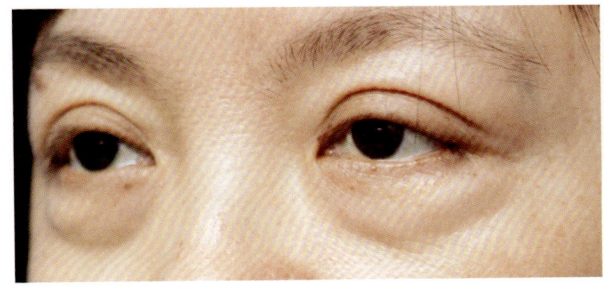

图X7-3-2-7 术前左斜位睁眼状态

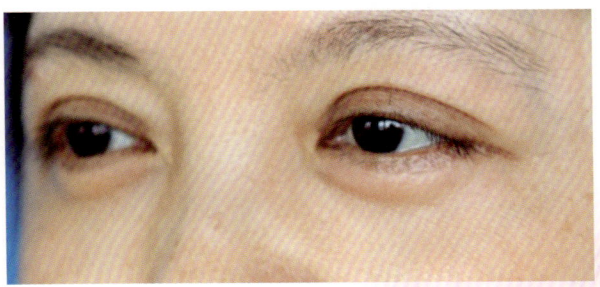

图X7-3-2-8 术后1年左斜位睁眼状态

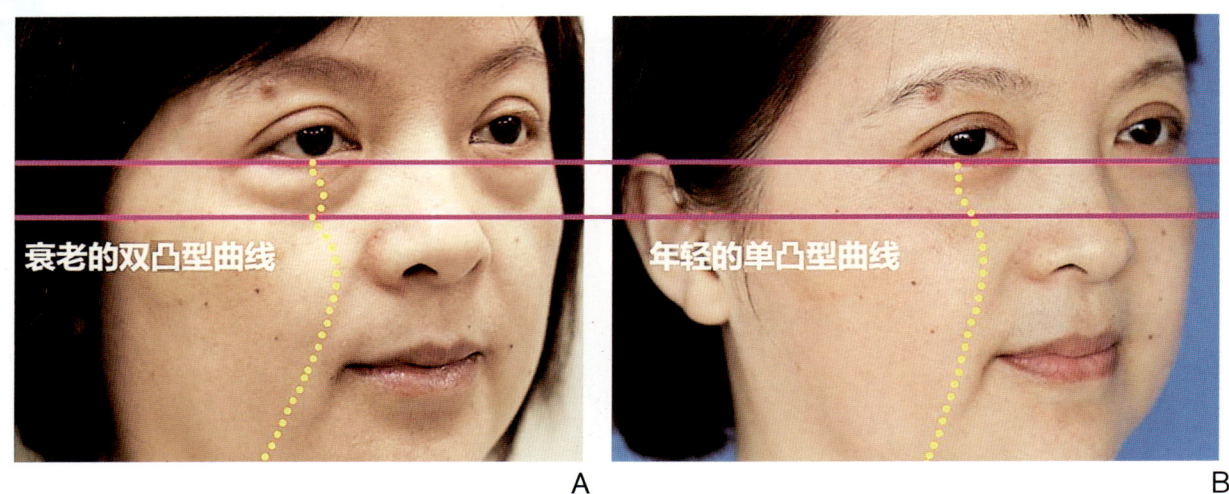

图 X7-3-2-9　术前术后对比，睑-颊轮廓线由术前衰老的双凸型变成术后年轻的单凸型
A. 术前；B. 术后

（二）病例 2

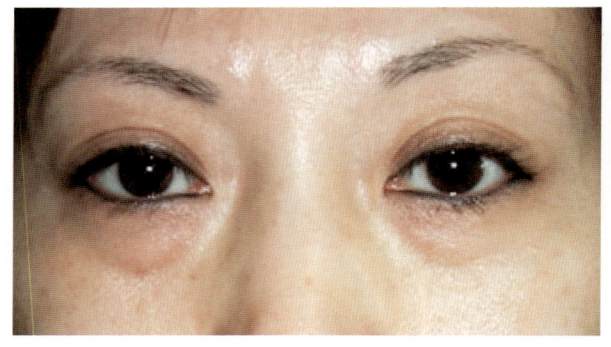

图 X7-3-2-10　双侧下睑袋（眶脂肪膨出伴皮肤肌肉松弛，轻度黑眼圈，泪槽畸形明显），术前正位睁眼状态

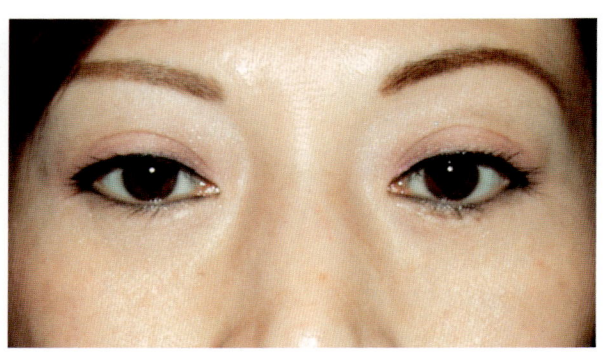

图 X7-3-2-11　双侧皮肤入路弓状缘释放眶脂肪重置法下睑成形术后 2 年，正位睁眼状态

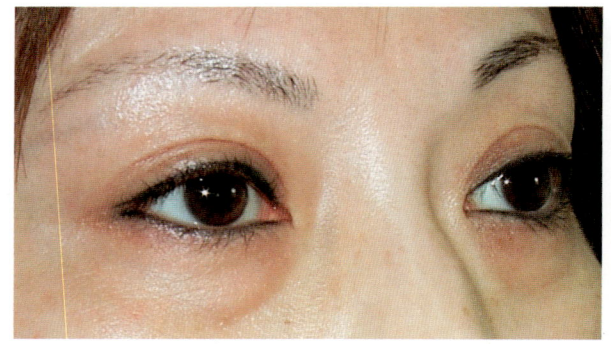

图 X7-3-2-12　术前右斜位睁眼状态

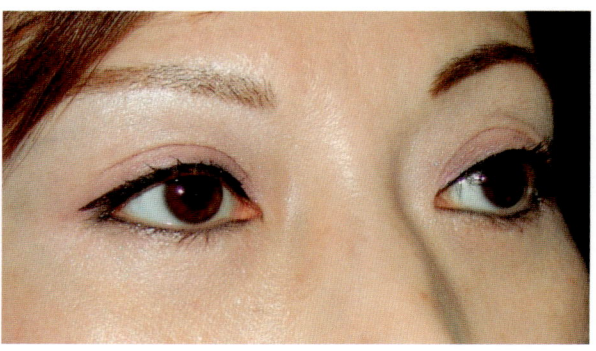

图 X7-3-2-13　术后 2 年右斜位睁眼状态

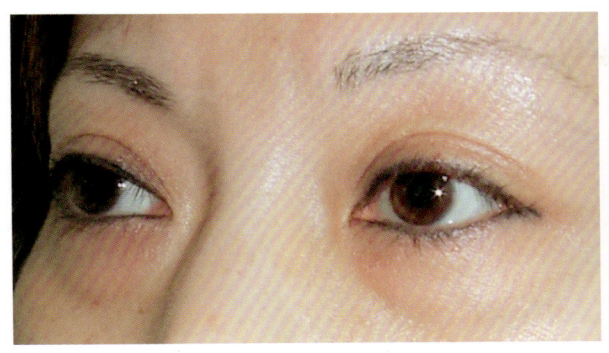

图 X7-3-2-14 术前左斜位睁眼状态

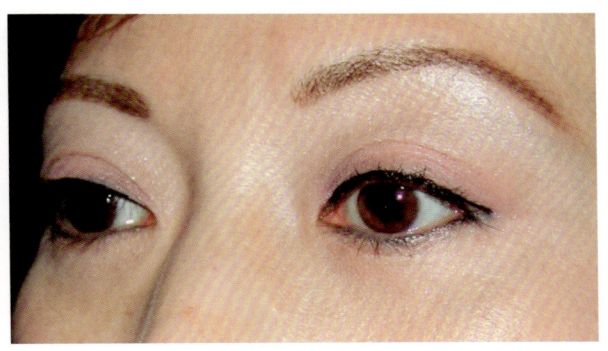

图 X7-3-2-15 术后 2 年左斜位睁眼状态

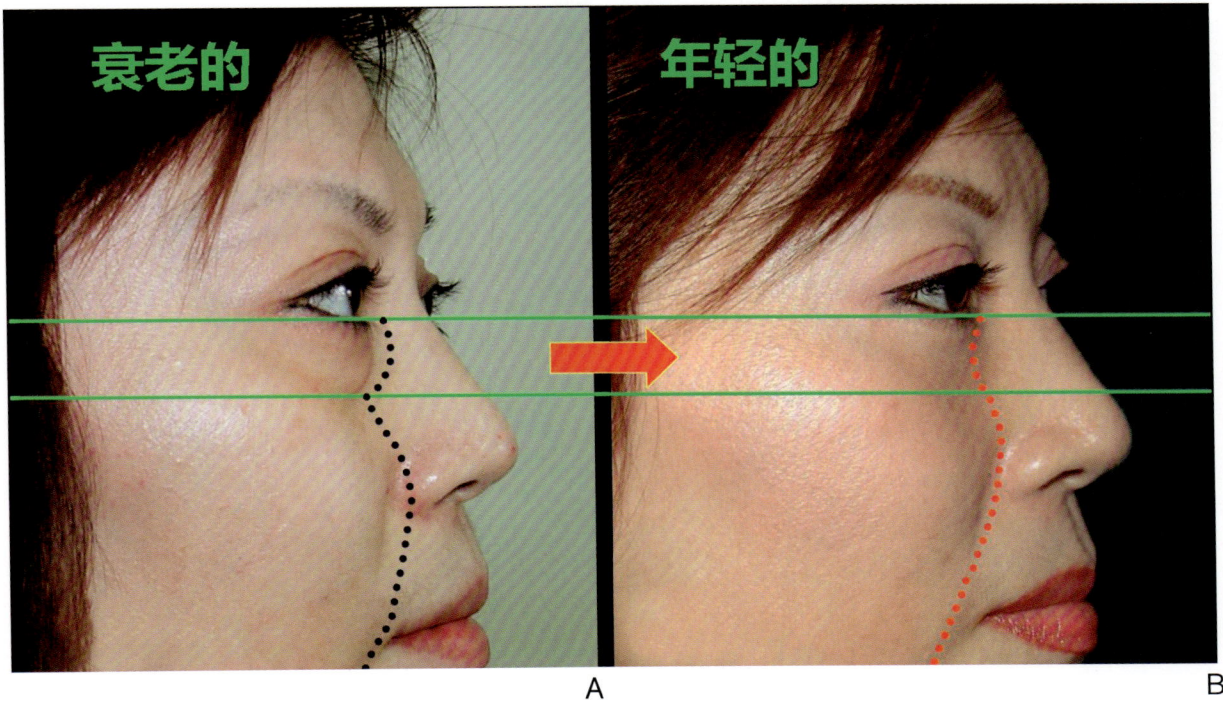

图 X7-3-2-16 术前术后对比，睑-颊轮廓线由术前衰老的双凸型变成术后年轻的单凸型
A. 术前；B. 术后

（三）病例 3

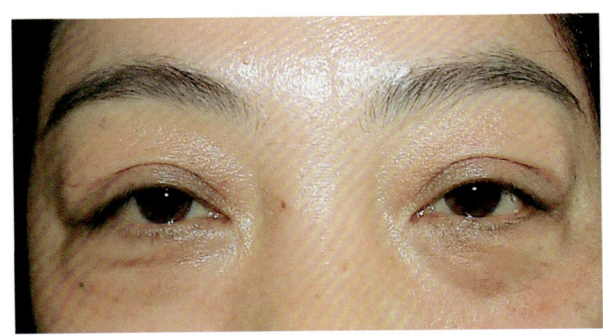

图 X7-3-2-17 双侧下睑袋（眶脂肪膨出伴皮肤肌肉松弛，黑眼圈，泪槽畸形明显），术前正位睁眼状态

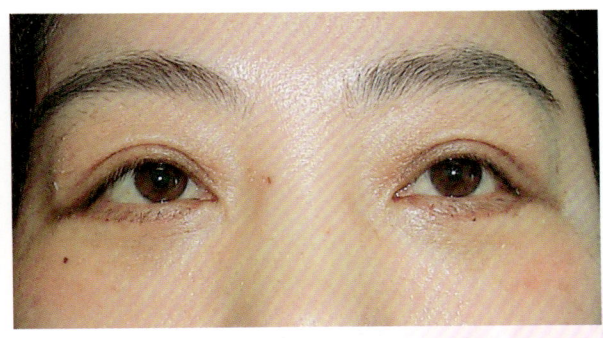

图 X7-3-2-18 双侧皮肤入路弓状缘释放眶隔重置法下睑成形术后 3 个月，正位睁眼状态

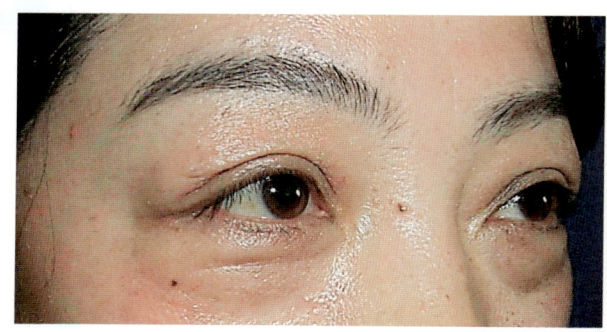

图 X7-3-2-19　术前右斜位睁眼状态

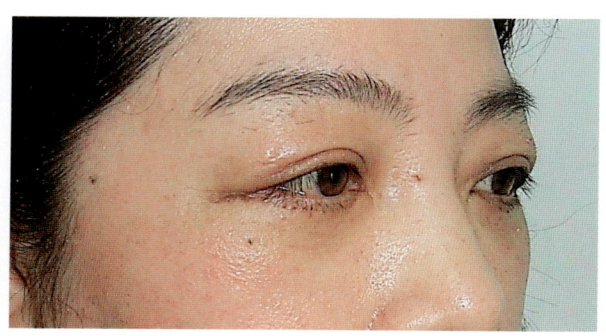

图 X7-3-2-20　术后 3 个月右斜位睁眼状态

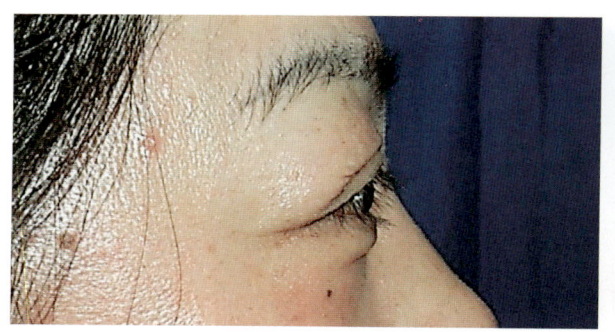

图 X7-3-2-21　术前右侧位睁眼状态

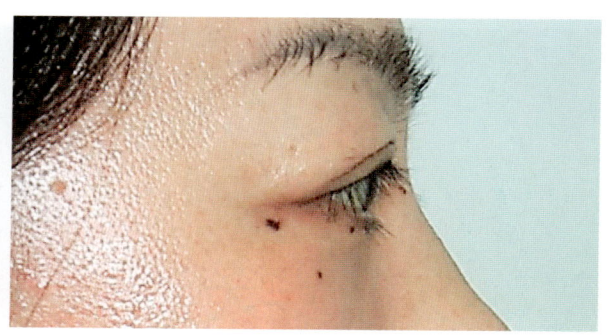

图 X7-3-2-22　术后 3 个月右侧位睁眼状态

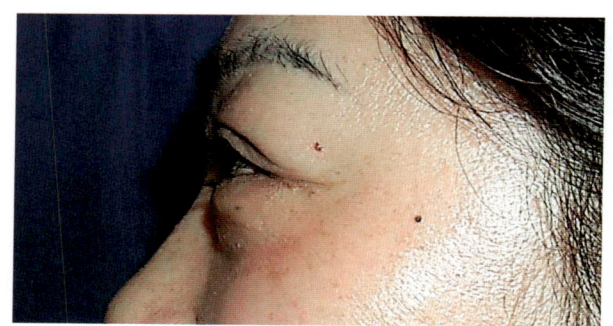

图 X7-3-2-23　术前左侧位睁眼状态

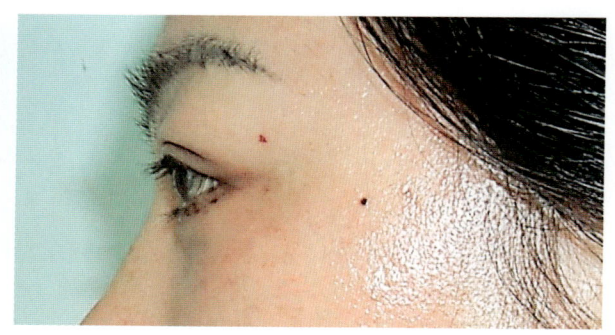

图 X7-3-2-24　术后 3 个月左侧位睁眼状态

（四）病例 4

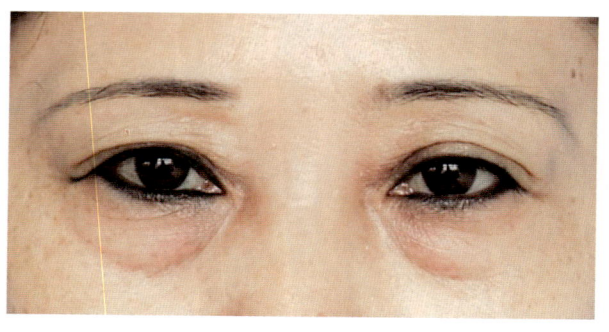

图 X7-3-2-25　双侧下睑袋（眶脂肪膨出伴皮肤肌肉松弛，泪槽畸形明显），术前正位睁眼状态

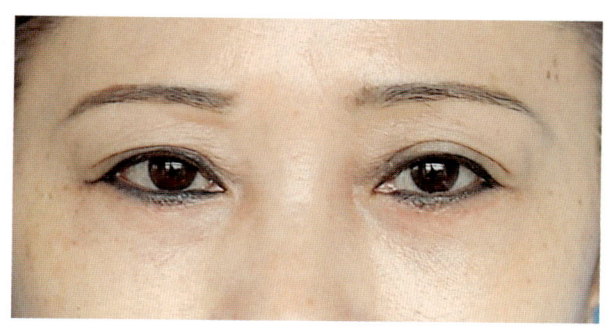

图 X7-3-2-26　双侧皮肤入路弓状缘释放眶隔重置法下睑成形术后 2 年，正位睁眼状态

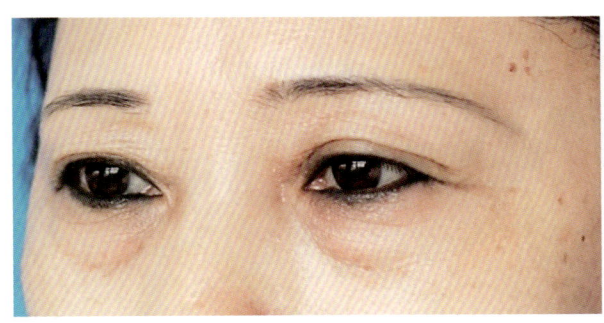

图 X7-3-2-27　术前左斜位睁眼状态　　　　　图 X7-3-2-28　术后 2 年左斜位睁眼状态

（五）病例 5

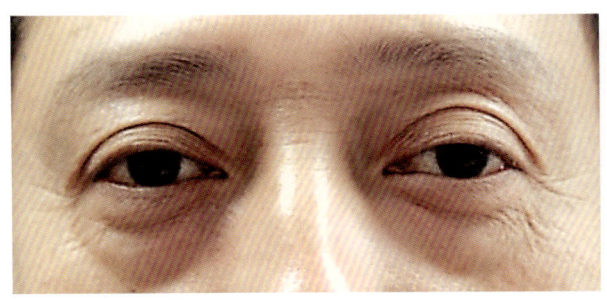
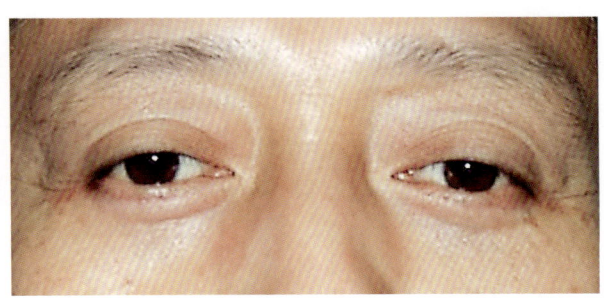

图 X7-3-2-29　双侧下睑袋（眶脂肪膨出伴皮肤肌肉松　　图 X7-3-2-30　双侧皮肤入路弓状缘释放眶隔重置法下
弛，泪槽畸形明显），术前正位睁眼状态　　　　　　　睑成形术后 1 年，正位睁眼状态

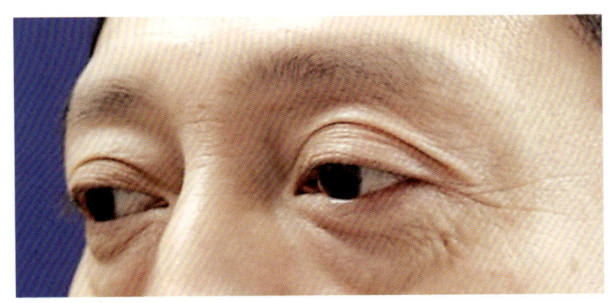
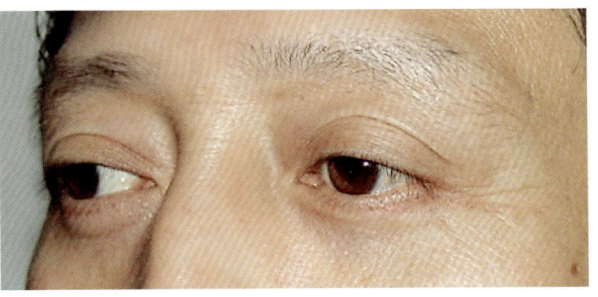

图 X7-3-2-31　术前左斜位睁眼状态　　　　　图 X7-3-2-32　术后 1 年左斜位睁眼状态

（六）病例 6

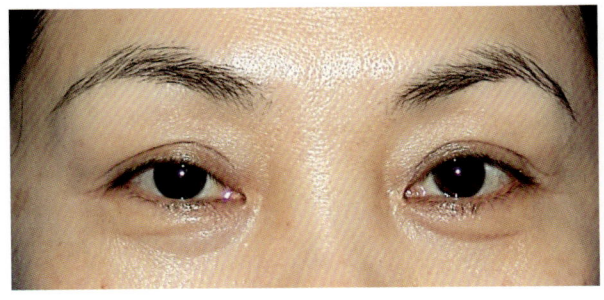
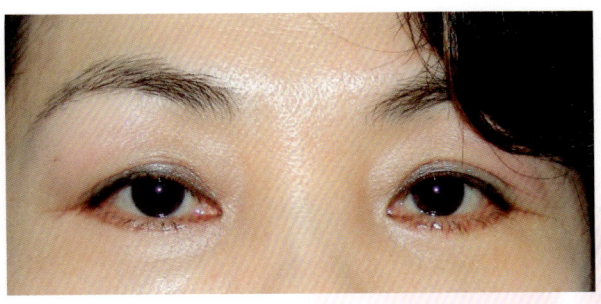

图 X7-3-2-33　双侧下睑袋（眶脂肪膨出伴皮肤肌肉松　　图 X7-3-2-34　双侧皮肤入路弓状缘释放眶隔重置法
弛，泪槽畸形明显），术前正位睁眼状态　　　　　　　下睑成形术后 1 年，正位睁眼状态

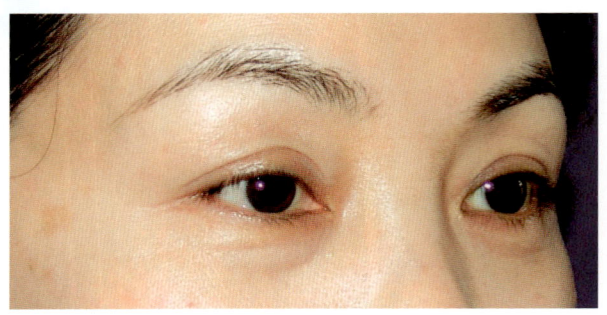

图X7-3-2-35　术前右斜位睁眼状态

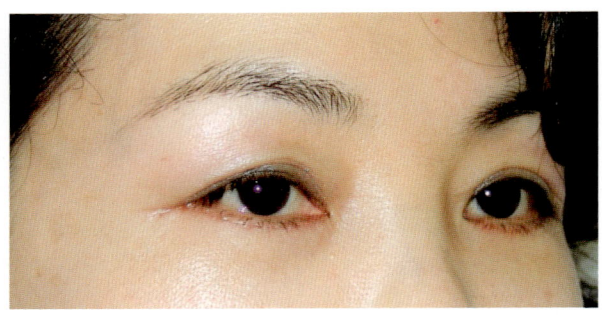

图X7-3-2-36　术后1年右斜位睁眼状态

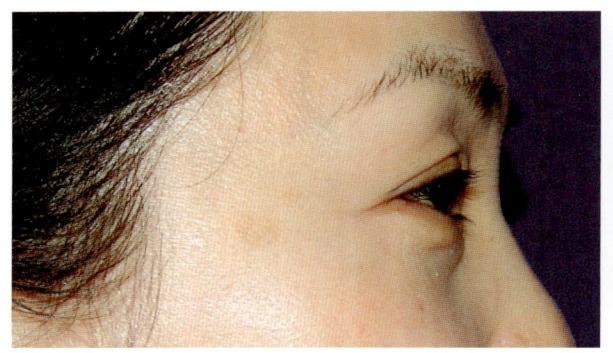

图X7-3-2-37　术前右侧位睁眼状态

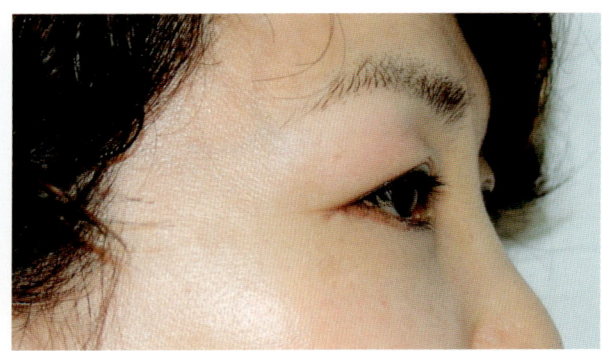

图X7-3-2-38　术后1年右侧位睁眼状态

（七）病例7

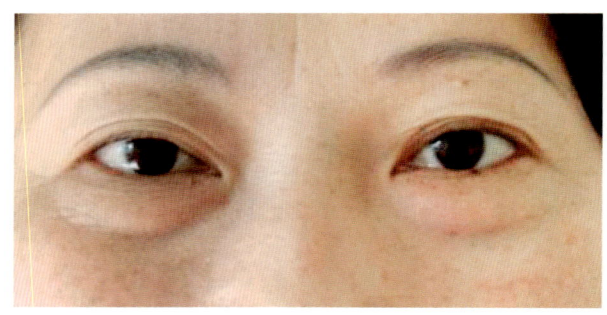

图X7-3-2-39　双侧下睑袋（眶脂肪膨出伴皮肤肌肉松弛，泪槽畸形明显），术前正位睁眼状态

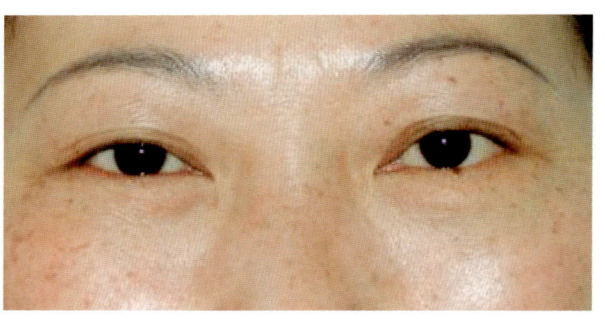

图X7-3-2-40　双侧皮肤入路弓状缘释放眶隔重置法下睑成形术后1年，正位睁眼状态

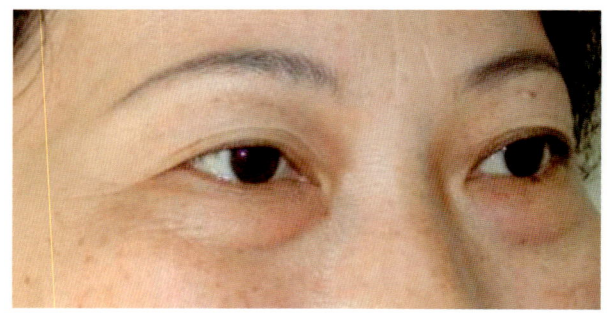

图X7-3-2-41　术前右斜位睁眼状态

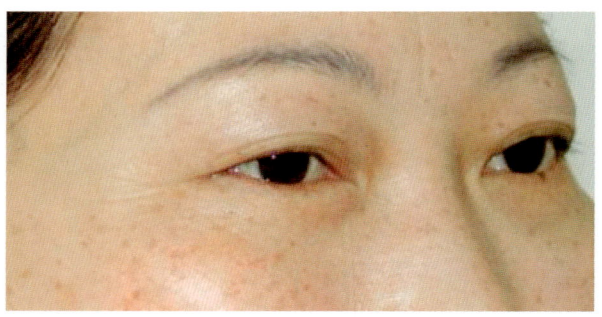

图X7-3-2-42　术后1年右斜位睁眼状态

（八）病例8

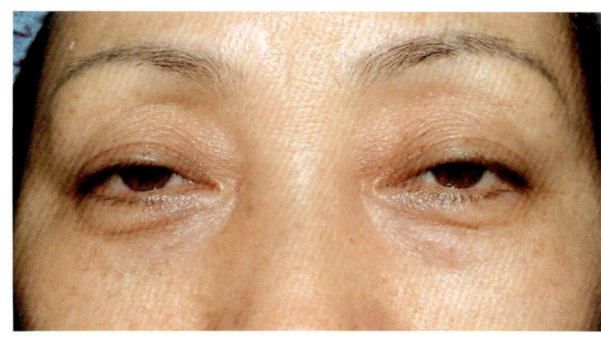

图 X7-3-2-43　双侧下睑袋（眶脂肪膨出伴皮肤肌肉松弛和泪槽畸形），术前正位睁眼状态

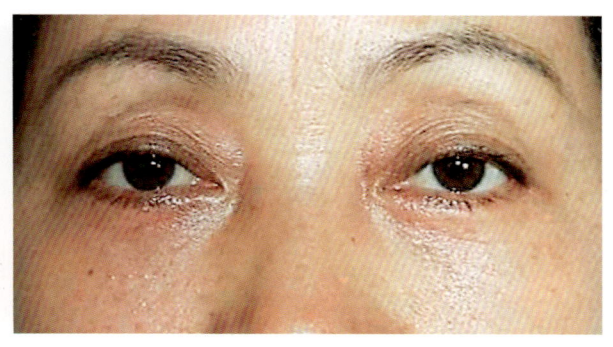

图 X7-3-2-44　双侧皮肤入路弓状缘释放眶隔重置法下睑成形术后2年，正位睁眼状态

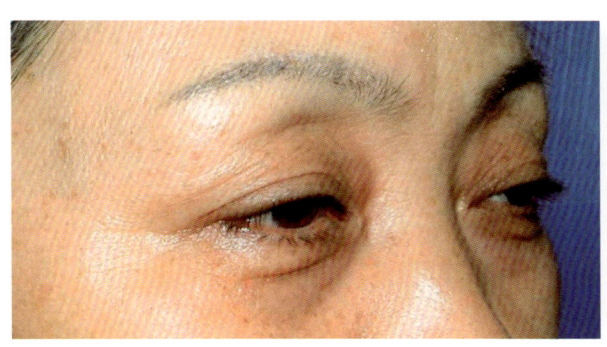

图 X7-3-2-45　术前右斜位睁眼状态

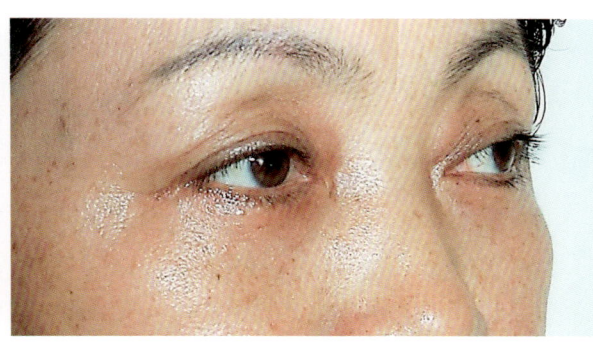

图 X7-3-2-46　术后2年右斜位睁眼状态

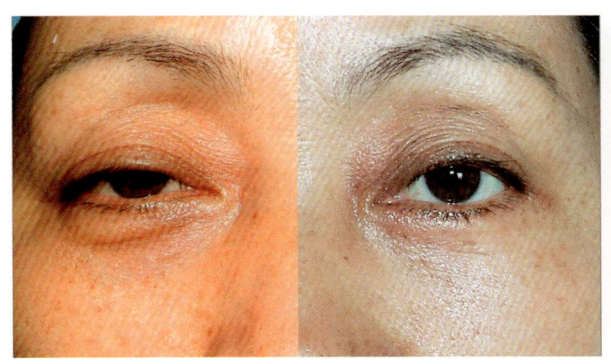

图 X7-3-2-47　术前术后半面比较（左：术前；右：术后）

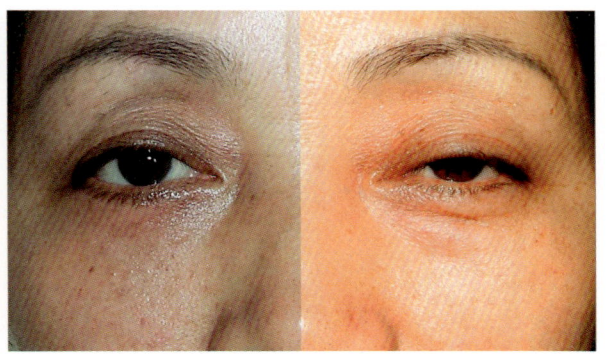

图 X7-3-2-48　术前术后半面比较（左：术后；右：术前）

（邢新　郭伶俐　杨超　肖斌）

第四节 · 经结膜眶隔前入路眶脂肪切除法下睑成形术
Preseptal approach transconjunctival blepharoplasty with orbital fat excision

本法主要适用于无明显下睑皮肤肌肉松弛和泪槽畸形的年轻睑袋患者。其优点是不破坏眼轮匝肌及其神经支配、创伤小、术后组织水肿轻、恢复快、切口瘢痕隐蔽、极少并发下睑退缩或外翻。但该法不能切除下睑皮肤，因此对于下睑皮肤肌肉松弛、皱纹明显的睑袋患者，效果常不尽如人意，而且因眶脂肪切除过多导致下睑凹陷的可能性依然存在。

一、手术步骤（Operative steps，图 X7-4-1-1～图 X7-4-1-10）

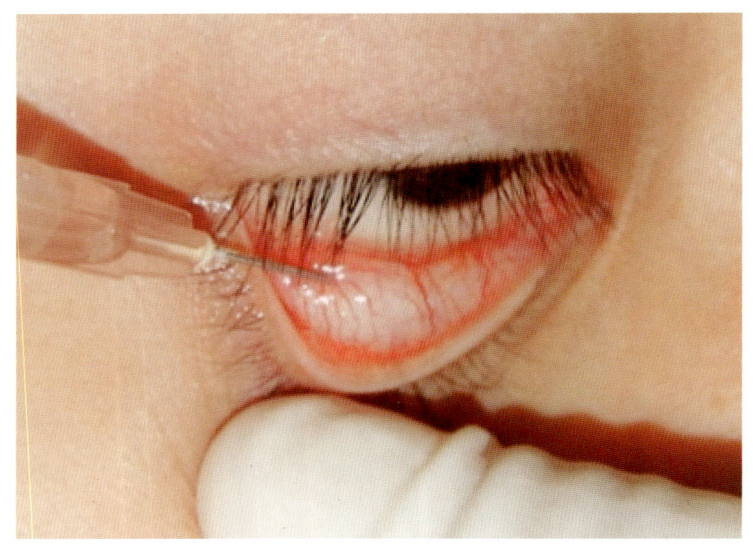

图 X7-4-1-1　眼内滴入 1% 的丁卡因 2～3 滴行结膜表面麻醉；使下睑外翻，以 2% 的利多卡因行结膜下浸润麻醉

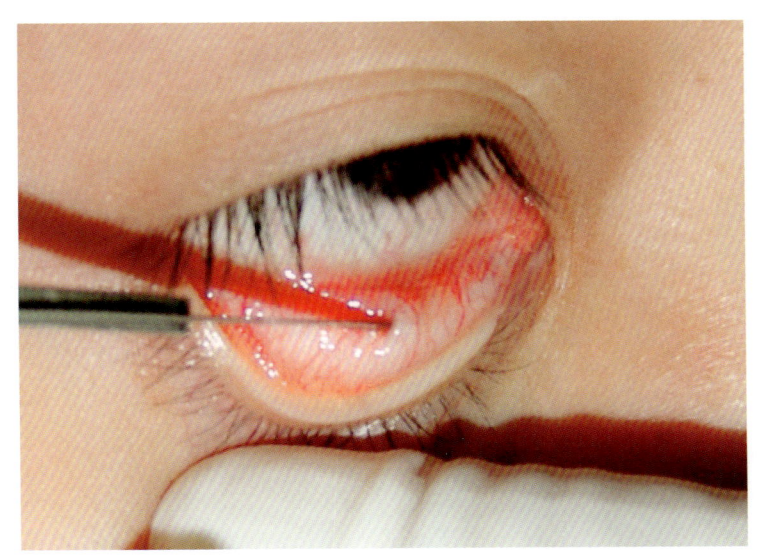

图 X7-4-1-2　在睑板下缘 2~3mm 处横行切开睑结膜和下睑缩肌（睑囊筋膜），长约 10mm

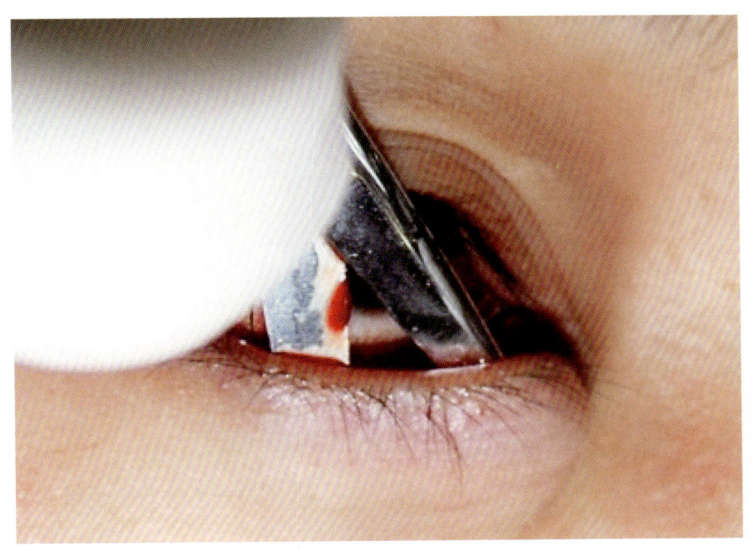

图 X7-4-1-3　自切口水平朝前下方皮肤方向分离至眼轮匝肌深面，以眼科剪在眼轮匝肌与眶隔之间分离，显露眶隔

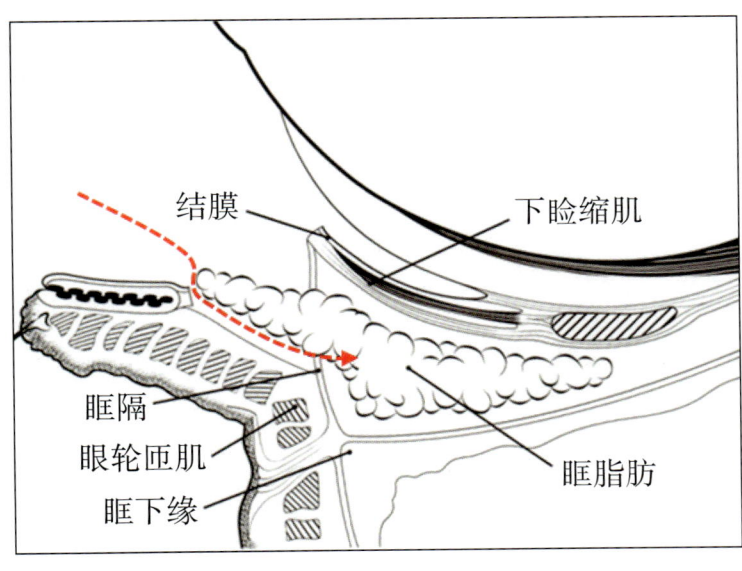

图 X7-4-1-4　经结膜眶隔前入路暴露眶脂肪示意图

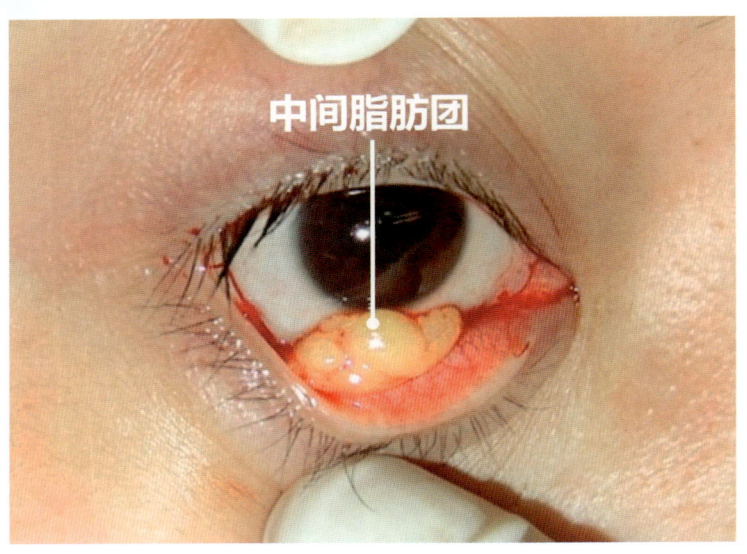

图 X7-4-1-5 打开眶隔，显露中间脂肪团

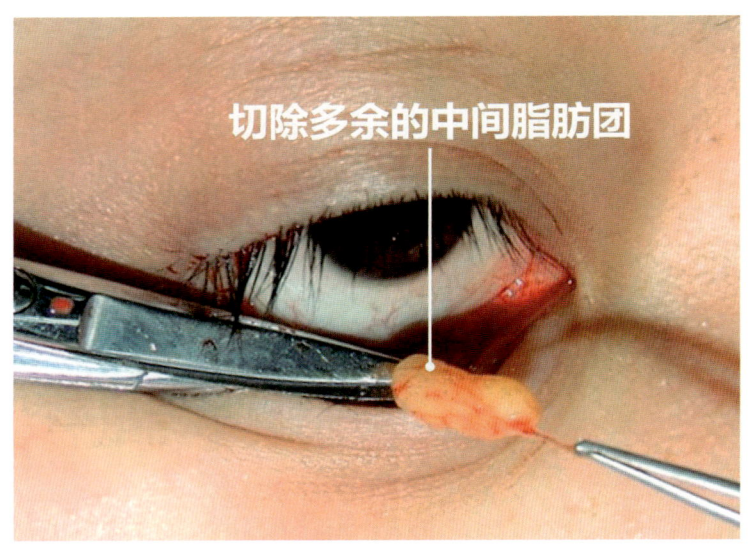

图 X7-4-1-6 切除多余的中间脂肪团并彻底止血

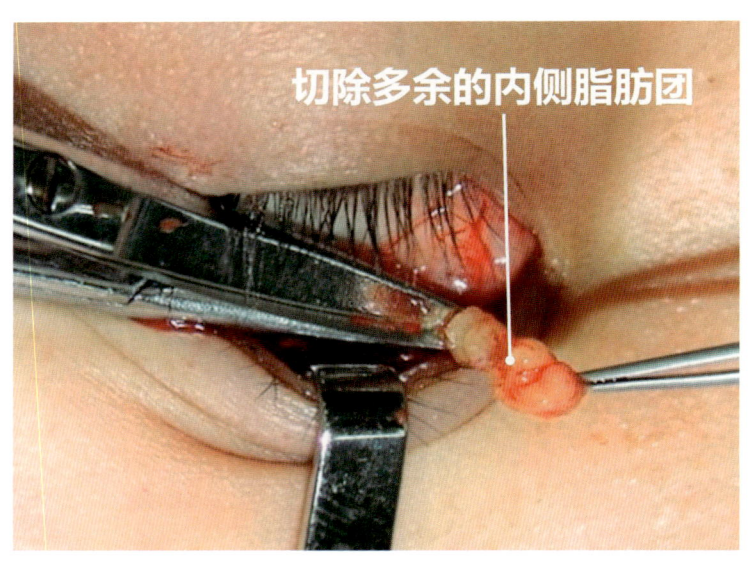

图 X7-4-1-7 向内侧分离，显露并切除多余的内侧脂肪团，彻底止血

第七章 下睑成形术 Lower blepharoplasty 下|篇

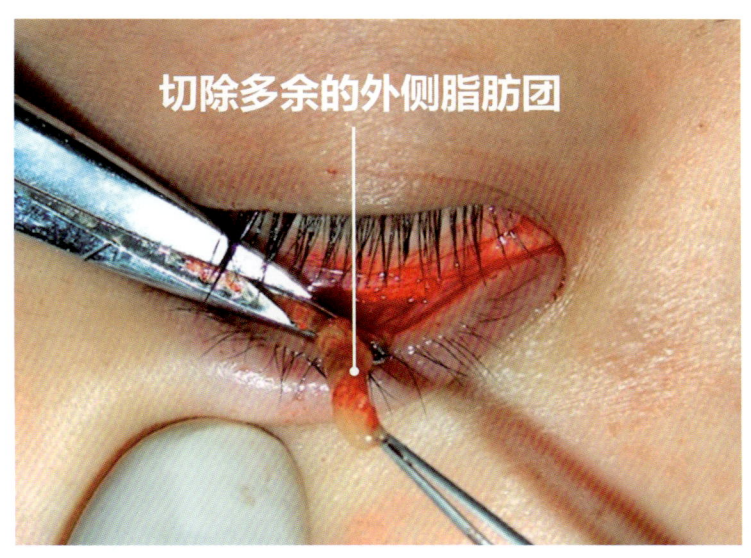

图 X7-4-1-8 向外侧分离，显露并切除多余的外侧脂肪团，彻底止血

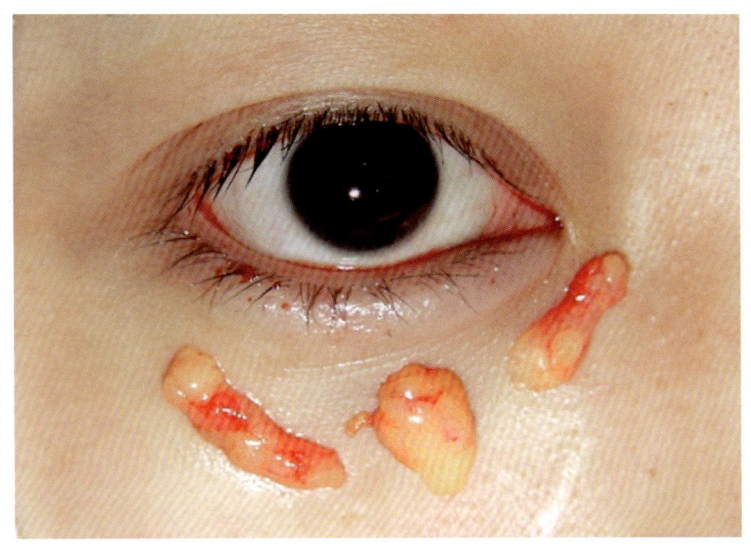

图 X7-4-1-9 撤除眼睑拉钩，按摩下睑使之复位，结膜切口不作缝合

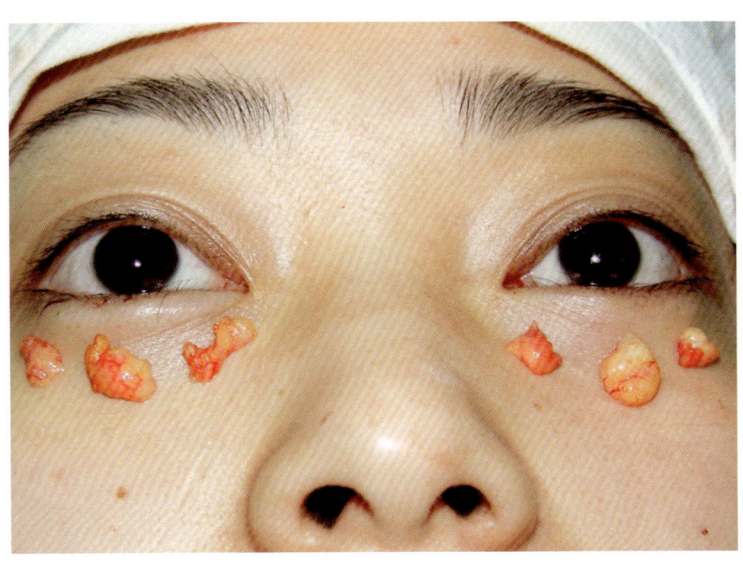

图 X7-4-1-10 同法完成另一侧下睑手术，图中可见切除的各团脂肪

二、典型病例（Typical cases，图X7-4-2-1～图X7-4-2-20）

（一）病例1

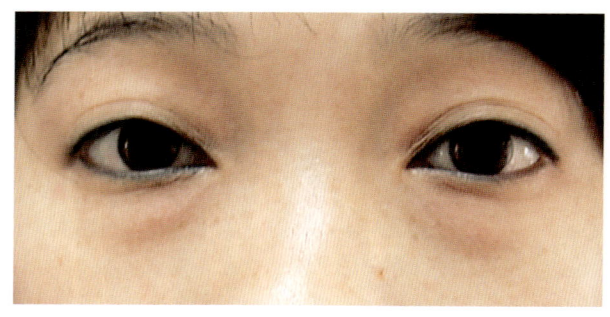

图X7-4-2-1 双下睑眶脂肪膨出，但无明显皮肤皱纹和眼轮匝肌松弛征象，术前正位睁眼状态

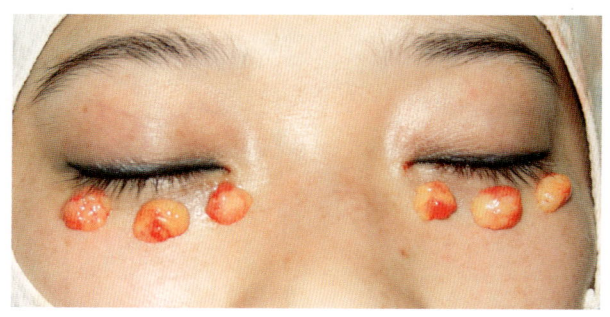

图X7-4-2-2 双侧结膜入路眶脂肪切除法下睑成形术后即刻，可见切除的各团眶脂肪

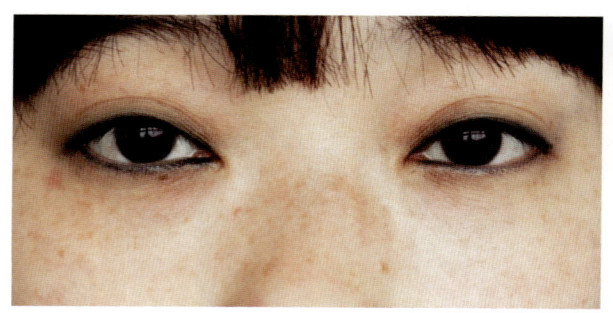

图X7-4-2-3 术后3年正位睁眼状态

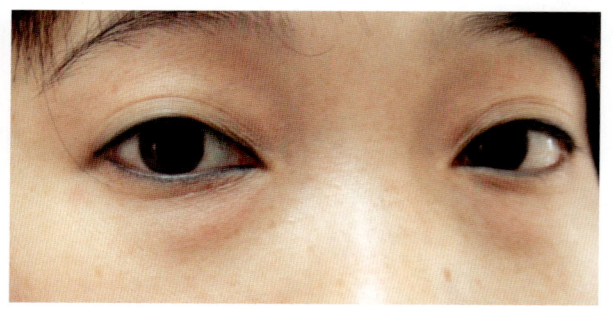

图X7-4-2-4 术前右斜位睁眼状态

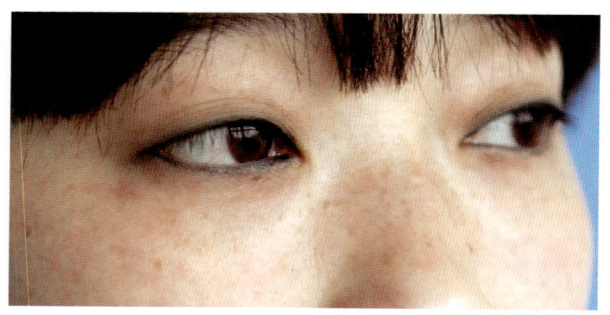

图X7-4-2-5 术后3年右斜位睁眼状态

（二）病例2

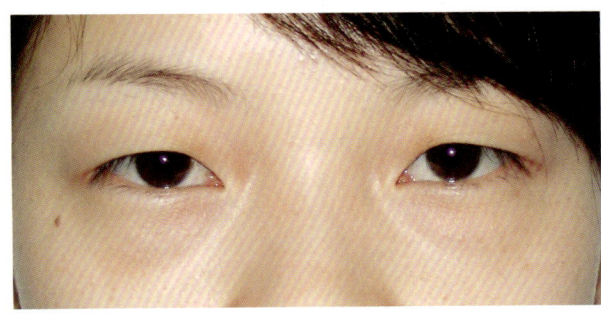

图 X7-4-2-6　双侧下睑眶脂肪膨出，无明显皮肤皱纹和眼轮匝肌松弛征象，术前正位睁眼状态

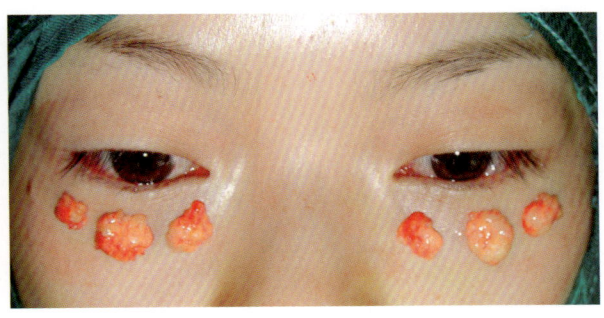

图 X7-4-2-7　双侧结膜入路眶脂肪切除法下睑成形术后即刻，可见切除的各团眶脂肪

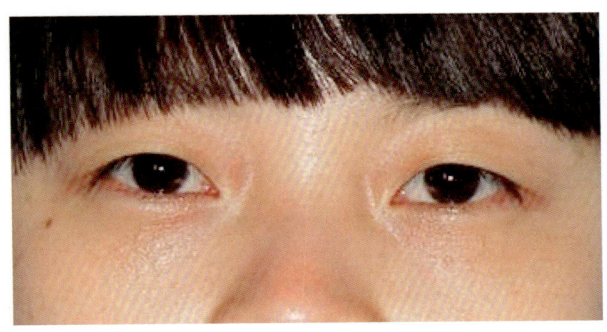

图 X7-4-2-8　术后18个月正位睁眼状态

（三）病例3

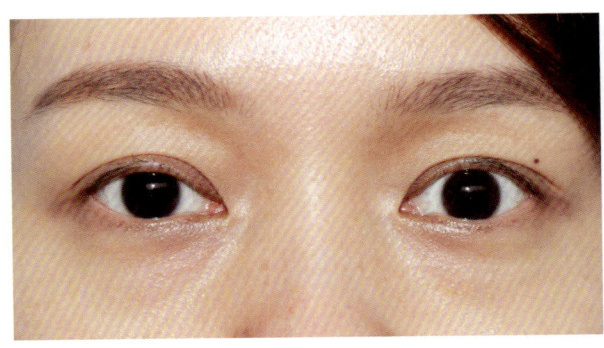

图 X7-4-2-9　双侧下睑眶脂肪膨出，无明显皮肤皱纹和眼轮匝肌松弛征象，术前正位睁眼状态

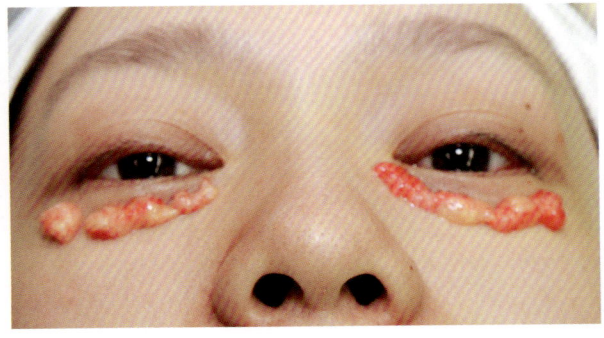

图 X7-4-2-10　双侧结膜入路眶脂肪切除法下睑成形术后即刻，可见切除的各团眶脂肪

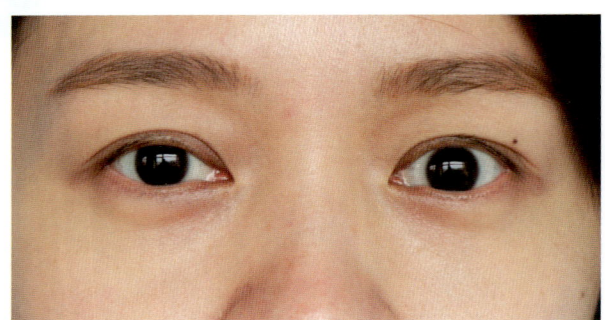

图 X7-4-2-11　术后 2 年正位睁眼状态

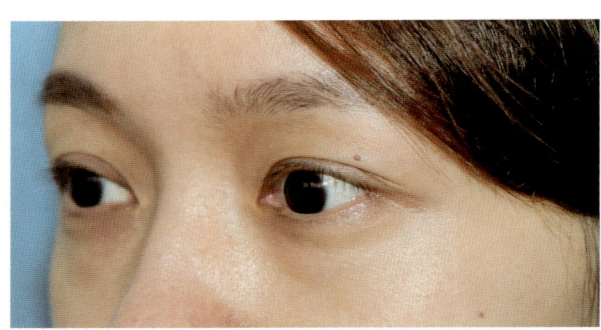

图 X7-4-2-12　术前左斜位睁眼状态

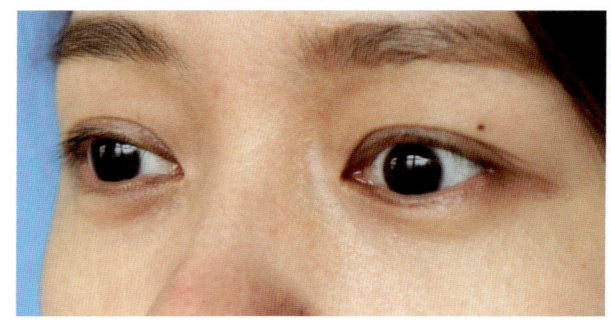

图 X7-4-2-13　术后 2 年左斜位睁眼状态

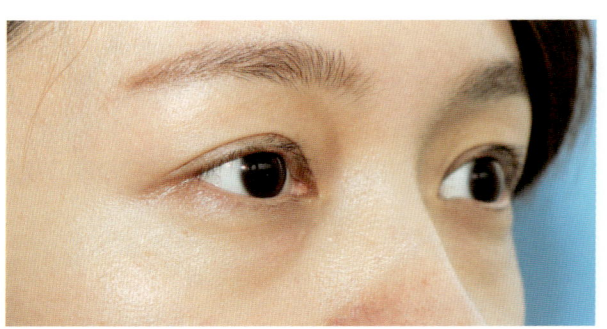

图 X7-4-2-14　术前右斜位睁眼状态

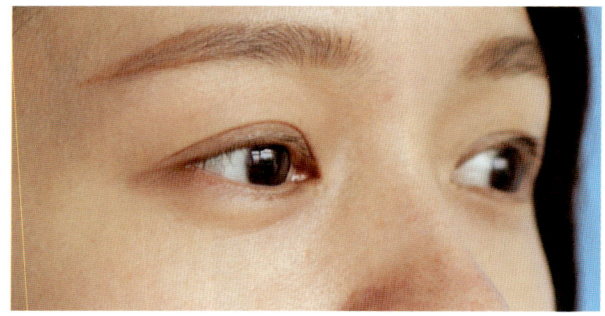

图 X7-4-2-15　术后 2 年右斜位睁眼状态

（四）病例 4

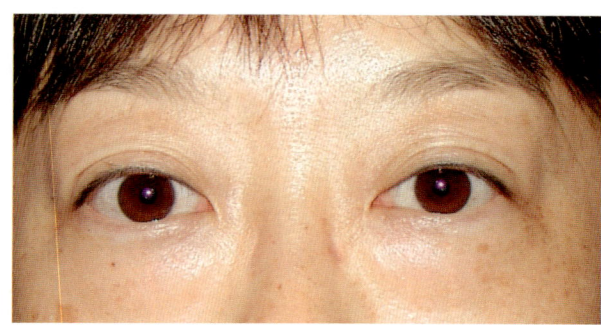

图 X7-4-2-16　双侧下睑眶脂肪膨出显著，无明显皮肤皱纹和眼轮匝肌松弛征象，术前正位睁眼状态

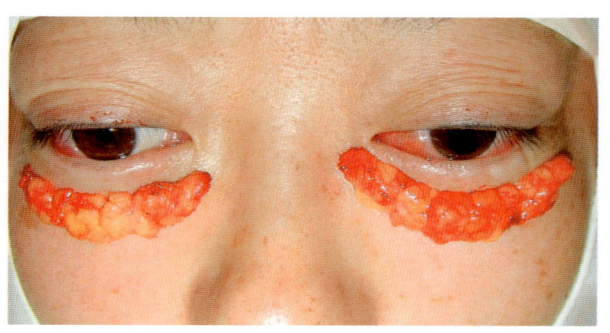

图 X7-4-2-17　双侧结膜入路眶脂肪切除法下睑成形术后即刻，睁眼状态

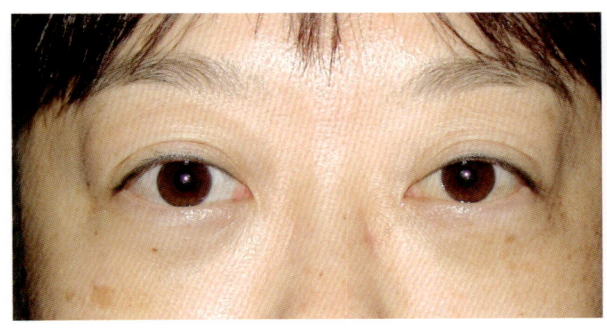

图 X7-4-2-18　术后 6 个月正位睁眼状态

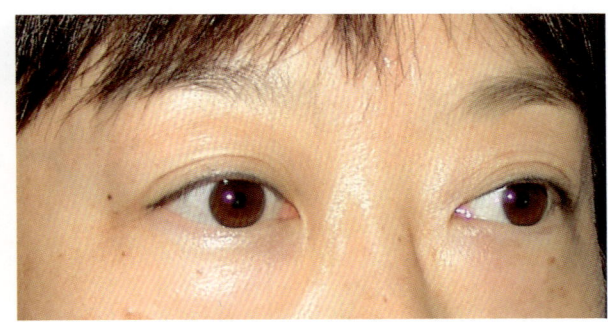

图 X7-4-2-19　术前右斜位睁眼状态

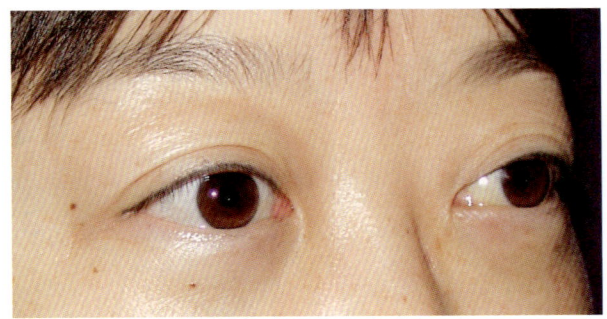

图 X7-4-2-20　术后 6 个月右斜位睁眼状态

第五节 · 经结膜眶隔前入路弓状缘释放眶脂肪骨膜上重置法下睑成形术
Preseptal approach transconjunctival blepharoplasty with arcus marginalis release and supraperiosteal orbital fat repositioning

本法主要适用于无明显下睑皮肤肌肉松弛但泪槽畸形明显的年轻睑袋患者。其优点是不破坏眼轮匝肌及其神经支配、创伤小、术后组织水肿轻、恢复快、切口瘢痕隐蔽、极少并发下睑退缩或外翻。但该法不能切除下睑皮肤，因此对于下睑皮肤肌肉松弛、皱纹明显的睑袋患者，效果常不尽如人意。由于该法创伤小、恢复快、瘢痕隐蔽、并发症少等特点，部分下睑皮肤肌肉松弛、泪槽明显而又不愿接受皮肤入路手术的中老年求美者亦可选用。亦有术者结合皮肤入路同时作松弛皮肤的切除，以达到更好的美容效果。

一、手术步骤（Operative steps，图 X7-5-1-1～图 X7-5-1-13）

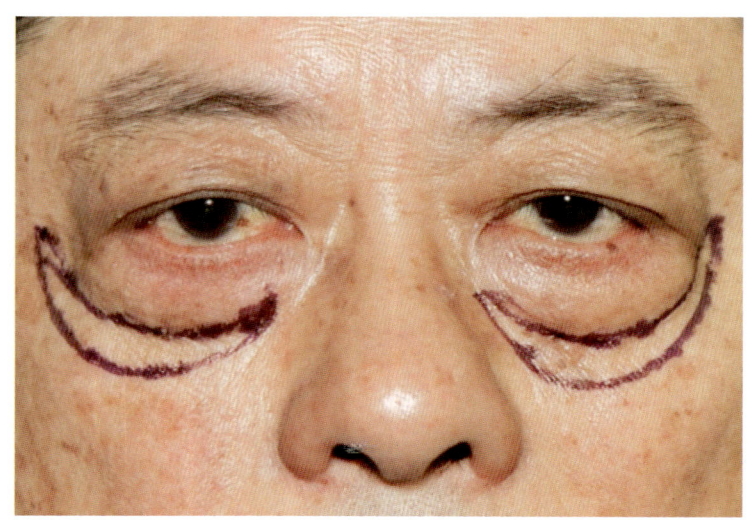

图 X7-5-1-1　术前标记泪槽畸形的位置及拟分离的范围

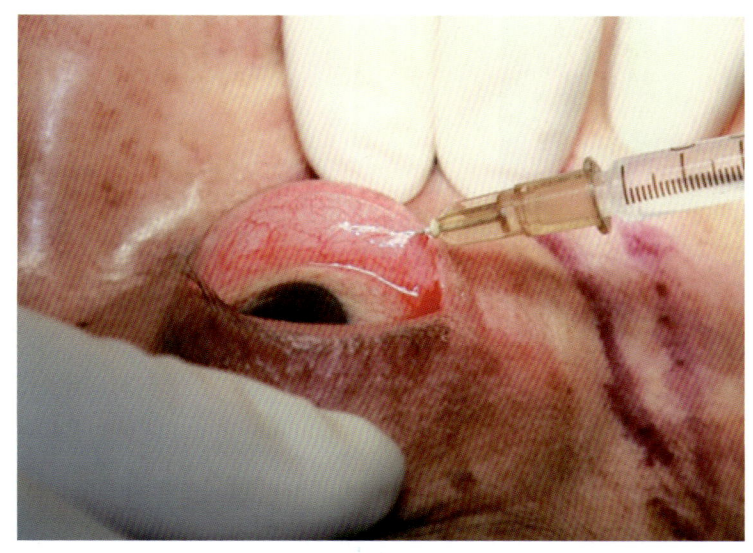

图 X7-5-1-2　眼内滴入 1% 的丁卡因 2~3 滴行结膜表面麻醉；使下睑外翻，用 2% 的利多卡因行结膜下浸润麻醉

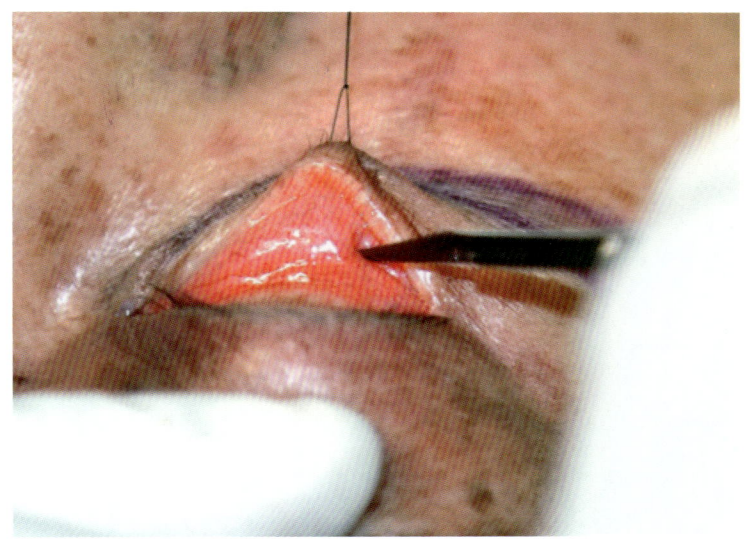

图 X7-5-1-3　在睑板下缘 2~3mm 处横行切开睑结膜和下睑缩肌（睑囊筋膜），长约 15mm

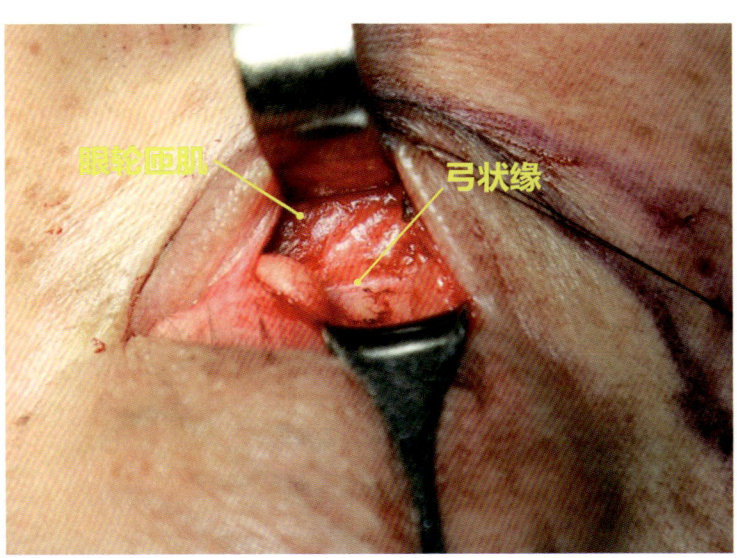

图 X7-5-1-4　自切口水平朝前下方皮肤方向分离至眼轮匝肌深面，用两个拉钩牵开切口，以眼科剪在眼轮匝肌与眶隔之间分离，显露弓状缘

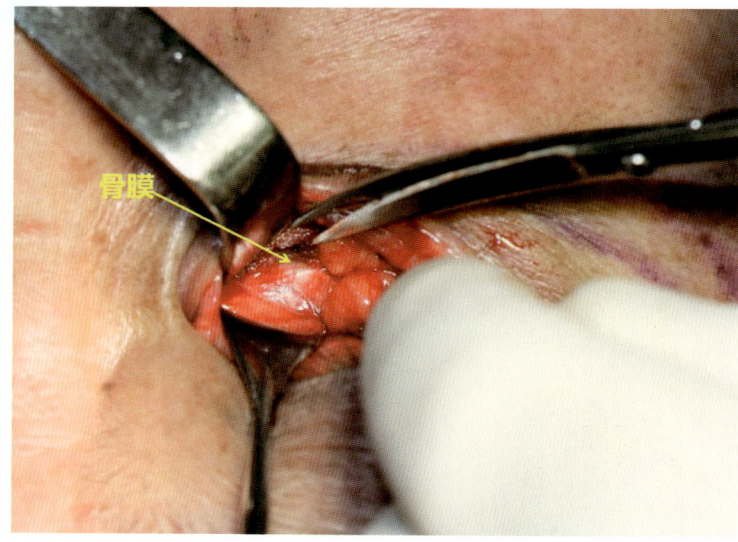

图 X7-5-1-5 切断眼轮匝肌限制韧带并继续向下分离至眶下缘以下 5~10mm 处（术前标记的范围）

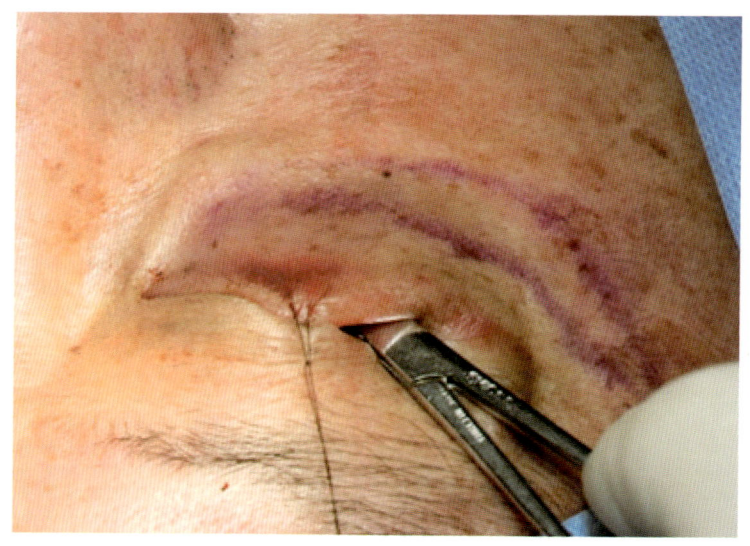

图 X7-5-1-6 确定分离范围是否充分

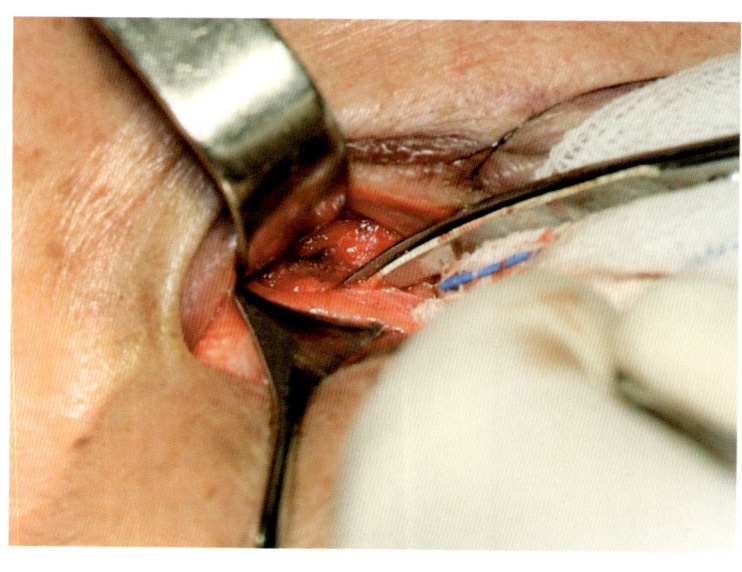

图 X7-5-1-7 沿眶下缘剪开眶隔，释放眶脂肪，注意不要损伤下斜肌

第七章 下睑成形术 下篇
Lower blepharoplasty

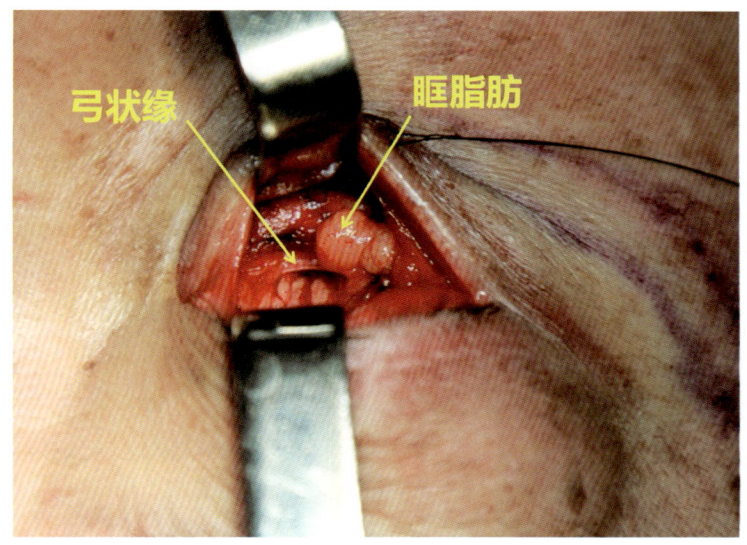

图 X7-5-1-8 弓状缘释放已完成

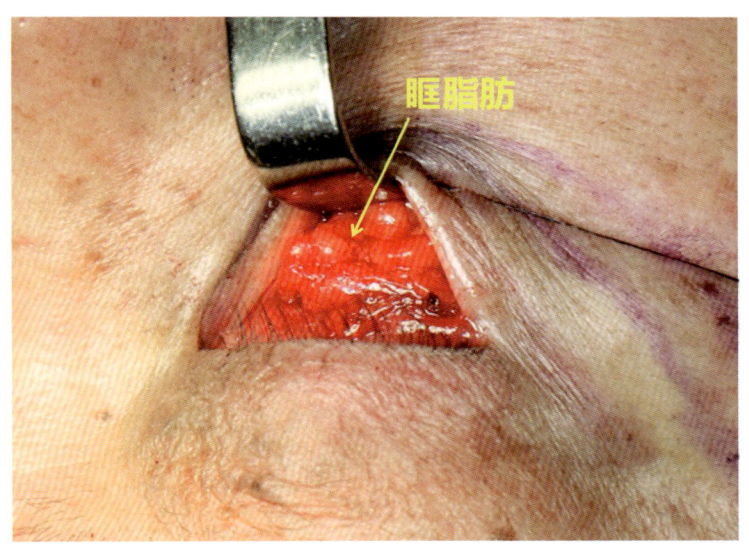

图 X7-5-1-9 均匀释放眶脂肪，松解脂肪包膜

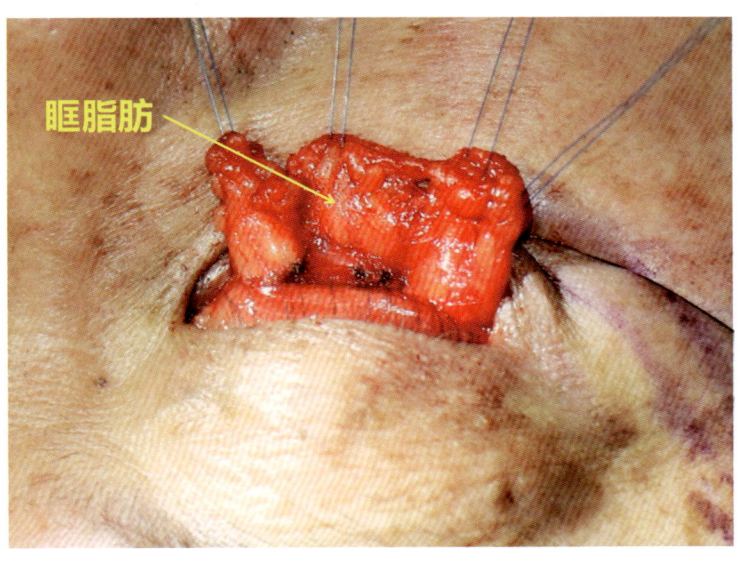

图 X7-5-1-10 以双针 5-0 普理灵（Prolene）线在眶脂肪的远端行 4~5 针 U 形牵引缝合

643

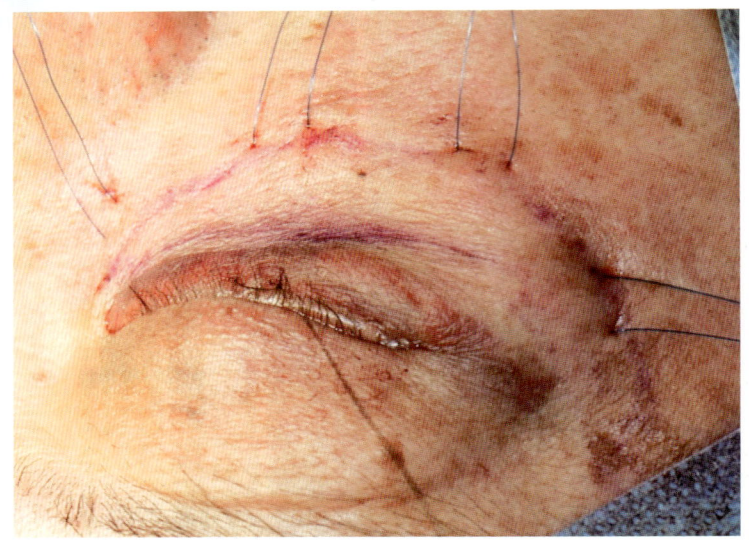

图 X7-5-1-11 将每组缝线的两端分别自对应的皮肤标记点穿出,使眶脂肪呈扇形分布

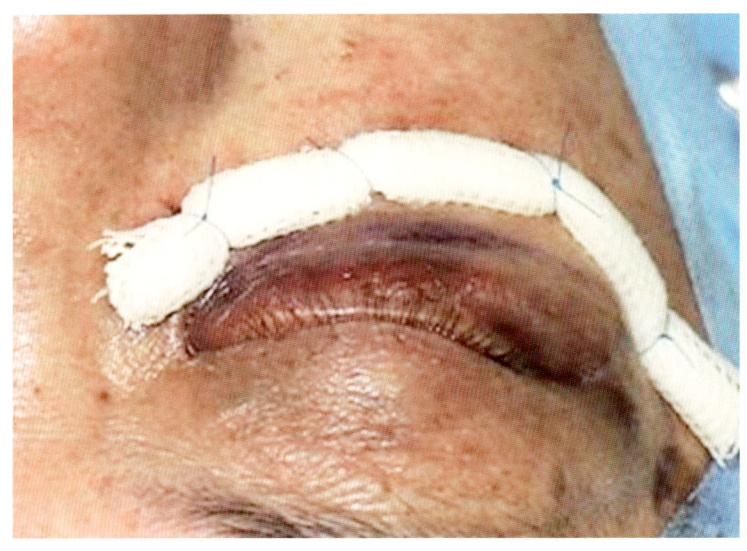

图 X7-5-1-12 以凡士林纱布卷作衬垫将每组缝线分别打结固定,术后 7 天拆除(亦可将眶隔与眶脂肪采用切口内直接缝合固定的方式,这样可免除皮肤表面的固定。但由于切口内空间有限,缝合与定位有一定困难,建议初学者谨慎采用)

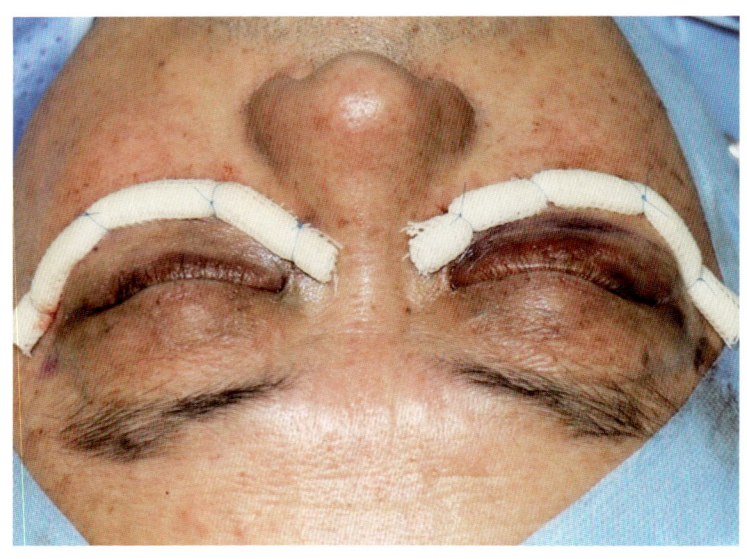

图 X7-5-1-13 同法完成另一侧手术

二、典型病例（Typical cases，图 X7-5-2-1～图 X7-5-2-18）

（一）病例 1

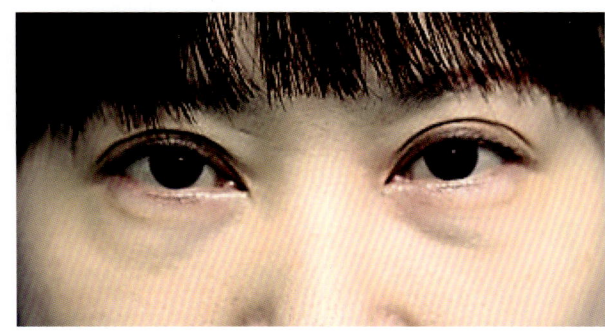

图 X7-5-2-1　双下睑眶脂肪膨出伴泪槽畸形，皮肤肌肉无明显松弛，术前正位睁眼状态

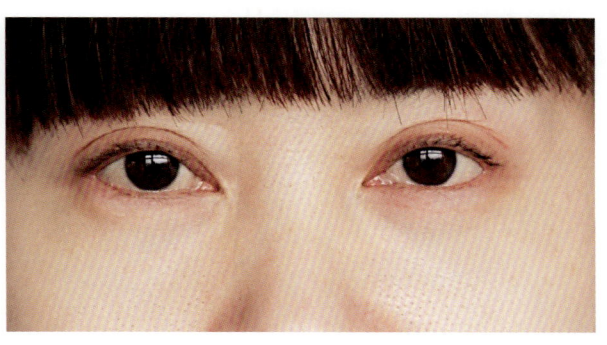

图 X7-5-2-2　双侧结膜入路弓状缘释放眶脂肪重置法下睑成形术后 6 个月，正位睁眼状态

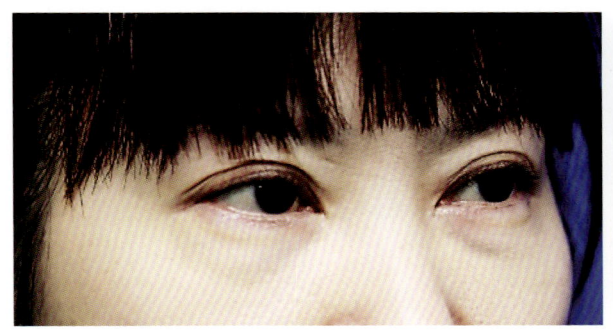

图 X7-5-2-3　术前右斜位睁眼状态

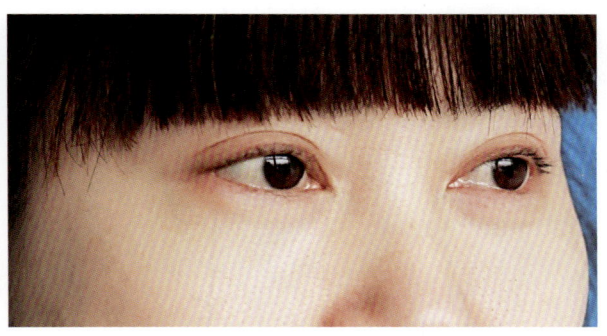

图 X7-5-2-4　术后 6 个月右斜位睁眼状态

（二）病例 2

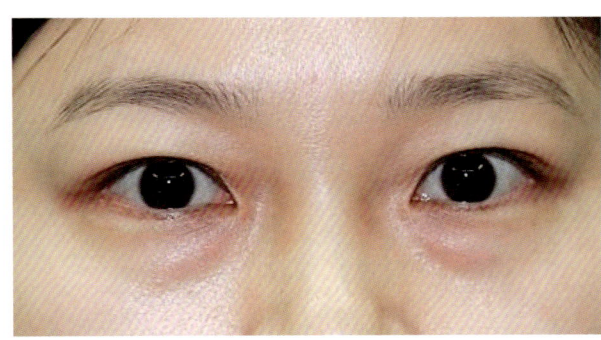

图 X7-5-2-5　双下睑眶脂肪膨出伴泪槽畸形，皮肤肌肉无明显松弛，术前正位睁眼状态

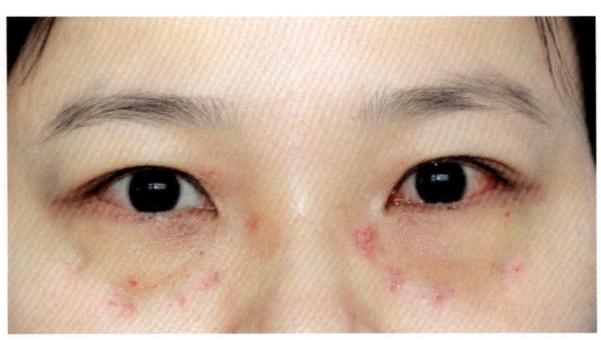

图 X7-5-2-6　双侧结膜入路弓状缘释放眶脂肪重置法下睑成形术后 10 天，正位睁眼状态

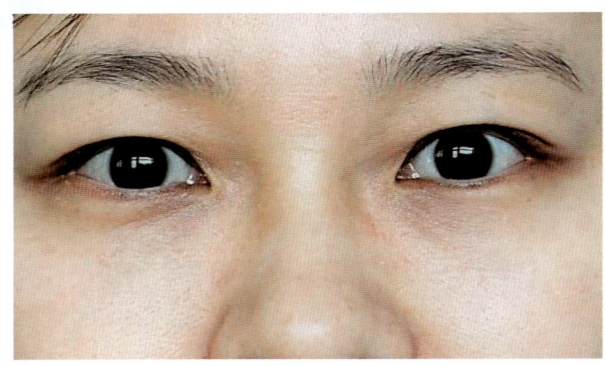

图 X7-5-2-7　术后 6 个月正位睁眼状态

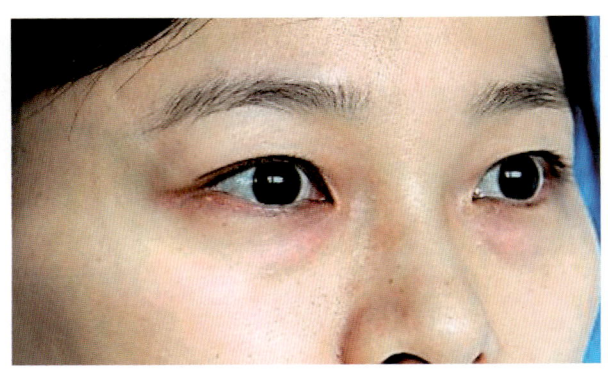

图 X7-5-2-8　术前右斜位睁眼状态

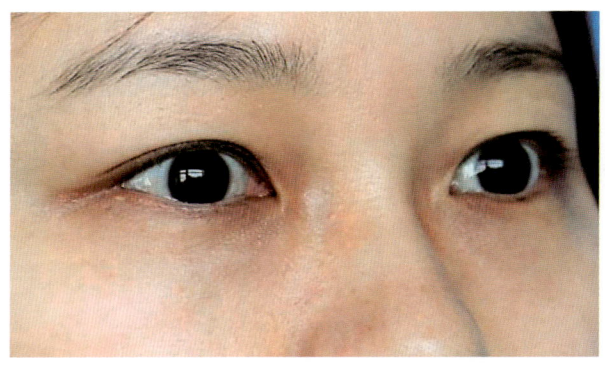

图 X7-5-2-9　术后 6 个月右斜位睁眼状态

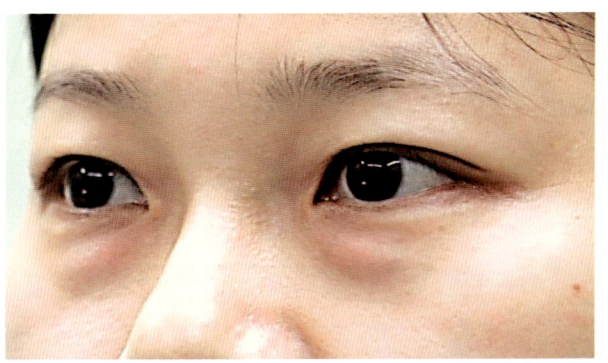

图 X7-5-2-10　术前左斜位睁眼状态

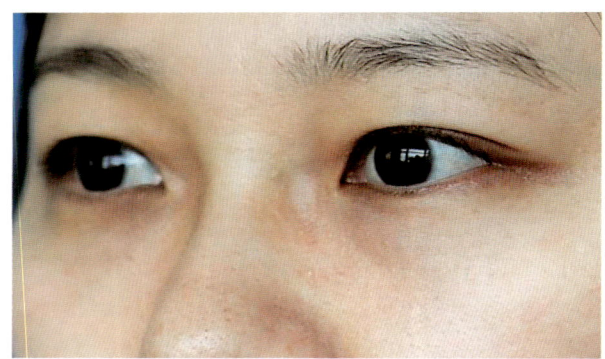

图 X7-5-2-11　术后 6 个月左斜位睁眼状态

（三）病例3

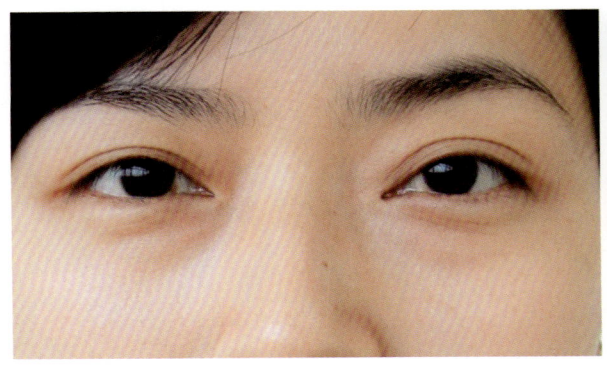

图X7-5-2-12 双下睑眶脂肪膨出伴泪槽畸形，皮肤肌肉无明显松弛，术前正位睁眼状态

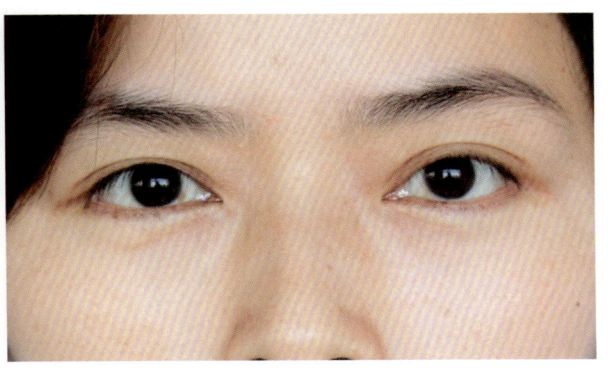

图X7-5-2-13 双侧结膜入路弓状缘释放眶脂肪重置法下睑成形术后6个月，正位睁眼状态

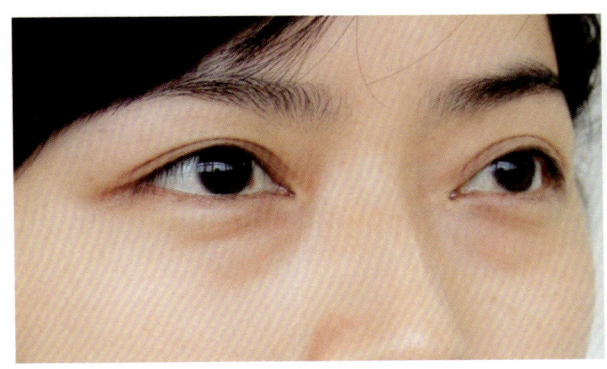

图X7-5-2-14 术前右斜位睁眼状态

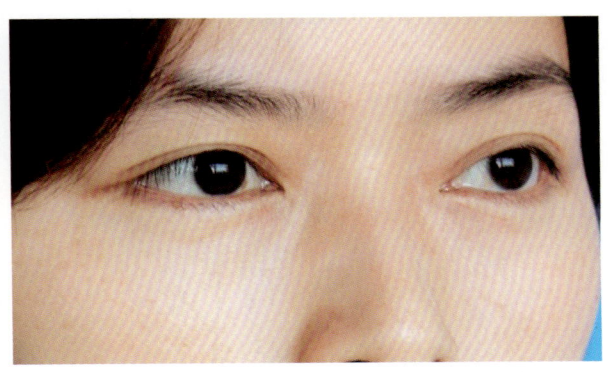

图X7-5-2-15 术后6个月右斜位睁眼状态

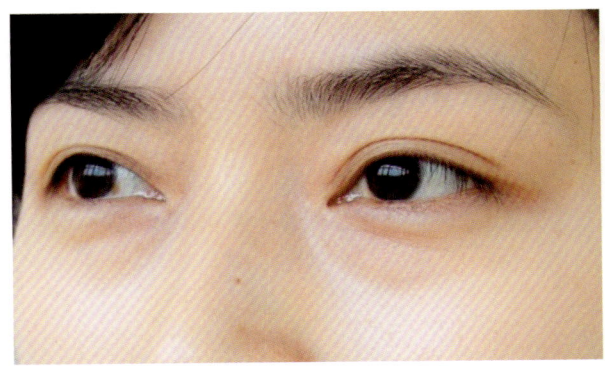

图X7-5-2-16 术前左斜位睁眼状态

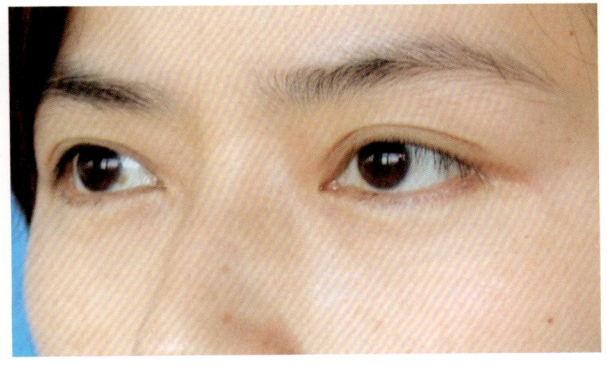

图X7-5-2-17 术后6个月左斜位睁眼状态

（四）病例4

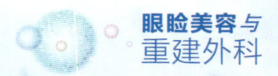

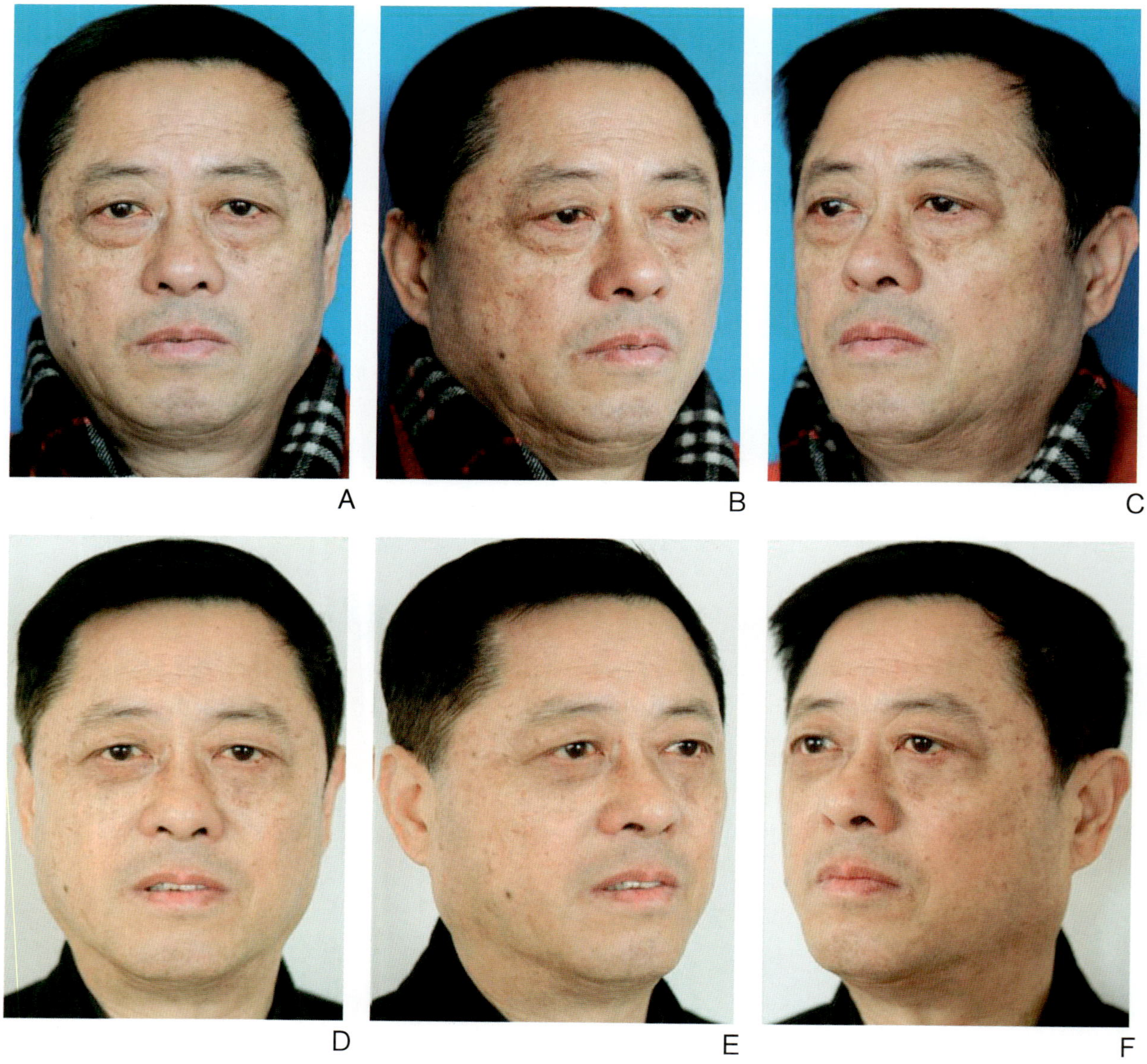

图X7-5-2-18 双下睑眶脂肪膨出伴泪槽畸形，皮肤肌肉明显松弛。该患者接受了双侧结膜入路弓状缘释放眶脂肪重置法下睑成形术

A、B、C. 术前，睁眼状态；D、E、F. 术后2个月，睁眼状态

（邢新 杨超 郭伶俐 樊星）

参考文献

[1] Hamra S T. Arcus marginalis release and orbital fat preservation in midface rejuvenation[J]. Plast Reconstr Surg, 1995, 96(2): 354-362.

[2] Hamra S T. The role of orbital fat preservation in facial aesthetic surgery: a new concept[J]. Clin Plast Surg, 1996, 23(1): 17-28.

[3] Hamra S T. The zygorbicular dissection in composite rhytidectomy: an ideal midface plane[J]. Plast Reconstr Surg, 1998, 102(5): 1646-1657.

[4] 邢新, 欧阳天祥, 孙丽. 眶脂肪保留和眼轮匝肌瓣悬吊法整复睑袋畸形[J]. 中华整形外科杂志, 1999, 15(2): 135-137.

[5] Goldberg R A. Transconjunctival orbital fat repositioning: transposition of orbital fat pedicles into a subperiosteal pocket[J]. Plast Reconstr Surg, 2000, 105(2): 743-748; discussion 749-751.

[6] Rosenfield L K. The pinch blepharoplasty revisited[J]. Plast Reconstr Surg, 2005, 115(5): 1405-1412; discussion 1413-1414.

[7] Camirand A, Doucet J, Harris J. Eyelid aging: the historical evolution of its management[J]. Aesth Plast Surg, 2005, 29(2): 65-73.

[8] Mohadjer Y, Holds J B. Cosmetic lower eyelid blepharoplasty with fat repositioning via intra-SOOF dissection: surgical technique and initial outcomes[J]. Ophthal Plast Reconstr Surg, 2006, 22(6): 409-413.

[9] Garcia R E, McCollough E G. Transcutaneous lower eyelid blepharoplasty with fat excision: a shift-resisting paradigm[J]. Arch Fac Plast Surg, 2006, 8(6): 374-380.

[10] Sadove R C. Transconjunctival septal suture repair for lower lid blepharoplasty[J]. Plast Reconstr Surg, 2007, 120(2): 521-529.

[11] Momosawa A, Kurita M, Ozaki M, et al. Transconjunctival orbital fat repositioning for tear trough deformity in young Asians[J]. Aesthet Surg J, 2008, 28(3): 265-271.

[12] 郭伶俐, 薛春雨, 李军辉, 等. 下睑成形术术式选择: 10年经验体会[J]. 中国美容整形外科杂志, 2009, 20(12): 740-743.

[13] 王炜, 王卫峻, 林晓曦, 等. 眶肌筋膜韧带提紧——眼袋整形的新思路[J]. 中华医学美学美容杂

志, 2000, 6(6): 284-287.

[14] Guo L L, Bi H D, Xue C Y, et al. Comprehensive considerations in blepharoplasty in an Asian population: a 10-year experience[J]. Aesthet Plast Surg, 2010, 34(4): 466-474.

[15] Baker S R. Retrospective review of transconjunctival sub-orbicularis oculi pad lift blepharoplasty[J]. Arch Fac Plast Surg, 2010, 12(5): 349-351.

[16] Bellinvia P, Klinger F, Bellinvia G. Lower blepharoplasty with direct excision of skin excess: a five-year experience[J]. Aesthet Surg J, 2010, 30(5): 665-670.

[17] Korn B S, Kikkawa D O, Cohen S R. Transcutaneous lower eyelid blepharoplasty with orbitomalar suspension: retrospective review of 212 consecutive cases[J]. Plast Reconstr Surg, 2010, 125(1): 315-323.

[18] 杨超, 邢新. 下睑成形与重建的若干问题探讨[J]. 中国美容整形外科杂志, 2011, 22(9): 513-516.

[19] Liao S L, Wei Y H. Fat repositioning via supraperiosteal dissection with internal fixation for tear trough deformity in an Asian population[J]. Graefe's Arch Clin Exp Ophthalmol, 2011, 249(11): 1735-1741.

[20] 郭伶俐, 邢新, 李军辉, 等. 带蒂眶脂肪瓣在中老年人泪槽和睑颊沟畸形整复术中的应用[J]. 中华整形外科杂志, 2013, 29(4): 251-253.

[21] Yoo D B, Peng G L, Massry G G. Transconjunctival lower blepharoplasty with fat repositioning: a retrospective comparison of transposing fat to the subperiosteal vs supraperiosteal planes[J]. JAMA Fac Plast Surg, 2013, 15(3): 176-181.

[22] Medel R, Hristodulopulos V, Vasquez L. Fat transposition with a single subdermal stitch for the treatment of deep tear trough[J]. Orbit, 2014, 33(6): 406-411.

[23] Youn S, Shin J I, Kim J T, et al. Transconjunctival subperiosteal fat reposition for tear trough deformity: pedicled fat redraping versus septal reset[J]. Ann Plast Surg, 2014, 73(5): 479-484.

[24] Pepper J P, Baker S R. Transcutaneous lower blepharoplasty with fat transposition[J]. Clin Plast Surg, 2015, 42(1): 57-62.

[25] Massry G G. Comprehensive lower eyelid rejuvenation[J]. Fac Plast Surg, 2010, 26(3): 209-221.

[26] Hidalgo D A. An integrated approach to lower blepharoplasty[J]. Plast Reconstr Surg, 2011, 127(1): 386-395.

[27] Rohrich R J, Ghavami A, Mojallal A. The five-step lower blepharoplasty: blending the eyelid-cheek junction[J]. Plast Reconstr Surg, 2011, 128(3): 775-783.

[28] Mofid M M. A novel technique for repositioning lower eyelid fat via the transoral approach in association with midface lift[J]. Aesth Plast Surg, 2011, 35(4): 563-568.

[29] 徐苗, 张敬德, 邢新. 应用眶隔脂肪疝折叠缝合法的睑袋整复术[J]. 中国美容整形外科杂志, 2013, 24(5): 261-264.

[30] Core G B. Lateral access recontouring blepharoplasty for rejuvenation of the lower lids[J]. Plast Reconstr Surg, 2013, 132(4): 835-842.

[31] Stevens H P, Willemsen J C, Durani P, et al. Triple-layer midface lifting: long-term follow-up of an effective approach to aesthetic surgery of the lower eyelid and the midface[J]. Aesth Plast Surg, 2014, 38(4): 632-640.

[32] 杨超, 邢新. 眼睑美容整形外科一些新理念和新技术探讨[J]. 中国美容整形外科杂志, 2016, 27(5): 257-260.

[33] Jeon Y R, Rah D K, Lew D H, et al. Pretarsal augmented lower blepharoplasty[J]. Plast Reconstr Surg, 2016, 138(1): 74-82.

第八章

睑成形术并发症及处理

Complications of blepharoplasty and their treatments

在前文中我们提到，现代的睑成形术由最初的眼睑缺损重建性手术转变为目前主要用于增加眼睑美感或改善眼睑衰老体征的美容性手术，它包含了重睑成形术、上睑成形术和下睑成形术等一系列目前被大量实践的手术。手术并发症，无论对求美者还是手术者来说，都是不容忽视的重要问题。能否有效避免、及时发现并及时处理好手术并发症，往往比手术本身更为重要。因此，我们单独列出一章，集中介绍睑成形术常见并发症及其发生原因、临床表现、预防措施和处理方法，以供读者参考。

睑成形术的并发症中不仅包含了不同手术后都可能出现的共性并发症（如血肿、干眼症、球结膜水肿等），也包含了因术式不同而出现的特有并发症（如重睑皱襞不对称、下睑退缩、眼睑凹陷等）；根据发生时间的早晚，又可以分为术后早期并发症（Early complications，术后1周以内，特别是24小时以内）、中期并发症（Mid-term complications，术后1～6周）和晚期并发症（Late complications，6周以后）。

第一节 · 早期并发症
Early complications

早期并发症是指发生在1周以内的并发症，多数可在24小时以内发生。早期并发症多数是由手术创伤造成的，是不同术式都可能发生的共性并发症。

一、结膜水肿（Chemosis）

球结膜和（或）穹窿结膜的漏出性水肿称为结膜水肿，以可见的结膜肿胀为特征。术中至术后1周出现，一般持续3周，长者可达数月（图X8-1-1、图X8-1-2）。可伴有溢泪、刺激、异物感和轻度的视力变化。下睑成形术后结膜水肿的发生率，据报告由1%～26.3%不等。球结膜水肿发生的常见原因包括眼睑闭合不完全、眼部过敏或手术损伤造成的局部软组织水肿及淋巴回流不畅等。球结膜水肿本身也可造成眼睑闭合以及泪膜在眼球表面分布的异常，从而进一步加重水肿。球结膜水肿可因全身条件恶化而加剧，如肾功能衰竭等。由于结膜水肿隆起环绕角膜，可能影响泪液的流动及泪膜的分布，从而导致溢泪及角膜病的发生。手术中控制局麻药物的用量、缓慢注射、少用或不用静脉内补液、轻柔操作、减少不必要的手术创伤，以及术后早期的术区冷敷、加压包扎、保持结膜湿润、睡眠时头部抬高等措施，都可以控制术后球结膜水肿的发生率及严重程度。对于已发生的结膜水肿，可白天使用眼药水、夜间使用眼药膏以保持结膜湿润，必要时可使用温和的类固醇滴眼剂滴眼，同时必须监测眼压和角膜情况，有学者建议使用全身性类固醇、局部眼罩加压对水肿的消除也有益。对于一些长时间或严重的球结膜水肿，可能需要采取睑缘缝合（抗结膜水肿缝合，可于术中或术后实施）、球结膜折叠缝合、结膜切开、切除或结膜成形术等方法加速其恢复。

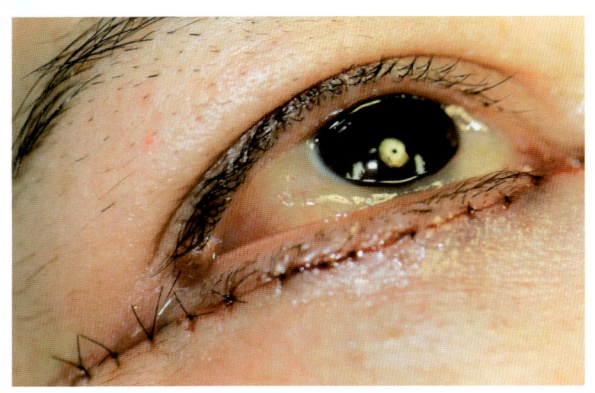

图 X8-1-1 下睑成形术中发生的球结膜水肿

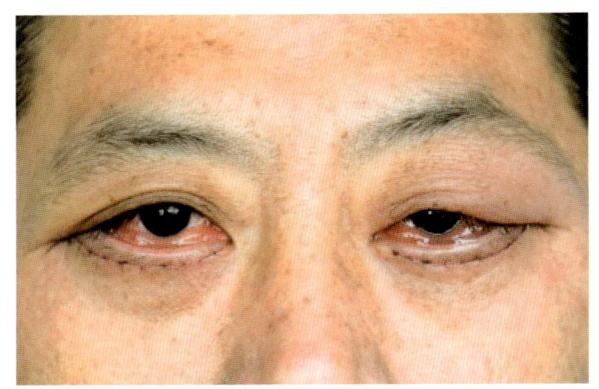

图 X8-1-2 双侧下睑成形术后球结膜水肿

二、眼睑出血、瘀斑与血肿（Hemorrhage, ecchymosis and hematoma of the eyelid）

多数的眼睑出血、瘀斑或血肿发生于术后24小时以内（图 X8-1-3），但有少数病例血肿可发生于术后数天以后，甚至术后1周以后（图 X8-1-4～图 X8-1-6）。术前应充分评估可能诱发术后出血的因素（详见下篇第三章"眼睑手术的术前评估"）。术后出血的常见来源是眼轮匝肌或眶脂肪切除的断端，少量渗血进入皮下组织即形成瘀斑，较快且较多的出血在引流不充分的情况下可形成血肿。术中可靠的止血、控制血压和术中冷盐水冲洗可有效降低术后出血的概率。对于术中使用含肾上腺素局麻药物的患者，应特别注意观察术后出血的情况。术后早期局部的加压也有助于减少术后出血或血肿形成。术后瘀斑或小范围的血肿较常见，但通常可自行恢复，而一些严重的血肿可能会导致组织纤维化和眼睑瘢痕。在术后发现患者可能发生出血或血肿时，首先应与球后出血（Retrobulbarhemorrhage，详见本章第一节"七、视力丧失"）相鉴别。一旦排除球后出血，轻度的浅表血肿可以采取局部压迫和冰敷等保守治疗；对于进行性扩大的血肿，需立即进行手术探查，排出积血，控制出血点；对于较大而稳定的血肿，也可待血肿液化后以注射器抽吸处理。

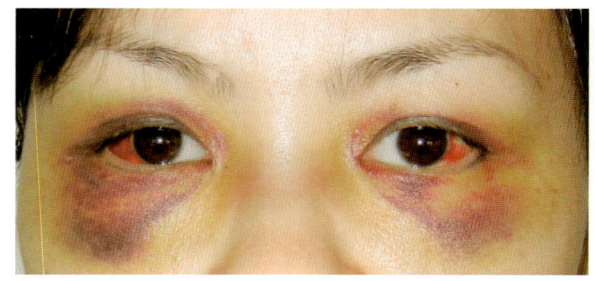

图 X8-1-3 双侧重睑成形术后眼睑及周边软组织淤血

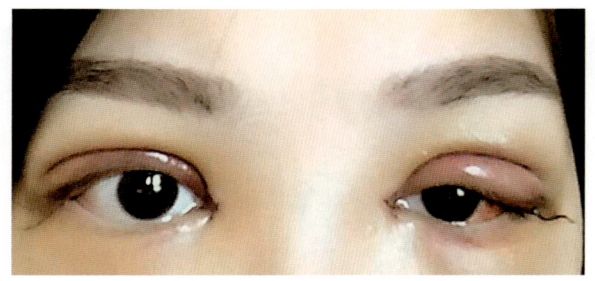

图 X8-1-4 双侧重睑成形术后左上睑血肿形成

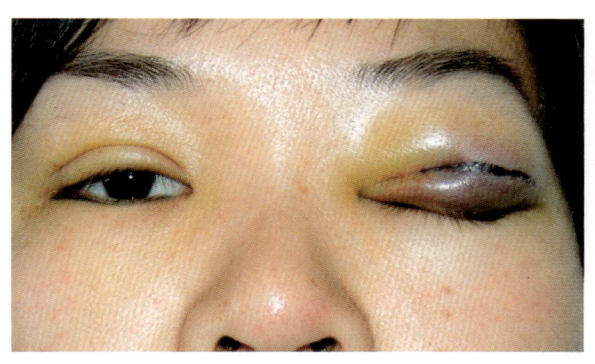

图 X8-1-5 双侧重睑成形术后第 5 天拆线后出现左上睑血肿

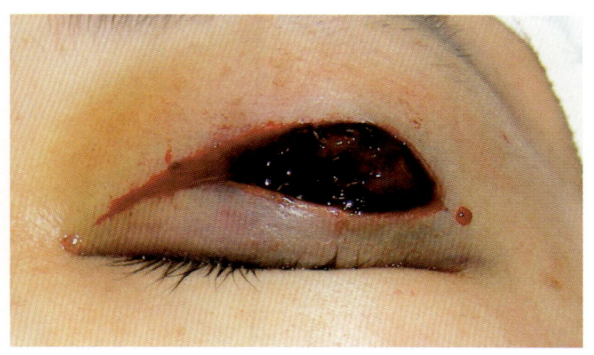

图 X8-1-6 术中清除血肿的情况

三、角膜擦伤、溃疡（Corneal abrasion and ulcer）

角膜擦伤、溃疡通常会造成快速可逆的视力下降，通常在术后立即出现。其初步诊断依赖于患者症状（如疼痛、异物感、对光敏感），确诊需要通过荧光素滴眼后在钴蓝光下照射检查，以对角膜情况进行评估。擦伤通常是由于术中操作不慎损伤角膜上皮细胞层引起的。角膜擦伤、溃疡的治疗需要用眼科抗生素软膏每日4次涂眼，症状理应在术后24小时内缓解。如果症状持续存在，应及时进行眼科评估。角膜刺激症状是常见的眼睑成形术后并发症，其症状类似角膜擦伤，但并不如擦伤严重，应注意鉴别，通常眼部润滑和冷敷可缓解症状。

四、感染（Infection）

眼睑血供丰富，故而其蜂窝织炎或脓肿的形成极其罕见（图X8-1-7）。尽管如此，仍有术后发生感染的报道，甚至偶有致永久性视力丧失或海绵窦血栓形成的案例。眼眶蜂窝织炎表现为剧烈疼痛、眼睑肿胀、红斑、结膜炎、视力减退、眼球运动障碍和瞳孔异常。增强CT有助于诊断眶周脓肿。可通过培养伤口脓性分泌物明确感染病原菌种类，并根据药敏试验结果，使用敏感抗生素治疗7～10天。如形成脓肿，需要手术切开引流，引流口不宜过大并尽可能沿手术切口线切开，避免增加新的瘢痕。任何视力损害的征象、眼球后疼痛或与眼球运动相关的疼痛出现时，都应立即进行CT扫描，以排除眶隔后感染和扩展到海绵窦的感染。这类情况需要紧急手术清创和静脉使用广谱抗生素进行治疗。

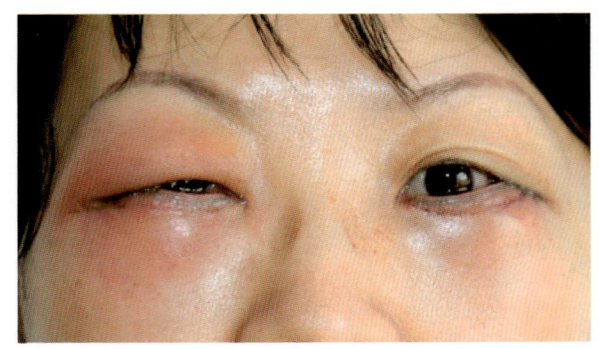

图X8-1-7 双侧下睑成形术后1周，右下睑感染，眶周出现典型的红、肿、热、痛等感染体征和症状

五、上睑下垂（Ptosis）

上睑成形术后，偶尔会发生上睑下垂，通常有以下几种情况：①手术中局麻药物的作用影响上睑提肌功能；②术后软组织水肿导致机械性的上睑下垂；③上睑提肌及其腱膜损伤造成的上睑下垂。也有可能是患者术前就存在漏诊的轻微提肌张力减弱，特别是一些上睑松弛严重的患者，广泛松弛的皮肤可能会掩盖上睑下垂的体征。

局麻药物导致的上睑下垂为暂时性的，通常在24小时内自行恢复。术后水肿导致的机械性上睑下垂，可采取局部冷敷（术后48小时内）、热敷（术后48小时后）等物理治疗，通常在水肿消退后会逐渐缓解，术者不应急于行针对上睑下垂的矫正手术（如上睑提肌腱膜缩短或折叠等），否则更易出现术后双侧不对称的情况，甚至由于过度的操作带来更严重的并发症。如术后水肿消退后，上睑下垂仍然存在，提示提肌腱膜损伤。直接的上睑提肌腱膜损伤多发生在术中打开眶隔或切除眶脂肪的情况下。只要熟悉眼睑解剖，这种并发症通常是可以在术中避免的。如果术中发现上睑提肌腱膜受损，则应将腱膜破损处修复或缝回睑板。对疑为术中提肌腱膜损伤没有及时修复所导致的上睑下垂，建议在术后3个月之后局部瘢痕软化时再行二次手术修复。

在这里还要注意一种与上睑下垂有关的特殊类型的并发症——"假性正-负眼睑综合征"（Pseudo plus-minus lid syndrome）。正-负眼睑综合征是表现为单侧上睑下垂而对侧上睑退缩的一种非常罕见的临床现象。正-负眼睑综合征又可分为真性和假性两种。真性正-负眼睑综合征的特征是当下垂侧的上睑被动抬高时，对侧退缩的上睑位置不会下降，主要由中脑损伤所致，常见病因包括丘脑-中脑梗塞、大脑后动脉堵塞、丘脑血肿等。假性正-负眼睑综合征的特征是当下垂侧的上睑被动抬高时，对侧退缩的上睑位置会下降，或是当退缩侧的上睑被人为下降时，对侧下垂的上睑位置会上升，两侧上睑位置的变化就像跷跷板一样，故这种现象被形象地称为"跷跷板效应"（Seesaw effect）。其病变部位往往位于神经肌肉接头处或者肌肉及腱膜本身，病因则包括重症肌无力、甲状腺眼病（图X8-1-8）、先天性上睑下垂、偏头痛性上睑下垂、动眼神经麻痹、眶肌炎、机械性损伤、老年性上睑下垂、上睑成形术并发症（图X8-1-9、图X8-1-10）等。

假性正-负眼睑综合征的发生机制可用赫林定律（Hering's law）进行解释。赫林（Karl Ewald Konstantin Hering，1834-1918）是德国著名生理学家，他于1868年提出了动物眼动的均等神经支配定律，又称配偶肌定律或赫林定律，即两眼向相同方向注视时，相对应的配偶肌（如右侧外直肌与左侧内直肌、右侧内直肌与左侧外直肌）同时接受等量的神经冲动，神经冲动的大小是由主视眼（主眼）决定的。这个定律适用于双眼的眼外肌。20世纪60年代，Gupta等（1964年）和Gay等（1967年）先后报告：赫林定律也适用于上睑提肌。他们认为，双侧上睑提肌可被视为一对共轭肌或称配偶肌（Yoke muscle）。在正常情况下，双侧动眼神经核发出等量的神经冲动，从而使双侧上睑提肌做出等量的收缩动作。当一侧上睑手术不慎损伤上睑提肌或腱膜导致该侧上睑下垂时，患者为克服下垂而主动增加该侧睁眼的力量，此时动眼神经核所发出的睁眼神经冲动增强，而依据赫林定律，对侧动眼神经核所发出神经冲动也同步增强，因此对侧发生上睑退缩。有学者认为，主视眼因上睑提肌受损而出现上睑下垂时，更易出现假性正-负眼睑综合征。假性正-负眼睑综合征的治疗重点在上睑下垂侧，不在退缩侧，因为当上睑提肌受损一侧的上睑下垂得到矫正以后，对侧的上睑退缩无须特殊治疗即可自然恢复。切记不可针对"上睑退缩"进行上睑提肌腱膜延长等治疗，这是假性正-负眼睑综合征治疗的基本原则。

临床上，遇到正-负眼睑综合征的患者，可通过以下方法判断是否存在赫林现象，从而为判断真假及选择治疗方案提供依据。

（1）提升试验（Lifting test）：手动抬高患者下垂侧上睑到角膜上缘30秒，如观察到对侧退缩的上睑位置下降，为赫林现象阳性（图X8-1-8）。

（2）遮盖试验（Covering test）：用纱布遮盖患者下垂侧的眼睛30秒，如观察到对侧退缩的上睑位置下降，为赫林现象阳性（图X8-1-9）。

（3）释放试验（Release test）：前两种方法有时耗时长且有时不易观察到，可改为在提升下垂的上睑后，突然释放上睑使其回到原来下垂的位置，若对侧上睑出现快速的上抬运动，为赫林现象阳性。

（4）去氧肾上腺素试验（Phenylephrine test）：将2.5%去氧肾上腺素溶液滴在下垂侧或下垂量更多一侧眼的上穹窿中，该药物作为$\alpha 1$受体激动剂会引起Müller氏肌收缩，抬高下垂的上睑，作用一段时间后若观察到对侧上睑位置下降，为赫林现象阳性。

赫林现象阳性者，提示正-负眼睑综合征是假性的，对侧上睑退缩是代偿性的，即代偿性退缩（Compensatory retraction）或假性退缩（Pseudoretraction），但下垂是真性的。因此，治疗的重点应放在下垂侧。赫林现象阴性者，当人为降低退缩的上睑可使对侧下垂的上睑提升时（图X8-1-10），提示正-负眼睑综合征也是假性的，上睑下垂是代偿性的，即代偿性下垂（Compensatory ptosis）或假性下垂（Pseudoptosis），但退缩是真性的。因此，治疗的重点应放在退缩侧。

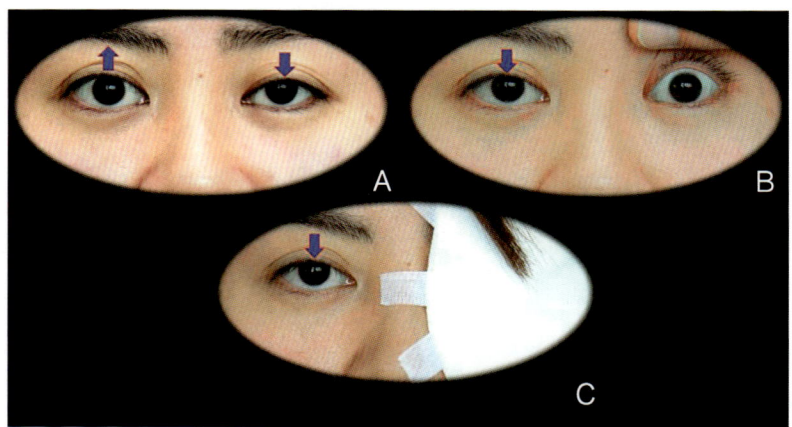

图 X8-1-8　甲状腺眼病所致假性正-负眼睑综合征病例
A. 甲状腺眼病所致假性正-负眼睑综合征；B、C. 提升试验和遮盖试验均表明赫林现象阳性。提示：右侧上睑为假性退缩，若原发病已治愈，进一步的治疗重点在于矫正左侧上睑下垂，而非右侧上睑退缩

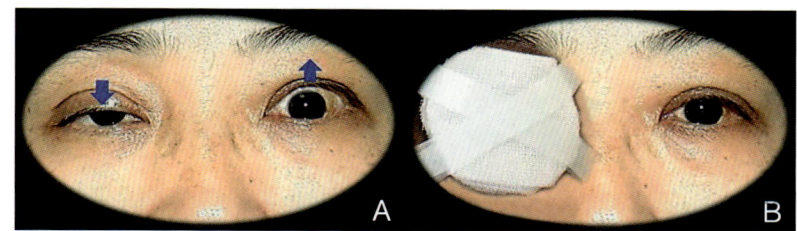

图 X8-1-9　上睑成形术后并发假性正-负眼睑综合征病例 1
A. 双侧重睑术后并发假性正-负眼睑综合征（右侧上睑下垂，左侧上睑退缩）；B. 遮盖试验表明赫林现象阳性。提示：右侧上睑真性下垂，左侧上睑假性退缩，应针对右侧上睑下垂进行治疗，可用提肌腱膜修复术予以矫正

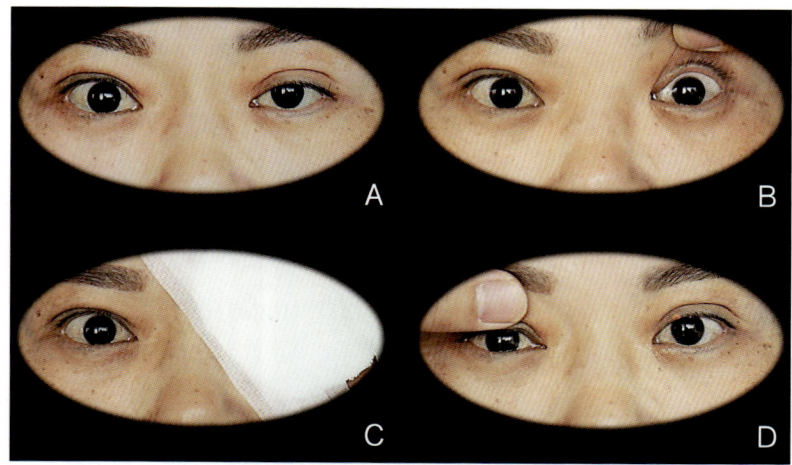

图 X8-1-10　上睑成形术后并发假性正-负眼睑综合征病例 2
A. 双侧重睑术后并发假性正-负眼睑综合征（右侧上睑退缩，左侧上睑下垂）；B. 提升试验表明赫林现象阴性；C. 遮盖试验表明赫林现象阴性；D. 人为降低右侧上睑后，左侧上睑提升到正常位置。提示：右侧上睑真性退缩，左侧上睑代偿性下垂，应针对右侧上睑退缩进行治疗，可用右侧提肌腱膜延长术予以矫正

六、睑裂闭合不全（Lagophthalmos）

睑裂闭合不全会引起暴露性角膜炎，严重者可导致视力下降甚至失明（图X8-1-11、图X8-1-12）。术后睑裂闭合不全最常见于上睑下垂矫正术后，几乎所有的患者都存在程度不等的睑裂闭合不全。一般的上睑下垂矫正术，会设计为过度矫正1～2mm，如果出现>5mm的过度矫正就必须及时手术处理。此外，术前需检查有无上直肌的麻痹，若缺乏Bell现象，出现眼球上旋障碍，需慎行手术。重睑成形术后或上睑成形术后亦可出现睑裂闭合不全的情况，通常是因为眼轮匝肌肌力下降、组织水肿、瘢痕粘连所致，一般在1～3个月后会逐渐好转，在这之前必须注意眼部的护理，睡前涂眼膏以保护角膜。对于持续且伴有严重并发症的睑裂闭合不全需手术治疗。应注意部分患者术前即存在睑裂闭合不全的情况。

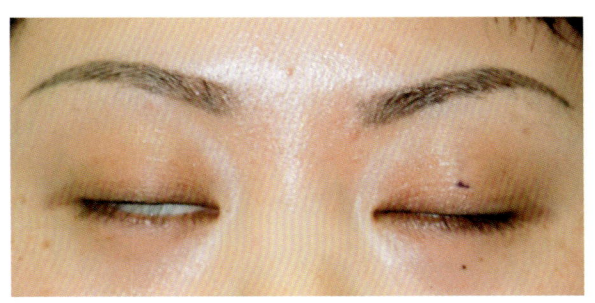

图X8-1-11 术前即存在的睑裂闭合不全

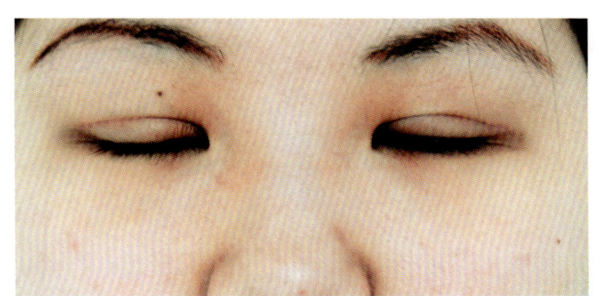

图X8-1-12 另一患者，重睑成形术后1个月，左侧睑裂闭合不全

七、视力丧失（Visual loss）

眼睑成形术最严重的并发症是永久性的视力丧失。其最常见的原因是球后出血，其他已报道的原因包括眼球穿孔、缺血性视神经病变和闭角型青光眼等。

眼睑成形术后出现球后出血导致视力丧失的发生率大约是0.05%，而伴发永久性视力丧失的比例是0.0045%。大多数出血发生于术后的第一个24小时内（96%），其中超过一半发生于术中或术后6小时内。也有报道于术后第9天发生球后出血者。球后出血导致视力丧失的发生机制是持续的眼眶出血引起眶内压和眼压升高，继而导致视网膜和（或）视神经的缺血性损伤。

球后出血最常见的临床症状是眼球疼痛和压迫感。检查提示视力减退、眼睑水肿、眼球突出、结膜下出血、眼外肌运动功能受损、眶内压和眼压升高以及光线经瞳孔传入障碍。当睑成形术后的患者出现上述症状和体征时，应高度怀疑发生球后出血的可能性（图X8-1-13）。

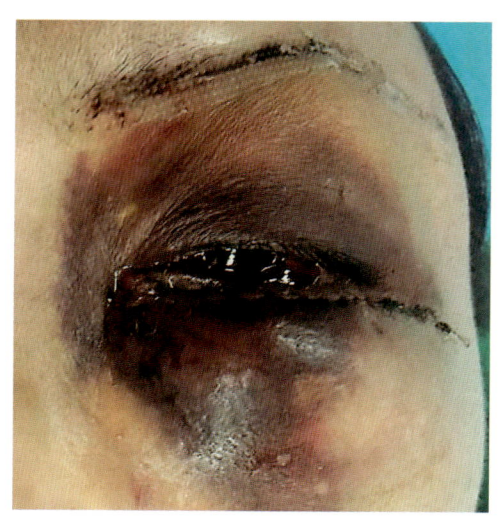

图 X8-1-13　下睑成形术后左眼球后血肿伴视力丧失（此病例由杜园园医师提供）

手术前就应针对其进行预防。病史询问应关注潜在的诱发因素，如高血压、血管疾病、抗凝治疗等。必须仔细评估非处方药、抗凝药和美容患者常用的营养补充剂的使用情况。可行眼科检查，明确术前是否存在引起视觉功能障碍的潜在因素。术中彻底止血是至关重要的，尤其是在切除眶脂肪的时候。同时应注意，由于眶脂肪之间存在连续的结缔组织支架（详见下篇第一章"眼睑美容整形外科相关解剖"），术中过度的牵拉亦有可能造成深部脂肪间隙的出血。术后应注意控制患者血压，避免呕吐和咳嗽等可能造成出血的剧烈动作，抬高床头和局部冰敷也是常用的手段。

一旦确诊球后出血，需要立即进行治疗。第一步是通过眼科检查鉴别其是否需要借助医疗手段或外科干预。如果眼内压升高，则需局部和全身使用抗青光眼药物。严重水肿时需要使用全身性糖皮质激素。若出血影响视觉系统或情况恶化时，则必须进行手术治疗。需要通过眶隔大面积打开手术切口，探查手术部位和眼眶，寻找出血点，然后取出血块，电凝止血。如果情况不能缓解，则需切开外眦进行减压。严重情况下，可以释放外眦韧带的上、下支。如果以上措施失败，则必须通过骨减压手术方可缓解眶尖的压力。

（杨超　邢新　薛春雨　祝玮烨）

第二节 · 中期并发症
Mid-term complications

中期并发症是指发生在 1～6 周的并发症。在这一时间段，手术创伤造成的急性水肿、淤血、淋巴回流障碍等组织反应逐渐消退，术区开始进入组织重塑阶段，因此这一时期出现的并发症以功能性障碍为多见。

一、干眼症（Dry eye）

干眼症是睑成形术后常见的并发症，其典型症状包括眼睛干涩、烧灼感和异物感，可在术后早期即出现并可能随时间延长而加剧。其他症状还有疼痛、充血、异物感。症状往往在瞬目减少时加剧，如长时间阅读、用电脑、开车或看电视时。虽然多数患者对睑成形手术的耐受性较好，但即使是睑裂的小幅度改变，也可能使得泪液分泌量本就处于底线水平的患者出现干眼症的表现。因此，尽管干眼症不是睑成形手术的绝对禁忌证，但在对该类患者进行手术时应尤其谨慎（详见下篇第三章 "眼睑手术的术前评估"）。手术中损伤泪腺亦可出现干眼症或泪瘘（Lacrimal fistula）。在行上睑外侧的手术操作时，应特别注意区分眶脂肪与泪腺。脱垂的泪腺可与上睑中央脂肪团的外侧延伸部相重叠，也易于混淆。通常，泪腺呈粉红色，质地亦较眶脂肪硬，眶脂肪则呈黄色并且柔软，术中切忌将脱垂的泪腺当作眶脂肪切除。如术中泪腺破损而未作良好的缝合修复，则可能出现泪瘘，常见的表现是上睑外侧切口有泪液流出，长时间泪液流出可形成瘘管。早期局部的加压可使泪瘘消失，对于长时间不愈或已形成瘘管的泪瘘应考虑手术治疗，切除瘘管、修复泪腺破损部位并使泪腺复位。

Schirmer 测试可以客观且便捷地在术前、术后对干眼症进行临床诊断。测试时应使用局部角膜盐酸丁卡因等麻醉剂，以减少因角膜或巩膜激惹而引起的反射性泪液分泌。5 分钟后，滤纸浸润少于 5mm 的患者，可以诊断干眼症。泪膜破裂时间测定和泪液蛋白质分析测试可以帮助诊断干眼症，但实施起来相对比较困难。

干眼症的治疗主要在于早期发现和及时、充分地使用眼部润滑剂，如人工泪液、眼药膏等。如果治疗无效，应当进行眼科检查，并考虑使用抗炎眼药水（如1%环孢霉素A滴眼液等）或暂时性地封闭泪管。

二、眼外肌功能障碍（Extraocular muscle dysfunction）

眼外肌功能障碍所致的斜视、复视是眼睑成形术的一种少见但可致残的并发症（图X8-2-1）。患者主诉术后出现间歇性复视，常继发于泪膜异常、肌肉挫伤、术区的血肿或水肿。

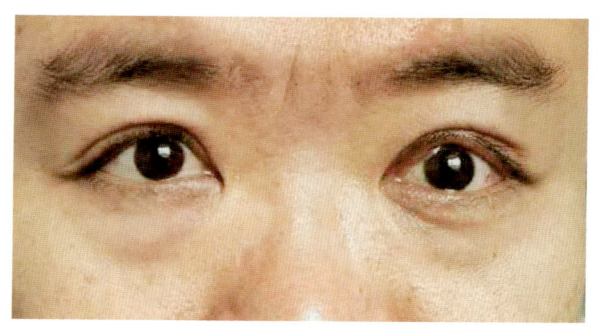

图X8-2-1　上睑成形术后出现的暂时性上直肌功能障碍（视轴不一致）伴轻度复视

睑成形术最常受累的眼外肌是下斜肌，但近期有研究者提出，睑成形术后上斜肌功能障碍的发病率更高，出现获得性Brown综合征的风险更大。获得性Brown综合征，又称后天性上斜肌腱鞘综合征（Acquired superior oblique tendon sheath syndrome），是指由于外伤、炎症或手术所致的上斜肌腱鞘局部肿胀、肥厚、收缩，类似狭窄性腱鞘炎，可引起眼球上转受限，部分病例可自行缓解。损伤可能是直接的，或继发于剧烈的电灼作用。二次眼睑成形手术，术后发生复视的风险增加。

出现复视、斜视时，建议先行活血、化瘀、消肿等保守治疗，部分患者的症状可自行缓解。在症状持续存在时，可以考虑手术修复，但治疗效果通常不佳。

三、缝线反应、缝线外露、囊肿和肉芽肿（Suture reaction, suture exposure, cyst and granuloma）

对于眼睑成形术后2～6周后出现眶周红斑和结节的患者，大多是由于使用了可吸收缝线后形成深部缝线脓肿或肉芽肿。在这段时间内，其他潜在的非典型病变也有可能发生。化脓性肉芽肿可表现为质韧、光滑的外生型肿块，通常发生于经结膜入路眼睑成形术后。眼睑成形术后不关闭结膜，可降低肉芽肿形成的风险。

眼睑成形术后局部炎症发生的其他原因可能是异物肉芽肿的形成。异物包括缝线、外科手套粉末、化妆品（包括眼影和睫毛膏）、眼药膏或术后液化的脂肪组织等。不可吸收缝线可因异物反应被排出体外，常见于埋线法重睑成形术（图X8-2-2）。脂肪液化或局部纤维化引起的脂肪囊肿或结节、残留的眼膏导致的异物肉芽肿也有可能发生。手术对局部皮肤皮脂腺或睑板的损伤也可导致皮脂腺囊肿（图X8-2-3）或睑板腺囊肿（图X8-2-4、图X8-2-5）的形成。

手术是治疗异物肉芽肿、囊肿的简单且有效的方法。

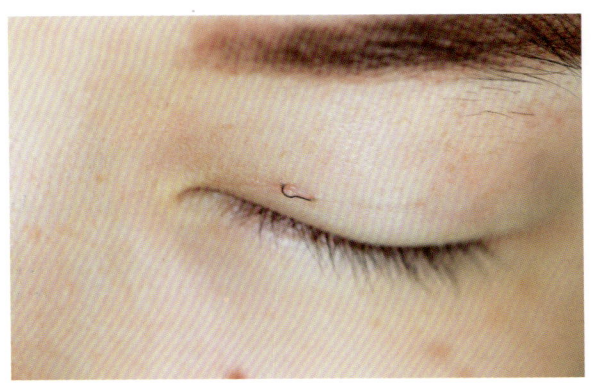

图X8-2-2　埋线法重睑成形术后缝线外露

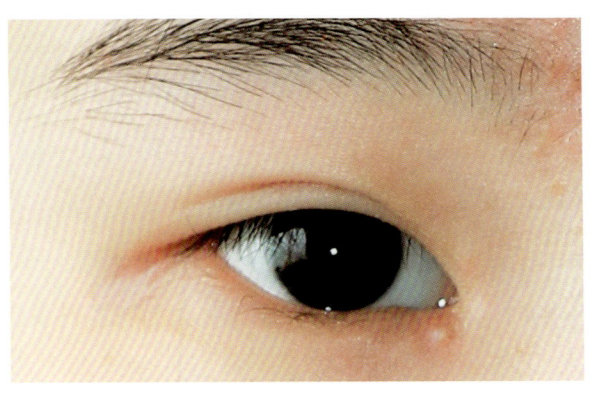

图X8-2-3　内眦赘皮矫正术后4周，右下睑切口旁形成一直径约1.5mm的囊肿

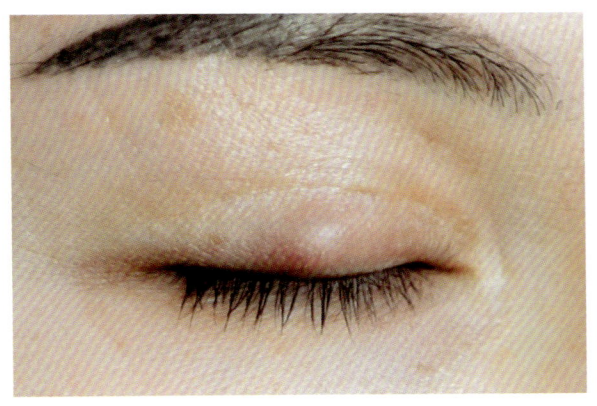

图X8-2-4　重睑成形术后上睑睑板腺囊肿

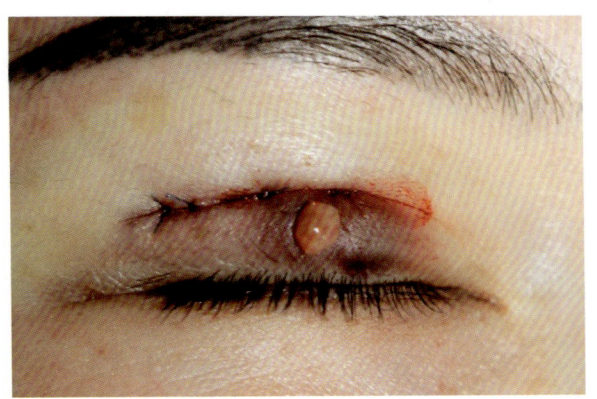

图X8-2-5　局麻下行睑板腺囊肿切除术

（杨超　邢新　徐建国　朱吉）

第三节 · 晚期并发症
Late complications

晚期并发症是指发生于术后6周以后的并发症。在这一时期，手术创伤引起的软组织水肿已基本消退，瘢痕组织的增生及挛缩逐渐明显，同时也会随着时间的延长而软化，因此有部分并发症可以随时间的延长而逐渐缓解，但是有一些并发症不会有明显自行好转的迹象。

一、切口瘢痕（Incision scar）

瘢痕增生或瘢痕明显是睑成形手术常见的并发症。瘢痕增生或瘢痕明显的常见原因包括手术操作过程中（分离与止血等）对皮肤造成过多的损伤、切口张力高或切口缝合质量差（切除皮肤后切口张力高、切口对合不良等）、切口感染等（图X8-3-1）；此外，与个体体质，如皮肤厚薄、颜色深浅等因素也有一定关系。通常下睑成形术后明显的瘢痕相对少见，而内眦赘皮矫正术后出现瘢痕增生的情况则较为常见。对于增生的瘢痕给予局部按摩和应用可的松治疗可加速其软化；随时间的延长，增生的瘢痕也多数会自行软化。当瘢痕增生明显时，切忌急于再次手术切除瘢痕，这样不仅很难改善外观，而且往往会使情况更糟。

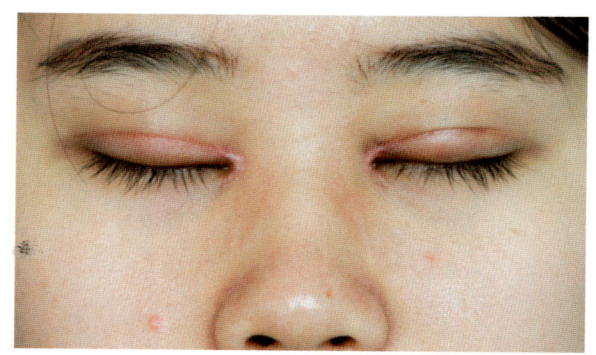

图 X8-3-1　重睑成形术与内眦赘皮矫正术后1.5个月，切口瘢痕增生

二、上睑手术晚期并发症（Late complications of upper eyelid surgery）

（一）上睑皱襞变浅或消失（Fading or loss of upper lid fold）

这种并发症主要是由于上睑成形术或重睑成形术中皮肤与睑板的黏附关系不牢固引起的（图X8-3-2、图X8-3-3）。眼睑臃肿、术中睑板前疏松结缔组织残留过多、拆线过早或术后早期用力搓揉眼睑是上睑皱襞变浅或消失的常见原因。缝线法和小切口法重睑成形术后较易出现这一情况，因此对于眼睑臃肿或眼睑皮肤松弛的求美者尽量不采用这两种术式。

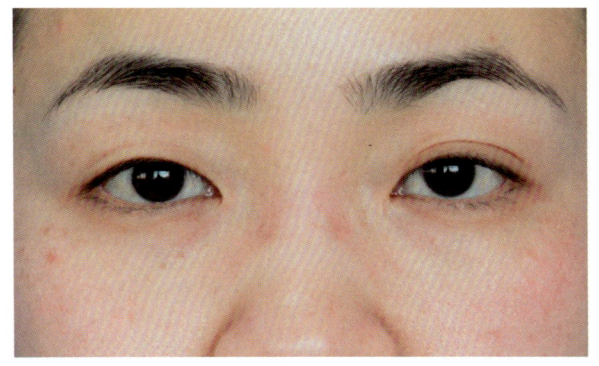

图X8-3-2　缝线法重睑成形术后右侧重睑线消失

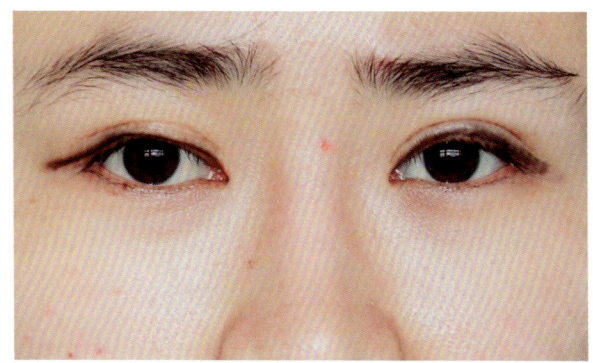

图X8-3-3　切开法重睑成形术后右侧重睑线消失

（二）上睑皱襞过宽或过窄（Excessive wide or narrow upper lid fold）

这主要是因为重睑线设计过高或过低所致，很多情况下是因为术者的设计与患者个人意愿不一致且术前沟通不够所致（图X8-3-4）。对于上睑松弛的求美者，有些术者希望通过提高上睑皱襞的定位高度来减轻受术者上睑松弛的表现，在这种情况下更易出现上睑皱襞过宽的情况。对于上睑皱襞过宽或过窄的情况，我们通常在术后3～6个月根据患者的需求进行矫正。上睑皱襞过宽矫正术的满意度通常低于皱襞过窄矫正术，前者修复的难度也高于后者。上睑皱襞过宽的矫正往往需要在重新定位重睑线的基础上，去除睑板前多余的皮肤，彻底松解睑板前及重睑线以上眼轮匝肌后的粘连，并进行眶脂肪的释放与重新分布，来降低重睑线的高度。眶脂肪不足者，往往需行脂肪移植进行补充。即便如此，有时也很难达到满意的矫正效果。因此，在决定进行手术矫正时应充分考虑患者眼睑皮肤及软组织的情况并慎重施术。对于上睑皱襞过窄的矫正，可通过去除部分重睑切口上方的皮肤与眼轮匝肌，或在原有重睑线上方设计新的重睑切口的方式达到矫正的目的，但应告知患者，后者可能出现两条重睑切口瘢痕的情况。

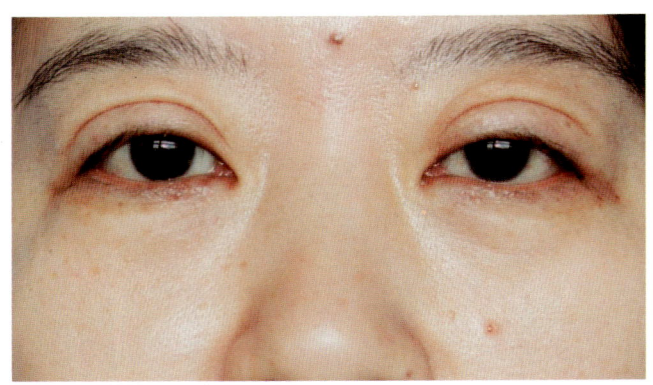

图 X8-3-4　重睑成形术后上睑皱襞过宽且不对称

（三）双侧上睑皱襞不对称（Bilateral upper lid folds asymmetry）

这种并发症主要是因为术前评估不详细（可能术前既有双侧眼睑的不对称）或是睑成形术中重睑线标记、切开、缝合不对称所致（图 X8-3-5）。上睑松弛的求美者更易在术后出现双侧上睑皱襞不对称的情况。术前准确的评估以及术中准确的标记和操作是预防这一并发症的关键。如术中发现左、右重睑形态明显不一致，应及时进行调整，但调整前应排除组织水肿等因素对重睑形态造成的影响，同时还应考虑体位因素带来的影响，因此要在平卧位及坐立位情况下观察双侧的对称情况。如在术后 3~6 个月上睑肿胀完全消退且瘢痕软化后仍发现有明显不对称，可以考虑再行矫正手术。矫正前应参照求美者本人的需求确定新重睑线的位置，以提高二次手术的满意度；同时应根据上睑皱襞不对称的原因选择相应的矫正方法。如初始重睑切口线位置对称而因为缝合错位、粘连不可靠等原因出现不对称的情况，可沿原有切口线重新行切开缝合来矫正双侧不对称的情况；如由于初始的重睑线位置不对称，则可参照上睑皱襞过宽或过窄的矫正方法，确定新的重睑位置后实施矫正，降低较高一侧的重睑线或提升较低一侧的重睑线。

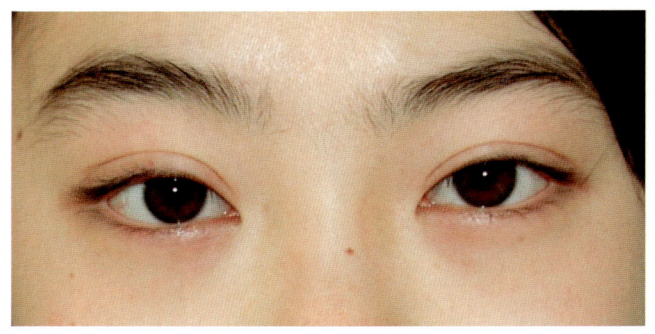

图 X8-3-5　双侧重睑线上睑皱襞不对称

（四）三层或多层上睑皱襞（Triple or multiple upper eyelid folds）

手术中去除过多的重睑切口线上方的睑部眼轮匝肌或重睑线上方皮肤过多且伴有组织粘连时，常会出现三层或多层上睑皱襞的情况。上睑凹陷的求美者由于眼轮匝肌与眶隔之间组织较少，术后易形成组织粘连，因此也更易出现多层上睑皱襞的情况。手术中在去除眼轮匝肌时应注意切除的范围，矫正时视情况去除重睑线上方过多的皮肤、松解深部组织与眼轮匝肌及皮肤的瘢痕粘连、重置眶脂肪（图X8-3-6、图X8-3-7）。对于合并上睑凹陷者，可考虑先行自体脂肪充填，3个月后再行修复手术，通过松解瘢痕粘连及调整脂肪分布来达到矫正的目的。

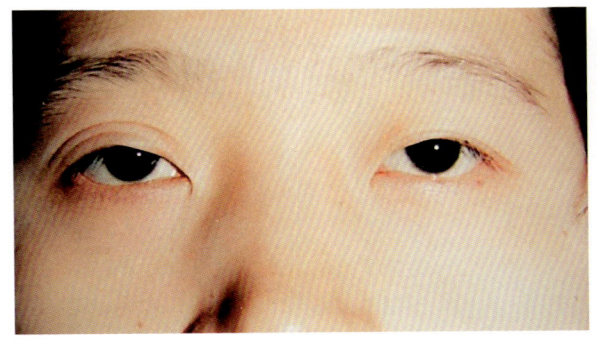

图X8-3-6　双侧重睑成形术后，右侧形成三层重睑皱襞，左侧重睑基本消失

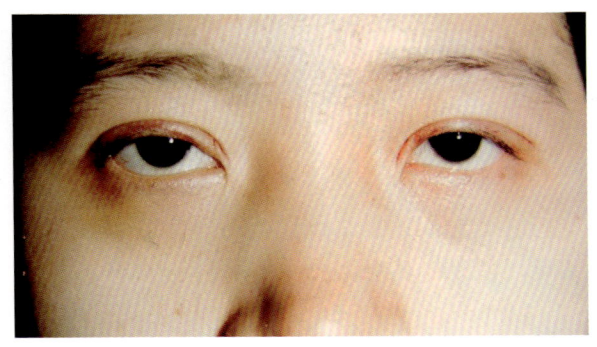

图X8-3-7　局麻下行上睑瘢痕粘连松解及眶脂肪重置，术后1周正位睁眼状态

（五）上睑凹陷（Supratarsal depression）

这种并发症主要是由于术中去除过多的眶脂肪所致（图X8-3-8）。深部组织的粘连也会加重上睑凹陷的表现。矫正的原则是松解瘢痕并进行组织充填，充填物首选自体脂肪，充填的层次在眼轮匝肌与眶隔之间，我们不建议在眶隔内作脂肪充填。对于术前就诊断为上睑凹陷的求美者，术前设计重睑线时应慎重，宜窄不宜宽。对于手术造成的上睑凹陷的矫正，在上睑无足量眶脂肪可利用时，应先行上睑自体脂肪充填后再行二期修复，考虑到上睑脂肪移植存活率的不确定性，建议术者采用少量多次移植的方法。由于上睑自体脂肪移植后常出现移植脂肪局部包裹的情况（在运动时更易观察到），因此常需二次手术调整上睑脂肪的分布以使外观更加自然（图X8-3-9～图X8-3-18）。

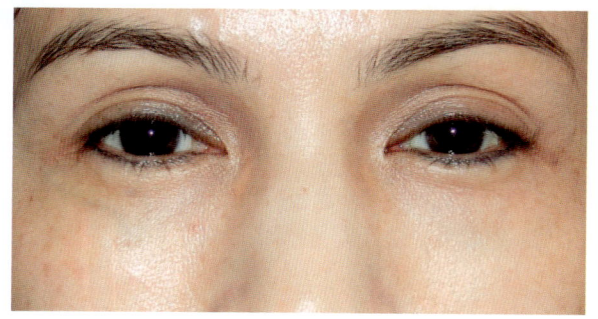

图X8-3-8 双侧重睑成形术后上睑凹陷

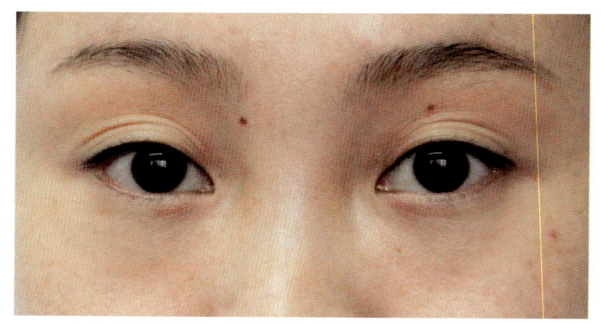

图X8-3-9 双侧浅而不稳定的多重睑，术前正位睁眼状态

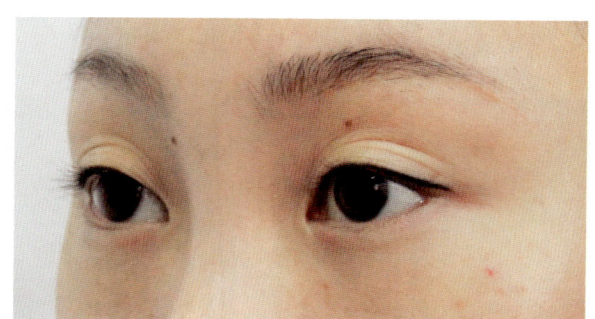

图X8-3-10 术前左斜位睁眼状态

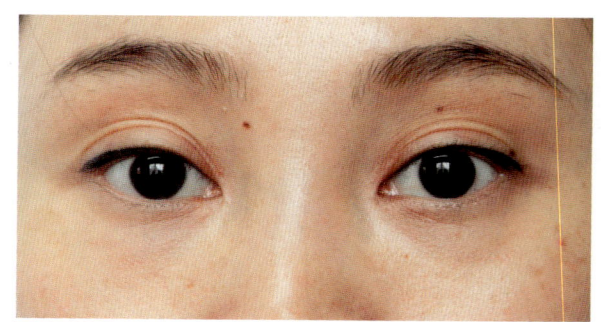

图X8-3-11 双侧重睑成形术后3个月（外院）正位睁眼状态，术中切除上睑部分眶脂肪，术后出现上睑多重睑及上睑凹陷

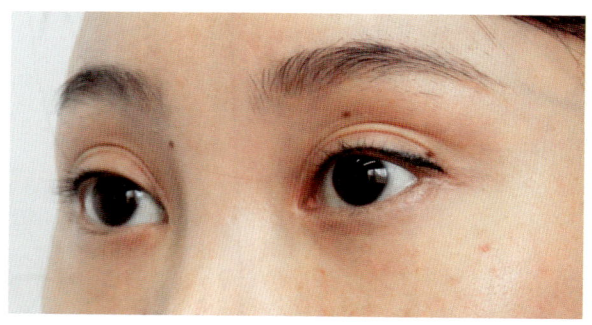

图X8-3-12 重睑成形术后3个月左斜位睁眼状态

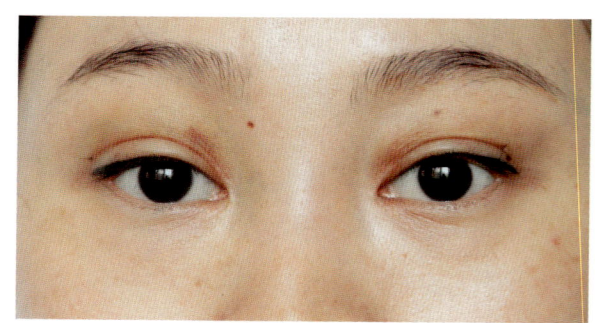

图X8-3-13 局麻下行双侧上睑自体脂肪移植术（脂肪供区：腹部；移植脂肪量：各2.5ml；移植层次：眼轮匝肌与眶隔之间），术后1周正位睁眼状态

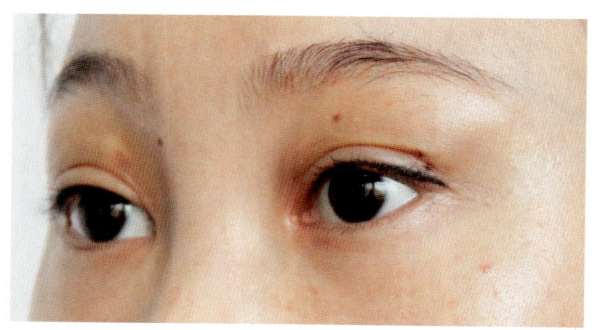

图X8-3-14 术后1周左斜位睁眼状态

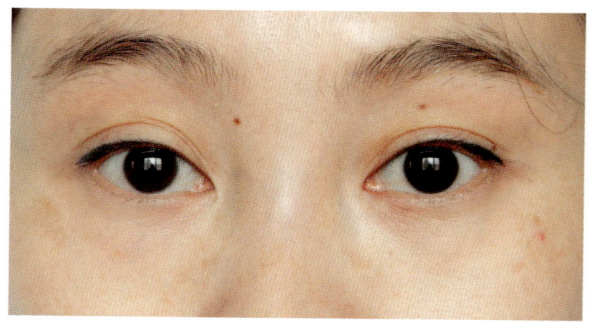

图X8-3-15 双侧上睑自体脂肪移植术后6个月正位睁眼状态，上睑凹陷明显改善

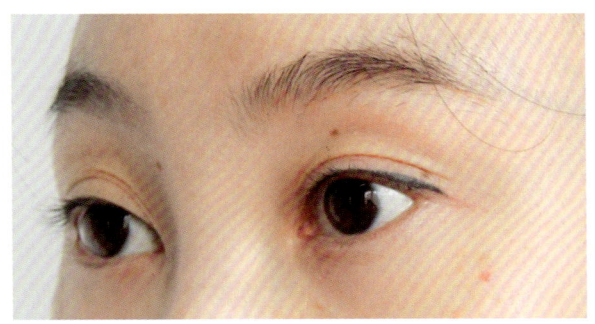

图 X8-3-16 双侧上睑自体脂肪移植术后 6 个月左斜位睁眼状态

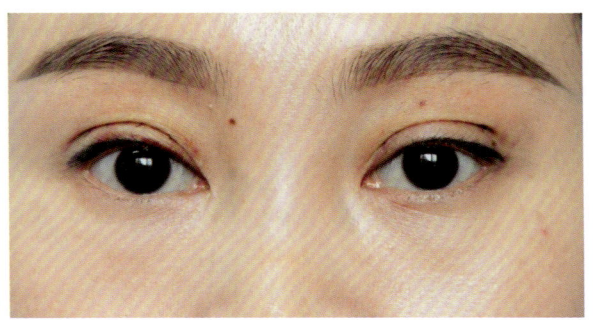

图 X8-3-17 局麻下行二次重睑成形术，术后 1 周正位睁眼状态

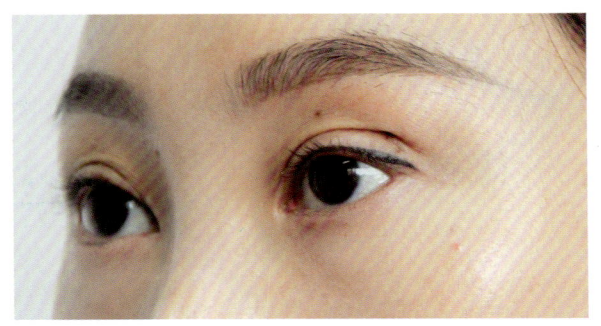

图 X8-3-18 二次重睑成形术后 1 周左斜位睁眼状态

（六）上睑退缩（Upper eyelid retraction）

重睑成形术或上睑成形术后出现上睑退缩，多因术者为矫正轻度的上睑下垂或刻意增大垂直方向睑裂的宽度而施行上睑提肌腱膜折叠缩短所致，表现为巩膜显露增多、睑裂纵向增大、外眦角变钝（图 X8-3-19、图 X8-3-20）；严重者睑裂闭合，可有畏光、流泪等刺激症状，整个眼睛呈惊恐或悲伤状。如术后 6 个月仍有明显的上睑退缩的表现或有明显的伴随症状，应考虑手术矫正。矫正方法详见下篇第十一章"眼睑退缩矫正术"。

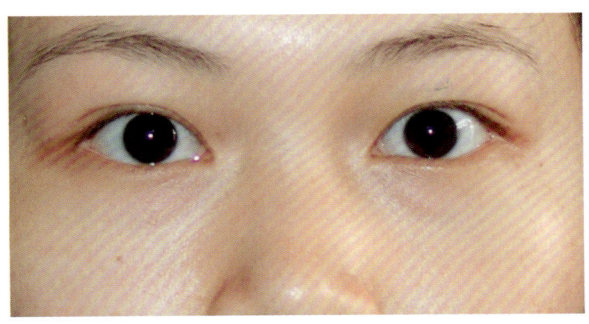

图 X8-3-19 双侧重睑成形术后双侧上睑退缩

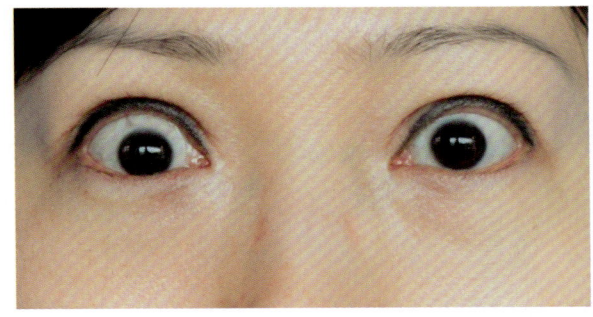

图 X8-3-20 重睑过宽，在外院行矫正术后出现双侧上睑退缩

三、下睑手术晚期并发症（Late complications of lower eyelid surgery）

（一）下睑退缩（Lower eyelid retraction）

下睑退缩是指没有外翻的下睑缘向下移位，可伴有睑球分离，表现为巩膜显露增多、睑裂纵向增大、外眦角变钝，有畏光、流泪等刺激症状，整个眼睛呈惊恐或悲伤状（图X8-3-21）。近年来，下睑成形术后下睑退缩的并发症越来越受到整形美容外科医生的关注。下睑退缩主要是由于下睑中层及前层组织挛缩或不足所致，因此手术造成的瘢痕粘连、眶脂肪切除过多、眶隔张力过大、皮肤肌肉切除过多等是其发生的主要原因。术前存在下睑松弛或突眼伴颊部平坦者是发生下睑退缩的高危个体。下睑成形术后的下睑退缩随时间的延长会有一定程度自行恢复的趋势，因此其修复时机建议安排在术后6个月以后。对其严重程度的评估及矫正方法详见下篇第十一章"眼睑退缩矫正术"。

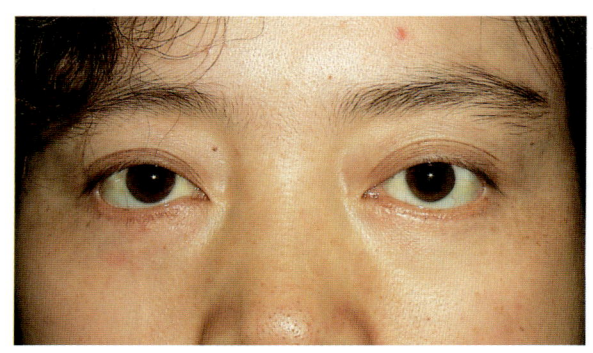

图X8-3-21　下睑成形术后下睑退缩

（二）下睑外翻（Lower eyelid ectropion）

下睑外翻是指下睑缘和睑结膜向外翻转离开眼球，轻者睑缘后唇离开眼球，重者睑结膜暴露，甚至睑裂闭合不全（图X8-3-22）。外翻如涉及内眦侧泪点，则引起溢泪。睑裂闭合不全时，角膜或结膜失去保护，睑结膜因外翻后长期暴露而发生慢性结膜炎，导致分泌物增多、结膜干燥、充血肥厚，甚至睑缘糜烂变形。角膜的长期暴露可引起暴露性角膜炎、角膜白斑甚至溃疡、穿孔等并发症，从而引起视力下降或失明。下睑成形术后轻度的下睑外翻可能随着局部水肿的消退而自行恢复，但多数的下睑外翻都需手术矫正。我们建议在术后3~6个月行矫正手术，在手术之前的这段时间要注意保护角膜和结膜，预防继发病变，如预防效果欠佳，可考虑提前手术矫正。其矫正方法详见下篇第十二章"眼睑外翻矫正术"。

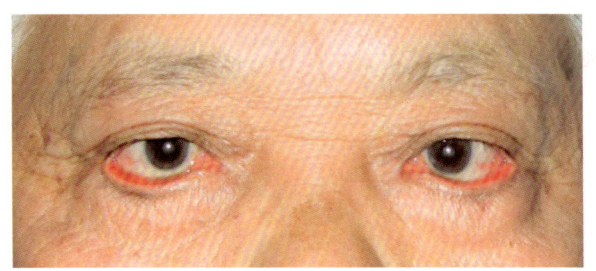

图 X8-3-22　下睑成形术后下睑外翻

(三) 下睑眶脂肪去除不足或过多 (Inadequate or excessive orbital fat excision)

眶脂肪去除不足或过多，是下睑成形常见的并发症。眶脂肪去除不足的矫正相对简单，仅需再次手术去除即可。对于眶脂肪去除过多而导致的下睑凹陷，矫正相对困难，根据凹陷的严重程度，轻者可行眶隔释放、眶脂肪重置（详见下篇第七章"下睑成形术"和下篇第十一章"眼睑退缩矫正术"），动员深部的眶脂肪加以矫正；当眶脂肪容量不足时，应考虑行自体脂肪移植加以矫正，建议的脂肪移植层次是在下睑眼轮匝肌与眶隔之间或与泪槽对应的眼轮匝肌内；对合并泪槽畸形者，建议先行眶隔释放、眶脂肪重置，然后再根据实际需要行自体脂肪移植。

(四) 鱼嘴样综合征 (Fishmouthing syndrome)

这是一个容易被忽视的并发症。眼睑闭合机制中，一个重要组成部分是需要眼睑的外眦腱在眶外缘的牢靠固定。眼轮匝肌纤维的走向是斜形和环形的，它的收缩将引起眼睑向鼻侧方向运动并伴有眨眼活动。由于眼睑在外眦处附着坚固，肌肉收缩产生的朝向鼻侧的拉力将会转到垂直方向上，从而将上、下眼睑拉在一起，产生正常的闭眼活动。如果外眦处的附着裂开或松弛，眼睑就会在外侧眶部固定不良。这样，当内眦部眼轮匝肌收缩时，正常的垂直方向的闭合力量减弱或丧失，在试图闭眼时产生的仅仅是眼睑向鼻侧的移动，因此出现眼睑的闭合不全，形似鱼嘴，故这一系列体征被称为"鱼嘴样综合征"（图 X8-3-23）。外眦附着断裂可由衰老或外科手术引起，下睑成形术即是最常见的一种医源性因素。鱼嘴样综合征矫正的关键在于外眦部的可靠固定，外眦固定与外眦成形技术是最常用的手段（详见下篇第七章"下睑成形术"和下篇第十一章"眼睑退缩矫正术"）。

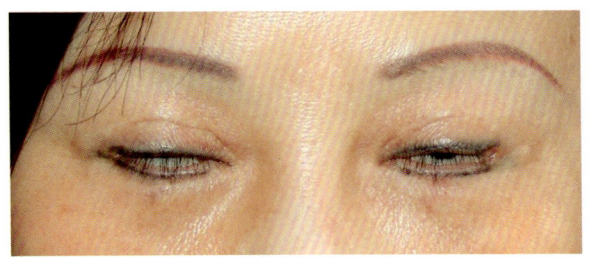

图 X8-3-23　下睑成形术后的鱼嘴样综合征

（杨超　郭伶俐　邢新　张元政）

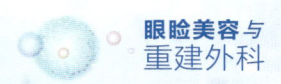

参考文献

[1] Kordic H, Flammer J, Mironow A, et al. Perioperative posterior ischemic optic neuropathy as a rare complication of blepharoplasty[J]. Ophthalmologica, 2005, 219(3): 185-188.

[2] Wride N K, Sanders R. Blindness from acute angle-closure glaucoma after blepharoplasty[J]. Ophthal Plast Reconstr Surg, 2004, 20(6): 476-478.

[3] Darlington J K, Lee W B, Schwab I R. Corneal perforation during laser blepharoplasty[J]. Ophthal Surg Lasers Imag, 2006, 37(4): 327-329.

[4] Hass A N, Penne R B, Stefanyszyn M A, et al. Incidence of postblepharoplasty orbital hemorrhage and associated visual loss[J]. Ophthal Plast Reconstr Surg, 2004, 20(6): 426-432.

[5] Teng C C, Reddy S, Wong J J, et al. Retrobulbar hemorrhage nine days after cosmetic blepharoplasty resulting in permanent visual loss[J]. Ophthal Plast Reconstr Surg, 2006, 22(5): 388-389.

[6] 邢新, 杨超. 睑袋整复术进展与需要把握的几个问题[J]. 中华医学美学美容杂志, 2006, 12(5): 257-259.

[7] Heller J, Gabbay J S, Ghadjar K, et al. Top-10 list of herbal and supplemental medicines used by cosmetic patients: what the plastic surgeon needs to know[J]. Plast Reconstr Surg, 2006, 117(2): 436-445; discussion 446-447.

[8] Mazow M L, Avilla C W, Morales H J. Restrictive horizontal strabismus following blepharoplasty[J]. Am J Ophthalmol, 2006, 141(4): 773-774.

[9] Demirci H, Hassan A S, Reck S D, et al. Graded full-thickness anterior blepharotomy for correction of upper eyelid retraction not associated with thyroid eye disease[J]. Ophthal Plast Reconstr Surg, 2007, 23(1): 39-45.

[10] Pacella S J, Codner M A. Minor complications after blepharoplasty: dry eyes, chemosis, granulomas, ptosis, and scleral show[J]. Plast Reconstr Surg, 2010, 125(2): 709-718.

[11] Lelli G J Jr, Lisman R D. Blepharoplasty complications[J]. Plast Reconstr Surg, 2010, 125(3): 1007-1017.

[12] 杨超, 邢新. 下睑成形与重建的若干问题探讨[J]. 中国美容整形外科杂志, 2011, 22(9): 513-516.

［13］McCord C D, Miotto G C. Dynamic diagnosis of "fishmouthing" syndrome, an overlooked complication of blepharoplasty[J]. Aesthet Surg J, 2013, 33(4): 497-504.

［14］Prischmann J, Sufyan A, Ting J Y, et al. Dry eye symptoms and chemosis following blepharoplasty: a 10-year retrospective review of 892 cases in a single-surgeon series[J]. JAMA Fac Plast Surg, 2013, 15(1): 39-46.

［15］Leelapatranurak K, Kim J H, Woo K I, et al. Lacrimal ductule fistula: a new complication of cosmetic lateral canthoplasty[J]. Aesthet Plast Surg, 2013, 37(5): 892-895.

［16］Kim J, Lee S U, Kim S C. Subconjuctival inclusion cyst: a new complication of non-incisional correction for blepharoptosis[J]. J Plast Reconstr Aesthet Surg, 2015, 68(5): 736-738.

［17］Karimnejad K, Walen S. Complications in eyelid surgery[J]. Fac Plast Surg Clin North Am, 2016, 24(2): 193-203.

第 九 章

上睑下垂矫正术

Correction of blepharoptosis

上睑下垂是眼睑整形外科领域常见疾病之一，大部分患者需要通过手术的方法进行矫正。正常人自然睁眼水平凝视时，上睑缘遮盖角膜上缘以下约 2mm，若遮盖超过 2mm，即可诊断为上睑下垂。严重的上睑下垂甚至可部分或全部遮盖瞳孔，阻挡视线。为减轻下垂的上睑对视野的遮盖，患者常依靠抬额或仰头的姿势来提高上睑缘的位置以扩大视野，久之可造成额部皱纹加深、眉毛上抬，或形成一种仰头抬额的特殊姿态。上睑下垂不仅有碍美观和影响视力，先天性患者还常出现弱视，长期不正常的视物姿态还可造成颈部肌肉和颈椎的畸形。

第一节 · 病因和分类
Etiology and classification

上睑下垂按照病因可分为先天性和后天性两大类。

一、先天性上睑下垂（Congenital blepharoptosis）

先天性上睑下垂最常见，可以发生在单侧或双侧。上睑下垂主要由上睑提肌发育不全或支配上睑提肌的运动神经发育异常等原因导致。还有一些病例是由于上睑提肌外侧角和内侧角以及Whitnall's韧带过紧或眶隔后壁有过多的纤维黏附限制了上睑提肌的运动所致。此类下垂较前一种症状要轻，通常可通过手术松解内、外侧角之间的束带进行矫正。

先天性上睑下垂又可分为单纯性上睑下垂和伴有其他合并体征的上睑下垂，如合并小睑裂、小眼球、眶距增宽症、斜视、眼睑狭窄、虹膜缺损、脉络膜缺损、睑缺损、内眦赘皮等。下颌瞬目综合征（Marcus-Gunn综合征）是一种较少见的上睑下垂合并上睑下颌联动的综合征，多表现在单侧。当患者下颌保持静态时，表现为患侧上睑下垂；当张口和下颌向左右活动时，患侧上睑上提，睑裂开大甚至超过健侧；咀嚼时，眼睑随下颌的咀嚼运动不停地瞬目（图X9-1-1）。部分患者还合并眼肌麻痹和内斜视，发病机制目前尚不明确。

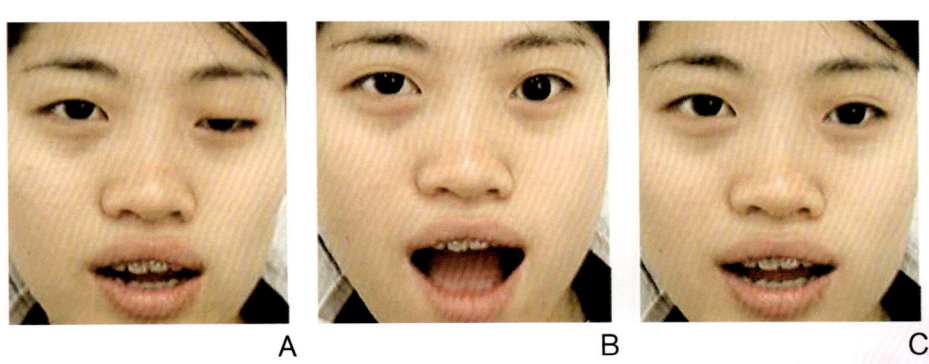

图X9-1-1　下颌瞬目综合征
A. 当患者下颌保持静态时，表现为患侧上睑下垂；B. 当张口和下颌向左右活动时，患侧上睑上提，睑裂开大甚至超过健侧眼；C. 咀嚼时，眼睑随下颌的咀嚼运动不停地瞬目

二、后天性上睑下垂（Acquired blepharoptosis）

后天性上睑下垂根据病因可分为以下五种。

（一）外伤性上睑下垂（Traumatic blepharoptosis）

外伤性上睑下垂由外伤造成的上睑提肌损伤所致，多为单侧，常见于上睑撕裂伤、切割伤和上睑手术等造成的上睑提肌及其腱膜部分或全部离断。

（二）肌源性上睑下垂（Myogenic blepharoptosis）

肌源性上睑下垂以重症肌无力患者最为多见，常为重症肌无力的首发症状。可表现为一侧或双侧，有复视或斜视现象；因疲劳而加重，早晨较之下午为轻，伴有或不伴有其他眼外肌无力现象，眼球运动会受到某种程度的限制。注射新斯的明后，症状若显著改善，即可明确诊断。

（三）神经源性上睑下垂（Neurogenic blepharoptosis）

1. 动眼神经麻痹性上睑下垂。程度常较重，多由动眼神经的核性、核上性及周围性病损所致，通常为单侧性。其临床表现除上睑下垂外，还常伴有其他外肌麻痹或瞳孔辐辏反射异常，使眼球向内、向上、向下运动受限，伴瞳孔散大，并复视。

2. 交感神经麻痹性上睑下垂。程度较轻，由于支配 Müller 氏肌的交感神经功能受损，导致 Müller 氏肌麻痹，此时眼轮匝肌的张力占优势，呈现出轻度上睑下垂，同时伴有瞳孔缩小（瞳孔扩大肌麻痹）、眼球内陷、眶内平滑肌麻痹、患侧半面无汗、温度升高等症状，构成 Horner 综合征。少数病例还可出现暂时性眼压降低，头面部、结膜、虹膜血管扩张等现象。

（四）老年性上睑下垂（Senile blepharoptosis）

老年性上睑下垂主要由衰老引起的提肌腱膜撕裂或断裂所致，故又称为腱膜性上睑下垂（Aponeurotic ptosis）。

（五）机械性上睑下垂（Mechanical blepharoptosis）

机械性上睑下垂是指因眼睑本身的病变直接破坏上睑提肌及 Müller 氏肌，或手术后瘢痕、上睑肿瘤等使眼睑变肥厚，重量增加而导致的下垂。眼睑肿瘤、淀粉样变、严重沙眼、炎性水肿、外伤、组织增生（象皮病）等都是较常见的原因。在临床上还要注意重度眉下垂可以出现假性上睑下垂的表现，应予以鉴别，治疗时应先矫正眉下垂。

第二节 · 术前评估
Preoperative evaluation

除了常规的病史询问及全身性检查（详见下篇第三章"眼睑手术的术前评估"）外，术前还需对上睑下垂患者做如下检查及评估，其结果对手术时机和术式选择至关重要，术前术后一些检查指标的对比也是反映手术效果的重要参考。

一、视力与屈光检查（Visual acuity and refractive examination）

由于上睑下垂常伴有眼外肌的异常，上睑部分或全部遮盖瞳孔，阻挡视线，先天性患者容易产生弱视，因此在条件允许的情况下，每个患儿都应检查视力和屈光度。

二、上睑下垂程度测定（Measurement of ptosis severity）

两眼平视前方时，上睑遮盖角膜的实际值与正常值（2mm）之差即为下垂量。对于单侧上睑下垂的患者，可将患侧与正常侧对比，两侧睑裂高度差即为下垂量。按测得的下垂量分为三度：下垂量为1~2mm，上睑缘位于瞳孔上缘者为轻度；下垂量为3~4mm，下睑缘遮盖瞳孔1/3者为中度；下垂量＞4mm，下睑缘遮盖至瞳孔中央及以下者为重度。

三、鉴别诊断（Differential diagnosis）

应注意与重症肌无力、Horner综合征、下颌瞬目综合征等疾病引起的上睑下垂鉴别。重症肌无力引起的上睑下垂有早晨轻下午加重的特点，可行新斯的明试验加以鉴别；Horner综合征由交感神经受损引起，使用可卡因后可缓解；下颌瞬目综合征患者在做咀嚼动作时，上睑下垂现象可消失。

四、上睑提肌功能测定（Assessment of levator muscle function）

即测试上睑提肌的肌力，以拇指压于眶上眉弓处，摒除额肌提升上睑的代偿作用，令患者下视，将标尺的"0"刻度置于上睑缘水平，嘱患者上视，其过程中上睑缘提高的幅度即表现为上睑提肌的肌力水平（图X9-2-1）。上睑提肌肌力分为三级：8mm以上为良好；4～7mm为中等；0～3mm为弱。肌力大小可以作为手术方法选择的依据，对于肌力水平0～3mm的患者，治疗时常需直接或间接地借助其他肌肉（额肌、上直肌等）的力量来替代上睑提肌上提眼睑的力量，因此不宜选择缩短、折叠或前徙上睑提肌腱膜的手术方法。患者上睑皱襞明显的，通常肌力良好；对于无法合作的小儿患者，可以通过观察上睑皱襞的情况判断肌力，也可翻转上睑，若可自行复位说明肌力良好。

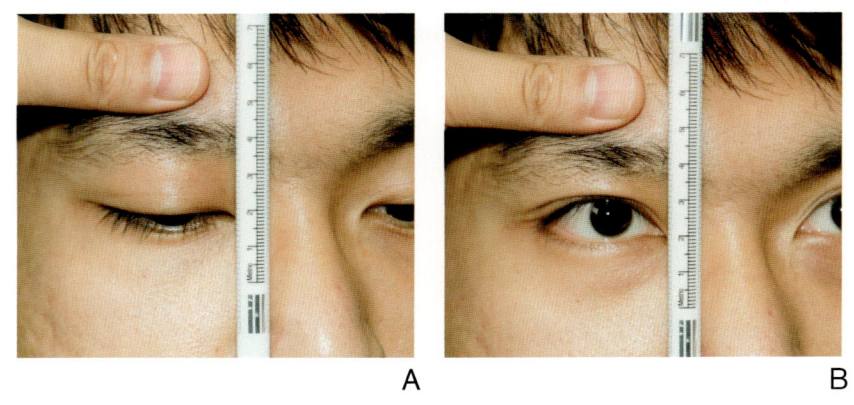

图X9-2-1　上睑提肌功能测定，注意检查时，检查者应用拇指用力压住患者的眉弓上缘，阻断额肌提上睑的作用

五、眼球保护机制检查（Examination of eyeball protection mechanism）

眼球的保护机制包括眼睑的闭合功能、结膜表面泪液的分布、眼球的运动和Bell现象等。多数上睑下垂患者术后会出现上睑迟滞及睑裂闭合不全的现象，眼球长时间的暴露易发生暴露性角膜炎和（或）结膜炎。如果患者具备良好的泪液分泌和保护性眼球运动功能，则通常可以耐受暂时性的或轻度的睑裂闭合不全。因此，术前应仔细检查患者的眼球保护机制。

部分患者术前即可存在睑裂闭合不全的情况，对于突眼的患者，应特别注意术前有无下睑退缩的情况存在。泪膜的检查主要包括泪液分泌试验和泪膜破裂时间的检查（详见下篇第三章"眼睑手术的术前评估"）。

眼球运动功能检查：主要观察眼球的运动功能及对称性。检查时，检查者面对患者，轻轻提起患者上睑，嘱患者做各方向的眼球运动，若两侧对称，无斜视、复视等现象，则说明眼外肌功能良好；如眼球不能完成向上转动的动作，说明患者上直肌功能障碍。

Bell 现象检查：正常眼的 Bell 现象是指人在闭眼、瞬目、睡眠、昏迷时，或想要眼睑闭合但又不能闭合时，眼球会自然向上旋转，反之则称为反 Bell 现象，同样是一种保护机制。在患者自然闭合眼睑时，由检查者提起患者上睑，观察患者眼球是否向上旋转（图 X9-2-2）。如眼球没有出现向上旋转，说明患者上直肌功能异常，为缺乏 Bell 现象；手术后易出现角膜暴露，手术应慎重，术后应特别注意对角膜的保护。

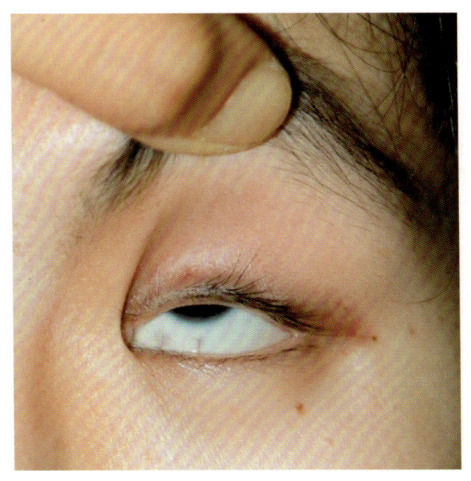

图 X9-2-2　Bell 现象检查（上直肌功能良好，Bell 现象存在）

六、缘反射距离（Margin reflex distance，MRD）

MRD 由 Urist 和 Putterman 在 1975 年最早提出并被广泛应用于眼睑外科的术前术后评估。MRD 是指角膜光反射中心（Center of corneal light reflex）至睑缘的垂直距离，它包括 MRD1、MRD2 和 MRD3 三种不同的测量方法和参数。MRD1 是指自然睁眼水平凝视时角膜光反射中心至上睑缘的垂直距离，该指标主要用于评估上睑下垂患者手术前上睑下垂的严重程度和手术后矫正效果；如为单侧上睑下垂，两侧 MRD1 的差即为上睑下垂的幅度（图 X9-2-3）。MRD2 是指自然睁眼水平凝视时角膜光反射中心至下睑缘的垂直距离，该指标主要用于评估下睑退缩患者手术前下睑移位的严重程度和手术后矫正效果（图 X9-2-4）。MRD3 是指睁眼向上凝视时角膜光反射中心至上睑缘的垂直距离，该数值可反映上睑提肌功能；如为单侧上睑下垂，两侧 MRD3 的差即为在矫正上睑下垂时需要缩短的上睑提肌的量（图 X9-2-5）。

尽管测量时由于光源角度和角膜光反射点的差异可能存在一定的干扰或不确定性，但该法仍较传统的通过测量睑裂宽度来判断上睑下垂的严重程度和手术效果的方法更为准确。

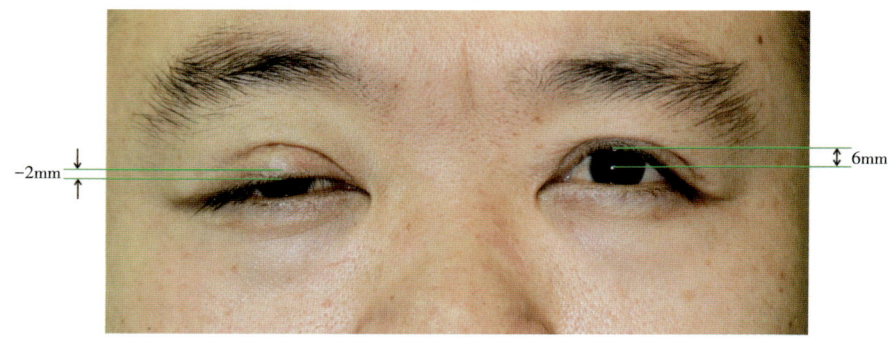

图 X9-2-3 MRD1 测量示意图（该患者左眼 MRD1 数值为 6mm，右眼为-2mm，左右两侧的差值为 8mm）

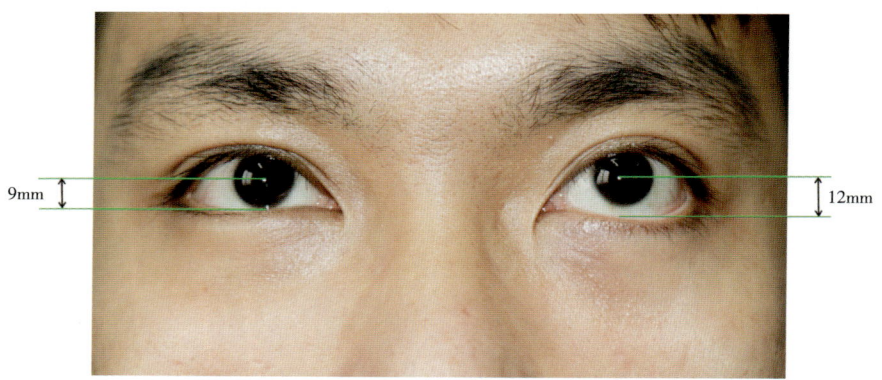

图 X9-2-4 MRD2 测量示意图（该患者左眼 MRD2 数值为 12mm，右眼为 9mm，左右两侧的差值为 3mm）

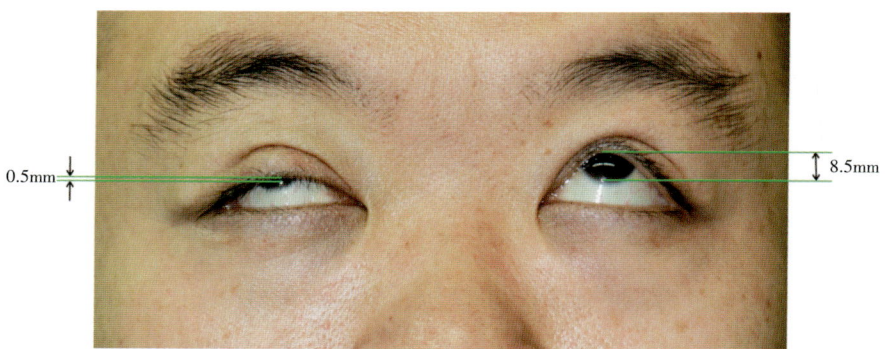

图 X9-2-5 MRD3 测量示意图（该患者左眼 MRD3 数值为 8.5mm，右眼为 0.5mm，左右两侧的差值为 8mm）

七、睑缘角膜缘距离（Margin limbal distance，MLD）

MLD 是在 MRD 基础上演变而来的一种检查方法，它是指患者睁眼向上凝视时角膜六点钟方向的最下缘至上睑缘的垂直距离，该指标与 MRD3 的作用相似，同样可反映上睑提肌的功能；如为单侧上睑下垂，两侧 MLD 的差即为在矫正上睑下垂时所需要缩短的上睑提肌的量（图 X9-2-6）。

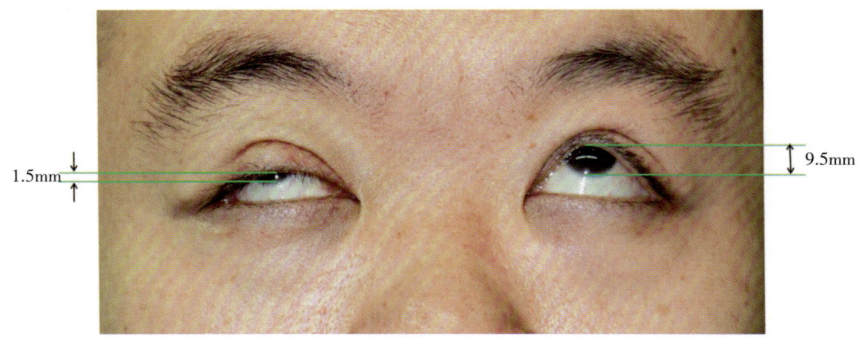

图 X9-2-6 MLD 测量示意图（该患者左眼 MLD 数值为 9.5mm，右眼为 1.5mm，左右两侧的差值为 8mm）

（邢新　杨超　徐苗　王文津）

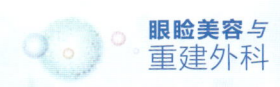

第三节 · 上睑下垂矫正术的手术时机与常用方法
Timing and common procedures of blepharoptosis correction

由于上睑下垂对外观、视力及颈部肌肉骨骼的发育可能造成很大的影响，先天性患者甚至还可能出现弱视，所以对于此病患者，尤其是先天性上睑下垂患者，手术时机的选择非常重要。先天性上睑下垂应尽早矫治，一般以 5 岁前进行手术为佳；单侧上睑下垂者可在 3 岁左右进行手术治疗；双侧严重上睑下垂者手术时间需提前，1 岁左右为宜，以防止患儿形成不良的视物姿态和弱视。由上睑提肌损伤所致的外伤性上睑下垂，应即时缝合肌肉断端或修复损伤的腱膜，否则应待半年至 1 年后，局部瘢痕软化之后再行手术治疗。神经源性上睑下垂伴斜视或复视者，应先矫正斜视或复视，然后再行下垂修复手术。

上睑下垂矫正的手术方法多种多样，但根据其设计原理的不同，大致可分为以下几类：①经结膜或皮肤入路缩短上睑提肌；②缩短睑板和 Müller 氏肌；③修复断裂的上睑提肌腱膜；④额肌悬吊；⑤上睑提肌与额肌联合应用；⑥利用部分或整个上直肌提升上睑；⑦利用带神经支配的皱眉肌提升上睑。近年来大家较为关注的上睑 Check 韧带悬吊上睑下垂矫正术，则是通过上睑 Check 韧带（详见下篇第一章"眼睑美容整形外科相关解剖"）悬吊于上睑板来达到矫正上睑下垂的目的。我们认为该术式的原理是间接地利用了上直肌和（或）上睑提肌的肌力，但仍有必要待进一步开展深入的临床及基础研究。

以上术式都有其相应的适应证。根据患者术前评估的结果，选择相应的术式常可获得更为满意的治疗效果并减少并发症的发生。下文重点介绍我们在应用上睑提肌腱膜折叠缩短法、上睑提肌腱膜缩短前徙法、额肌瓣转移悬吊法和上睑 Check 韧带悬吊法矫正先天性上睑下垂的临床经验，供读者参考。

第九章 上睑下垂矫正术
Correction of blepharoptosis 下篇

一、上睑提肌腱膜折叠法上睑下垂矫正术（Blepharoptosis correction with aponeurosis tucking technique，图 X9-3-1-1-1～图 X9-3-1-2-4）

本法主要适用于上睑提肌肌力良好或中等的轻、中度上睑下垂。

（一）手术步骤（Operative steps，图 X9-3-1-1-1～图 X9-3-1-1-5）

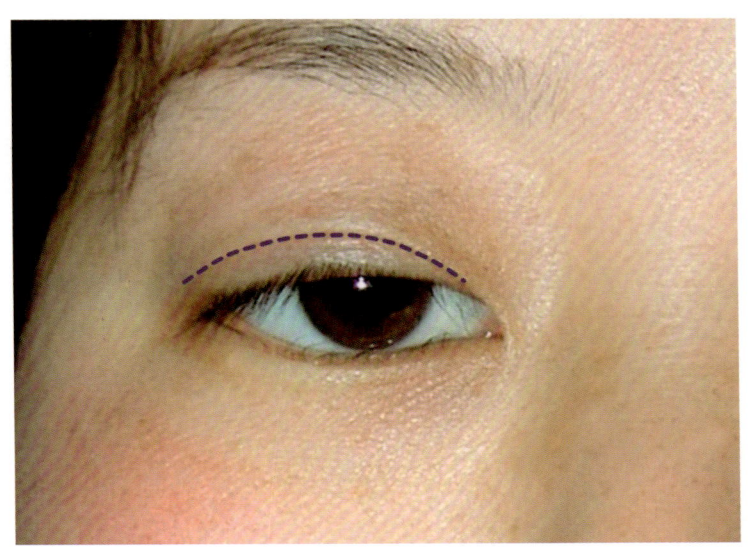

图 X9-3-1-1-1　参照健侧设计重睑皱襞切口

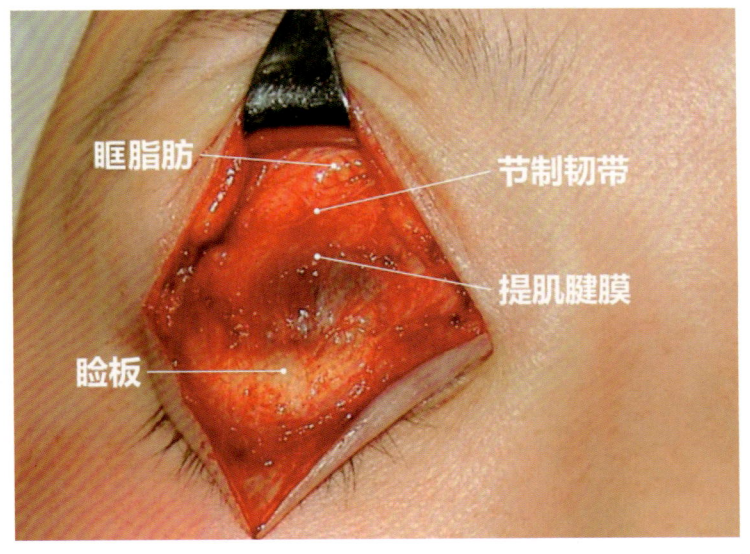

图 X9-3-1-1-2　局麻下，沿标记切口线切开上睑皮肤与皮下组织，剪除睑板前眼轮匝肌（操作方法同"传统切开法重睑成形术"），分离眶隔在睑板上缘的附着，向上牵开眶隔及眶脂肪，暴露上睑提肌腱膜。向下牵拉睑缘，在睑板上缘水平沿上睑提肌腱膜浅面向上分离，直至 Whitnall's 韧带

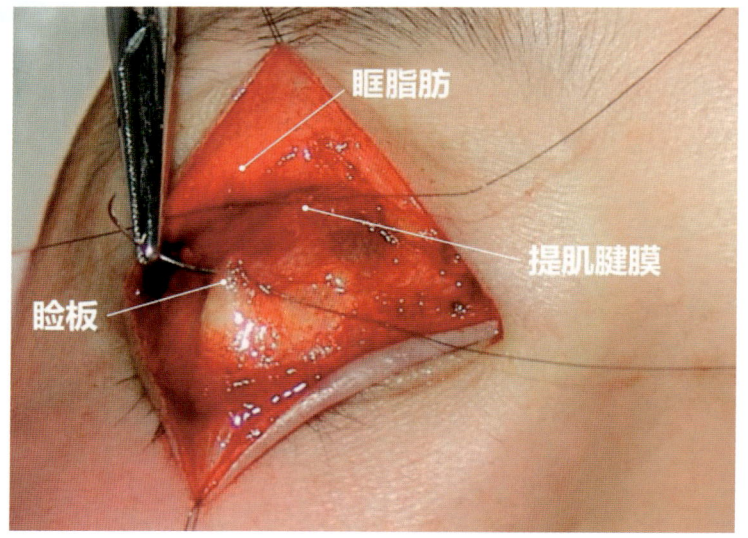

图 X9-3-1-1-3　分内、中、外 3 处用 5-0 尼龙线将上睑提肌腱膜作水平褥式缝合，并按每矫正 1mm 下垂量，须缩短 4~6mm 上睑提肌进行操作，折叠过长的腱膜于线结后方。每处缝合均须扣住睑板中上部。缝合后，嘱患者睁眼，观察上睑缘是否位于角膜上缘水平，若位置过高或过低，或弧度不自然，应重新缝合，至满意为止

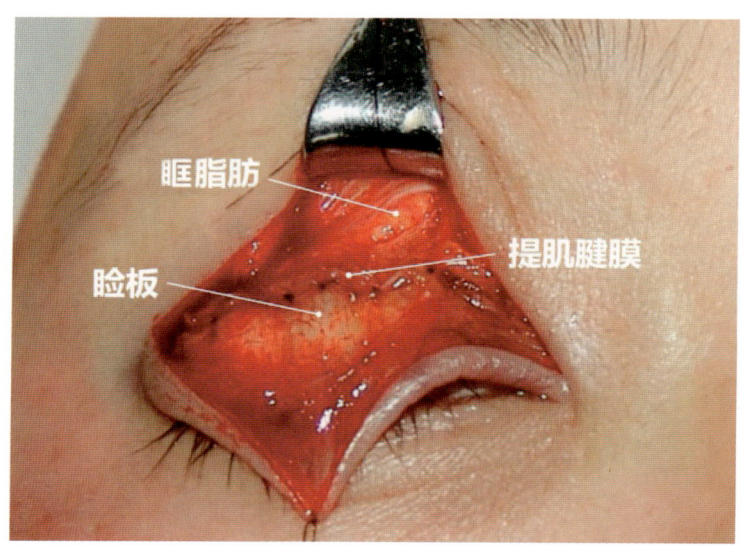

图 X9-3-1-1-4　3 处水平褥式折叠缝合完成后，再以 5-0 尼龙线作几处间断缝合以加固

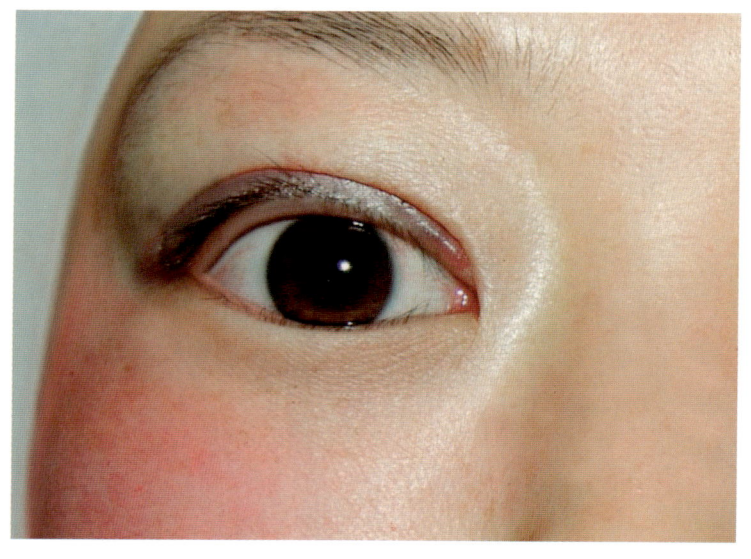

图 X9-3-1-1-5　同"传统切开法重睑成形术"缝合上睑皮肤切口，术后即刻睁眼状态

（二）典型病例（Typical case，图 X9-3-1-2-1～图 X9-3-1-2-4）

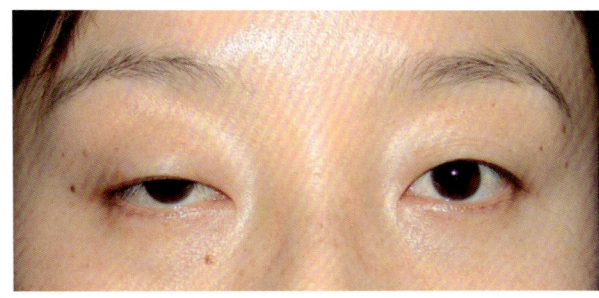

图 X9-3-1-2-1　左侧单睑、右侧上睑下垂，术前正位睁眼状态

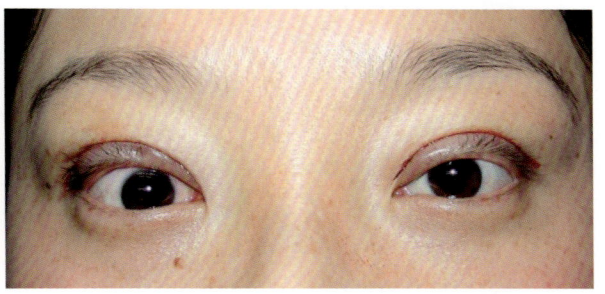

图 X9-3-1-2-2　左侧重睑成形＋右侧上睑提肌腱膜折叠缩短法上睑下垂矫正术后即刻，正位睁眼状态

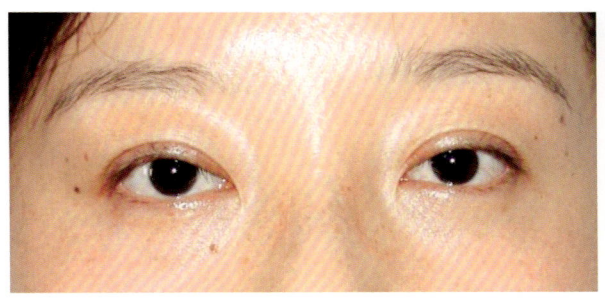

图 X9-3-1-2-3　术后 3 个月正位睁眼状态

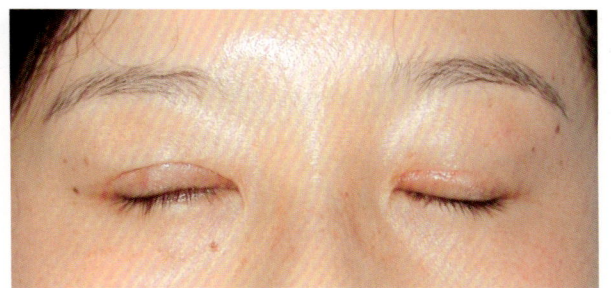

图 X9-3-1-2-4　术后 3 个月正位闭眼状态

二、上睑提肌腱膜推进法上睑下垂矫正术（Levator aponeurosis advancement blepharoptosis correction，图 X9-3-2-1-1～图 X9-3-2-2-19）

本法主要适用于上睑提肌肌力良好或中等的轻、中度上睑下垂。

（一）手术步骤（Operative steps，图 X9-3-2-1-1～图 X9-3-2-1-8）

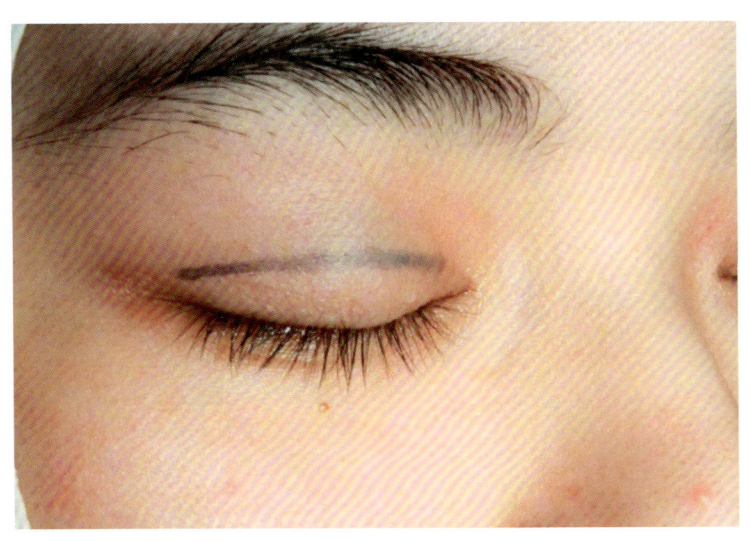

图 X9-3-2-1-1　参照健侧设计重睑皱襞切口

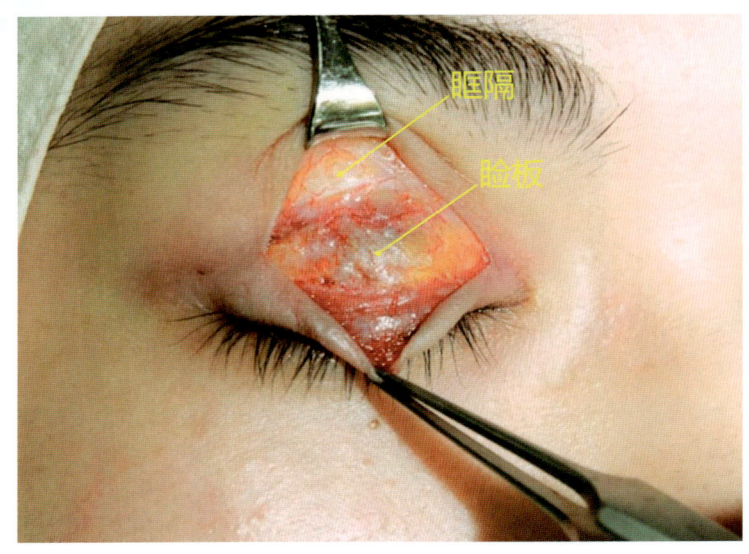

图 X9-3-2-1-2　沿设计线切开皮肤，切除睑板前眼轮匝肌，显露睑板及眶隔

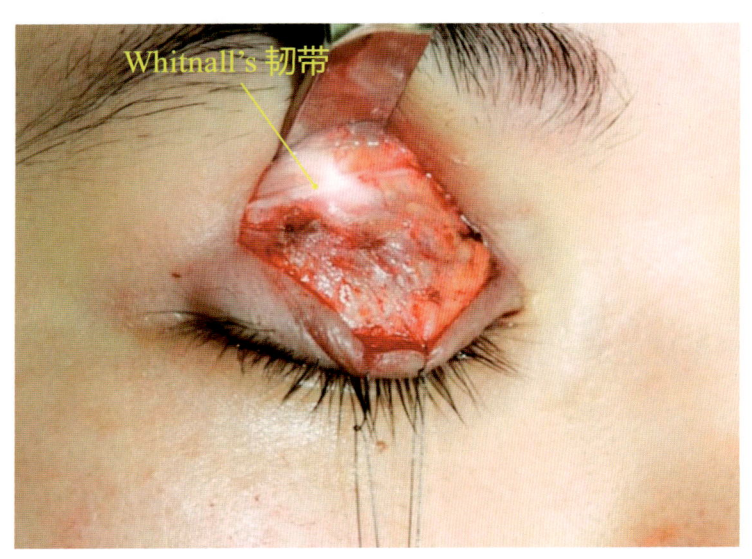

图 X9-3-2-1-3　自眶隔后方、上睑提肌腱膜表面向上分离，用拉钩将眶脂肪向后上方牵拉，显露 Whitnall's 韧带

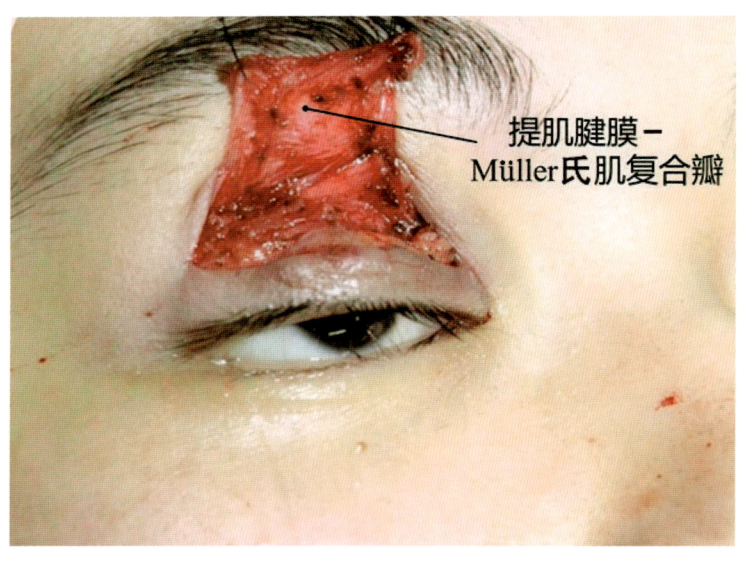

图 X9-3-2-1-4　自睑板上缘水平离断上睑提肌腱膜及 Müller 氏肌，在 Müller 氏肌与结膜之间向上剥离至 Whitnall's 韧带水平，然后垂直向上分别剪开提肌腱膜内、外侧角，形成上睑提肌腱膜-Müller 氏肌复合瓣

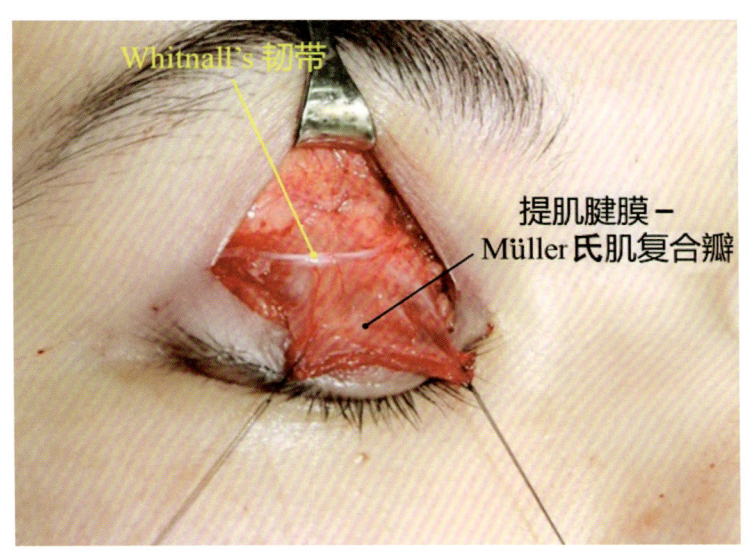

图 X9-3-2-1-5　在 Whitnall's 韧带下方向下牵拉上睑提肌腱膜-Müller 氏肌复合瓣

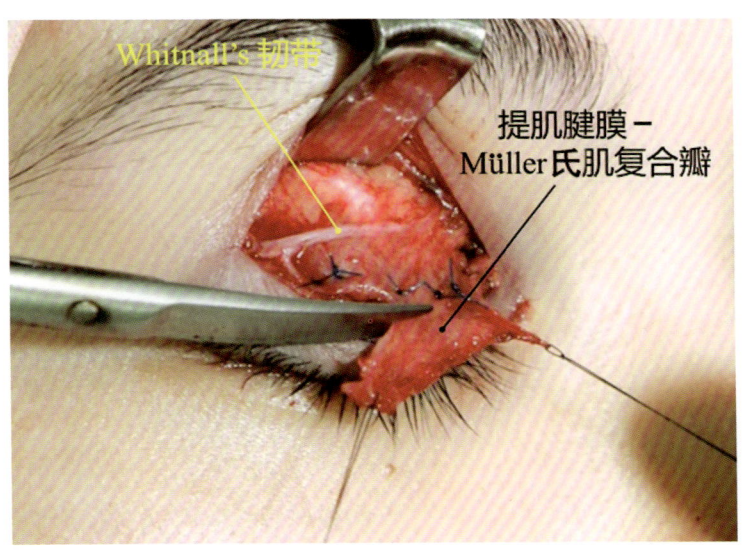

图 X9-3-2-1-6　用 5-0 双针普理灵缝线将上睑提肌腱膜-Müller 氏肌复合瓣在恰当的位置与睑板上缘行 3～5 针水平褥式缝合，使上睑缘位于角膜上缘水平（睁眼状态下），然后剪除多余的复合瓣组织

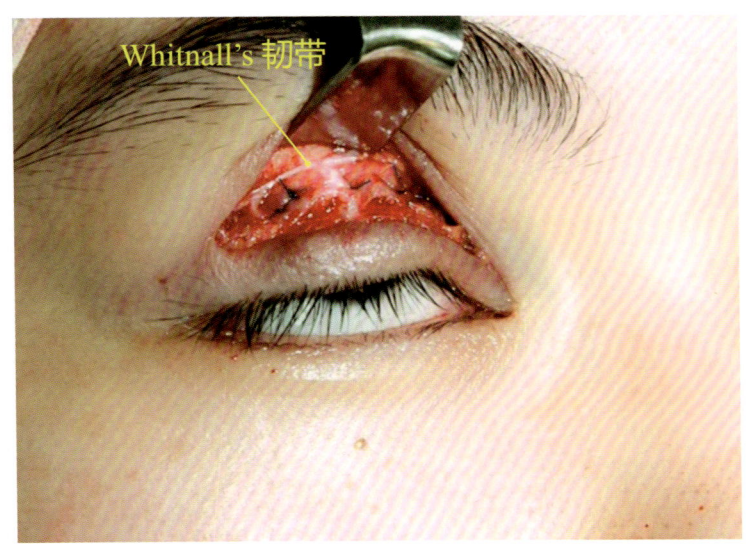

图 X9-3-2-1-7　用 6-0 普理灵线将复合瓣断端与睑板上缘作几处加固缝合

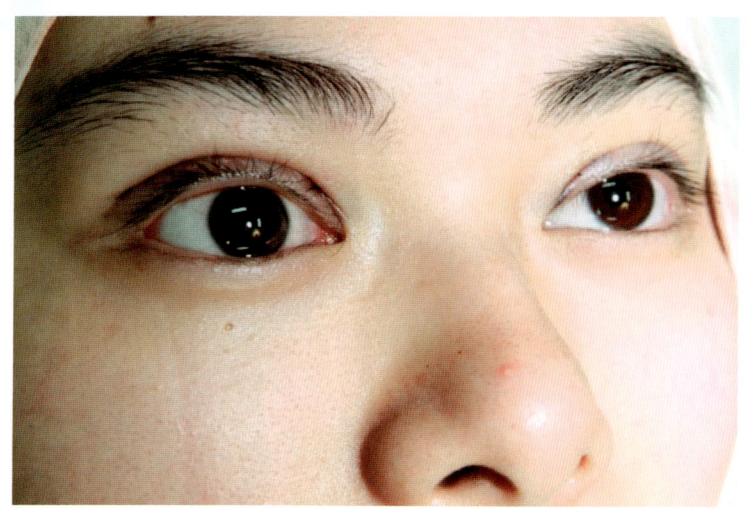

图 X9-3-2-1-8 同"传统切开法重睑成形术"缝合上睑皮肤切口,健侧行"传统切开法重睑成形术",术毕即刻睁眼状态

(二)典型病例(Typical cases,图 X9-3-2-2-1~图 X9-3-2-2-19)

1. 病例 1

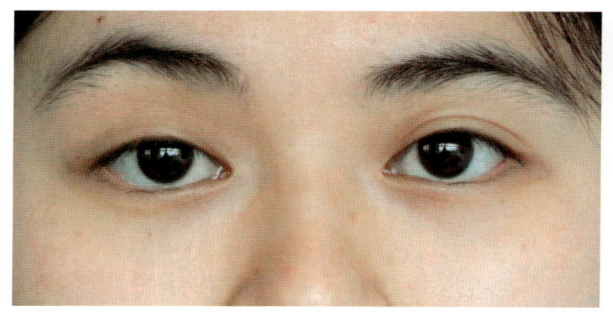

图 X9-3-2-2-1 右侧上睑下垂,术前正位睁眼状态

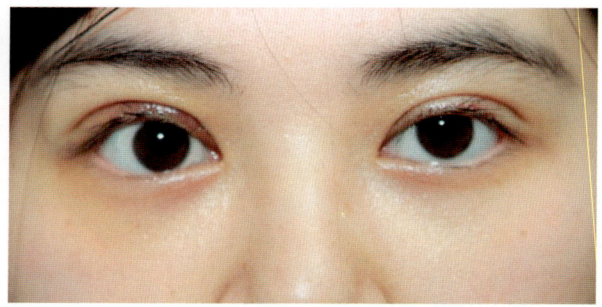

图 X9-3-2-2-2 上睑提肌腱膜缩短前徙法上睑下垂矫正术后 10 天,正位睁眼状态

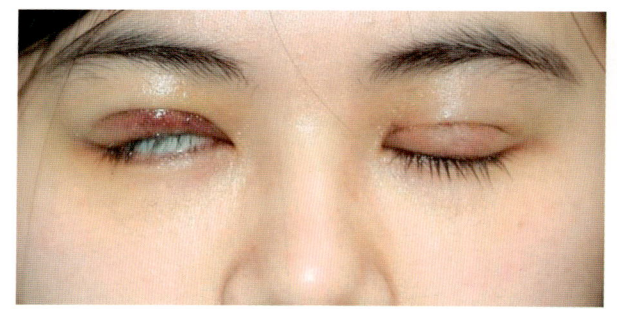

图 X9-3-2-2-3 术后 10 天正位闭眼状态

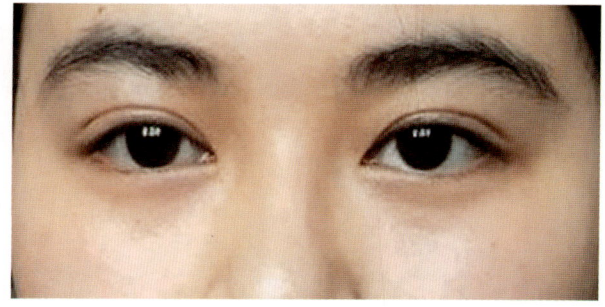

图 X9-3-2-2-4 术后 1 年正位睁眼状态

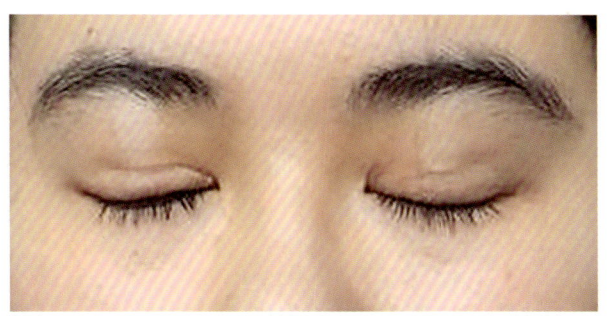

图 X9-3-2-2-5　术后 1 年正位闭眼状态

2. 病例 2

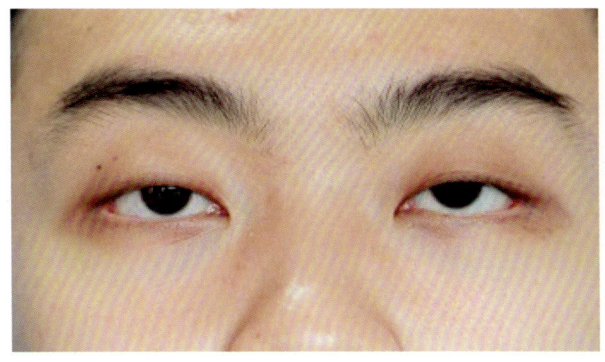

图 X9-3-2-2-6　先天性双侧上睑下垂，术前正位睁眼状态

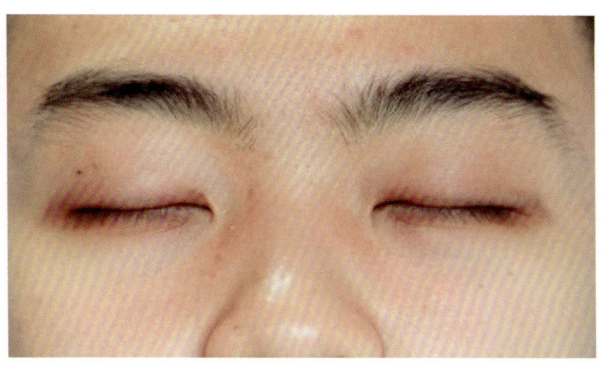

图 X9-3-2-2-7　术前正位闭眼状态

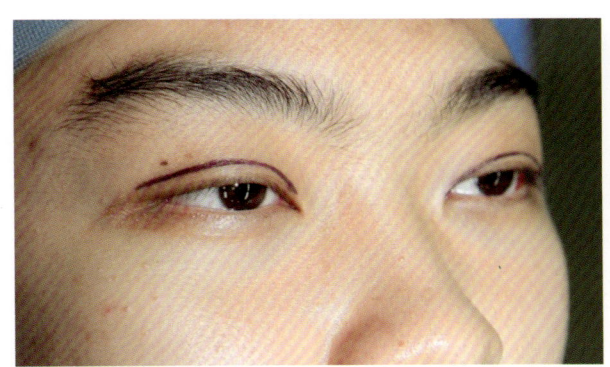

图 X9-3-2-2-8　标记切口线

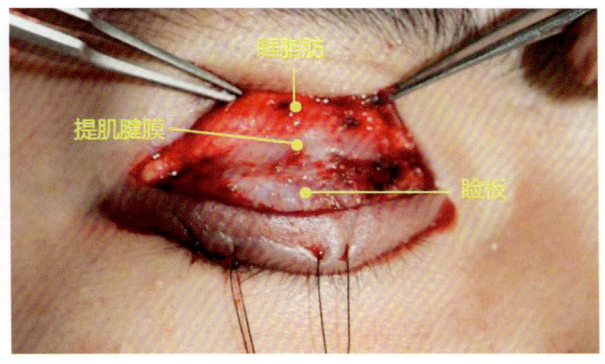

图 X9-3-2-2-9　局麻下，沿设计线切开皮肤、皮下组织，切除部分睑板前眼轮匝肌，显露睑板及眶隔，自眶隔后方、上睑提肌腱膜表面向上分离

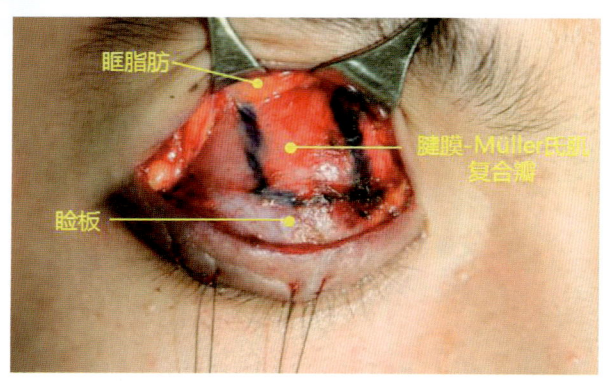

图 X9-3-2-2-10 标记腱膜-Müller 氏肌复合瓣切取范围

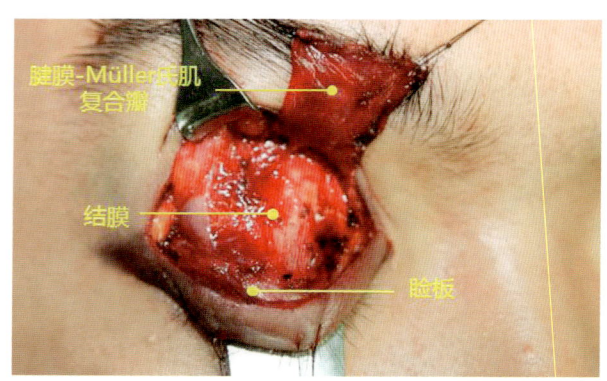

图 X9-3-2-2-11 在睑板前切断提肌腱膜附着，沿标记线切取腱膜-Müller 氏肌复合瓣，注意保留结膜完整

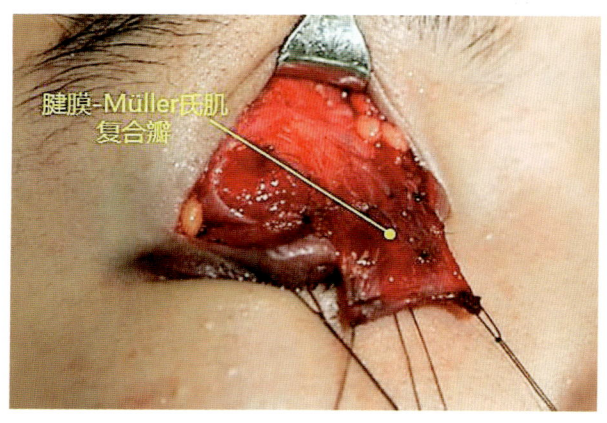

图 X9-3-2-2-12 向下牵拉腱膜-Müller 氏肌复合瓣，在适当位置将其间断缝合于睑板上缘（同图 X9-3-2-1-6）

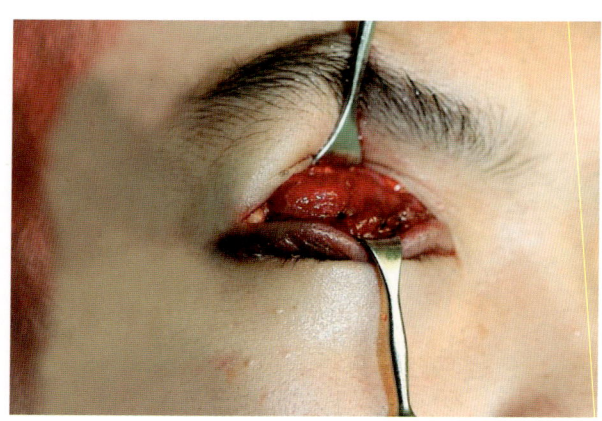

图 X9-3-2-2-13 切除多余的提肌腱膜-Müller 氏肌复合瓣

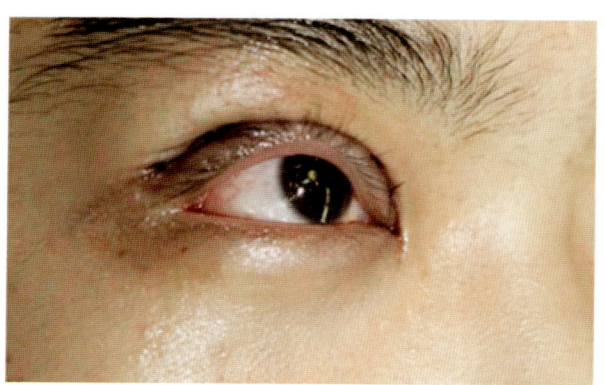

图 X9-3-2-2-14 间断缝合皮肤切口，缝线经过下面的提肌腱膜

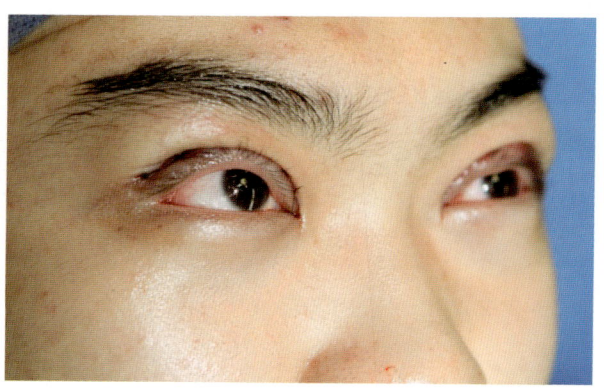

图 X9-3-2-2-15 同法完成左侧手术

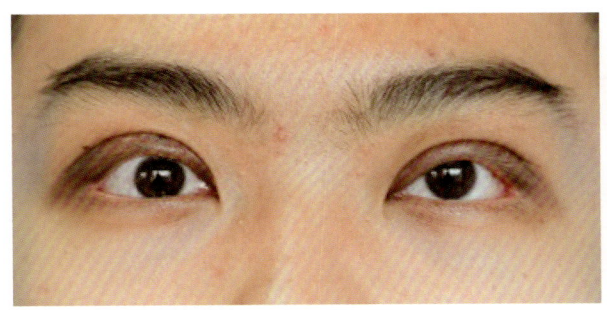

图 X9-3-2-2-16　术后第10天正位睁眼状态

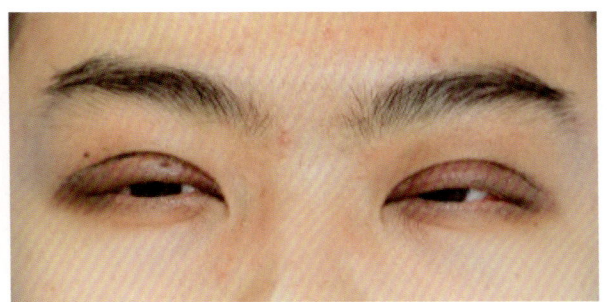

图 X9-3-2-2-17　术后第10天正位闭眼状态

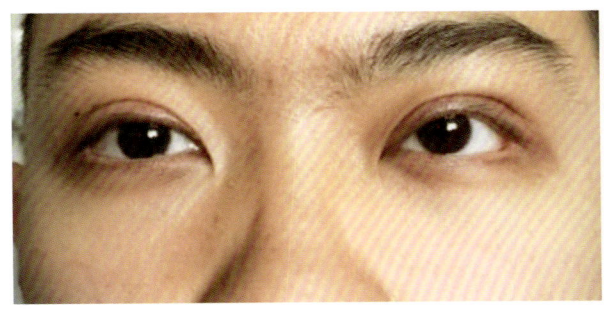

图 X9-3-2-2-18　术后6个月正位睁眼状态

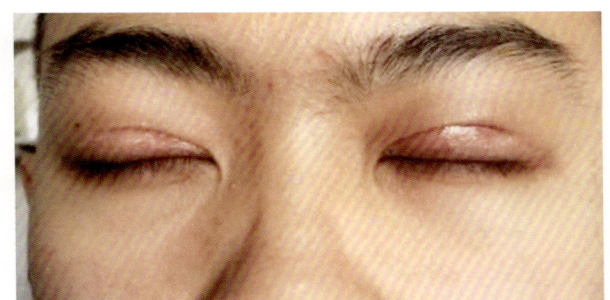

图 X9-3-2-2-19　术后6个月正位闭眼状态

三、额肌瓣转移悬吊法上睑下垂矫正术（Blepharoptosis correction with frontal muscle flap suspension，图 X9-3-3-1-1～图 X9-3-3-2-18）

本法主要适用于上睑提肌肌力弱或无的中、重度上睑下垂。

（一）手术步骤（Operative steps，图 X9-3-3-1-1～图 X9-3-3-1-13）

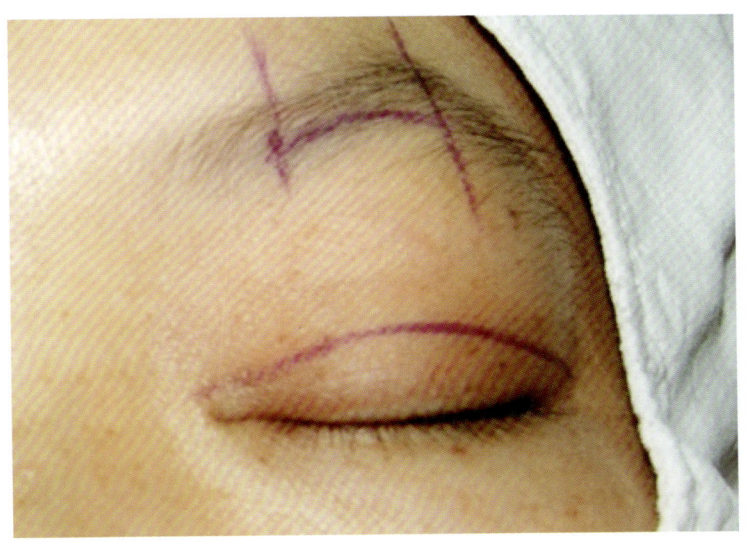

图 X9-3-3-1-1　参照健侧设计重睑皱襞切口及中1/3段眉下切口。该手术亦可仅通过重睑皱襞切口完成，建议初学者增加眉下的辅助切口

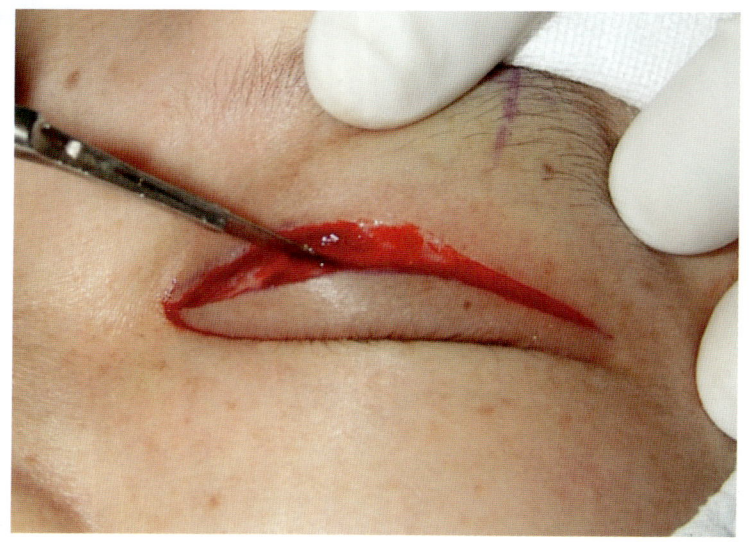

图 X9-3-3-1-2 局麻下，按设计线切开上睑皮肤与皮下组织

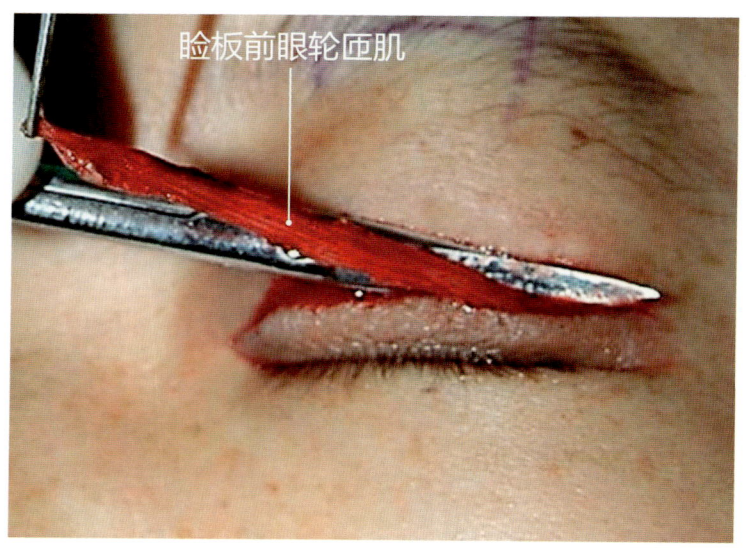

睑板前眼轮匝肌

图 X9-3-3-1-3 剪除一条切口下方的睑板前眼轮匝肌

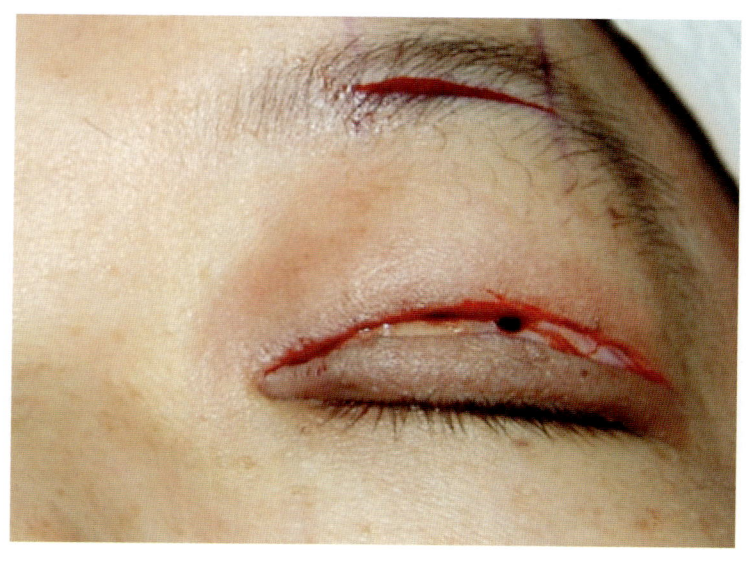

图 X9-3-3-1-4 作眉下切口，切开皮肤及皮下组织

第九章 上睑下垂矫正术 Correction of blepharoptosis 下篇

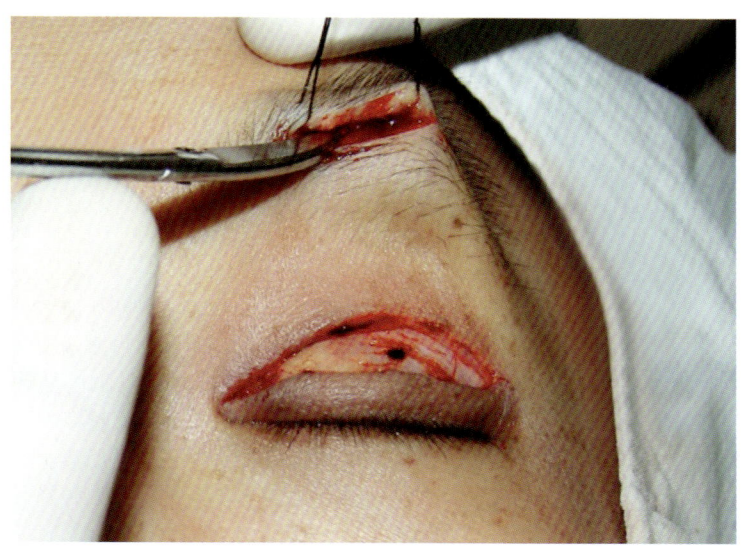

图 X9-3-3-1-5 钝性分离，暴露额肌与眶部眼轮匝肌交界处

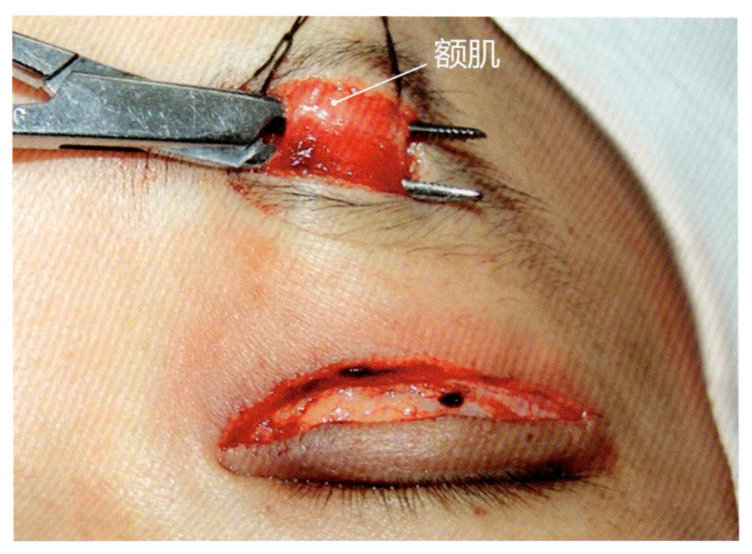

图 X9-3-3-1-6 在额肌与眶部眼轮匝肌交界处将额肌横行切断约 1.5cm

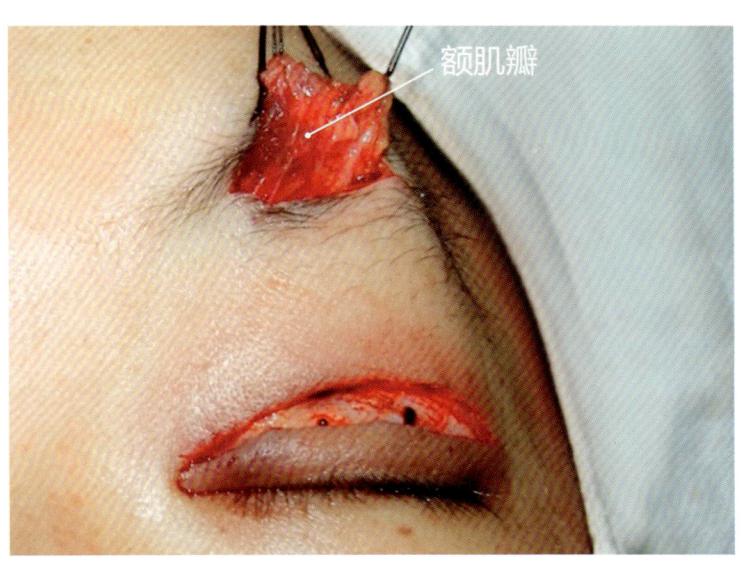

图 X9-3-3-1-7 以 5-0 丝线缝合牵引额肌瓣断端，分别将额肌与其浅面的皮肤软组织和深面的骨膜分离，范围达眉上缘 2cm 左右

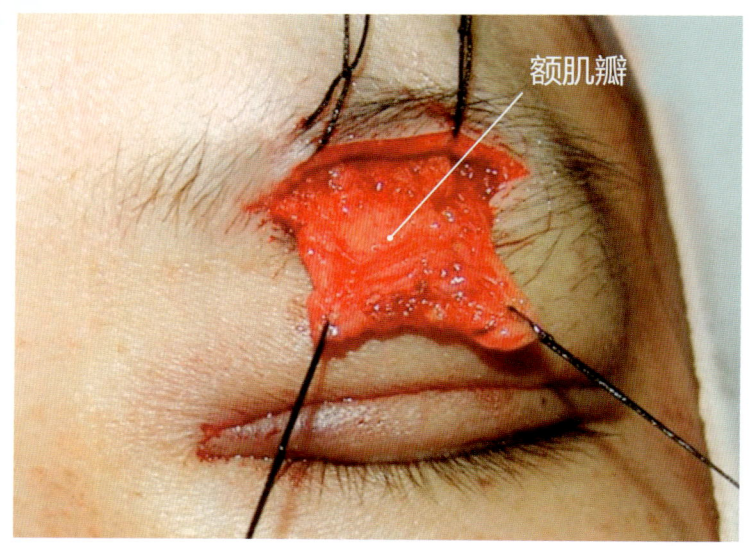

图 X9-3-3-1-8　在额肌横断处两端分别向上剪开额肌约 1cm（在皮瓣活动度足够的情况下，尽可能减少纵向的切开，尤其是外侧，避免损伤面神经额支而降低额肌瓣的肌力），形成额肌瓣。操作中注意防止损伤眶上神经血管和眉毛毛囊

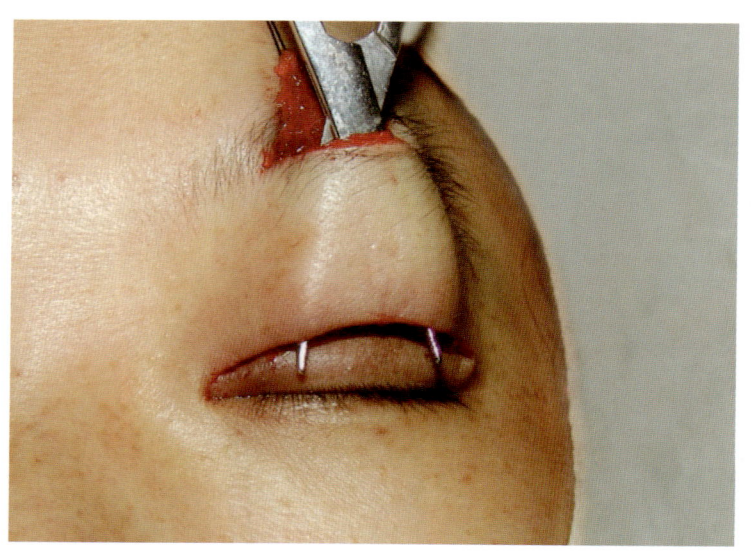

图 X9-3-3-1-9　在眶隔前于上睑切口和眉下切口间形成一隧道

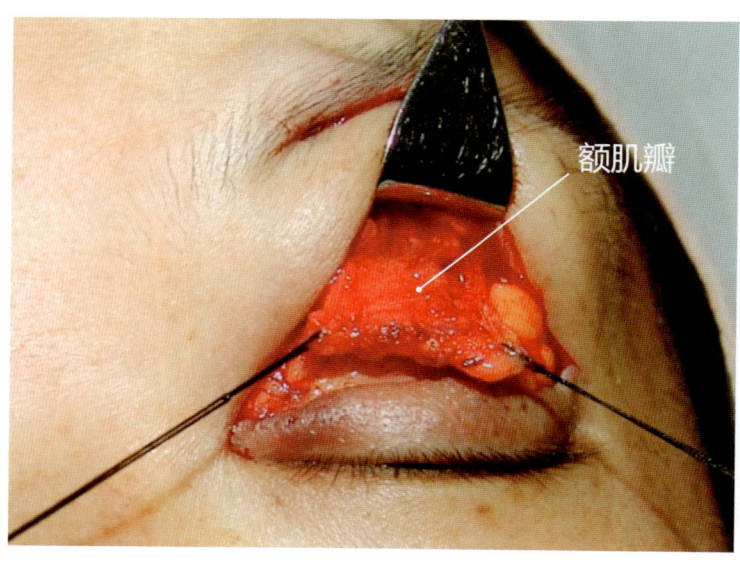

图 X9-3-3-1-10　将额肌瓣经隧道牵拉至睑板前方

第九章 上睑下垂矫正术 下篇
Correction of blepharoptosis

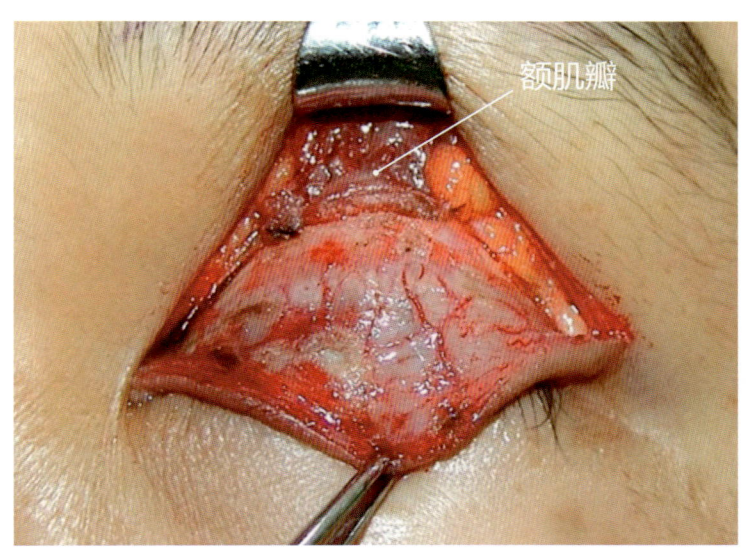

图 X9-3-3-1-11 将额肌瓣远端分内、中、外 3 处缝合固定于睑板中上部，使上睑缘位于角膜上缘水平，且弧度自然，无内翻倒睫及睑球分离，否则重新调整缝合，直至满意为止。最后剪除多余的额肌，加固缝合额肌与睑板

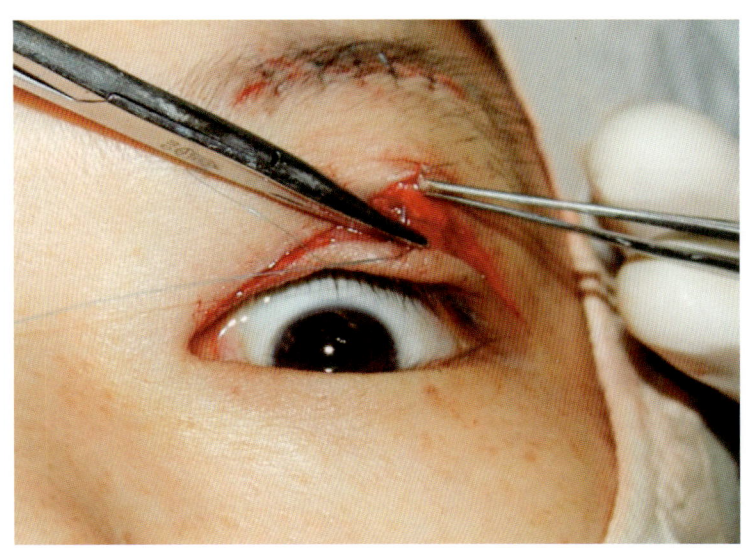

图 X9-3-3-1-12 分层缝合眉下切口，缝合上睑皮肤切口，缝线穿经下方的额肌瓣

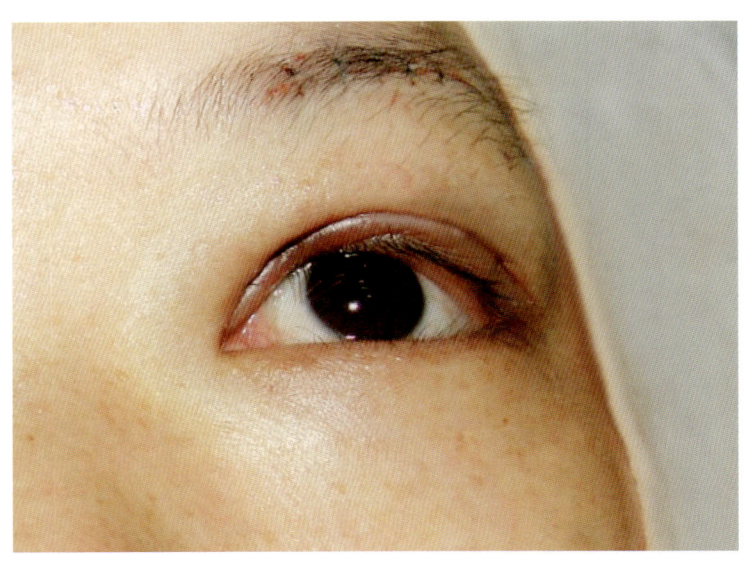

图 X9-3-3-1-13 术后即刻睁眼状态

（二）典型病例（Typical cases，图 X9-3-3-2-1～图 X9-3-3-2-18）

1. 病例 1

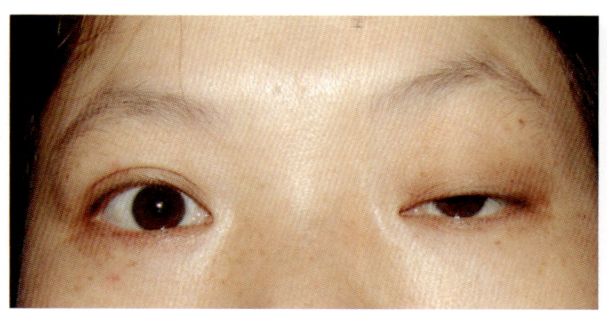

图 X9-3-3-2-1　左侧重度上睑下垂，术前正位睁眼状态

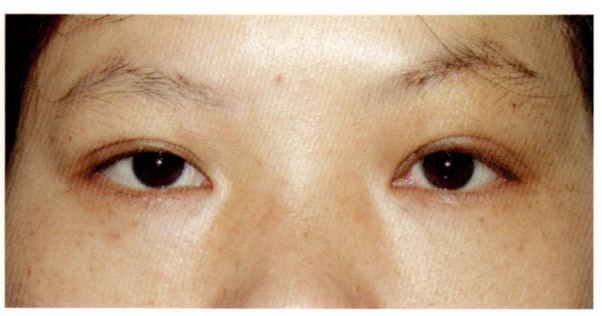

图 X9-3-3-2-2　额肌瓣悬吊法左侧上睑下垂矫正术后第 10 天，正位睁眼状态

2. 病例 2

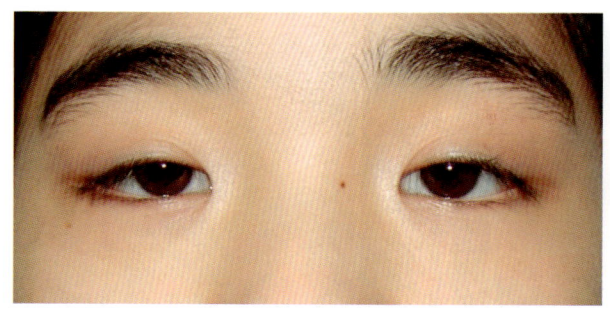

图 X9-3-3-2-3　双侧中度上睑下垂伴内眦赘皮，术前正位睁眼状态

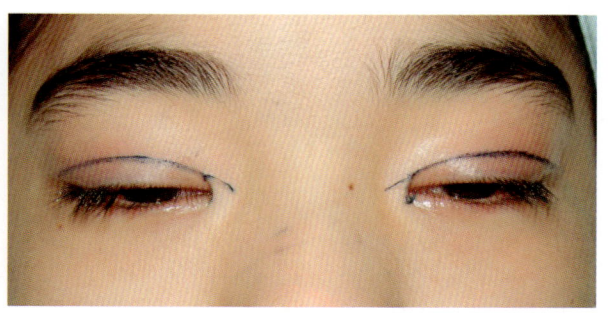

图 X9-3-3-2-4　设计 Z-成形法内眦赘皮矫正术切口及上睑切口，画线标记

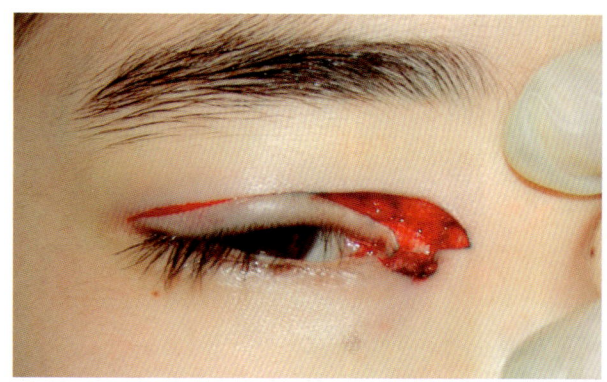

图 X9-3-3-2-5　沿切口标记线切开皮肤及皮下组织，切除睑板前及内眦部眼轮匝肌，暴露内眦腱

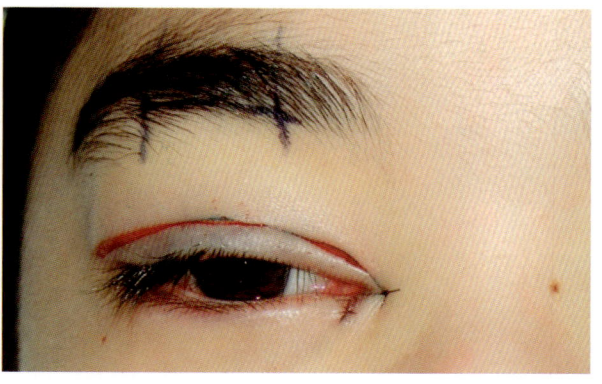

图 X9-3-3-2-6　完成 Z-成形法内眦赘皮矫正术，标记眉下切口

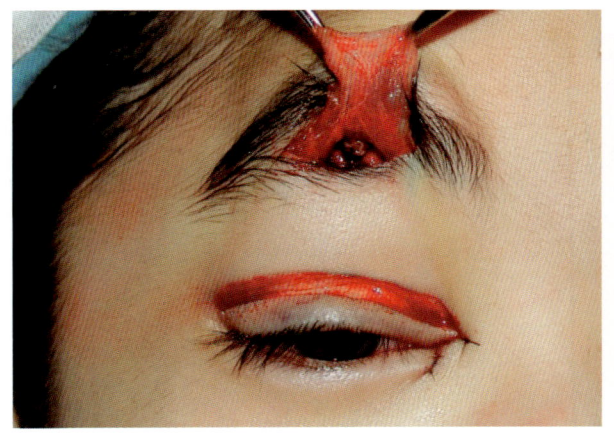

图 X9-3-3-2-7　经眉下切口切取额肌瓣

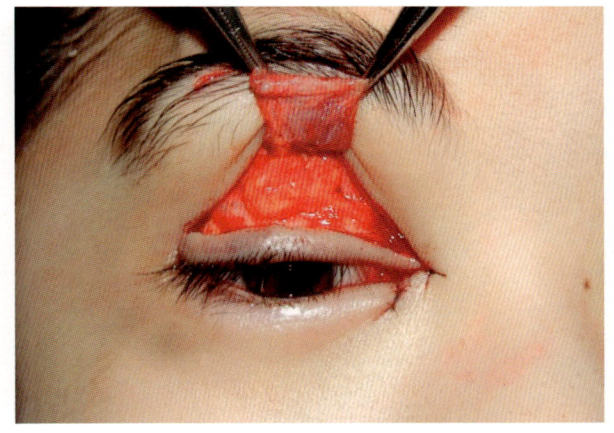

图 X9-3-3-2-8　将额肌瓣经上睑眼轮匝肌下隧道牵至上睑切口

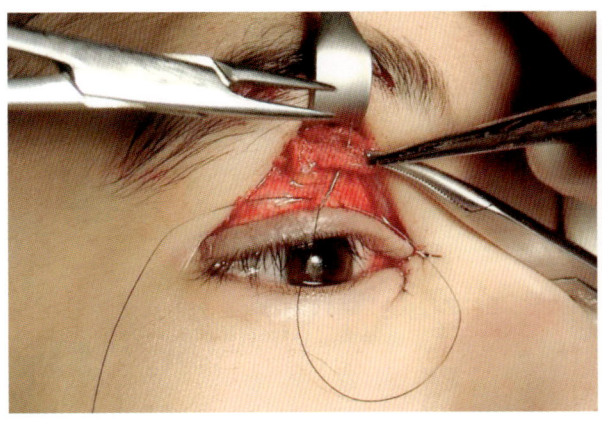

图 X9-3-3-2-9　将额肌瓣缝合至上睑板并调整睁眼幅度至轻度过矫状态，切除多余的肌瓣

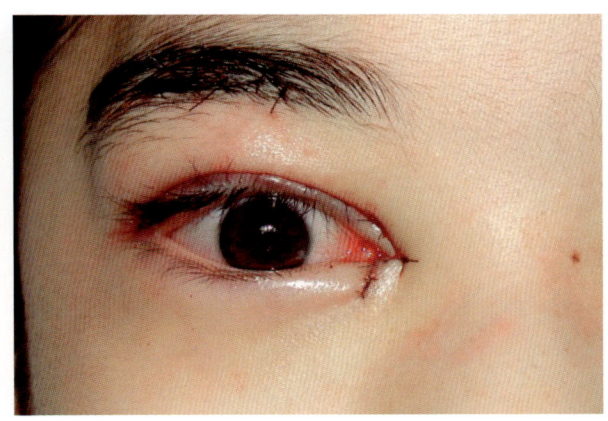

图 X9-3-3-2-10　缝合上睑及眉下切口

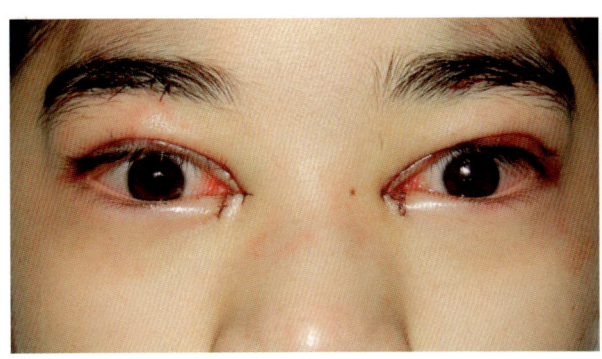

图 X9-3-3-2-11　同法完成对侧手术，术后即刻正位睁眼状态下可见双侧上睑轻度过矫（角膜上缘）

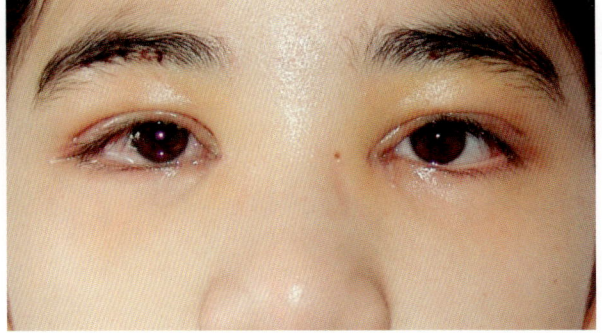

图 X9-3-3-2-12　术后 10 天正位睁眼状态

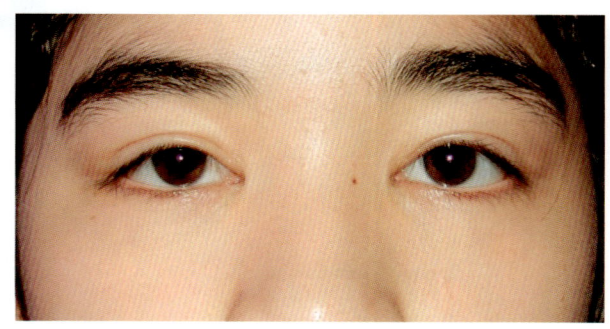

图 X9-3-3-2-13　术后 1 年正位睁眼状态

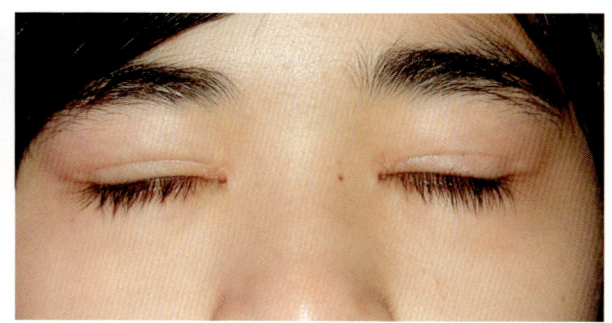

图 X9-3-3-2-14　术后 1 年正位闭眼状态

3. 病例 3

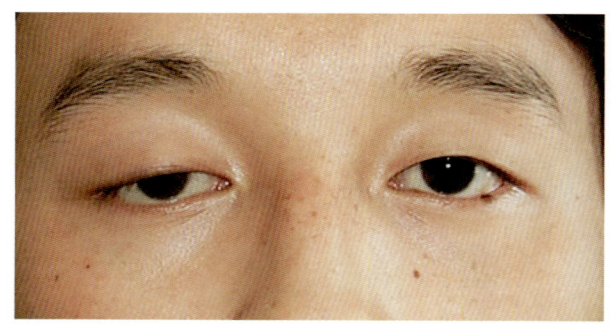

图 X9-3-3-2-15　右侧重度上睑下垂，术前正位睁眼状态

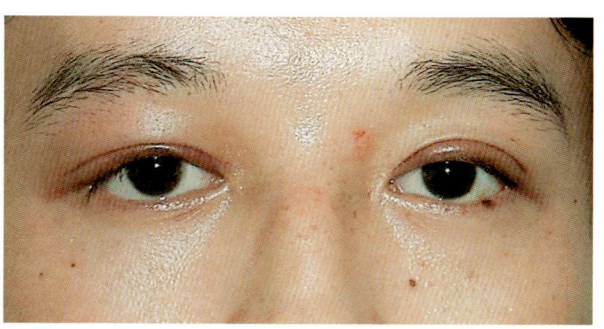

图 X9-3-3-2-16　右侧额肌瓣悬吊法上睑下垂矫正术＋左侧切开法重睑成形术后 1 个月，正位睁眼状态

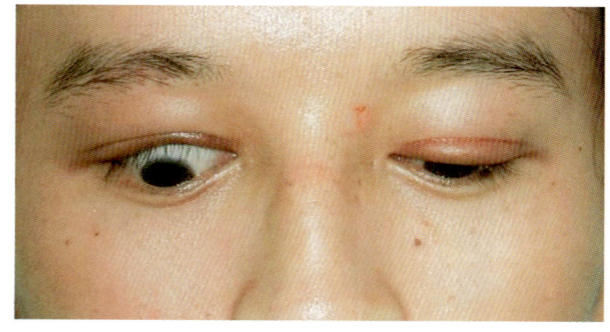

图 X9-3-3-2-17　术后 1 个月正位下视状态

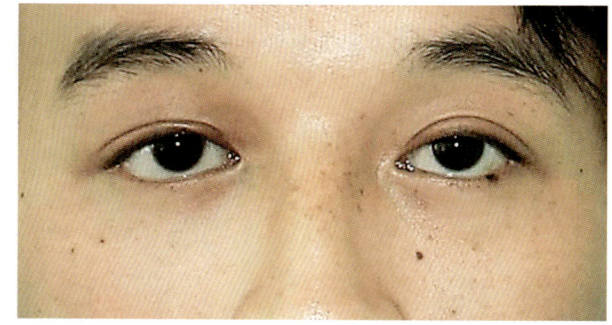

图 X9-3-3-2-18　术后 3 个月正位睁眼状态

四、上睑 Check 韧带悬吊法上睑下垂矫正术（Blepharoptosis correction with Check ligament suspension，图 X9-3-4-1-1～图 X9-3-4-2-9）

本法主要适用于上睑提肌肌力中等以下的中、重度上睑下垂。根据上睑提肌肌力的不同，手术方法可分为：①上睑 Check 韧带悬吊法上睑下垂矫正术；②上睑提肌腱膜缩短＋Check 韧带悬吊法上睑下垂矫正术。前者适用于上睑提肌肌力为 0 的患者，后者适用于上睑提肌尚有肌力的患者。

（一）手术步骤（Operative steps，图 X9-3-4-1-1～图 X9-3-4-1-8）

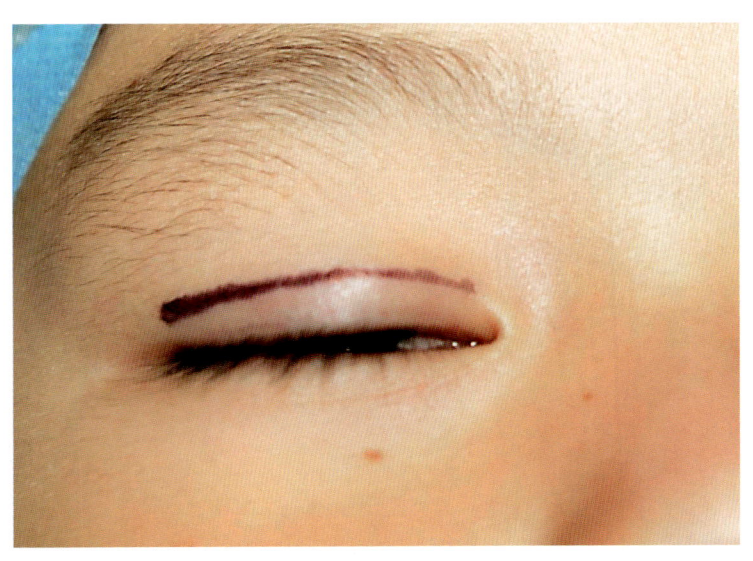

图 X9-3-4-1-1　设计重睑皱襞切口

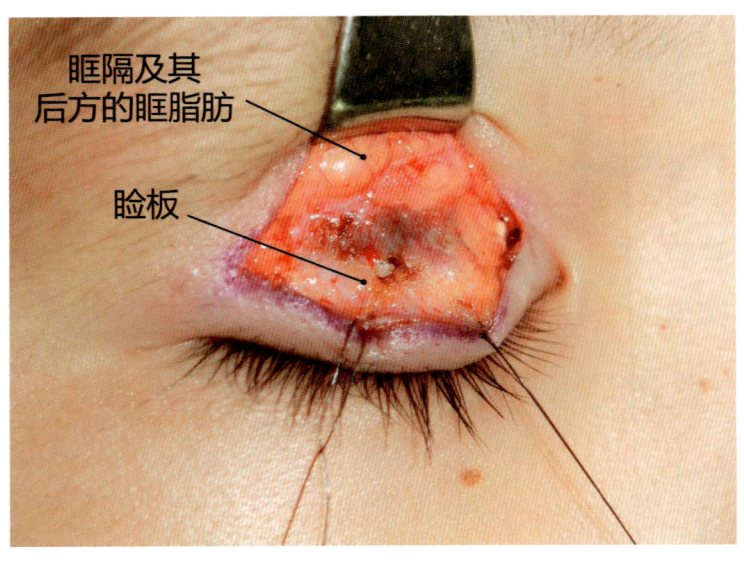

图 X9-3-4-1-2　全麻下沿设计线切开上睑皮肤，切除睑板前眼轮匝肌，显露睑板及眶隔

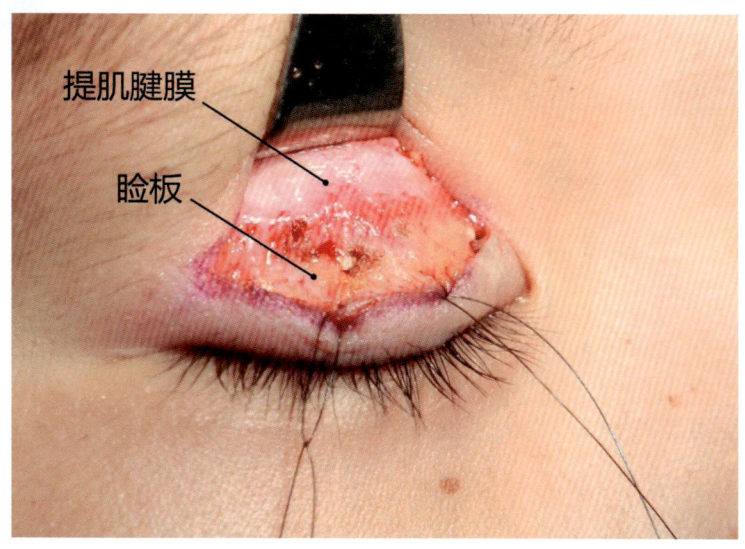

图 X9-3-4-1-3 自眶隔后方向上分离,并将眶隔及其后方的眶脂肪向上方拉开,充分显露上睑提肌腱膜

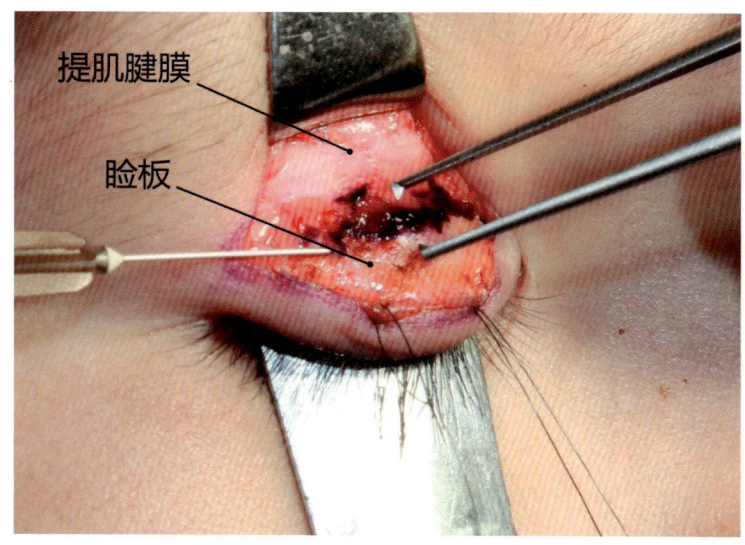

图 X9-3-4-1-4 自睑板上缘进针,在上睑提肌腱膜与睑结膜之间作肿胀麻醉

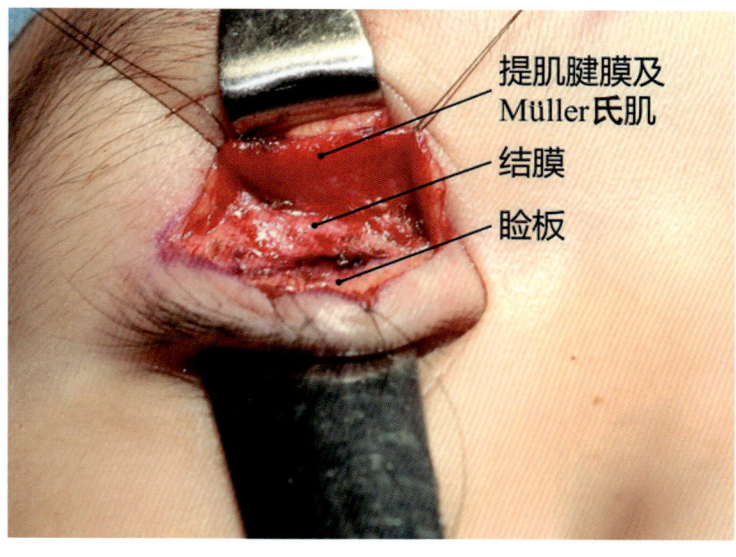

图 X9-3-4-1-5 自睑板上缘水平离断上睑提肌腱膜及 Müller 氏肌,在 Müller 氏肌与结膜之间向上后方分离至结膜上穹窿稍上方

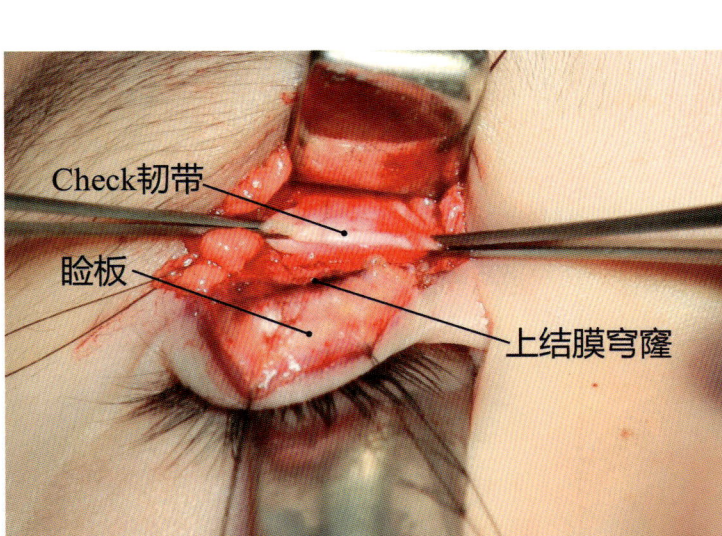

图 X9-3-4-1-6 向后上方拉开提肌腱膜-Müller 氏肌复合瓣，在结膜上穹窿找到上睑 Check 韧带

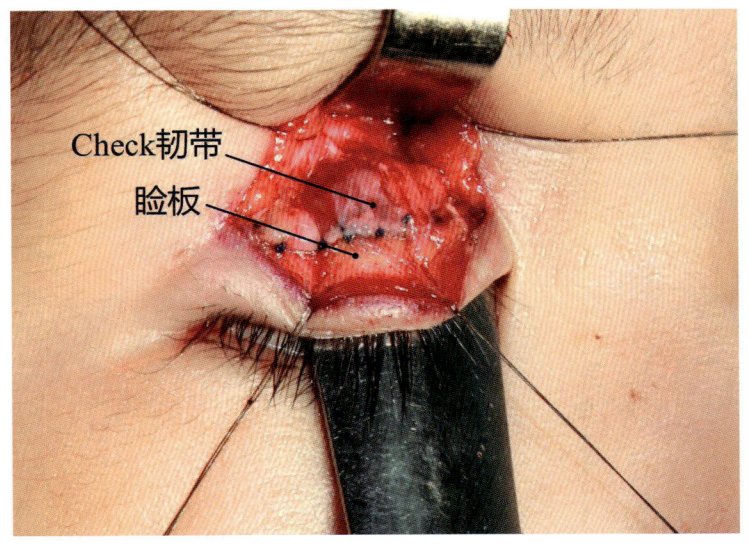

图 X9-3-4-1-7 将 Check 韧带下移，并用 5-0 普理灵缝线将其在适当的部位与睑板上缘间断缝合固定 5～7 针，使上睑缘处于轻度过矫的位置上

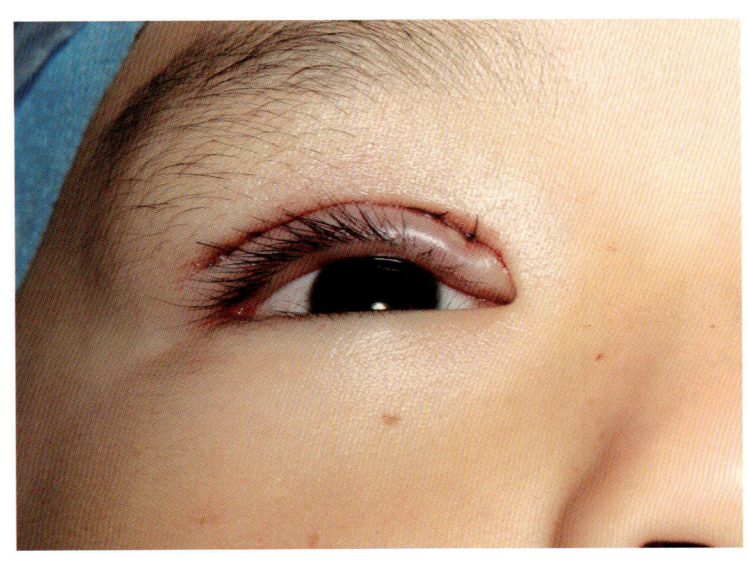

图 X9-3-4-1-8 间断缝合皮肤切口，缝线穿经下方的 Check 韧带

（二）典型病例（Typical cases，图 X9-3-4-2-1～图 X9-3-4-2-9）

1. 病例 1

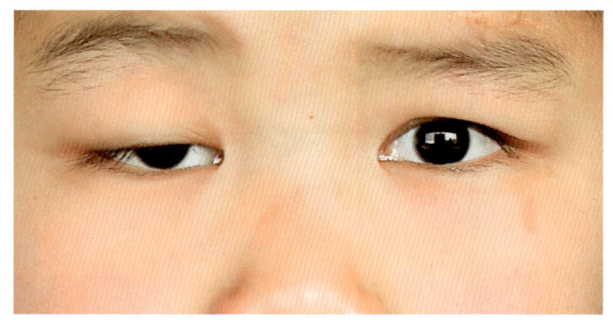

图 X9-3-4-2-1　右侧重度上睑下垂，术前正位睁眼状态

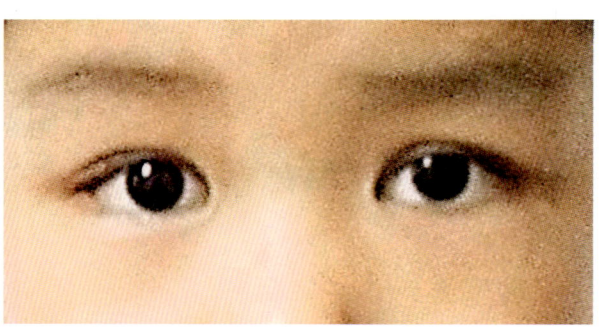

图 X9-3-4-2-2　右侧上睑 Check 韧带悬吊法上睑下垂矫正术＋左上睑切开法重睑成形术后 3 个月，正位睁眼状态

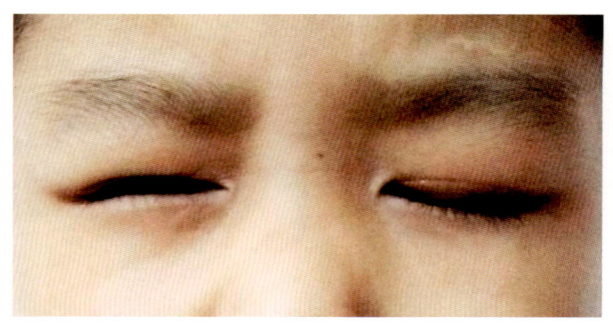

图 X9-3-4-2-3　术后 3 个月正位闭眼状态

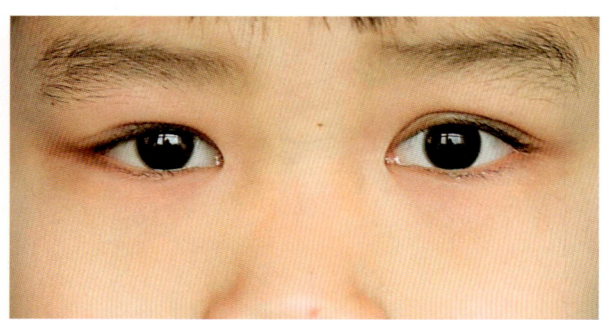

图 X9-3-4-2-4　术后 1 年正位睁眼状态

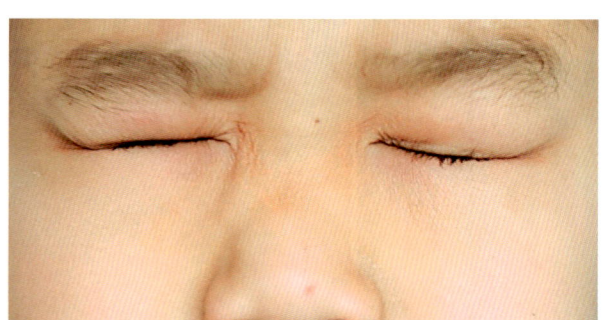

图 X9-3-4-2-5　术后 1 年正位闭眼状态

2. 病例 2

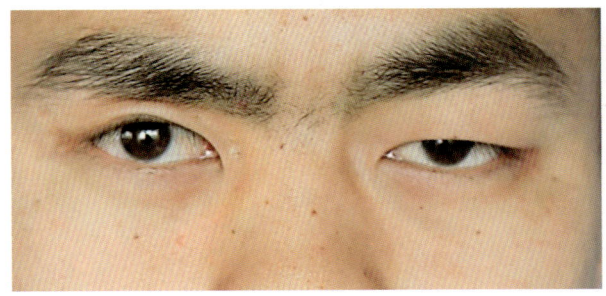

图 X9-3-4-2-6　左侧重度上睑下垂，术前正位睁眼状态

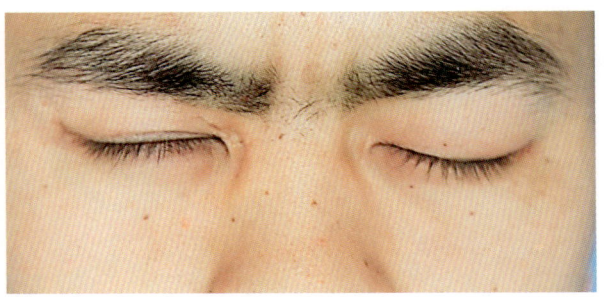

图 X9-3-4-2-7　左侧重度上睑下垂，术前正位闭眼状态

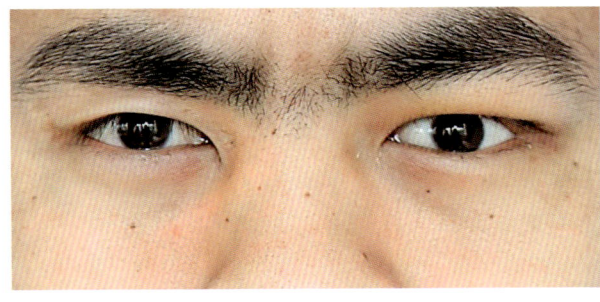

图 X9-3-4-2-8　左侧上睑 Check 韧带悬吊法上睑下垂矫正术后 3 个月，正位睁眼状态

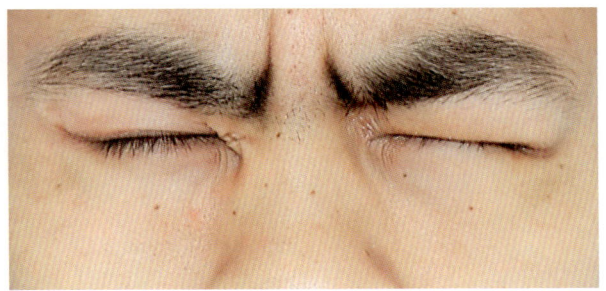

图 X9-3-4-2-9　术后 3 个月正位闭眼状态

五、Check 韧带悬吊＋上睑提肌腱膜缩短法上睑下垂矫正术（Blepharoptosis correction with levator aponeurosis advancement and Check ligament suspension，图 X9-3-5-1-1～图 X9-3-5-2-5）

（一）手术步骤（Operative steps，图 X9-3-5-1-1～图 X9-3-5-1-10）

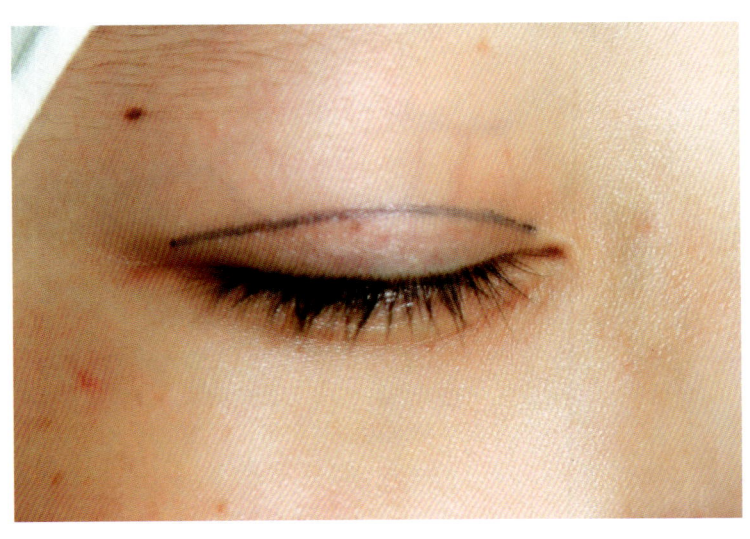

图 X9-3-5-1-1　设计重睑皱襞切口

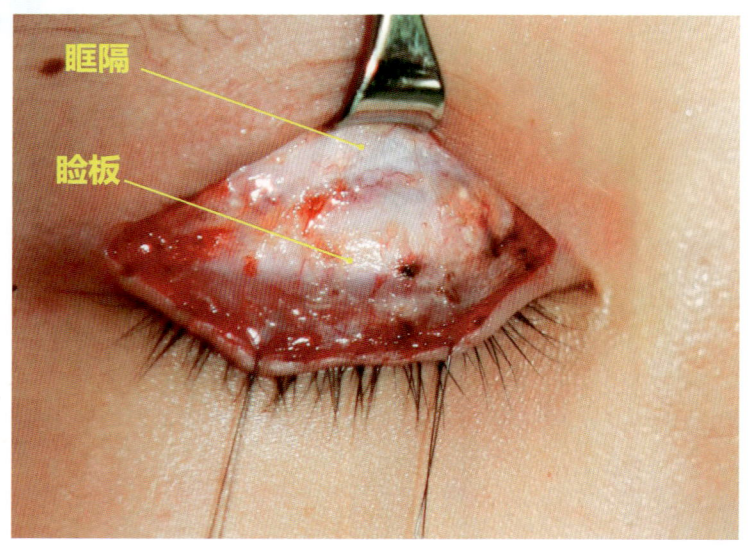

图 X9-3-5-1-2 切除睑板前眼轮匝肌，显露睑板及眶隔

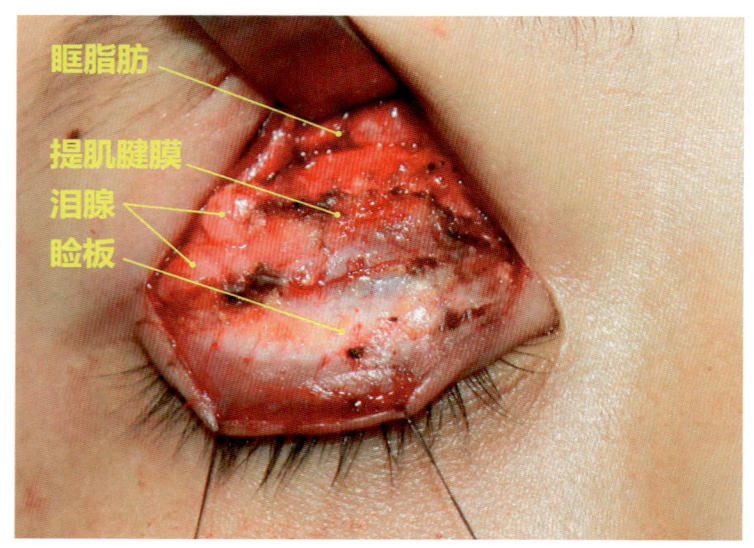

图 X9-3-5-1-3 分离眶隔在睑板上缘的附着，将其及后方的眶脂肪朝后方向上分离、牵开，充分显露上睑提肌腱膜

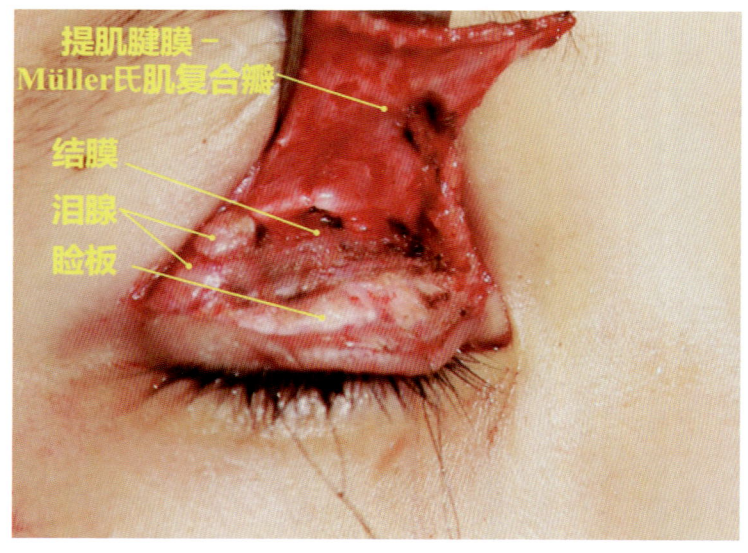

图 X9-3-5-1-4 自睑板上缘水平离断上睑提肌腱膜及 Müller 氏肌，在 Müller 氏肌与结膜之间向上后方分离至 Whitnall's 韧带水平，然后向上分别剪开提肌腱膜内、外侧角，形成上睑提肌腱膜-Müller 氏肌复合瓣

第九章 上睑下垂矫正术 下篇
Correction of blepharoptosis

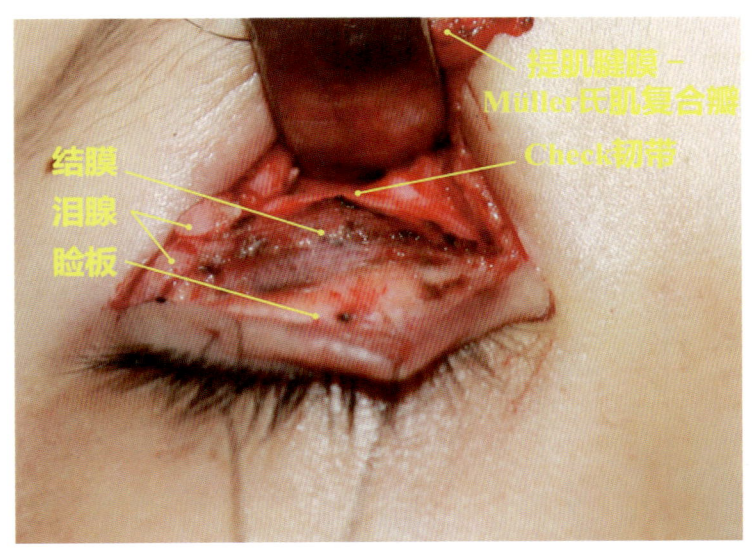

图 X9-3-5-1-5 向后上方拉开提肌腱膜-Müller 氏肌复合瓣，在结膜上穹窿找到上睑 Check 韧带

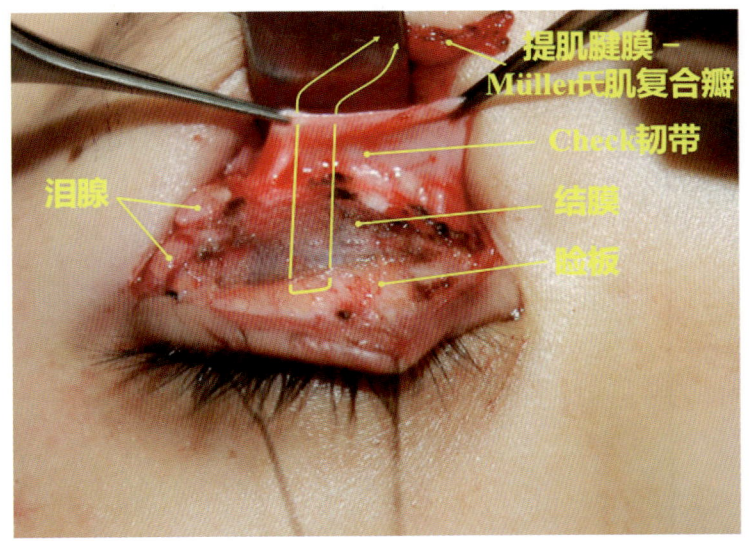

图 X9-3-5-1-6 将 Check 韧带下移，并用 5-0 普理灵缝线将其在适当的部位与睑板上缘行 3~5 针水平褥式缝合，缝合固定 5~7 针，使上睑缘处于轻度过矫的位置上（角膜上缘）

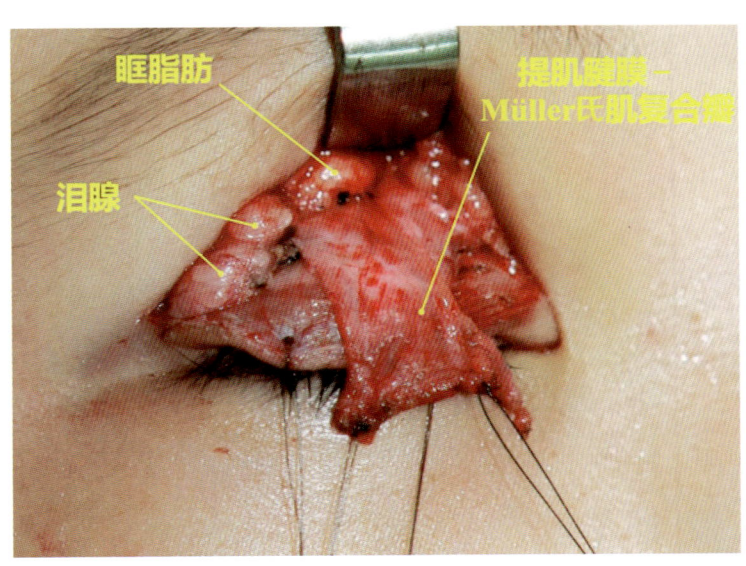

图 X9-3-5-1-7 将提肌腱膜-Müller 氏肌复合瓣向下推进，并在适当位置与睑板上缘缝合，使上睑缘依然处于轻度过矫的位置上

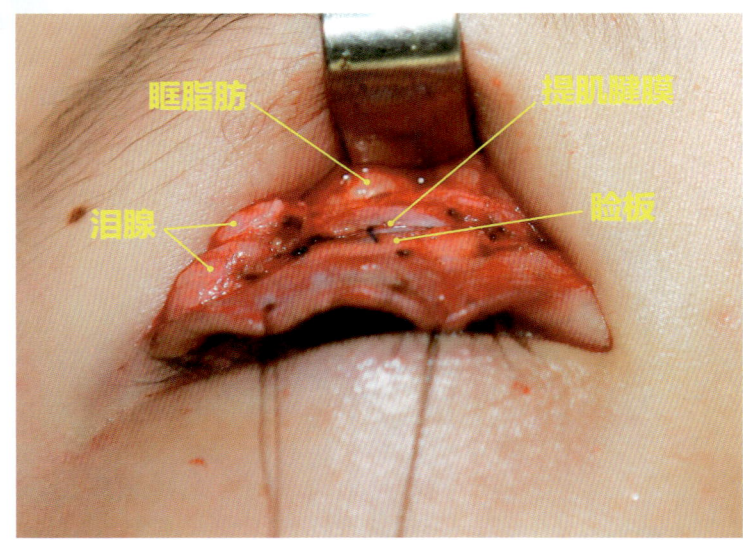

图 X9-3-5-1-8 切除多余的上睑提肌腱膜-Müller 氏肌复合瓣

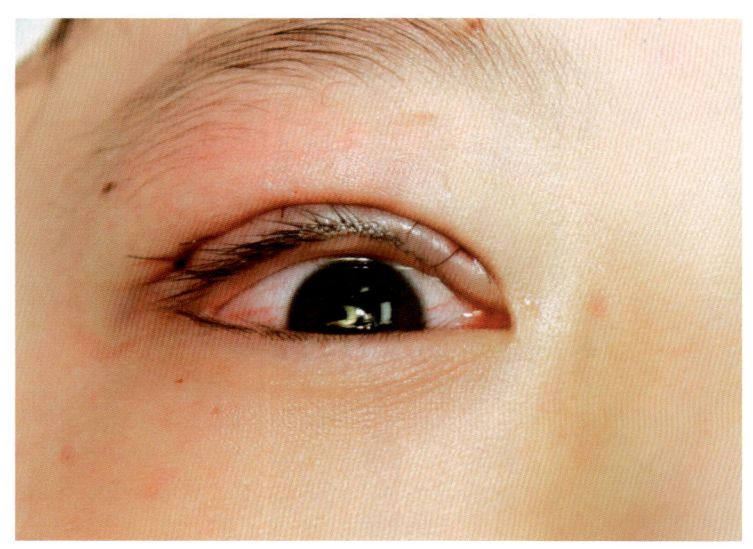

图 X9-3-5-1-9 缝合皮肤切口，缝线穿经下方的提肌腱膜和 Check 韧带，术毕即刻睁眼状态

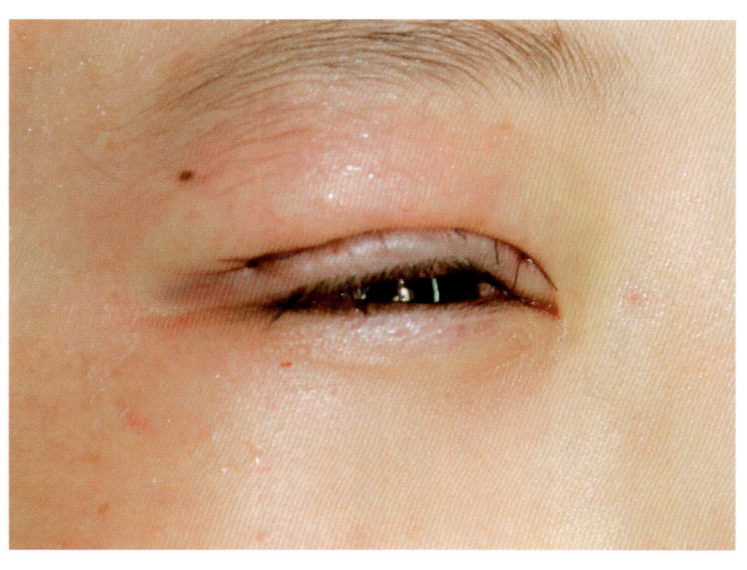

图 X9-3-5-1-10 术毕即刻闭眼状态

(二)典型病例(Typical case,图 X9-3-5-2-1～图 X9-3-5-2-5)

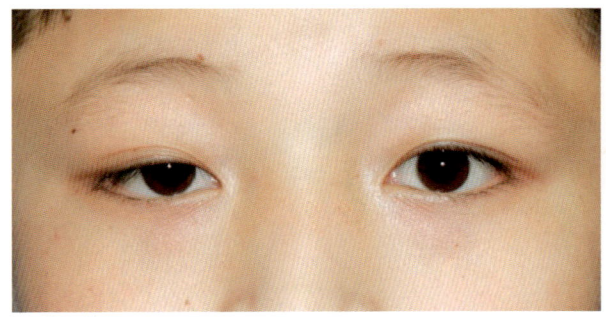

图 X9-3-5-2-1　右侧中度上睑下垂,术前正位睁眼状态

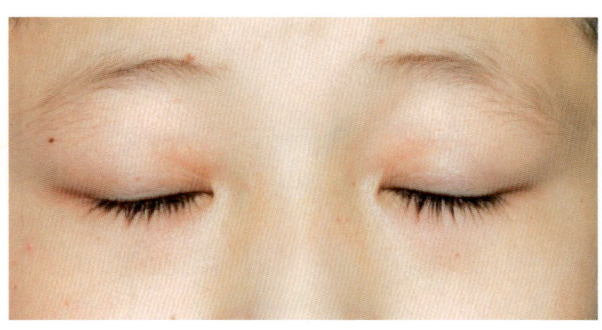

图 X9-3-5-2-2　术前正位闭眼状态

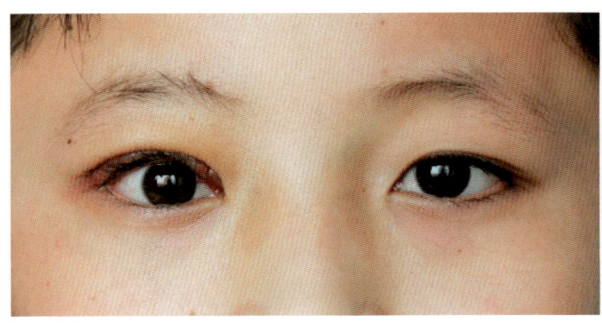

图 X9-3-5-2-3　右侧上睑提肌腱膜缩短+Check 韧带悬吊法上睑下垂矫正术后 7 天,正位睁眼状态

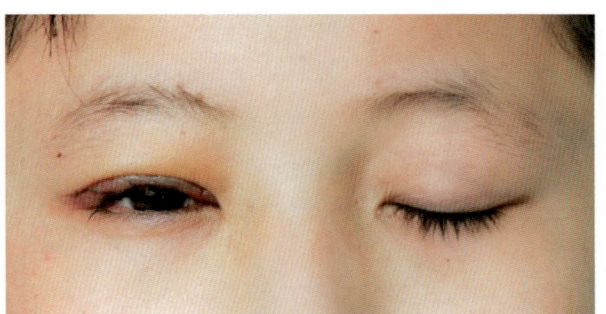

图 X9-3-5-2-4　术后 7 天正位闭眼状态

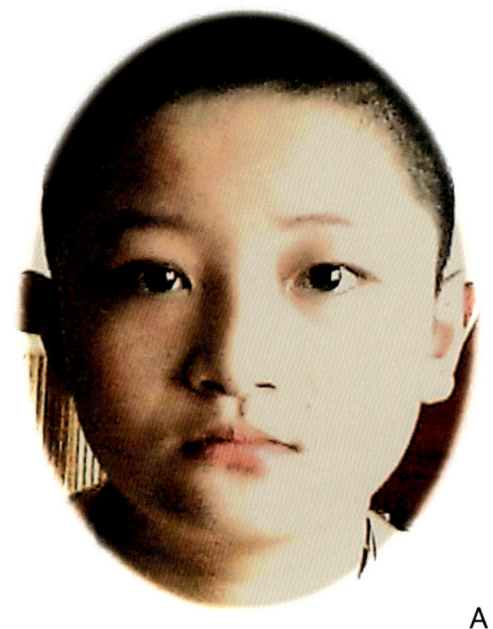

A

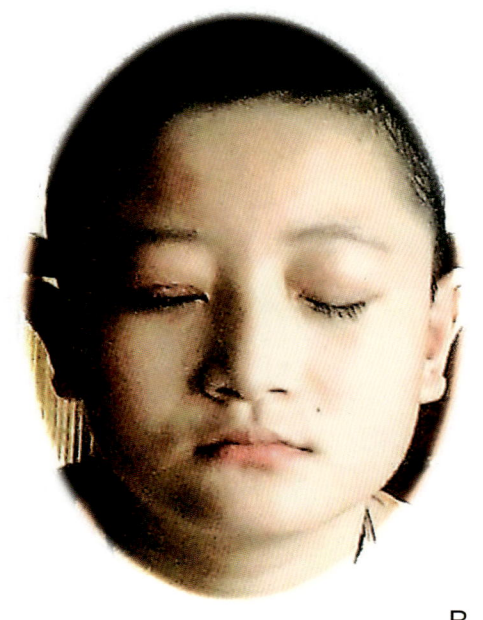

B

图 X9-3-5-2-5　术后 6 个月眼部状态
A. 正位睁眼状态;B. 正位闭眼状态

第四节 · 常见并发症及处理
Common complications and their treatments

上睑下垂矫正术除了会出现下篇第八章"睑成形术并发症及处理"中所出现的一些如出血、血肿、球结膜水肿等常见的并发症之外，同时还会出现一些与疾病、术式相关的或者特有的并发症。

一、双侧上睑皱襞不对称（Bilateral upper lid folds asymmetry）

很多上睑下垂的病例为单侧发病，即便两侧同时施行手术（一侧行上睑下垂矫正术，另一侧行重睑成形术），由于两侧的手术操作方式不同，同时上睑下垂的一侧还需要有一定的"矫枉过正"，因此术后出现双侧上睑皱襞不对称的情况较为多见。此外，由于上睑下垂矫正时，分离以及缝合固定的位置都较深，因此所形成的上睑皱襞的深度往往较健侧深。通常过矫的情况会在术后6个月以内逐渐改善。如术后6个月以后仍有明显的双侧不对称，可根据上睑下垂矫正的情况，参照一侧的上睑皱襞高度进行手术矫正。

二、睑裂闭合不全（Lagophthalmos）

睑裂闭合不全会引起暴露性角膜炎，严重者视力下降甚至失明（图X9-4-1）。一般的上睑下垂矫正术，会设计为过度矫正1mm左右，如果出现>5mm的过度矫正就必须及时手术处理。有些就算无过矫也会出现睑裂闭合不全，但一般会在1~3个月后逐渐好转，在这之前必须注意眼部护理，睡前涂眼膏以保护角膜。此外，术前需检查有无上直肌的麻痹，若缺乏Bell现象，出现眼球上旋障碍，则慎行手术。

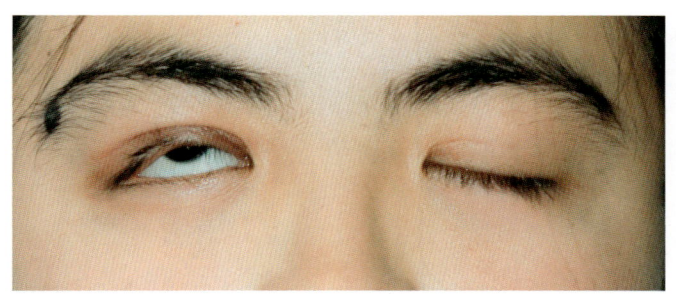

图 X9-4-1　右侧上睑 Check 韧带悬吊法上睑下垂矫正术后 1 个月，睑裂闭合不全

三、矫正不足或过度（Undercorrection or overcorrection）

矫正不足可由术前对肌力的评估有误或手术方法选择不当造成。另外，上睑提肌缩短不充分、缝线拉紧不够或缝线结扎过松、额肌与睑板缝合位置偏低等也可导致不同程度的矫正不足。术中应注意测量，以便及时发现与处理。若术中未及时处理，可在 6 个月后再行手术矫正（图 X9-4-2）。

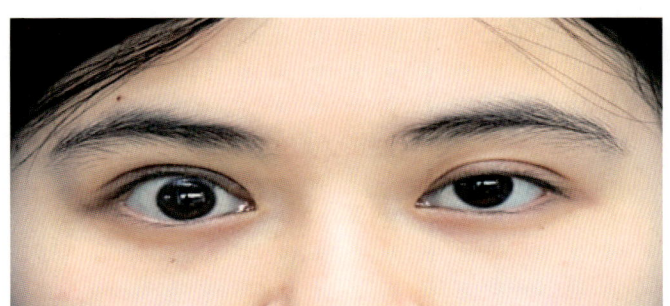

图 X9-4-2　右侧先天性上睑下垂矫正术后 6 个月，右侧上睑仍有过度矫正

矫正过度多由上睑提肌、额肌肌瓣切除过量，或将上睑提肌固定于睑板的位置过低，或悬吊张力大而引起。所以对于肌力尚可的患者，术中测量评估应慎重。术后早期（2 周内）若发现有矫正过度，小于 3mm 者可做加压按摩；大于 3mm 者，需尽早拆除缝线，用胶布固定上睑于眶下缘，或重新调整上睑提肌的缝合位置。若额肌悬吊矫正过度，可酌情把悬吊力量放松。若为上睑提肌腱膜缩短过多所致者，应行提肌腱膜延长术，矫正方法详见下篇第十一章"眼睑退缩矫正术"。

四、上睑内翻（Upper eyelid entropion）

上睑内翻主要由睑板切除过多或上睑提肌腱膜、额肌瓣、阔筋膜等的固定位置过高、过于贴近睑板上缘造成。术中应注意观察各种组织瓣或悬吊材料在睑板上的固定位置是否恰当，一旦发现有明显的眼睑内翻，应及时重新调整固定点于适当位置上。

五、上睑外翻或睑球分离（Upper eyelid ectropion or separation of eyelid from eyeball）

上睑外翻或睑球分离大多是由提肌腱膜缩短法或额肌悬吊法上睑下垂矫正术中腱膜瓣或额肌瓣与睑板的固定点位置过低或力量过大所致，少数可由穹窿结膜脱垂、结膜水肿等造成。术中如发现有明显的眼睑外翻和睑球分离，应及时调整组织瓣与睑板的缝合固定点于适当位置上。术后早期轻度的睑球分离可不作处理，严重者需重新调整睑板固定点的位置。

六、结膜脱垂（Conjunctival prolapse）

结膜脱垂多见于提肌腱膜缩短法或 Check 韧带悬吊法上睑下垂矫正术后。手术结束前将上穹窿结膜推移复位可在一定程度上预防术后严重的结膜脱垂。部分结膜脱垂可随时间延长而自行恢复。对于严重或术后 3 个月仍无法复位者，可将脱垂的结膜切除（图 X9-4-3～图 X9-4-7）。

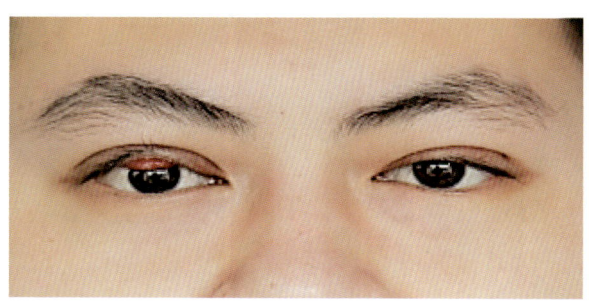

图 X9-4-3　右上睑 Check 韧带悬吊法上睑下垂矫正术后 2 周出现结膜脱垂

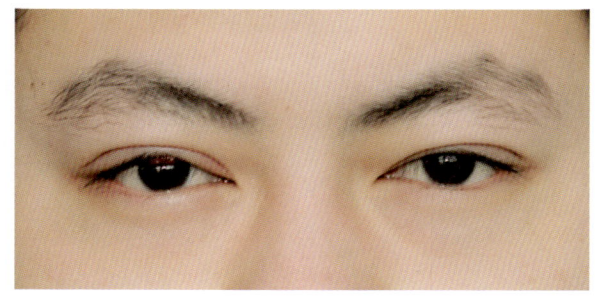

图 X9-4-4　术后 6 个月，脱垂的结膜仍未完全复位

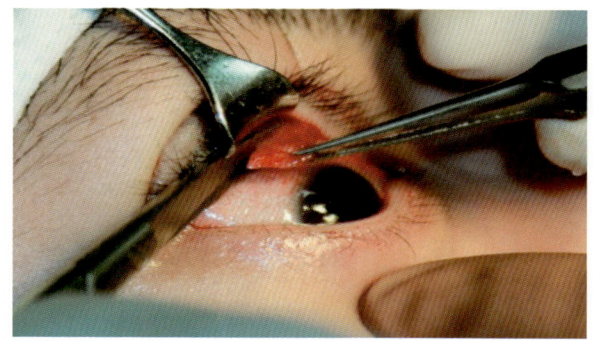

图 X9-4-5　局麻下行脱垂结膜切除术，切口不缝合

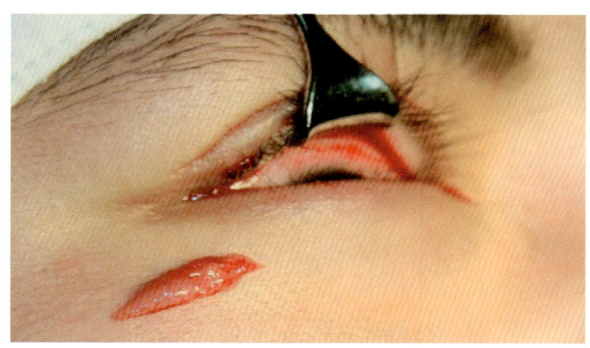

图 X9-4-6　切除的结膜

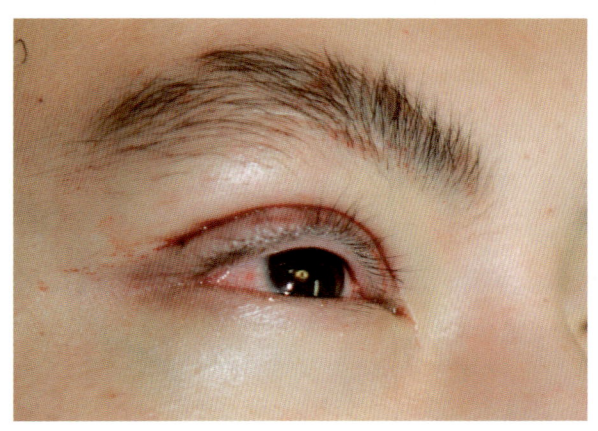

图 X9-4-7　术毕即刻睁眼状态

七、假性正-负眼睑综合征（Pseudo plus-minus lid syndrome）

在上睑下垂矫正术后，尤其是应用提肌腱膜缩短术式时，一些患者可能表现出假性正-负眼睑综合征（图 X9-4-8、图 X9-4-9），即当患侧上睑达到轻度过度矫正位置（上睑退缩）时，对侧上睑出现下垂现象。

对于上睑下垂的患者，术前要注意排除存在真性正-负眼睑综合征的可能性。如提肌腱膜缩短术后对侧出现上睑下垂，不宜急于行"上睑下垂"的矫正，否则可能使修复情况变得更复杂。建议观察 6 个月后，再根据双侧上睑的检查结果决定是否行手术矫正。应遵循赫林定律，针对假性正-负眼睑综合征发生的原因选择适宜的手术方式。如 6 个月后仍有明显的假性正-负眼睑综合征的表现，且提升下垂侧的上睑，对侧退缩的上睑不能下降时，提示该侧上睑退缩是由提肌腱膜缩短过多所致，对侧出现上睑下垂是代偿性的，也即假性下垂，因此应行退缩侧提肌腱膜松解或延长术，术后假性下垂的上睑可能会自行恢复到正常位置；若提升下垂侧的上睑，对侧退缩的上睑可恢复到正常位置时，提示下垂侧的上睑术前即有潜在的下垂倾向，之所以没有表现出来，是因为对侧上睑下垂导致的上睑提肌神经支配强度增加使其发生了代偿性提升，从而掩盖了下垂表现。当对侧下垂的上睑通过提肌缩短得以提升后，由于双侧上睑提肌神经支配强度等量减少，该侧上睑不再发生代偿性提升，下垂得以呈现。因此，在这种情况下，应考虑施行该侧提肌缩短术以提升上睑，术后对侧退缩的上睑可能会自行恢复到正常位置。

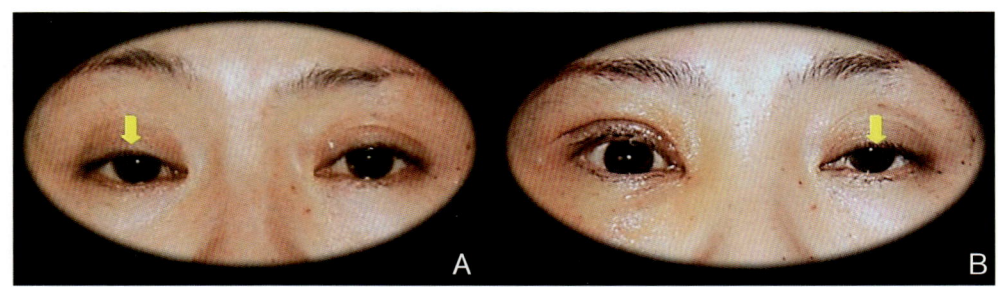

图 X9-4-8 假性正-负眼睑综合征病例 1

A. 先天性右侧上睑下垂,左侧上睑看似正常;B. 提肌腱膜缩短法矫正右侧上睑下垂后 7 天,右上睑位置基本正常,左上睑发生下垂(提示:该患者实际上是非对称性双侧上睑下垂患者,左侧较轻,术前看似正常的左侧上睑位置是该侧上睑提肌代偿性过度收缩的结果;右侧上睑下垂矫正后,因双侧提肌接受的神经冲动等量减少,左侧上睑下垂便表现出来。观察一段时间,若左侧上睑下垂无改善,应考虑施行该侧提肌缩短手术以矫正上睑下垂)

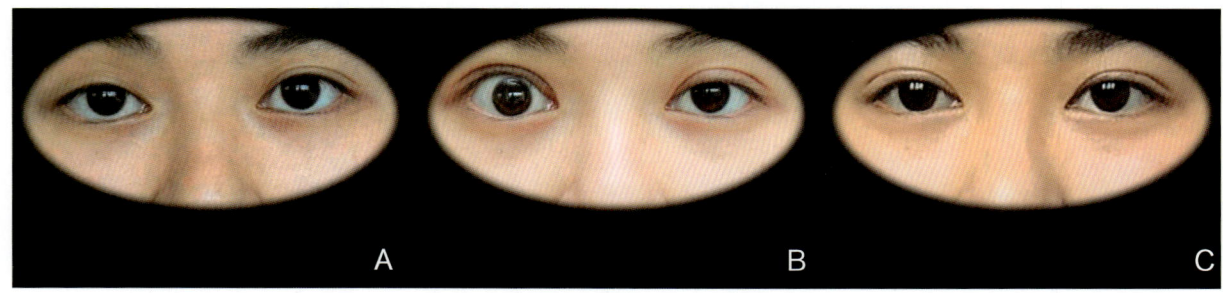

图 X9-4-9 假性正-负眼睑综合征病例 2

A. 右侧上睑下垂,左侧上睑正常;B. 提肌腱膜缩短法右侧上睑下垂矫正术后 6 个月,右侧过度矫正不见改善(上睑退缩),左侧表现出轻度上睑下垂,提升左侧上睑,右侧退缩的上睑位置不能下降,提示右侧提肌腱膜缩短过多;C. 右侧提肌腱膜延长术后 6 个月,双侧上睑位置正常,基本对称

(邢新　杨超　祝玮烨　李军辉)

参考文献

[1] Finsterer J. Ptosis: causes, presentation, and management[J]. Aesthet Plast Surg, 2003, 27(3): 193-204.

[2] Holmstrom H, Santanelli F. Suspension of the eyelid to the check ligament of the superior fornix for congenital blepharoptosis[J]. Scand J Plast Reconstr Surg Hand Surg, 2002, 36(3): 149-156.

[3] Frueh B R, Musch D C, McDonald H M. Efficacy and efficiency of a small-incision, minimal dissection procedure versus a traditional approach for correcting aponeurotic ptosis[J]. Ophthalmol, 2004, 111(12): 2158-2163.

[4] Bassin R E, Putterman A M. Full-thickness eyelid resection in the treatment of secondary ptosis[J]. Ophthal Plast Reconstr Surg, 2009, 25(2): 85-89.

[5] Santanelli F, Paolini G, Renzi L F, et al. Correction of myopathic blepharoptosis by check ligament suspension: clinical evaluation of 89 eyelids[J]. J Plast Surg Hand Surg, 2011, 45(4-5): 194-199.

[6] Chung S, Ahn B, Yang W, et al. Borderline to moderate blepharoptosis correction using retrotarsal tucking of Müller's muscle: levator aponeurosis in Asian eyelids[J]. Aesthet Plast Surg, 2015, 39(1): 17-24.

[7] Pan Y, Zhang H, Yang L, et al. Correction of congenital severe ptosis by suspension of a frontal muscle flap overlapped with an inferiorly based orbital septum flap[J]. Aesthet Plast Surg, 2008, 32(4): 604-612; discussion 613.

[8] Zhou M S, Zhong M S, Jin R, et al. Frontalis muscle flap advancement for correction of severe ptosis under general anesthesia: modified surgical design with 162 cases in China[J]. Aesthet Plast Surg, 2014, 38(3): 503-509.

[9] Ramirez O M, Pena G. Frontalis muscle advancement: a dynamic structure for the treatment of severe congenital eyelid ptosis[J]. Plast Reconstr Surg, 2004, 113(6): 1841-1849; discussion 1850-1851.

[10] Park D H, Lee S J, Song C H. Recurrence of blepharoptosis after a superiorly based muscle flap: treatment by frontalis muscle advancement[J]. Plast Reconstr Surg, 2005, 116(7): 1954-1959.

[11] Medel R, Alonso T, Giralt J, et al. Frontalis muscle flap advancement with a pulley in the levator aponeurosis in patients with complete ptosis and deep-set eyes[J]. Ophthal Plast Reconstr Surg, 2006, 22(6): 441-444.

［12］Bagheri A, Ahadi H, Babsharif B, et al. Direct tarsus to frontalis muscle sling without flap creation for correction of blepharoptosis with poor levator function[J]. Orbit, 2012, 31(1): 48-52.

［13］Park D H, Choi S S. Correction of recurrent blepharoptosis using an orbicularis oculi muscle flap and a frontalis musculofascial flap[J]. Ann Plast Surg, 2002, 49(6): 604-611.

［14］Lai C S, Chang K P, Lai C H, et al. A dynamic technique for the treatment of severe or recurrent blepharoptosis: frontalis-orbicularis oculi muscle flap shortening[J]. Ophthalmologica, 2009, 223(6): 376-382.

［15］Lai C S, Lai C H, Huang S H, et al. A new trend for the treatment of blepharoptosis: frontalis-orbicularis oculi muscle flap shortening technique[J]. J Plast Reconstr Aesthet Surg, 2010, 63(2): 233-239.

［16］Lai C S, Chang K P, Lee S S, et al. The role of frontalis orbicularis oculi muscle flap for correction of blepharoptosis with poor levator function[J]. Ann Plast Surg, 2013, 71(Suppl 1): S29-S36.

［17］Bhiromekraibhak K. Blepharoptosis repaired by frontalis-orbicularis oculi flap: a new technique[J]. J Med Assoc Thai, 2010, 93(Suppl 2): S15-S20.

［18］Tsai C C, Lin T M, Lai C S, et al. Use of orbicularis oculi muscle flap for undercorrected blepharoptosis with previous frontalis suspension[J]. Br J Plast Surg, 2000, 53(6): 473-476.

［19］Tsai C C, Lin T M, Lai C S, et al. Use of the orbicularis oculi muscle flap for severe Marcus-Gunn ptosis[J]. Ann Plast Surg, 2002, 48(4): 431-434.

［20］Tsai C C, Lin T M, Chou C S, et al. Use of orbicularis oculi muscle flap for undercorrected blepharoptosis with previous levator muscle resection[J]. Ann Plast Surg, 2003, 50(3): 292-295.

［21］Borman H, Maral T. Technique for blepharoptosis correction using double-breasted orbicularis oculi muscle flaps[J]. Ann Plast Surg, 2006, 57(4): 381-384.

［22］Shimizu Y, Nagasao T, Asou T. A new non-incisional correction method for blepharoptosis[J]. J Plast Reconstr Aesthet Surg, 2010, 63(12): 2004-2012.

［23］Lee H, Lee M, Bae S. Blepharoptosis correction transconjunctivally using buried suture method: a prospective cohort study[J]. Int J Surg, 2016, 25: 9-16.

［24］杨超, 唐炜雅, 戴海英, 等. 上穹窿Check韧带悬吊法矫正先天性上睑下垂[J]. 中国美容整形外科杂志, 2016, 27(5): 261-264.

第 十 章

先天性小眼症矫正术

Correction of blepharophimosis-ptosis-epicanthus inverse syndrome

第一节 · 概 述
Generalities

先天性小眼症，又称睑裂狭小综合征（Blepharophimosis-ptosis-epicanthus inverse syndrome，BPES）、小睑裂综合征（Small palpebral fissure syndrome）、Komoto综合征等，指睑裂长度及宽度均较正常缩小，是一种以独特的先天性眼睑异常为特征的眼部疾病。主要临床表现包括上睑下垂、小睑裂、反向型内眦赘皮、内眦间距增宽等，因此也被称为"睑四联征"，同时还可以有半侧颜面发育不良、侏儒症、耳畸形、女性不孕症等其他临床表现。

先天性小眼症是一种常染色体显性遗传病，多发生于自发的基因突变，有家族性（图X10-1-1、图X10-1-2）。根据其遗传方式可分为两型：Ⅰ型（普通型）——由父亲传代，女性患者伴有不孕症，外显完全，外显率为100%；Ⅱ型——父、母亲传代机会相等，不完全外显，外显率约为96.5%。Harrsr等（1995年）用标记物对两个先天性小睑裂综合征家系（呈常染色体显性遗传分布）做全血的细胞连锁分析，推断本病的基因位点可能在3q，并得出发生率为万分之一，完全外显。张为民等（2001年）对一个BPES Ⅰ型家系的致病基因进行基因连锁、染色体定位研究，对染色体3q区域4个微卫星标记进行连锁分析，未见患者在这4个位点有缺失，但发现该家系与3q22～24区域的位点紧密连锁。由于标记位点之间距离较大（20～30cm），尚不能确定致病基因。Crispuni等（2001年）用定位克隆方法发现小睑裂综合征的致病基因是位于染色体3q23的FOXL2基因，同时用原位杂交方法观察FOXL2的表达，发现在小鼠发育状态下的眼睑和成熟卵巢具有选择性高表达。Baere等多国临床和基础研究人员通过对包括荷兰、美国、意大利、中国、日本等国家的BPES Ⅰ型、Ⅱ型家族，难以分型的BPES家族及散发病例的FOXL2基因进行突变分析，发现FOXL2上存在21个相关突变点及1个微小缺失，而200位正常人和家系中的非患病者则没有这些突变，因而确定FOXL2基因与本病相关。

先天性小睑裂综合征在我国较为常见，胡诞宁教授报告上睑下垂20个家系中，5个家系为本病，占25%。北京同仁医院收治先天性上睑下垂患者125例，其中小睑裂综合征占6.6%。北京协和医院曾报告过7年收治的小睑裂综合征21例，5例具有两代遗传史。国外发病率约占先天性上睑

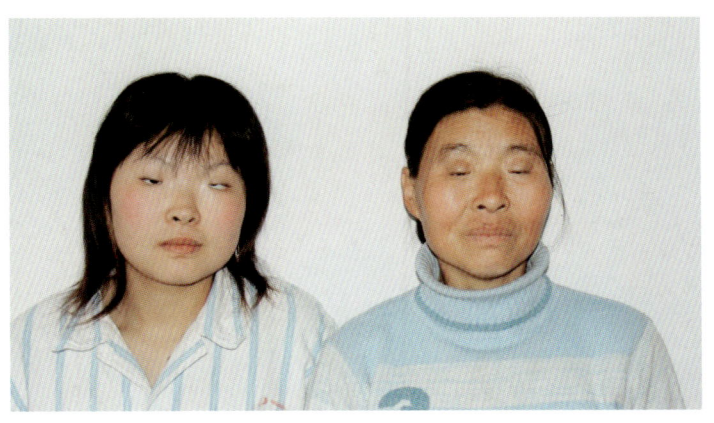

图 X10-1-1　先天性小眼症患者（左侧）及其同患此病的母亲

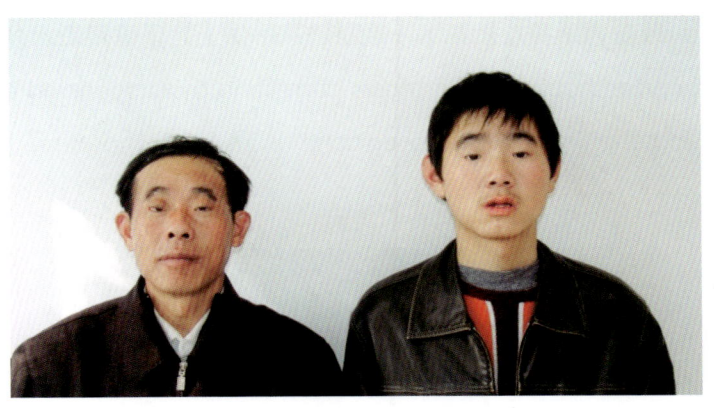

图 X10-1-2　先天性小眼症患者（右侧）及其同患此病的父亲

下垂的 3.5%。

先天性小眼症患者大多上睑下垂严重，上睑提肌肌力很弱，有些患者可因代偿性的仰头、皱眉而产生习惯性头后仰、额头皱纹等异常情况。由于其视功能低下，对儿童生活亦有很大影响。但随着年龄增长儿童鼻骨逐渐发育，情况可能有所改善，因此多主张不宜过早进行手术整复，在学龄前手术较适宜。一般认为睑裂开大术以 3 岁为宜，反向型内眦赘皮则可提前至 2 岁左右进行。单纯小眼症，可行内、外眦成形术以开大睑裂，必要时还需做内眦韧带固定术以增宽眶距；合并内眦赘皮及上睑下垂者，一般先行内眦赘皮矫正术，6～12 个月后再行上睑下垂矫正术。部分患者还需行外眦开大术以延长外侧睑裂，可先期施行，也可待内眦赘皮和上睑下垂矫正后再予实施。部分学者主张同时实施内眦赘皮矫正、外眦成形和上睑下垂矫正术，一期修复先天性小眼症。

第二节 · 矫正方法与典型病例
Corrective method and typical cases

1. 病例1：Mustarde法内眦赘皮矫正术＋额肌瓣悬吊法上睑下垂矫正术分期修复先天性小眼症（Case 1: Mustarde's epicanthoplasty and ptosis correction by suspension of frontal muscle flap for staged repair of blepharophimosis-ptosis-epicanthus inverse syndrome，图X10-2-1～图X10-2-9）

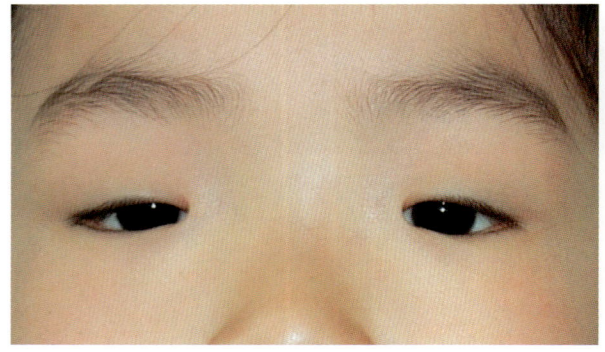

图X10-2-1　先天性小眼症（双侧逆向型内眦赘皮伴上睑下垂）

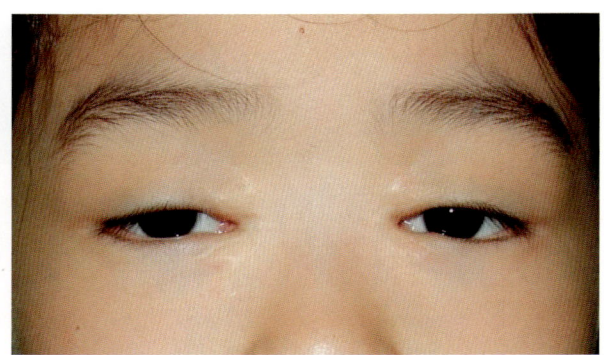

图X10-2-2　Mustarde法内眦赘皮矫正术后1年，睁眼状态（手术方法详见下篇第五章图X5-2-6-1-1～图X5-2-6-1-6和图X5-2-6-2-1～图X5-2-6-2-8）

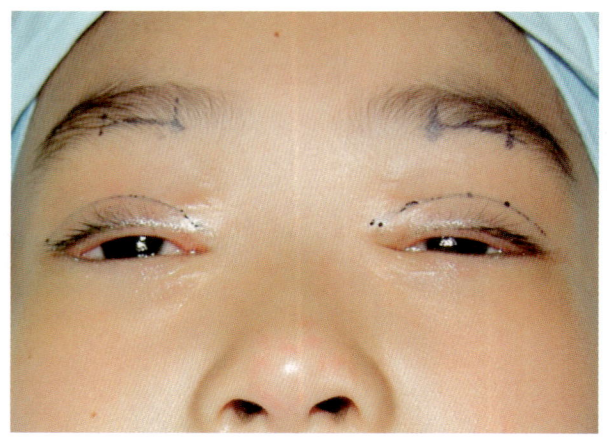

图X10-2-3　设计上睑及眉下切口，在全麻下行额肌瓣法上睑下垂矫正术（详见下篇第九章"上睑下垂矫正术"）

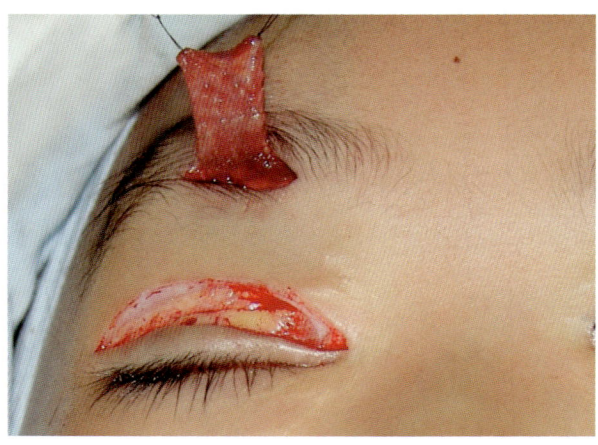

图X10-2-4　右侧额肌瓣形成

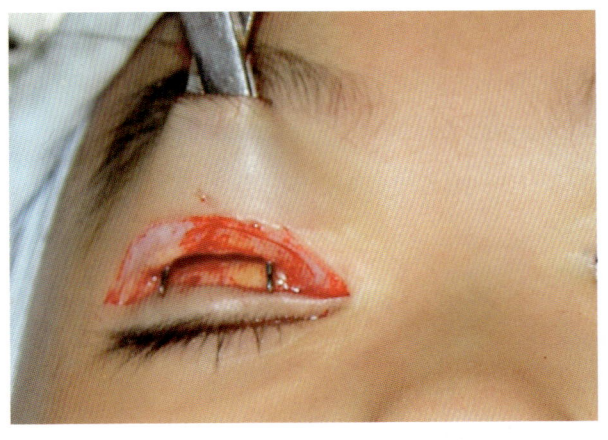

图 X10-2-5　在上睑眼轮匝肌下形成隧道供额肌瓣通过

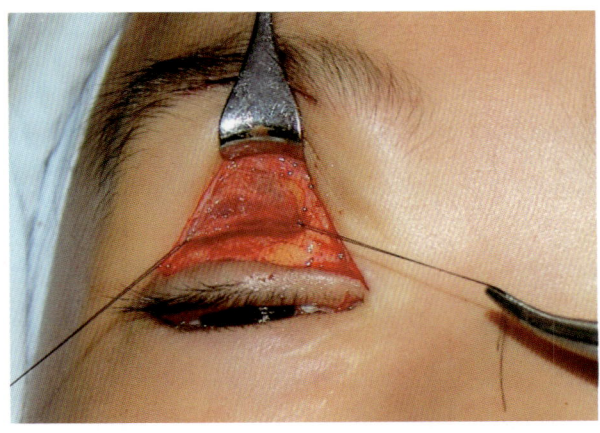

图 X10-2-6　将额肌瓣穿过眼轮匝肌下隧道到达上睑切口

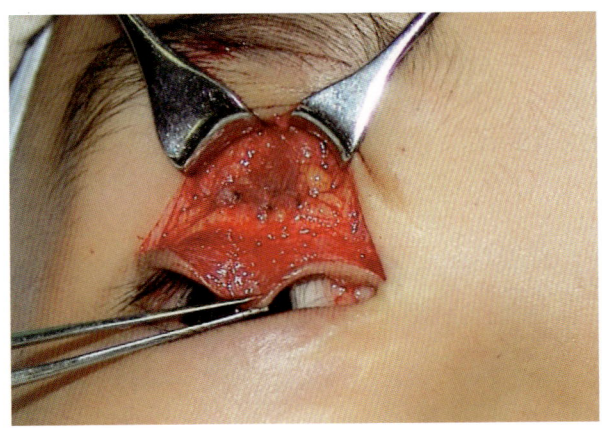

图 X10-2-7　将额肌瓣以 5-0 缝线缝合固定于上睑板上缘

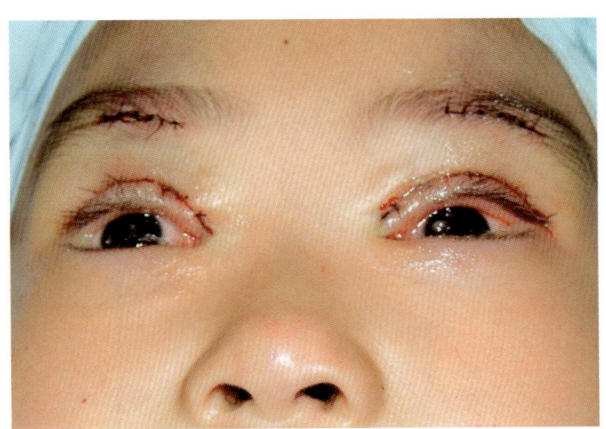

图 X10-2-8　缝合眉下及上睑皮肤切口，同法完成对侧手术

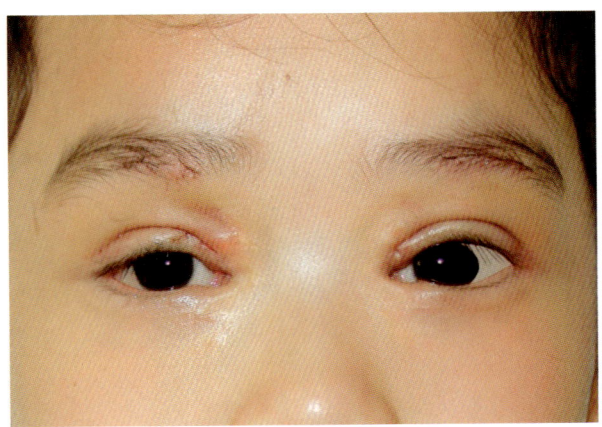

图 X10-2-9　术后 2 周睁眼状态

2. 病例2：Mustarde法内眦赘皮矫正术＋Fox外眦成形术＋额肌瓣悬吊法上睑下垂矫正术一期修复先天性小眼症（Case 2: Mustarde's epicanthoplasty, Fox's lateral canthoplasty and ptosis correction by suspension of frontal muscle flap for staged repair of blepharophimosis-ptosis-epicanthus inverse syndrome at stage one，图X10-2-10～图X10-2-13）

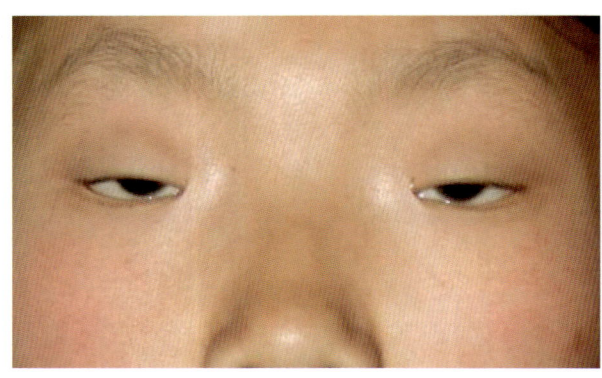

图X10-2-10　先天性小眼症（双侧逆向型内眦赘皮伴上睑下垂），术前睁眼状态

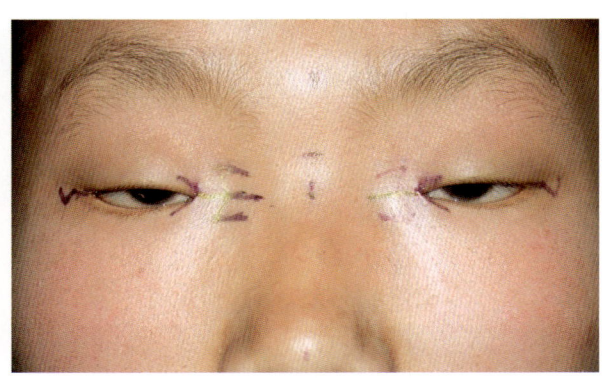

图X10-2-11　设计Mustarde法内眦赘皮矫正术和Fox外眦成形术切口

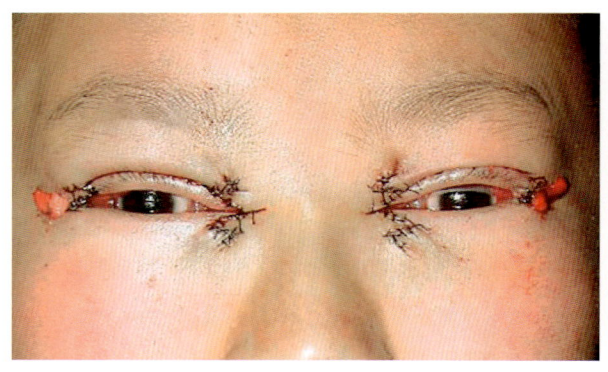

图X10-2-12　Mustarde法内眦赘皮矫正术＋Fox外眦成形术（操作方法详见上篇第四章图S4-1-7）＋额肌瓣悬吊法上睑下垂矫正术后即刻

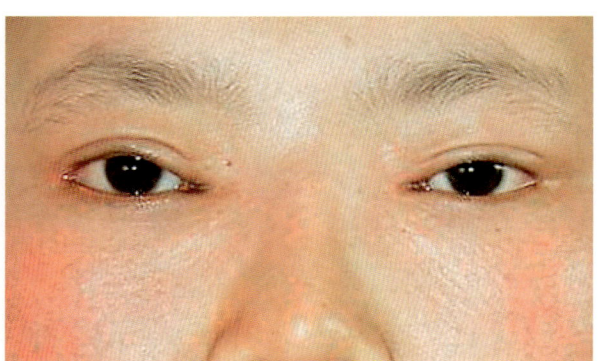

图X10-2-13　术后6年睁眼状态

3. 病例3：Fox 外眦成形术＋Mustarde 法内眦赘皮矫正术＋额肌瓣悬吊法上睑下垂矫正术分期修复先天性小眼症（Case 3: Fox's lateral canthoplasty, Mustarde's epicanthoplasty and ptosis correction by suspension of frontal muscle flap for staged repair of blepharophimosis-ptosis-epicanthus inverse syndrome，图 X10-2-14～图 X10-2-17）

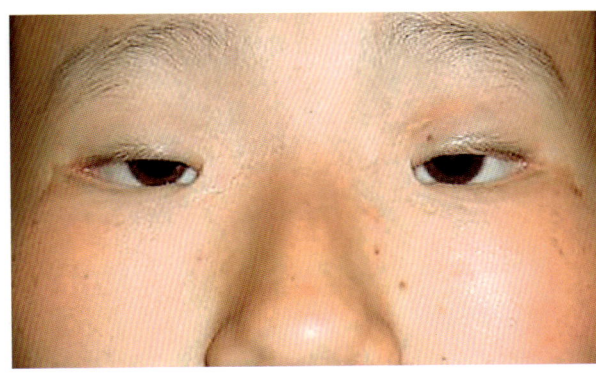

图 X10-2-14　先天性小眼症（双侧逆向型内眦赘皮伴上睑下垂），Fox 外眦成形术后 6 个月睁眼状态

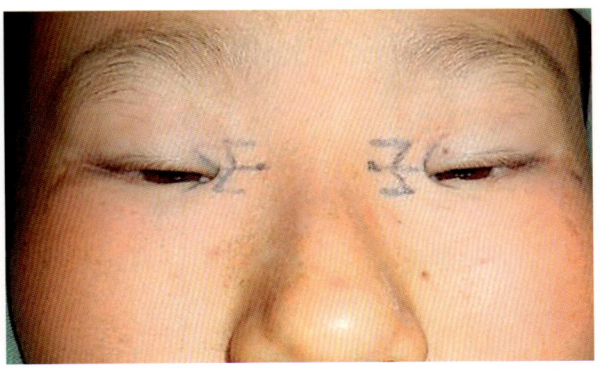

图 X10-2-15　设计 Mustarde 法内眦赘皮矫正术切口

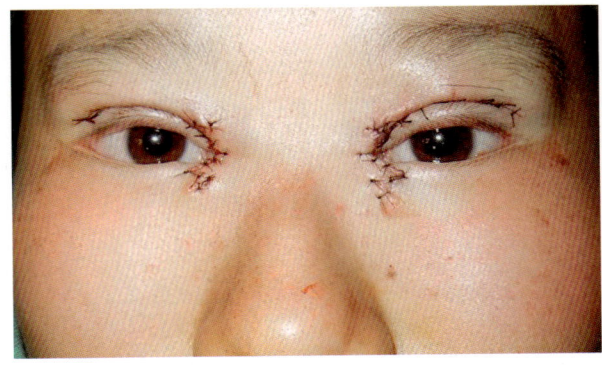

图 X10-2-16　内眦赘皮矫正术＋额肌瓣悬吊法上睑下垂矫正术后即刻

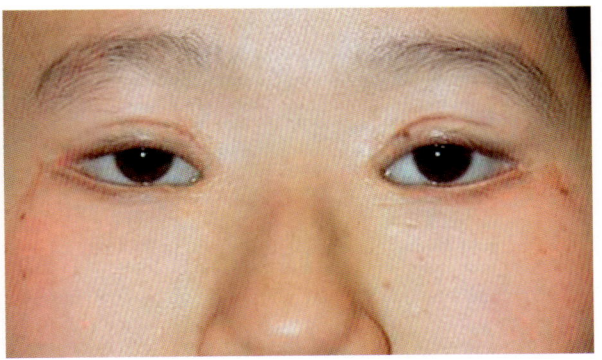

图 X10-2-17　术后 19 个月睁眼状态

（杨超　张舵　孙肇晟　邢新）

参考文献

[1] 孙肇晟, 邢新, 杨超, 等. 小眼症的最新研究进展[J]. 中国美容整形外科杂志, 2014, 25(9): 561-563.

[2] Verdin H, de Baere E. FOXL2 impairment in human disease[J]. Horm Res Paediatr, 2012, 77(1): 2-11.

[3] de Baere E, Dixon M J, Small K W, et al. Spectrum of FOXL2 gene mutations in blepharophimosis-ptosis-epicanthus inversus (BPES) families demonstrates a genotype—phenotype correlation[J]. Hum Mol Genet, 2001, 10(15): 1591-1600.

[4] Sebastiá R, Herzog Neto G, Fallico E, et al. A one-stage correction of the blepharophimosis syndrome using a standard combination of surgical techniques[J]. Aesthet Plast Surg, 2011, 35(5): 820-827.

[5] Bhattacharjee K, Bhattacharjee H, Kuri G, et al. Single stage surgery for blepharophimosis syndrome[J]. Indian J Ophthalmol, 2012, 60(3): 195-201.

[6] Benayoun B A, Caburet S, Dipietromaria A, et al. The identification and characterization of a FOXL2 response element provides insights into the pathogenesis of mutant alleles[J]. Hum Mol Genet, 2008, 17(20): 3118-3127.

[7] Haghighi A, Verdin H, Haghighi-Kakhki H, et al. Missense mutation outside the forkhead domain of FOXL2 causes a severe form of BPES type Ⅱ[J]. Mlo Vis, 2012, 18: 211-218.

[8] Fan J Y, Wang Y F, Han B, et al. FOXL2 mutations in Chinese families with blepharophimosis syndrome (BPES)[J]. Transl Res, 2011, 157(1): 48-52.

[9] Setty G, Khan A, Saleem R, et al. A rare cause of congenital ptosis: blepharophimosis, ptosis and epicanthus inversus syndrome[J]. J Pediatr Neurosci, 2012, 7(3): 238-239.

[10] L'Hote D, Georges A, Todeschini A L, et al. Discovery of novel protein partners of the transcription factor FOXL2 provides insights into its physiopathological roles[J]. Hum Mol Genet, 2012, 21(14): 3264-3274.

[11] Kim J H, Bae J. Differential apoptotic and proliferative activities of wild-type FOXL2 and blepharophimosis-ptosis-epicanthus inversus syndrome (BPES)-associated mutant FOXL2 proteins[J]. J Reprod Dev, 2014, 60(1): 14-20.

［12］Choi K H, Kyung S, Oh S Y. The factors influencing visual development in blepharophimosis-ptosis-epicanthus inversus syndrome［J］. J Pediatr Ophthalmol Strabismus, 2006, 43(5): 285-288.

［13］Mukherjee B, Alam M S. Double jeopardy: blepharophimosis syndrome with congenital nasolacrimal duct obstruction in twins［J］. Orbit, 2013, 32(5): 318-320.

［14］郭恩覃. 现代整形外科学［M］. 北京：人民军医出版社，2000：766-767.

［15］Chen H. Atlas of genetic diagnosis and counseling［M］. 2nd ed. New York: Springer-Verlag Inc, 2012: 233-236.

［16］Chawla B, Bhadange Y, Dada R, et al. Clinical, radiologic, and genetic features in blepharophimosis, ptosis, and epicanthus inversus syndrome in the Indian population［J］. Invest Ophthalmol Vis Sci, 2013, 54(4): 2985-2991.

［17］Huang D P, Zhuo Y H, Cai J H, et al. Histological and ultrastructural study on the medial canthal ligament of blepharophimosis, ptosis and epicanthus inversus syndrome［J］. Chin Med J, 2009, 122(22): 2700-2704.

［18］Decock C E, De Baere E E, Bauters W, et al. Insights into levator muscle dysfunction in a cohort of patients with molecularly confirmed blepharophimosis-ptosis-epicanthus inversus syndrome using high-resolution imaging, anatomic examination, and histopathologic examination［J］. Arch Ophthalmol, 2011, 129(12): 1564-1569.

［19］Li H, Li D, Jie Y, et al. Multistage correction of blepharophimosis: our rationale for 18 cases［J］. Aesthet Plast Surg, 2009, 33(4): 576-581.

［20］Wu S Y, Ma L, Tsai Y J, et al. One-stage correction for blepharophimosis syndrome［J］. Eye(London, England), 2008, 22(3): 380-388.

［21］Taylor A, Strike P W, Tyers A G. Blepharophimosis-ptosis-epicanthus inversus syndrome: objective analysis of surgical outcome in patients from a single unit［J］. Clin Exp Ophthalmol, 2007, 35(3): 262-269.

［22］Sa H S, Lee J H, Woo K I, et al. A new method of medial epicanthoplasty for patients with blepharophimosis-ptosis-epicanthus inversus syndrome［J］. Ophthalmol, 2012, 119(11): 2402-2407.

［23］Friedhofer H, Nigro M V, Filho A C, et al. Correction of blepharophimosis with silicone implant suspensor［J］. Plast Reconstr Surg, 2006, 117(5): 1428-1434.

第十一章

眼睑退缩矫正术

Correction of eyelid retraction

第一节 · 眼睑退缩的定义、病因和分类
Definition, etiology and classification of eyelid retraction

正常人自然睁眼水平凝视时,在瞳孔中线位置,上睑缘遮盖角膜上缘以下约2mm,下睑缘与角膜最下缘处于同一水平。上睑缘高于正常位置或下睑缘低于正常位置者,分别称为上睑退缩和下睑退缩。眼睑退缩(Eyelid retraction),与上睑下垂、眼睑外翻(Ectropion)、眼睑内翻(Entropion)等疾病一并归类于眼睑位置异常(Eyelid malposition),有时眼睑退缩可与眼睑外翻或眼睑内翻同时存在。眼睑退缩可单独发生于上睑或下睑,也可上、下睑同时发生,表现为巩膜显露增多、睑裂纵向增大、外眦角变钝、睑裂闭合不全等,使整个眼睛的外观呈惊恐或悲伤状,还可因睑裂闭合不全出现干眼症、暴露性角膜炎而伴有畏光、流泪等刺激症状,严重者可有视力下降,影响正常生活。

根据眼睑退缩发生原因的不同,可以将其分为先天性、肌源性、机械性、神经源性和医源性五类。

一、先天性眼睑退缩(Congenital eyelid retraction)

先天性眼睑退缩通常没有明确的致病因素,多数学者认为其与眼轮匝肌及眼球悬吊系统的发育有直接关系,但绝大多数病例都没有明确的病理学证据。先天性上睑提肌和上直肌纤维化、眶肌发育异常可导致上睑退缩与眼球运动的障碍;先天性下睑内翻常合并下睑退缩,且常伴有下睑赘皮;一些先天性下睑退缩可伴有外眦角的下移。

二、肌源性眼睑退缩(Myogenic eyelid retraction)

Graves眼病(弥漫性甲状腺肿伴甲状腺功能亢进症合并出现的眼部病变)是最常见的造成成人和儿童上、下睑退缩的原因。最常见的症状为眼睑退缩、上睑迟滞、眼球突出和睑裂开大等。受累的上睑提肌和眼外肌早期出现肥大水肿、细胞浸润,晚期发生变性及纤维化,限制眼球运动。针对

上睑提肌的手术、下眶壁骨折和眼外肌切除等手术也可造成肌源性的眼睑退缩，同时这也是医源性因素。先天性的上睑提肌病变所致的上睑退缩也可被视作肌源性的。

三、机械性眼睑退缩（Mechanical eyelid retraction）

机械性眼睑退缩主要包括局部的瘢痕、眼睑及眼部肿瘤、突眼等机械性因素造成的一些眼睑退缩。眼睑慢性的皮肤病变（如过敏性皮炎、硬皮病、眼带状疱疹等）、化学或热力烧伤、外伤等导致的瘢痕粘连可引起眼睑退缩（瘢痕性眼睑退缩，Cicatricial eyelid retraction）。眼睑及眼部肿瘤和Graves眼病所致的突眼也是眼睑退缩常见的机械性因素。眼部或眶周手术所造成的机械性的眼睑退缩都被归类为医源性的眼睑退缩。

四、神经源性眼睑退缩（Neurogenic eyelid retraction）

交感神经受刺激时Müller氏肌或下睑板肌肌力过强，可造成轻度的眼睑退缩；面神经麻痹时由于眼轮匝肌张力的降低，可引起轻度的上睑退缩，同时由于重力作用，可以出现不同程度的下睑退缩甚至外翻。Parinaud综合征（上丘脑综合征）患者也可出现眼睑退缩的表现，但具体的发生机制尚不明确。

五、医源性眼睑退缩（Iatrogenic eyelid retraction）

所有因手术所导致的眼睑退缩均可被归为这一类，目前这一类眼睑退缩的矫正与预防日益受到眼睑整形美容外科医生的重视。眼睑肿瘤切除、上睑下垂矫正、上睑成形、下睑成形、中面部提升等手术以及一些与眼外肌相关的手术（如眶壁骨折的矫正等），都可能导致眼睑退缩。手术造成的瘢痕粘连、上睑下垂矫正时上睑提肌腱膜缩短量过多、下睑成形术时处置不当（眶脂肪切除过多、眶隔张力过高、皮肤肌肉切除过多等）、手术造成的眼外肌或眼周筋膜结构的损伤等，都是造成上、下睑退缩的主要原因，严重者可同时存在眼睑退缩与眼睑外翻的情况。下睑松弛及突眼伴平颧者，是导致下睑退缩的高危因素。严格把握手术适应证、手术过程中有针对性地避免不必要的损伤与操作，可以有效地降低医源性眼睑退缩的发生率。对于此类眼睑退缩的矫正是下文讨论的重点内容。

对眼睑退缩严重程度的判断，是选择矫正方法的重要依据。眼睑退缩的严重程度通常是根据巩膜暴露量的多少进行评估的。被检查者自然睁眼水平凝视时，在瞳孔中线位置，上睑缘向上移位<3mm为轻度，3～5mm为中度，>5mm为重度；下睑缘位于角膜缘下<2mm为轻度，2～3mm为中度，3mm以上为重度。眼睑退缩量也可按照MRD1和MRD2的方法进行测量（详见下篇第九章"上睑下垂矫正术"）。

上述单纯根据巩膜暴露量多少确定眼睑退缩严重程度的分度方法,尤其在用于判断下睑成形术后下睑退缩程度时,由于没有考虑到下睑瘢痕粘连轻重、组织松动性优劣以及中面部是否下降等因素,其评估结果有一定的局限性,有时并不能完全反映退缩的严重程度和矫正难度。在临床上,我们经常会发现一些下睑退缩量并不大的病例,由于患者下睑组织粘连严重,组织活动度差,修复的难度明显大于一些最初被评估为中度甚至重度退缩的病例。因此,我们借鉴Patipa的"指推试验",将下睑成形术后发生的下睑退缩分为轻、中、重三度:①当用1个手指在外眦部向上轻推下睑,即可使退缩的下睑满意复位,为轻度退缩,这种状况多由外眦腱松弛所致。②当用2个手指,一个在外眦处,另一个在瞳孔下方的下睑缘向上轻推下睑,才能使退缩的下睑满意复位,为中度退缩。此种状况的发生除与外眦腱松弛有关外,下睑中层即眶隔和眶脂肪部位的瘢痕挛缩往往是更重要的原因。③当用3个手指,一个在外眦处,另一个在瞳孔下方的下睑,第三个在颧突区,向上轻推才能使退缩的下睑满意复位,则为重度退缩(图X11-1-1)。导致这种状况发生的原因,不仅包括外眦腱松弛和下睑中层瘢痕挛缩两种因素,还与颧颊部下垂有着密切关系。

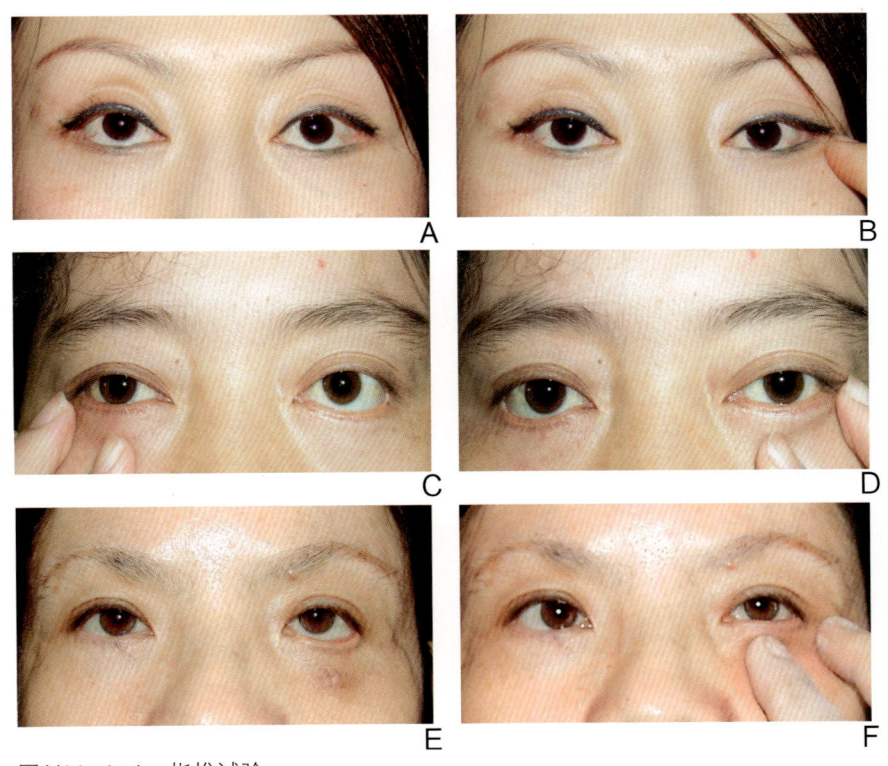

图X11-1-1 指推试验
A、B. 双侧下睑轻度退缩;C、D. 双侧下睑中度退缩;E、F. 左侧下睑重度退缩伴外翻

眼睑退缩的原因以及严重程度的不同决定了修复方法的不同。本节主要介绍我们在瘢痕性眼睑退缩、上睑下垂矫正术后和下睑成形术后眼睑退缩以及先天性下睑退缩矫正方面积累的一些经验,供读者参考。

第二节 · 瘢痕性眼睑退缩的矫正
Correction of cicatricial eyelid retraction

一、局部皮瓣法瘢痕性眼睑退缩矫正术（Local flap for correction of cicatricial eyelid retraction，图X11-2-1-1-1～图X11-2-1-3-28）

该法适用于伴有皮肤、皮下组织缺损的瘢痕性眼睑退缩的矫正。

（一）A-T皮瓣法矫正瘢痕性上睑退缩（A-T flap for correction of cicatricial upper eyelid retraction，图X11-2-1-1-1～图X11-2-1-1-6）

典型病例（Typical case）

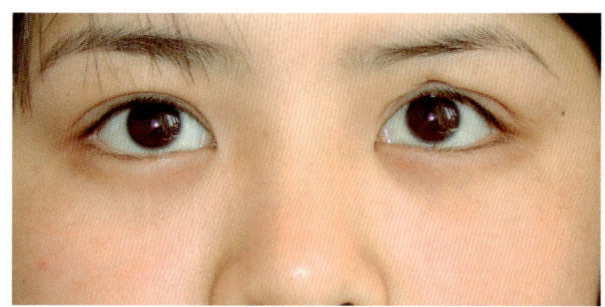
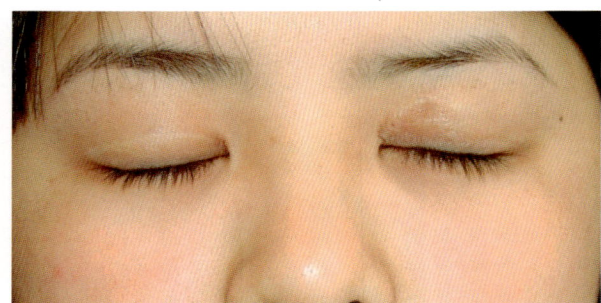

图X11-2-1-1-1　左上睑外伤后瘢痕性上睑退缩，术前正位睁眼状态

图X11-2-1-1-2　术前正位闭眼状态

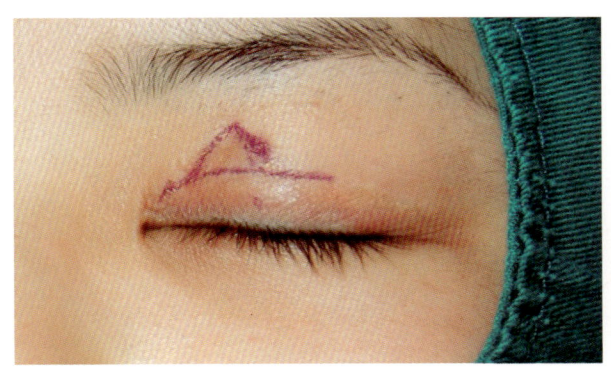

图 X11-2-1-1-3　在瘢痕两侧设计 A-T 皮瓣，切除上睑瘢痕并松解上睑深部粘连组织

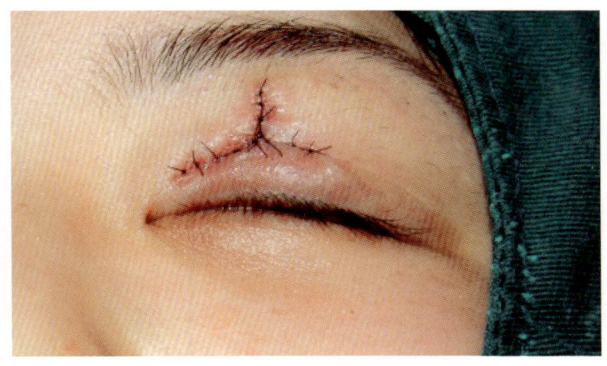

图 X11-2-1-1-4　将创面两侧的皮瓣向缺损中心移动，覆盖创面，分层间断缝合切口，术毕即刻闭眼状态

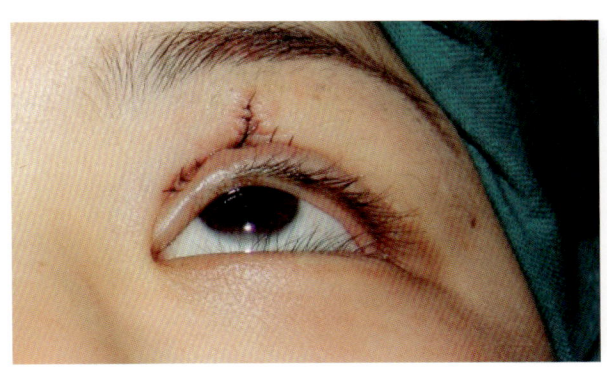

图 X11-2-1-1-5　术后即刻睁眼状态

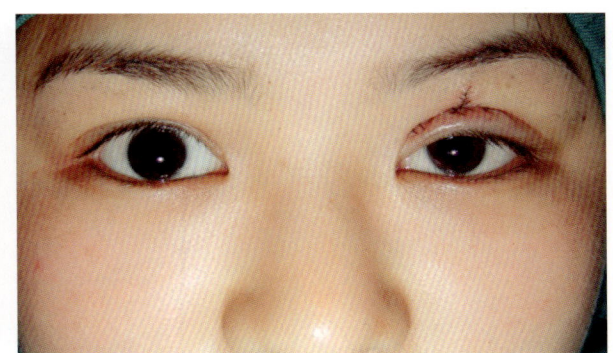

图 X11-2-1-1-6　术后 1 周正位睁眼状态

（二）V-Y 推进皮瓣法矫正瘢痕性上睑退缩（V-Y advancement flap for correction of cicatricial upper eyelid retraction，图 X11-2-1-2-1～图 X11-2-1-2-7）

典型病例（Typical case）

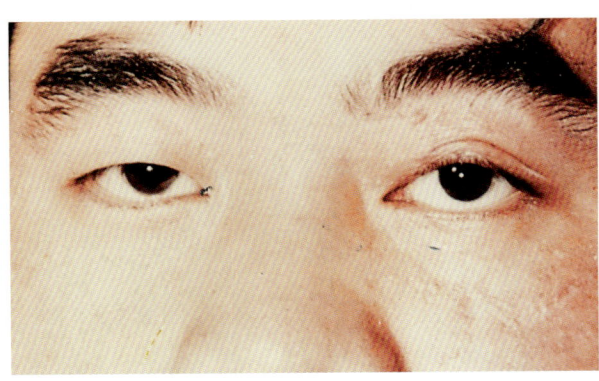

图 X11-2-1-2-1　左上睑外伤后瘢痕性上睑退缩，术前正位睁眼状态

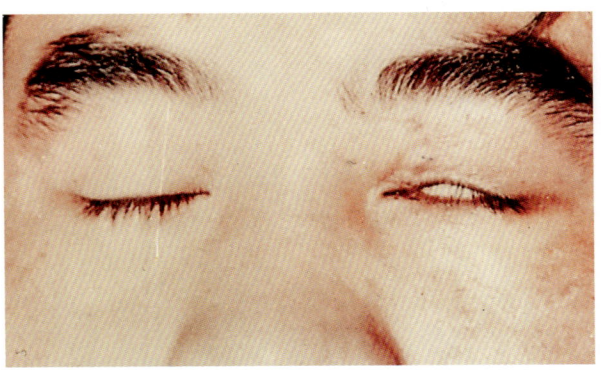

图 X11-2-1-2-2　术前正位闭眼状态，可见左侧睑裂闭合不全

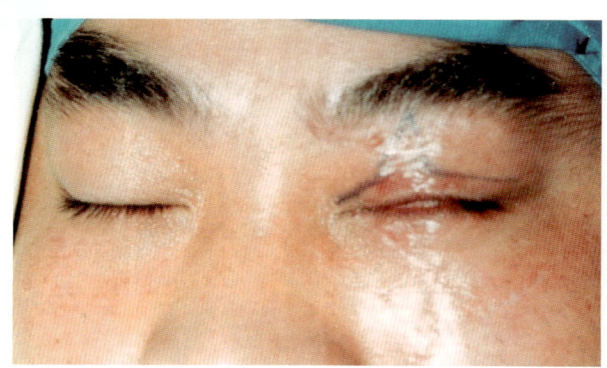

图 X11-2-1-2-3　在上睑设计 V-Y 推进皮瓣

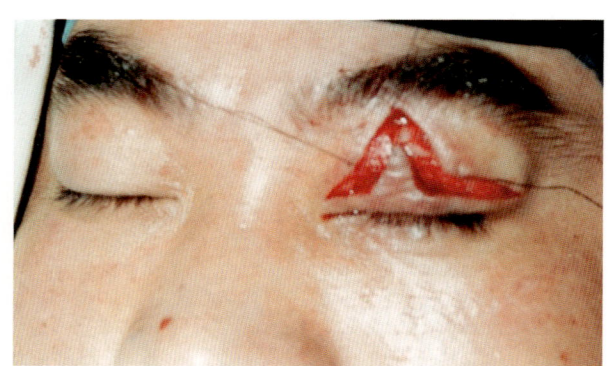

图 X11-2-1-2-4　局麻下，沿标记线切开皮肤及皮下组织，松解上睑深部粘连组织，使上睑复位

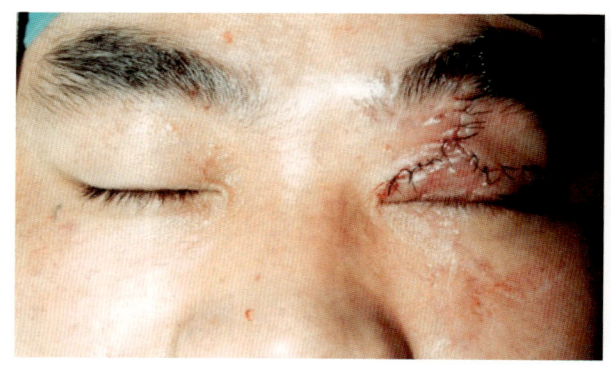

图 X11-2-1-2-5　间断缝合皮肤切口，术毕即刻闭眼状态

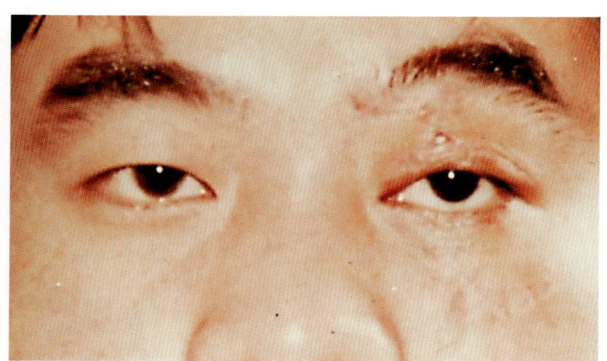

图 X11-2-1-2-6　术后 1 年正位睁眼状态

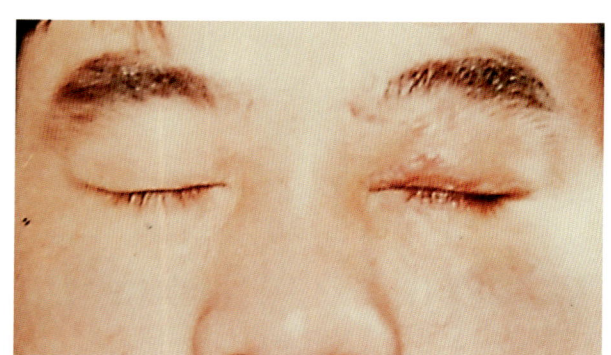

图 X11-2-1-2-7　术后 1 年正位闭眼状态

（三）鼻旁皮瓣法矫正瘢痕性下睑退缩（Paranasal flap for correction of cicatricial lower eyelid retraction，图 X11-2-1-3-1～图 X11-2-1-3-28）

典型病例（Typical cases）

（1）病例 1

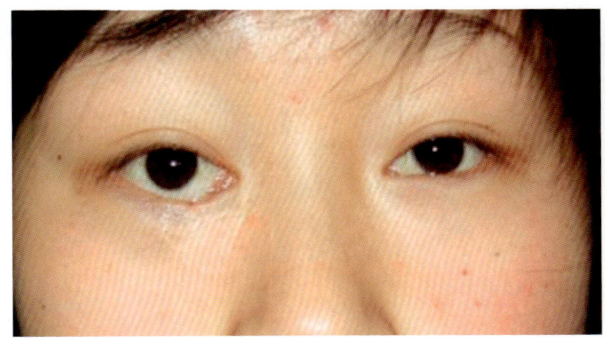

图 X11-2-1-3-1　瘢痕性右下睑退缩，术前正位睁眼状态

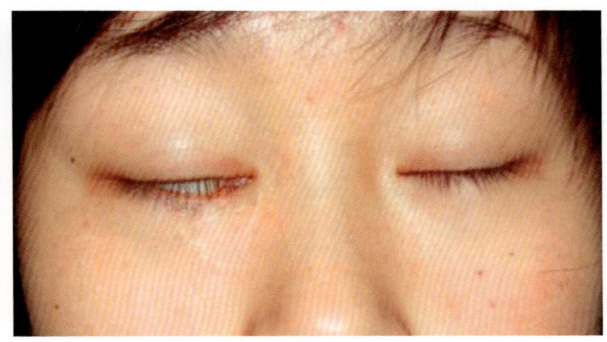

图 X11-2-1-3-2　术前正位闭眼状态，可见睑裂闭合不全

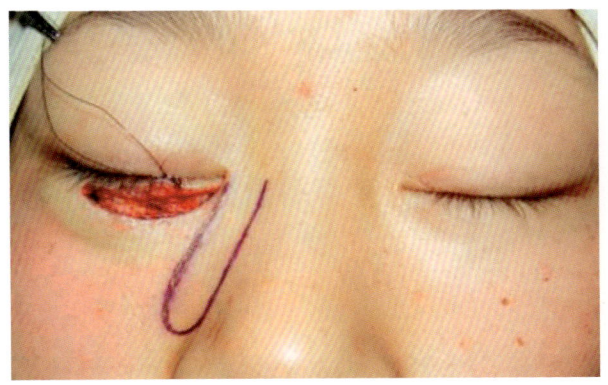

图 X11-2-1-3-3　沿下睑缘切口作下睑瘢痕彻底松解，至睑裂可完全闭合，设计鼻旁皮瓣

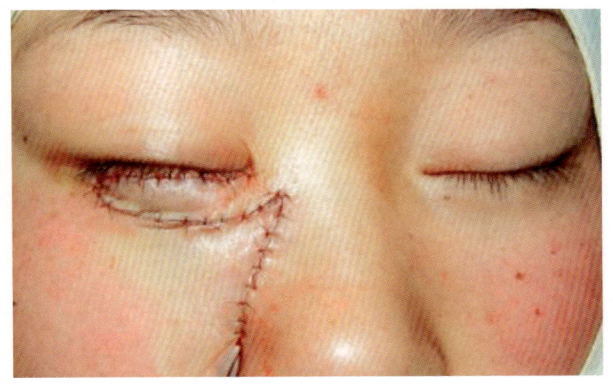

图 X11-2-1-3-4　沿设计线切开皮肤及皮下组织，分离形成鼻旁皮瓣，皮瓣蒂部包含内眦动脉，将皮瓣转移覆盖下睑瘢痕松解后继发创面

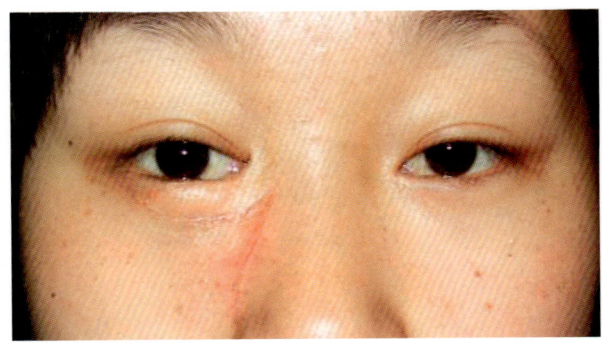

图 X11-2-1-3-5　术后 6 个月正位睁眼状态

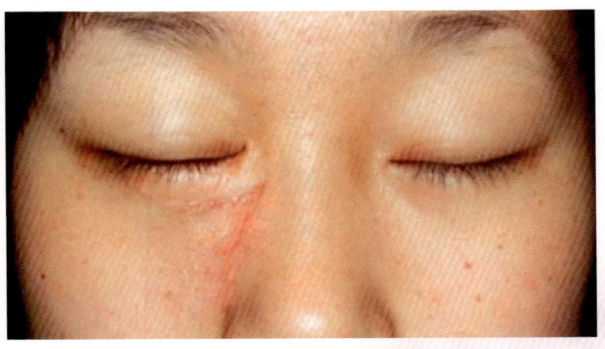

图 X11-2-1-3-6　术后 6 个月正位闭眼状态

（2）病例2

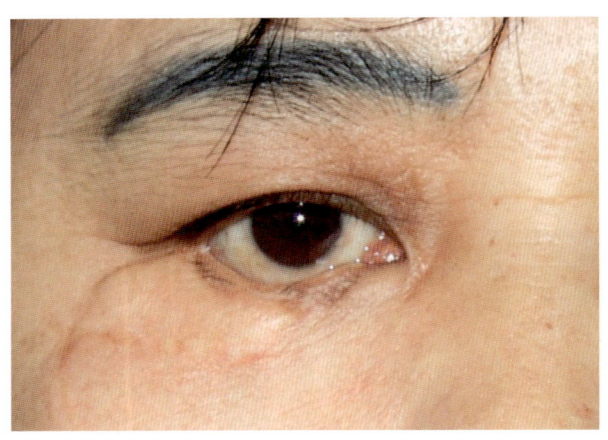

图X11-2-1-3-7　瘢痕性右下睑退缩，术前正位睁眼状态

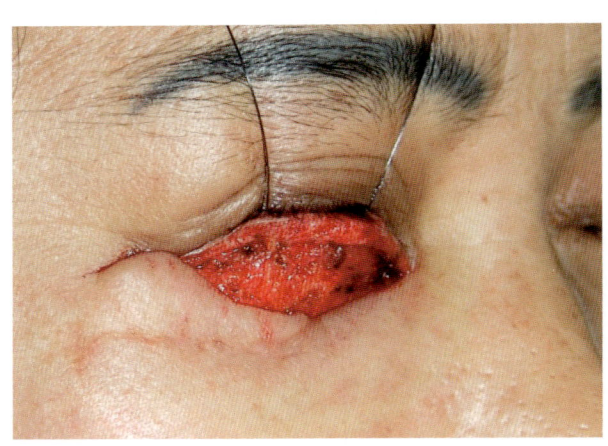

图X11-2-1-3-8　沿下睑缘切口作下睑瘢痕彻底松解，至睑裂可完全闭合

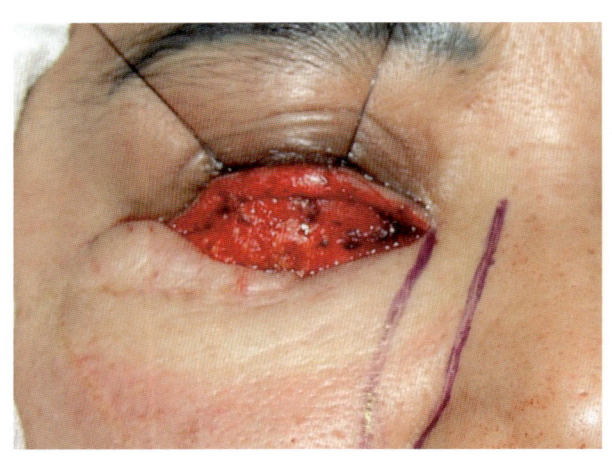

图X11-2-1-3-9　设计鼻旁皮瓣

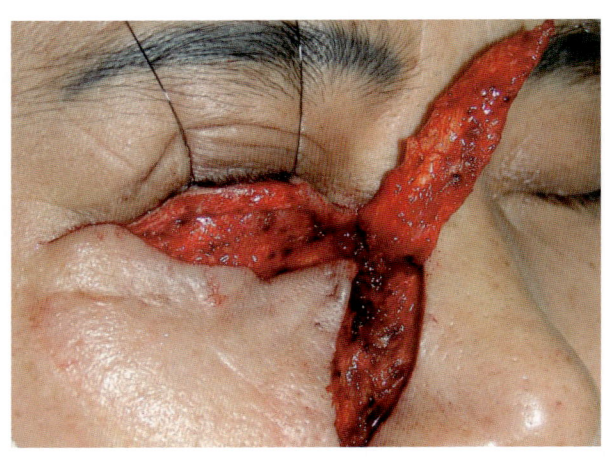

图X11-2-1-3-10　沿设计线切开皮肤及皮下组织，分离形成鼻旁皮瓣，皮瓣蒂部包含内眦动脉

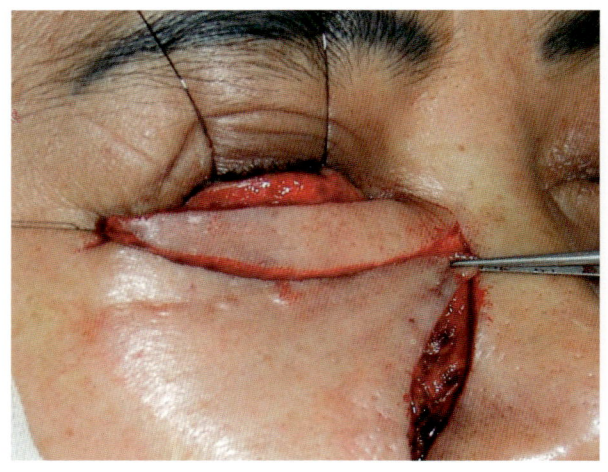

图X11-2-1-3-11　将皮瓣转移覆盖下睑瘢痕松解后继发创面

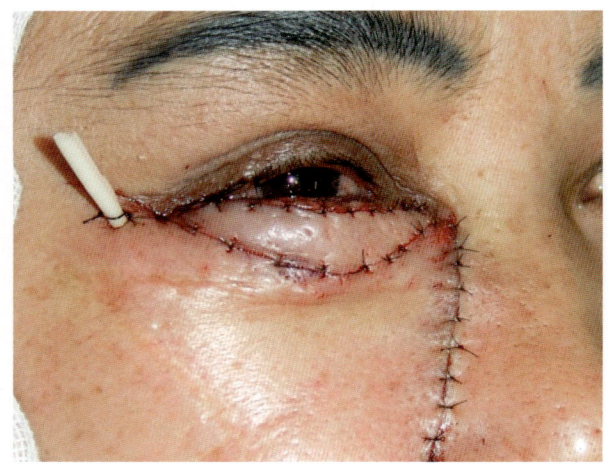

图X11-2-1-3-12　分层间断缝合切口，外眦部及鼻旁放置引流条

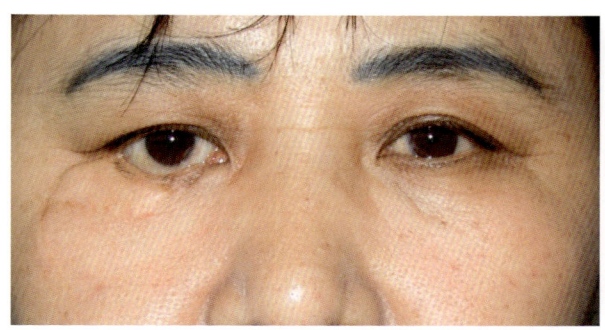

图 X11-2-1-3-13　同一患者，术前正位睁眼状态

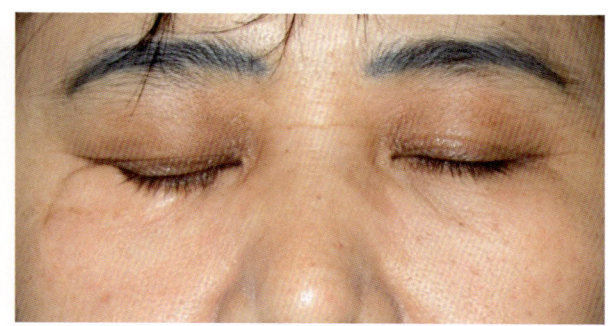

图 X11-2-1-3-14　术前正位闭眼状态

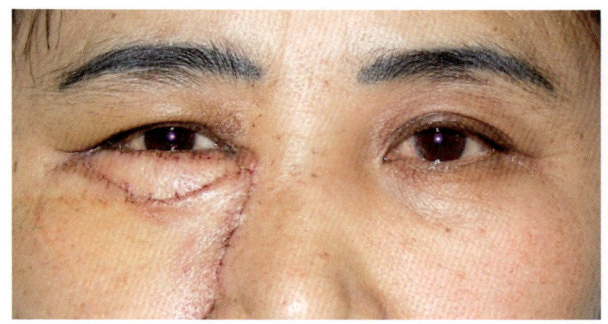

图 X11-2-1-3-15　术后10天正位睁眼状态

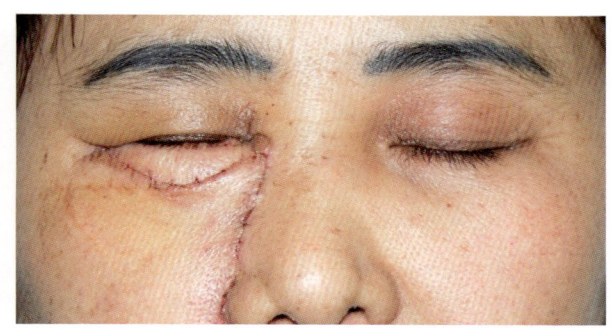

图 X11-2-1-3-16　术后10天正位闭眼状态

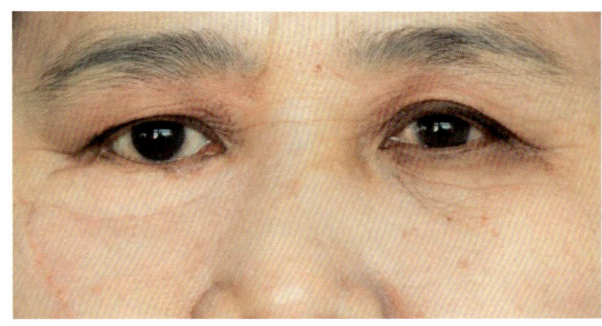

图 X11-2-1-3-17　术后5年正位睁眼状态

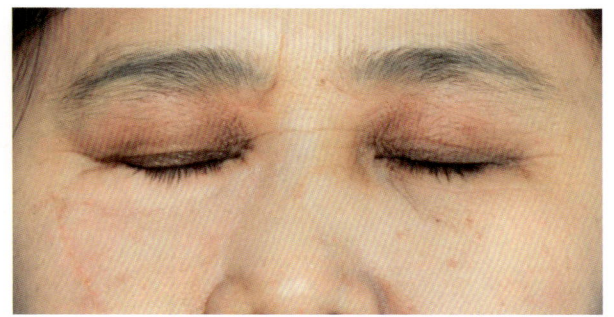

图 X11-2-1-3-18　术后5年正位闭眼状态

（3）病例3

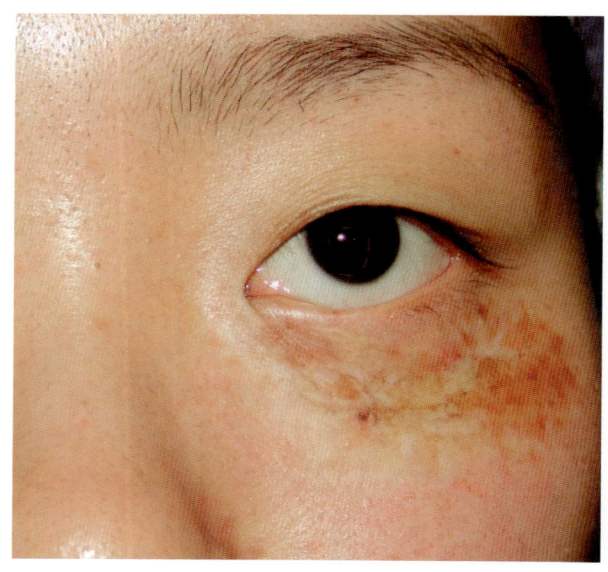

图 X11-2-1-3-19　瘢痕性左下睑退缩，术前正位睁眼状态

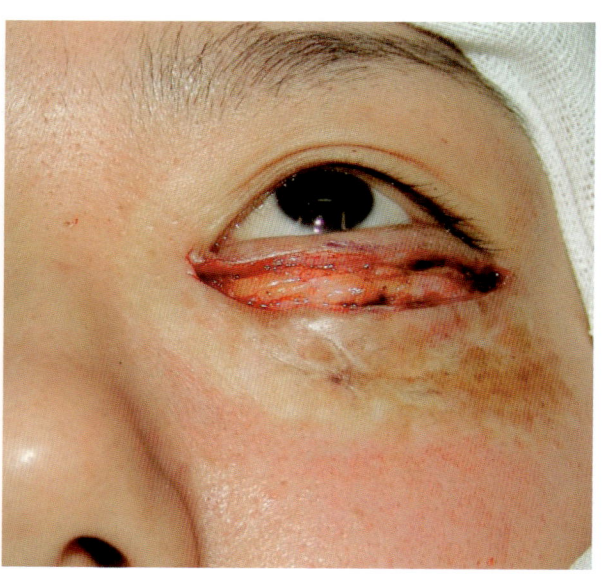

图 X11-2-1-3-20　沿下睑缘切口作下睑瘢痕彻底松解，至睑裂可完全闭合

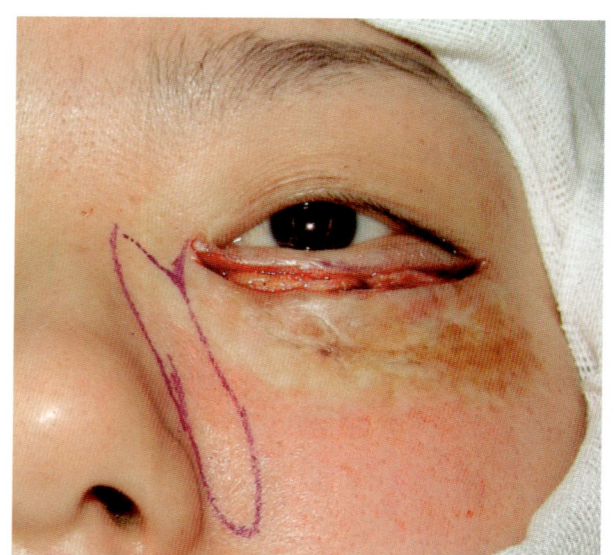

图 X11-2-1-3-21　设计鼻旁皮瓣

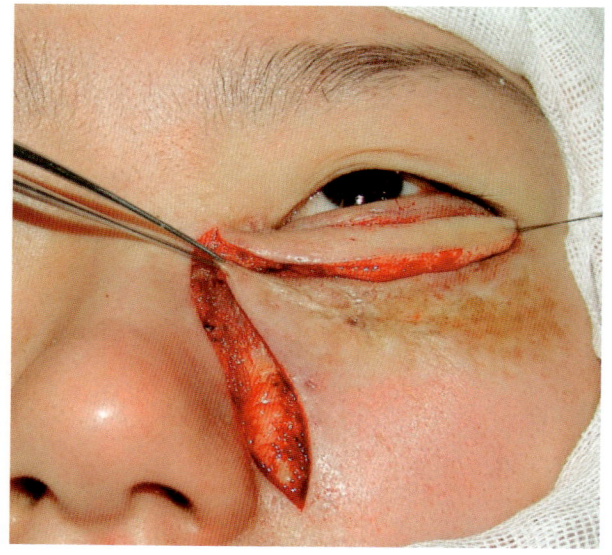

图 X11-2-1-3-22　沿设计线切开皮肤及皮下组织，分离形成鼻旁皮瓣，皮瓣蒂部包含内眦动脉，将皮瓣转移覆盖下睑瘢痕松解后继发创面

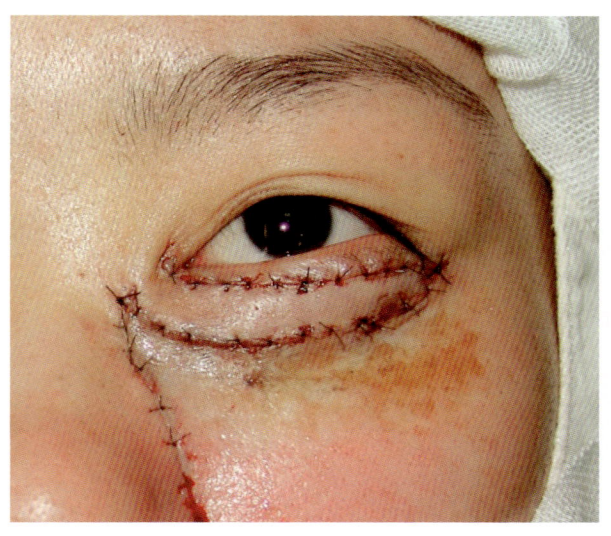

图 X11-2-1-3-23　分层间断缝合切口，鼻旁放置引流条

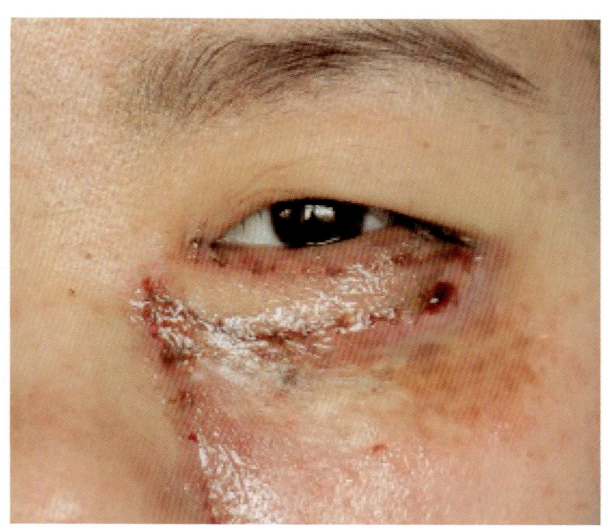

图 X11-2-1-3-24　术后 10 天正位睁眼状态

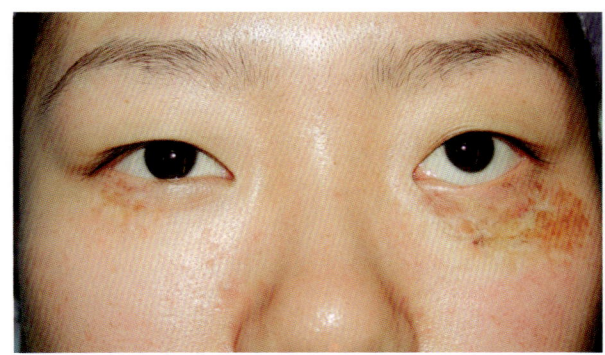

图 X11-2-1-3-25　同一患者，术前正位睁眼状态

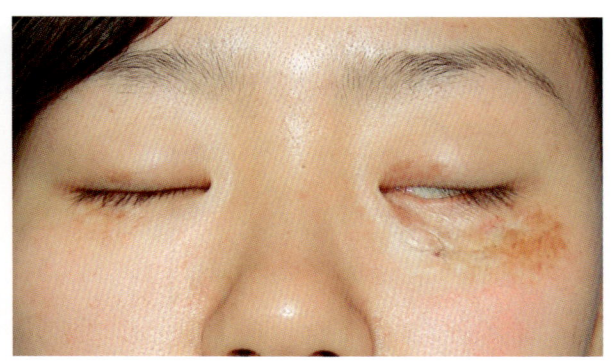

图 X11-2-1-3-26　术前正位闭眼状态

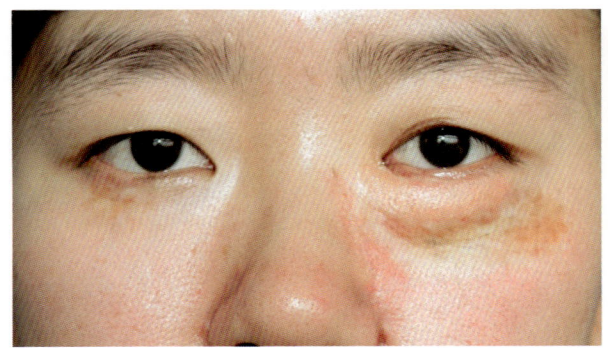

图 X11-2-1-3-27　术后 2 年正位睁眼状态

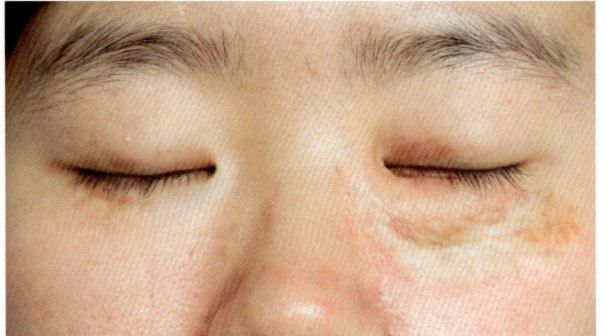

图 X11-2-1-3-28　术后 2 年正位闭眼状态

二、提肌延长法上睑退缩矫正术（Correction of cicatricial retraction of upper eyelid with levator lengthening，图 X11-2-2-1-1～图 X11-2-2-2-9）

该法适用于没有皮肤、皮下组织缺损的瘢痕性上睑退缩的矫正。

（一）"弓"形腱膜瓣提肌延长法矫正瘢痕性上睑退缩（Levator lengthening with "弓"-shaped aponeurosis flap for correction of cicatricial upper eyelid retraction，图 X11-2-2-1-1～图 X11-2-2-1-19）

典型病例（Typical case）

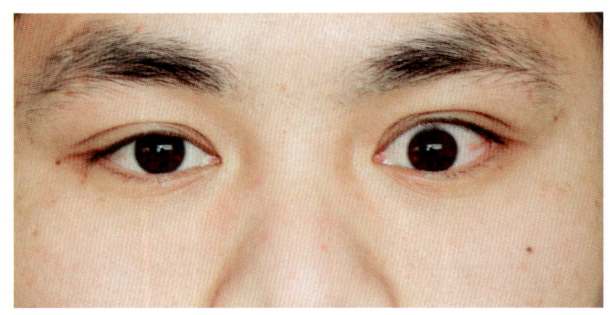

图 X11-2-2-1-1　瘢痕性左上睑退缩，术前正位睁眼状态

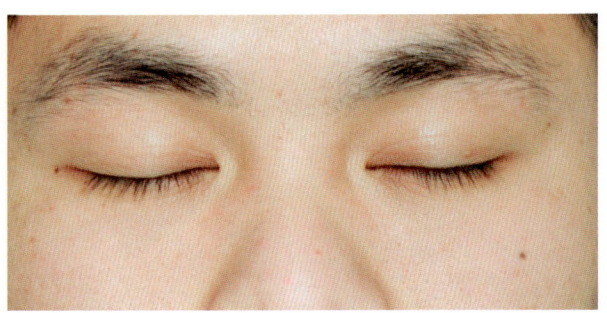

图 X11-2-2-1-2　术前正位闭眼状态

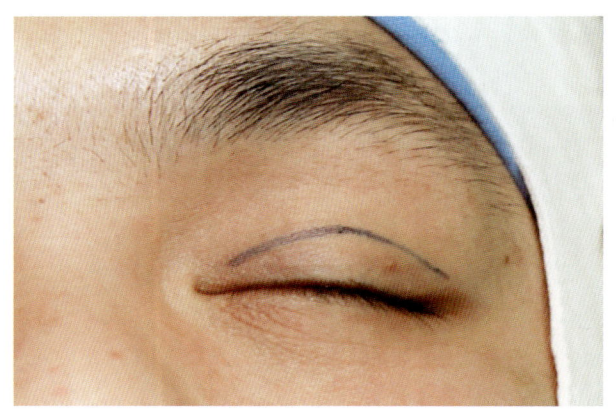

图 X11-2-2-1-3　沿上睑重睑皱襞标记切口线

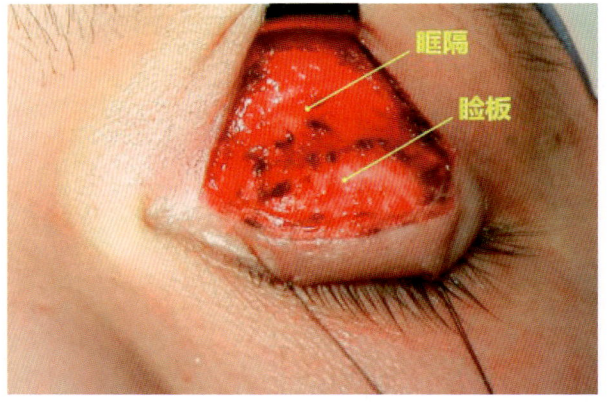

图 X11-2-2-1-4　沿设计线依次切开皮肤、皮下组织、眼轮匝肌，显露睑板、眶隔

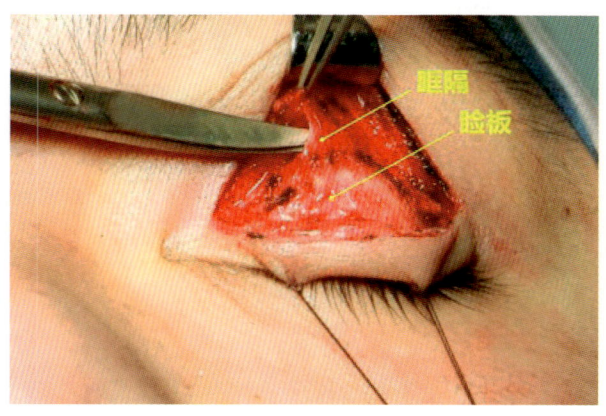

图 X11-2-2-1-5 自睑板上缘打开眶隔

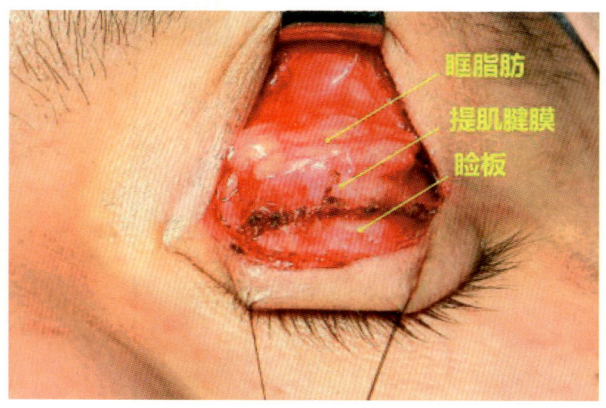

图 X11-2-2-1-6 显露眶脂肪与上睑提肌腱膜

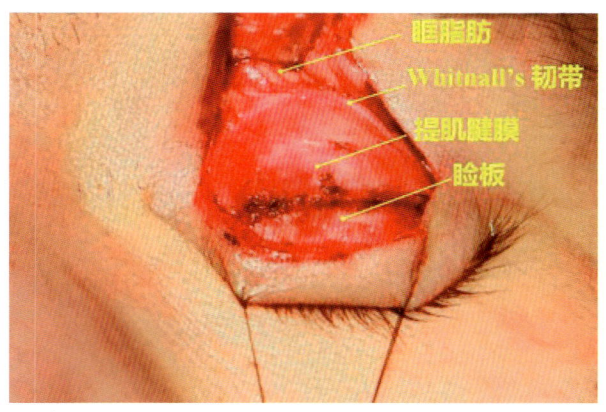

图 X11-2-2-1-7 以拉钩向上拉开眶脂肪，显露上睑提肌腱膜至 Whitnall's 韧带

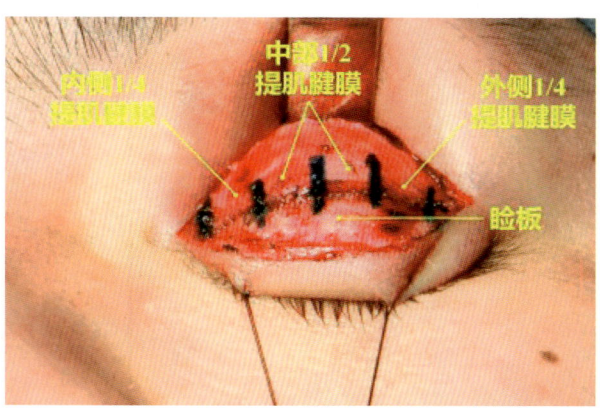

图 X11-2-2-1-8 将上睑提肌腱膜由内向外分成 4 等份

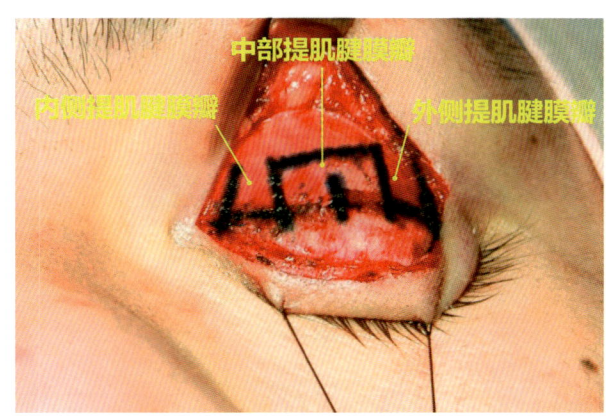

图 X11-2-2-1-9 在上睑提肌腱膜表面标记"弓"字形切口，设计内、中、外 3 个提肌腱膜瓣，瓣宽分别占整个腱膜宽度的 25%、50% 和 25%。内、外侧瓣的蒂部在上方，中部瓣的蒂部在下方。中部腱膜瓣的高度即为提肌延长量，通常是退缩量的 2 倍，即每矫正 1mm 的退缩需设计 2mm 高的中部瓣

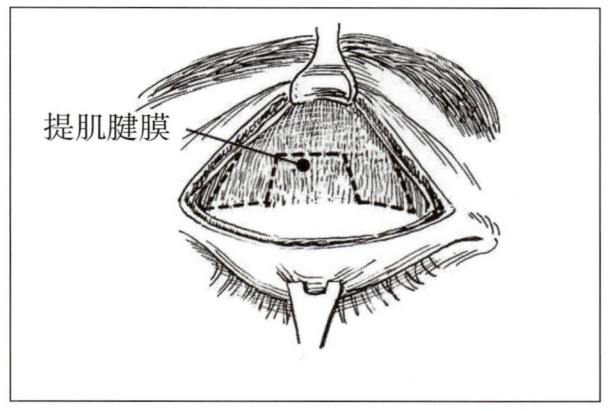

图 X11-2-2-1-10 "弓"形腱膜瓣设计示意图

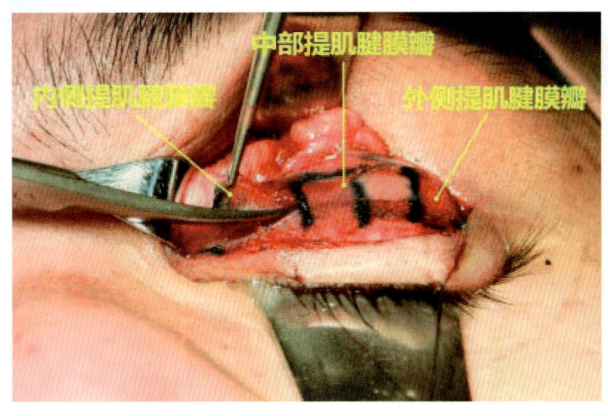

图 X11-2-2-1-11 沿标记线切开上睑提肌腱膜,剥离、形成内侧提肌腱膜瓣

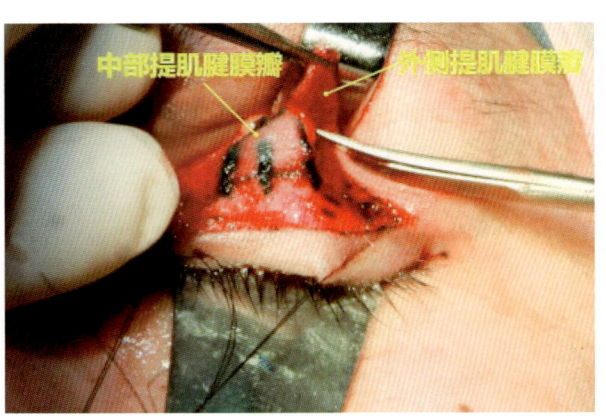

图 X11-2-2-1-12 剥离、形成外侧提肌腱膜瓣

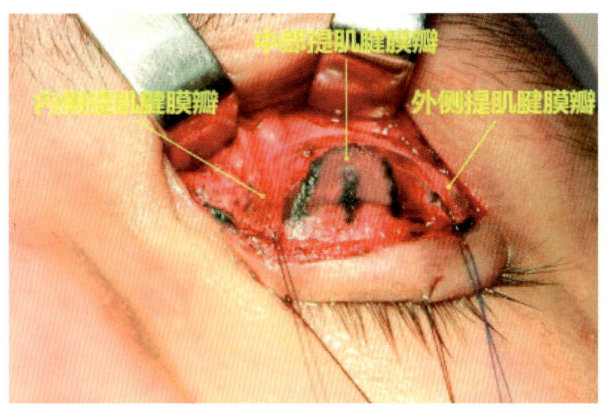

图 X11-2-2-1-13 内、外侧提肌腱膜瓣已形成,中部提肌腱膜瓣与睑板保持附着

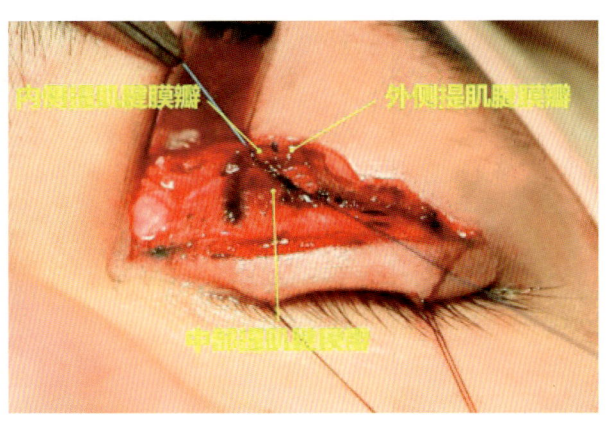

图 X11-2-2-1-14 以 5-0 线将内、外侧提肌腱膜瓣并拢缝合,其远端与中部提肌腱膜瓣远端对位缝合

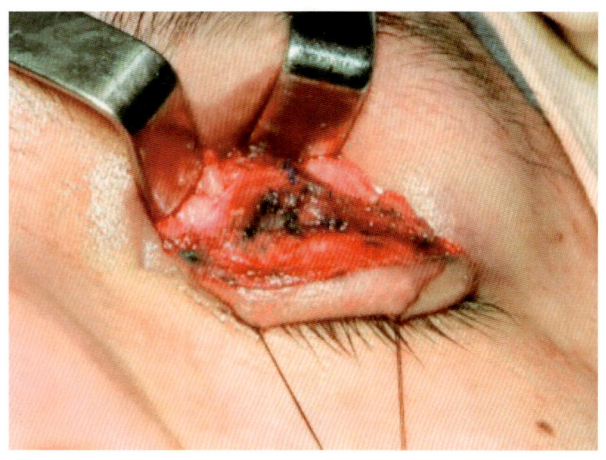

图 X11-2-2-1-15 缝合完毕的上睑提肌腱膜

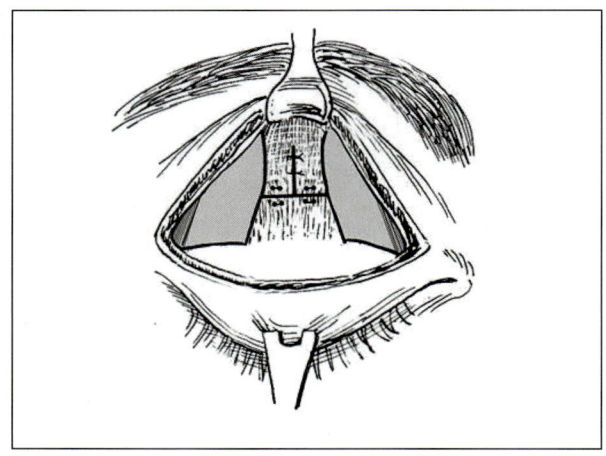

图 X11-2-2-1-16 腱膜瓣缝合完毕示意图

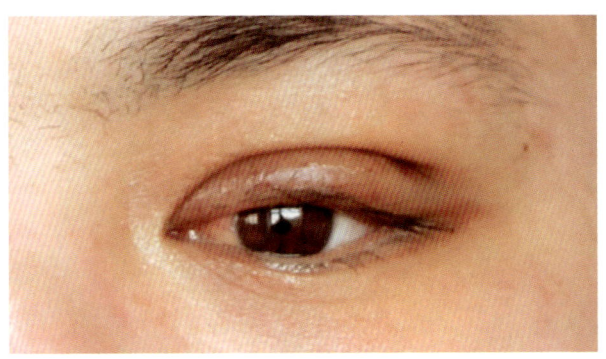

图 X11-2-2-1-17　术毕即刻睁眼状态

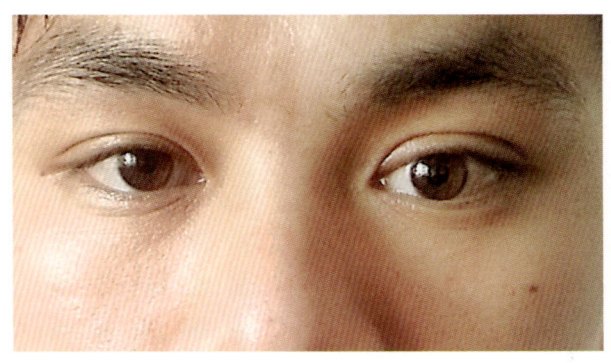

图 X11-2-2-1-18　同一患者，术后 1 年正位睁眼状态，左侧上睑位置恢复正常，两侧睑裂基本对称

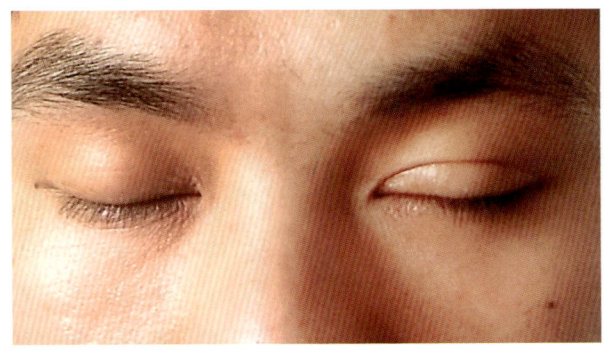

图 X11-2-2-1-19　术后 1 年正位闭眼状态

（二）V-Y 腱膜推进瓣提肌延长法矫正上睑下垂修复术后上睑退缩（V-Y levator lengthening for correction of upper eyelid retraction following blepharoptosis repair，图 X11-2-2-2-1～图 X11-2-2-2-9）

典型病例（Typical case）

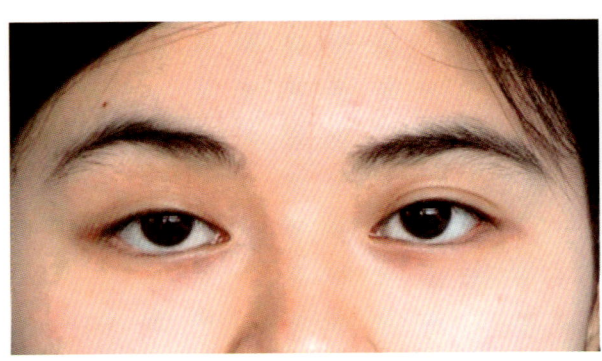

图 X11-2-2-2-1　右侧先天性上睑下垂，术前正位睁眼状态

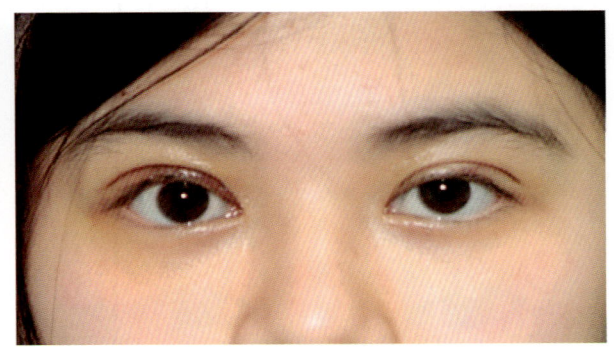

图 X11-2-2-2-2　局麻下行右侧上睑提肌缩短法上睑下垂矫正术后 7 天，正位睁眼状态，右侧上睑过度矫正

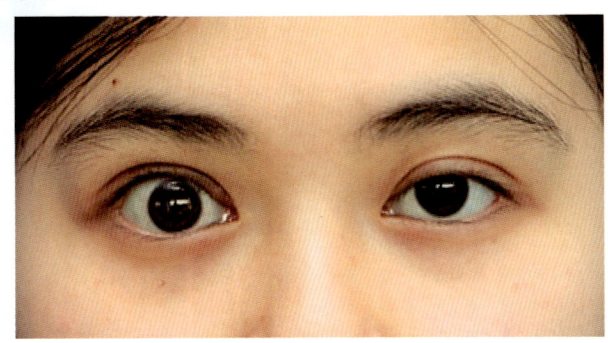

图 X11-2-2-2-3　术后 6 个月，右侧上睑仍有过度矫正，呈退缩体征

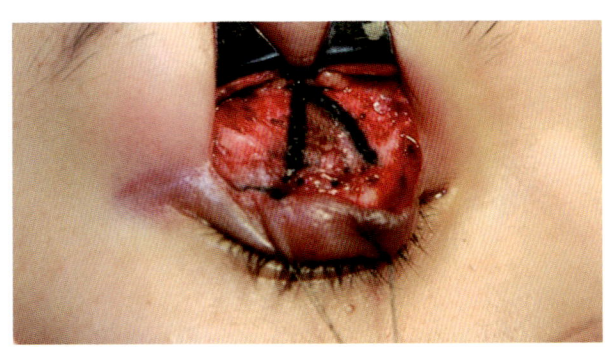

图 X11-2-2-2-4　局麻下行 V-Y 上睑提肌腱膜推进瓣法上睑提肌腱膜延长术，术中标记 V 形切口

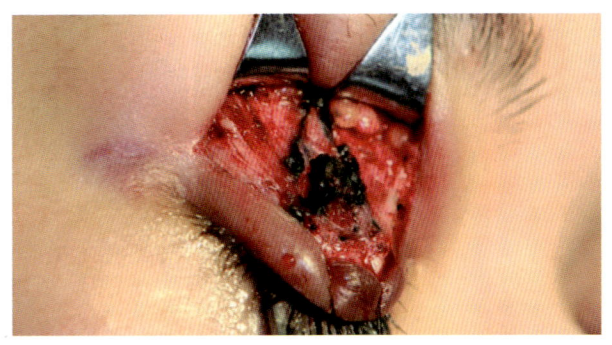

图 X11-2-2-2-5　切开并松解上睑提肌腱膜

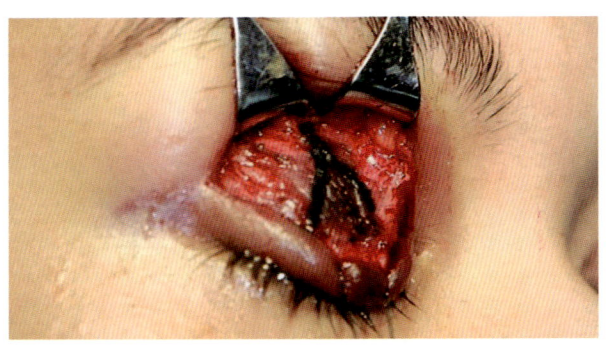

图 X11-2-2-2-6　以 V-Y 推进方式缝合切开的腱膜。"Y"的长臂，即"I"部的长度为延长量，通常＝2×退缩量（mm）＋1mm

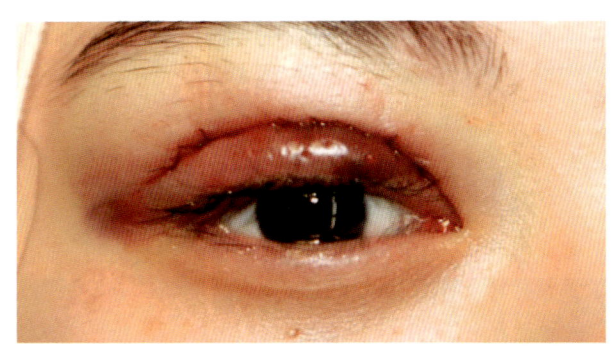

图 X11-2-2-2-7　缝合切口

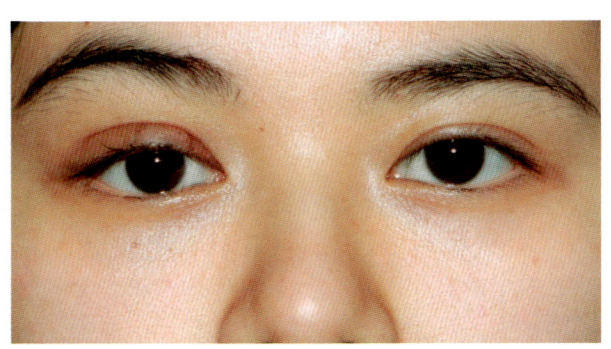

图 X11-2-2-2-8　矫正术后 2 周正位睁眼状态

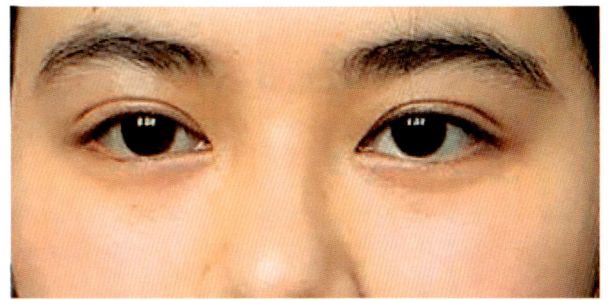

图 X11-2-2-2-9　矫正术后 6 个月正位睁眼状态

（邢新　杨超　郭伶俐）

第三节 · 下睑成形术后下睑退缩的矫正
Correction of lower eyelid retraction following lower blepharoplasty

如前所述，我们应用"指推法"将下睑成形术后下睑退缩分为轻、中、重三度。不同程度的下睑退缩选择不同的治疗方法，具体策略是：①对于仅表现为外眦角变钝、下睑缘轻度下移的轻度退缩者，如下睑缘在水平方向上无明显松弛变长，可单纯应用经外眦固定术，以缩紧与提升下睑；若下睑缘存在水平松弛变长，可应用睑板条法外眦成形术，以缩短与提升下睑。②对于中度下睑退缩者，可联合应用外眦固定或外眦成形术（当下睑缘松弛且明显变长时）与Hamra弓状缘释放和眼轮匝肌悬吊技术进行矫正。外眦固定或外眦成形术可缩紧或缩短并提升下睑，而Hamra的弓状缘释放和眼轮匝肌悬吊技术，则分别具有松解下睑中层瘢痕挛缩和强化外眦固定或成形效果的作用。③对于重度退缩者，除应用上述诸法外，尚需处理中面部下降问题，我们常用的方法是经睑颊提升术。需要强调的是，不管应用何种方法提升下睑，术后都会有三种力量对抗提升效果，即组织本身的回缩力、瘢痕组织的挛缩力和重力。因此，不论是外眦固定或成形，还是眼轮匝肌悬吊，都应确切牢靠，而且要矫枉过正，使下睑缘能提升到比正常水平高1~2mm的位置。这样做，术后早期可能会使上下睑在外眦部出现阶梯样改变，但这种状况多会在术后3个月内自行消失。此外，术中应尽量减少不必要的创伤，止血要彻底，以免增加瘢痕形成。术后还应告知患者，要经常向上推移并按摩颧颊部和下睑，切勿做相反的动作，这样既有对抗重力的作用，也可促进瘢痕早日软化。

一、轻度下睑退缩的矫正（Correction of mild lower eyelid retraction，图X11-3-1-1-1~图X11-3-1-4-16）

（一）经外眦角和上睑皱襞切口外眦固定法（Lateral canthopexy through lateral canthal angle and upper eyelid crease incision，图X11-3-1-1-1~图X11-3-1-1-13）

该法主要用于下睑缘无明显变长的轻度下睑退缩患者。

1. 手术步骤（Operative steps，图 X11-3-1-1-1～图 X11-3-1-1-8）

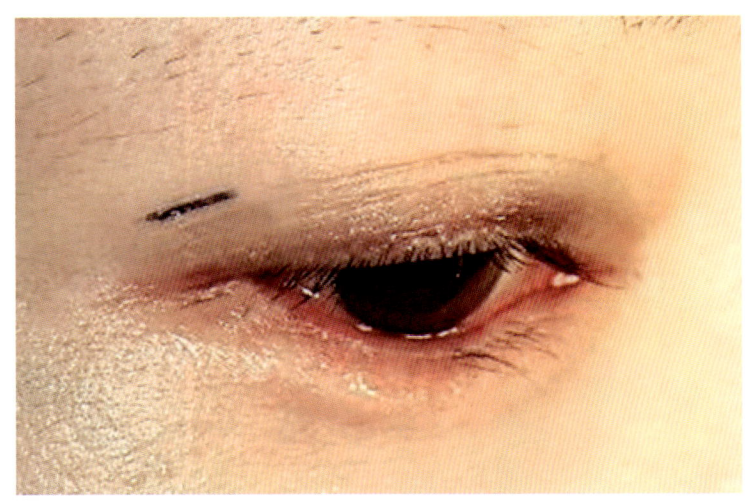

图 X11-3-1-1-1　沿上睑重睑皱襞尾部标记长约0.5cm 的切口线

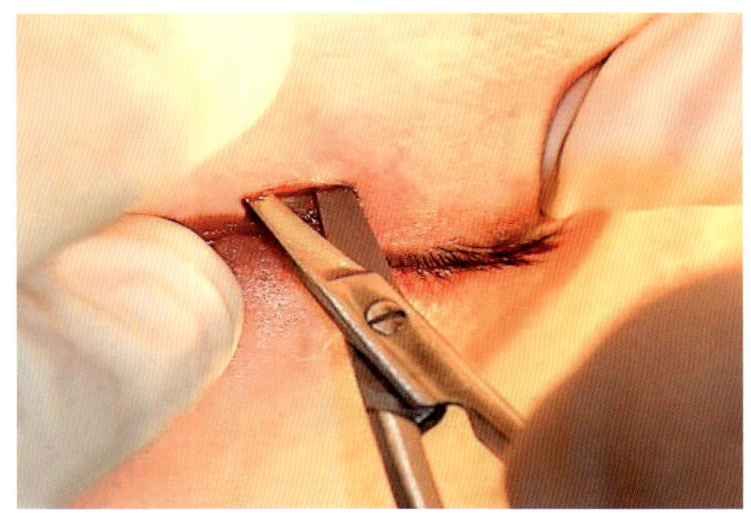

图 X11-3-1-1-2　局麻下，沿标记线切开皮肤、皮下组织及眼轮匝肌，在眼轮匝肌下分离至眶外缘骨面

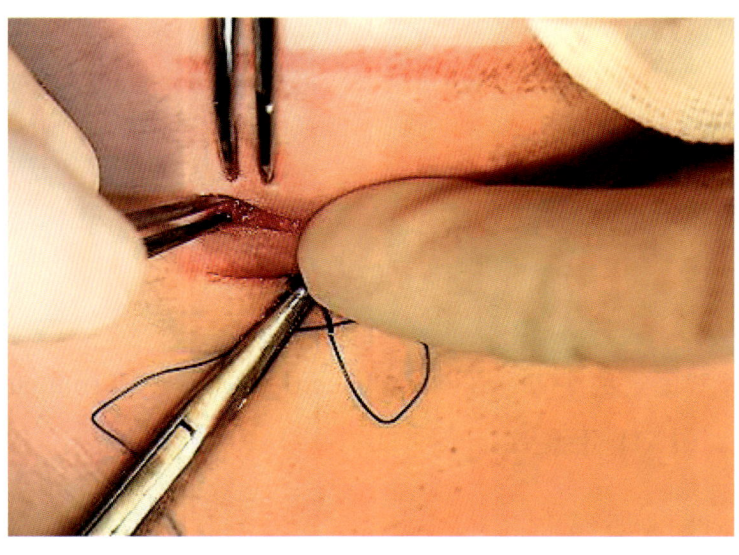

图 X11-3-1-1-3　在外眦角灰线处切开一长约2mm 的小孔，用4-0 双针尼龙线经此孔行 U 形缝合，缝线经过外眦腱及外上眶缘骨膜（在瞳孔上缘水平），然后从上睑切口穿出

第十一章 眼睑退缩矫正术
Correction of eyelid retraction 下篇

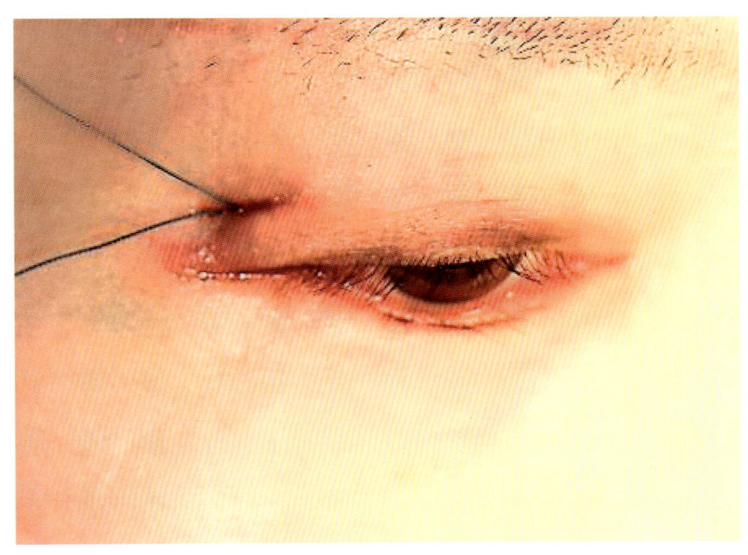

图 X11-3-1-1-4　U形缝合已完成

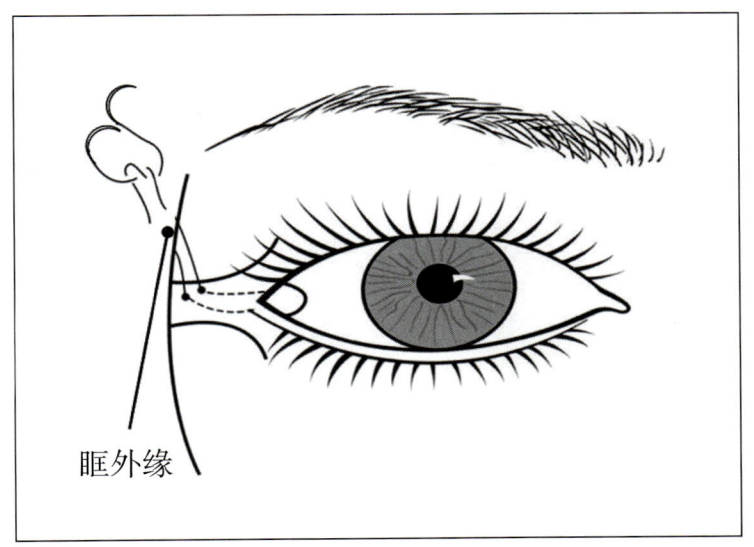

图 X11-3-1-1-5　U形缝合线走行途径示意图

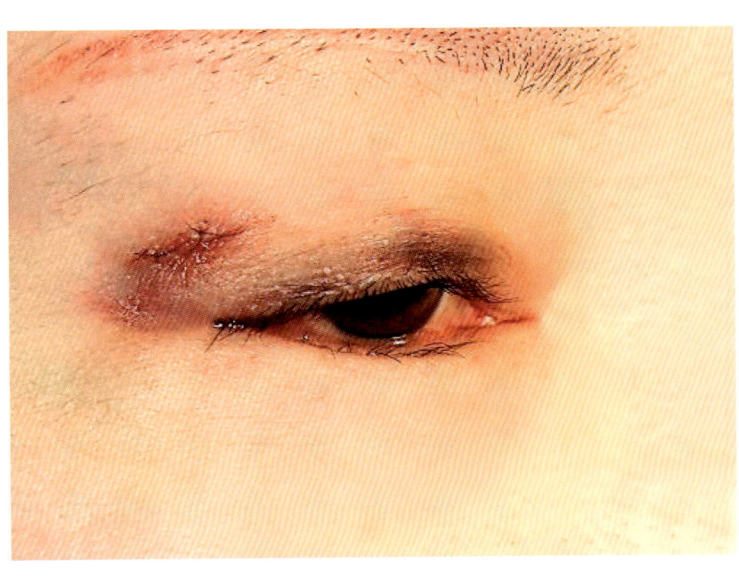

图 X11-3-1-1-6　拉紧U形缝合线，打结。间断缝合皮肤切口，外眦角切口不予缝合

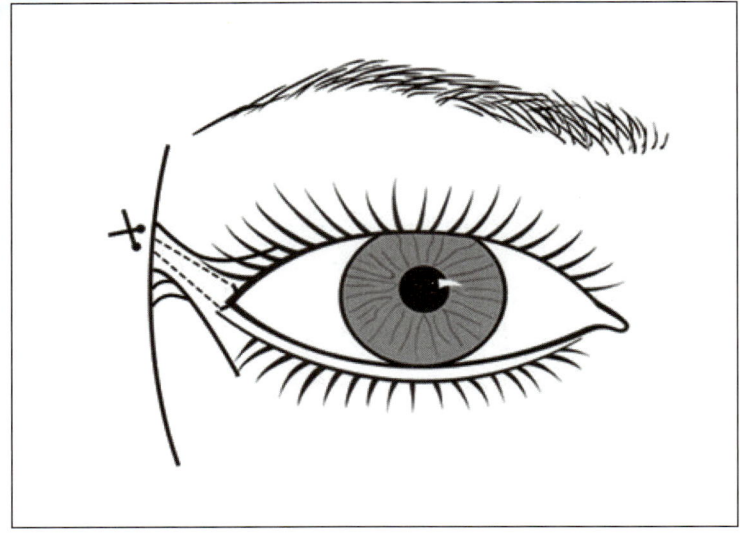

图 X11-3-1-1-7 外眦固定术缝合完成后示意图，打结并缩紧

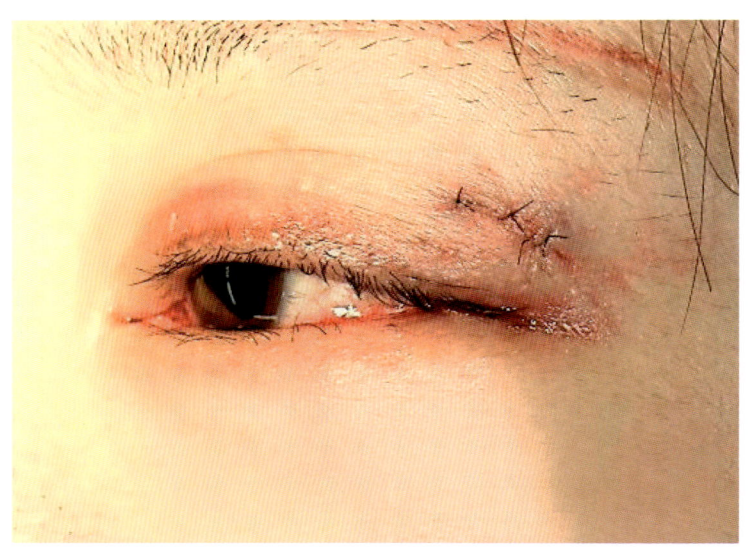

图 X11-3-1-1-8 同法完成对侧手术

2. 典型病例（Typical cases，图 X11-3-1-1-9～图 X11-3-1-1-13）

（1）病例 1

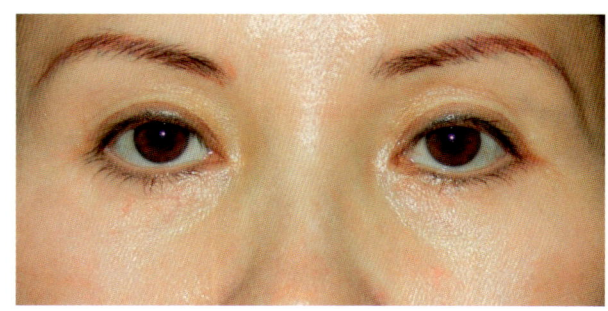

图 X11-3-1-1-9 下睑成形术后双侧下睑轻度退缩，术前正位睁眼状态

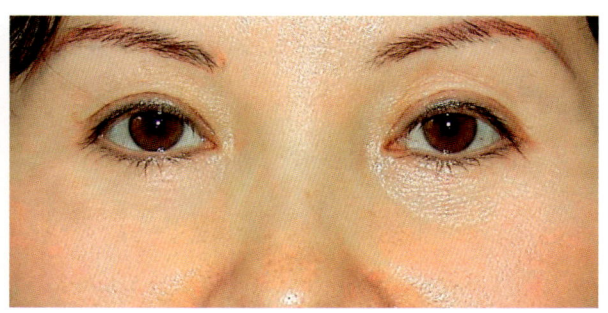

图 X11-3-1-1-10 局麻下行双侧经外眦角和上睑切口外眦固定术，术后 1 年正位睁眼状态

（2）病例2

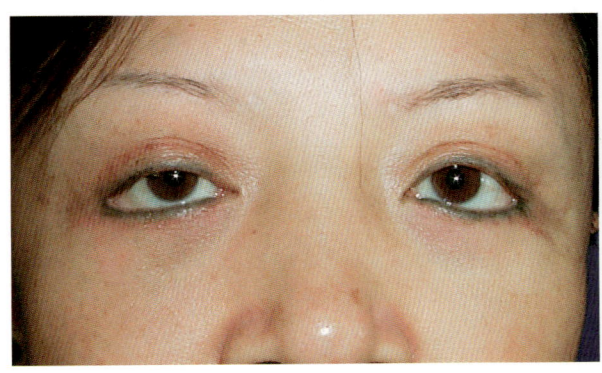

图X11-3-1-1-11　下睑成形术后双侧下睑轻度退缩伴下睑缘变长，术前睁眼状态。该患者不接受下睑水平缩短手术，故在局麻下行经外眦角和上睑切口外眦固定术以缩紧和提升下睑

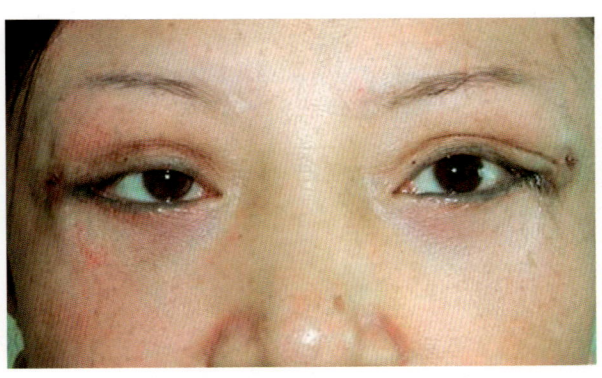

图X11-3-1-1-12　局麻下行双侧经外眦角和上睑切口外眦固定术，术毕即刻正位睁眼状态

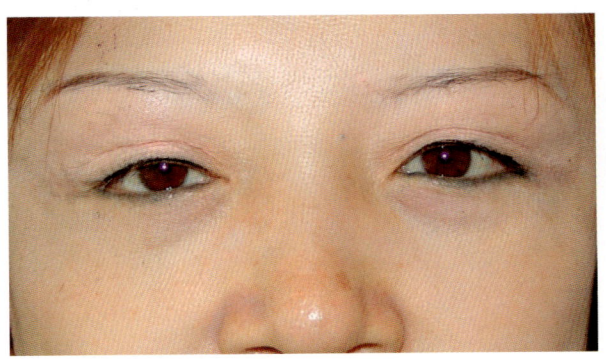

图X11-3-1-1-13　术后1年正位睁眼状态

（二）经外眦角和原下睑成形切口外眦固定法（Lateral canthopexy through lateral canthal angle and previous lower eyelid blepharoplasty incision，图X11-3-1-2-1～图X11-3-1-2-15）

该法主要用于下睑缘无明显变长且不愿在上睑另作切口的轻度下睑退缩患者。

1. 手术步骤（Operative steps，图 X11-3-1-2-1～图 X11-3-1-2-6）

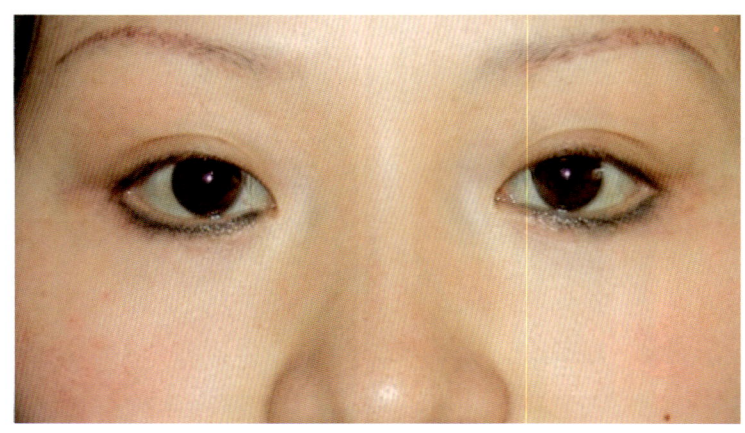

图 X11-3-1-2-1　下睑成形术后双侧下睑轻度退缩，术前正位睁眼状态

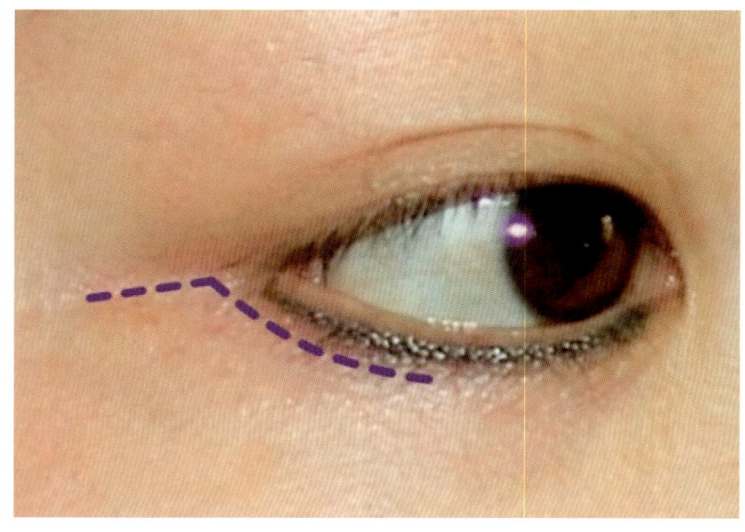

图 X11-3-1-2-2　沿原下睑成形术切口瘢痕标记下睑外侧及外眦部切口

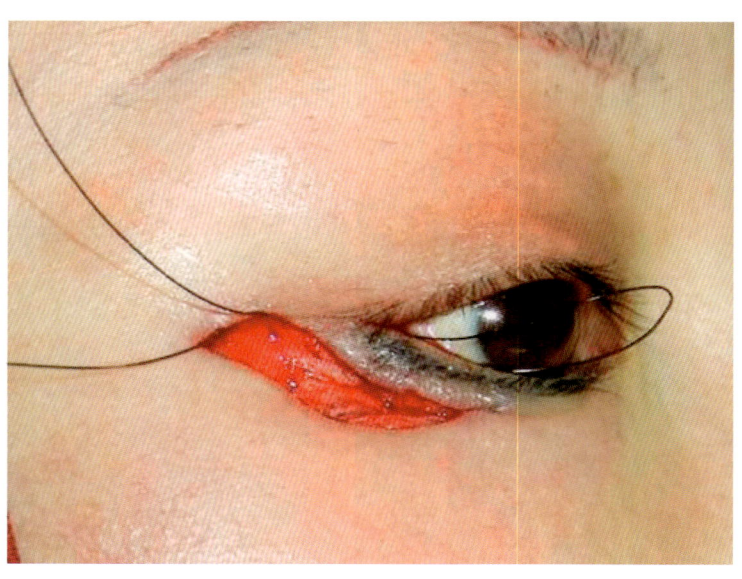

图 X11-3-1-2-3　局麻下，沿标记线切开下睑外侧及外眦部皮肤、皮下组织和眼轮匝肌，在眼轮匝肌与眶外缘骨膜之间向上方剥离，用拉钩将外眦部位的皮肤及肌肉向上方拉开，显露外眦腱上方的眶外缘。在外眦角灰线处切开一长约 2mm 的小孔，用 4-0 双针尼龙线经此孔行 U 形缝合，缝线经过外眦腱及外上眶缘骨膜（在瞳孔上缘水平），然后从外眦部切口穿出

第十一章 眼睑退缩矫正术 下｜篇
Correction of eyelid retraction

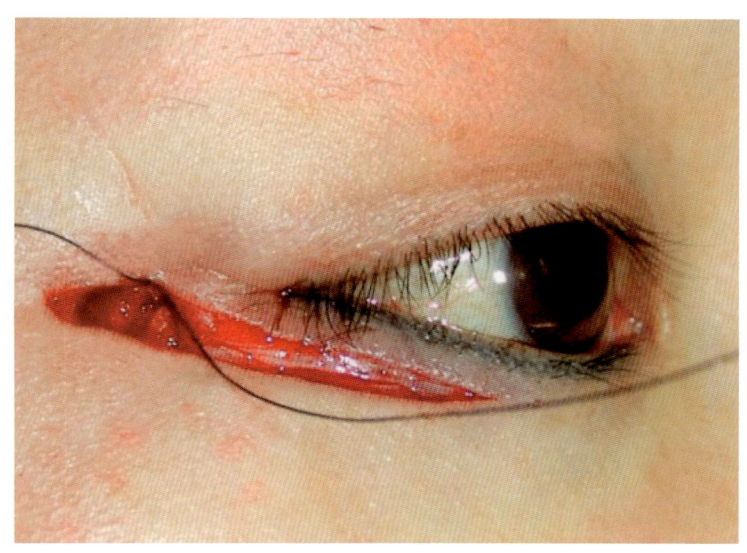

图 X11-3-1-2-4　拉紧缝线，打结

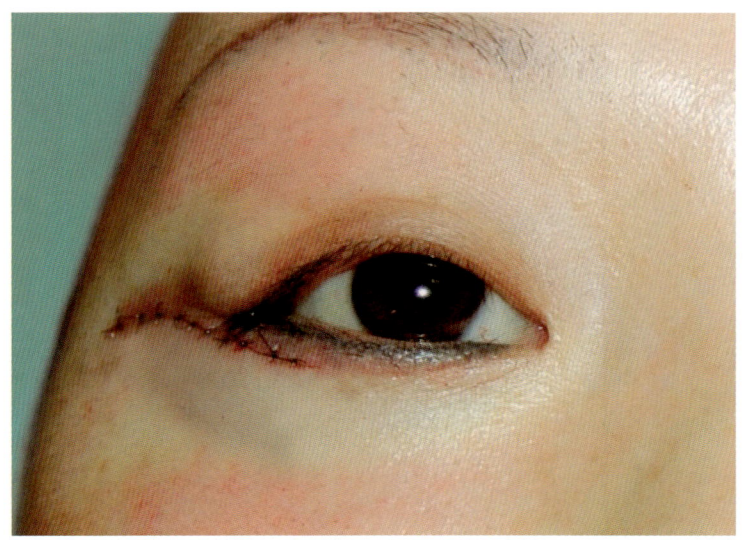

图 X11-3-1-2-5　间断缝合下睑外侧及外眦部切口，外眦角切口不必缝合

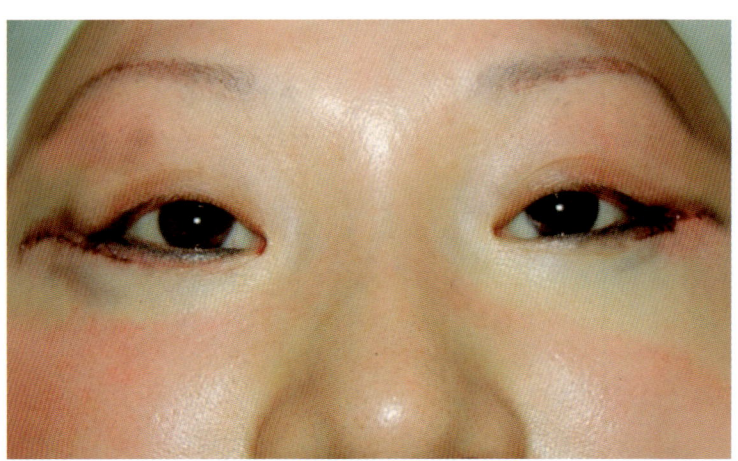

图 X11-3-1-2-6　同法完成另一侧手术，术毕即刻正位睁眼状态

2. 典型病例（Typical cases，图 X11-3-1-2-7～图 X11-3-1-2-15）

（1）病例1

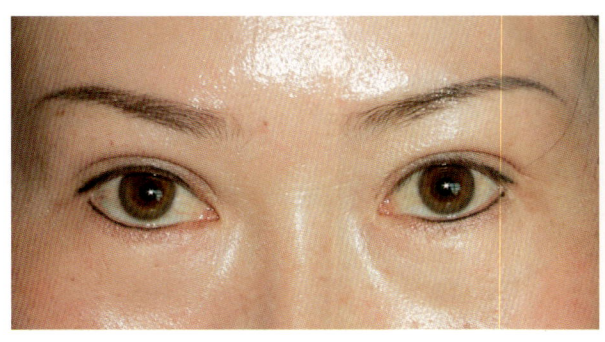

图 X11-3-1-2-7　下睑成形术后双侧下睑轻度退缩，术前正位睁眼状态

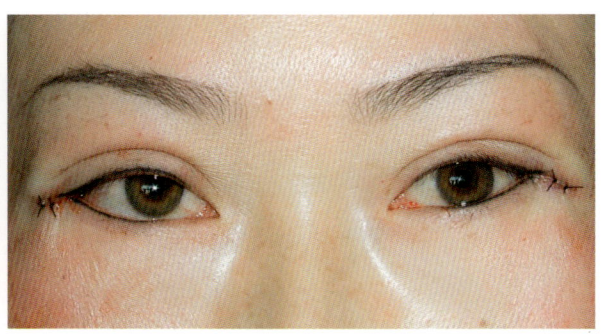

图 X11-3-1-2-8　局麻下行双侧经外眦角和下睑切口外眦固定术，术毕即刻正位睁眼状态

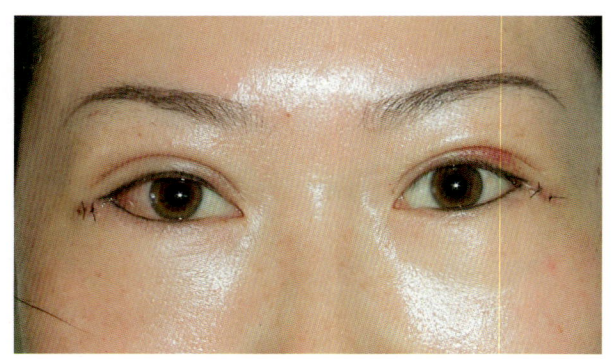

图 X11-3-1-2-9　术后1周正位睁眼状态

（2）病例2

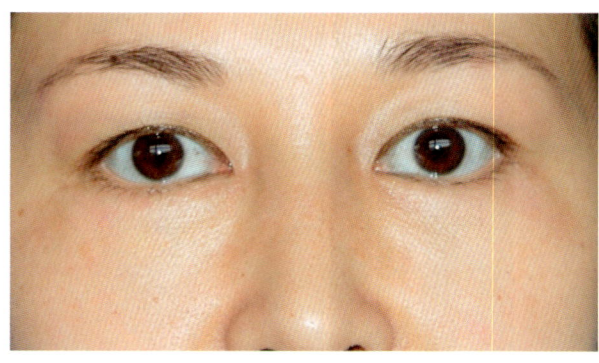

图 X11-3-1-2-10　下睑成形术后双侧下睑轻度退缩，术前正位睁眼状态

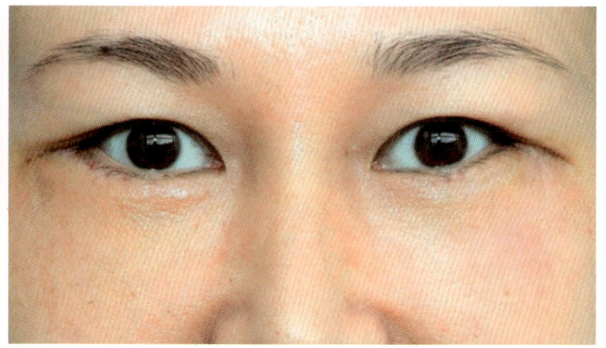

图 X11-3-1-2-11　局麻下行双侧经外眦角和下睑切口外眦固定术，术后1个月正位睁眼状态

（3）病例3

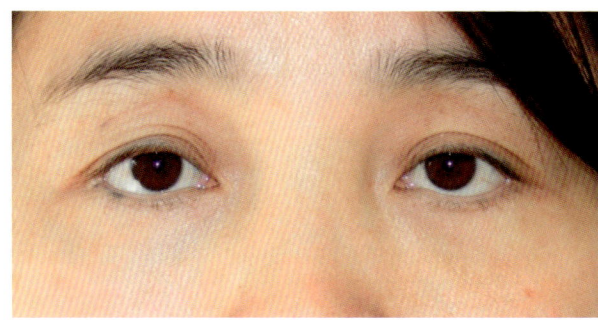

图 X11-3-1-2-12　下睑成形术后双侧下睑轻度退缩，术前正位睁眼状态

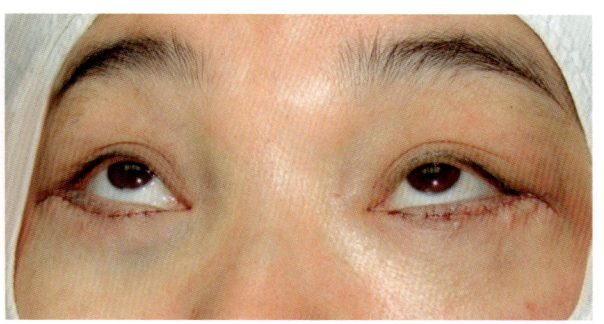

图 X11-3-1-2-13　双侧经外眦角和下睑切口外眦固定术后即刻睁眼状态

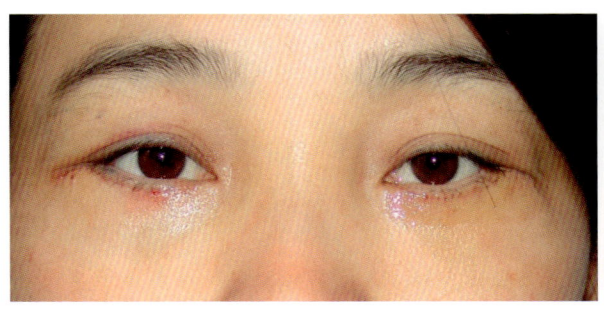

图 X11-3-1-2-14　术后1周正位睁眼状态

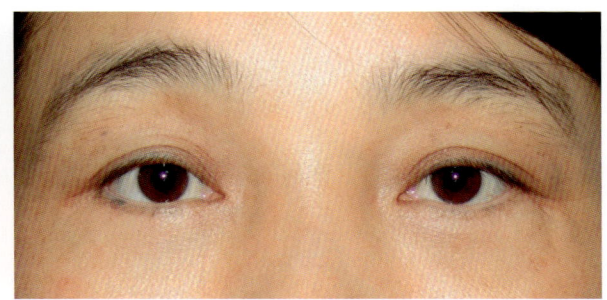

图 X11-3-1-2-15　术后1年正位睁眼状态

（三）外侧支持带悬吊法（Lateral retinacular suspension，图 X11-3-1-3-1～图 X11-3-1-3-11）

该法主要用于下睑缘无明显变长的轻度下睑退缩患者。

1. 手术步骤（Operative steps，图 X11-3-1-3-1～图 X11-3-1-3-5）

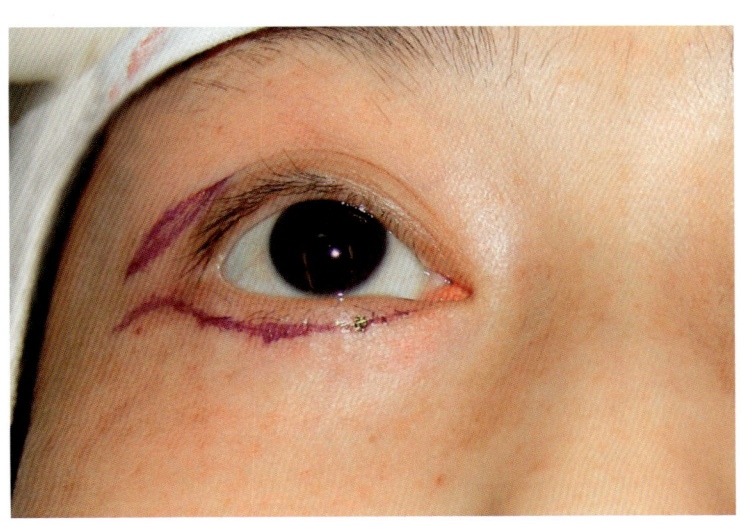

图 X11-3-1-3-1　下睑成形术后轻度下睑退缩，沿原下睑成形术切口瘢痕及上睑重睑皱襞走行方向设计切口

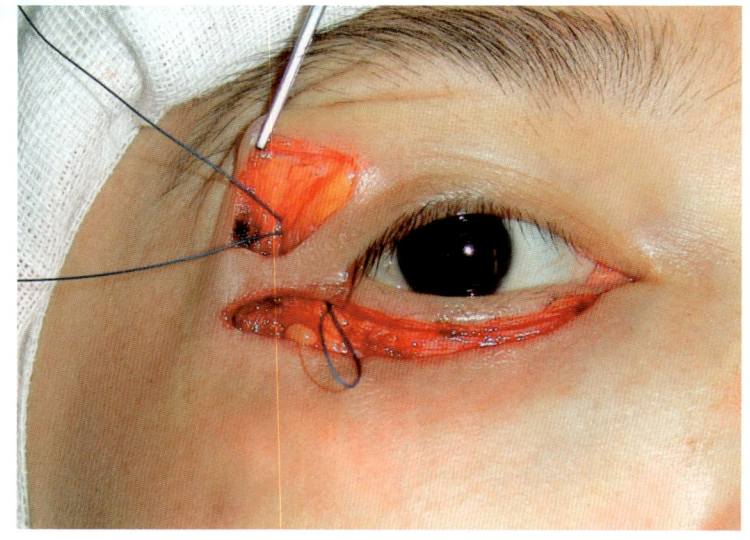

图 X11-3-1-3-2 局麻下，沿标记线切开皮肤、皮下组织及眼轮匝肌，松解挛缩的瘢痕组织，然后以 3-0 双针无损伤线自下睑外侧切口向外上方作 U 形缝合，缝针穿经外眦腱和眶外缘骨膜（在瞳孔上缘水平），由上睑外侧切口处穿出

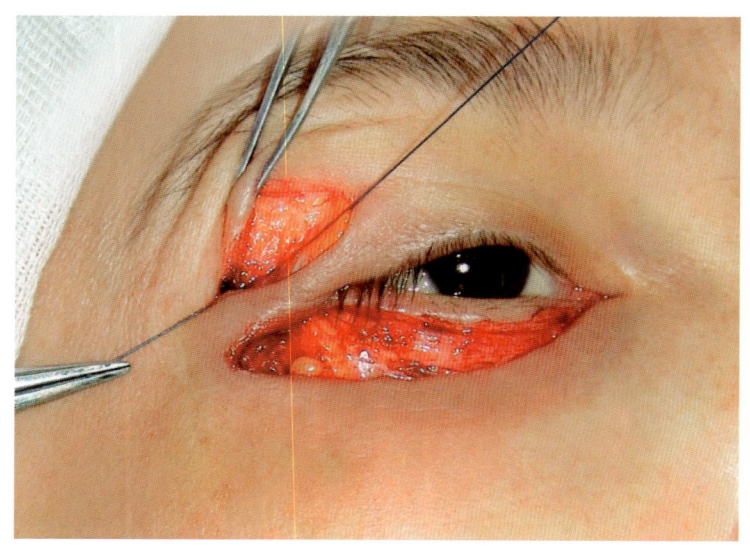

图 X11-3-1-3-3 拉紧缝线，打结，通过缝线的松紧与穿经骨膜位置的高低调节外眦固定的强度和高度

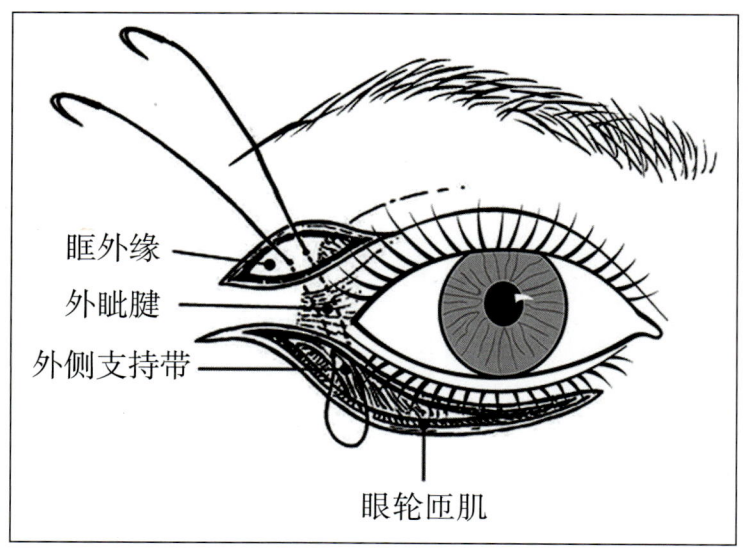

图 X11-3-1-3-4 外侧支持带悬吊术示意图

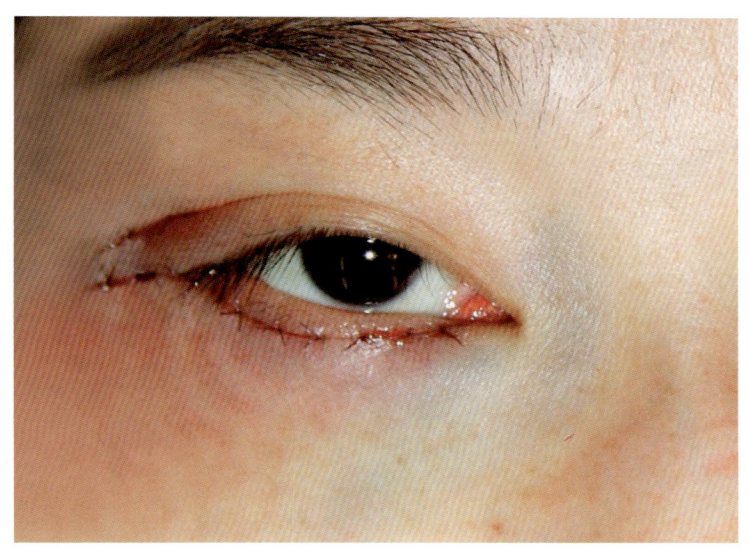

图 X11-3-1-3-5　分层间断缝合切口，同法完成另一侧手术

2. 典型病例（Typical case，图 X11-3-1-3-6~图 X11-3-1-3-11）

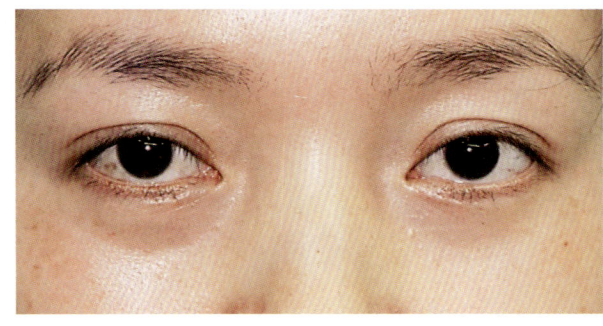

图 X11-3-1-3-6　下睑成形术后双侧下睑轻度退缩，术前正位睁眼状态

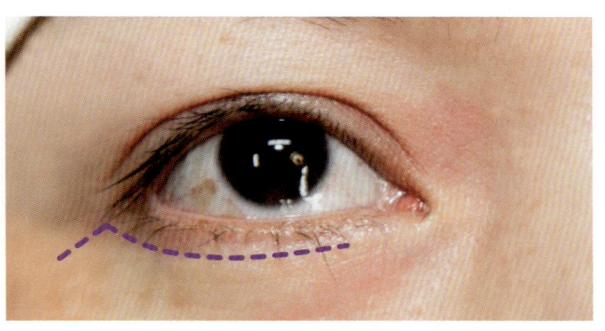

图 X11-3-1-3-7　术前标记下睑缘至下睑外侧切口

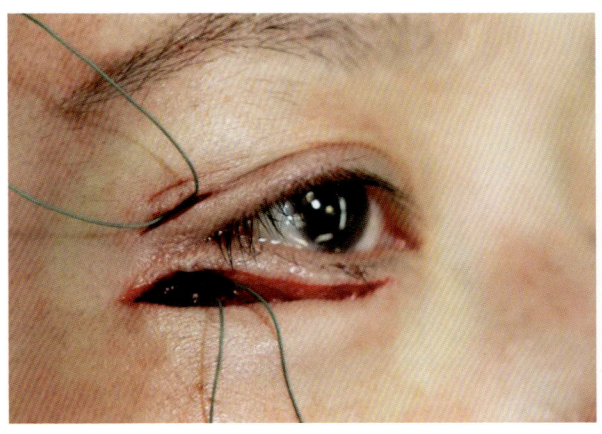

图 X11-3-1-3-8　如前法局麻下行外侧支持带悬吊缝合

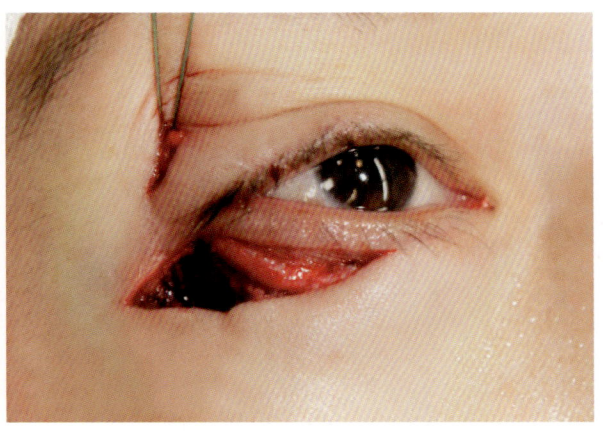

图 X11-3-1-3-9　打结固定

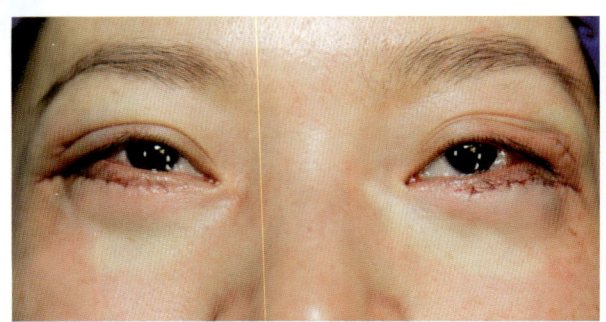
图 X11-3-1-3-10　术毕即刻正位睁眼状态

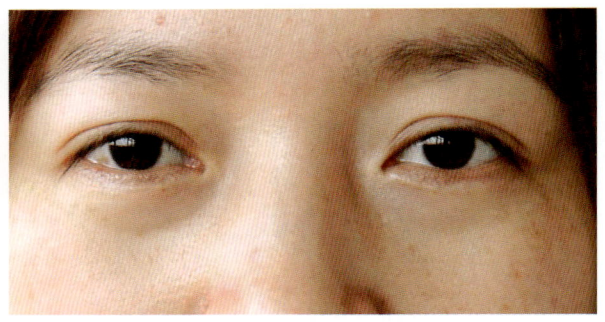
图 X11-3-1-3-11　术后 1 年正位睁眼状态

（四）外侧睑板条法外眦成形术（Tarsal strip lateral canthoplasty，图 X11-3-1-4-1～图 X11-3-1-4-16）

该法主要用于下睑缘明显变长的轻度下睑退缩患者。

1. 手术步骤（Operative steps，图 X11-3-1-4-1～图 X11-3-1-4-4）

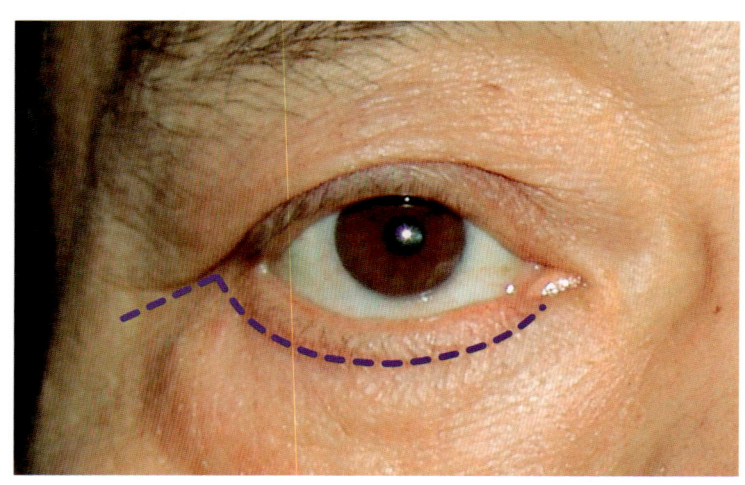
图 X11-3-1-4-1　沿原切口瘢痕标记矫正手术切口线

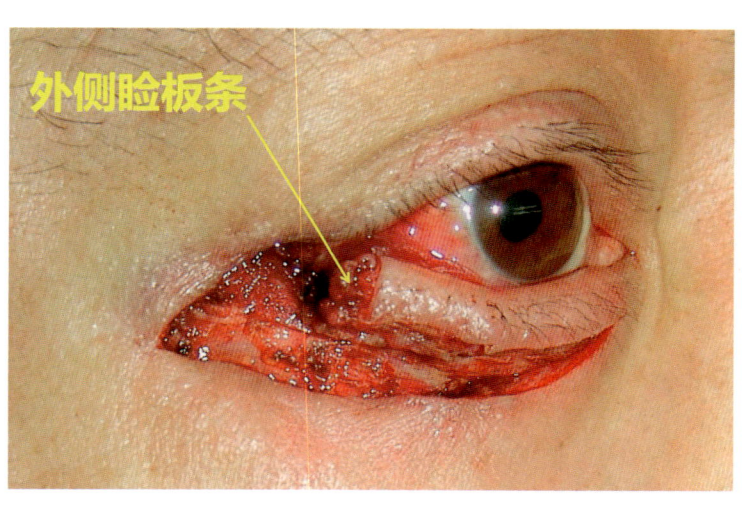
图 X11-3-1-4-2　沿标记线切开皮肤及眼轮匝肌，然后切开外眦角，行眦松解并切断外眦腱下支，去除下睑外侧端的表皮和结膜，形成外侧睑板条

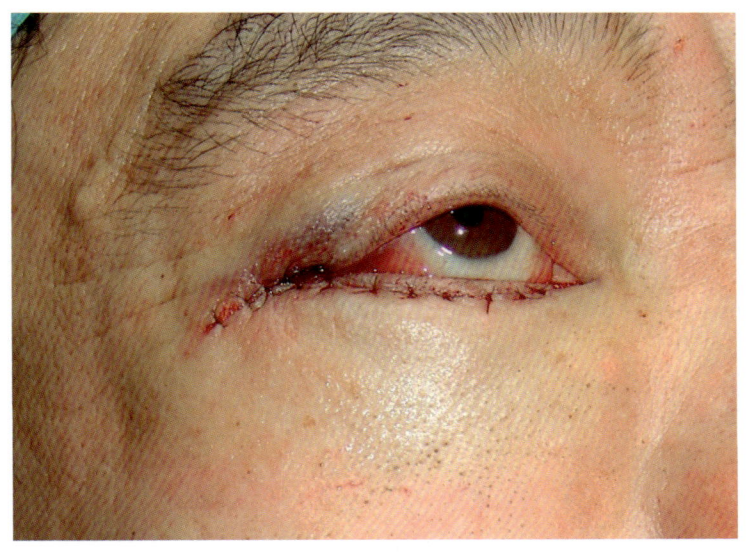

图 X11-3-1-4-3　以 4-0 双针尼龙缝线将外侧睑板条向外上方缝合固定于眶外缘内侧面的骨膜上，固定高度相当于静息位瞳孔上缘水平。精确对位缝合上、下睑缘外侧端，重新形成外眦角。最后分层缝合肌肉与皮肤，封闭切口

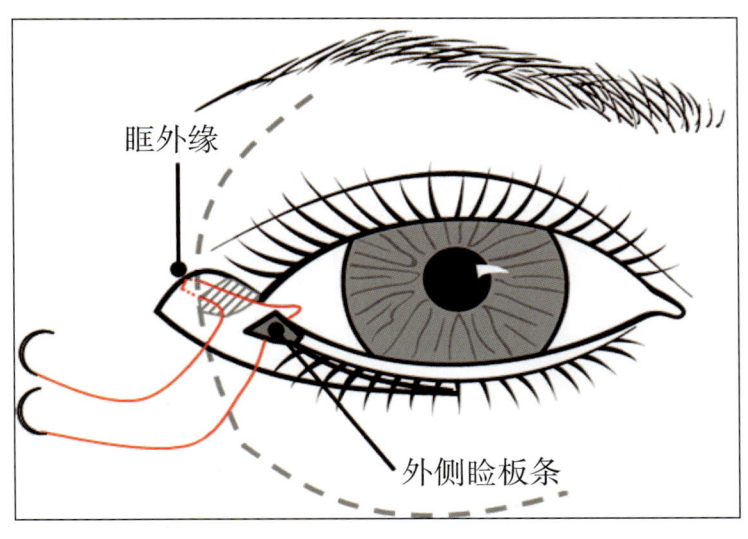

图 X11-3-1-4-4　外侧睑板条与眶外缘骨膜缝合示意图

2. 典型病例（Typical cases，图 X11-3-1-4-5～图 X11-3-1-4-16）

（1）病例 1

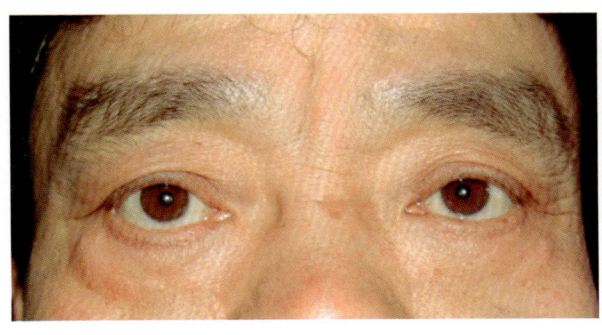

图 X11-3-1-4-5　下睑成形术后双侧下睑轻度退缩，术前正位睁眼状态

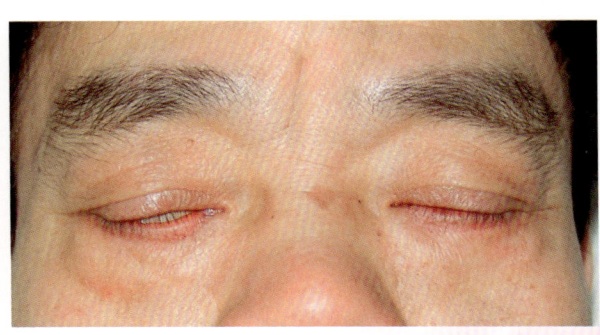

图 X11-3-1-4-6　术前正位闭眼状态

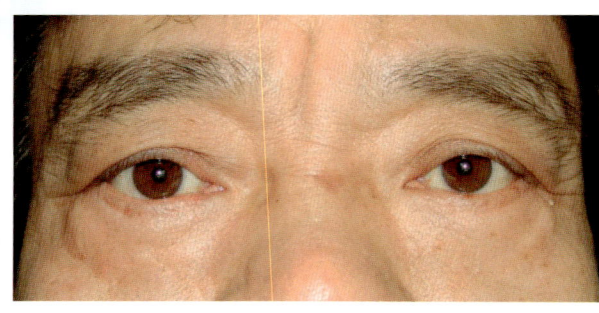

图 X11-3-1-4-7　双侧外侧睑板条法外眦成形术后 3 个月，正位睁眼状态

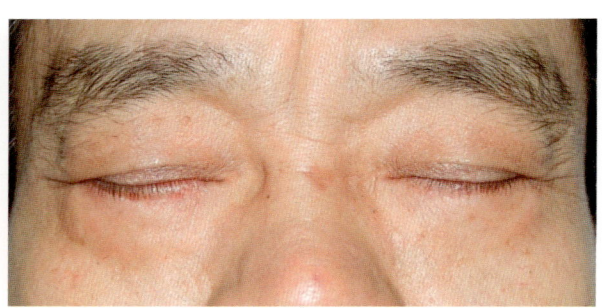

图 X11-3-1-4-8　术后 3 个月正位闭眼状态

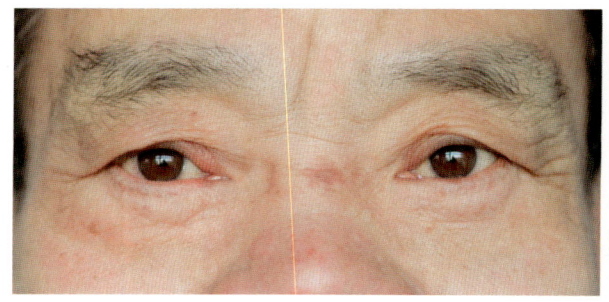

图 X11-3-1-4-9　术后 8 年正位睁眼状态

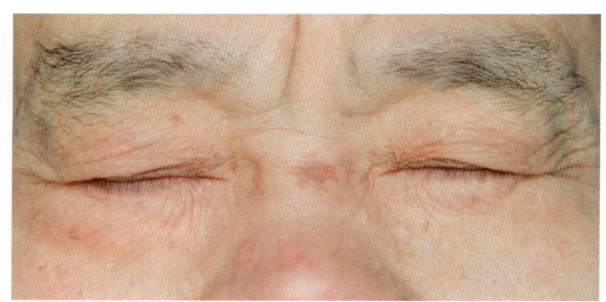

图 X11-3-1-4-10　术后 8 年正位闭眼状态

（2）病例 2

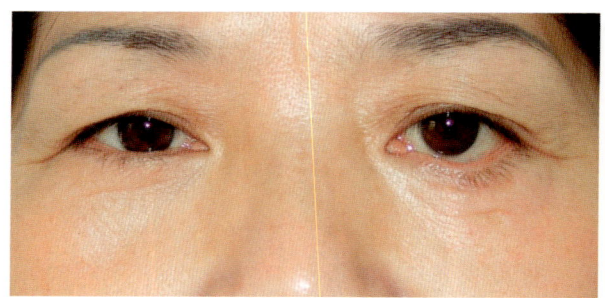

图 X11-3-1-4-11　下睑成形术后左侧下睑退缩，术前正位睁眼状态

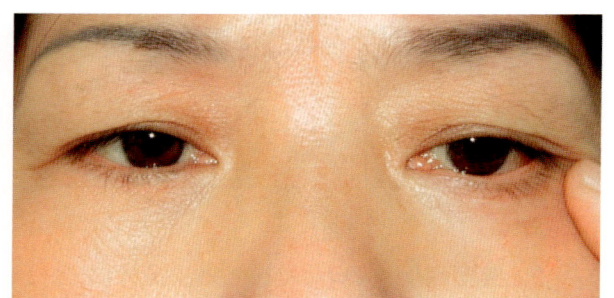

图 X11-3-1-4-12　指推法评估退缩程度为轻度

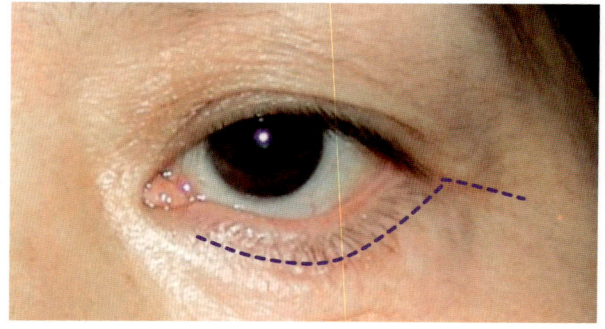

图 X11-3-1-4-13　沿原切口瘢痕设计矫正手术切口

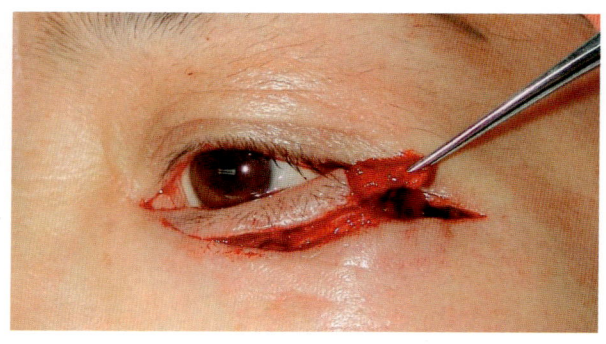

图 X11-3-1-4-14　形成外侧睑板条

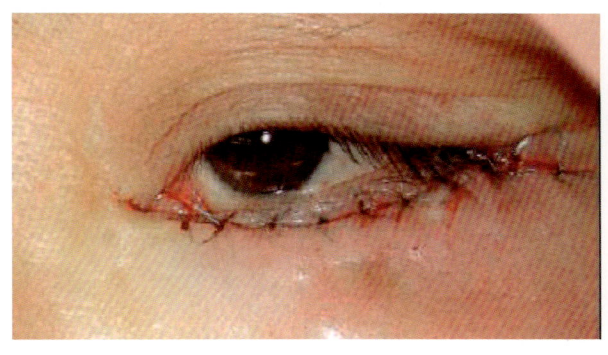
图 X11-3-1-4-15　外眦成形术已完成，间断缝合切口

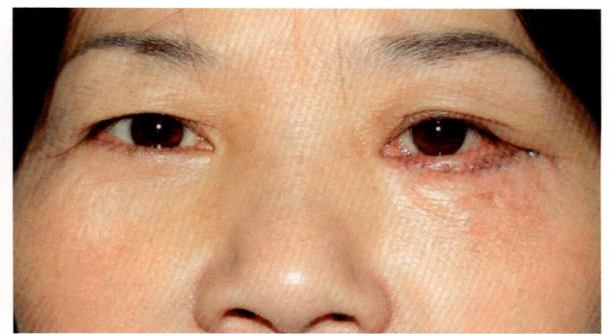
图 X11-3-1-4-16　术后第 7 天正位睁眼状态

二、中度下睑退缩的矫正（Correction of moderate lower eyelid retraction，图 X11-3-2-1-1～图 X11-3-2-3-17）

（一）弓状缘释放＋经眦眦固定法（Arcus marginalis release combined with transcanthal-canthopexy，图 X11-3-2-1-1～图 X11-3-2-1-28）

该法主要用于下睑缘无明显变长的中度下睑退缩患者。

1. 手术步骤（Operative steps，图 X11-3-2-1-1～图 X11-3-2-1-5）

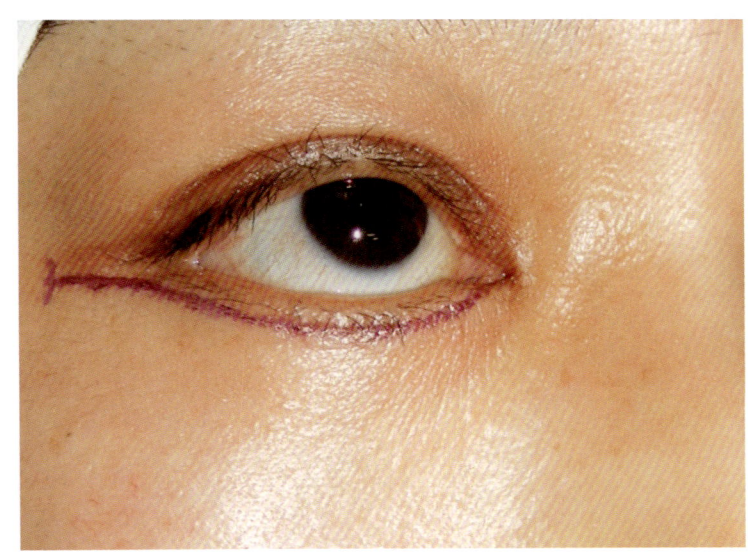

图 X11-3-2-1-1　术前沿原切口瘢痕标记下睑缘至下睑外侧切口线

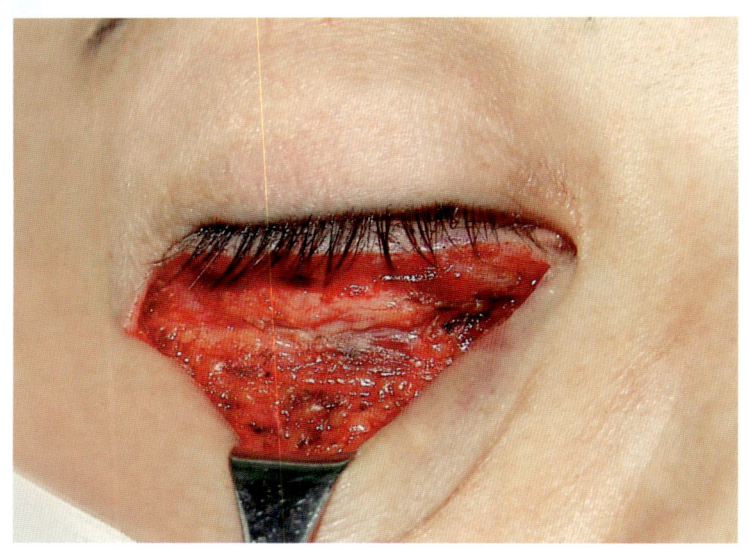

图 X11-3-2-1-2　局麻下行弓状缘释放、瘢痕松解及眶脂肪重置

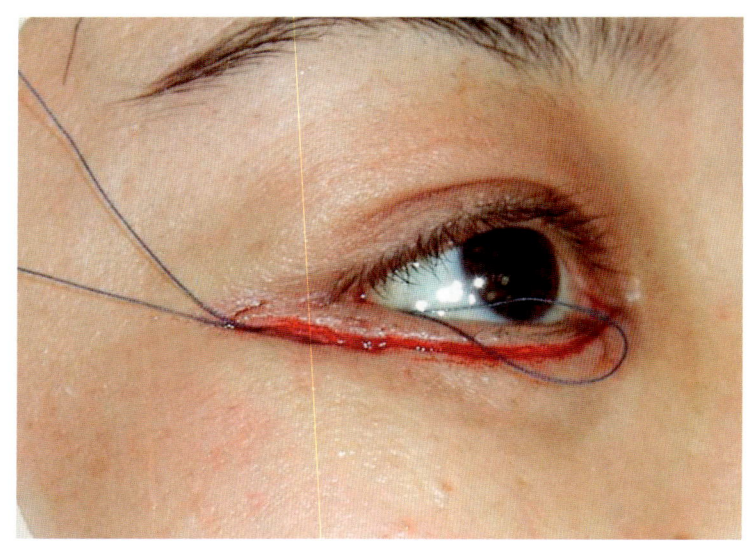

图 X11-3-2-1-3　在眼轮匝肌与眶外缘骨膜之间向上方剥离，用拉钩将外眦部位的皮肤及肌肉向上方拉开，显露外眦腱上方的眶外缘。在外眦角灰线处切开一长约 2mm 的小孔，用 4-0 双针尼龙线经此孔行 U 形缝合，缝线经过外眦腱及外上眶缘骨膜（在瞳孔上缘水平），然后从外眦部切口穿出

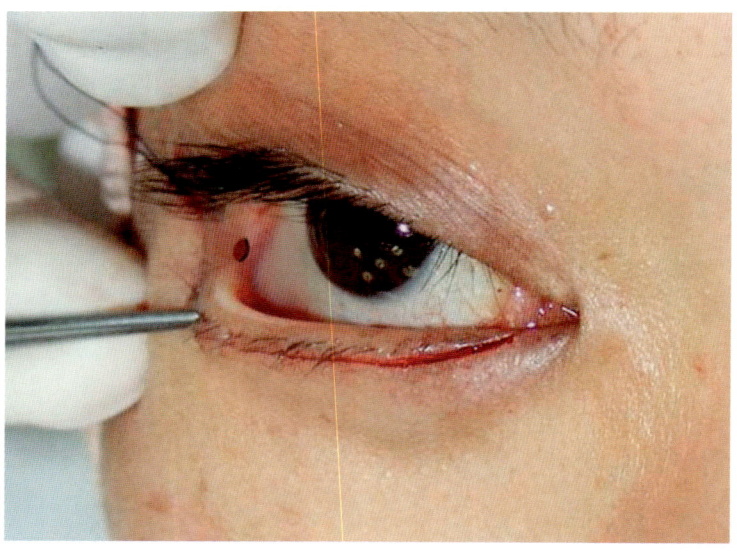

图 X11-3-2-1-4　经外眦角切口的缝合线，内侧观

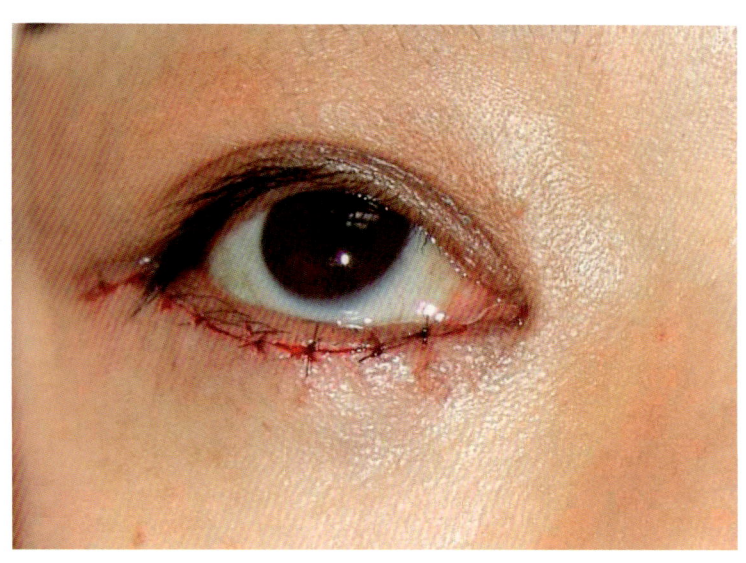

图 X11-3-2-1-5　拉紧 U 形缝合线，打结。分层间断缝合肌肉与皮肤，封闭切口

2. 典型病例（Typical cases，图 X11-3-2-1-6～图 X11-3-2-1-28）

（1）病例 1

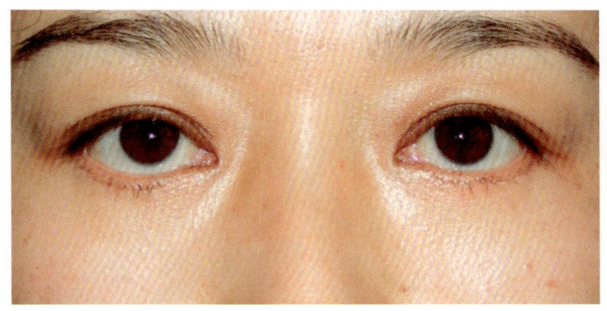

图 X11-3-2-1-6　下睑成形术后双侧下睑中度退缩，术前正位睁眼状态

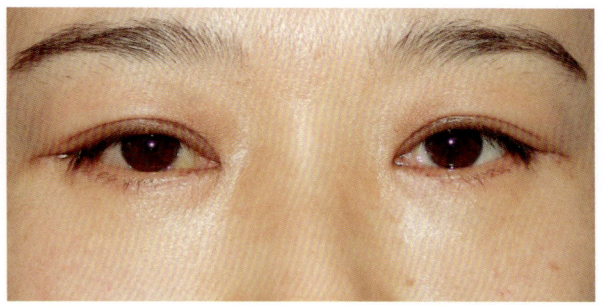

图 X11-3-2-1-7　弓状缘释放＋经眦固定术后 1 个月，正位睁眼状态

（2）病例 2

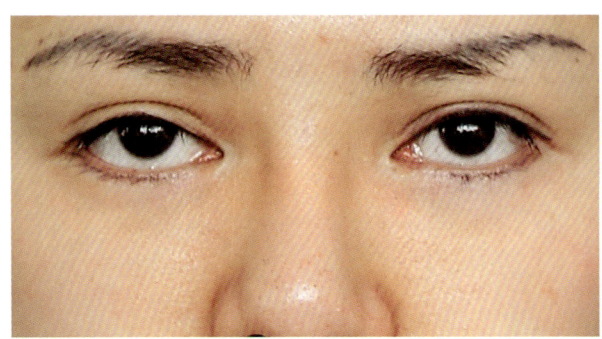

图 X11-3-2-1-8　下睑成形术后双侧下睑中度退缩，曾行下睑注射充填治疗，术前正位睁眼状态

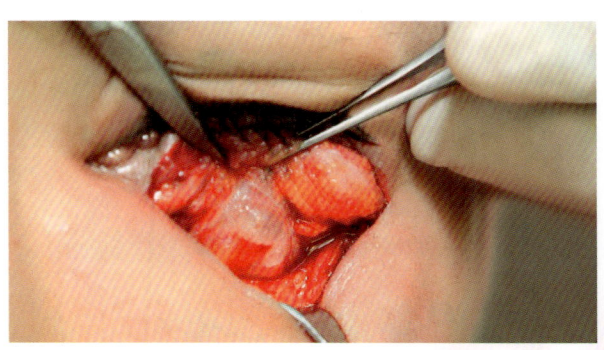

图 X11-3-2-1-9　局麻下行双侧弓状缘释放＋经眦固定术，术中两侧下睑眶隔内均可见有包裹的注射充填物，性质不明，予以清除

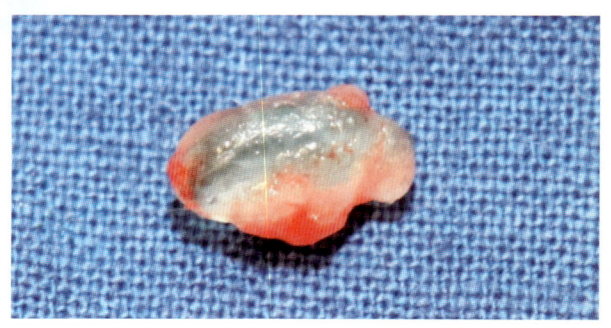

图X11-3-2-1-10 取出的下睑注射充填物

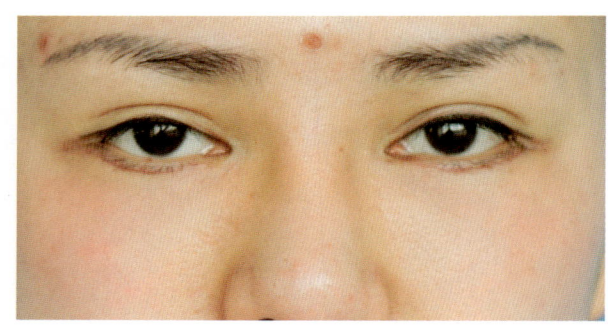

图X11-3-2-1-11 术后1个月正位睁眼状态

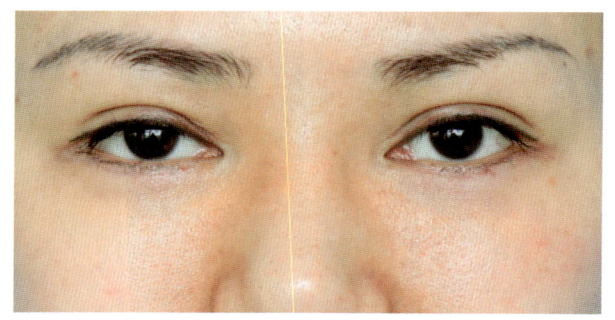

图X11-3-2-1-12 术后6个月正位睁眼状态

（3）病例3

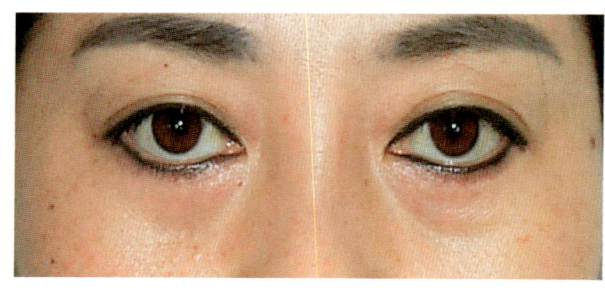

图X11-3-2-1-13 下睑成形术后双侧下睑中度退缩，术前正位睁眼状态

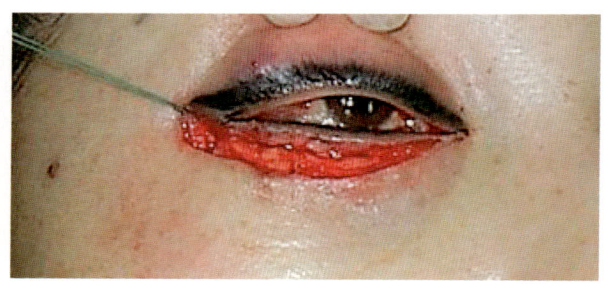

图X11-3-2-1-14 局麻下行弓状缘释放、眶脂肪重置后，行经眦眦固定术

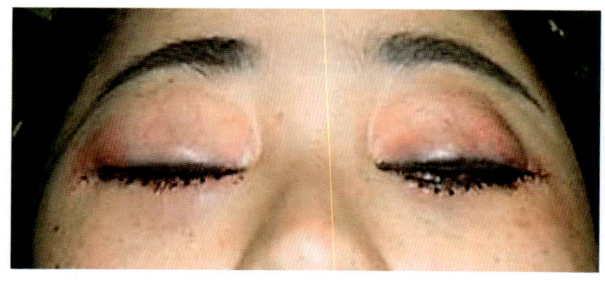

图X11-3-2-1-15 术毕即刻正位闭眼状态

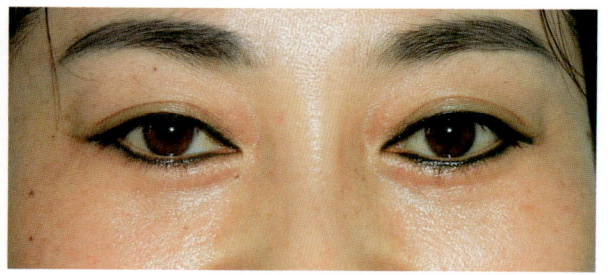

图X11-3-2-1-16 术后1年正位睁眼状态

（4）病例4

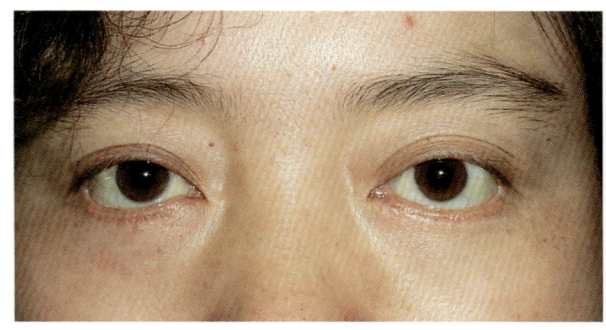

图X11-3-2-1-17　下睑成形术后双侧下睑退缩，术前正位睁眼状态

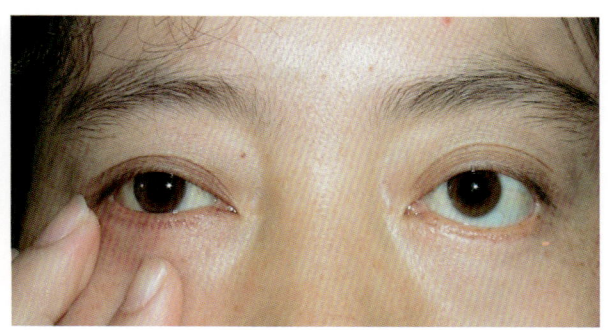

图X11-3-2-1-18　指推法评估退缩程度为中度

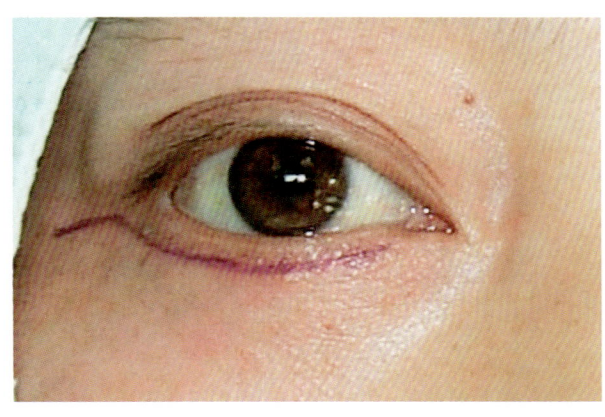

图X11-3-2-1-19　术前沿原切口瘢痕标记下睑缘至下睑外侧切口线，局麻下行弓状缘释放＋经眦眦固定＋眼轮匝肌悬吊术

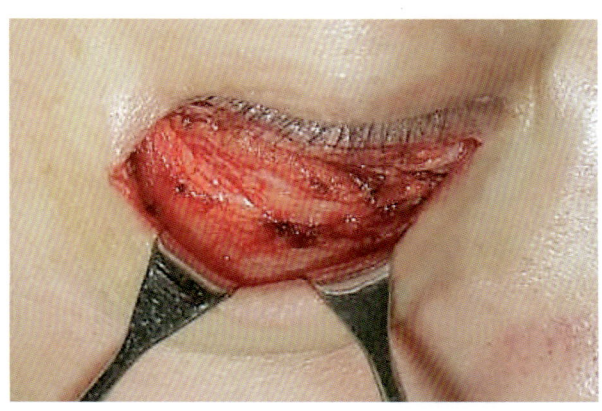

图X11-3-2-1-20　在眼轮匝肌与眶隔之间分离至眶下缘以下约1cm

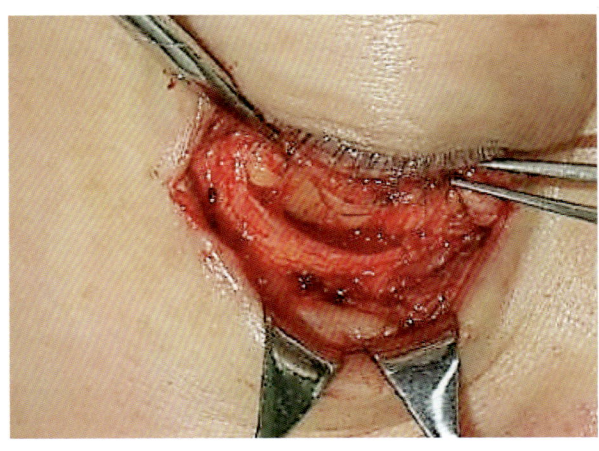

图X11-3-2-1-21　行弓状缘释放

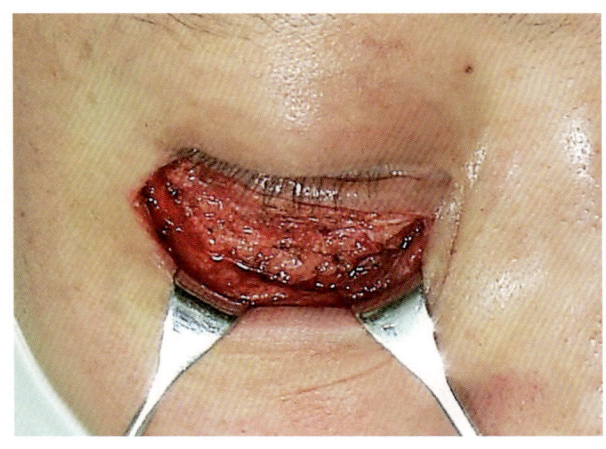

图X11-3-2-1-22　行眶脂肪重置

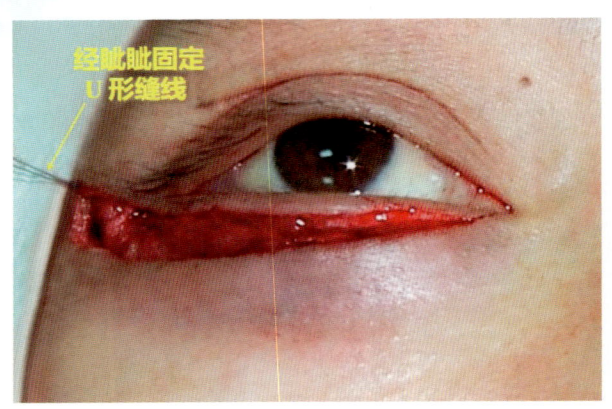

图 X11-3-2-1-23　行经眦外眦固定术

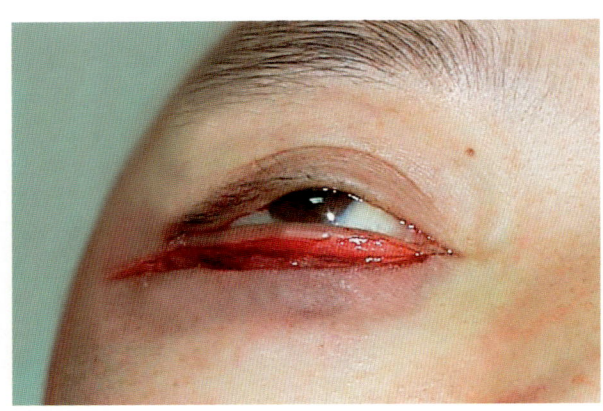

图 X11-3-2-1-24　外眦固定已完成

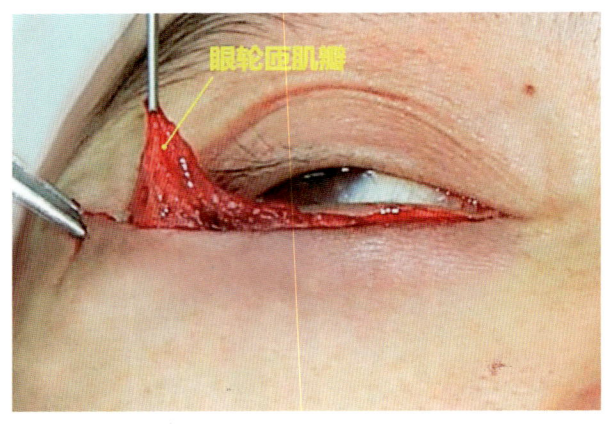

图 X11-3-2-1-25　在皮肤与眼轮匝肌之间分离，形成眼轮匝肌瓣，然后以 5-0 尼龙线将眼轮匝肌瓣向外上方缝合固定于眶外侧筋膜上，以加强外眦固定效果

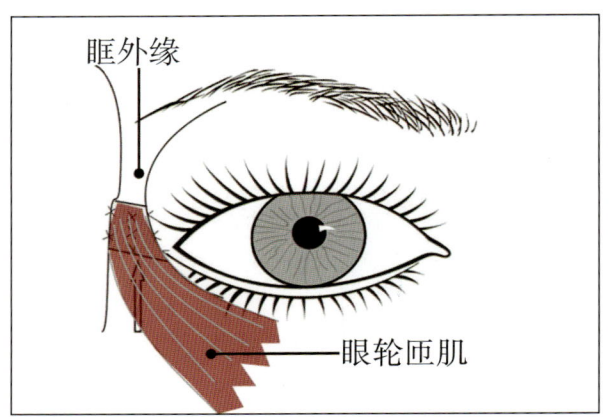

图 X11-3-2-1-26　眼轮匝肌悬吊术示意图

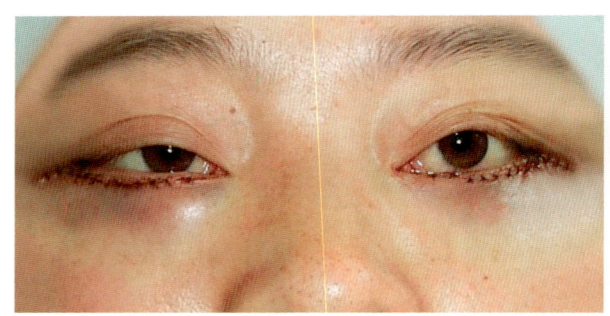

图 X11-3-2-1-27　间断缝合皮肤切口，同法完成另一侧手术

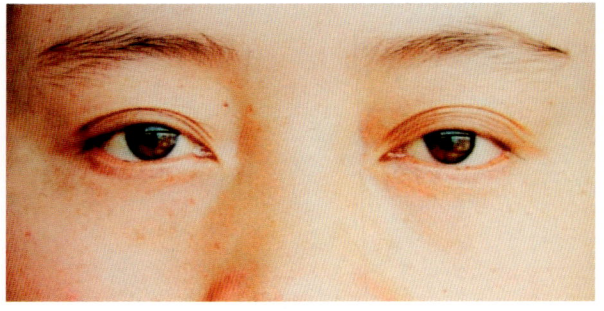

图 X11-3-2-1-28　术后 1 年正位睁眼状态

（二）弓状缘释放+睑板条外眦成形法（Arcus marginalis release combined with tarsal strip lateral canthoplasty，图 X11-3-2-2-1～图 X11-3-2-2-6）

该法主要用于下睑缘明显变长的中度下睑退缩患者。

1. 手术步骤（Operative steps，图 X11-3-2-2-1～图 X11-3-2-2-4）

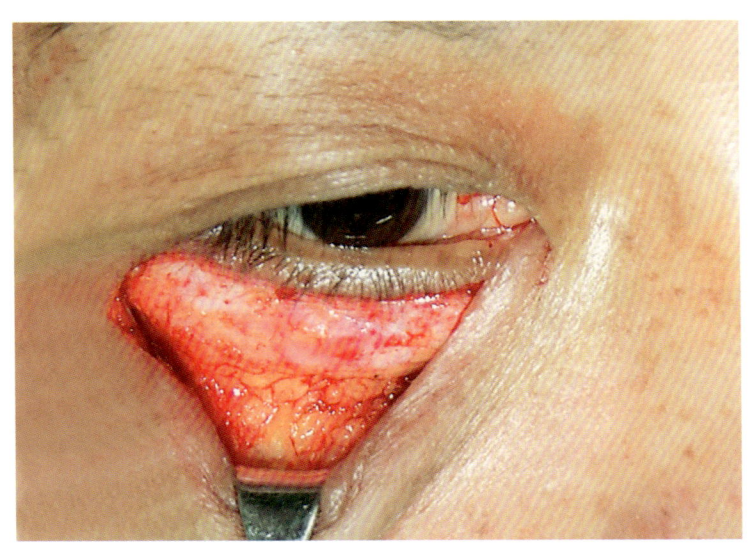

图 X11-3-2-2-1　局麻下，沿原下睑成形手术切口瘢痕切开皮肤及眼轮匝肌，在眼轮匝肌与眶隔之间分离，显露下睑眶隔

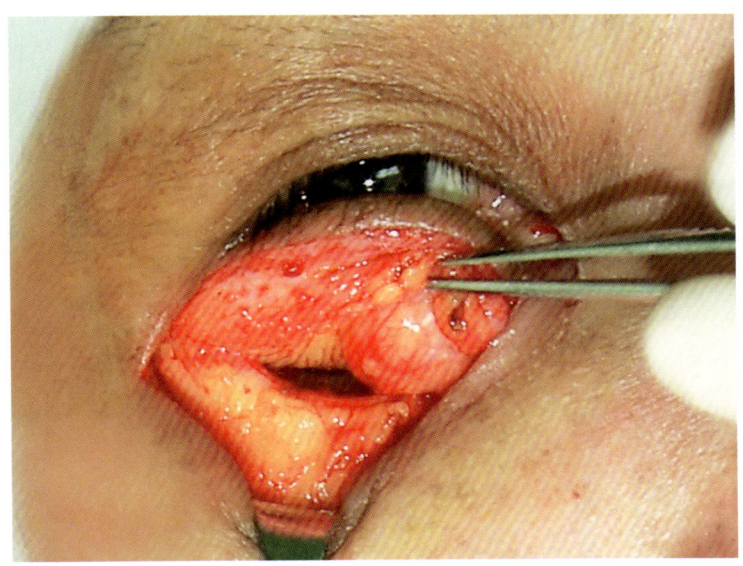

图 X11-3-2-2-2　行弓状缘释放

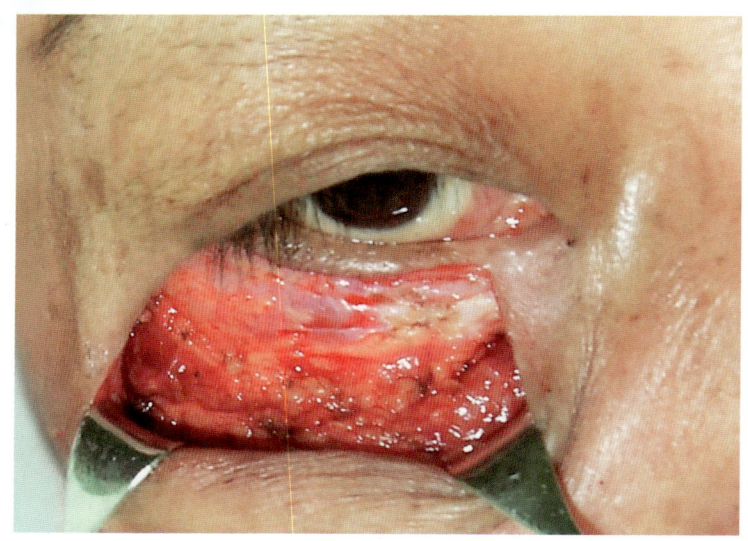

图 X11-3-2-2-3　行眶脂肪重置

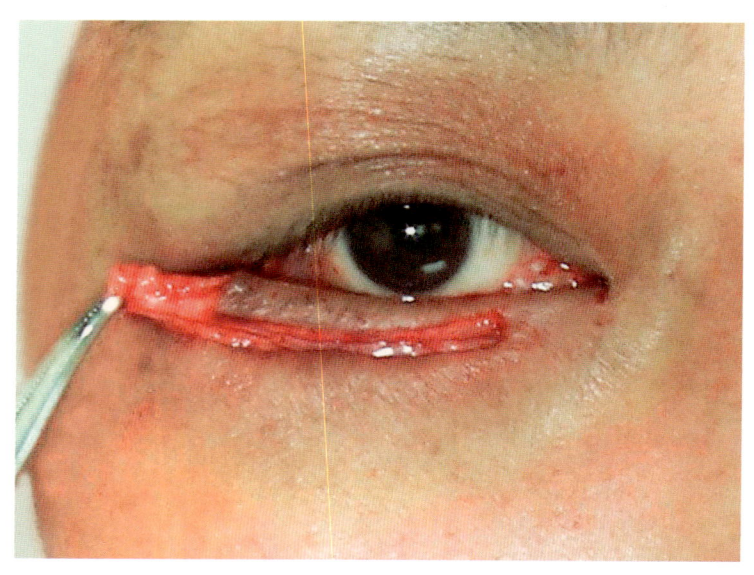

图 X11-3-2-2-4　用外侧睑板条法完成外眦成形术，缝合皮肤切口

2. 典型病例（Typical case，图 X11-3-2-2-5、图 X11-3-2-2-6）

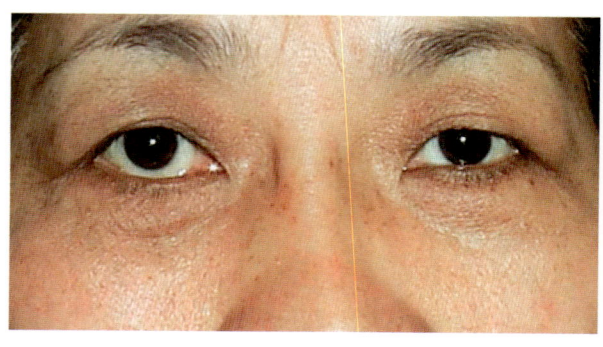

图 X11-3-2-2-5　下睑成形术后右侧下睑中度退缩，术前正位睁眼状态

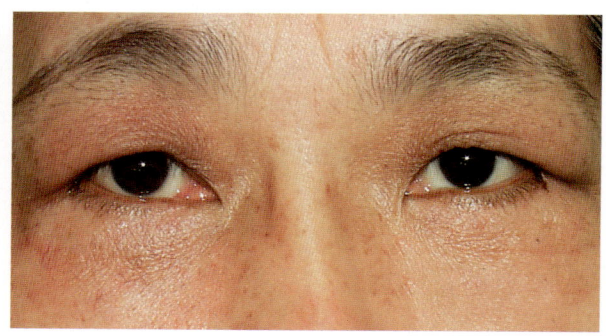

图 X11-3-2-2-6　右侧弓状缘释放＋睑板条外眦成形法下睑退缩矫正术后1年，正位睁眼状态

（三）骨钻孔法外眦固定术＋眼轮匝肌悬吊法（Drill hole lateral canthopexy combined with orbicularis muscle suspension，图 X11-3-2-3-1～图 X11-3-2-3-17）

该法主要适用于既往曾多次接受过外眦成形手术且下睑缘无明显变长的中度下睑退缩患者。

1. 手术步骤（Operative steps，图 X11-3-2-3-1～图 X11-3-2-3-9）

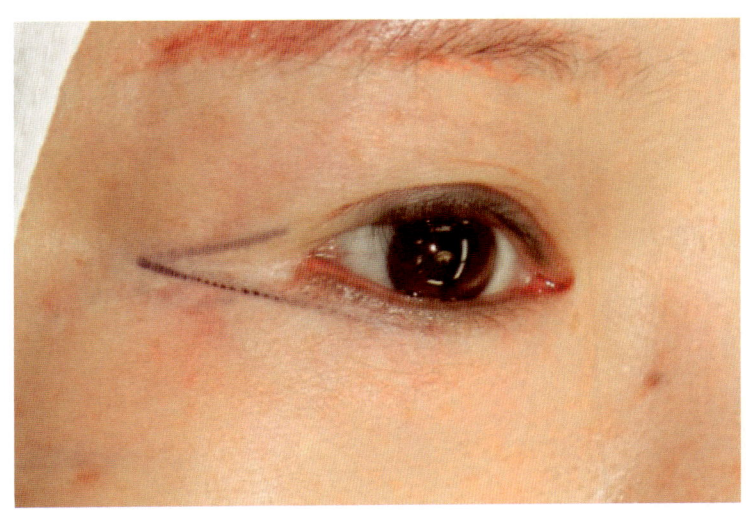

图 X11-3-2-3-1　标记外眦部 V 形切口线

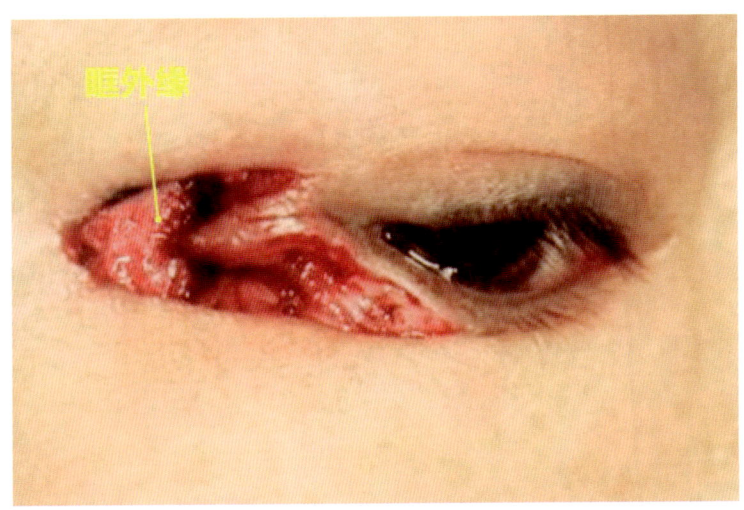

图 X11-3-2-3-2　局麻下，沿标记线切开皮肤、皮下组织及眼轮匝肌，切断外眦腱浅部及下支，显露眶外缘

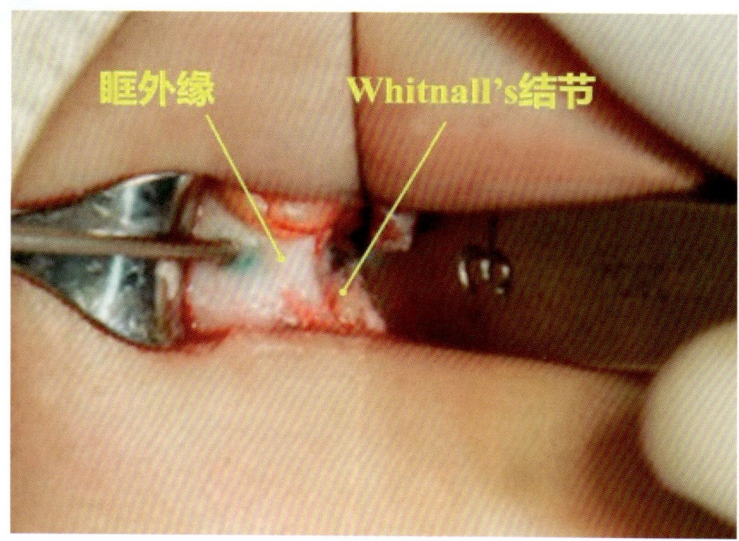

图 X11-3-2-3-3 以直径 1.5mm 的克氏针，在拟固定的位置由眶外缘颞侧斜向鼻侧（眶内侧面）钻孔，注意保护内侧的眼球

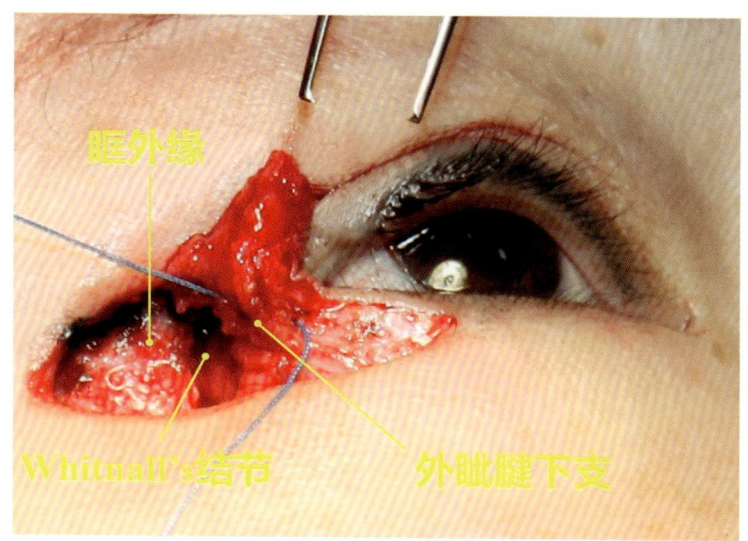

图 X11-3-2-3-4 以 3-0 无损伤线（双圆针）作外眦腱下支的 U 形缝合

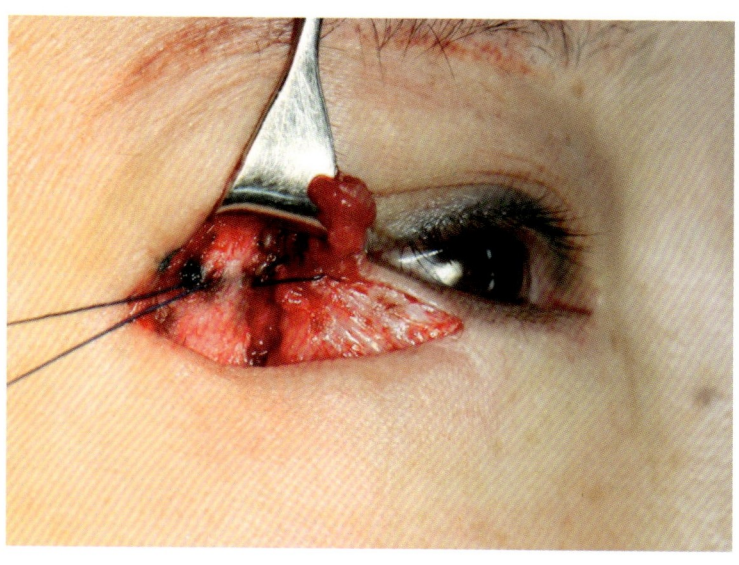

图 X11-3-2-3-5 将缝线由鼻侧向颞侧穿过骨孔

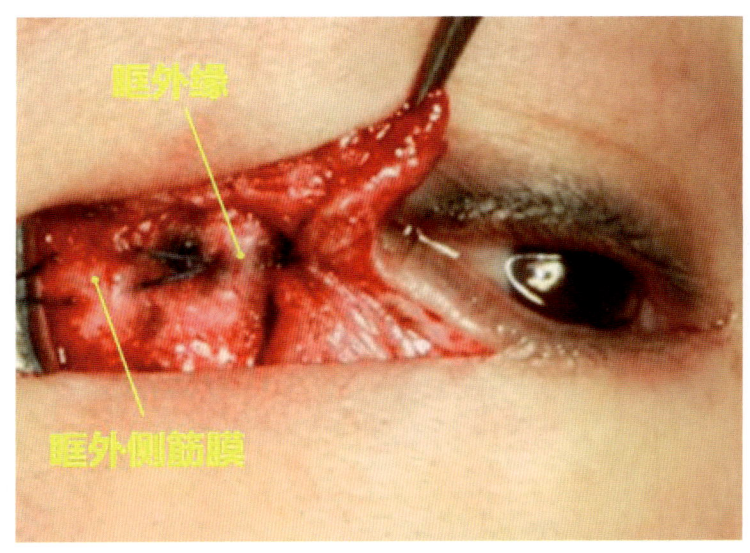

图 X11-3-2-3-6　将两端缝针分别向外侧穿过眶外侧筋膜，然后拉紧缝线，打结固定

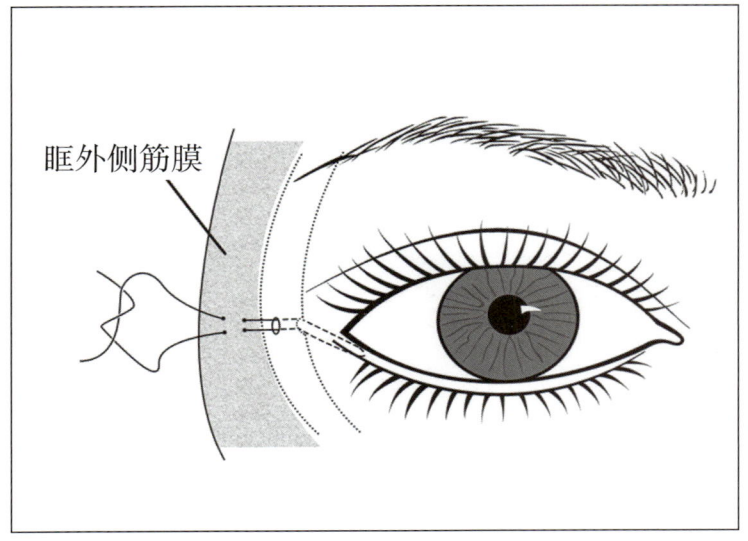

图 X11-3-2-3-7　骨钻孔法外眦固定术示意图

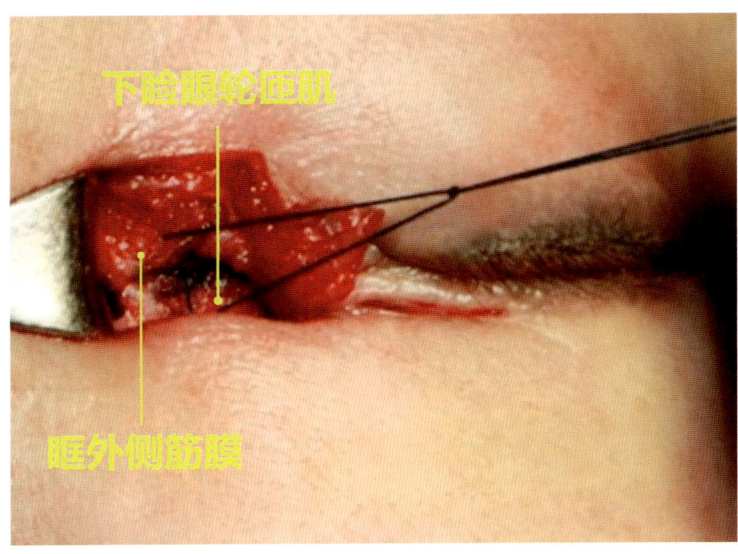

图 X11-3-2-3-8　将下睑外侧眼轮匝肌悬吊固定于眶外侧筋膜

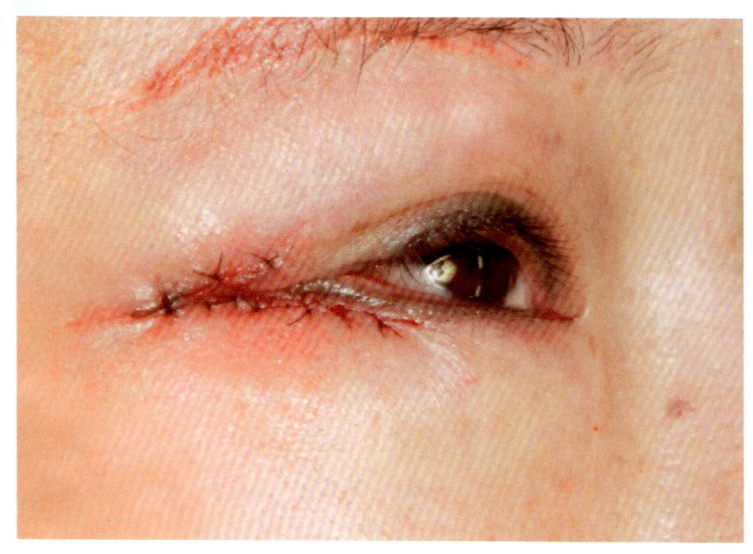

图 X11-3-2-3-9　间断缝合皮肤切口

2. 典型病例（Typical case，图 X11-3-2-3-10～图 X11-3-2-3-2-17）

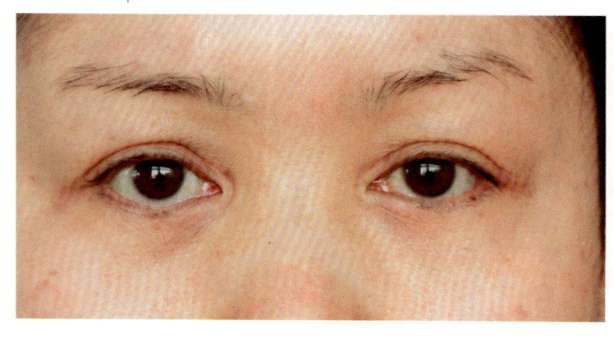

图 X11-3-2-3-10　下睑成形术后右侧下睑中度退缩，术前正位睁眼状态

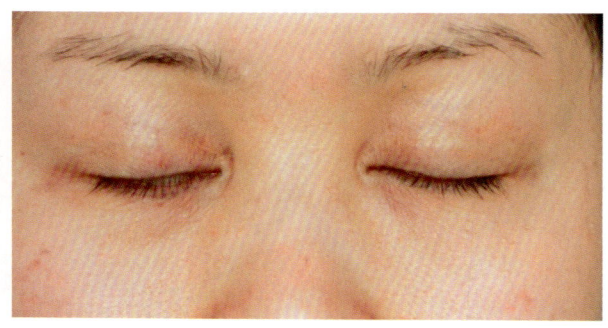

图 X11-3-2-3-11　术前正位闭眼状态

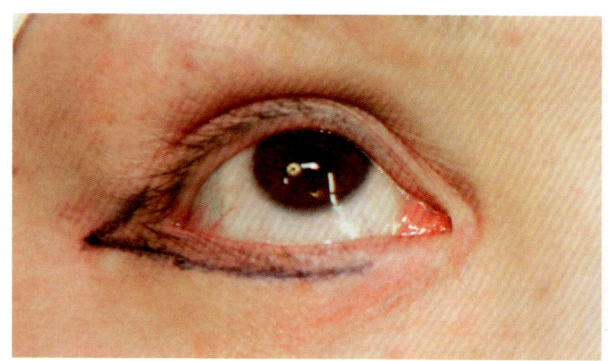

图 X11-3-2-3-12　术前标记手术切口

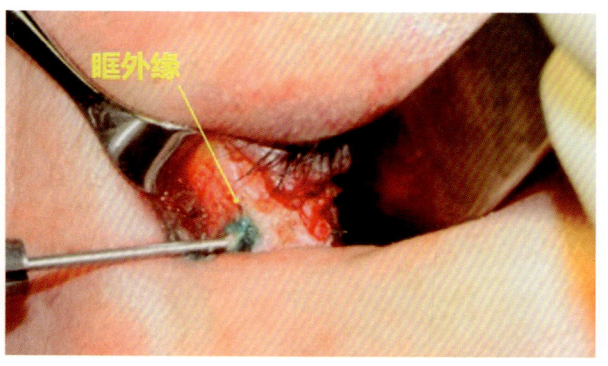

图 X11-3-2-3-13　在瞳孔上缘水平行眶外缘钻孔

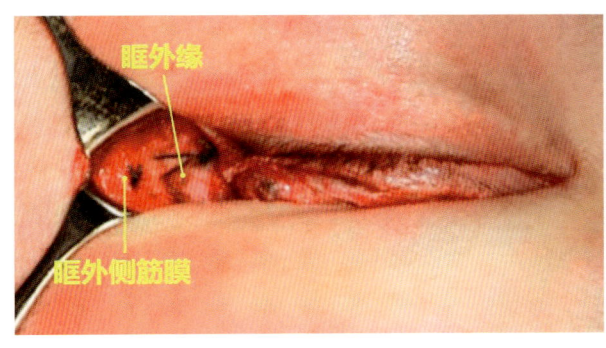
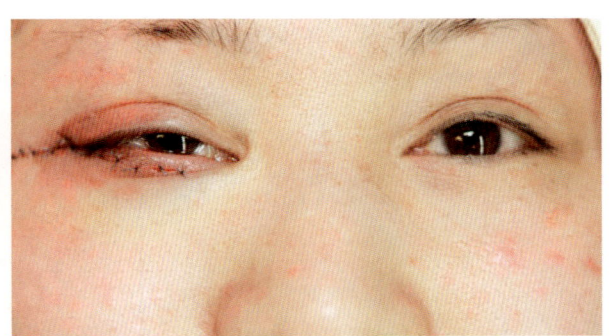

图 X11-3-2-3-14　经骨孔外眦固定完毕，继续行眼轮匝肌悬吊　　图 X11-3-2-3-15　术毕即刻正位睁眼状态

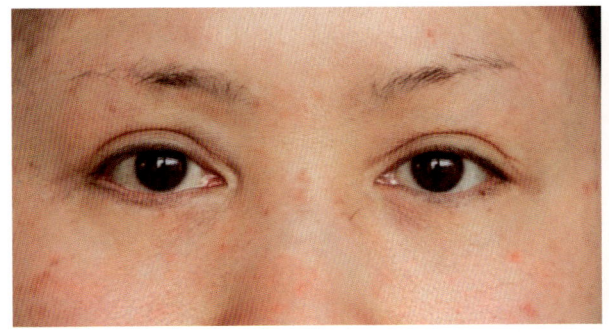
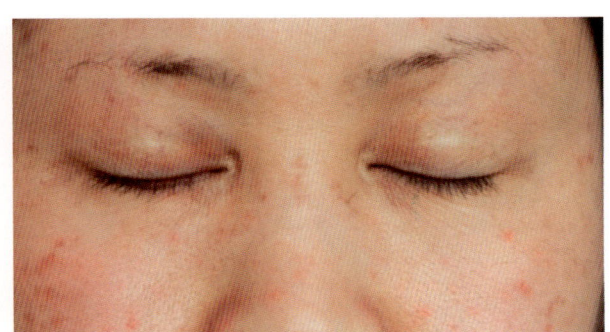

图 X11-3-2-3-16　术后 1 年正位睁眼状态　　图 X11-3-2-3-17　术后 1 年正位闭眼状态

三、重度下睑退缩的矫正（Correction of severe lower eyelid retraction，图 X11-3-3-1-1～图 X11-3-3-2-14）

（一）弓状缘释放＋睑板条外眦成形＋经睑颊提升法（Arcus marginalis release combined with tarsal strip lateral canthoplasty and translid cheek lift，图 X11-3-3-1-1～图 X11-3-3-1-18）

该法主要用于下睑缘明显变长或外眦角裂开的重度下睑退缩患者。

1. 手术步骤（Operative steps，图 X11-3-3-1-1～图 X11-3-3-1-6）

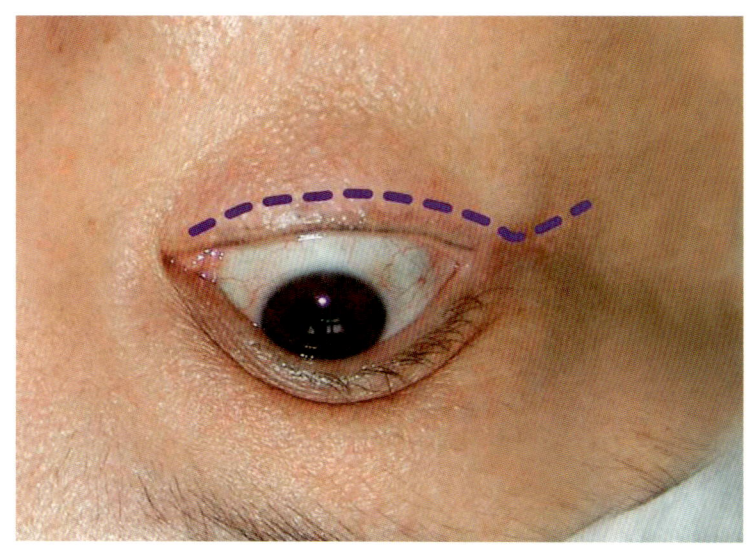

图 X11-3-3-1-1　沿原下睑成形术切口瘢痕标记新手术切口（该病例所展示为术者视角）

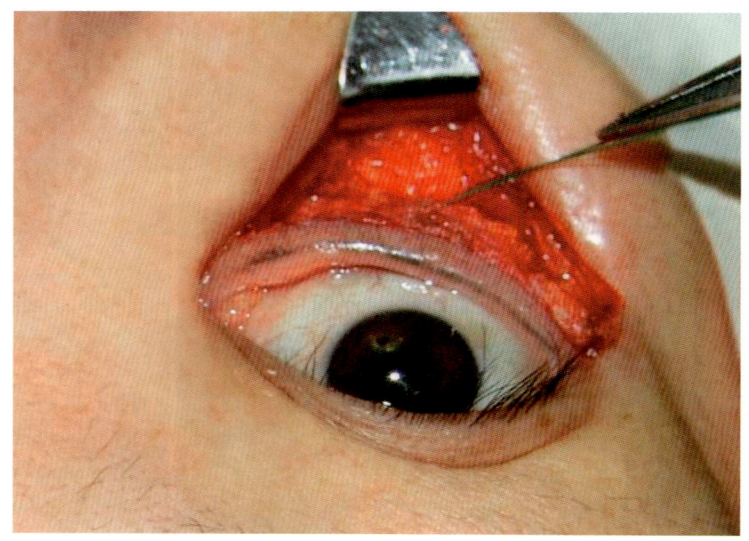

图 X11-3-3-1-2　局麻下，沿标记线切开皮肤、皮下组织及眼轮匝肌，在眼轮匝肌与眶隔之间分离至眶下缘，行弓状缘释放

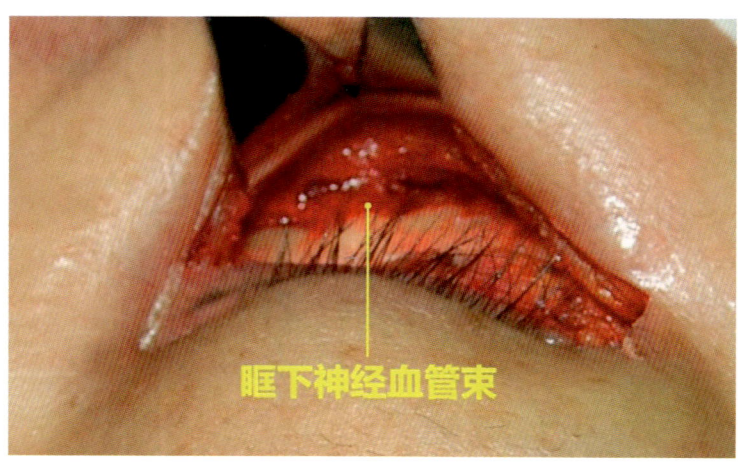

图 X11-3-3-1-3　切开眶下缘处的骨膜，用骨膜剥离器向下行骨膜下剥离，至眶下孔上缘水平时，避开眶下神经血管束，从其内、外侧继续向下剥离至鼻翼水平。剥离过程中注意保护眶下神经和血管，避免损伤

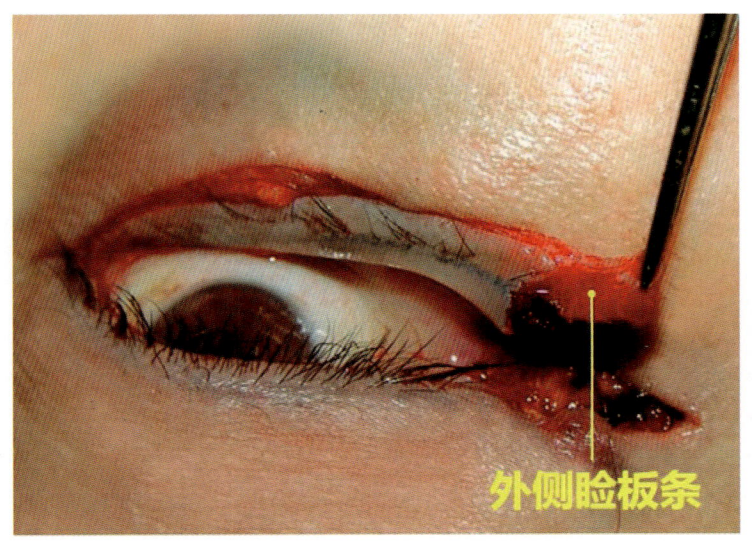

图 X11-3-3-1-4　水平切开外眦角，松解外眦，切断外眦腱下支，使下睑外侧游离，剔除部分下睑外侧表皮与睑结膜，形成长3~5mm的外侧睑板条，以4-0双针尼龙线或Prolene线将外侧睑板条向外上方缝合固定于眶外缘内侧面的骨膜上，固定位置通常处于瞳孔上缘水平（静息位）

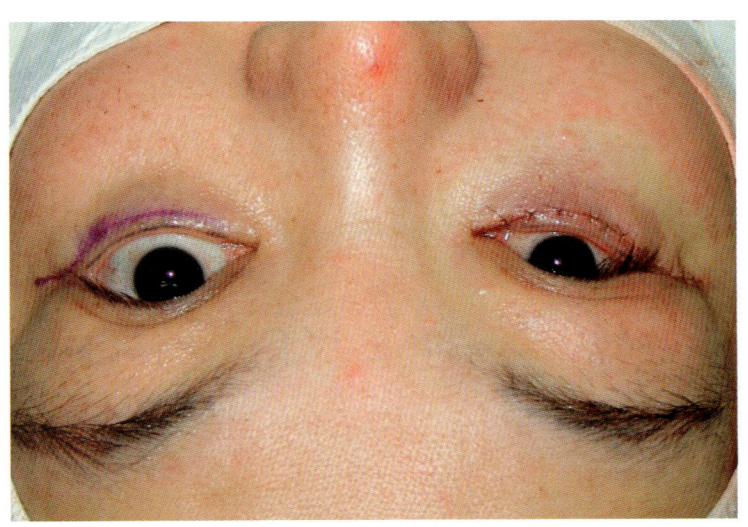

图 X11-3-3-1-5　将眼轮匝肌及全部软组织悬吊固定于眶外侧筋膜，酌情去除多余皮肤，间断缝合皮肤切口

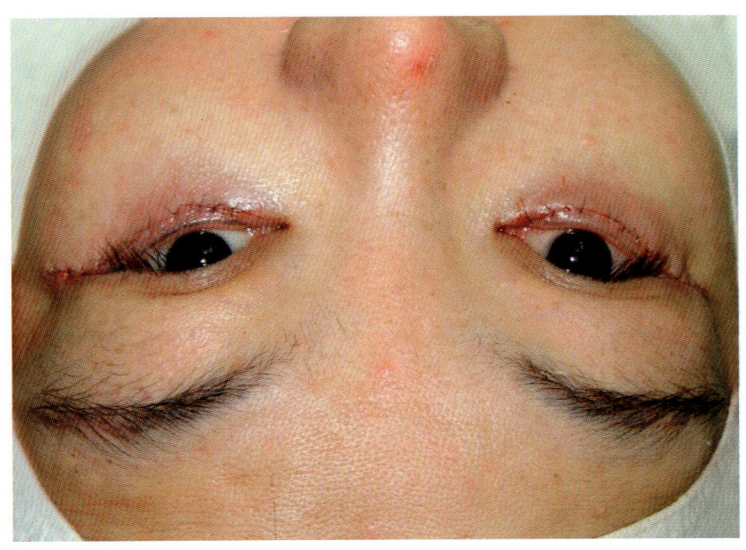

图 X11-3-3-1-6　同法完成另一侧手术

2. 典型病例（Typical cases，图 X11-3-3-1-7～图 X11-3-3-1-18）

（1）病例1

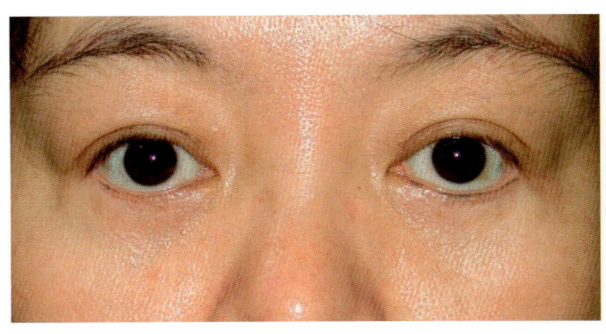

图 X11-3-3-1-7　下睑成形术后双侧下睑重度退缩，术前正位睁眼状态

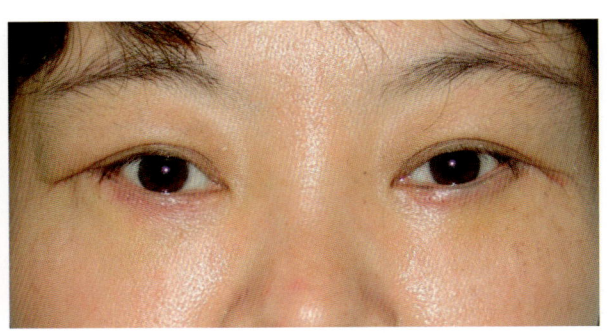

图 X11-3-3-1-8　双侧弓状缘释放＋经睑颊提升＋外侧睑板条法外眦成形术后1个月，正位睁眼状态

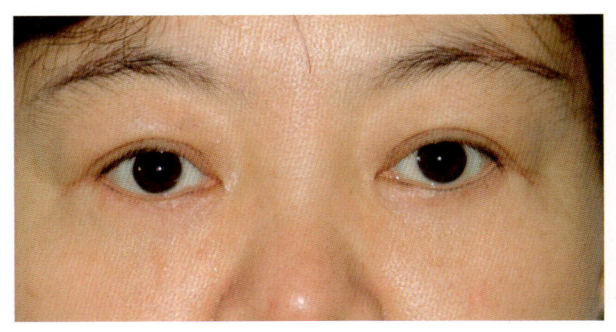

图 X11-3-3-1-9　术后1年正位睁眼状态

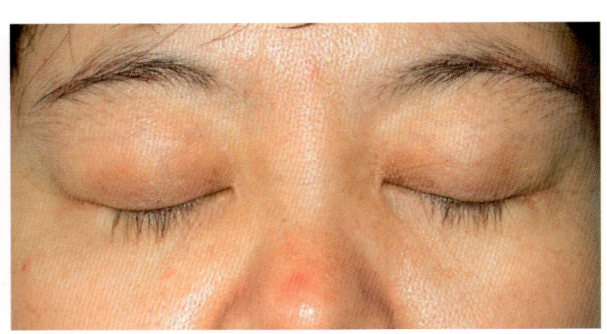

图 X11-3-3-1-10　术后1年正位闭眼状态

（2）病例2

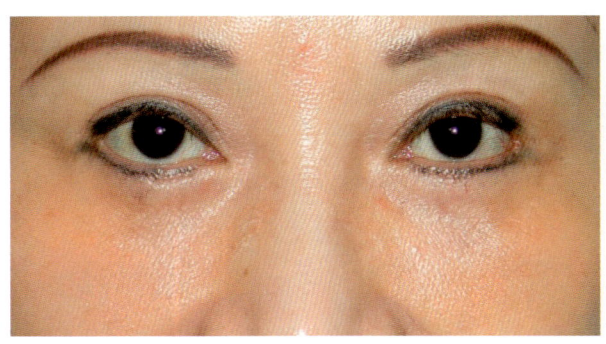

图 X11-3-3-1-11　下睑成形术后双侧下睑重度退缩，术前正位睁眼状态。该患者既往曾因下睑退缩接受过两次外眦成形术治疗，术后退缩加重

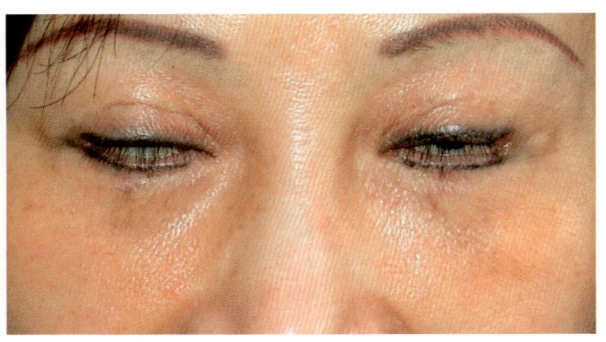

图 X11-3-3-1-12　术前正位闭眼状态，表现为鱼嘴样综合征

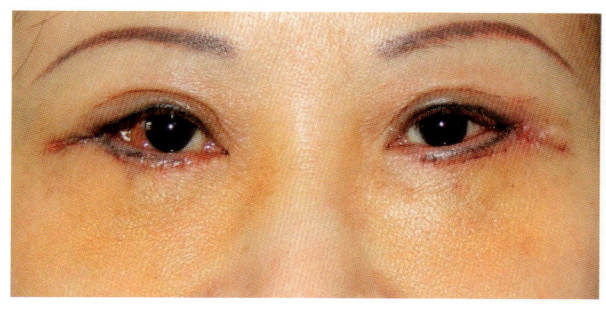

图 X11-3-3-1-13　双侧弓状缘释放＋睑板条法外眦成形＋经睑颊提升术后1周，正位睁眼状态

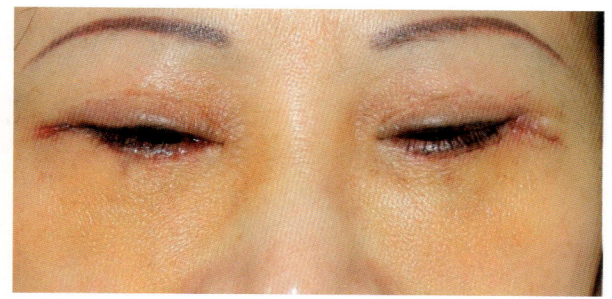

图 X11-3-3-1-14　术后1周正位闭眼状态

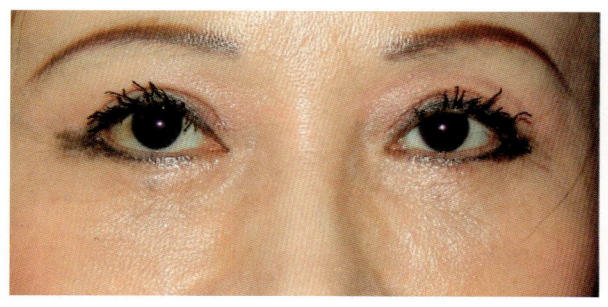

图 X11-3-3-1-15　术后1年正位睁眼状态

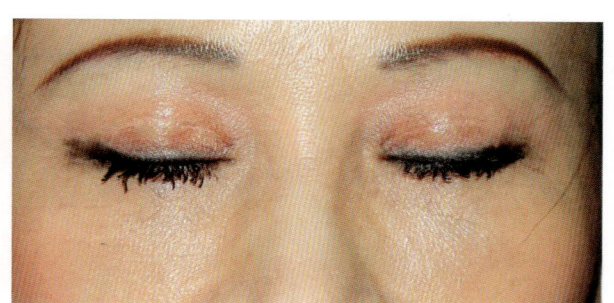

图 X11-3-3-1-16　术后1年正位闭眼状态

（3）病例3

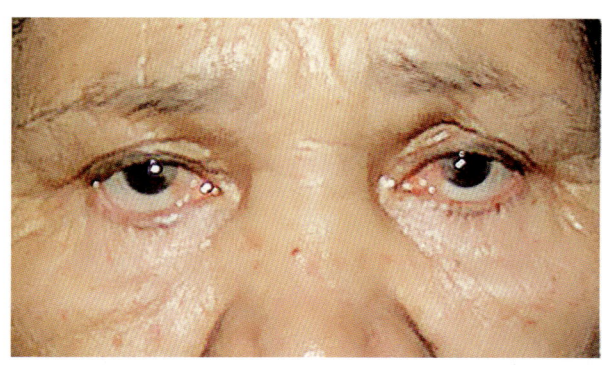

图 X11-3-3-1-17　下睑成形术后双侧下睑重度退缩，术前正位睁眼状态

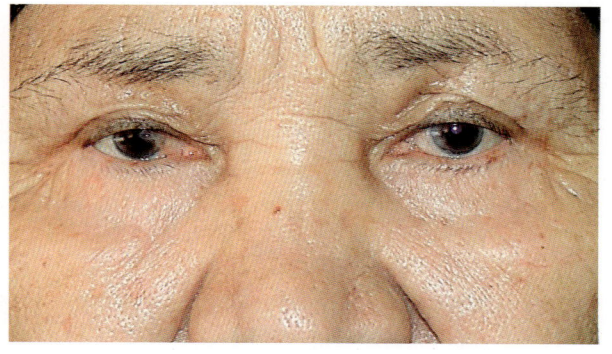

图 X11-3-3-1-18　双侧弓状缘释放＋睑板条法外眦成形＋经睑颊提升术后1年，正位睁眼状态

（二）弓状缘释放＋骨钻孔外眦固定＋经睑颊提升＋眼轮匝肌悬吊法（Arcus marginalis release combined with drill hole lateral canthopexy, translid cheek lift and orbicularis muscle suspension，图 X11-3-3-2-1～图 X11-3-3-2-14）

该法主要适用于既往曾多次接受过外眦成形手术且下睑缘无明显变长的重度下睑退缩患者。

1. 手术步骤（Operative steps，图 X11-3-3-2-1～图 X11-3-3-2-9）

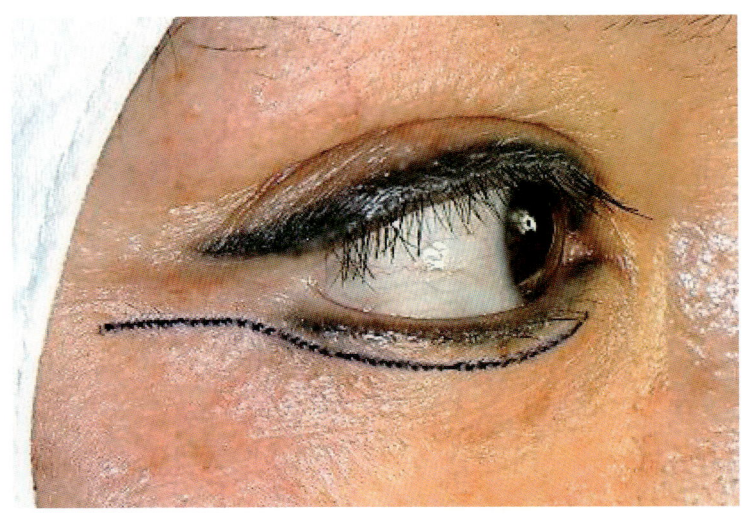

图 X11-3-3-2-1　沿原下睑成形术切口瘢痕标记新手术切口线

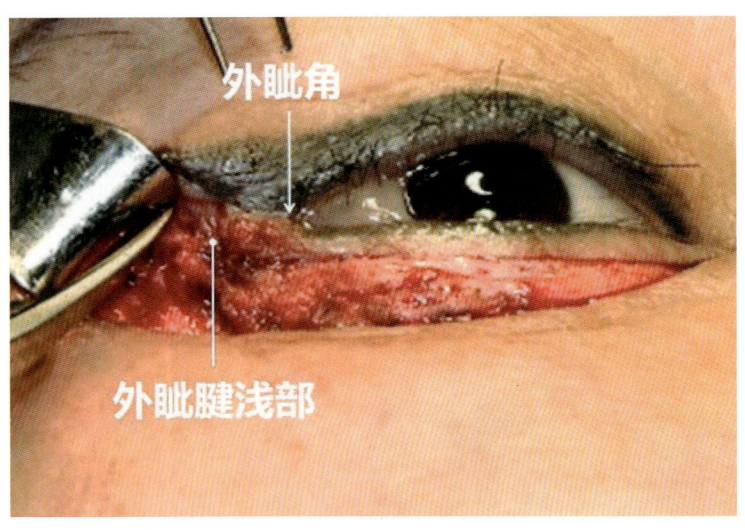

图 X11-3-3-2-2　局麻下，经下睑切口完成弓状缘释放和中面部骨膜下剥离后，行外眦松解，显露外眦腱浅部

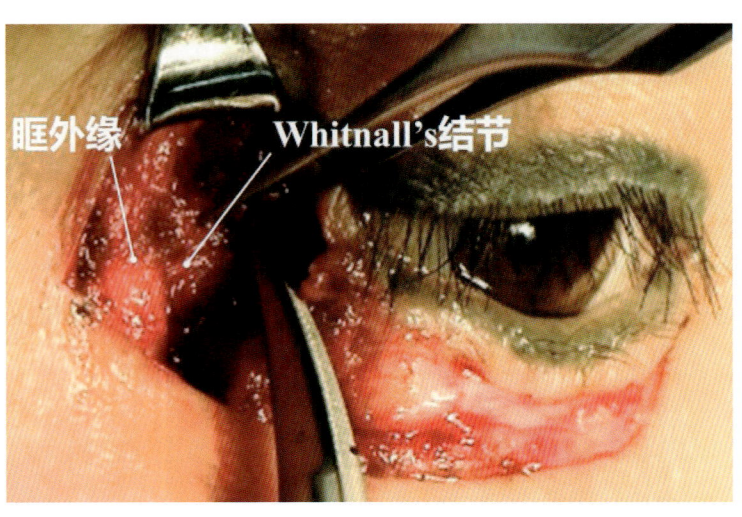

图 X11-3-3-2-3　切断外眦腱浅部及外眦腱下支，显露眶外缘与 Whitnall's 结节

第十一章 眼睑退缩矫正术 Correction of eyelid retraction 下 | 篇

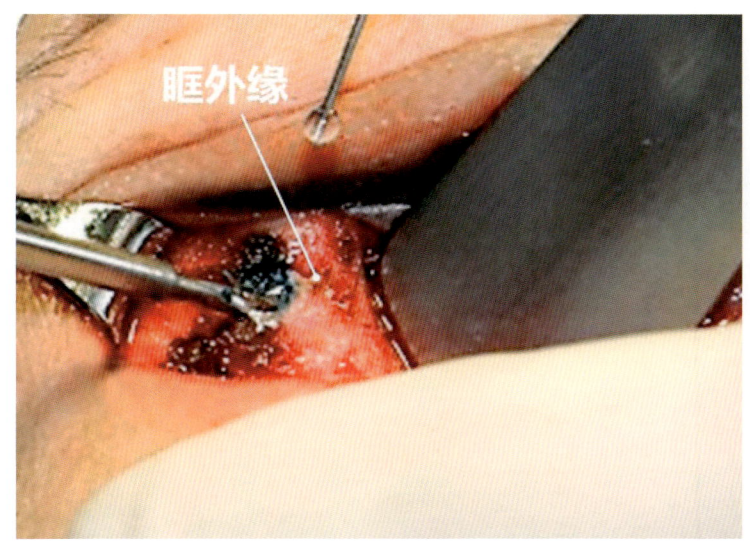

图 X11-3-3-2-4　用直径 1.5mm 的克氏针，在相当于瞳孔上缘水平（静息位）的眶外缘由颞侧向鼻侧钻孔，注意保护眼球

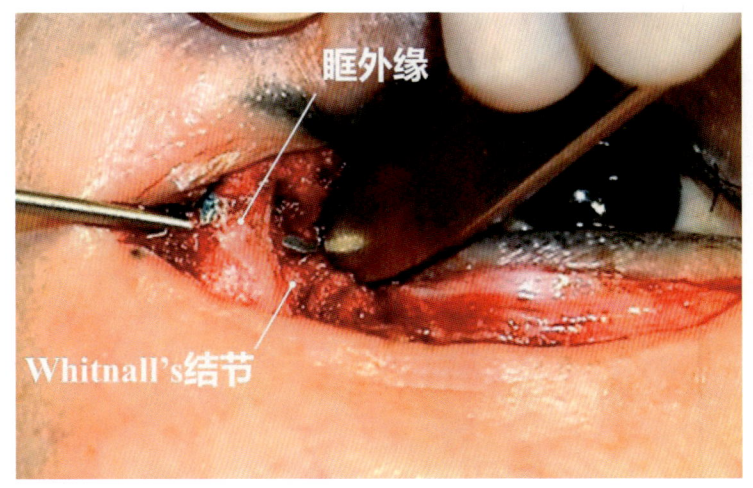

图 X11-3-3-2-5　钻孔完成

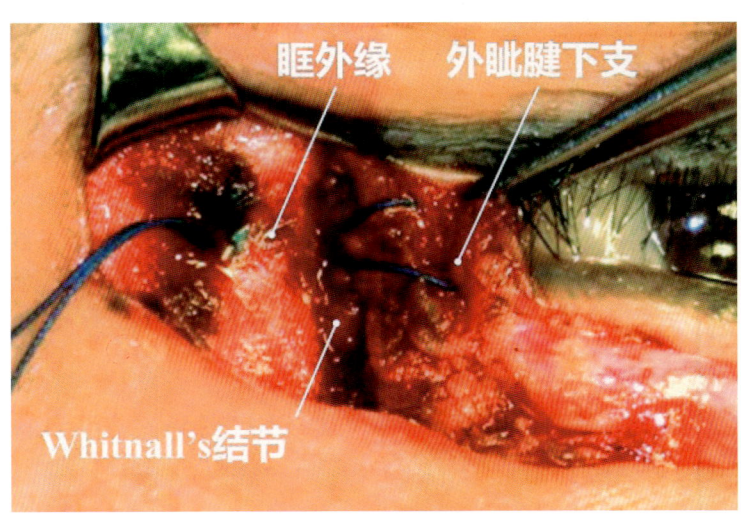

图 X11-3-3-2-6　以 3-0 双圆针无损伤线作外眦腱下支的 U 形缝合，两端缝针分别从内向外穿过眶外缘骨孔

773

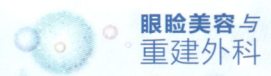

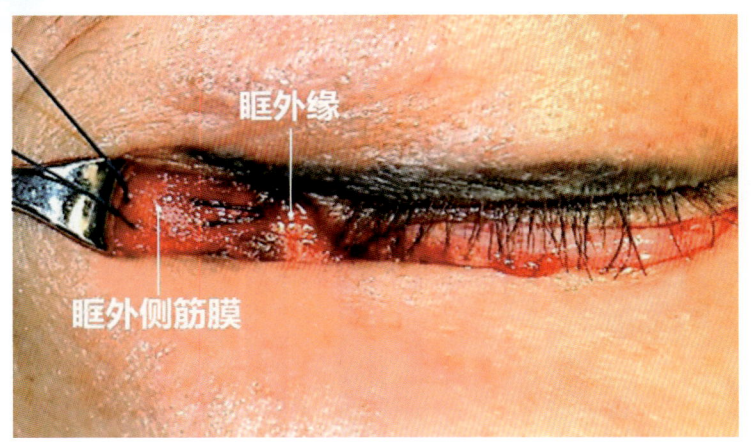

图 X11-3-3-2-7　将两端缝线分别向外侧穿过眶外侧筋膜

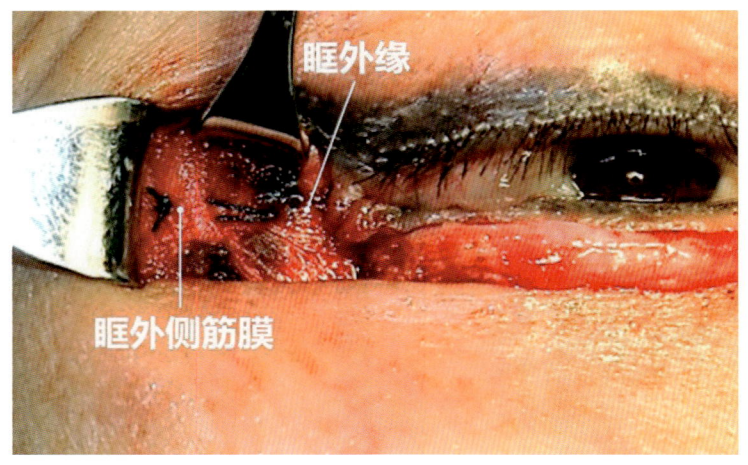

图 X11-3-3-2-8　拉紧缝线，打结固定

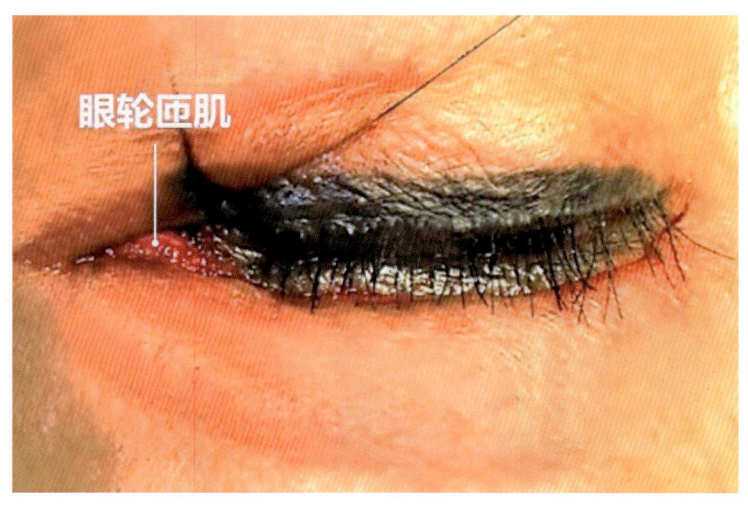

图 X11-3-3-2-9　将下睑外侧的眼轮匝肌向内上方缝合悬吊于眶外侧筋膜上，以提升中面部，最后间断缝合皮肤切口

2. 典型病例（Typical case，图X11-3-3-2-10～图X11-3-3-2-14）

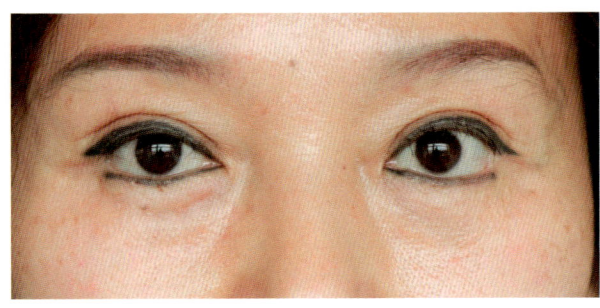

图X11-3-3-2-10 下睑成形术后双侧下睑重度退缩，术前正位睁眼状态。该患者既往曾因下睑退缩接受过外眦成形术治疗，效果不佳

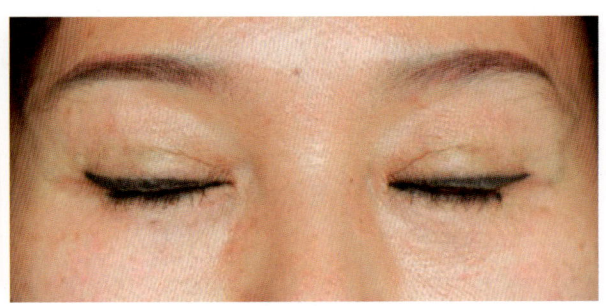

图X11-3-3-2-11 术前正位闭眼状态

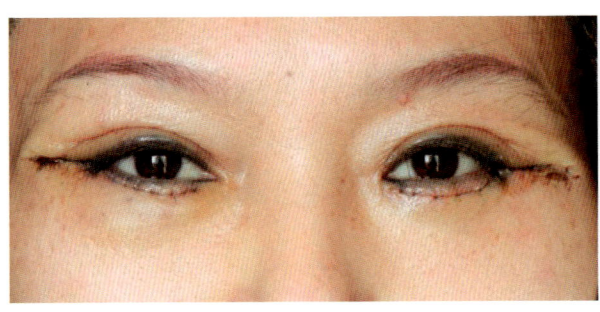

图X11-3-3-2-12 双侧弓状缘释放＋经睑颊提升＋外眦成形术后1周，正位睁眼状态

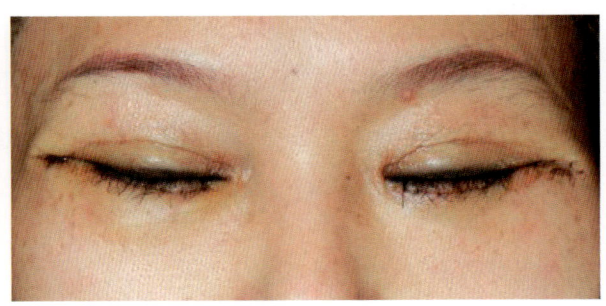

图X11-3-3-2-13 术后1周正位闭眼状态

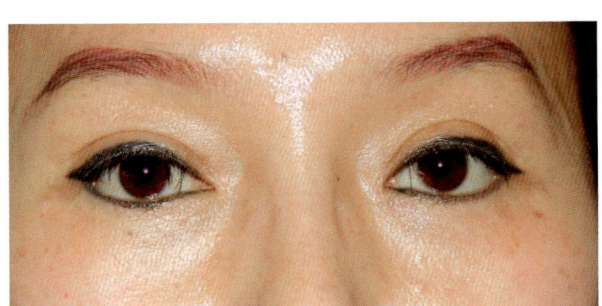

图X11-3-3-2-14 术后1年正位睁眼状态

（邢新 杨超 郭伶俐 方硕）

第四节 · 先天性下睑退缩的矫正
Correction of congenital lower eyelid retraction

眶外缘骨钻孔法外眦成形术矫正先天性下睑退缩伴睑裂下斜（Drill hole lateral canthopexy for congenital lower eyelid retraction with down-slanting palpebral fissure，图 X11-4-1-1～图 X11-4-1-15）

典型病例（Typical case）

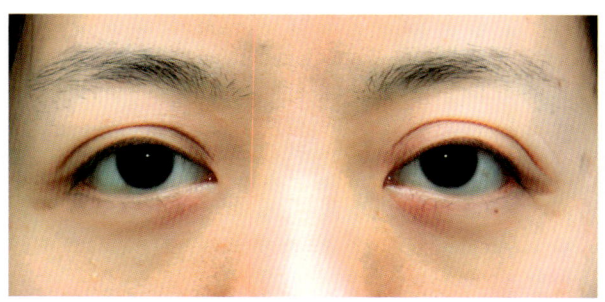

图 X11-4-1-1　先天性下睑退缩伴睑裂下斜，术前正位睁眼状态

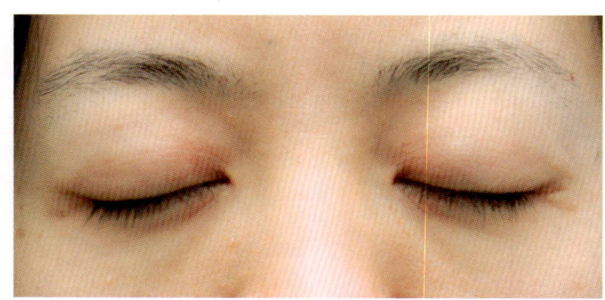

图 X11-4-1-2　术前正位闭眼状态

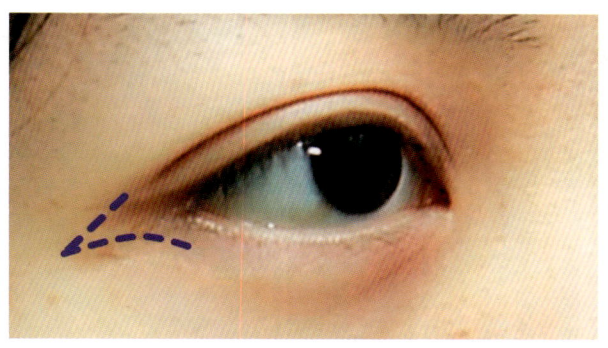

图 X11-4-1-3　标记外眦部 V 形切口线

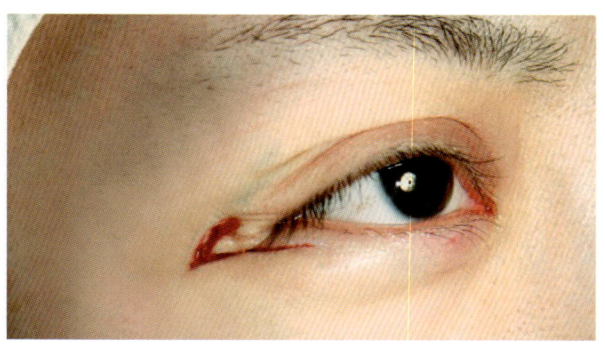

图 X11-4-1-4　局麻下，沿标记线切开皮肤、皮下组织及眼轮匝肌

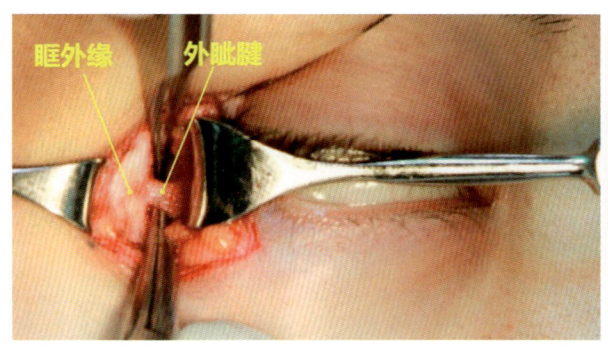

图 X11-4-1-5　显露眶外缘及外眦腱在 Whitnall's 结节的附着

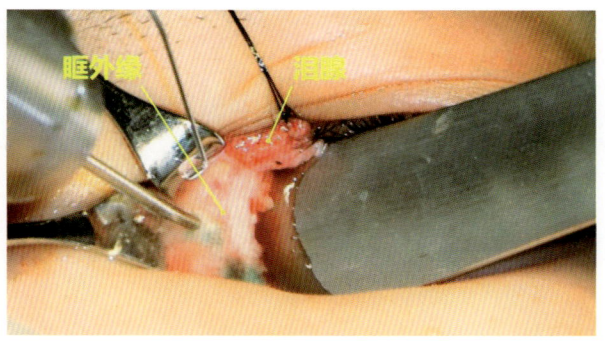

图 X11-4-1-6　用直径 1.5mm 的克氏针，在眶外侧结节上方相当于瞳孔上缘水平的眶外缘处从颞侧向鼻侧钻孔，注意保护眼球

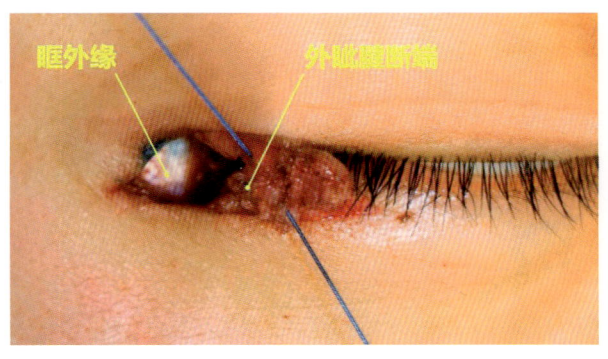

图 X11-4-1-7　切断外眦腱在 Whitnall's 结节的附着，以 3-0 无损伤线（双圆针）作外眦腱的缝合

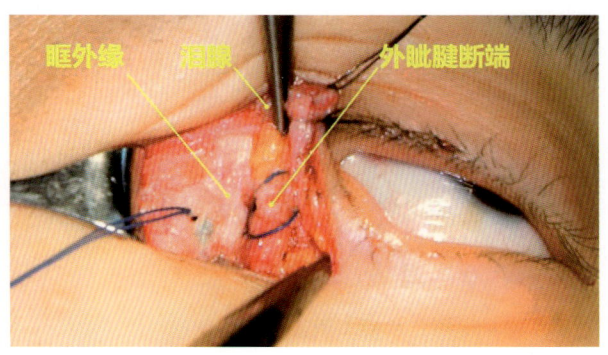

图 X11-4-1-8　将两端缝线分别由内向外穿过骨孔

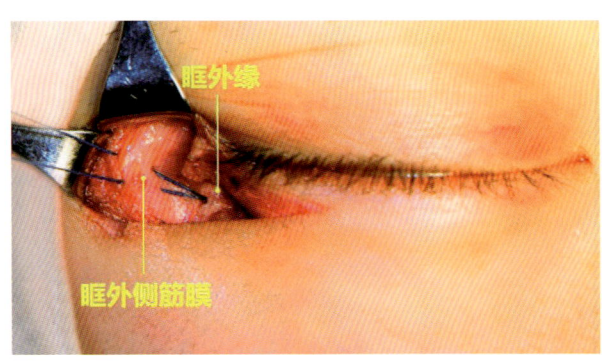

图 X11-4-1-9　将 3-0 缝线缝合于眶外侧筋膜

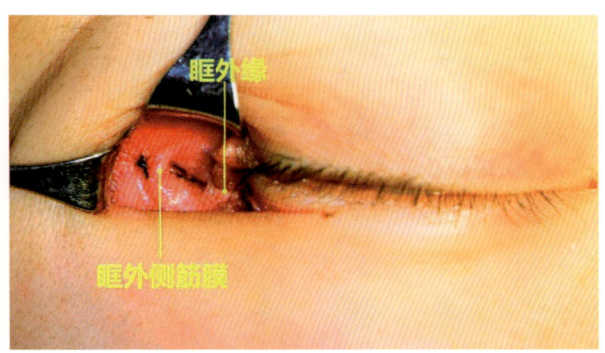

图 X11-4-1-10　拉紧缝线，打结固定

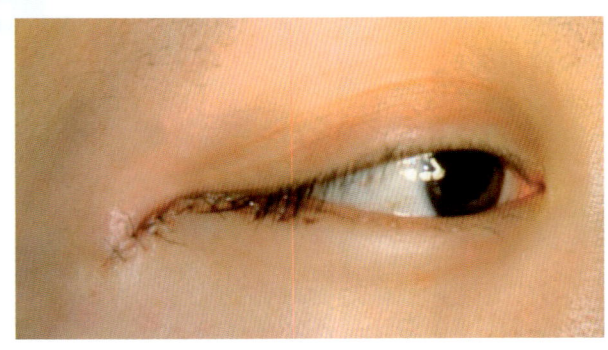

图 X11-4-1-11　将下睑外侧的眼轮匝肌缝合固定于眶外侧筋膜，间断缝合皮肤切口

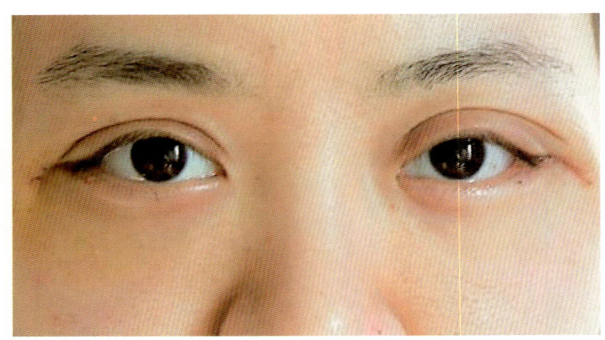

图 X11-4-1-12　双侧眶外缘骨钻孔法外眦成形术后 1 周，正位睁眼状态

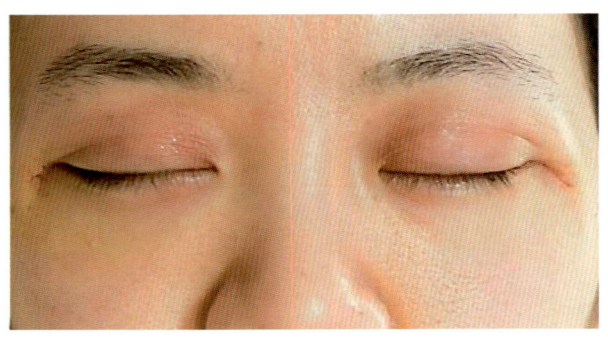

图 X11-4-1-13　术后 1 周正位闭眼状态

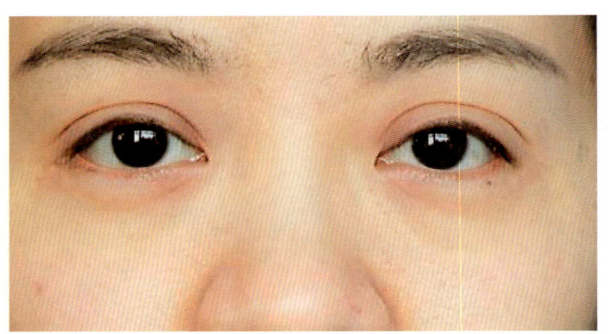

图 X11-4-1-14　术后 1 年正位睁眼状态

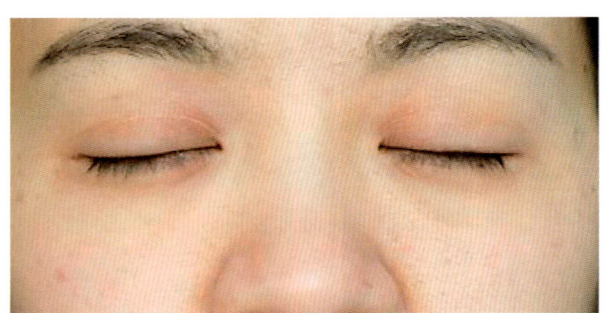

图 X11-4-1-15　术后 1 年正位闭眼状态

（邢新　杨超　李丹　杨志勇）

参考文献

[1] Small R G. Surgery for upper eyelid retraction, three techniques[J]. Trans Am Ophthalmol Soc, 1995, 93: 353-365; discussion 365-369.

[2] Mourits M P, Sasim I V. A single technique to correct various degrees of upper lid retraction in patients with Graves' orbitopathy[J]. Br J Ophthalmol, 1999, 83(1): 81-84.

[3] Hamra S T. The zygorbicular dissection in composite rhytidectomy: an ideal midface plane[J]. Plast Reconstr Surg, 1998, 102(5): 1646-1657.

[4] Aldave A J, Maus M, Rubin P A. Advances in the management of lower eyelid retraction[J]. Facial Plast Surg, 1999, 15(3): 213-224.

[5] Fagien S. Algorithm for canthoplasty: the lateral retinacular suspension: a simplified suture canthopexy[J]. Plast Reconstr Surg, 1999, 103(7): 2042-2053; discussion 2054-2058.

[6] Patipa M. The evaluation and management of lower eyelid retraction following cosmetic surgery[J]. Plast Reconstr Surg, 2000, 106(2): 438-453; discussion 454-459.

[7] Han S, Ock J J. Treatment of cicatricial lagophthalmos: very small orbicularis oculi muscle pedicled skin flap[J]. Br J Plast Surg, 2001, 54(8): 675-679.

[8] Chang E L, Rubin P A. Upper and lower eyelid retraction[J]. Int Ophthalmol Clin, 2002, 42(2): 45-59.

[9] McCord C D, Boswell C B, Hester T R. Lateral canthal anchoring[J]. Plast Reconstr Surg, 2003, 112(1): 222-237; discussion 238-239.

[10] Pak J, Putterman A M. Revisional eyelid surgery: treatment of severe postblepharoplasty lower eyelid retraction[J]. Facial Plast Surg Clin North Am, 2005, 13(4): 561-569.

[11] Looi A L G, Sharma B, Dolman P J. A modified posterior approach for upper eyelid retraction[J]. Ophthal Plast Reconstr Surg, 2006, 22(6): 434-437.

[12] Rahman I, Sadiq S A. Ophthalmic management of facial nerve palsy: a review[J]. Surv Ophthalmol, 2007, 52(2): 121-144.

[13] Kwon S I, Kim Y J. Upper eyelid retraction after periorbital trauma[J]. Korean J Ophthalmol, 2008, 22(4): 255-258.

[14] 肖利华,宋国祥,唐东润,等.提上睑肌延长术治疗上睑退缩[J].中华眼科杂志,1996,32(5):385-386.

[15] Soares E J C, Franca V P. Lengthening of the upper lid retractors[J]. Orbit, 2009, 10(3): 133-140.

[16] Sung M S, Lee M J, Choung H K, et al. Lower eyelid epiblepharon associated with lower eyelid retraction[J]. Korean J Ophthalmol, 2010, 24(1): 4-9.

[17] 郭伶俐,毕宏达,薛春雨,等.不同程度下睑退缩的手术治疗[J].中华整形外科杂志,2010,26(3):168-171.

[18] 薛春雨,郭伶俐,李军辉,等.鼻旁皮瓣在下睑退缩或外翻修复中的应用[J].中国美容整形外科杂志,2010,21(8):451-454.

[19] Pereira M V C, Gloria A L F. Lagophthalmos[J]. Semin Ophthalmol, 2010, 25(3): 72-78.

[20] 杨超,邢新.下睑成形与重建的若干问题探讨[J].中国美容整形外科杂志,2011,22(9):513-516.

[21] Papageorgiou K I, Ang M, Chang S H, et al. Aesthetic considerations in upper eyelid retraction surgery[J]. Ophthal Plast Reconstr Surg, 2012, 28(6): 419-423.

[22] Kokubo K, Katori N, Hayashi K, et al. VY levator lengthening to treat upper eyelid retraction[J]. J Plast Reconstr Aesthet Surg, 2013, 66(7): 1005-1007.

[23] McCord C D, Miotto G C. Dynamic diagnosis of "fishmouthing" syndrome, an overlooked complication of blepharoplasty[J]. Aesthet Surg J, 2013, 33(4): 497-504.

[24] 杨超,邢新.眼睑美容整形外科一些新理念和新技术探讨[J].中国美容整形外科杂志,2016,27(5):257-260.

[25] Hahn S, Desai S C. Lower lid malposition: causes and correction[J]. Facial Plast Surg Clin North Am, 2016, 24(2): 163-171.

第十二章

眼睑外翻矫正术

Correction of ectropion

第一节 · 眼睑外翻的定义与分类
Definition and classification of ectropion

眼睑外翻（Ectropion）是一种以睑缘向外翻转离开眼球为特征的眼睑位置异常，轻者仅表现为睑缘外翻伴巩膜显露，重者可表现为睑结膜外翻、睑裂闭合不全和角膜暴露。眼睑外翻在上、下眼睑均可发生，下睑比上睑更常见。外翻如累及内侧泪点，可引起溢泪。睑裂闭合不全时，睑结膜或角膜失去保护。睑结膜长期暴露后，可发生慢性结膜炎，导致分泌物增多，结膜干燥、充血肥厚，甚至睑缘糜烂变形。角膜长期暴露，可引起暴露性角膜炎、角膜白斑甚至发生溃疡、穿孔等并发症，从而引起视力下降或失明。

眼睑外翻可分为先天性与后天性两大类。前者较为罕见，通常伴有眼睑皮肤缺损。后者可进一步分为瘢痕性、老年性（退化性）、麻痹性和机械性（包括医源性）四种。不同病因、不同程度的眼睑外翻，治疗原则和方法不尽相同。本节主要结合我们的临床实践来介绍瘢痕性与下睑成形术后下睑外翻的治疗问题。

第二节 · 瘢痕性睑外翻的矫正
Correction of cicatricial ectropion

瘢痕性睑外翻是指由眼睑本身或其附近的瘢痕组织牵拉所造成的眼睑外翻。眼睑皮肤瘢痕可由创伤、烧伤、眼睑局部皮肤软组织感染、眶骨骨髓炎或睑部手术并发症等引起。垂直方向上眼睑前层（皮肤及肌肉）短缺是瘢痕性睑外翻发生的解剖基础，因此，瘢痕性睑外翻的治疗原则是补充垂直方向上的前层组织不足。如眼睑在水平方向上存在松弛和组织过剩，还需结合睑缩短或眦成形或下睑悬吊术进行矫正。

瘢痕性睑外翻矫正术的基本步骤是：①彻底松解瘢痕挛缩，使眼睑复位；②补充皮肤软组织缺损。具体手术方法依外翻的程度和范围而定。局限性轻度眼睑外翻，可用局部皮瓣（如V-Y推进皮瓣、Z成形皮瓣、鼻唇沟皮瓣等）矫正；广泛性重度眼睑外翻，通常可用皮片移植法进行矫正。

一、局部皮瓣法瘢痕性睑外翻矫正术（Local flap for correction of cicatricial ectropion，图X12-2-1-1-1～图X12-2-1-4-12）

该法主要适用于局限性瘢痕挛缩所致的眼睑外翻。

（一）A-T皮瓣法（A-T flap，图X12-2-1-1-1～图X12-2-1-1-6）

典型病例：A-T皮瓣法矫正左侧瘢痕性上睑外翻（Typical case: A-T flap for correction of cicatricial ectropion of the left upper eyelid）

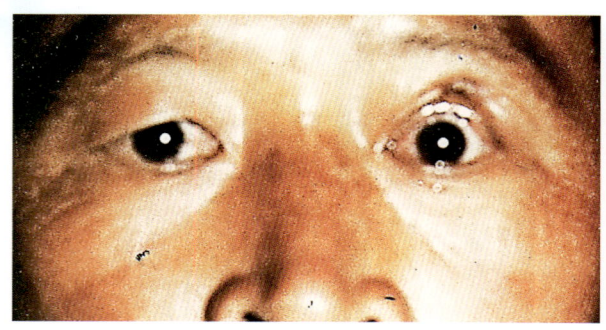

图 X12-2-1-1-1　左上睑异物反复感染，致瘢痕性睑外翻，术前正位睁眼状态

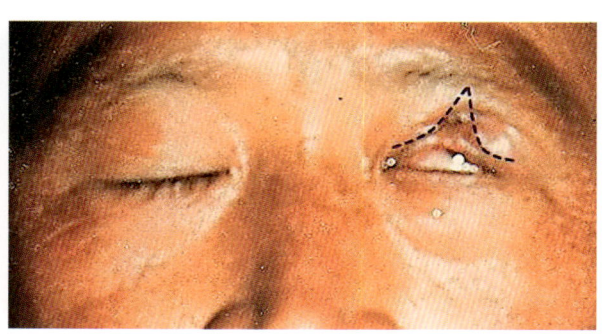

图 X12-2-1-1-2　术前正位闭眼状态，左侧睑裂闭合不全，术前标记皮瓣切口线

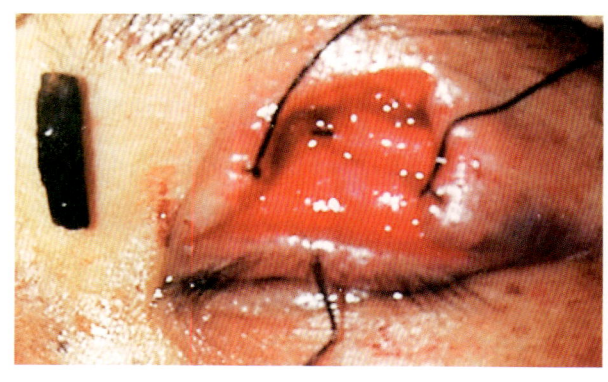

图 X12-2-1-1-3　局麻下切除并松解瘢痕，取出异物，形成两个单边推进皮瓣（A-T皮瓣）

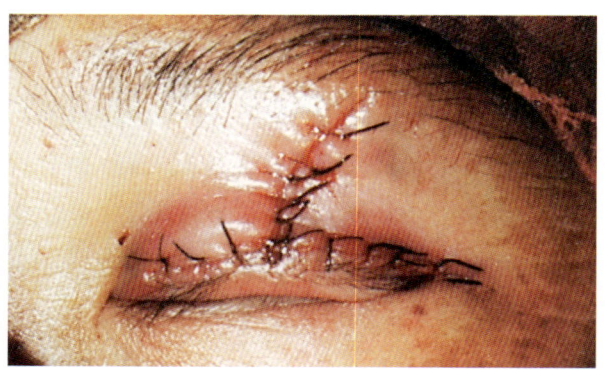

图 X12-2-1-1-4　分层缝合切口

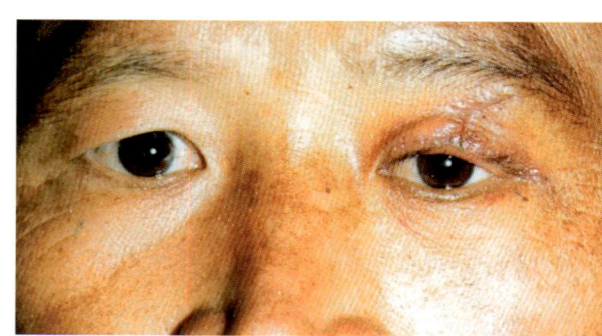

图 X12-2-1-1-5　术后30天正位睁眼状态

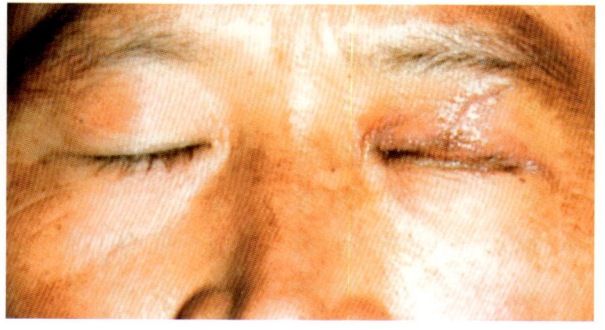

图 X12-2-1-1-6　术后30天正位闭眼状态

（二）V-Y 推进皮瓣法（V-Y advancement flap，图 X12-2-1-2-1～图 X12-2-1-2-20）

1. 典型病例 1：V-Y 推进皮瓣法矫正左侧瘢痕性上睑外翻（Typical case 1: V-Y advancement flap for correction of cicatricial ectropion of the left upper eyelid，图 X12-2-1-2-1～图 X12-2-1-2-8）

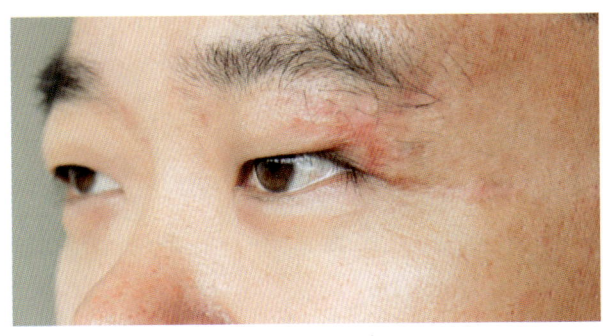

图 X12-2-1-2-1　左上睑外侧瘢痕性睑外翻，术前左斜位睁眼状态

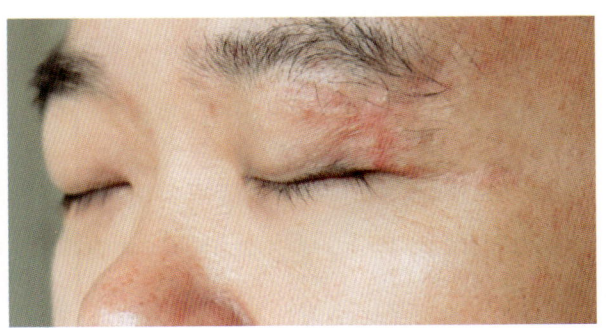

图 X12-2-1-2-2　术前左斜位闭眼状态

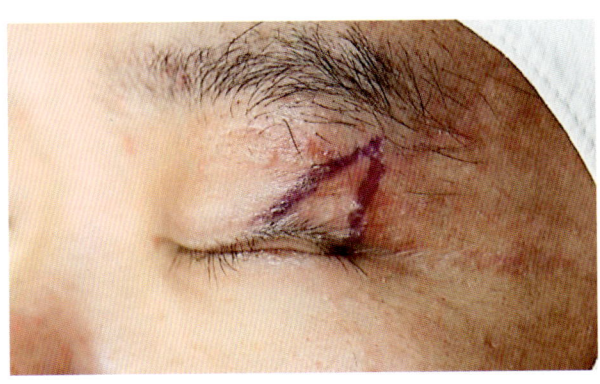

图 X12-2-1-2-3　于左上睑外侧外翻对应位置设计倒 V 形切口线

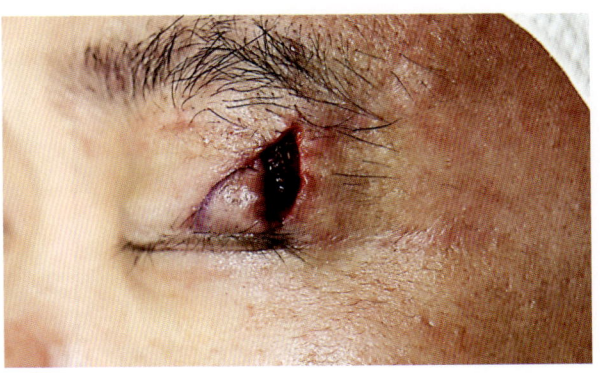

图 X12-2-1-2-4　局麻下，沿设计线切开皮肤、皮下组织，充分松解瘢痕挛缩，使上睑完全复位，并形成蒂在睑缘侧的 V 形皮瓣

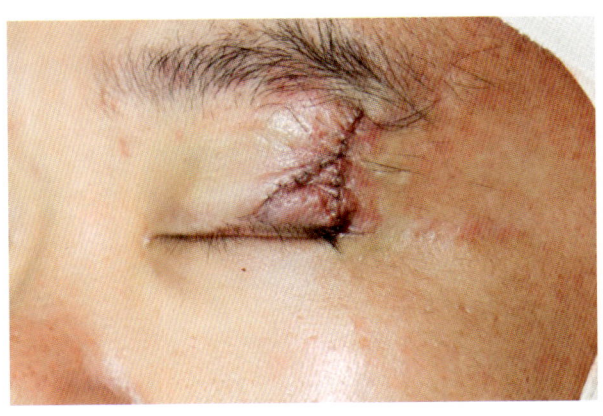

图 X12-2-1-2-5　将 V 形皮瓣向睑缘推进，分层缝合切口，缝合后切口呈倒 Y 形

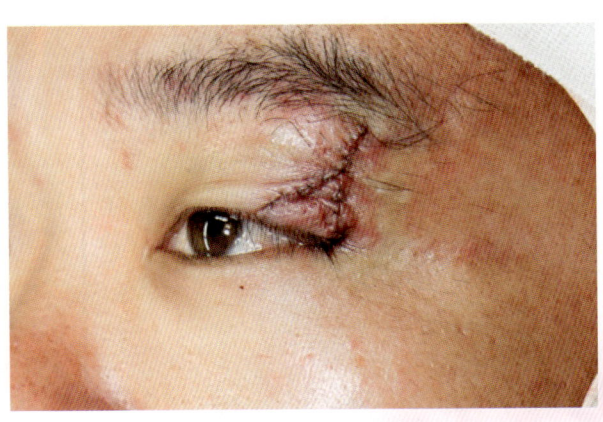

图 X12-2-1-2-6　术毕即刻左斜位睁眼状态

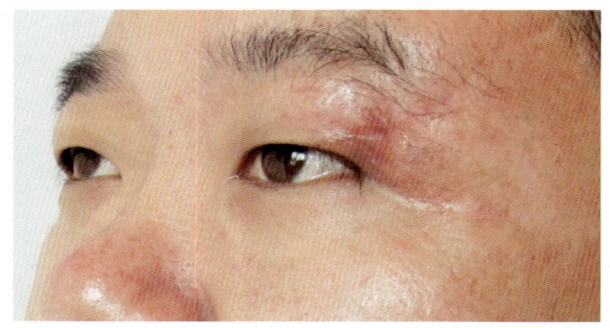

图X12-2-1-2-7　术后1年左斜位睁眼状态

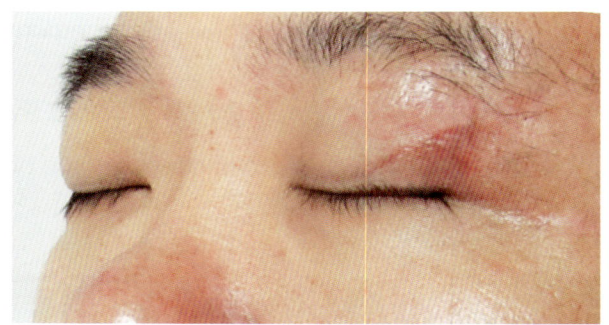

图X12-2-1-2-8　术后1年左斜位闭眼状态

2. 典型病例2：V-Y推进皮瓣法矫正右侧瘢痕性下睑外翻（Typical case 2: V-Y advancement flap for correction of cicatricial ectropion of the right lower eyelid，图X12-2-1-2-9～图X12-2-1-2-12）

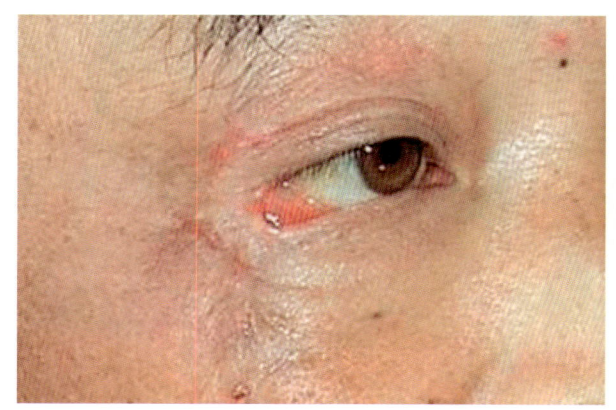

图X12-2-1-2-9　右下睑外侧瘢痕性睑外翻，术前右斜位睁眼状态

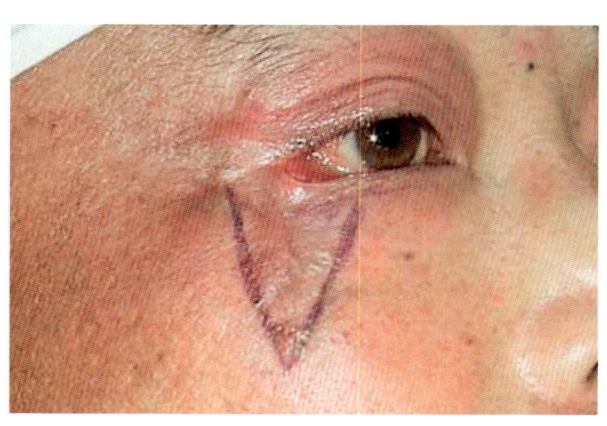

图X12-2-1-2-10　于瘢痕对应的下睑位置设计V形切口

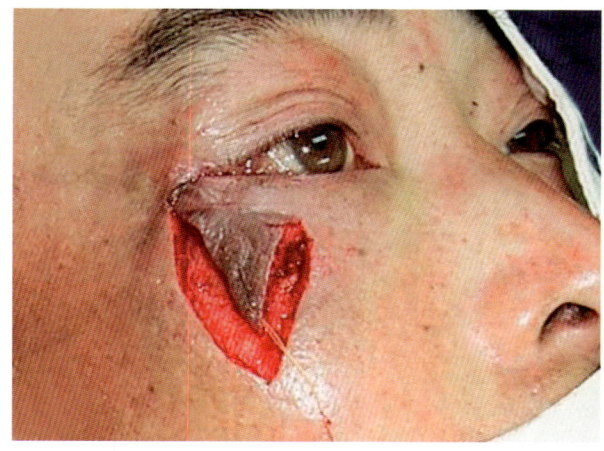

图X12-2-1-2-11　局麻下，沿设计线切开皮肤、皮下组织，充分松解瘢痕挛缩，使下睑完全复位，并形成蒂在睑缘侧的V形皮瓣

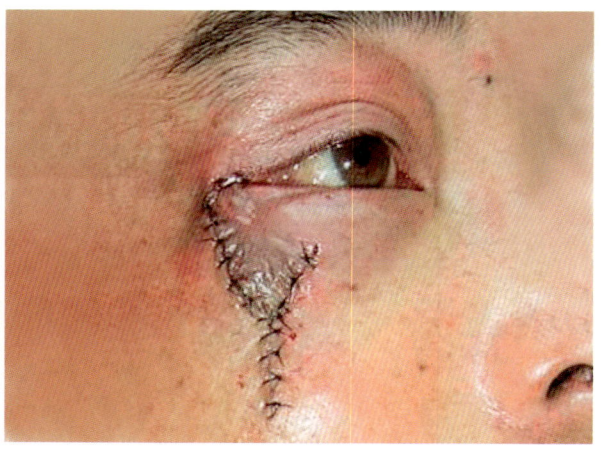

图X12-2-1-2-12　将V形皮瓣向睑缘推进，分层缝合切口，缝合后切口呈Y形。术毕即刻右斜位睁眼状态，右下睑外翻矫正

3. **典型病例 3：V-Y 推进皮瓣法矫正左侧瘢痕性下睑外翻**（Typical case 3: V-Y advancement flap for correction of cicatricial ectropion of the left lower eyelid，图 X12-2-1-2-13～图 X12-2-1-2-20）

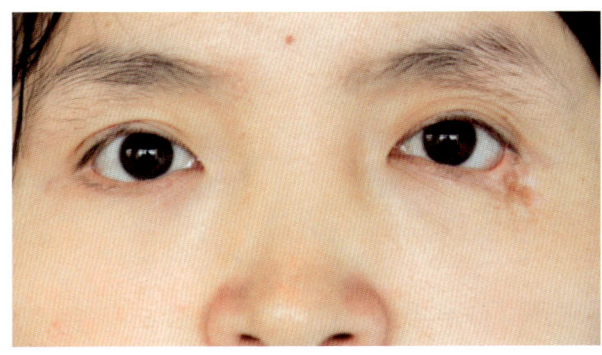

图 X12-2-1-2-13　左下睑外侧瘢痕性睑外翻，术前正位睁眼状态

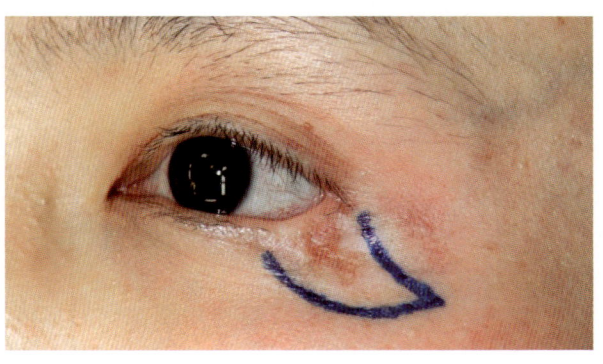

图 X12-2-1-2-14　于左下睑外侧外翻对应位置设计 V 形切口线

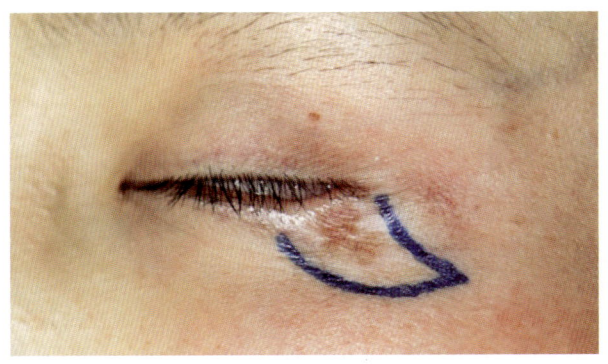

图 X12-2-1-2-15　闭眼状态下可见睑裂闭合不全

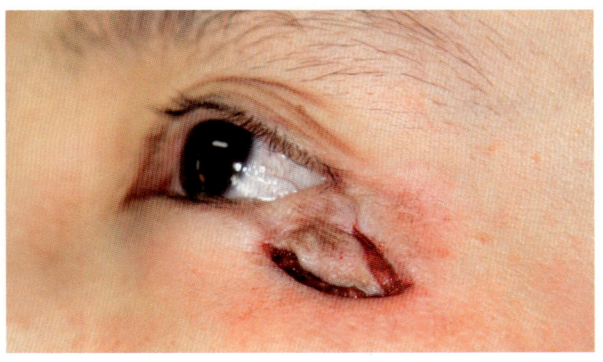

图 X12-2-1-2-16　局麻下，沿设计线切开皮肤、皮下组织，充分松解瘢痕挛缩，形成蒂在睑缘侧的 V 形皮瓣

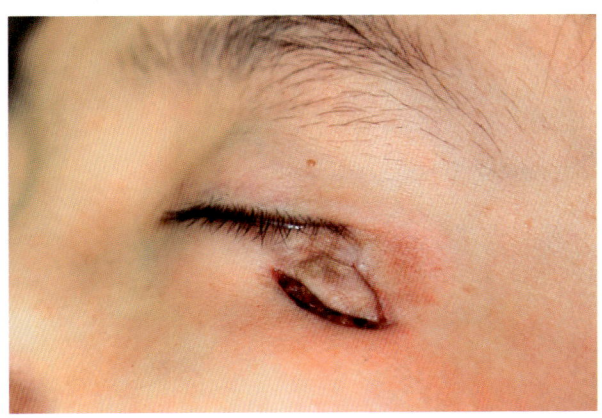

图 X12-2-1-2-17　术中嘱患者闭眼，观察到下睑外翻部位已复位

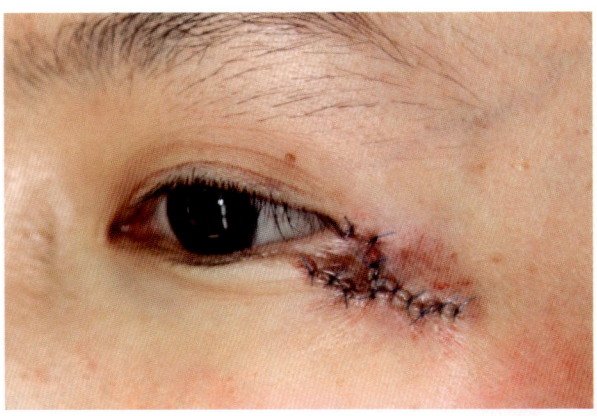

图 X12-2-1-2-18　将 V 形皮瓣向睑缘推进，分层缝合切口，缝合后切口呈 Y 形

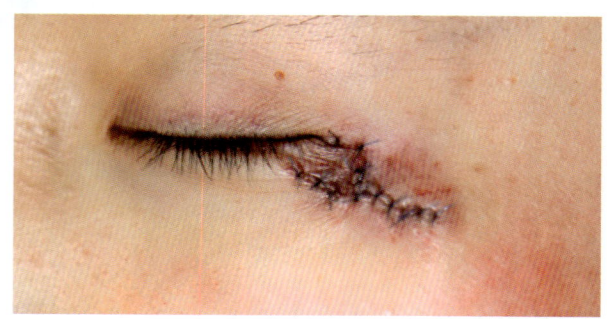

图 X12-2-1-2-19　术毕即刻，睑裂可完全闭合

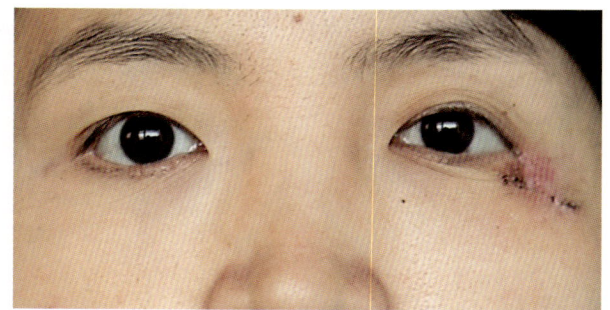

图 X12-2-1-2-20　术后 10 天正位睁眼状态

（三）W-成形法（W-plasty，图 X12-2-1-3-1～图 X12-2-1-3-10）

1. 典型病例 1：W-成形法矫正左侧瘢痕性下睑外翻（Typical case 1: W-plasty for correction of cicatriciale ctropion of the left lower eyelid，图 X12-2-1-3-1～图 X12-2-1-3-6）

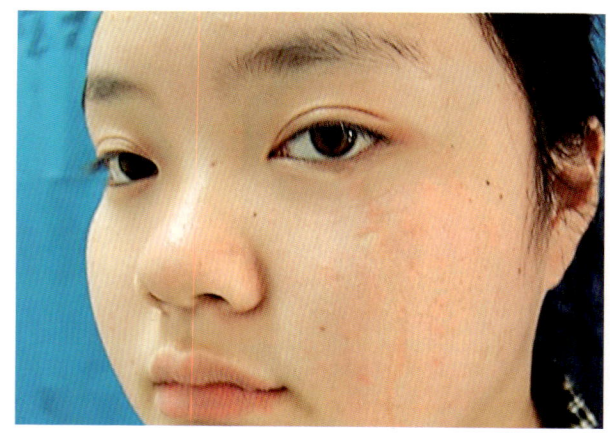

图 X12-2-1-3-1　瘢痕性左下睑外翻，术前左斜位睁眼状态

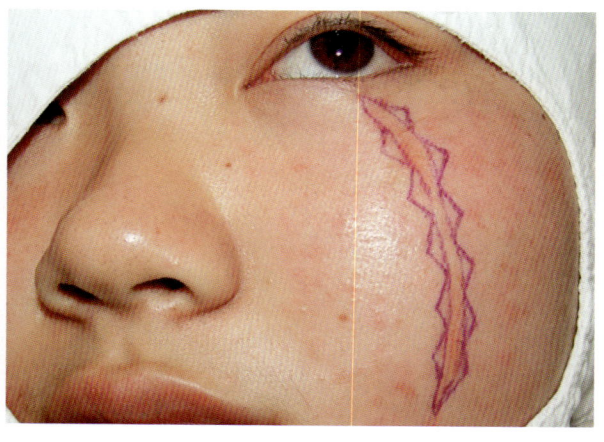

图 X12-2-1-3-2　标记连续且交错对位的 W 形切口

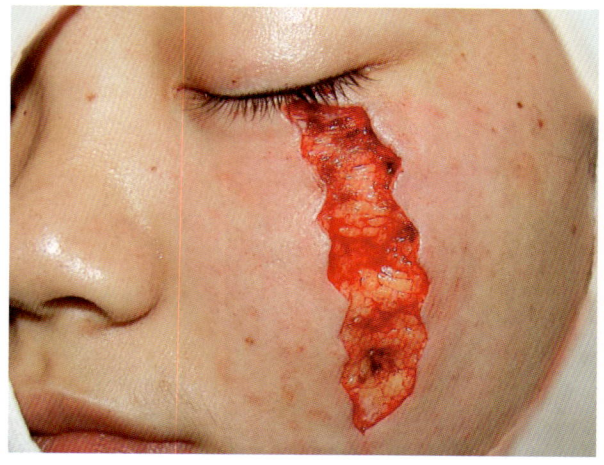

图 X12-2-1-3-3　沿设计线切开皮肤、皮下组织，充分松解皮下瘢痕粘连，皮下剥离切口两侧创缘，使左下睑充分复位

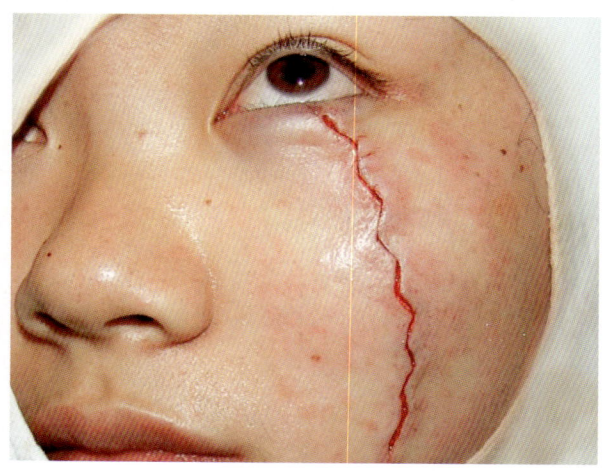

图 X12-2-1-3-4　以 5-0 可吸收线作皮下及皮内缝合后，切口呈锯齿状

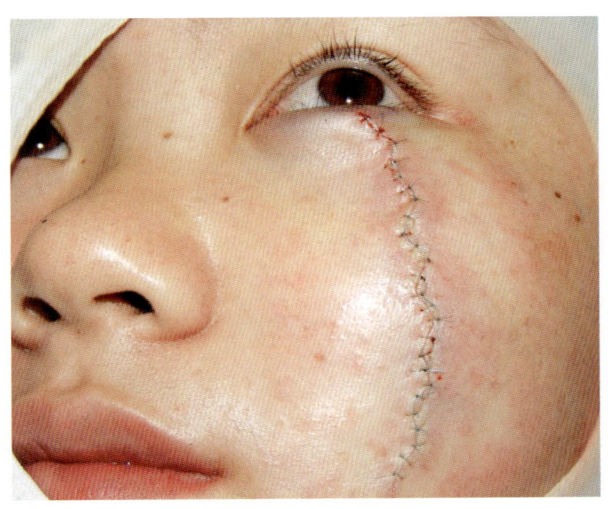

图 X12-2-1-3-5　间断缝合皮肤切口

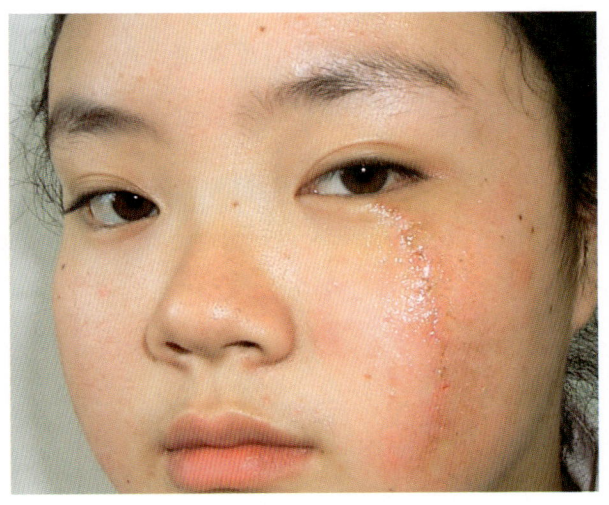

图 X12-2-1-3-6　术后 10 天左斜位睁眼状态

2. 典型病例2：W-成形法矫正左侧瘢痕性下睑外翻（Typical case 2: W-plasty for correction of cicatricial ectropion of the left lower eyelid，图 X12-2-1-3-7～图 X12-2-1-3-10）

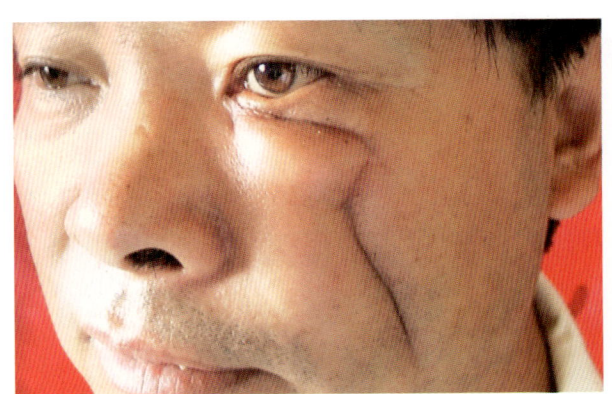

图 X12-2-1-3-7　瘢痕性左下睑外翻，术前左斜位睁眼状态

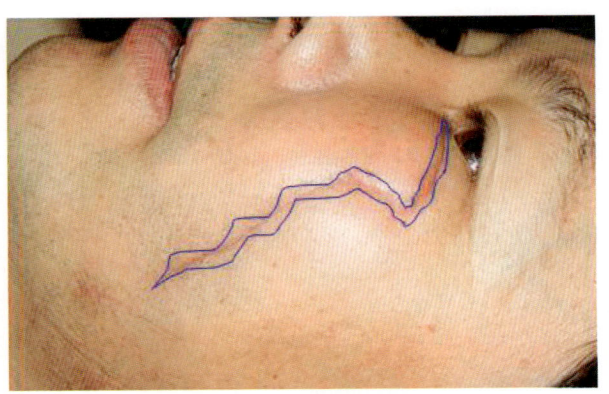

图 X12-2-1-3-8　标记连续且交错对位的 W 形切口

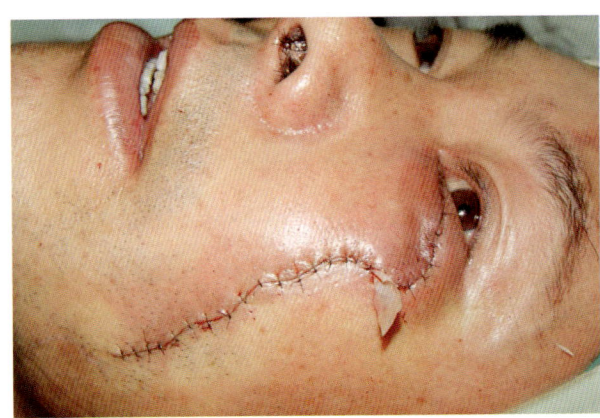

图 X12-2-1-3-9　局麻下，沿设计线切开皮肤、皮下组织，充分松解皮下瘢痕粘连，使左下眼睑充分复位，然后皮下剥离两侧创缘，对位分层缝合切口，皮下放置皮片引流

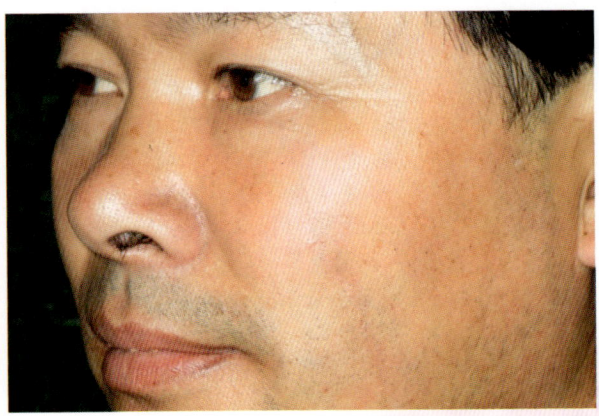

图 X12-2-1-3-10　术后 1 年左斜位睁眼状态

（四）内眦动脉蒂鼻旁皮瓣法（Angular artery pedicle paranasal flap，图 X12-2-1-4-1～图 X12-2-1-4-12）

典型病例：内眦动脉蒂鼻旁皮瓣法矫正左下睑外翻畸形（Typical case: Angular artery pedicle paranasal flap for correction of ectropion of the left lower eyelid）

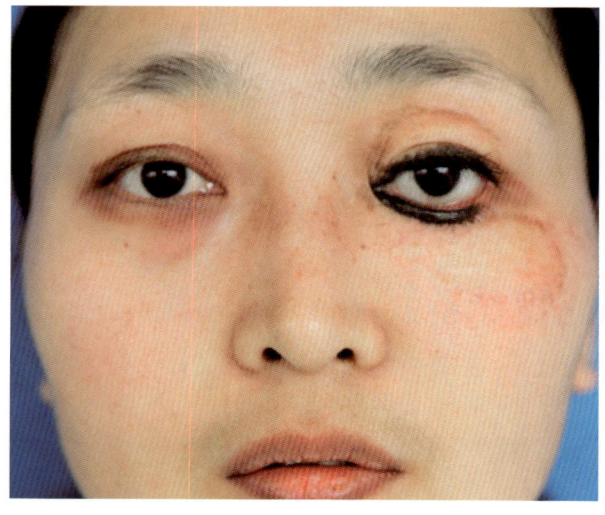

图 X12-2-1-4-1　左眼睑分裂痣部分切除、皮片移植修复术后下睑外翻，术前正位睁眼状态

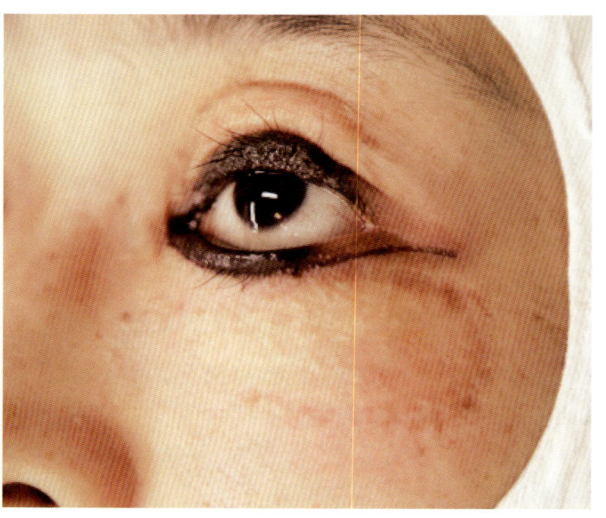

图 X12-2-1-4-2　沿下睑缘下 2mm 设计与睑缘平行的手术切口

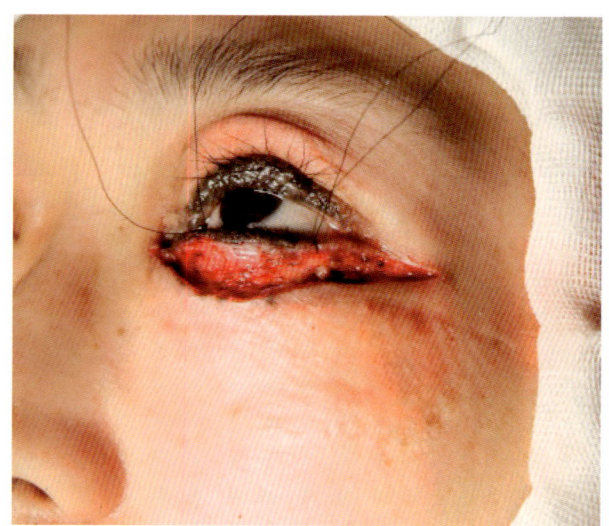

图 X12-2-1-4-3　局麻下，沿切口线切开皮肤及皮下组织，彻底松解下睑瘢痕至下睑充分复位，在左下睑形成梭形的继发创面

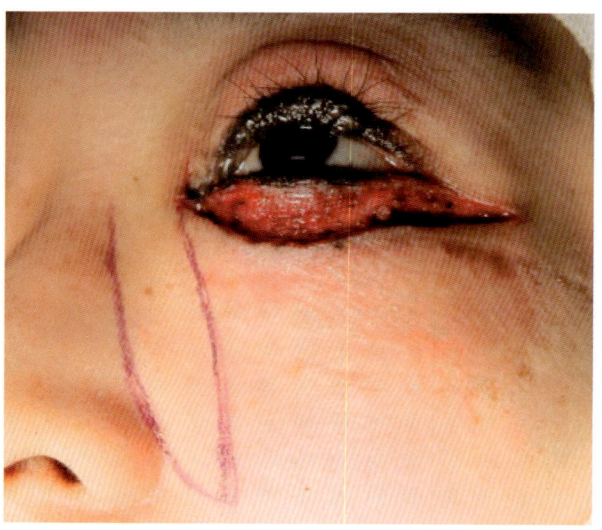

图 X12-2-1-4-4　在左侧鼻旁设计内眦动脉蒂鼻旁皮瓣

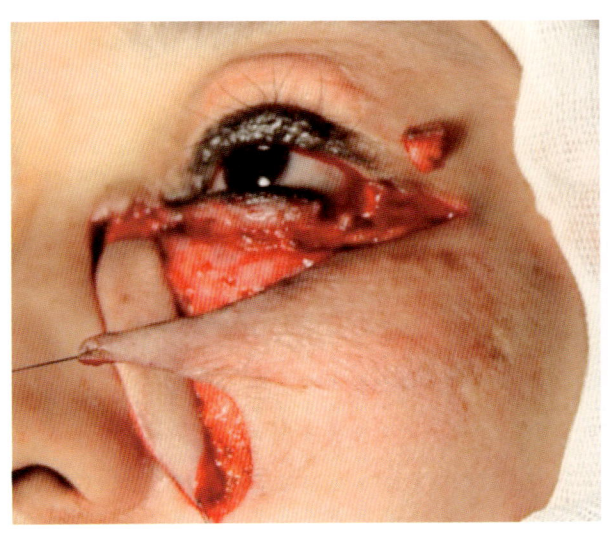

图 X12-2-1-4-5　沿标记线切开皮肤及皮下组织，分离形成内眦动脉蒂鼻旁皮瓣与颊部推进皮瓣；在下睑近外眦处，楔形切除一块全层眼睑组织，以在水平方向上缩短下睑，使下睑能与眼球相贴

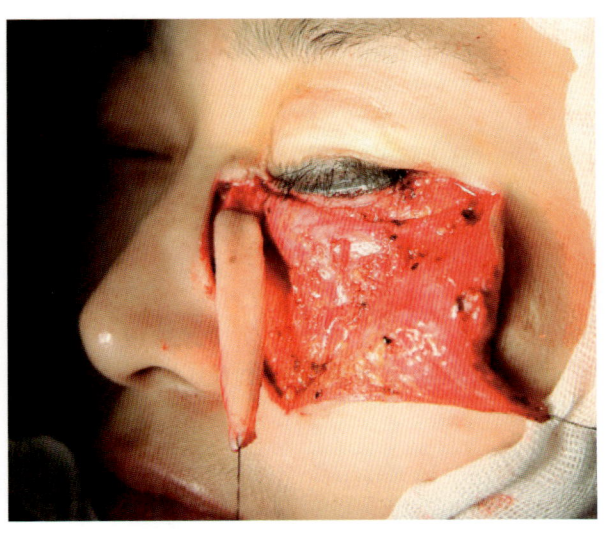

图 X12-2-1-4-6　将下睑外侧楔形缺损处分层缝合

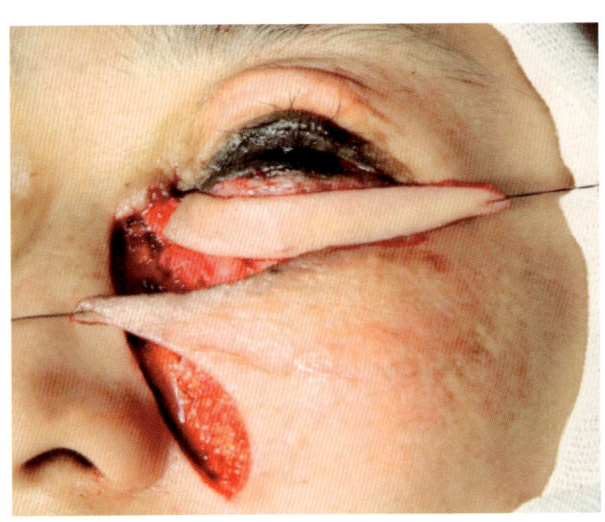

图 X12-2-1-4-7　将鼻旁皮瓣转移到下睑缺损处，并将颊部皮瓣向鼻侧推进

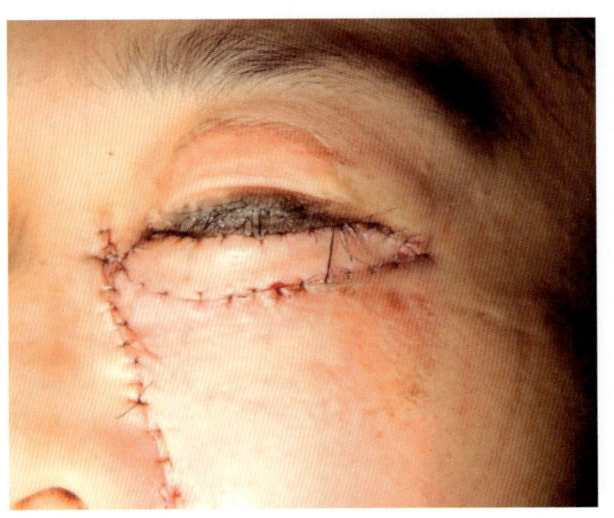

图 X12-2-1-4-8　分层间断缝合切口

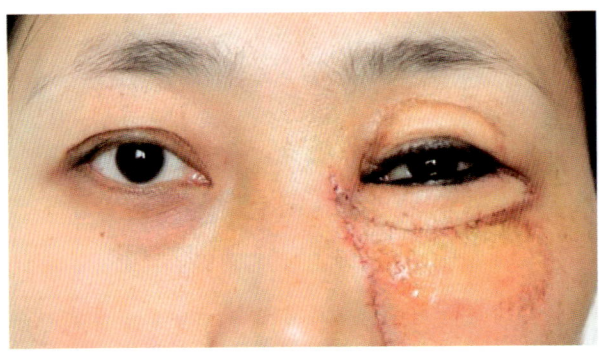

图 X12-2-1-4-9　术后 10 天正位睁眼状态

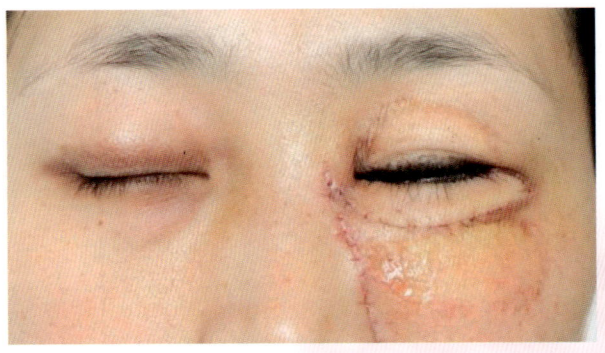

图 X12-2-1-4-10　术后 10 天正位闭眼状态

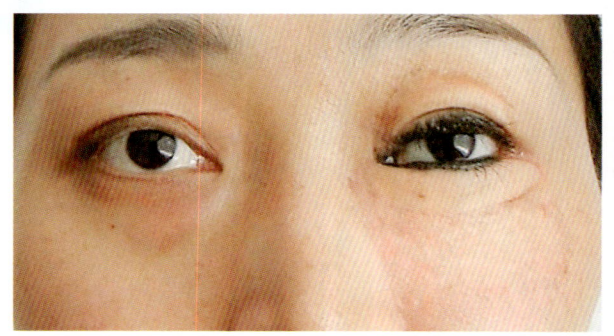

图 X12-2-1-4-11　术后 6 个月正位睁眼状态

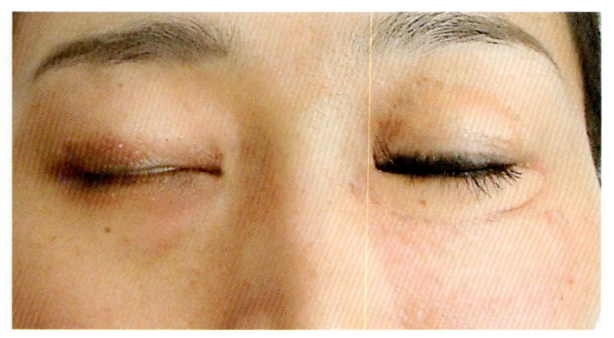

图 X12-2-1-4-12　术后 6 个月正位闭眼状态

二、皮片移植法瘢痕性睑外翻矫正术（Correction of cicatricial ectropion with skin graft，图 X12-2-2-1～图 X12-2-2-32）

该法主要适用于广泛性瘢痕挛缩所致的眼睑外翻，通常采用全厚皮片移植技术。

1. 典型病例 1：全厚皮片移植矫正右侧瘢痕性上睑外翻（Typical case 1: Full-thickness skin graft for correction of cicatricial ectropion of the right upper eyelid，图 X12-2-2-1～图 X12-2-2-6）

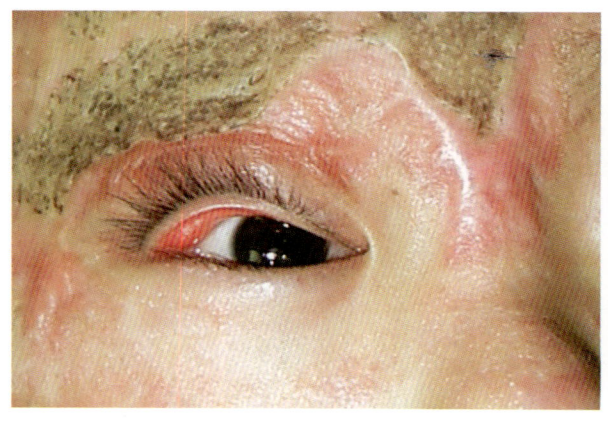

图 X12-2-2-1　瘢痕性右上睑外翻，术前正位睁眼状态

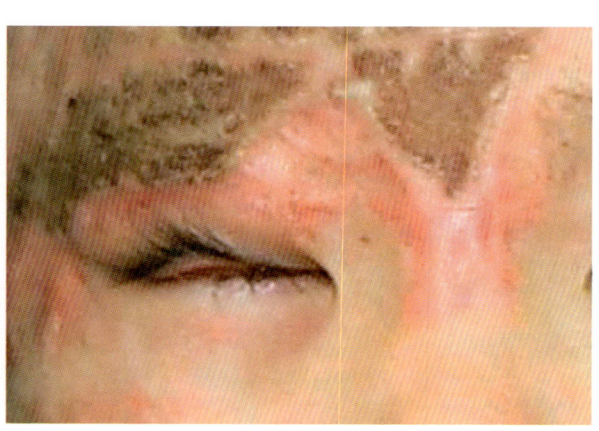

图 X12-2-2-2　术前正位闭眼状态

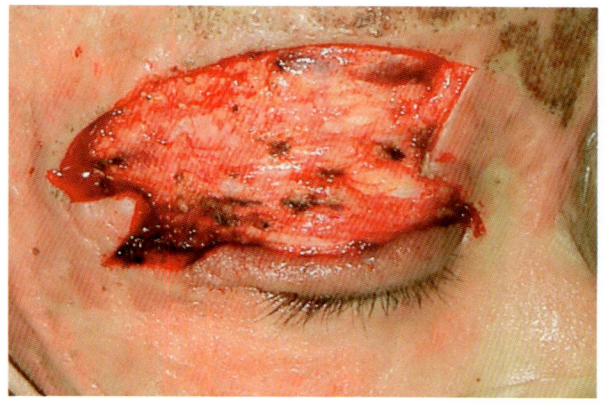

图 X12-2-2-3　切除部分瘢痕，彻底松解瘢痕挛缩，使右上睑充分复位

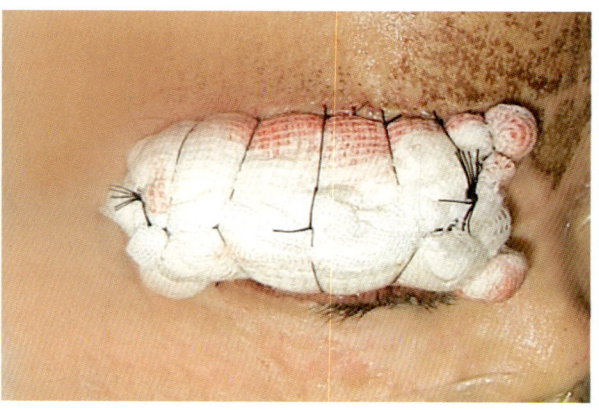

图 X12-2-2-4　自上臂内侧切取全厚皮片移植覆盖右上睑创面，打包加压包扎

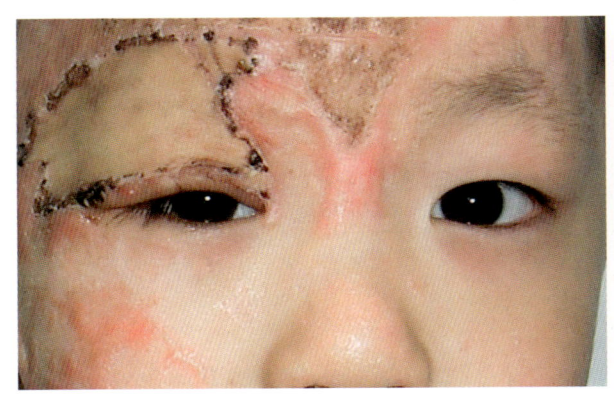

图 X12-2-2-5　术后 10 天正位睁眼状态

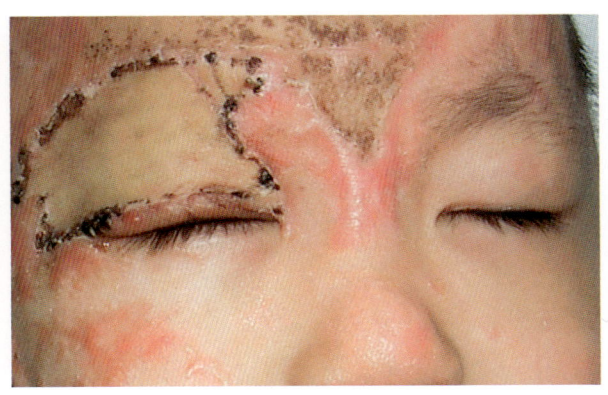

图 X12-2-2-6　术后 10 天正位闭眼状态

2. **典型病例 2：全厚皮片移植矫正右侧瘢痕性下睑外翻**（Typical case 2: Full-thickness skin graft for correction of cicatricial ectropion of the right lower eyelid，图 X12-2-2-7～图 X12-2-2-12）

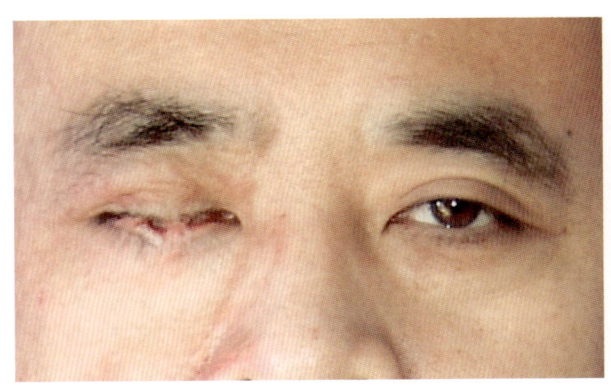

图 X12-2-2-7　瘢痕性右下睑外翻，已行睑粘连术，术前正位睁眼状态

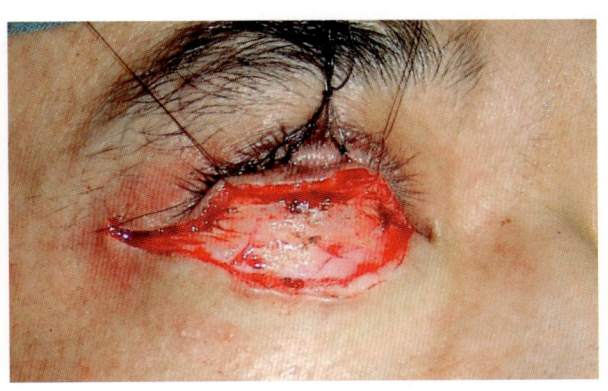

图 X12-2-2-8　局麻下分离睑缘粘连，于睫毛下 2mm 处沿下睑缘弧度切开皮肤、皮下组织，彻底松解挛缩的瘢痕组织，使下睑缘充分复位

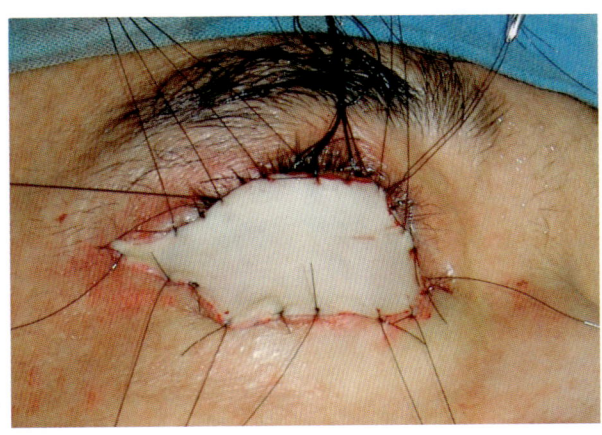

图 X12-2-2-9　创面移植全厚皮片覆盖，创缘缝合，留打包线

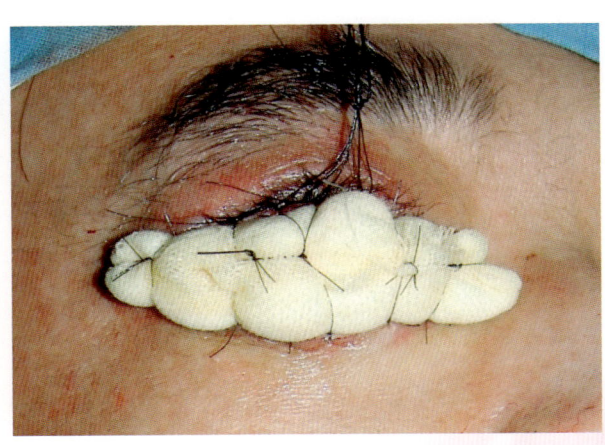

图 X12-2-2-10　植皮处打包加压包扎

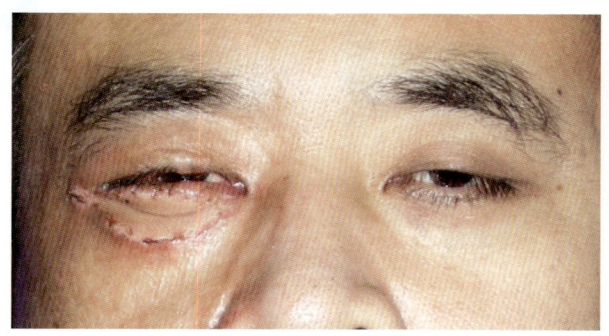

图 X12-2-2-11　术后 10 天正位睁眼状态

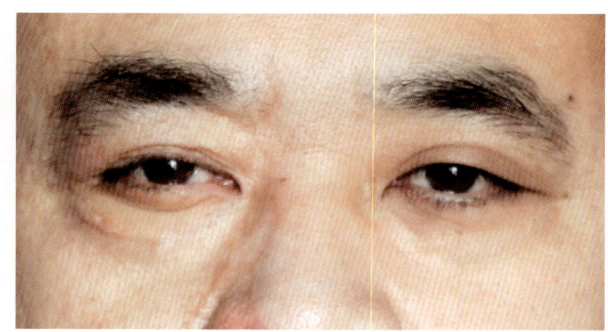

图 X12-2-2-12　术后 1 年正位睁眼状态

3. 典型病例 3：全厚皮片移植矫正双侧瘢痕性下睑外翻（Typical case 3: Full-thickness skin graft for correction of cicatricial ectropion of bilateral lower eyelids，图 X12-2-2-13～图 X12-2-2-20）

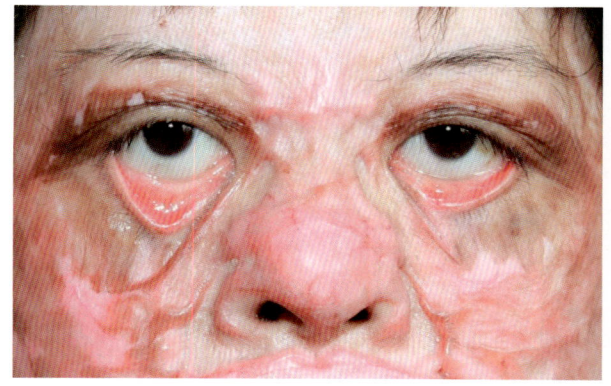

图 X12-2-2-13　面部烧伤瘢痕性双侧下睑外翻，术前正位睁眼状态

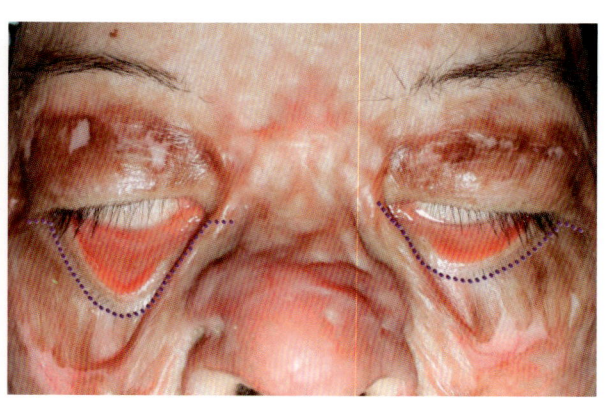

图 X12-2-2-14　闭眼状态下可见睑裂闭合不全。于下睑缘下 2～3mm 与其平行设计切口，内侧至鼻根部，外侧超过外眦角

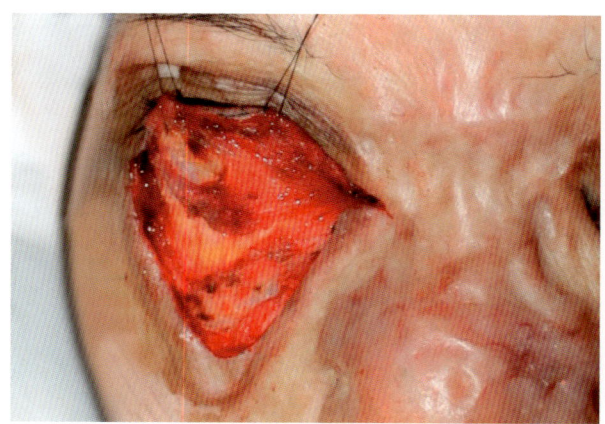

图 X12-2-2-15　术中彻底松解瘢痕挛缩，使双侧下睑充分复位

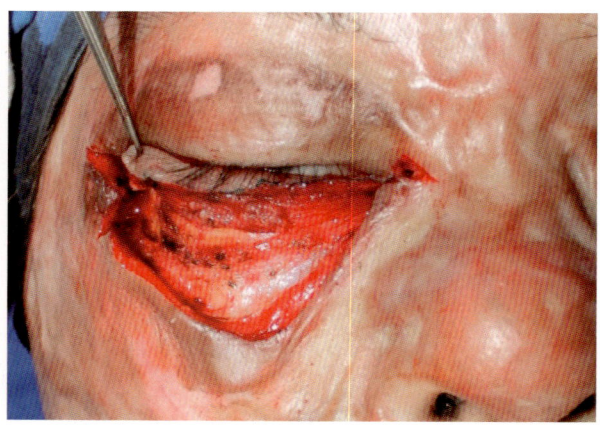

图 X12-2-2-16　离断外眦腱下支，楔形切除部分外侧下睑以缩短其长度，以 4-0 无损伤线将下睑缘游离端缝合固定于眶外缘内侧面的骨膜上

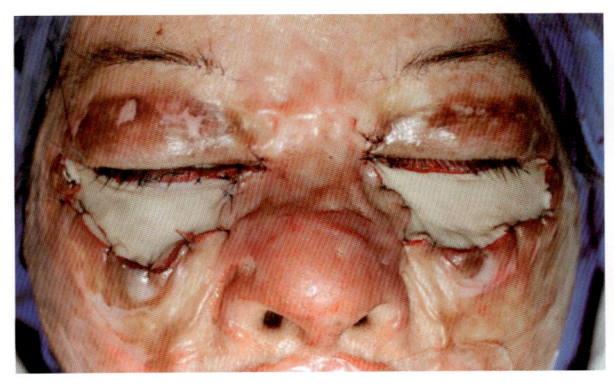

图 X12-2-2-17 自上臂内侧切取全厚皮片移植覆盖下睑创面，同法完成另一侧手术

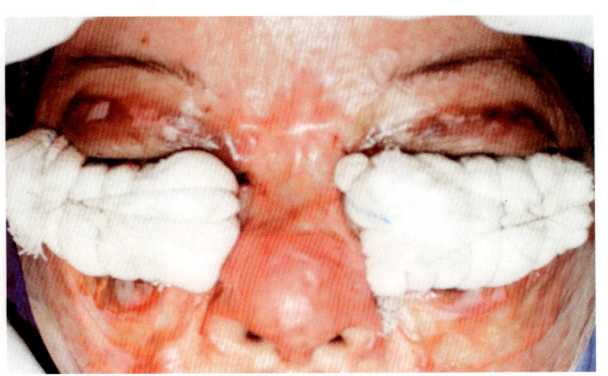

图 X12-2-2-18 植皮区打包加压包扎

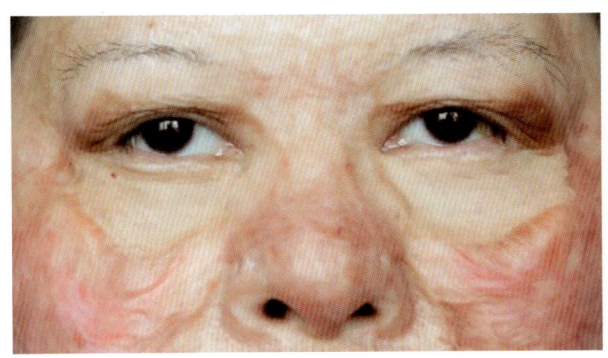

图 X12-2-2-19 术后 3 年正位睁眼状态

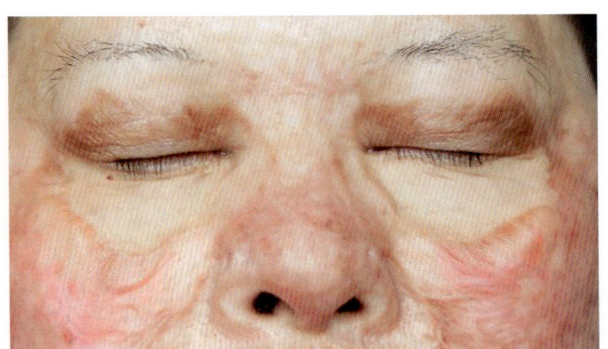

图 X12-2-2-20 术后 3 年正位闭眼状态

4. 典型病例 4：全厚皮片移植矫正双侧瘢痕性下睑外翻（Typical case 4: Full-thickness skin graft for correction of cicatricial ectropion of bilateral lower eyelids，图 X12-2-2-21～图 X12-2-2-25）

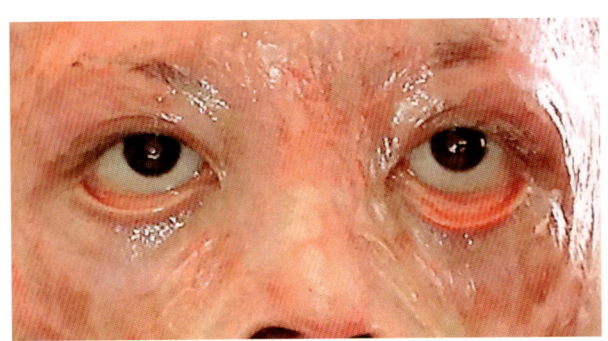

图 X12-2-2-21 面部烧伤瘢痕性双侧下睑外翻，术前正位睁眼状态

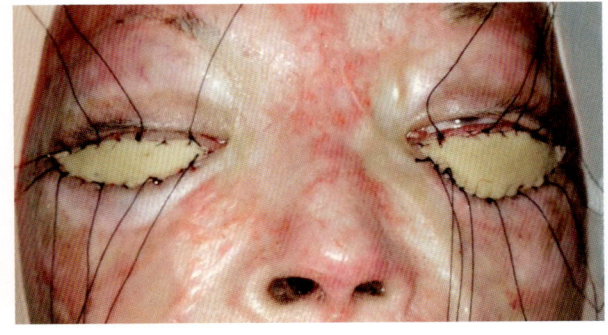

图 X12-2-2-22 术中彻底松解瘢痕挛缩，使双侧下睑充分复位；自上臂内侧切取全厚皮片移植覆盖下睑创面

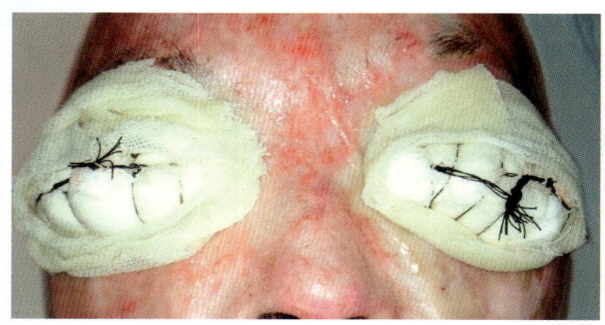

图 X12-2-2-23　植皮区打包加压包扎

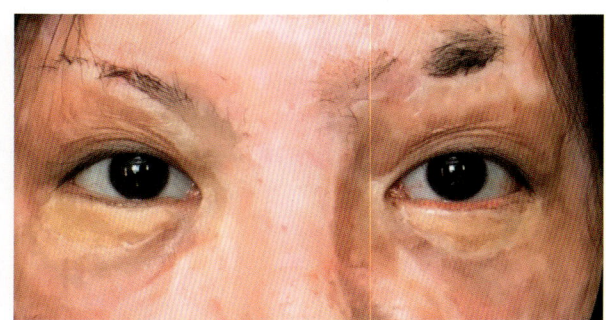

图 X12-2-2-24　术后 1 年正位睁眼状态

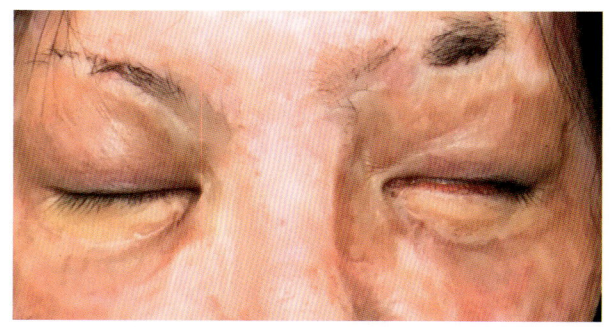

图 X12-2-2-25　术后 1 年正位闭眼状态

5. 典型病例 5：全厚皮片移植矫正双侧瘢痕性下睑及上睑外翻（Typical case 5: Full-thickness skin graft for correction of cicatricial ectropion of the four-lid，图 X12-2-2-26～图 X12-2-2-32）

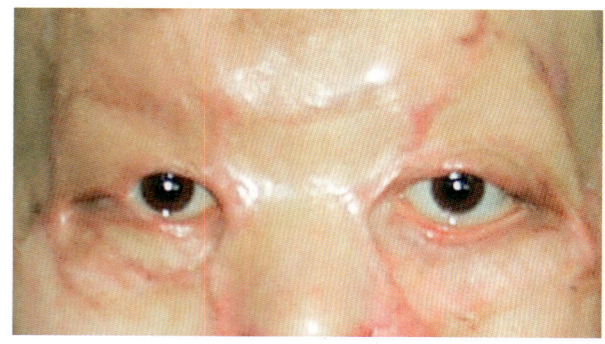

图 X12-2-2-26　瘢痕性双侧上、下睑外翻（右侧部分睑粘连术后），术前正位睁眼状态

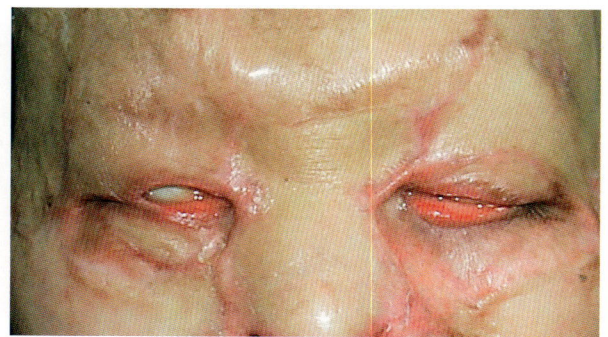

图 X12-2-2-27　术前正位闭眼状态

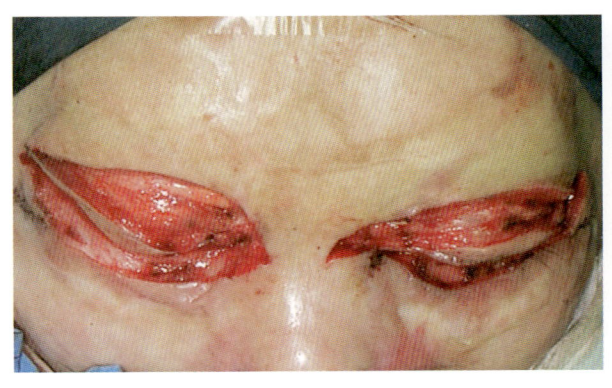

图 X12-2-2-28 彻底松解上、下睑瘢痕挛缩，使外翻的眼睑充分复位

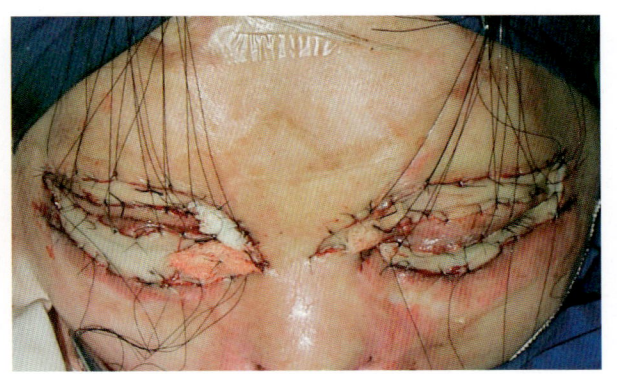

图 X12-2-2-29 创面移植全厚皮片覆盖

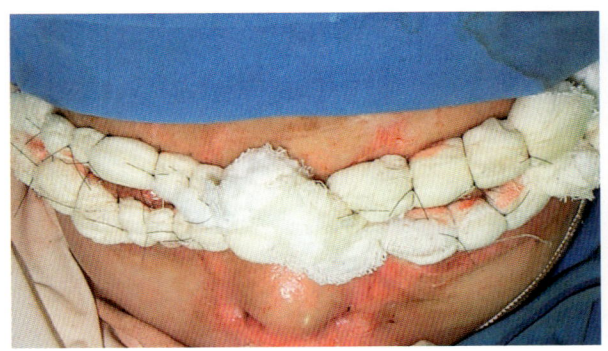

图 X12-2-2-30 植皮处打包加压包扎

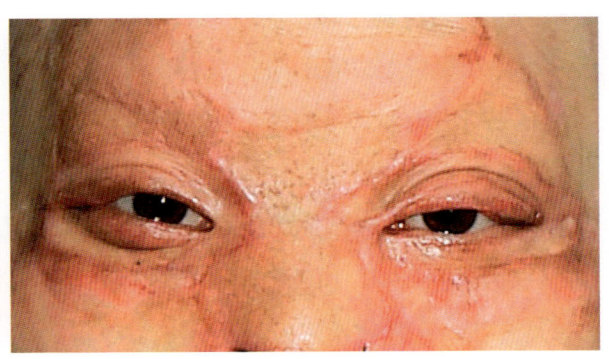

图 X12-2-2-31 术后 3 个月正位睁眼状态

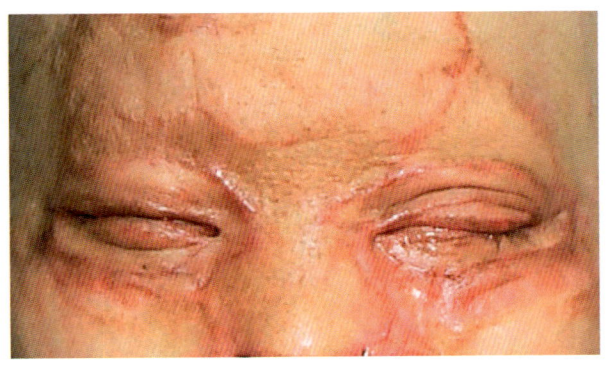

图 X12-2-2-32 术后 3 个月正位闭眼状态

（邢新　杨超　黄勇　樊星）

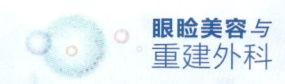

第三节 · 下睑成形术后下睑外翻的矫正
Correction of lower eyelid ectropion following lower blepharoplasty

下睑外翻是下睑成形术后除下睑退缩以外另一种常见的并发症，其发生机制主要是下睑松弛及下睑前层组织的短缺（皮肤、肌肉切除过多），这不同于下睑成形术后下睑退缩的发生机制（主要是由于下睑中层的组织短缺或挛缩所致，详见下篇第十一章"眼睑退缩矫正术"）。但要注意，由于下睑成形术的操作范围可能涉及下睑前层、中层甚至后层的组织，因此下睑成形术后出现的下睑外翻往往同时合并了下睑退缩。在进行下睑成形术后下睑外翻严重程度的分度时可以参考下睑退缩的评估方法，在选择手术方法时，应结合"指推法"的检查结果和患者的要求等因素综合考量。

下睑成形术后下睑外翻的矫正主要在于弥补下睑前层组织的不足，但接受下睑成形术的患者往往难以接受矫正瘢痕性下睑外翻所常用的皮瓣或皮片移植法。因此，最常采用的是利用中面部的充分分离、松解与悬吊达到弥补前层组织短缺的目的，常用术式有弓状缘释放、眼轮匝肌悬吊、经睑颊提升等。如眼睑在水平方向上存在明显松弛或组织过剩，还需结合睑缩短或眦成形或下睑悬吊术进行矫正。

一、外侧睑板条法外眦成形＋眼轮匝肌悬吊法（Tarsal strip lateral canthoplasty combined with orbicularis muscle suspension，图 X12-3-1-1-1～图 X12-3-1-2-2）

该法主要用于下睑缘变长的轻度下睑外翻患者。

（一）手术步骤（Operative steps，图 X12-3-1-1-1～图 X12-3-1-1-6）

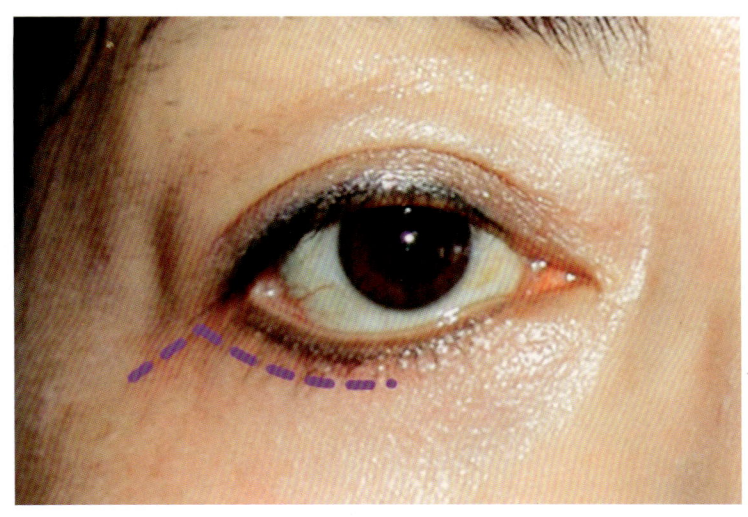

图 X12-3-1-1-1　术前标记下睑外侧切口

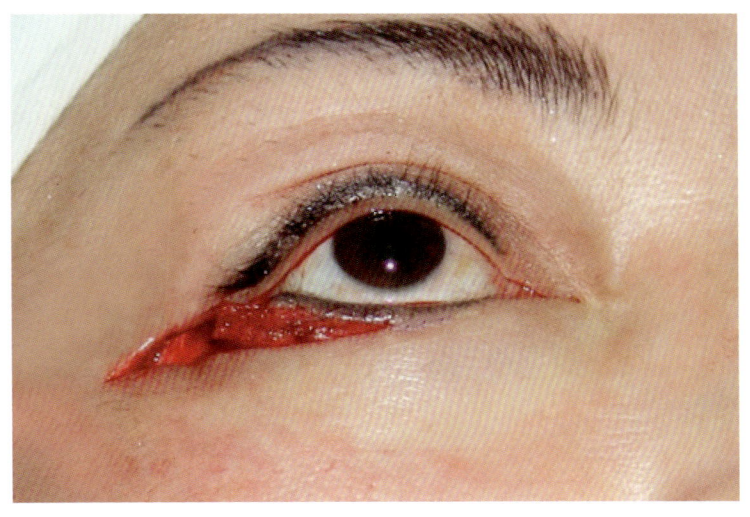

图 X12-3-1-1-2　局麻下，沿标记线切开皮肤、皮下组织及眼轮匝肌，在皮肤与眼轮匝肌之间分离，形成眼轮匝肌瓣，同时水平切开外眦角，切断外眦腱下支，使下睑外侧游离

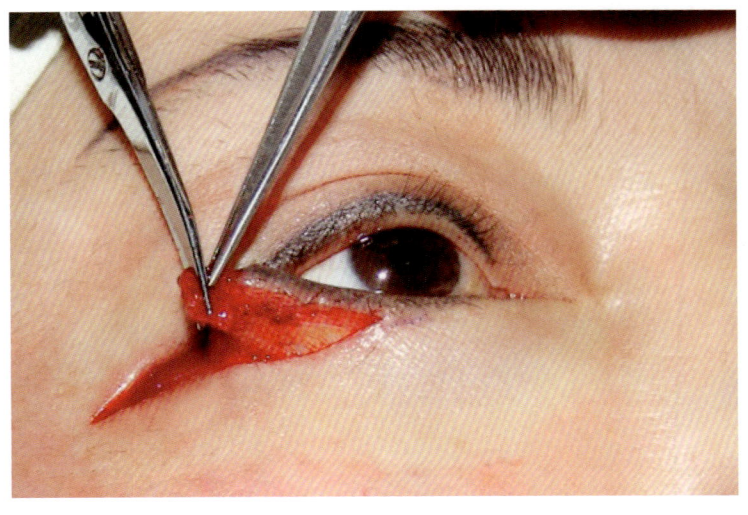

图 X12-3-1-1-3　剔除部分下睑外侧的表皮与睑结膜，形成长约 3mm 的外侧睑板条，以 4-0 双针尼龙缝线将外侧睑板条向外上方缝合固定于相当于瞳孔上缘水平的眶外缘内侧面的骨膜上；在皮肤与眼轮匝肌之间分离，形成眼轮匝肌瓣，以 5-0 尼龙线将眼轮匝肌瓣向外上方悬吊于眶外侧缘前面的筋膜上

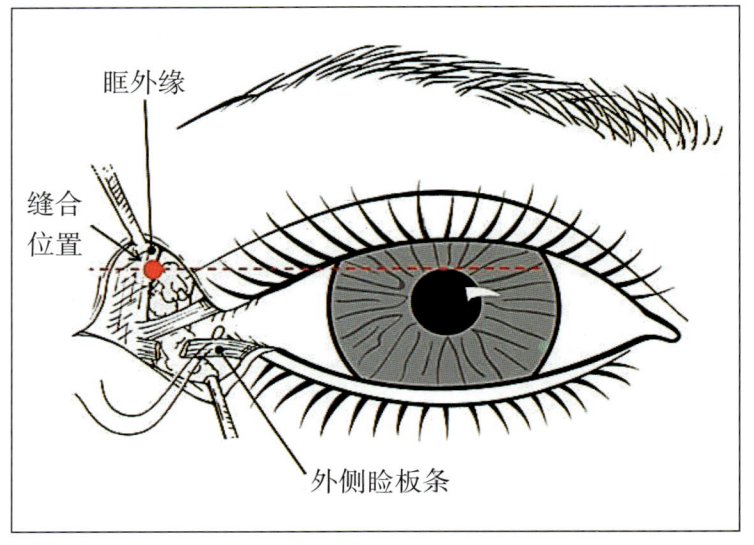

图 X12-3-1-1-4 外侧睑板条法外眦成形术示意图

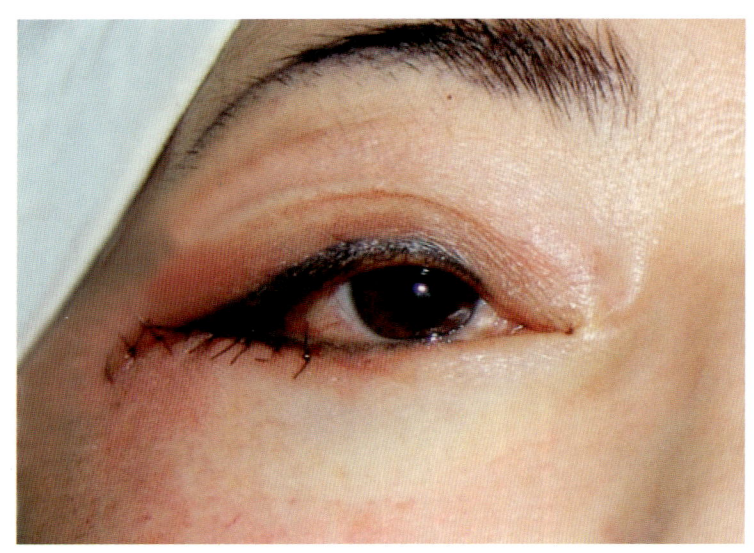

图 X12-3-1-1-5 精确对位缝合上、下睑缘外侧端，形成新外眦角，间断缝合切口

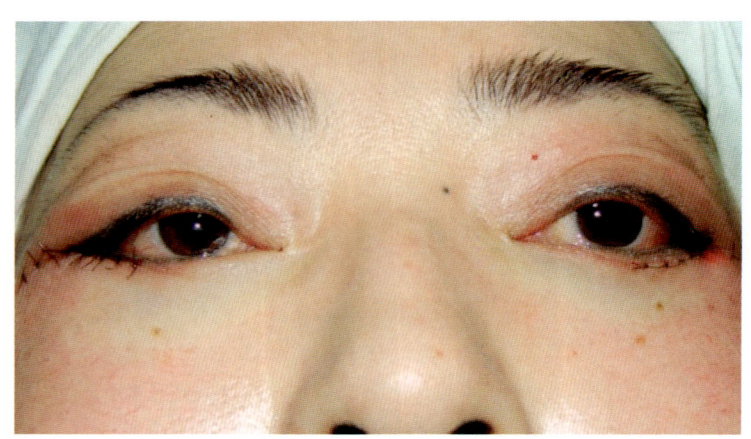

图 X12-3-1-1-6 同法完成另一侧手术，术毕即刻睁眼状态

（二）典型病例（Typical case，图 X12-3-1-2-1、图 X12-3-1-2-2）

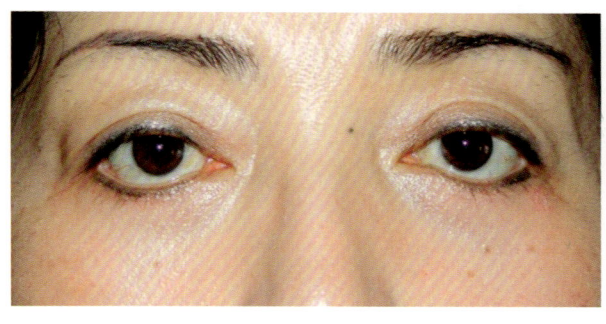
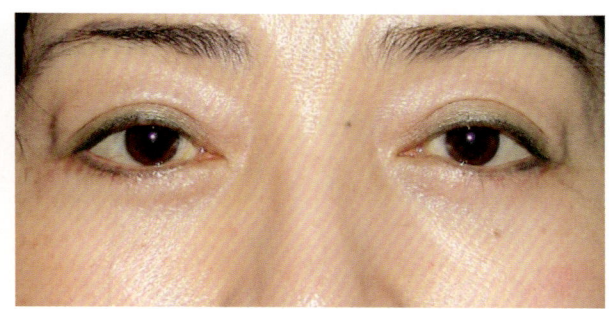

图 X12-3-1-2-1　下睑成形术后双侧下睑轻度外翻，术前正位睁眼状态

图 X12-3-1-2-2　术后 1 年正位睁眼状态

二、弓状缘释放＋外侧睑板条法外眦成形＋眼轮匝肌悬吊法（Arcus marginalis release combined with tarsal strip lateral canthoplasty and orbicularis muscle suspension，图 X12-3-2-1-1～图 X12-3-2-2-7）

该法主要用于下睑缘明显变长的中度下睑外翻患者。

（一）手术步骤（Operative steps，图 X12-3-2-1-1～图 X12-3-2-1-7）

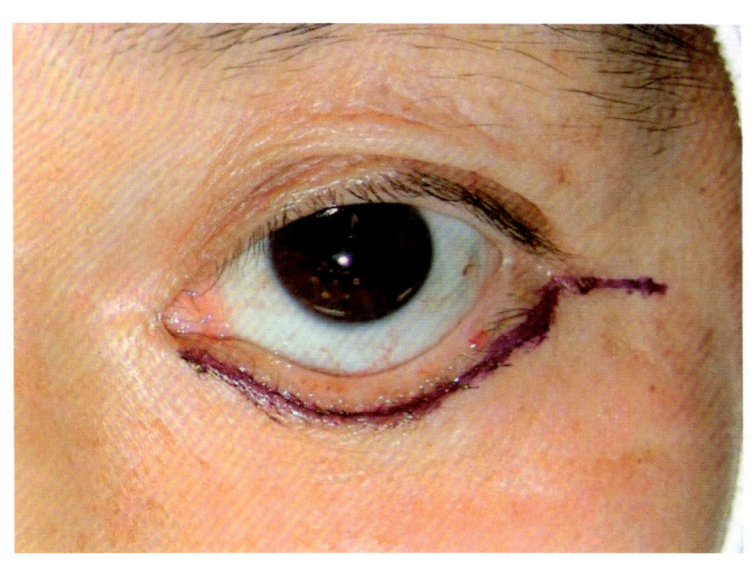

图 X12-3-2-1-1　下睑成形术后下睑外翻，术前标记切口线

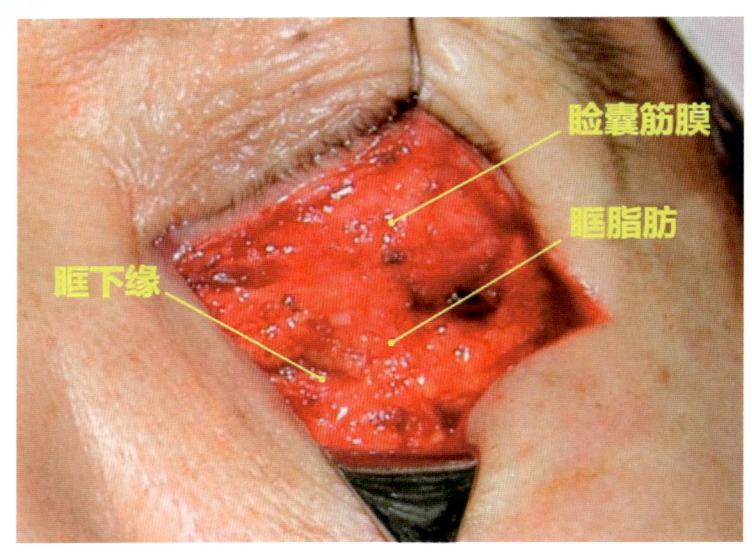

图 X12-3-2-1-2 局麻下，沿标记线切开皮肤、皮下组织及眼轮匝肌，在眼轮匝肌与眶隔之间分离至眶下缘以下约1cm，行弓状缘释放，并彻底松解瘢痕挛缩

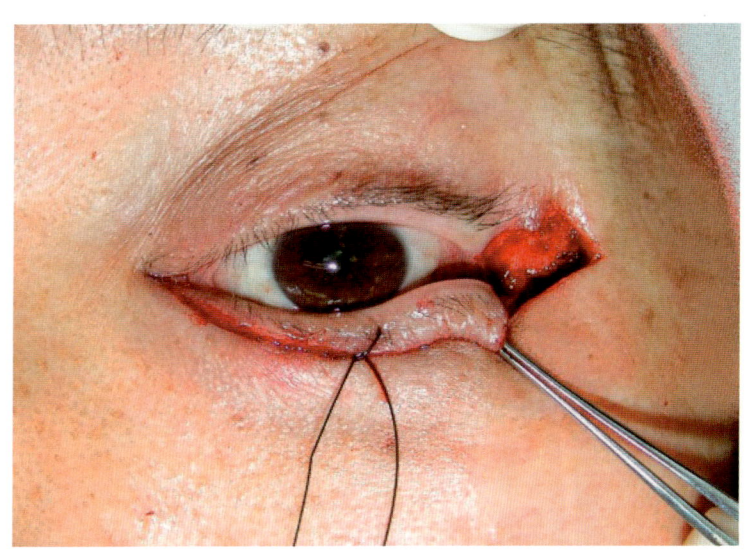

图 X12-3-2-1-3 水平切开外眦角，切断外眦腱下支，使下睑外侧游离

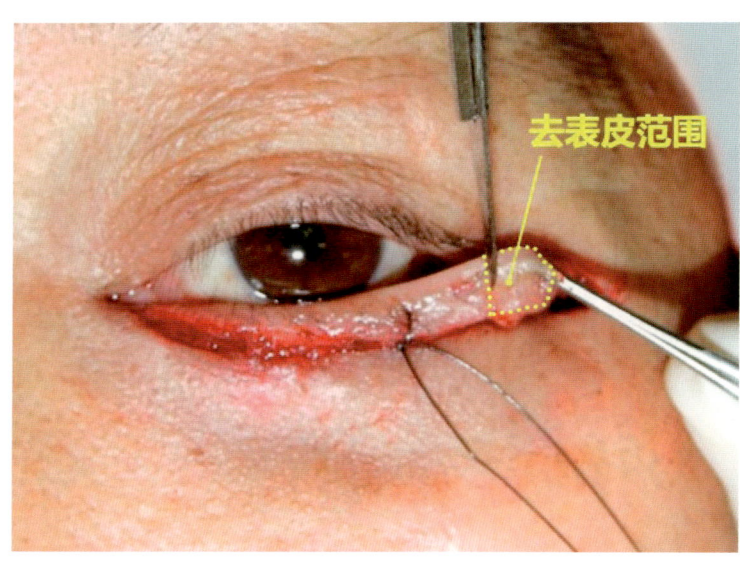

图 X12-3-2-1-4 剔除部分下睑外侧端的表皮与睑结膜

第十二章 眼睑外翻矫正术 下 篇
Correction of ectropion

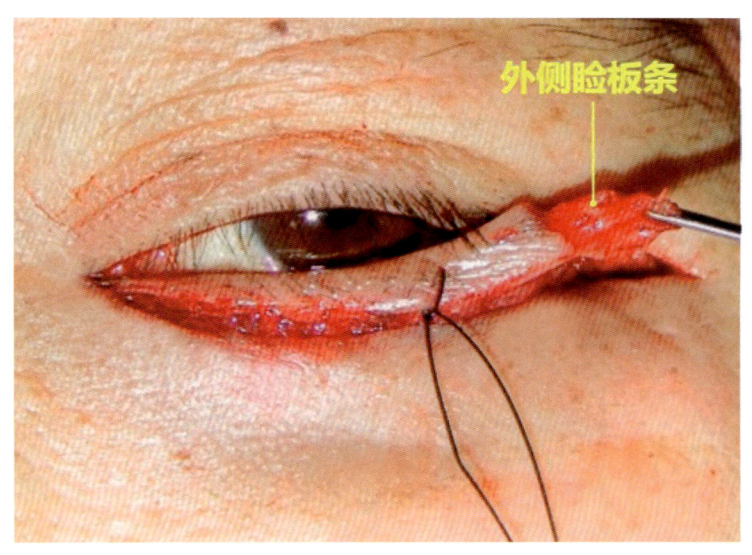

图 X12-3-2-1-5　形成外侧睑板条

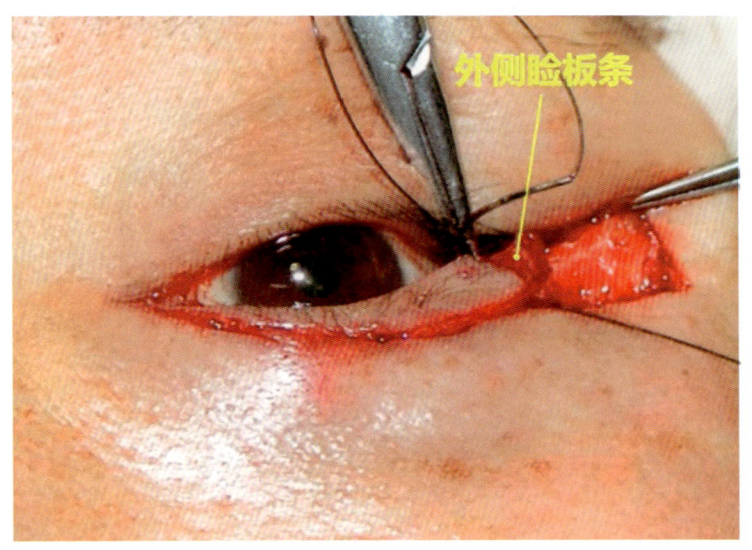

图 X12-3-2-1-6　以 4-0 双针尼龙缝线将外侧睑板条向外上方缝合固定于眶外缘内侧面的骨膜上

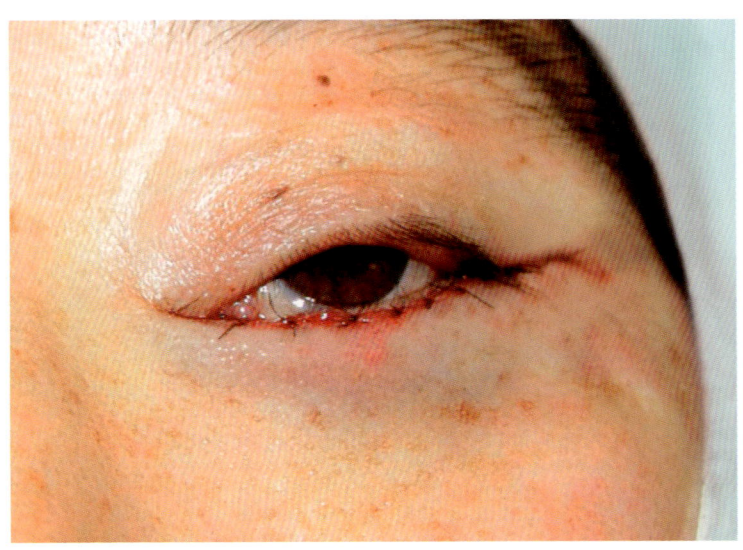

图 X12-3-2-1-7　精确对位缝合上、下睑缘外侧端，形成新外眦角，间断缝合皮肤切口

(二)典型病例(Typical cases,图 X12-3-2-2-1～图 X12-3-2-2-7)

1. 病例1

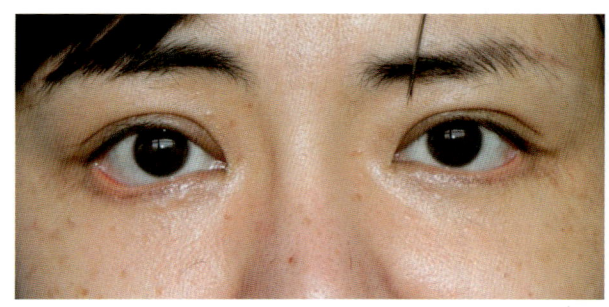

图 X12-3-2-2-1 下睑成形术后双侧下睑外翻,术前正位睁眼状态

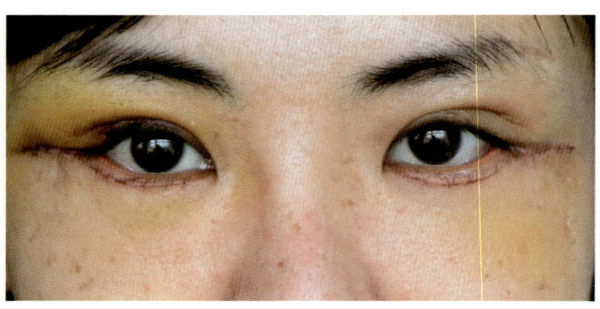

图 X12-3-2-2-2 双侧弓状缘释放+外侧睑板条法外眦成形+眼轮匝肌悬吊术后10天,正位睁眼状态

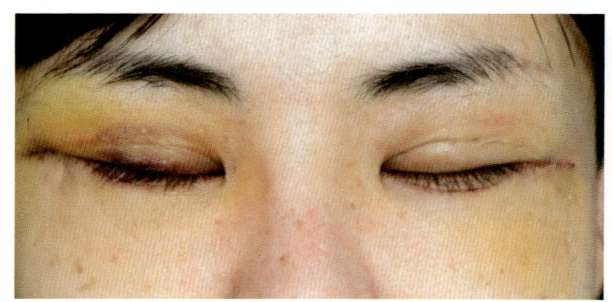

图 X12-3-2-2-3 术后10天正位闭眼状态

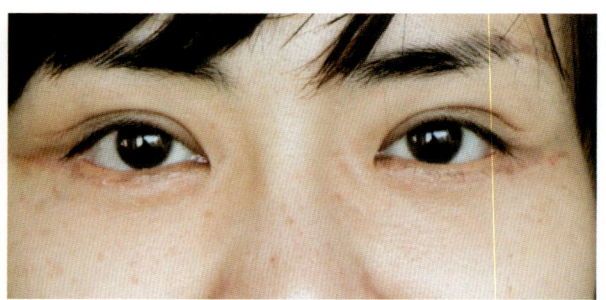

图 X12-3-2-2-4 术后1年正位睁眼状态

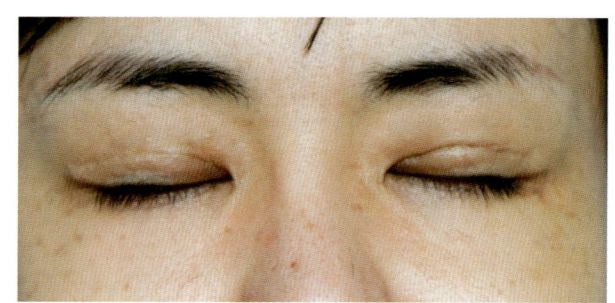

图 X12-3-2-2-5 术后1年正位闭眼状态

2. 病例2

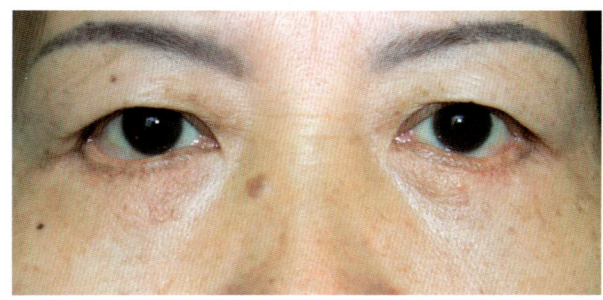

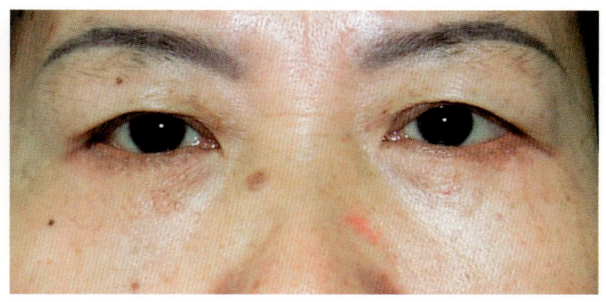

图 X12-3-2-2-6　下睑成形术后双侧下睑外翻，术前正位睁眼状态

图 X12-3-2-2-7　局麻下行双侧弓状缘释放＋外侧睑板条法外眦成形＋眼轮匝肌悬吊术，术后1年正位睁眼状态

三、弓状缘释放＋外侧睑板条法外眦成形＋经睑颊提升法（Arcus marginalis release combined with tarsal strip lateral canthoplasty and translid cheek lift，图 X12-3-3-1-1～图 X12-3-3-2-23）

该法主要用于下睑水平方向上变长、垂直方向上紧张短缩的严重下睑外翻患者，尤其是多次手术矫正未能奏效者。

（一）手术步骤（Operative steps，图 X12-3-3-1-1～图 X12-3-3-1-6）

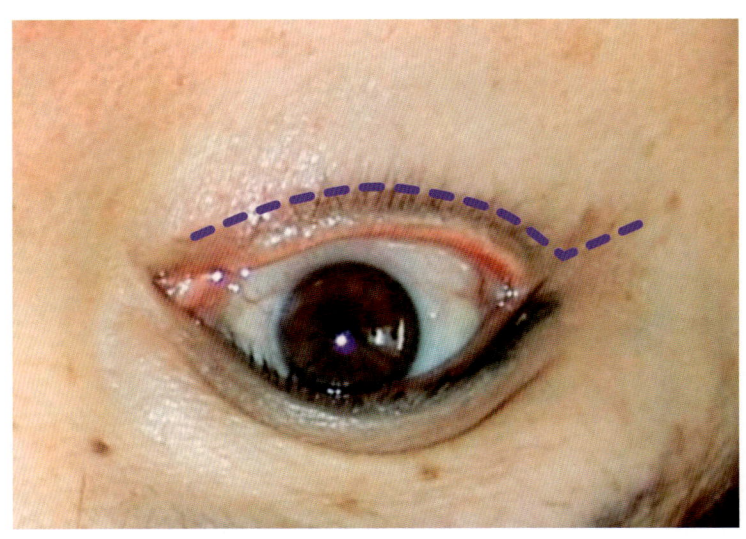

图 X12-3-3-1-1　术前标记切口线

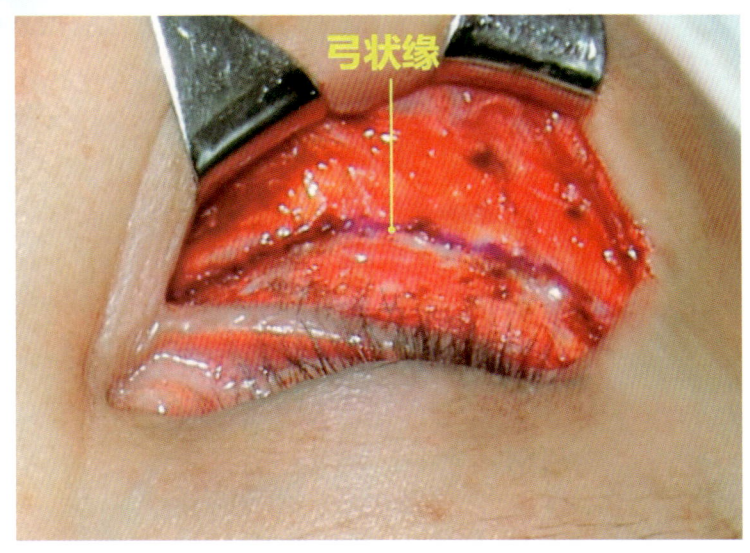

图 X12-3-3-1-2 局麻下，沿标记线切开皮肤、皮下组织及眼轮匝肌，在眼轮匝肌与眶隔之间分离至眶下缘以下约1cm

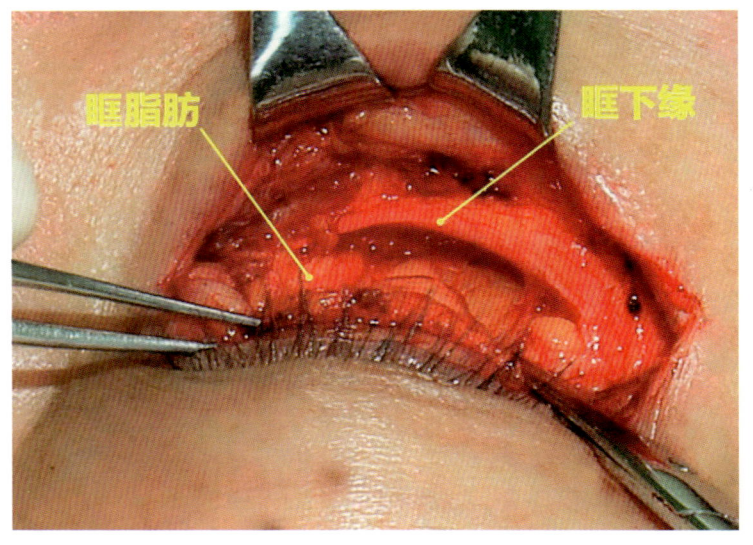

图 X12-3-3-1-3 行弓状缘释放，彻底松解瘢痕挛缩

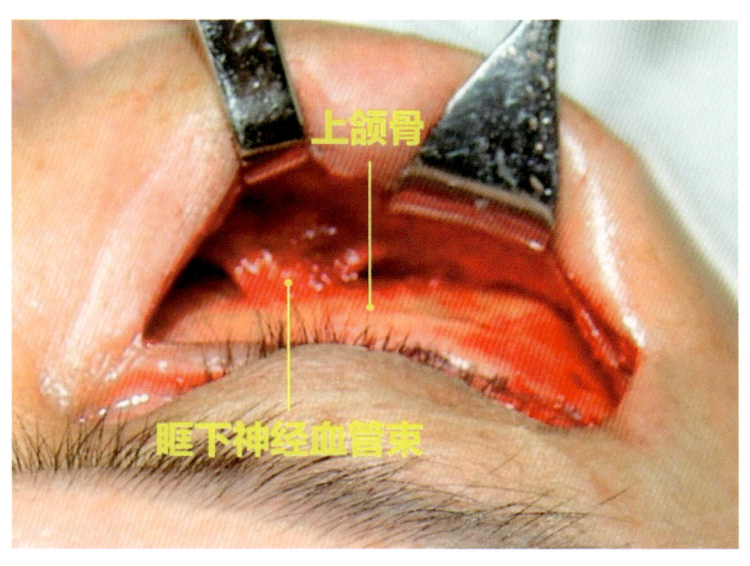

图 X12-3-3-1-4 切开眶下缘处的骨膜，用骨膜剥离器向下行骨膜下剥离，至眶下孔上缘水平时，避开眶下神经血管束，从其内、外侧继续向下剥离至鼻翼水平。剥离过程中注意保护眶下神经和血管，避免损伤

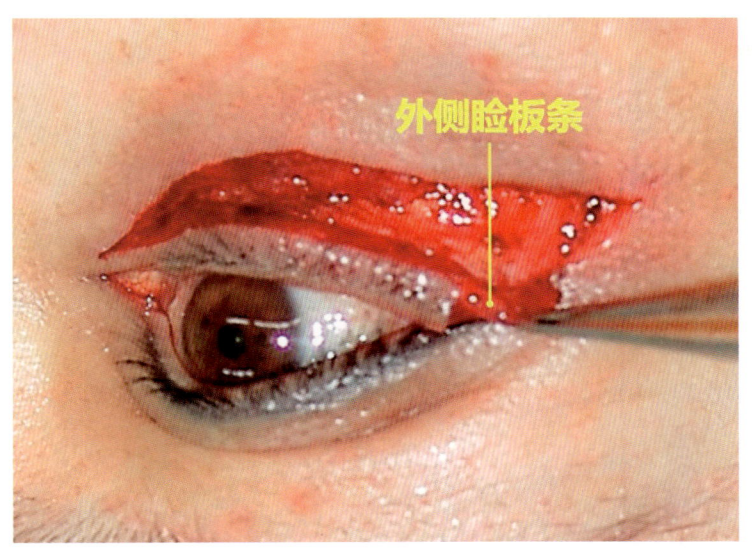

图 X12-3-3-1-5　水平切开外眦角，切断外眦腱下支，使下睑外侧游离，剔除部分下睑外侧端表皮与睑结膜，形成长约3mm的外侧睑板条，以4-0双针尼龙缝线将外侧睑板条向外上方缝合固定于相当于瞳孔上缘水平的眶外缘内侧面的骨膜上，然后精确对位缝合上、下睑缘外侧端，重新形成外眦角

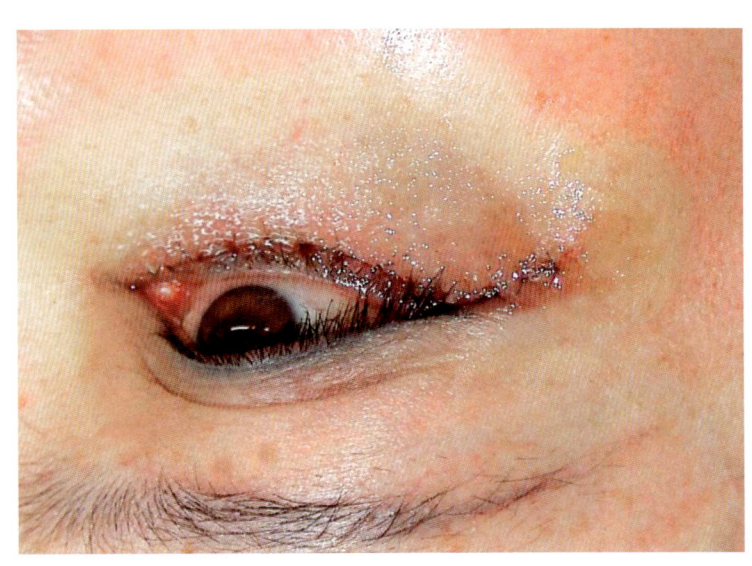

图 X12-3-3-1-6　将下睑外侧眼轮匝肌牢靠缝合悬吊于眶外侧筋膜上，间断缝合皮肤切口

（二）典型病例（Typical cases，图 X12-3-3-2-1～图 X12-3-3-2-23）

1. 病例1

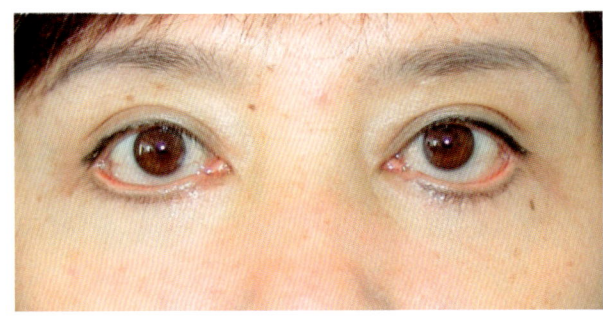

图 X12-3-3-2-1　下睑成形术后双侧下睑重度外翻，术前正位睁眼状态

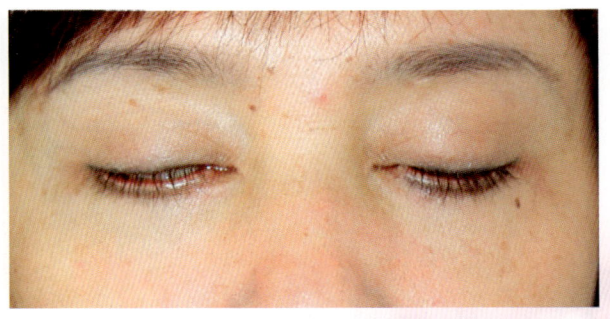

图 X12-3-3-2-2　术前正位闭眼状态，双侧睑裂闭合不全

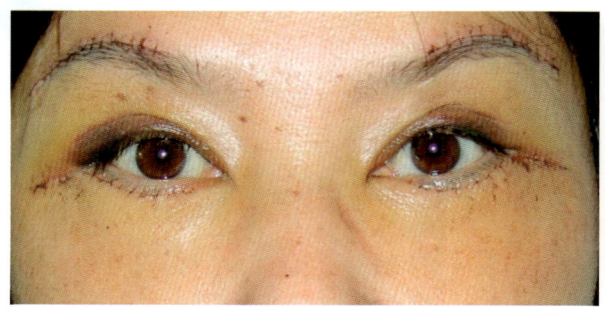

图X12-3-3-2-3 双侧弓状缘释放＋外侧睑板条法外眦成形＋经睑颊提升＋眉上切口法眉提升术后第10天，正位睁眼状态

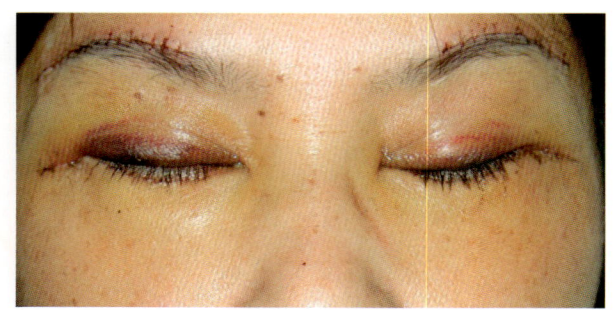

图X12-3-3-2-4 术后第10天正位闭眼状态

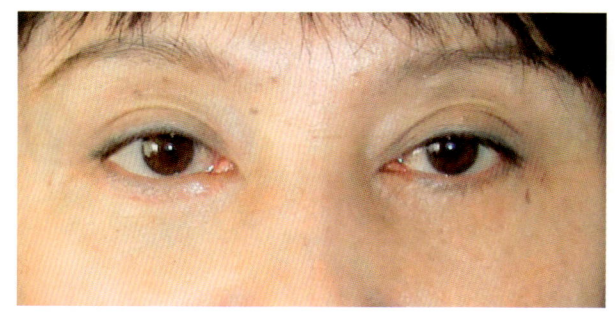

图X12-3-3-2-5 术后2年正位睁眼状态

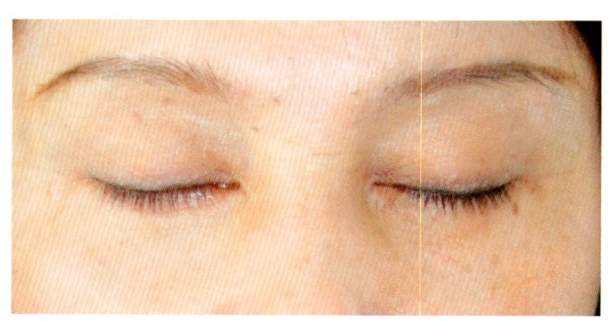

图X12-3-3-2-6 术后2年正位闭眼状态

2. 病例2

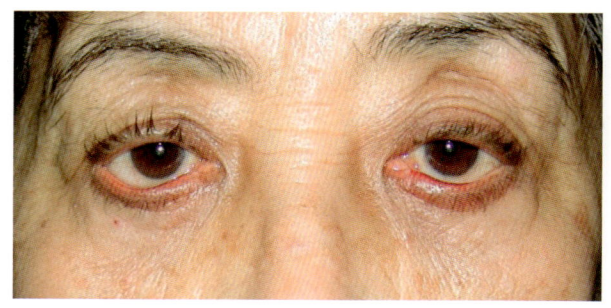

图X12-3-3-2-7 下睑成形术后双侧下睑重度外翻，术前正位睁眼状态

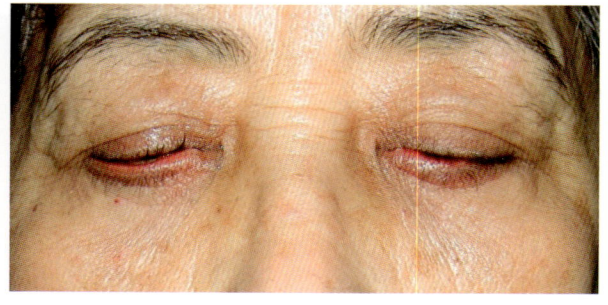

图X12-3-3-2-8 术前正位闭眼状态，双侧睑裂闭合不全

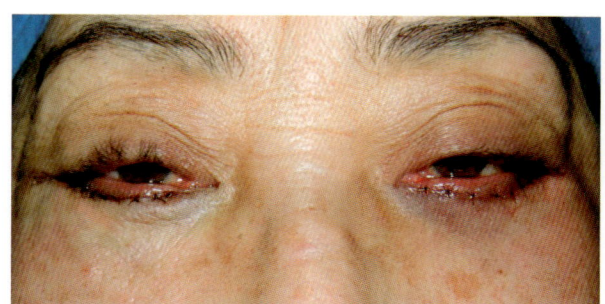

图X12-3-3-2-9 弓状缘释放＋外侧睑板条法外眦成形＋经睑颊提升术后即刻，正位睁眼状态

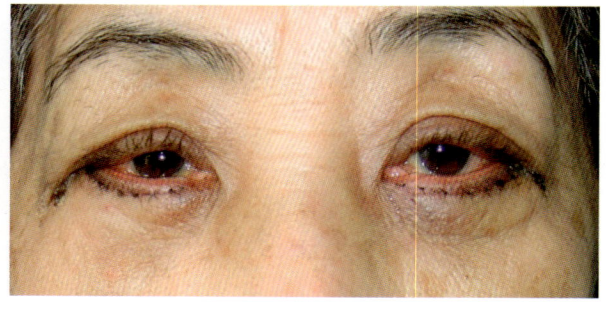

图X12-3-3-2-10 术后7天正位睁眼状态

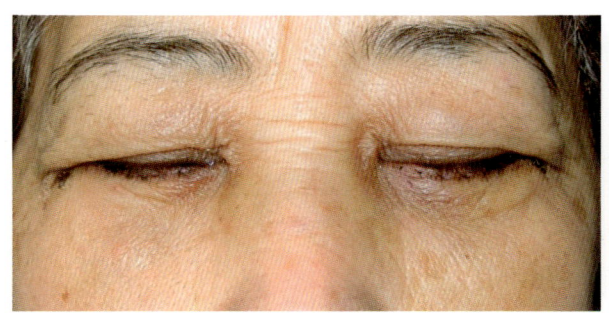

图 X12-3-3-2-11　术后 7 天正位闭眼状态

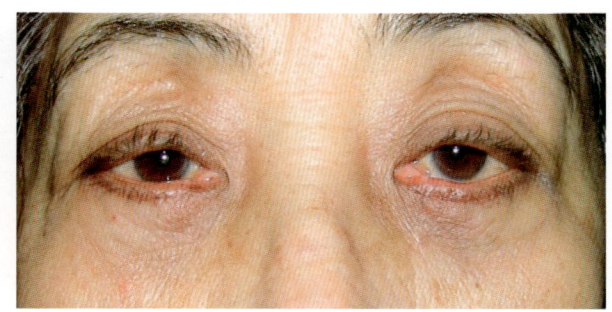

图 X12-3-3-2-12　术后 2 个月正位睁眼状态

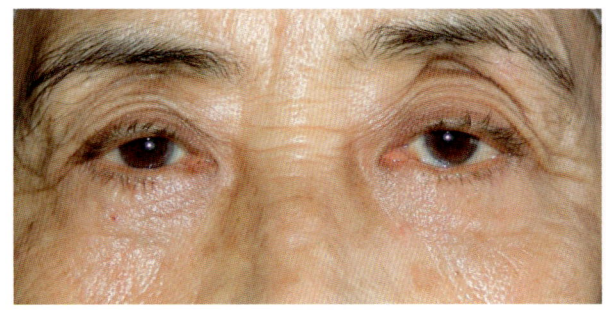

图 X12-3-3-2-13　术后 3 年正位睁眼状态

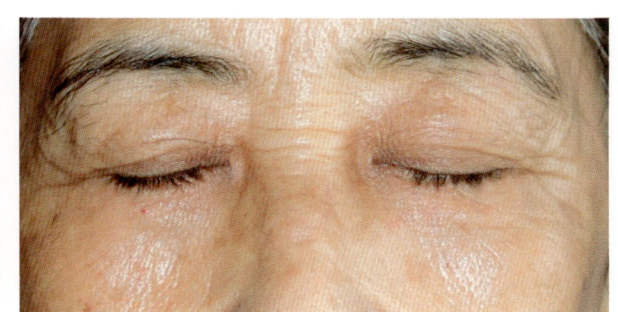

图 X12-3-3-2-14　术后 3 年正位闭眼状态

3. 病例 3

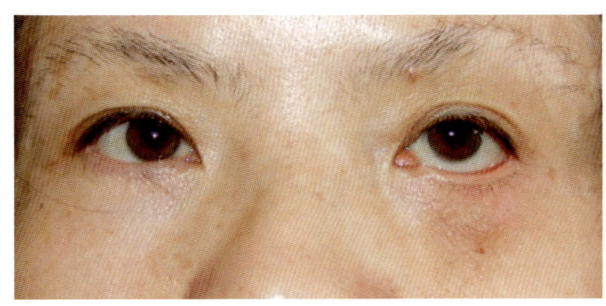

图 X12-3-3-2-15　下睑成形术后左侧下睑重度外翻，术前正位睁眼状态。该患者曾接受过两次矫正手术，未能奏效

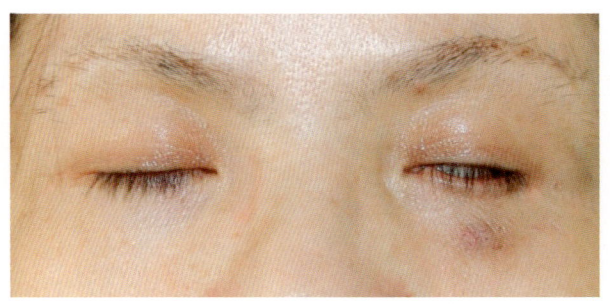

图 X12-3-3-2-16　术前正位闭眼状态，左侧睑裂闭合不全

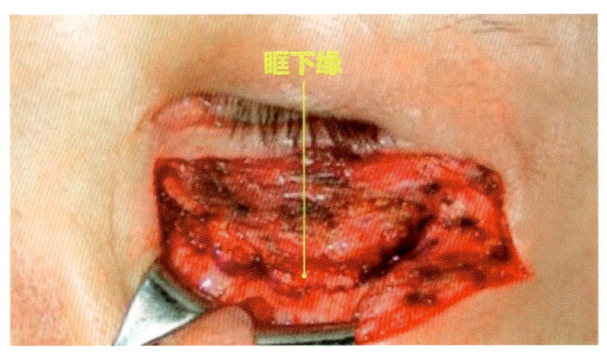

图 X12-3-3-2-17　术中行弓状缘释放

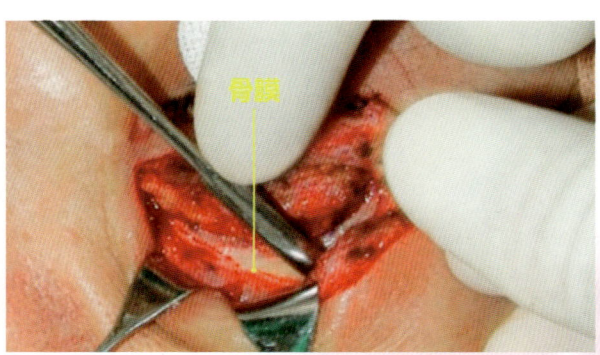

图 X12-3-3-2-18　术中行中面部骨膜下剥离

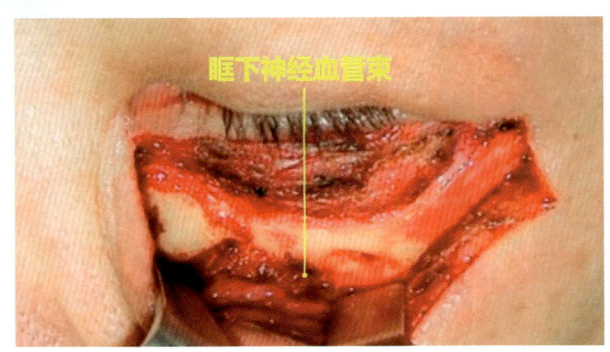

图 X12-3-3-2-19 术中注意保护眶下神经血管束

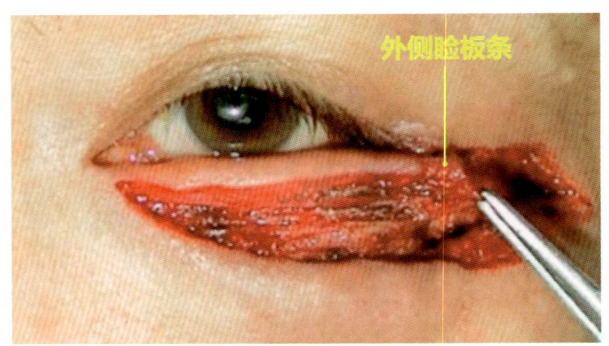

图 X12-3-3-2-20 术中行外侧睑板条法外眦成形术

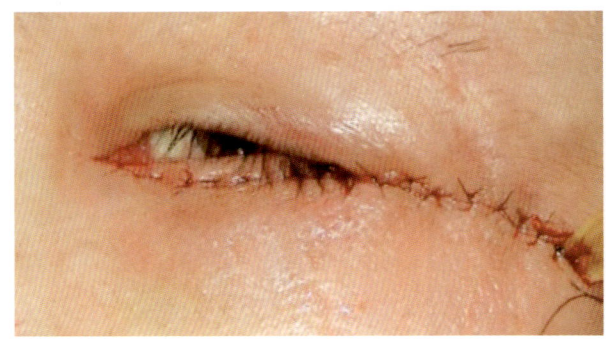

图 X12-3-3-2-21 颊提升术后即刻

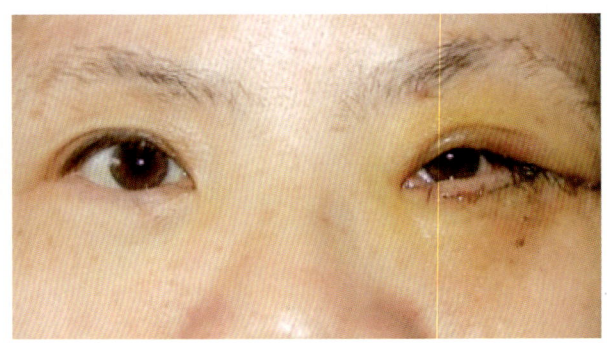

图 X12-3-3-2-22 术后 7 天正位睁眼状态

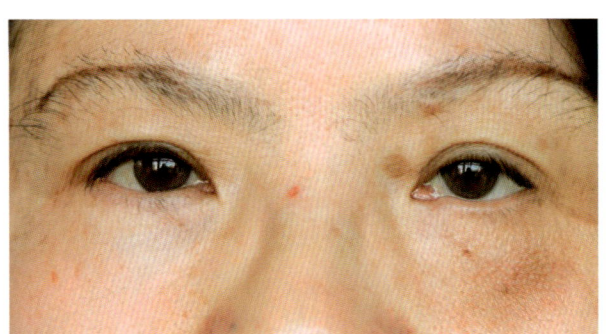

图 X12-3-3-2-23 术后 1 年正位睁眼状态

四、弓状缘释放＋骨钻孔外眦成形法（Arcus marginalis release combined with drill hole lateral canthoplasty，图 X12-3-4-1-1～图 X12-3-4-2-6）

该法主要用于多次手术矫正未果、下睑缘变长的下睑外翻患者，或鱼嘴样综合征患者。

(一) 手术步骤 (Operative steps, 图 X12-3-4-1-1 ~ 图 X12-3-4-1-8)

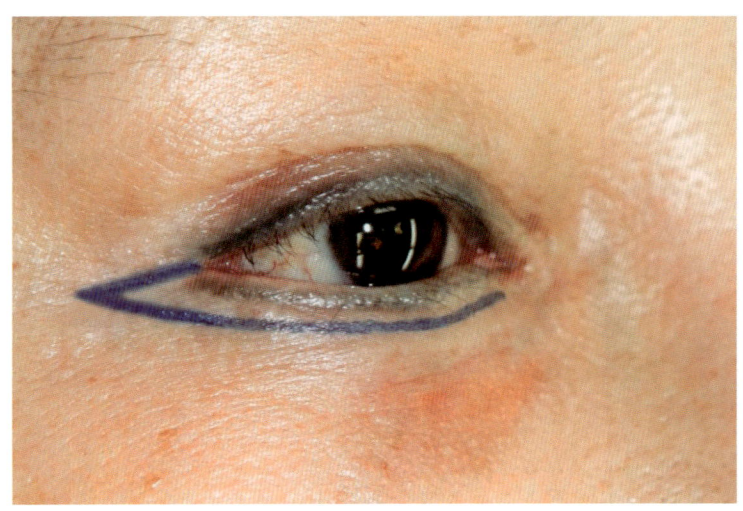

图 X12-3-4-1-1　术前标记外眦部 V 形切口线

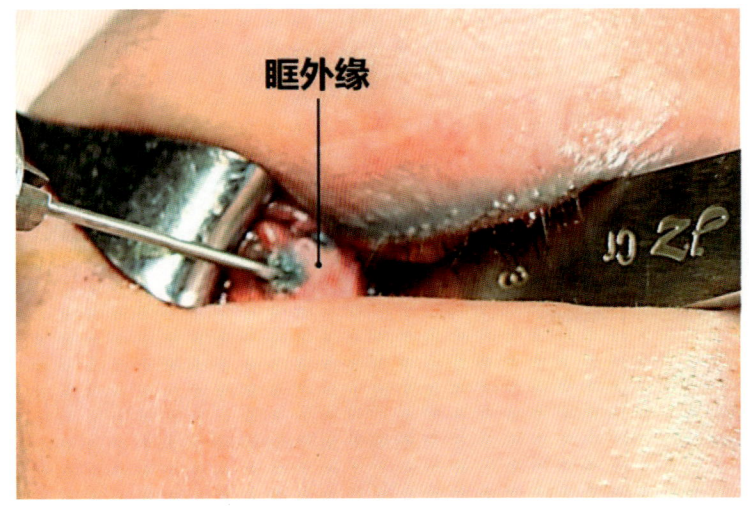

图 X12-3-4-1-2　局麻下，沿标记线切开皮肤、皮下组织及眼轮匝肌，松解外眦，显露眶外缘，切断外眦腱浅部及下支。以直径 1.5mm 的克氏针，在相当于瞳孔上缘水平的眶外缘由颞侧向鼻侧斜向钻孔

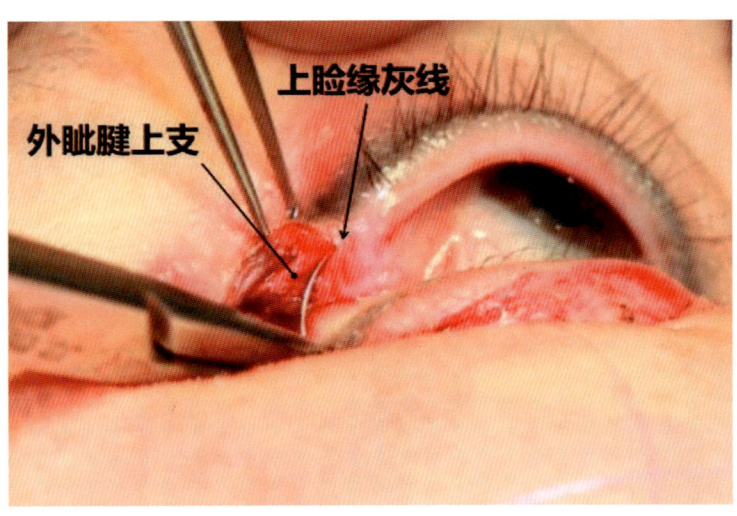

图 X12-3-4-1-3　切开外眦角，形成长约 3mm 的下睑外侧睑板条，然后精确对位缝合上、下睑缘外侧端，重新形成外眦角

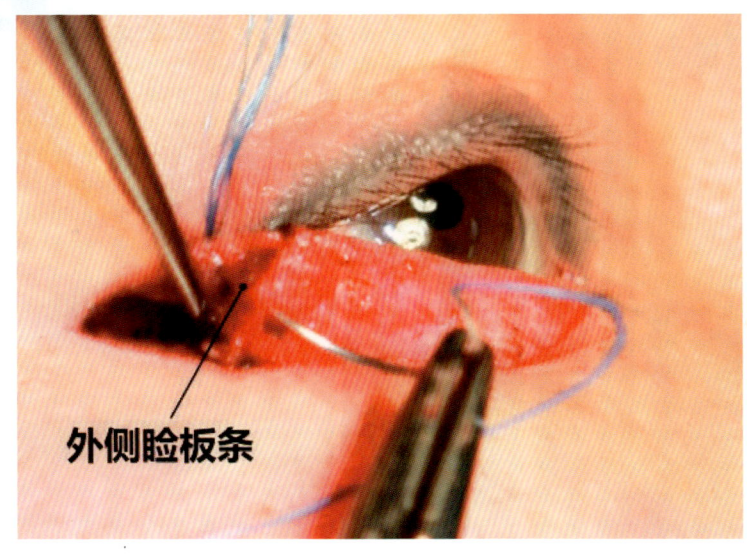

图 X12-3-4-1-4 用 4-0 双针尼龙线缝合外侧睑板条

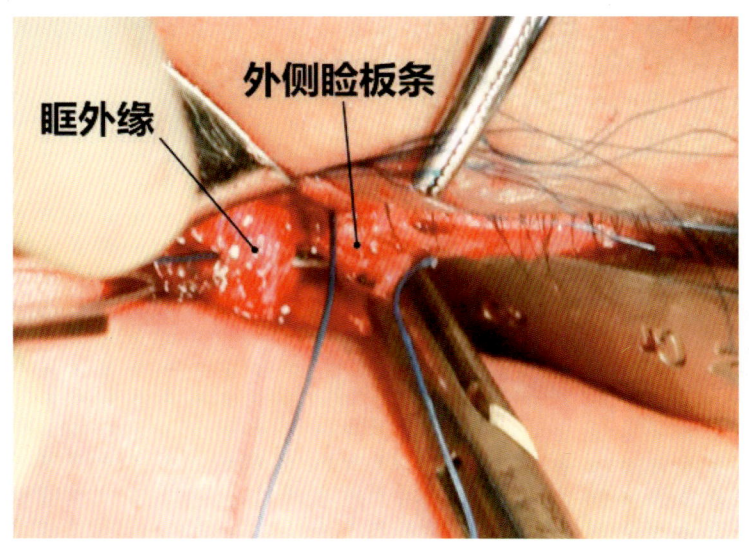

图 X12-3-4-1-5 将扣住睑板条的缝线两端分别由内向外穿过骨孔

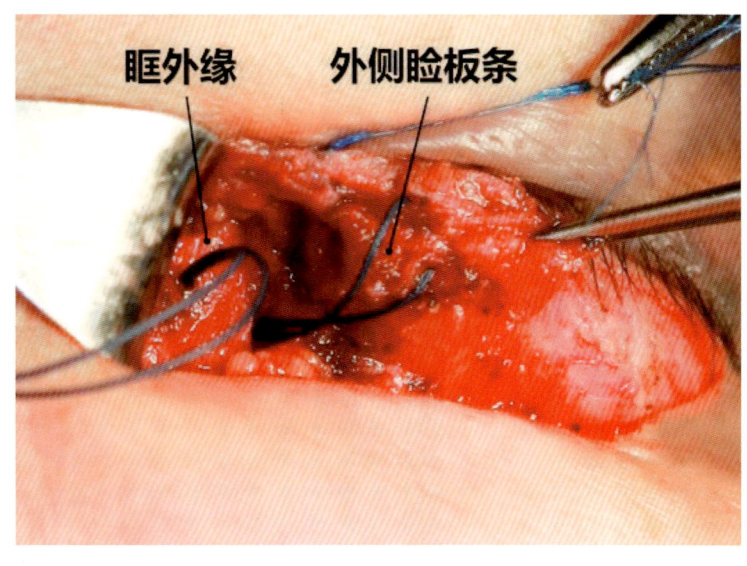

图 X12-3-4-1-6 将从骨孔穿出的缝线两端分别与眶外侧筋膜缝合，然后拉紧缝线，打结固定（如图 X11-3-2-3-7 所示）

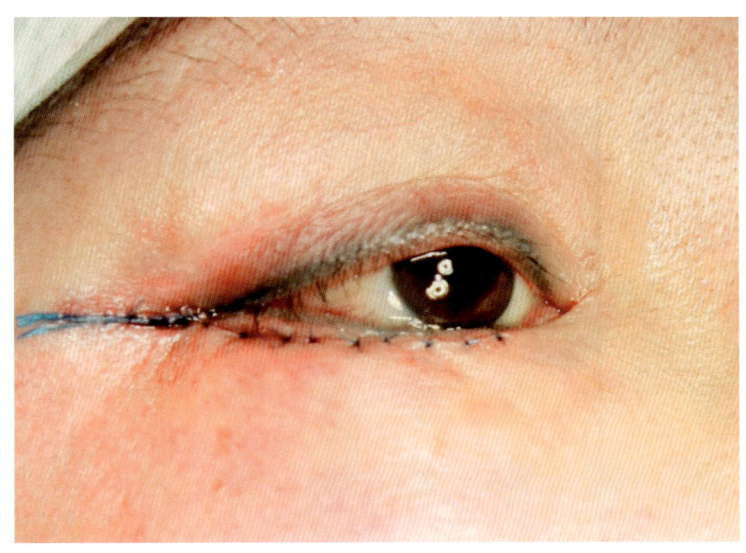

图 X12-3-4-1-7　间断缝合皮肤切口

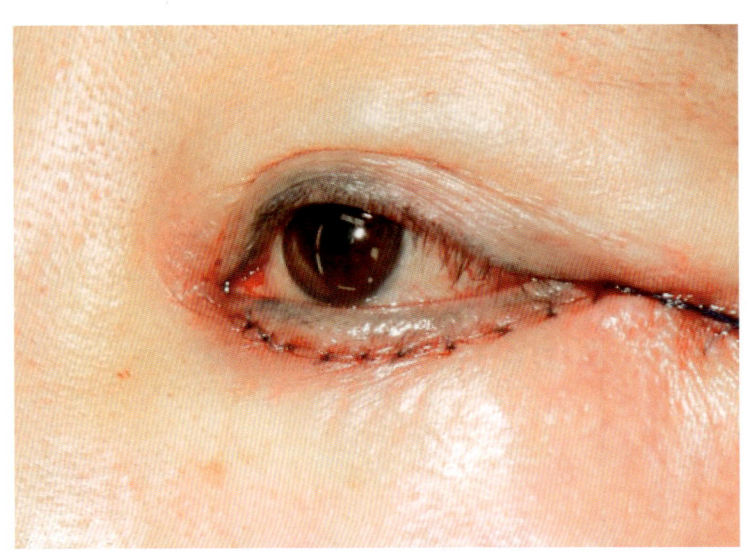

图 X12-3-4-1-8　同法完成另一侧手术

（二）典型病例（Typical cases，图 X12-3-4-2-1～图 X12-3-4-2-6）

1. 病例 1

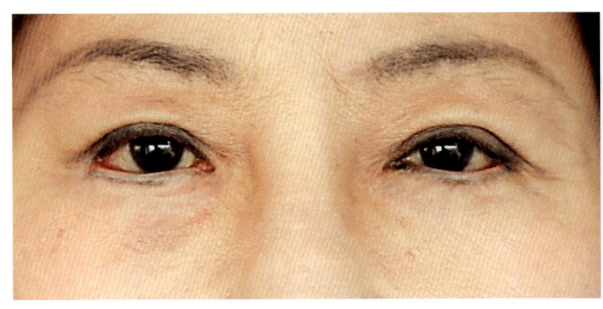

图 X12-3-4-2-1　下睑成形术后双侧下睑外翻，术前正位睁眼状态。该患者曾先后两次接受过外翻矫正手术（包括外眦成形），未能获得满意效果

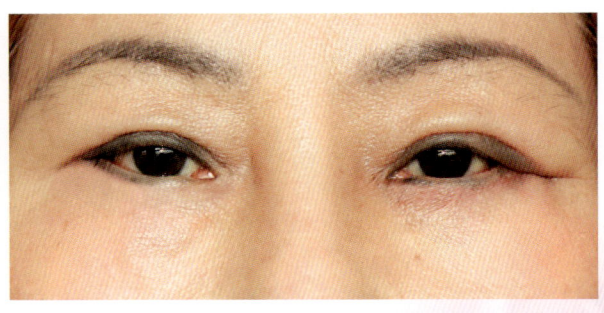

图 X12-3-4-2-2　双侧弓状缘释放＋骨钻孔法外眦成形术后 3 个月，正位睁眼状态

2. 病例2

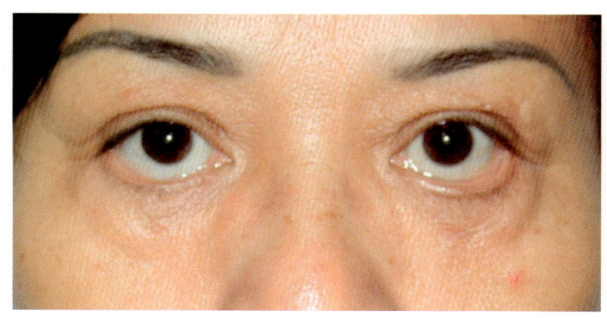

图X12-3-4-2-3　下睑成形术后双侧下睑外翻，术前正位睁眼状态

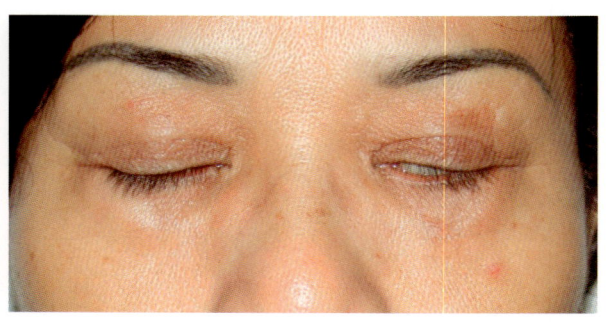

图X12-3-4-2-4　术前正位闭眼状态，左侧睑裂闭合不全，呈鱼嘴样外观

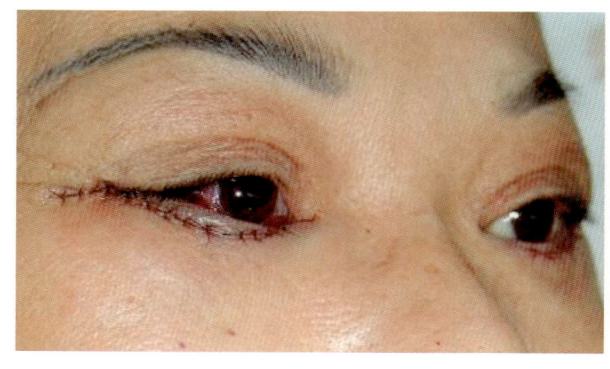

图X12-3-4-2-5　双侧弓状缘释放＋骨钻孔法外眦成形术后即刻，右斜位睁眼状态

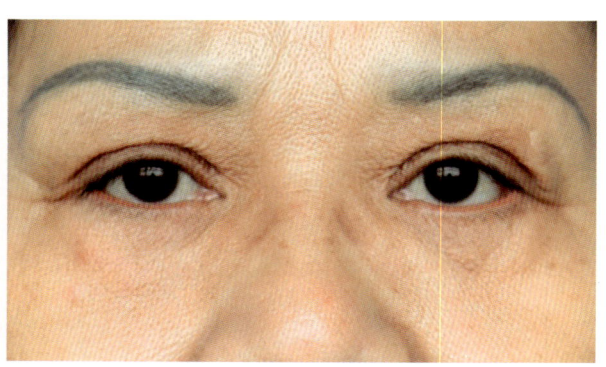

图X12-3-4-2-6　术后6个月正位睁眼状态

（邢新　杨超　郭伶俐　戴海英）

参考文献

[1] Shah-Desai S, Collin R. Role of the lower lid retractors in involutional ectropion repair[J]. Orbit, 2001, 20(2): 81-86.

[2] Schmidt B L, Dierks E J. The nasolabial flap[J]. Oral Maxillofac Surg Clin North Am, 2003, 15(4): 487-495.

[3] Hayashi A, Maruyama Y, Okada E, et al. Use of a suture anchor for correction of ectropion in facial paralysis[J]. Plast Reconstr Surg, 2005, 115(1): 234-239.

[4] Fong K C, Mavrikakis I, Sagili S, et al. Correction of involutional lower eyelid medial ectropion with transconjunctival approach retractor plication and lateral tarsal strip[J]. Acta Ophthalmol Scand, 2006, 84(2): 246-249.

[5] Manku K, Leong J K, Ghabrial R. Cicatricial ectropion: repair with myocutaneous flaps and canthopexy[J]. Clin Exp Ophthalmol, 2006, 34(7): 677-681.

[6] Piskiniene R. Eyelid malposition: lower lid entropion and ectropion[J]. Medicina, 2006, 42(11): 881-884.

[7] Liebau J, Schulz A, Arens A, et al. Management of lower lid ectropion[J]. Dermatol Surg, 2006, 32(8): 1050-1056; discussion 1056-1057.

[8] 薛春雨, 邢新, 李军辉, 等. 多种局部皮瓣联合修复面部较大范围的皮肤软组织缺损[J]. 中国美容整形外科杂志, 2008, 19(3): 183-185.

[9] 薛春雨, 李蠡, 李军辉, 等. Burow's 推进皮瓣在面部创面功能与美容性重建中的应用[J]. 中国美容整形外科杂志, 2009, 20(9): 539-541.

[10] Gladstone H B, Moy R L. Suspension suture canthopexy: a minimally invasive procedure for correcting mild to moderate ectropion[J]. J Cosmet Dermatol, 2009, 8(4): 289-294.

[11] 薛春雨, 郭伶俐, 李军辉, 等. 鼻旁皮瓣在下睑退缩或外翻修复中的应用[J]. 中国美容整形外科杂志, 2010, 21(8): 451-454.

[12] Dailey R A, Chavez M R. Lateral canthoplasty with acellular cadaveric dermal matrix graft (AlloDerm) reinforcement[J]. Ophthal Plast Reconstr Surg, 2012, 28(1): e29-e31.

[13] Ghafouri R H, Allard F D, Migliori M E, et al. Lower eyelid involutional ectropion repair with lateral tarsal strip and internal retractor reattachment with full-thickness eyelid sutures[J]. Ophthal Plast Reconstr Surg, 2014, 30(5): 424-426.

[14] Pascali M, Corsi A, Brinci L, et al. The tarsal belt procedure for the correction of ectropion: description and outcome in 42 cases[J]. Br J Ophthalmol, 2014, 98(12): 1691-1696.

第十三章

眼睑内翻矫正术

Correction of entropion

第一节 · 眼睑内翻的定义、病因和分类
Definition, etiology and classification of entropion

眼睑内翻（Entropion）是一种以睑缘向内翻转指向眼球为特征的眼睑疾病，与眼睑外翻、眼睑退缩等疾病一并归类于眼睑位置异常（Eyelid malposition），有时眼睑内翻可与眼睑退缩同时存在。眼睑内翻可伴有睫毛摩擦结膜和角膜，从而引起异物感、疼痛、流泪等症状，严重者可导致角膜溃疡、角膜瘢痕形成，甚至失明。少数患者也可没有结膜和角膜刺激症状与体征。眼睑内翻应与倒睫（Trichiasis）和双睫症（Distichiasis）相鉴别。虽然它们临床表现相似，但发生机制和治疗方法不尽相同。倒睫是指睑缘位置正常，但睫毛向后方生长，刺激眼球。双睫症是一种罕见的先天性疾病，在眼睑后层睑板腺开口或其稍后方多长出一排异常的睫毛。

根据病因不同，眼睑内翻可分为先天性与后天性两大类。

先天性眼睑内翻包括眼睑赘皮引起的眼睑内翻（Entropion due to epiblepharon）和真性睑缘内翻（True eyelid margin inversion）。眼睑赘皮是指水平走向的睑板前异常的皮肤皱襞，常见于亚洲儿童，上、下睑均可发生，但以下睑最为常见，尤其是下睑内侧半。部分眼睑赘皮患者可出现眼睑内翻，原因是异常的皮肤皱襞和睑板前眼轮匝肌压迫睑缘导致睫毛垂直向上（下睑赘皮）或向下（上睑赘皮），当眼球向上或向下凝视时便产生角膜刺激症状。这种眼睑内翻有随面部发育成熟而自行消失的倾向，但并非所有患者都是如此。真性睑缘内翻非常罕见，有时伴有眼睑赘皮、内眦赘皮或其他先天性畸形，不会自行消失，且随年龄增加逐渐加重。真性下睑缘内翻主要由下睑板、下睑缩肌发育不良或断裂以及后层短缩所致；上睑缘内翻通常与睑板发育异常有关，也有作者报告与上睑提肌腱膜断裂有关。

后天性眼睑内翻包括瘢痕性、痉挛性和退化性（又称老年性）睑内翻。瘢痕性睑内翻（Cicatricial entropion），上、下睑均可发生，主要由眼睑创伤、化学烧伤、沙眼、Stevens-Johnson综合征（口腔-黏膜-皮肤-眼综合征）、慢性过敏性结膜炎等疾病引起眼睑后层瘢痕形成和短缩所致。痉挛性睑内翻（Spastic entropion）是由眼轮匝肌对眼部刺激和（或）炎症产生过度收缩所致的一种急性状况，发生于眼周存在不同程度退化性改变的患者。睫毛引起的刺激症状可加重肌肉痉挛，后者又

进一步加重内翻，形成恶性循环。急性痉挛性睑内翻如果不予治疗，会发展成持久性眼睑内翻。有作者将痉挛性睑内翻归类于退化性或老年性睑内翻。退化性睑内翻（Involutional entropion），又称为老年性睑内翻（Senile entropion），临床上最为常见，多发生于下睑，与多种因素有关，包括睑板与眦韧带的退化伸展导致的水平松弛、下睑缩肌薄弱或断裂导致的垂直松弛、眶隔前眼轮匝肌覆盖于睑板前眼轮匝肌之上，以及眶脂肪萎缩导致的眼球内陷和下睑相对水平松弛等。

眼睑内翻有多种治疗方法，具体内容详见上篇第六章"眼睑内翻矫正术历史回顾"，此处不作赘述。本章旨在结合实际病例介绍作者在矫正先天性与老年性睑内翻方面的有限经验，供读者参考。

第二节 · 先天性与老年性睑内翻矫正术
Correction of congenital and senile entropion

一、下睑皮肤-肌肉条切除、睑缘外翻缝合和 Z-成形术联合法矫正先天性下睑赘皮、内翻和内眦赘皮（Correction of congenital lower eyelid epiblepharon and entropion with epicanthal fold by combination of removing a strip of lower lid skin and orbicularis muscle, everting suture of eyelid margin and Z-plasty，图 X13-2-1-1-1～图 X13-2-1-2-11）

（一）手术步骤（Operative steps，图 X13-2-1-1-1～图 X13-2-1-1-16）

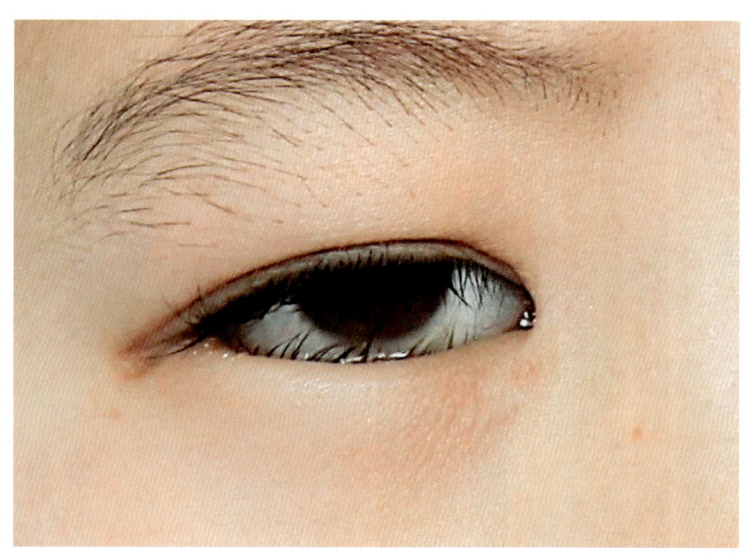

图 X13-2-1-1-1　先天性内眦赘皮、下睑赘皮及下睑内翻畸形

第十三章 眼睑内翻矫正术 下篇
Correction of entropion

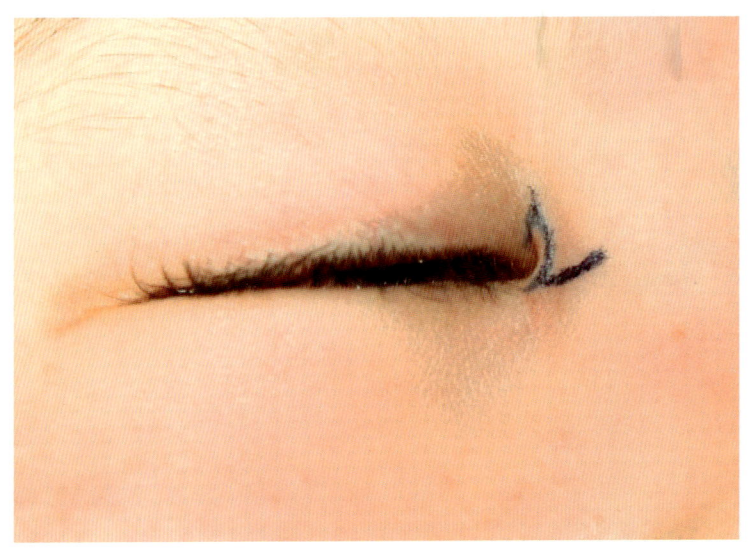

图 X13-2-1-1-2 标记 Z 成形法内眦赘皮矫正术切口

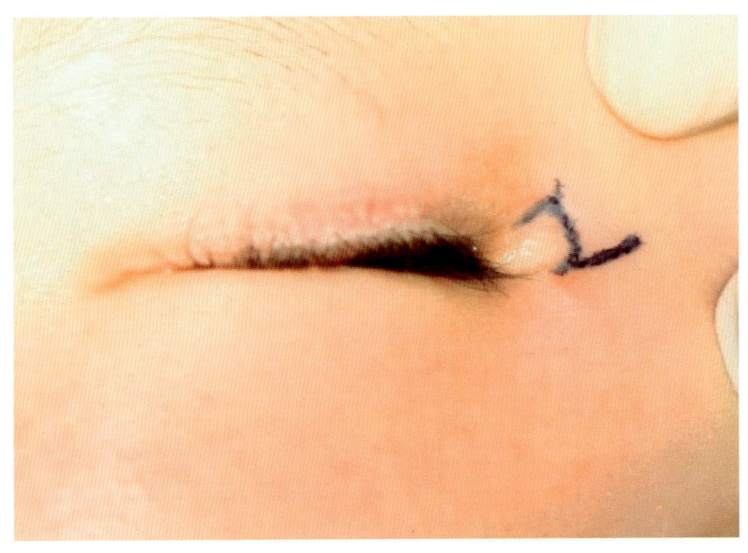

图 X13-2-1-1-3 向鼻侧牵开内眦部皮肤后的切口形状

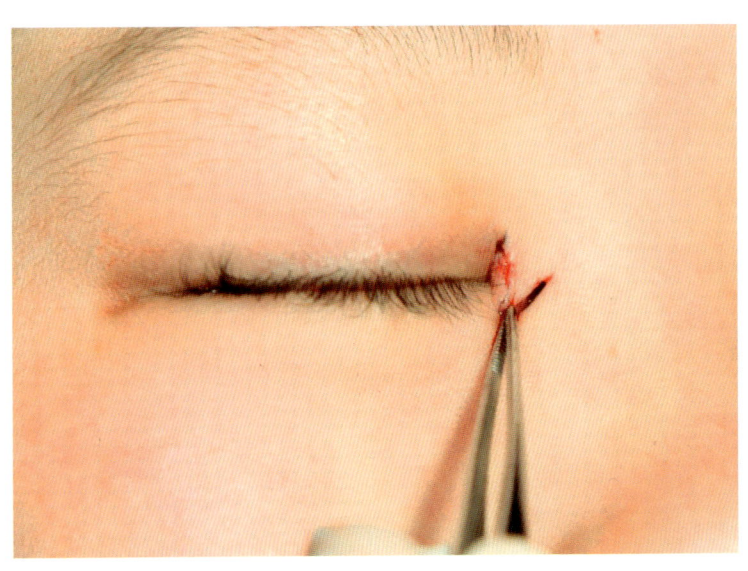

图 X13-2-1-1-4 沿标记线切开皮肤及皮下组织

821

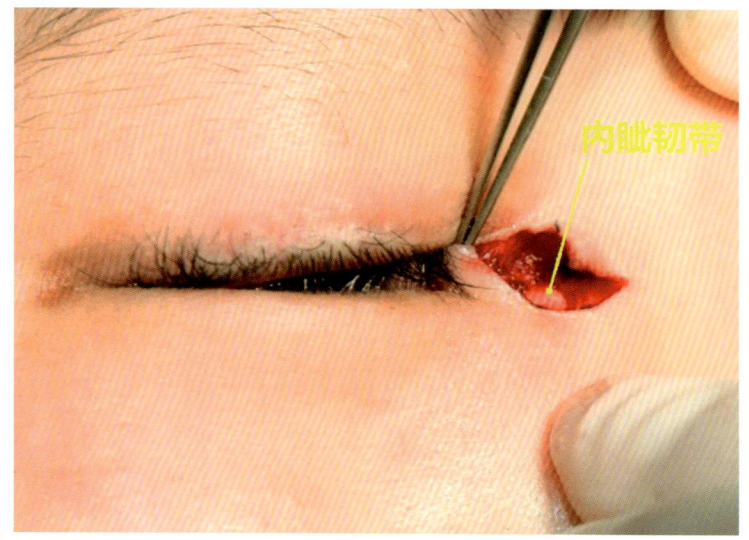

图 X13-2-1-1-5 分离、松解内眦部眼轮匝肌,显露内眦韧带

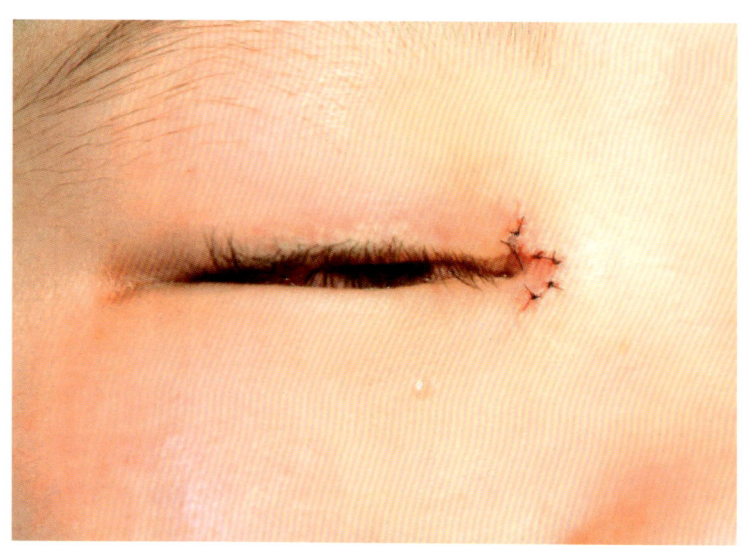

图 X13-2-1-1-6 将 Z 成形皮瓣易位,以 7-0 尼龙线间断缝合内眦赘皮矫正术切口

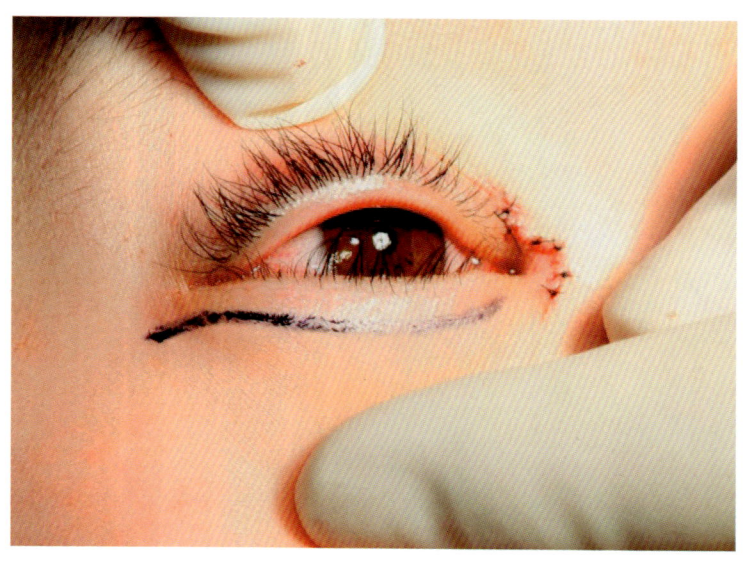

图 X13-2-1-1-7 标记睫毛下切口

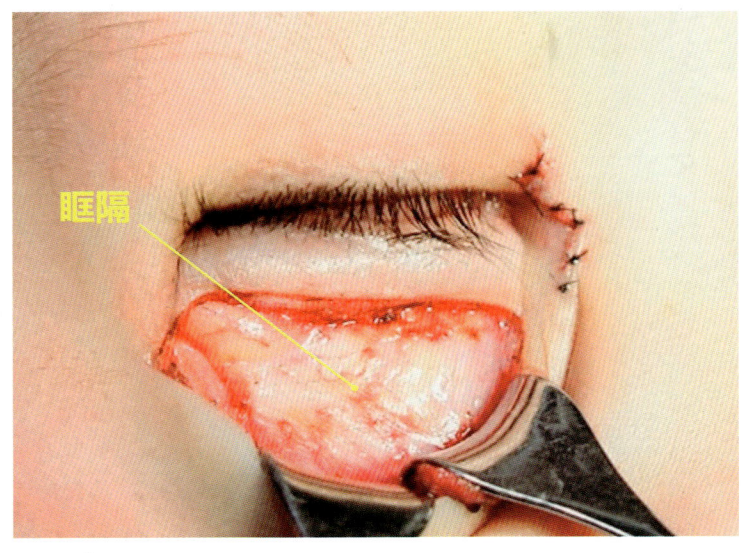

图 X13-2-1-1-8　切开皮肤、皮下组织及眼轮匝肌，在眼轮匝肌与眶隔之间分离直至下眶缘

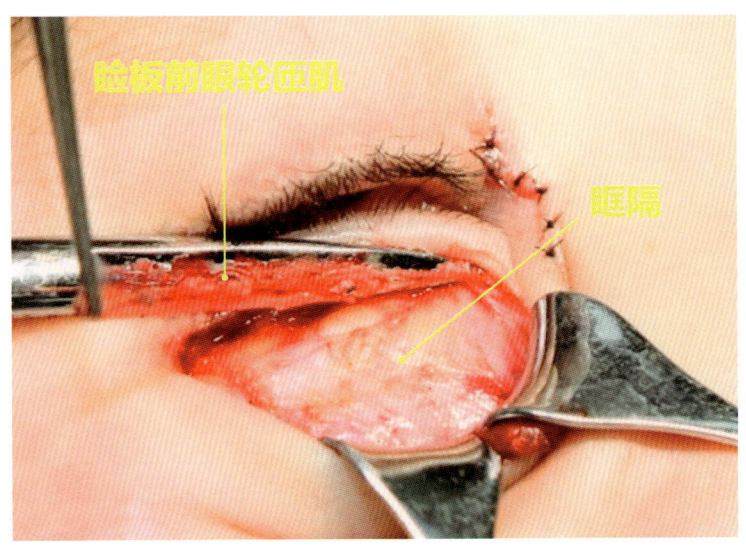

图 X13-2-1-1-9　在靠近睑缘的位置去除一条睑板前眼轮匝肌，显露下睑板下缘

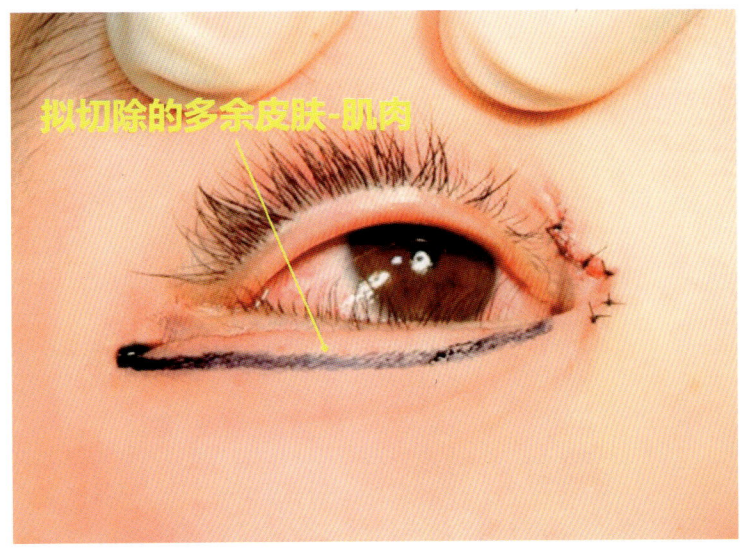

图 X13-2-1-1-10　铺平下睑皮肤，标记拟切除的多余的皮肤与肌肉

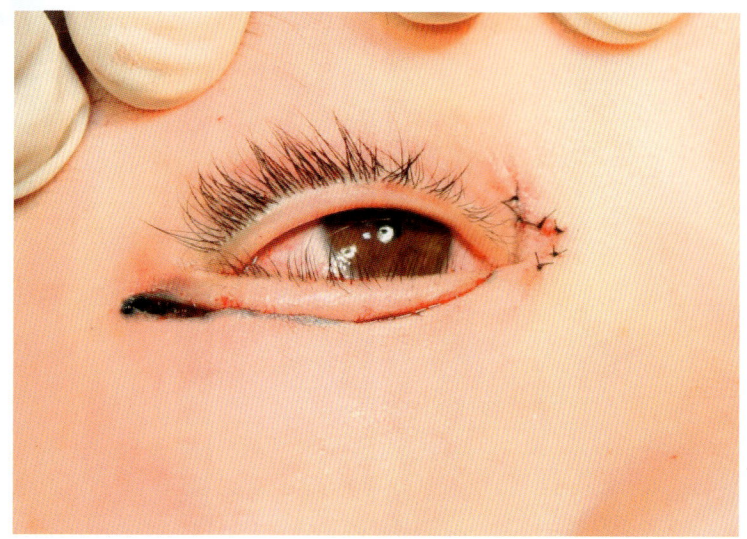

图 X13-2-1-1-11 切除多余的皮肤与肌肉

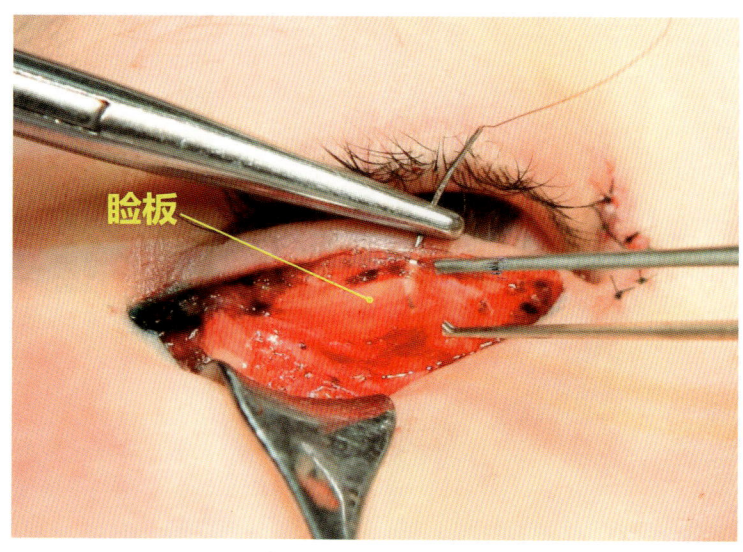

图 X13-2-1-1-12 以 6-0 尼龙线作睑缘外翻缝合，缝针先自皮缘进针，随后穿经下睑板下缘

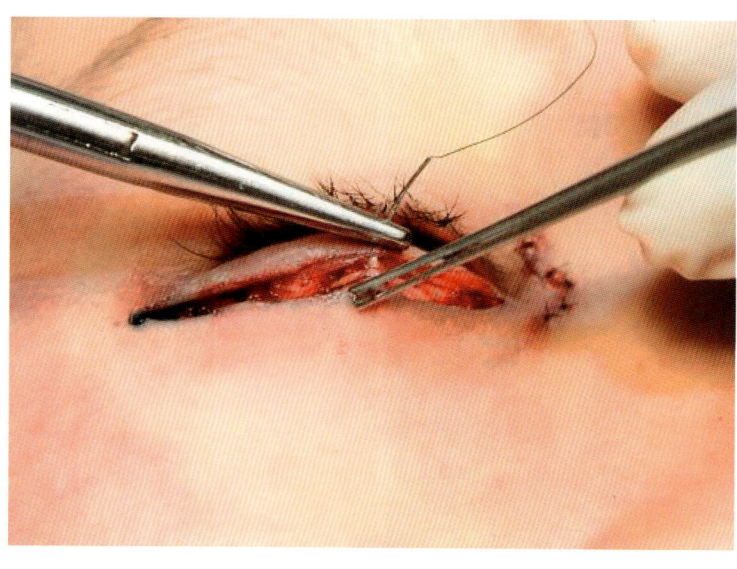

图 X13-2-1-1-13 缝针经切口下方的皮缘穿出，拉紧缝线打结，使睑缘向外翻转

第十三章　眼睑内翻矫正术 Correction of entropion 下篇

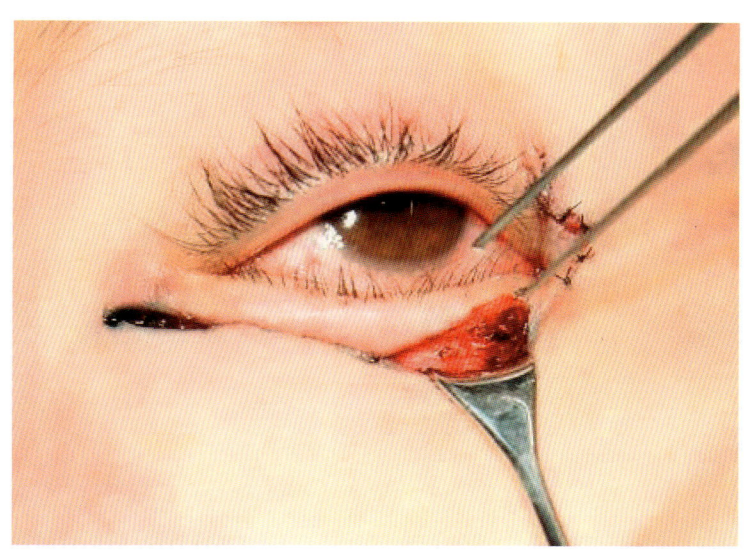

图 X13-2-1-1-14　缝合一针后可见相对应睑缘及睫毛向外翻转

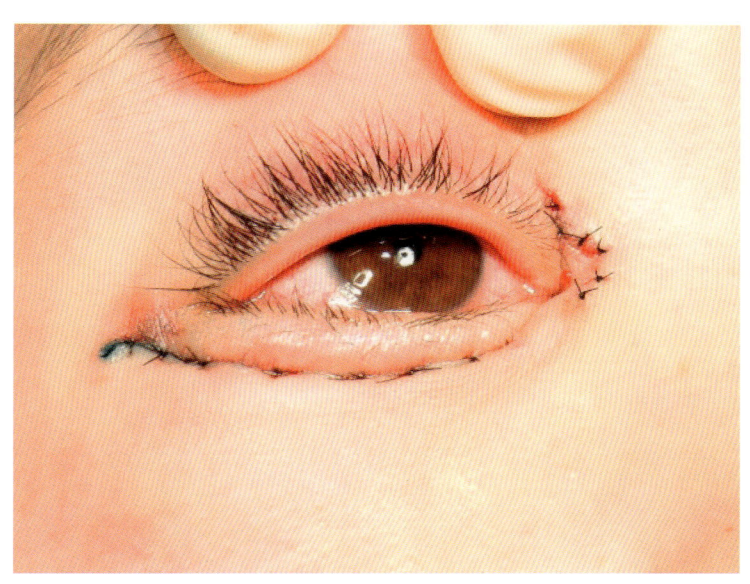

图 X13-2-1-1-15　同法完成其他部位的切口缝合，术毕即刻，可见下睑缘及睫毛均已向外翻转

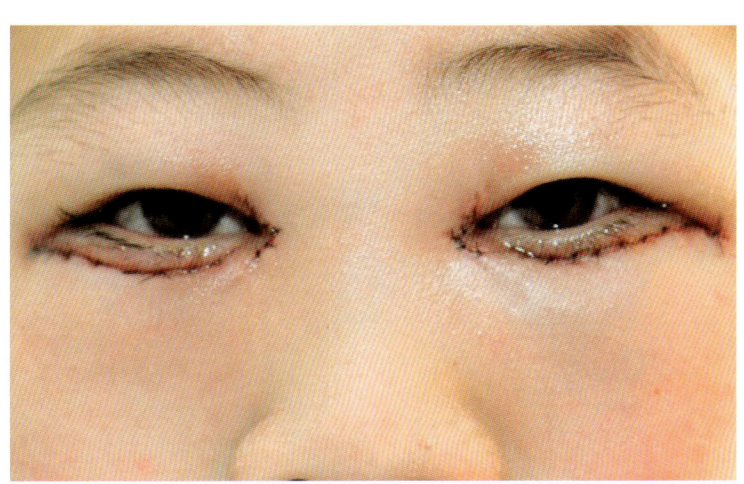

图 X13-2-1-1-16　同法完成另一侧手术，术毕即刻睁眼状态

（二）典型病例（Typical cases，图 X13-2-1-2-1～图 X13-2-1-2-11）

1. 病例 1

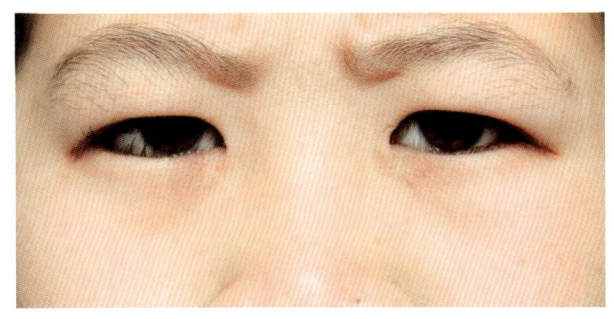

图 X13-2-1-2-1　双侧先天性下睑赘皮、内翻伴内眦赘皮，术前正位睁眼状态

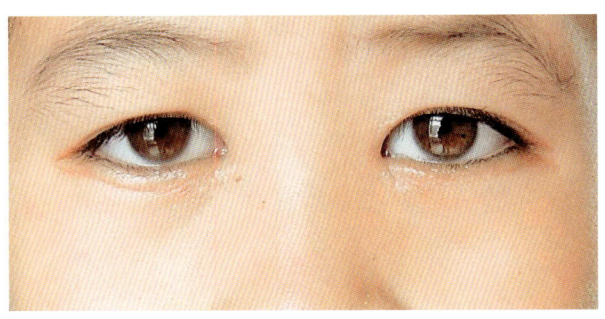

图 X13-2-1-2-2　下睑皮肤-肌肉条切除、睑缘外翻缝合和 Z-成形术联合法矫正术后 1 年，正位睁眼状态

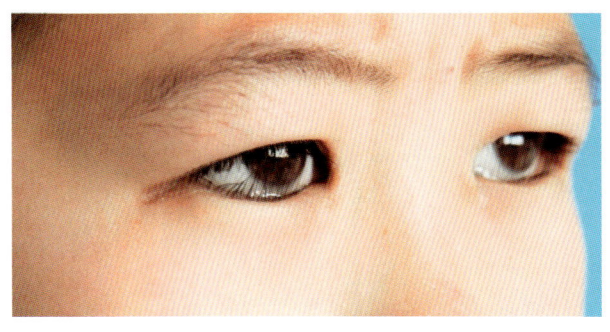

图 X13-2-1-2-3　术前斜位睁眼状态

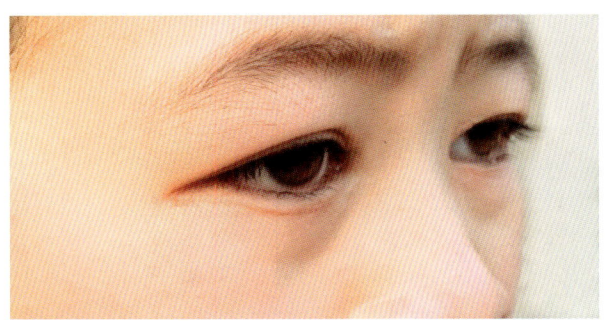

图 X13-2-1-2-4　术后 1 年斜位睁眼状态

2. 病例 2

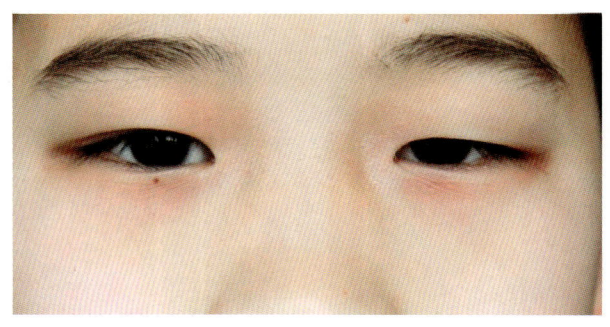

图 X13-2-1-2-5　双侧先天性下睑赘皮、内翻伴内眦赘皮，术前正位睁眼状态

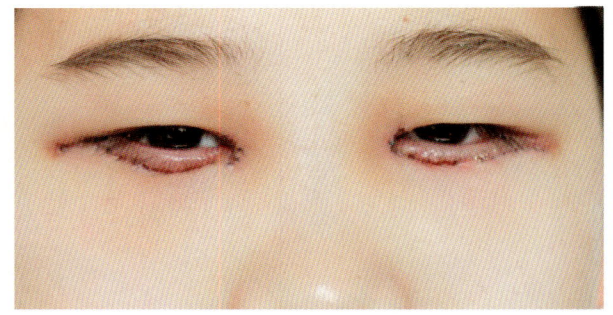

图 X13-2-1-2-6　双侧下睑皮肤-肌肉条切除、睑缘外翻缝合和 Z-成形术联合法矫正术后 7 天，正位睁眼状态

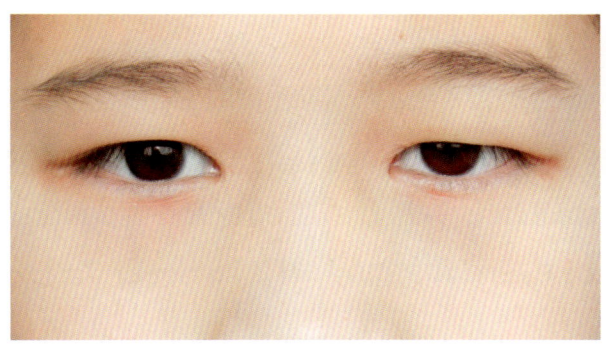

图 X13-2-1-2-7　术后 6 个月正位睁眼状态

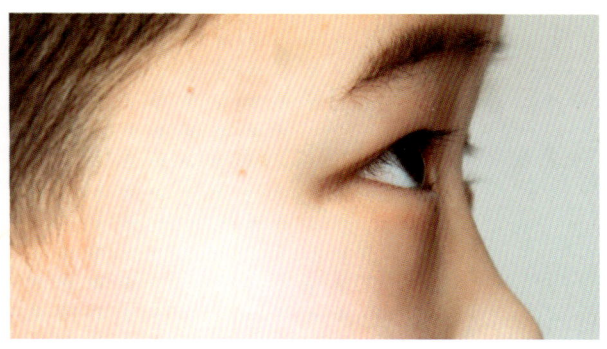

图 X13-2-1-2-8　术前右侧位睁眼状态

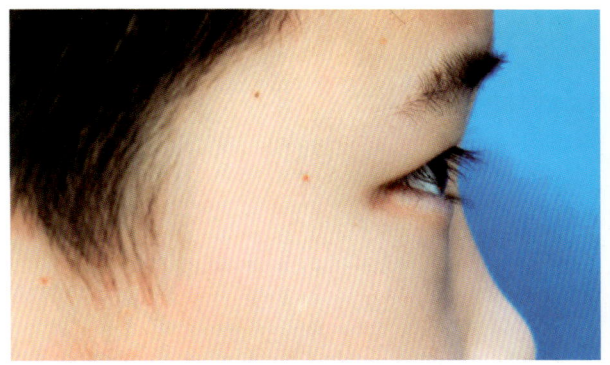

图 X13-2-1-2-9　术后 6 个月右侧位睁眼状态

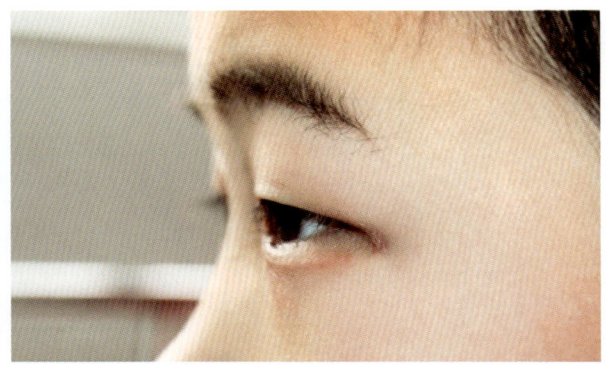

图 X13-2-1-2-10　术前左侧位睁眼状态

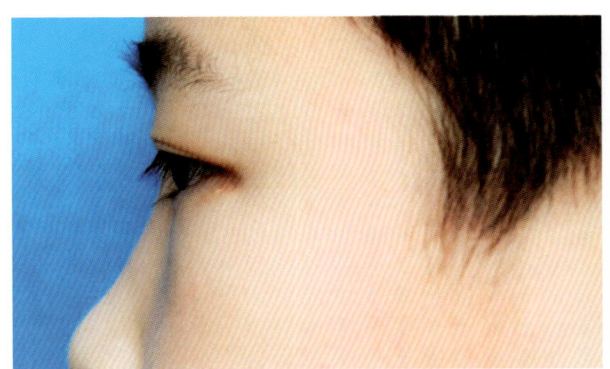

图 X13-2-1-2-11　术后 6 个月左侧位睁眼状态

二、皮肤-肌肉条切除、下睑缩肌折叠、外眦成形和睑缘外翻缝合联合法矫正先天性下睑内翻（Correction of congenital lower eyelid entropion by combination of removing a strip of lower lid skin and orbicularis muscle, retractor plication, lateral canthoplasty and everting suture of eyelid margin，图 X13-2-2-1-1～图 X13-2-2-2-8）

（一）手术步骤（Operative steps，图 X13-2-2-1-1～图 X13-2-2-1-9）

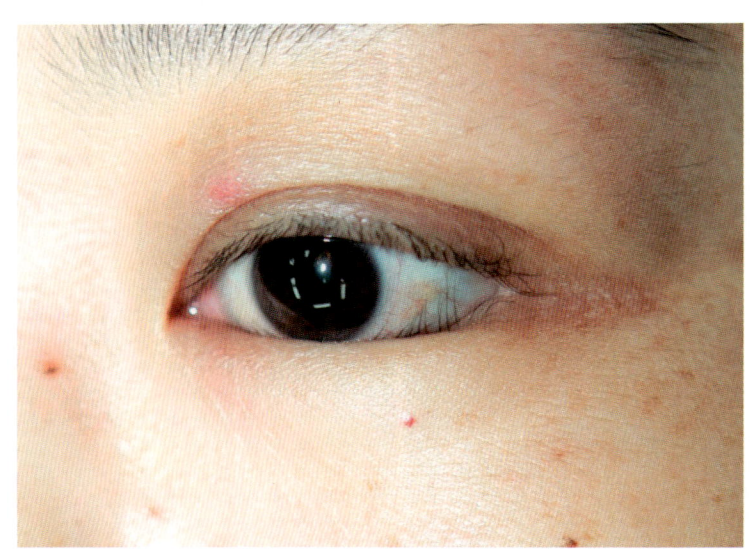

图 X13-2-2-1-1　先天性左侧下睑内翻

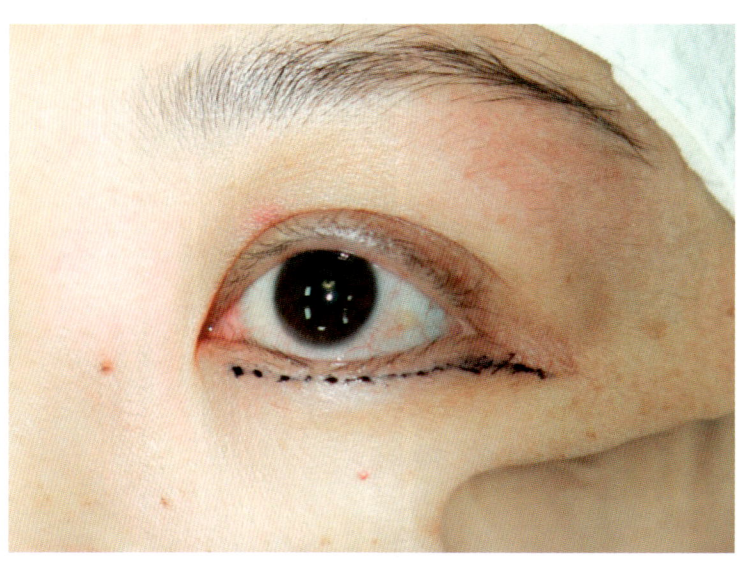

图 X13-2-2-1-2　标记睫毛下切口

第十三章　眼睑内翻矫正术　**下篇**
Correction of entropion

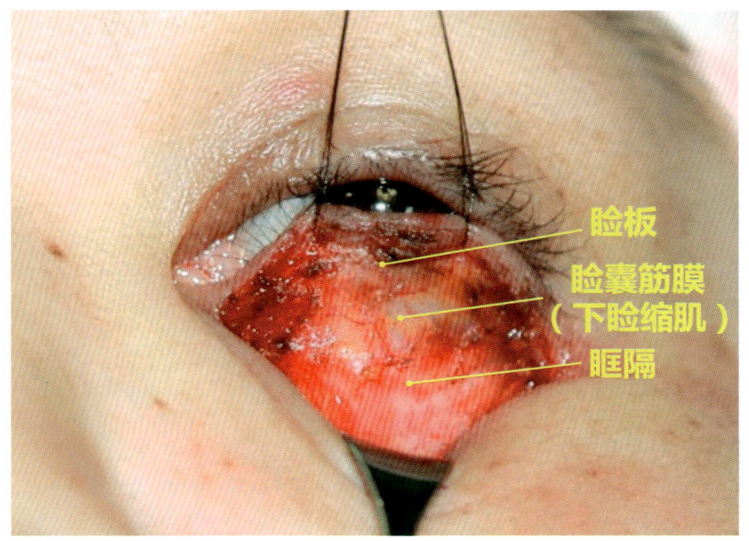

图 X13-2-2-1-3　切开皮肤、皮下组织及眼轮匝肌，切除一条睑板前眼轮匝肌，在眶隔前眼轮匝肌与眶隔之间向下分离直至下眶缘，在睑板下缘显露睑囊筋膜（下睑缩肌）

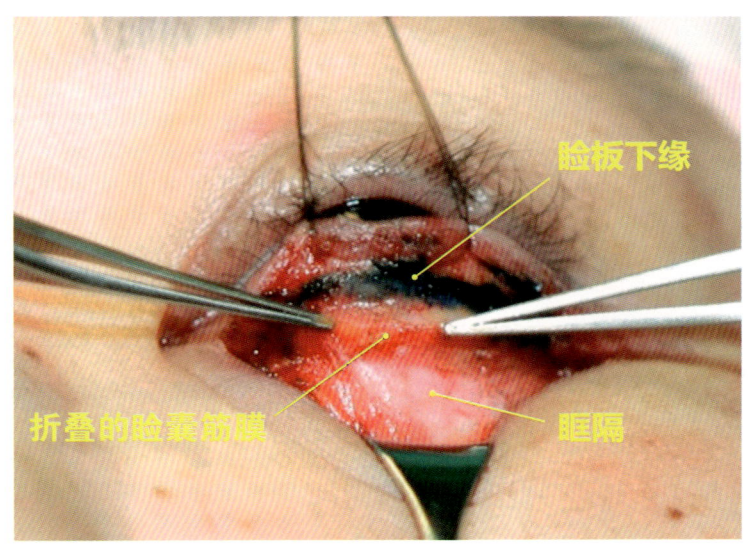

图 X13-2-2-1-4　提起睑囊筋膜，并将其折叠缝合至下睑板下缘前面

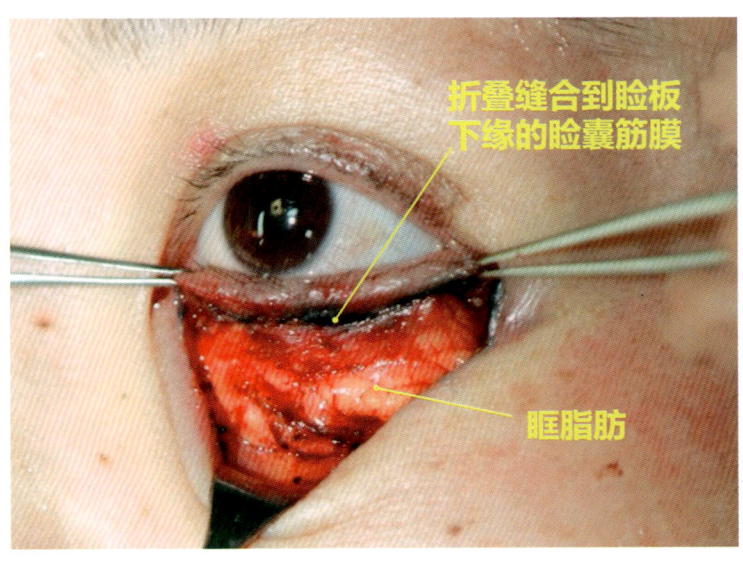

图 X13-2-2-1-5　睑囊筋膜已折叠缝合至睑板下缘

829

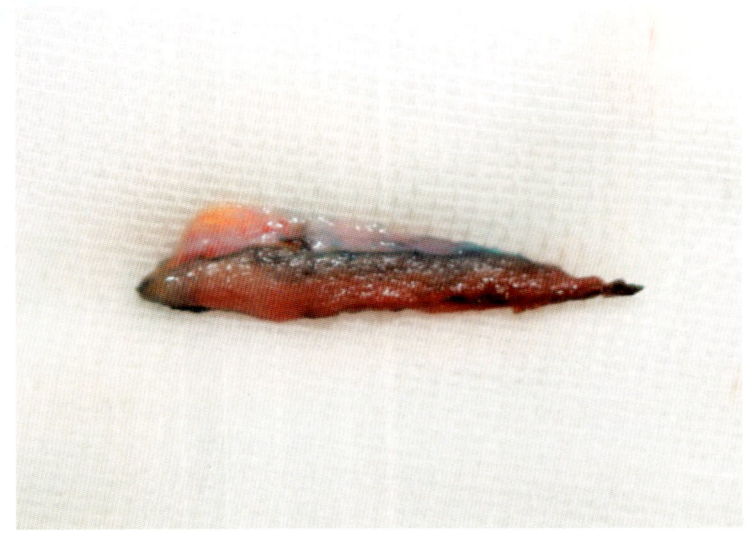

图 X13-2-2-1-6 切除多余的皮肤与眼轮匝肌

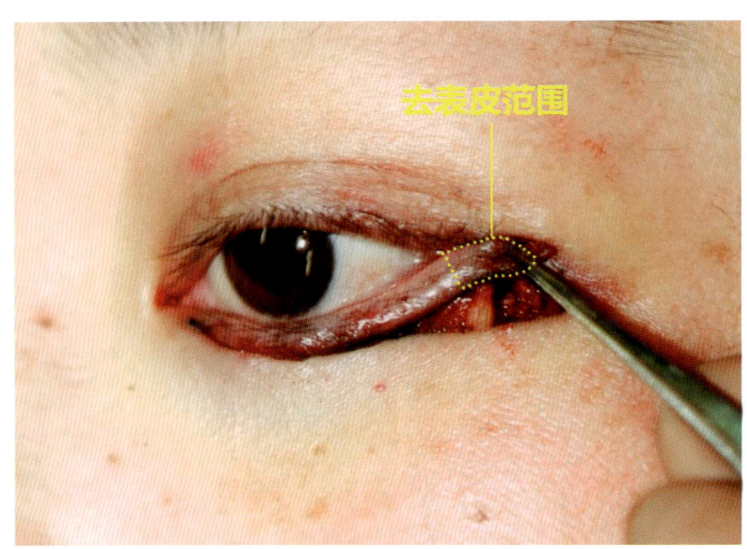

图 X13-2-2-1-7 切开外眦角,切断外眦腱下支,标记下睑缘外侧端去表皮及结膜的范围

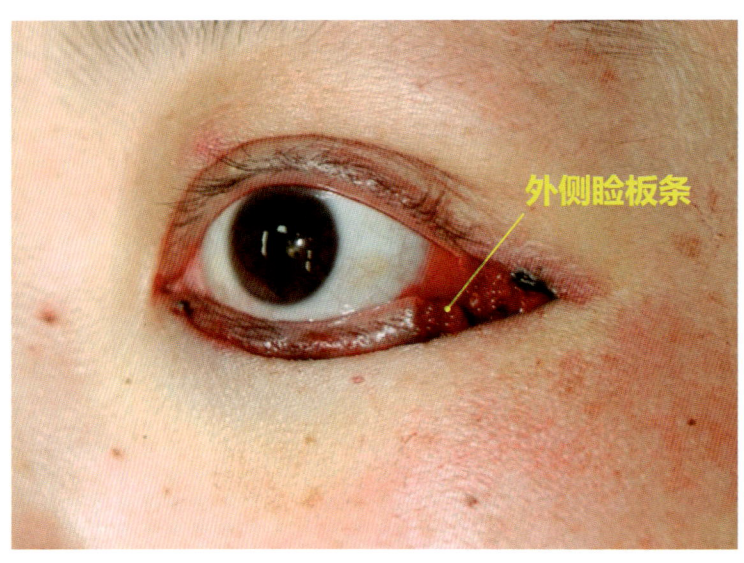

图 X13-2-2-1-8 将标记范围内的表皮及结膜去除,形成外侧睑板条,长约3mm

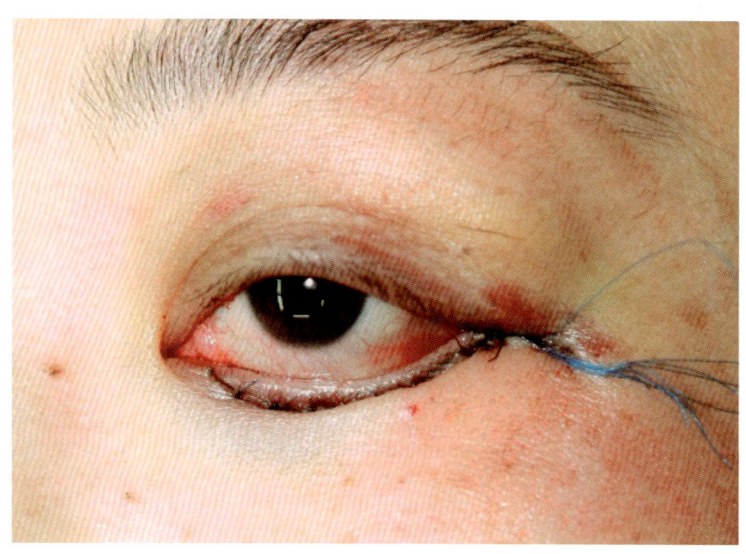

图 X13-2-2-1-9　以 4-0 无损伤线将睑板条缝合固定于眶外缘内侧面的骨膜上，精确缝合上、下睑缘外侧端，重新形成外眦角，用睑缘外翻缝合法闭合下睑切口（同前法）

（二）典型病例（Typical case，图 X13-2-2-2-1～图 X13-2-2-2-8）

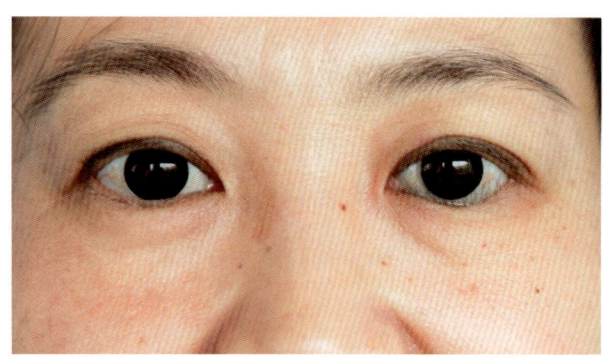

图 X13-2-2-2-1　左侧先天性下睑内翻伴退缩，术前正位睁眼状态

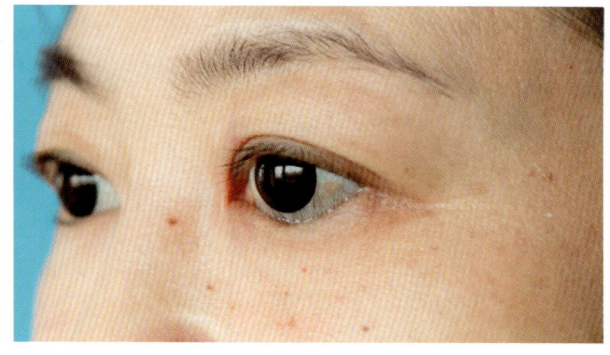

图 X13-2-2-2-2　术前左斜位睁眼状态

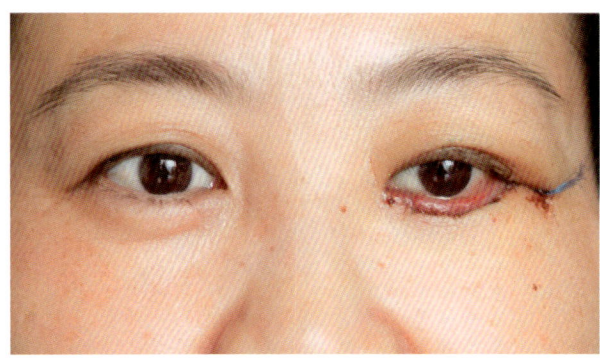

图 X13-2-2-2-3　皮肤-肌肉条切除、下睑缩肌折叠、外眦成形和睑缘外翻缝合联合法矫正术后 1 周，正位睁眼状态

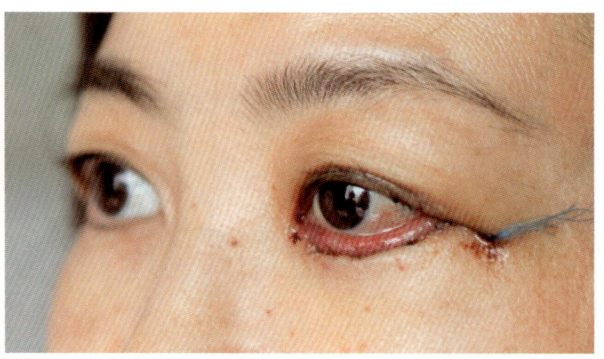

图 X13-2-2-2-4　术后 1 周左斜位睁眼状态

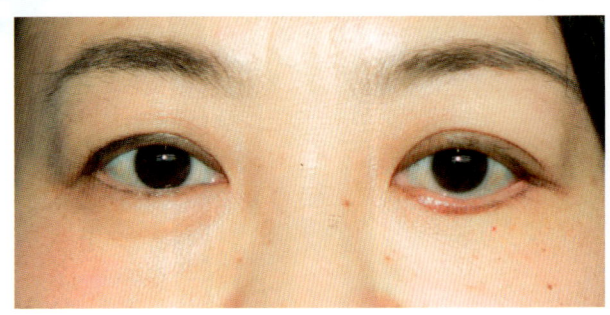

图 X13-2-2-2-5 术后 3 个月正位睁眼状态

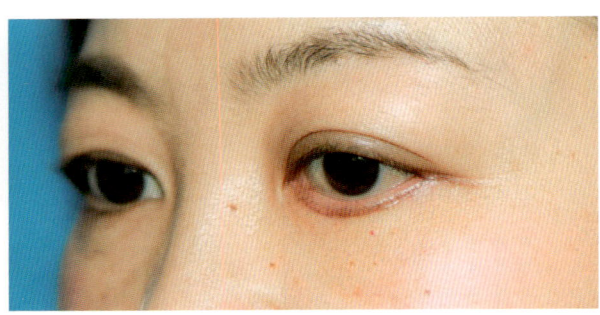

图 X13-2-2-2-6 术后 3 个月左斜位睁眼状态

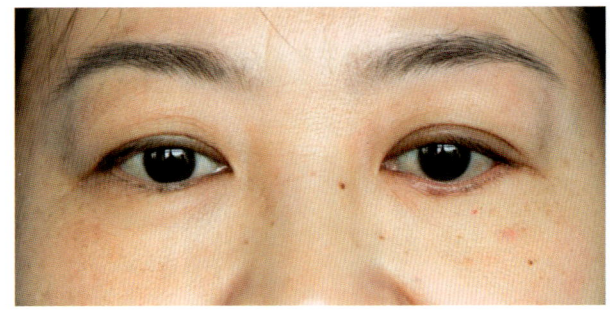

图 X13-2-2-2-7 术后 1 年正位睁眼状态

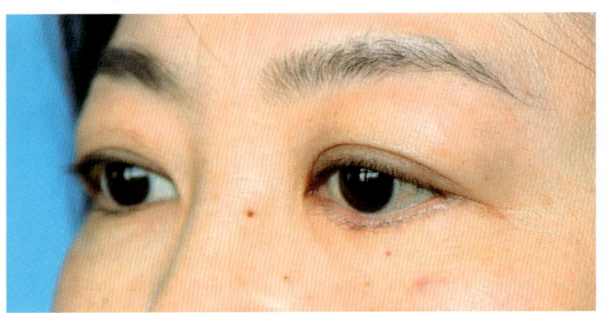

图 X13-2-2-2-8 术后 1 年左斜位睁眼状态

三、皮肤-肌肉条切除、外眦成形和睑缘外翻缝合联合法矫正老年性下睑内翻（Correction of senile lower eyelid entropion by combination of removing a strip of lower lid skin and orbicularis muscle, lateral canthoplasty and everting suture of eyelid margin，图 X13-2-3-1-1～图 X13-2-3-2-4）

（一）手术步骤（Operative steps，图 X13-2-3-1-1～图 X13-2-3-1-8）

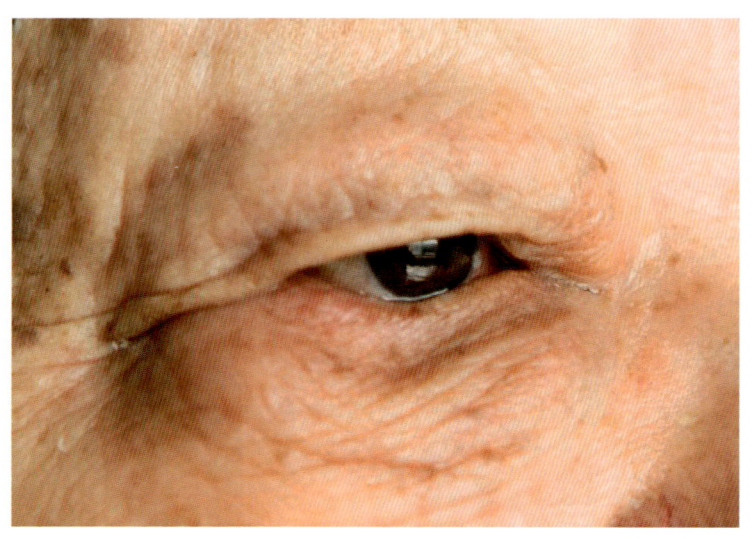

图 X13-2-3-1-1 老年性上睑松弛、下睑内翻伴松弛，睫毛已拔除

第十三章 眼睑内翻矫正术 Correction of entropion 下篇

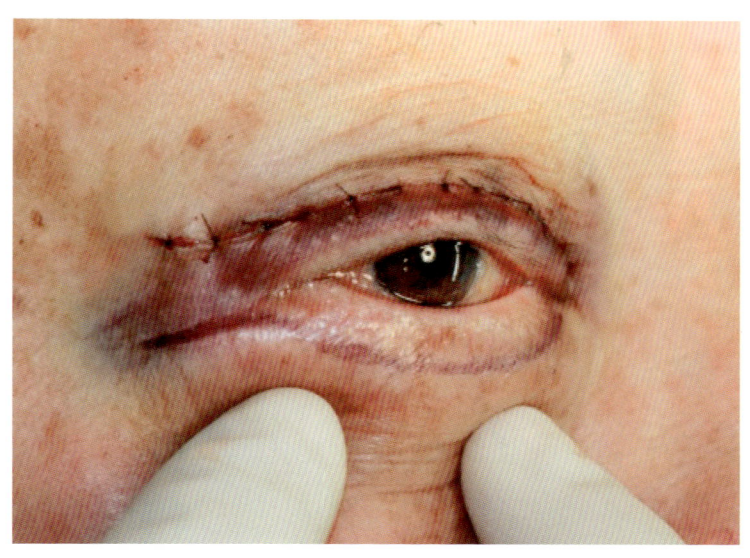

图 X13-2-3-1-2 用睑缘切口法完成上睑松弛矫正术后，标记下睑切口

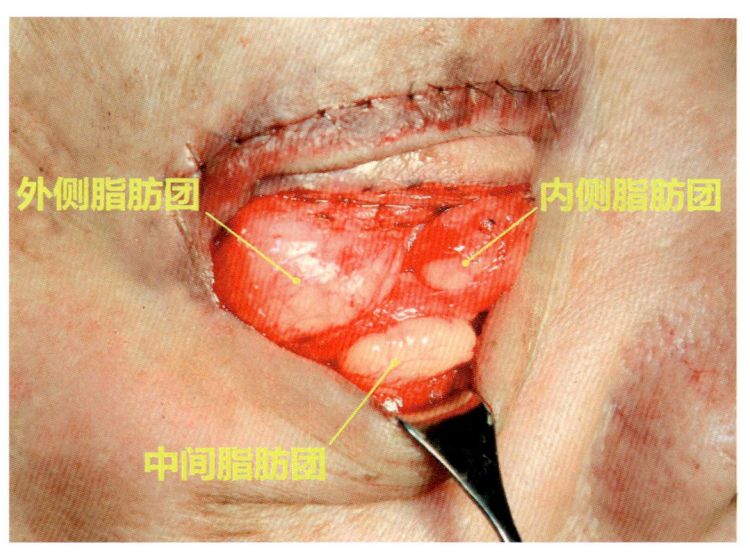

图 X13-2-3-1-3 沿下睑切口设计线切开皮肤、皮下组织及眼轮匝肌，切除一条睑板前眼轮匝肌，在眶隔前眼轮匝肌与眶隔之间向下分离直至下眶缘，显露眶隔及眶脂肪，并将多余的眶脂肪切除

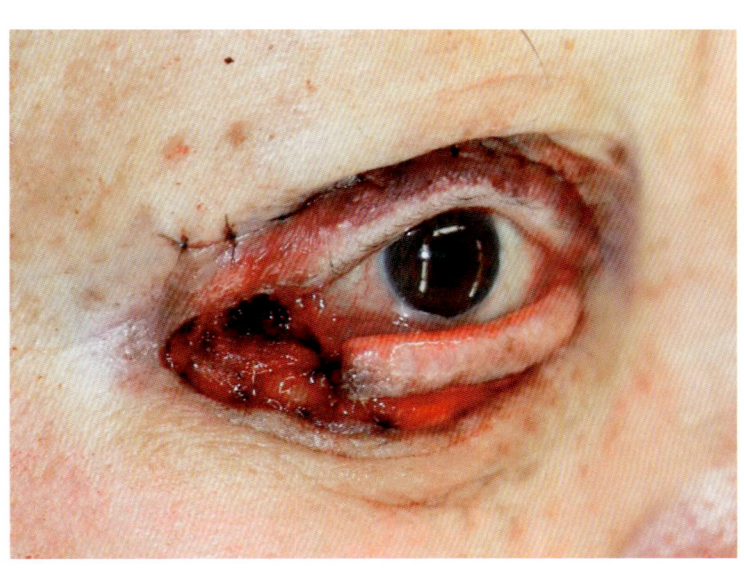

图 X13-2-3-1-4 切开外眦角，切断外眦韧带下支，使下睑外侧游离

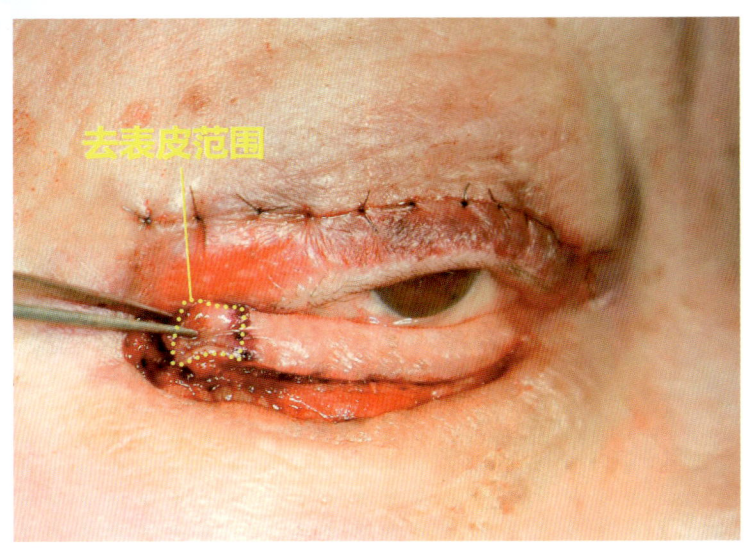

图 X13-2-3-1-5 标记下睑缘外侧端去表皮及结膜的范围

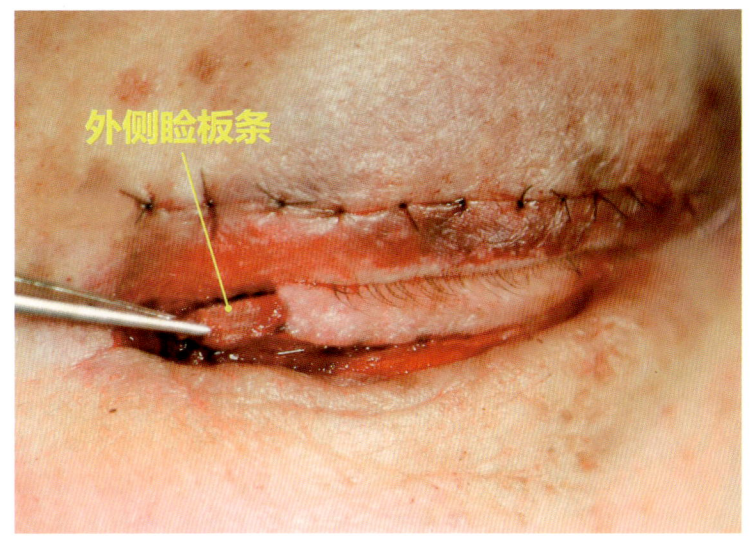

图 X13-2-3-1-6 将标记范围内的表皮及结膜去除，形成外侧睑板条，长约5mm

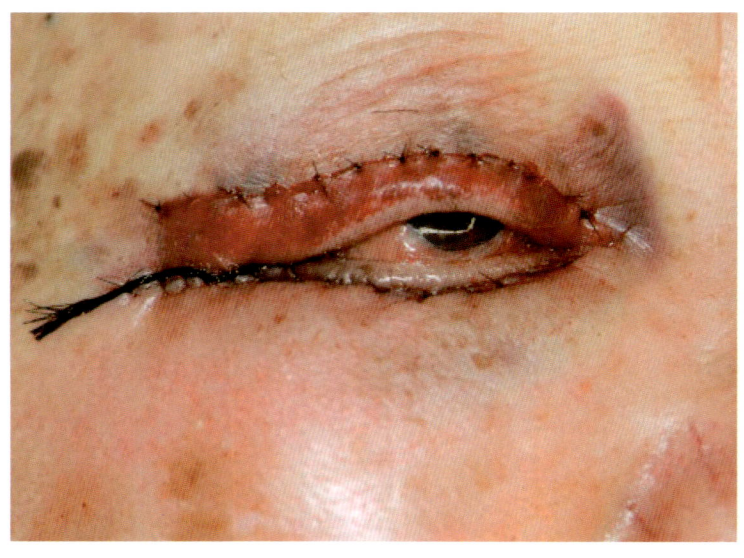

图 X13-2-3-1-7 以 4-0 无损伤线将睑板条缝合固定于眶外缘内侧面的骨膜上，精确缝合上、下睑缘外侧端，重新形成外眦角，用睑缘外翻缝合法闭合下睑切口（同前法），术毕即刻睁眼状态

第十三章 眼睑内翻矫正术 Correction of entropion 下篇

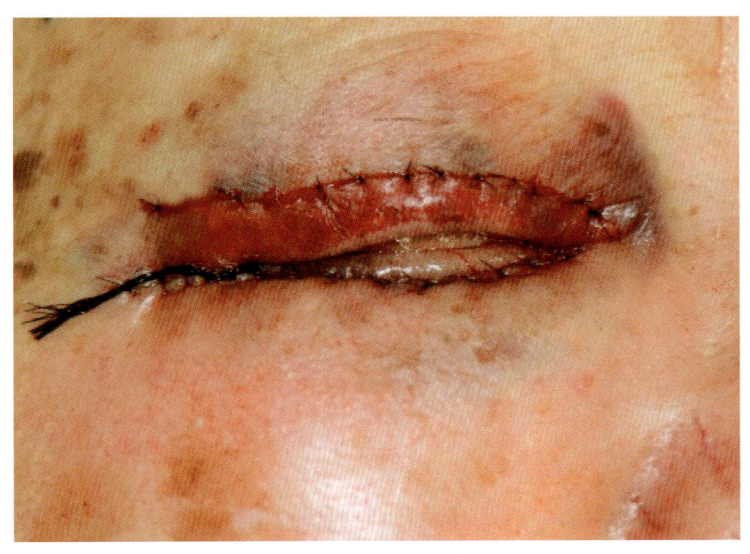

图 X13-2-3-1-8　术毕即刻闭眼状态

（二）典型病例（Typical case，图 X13-2-3-2-1～图 X13-2-3-2-4）

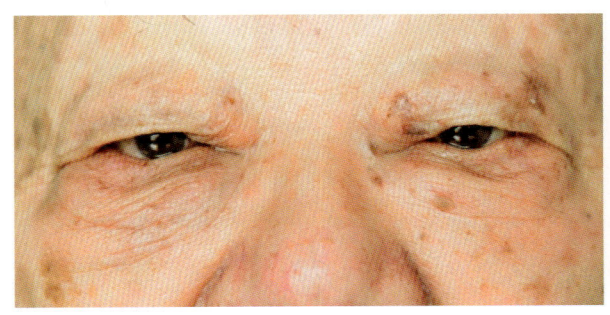

图 X13-2-3-2-1　老年性双侧上睑松弛、下睑内翻伴松弛，下睑睫毛已拔除，术前正位睁眼状态

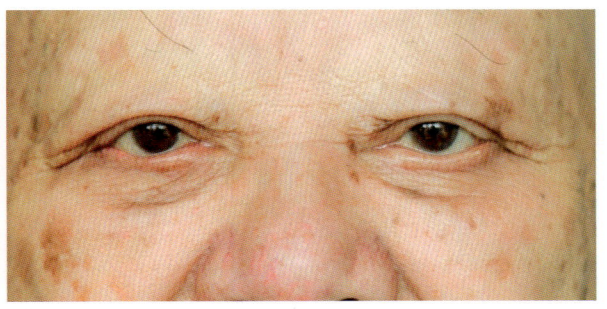

图 X13-2-3-2-2　睑缘切口法上睑松弛矫正术及皮肤-肌肉条切除、外眦成形和睑缘外翻缝合联合法下睑内翻矫正术后 3 个月，正位睁眼状态

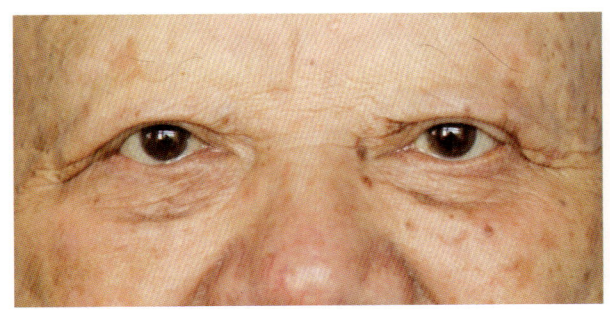

图 X13-2-3-2-3　术后 6 个月正位睁眼状态

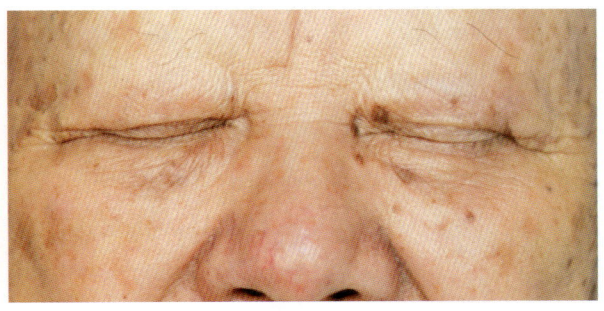

图 X13-2-3-2-4　术后 6 个月正位闭眼状态

（邢新　杨超　张元政　方硕）

参考文献

[1] Woo K I, Yi K, Kim Y D. Surgical correction for lower lid epiblepharon in Asians[J]. Br J Ophthalmol, 2000, 84(12): 1407-1410.

[2] Altieri M, Iester M, Harman F, et al. Comparison of three techniques for repair of involutional lower lid entropion: a three-year follow-up study[J]. Ophthalmologica, 2003, 217(4): 265-272.

[3] Ito O, Kashiwa N, Igawa H H, et al. Surgery without skin resection for eyelid entropion[J]. Ann Plast Surg, 2004, 53(1): 56-59.

[4] Kakizaki H, Zako M, Kinoshita S, et al. Posterior layer advancement of the lower eyelid retractor in involutional entropion repair[J]. Ophthal Plast Reconstr Surg, 2007, 23(4): 292-295.

[5] Lee H, Park M, Lee T E, et al. Surgical correction of epiblepharon using thermal cauterization of the orbital septum and lash-rotating sutures[J]. J Craniofac Surg, 2010, 21(4): 1069-1071.

[6] Sundar G, Young S M, Tara S, et al. Epiblepharon in East Asian patients: the Singapore experience[J]. Ophthalmol, 2010, 117(1): 184-189.

[7] Nakauchi K, Mimura O. Combination of a modified Hotz procedure with the Jones procedure decreases the recurrence of involutional entropion[J]. Clin Ophthalmol, 2012, 6: 1819-1822.

[8] Nakauchi K, Mimura O. Fish-tail resection for treating congenital entropion in Asians[J]. Clin Ophthalmol, 2012, 6: 831-836.

[9] Asamura S, Nakao H, Kakizaki H, et al. Is it truly necessary to add epicanthoplasty for correction of the epiblepharon?[J]. J Craniofac Surg, 2013, 24(4): 1137-1140.

[10] Asamura S, Kakizaki H, Shindou E, et al. What is the best strategy for Asians with involutional entropion?[J]. J Craniofac Surg, 2014, 25(3): 972-975.

[11] 张元政, 杨超, 邢新. 睑板前肥厚眼轮匝肌及皮肤切除术矫正先天性下睑内翻[J]. 中国美容整形外科杂志, 2015, 26(9): 536-538.

第十四章

眉部整形美容手术

Plastic and aesthetic surgery of the eyebrow

眉毛位于眶上缘对应于眉弓的位置，通常顺应上眶缘的形态呈弓形，外侧稍高于内侧。眉有阻止汗水流入眼内的作用，并参与面部表情活动，体现人的容貌仪表和气质，是面部美的重要组成部分。眉毛虽然不是眼睑的一部分，但是和眼睑有着密切的关系，眉毛异常会不同程度地影响眼睑的功能与形态。因此，我们单独安排一章来讨论眉异常的修复问题，主要介绍我们在眉缺损重建和眉下垂矫正方面的一些临床经验，供读者参考。

第一节 · 眉缺损的修复
Repair of eyebrow defect

眉缺损的修复或修饰包括非手术方法和手术方法。非手术方法主要是炭笔描眉、文眉，具有简单、造型多变的优点，但不长久。手术方法包括毛发单株移植法、局部皮瓣法、头皮游离移植和颞浅动脉筋膜蒂头皮瓣带蒂移植法等。我们主要介绍局部皮瓣法和颞浅动脉筋膜蒂头皮瓣带蒂移植法。

一、局部皮瓣修复法（Repair by local flap，图 X14-1-1-1-1～图 X14-1-1-3-7）

（一）A-T 皮瓣修复法（Repair with A-T flap，图 X14-1-1-1-1～图 X14-1-1-1-24）

1. 典型病例 1：A-T 皮瓣修复右眉部色素痣切除后缺损（Typical case 1: A-T flap for repair of right brow defect caused by resection of nevus，图 X14-1-1-1-1～图 X14-1-1-1-6）

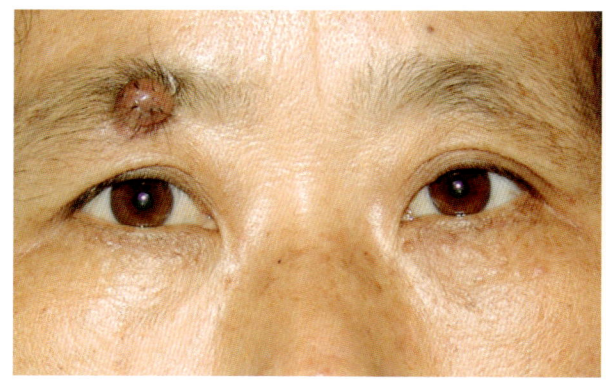
图 X14-1-1-1-1　右眉部色素痣，术前正位睁眼状态

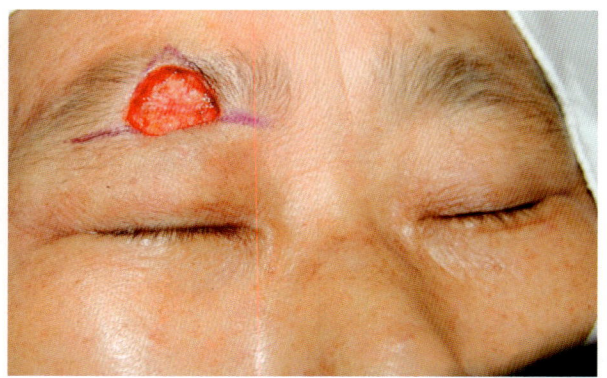
图 X14-1-1-1-2　局麻下行右眉部色素痣切除术，在创面边缘设计 A-T 皮瓣

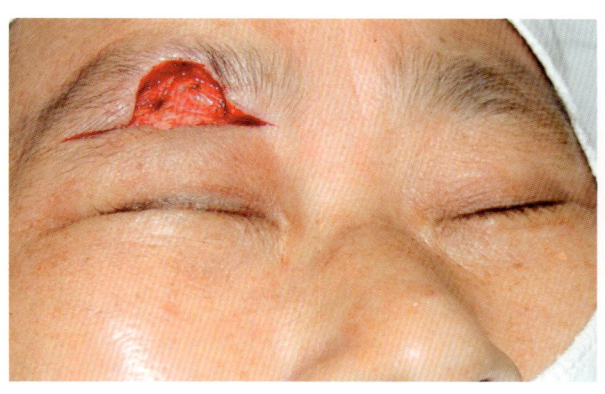

图 X14-1-1-1-3　沿标记线（眉下缘边界）切开皮肤及皮下组织至眉毛毛囊深度以下，并在毛囊以下层次作分离，避免损伤毛囊

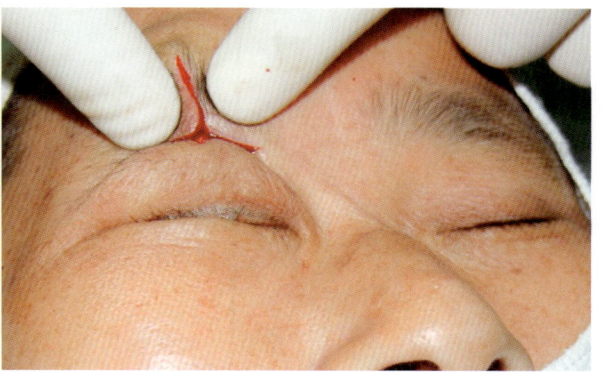

图 X14-1-1-1-4　分离完成后将皮瓣由两侧向创面中心移动

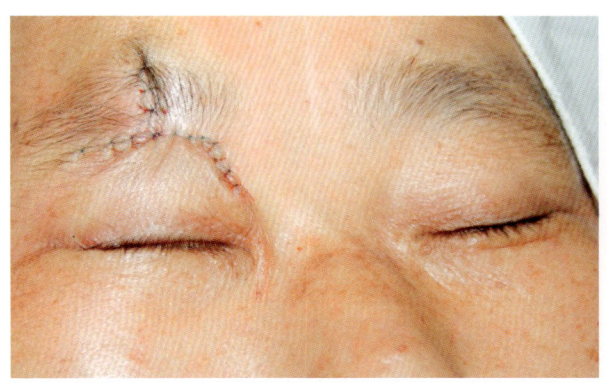

图 X14-1-1-1-5　切除皮瓣尖端及鼻侧多余的皮肤，分层间断缝合切口

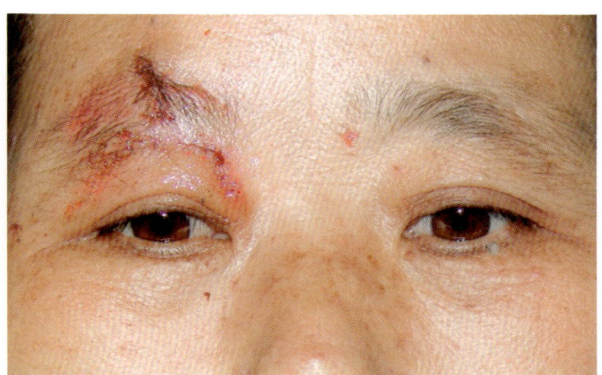

图 X14-1-1-1-6　术后 14 天正位睁眼状态

2. **典型病例 2：A-T 皮瓣修复右眉部色素痣切除后缺损**（Typical case 2: A-T flap for repair of right brow defect caused by resection of nevus，图 X14-1-1-1-7～图 X14-1-1-1-14）

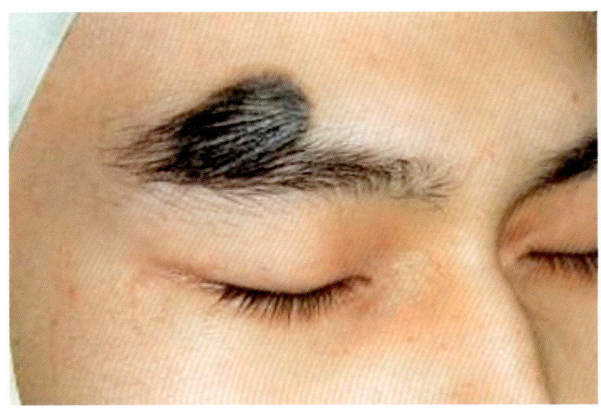

图 X14-1-1-1-7　右眉部色素痣

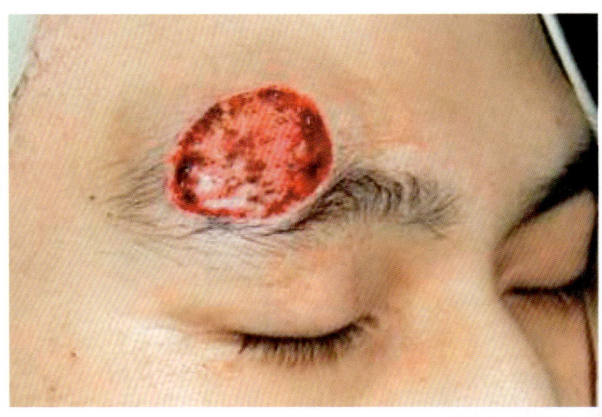

图 X14-1-1-1-8　局麻下行右眉部色素痣切除术

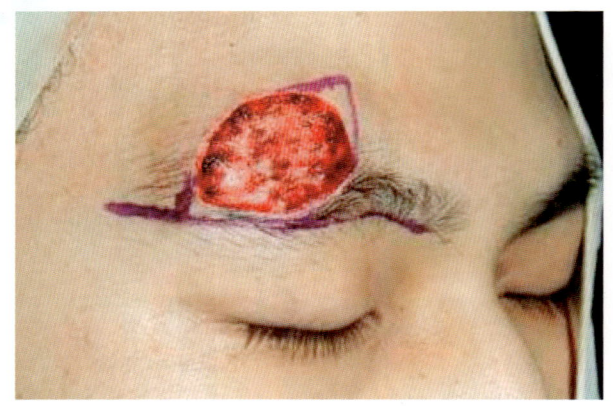

图 X14-1-1-1-9　在创面边缘设计 A-T 皮瓣，皮瓣的底边为眉的下缘

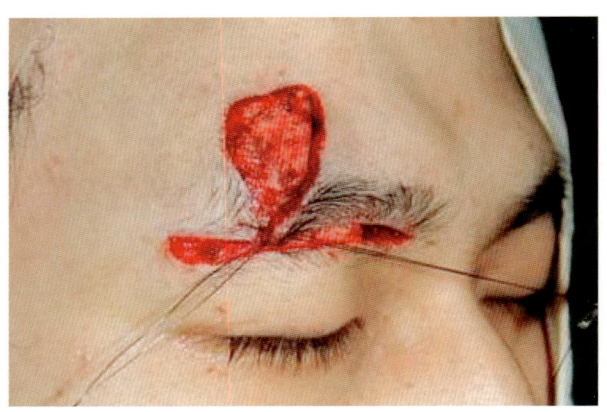

图 X14-1-1-1-10　沿标记线切开皮肤及皮下组织至眉毛毛囊深度以下，在毛囊以下层次作分离，避免损伤毛囊，分离完成后将皮瓣由两侧向创面中心方向移动

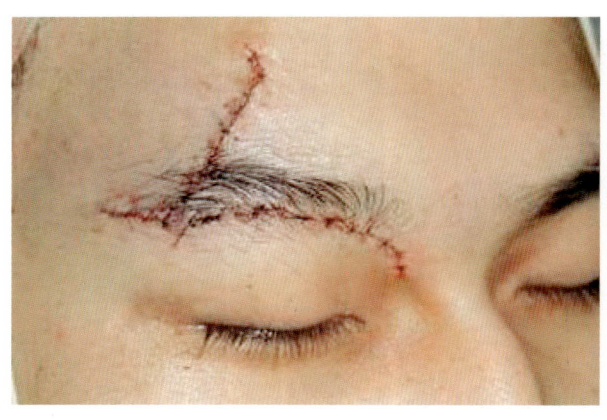

图 X14-1-1-1-11　修整皮瓣对合后局部形成的"猫耳"，分层间断缝合切口

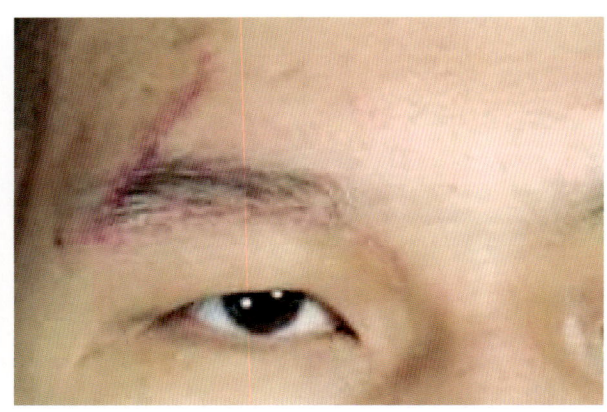

图 X14-1-1-1-12　术后 14 天正位睁眼状态

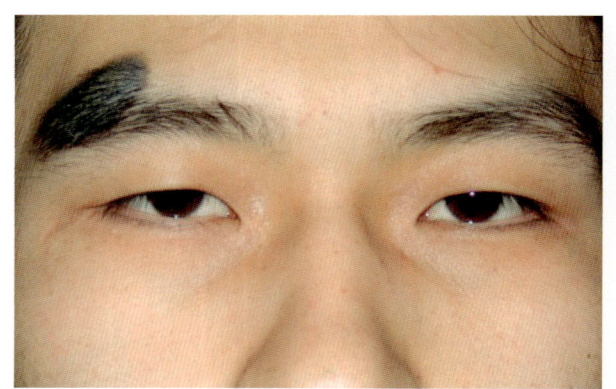

图 X14-1-1-1-13　术前正位睁眼状态

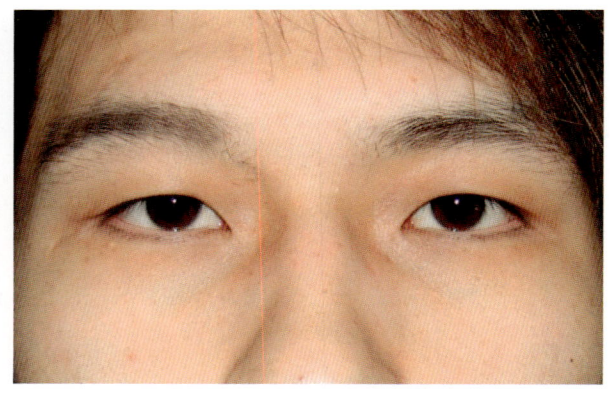

图 X14-1-1-1-14　术后 1 年正位睁眼状态

3. **典型病例 3：A-T 皮瓣联合"风筝"皮瓣和推进皮瓣修复右眉部色素痣切除后缺损**（Typical case 3: A-T flap combined with kite flap and advancement flap for repair of right brow defect caused by resection of nevus，图 X14-1-1-1-15～图 X14-1-1-1-24）

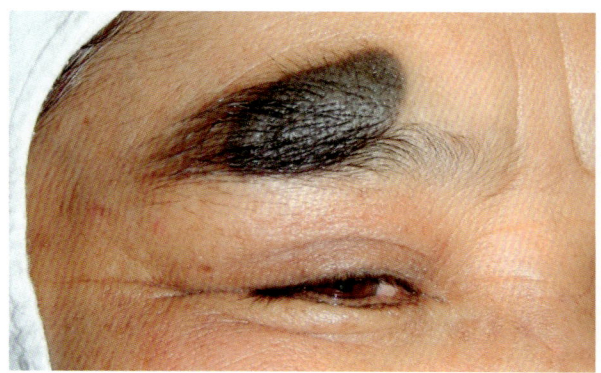

图 X14-1-1-1-15　右眉部色素痣

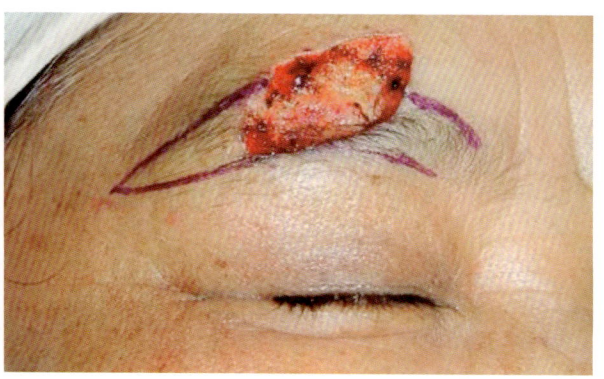

图 X14-1-1-1-16　局麻下行右眉部色素痣切除术，形成眉部及额部的缺损创面，在创面两侧沿眉的上、下边界设计"风筝"皮瓣和推进皮瓣切口线

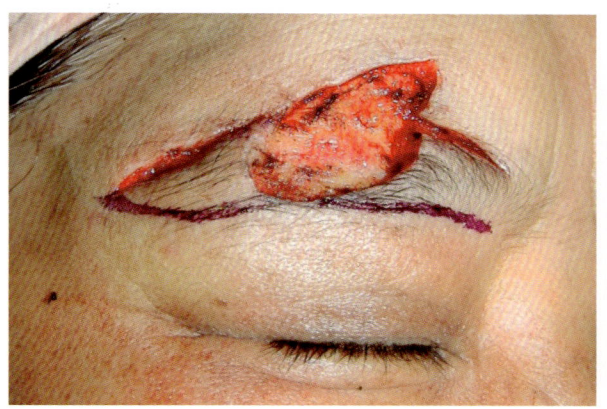

图 X14-1-1-1-17　沿眉上缘切口切开皮肤及皮下组织，在额肌表面分离形成额部的 A-T 皮瓣

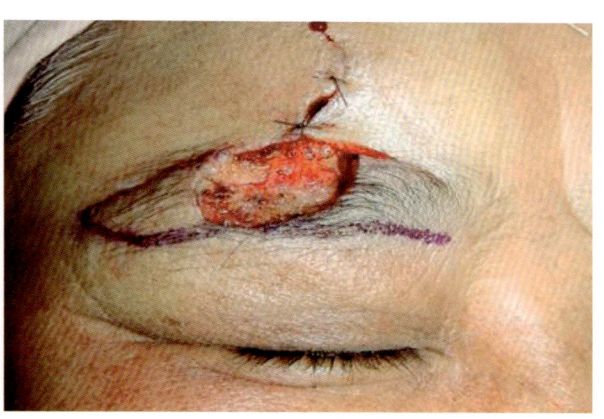

图 X14-1-1-1-18　将 A-T 皮瓣向额部创面中心移动，覆盖额部创面

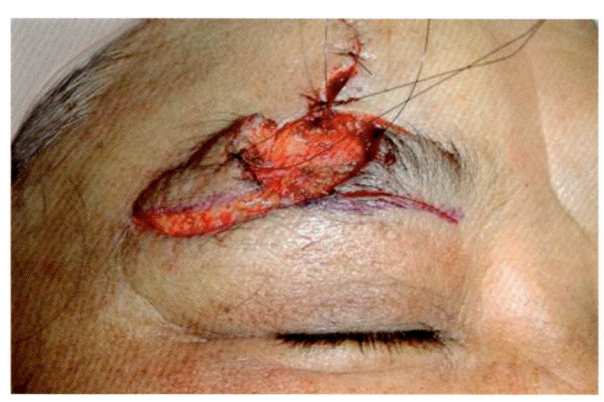

图 X14-1-1-1-19　沿眉下缘标记切口线切开皮肤，外侧达皮下组织浅层，内侧至眼轮匝肌表面，在外侧皮下组织浅层向下和外侧进行剥离，形成"风筝"皮瓣；在内侧行肌肉表面剥离，形成推进皮瓣

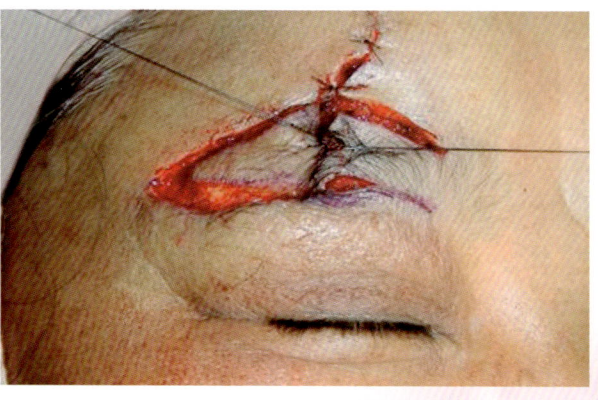

图 X14-1-1-1-20　将眉部的皮瓣向创面中心推进，闭合创面

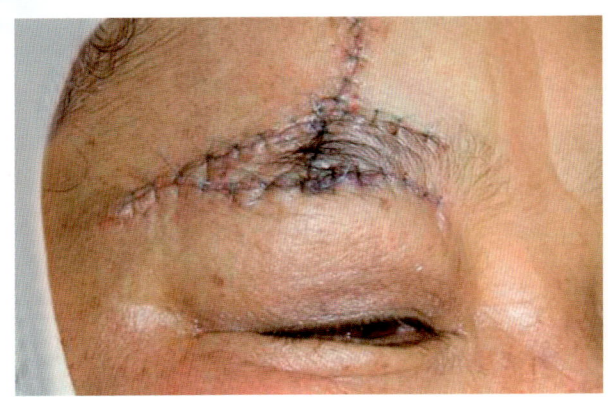

图 X14-1-1-1-21　分层间断缝合切口

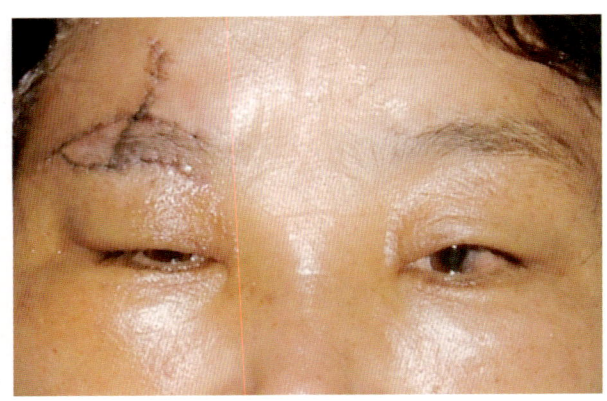

图 X14-1-1-1-22　术后 1 周正位睁眼状态

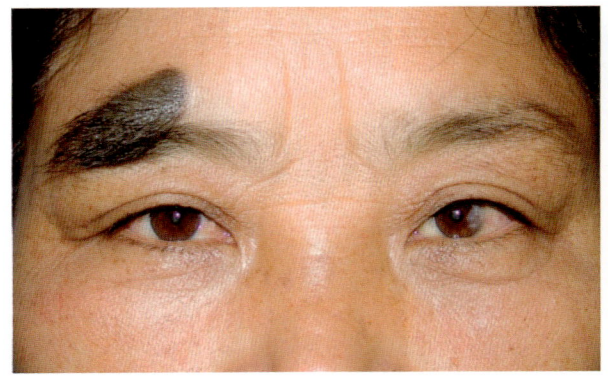

图 X14-1-1-1-23　术前正位睁眼状态

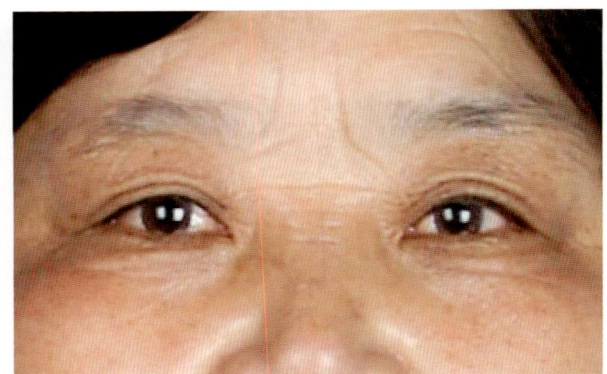

图 X14-1-1-1-24　术后 4 年正位睁眼状态

（二）Burow 楔形皮瓣修复法（Repair with Burow's wedge flap，图 X14-1-1-2-1～图 X14-1-1-2-10）

1. 典型病例 1：Burow 楔形皮瓣修复色素痣切除后眉头缺损（Typical case 1: Burow's wedge flap for repairing defect of medial end of the brow caused by resection of nevus，图 X14-1-1-2-1～图 X14-1-1-2-4）

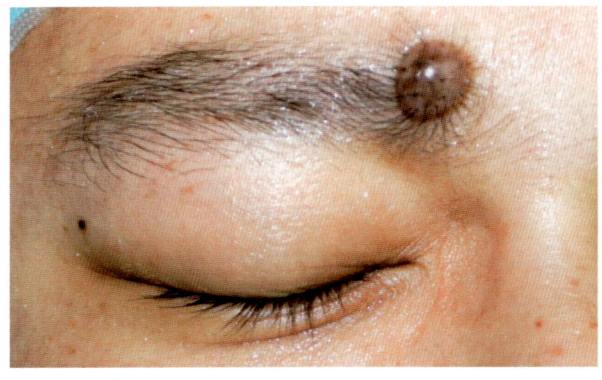

图 X14-1-1-2-1　右眉头部色素痣

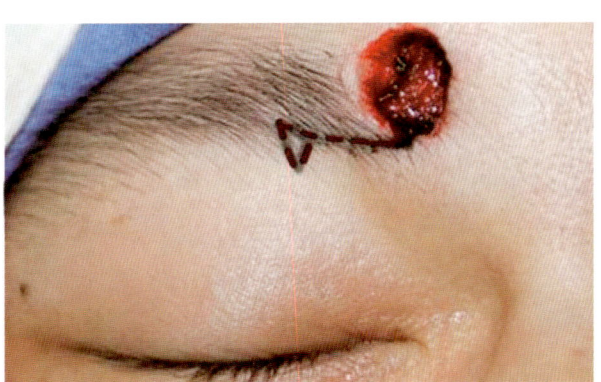

图 X14-1-1-2-2　局麻下行右眉部色素痣切除术，在创面外侧设计 Burow 楔形皮瓣

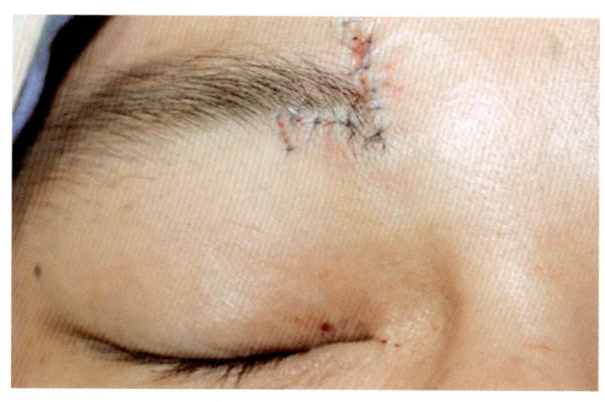

图 X14-1-1-2-3　沿标记线切开皮肤及皮下组织至眉毛毛囊深度以下，在毛囊以下层次作分离，并将皮瓣向创面移动覆盖创面，分层间断缝合切口

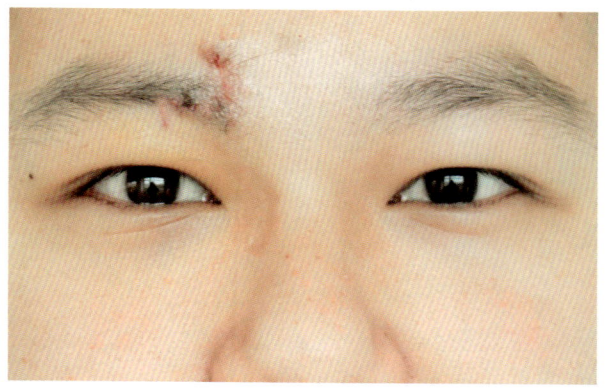

图 X14-1-1-2-4　术后 1 周正位睁眼状态

2. 典型病例 2：Burow 楔形皮瓣修复眉间色素痣切除后皮肤缺损（Typical case 2: Burow's wedge flap for repair of glabellar defect caused by resection of nevus，图 X14-1-1-2-5～图 X14-1-1-2-10）

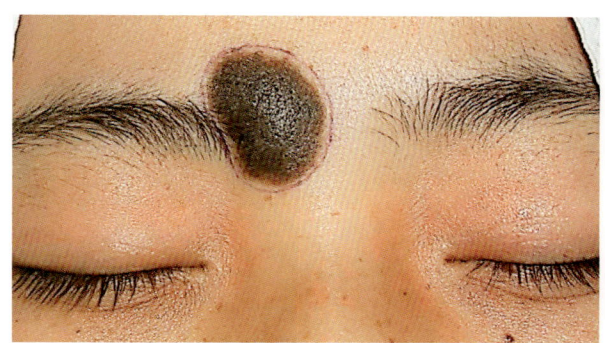

图 X14-1-1-2-5　眉间部色素痣

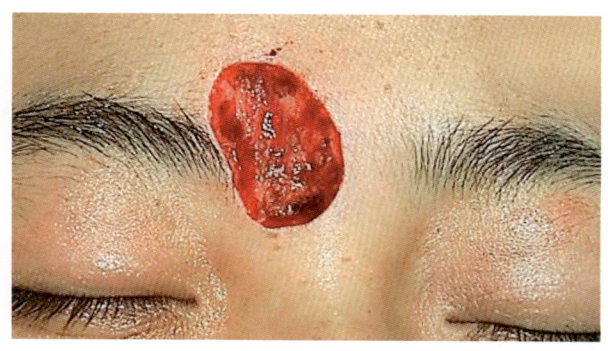

图 X14-1-1-2-6　局麻下行眉间部色素痣切除术

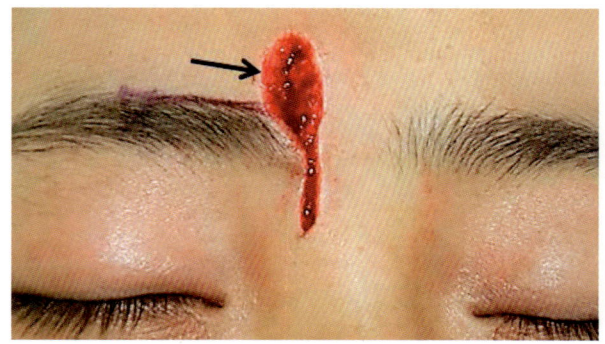

图 X14-1-1-2-7　部分缝合切口，在残余创面外侧设计 Burow 皮瓣

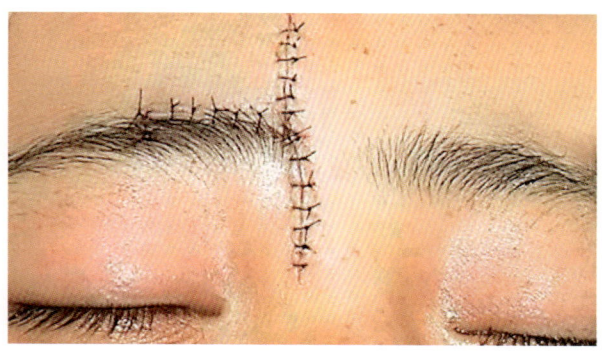

图 X14-1-1-2-8　沿标记线切开皮肤及皮下组织至眉毛毛囊深度以下，分离方法同前，将皮瓣由外侧向内侧推进，覆盖创面，分层间断缝合皮肤

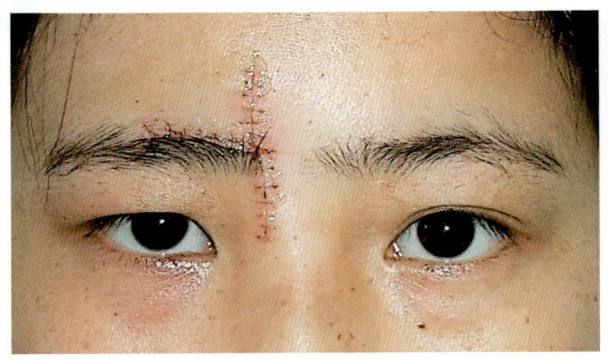
图 X14-1-1-2-9　术后10天正位睁眼状态

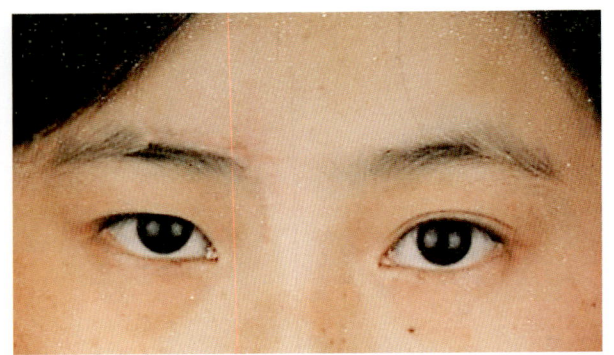
图 X14-1-1-2-10　术后3个月正位睁眼状态

（三）易位皮瓣结合 V-Y 推进皮瓣修复法（Repair by combination of transposition flap and V-Y advancement flap，图 X14-1-1-3-1～图 X14-1-1-3-7）

典型病例：易位皮瓣结合 V-Y 推进皮瓣修复左侧眉缺损及移位（Typical case: Repair of defect and malposition of the left brow by combination of transposition flap and V-Y advancement flap）

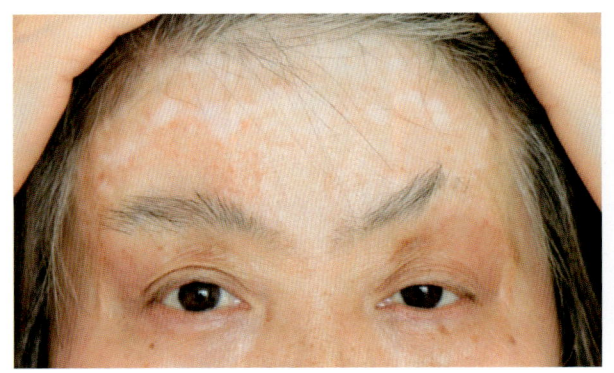
图 X14-1-1-3-1　额部烧伤致左侧眉部分缺损及移位，术前正位睁眼状态

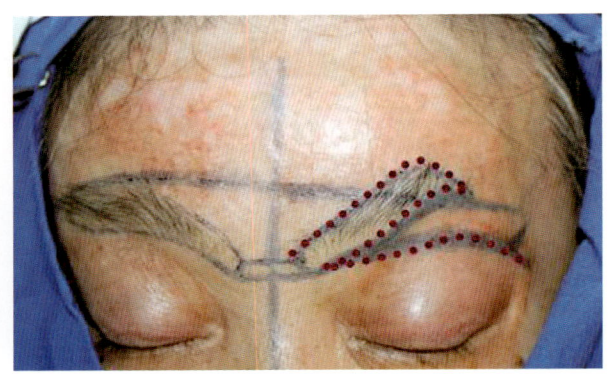
图 X14-1-1-3-2　术前标记健侧眉位置及患侧眉拟复位位置（易位皮瓣）

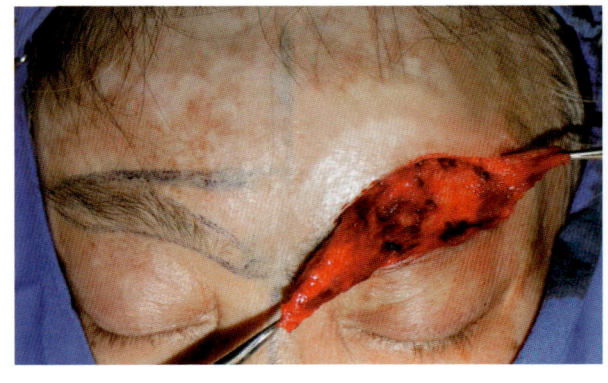
图 X14-1-1-3-3　沿标记线切开皮肤及皮下组织至眉毛毛囊以下，在眉毛毛囊以下层次作分离，形成易位皮瓣

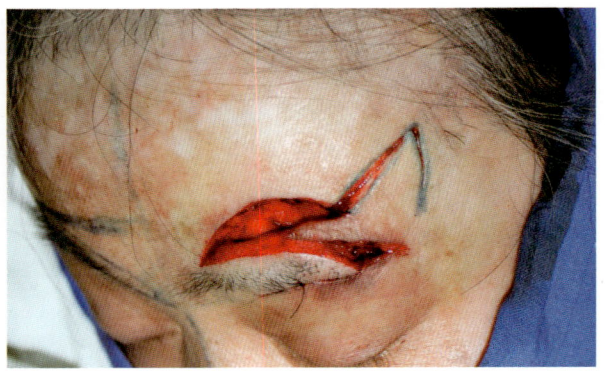
图 X14-1-1-3-4　将皮瓣易位并缝合固定眉的位置，在额部外侧形成 V-Y 推进皮瓣，修复眉外侧缺损

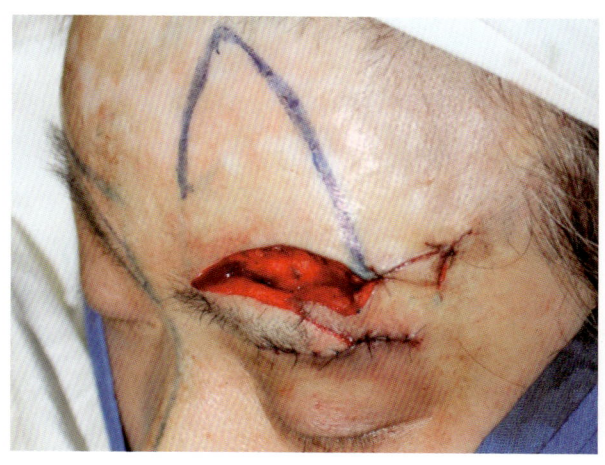

图 X14-1-1-3-5　在眉上方设计另一 V-Y 推进皮瓣，切开及分离方法同前

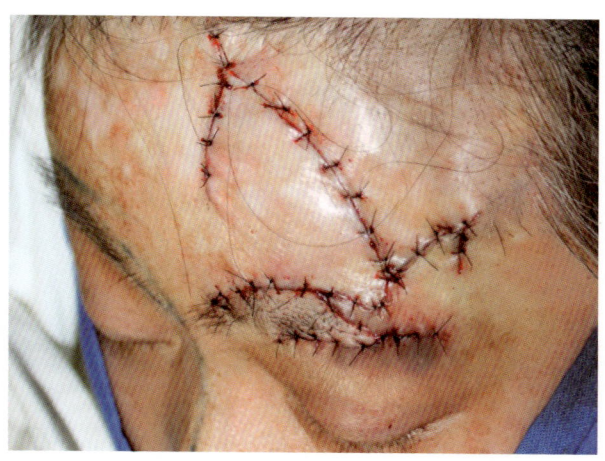

图 X14-1-1-3-6　将皮瓣旋转推进修复眉部上方缺损，分层间断缝合切口

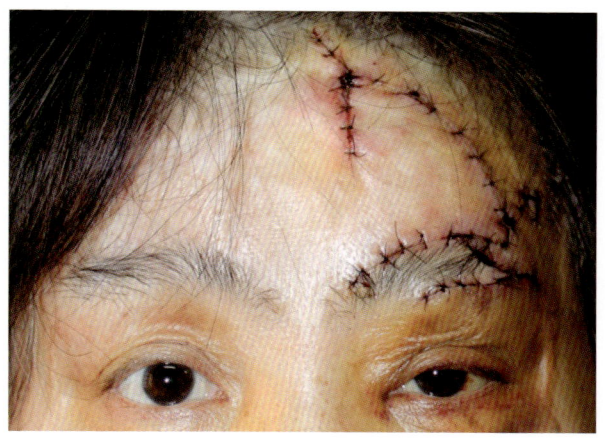

图 X14-1-1-3-7　术后 1 周正位睁眼状态

二、颞浅动脉蒂岛状头皮瓣移植法眉再造术（Reconstruction of brow defect by graft of island scalp flap with superficial temporal artery pedicle，图X14-1-2-1-1～图X14-1-2-2-2）

（一）手术步骤（Operative steps，图X14-1-2-1-1～图X14-1-2-1-5）

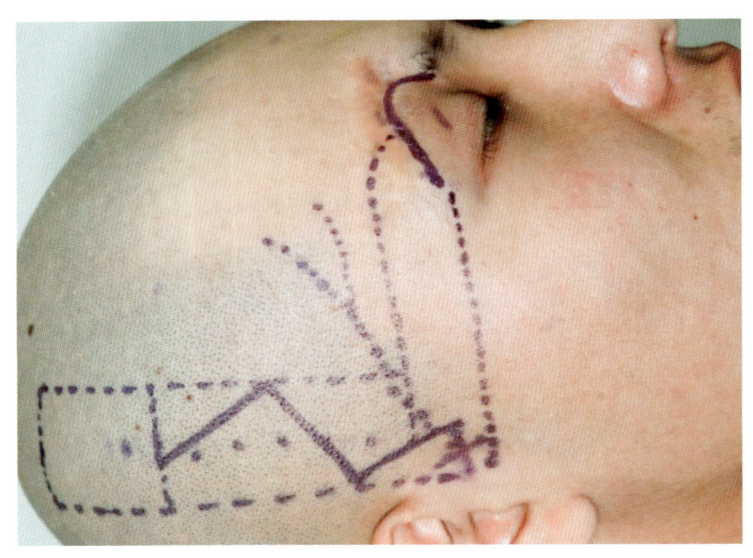

图X14-1-2-1-1　标记瘢痕松解切口线、颞浅动脉走行、颞部皮下隧道及颞浅动脉筋膜蒂头皮瓣切口

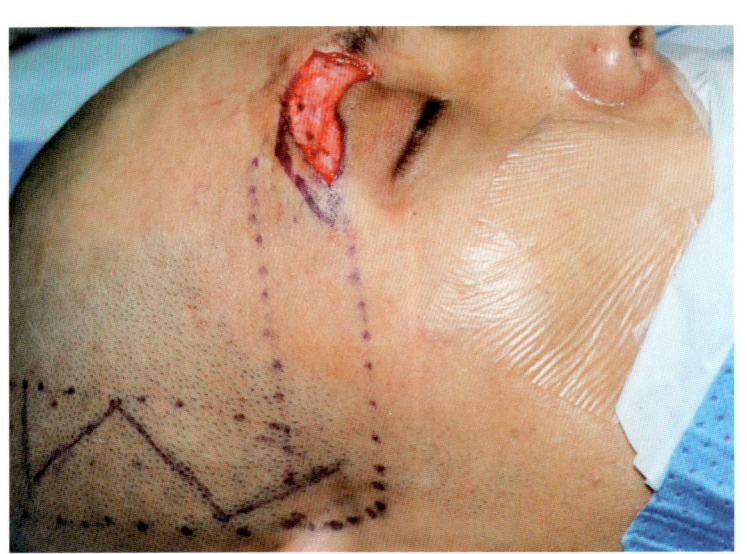

图X14-1-2-1-2　松解眉部瘢痕，矫正上睑皮肤挛缩

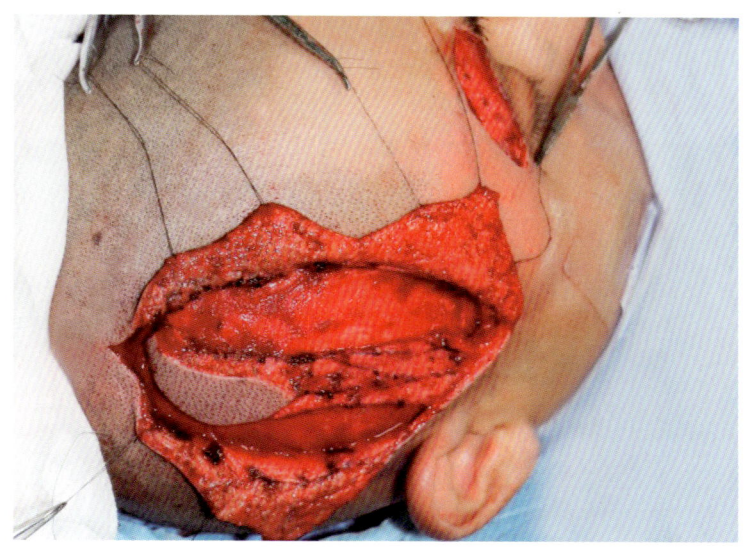

图 X14-1-2-1-3 依据眉缺损的形态及大小切取形成颞浅动脉筋膜蒂头皮瓣，颞浅筋膜蒂宽度为 2.5~3cm

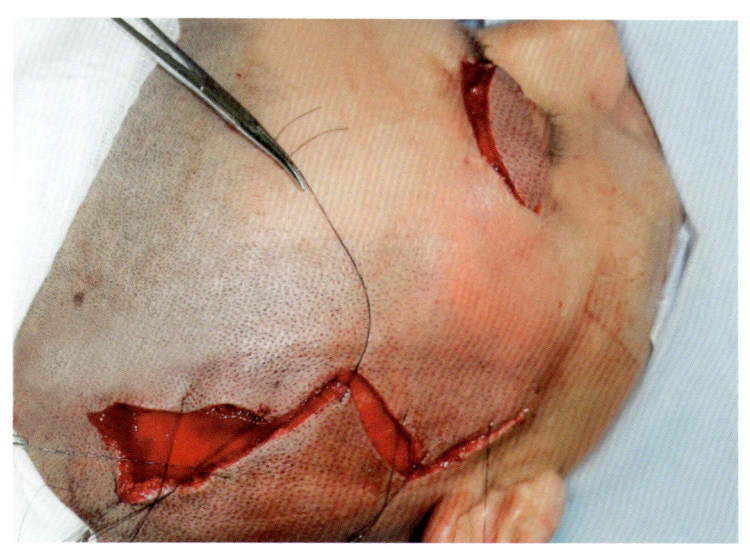

图 X14-1-2-1-4 分离颞部皮下隧道（需足够宽大，避免皮瓣蒂部受压），将颞浅动脉筋膜蒂头皮瓣穿过隧道到达眉部缺损创面

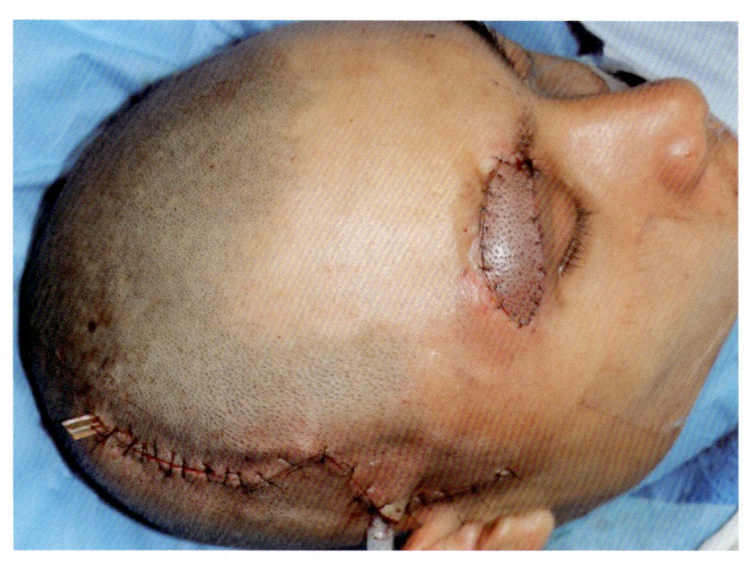

图 X14-1-2-1-5 分层间断缝合皮肤

(二)典型病例(Typical case,图 X14-1-2-2-1、图 X14-1-2-2-2)

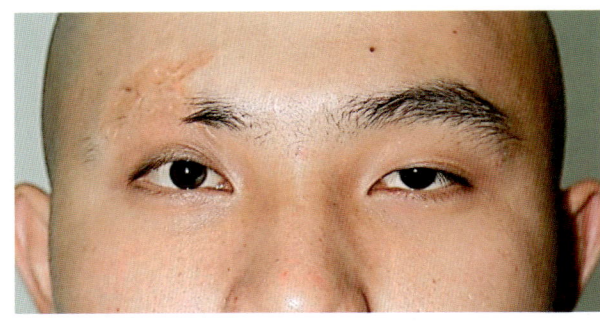

图 X14-1-2-2-1　右眉部外伤性大部缺损(约 3/4 缺损)

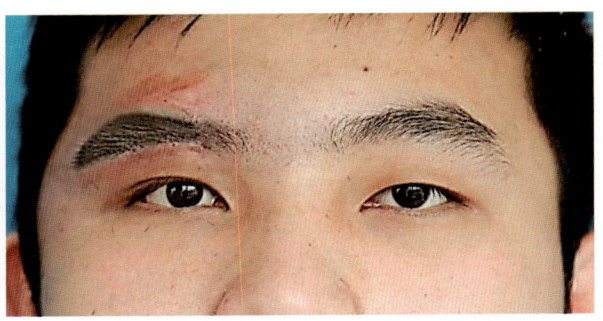

图 X14-1-2-2-2　颞浅动脉蒂岛状头皮瓣移植法眉再造术后 3 个月,正位睁眼状态

(杨超　邢新　戴海英　唐炜雅)

第二节 · 眉下垂矫正术
Correction of eyebrow ptosis

眉下垂分为先天性和衰老性两种。先天性较少见，表现为眉眼间距缩短和上睑松弛，重度眉下垂可表现为"假性上睑下垂"，应注意与真性上睑下垂鉴别。当眉下垂与上睑松弛或上睑下垂合并存在时，应先矫正眉下垂。眉下垂的常见矫正术式有眉上切口法眉提升术、发际缘切口法眉提升术、冠状切口法眉提升术、耳中部切口法眉提升术、经睑眉提升术等。相比而言，眉上切口法眉提升术对眉提升的效果最为直接，而发际缘切口法和冠状切口法则适用于需同时解决额部皮肤松弛或过多的问题。

一、眉上切口法眉提升术或直接眉提升术（Eyebrow lift through suprabrow incision，or direct brow lift，图X14-2-1-1-1～图X14-2-1-2-13）

（一）手术步骤（Operative steps，图X14-2-1-1-1～图X14-2-1-1-3）

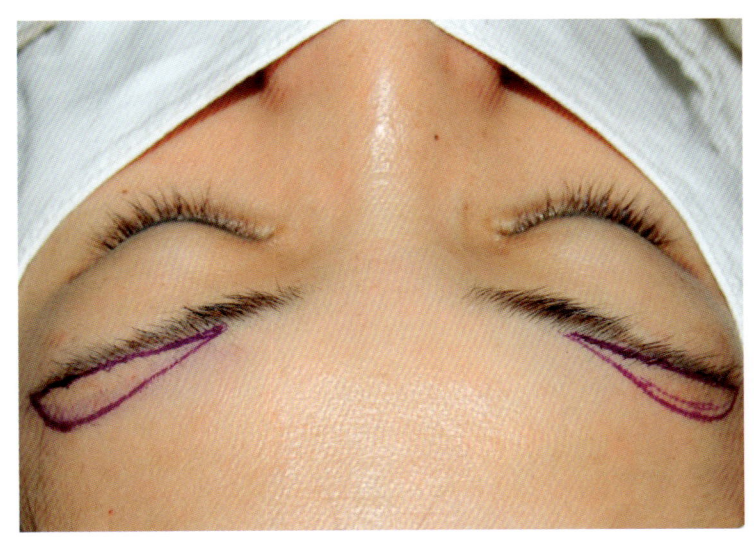

图X14-2-1-1-1　坐位下设计眉上切口，卧位局麻下施行手术，术者坐于患者头侧

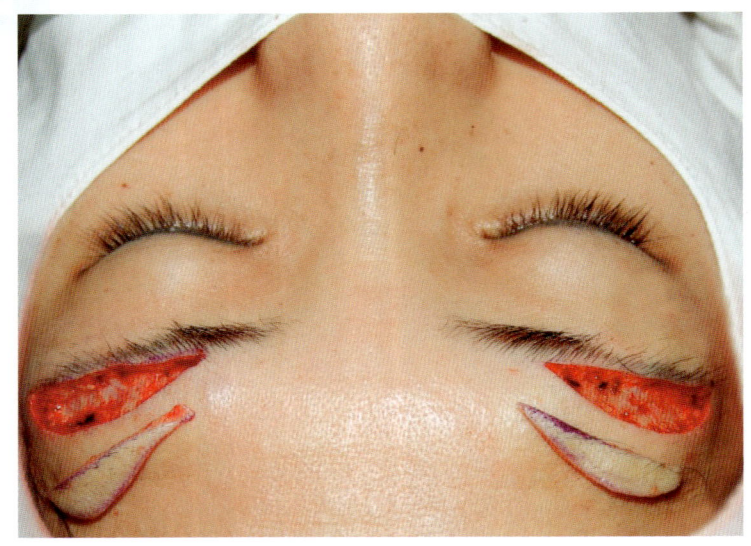

图 X14-2-1-1-2　沿切口设计线，于额肌表面切除多余的皮肤及皮下组织，注意保护眶上神经

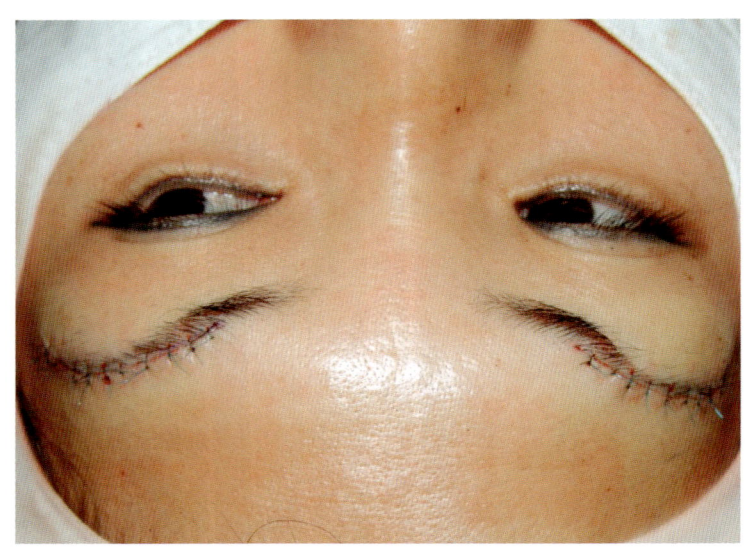

图 X14-2-1-1-3　逐层缝合切口

（二）典型病例（Typical cases，图 X14-2-1-2-1～图 X14-2-1-2-13）

1. 病例 1

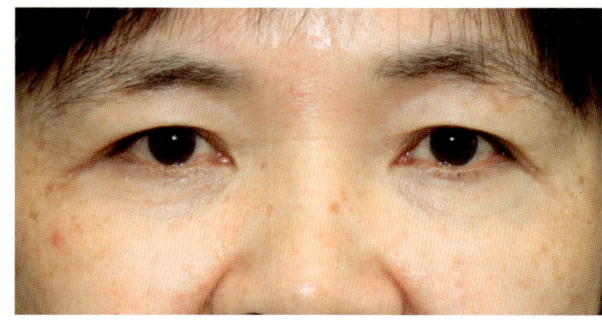

图 X14-2-1-2-1　双侧眉下垂，术前正位睁眼状态

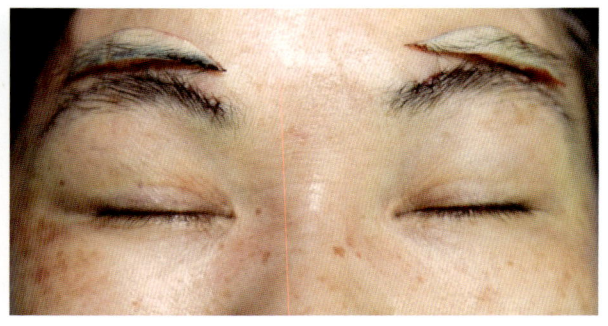

图 X14-2-1-2-2　双侧眉上切口法眉下垂提升术后即刻，正位闭眼状态

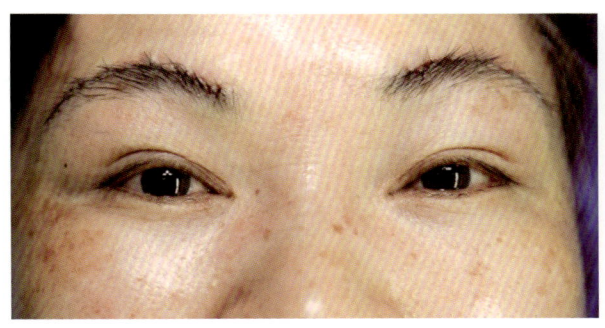

图 X14-2-1-2-3　术后即刻正位睁眼状态

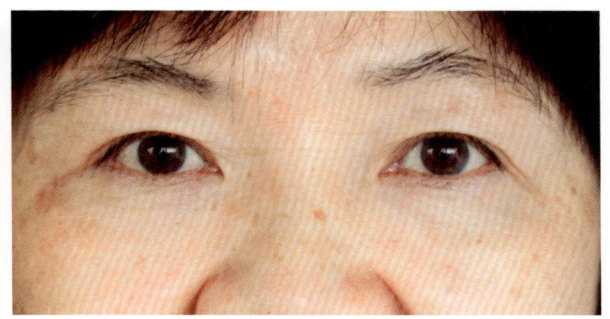

图 X14-2-1-2-4　术后5年正位睁眼状态

2. 病例2

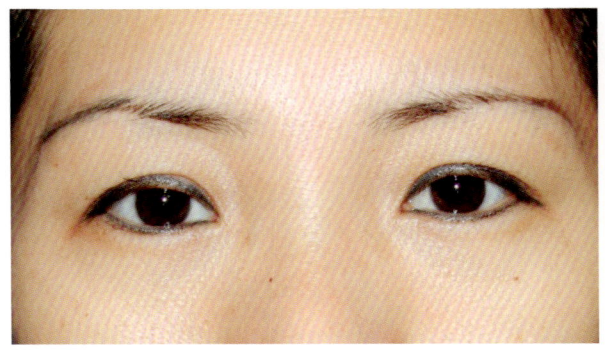

图 X14-2-1-2-5　双侧眉外侧下垂，术前正位睁眼状态

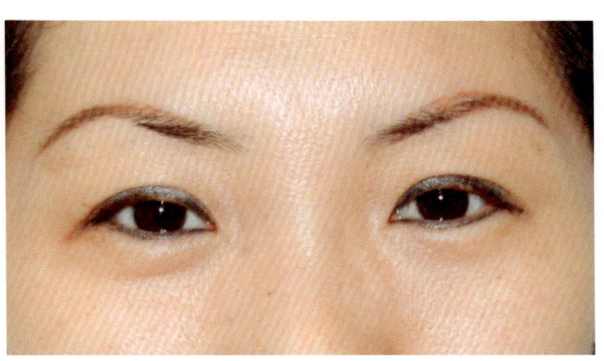

图 X14-2-1-2-6　术后3年正位睁眼状态

3. 病例3

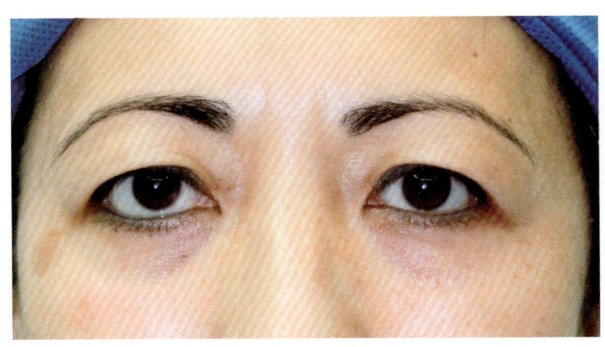

图 X14-2-1-2-7　双侧眉外侧下垂，术前正位睁眼状态

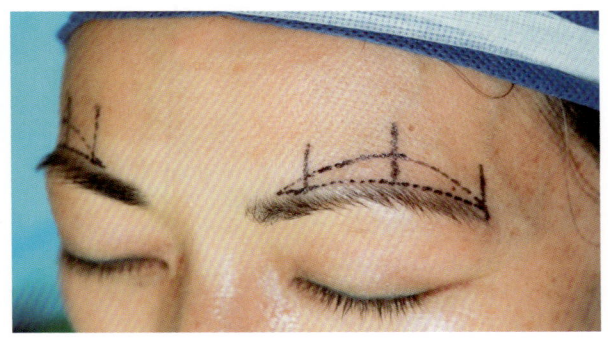

图 X14-2-1-2-8　术前标记拟切除皮肤及皮下组织的范围

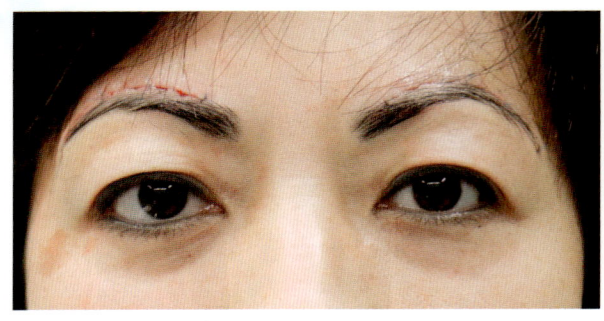

图X14-2-1-2-9 局麻下行双侧眉上切口法眉提升术,方法同前

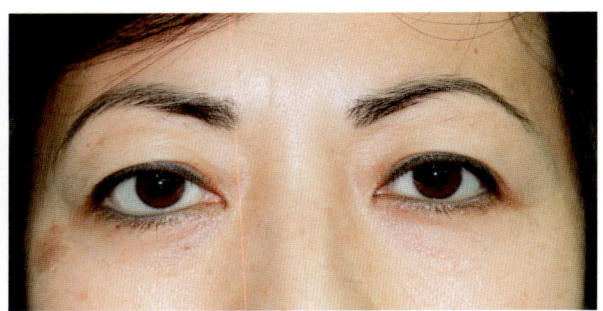

图X14-2-1-2-10 术后6个月正位睁眼状态,要求进一步改善上睑松弛

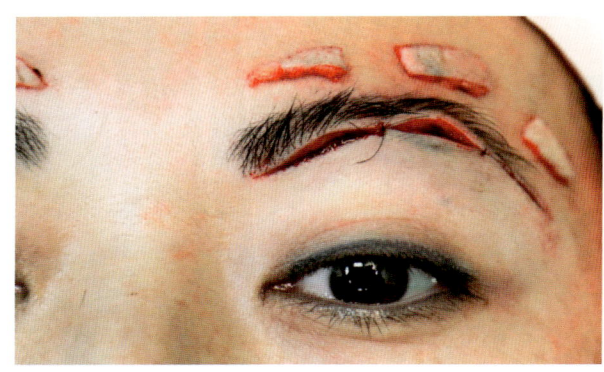

图X14-2-1-2-11 局麻下行眉下切口法上睑成形术

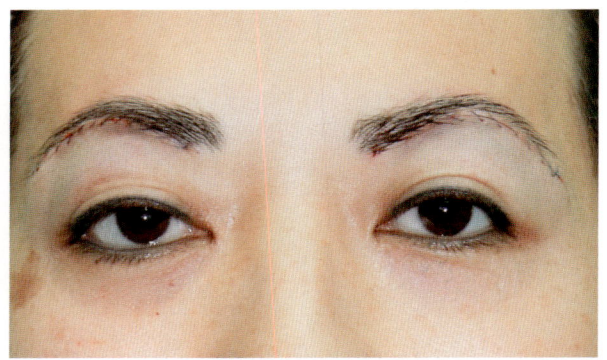

图X14-2-1-2-12 术后即刻正位睁眼状态

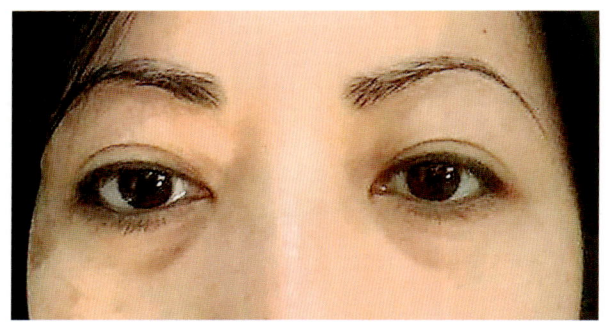

图X14-2-1-2-13 术后6个月正位睁眼状态

二、发际缘切口法眉提升和额部除皱术（Pretrichial incision for brow lift and frontal rhytidectomy，图X14-2-2-1～图X14-2-2-4）

典型病例（Typical case）

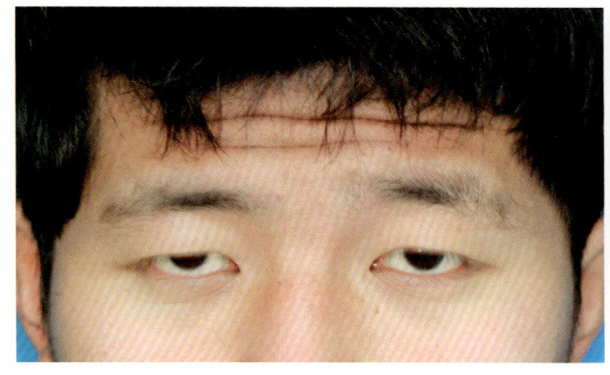

图X14-2-2-1　先天性眉下垂伴轻度上睑下垂（眉下垂加重了上睑下垂的外观，实际上睑缘高度高于照片所见）、双侧下睑退缩，术前正位睁眼状态，可见额纹明显增多

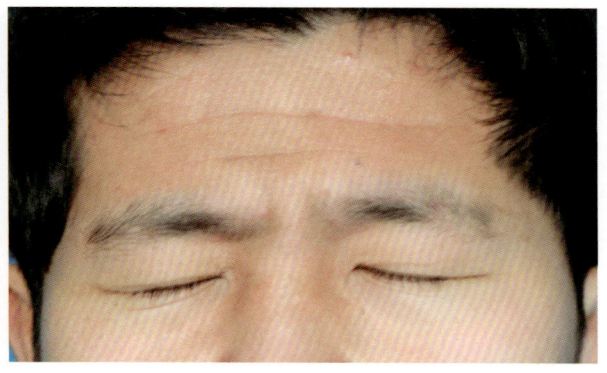

图X14-2-2-2　术前正位闭眼状态，仍可见明显的额纹增多

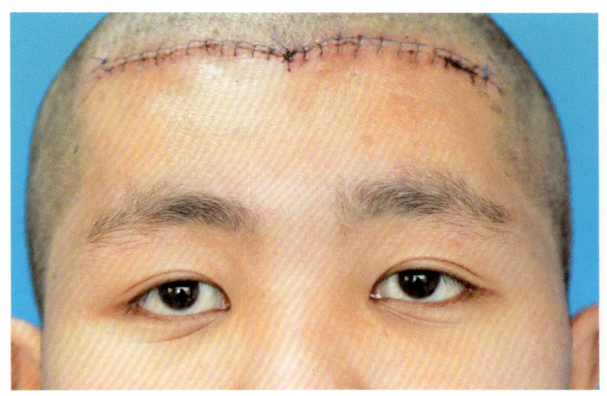

图X14-2-2-3　发际缘切口法眉下垂提升术后7天，正位睁眼状态

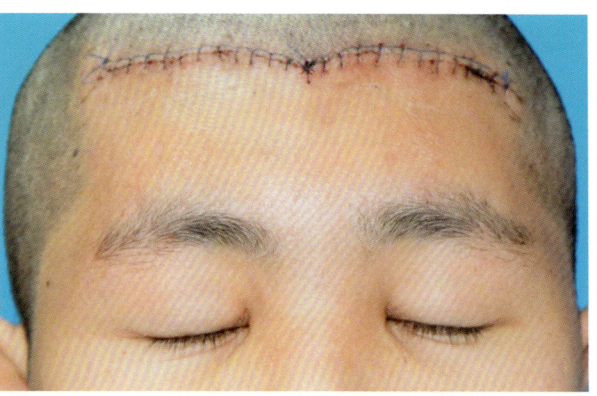

图X14-2-2-4　术后7天正位闭眼状态，拟二期行先天性上睑下垂矫正及双侧下睑退缩矫正

三、冠状切口法眉下垂提升及额部除皱术（Coronal incision for brow lift and frontal rhytidectomy，图 X14-2-3-1-1～图 X14-2-3-2-6）

（一）手术步骤（Operative steps，图 X14-2-3-1-1～图 X14-2-3-1-8）

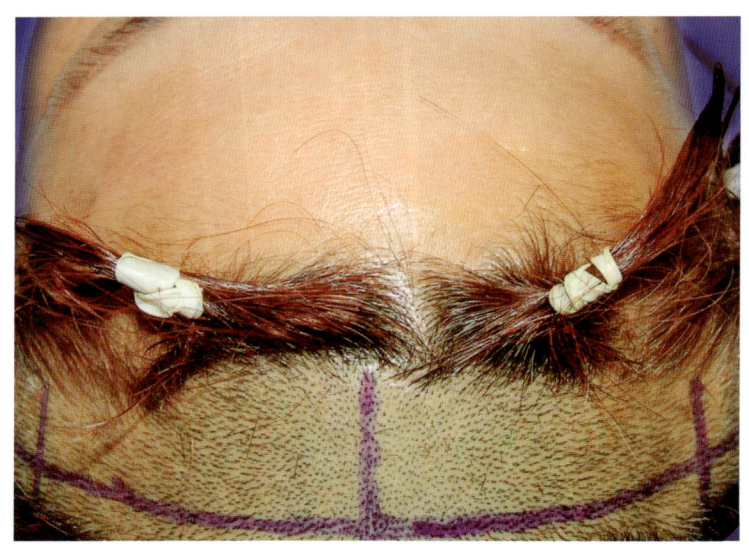

图 X14-2-3-1-1　术前备皮并标记冠状切口

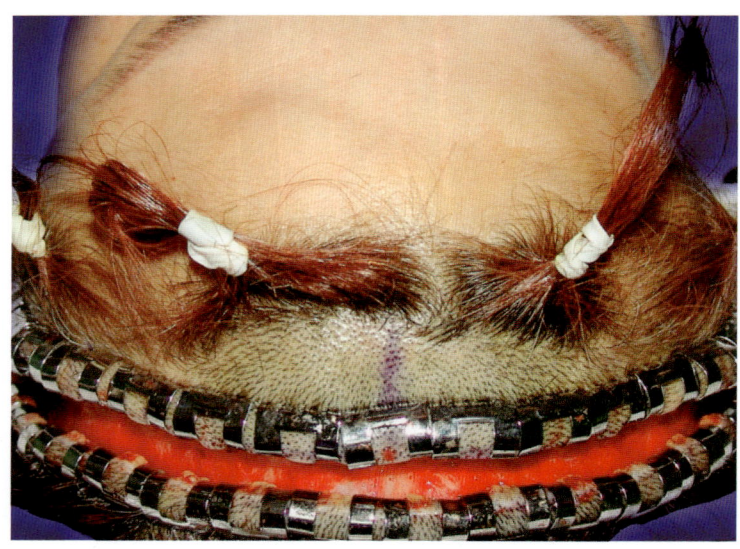

图 X14-2-3-1-2　全麻＋头皮肿胀麻醉下，沿冠状切口设计线切开头皮至帽状腱膜下

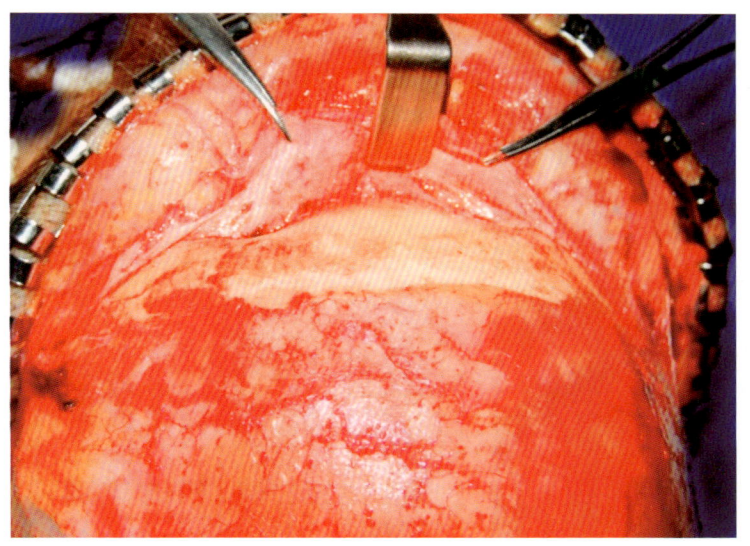

图 X14-2-3-1-3 在骨膜与帽状腱膜之间分离至眶上缘，在眶上约3cm处开始在骨膜下分离

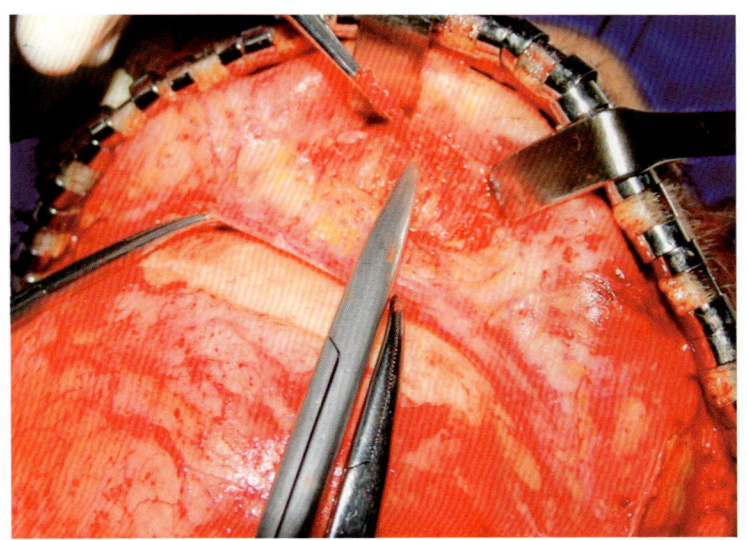

图 X14-2-3-1-4 切除皱眉肌

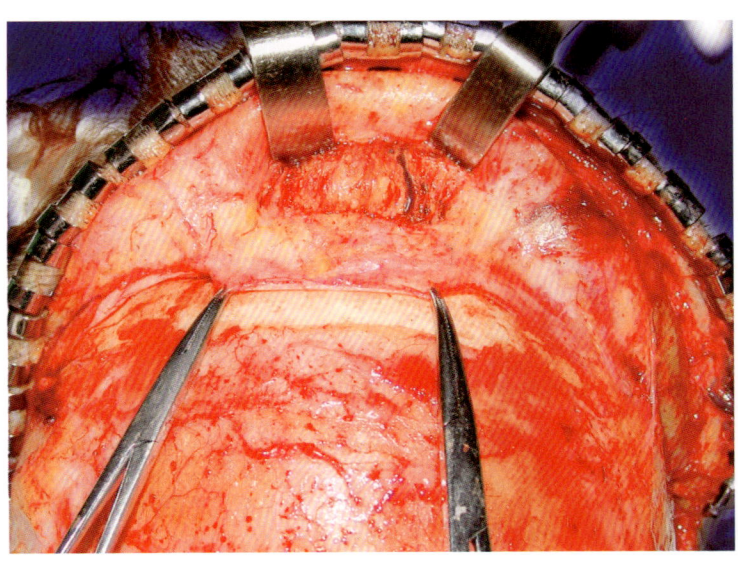

图 X14-2-3-1-5 皱眉肌已切除

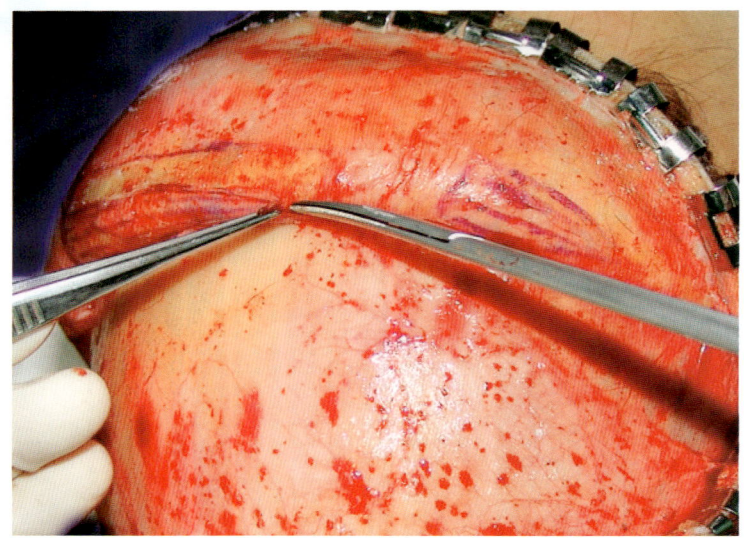

图 X14-2-3-1-6 切除额部两侧的部分额肌

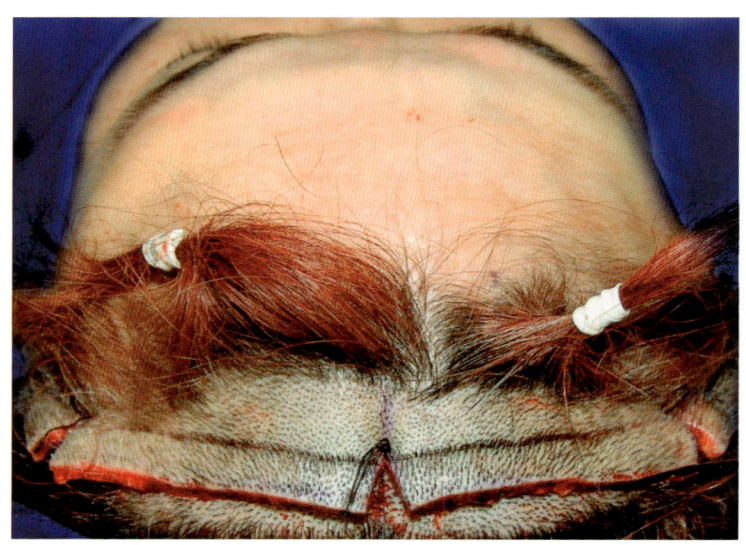

图 X14-2-3-1-7 标记拟切除的多余皮肤

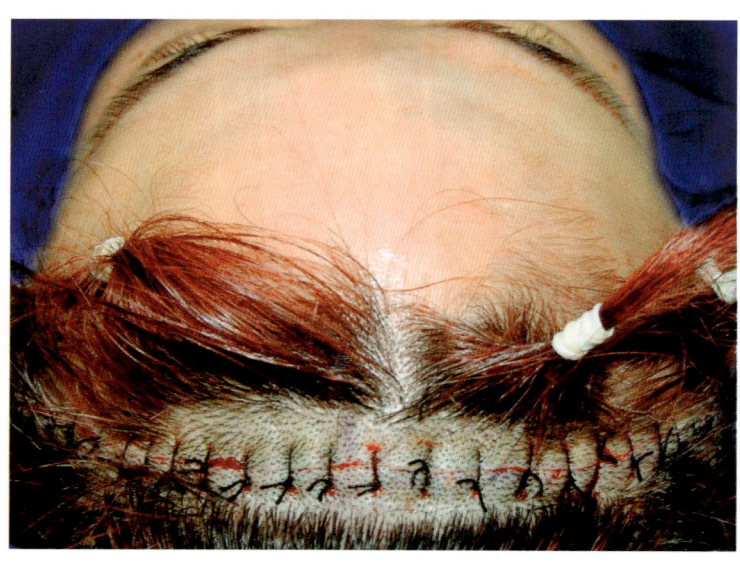

图 X14-2-3-1-8 分层间断缝合头皮切口

（二）典型病例（Typical cases，图 X14-2-3-2-1～图 X14-2-3-2-6）

1. 病例 1

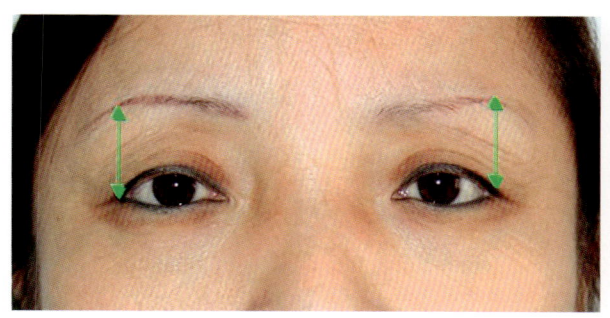

图 X14-2-3-2-1　额部松弛伴双侧眉下垂，术前正位睁眼状态

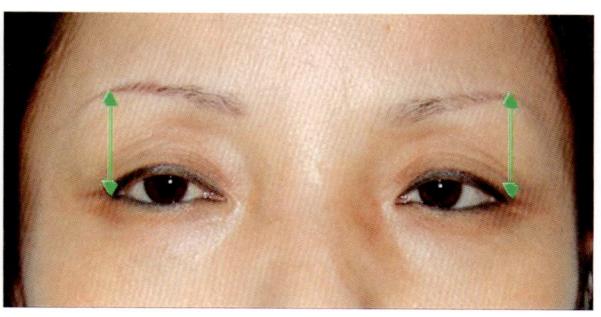

图 X14-2-3-2-2　冠状切口法眉下垂提升及额部除皱术后6个月，正位睁眼状态

2. 病例 2

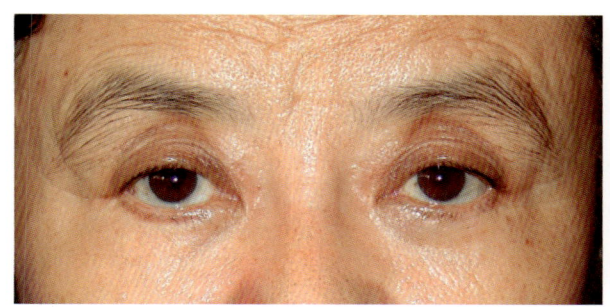

图 X14-2-3-2-3　额部松弛伴双侧眉下垂，术前正位睁眼状态

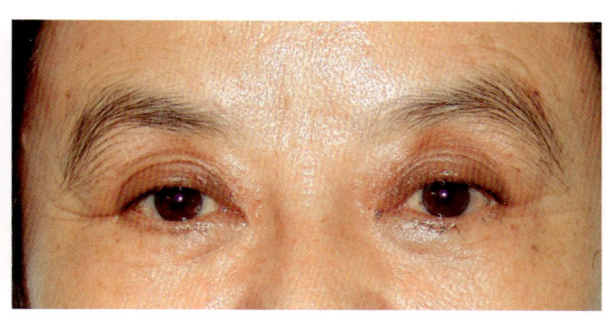

图 X14-2-3-2-4　冠状切口法眉下垂提升及额部除皱术后2年，正位睁眼状态

3. 病例 3

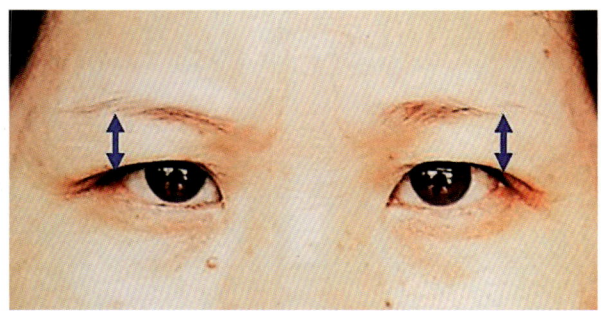

图 X14-2-3-2-5　额部松弛伴双侧眉下垂，眉眼间距缩小，术前正位睁眼状态

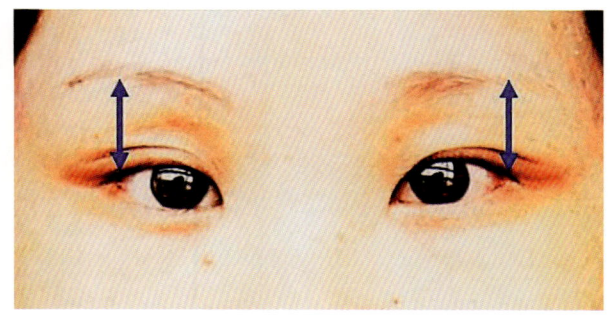

图 X14-2-3-2-6　冠状切口法眉下垂提升及额部除皱术后6个月，正位睁眼状态，眉眼间距较术前明显增大

（杨超　邢新　李丹　庄纬）

参考文献

[1] Nahai F R. The varied options in brow lifting[J]. Clin Plast Surg, 2013, 40(1): 101-104.

[2] Ortiz-Monasterio F, Barrera G, Olmedo A. The coronal incision in rhytidectomy—the brow lift[J]. Clin Plast Surg, 1978, 5(1): 167-179.

[3] Bernard R W, Greenwald J A, Beran S J, et al. Enhancing upper lid aesthetics with the lateral subcutaneous brow lift[J]. Aesthet Surg J, 2006, 26(1): 19-23.

[4] Niamtu J 3rd. The subcutaneous brow-and forehead-lift: a face-lift for the forehead and brow[J]. Dermatol Surg, 2008, 34(10): 1350-1361; discussion 1362.

[5] Bidros R S, Salazar-Reyes H, Friedman J D. Subcutaneous temporal browlift under local anesthesia: a useful technique for periorbital rejuvenation[J]. Aesthet Surg J, 2010, 30(6): 783-788.

[6] Mahmood U, Baker J L Jr. Lateral subcutaneous brow lift: updated technique[J]. Aesthet Surg J, 2015, 35(5): 621-624.

[7] Parkes M, Fein W, Brennan H G. Pinch technique for repair of cosmetic eyelid deformities[J]. Arch Ophthalmol, 1973, 89(4): 324-328.

[8] Massry G G. The external browpexy[J]. Ophthal Plast Reconstr Surg, 2012, 28(2): 90-95.

[9] Lee J W, Cho B C, Lee K Y. Direct brow lift combined with suspension of the orbicularis oculi muscle[J]. Arch Plast Surg, 2013, 40(5): 603-609.

[10] Almousa R, Amrith S, Sundar G. Browlift—a South East Asian experience[J]. Orbit, 2009, 28(6): 347-353.

[11] Lee Y J, Cho Y J, Lee S Y, et al. Comparison of satisfaction after direct browplasty in Asian patients with and without brow tattoo[J]. Can J Ophthalmol, 2014, 49(2): 174-179.

[12] Johnson C M Jr, Waldman S R. Midforehead lift[J]. Arch Otolaryngol, 1983, 109(3): 155-159.

[13] Powell B, Younes A, Friedman O. Evaluation of the midforehead brow-lift operation[J]. Arch Fac Plast Surg, 2011, 13(5): 337-342.

[14] Cintra H P, Basile F V. Transpalpebral brow lifting[J]. Clin Plast Surg, 2008, 35(3): 381-392; discussion 379.

［15］Fang Y H, Liao W C, Ma H. Infraeyebrow blepharoplasty incorporated browpexy in an Asian population［J］. Ann Plast Surg, 2013, 71(Suppl 1): S20-S24.

［16］Lee E J, Hwang K. Depressor muscle division through a subbrow excision for the improvement of brow ptosis［J］. J Craniofac Surg, 2013, 24(6): 1987-1990.

［17］Badin A Z, Bittencourt L M, Balderrama C R. Lateral brow fixation in endoscopic forehead lift: long-term results with braided nylon percutaneous sutures［J］. Aesthet Plast Surg, 2010, 34(1): 78-87.

［18］Bernardini F P, Gennai A, Izzo L, et al. Minimal incisions vertical endoscopic lifting and fat grafting as a systematic approach to the rejuvenation of the periocular esthetic unit［J］. Ophthal Plast Reconstr Surg, 2013, 29(4): 308-315.

［19］Massoud K S, Aboelatta Y A. Concentric double cables fixation as an alternative suspension method for the endoscopic forehead lift［J］. J Plast Surg Hand Surg, 2015, 49(3): 141-146.

［20］Rammos C K, Mardini S. Endoscopic browlift in the receding hairline patient［J］. J Craniofac Surg, 2016, 27(1): 156-158.

［21］Javate R M, Grantoza C L, Buyucan K F. Use of an imaging device after nonablative radiofrequency (Pelleve): treatment of periorbital rhytids［J］. Ophthal Plast Reconstr Surg, 2014, 30(6): 499-503.

第十五章

眼睑缺损的修复重建

Reconstruction of the eyelid defects

眼睑是眼球的屏障，具有保护眼球、防止外伤、保存泪膜和泪液的分泌（泪液的分泌依赖于眼睑运动的泵效应和通常的泪腺分泌）等特殊而重要的功能。此外，由于眼睑位于人面部显要的位置，轻度的畸形就可能对人面部的外观造成较大影响。因此，眼睑缺损的修复在形态和功能上都有很高的要求。

眼睑缺损可分为先天性与后天性两大类。先天性眼睑组织缺损较少见，主要因胚胎发育过程中胚叶发育缺陷所致，多见于上睑，常为双侧性，缺损程度不一，且常伴有其他眼周组织畸形，如眉畸形、鼻畸形等。外伤和眼睑肿瘤切除是后天性眼睑组织缺损最常见的原因。眼睑肿瘤有良性与恶性之分。前者最常见的是色素痣，后者最常见的是基底细胞癌。良性肿瘤的切除范围包括病变组织边缘 1~2mm 的正常组织，恶性肿瘤的切除范围通常包括病变组织边缘 5~10mm 的正常组织，睑板腺癌通常需行全层切除。术前应注意肿瘤是否累及眼球。恶性肿瘤切除术中，最好做冰冻切片病理检查，以证实肿瘤组织切除的彻底性。

眼睑可分为前、后两层，前层（Anterior lamella）主要是皮肤、眼轮匝肌和眶隔，附着在眶缘的外面和前面；后层（Posterior lamella）结构在上、下睑略有差异。上睑为睑板、上睑提肌、Müller 氏肌、上睑睑结膜和向内附着于眶缘里面的睑板腱；下睑为睑板、下睑缩肌（包括睑囊筋膜和下睑板肌）、下睑结膜和向内附着于眶缘里面的睑板腱。也有学者将眼睑分为前、中、后三层。根据组织缺损所涉及的解剖层次，可分为部分层次缺损（多为前层组织缺损，如皮肤缺损、皮肤-眼轮匝肌缺损等；单纯后层组织缺损较为少见）和全层缺损。根据缺损所在部位，可将眼睑缺损分为上睑缺损、下睑缺损、内眦部缺损、外眦部缺损和同时累及多个亚单位的复杂性缺损。需要注意的是，尽管眼睑有相对的分区，但是在分区之间并没有明确的体表解剖标志。

判定眼睑缺损的程度对选择修复方法有着重要的意义。通常将上、下眼睑横径小于或等于睑缘全长 1/4（老年人不超过 1/3）的缺损称为轻度缺损，全层缺损可直接缝合修复，前层缺损可用多种局部皮瓣修复；上、下眼睑横径大于 1/4（老年人大于 1/3）而小于或等于睑缘全长 1/2（老年人不超过 2/3）的缺损称为中度缺损，全层缺损可用交睑瓣或桥式全厚睑瓣等方法修复，前层缺损可用眼睑局部皮瓣或结合邻位皮瓣修复；上、下眼睑缺损横径大于睑缘全长 1/2（老年人大于 2/3）的缺损称为重度缺损，无论是全层还是前层重度缺损，修复都比较复杂，前层重度缺损可用局部皮瓣、邻位皮瓣、血管蒂岛状皮瓣或皮片修复，全层重度缺损的修复往往需将局部皮瓣、邻位皮瓣、游离皮瓣、皮片等前层修复方法与睑板结膜瓣、口腔颊黏膜、硬腭黏膜、中隔软骨黏膜等多种后层修复技术联合应用。目前，对于内、外眦部缺损程度的划分尚无较为统一的分类方法。有学者提出根据缺损的相对大小和修复方法的选择作出缺损程度分类可能较为合理，但此种分类方法又常取决于创面周围健康组织的情况、术者的经验和习惯术式等诸多因素，因而仍有待于临床检验和进一步完善。

眼睑缺损修复总的原则：在修复效果相同或相近的前提下，同物相济、就近避远、避繁就简、分区修复。具体来讲就是，能直接缝合修复者，不用组织移植修复；能用眼睑自身组织修复者，不用其他组织修复；能用眼睑局部皮瓣修复者，不用远位皮瓣或皮片修复；能用带蒂皮瓣修复者，不用游离皮瓣修复；对于累及多个亚单位分区大范围缺损，按照眼睑亚单位分区将缺损分割为不同亚单位内的缺损，分别进行修复。

不同部位、不同严重程度的眼睑组织缺损修复方法的选择各有特点，下面我们按照眼睑缺损的部位及严重程度的不同分别加以介绍。

第一节 · 眼睑前层缺损的修复
Repair of anterior lamella defect of the eyelids

一、上睑前层缺损的局部皮瓣修复（Repair of anterior lamella defect of the upper eyelid with local flap，图 X15-1-1-1～图 X15-1-1-38）

1. **典型病例 1**：A-T 皮瓣修复睑缘色素痣切除后左侧上睑前层缺损（Typical case 1: A-T flap for repair of anterior lamella defect of the left upper eyelid caused by resection of lid margin nevus，图 X15-1-1-1～图 X15-1-1-5）

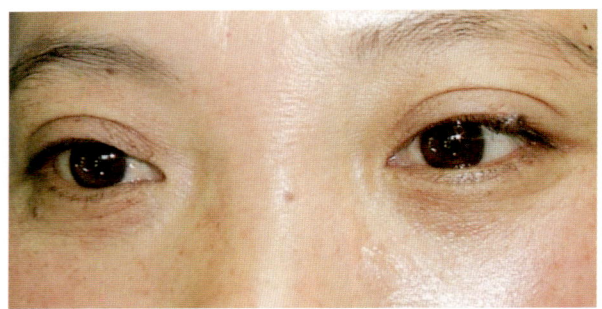

图 X15-1-1-1　左上睑睑缘色素痣

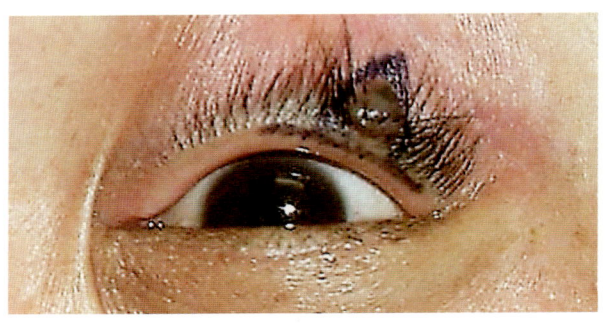

图 X15-1-1-2　标记切除范围，设计 A-T 皮瓣

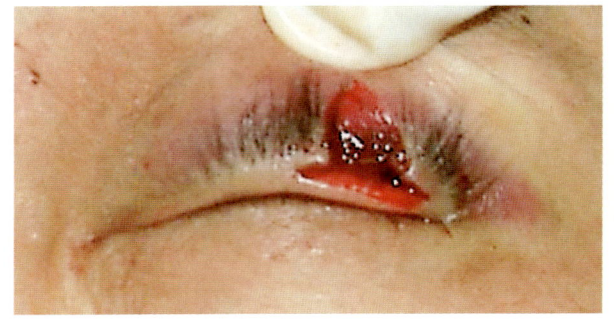

图 X15-1-1-3　局麻下切除病变组织，沿灰线切开，在睑板前分离，形成 A-T 皮瓣

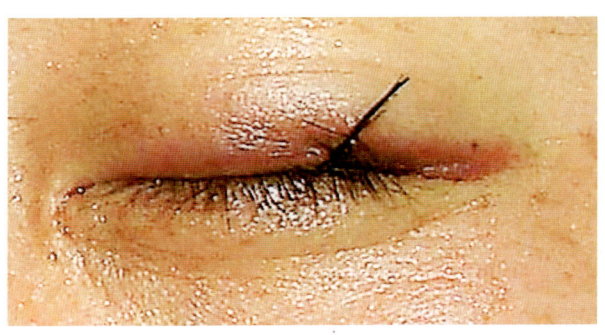

图 X15-1-1-4　缝合切口

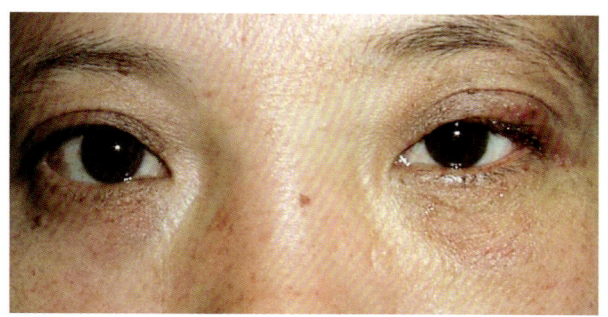

图 X15-1-1-5　术后第 7 天两眼比较

2. **典型病例 2**：A-T 皮瓣修复睑缘色素痣切除后左侧上睑前层缺损（Typical case 2: A-T flap for repair of anterior lamella defect of the left upper eyelid caused by resection of lid margin nevus，图 X15-1-1-6～图 X15-1-1-9）

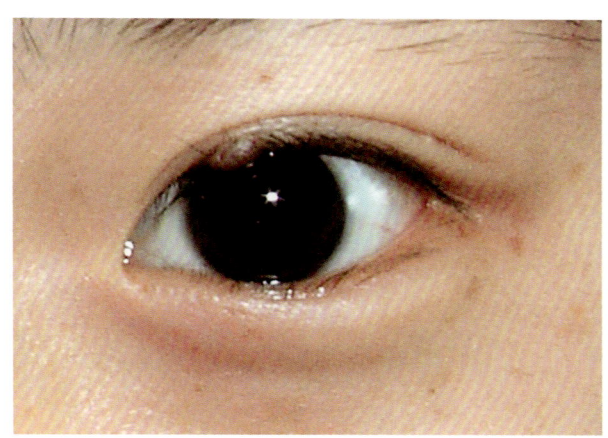

图 X15-1-1-6　左上睑睑缘色素痣

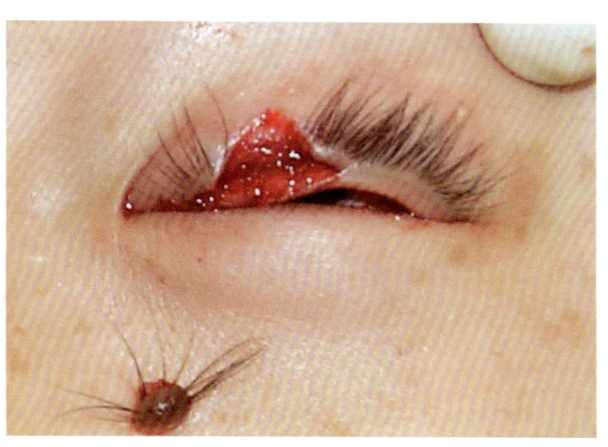

图 X15-1-1-7　局麻下切除病变组织，沿灰线切开，在睑板前分离，形成 A-T 皮瓣

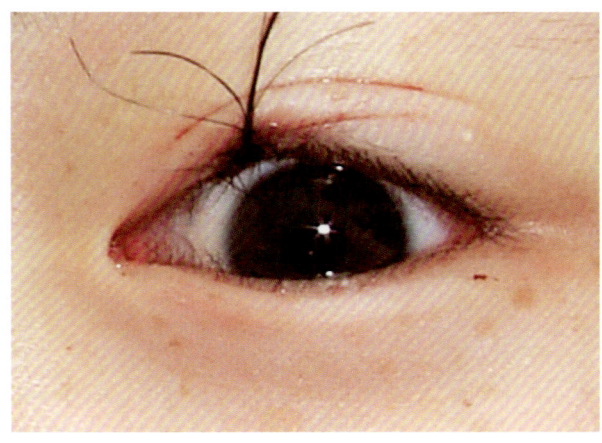

图 X15-1-1-8　缝合切口

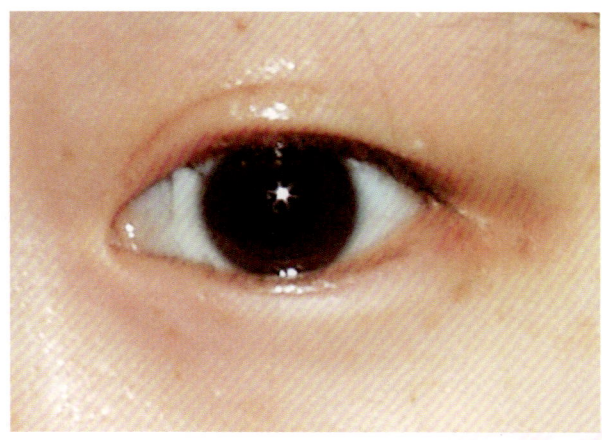

图 X15-1-1-9　术后第 7 天

3. 典型病例3：双侧眼轮匝肌蒂推进皮瓣修复睑缘色素痣切除后左侧上睑前层缺损（Typical case 3: Bilateral orbicularis pedicle advancement flaps for repair of anterior lamella defect of the left upper eyelid caused by resection of lid margin nevus，图X15-1-1-10～图X15-1-1-17）

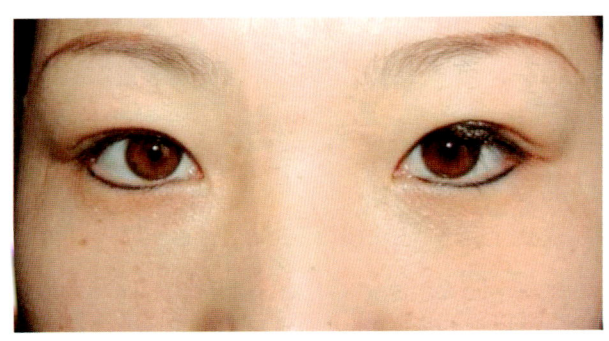

图X15-1-1-10　左上睑睑缘色素痣，术前睁眼状态

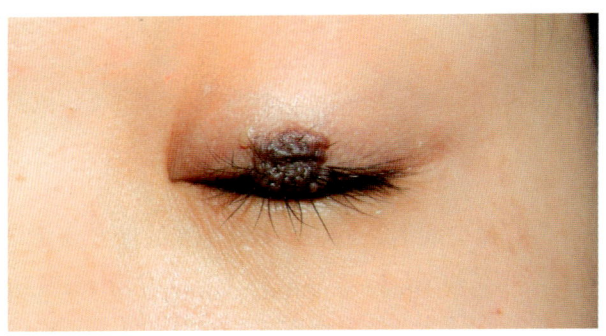

图X15-1-1-11　术前闭眼状态

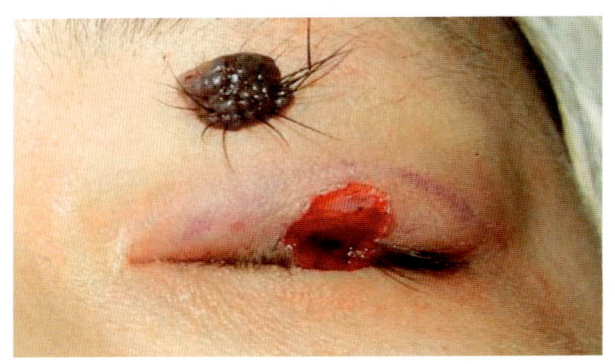

图X15-1-1-12　局麻下切除病变组织后，在创面两侧各设计一近似等腰三角形的皮瓣

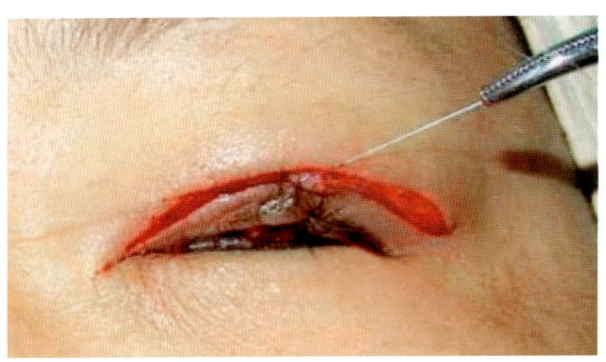

图X15-1-1-13　切除创面底部的眼轮匝肌，沿灰线切开睑缘，在睑板与眼轮匝肌之间向上剥离至眶隔前方，然后切开皮瓣的另一边皮肤，不切断眼轮匝肌，并将切口上方的皮肤与眼轮匝肌适当剥离，形成两个以眼轮匝肌为蒂的三角形皮瓣

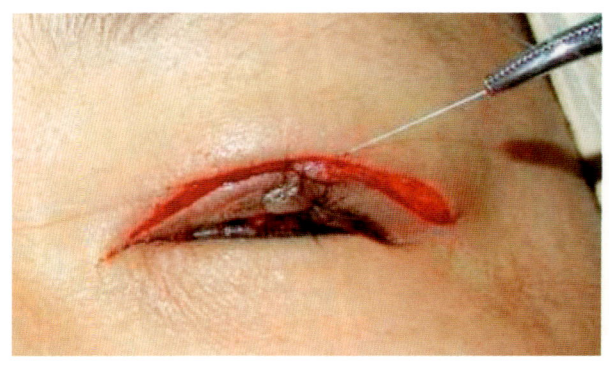

图X15-1-1-14　将两皮瓣向创面推进

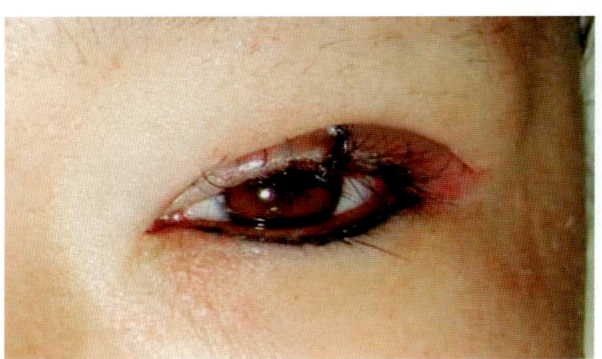

图X15-1-1-15　缝合切口

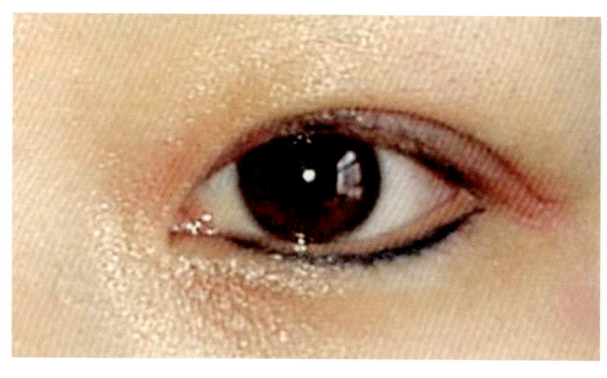

图 X15-1-1-16　术后 1 个月睁眼状态

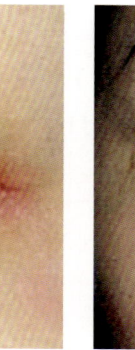

图 X15-1-1-17　术后 6 个月睁眼状态

4. **典型病例 4：H 形推进皮瓣修复左侧上睑感染性创面**（Typical case 4: H-flap for repair of anterior lamella defect of the left upper eyelid caused by infection，图 X15-1-1-18～图 X15-1-1-21）

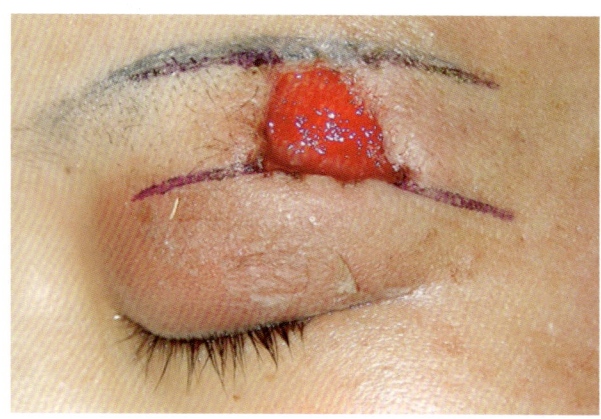

图 X15-1-1-18　左上睑感染性创面，标记 H 形双侧推进皮瓣

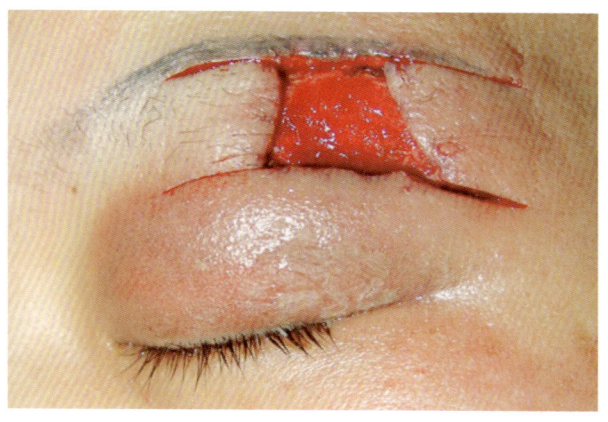

图 X15-1-1-19　局麻下清创后，沿标记线切开皮肤及皮下组织，形成皮瓣向创面推进

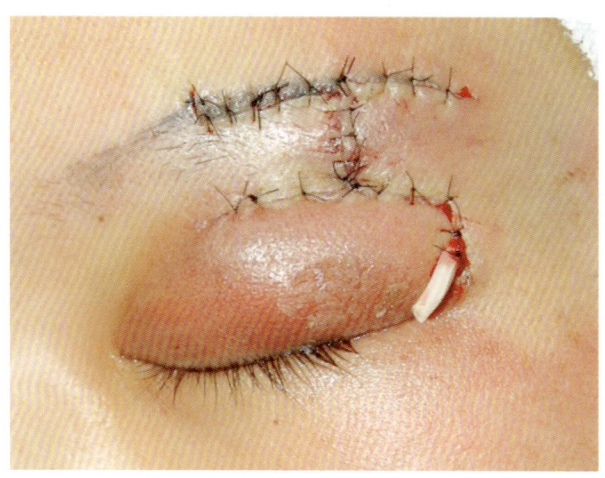

图 X15-1-1-20　间断缝合皮下及皮肤

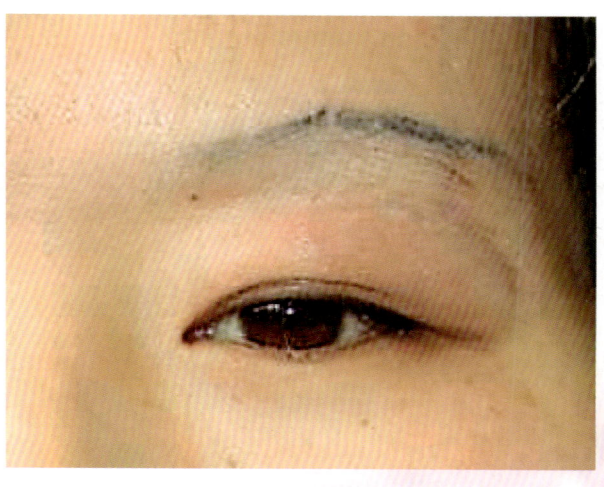

图 X15-1-1-21　术后 3 个月正位睁眼状态

5. 典型病例 5：眼轮匝肌蒂 V-Y 推进皮瓣（"风筝"皮瓣）修复脂溢性角化病切除后左侧上睑前层缺损（Typical case 5: Orbicularis muscle pedicle V-Y advancement flap for repair of anterior lamella defect of the left upper eyelid caused by resection of seborrheic keratosis，图 X15-1-1-22～图 X15-1-1-27）

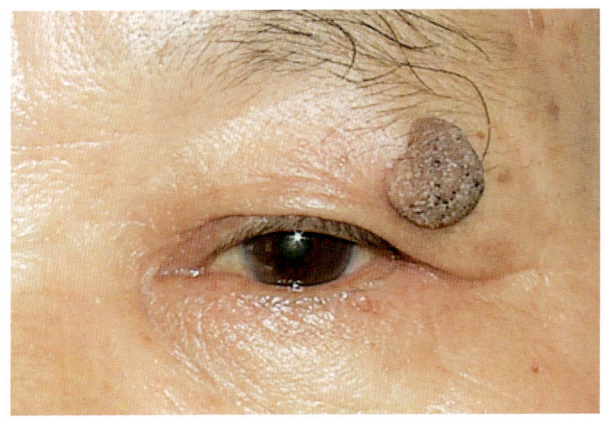

图 X15-1-1-22　左上睑脂溢性角化病

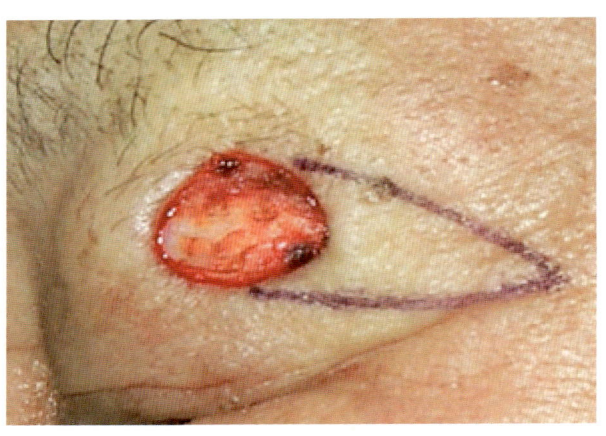

图 X15-1-1-23　局麻下切除病变组织后，设计皮瓣

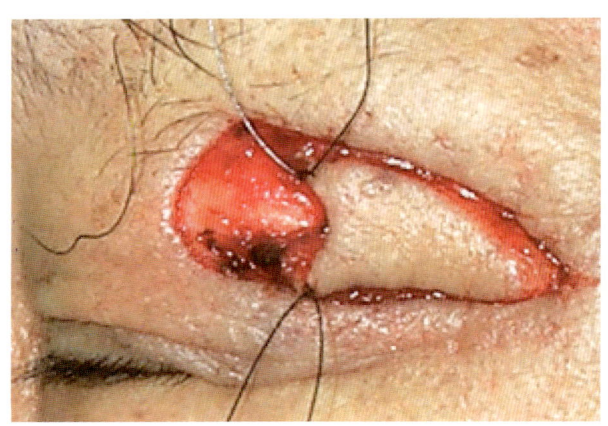

图 X15-1-1-24　切开、剥离，形成以眼轮匝肌为蒂的三角形推进皮瓣

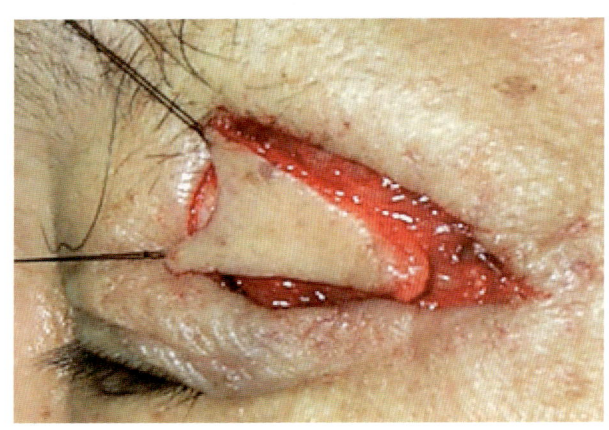

图 X15-1-1-25　将皮瓣向创面转移

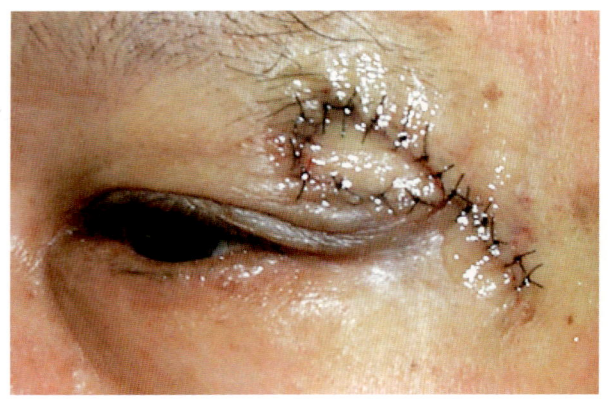

图 X15-1-1-26　分层缝合切口

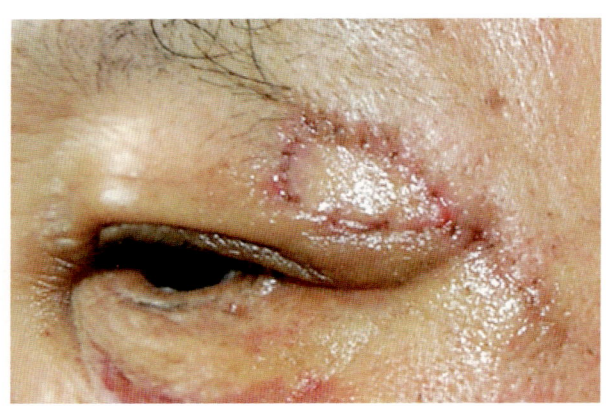

图 X15-1-1-27　术后第 7 天

6. 典型病例6：双侧眼轮匝肌蒂"风筝"皮瓣修复基底细胞癌切除后左侧上睑前层缺损（Typical case 6: Bilateral orbicularis muscle pedicle kite flap for repair of anterior lamella defect of the left upper eyelid caused by resection of basal cell carcinoma，图X15-1-1-28～图X15-1-1-32）

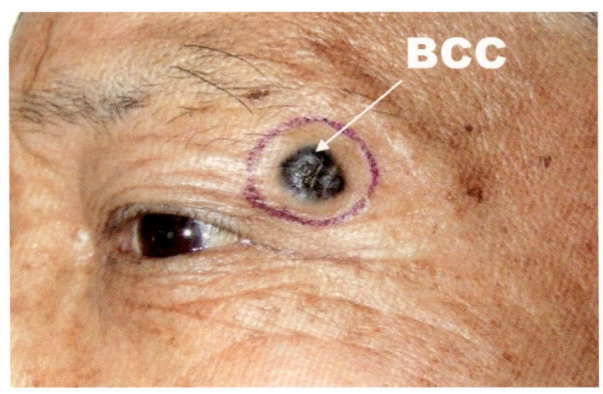

图X15-1-1-28 标记切除范围

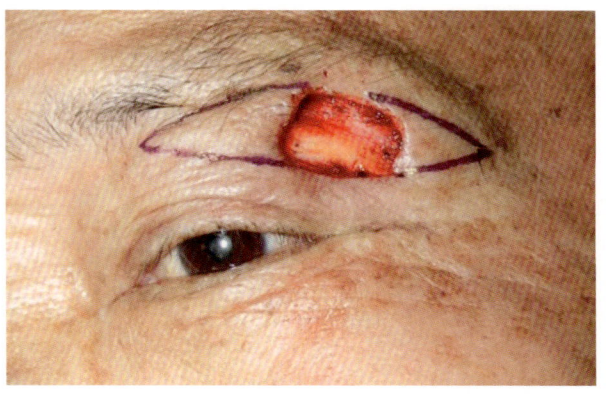

图X15-1-1-29 局麻下切除病变组织，于创面两侧设计两个三角形皮瓣

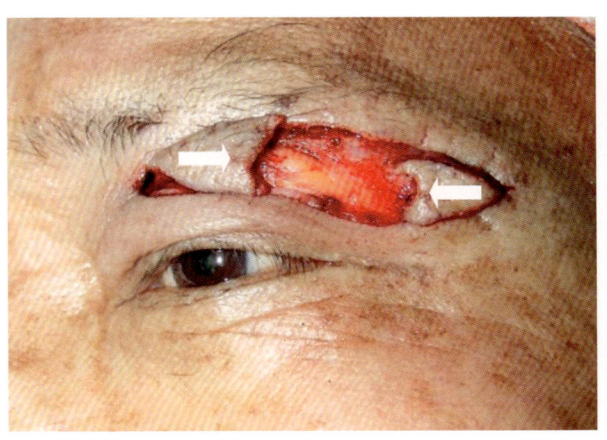

图X15-1-1-30 沿设计线切开、剥离，形成两个以眼轮匝肌为蒂的三角形推进皮瓣

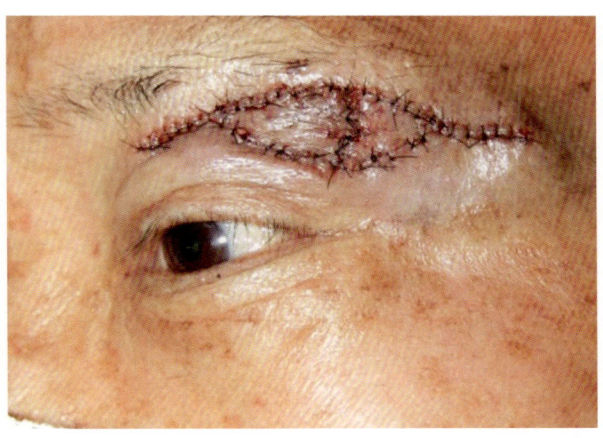

图X15-1-1-31 将两皮瓣向创面推进，分层缝合切口

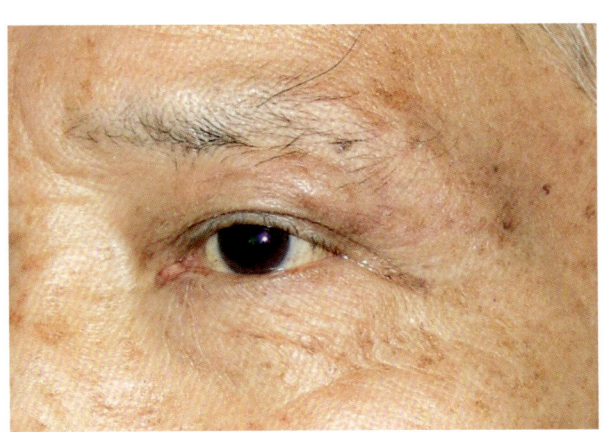

图X15-1-1-32 术后1年

7. 典型病例7：改良菱形皮瓣修复基底细胞癌切除后右侧上睑前层缺损（Typical case 7: Modified rhombic flap for repair of anterior lamella defect of the right upper eyelid caused by resection of basal cell carcinoma，图 X15-1-1-33～图 X15-1-1-38）

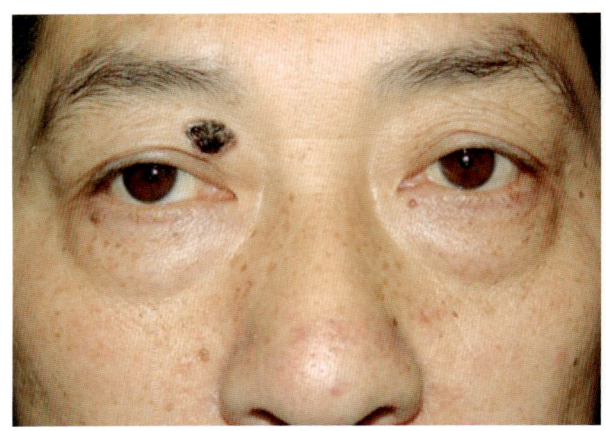

图 X15-1-1-33　右上睑基底细胞癌，术前睁眼状态

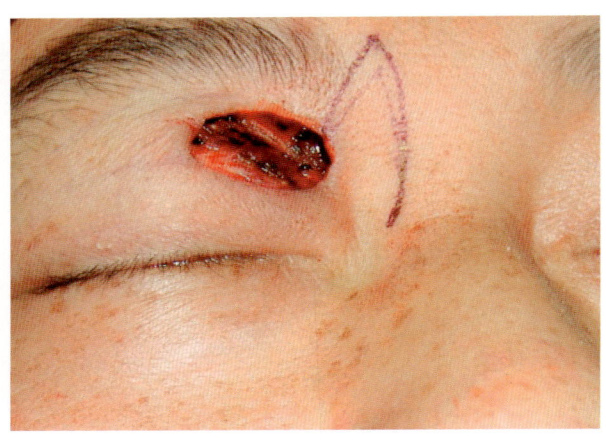

图 X15-1-1-34　局麻下彻底切除病变组织后，设计改良菱形皮瓣

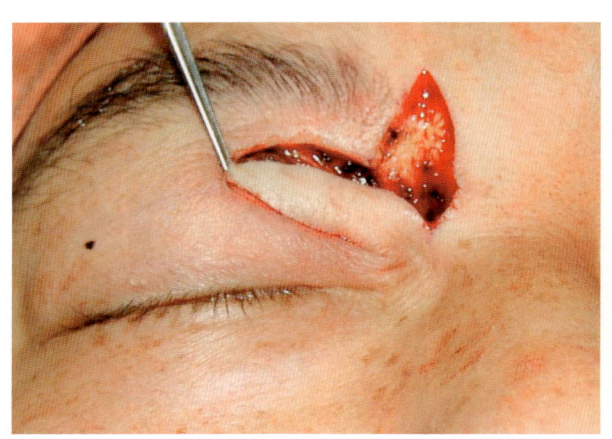

图 X15-1-1-35　形成皮瓣，将其转移至创面

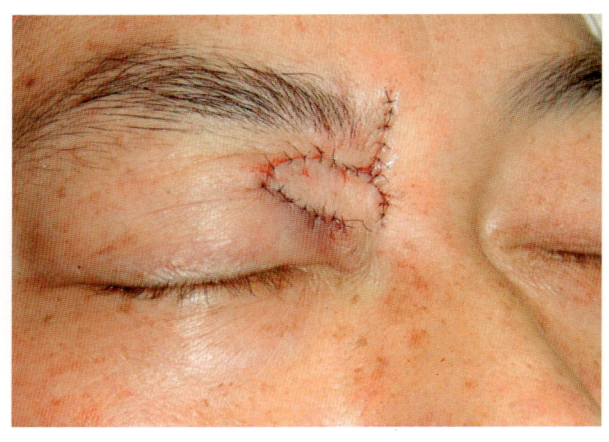

图 X15-1-1-36　分层缝合切口

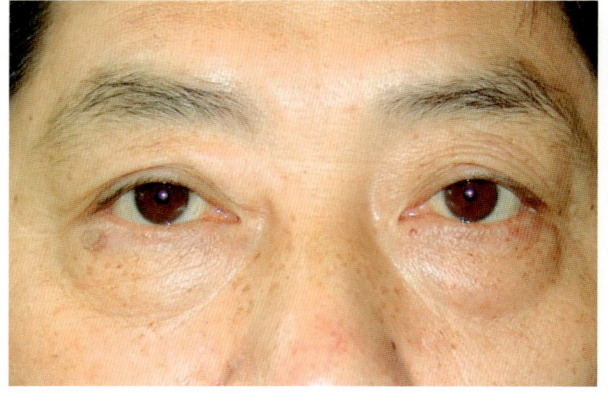

图 X15-1-1-37　术后2年睁眼状态

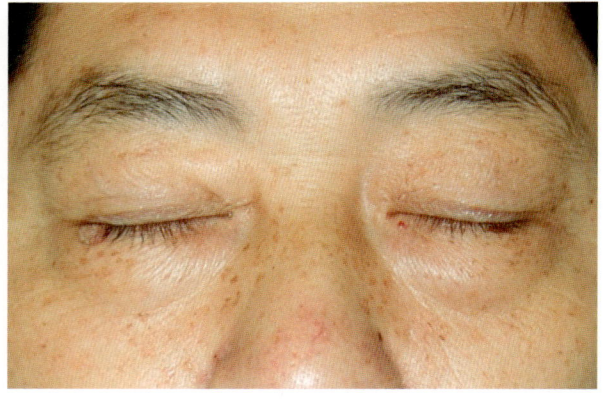

图 X15-1-1-38　术后2年闭眼状态

二、下睑前层缺损的局部皮瓣修复（Repair of anterior lamella defect of the lower eyelid with local flap，图X15-1-2-1～图X15-1-2-62）

1. 典型病例1：Burow楔形皮瓣修复基底细胞癌切除后右侧下睑前层缺损（Typical case 1: Burow's wedge flap for repair of anterior lamella defect of the right lower eyelid caused by resection of basal cell carcinoma，图X15-1-2-1～图X15-1-2-6）

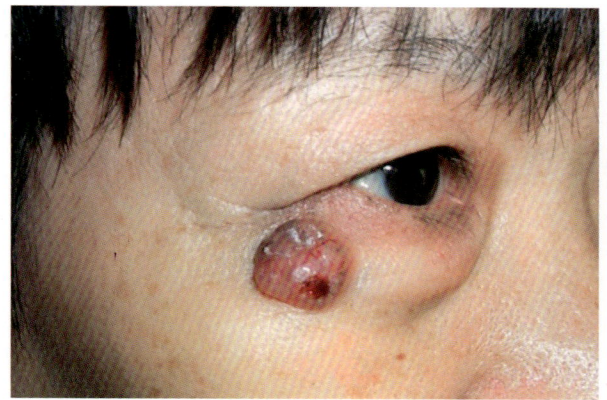

图X15-1-2-1　右下睑基底细胞癌

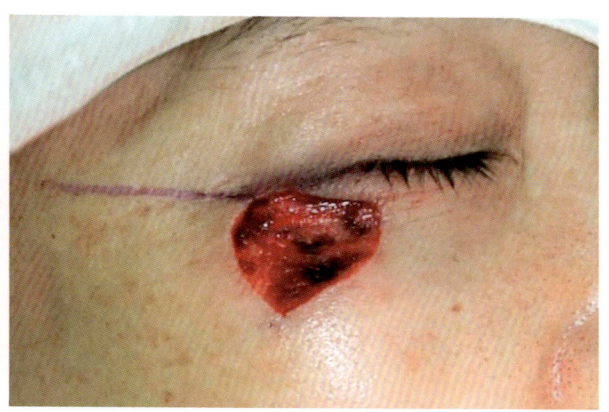

图X15-1-2-2　彻底切除病变组织，在创面外侧设计Burow皮瓣

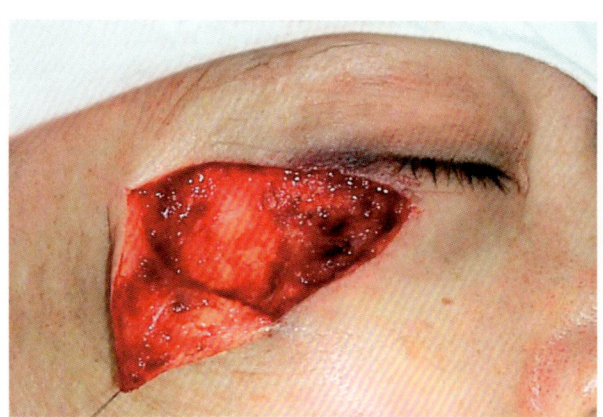

图X15-1-2-3　沿设计切开皮肤、皮下组织及眼轮匝肌

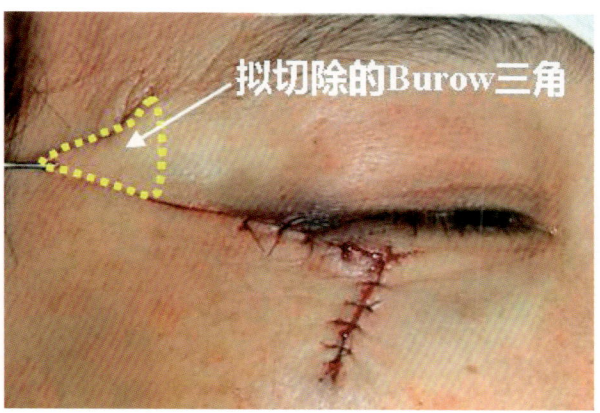

图X15-1-2-4　将皮瓣由外侧向内侧推进并缝合，在皮瓣外侧标记拟切除的Burow三角

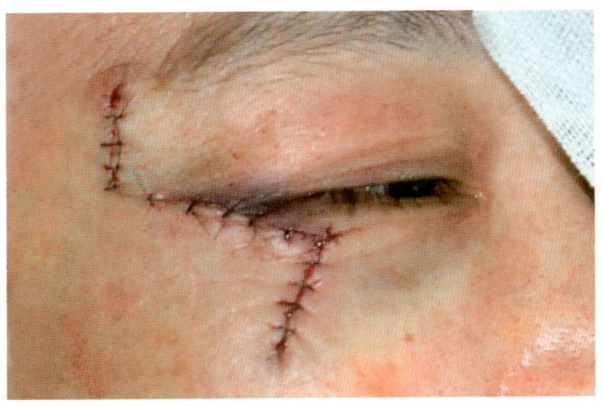

图 X15-1-2-5　切除 Burow 三角后分层间断缝合切口

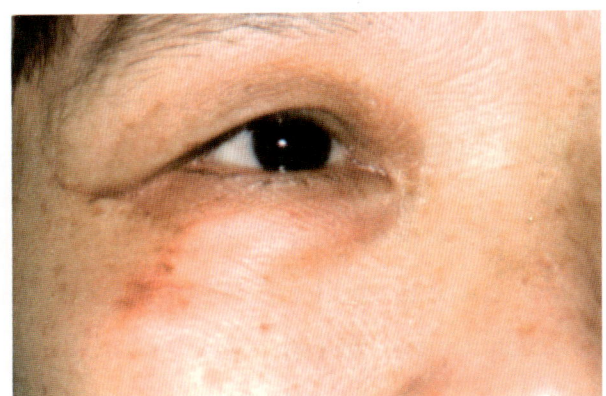

图 X15-1-2-6　术后 6 个月

2. **典型病例 2：A-T 皮瓣修复分裂痣切除后左侧下睑前层缺损**（Typical case 2: A-T flap for repair of anterior lamella defect of the left lower eyelid caused by resection of divided nevus，图 X15-1-2-7～图 X15-1-2-13）

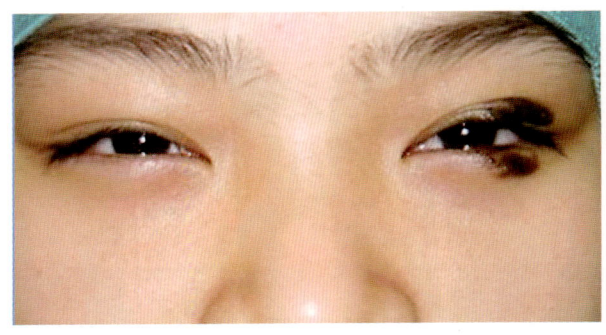

图 X15-1-2-7　左上、下睑分裂痣，术前正位睁眼状态

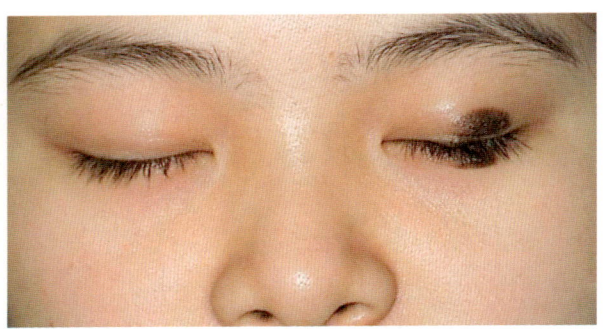

图 X15-1-2-8　术前正位闭眼状态

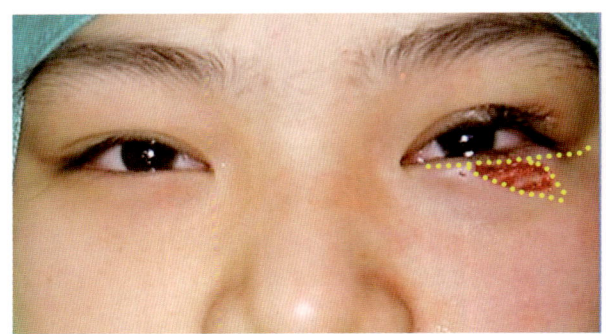

图 X15-1-2-9　局麻下部分切除上、下睑病变组织，保留睑缘

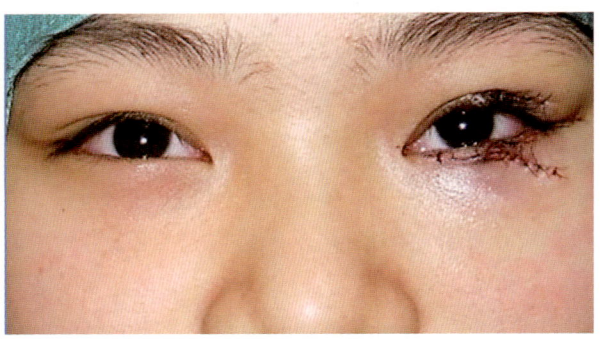

图 X15-1-2-10　左上睑切口直接缝合，下睑创面两侧行皮下剥离，形成 A-T 皮瓣，缝合切口

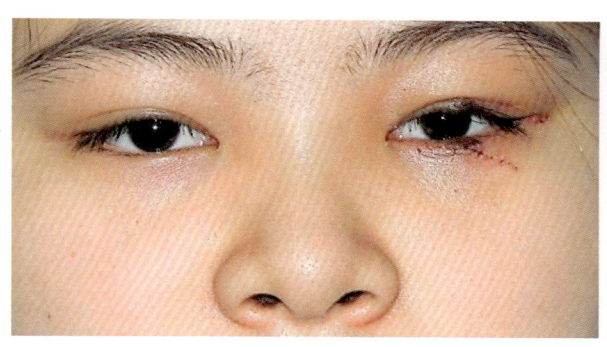

图 X15-1-2-11　术后第 7 天正位睁眼状态

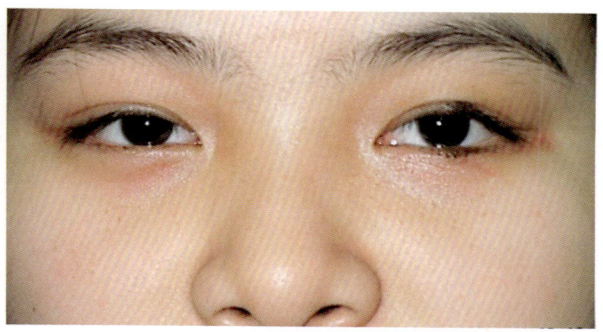

图 X15-1-2-12　术后 1 年正位睁眼状态

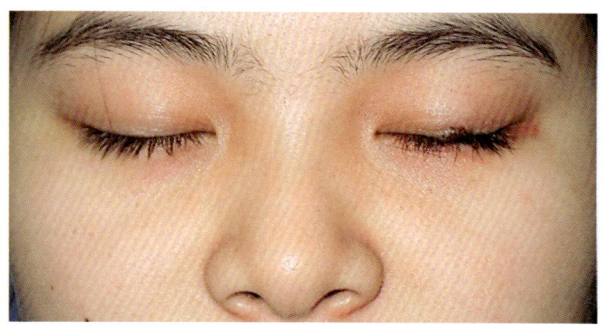

图 X15-1-2-13　术后 1 年正位闭眼状态

3. 典型病例3：H形推进皮瓣修复睑缘色素痣切除后右侧下睑前层缺损（Typical case 3: H-flap for repair of anterior lamella defect of the right lower eyelid caused by resection of lid margin nevus，图 X15-1-2-14～图 X15-1-2-18）

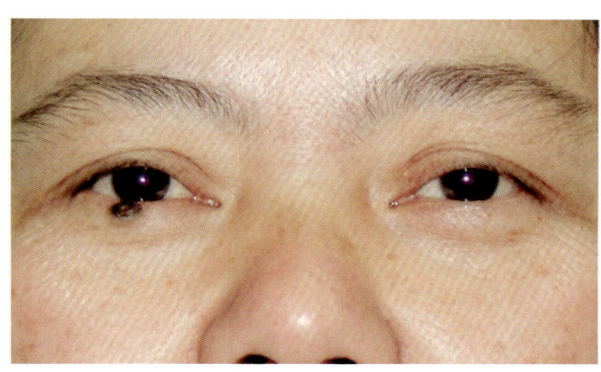

图 X15-1-2-14　右下睑睑缘色素痣，术前正位睁眼状态

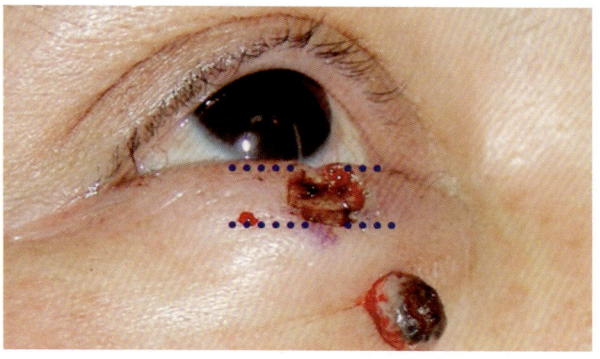

图 X15-1-2-15　局麻下切除病变组织，设计皮瓣

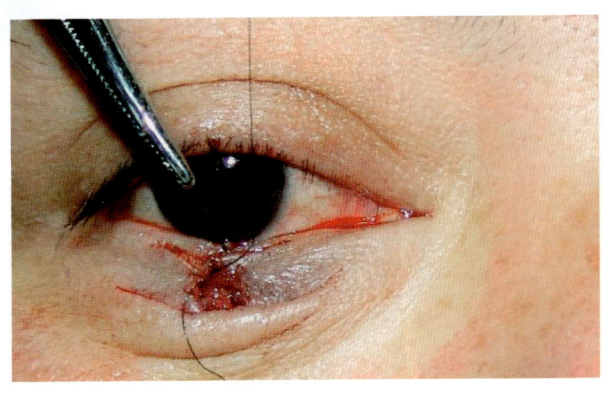

图 X15-1-2-16 局麻下切除病变组织，自创面上、下缘向两侧水平切开（睑缘侧切口沿灰线切开），形成 H 形推进皮瓣

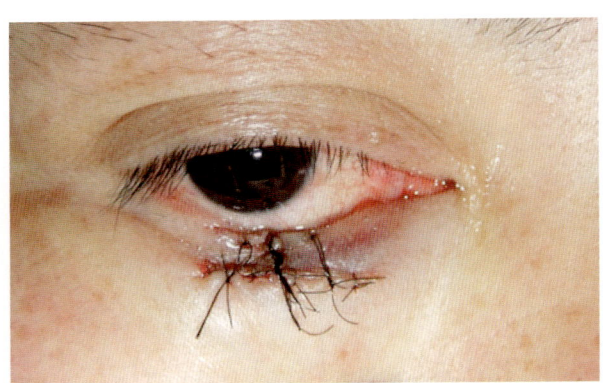

图 X15-1-2-17 缝合切口

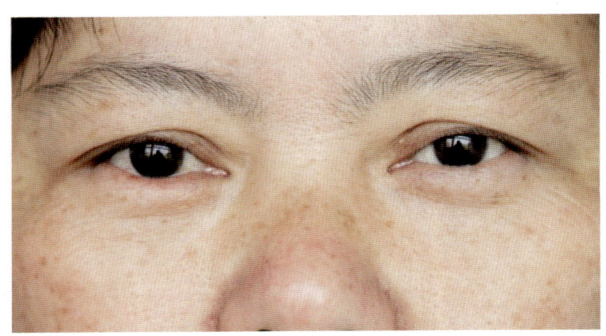

图 X15-1-2-18 术后 6 个月正位睁眼状态

4．典型病列 4：眼轮匝肌蒂"风筝"皮瓣修复基底细胞癌切除后左侧下睑前层缺损（Typical case 4: Orbicularis muscle pedicle kite flap for repair of anterior lamella defect of the left lower eyelid caused by resection of basal cell carcinoma，图 X15-1-2-19～图 X15-1-2-24）

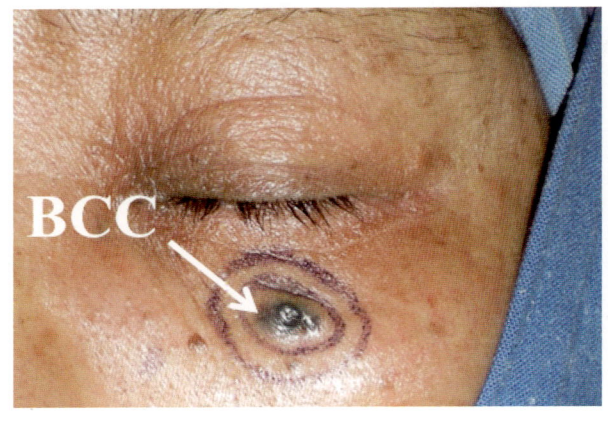

图 X15-1-2-19 标记左下睑基底细胞癌（BCC）切除范围

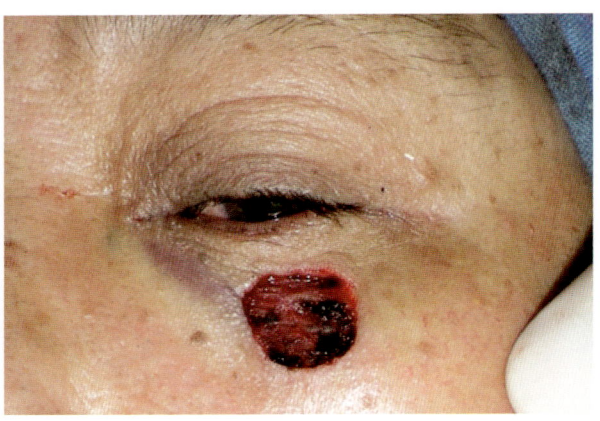

图 X15-1-2-20 局麻下彻底切除病变组织

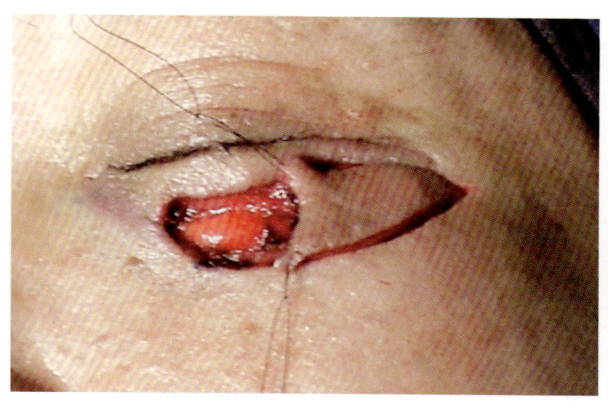

图 X15-1-2-21　于创面外侧切开、剥离，形成以眼轮匝肌为蒂的推进皮瓣

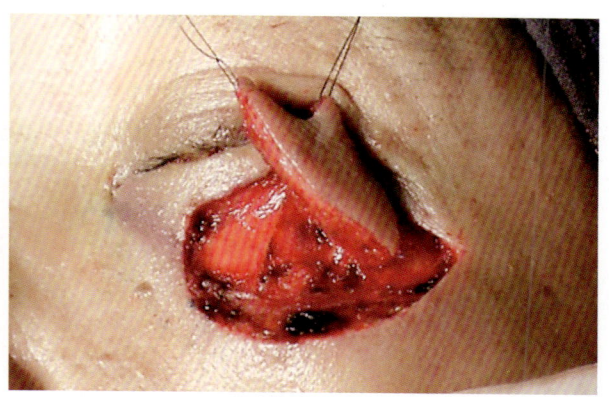

图 X15-1-2-22　掀起皮瓣推进覆盖创面

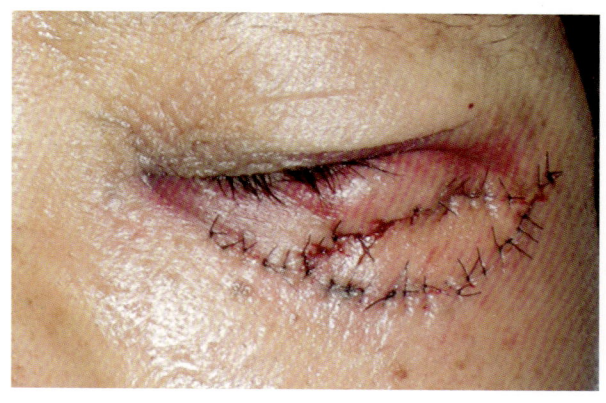

图 X15-1-2-23　分层缝合切口

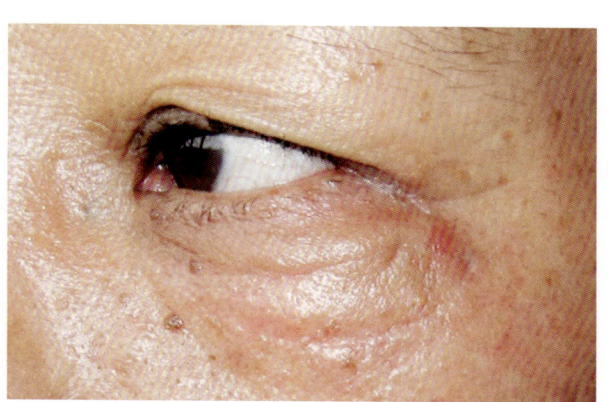

图 X15-1-2-24　术后 1 年

5. 典型病例 5：眼轮匝肌蒂"风筝"皮瓣修复基底细胞癌切除后右侧下睑前层缺损（Typical case 5: Orbicularis muscle pedicle kite flap for repair of anterior lamella defect of the right lower eyelid caused by resection of basal cell carcinoma，图 X15-1-2-25～图 X15-1-2-30）

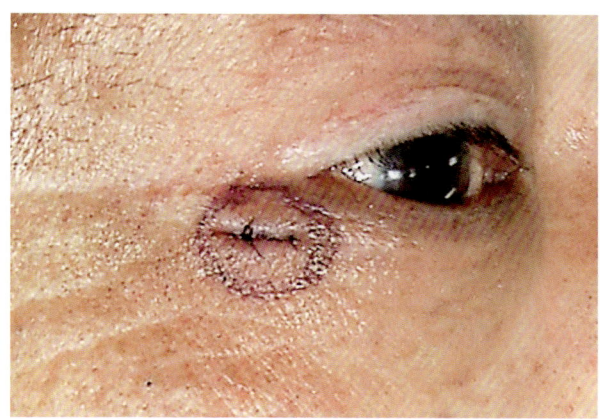

图 X15-1-2-25　右下睑皮肤肿物切除活检后诊断为基底细胞癌。画线标记扩大切除的范围

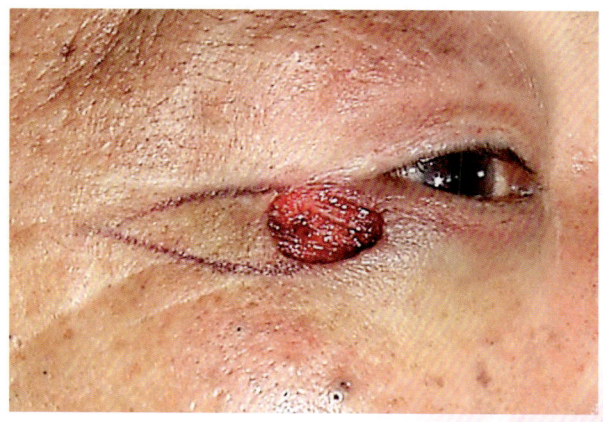

图 X15-1-2-26　局麻下切除标记范围内的皮肤和皮下组织，设计"风筝"皮瓣

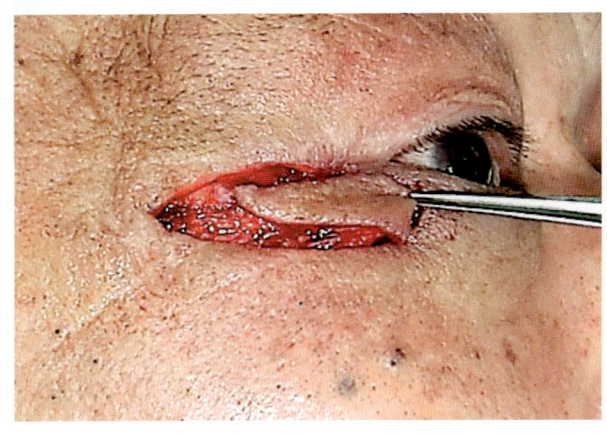

图 X15-1-2-27 形成"风筝"皮瓣并将其转移至创面

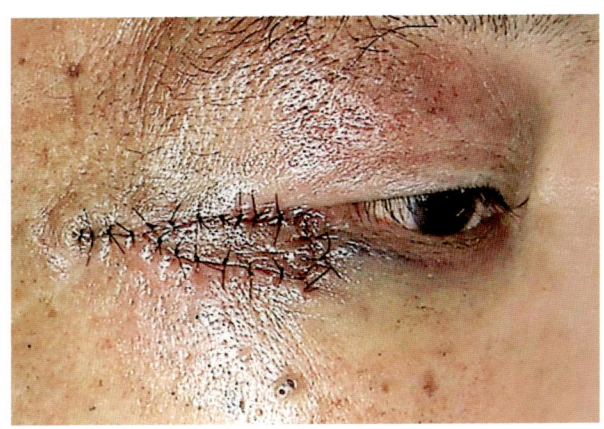

图 X15-1-2-28 分层缝合切口

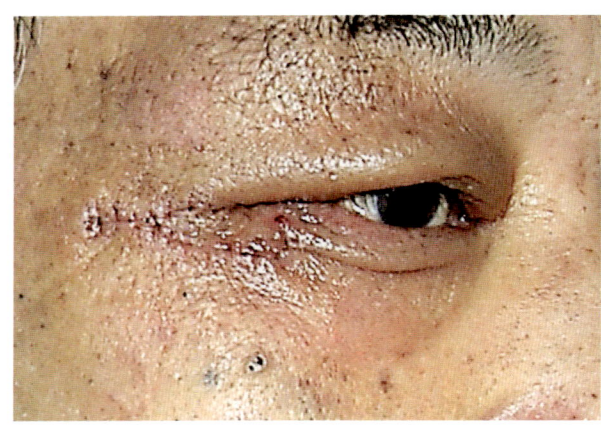

图 X15-1-2-29 术后第 7 天

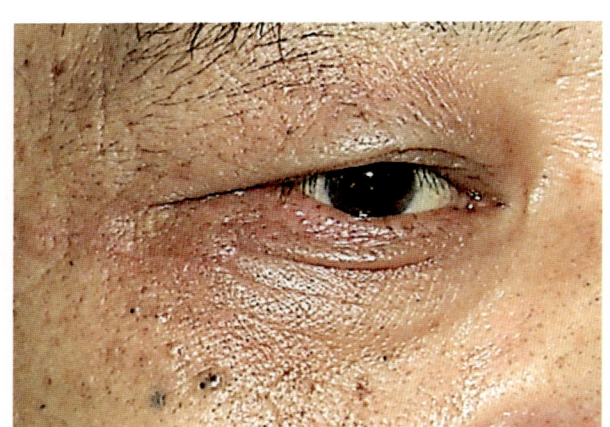

图 X15-1-2-30 术后 3 个月

6. 典型病例 6：改良菱形皮瓣修复基底细胞癌切除后左侧下睑前层缺损（Typical case 6: Modified rhombic flap for repair of anterior lamella defect of the left lower eyelid caused by resection of basal cell carcinoma，图 X15-1-2-31～图 X15-1-2-37）

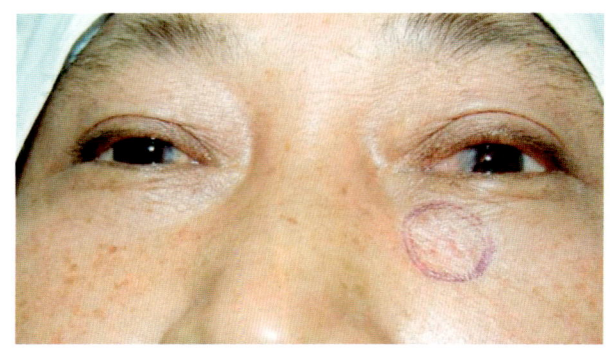

图 X15-1-2-31 左下睑基底细胞癌

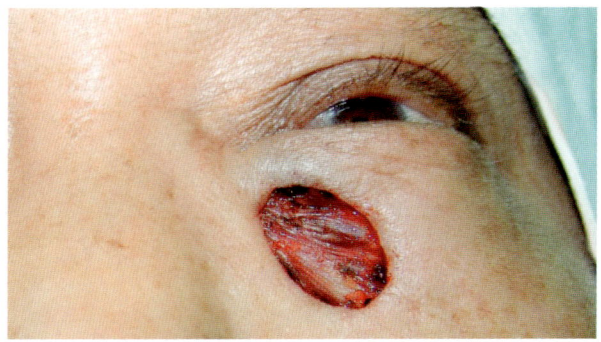

图 X15-1-2-32 基底细胞癌切除后创面

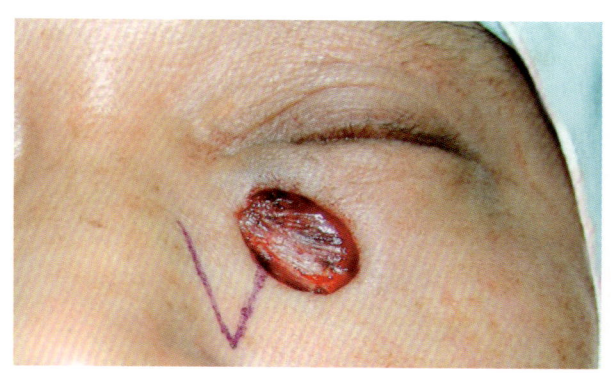

图 X15-1-2-33　在鼻旁设计改良菱形皮瓣

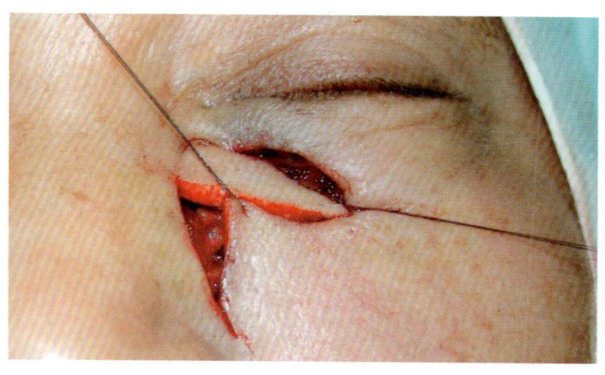

图 X15-1-2-34　形成皮瓣并将其转移到下睑创面

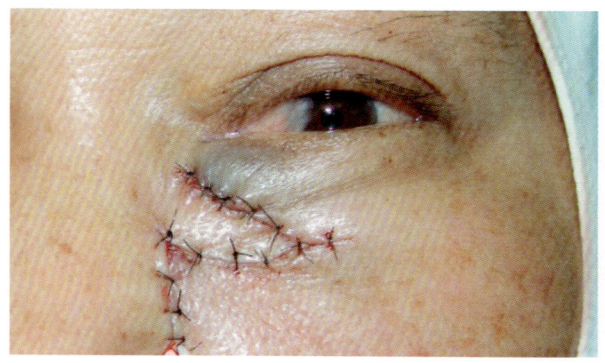

图 X15-1-2-35　分层缝合切口，留置胶片引流

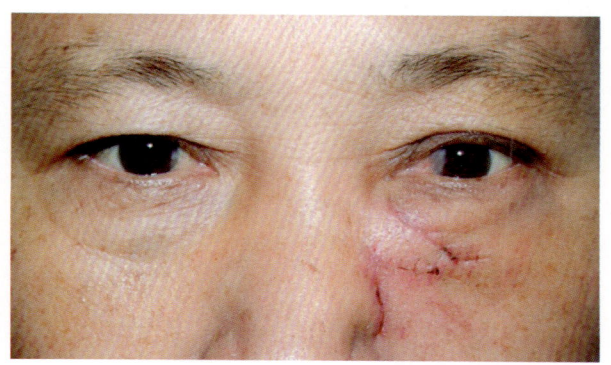

图 X15-1-2-36　术后第 7 天

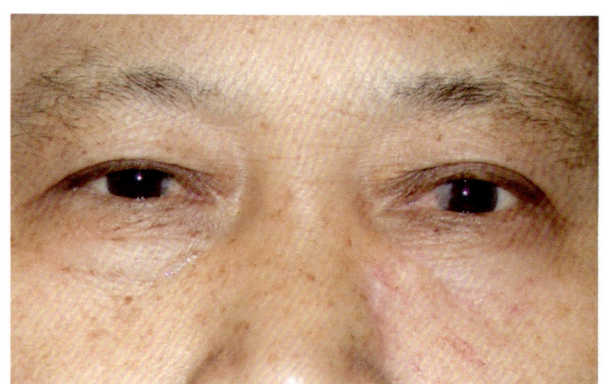

图 X15-1-2-37　术后 1 年

7. 典型病例 7:"拱顶石"皮瓣修复基底细胞癌切除后右下睑前层缺损(Typical case 7: Keystone flap for repair of anterior lamella defect of the right lower eyelid caused by resection of basal cell carcinoma,图 X15-1-2-38～图 X15-1-2-44)

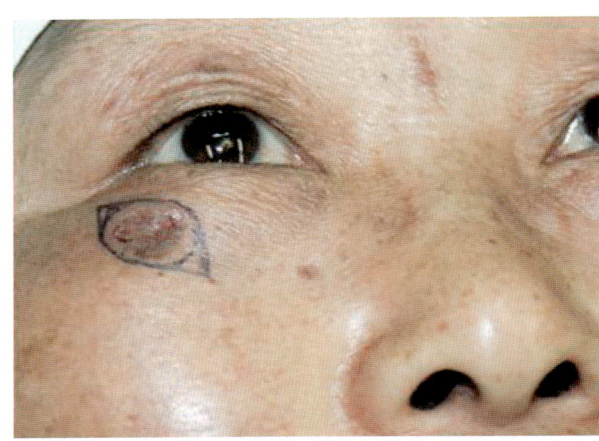

图 X15-1-2-38 标记右下睑基底细胞癌切除范围

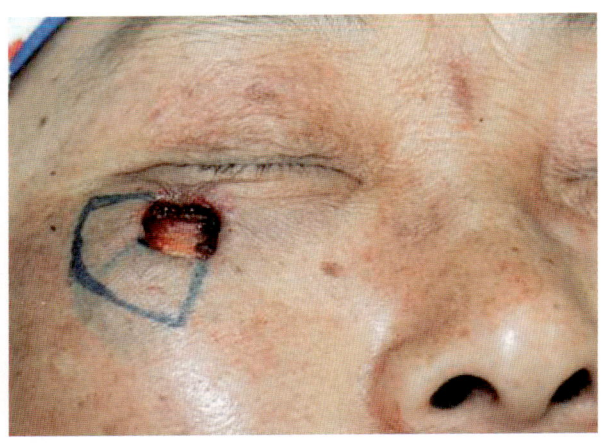

图 X15-1-2-39 局麻下彻底切除病变组织,设计拱顶石样穿支岛状皮瓣

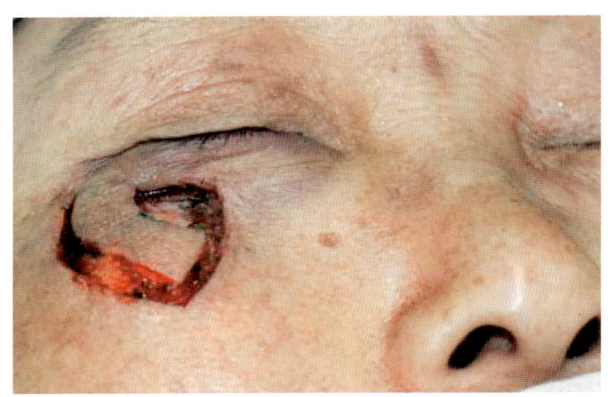

图 X15-1-2-40 形成皮瓣

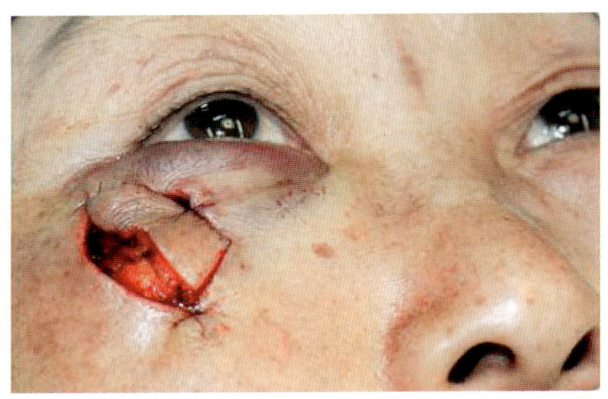

图 X15-1-2-41 将皮瓣向创面移动,覆盖病变切除后创面

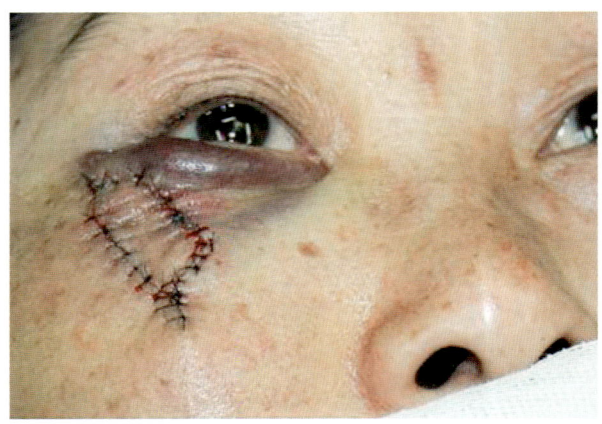

图 X15-1-2-42 分层缝合切口

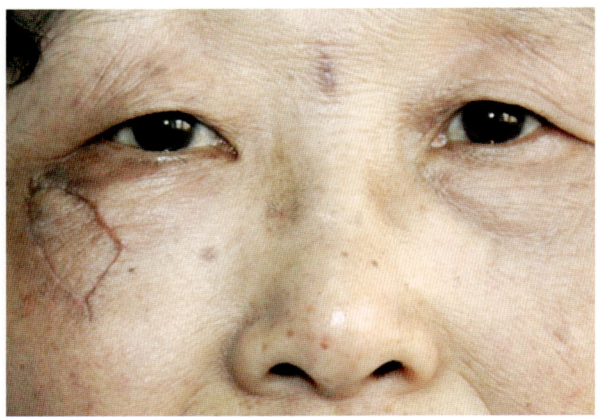

图 X15-1-2-43 术后 1 个月

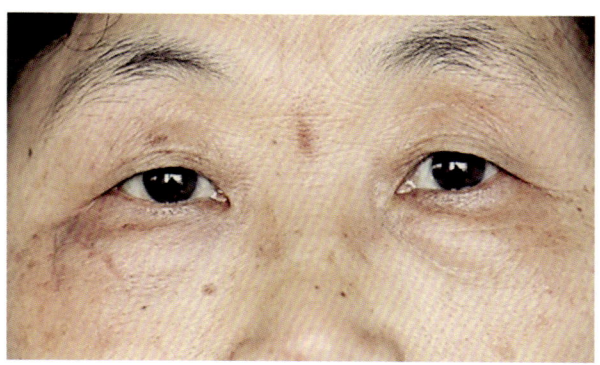

图 X15-1-2-44　术后 6 个月

8. 典型病例 8：内眦动脉蒂岛状鼻旁皮瓣修复基底细胞癌切除后右下睑前层缺损（Typical case 8: Angular artery pedicle island paranasal flap for repair of anterior lamella defect of the right lower eyelid caused by resection of basal cell carcinoma，图 X15-1-2-45～图 X15-1-2-50）

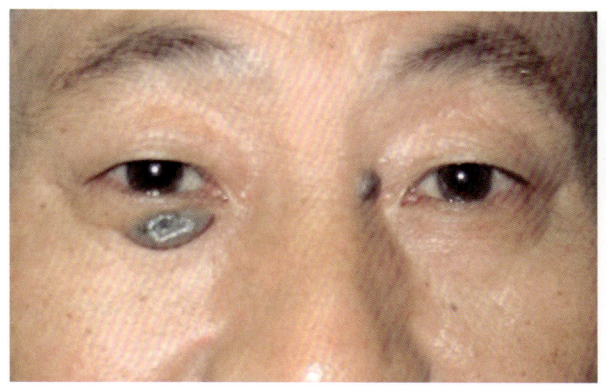

图 X15-1-2-45　右下睑基底细胞癌

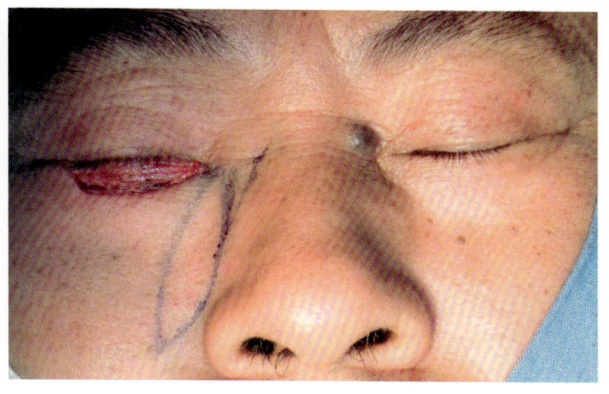

图 X15-1-2-46　局麻下彻底切除病变组织，设计右侧鼻旁皮瓣

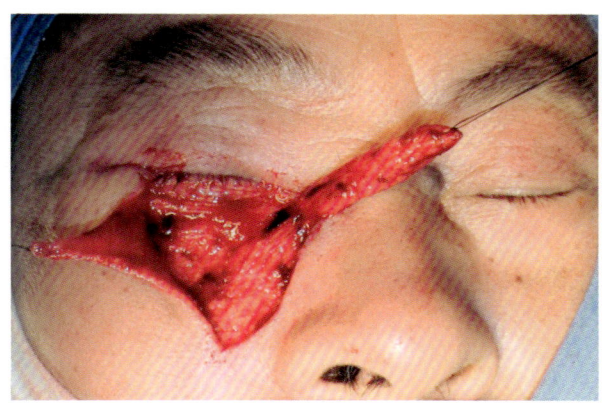

图 X15-1-2-47　沿标记线切开、剥离，形成岛状皮瓣

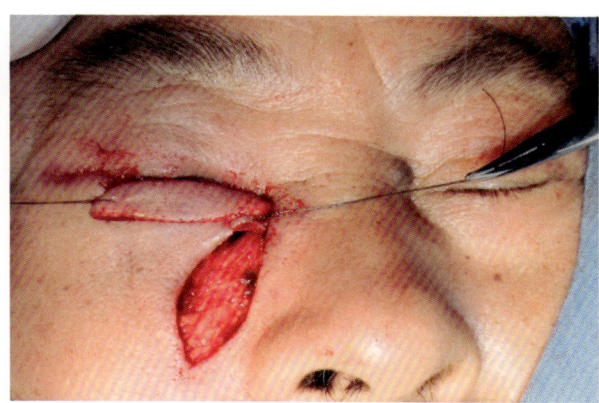

图 X15-1-2-48　将皮瓣转移至下睑缺损处

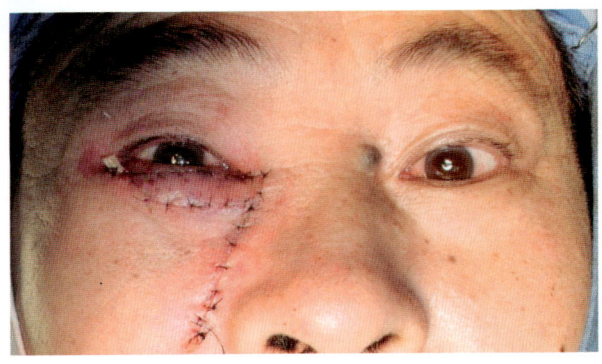

图 X15-1-2-49　分层缝合切口，术毕即刻正位睁眼状态

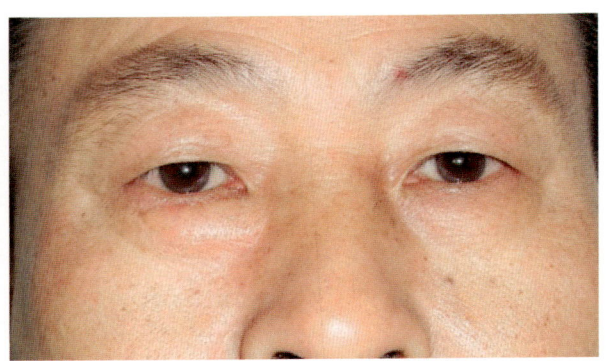

图 X15-1-2-50　术后 6 个月正位睁眼状态

9. **典型病例 9**：皮下蒂鼻唇沟皮瓣修复基底细胞癌切除后左下睑前层缺损（Typical case 9: Subcutaneous pedicle nasolabial flap for repair of anterior lamella defect of the left lower eyelid caused by resection of basal cell carcinoma，图 X15-1-2-51～图 X15-1-2-56）

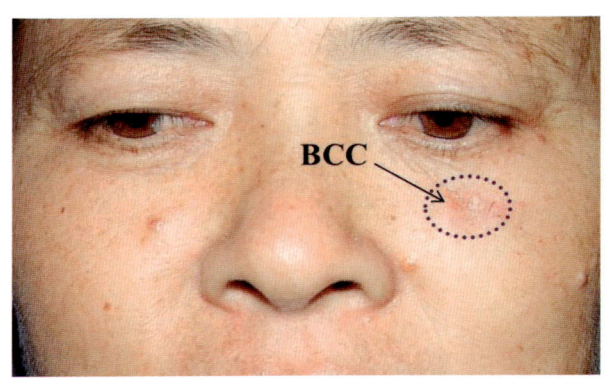

图 X15-1-2-51　左下睑基底细胞癌，标记切除范围

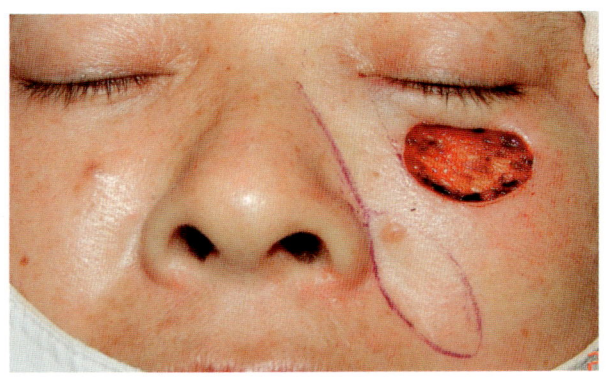

图 X15-1-2-52　局麻下彻底切除病变组织，于鼻旁设计皮瓣

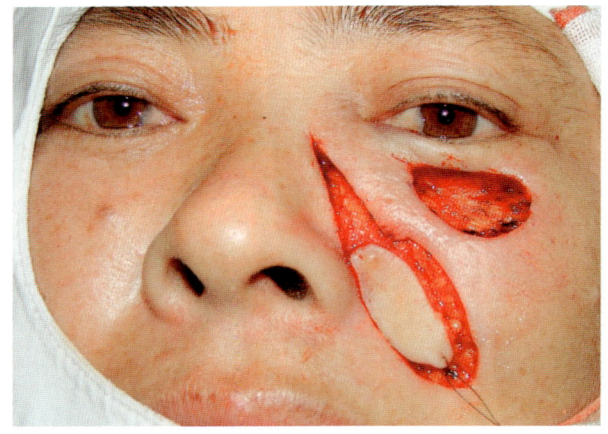

图 X15-1-2-53　形或蒂在上方的皮下蒂岛状鼻唇沟皮瓣

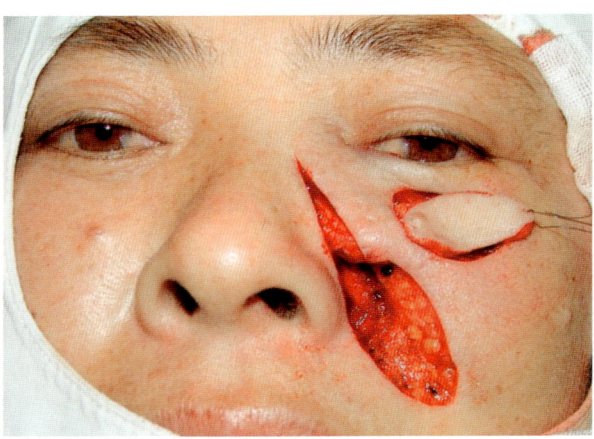

图 X15-1-2-54　将皮瓣转移至下睑创面

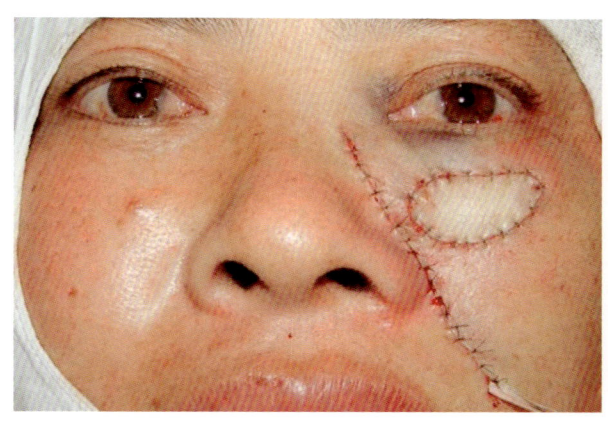

图 X15-1-2-55　分层缝合切口，术毕即刻睁眼状态

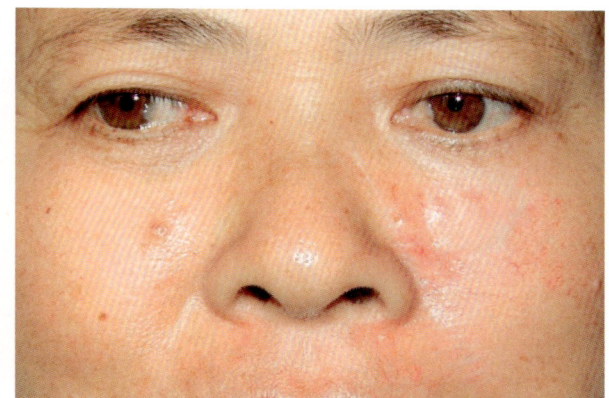

图 X15-1-2-56　术后 1 年

10. **典型病例 10：易位皮瓣和"风筝"皮瓣分别修复基底细胞癌切除后左、右下睑前层缺损**（Typical case 10: Transposition and kite flap for repairing anterior lamella defect of the left and right lower eyelid caused by resection of basal cell carcinoma respectively，图 X15-1-2-57～图 X15-1-2-62）

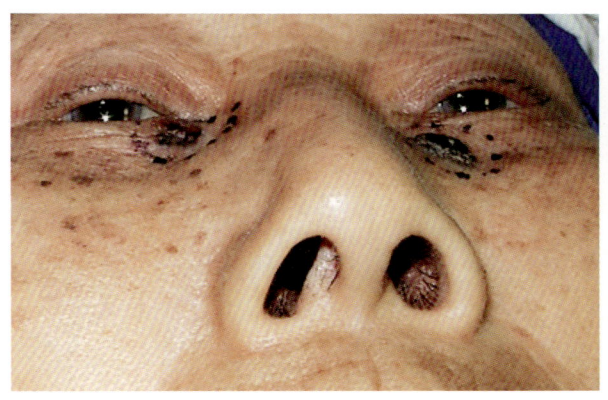

图 X15-1-2-57　左、右下睑基底细胞癌，标记切除范围

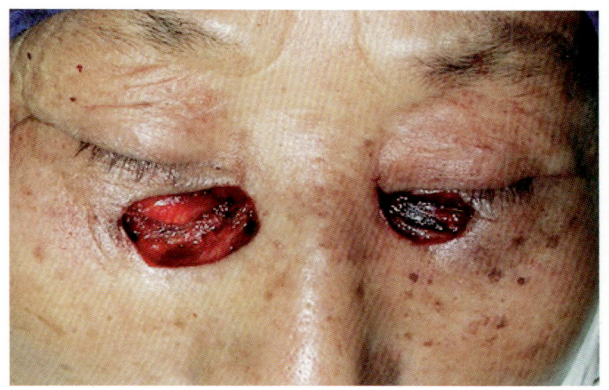

图 X15-1-2-58　局麻下彻底切除病变组织

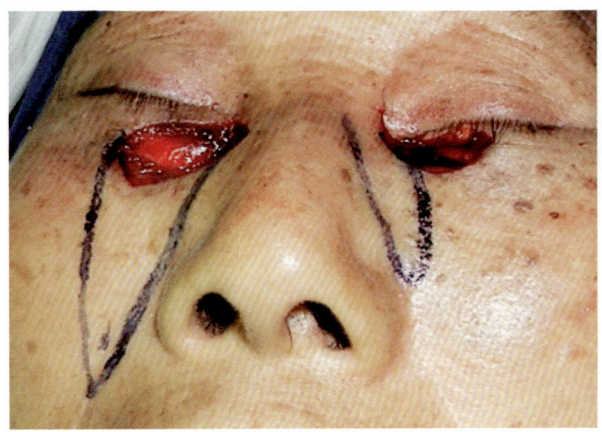

图 X15-1-2-59　设计左侧鼻旁易位皮瓣和右侧鼻唇沟皮下蒂推进皮瓣

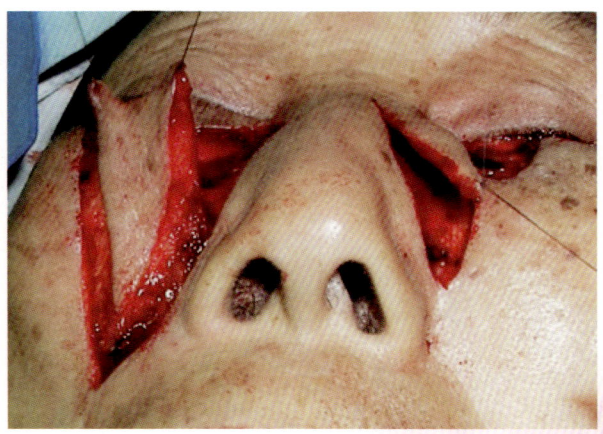

图 X15-1-2-60　分别形成左侧鼻旁易位皮瓣和右侧鼻唇沟皮下蒂推进皮瓣（"风筝"皮瓣）

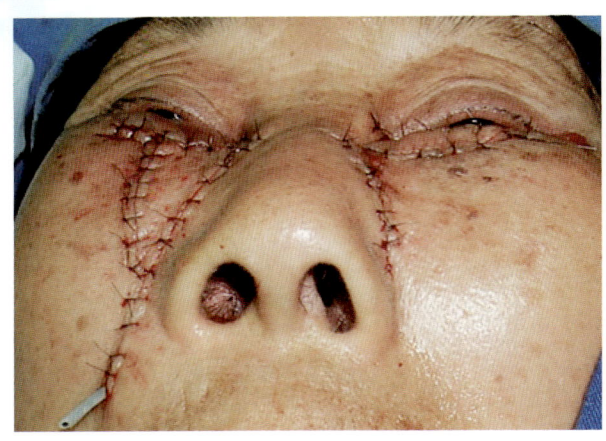

图 X15-1-2-61　分别将左、右两侧的皮瓣转移至创面，分层缝合切口

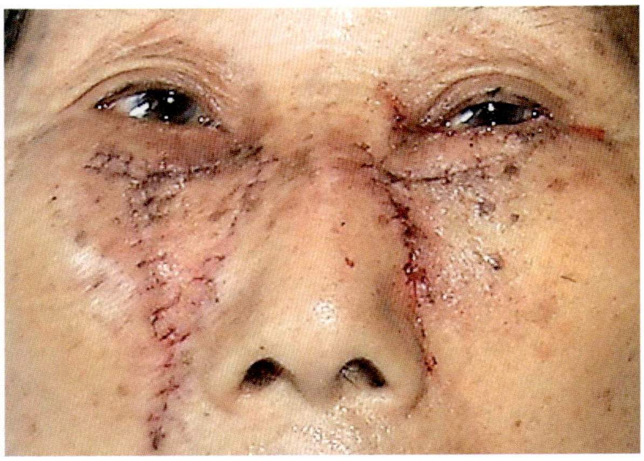

图 X15-1-2-62　术后第 10 天

（邢新　杨超　毕宏达　李蠡　戴海英）

第二节 · 内眦部缺损的局部皮瓣修复
Local flap for repair of medial canthal defect

由于内眦部范围相对较小,因此内眦部的缺损常累及上、下睑和鼻背等区域。单纯的内眦部缺损多可用单个局部皮瓣加以修复。如利用眼轮匝肌为蒂的推进皮瓣进行修复时,由于所需推进距离较远,修复较大缺损会有一定困难,且易出现明显的眼部形态改变,可以结合额鼻皮瓣、改良菱形瓣、鼻唇沟易位皮瓣或以皮下组织为蒂的鼻唇沟皮瓣进行修复。由于额部、鼻部皮肤明显厚于眼睑及内眦皮肤,因而可在不过度损害血运的情况下修薄皮瓣或通过二期手术修薄皮瓣。

1. **典型病例1:改良菱形皮瓣修复基底细胞癌切除后左侧内眦部缺损**(Typical case 1: Modified rhombic flap for repair of the left medial canthal defect caused by resection of basal cell carcinoma,图 X15-2-1~图 X15-2-6)

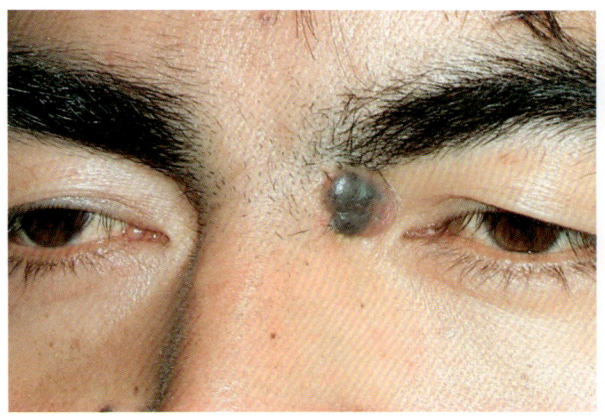

图 X15-2-1　左侧内眦部基底细胞癌

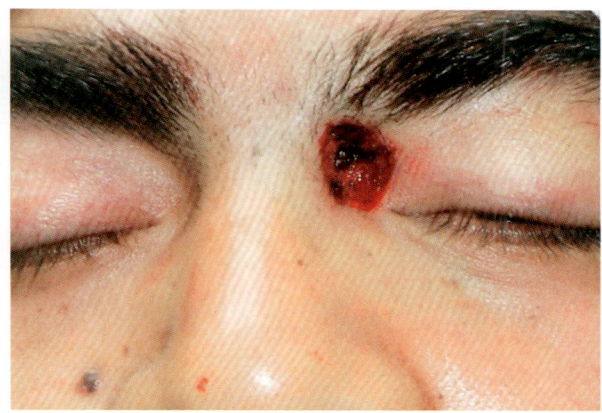

图 X15-2-2　局麻下彻底切除病变组织

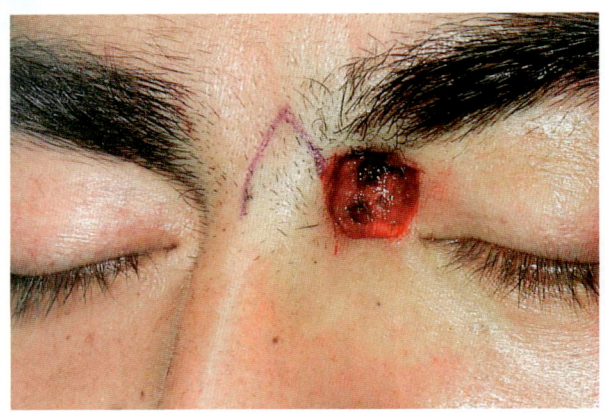

图 X15-2-3　设计改良菱形皮瓣

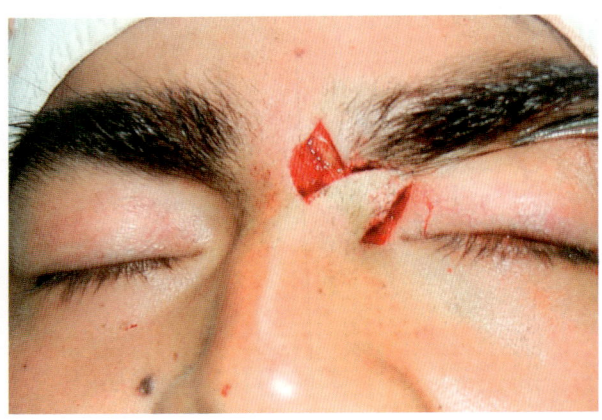

图 X15-2-4　形成皮瓣并将其转移至创面

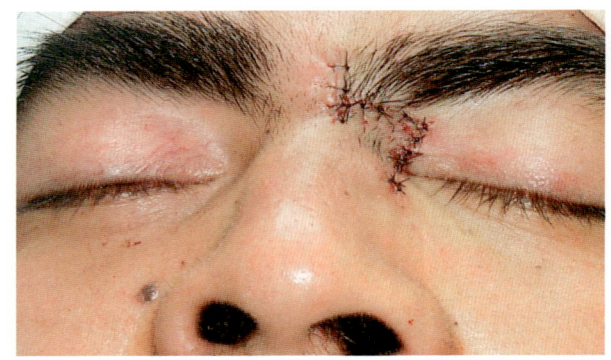

图 X15-2-5　分层缝合切口

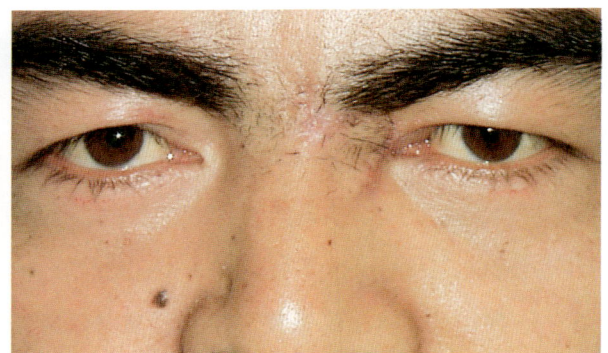

图 X15-2-6　术后 2 年

2. 典型病例2：改良菱形皮瓣修复基底细胞癌切除后左侧内眦部缺损（Typical case 2: Modified rhombic flap for repair of the left medial canthal defect caused by resection of basal cell carcinoma，图 X15-2-7～图 X15-2-12）

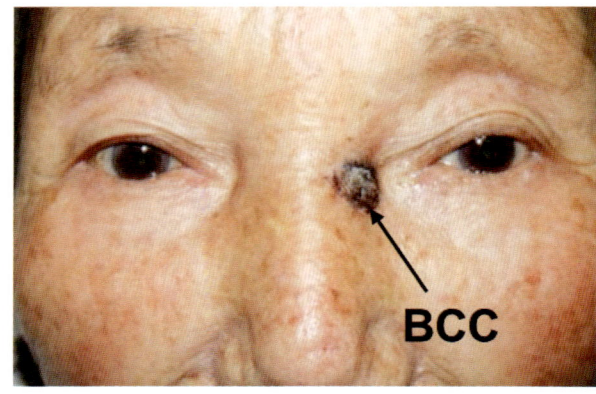

图 X15-2-7　内眦-鼻根间基底细胞癌

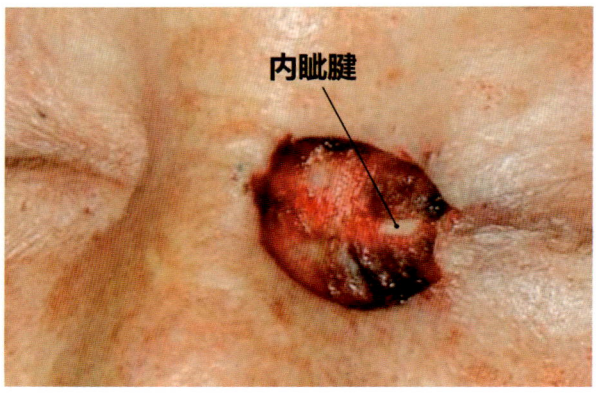

图 X15-2-8　局麻下彻底切除

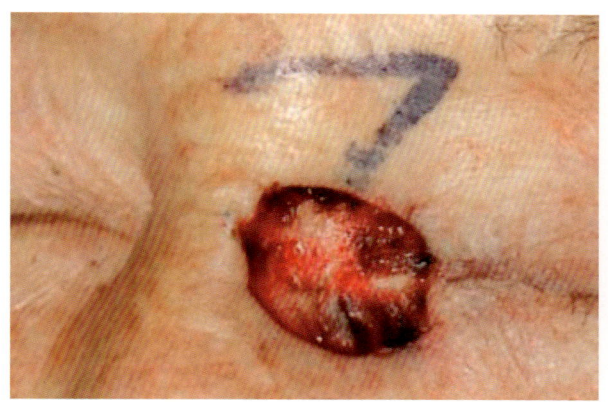

图 X15-2-9　设计改良菱形皮瓣

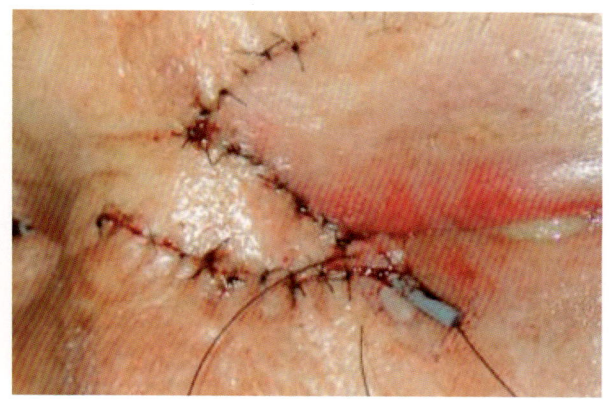

图 X15-2-10　形成皮瓣并将其转移至创面，切口分层缝合，皮瓣下放置引流条

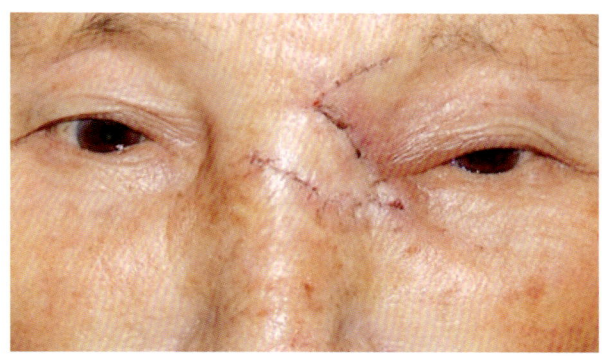

图 X15-2-11　术后第 7 天

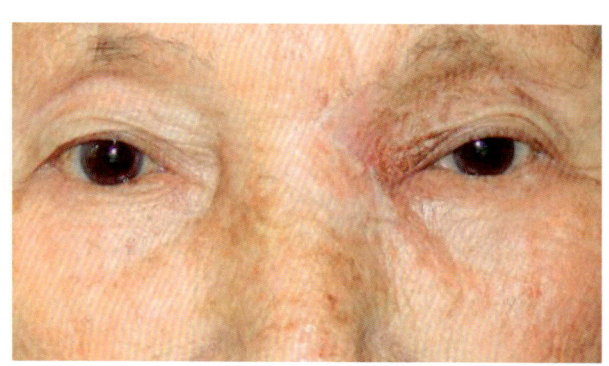

图 X15-2-12　术后 6 个月

3. 典型病例 3：以表浅鼻肌腱膜系统为蒂的 V-Y 岛状皮瓣修复基底细胞癌切除后左侧内眦部缺损（Typical case 3: V-Y advancement flap pedicled on a nasal superficial musculoaponeurotic system for repair of the left medial canthal defect caused by resection of basal cell carcinoma，图 X15-2-13～图 X15-2-16）

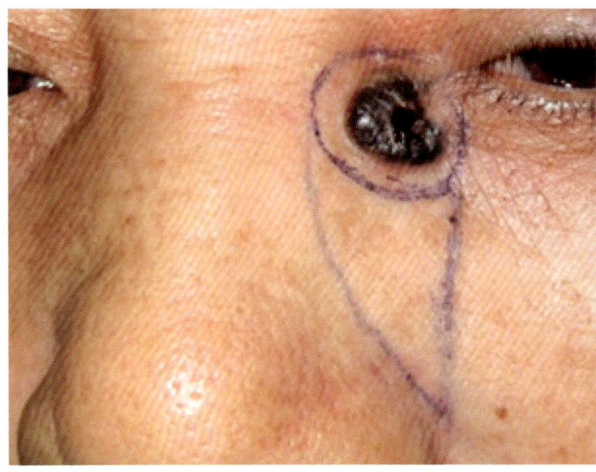

图 X15-2-13　左侧内眦部基底细胞癌，标记切除范围及皮瓣设计线

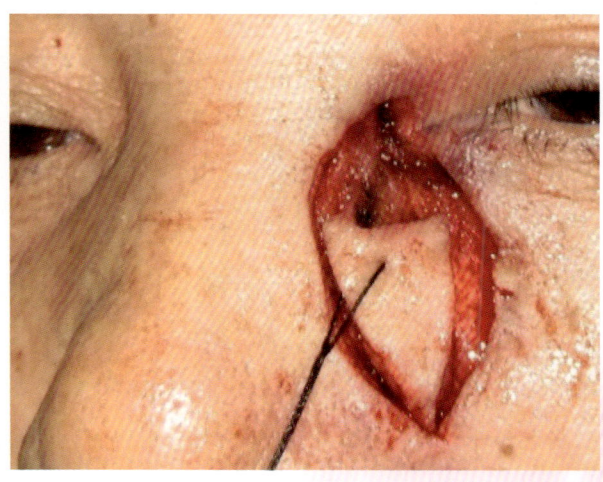

图 X15-2-14　彻底切除病变组织，沿皮瓣设计线切开皮肤及皮下组织

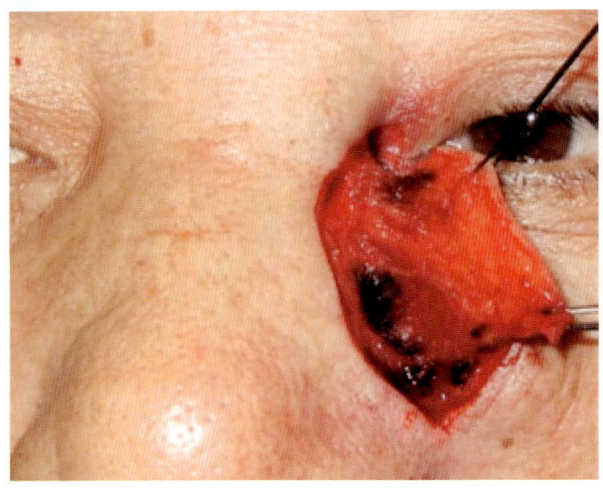

图 X15-2-15　分离形成以表浅鼻肌腱膜系统为蒂的 V-Y 岛状皮瓣，向创面推进

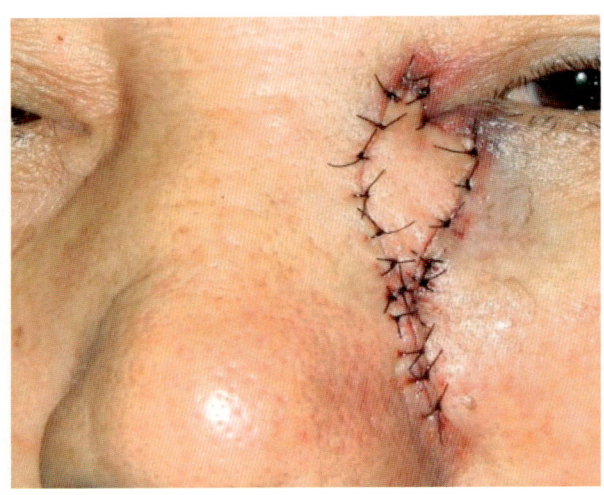

图 X15-2-16　间断缝合切口，术毕即刻可见皮瓣血运良好

4. 典型病例4：颊部旋转皮瓣修复基底细胞癌切除后右侧内眦部缺损（Typical case 4: Cheek rotation flap for repair of the right medial canthal defect caused by resection of basal cell carcinoma，图 X15-2-17～图 X15-2-20）

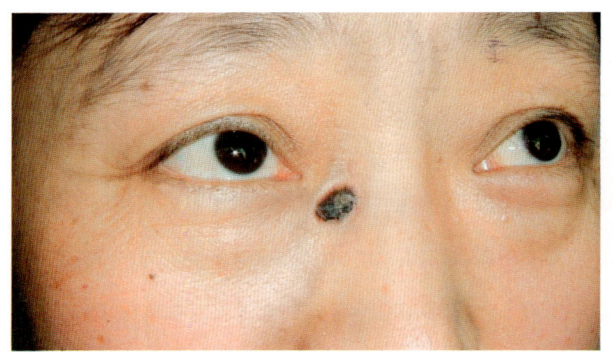

图 X15-2-17　右侧内眦部基底细胞癌，术前

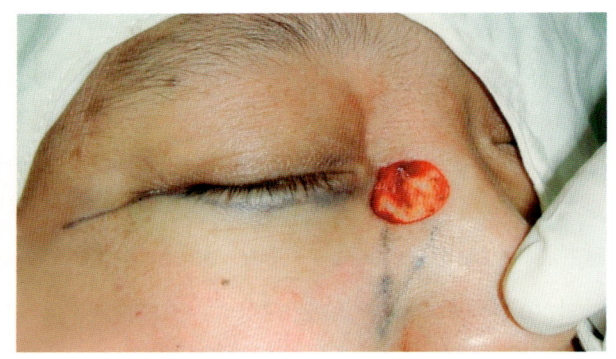

图 X15-2-18　彻底切除病变组织，设计颊部旋转皮瓣

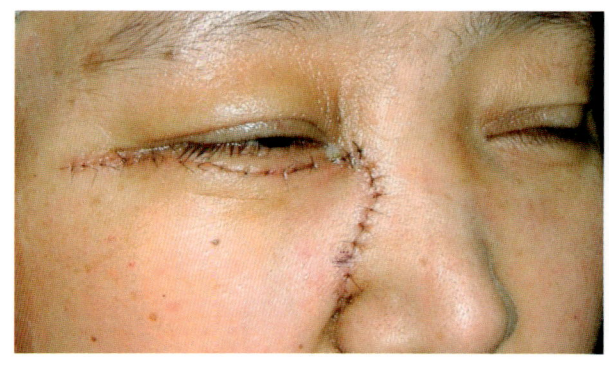

图 X15-2-19　形成颊部旋转皮瓣并将其向内侧旋转覆盖创面，切口分层间断缝合

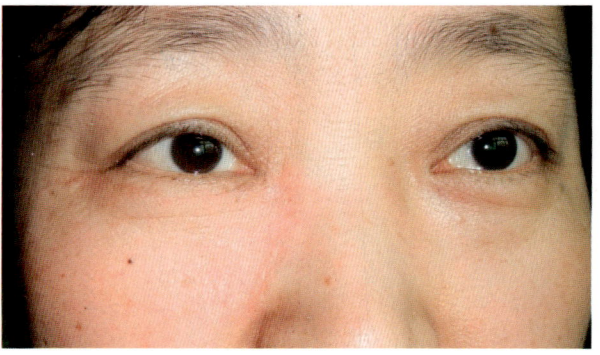

图 X15-2-20　术后 1 年

5. 典型病例 5：Burow 楔形皮瓣修复基底细胞癌切除后右侧内眦部缺损（Typical case 5: Burow's wedge flap for repair of the right medial canthal defect caused by resection of basal cell carcinoma，图 X15-2-21～图 X15-2-25）

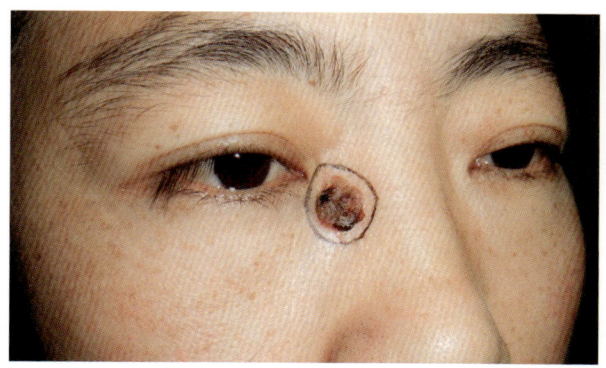

图 X15-2-21　右侧内眦部基底细胞癌，术前

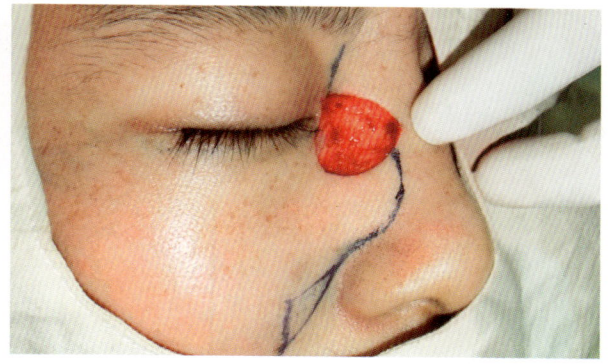

图 X15-2-22　彻底切除病变组织，设计 Burow 楔形皮瓣

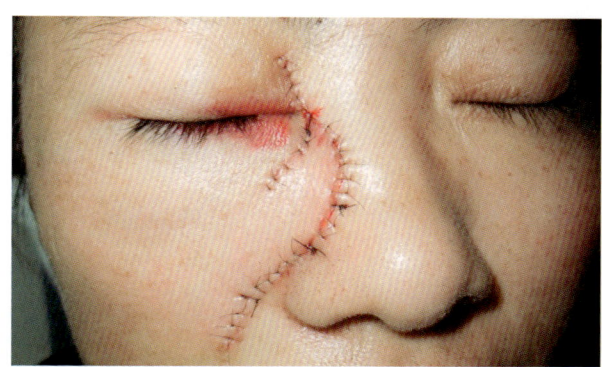

图 X15-2-23　形成皮瓣并将其向创面旋转推进，分层间断缝合切口

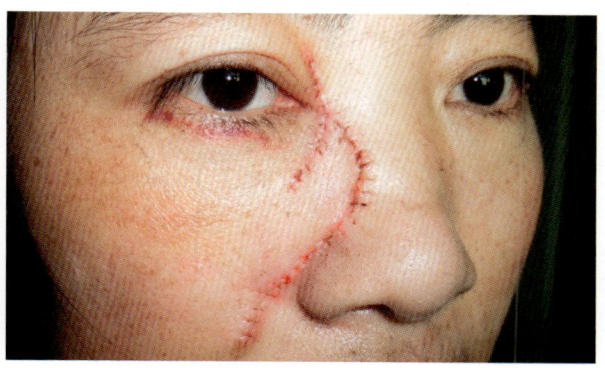

图 X15-2-24　术后第 10 天

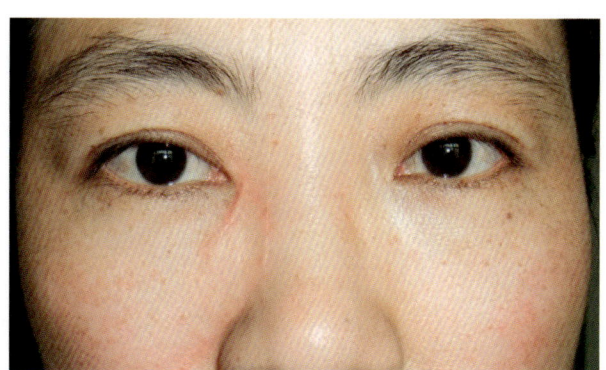

图 X15-2-25　术后 6 个月

6. 典型病例 6：眉间皮瓣修复基底细胞癌切除后右侧内眦部缺损（Typical case 6: Glabellar flap for repair of the right medial canthal defect caused by resection of basal cell carcinoma，图 X15-2-26～图 X15-2-31）

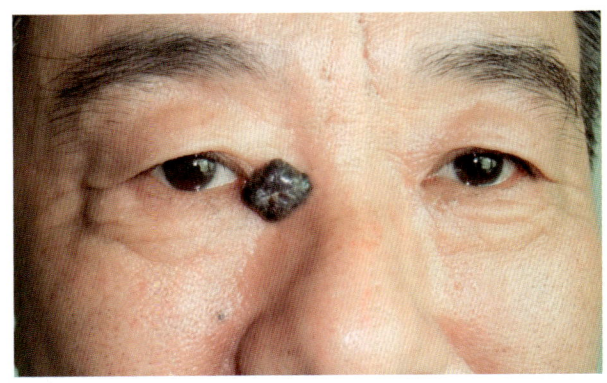

图 X15-2-26　右侧内眦部基底细胞癌，术前

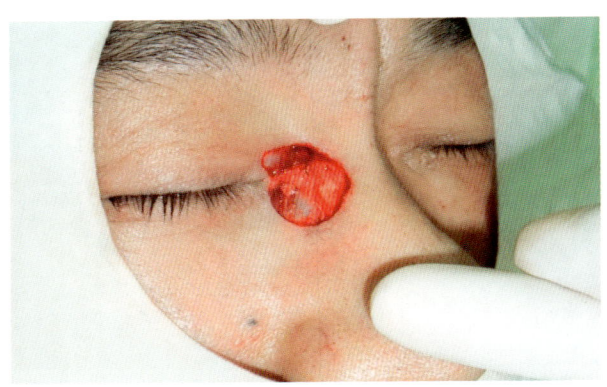

图 X15-2-27　彻底切除病变组织

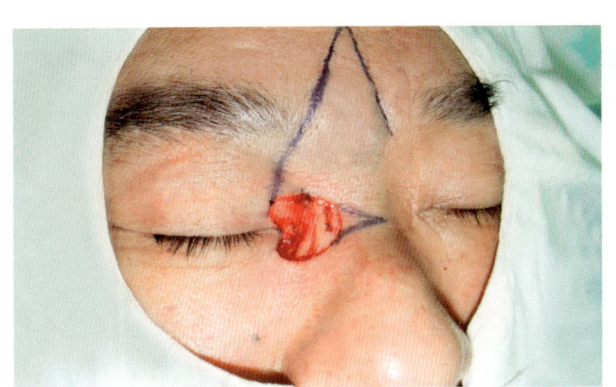

图 X15-2-28　设计眉间皮瓣

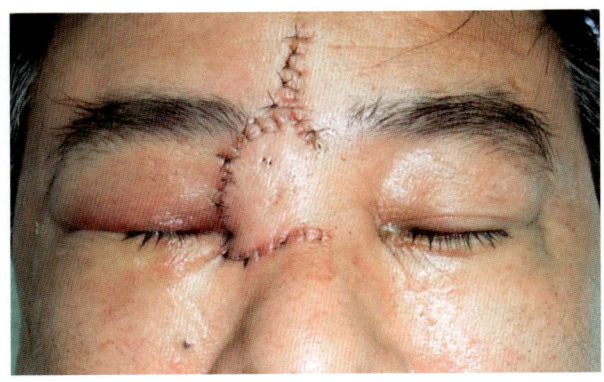

图 X15-2-29　形成眉间皮瓣并将其向创面旋转推进，分层间断缝合切口

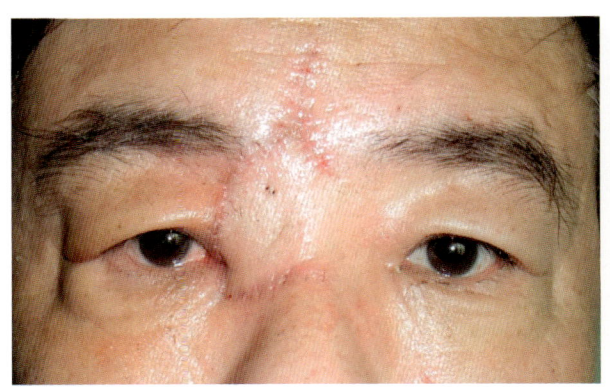

图 X15-2-30　术后第 10 天正位睁眼状态

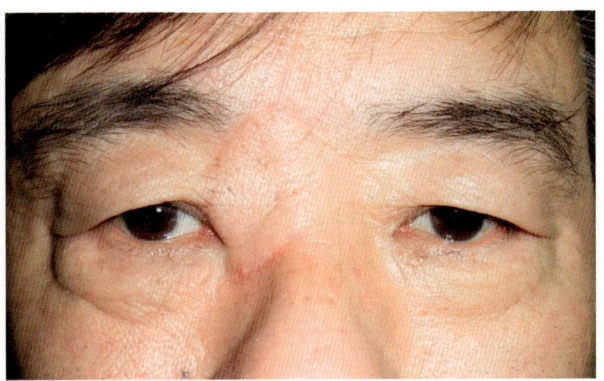

图 X15-2-31　术后 1 年正位睁眼状态

7. 典型病例 7：眉间及鼻根部双叶皮瓣修复基底细胞癌切除后左侧内眦部缺损（Typical case 7: Glabellar and nasial bilobed flap for repair of the left medial canthal defect caused by resection of basal cell carcinoma，图 X15-2-32～图 X15-2-37）

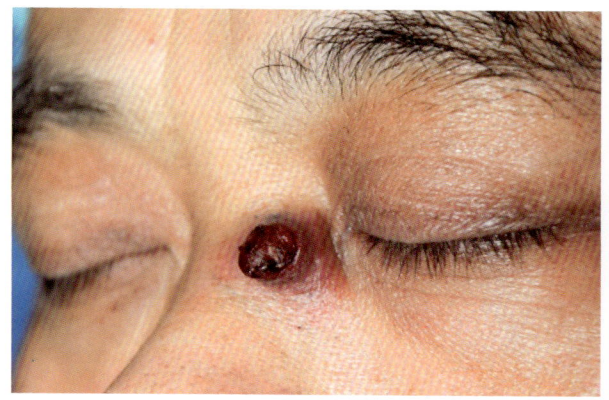

图 X15-2-32　左侧内眦部基底细胞癌

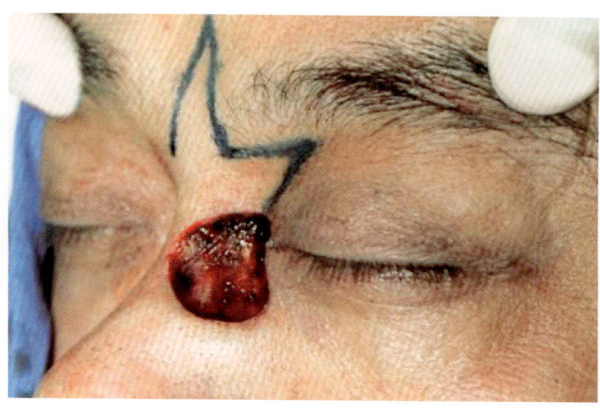

图 X15-2-33　基底细胞癌切除后创面，设计眉间及鼻根部双叶皮瓣

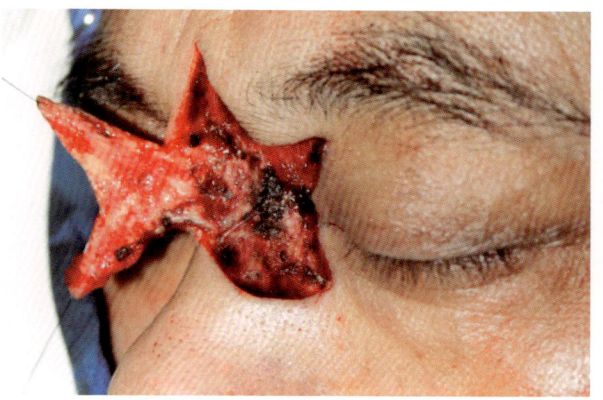

图 X15-2-34　形成皮瓣

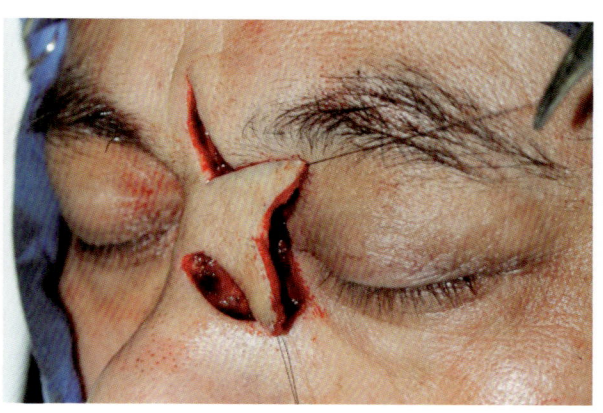

图 X15-2-35　皮瓣转移覆盖创面

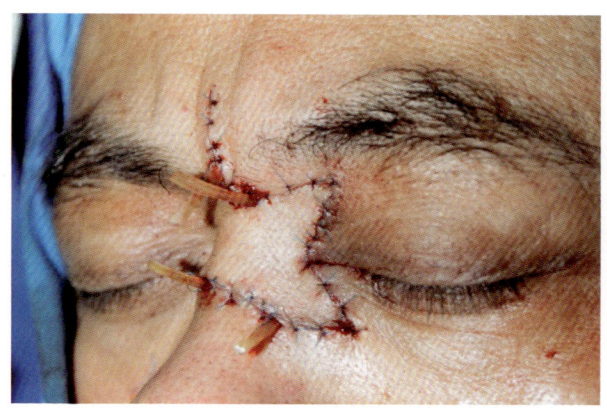

图 X15-2-36　逐层间断缝合切口，皮瓣下放置引流条

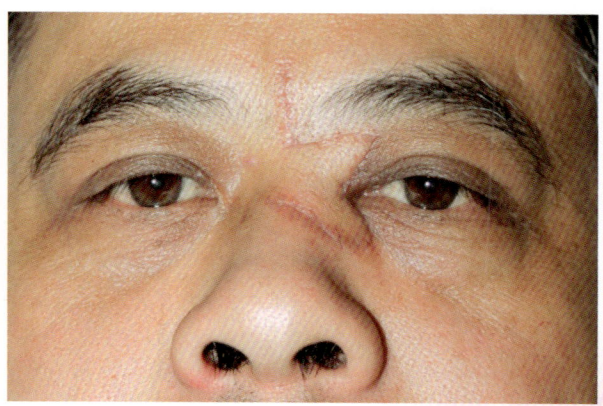

图 X15-2-37　术后 1 个月

8. 典型病例8：眉间皮瓣与下睑"风筝"皮瓣联合应用修复基底细胞癌切除后右侧内眦部缺损（Typical case 8: Glabellar flap combined with lower lid kite flap for repair of the right medial canthal defect caused by resection of basal cell carcinoma，图 X15-2-38～图 X15-2-45）

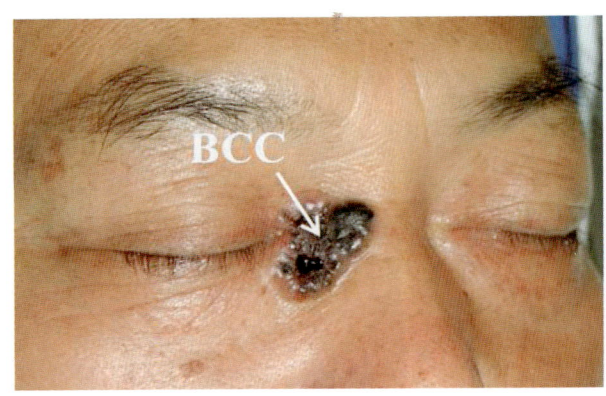

图 X15-2-38　右侧内眦部色素型基底细胞癌

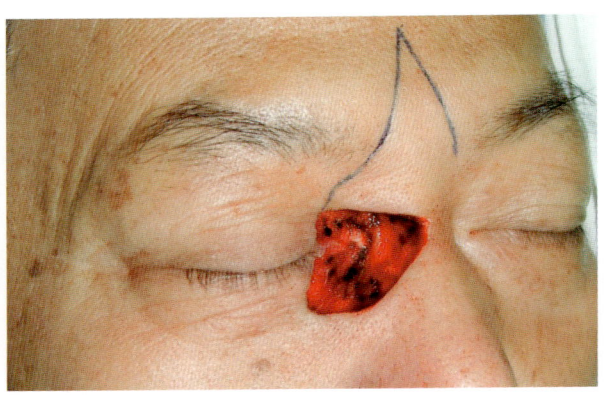

图 X15-2-39　彻底切除病变组织，设计眉间皮瓣

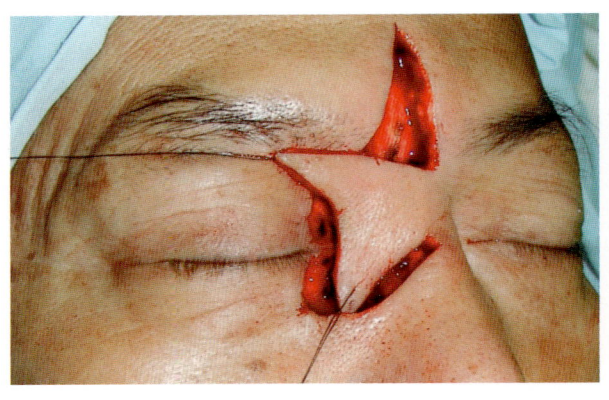

图 X15-2-40　形成眉间皮瓣，将其转移至内眦部创面

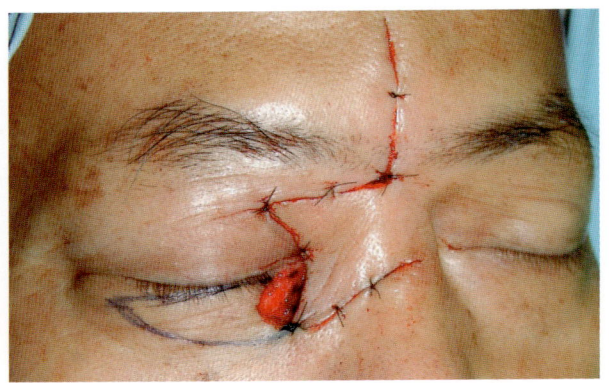

图 X15-2-41　将皮瓣与创缘作几针定点缝合，设计下睑"风筝"皮瓣以修复残余创面

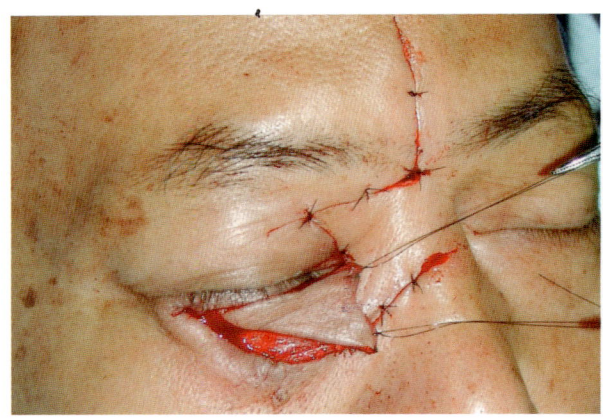

图 X15-2-42　形成以眼轮匝肌为蒂的下睑"风筝"皮瓣

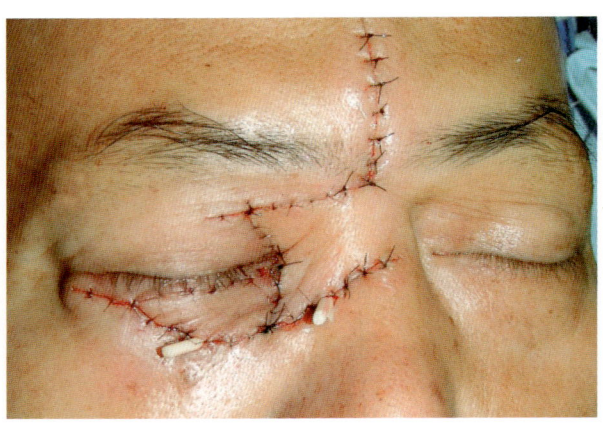

图 X15-2-43　将"风筝"皮瓣向下睑残余创面推进，皮瓣下放置引流条，间断缝合切口

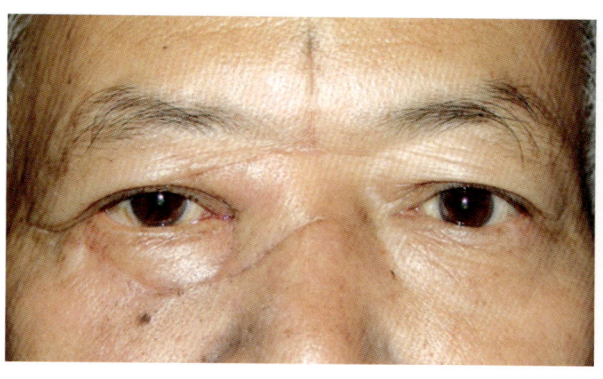

图X15-2-44 术后1个月正面观

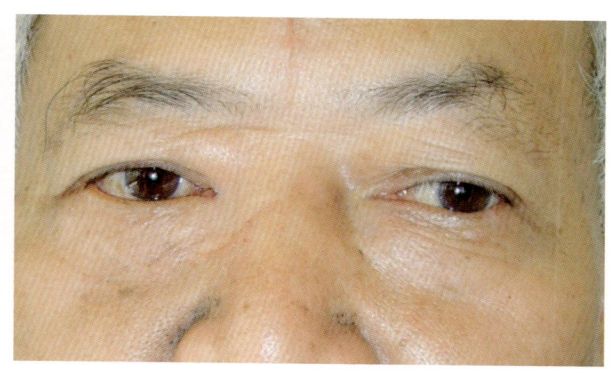

图X15-2-45 术后1年正面观

9. **典型病例9：眉间皮瓣与下睑"风筝"皮瓣联合应用修复基底细胞癌切除后右侧内眦部缺损** (Typical case 9: Glabellar flap combined with lower lid kite flap for repair of the right medial canthal defect caused by resection of basal cell carcinoma，图X15-2-46～图X15-2-54)

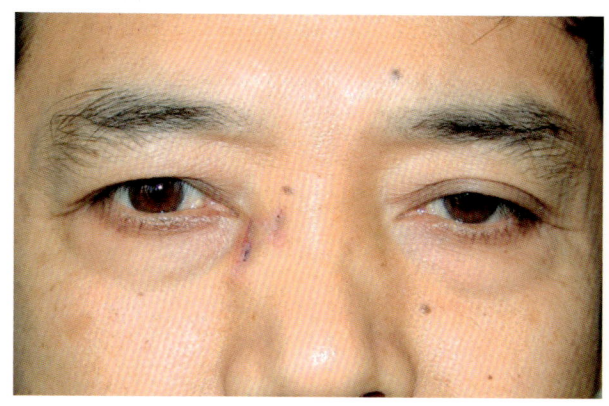

图X15-2-46 右侧内眦部肿物切除活检后，病理诊断为基底细胞癌，标本边缘有癌细胞存在

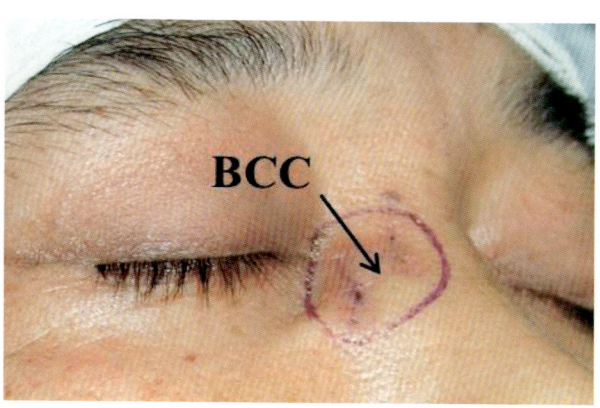

图X15-2-47 标记扩大切除范围

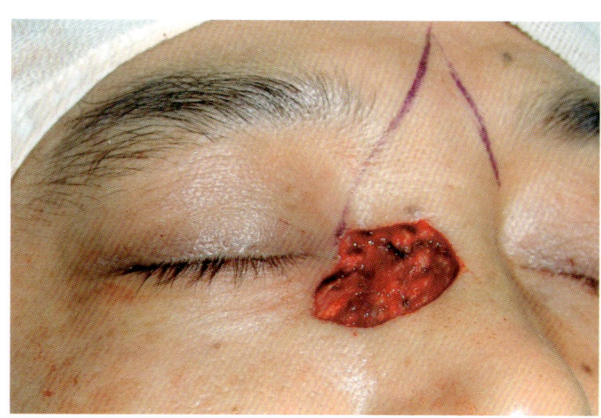

图X15-2-48 切除标记范围内的组织，冰冻切片检查证实无癌细胞残留后，设计眉间皮瓣

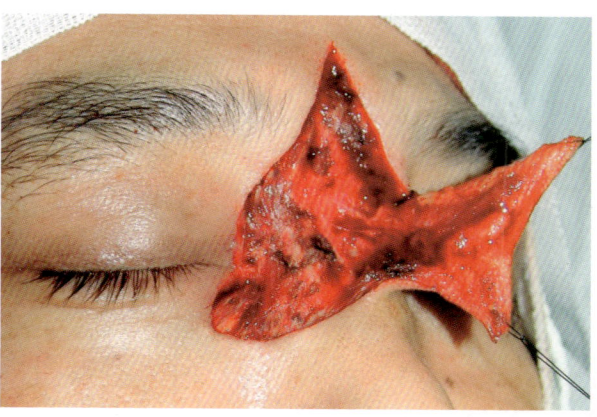

图X15-2-49 形成眉间皮瓣

889

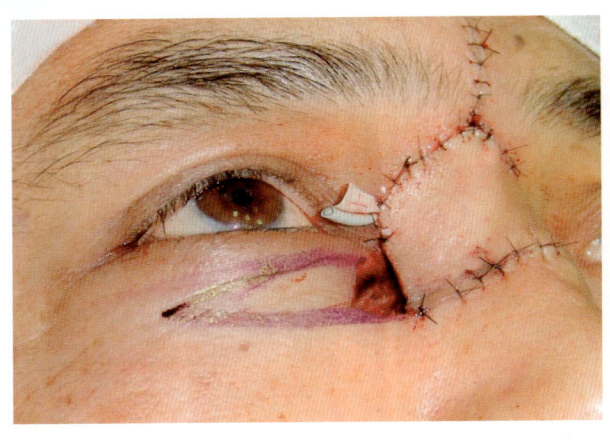

图 X15-2-50　将眉间皮瓣转移到内眦处创面与创缘缝合，眉间继发创面直接缝合封闭，眉间皮瓣下放置引流条

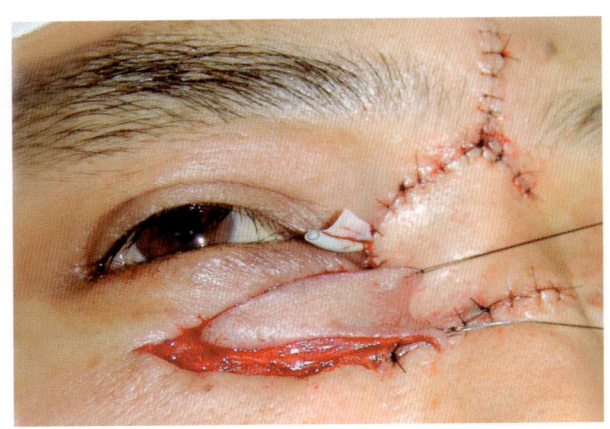

图 X15-2-51　形成下睑眼轮匝肌蒂推进皮瓣

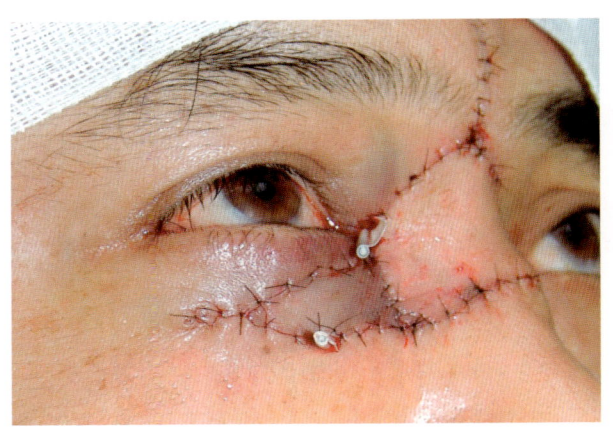

图 X15-2-52　将下睑推进皮瓣推向下睑创面，分层缝合切口，"风筝"皮瓣下再放置引流条

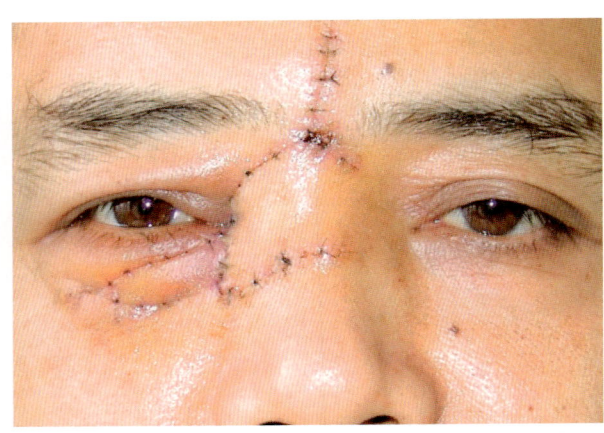

图 X15-2-53　术后第 7 天

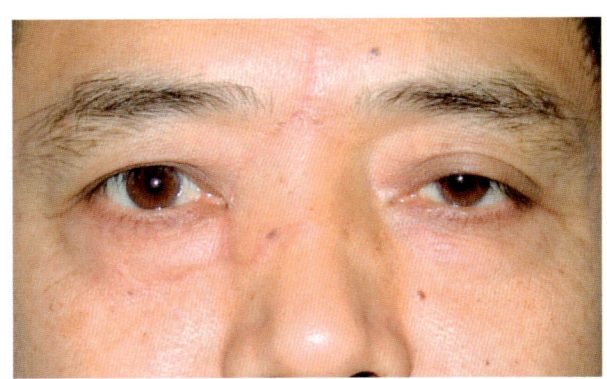

图 X15-2-54　术后 6 个月

10. 典型病例10：眉间皮瓣与对侧内眦动脉蒂岛状鼻唇沟皮瓣联合应用修复基底细胞癌切除后右侧内眦部缺损（Typical case 10: Glabellar flap combined with contralateral nasolabial flap based on the angular artery for repair of the right medial canthal defect caused by resection of basal cell carcinoma，图X15-2-55～图X15-2-63）

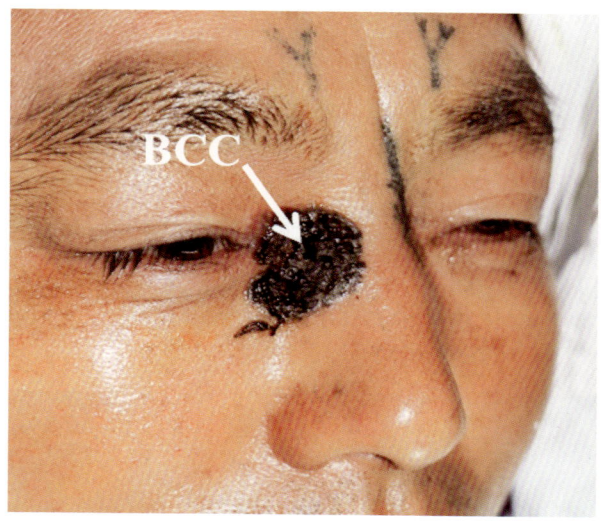

图X15-2-55　右侧内眦部基底细胞癌

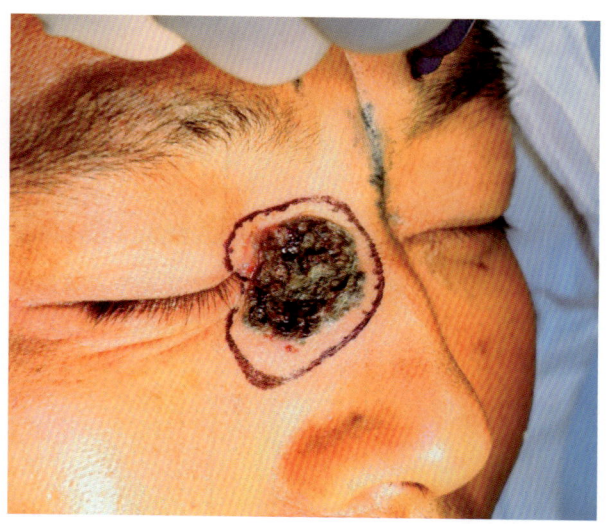

图X15-2-56　标记病变组织切除范围

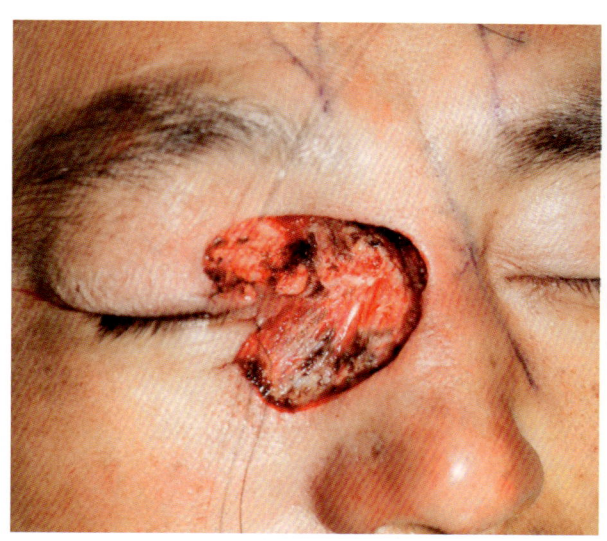

图X15-2-57　彻底切除病变组织

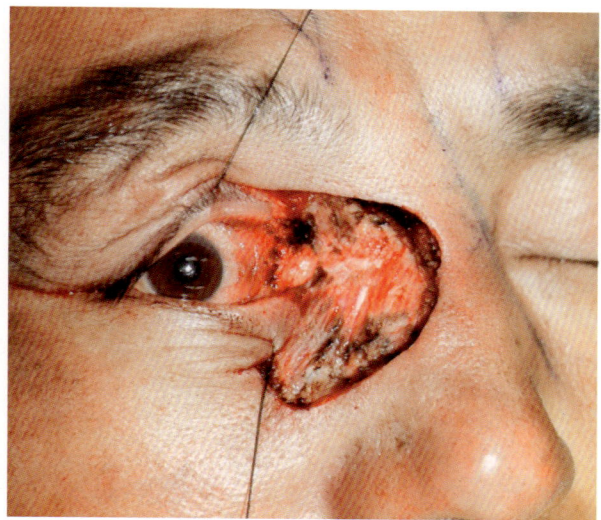

图X15-2-58　牵开上、下睑，见部分睑缘缺损，上、下泪小点缺损，内眦韧带外露

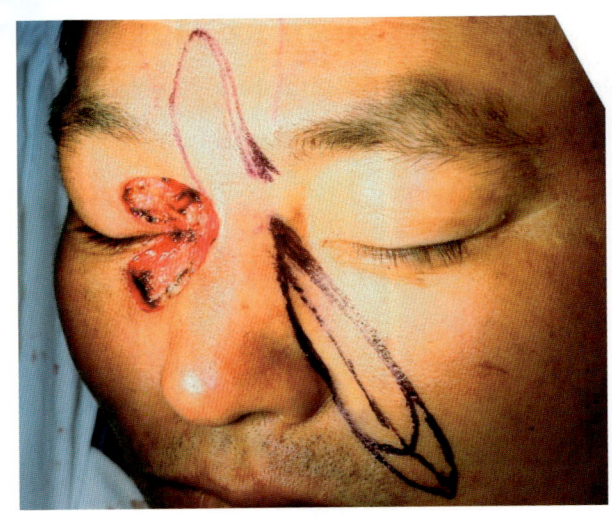

图 X15-2-59　设计眉间皮瓣及对侧内眦动脉蒂鼻唇沟皮瓣

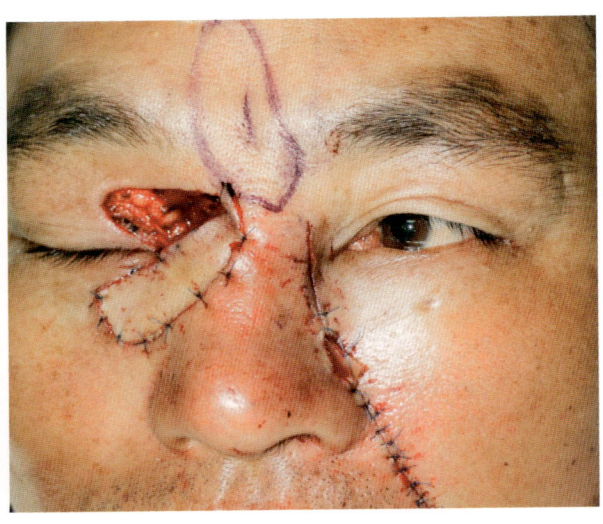

图 X15-2-60　形成对侧内眦动脉蒂鼻唇沟皮瓣，经皮下隧道转移覆盖下睑及内眦部创面

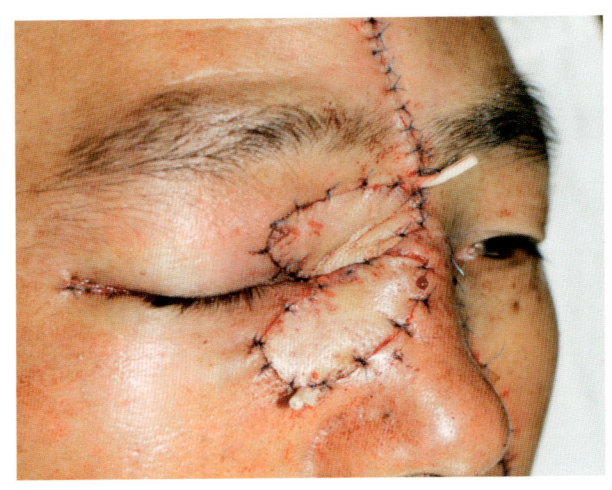

图 X15-2-61　形成眉间皮瓣覆盖残余创面，分层缝合切口

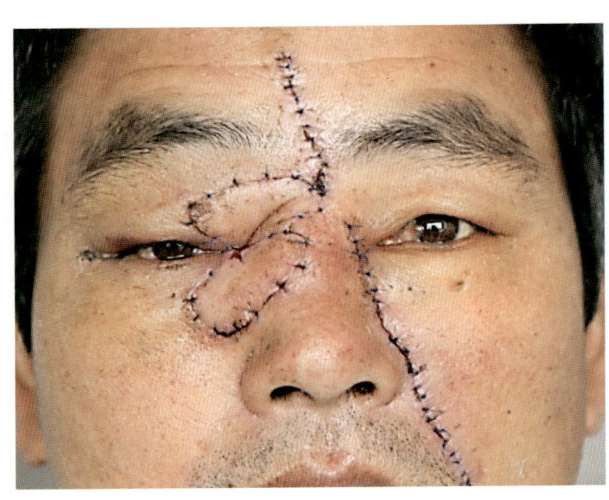

图 X15-2-62　术后第 7 天

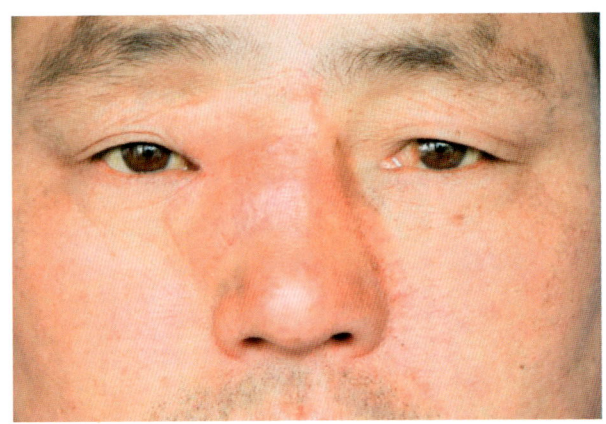

图 X15-2-63　术后 18 个月

（邢新　杨超　杨志勇　王明刚）

第三节 · 涉及眼睑前层、外眦或眶周的多部位皮肤软组织联合缺损的修复

Reconstruction of combined defect involving anterior lamella of the eyelid, lateral canthus or periorbital skin

对于涉及多个眼睑单位的前层组织缺损，可将复杂的缺损区域按眼睑分区加以分割，根据各分区缺损的情况，以尽可能小地改变眼睑形态为原则，联合应用一种或多种、多个皮瓣进行分区修复，常可达到较好的修复效果。对于不能以一个或多个局部皮瓣完全修复的广泛眼睑缺损，仍应首先考虑使用局部皮瓣进行部分眼睑分区的修复，缩小创面并重建尽可能多的眼睑单位，有利于提高眼睑最终的修复效果。

1. 典型病例1：颞部易位皮瓣和皮下蒂岛状鼻唇沟皮瓣分别修复分裂痣切除后左侧上、下睑前层缺损（Typical case 1: Reconstruction of the combined defects of the left upper and lower eyelid caused by resection of divided nevus with temporal transposition flap and subcutaneous island nasolabial flap respectively，图X15-3-1～图X15-3-6）

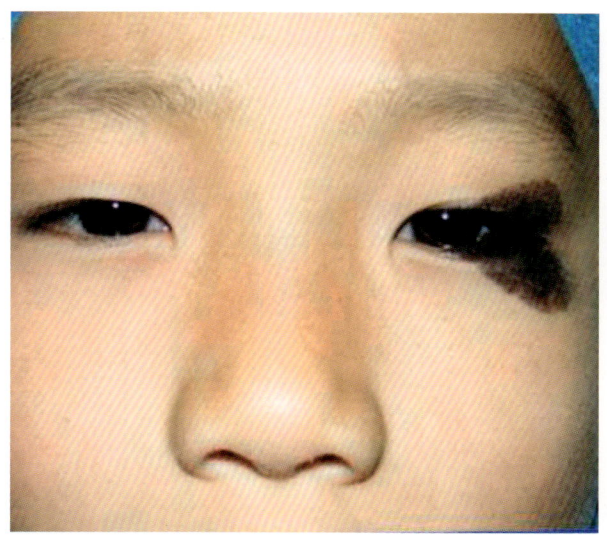

图X15-3-1　左眼上、下睑分裂痣

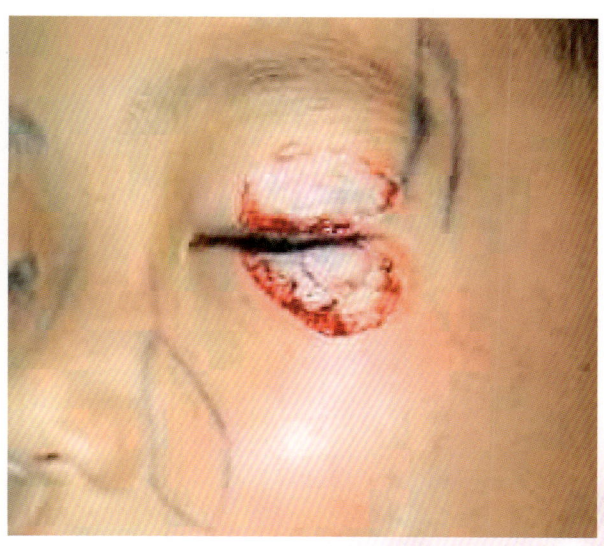

图X15-3-2　局麻下切除病变组织，设计皮下蒂鼻唇沟皮瓣、颞部易位皮瓣

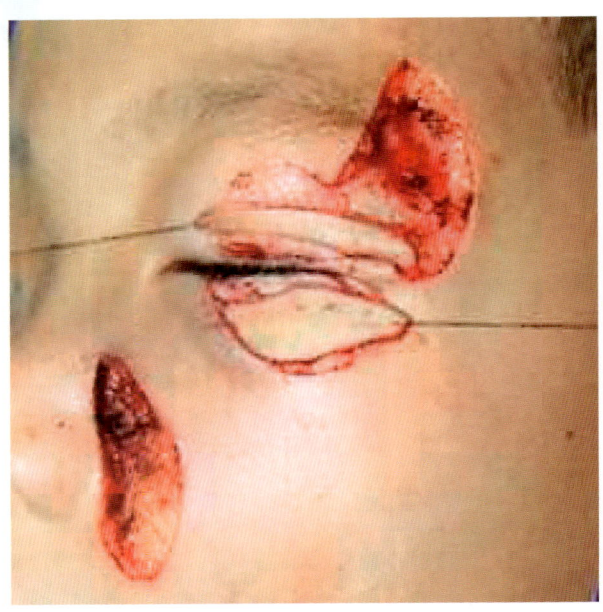

图 X15-3-3　形成皮瓣，颞部皮瓣易位至上睑创面，皮下蒂鼻唇沟皮瓣通过皮下隧道转移至下睑创面

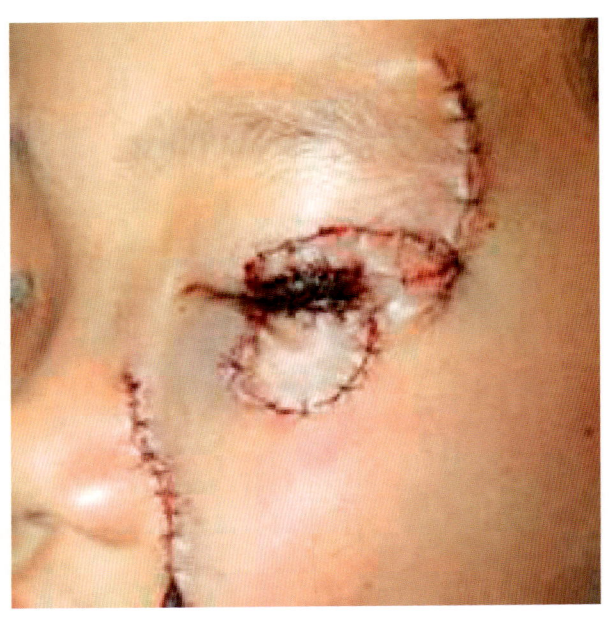

图 X15-3-4　分层缝合切口

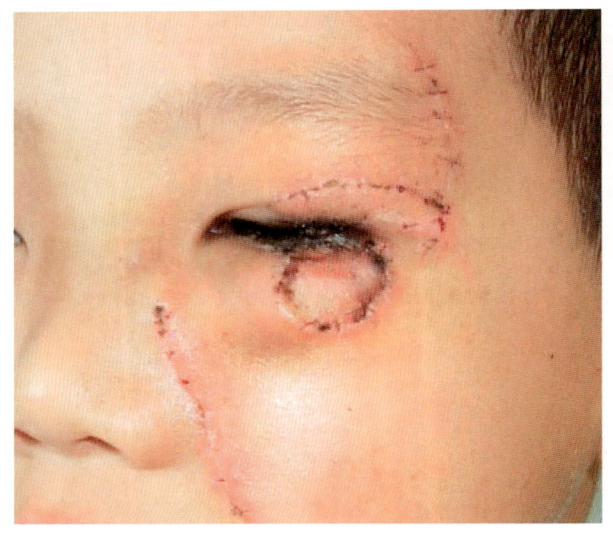

图 X15-3-5　术后第 7 天

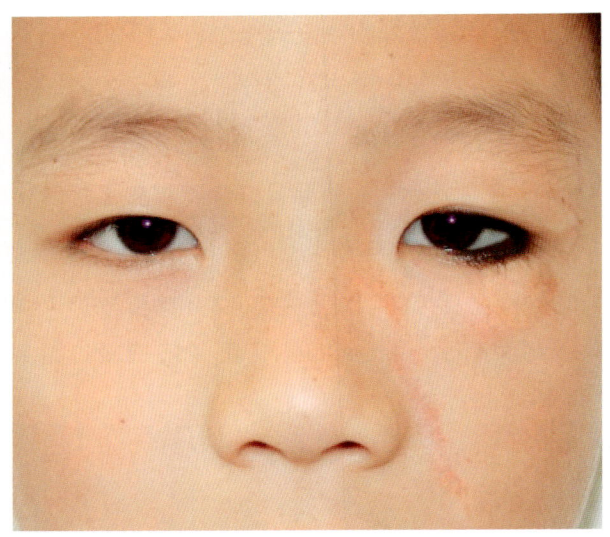

图 X15-3-6　术后 1 年睁眼状态

2. 典型病例2：旋转推进皮瓣和"风筝"皮瓣联合应用修复瘢痕切除后右侧上睑及颞部皮肤缺损（Typical case 2: Rotation-advancement flap and kite flap for reconstruction of the skin defects of the right upper lid and temporal region caused by scar resection，图 X15-3-7～图 X15-3-15）

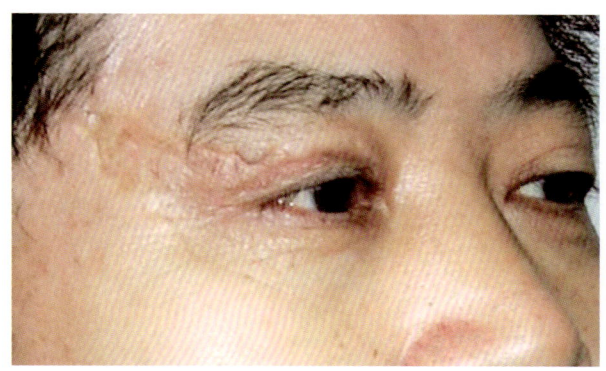

图 X15-3-7　上睑及颞部瘢痕

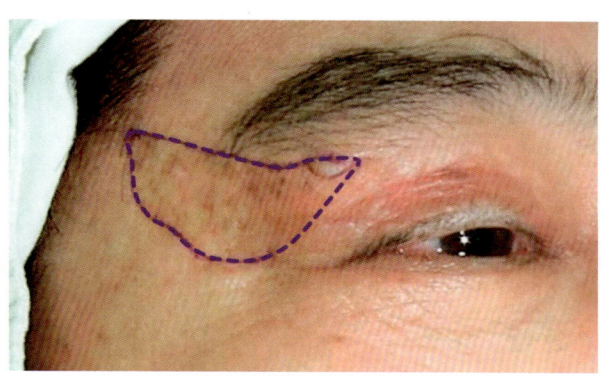

图 X15-3-8　标记切除的瘢痕范围

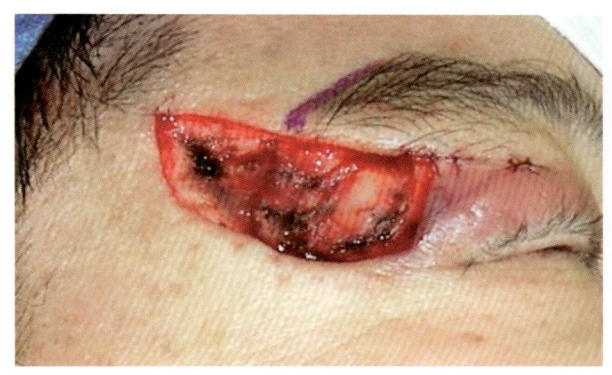

图 X15-3-9　局麻下切除瘢痕组织，沿眉上缘设计切口线

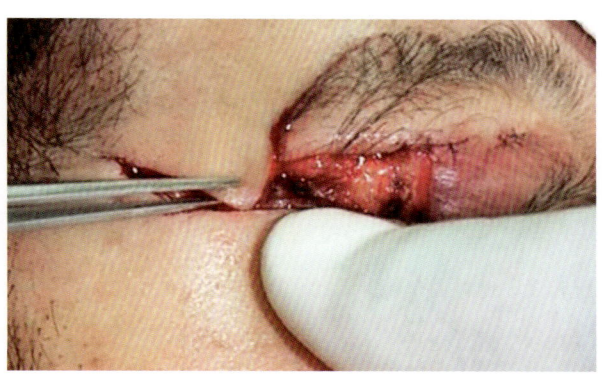

图 X15-3-10　沿眉上设计线切开皮肤并作皮下剥离，形成旋转推进皮瓣向颞部创面推进并行皮下缝合

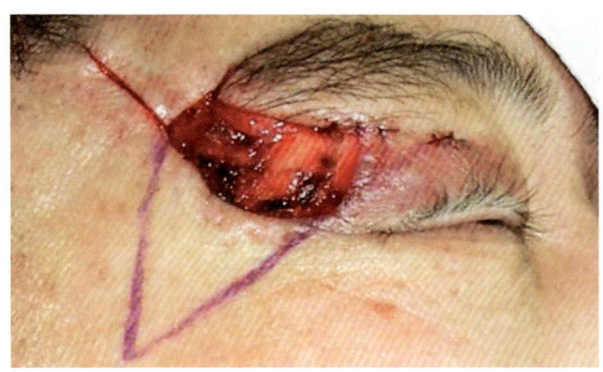

图 X15-3-11　根据剩余创面大小设计"风筝"皮瓣

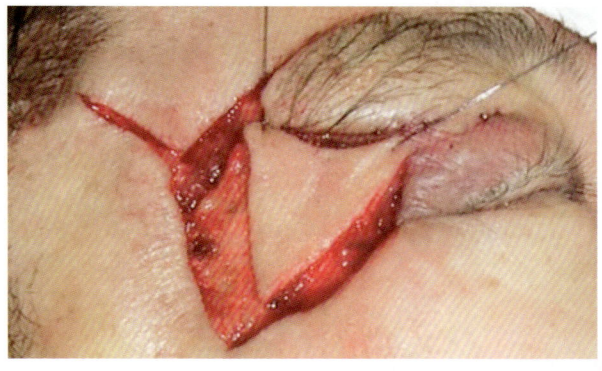

图 X15-3-12　形成"风筝"皮瓣并向残余创面推进

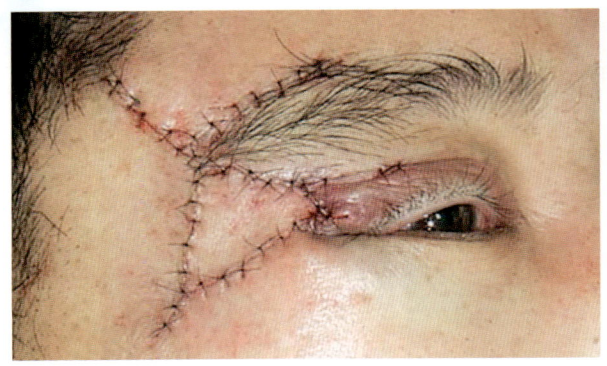

图 X15-3-13　分层缝合切口

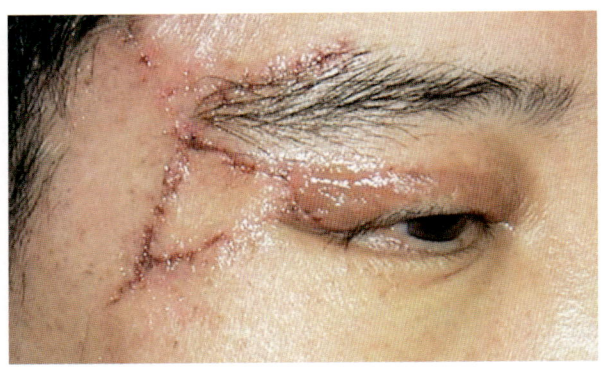

图 X15-3-14　术后第 7 天

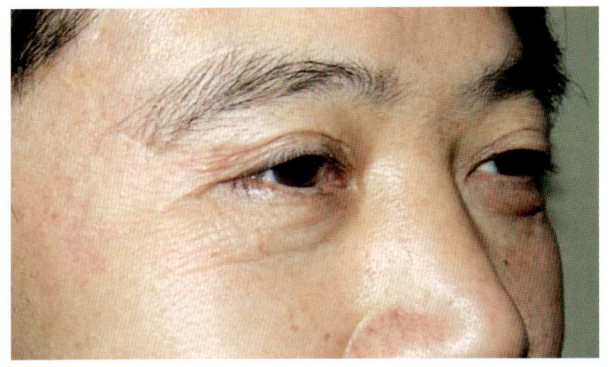

图 X15-3-15　术后 1 年

3. **典型病例 3：推进皮瓣结合皮片移植修复肥厚型葡萄酒色斑切除后左侧上睑、眉梢及额颞部皮肤缺损**（Typical case 3: Skin graft combined with advancement flap for reconstruction of skin defects of the left upper lid and frontotemporal region caused by resection of hypertrophic portwine stains，图 X15-3-16～图 X15-3-21）

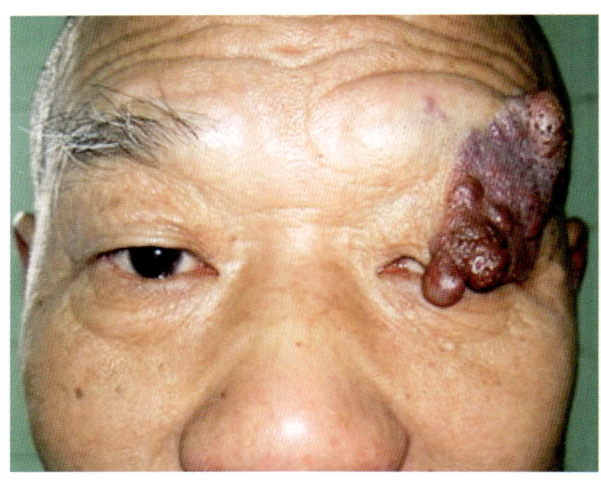

图 X15-3-16　左侧上睑、眉梢及额颞部毛细血管瘤患者，术前正位睁眼状态

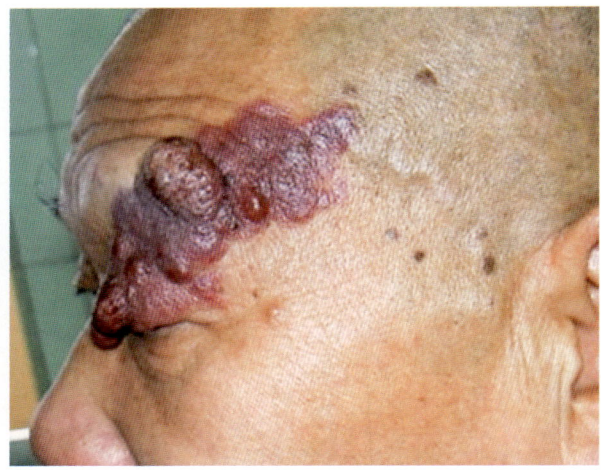

图 X15-3-17　术前左侧位睁眼状态

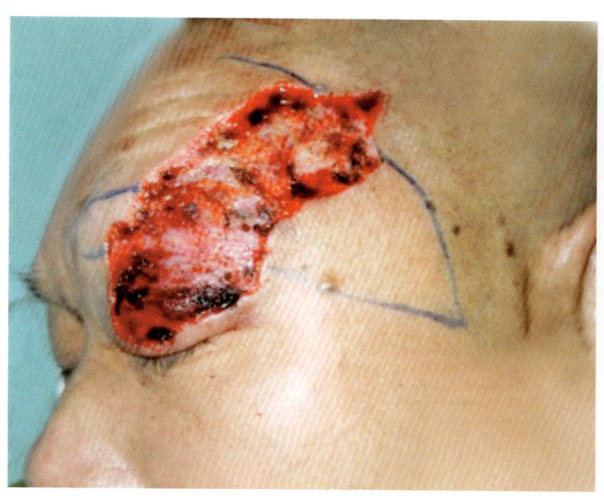

图 X15-3-18 全麻下切除病变组织后,设计颞部 V-Y 推进皮瓣和额部滑行推进皮瓣

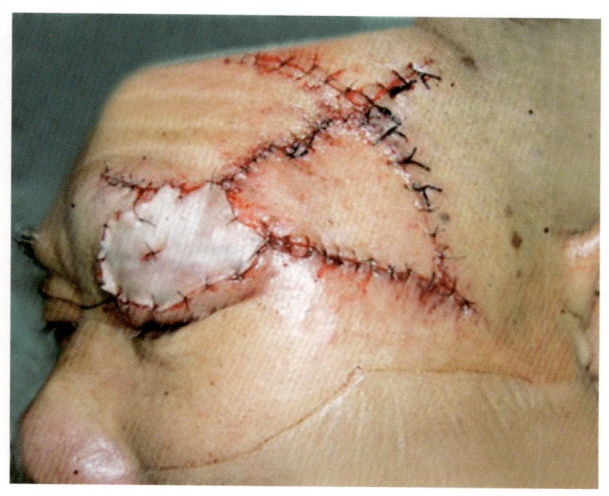

图 X15-3-19 分别形成 V-Y 推进皮瓣和滑行推进皮瓣,用其修复眉梢和额颞部创面,上睑创面以全厚皮片修复,缝合切口

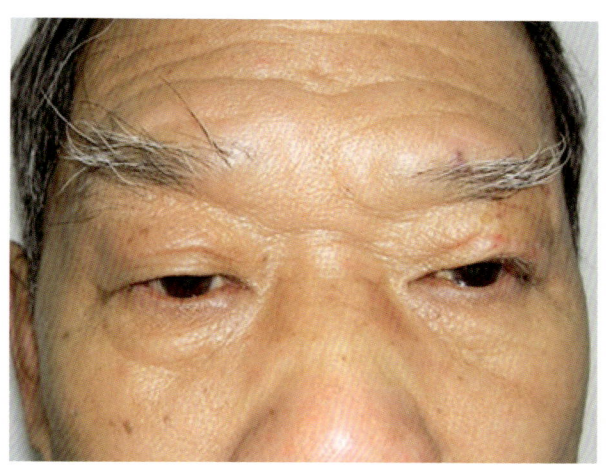

图 X15-3-20 术后 1 年正位睁眼状态

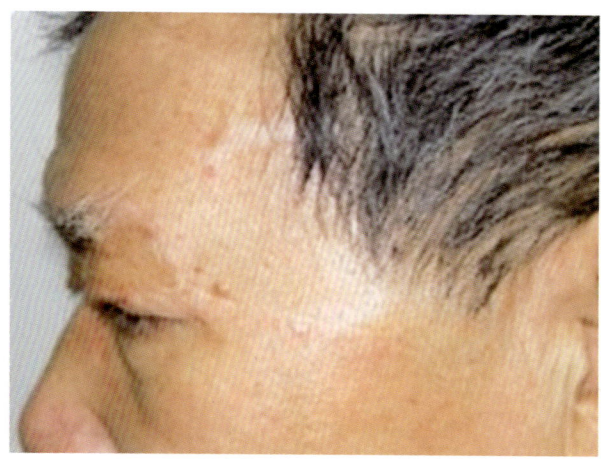

图 X15-3-21 术后 1 年左侧位睁眼状态

4. 典型病例 4：多种局部皮瓣联合应用修复 Bowen 氏病病损切除后右侧内眦、下睑、鼻侧壁及颊部皮肤缺损（Typical case 4: Reconstruction of skin defects of the right medial canthus, lower lid, nasal side wall and cheek caused by lesion excision of Bowen's disease with multiple local flaps，图 X15-3-22~图 X15-3-30）

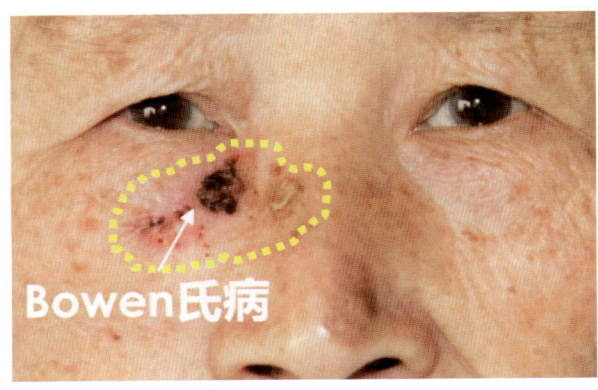

图 X15-3-22　右下睑、内眦部及鼻侧壁 Bowen 氏病

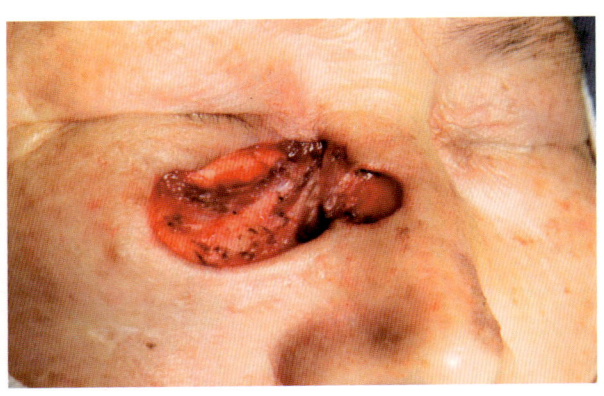

图 X15-3-23　彻底切除病变组织

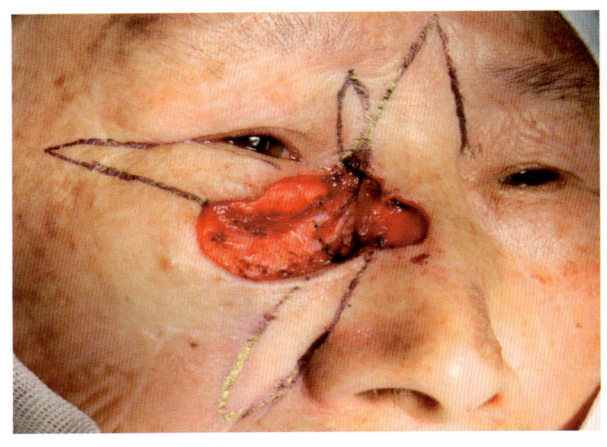

图 X15-3-24　于右鼻唇沟、右下睑外侧、眉间部设计多个局部皮瓣

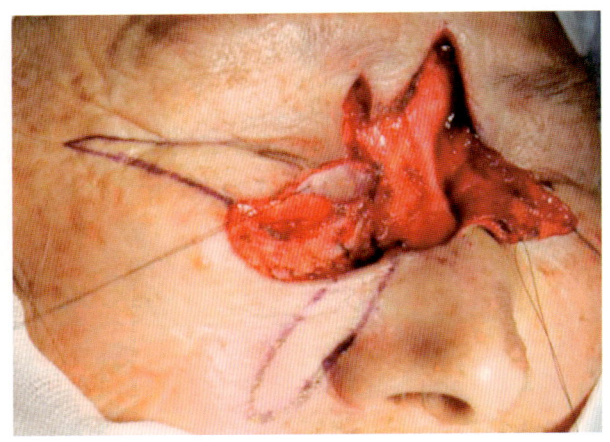

图 X15-3-25　形成以内眦动脉为蒂的岛状皮瓣，覆盖部分内眦部创面，形成眉间皮瓣

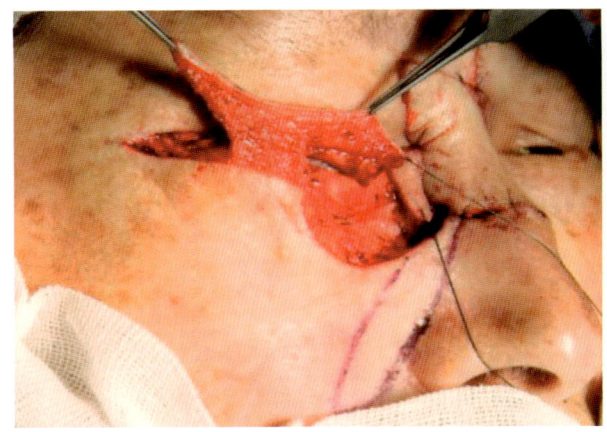

图 X15-3-26　易位眉间皮瓣覆盖鼻背及内眦动脉蒂岛状皮瓣的供区创面，形成以下睑眼轮匝肌为蒂的推进皮瓣，修复部分下睑缺损

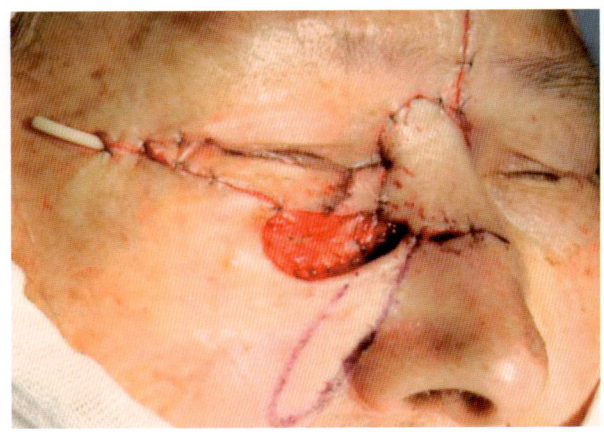

图 X15-3-27　设计皮下组织蒂鼻唇沟皮瓣，以修复下睑残余创面

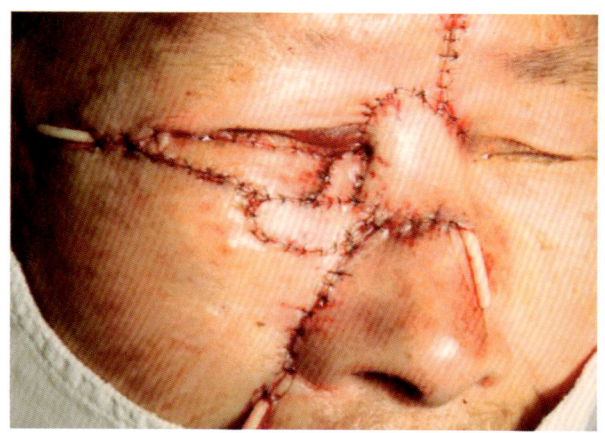

图 X15-3-28　术毕即刻

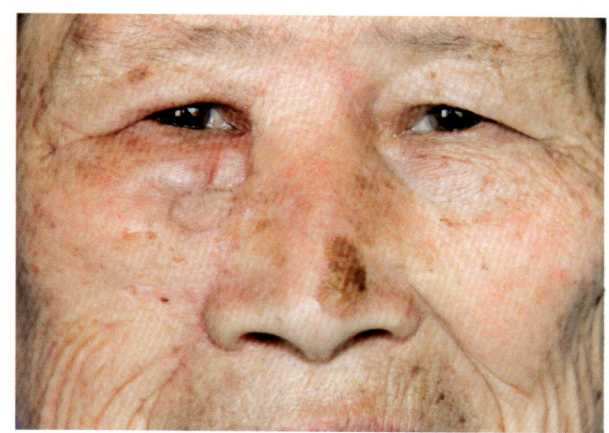

图 X15-3-29　术后 3 个月

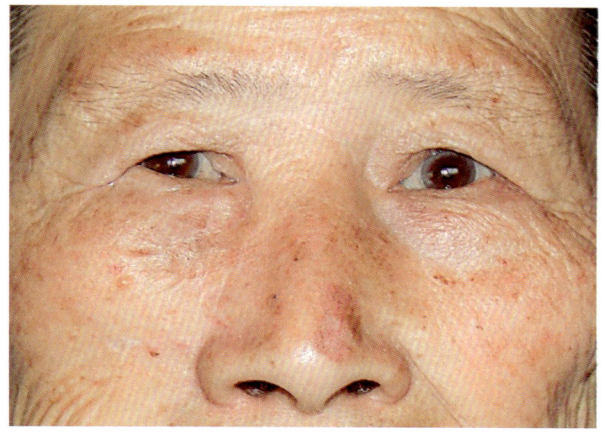

图 X15-3-30　术后 11 个月

（邢新　杨超　李军辉　方硕　薛春雨）

第四节 · 眼睑全层缺损的修复
Reconstruction of full-thickness defect of the eyelids

涉及睑缘的上睑或下睑轻度全层楔形或五边形缺损可直接拉拢缝合，若张力较大可附加外眦腱上支或下支切断松解，对眼睑形态影响较小；对于中度全层缺损者，除修复前层组织外，后层组织的缺损可用易位睑板结膜瓣加以修复，必要时可作眼睑全层推进瓣以修复全层缺损。交睑瓣也是修复中度眼睑全层缺损很好的方法；对于重度全层缺损者，后层组织的重建是关键，可酌情采用上睑或下睑睑板结膜瓣或采用硬腭（口腔）黏膜片移植进行修复。也有术者联合异体睑板移植进行广泛眼睑全层缺损的修复。在后层缺损修复后，前层缺损可参照单纯重度前层缺损的修复方法进行重建。对于更加广泛的上、下睑全层缺损，可根据缺损的范围及深度采用远位带蒂皮瓣或游离皮瓣修复。

一、直接缝合法（Direct suture，图 X15-4-1-1～图 X15-4-1-20）

1. 典型病例1：直接缝合法修复睑缘色素痣楔形切除后右下睑全层缺损（Typical case 1: Direct suture for repairing the full-thickness defect of the right lower lid caused by wedge resection of lid margin nevus，图 X15-4-1-1～图 X15-4-1-5）

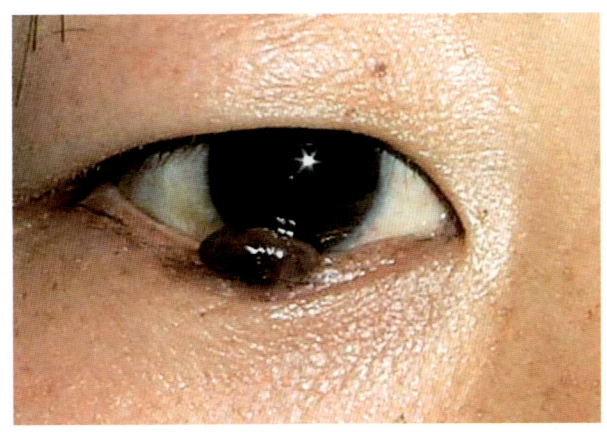

图 X15-4-1-1　右下睑色素痣

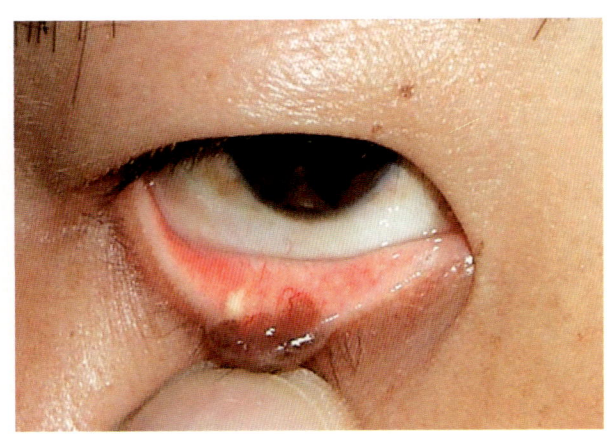

图 X15-4-1-2　右下睑色素痣累及睑结膜

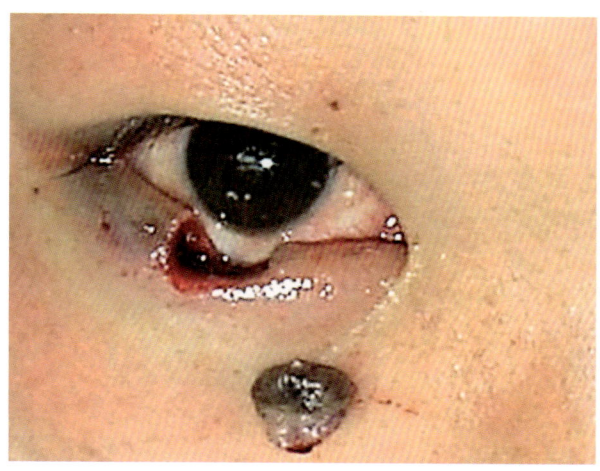

图 X15-4-1-3　楔形切除病变组织

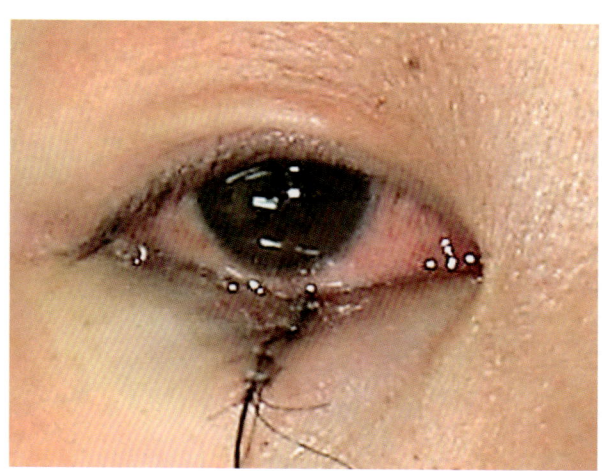

图 X15-4-1-4　分层缝合睑板与皮肤切口

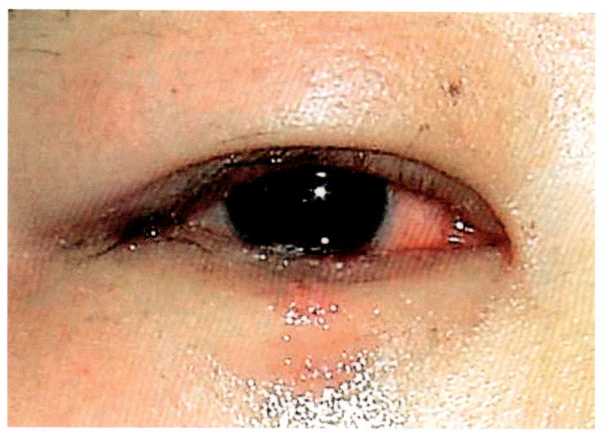

图 X15-4-1-5　术后 14 天

2. 典型病例 2：直接缝合法修复睑缘色素痣楔形切除后左下睑全层缺损（Typical case 2: Direct suture for repairing the full-thickness defect of the left lower lid caused by wedge resection of lid margin nevus，图 X15-4-1-6～图 X15-4-1-9）

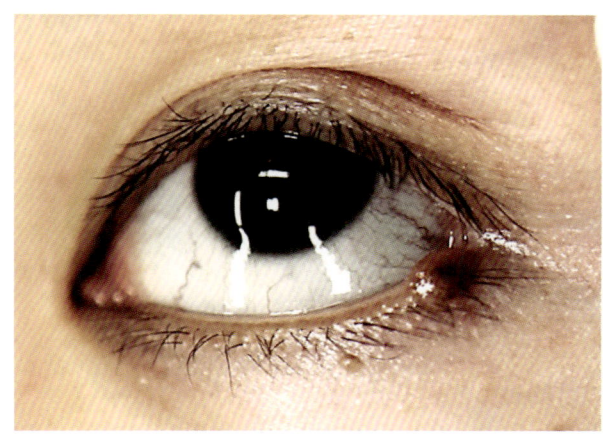

图 X15-4-1-6　左下睑色素痣

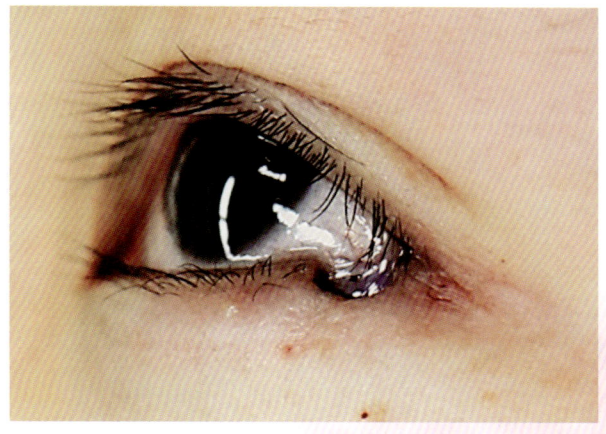

图 X15-4-1-7　楔形切除病变组织

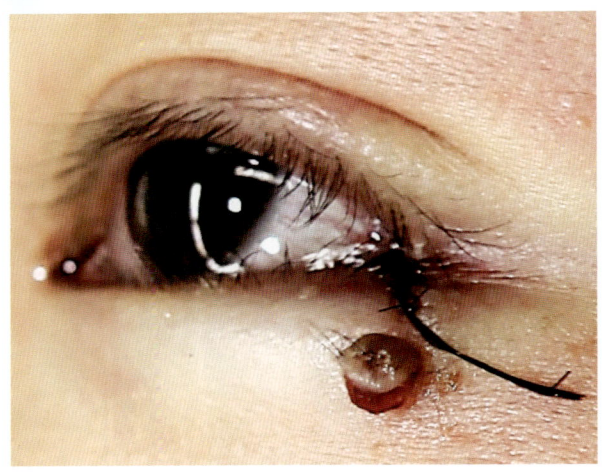

图 X15-4-1-8 分层缝合皮肤与睑板切口

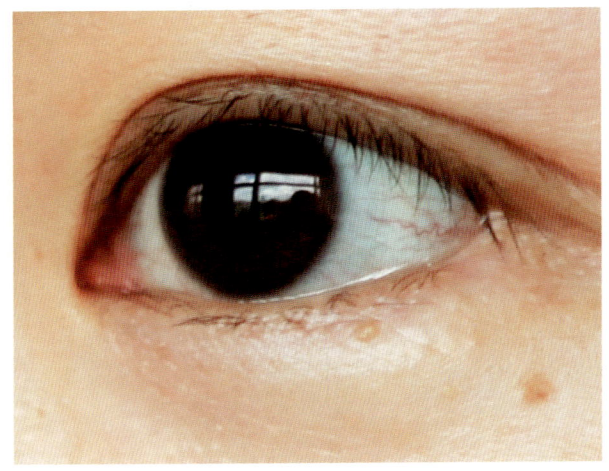

图 X15-4-1-9 术后 5 年

3. 典型病例 3：直接缝合结合外眦腱下支切断法修复睑缘色素痣楔形切除后右下睑全层缺损（Typical case 3: Direct suture combined with severing the lower crus of lateral canthal tendon for repairing the full-thickness defect of the right lower lid caused by wedge resection of lid margin nevus，图 X15-4-1-10～图 X15-4-1-20）

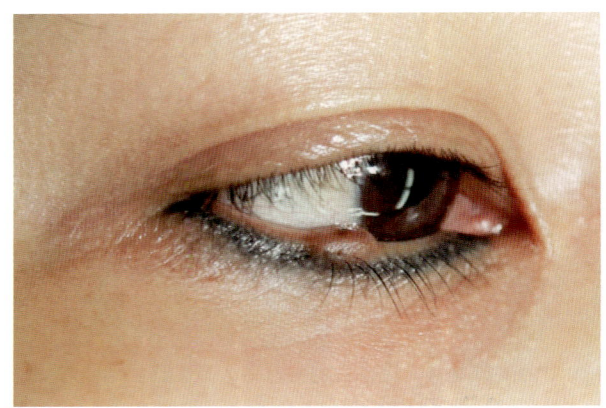

图 X15-4-1-10 右下睑色素痣

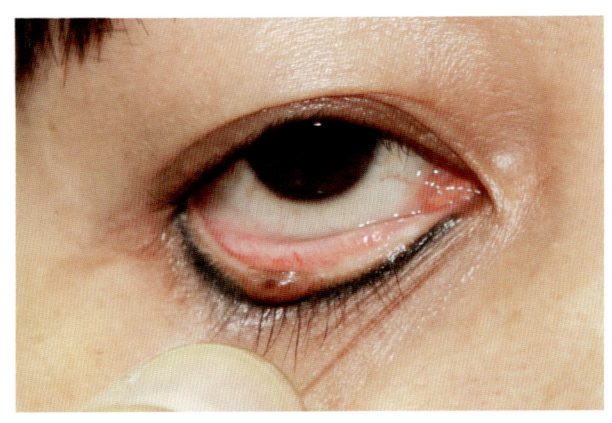

图 X15-4-1-11 右下睑色素痣累及睑结膜

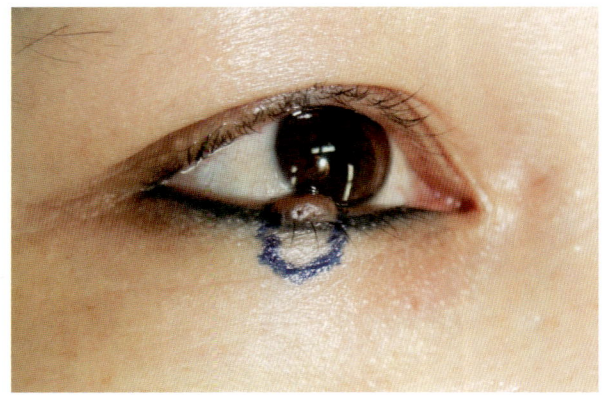

图 X15-4-1-12 标记切口线

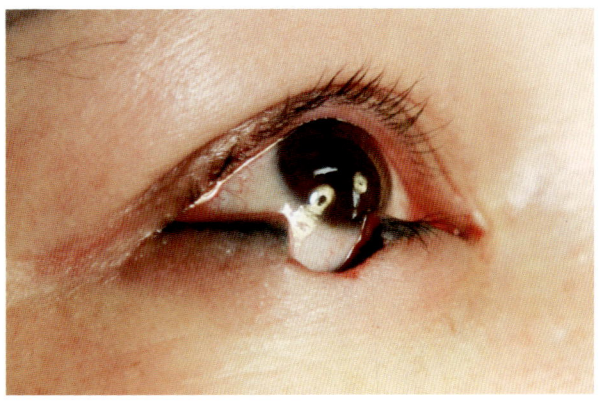

图 X15-4-1-13 切除病变组织

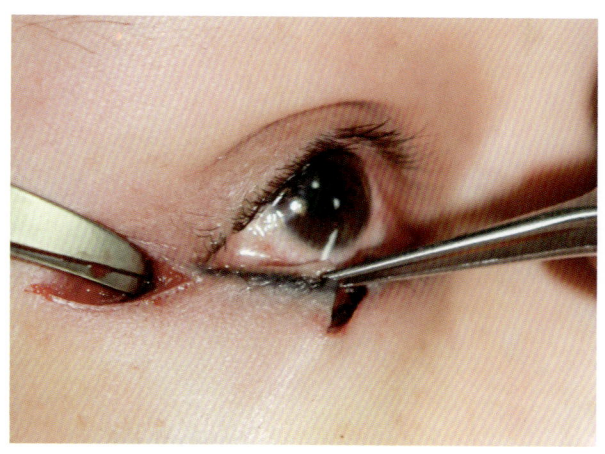

图 X15-4-1-14　作外眦切口，行外眦腱下支松解，增加外侧下睑的移动度

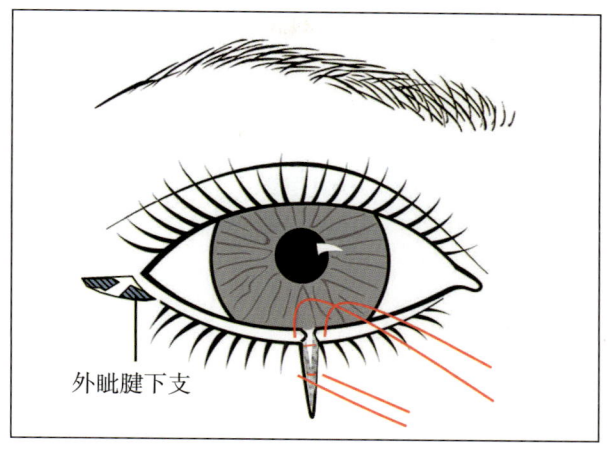

图 X15-4-1-15　外眦腱下支松解示意图

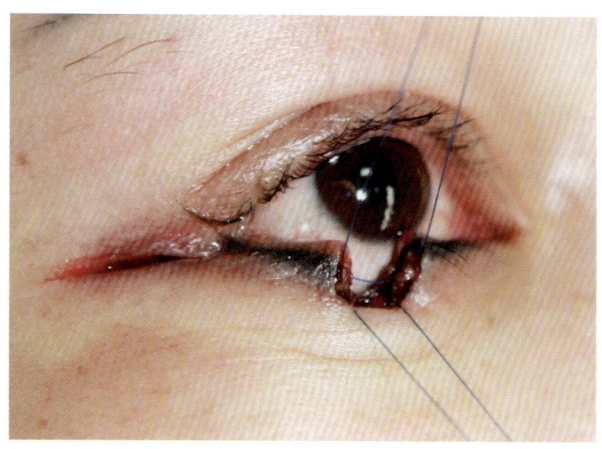

图 X15-4-1-16　以 5-0 不可吸收线间断缝合下睑板

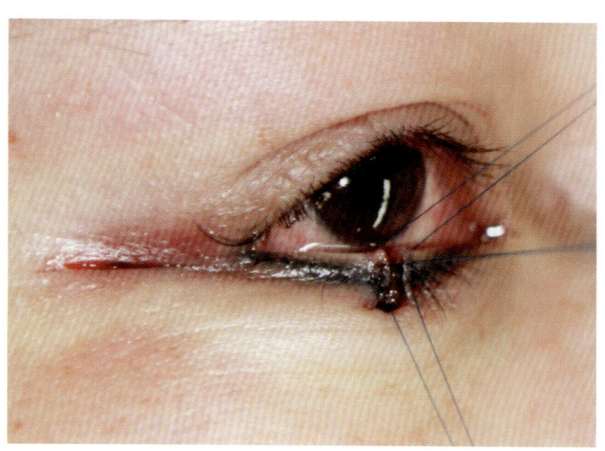

图 X15-4-1-17　间断缝合下睑五边形切口

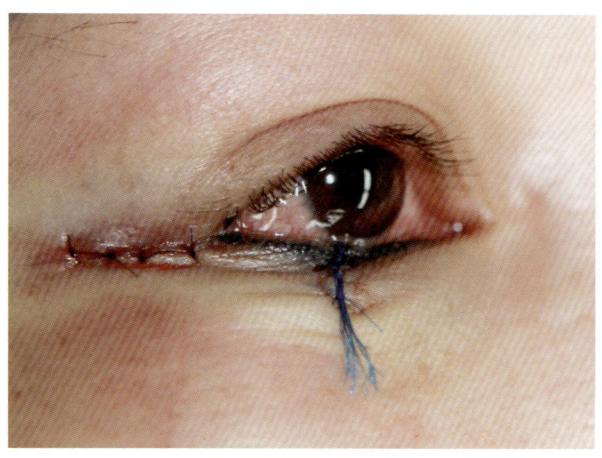

图 X15-4-1-18　间断缝合外眦部切口，睑缘切口缝线留长且依次叠压，保持远离睑缘的方向

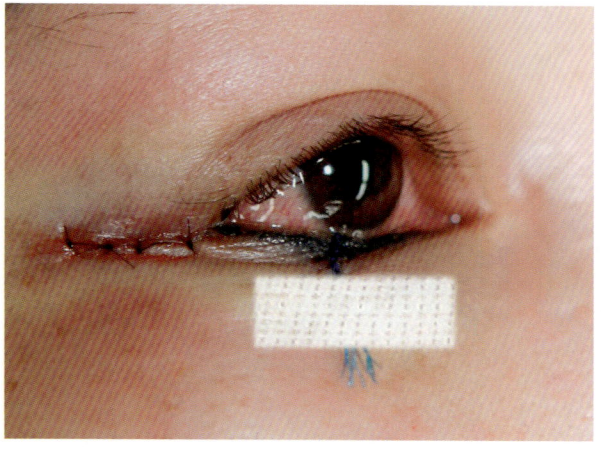

图 X15-4-1-19　用胶布粘贴固定缝线，避免刺激角膜，术后 10~14 天拆除缝线

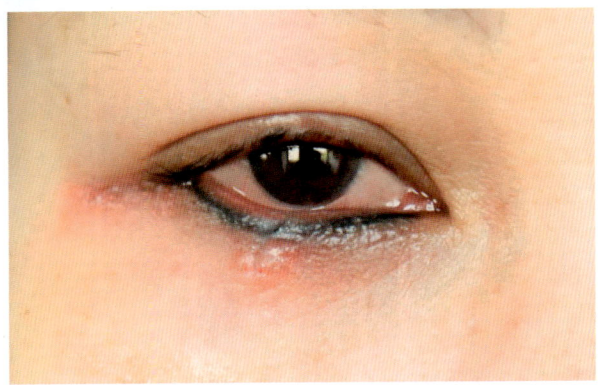

图 X15-4-1-20 术后 14 天拆线后

二、交睑瓣修复法（Eyelid switch flap procedure，图 X15-4-2-1～图 X15-4-2-7）

典型病例：下睑交睑瓣修复睑板腺癌切除后左侧上睑全层缺损（Typical case: Lower eyelid switch flap for reconstruction of the left upper eyelid full-thickness defect caused by resection of meibomian gland carcinoma）

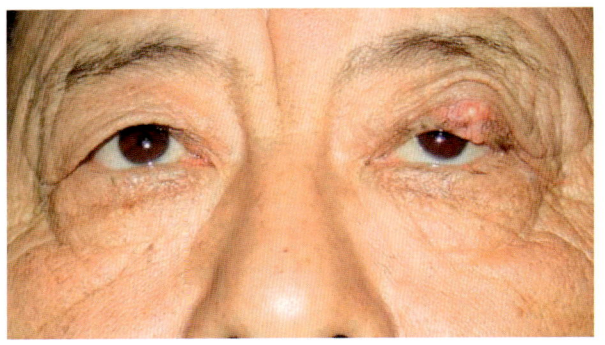

图 X15-4-2-1 左上睑睑板腺癌

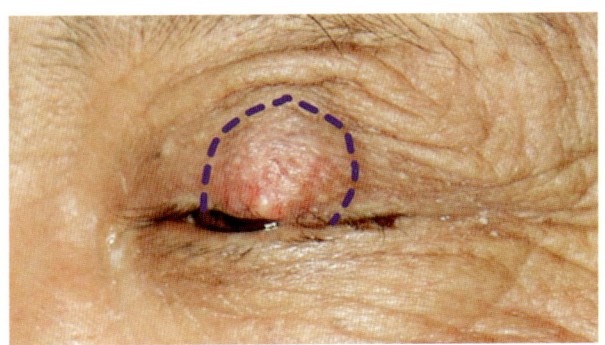

图 X15-4-2-2 标记切除范围

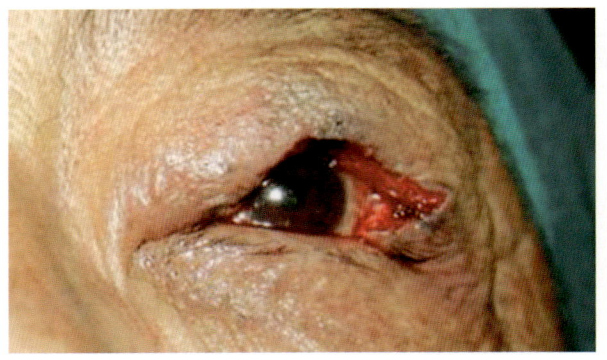

图 X15-4-2-3 局麻下，全层切除包括病变组织在内的上睑组织。切除后，上睑全层缺损的横径近睑裂全长的 2/3

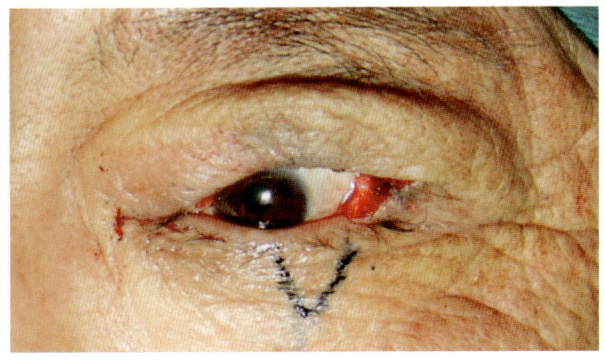

图 X15-4-2-4 在下睑设计蒂在外侧的眼睑瓣，瓣宽达下睑全长的 1/3

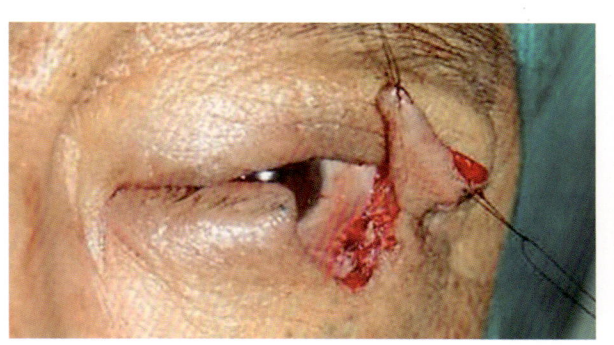

图 X15-4-2-5 形成蒂在外侧的下睑全层组织瓣

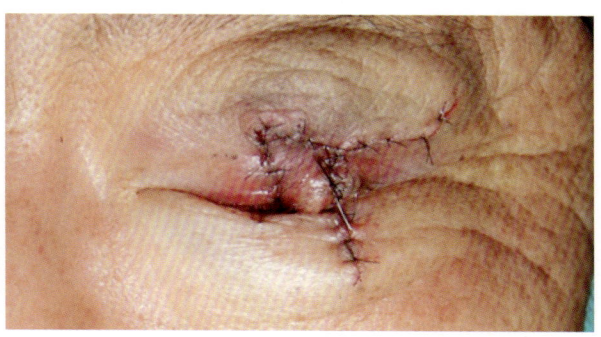

图 X15-4-2-6 将下睑组织瓣转移到上睑缺损处，分别缝合结膜、睑板和皮肤，下睑供区缺损直接分层缝合。4周后，行断蒂和睑缘修整术

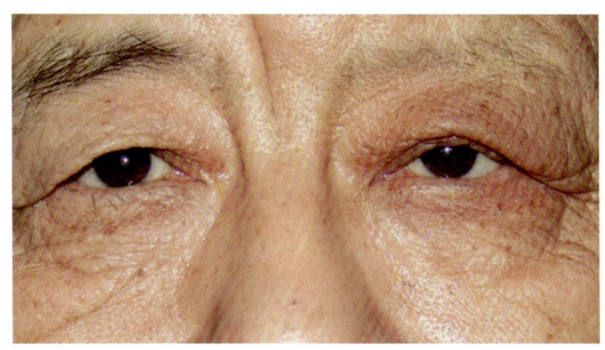

图 X15-4-2-7 断蒂术后4个月两眼比较

三、睑板结膜瓣结合局部皮瓣修复法（Tarsoconjunctival flap combined with local flaps，图 X15-4-3-1～图 X15-4-3-64）

1. 典型病例1：左侧上睑睑板结膜瓣联合眼轮匝肌蒂颞部皮瓣修复基底细胞癌切除后左侧下睑全层缺损（Typical case 1: Tarsoconjunctival flap of the left upper lid combined with temporal flap pedicled with orbicularis muscle for reconstruction of the left lower eyelid full-thickness defect caused by resection of basal cell carcinoma，图 X15-4-3-1～图 X15-4-3-13）

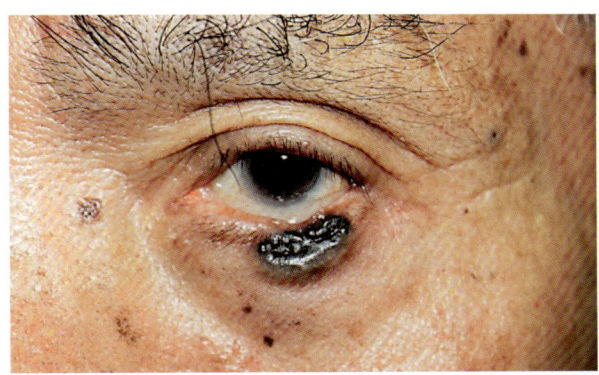

图 X15-4-3-1 左下睑基底细胞癌

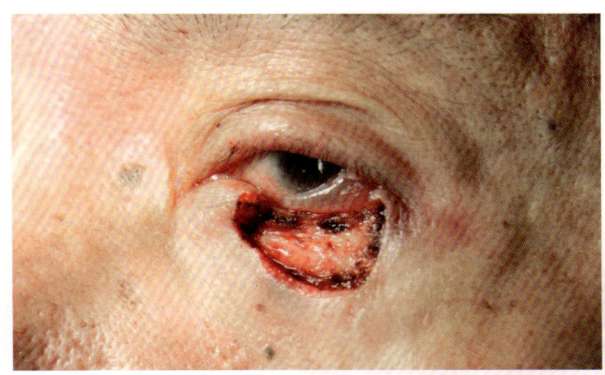

图 X15-4-3-2 彻底切除病变组织，下睑全层缺损超过下睑缘全长的2/3

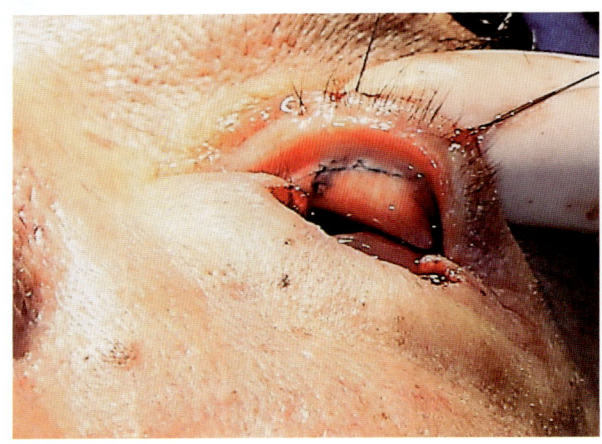

图 X15-4-3-3　设计上睑睑板结膜瓣，至少保留 4mm 高度的睑板

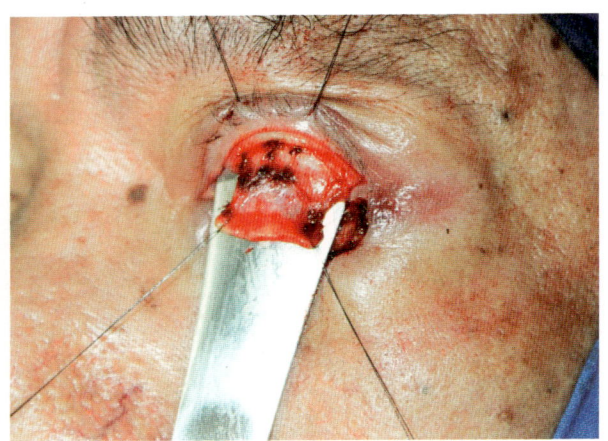

图 X15-4-3-4　形成上睑睑板结膜瓣

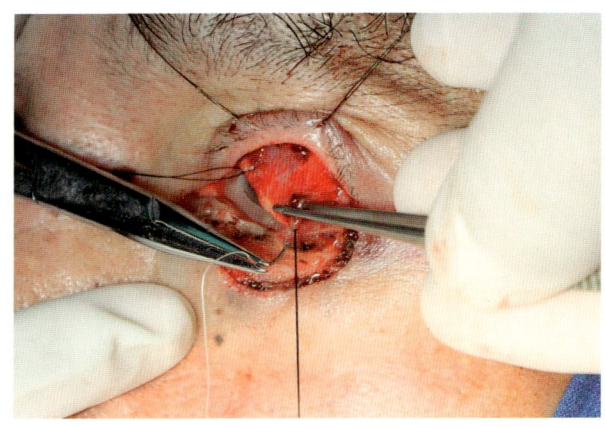

图 X15-4-3-5　以 5-0 可吸收线将睑板结膜瓣的远端缝合至下睑睑结膜创缘

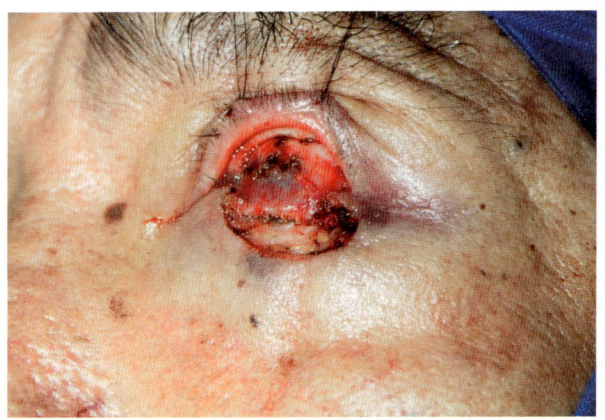

图 X15-4-3-6　睑板结膜瓣缝合完毕

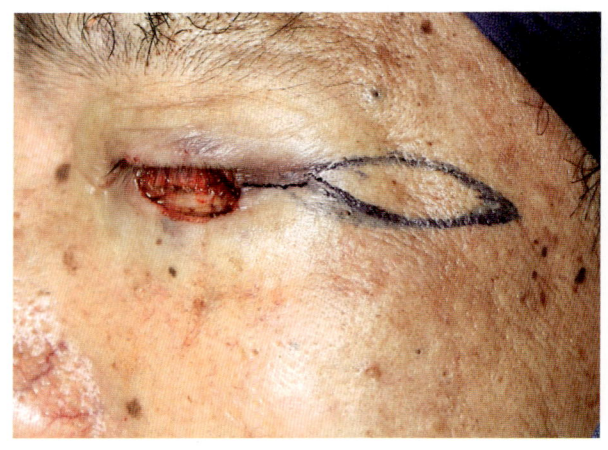

图 X15-4-3-7　于左颞部设计以眼轮匝肌为蒂的岛状皮瓣

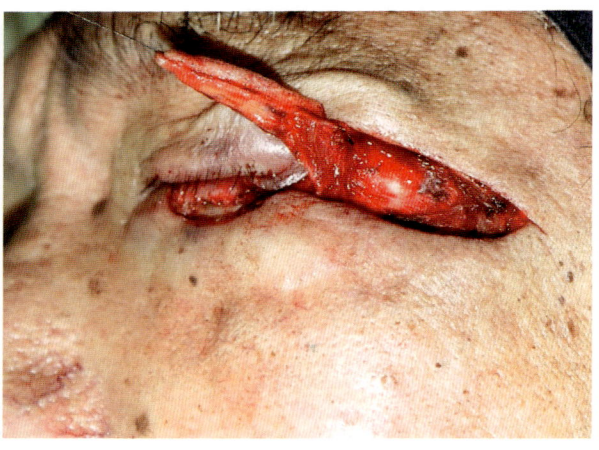

图 X15-4-3-8　形成皮瓣，转移覆盖下睑创面

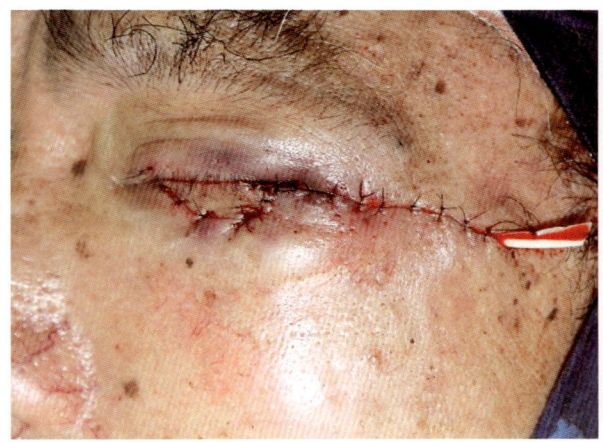

图 X15-4-3-9　分层缝合切口

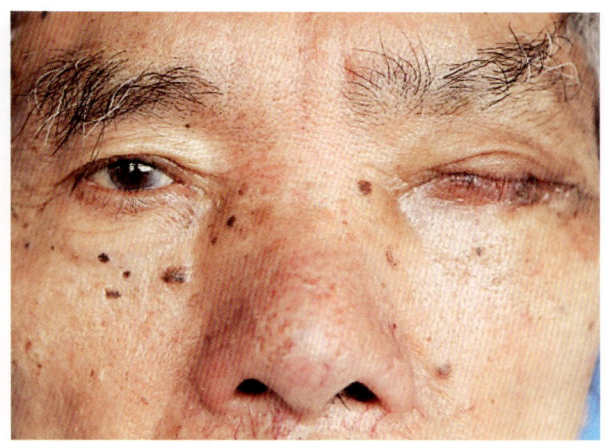

图 X15-4-3-10　一期手术后 4 周

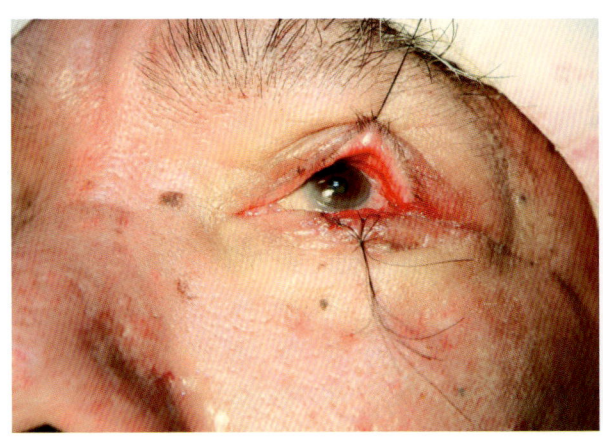

图 X15-4-3-11　术后 4 周，在局麻下行睑板结膜瓣断蒂及睑缘修整术，术毕即刻睁眼状态

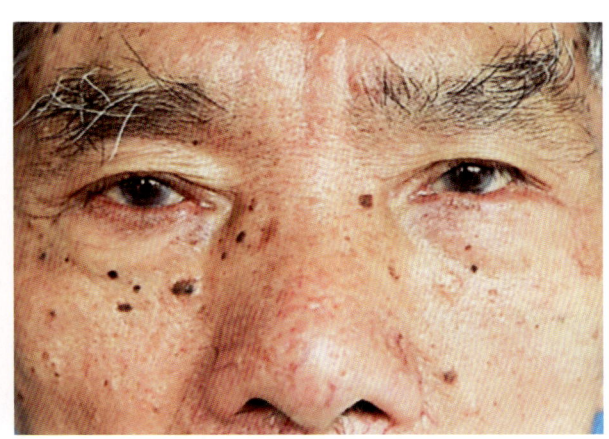

图 X15-4-3-12　断蒂手术后 12 个月，正位睁眼状态

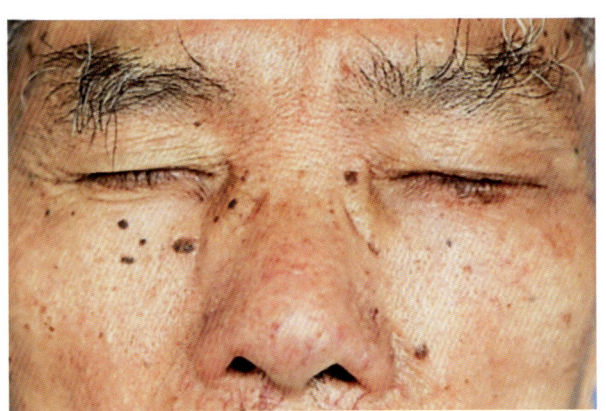

图 X15-4-3-13　断蒂手术后 12 个月，正位闭眼状态

2. 典型病例2：左侧上睑睑板结膜瓣联合内眦动脉蒂鼻旁皮瓣修复基底细胞癌切除后左侧下睑全层缺损（Typical case 2: Tarsoconjunctival flap of the left upper lid combined with paranasal flap based on angular artery for reconstruction of the left lower eyelid full-thickness defect caused by resection of basal cell carcinoma，图 X15-4-3-14～图 X15-4-3-22）

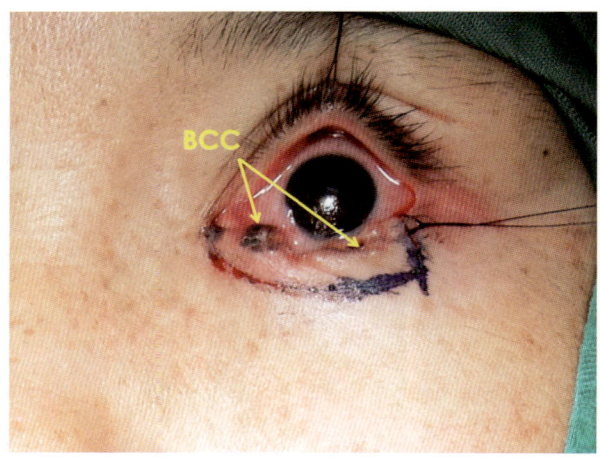

图 X15-4-3-14　左下睑基底细胞癌，曾于外院行部分切除，部分睑缘缺失，术中标记切除范围

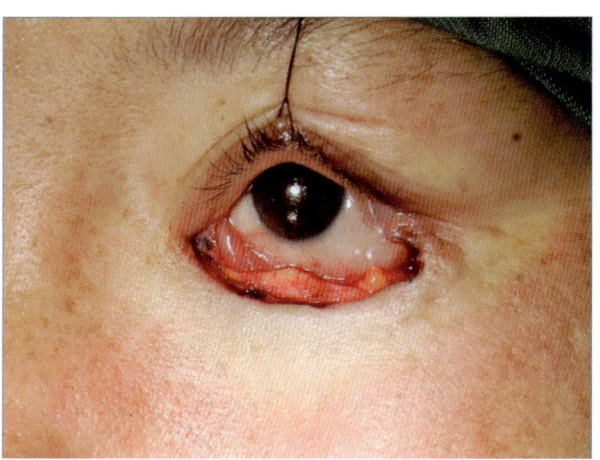

图 X15-4-3-15　彻底切除病变组织，形成下睑广泛全层缺损

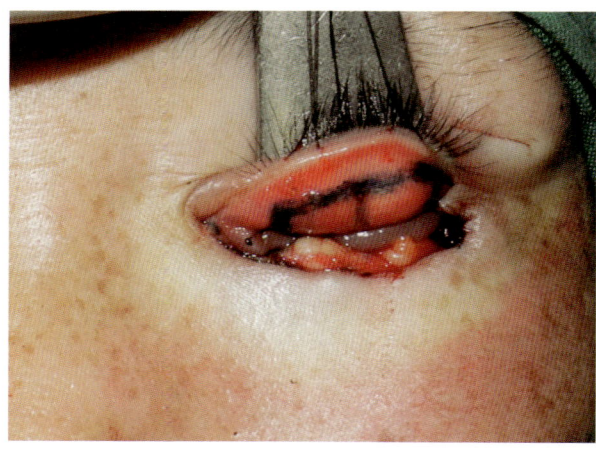

图 X15-4-3-16　设计上睑睑板结膜瓣，至少保留 4mm 高度的睑板

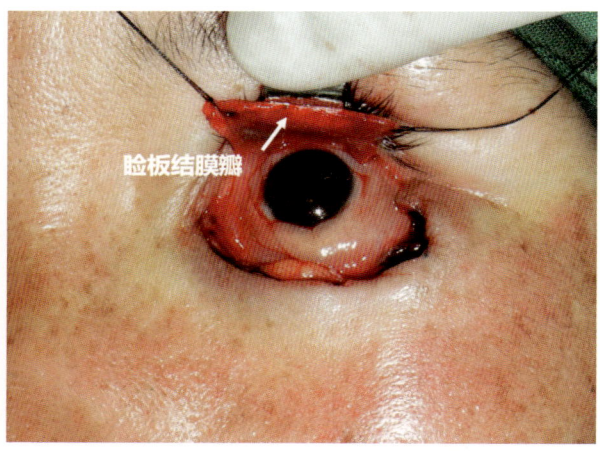

图 X15-4-3-17　形成上睑睑板结膜瓣

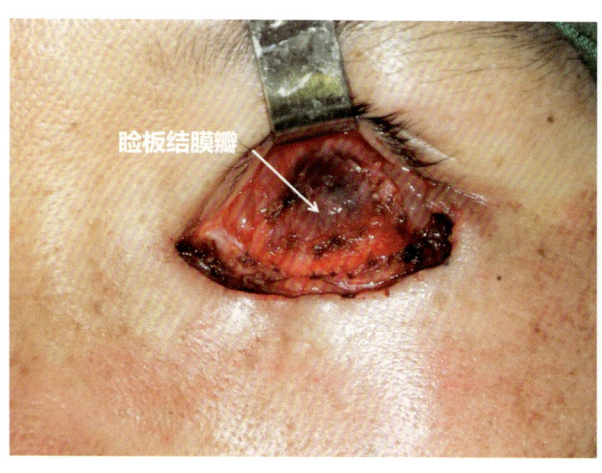

图 X15-4-3-18　以 5-0 可吸收线将睑板结膜瓣的远端缝合至下睑睑结膜创缘

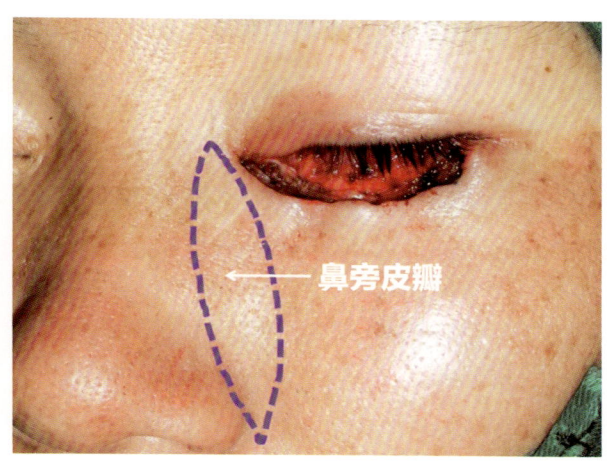

图 X15-4-3-19　在创面的鼻侧设计以内眦动脉为蒂的鼻旁皮瓣

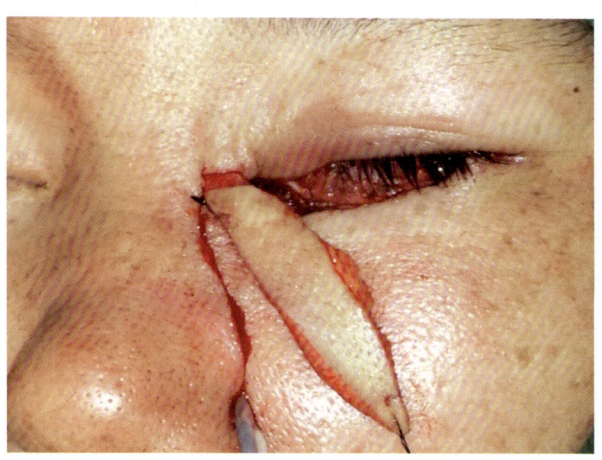

图 X15-4-3-20　形成皮瓣，转移覆盖创面

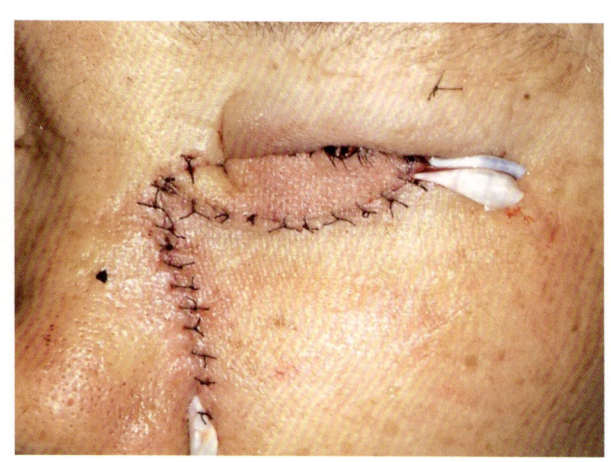

图 X15-4-3-21　分层缝合切口，放置皮片引流

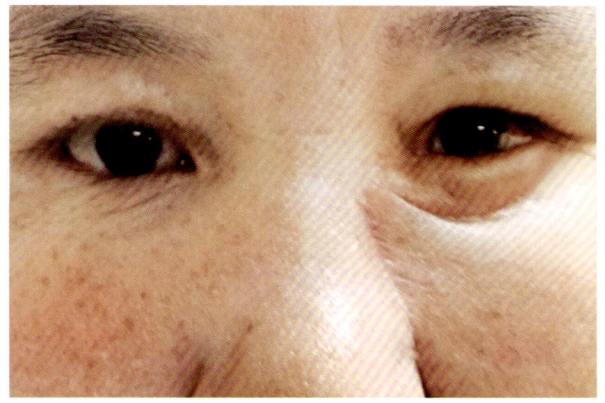

图 X15-4-3-22　二期睑板结膜瓣断蒂及睑缘修整术后 30 天，正位睁眼状态

3. 典型病例3：右侧上睑睑板结膜瓣联合以内眦动脉为蒂的鼻旁皮瓣和颧部"风筝"皮瓣修复右下睑及外眦部基底细胞癌切除后右侧下睑全层和外眦部缺损（Typical case 3: Tarsoconjunctival flap of the right upper lid combined with paranasal flap based on angular artery and kite flap of zygomatic region for reconstruction of the right lower eyelid full-thickness defect and lateral canthal defect caused by resection of basal cell carcinoma，图X15-4-3-23～图X15-4-3-37）

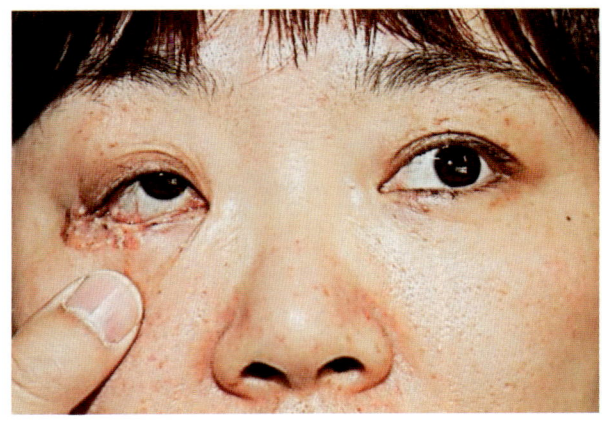

图X15-4-3-23　右下睑及外眦部基底细胞癌

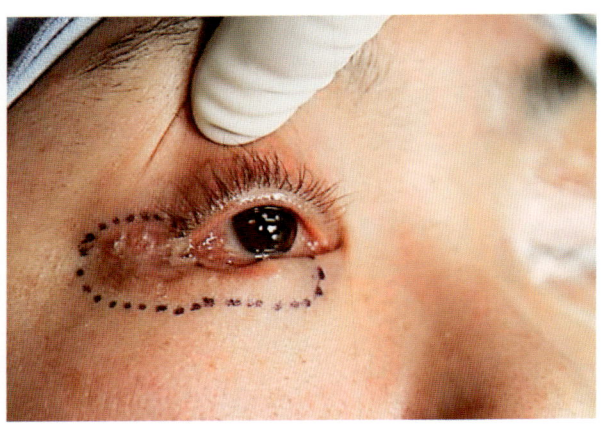

图X15-4-3-24　标记切除范围

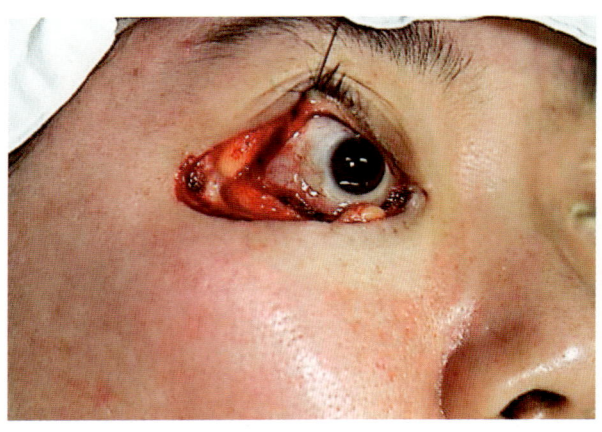

图X15-4-3-25　彻底切除病变组织，形成外眦部及下睑全层缺损（超过下睑缘全长的2/3）

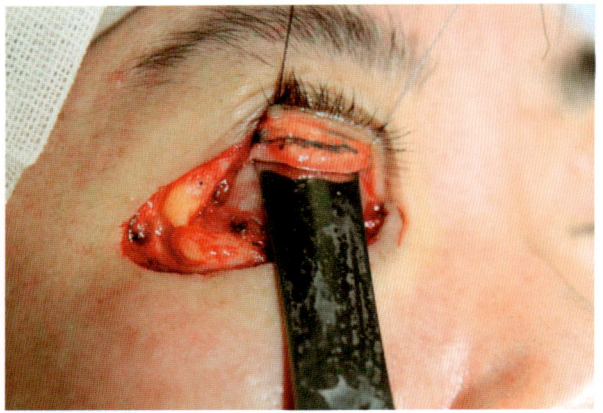

图X15-4-3-26　设计上睑睑板结膜瓣，至少保留4mm高度的睑板

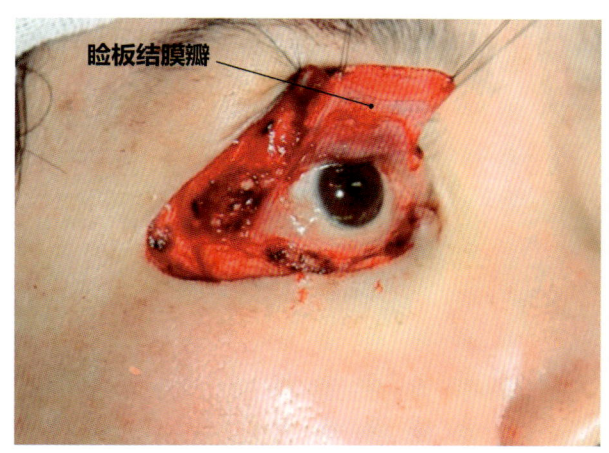

图 X15-4-3-27　形成上睑睑板结膜瓣

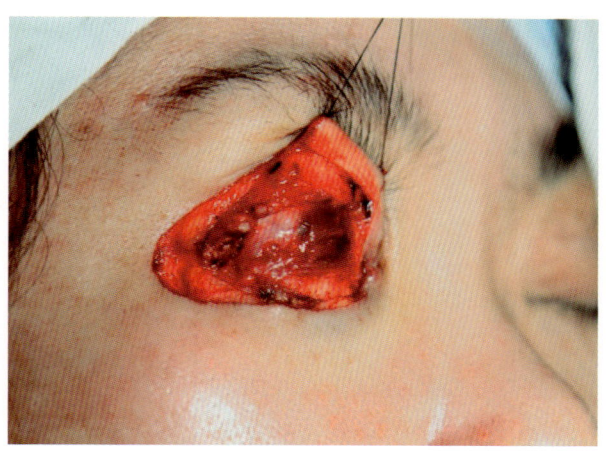

图 X15-4-3-28　以5-0可吸收线将睑板结膜瓣的远端缝合至下睑睑结膜创缘

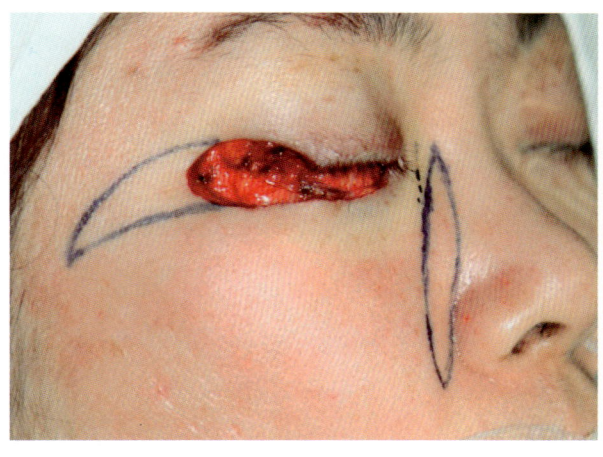

图 X15-4-3-29　在创面的鼻侧和颞侧分别设计以内眦动脉为蒂的鼻旁皮瓣和颧部"风筝"皮瓣

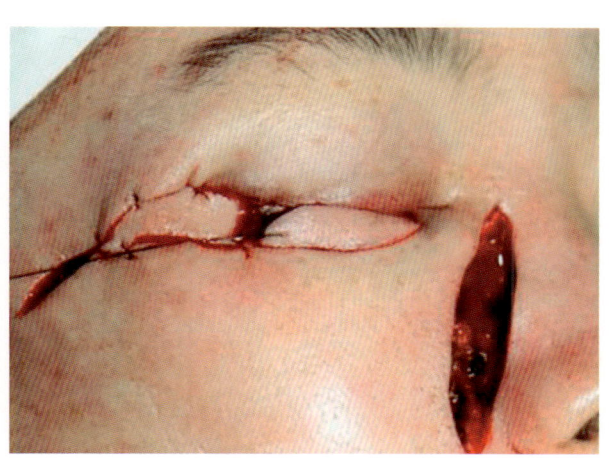

图 X15-4-3-30　形成皮瓣，转移覆盖创面

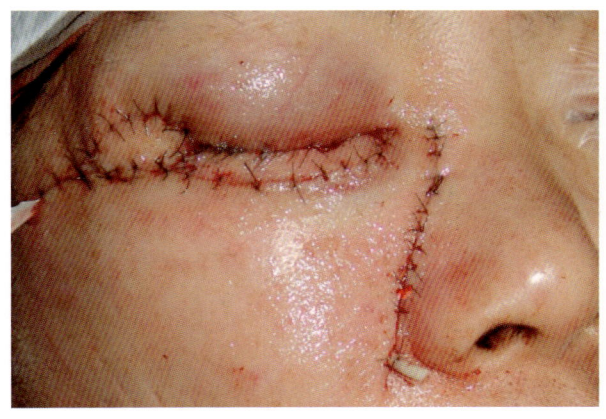

图 X15-4-3-31　分层缝合切口

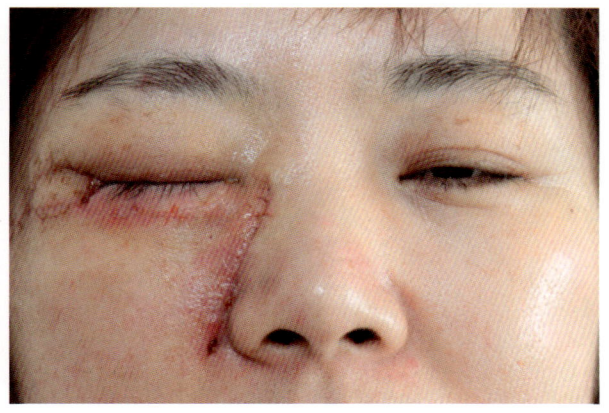

图 X15-4-3-32　一期手术后10天

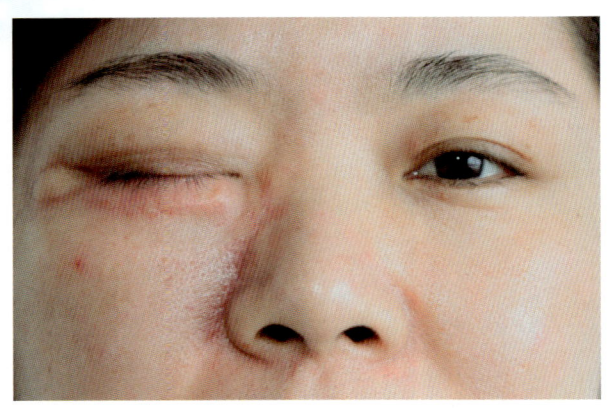

图 X15-4-3-33　一期手术后 42 天

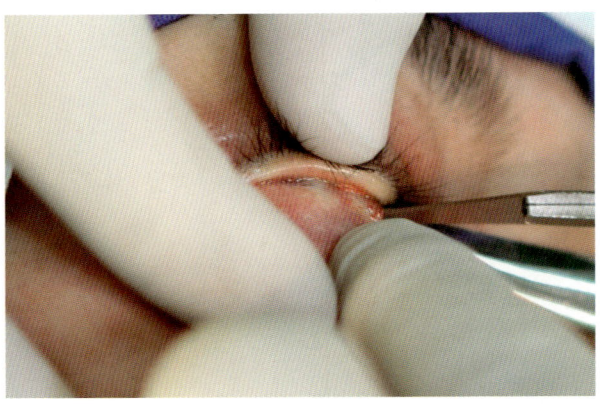

图 X15-4-3-34　术后 42 天，在局麻下行睑板结膜瓣断蒂术及睑缘修整术

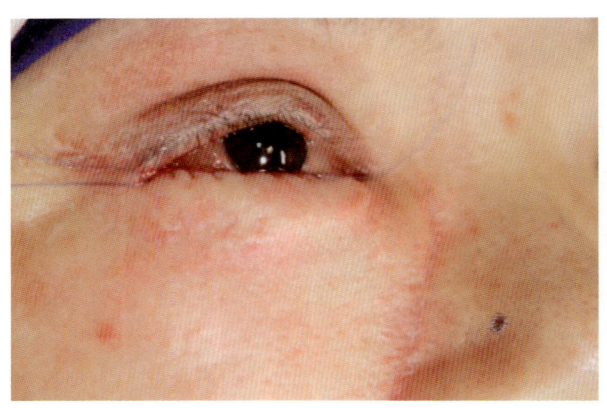

图 X15-4-3-35　术毕即刻睁眼状态

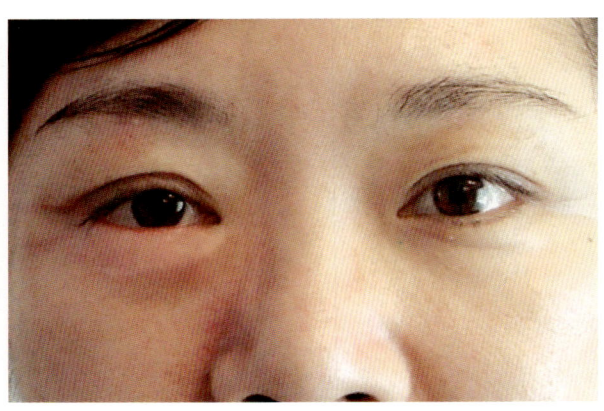

图 X15-4-3-36　二期手术后 3 个月睁眼状态

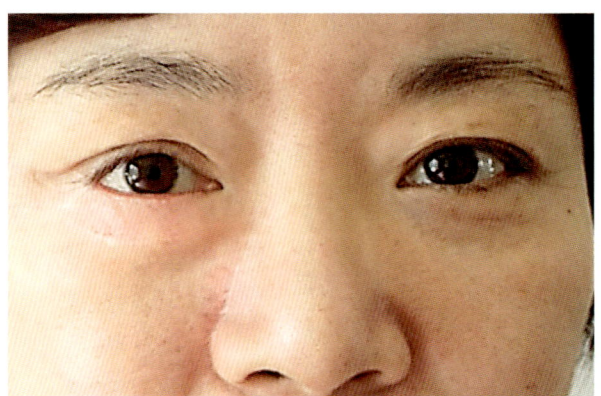

图 X15-4-3-37　二期手术后 1 年睁眼状态

4. 典型病例4：上睑睑板结膜瓣联合多种局部皮瓣修复基底细胞癌切除后双侧上、下睑全层及内眦广泛缺损（Typical case 4: Tarsoconjunctival flap of the upper lid combined with multiple local flaps for reconstruction of bilateral upper and lower eyelid full-thickness defect and medial canthal defect caused by resection of basal cell carcinoma，图X15-4-3-38～图X15-4-3-64）

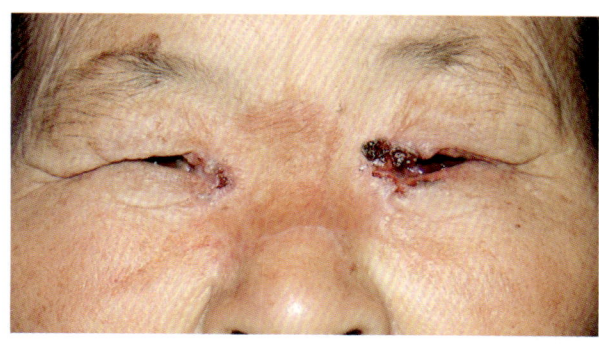

图X15-4-3-38 双侧内眦与鼻根部皮肤基底细胞癌多次手术后再次复发，病变已侵犯两侧上、下睑内侧段，泪点与泪小管已被破坏

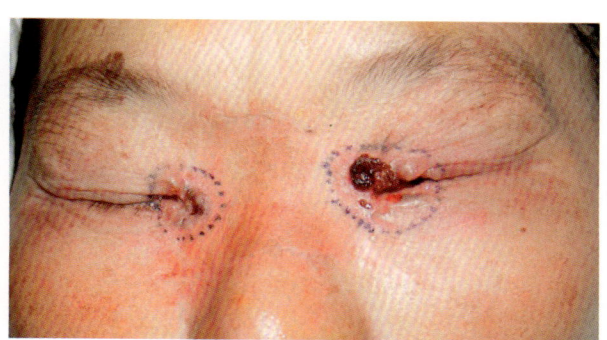

图X15-4-3-39 标记切除范围

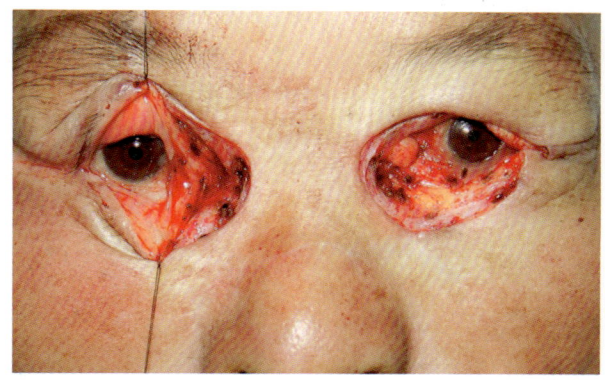

图X15-4-3-40 全麻下彻底切除病变组织后，右侧内眦皮肤软组织包括内眦韧带缺损，上、下睑内侧1/3全层缺损；左侧内眦皮肤软组织包括内眦韧带缺损，上、下睑约2/3全层缺损

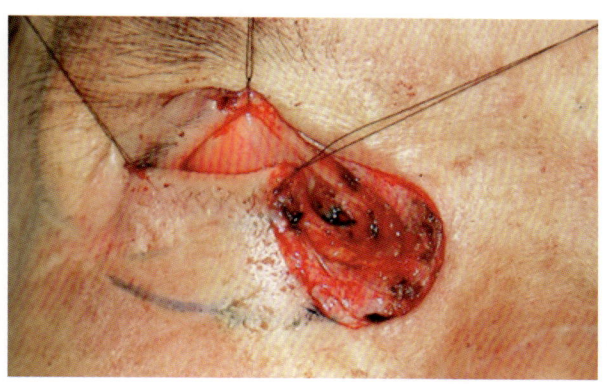

图X15-4-3-41 在右侧眶下缘处设计皮肤切口

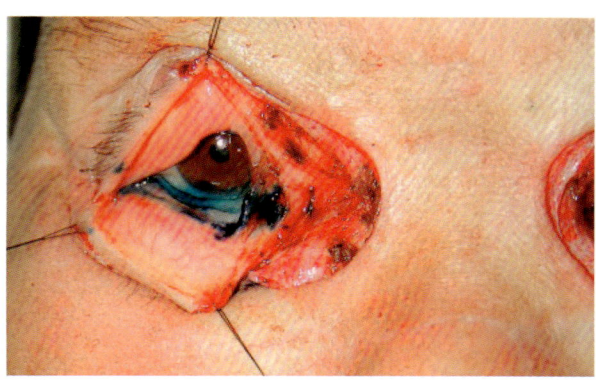

图X15-4-3-42 在右侧下睑下穹窿稍上方设计结膜切口

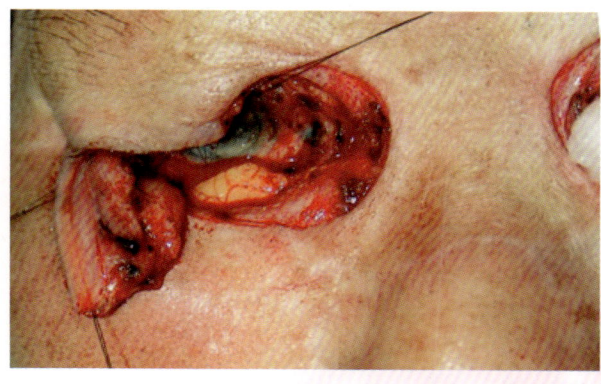

图X15-4-3-43 沿切口设计线将右下睑全层切开，形成蒂在外侧的下睑全层推进瓣

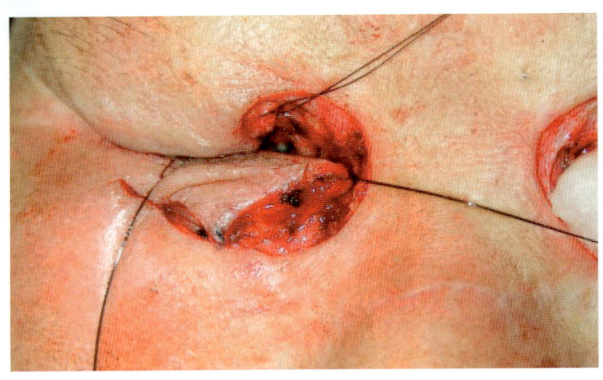

图X15-4-3-44 将右下睑缘内侧端睑板与内眦韧带残端缝合固定

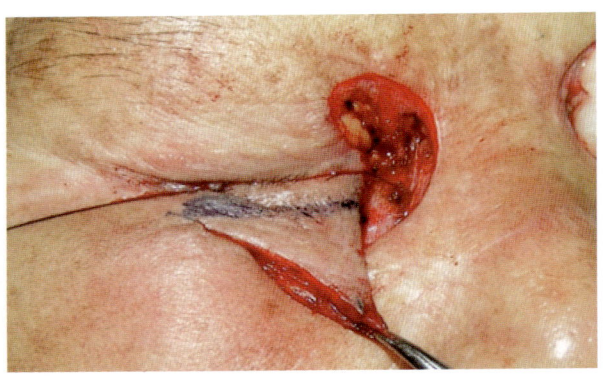

图X15-4-3-45 在下睑全层瓣上设计以睑缘侧眼轮匝肌为蒂的推进皮瓣,用以修复下睑及内眦部残余创面

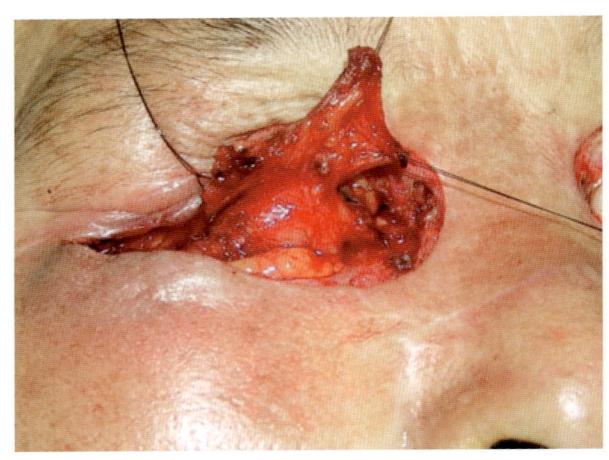

图X15-4-3-46 推进皮瓣已形成

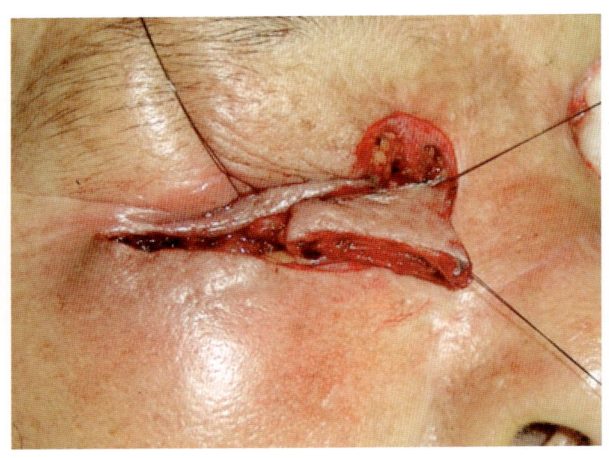

图X15-4-3-47 将推进皮瓣转移至创面

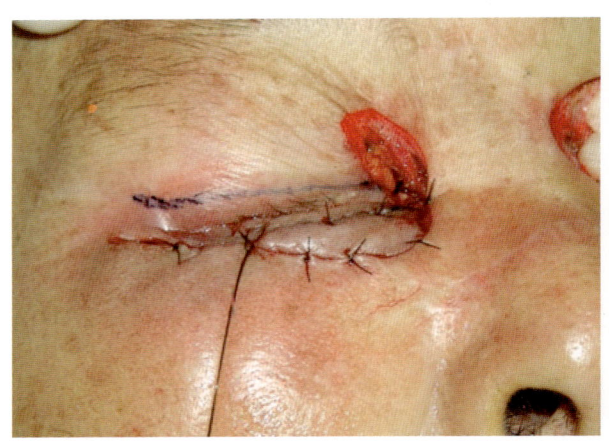

图X15-4-3-48 将下睑推进皮瓣与创缘缝合,在上睑缘稍上方设计上睑单边推进皮瓣,用以修复上睑残余创面

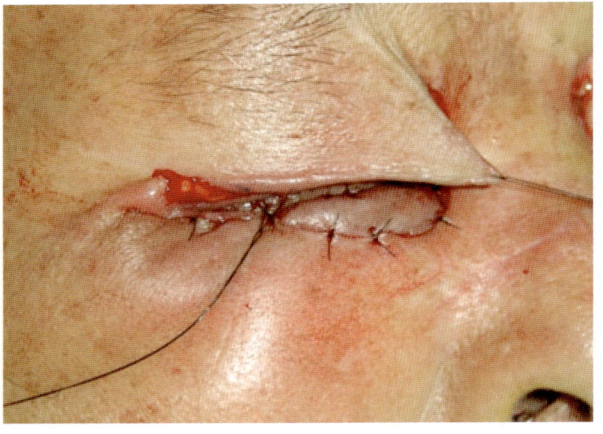

图X15-4-3-49 形成上睑单边推进皮瓣

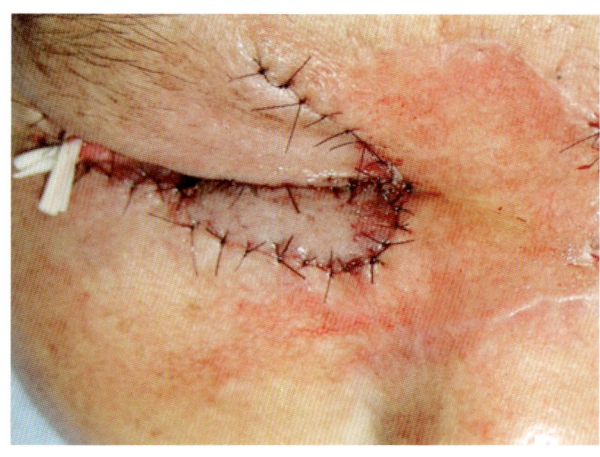

图 X15-4-3-50　将上睑单边推进皮瓣与创缘缝合，皮瓣下放置引流条

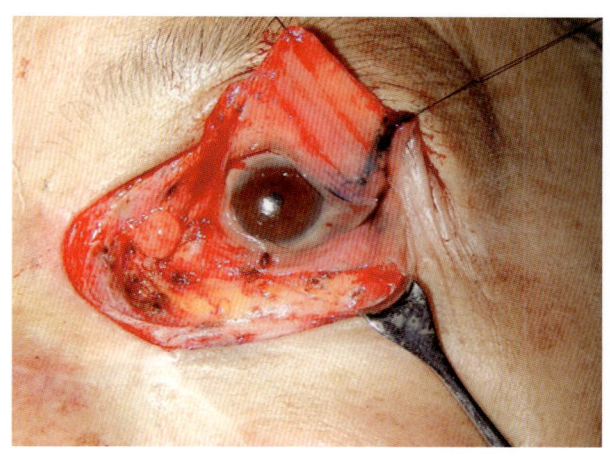

图 X15-4-3-51　在左侧上睑残留的睑板结膜上设计蒂在上穹窿的上睑睑板结膜瓣

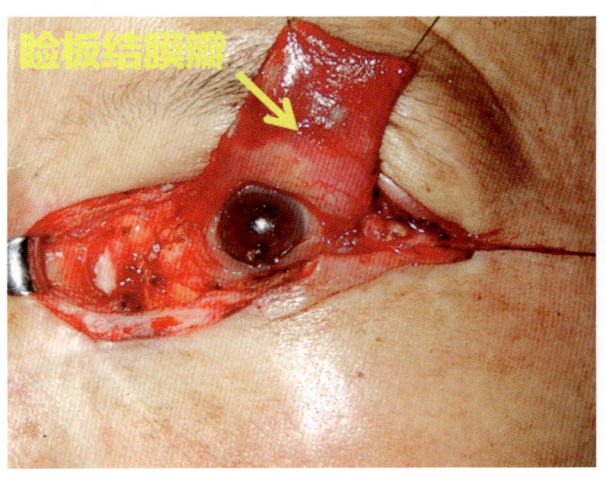

图 X15-4-3-52　形成上睑睑板结膜瓣

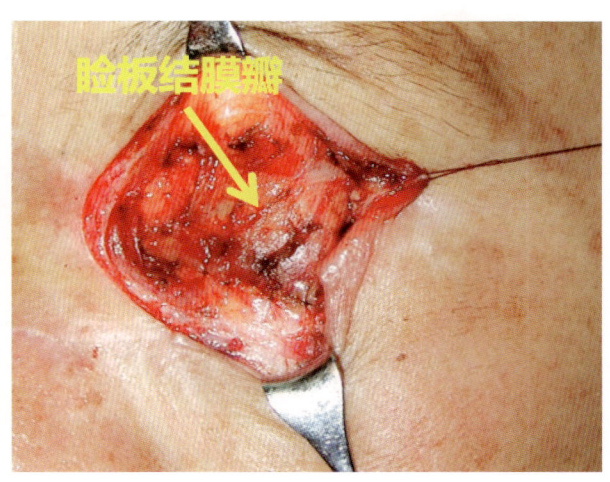

图 X15-4-3-53　将上睑睑板结膜瓣向内侧旋转，瓣的内侧缘和下缘分别与内眦韧带残端和下睑残存的结膜及睑板缝合，瓣的外侧缘游离

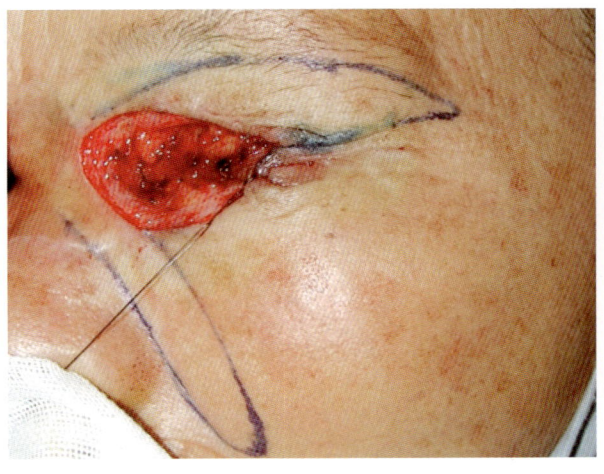

图 X15-4-3-54　分别在左侧鼻旁-鼻唇沟和上睑设计易位皮瓣和"风筝"皮瓣

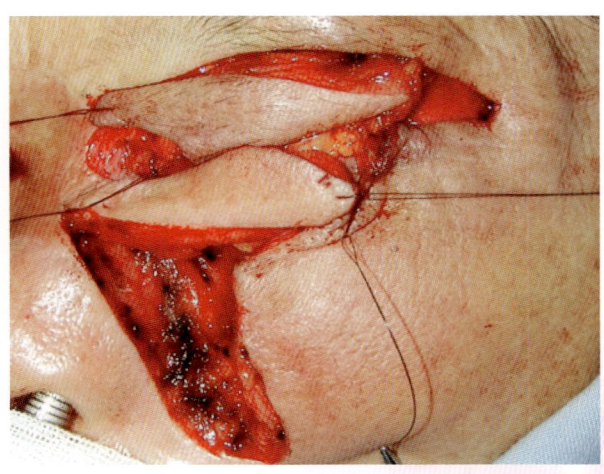

图 X15-4-3-55　形成皮瓣并将它们转移至上、下睑创面

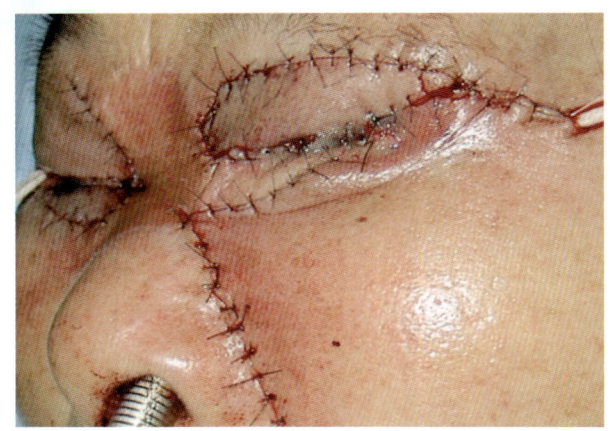

图 X15-4-3-56　分层缝合切口，皮瓣下放置引流条

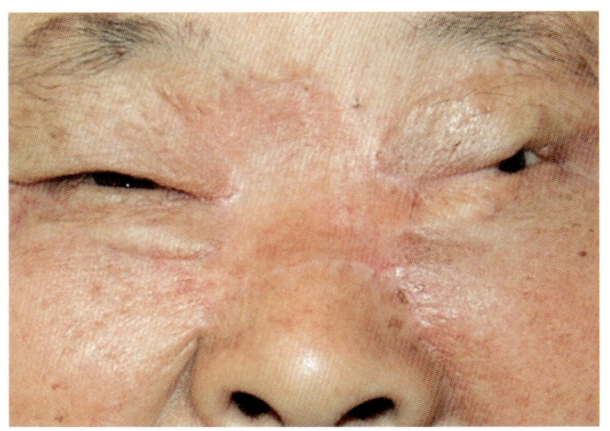

图 X15-4-3-57　术后3个月，右上睑皮肤松弛，左侧上、下睑内侧半粘连

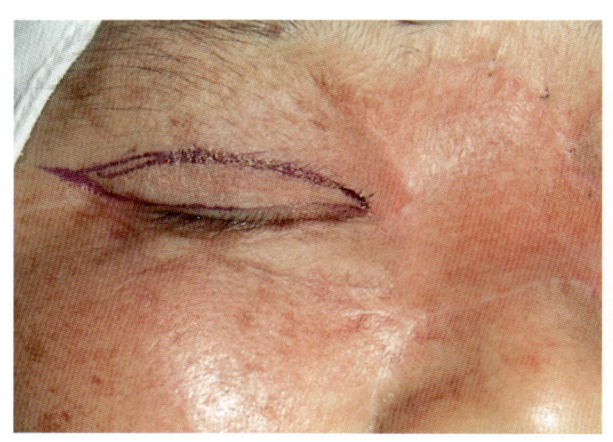

图 X15-4-3-58　设计右侧上睑皮肤切除范围

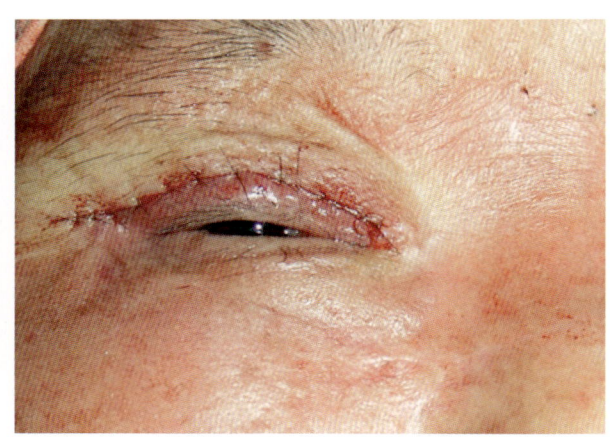

图 X15-4-3-59　局麻下切除右侧上睑多余的皮肤，切口直接缝合

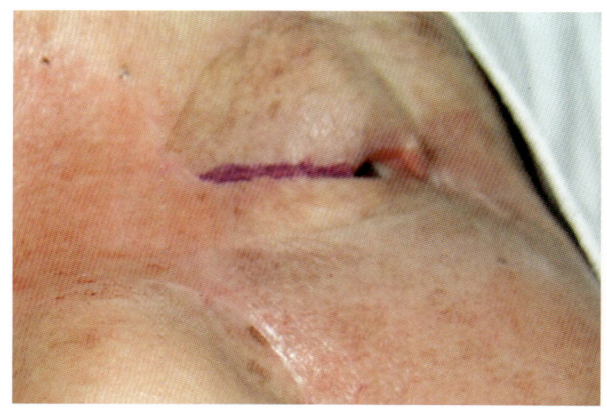

图 X15-4-3-60　设计左侧上、下睑分离切口线

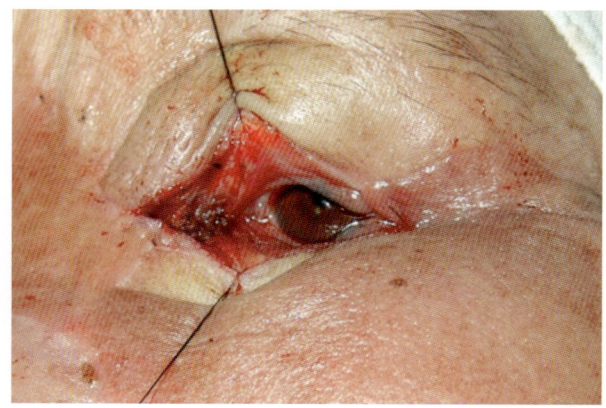

图 X15-4-3-61　沿标记线切开，分离上、下睑，注意保护角膜

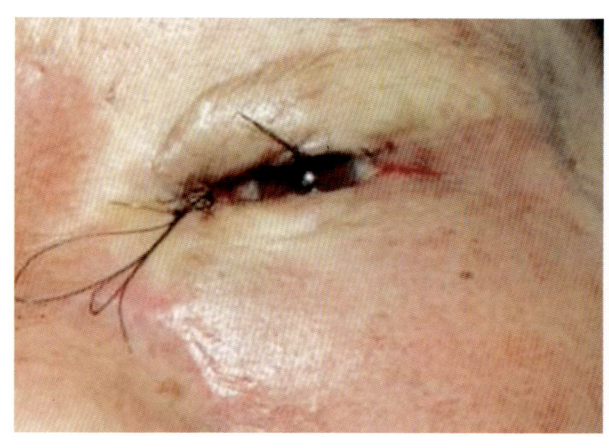

图 X15-4-3-62　修整形成新的睑缘，切口直接缝合

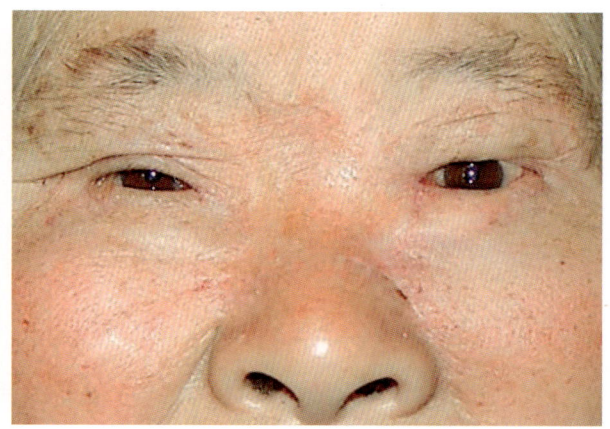

图 X15-4-3-63　二期手术后 2 年睁眼状态

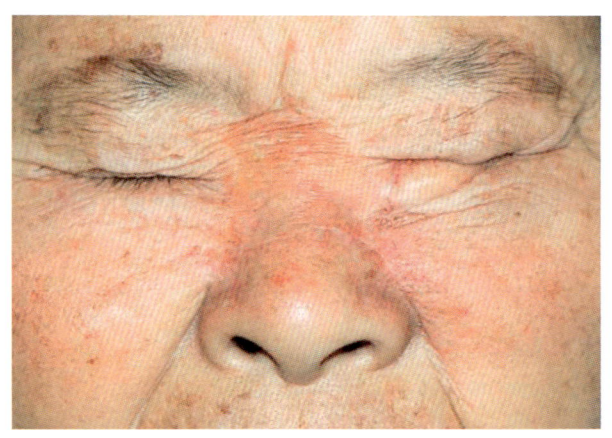

图 X15-4-3-64　二期手术后 2 年闭眼状态

（邢新　杨超　马少林　方硕　朱吉）

参考文献

[1] Rohrich R J, Zbar R I. The evolution of the Hughes tarsoconjunctival flap for the lower eyelid reconstruction[J]. Plast Reconstr Surg, 1999, 104(2): 524-526.

[2] Chiarelli A, Forcignanò R, Boatto D, et al. Reconstruction of the inner canthus region with a forehead muscle flap: a report on three cases[J]. Br J Plast Surg, 2001, 54(3): 248-252.

[3] Yildirim S, Aköz T, Akan M, et al. The use of combined nasolabial V-Y advancement and glabellar flaps for large medial canthal defects[J]. Dermatol Surg, 2001, 27(2): 215-218.

[4] Jelks G W, Glat P M, Jelks E B, et al. Medial canthal reconstruction using a medially based upper eyelid myocutaneous flap[J]. Plast Reconstr Surg, 2002, 110(7): 1636-1643.

[5] Ueda K, Oba S, Okada M, et al. Eyelid reconstruction with a composite radial forearm palmaris longus tendon flap[J]. J Plast Reconstr Aesthet Surg, 2007, 60(3): 256-259.

[6] Onishi K, Maruyama Y, Okada E, et al. Medial canthal reconstruction with glabellar combined Rintala flaps[J]. Plast Reconstr Surg, 2007, 119(2): 537-541.

[7] Demir Z, Yüce S, Karamürsel S, et al. Orbicularis oculi myocutaneous advancement flap for upper eyelid reconstruction[J]. Plast Reconstr Surg, 2008, 121(2): 443-450.

[8] Emsen I M, Benlier E. The use of the superthinned inferior pedicled glabellar flap in reconstruction of small-to-large medial canthal defect[J]. J Craniofac Surg, 2008, 19(2): 500-504.

[9] 杨超, 邢新. 眼睑缺损的修复[J]. 中国美容整形外科杂志, 2009, 20(3): 129-130.

[10] 杨超, 张敬德, 李军辉, 等. 眼睑肿瘤切除后组织缺损的即时修复[J]. 中华整形外科杂志, 2009, 25(2): 108-111.

[11] Belmahi A, Oufkir A, Bron T, et al. Reconstruction of cheek skin defects by the "Yin-Yang" rotation of the Mustardé flap and the temporoparietal scalp[J]. J Plast Reconstr Aesthet Surg, 2009, 62(4): 506-509.

[12] 杨超, 陈江萍, 薛春雨, 等. 联合应用局部皮瓣修复复杂性眼睑缺损[J]. 中国美容整形外科杂志, 2010, 21(9): 525-528.

[13] 杨超, 陈江萍, 李军辉, 等. 眉间皮瓣联合眼睑"风筝"皮瓣修复内眦缺损[J]. 中国美容整形外科杂志, 2010, 21(1): 8-10.

[14] 戴海英,杨超,张敬德,等.眼睑局部皮瓣在修复睑缘色素痣切除后创面中的应用[J].中国美容医学,2010,19(11):1612-1614.

[15] Chao Y, Xin X, Jiang P C. Medial canthal reconstruction with combined glabellar and orbicularis oculi myocutaneous advancement flaps[J]. J Plast Reconstr Aesthet Surg, 2010, 63(10): 1624-1628.

[16] Wessels W L, Graewe F R, van Deventer P V. Reconstruction of the lower eye lid with a rotation-advancement tarsoconjunctival cheek flap[J]. J Craniofac Surg, 2010, 21(6): 1786-1789.

[17] 周英晋,李军辉,毕宏达,等.外眦锚着技术在邻近睑缘下睑创面修复中的应用[J].中国美容整形外科杂志,2011,22(9):517-519.

[18] Hawes M J, Grove A S Jr, Hink E M. Comparison of free tarsoconjunctival grafts and Hughes tarsoconjunctival grafts for lower eyelid reconstruction[J]. Ophthal Plast Reconstr Surg, 2011, 27(3): 219-223.

[19] Xue C Y, Dai H Y, Li L, et al. Reconstruction of lower eyelid retraction or ectropion using a paranasal flap[J]. Aesthet Plast Surg, 2012, 36(3): 611-617.

[20] 杨超,邢新,徐建国,等.拱顶石穿支岛状皮瓣在皮肤软组织缺损修复中的应用[J].中华整形外科杂志,2014,30(1):10-13.

[21] 方硕,邢新,杨超.上睑板结膜瓣联合局部皮瓣重建下睑广泛全层缺损[J].中国美容整形外科杂志,2015,26(5):264-267.

[22] 王宇翀,戴海英,吕川,等.交睑皮瓣在上睑全层缺损修复中的应用[J].中国美容整形外科杂志,2015,26(3):153-155.

[23] Cheng J X, Zuo L, Huang X Y, et al. Extensive full-thickness eyelid reconstruction with rotation flaps through "subcutaneous tunnel" and palatal mucosal grafts[J]. Int J Ophthalmol, 2015, 8(4): 794-799.

[24] Bertrand B, Colson T R Jr, Baptista C, et al. Total upper and lower eyelid reconstruction: a rare procedure—a report of two cases[J]. Plast Reconstr Surg, 2015, 136(4): 855-859.

[25] 杨超,邢新.眼睑美容整形外科一些新理念和新技术探讨[J].中国美容整形外科杂志,2016,27(5):257-260.

[26] Fang S, Yang C, Zhang Y, et al. The use of composite flaps in the management of large full-thickness defects of the lower eyelid[J]. Med, 2016, 95(2): e2505.

图书在版编目(CIP)数据

眼睑美容与重建外科 / 邢新,杨超主编. —杭州：
浙江科学技术出版社, 2018.1
ISBN 978-7-5341-7979-2

Ⅰ.①眼… Ⅱ.①邢…②杨… Ⅲ.①眼外科手术–美容术 Ⅳ.①R779.6

中国版本图书馆 CIP 数据核字(2017)第 310323 号

书　　名	眼睑美容与重建外科
主　　编	邢新　杨超
出版发行	浙江科学技术出版社 地址：杭州市体育场路 347 号　邮政编码：310006 办公室电话：0571-85176593 销售部电话：0571-85068127 网址：www.zkpress.com E-mail: zkpress@zkpress.com
排　　版	杭州兴邦电子印务有限公司
印　　刷	浙江海虹彩色印务有限公司
开　　本	880×1240　1/16　　印张　59.5
字　　数	1 310 000
版　　次	2018 年 1 月第 1 版　　印次　2018 年 1 月第 1 次印刷
书　　号	ISBN 978-7-5341-7979-2　　定价　860.00 元

版权所有　翻印必究

(图书出现倒装、缺页等印装质量问题,本社销售部负责调换)

责任编辑　刘　丹　　　　**责任校对**　顾旻波
责任美编　孙　菁　　　　**责任印务**　田　文